麻醉科医师900问

900 Questions& Answers on Anesthesia

主　编　王世泉　褚海辰
副主编　于文刚　梁永新　陈作雷

编　委　（以姓氏笔画为序）

卜令学　于文成　于文刚　于艳玲　王　科　王士雷　王万春　王世泉　王言奎
王明山　王爱娟　王培戈　王谦胜　王耀钟　邓　悦　付　涛　毕燕琳　华　震
刘英志　衣选龙　孙　彦　孙　健　孙传东　李　娜　李　堃　李世宽　李生德
杨传民　杨学财　肖　斐　沈　毅　宋建防　张文德　张念凯　陈志俊　陈作雷
林锡江　尚　伟　罗友军　周岩冰　周赞宫　赵　青　贺昭忠　袁　莉　徐　棣
殷积慧　梁永新　彭　伟　董　河　韩　昆　韩洪鼎　谢尚生　褚海辰　蔡恩源

编　者　（以姓氏笔画为序）

于　芹　于同仁　于春生　于海玲　马世龙　马春燕　王　岩　王　恒　王元青
王忠磊　王建宇　王春花　王艳婷　王素华　王晓霞　牛健妮　申　荣　冯　伟
冯元勇　朱　红　朱京成　华　辉　刘　贝　刘　雪　刘少艳　刘陕岭　刘爱杰
刘海静　苏　媛　李　涛　李元博　李欢妮　李海霞　李琳章　李雅馨　宋锡发
张　伟　张　希　张　晓　张为宝　张泽文　邵田田　武贞芝　范金鑫　单　亮
赵　洋　侯　婵　逄　琳　逄立侠　逄春霞　姜　玲　祝　琳　夏　婧　徐　峰
徐红梅　徐晓琳　徐福臻　栾海虹　高　鹏　唐家明　崔学伟　康晓宁　隋　娜
彭新刚　蒋丽丽　韩佳南　满福云　禚艳丽　潘新亭　薛　峰　薄勇力　臧传善

绘图与摄像　王世泉

人民卫生出版社

图书在版编目（CIP）数据

麻醉科医师 900 问/王世泉，褚海辰主编 .—北京：
人民卫生出版社，2015

ISBN 978-7-117-21056-0

Ⅰ.①麻⋯　Ⅱ.①王⋯ ②褚⋯　Ⅲ.①麻醉学–问题
解答　Ⅳ.①R614-44

中国版本图书馆 CIP 数据核字（2015）第 166760 号

人卫社官网　www.pmph.com	出版物查询，在线购书
人卫医学网　www.ipmph.com	医学考试辅导，医学数据库服务，医学教育资源，大众健康资讯

麻醉科医师 900 问

主　　编：王世泉　褚海辰
出版发行：人民卫生出版社（中继线 010-59780011）
地　　址：北京市朝阳区潘家园南里 19 号
邮　　编：100021
E - mail：pmph @ pmph.com
购书热线：010-59787592　010-59787584　010-65264830
印　　刷：北京人卫印刷厂
经　　销：新华书店
开　　本：787×1092　1/16　印张：73
字　　数：1869 千字
版　　次：2015 年 8 月第 1 版　2015 年 8 月第 1 版第 1 次印刷
标准书号：ISBN 978-7-117-21056-0/R・21057
定　　价：189.00 元

打击盗版举报电话：010-59787491　E-mail：WQ @ pmph.com
（凡属印装质量问题请与本社市场营销中心联系退换）

内 容 提 要

《麻醉科医师900问》一书是作者以基本医学理论为基础,主要参考新近出版的麻醉学和其他医学专业书籍以及相关文献,结合几十年来的临床麻醉实践,将具有临床指导意义的心得与经验乃至必须引起重视的临床失误与教训,经筛选、梳理、分析、整合,使其与临床麻醉关系密切的基础理论以及相关教科书、工具书、参考书中有实用价值和指导作用的词汇、术语、观点融为一体,以问答的书写方式和内容阐述临床麻醉相关问题。

全书第三章至第六十九章共900问,以每一问小标题作为目录,而每一问中又以【术语与解答】、【麻醉与实践】、【提示与注意】三段式醒目的书写形式展现出来,以使每一问均与临床麻醉实践有机的结合,同时提出许多新观点、新思路、新理念。此外,也告诫读者和医护人员,临床麻醉实践利弊并存,而更重要是关注麻醉的负面影响,甚至相关风险,即麻醉医师在为每一例手术患者制定麻醉方案的同时,也必须具备相关防范措施,以利于临床麻醉合理、正确的实施。

《麻醉科医师900问》一书分为《绪论》、《人体解剖及生理功能与麻醉》、《麻醉药理与药物及临床应用》、《麻醉与生理功能监测》、《临床麻醉与手术疾病》、《麻醉与危重疑难及少见疾病》、《人工呼吸道建立与相关问题》、《麻醉不良反应与并发症》八大篇共六十九章,并将一些传统的与麻醉相关的医学术语、解剖学词汇、乃至定义或概念等以采用【术语与解答】【麻醉与实践】的方式而阐明其因果关系,以利于理解临床麻醉所涉及的问题。同时该书还翔实、简明、扼要地阐述了麻醉与手术疾病、麻醉与生理功能、麻醉与手术操作以及麻醉与并发症之间的关系,有的篇章还结合相关案例予以分析、探讨,以加深读者的印象和理解。全书编写较为全面,涉及的内容也较广泛,故能达到地、市、县基层医院可以开展的临床麻醉与相关治疗的要求。

本书指导性、实用性和可借鉴性均较强,这对从事临床麻醉实践的年轻医师、进修医师以及毕业不久的本科生、研究生,尤其是刚走上临床实践且需要规范化培训的各级医生将是一部较详尽的工具用书和参考书籍,即使对于从事多年临床实践的麻醉医师和麻醉教学工作的医师也是一本具有可读性的参考读物和良师益友。

前　言

编写目的　临床医学是一门不断发展、变化的实践学科,而麻醉学则是涉及基础医学与临床医学的一个特殊专业,尤其麻醉药作用机制复杂,且靶器官广泛,不仅抑制人体的高级中枢神经系统(如全麻药)或阻断外周神经的传导(如局麻药),而且对呼吸功能和循环系统也有明显的影响,甚至抑制,故麻醉药又被称为"剧毒药"。常言道,"理论指导实践,实践丰富理论"。随着基础医学理论与临床医学技术日新月异的发展,麻醉学科也不断地开拓与进步,其新观点、新理念、新技术、新技能以及临床经验层出不穷,从而许多相关的医学概念、命名、分类、认识与诊断等也跟随发生了深刻的变化,有的进一步完善了基础理论,更新了一些陈旧观点与滞后观念。这就更加促使从事临床一线的麻醉医师既要掌握基本的、坚实的基础医学与临床医学知识,又要了解、学习和研究相关新理论、新观念以及新的临床技术和麻醉操作技能。本书搜集了若干解剖学、生理学、药理学、神经病学以及人体疾病等基本医学术语、词汇和临床麻醉知识,乃至临床检验、检测数据,并加以整理、补充、理顺、整合,同时对常用的词汇、术语、概念等尽量予以规范化阐述、合理化命名,且与临床麻醉实践密切结合,以问答的形式展现给读者,这除对毕业不久的本科生、研究生、进修生和住院医师规范化培训具有指导与实用意义外,即使对各层次的麻醉医师与外科专业医生也具有许多参考价值。本书编写目的就是减少读者耗费大量的精力与时间,甚至走许多弯路去从各种书籍或文献中查阅和寻找所需要的内容和答案。

读者与对象　本书的读者首先是从事麻醉专业教学与临床麻醉工作的医生,其次是外科专业的住院医生、本科生、研究生、进修医师,因他(她)们与从事基层医疗单位临床麻醉一线的医务工作者迫切需要一本理论与实践密切结合,并能将教科书(基础理论知识)、工具书与参考书融为一体,体现出简明、扼要、翔实,乃至易查阅、易阅读、易理解、易记忆且又有实用性和指导意义的一部系统性麻醉学理论与实践操作专著,以解决临床麻醉中诸多有关的问题。

篇章与结构　《麻醉科医师 900 问》一书共分《绪论》、《人体解剖及生理功能与麻醉》、《麻醉药理与药物及临床应用》、《麻醉与生理功能监测》、《临床麻醉与手术疾病》、《麻醉与危重疑难及少见疾病》、《人工呼吸道建立与相关问题》、《麻醉不良反应与并发症》八大篇共六十九章,全书将基础医学知识、医学术语、基本概念与理论数据以及临床麻醉实践,甚至相关麻醉案例等有选择的集中且串联起来,结合作者几十年来积累的一些临床经验与教训而编写。此外,本书为便于读者查找、记忆和理解,其整体编写内容除尽可能的从标题醒目、编排有序、条理清晰、检索快捷为切入点外,而每一章节的小标题段落中又基本以《术语与解答》、《麻醉与实践》、《提示与注意》分别阐述。由于临床麻醉学是一门实践性非常强的专业学科,而《麻醉科医师 900 问》一书的编写也以临床实用为前提,尽可能地达到:既可作为麻醉教科书与麻醉医师的工具书,又可作为学习和研究的参考书,还尽量具有可读性、指导性与实用性兼备。

致敬与致谢　之所以基础医学与临床医学日新月异的发展,是因为一代代国内、外老一辈医学专家与学者们呕心沥血、悉心钻研、分析总结、反复验证以及逐渐积累书写,从而形成一版版书籍与一篇篇文献,后人则通过阅读和实践而取得了收获,并在他(她)们的基础上为进一步发展临床医学增添了思路、开拓了视野、积累了经验、少走了弯路,并继续发扬下去,后人为老一辈医学工作者所做出的一切努力及贡献深感自豪和钦佩,在此向他(她)们表示深深的敬意和致谢。

提示与强调　麻醉药物与心血管药物以及某些相关麻醉术中其他用药,均存在着明显个体差异和应用时机,而临床医师以及不同卫生医疗单位在此类药物使用方面也存在着差别,书中所提及的药物适应证、禁忌证、应用剂量以及临床使用方法,乃至所有数据等仅供参考,在临床使用中必须遵循有关法规和标准,如《中华人民共和国药典》等或药品包装说明书为准,并应结合患者临床具体情况、病情特点、个体化而有所区别为妥。此外,还应予以提示的是,由于生理学、药物学、临床医学、临床麻醉等相关知识并非是永恒不变的,其信息、数据等常随观念的更新与临床实践的检验而不断的变化,加之书中交叉学科专业性术语甚多,尽管编者尽可能的将新颖和较准确的医学词汇及资料纳入其中,甚至予以修正,但由于涉及的内容广泛和编者的学识水平有限以及时间仓促,很难尽善尽美,故书中使用或引用的相关词汇、术语、数据等虽经反复核实、校对,但做到准确无误颇难。因此,书中难免存在不妥、纰漏或出现错误,恳请广大读者在应用这些资料和数据时,再与最新版本教科书核实、确认为妥,以使临床应用尽可能合理化、科学化。并敬请广大读者及麻醉界同仁给予批评、指正。

王世泉　褚海辰
于青岛
2015 年 6 月

目　　录

第一篇　绪　　论

第二篇　人体解剖及生理功能与麻醉

第三篇　麻醉药理与药物及临床应用

第四篇　麻醉与生理功能监测

第五篇 临床麻醉与手术疾病

第六篇　麻醉与危重疑难及少见疾病

第七篇　人工呼吸道建立与相关问题

第八篇 麻醉不良反应与并发症

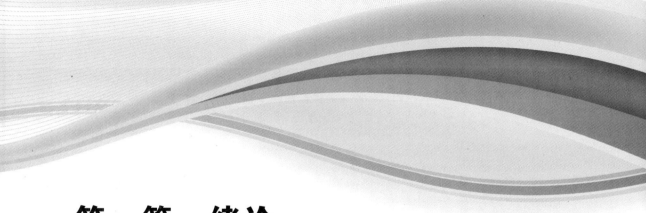

第一篇 绪 论

　　临床麻醉学发展至今,尤其经过近几十年来的临床麻醉实践,总结出并反复证明,麻醉的目的首先是消除手术患者的疼痛与保障其生命安全,其次是为外科医师创造手术条件。然而,所有麻醉用药都可直接或间接的作用于机体的相关组织与器官,影响和(或)干扰、乃至抑制机体的呼吸功能与循环系统,这就是麻醉药物的毒副作用。尤其麻醉用药不当与失误或患者存在着显著个体差异以及自身生理功能不能耐受麻醉时,其结果轻者延迟患者的恢复或引起某些组织、器官的病理性改变,甚至功能障碍,重者可直接危及患者生命。此外,麻醉医师所采取的静脉注射麻醉药属微观性实施,故存在着隐患;而采取的麻醉操作大都是盲探性和有创性,这必然具有潜在的组织或器官损伤。

　　总之,无论是麻醉用药还是麻醉性操作,几十年来的临床麻醉实践已经证明,临床上未知的各种麻醉风险及并发症或意外总比已知的要多得多。因此,作为麻醉医师必须时刻予以重视和防范。

　　换个角度,医疗质量是医院发展的生命线,而医疗安全是临床医学永恒的主题,提高医疗质量则是医疗安全的根本保障,若因医疗问题而造成医疗纠纷,必然严重影响医患之间的关系,这不仅损害医患双方的利益,而且干扰和阻碍了医学科学的发展。所以,从事麻醉专业的医师必须在提高麻醉质量和临床业务水平上狠下功夫,尽可能防止或杜绝麻醉并发症以及不良事故的发生。

第一章　临床麻醉与循证医学及科学思维关系

　　临床麻醉是集基础医学、临床医学与其他相关学科的有关理论于一体，以研究与消除手术患者的疼痛，为手术顺利进行提供良好条件的一门学科。众所周知，临床上许多疾病需手术治疗患者才能康复，但手术又必须在无痛、舒适、镇静、睡眠或意识消失下进行，而大多手术又需要以肌肉松弛为条件，且在整个手术过程中确保患者的生命安全，这就必须在麻醉医师正确实施麻醉，并对患者生理功能进行监测、调节下才能实现，还需防止和避免围麻醉期不良反应与并发症的发生。由此看出，临床麻醉虽属外科系统，但麻醉医师与外科医师有着本质的区别，后者主要是对患者存在的病变实施手术切除，而手术刺激强、创伤大，甚至出血多。因此需要前者以降低或避免患者痛苦，调控围术期患者的交感神经兴奋，防止血流动力学急剧改变，以及合理进行输血、输液，乃至控制性降温、降压等。此外，有些非手术患者、危重疑难患者、窒息患者以及呼吸心搏骤停患者也需要或必须麻醉医师参与处理和抢救，这似乎与麻醉的关系有着显著的"距离"。所以，有人称麻醉医师是手术室中的"内科医师"，这就需要麻醉医师全面了解正常人体各组织、器官及系统的基本生理功能特点，把握临床麻醉与机体生理功能之间的关系，以解决和解释临床麻醉中诸多的相关问题。

第一节　麻醉学发展简史

　　就麻醉而言，从其出现、发展直至演变成一门现代医学中的重要分支学科之一麻醉学，经历了许许多多曲折与艰辛的历程，既有催人奋进的成功经验，同时也包含着无数次的失败、痛苦和教训，若追溯至很久很久以前，麻醉用于患者手术止痛则是极其残忍的。

　　据史料记载，历史上最早的麻醉方法大致有三种：

　　其一是窒息法：以使患者"窒息"后意识暂时丧失而达到无痛的目的，此时外科医生可以操刀手术，此法最早用于小儿包皮环切术。

　　其二是震荡法：即用一只木碗先扣在患者的头上，再用木棍猛击木碗，直接造成患者脑震荡而暂时失去知觉，然后实施外科手术。

　　其三是缓痛法：即用冰冷的水或冰块放置患者的病变部位或压迫其局部的神经，以产生麻木（冻麻）而减轻疼痛，然后再进行手术，这一方法被罗马人所应用。然而，这对患者却是痛苦不堪的。

上述原始的麻醉方法虽极其粗暴、野蛮、残忍和无安全保障，但在那久远的历史年代毕竟是为寻求减轻患者手术痛苦而尝试的一种勇敢且伟大的麻醉实践与探索，应该说是了不起的开创和进步，它为后人寻找更为可行、先进与安全、可靠的麻醉方法及技术开拓了视野，积累了经验，提供了思路。

作为有着悠久历史的中国，在麻醉方面曾有过辉煌的成就。早在公元前 1 世纪前后的《史记》中即有我国古代名医扁鹊成功地实施麻醉的记载。此外，被誉为古老中国外科学的鼻祖华佗，也是最早的麻醉实践家和开拓者，记载中的"既醉无所觉"就有全身麻醉的含义。

早先的麻醉是由外科医生自己施行，麻醉后再手术。1846 年乙醚麻醉的成功，标志着麻醉学的初级阶段。第一次世界大战时期，由于医学科学发展的需要，麻醉工作逐渐有专业人员实施。第二次世界大战后，外科学在麻醉的辅佐下得到了突飞猛进的发展，也促使麻醉专业成为独立的学科，即麻醉学。此后使麻醉药理学、药效学和药动学等研究不断的发展，继之麻醉生理、麻醉物理也相应的显著提高，于是麻醉学有了较丰富的理论基础，这些基础理论不仅可指导和丰富临床麻醉实践，而且使麻醉的含义亦远远超越了以单纯的止痛来达到手术目的，麻醉的范围从临床麻醉已逐渐扩展到疼痛诊疗学和生命复苏以及重症监测治疗学。

现代临床医学中的麻醉学科一般分为全身麻醉、椎管内脊神经阻滞、区域神经丛或神经干阻滞和局部麻醉。由于局部麻醉其操作单纯、简便，往往由手术医师自行操作即可，而前三种则必须由麻醉医师实施，并对患者的生命体征进行全程的监测、管理、调控与处理，其目的：既要达到手术中患者无痛，又要为手术医师操作创造良好条件，还必须保障患者围术期的生命安全。

以当今临床麻醉而论，麻醉学科由过去单纯的临床麻醉模式已发展为一门研究临床医学（麻醉侧重）、重症监测治疗、生命急救与复苏、疼痛发生机制以及疼痛治疗的学科。在整个外科领域里，从刚出生的胎儿至百岁老人，从危重疑难患者到各类复杂的组织器官畸形乃至各种器官移植等方方面面的手术，这些患者在麻醉医师实施麻醉且"保驾护航"下已经不存在外科手术禁区，而且手术患者的安全保障也大为提高，这主要是麻醉学科不断的发展、进步所决定的，也足以说明临床麻醉在临床医学中的重要地位，也近乎使麻醉学成为具有多学科理论和技术的综合性学科。

（王世泉　王万春）

第二节　循证医学与临床麻醉

循证医学这一概念是二十世纪九十年代提出，是从临床医学实践出发，由此而发展起来的一门新兴医学学科，是一门遵循科学数据与证据的医学，其核心内容是：任何医疗方案和（或）决策的确定，都应遵循客观的临床科学研究得出的规律为依据，从而制订出科学的预防对策和措施，以达到预防疾病、治疗疾病、促进健康和提高医疗质量以及保障生命安全为目的。循证医学还将所能获得的相关信息多角度与综合性分析，慎重、准确和明智地运用最佳的临床依据，来确定患者的治疗方案和实施措施。根据循证医学的理念，就是将已获得和已证实的基础医学理论、临床实践经验以及现有的医疗条件与患者的全身状况、病理生理特点乃至其他相关信息数据相结合，以认真、明确与合理的应用现有最佳的证据作出准确的诊断，并选择合理或理想的治疗方法，以给患者有效的医疗处理，争取最好的效果和预后。

近十多年来临床医学出现了"合久必分、分久必合"的现象，这也符合循证医学的特点和规律,因学科在某一层面上的整合与分化则有利于相关疾病诊疗的专一性,如专科医院从综合性医院分离出来,形成独立的医疗单元,乃至专业学科形成几个亚学科、亚专业,逐渐向高、精、专方向发展,以致学科的细化促成医生主要精通某一种疾病的诊断与治疗,即临床医生具体负责单一病种,从而可使疾病的误诊率降低、治愈率增高。就临床麻醉而言,专一学科的麻醉则较综合性麻醉具有其显著的优点,如综合性麻醉医师实施小儿、老年、头颈颌面部或产科甚至其他专业学科的麻醉就不如专做小儿、老年、头颈颌面部或产科乃至其他专业学科手术的麻醉更为适宜。但亚学科或亚专业分化的越细也存在着弊端,如专业或专科临床医生的知识面较为局限,临床技术与操作技能相对缩窄,尤其遇到本专科或本专业以外的问题往往不了解、不熟悉,进而不知如何处理,这也不利于患者的诊疗,同时也限制了临床医学的发展。因此,运用循证医学的理念应使临床麻醉有机的分化与整合,既相互交叉,又相互渗透,使之亚专科、亚专业麻醉的新理论、新知识、新经验甚至负面教训得到共享,其最终目标就是让患者受益。

总结临床医学实践发现,一些理论上阐述的有效疗法而在临床应用中往往无效,甚至弊大于利;而临床上一些行之有效的疗法,但又无法从理论上解释清楚;文献上报道的一些个人经验,却在其他人应用中体现不出,甚至存在着缺陷。此外,临床上一些行之有效的方法或措施长期得不到推广,但一些无效乃至不利于患者的方法或措施却在广泛地应用;而临床麻醉存在着许多技术含量性操作,以及实践中的一些相关技术与技巧并非所有麻醉医师均可具备和掌握。再者,麻醉药均为剧毒药,而且存在着药动学、药效学、时效学的关系,麻醉实践中只有合理使用、避免失误才是麻醉药,由于患者个体化差异显著,使其应用个体化、理想化则很难,即使运用循证医学,也还存在着麻醉医师专业知识、临床技能与实践经验的不同。临床上这一系列诸多问题还有待于循证医学在临床麻醉实践中得到有机且辩证的运用。

麻醉医师术前访视患者,可获得患者的主诉、病情、体征与全身状况,以及各项重要生命器官的功能检测指标或数据等,这些反馈的方方面面可为麻醉医师所实施的循证医学理念提供诸多信息,通过对所获得的诸多信息进行梳理、筛选,对有价值的信息予以分析、判断,从而科学地评估出患者是否存在麻醉风险或(和)风险程度(如风险等级或 ASA 分级),以便完善麻醉前相关准备,制定出相适应的麻醉方案和麻醉术中管理方法,以及出现突发性事件时能给予相对应的处理措施。

在循证医学观点已被较为广泛接受的今天,麻醉医生也应与时俱进、更新知识,以利于麻醉学科的发展。但循证医学并非完美无缺,也存在着局限性,甚至负面影响。因此,在临床麻醉期间,应仔细观察、思考、追踪、修正所出现的每一现象和问题,使主观思维更符合于客观实际,将循证麻醉学的观点与手术患者个体化相结合,并对照麻醉医生自身的学识水平与实际能力,以选择自己熟练的麻醉方法与合理的术中管理,从而提高临床麻醉质量,保障患者安全度过围术期。

(王世泉　王万春)

第三节　临床麻醉实践科学思维方式

临床麻醉实践主要有两种方式:其一,就是应用全麻药通过血液循环先对机体产生药物效应动力作用,而后机体则通过对全麻药物的代谢,最终再将其排泄出体外,这就是药物的效应动力学和药代谢动力学。其二,麻醉医师还可将局麻药物直接注射至蛛网膜下腔或硬脊膜外隙以及颈部外周神经丛或外周神经分支处,以便阻断相对应的脊神经根、脊神经干或颈神经丛,乃至外周神经分支,通过阻滞外周神经的传导而产生区域或局部的麻醉作用。上述两者麻醉的本质是:前者(全麻药)使人体意识处于可逆性丧失状态;后者(局麻药)其神志仍处于清醒状态,但被阻滞的外周神经所支配的区域或部位则处于无痛状态。

纵观临床麻醉用药,临床上所有进入人体的麻醉药物均在体内"微观世界中"进行着生物活性"运动",但作为研究和使用麻醉药物的专家、学者、医生却不能直观麻醉药的药效动力作用和代谢动力作用。因此,作用于中枢或外周神经系统的麻醉药物其机制至今仍是多种学说。加之临床麻醉实践中之所以对麻醉质量难以量化和评价,一方面,麻醉是与患者的"全身打交道"(如麻醉药用于机体后存在着药效学与药动学的规律关系);另一方面,麻醉是与患者的"微观打交道",即麻醉类药物进入人体不仅产生其效能,甚至还产生毒副作用,两者既看不见、又摸不着,不像外科医师手术操作是与机体的某一器官或某一系统"打交道",既看得见、又摸得着。此外,所有麻醉类药物及相关辅助用药基本上通过全身吸收、分布,并不同程度的作用于神经系统,同时还影响或干扰着呼吸、循环功能,最终大都在肝脏代谢、肾脏排泄。正是因为临床麻醉的复杂性与高风险性,因此,麻醉实践中只有采取科学的思维方式,才能更理想或更合理的解决围麻醉期患者的相关诸多问题。

尽管医学科学理念与技术日新月异的发展和提高,但是医学并非纯科学。就临床麻醉而言,无论全麻药还是局麻药,其作用机制至今仍是麻醉学家、药物学家、生理学家、神经学家们先后提出的各种学说或假说,尤其麻醉药物作用机体的复杂性与高风险性,使得临床麻醉学明显滞后于其他医学专业的发展,这就需要引入临床麻醉实践的科学思维方式,通过实验、判断、总结、分析、推理的形式,形成合乎逻辑的科学理论思维体系,从而用以指导临床麻醉实践。

麻醉学是一门实践性非常强的专业,而临床麻醉实践科学思维方式则以循证医学理念为前提,其核心思想是任何医疗方案或决策的确定都应遵循客观的临床科学研究得出的规律、佐证为依据,从而达到预防疾病、治疗疾病、促进康复和提高生命安全为目的。此外,在理论知识指导临床麻醉实践的基础上,再通过实践所获得的经验或教训来验证基础理论知识,并加以丰富和补充,以使基础理论知识进一步充实、发展。而麻醉医师应将已掌握的基础医学理论知识与临床麻醉实践密切结合,通过对患者的病情、全身状况与手术特点,以及麻醉药物对机体的影响等进行综合性分析、逻辑性推理、科学性验证,乃至从错综复杂的"线索"中寻找出主要"矛盾"与次要"矛盾"的关系,以利于合理或理想的解决各种"矛盾",因为临床科学思维方式是长期从事临床医学和麻醉实践颇有价值的经验总结。

由于临床医学已不断地从单纯生物医学模式向生物-心理-社会医学综合模式转变,而人体疾病通常呈多系统、多结构、多方位的病理生理状态或变化,故人体内环境及生命体征也在不断地变化之中。举例,通常成人患有眼玻璃体疾病均在局麻下实施手术治疗,但著者遇有一例 45 岁且体重 82kg 男性患者,因患玻璃体病变入手术室后刚躺在手术台上就不能耐受一切,如敷料盖住头面部而受不了;面罩给氧吸入,患者提出"憋气"和"呼吸困难",并自行掀掉面罩(实际上患者入室测 SpO_2 为 97% ,面罩吸氧后 SpO_2 为 99%),从而因急躁造成入室心率由 89 次/分上升至 121 次/分,血压由 158/96mmHg 增高至 241/132mmHg,此时患者由仰卧位突然坐起,且拒绝医护人员各种劝说而放弃手术,因此,手术暂停。一周后经医生反复与其沟通均未能奏效,故拟改全身麻醉,麻醉医师通过术前访视患者且与其交谈,得知该患者是一性格倔强、性情急躁、非常自信且多疑多虑者,但办事认真、要求完美,总想按自己的意图行事,总认为自己基本是一贯正确的人,若稍不如意,立刻表现出不满,甚至坚定自己的所作所为。如将该患者性格特征与日常行为给予"揭露",该患者则对麻醉医师敬佩的五体投地,故能按麻醉医师的指令行事和配合,最终该患者全麻诱导平稳、手术顺利,血压、心率基本在正常范围,术毕清醒后且耐受喉罩的置入,拔出喉罩后患者自述感觉良好。科学的思维方式一直是哲学、心理学、神经生理学及其他相关学科的重要研究内容,科学思维方式就是要不断地辩证的看待一切问题,临床麻醉实践则是其中之一。

麻醉医师理应将科学的思维方式贯穿于整个临床麻醉实践的始终。如任何手术患者的麻醉从纵向单纯思维可认为:全麻诱导→维持→恢复→苏醒,这一过程与现象虽属于药效学和药动学范畴,但从横向思维角度而言,一方面麻醉与手术之间存在相互影响或干扰,另一方面患者自身疾病、生理功能特点与变化(如心肺功能)对麻醉的反馈反应,此外还存在着机械通气和呼吸管理问题等。如理顺上述纵向与横向的关系,以及各分支问题的相互影响,则需要依靠科学的思维方式才能得出其因果关系。

临床麻醉难度之所以显著高于手术,其原因很多,除麻醉医师是与患者的"微观世界"打交道外,还与疾病的病理生理特点、年龄大小、全身状况、体重多少、性格差异、呼吸道与脊柱解剖以及合并内科疾病严重程度,乃至心肺功能变化等颇为密切,这些诸多问题既关系到麻醉方法的选择与成败,也关系到患者的生命安全。故整个围麻醉期存在着共性与个性、现象与本质、平衡与失调、稳定与变化等种种矛盾,这就需要用科学的思维方式看待和解决这些问题。因所有麻醉药均为剧毒药,只有在合理、正确地使用时才是麻醉药,故麻醉药极易引发异常症状和并发症,而一种异常症状或并发症还可引起任何其他或多种异常症状的产生,而其他或多种异常症状产生后还可加重早期出现的异常症状和并发症,这种引起和被引起的异常症状和并发症的关系通常称为因果联系或因果关系。而麻醉患者出现异常症状或并发症,首先寻找因果关系的证据,其证据则来自原因分析、判断,乃至修正,最终予以确认,从而给予改善、治疗及处理。尤其出现复杂的异常症状及并发症,应首先从常见病症入手,若难以解释或解释不合理,以及解释不成立时,再考虑少见病或罕见病以及多原因的可能。

(王世泉　王万春)

第四节　临床麻醉医师的心理压力

从事临床麻醉专业的医师都很清楚:临床麻醉主要包含麻醉用药与麻醉操作两大方面,前者只有选择合理、应用正确,才能使患者意识可逆性丧失(全麻药作用)或机体局部或躯体区域暂时性失去知觉(局麻药作用);而后者只要熟悉解剖关系、掌握操作要领、提高操作技能,才能避免组织、器官的损伤。但两者(麻醉用药与麻醉操作)均做到完美无缺却很难。所以,尽管麻醉方案周全,有时人为性失误仍在所难免。再者,即使防范措施完善,但相关缺陷总会存在,尤其麻醉药使用后存在着明显个体差异或麻醉操作期间其解剖关系变异,以及原有的病情突然发展、演变,往往导致出现并发症,甚至发生猝死。因此,长期的临床麻醉实践证明:"水能载舟,亦能覆舟"。由于临床麻醉的特点是微观性实施(如全麻药作用于中枢系统靶器官或局麻药作用外周神经组织),盲探性与有创性操作(如椎管内穿刺本身具有创伤性损害),尽管在临床实践中完全按操作规范和医疗安全行事,但非直观条件下很难做到麻醉用药与麻醉操作个体化、理想化,还有可能出现难以预料的问题,从而易引起相关并发症或导致突发性意外。由此可见麻醉本身就是一种风险,一旦发生,轻者延迟患者的康复或引起某种组织、某一器官的损伤及功能障碍,重者直接导致患者死亡。此外,近些年来医患关系基本处于滑坡、紧张时期,恶性伤害医护人员事件频发,从而使得医务工作者每天工作如履薄冰。鉴于临床麻醉工作的特点,尤其麻醉术中还需随时处理突发事件或抢救患者,使得麻醉医师经常处于交感神经异常兴奋与内分泌系统紊乱、失调。

正是上述问题,麻醉医师较其他(她)临床医生心理压力倍增,易出现情绪低落、工作苦恼、精神抑郁等心理不健康或亚健康状态,从而易患工作倦怠综合征。

(王世泉 王万春)

主要参考文献与推荐读物

1. 王世泉主编. 临床麻醉学精要. 北京:人民卫生出版社,2007,3-10.
2. 王世泉,王明山主编. 麻醉意外. 第2版. 北京:人民卫生出版社,2010,1-19.
3. 罗自强,谭秀娟主编. 麻醉生理学. 第3版. 北京:人民卫生出版社,2011,6-115.
4. 杭燕南,王祥瑞,薛张纲,等主编. 当代麻醉学. 第2版. 上海:上海科学技术出版社,43-49.

第二章　临床麻醉风险与医疗安全

临床麻醉学发展至今,经过数十年来的临床实践,事实证明,所有麻醉药物常规应用除作用于神经系统外,还可直接或间接的作用于机体其他组织与器官,尤其影响和(或)干扰、甚至抑制呼吸功能和循环系统,这就是麻醉药物的毒副作用,一旦用药过量或相对过量或应用失误,以及患者自身病理生理特点而不能耐受麻醉时,其结果轻者延迟患者的恢复或引起某些组织、器官的病理性改变及功能障碍,重者可直接危及患者生命。此外,麻醉医师所采取的操作技术大都是盲探性和有创性,这必然具有潜在的组织或器官损伤,同时也威胁着患者的安全。纵观临床麻醉实践说明,临床上突发的或未知的各种麻醉风险总比已知的要多,作为麻醉医师必须时刻予以重视和防范。

第一节　临床麻醉风险

临床麻醉的基本任务是消除手术患者疼痛,为外科手术操作创造良好条件,但必须保障患者围麻醉期安全为前提。然而,事物总是一分为二的,临床麻醉更是如此。由于麻醉药物的毒副作用与麻醉操作技术的盲探性及有创性,加之患者自身伴有的基础性疾病(如心、脑血管病变等)与相关病理性特点随麻醉用药而异常变化,必然决定了麻醉本身的高风险性及复杂性。因此,麻醉并发症及不良后果难以避免。但是作为麻醉医师而言必须高标准严格要求自己,以使麻醉并发症及不良后果的发生率降为最低。

由于临床麻醉专业的特殊性与患者自身的病理生理特点,从而决定了其固有的相关麻醉风险时刻存在,临床纵观麻醉风险,主要来源于以下几方面:①麻醉药特有的毒副作用;②麻醉药非直观性应用;③麻醉相关操作技术大都为盲探性和有创性;④基层医院麻醉相关设备及监测手段缺乏;⑤患者自身病理生理特点与麻醉药的毒副作用叠加;⑥基层医院麻醉医师技术相对欠佳与经验不足;⑦麻醉医师基本素质等问题。

一、麻醉药特有的毒副作用

将麻醉药物用于人体才能产生麻醉作用,而麻醉药均为毒性药物,应用合理是麻醉药,使用过量甚至相对过量以及出现个体差异,其潜在危害或风险已经具备,即任何麻醉药一旦进入人体,均可对机体重要脏器功能产生不同程度的抑制,尤其可导致神经、呼吸、循环系统功能与体温调节发生改变,甚至造成相关器官功能丧失,严重者可危及生命,这就是麻醉药的毒副作用特点。

1. 麻醉对神经系统影响 临床无论采取何种麻醉方法,凡麻醉药物均作用于其靶器官,即神经系统。

(1)全身麻醉:①全麻药通过血液循环作用于高级中枢神经系统,一旦患者意识消失后,其神经系统所支配的自主保护性功能也同步被削弱,乃至丧失,患者生命体征必须依赖麻醉医师实施调控与管理;②全麻药对高级中枢神经系统影响严重程度取决于全麻药的作用特点、用量、浓度与静脉注射速度,以及患者的病理生理功能与个体差异等;③而全麻术后则需要患者自身保护性功能予以恢复,只有作用于高级中枢神经系统的全麻药效能完全代谢消失,患者自身保护性功能才能恢复正常。此外,少数患者全麻术后还存在着潜在的精神运动反应症状,如全麻术后躁动则是其中之一。

(2)椎管内脊神经阻滞:将局麻药注射入硬脊膜外隙阻断椎间孔处的脊神经干或将局麻药注入蛛网膜下腔的脑脊液中阻断马尾脊神经根,从而可产生躯体节段性麻醉作用。但临床所用的局麻药均存在神经毒性,其局麻药与神经毒性之间存在浓度、剂量与时间依赖性,即浓度越高、剂量越大、应用时间越长,其神经毒性也越显著。此外,若局麻药经血液或脑脊液透过血-脑屏障过多,则可产生高级中枢神经系统抑制,直接造成意识丧失、呼吸停止、循环虚脱,甚至心搏骤停。

(3)外周神经丛(干)阻滞:局麻药选择性注射至外周神经丛(干)处,可使机体某一区域或某一局部处于麻木或感觉迟钝状态,以便达到相关手术要求,若用药不慎或相对过量而吸收入血增多,则可引起局麻药中毒,出现一系列中毒性神经症状。

2. 麻醉对呼吸系统影响 机体呼吸功能颇为脆弱,通过数十年的临床麻醉观察,无论采取椎管内脊神经阻滞,还是选择全身麻醉,首当其冲受干扰或抑制的则是呼吸功能,有时即使临床常规用药,甚至药物剂量偏少,也有可能使患者的呼吸功能受到抑制,乃至停止。若没有完善的呼吸支持设备和相关器具,就无法建立人工呼吸道和启动人工辅助呼吸,机体常因通气不足或无法通气而缺氧,缺氧显著者可出现严重低氧血症,甚至窒息,一旦处理不及时或难以奏效可导致患者死亡。

3. 麻醉对循环系统影响 临床麻醉用药常引起剂量相关性血压下降,主要对心血管功能的干扰所致的心肌抑制和容量血管扩张,从而造成回心血量降低而心输出量减少,以致机体有效循环血量下降。若麻醉药使用过量,以及患者对麻醉药非常敏感,则有可能引起患者循环功能虚脱,严重者甚至心搏停止。

4. 麻醉对体温的影响 全身麻醉药大多影响位于下丘脑的体温调节中枢,以致干扰体温的自动调节机制,并有不同程度的皮肤血管扩张作用,从而促使体热的散失。在全麻药的作用下,机体又难以调节环境温度的变化所致的体温下降,尤其早产儿、新生儿、婴儿以及高龄患者,由于低龄小儿体温调节功能发育尚不完善,而老年人各器官功能多已退化,麻醉期间很易受各种因素的影响而出现明显的体温降低。

综上所述,无论选择何种麻醉方法或采用何种麻醉用药,其麻醉药的毒副作用均同步存在,致使麻醉期间患者的生命处于"生理功能正常与异常",乃至"生与死"之间的一种临界状态,很容易因麻醉药的毒副作用而导致并发症或死亡。故麻醉期间患者基础生命的维持完全依赖麻醉医师的正确调控和管理。因此,可以说麻醉医师只有使用麻醉药合理、得当,才可称之为临床麻醉,若用药不当或失误,则使麻醉药变为剧毒药。总之,临床上无论选择何种麻醉方法或麻醉用药,务必严加注意和防范其毒副作用。

二、临床应用麻醉药非直观性

麻醉医师无论选择全麻药,还是采用局麻药,其药物注入患者体内多少剂量才算达到合理或理想标准,以及机体吸收、分布后怎样发挥作用,其麻醉药效能、维持时间与负面影响的关系,乃至手术完毕患者体内麻醉药残留多少等一系列问题,麻醉医师均看不见、不清楚,属于非直观性实施,而且个体用药无法合理性量化(因存在个体差异),很难达到理想,只能凭临床经验。另一方面,尽管麻醉医师熟悉每一种麻醉药的常规用量、极量与中毒量,但有些患者对麻醉药的敏感性存在显著差异,即使按常规用量(公斤/体重)的 1/2,甚至 1/3 计算给药,年老体弱患者及新生儿、婴幼儿仍可能导致用量过多或相对过量,尤其是复合性用药。此外,虽麻醉药物临床常规用量是由体重决定,但体重与最大血药浓度之间并无明显相关性,从而使得 mg/kg 的用药剂量计算方式显得很不科学,一旦遭遇特殊患者或高敏反应者,直接造成机体血流动力学急剧下降,呼吸功能严重抑制,有时处理颇为棘手,故容易引起并发症,甚至导致不良后果。

如手术台上面对同一患者,手术医师是同机体的宏观打交道(如某块组织或某一器官),即持刀逐层切割,操作看得见、摸得着,只要解剖结构关系清楚,避开大血管与神经走向,加之稍有操作技巧,其手术实施则完美,手术完成则顺利。而麻醉医师则是同机体的微观打交道(如全麻药作用高级神经中枢系统靶器官或局麻药作用于外周神经组织),其药物在体内怎样发挥麻醉作用,如何产生毒副影响,宏观条件下看不见(不能直观)、摸不着、不清楚。因此,非直观条件下很难做到麻醉用药个体化,所以潜在的麻醉风险可随时发生,尤其出现突发性异常症状(如意外),既难以预料,又无法提前防范,一旦发生,有些可以补救,有些则难以奏效,以致造成并发症或不良后果。

三、麻醉操作技术大都为盲探性和有创性

除麻醉用药外,临床麻醉还担负着相关操作,而大多操作均为盲探性和有创性。众所周知,盲探性操作就容易偏离方向,而有创性实施必然容易造成机体组织、器官的损伤。

1. 椎管内脊神经阻滞　该麻醉方法的前期工作是椎管内穿刺,而穿刺本身既是盲探性(非直观性)操作,又是有创性(创伤性)实施,穿刺期间除背部皮肤看得见、摸得清外,穿刺针透过椎间隙沿途的棘上韧带、棘间韧带与黄韧带,以及穿刺针尖进入硬脊膜外隙或蛛网膜下腔均为盲探性,穿刺途径准确与否全靠个人经验和手触感觉,穿刺针尖是否损伤血管、脊神经、脊髓无客观指标,只有出现回血或当患者引起神经刺激症状(如触电样双下肢抽动)与不适,以及功能障碍时(如头痛、头晕、腿麻、腿痛、行走困难,甚至截瘫等),才能得知并发症发生。

2. 外周神经丛(干)阻滞 如臂神经丛分布于颈部和锁骨上组织深部的动、静脉周围,并与胸腔邻近,其操作类似于椎管内穿刺,同样属盲探和有创性操作,必然存在潜在的相关并发症与意外,如损伤膈神经或引起喉返神经麻痹,可出现胸闷、呼吸困难、声音嘶哑,严重者可引起气胸、血肿或血胸等。

3. 中心静脉穿刺与置管 血流动力学监测是临床麻醉中的重要一环,该技术需要深部静脉穿刺与置管,即经皮穿刺颈内静脉或锁骨下静脉,并将专用导管置入该静脉内,整个操作既是盲探性,又是有创性,一旦穿刺失误或误穿动脉,以及管理不当,则会造成并发症发生,如出血、血肿、血栓、感染、气胸、血胸、空气栓塞等,严重者甚至致命。

4. 气管内插管操作 气管内插管须借助喉镜经口腔直视下进行,也可经鼻腔盲探下实施,由于少数患者可存在着上呼吸道解剖结构的异常,加之管状视野中操作(上呼吸道)容易出现视差错觉,操作期间喉镜或气管导管均有可能引起上呼吸道损伤。实际临床上由喉镜显露声门与气管内插管引发的相关并发症屡见不鲜,如牙齿脱落、声音嘶哑、杓状软骨脱位,以及口腔及鼻腔黏膜组织损伤出血等。此外,气管导管插入气管内过深,其管尖易进入一侧支气管,插管过浅易引起脱出声门,稍有失误还易将导管误插食管内,从而造成如缺氧、二氧化碳蓄积、低氧血症、肺不张,严重者甚至导致窒息死亡等。

四、基层医院麻醉相关设备及监测手段匮乏

国内区县、乡镇、厂矿等二级以下能开展基本外科手术的医院占有相当比例,经粗略调查统计,多数此类医院"硬件"条件一般,虽具有实施麻醉的基本设备、仪器(麻醉机、监护仪等),但一些应有的设备、仪器尚不具备(如呼吸机、呼气末二氧化碳监测、血气分析仪等),甚至有的基层医院其医疗条件仍很简陋,其简易的麻醉机还不能正常使用,更谈不上基本监护设备(如心电监护仪、脉搏血氧饱和度仪等)的购置问题,手术患者只能依靠麻醉医师选择硬脊膜外隙脊神经干阻滞或外周神经阻滞,且应用台式血压计和听诊器人工间断测量血压,并手触患者表浅动脉测试脉搏,一旦患者呼吸功能异常,只有采取鼻导管吸氧方式供氧。此外,这类最基层医院其麻醉用药也相当贫乏,甚至抢救所用的血管活性药物也只有多巴胺、肾上腺素和麻黄碱。就是在连面罩供氧都困难的条件和环境下实施了一例又一例的手术,尽管这些手术并非疑难复杂(大多为阑尾切除与骨科四肢较小手术等),但存在着严重的医疗隐患,通常不发生命危象则是侥幸,一旦发生抢救既困难,又难以奏效。此外,有些最基层医疗单位其手术患者隔三差五做一例,单位决策人大都只关心医院整体规划,而对麻醉医师必备的麻醉器具、设备的购置往往缺乏重视,甚至仅有的"破旧"器具、设备也不加以维修、维护,以致使用期间时常存在故障或出现失灵,当出现病情危急时,所用的器具、设备不能发挥应有效能,致使麻醉医师抢救处理相当被动,惊险场面时有发生,在这种环境下工作的麻醉医师其压力可想而知,其手术患者麻醉安全怎能保障。

五、患者自身病理生理特点与麻醉药的毒副作用叠加

除临床麻醉本身风险外,还来自患者自身的病理生理特点,当患者重要脏器处于异常状态或生理功能下降时,给予患者实施麻醉其风险往往容易显现出来。

1. 年龄问题 接受麻醉与手术的患者其年龄各异,尤其小儿(如新生儿、婴儿及幼儿等)和老年患者(70岁以上者)都属麻醉高风险群体,前者(如小儿)主要因生理功能尚未发育健全,特别呼吸系统功能脆弱,麻醉期间容易引起缺氧、低氧血症,乃至窒息。而后者(如老年

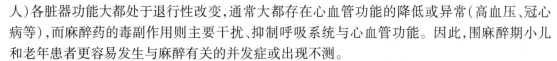

人)各脏器功能大都处于退行性改变,通常大都存在心血管功能的降低或异常(高血压、冠心病等),而麻醉药的毒副作用则主要干扰、抑制呼吸系统与心血管功能。因此,围麻醉期小儿和老年患者更容易发生与麻醉有关的并发症或出现不测。

2. 手术病情特点　一般情况下患者的异常症状及病情的严重程度与麻醉风险成正比,即病情越严重且越复杂患者通常对麻醉与手术的耐受能力也越差,其麻醉并发症发生率相对也高。

3. 呼吸系统病变　如慢性阻塞性肺部疾病患者,其小呼吸道阻力呈弥漫性增高,有效呼吸面积减少,功能残气量增加,肺泡通气/血流比值失调,患者麻醉术中易引发低氧血症及高碳酸血症。而支气管哮喘则是另一种常见的呼吸系统过敏性疾病,其呼吸道敏感性显著增高,麻醉期间容易诱发细小支气管平滑肌痉挛性收缩。此外,伴有呼吸系统疾病的高龄患者与长期吸烟者其机体氧贮备以及对缺氧的耐受力显著下降,围麻醉期容易引发缺氧和二氧化碳蓄积。

4. 心血管疾病　在非心脏手术患者中,循环系统常见疾病有高血压、冠心病、心律失常及心功能不全等,而麻醉刺激与手术创伤很容易激发上述病情加重,甚至导致并发症或意外发生。

5. 肝、肾功能不良　患者肝、肾功能不良可直接影响麻醉药物在体内的代谢、排泄,从而容易增加麻醉药物的毒副作用,最常见者为术后患者苏醒明显延迟。

6. 呼吸道解剖结构异常或病灶阻塞　呼吸道是吸入空气和呼出二氧化碳的重要通道,呼吸道是否通畅直接关系到机体能否充分得到外界氧的摄入和顺利排除体内代谢的二氧化碳,直接关系到患者的生命安危,若患者存在下列问题则容易引起相关并发症或呼吸危象。

(1)上呼吸道周边骨骼支架异常:如颞颌关节强直(张口困难)、小下颌(下颌发育不良)、上颌前突、颈椎强直等患者全麻诱导后除可引起上呼吸道通气不畅外,还可导致人工呼吸道难以建立(如气管插管困难等)。

(2)上呼吸道软组织异常:如舌体肥厚、扁桃体与腺样体肥大、软腭增厚、会厌软骨软化下垂等,均可增加口咽腔狭窄,通常这些患者其外观看似正常,一旦全麻药注入体内后,可出现舌体后坠、咽腔软组织松弛下垂,促使咽喉腔更加缩窄,必然引起上呼吸道通气不畅或梗阻,从而易导致机体缺氧,甚至发生低氧血症和高碳酸血症。

(3)呼吸道占位性病变:如巨大会厌囊肿、咽腔肿物、喉乳头状瘤、气管肿瘤等均可占据和阻塞呼吸道,而甲状腺肿大、颈部巨大肿瘤等病灶则可压迫呼吸道,致使呼吸道狭窄,从而直接造成通气受阻,甚至无法通气。故存在上述呼吸道解剖结构异常或病灶阻塞患者,麻醉诱导后可明显加重呼吸道管理困难,严重者可发生呼吸危象而导致窒息。

7. 其他　①患者胃肠道呕吐物反流误吸是引起临床死亡的常见原因之一,目前麻醉医师没有任何理想方法可以保障饱胃患者避免发生呕吐与误吸,尤其对于急诊手术治疗的饱胃患者,选择任何麻醉方法都有可能引起胃肠道内容物反流及误吸的危险;②病理性肥胖患者肺容量相对减少,潮气量也存在下降,麻醉期间或麻醉术后很易发生肺泡气体交换功能障碍而出现低氧血症;③接受手术治疗的患者其病情各异,甚至伴有多种合并症,年龄可以从出生几小时的新生儿到百岁以上老人,手术操作部位几乎涉及到全身的各个脏器和系统,以往的手术禁区不断深入,手术难度也明显增加,因此,麻醉危险性和麻醉医师所承担的风险不言而喻。

此外,国、内外出版的麻醉专著或杂志时常刊载相关并发症及麻醉意外案例,或定期举办的麻醉学术会议报告有关各种意外及并发症等,其目的就是告诫同行从中吸取教训,增强防范意识,提高处理突发性异常症状和麻醉危象的能力。

六、基层医院麻醉专业技术相对欠佳与临床经验不足

临床麻醉作为临床医学重要学科之一,从某种意义或角度上讲,实践机会越多,就越早的占有和积累经验,不论是直接的或是间接的。然而,临床麻醉实践越少,不可避免的存在操作技术的欠佳和临床经验的不足,也难免会出现鉴别、判断上的偏差,认识及理解上的缺陷,以及预防与处理上的不足,乃至失误,从而造成不能及时发现患者早期的异常症状,一旦病情发展导致麻醉危象出现,再予以处理,往往显得非常被动,甚至难以奏效。

1. 基础知识欠扎实 众所周知,理论指导实践、实践丰富理论,临床麻醉质量的优劣很大程度上取决于基础知识的扎实程度,若通常没有坚实的基础医学知识,往往对病情的认识、判断与处理易出现偏差,容易导致麻醉方法的选择或麻醉用药欠合理,甚至失误而造成并发症发生。

2. 临床技能不熟练 刚走向临床工作的初学者或未经专业化培训的年轻医师,其临床操作技术有待于逐渐成熟与完善,这期间容易因各种原因而出现失误,往往失误后面紧跟着的则是误治或误处理。因此,刚走上临床工作的年轻医师务必谦虚、谨慎,遇到问题及时向上级医师请教、咨询,防止贸然或盲目行事导致出现不测而追悔莫及。

3. 麻醉判断能力失误 无论麻醉医师的基础知识、技术能力、专业培训如何,都有可能做出错误的决定或出现操作性失误,这些人为因素不可能完全彻底消除,而重要的是怎样减少或降低这些隐患性人为因素。①如对术前、术中病情估计不足或判断错误,尤其对麻醉的危险性认识不够全面或掉以轻心,一旦实施麻醉后患者出现异常症状或麻醉危象,往往不知如何进行处理,容易手忙脚乱、处理不到位,甚至处理失误而引起严重不良后果;②对于手术患者,麻醉医师原先选择的麻醉方案其主观意图是好的或是相对合理的,但在实际操作期间仍有可能出现意料不到的问题,如全麻诱导后才发现患者上呼吸道解剖结构异常,以致造成气管插管失败或上呼吸道管理困难;③患者手术有大小之分,而麻醉则无大小之别,任何一种手术与任何一项刺激性检查,无论所采用的麻醉方法简单或复杂,其危险性和意外情况的发生概率基本是一致的,甚至对小手术的麻醉若不予重视,往往更容易出现麻醉险情,甚至造成患者死亡,此类现象并非罕见;④临床麻醉中突发异常症状有时是难以预料和防范的,例如长时间的手术患者其麻醉药虽已终止使用,但体内的麻醉药与肌松药还可能存在着残留作用,患者重要生理功能有可能尚未完全恢复正常,加之手术本身的直接创伤,往往造成呼吸功能降低或(和)循环功能稳定性差,以及其他相关情况出现,若忽视这些问题,难免发生不测,甚至酿成严重不良后果。

七、麻醉医师基本素质问题

1. 责任心不强 当全麻患者处于神志与感觉消失或围麻醉期患者出现呼吸暂停或无呼吸状态,此时患者已完全失去了自身能力的保护,其生命体征则必须由麻醉医师进行监测、调控与管理,若麻醉医师责任心不强、观察不周、判断失误、擅离职守、疲劳工作,特别发生问题时不在患者身边,从而贻误处理时机,其结果轻者引发险情或导致并发症发生,重者直接危及患者生命,甚至造成死亡。总结临床麻醉教训,许多麻醉异常症状或危象是由手术医生或手术护士先发现的,而理应负责保障患者安全的麻醉医师甚至患者的呼吸心搏停止仍浑然不知,这显然不能用技术不佳或缺乏临床经验来解释。

2. 工作粗心大意 实施麻醉前忽略了必要的工作检查。如当麻醉准备工作不足或不熟悉仪器设备与工作环境就急于实施麻醉,一旦患者出现异常症状,甚至引发麻醉危象,往往因

准备不足而导致抢救与处理非常被动,此时再稍有失误,就可能酿成严重不良后果。

3. 过分自信 如硬脊膜外隙脊神经干阻滞或外周神经阻滞效果欠佳而影响手术操作,往往需要补充措施,而此时过分依赖氯胺酮或应用地西泮(安定)以及快速注射丙泊酚,当该类药物注入患者体内后,如患者对药物敏感而出现呼吸异常,甚至呼吸停止,临床处理措施首选面罩供氧辅助呼吸或加压通气,若效果不佳则需进行人工呼吸道的建立(气管插管),一旦出现气管插管困难乃至上呼吸道管理困难,且继续自行处理则难以奏效,又过于"爱面子"而不寻求其他医师的帮助,当呼吸异常而演变为呼吸功能危象(窒息)时,再予以处理往往非常棘手,甚至抢救失败。

(王世泉　王万春　于艳玲)

第二节　医疗安全与麻醉质量

医疗安全是每一位医务工作者在医疗工作中应遵循的第一要素,其麻醉质量的提高则是医疗安全的重要内容之一,而基础医学理论的扎实与临床基本操作技能的熟练程度以及规章制度的执行和操作规程的遵循则是医疗安全的保障。上述基本要点只有得到充分的体现,才能防范和避免医疗事件或事故的发生。同时如何保障医疗安全是每一位医护工作者应重视和研究的课题。一般而言,医疗专业的不同,其医疗风险的程度也存在明显差异,长期的临床麻醉实践证明:"水能载舟,亦能覆舟",由于临床麻醉的特点是微观性实施与盲探性操作,尽管在临床实践中完全按操作规范和医疗安全行事,但仍有可能出现差错或失误,加之麻醉药均是剧毒药,用之合理才是麻醉药。此外,还存着患者病情特点对麻醉的差异等,故其难度与风险不言而喻。因此,医疗安全与麻醉质量是从事临床麻醉的医护人员共同关注的焦点问题。

一、医疗安全相关问题

人的生命只有一次,故最珍贵的是生命。患者对医生以生命相托,因此,作为医务工作者必须从过去传统的、单纯的、初级阶段的"救死扶伤"的观念上升为将全方位医疗质量体现在整个医疗活动中。回顾和总结过去临床麻醉工作中所发生的问题,除了真正的麻醉意外和基层麻醉医师专业水平较低、技术能力较差或设备与器具老化、陈旧等因素外,也有相当的部分是由于麻醉医师责任心不强、草率管理、不规范操作与各种失误所造成。因此,有效的麻醉质量监督与全方位麻醉管理则显得至关重要,这既需要有一套行之有效的质量管理制度来约束,又要至少具备基本的社会医德准则。通过麻醉质量管理,不断改进工作中的薄弱环节,尤其麻醉工作中的最基本、但非常重要的问题,如全麻诱导前麻醉机、麻醉用具(面罩、喉镜、气管导管、口咽通气道等)、吸引器、吸引管是否准备完善且使用良好,是否安放在患者身边,抢救物品是否随时可取、可用,注射器与输液瓶中各种药物名称是否标记明确,生命体征监护仪是否连接完善等。此外,若患者出现异常情况,麻醉医师是否具有应变能力和正确判断、处理问题的措施。所有这一切也直接关系到麻醉质量与效果以及患者安全。总之,麻醉质量管理主要是对麻醉医师的工作实施监督,包括麻醉诱导、麻醉维持、麻醉用药、麻醉结束以及患者恢复后全过程,力争做到患者满意、家属满意、手术医师满意,麻醉医师自己也满意。

临床麻醉作为临床医学中的高风险专业,其麻醉质量则是医疗安全的前提,而医疗质量则是医院工作的生命线,也是政府、医疗机构、社会公众,尤其是患者及其家属共同关心的问题。由于麻醉质量很难定义,其质量管理也很难用一句话表达清楚,因麻醉质量不像一般商品那样具有简单明确的质量标志和标准,即使与其他临床专业医疗质量相比也具有其隐蔽性的特点。因此,麻醉质量与麻醉安全问题是多种临床要素的综合体现,其主要内容包括以下几方面:

1. 人的因素　麻醉医师是保证麻醉质量的决定因素,麻醉医师必须具有较好的道德品质和医德修养,既具有扎实的基础医学理论,又具备熟练的临床工作经验与技能,还具有处理应急事件的反应能力和措施。

2. 麻醉药物　该类药物具有显著的两面性,即利弊并存,只有临床应用合理、正确,而且患者用后安全则是麻醉用药,反之,则形成剧毒药,直接威胁患者安全。

3. 麻醉器具　采用性能良好、功能齐全的仪器与设备是保证麻醉质量的重要因素之一,是提高医疗安全的物质基础,也是现代麻醉学发展的重要条件。如每一手术间必须配备一台功能完备的麻醉机和具有基本监测项目的监护仪,以及必备的急救复苏器具、设备和相关药品等,所需抢救器械、设备、物品(如面罩、喉镜、气管导管、负压吸引、心电除颤仪等)和药品必须醒目易见,且随手可取。

4. 麻醉监测　临床麻醉尽可能采取多方位生理功能监测,因早期预警可使麻醉医师及时发现生命体征的异常改变,以提高麻醉质量与安全。

5. 组织形式　完善的科室管理制度,合理的麻醉专业三级医师结构,科学有效的工作安排,以及严密的质量控制体系是保障医疗安全的组织条件。在日常工作安排上应按照三级医师负责制的基本原则,结合本科室各位医师的技术水平、临床经验,科学合理优化组合,一线、二线麻醉医师分工明确,以便能及时、有效的处理各种麻醉疑难问题与临床异常症状。

6. 制度和规程　麻醉科应健全、完善各种规章制度,规范临床操作流程和井然有序的日常工作运转程序。每一位麻醉专业人员都要严格执行技术操作常规,如麻醉用药、气管插管、椎管内穿刺、动静脉穿刺、负压吸引以及其他操作技术等。此外,麻醉前访视患者如发现特殊疑难情况,应逐级上报且实施讨论制度,对高危或麻醉处理十分复杂病例应于术前向医疗主管部门报告。

7. 检测标准　保障每一位麻醉手术的患者都要有基本生命体征监测(如心电、血压、脉搏血氧饱和度、体温及呼气末二氧化碳),监测仪器必须安置于麻醉医师最佳视角位置,并设定安全报警系统。

总之,对于医疗安全问题人的因素仍然是第一位的,但设备的因素也至关重要,如仅凭一个听诊器,一个血压表,任何麻醉都敢实施的现象在过去的基层医院较为普遍,这本身就存在着一定的危险。另外,应不断地总结临床经验与操作失误及教训,提倡每一麻醉医师除应掌握麻醉学各分支专业基本知识和技能外,还要相对固定于其中的某个分支专业,即在本专业方面具有更熟练的技术和独到之处,如此可能会更加优化麻醉质量,如常年从事小儿麻醉专业医师较其他专业的医师实施小儿麻醉更为安全,麻醉质量则会更高。

二、麻醉质量检测与评价

因临床麻醉不完全等同于其他临床治疗,故麻醉不能用单一的"治愈"或"好转"来作为检测或评定其质量的优劣。通常临床医学质量评价的最古老方法是同行评议,内容包括回顾检查麻醉方案的选择和相关技术操作以及麻醉期间与术后患者情况。同行评议形式多样,包括同事共同会诊、患者并发症发生率以及死亡率的回顾分析讨论等,同行们的评价是判断麻醉质量优劣标准之一,大家可以从不同的角度查找自己的不足,同时学习他人的知识和经验,以便相互提高,最终有利于麻醉质量的提高。

麻醉科质量管理包括医生行为质量评价和工作质量改进,两者(行为质量评价和工作质量改进)是一项综合性的管理,涉及临床麻醉的每一方面,其目的是确保患者接受合理或较理想的麻醉,以使麻醉相关并发症的发生率和死亡率降至最低程度。

现代多功能监测仪器广泛应用于临床麻醉,对监测手术患者主要生命体征及生理指标发挥了重要作用,麻醉医师通过屏幕显示的各项参数动态变化可提示是否采取处理措施,同时也为临床麻醉质量的评价提供了一定的帮助。

麻醉记录单是麻醉质量管理中的重要组成部分,它记载着麻醉与手术期间各种信息数据,既有患者各项生理指标的动态变化,又记录了麻醉管理中的各种操作步骤的实施经过和结果,还包括了手术全程中的主要操作步骤,尤其是对患者生理功能干扰较大的操作,如开腹探查、脏器的牵拉、器官的切除、胸腔的开放、主动脉插管等,每一步骤和进程既可作为麻醉质量的参考,又能对出现意外或发生其他特殊情况的患者在麻醉后进行分析讨论,以利于查明原因,并能为出现医疗纠纷甚至在医疗事故鉴定时提供重要的法律依据。此外,麻醉记录单的书写应规范、全面、清晰、真实可靠,且能提供足够的信息,并通过麻醉后的小结找出存在的问题,减少以后工作中的失误、差错。当然,麻醉记录单是由麻醉医师填写,可能会出现记录不全、错写、人为改写等情况,尤其在紧急情况或患者发生意外时,麻醉医师通常首先处理患者,很难及时填写,多是在后来补写麻醉经过和问题所在,往往存在许多误差或错误,甚至个别有弄虚作假之嫌。因此,完善麻醉质量管理难以到位,致使一直沿用至今的麻醉记录单难以为麻醉质量的考核及评价提供真实的资料。

国内许多麻醉科通过不同形式进行着麻醉质量的监控,取得了一定的经验,但真正成立临床麻醉质量控制中心进行全方位质量管理的单位却为数不多,如何进行全方位麻醉质量的监测与评价也成为麻醉科优化管理的一项新课题。

三、必须遵守临床麻醉基本原则

需要严加强调的是,临床麻醉安全是首要问题,保障患者安全是麻醉医师永恒的责任,因此,麻醉医师必须遵循相关临床麻醉原则:①实施麻醉前必须具备氧气、麻醉机、监护仪、人工呼吸道器具(喉镜、气管导管、喉罩、口咽通气道等)、急救药品、吸引器等;②熟练掌握呼吸道管理与气管插管技术;③基本掌握心肺复苏操作技能;④麻醉工作中务必杜绝主观臆断、擅自行事,如明知病情危重复杂且麻醉困难颇多等情况而不请示上级医师,甚至不听从上级医师的指导,擅自盲目处理问题;⑤不允许擅自离开麻醉患者,去做与本岗位无关的事情或私事;⑥严格查对制度,避免滥用或错用药物以及严格执行无菌操作规程等;⑦一切按规章制度行事。

(王世泉　王万春　于艳玲)

主要参考文献与推荐读物

1. 王世泉,王明山主编. 麻醉意外. 第2版. 北京:人民卫生出版社,2010,3-19.
2. 杭燕南,王祥瑞,薛张钢,等主编. 当代麻醉学. 第2版. 上海科学技术出版社,2013,14-19.

第二篇　人体解剖及生理功能与麻醉

　　人类自诞生之日起,就注定要同疾病作斗争。而人体的解剖结构与生理功能颇为复杂,故从事临床医学实践就得需要人体解剖学与生理学基础理论作指导,因为只有充分认识和熟悉正常的人体形态结构与生理特点,才能正确判断人体的相关功能是正常还是异常;才能正确区别生理状态还是病理状况;才能在临床实践中不断的加以充实和提高;才能避免失误而及时准确的做出诊断;才能有针对性地治疗疾病与处理异常症状或避免相关并发症;否则患者诊疗过程期间的安全则难以得到保障。

　　人体解剖学及生理功能与临床麻醉的关系极为密切,前者(人体解剖学)可指导麻醉操作期间明确机体组织、器官的形态和位置以及毗邻关系;后者(生理学)则指导、帮助麻醉医师认识实施麻醉后可能产生对人体生理功能活动的影响或干扰,甚至抑制。

　　本篇章(人体解剖及生理功能与麻醉)的内容主要阐述人体解剖构造及生理功能以及两者与麻醉之间的相互关系、特点以及相关规律,以便应用其相关理论知识来指导临床麻醉实践和麻醉学科的研究。

第三章　神经系统与麻醉

　　人体生理功能的稳态有赖于神经系统的支配和调控，而人体各个系统和器官的各种功能也都是通过神经系统直接或间接调节来完成的。此外，神经系统还能对机体内、外环境变化做出迅速而完善的反应和适应性，并调整和平衡其功能状态，以满足、维持整个机体的正常生命活动。而麻醉主要作用于神经系统（包括中枢神经系统和外周神经系统），并对其生理功能产生不同程度的影响，甚至干扰或抑制。因此，神经系统的基本解剖及生理功能对于麻醉医师来讲是极其重要的基础理论知识。

第一节　中枢神经系统解剖及生理功能与麻醉实践

神经系统是人体最为重要的组成部分之一,人体生理功能的调节主要依靠神经系统,神经系统是人体最精细且结构与功能最为复杂的系统。该系统按解剖结构可分为高级中枢神经和低级中枢神经两大部分(图3-1),前者包括颅腔内的脑(高级中枢神经)和椎管内的脊髓(低级中枢神经),两者主管协调、整合机体内、外环境传来的信息,并使机体做出适当的反应;后者则指与脑相连接的十二对脑神经和发自脊髓的62对脊神经根以及31对脊神经(干),它们主管和支配头颈、躯干及四肢的感觉与运动功能。此外,按神经系统的功能其外周神经又分为调整机体适应外界环境变化的躯体神经系统和稳定内环境平衡的自主神经系统。

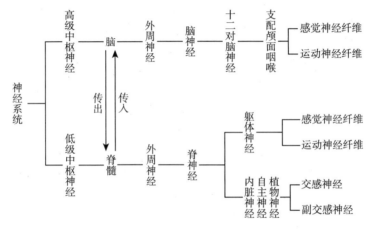

图3-1　神经系统组成、分类与功能

之所以麻醉与神经系统关系极为密切,是因为麻醉主要针对高级中枢神经和外周神经系统而发挥作用(图3-2),如:①全身麻醉药是通过抑制高级中枢神经(脑)某些部位的相关功能

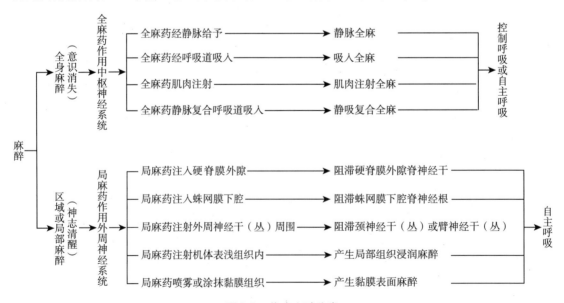

图3-2　临床麻醉分类

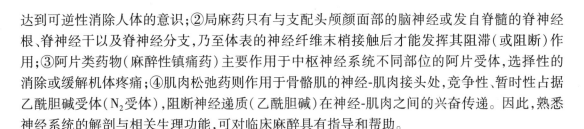

达到可逆性消除人体的意识;②局麻药只有与支配头颅颜面部的脑神经或发自脊髓的脊神经根、脊神经干以及脊神经分支,乃至体表的神经纤维末梢接触后才能发挥其阻滞(或阻断)作用;③阿片类药物(麻醉性镇痛药)主要作用于中枢神经系统不同部位的阿片受体,选择性的消除或缓解机体疼痛;④肌肉松弛药则作用于骨骼肌的神经-肌肉接头处,竞争性、暂时性占据乙酰胆碱受体(N_2受体),阻断神经递质(乙酰胆碱)在神经-肌肉之间的兴奋传递。因此,熟悉神经系统的解剖与相关生理功能,可对临床麻醉具有指导和帮助。

1. 人脑与全身麻醉是何种关系?

【术语与解答】①人脑是中枢神经系统最为重要、最为高级的组成部分,处在颅骨腔的严密保护之中;②人脑可分为大脑、小脑和脑干,主要包括端脑、间脑、脑干(含有中脑、脑桥和延髓)和小脑四大部分;③人脑分布着很多由特殊神经细胞集中而成的神经核或神经中枢,并有大量纵横交错的神经纤维传导束贯穿通过,连接大脑、小脑和脑干,在形态和功能上将整个中枢神经系统每个部位和位点连成一个整体体系;④人脑是神经系统的中枢,其"特殊网络性"生理功能最为复杂,至今仍未完全清楚,但其主要功能是产生全身性知觉与感觉、觉醒与睡眠、语言与智力、思维与记忆以及信息储存等;⑤人脑内部的腔隙称为脑室,充满脑脊液;⑥由于人脑的许多功能及特点尚未完全明确,因此,大多脑的疾病或由脑引发的各种病变至今原因不明,故治疗也相对无方。

【麻醉与实践】①全身麻醉与人脑关系极其密切,其相关脑的功能可被麻醉药物所影响或暂时性、可逆性阻断;②人脑是全麻药、麻醉性镇痛药以及相关辅助药(如镇静、催眠药)的主要靶器官;③意识和知觉(包括痛觉、触觉、温觉、痛反应等)均在大脑皮层和某些位点形成,全麻药既对大脑皮层可产生抑制,也对脑的相关部位(或位点)发挥阻断作用(甚至整个高级中枢神经都有全麻药的作用位点,但具体部位不清),无论静脉全麻药还是挥发性(吸入性)全麻药,均可透过血-脑屏障作用于高级中枢神经系统(脑),从而使脑的意识丧失(这是最主要的作用)、躯体运动麻痹、疼痛刺激减退或消失等,以达到全身麻醉的作用;然而,局麻药则不能用来作用于高级中枢神经,因可直接造成中毒;④脑的生理功能最为复杂,其许多功能至今尚不清楚,因此,在脑的所有功能尚未完全明确之前,全麻药作用于高级中枢神经(脑)的全麻机制或原理不可能明了,所以,至今仍为若干种先后提出的相关学说或假说;⑤全麻原理或全麻机制的研究极为复杂,必须应有麻醉学、药理学、生理学以及神经学等多学科专家共同参入研究,这是极其漫长、艰难的历程,其任重而道远。

【提示与注意】①人脑是机体最为脆弱的器官,常温下脑的不同部位耐受缺氧的时间也不同。据文献报道,大脑皮层3~4分钟;小脑10~15分钟;延髓(呼吸血管运动中枢)20~40分钟;脊髓约45分钟。因此,当动脉血氧降低至正常值的85%~75%时,可产生判断失误或意识障碍;降至65%~51%时则可出现昏迷。此外一旦脑血流停止5~10秒,可导致患者意识丧失,若延续4~5分钟或以上,则可能造成不可逆性脑损害,尤其大脑皮层首先受损且损伤最为严重;②围麻醉期务必保持机体足够的氧供和较高的脑循环灌注压,以及连续不断的、相对稳定的脑血流,以满足脑代谢的需要,尤其绝不可让机体缺氧超过3~4分钟。

需要强调的是:由麻醉造成患者植物状态或脑死亡仍时有发生,因此,一旦患者呼吸、心搏骤停,实施心、肺、脑复苏时必须体现出六早,即:①早期诊断;②早期建立通畅的呼吸道,实施纯氧人工呼吸;③早期进行胸外心脏按压;④早期给予心脏电除颤;⑤早期应用肾上腺素;⑥早期实施头颈部降温(即采取脑保护措施)。

2. 延髓与椎管内局麻药中毒是何关系？

【术语与解答】 ①延髓处于脑干最低部位，形似倒置的锥体，上界与脑桥相连，下端在枕骨大孔处与脊髓对接；②延髓的腹侧斜卧在颅后窝枕骨斜坡上，其背侧则与小脑扁桃体为邻，整体位于枕骨大孔上方，除其他脑神经外，舌咽神经、迷走神经、副神经及舌下神经均发自延髓；③延髓是调节呼吸节律的核心，也是控制心血管功能的中枢，故延髓是生命中枢所在部位；④延髓接受味觉和各种内脏感觉的传入，参与调节内脏运动及唾液腺的分泌、支配咽、喉、舌肌的运动，并对维持机体正常呼吸、循环等基本生命活动起着极其重要的作用；⑤由延髓发出的自主神经支配着心脏、喉、支气管、食管、胃肠道、胰腺及肝脏等，可以完成许多与生命有关的反射，例如调节心血管活动的增压和降压反射、呼吸调节相关反射、胃肠运动与消化腺分泌反射。此外，延髓除了是呼吸节律的起始部位，还是吞咽、咳嗽、喷嚏、呕吐等反射的整合中枢。因此，延髓一旦被抑制、损害，生命则会迅速终止；⑥当颅脑损伤或占位性病变后颅内压可增高，若颅内压显著增高，可产生枕骨大孔疝，从而延髓可被严重挤压，即该呼吸和心血管调控中枢则可出现生命危象（如急性枕骨大孔疝可迅速引发呼吸和循环危象，临床表现为呼吸减慢、脉搏细速、血压下降，随后出现潮式呼吸或呼吸停止，继而心搏骤停）。

【麻醉与实践】 延髓与麻醉存在较为密切的间接关系，如：①椎管内的脊髓与枕骨大孔以上的延髓直接相连，而脊神经根又发自脊髓，故牵涉到蛛网膜下腔脊神经根阻滞时局麻药经脑脊液扩散接触延髓或脑神经；②硬脊膜外隙静脉与颅内基底静脉、枕窦等通过枕骨大孔直接相互沟通，且两者静脉均无瓣膜，硬脊膜外隙脊神经干阻滞所用局麻药很有可能经硬脊膜外隙静脉（丛）逆流进入基底静脉、枕窦等而作用于延髓。因此，无论局麻药是经蛛网膜下腔脑脊液作用于延髓，还是经硬脊膜外隙静脉丛吸收逆流作用于延髓，均可引起脑神经和延髓中毒，甚至脑干发生中毒。

1. 蛛网膜下腔脊神经根阻滞　临床也称为"腰麻或脊麻"，如注入蛛网膜下腔脑脊液中的局麻药向头端流动，其阻滞平面必然过高，尽管局麻药用量很少且又被脑脊液所稀释，但延髓（生命中枢）极其脆弱，即使极少量局麻药分子经椎管内脑脊液流向枕骨大孔处脑脊液中，首先接触延髓，同时脊髓与发自脊髓的全部脊神经根可立即表现为中毒症状，严重者可迅速出现生命中枢"失控"，临床表现为呼吸、心搏危象，甚至呼吸心搏骤停（如临床上发生的严重"全脊麻"）。

2. 硬脊膜外隙脊神经干阻滞　临床还称为"硬脊膜外阻滞"，当硬脊膜外隙注入试验量局麻药液（如2%利多卡因3～4ml）有时可经硬脊膜外隙静脉丛（也称椎内静脉丛）迅速吸收（如该静脉血管破损或血管充盈而血管壁菲薄者），加之椎内静脉与颅内静脉均无静脉瓣，且两者又在枕骨大孔处相互吻合，故仰卧位血液可双向流动，尽管局麻药液较少（试验量），但"短路"可直接逆向进入基底静脉丛、枕窦、乙状窦及舌下神经管静脉，极易透过血-脑屏障而作用于发自延髓的舌咽神经、前庭蜗神经、迷走神经、面神经及舌下神经和延髓，因此引起脑神经中毒症状（如口舌麻木或口金属味、眩晕耳鸣、声音嘶哑等），甚至延髓功能抑制。

【提示与注意】 ①硬脊膜外隙静脉经枕骨大孔与颅内静脉相通，实施硬脊膜外隙穿刺或置管，应防止该隙内静脉血管损伤，以避免过多的局麻药被吸收或进入静脉内而产生脑神经或（和）高级中枢神经异常症状，甚至生命危象；②由于存在着脑脊液循环，蛛网膜下腔脊神经根阻滞务必控制局麻药剂量、浓度和麻醉平面，否则一旦局麻药经脑脊液流向颅内，则首先接触延髓（呼吸、心血管生命中枢），并立即导致患者呼吸、心搏危象或骤停。

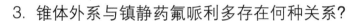

3. 锥体外系与镇静药氟哌利多存在何种关系?

【术语与解答】 ①锥体外系是高级中枢神经运动系统的一个组成部分,是指脑锥体系以外影响和控制躯体运动调节有关的中枢神经结构与传导通路;②锥体外系主要包括大脑皮质、纹状体、小脑、丘脑、底丘脑核、红核、黑质、脑桥核、前庭神经核与脑干网状结构等;③人体锥体外系主要功能是调节肌张力、协调肌群运动、维持和调整体态姿势,完成习惯性和节律性动作等;④锥体外系受影响或损伤后不发生瘫痪,但可出现肌张力、肌协调和姿势障碍(如帕金森病);⑤锥体外系反应:表现为急性肌张力异常,如面部肌肉持续痉挛性抽动、眼上翻、突发性斜颈、口歪斜,以及来回走动或静坐不能等。

【麻醉与实践】 ①药源性锥体外系反应临床较常见,与麻醉相关的药物主要为氟哌利多,因该药存在明显的个体差异,少部分人临床剂量的 1/3 或 1/2 即可产生锥体外系兴奋,表现出一系列与肌力、肌紧张相关的症状和体征;②临床麻醉中经常使用氟哌利多(如氟哌利多与芬太尼合剂、氟哌利多与哌替啶合剂),以达到术中镇痛、镇静效果,而氟哌利多的主要副作用为锥体外系反应,其主要表现为面颈部肌群张力异常,其产生机制主要是阻断了脑内的多巴胺受体,从而造成乙酰胆碱相对增多,致使更高级的中枢神经系统对锥体外系的调控失衡;③通常锥体外系反应的发生率与应用氟哌利多剂量的多少以及个体差异有关,该反应多见于儿童、少年及女性患者;④对于药源性锥体外系症状患者应给予咪达唑仑、地西泮,以及东莨菪碱等治疗。

【提示与注意】 临床应用氟哌利多务必注意该药还存在延迟性锥体外系反应,即过一段时间才出现症状,一旦发生锥体外系反应,可静脉注射苯海拉明或苯二氮䓬类药(如咪达唑仑或地西泮)。此外,有文献报道,氟哌利多与阿片类药搭配用于静脉镇痛泵给药(PCA)或硬脊膜外隙脊神经干阻滞手术后加用氟哌利多复合镇痛,也可出现锥体外系症状,说明即使缓慢应用氟哌利多,也可引起该并发症,故须注意用量。

4. 为何脑干局麻药中毒会立即出现生命危象?

【术语与解答】 ①脑干位于间脑和脊髓之间的颅腔正中,自上而下由中脑、脑桥和延髓三部分组成;②脑干内部的结构主要包括脑干神经核与非脑神经核,以及长的上、下行纤维传导束和网状结构;③脑干是中枢神经系统最为重要的生理功能枢纽,除嗅觉和视觉以外的各种感觉信息均由脑干上传至大脑半球,大脑半球各运动指令也均通过脑干下传至各相关区域;④脑干上承大脑半球,下连脊髓,经由脊髓传至大脑半球的神经冲动呈交叉方式进入,来自脊髓右边的冲动,先通过脑干的左边体系,然后再传输至大脑;来自脊髓左边的冲动,则先经过脑干的右边体系再传到大脑,故脑干是高级中枢神经(脑)连接低级中枢神经(脊髓)必不可少的"桥梁";⑤脑干因其内部结构排列紧密、功能复杂,故在临床上非常重要,即使单个的、较小的损伤也会破坏一些核团、反射中枢、传导束或传导通路而出现明显的异常症状;⑥低位脑干指脑桥和延髓,是呼吸节律的起始部位;中脑则支配眼球的运动,参与瞳孔反射和锥体外系运动的控制;而脑桥则接受头面部感觉、听觉和前庭觉的传入,并支配口、面部肌肉和眼外肌的运动;⑦除嗅神经和视神经外(第Ⅰ、Ⅱ对脑神经),其他十对脑神经(Ⅲ~Ⅻ)均由脑干的不同部位发出;⑧脑干是脑组织器官中所有重要神经传导束的共同通道和重要的生理功能区域之一,其功能主要是维持人体生命(包括心跳、呼吸、消化、体温、睡眠等),故被称为生命中枢。此外,现代医学提出的脑死亡概念实际上就是脑干死亡(即脑干反射全部消失)。

【麻醉与实践】①由于脑干最低部位的延髓直接和脊髓相接,而发自脊髓的脊神经前、后根则"浸泡"在脊柱椎管内的脑脊液中,当实施椎管内脊神经阻滞时,若不慎将过多或相对过量的局麻药经硬脊膜外隙静脉或蛛网膜下腔脑脊液而流向颅内,因其首先与低位脑干接触,故立即出现中毒反应,甚至麻醉危象,轻者可引起脑神经症状(如口舌麻木、耳鸣眩晕等),中者可因脑干及脑干网状结构功能抑制而意识丧失,重者即刻发生中枢性生命危象(呼吸、心搏骤停)。正是因为脑干是生命中枢,所以严重局麻药中毒导致的脑干功能危象是造成患者死亡的直接原因;②颅后窝病变或急剧颅内压增高可将小脑扁桃体挤入枕骨大孔而产生枕骨大孔疝,致使延髓被挤压,从而造成生命中枢受损,患者可立即表现为深度昏迷、呼吸停止、血压骤降、心搏缓弱或停止、瞳孔散大以及四肢瘫软。该脑疝发生后必须立即抢救,首先行气管内插管,在确保呼吸道通畅的情况下实施过度机械通气,以促使机体 CO_2 分压下降,间接缓解颅内高压,但应避免气管插管刺激导致的呛咳而引起一过性颅内压进一步剧增,同时采取降低颅内高压的措施(如快速静脉滴注甘露醇等)。

【提示与注意】①选择硬脊膜外隙脊神经干阻滞,若硬脊膜外隙导管误入蛛网膜下腔而未能及时发现,可致使超过蛛网膜下腔脊神经根阻滞(腰麻)数倍剂量的局麻药液在蛛网膜下腔扩散,通过脑脊液流动可麻痹中枢神经,除造成全脊麻外,由于脑干处于枕骨大孔上缘,故首先受到抑制,以致患者意识丧失和呼吸停止,甚至心搏骤停;②硬脊膜外隙静脉血管丰富,若实施硬脊膜外隙脊神经干阻滞,当硬脊膜外隙穿刺或置入导管不慎致使静脉血管破损或静脉血管怒张、血管壁菲薄(如妊娠末期),硬脊膜外隙注入局麻药可吸收入血,则可沿着椎管内静脉逆流而进入颅内静脉(因椎管内静脉无静脉瓣),透过血-脑屏障作用于脑神经,从而可立即出现发自脑干的脑神经异常症状,如临床所表现的口舌麻木(面神经、舌咽神经和三叉神经毒性)、眩晕耳鸣、恶心呕吐或眼球震颤(前庭蜗神经毒性)、声音嘶哑与发声困难(舌咽神经、迷走神经毒性)、斜视或复视及瞳孔变化(动眼神经、滑车神经、外展神经毒性)等;③局麻药无论经蛛网膜下腔脑脊液途径还是经硬脊膜外隙静脉途径,只要局麻药通过枕骨大孔抵达脑干处,且达到脑干中毒剂量,呼吸心搏则可停止,一旦脑干功能丧失(即脑干死亡),人体将不可逆性复苏。

5. 脊髓血供与麻醉后产生脊髓前动脉综合征有何关系?

【术语与解答】椎管内的血供来自椎动脉和根动脉,而脊髓的血供则来自脊髓前动脉与脊髓后动脉,脊髓前动脉综合征则主要与脊髓前动脉阻塞、畸形或痉挛等因素有关。

1. 椎动脉　在椎管内发出两条分支,即脊髓前动脉和脊髓后动脉(两者来自椎动脉和节段性动脉),脊髓前、后动脉之间借助横行的吻合支相互交通。

(1)脊髓前动脉:①自左右椎动脉各发出一条脊髓前动脉,然后两者合成一条动脉干,且沿脊髓前正中裂下行,延伸至脊髓圆锥(脊髓末端);②脊髓前动脉血流方向是自上而下,抵达脊髓末端再与交通支汇合;③脊髓前动脉主要供应脊髓前 2/3 或 3/4 区域,即分布于脊髓前角、侧角、灰质联合、前索与后索;④脊髓前动脉为一根终末动脉,虽供血范围较大,但血流相对较少,故容易遭受缺血性损害,从而易导致脊髓的前、侧角坏死及空洞形成,主要临床表现以感觉、运动功能障碍为主的神经性症状,临床称之为脊髓前动脉综合征。

(2)脊髓后动脉:由椎动脉发出的两条脊髓后动脉经枕骨大孔出颅后沿脊髓后外侧左、右平行的脊神经后根内侧下行,直至脊髓末端,主要供应脊髓的后 1/3 或 1/4 区域。因该动脉有较丰富的侧支循环,且略呈网状分布,故一般不易发生供血障碍。

2. 根动脉　是节段性血管,为颈升动脉、肋间后动脉和腰动脉及骶动脉等发出的脊髓支,伴脊神经进入椎管内,沿脊神经前、后根与脊髓前、后动脉相吻合,使脊髓前、后动脉不断得到补充且延续至脊髓末端。

3. 脊髓静脉　属于椎静脉系:①主要位于脊髓的前、后两面,其表面共有 6 条静脉,较脊髓前、后动脉多而粗,与硬脊膜外隙静脉丛(也称椎内静脉丛)之间有着丰富的交通支;②在颈部的脊髓静脉则与延髓静脉及颅内的基底静脉相通;③脊髓静脉先回流入硬脊膜外隙静脉丛,再经椎间孔、骶孔回流至椎外静脉,然后返回上、下腔静脉。

4. 脊髓前动脉综合征　临床典型症状为机体双下肢对称性无力,并出现感觉分离,通常表现痛觉、温觉受损或消失,甚至瘫痪,而本体位置感觉和震动觉一般正常。

【麻醉与实践】①选择蛛网膜下腔脊神经根阻滞,如局麻药中加入较高浓度的肾上腺素,则可引起相对应节段的脊髓前、后动脉收缩,致使其支配的脊髓节段容易出现缺血、缺氧性损害,从而引发脊髓前动脉综合征;②如麻醉期间患者长时间处于低血压状态,在个别患者有可能出现脊髓前、后动脉缺血性痉挛,导致供给脊髓的血流减少,也可发生脊髓前动脉综合征。

【提示与注意】在脊髓的胸部第 1~4 胸椎脊髓节以及腰部第 1 腰椎脊髓节处是椎动脉和节段性动脉两个来源吻合的薄弱过渡带,因供血较差而称为危险区,若此处有一个血液来源供应不足或供血中断,就容易使脊髓受到缺血、缺氧性损害。

6. 何谓痛觉敏感(痛觉过敏)?

【术语与解答】①有关痛觉过敏有许多"版本",本文主要是指患者使用了阿片受体激动剂后机体出现了与镇痛效应相悖的作用,即产生了异常疼痛或痛觉反而加重;②临床观察和实验研究证实,所有阿片类药物(如吗啡、哌替啶、芬太尼、瑞芬太尼、舒芬太尼、阿芬太尼)无论何种途径给药(如肌注、静脉或椎管内),单次或反复多次给药,在个别或极少数患者中均可产生痛觉过敏现象;③痛觉过敏是一种以痛阈降低或对较弱的疼痛刺激产生较强的疼痛反应以及产生特异性敏感反射为特点的异常症状;④阿片类药物常见副作用(或并发症)为药物耐受、依赖及成瘾,但近些年来发现阿片类药物可产生痛觉敏感性增高,如阿片药物应用后表现为疼痛阈值降低,即相同强度的刺激则引起更强烈的疼痛反应;⑤就痛觉过敏而言,该措词与痛觉本身并非相符,有被误认为过敏反应之嫌,故笔者改用"痛觉敏感"或"痛觉异常增强"这一措词。

1. 产生痛觉敏感可能性机制　有关痛觉敏感的形成机制目前存在多种假说,但尚未有一种能圆满解释痛觉敏感现象的理论,目前较多学者认为形成痛觉敏感的机制主要有以下几种:①由于各种疼痛的因素大都伴随着脊髓胶质细胞的激活(胶质细胞广泛分布于大脑和脊髓),而脊髓胶质细胞激活后可释放大量与疼痛传导和疼痛调制有关的活性物质(如细胞因子、炎性介质、神经递质,以及阿片受体功能的改变,乃至谷氨酸兴奋性神经递质受体活性增强或抑制性神经递质受体功能降低、内源性阿片肽的异常产生等),目前认为胶质细胞激活可能是产生痛觉敏感的基础或前提,因除神经元外,脊髓小胶质细胞和星形胶质细胞在神经病理性疼痛调节中起着重要作用;②个别机体外周神经末梢损伤后其疼痛传导通路发生了紊乱或失衡,即使无害性刺激(如触觉也可产生异常性疼痛)也可出现放大反应(痛觉敏感);③另有研究认为,发生痛觉敏感时,中枢神经系统 μ 受体功能出现了改变,这与 G 蛋白性质变化有关。研究还发现,极低剂量的吗啡产生的痛觉敏感就与 μ 受体兴奋性作用相关;④一氧化氮(NO)作为细胞间的"信使"有可能参与了痛觉敏感的相关过程,因为 NO 是机体相关活性物质之一,即

NO 可能是痛觉敏感产生的一种介导物质;⑤神经免疫系统也参与了痛觉敏感的形成,如阿片类药物耐受或痛觉敏感时其脊髓、海马、额叶扣带回区域的星形胶质细胞活性增强,胶质细胞分泌的促炎性细胞因子活性增加,通过反馈进一步激活胶质细胞,从而促进痛觉敏感或异常性疼痛产生;⑥延髓头端腹侧部区域内的去甲肾上腺素能受体可能与痛觉敏感形成的机制有关;⑦痛觉敏感又有外周敏感(也称外周敏化)和中枢敏感(中枢敏化)之分,而脊髓背角是伤害性信息传导通路的第一级中转站,再通过上行投射神经元传递至上位高级中枢神经,故脊髓是中枢敏化的重要部位,不但参与伤害性信息调节,也与阿片类药物耐受和痛觉敏感有关。

2. 痛觉敏感的治疗与处理　由于至今对痛觉敏感的形成机制尚不清楚,故目前临床上还未有治疗痛觉敏感的有效方法,但随着痛觉敏感机制的深入研究,N-甲基-D-门冬氨酸(NMBA)受体拮抗剂、一氧化氮合成酶(NOS)抑制剂、环氧化酶抑制剂、小剂量阿片受体拮抗剂、钙离子通道阻断剂等,都曾被用于痛觉敏感的治疗:①在 NMBA 受体拮抗剂中,对氯胺酮治疗痛觉敏感的研究颇多,认为氯胺酮与 NMBA 受体的结合相对缓慢,可预防外周伤害性刺激所致的中枢敏化,故小剂量氯胺酮能抑制吗啡、芬太尼、瑞芬太尼产生的痛觉敏感作用。但由于兴奋性谷氨酸受体在体内分布广泛,阻断该类受体可能会产生神经系统不良反应,加之氯胺酮具有循环系统与神经系统的副作用,因此,围麻醉期不能常规依赖氯胺酮治疗痛觉敏感;②在手术切口处浸润注射适宜剂量的长时效局麻药,可阻滞皮肤、皮下组织的躯体感觉神经纤维,以降低应用阿片药物所致的痛觉敏感现象,从而减轻术后疼痛;③鞘内注射可乐定也可抑制痛觉敏感;④选择性环氧化酶-2(COX_2)抑制剂(如帕瑞昔布钠)容易透过血-脑屏障,抑制外周和中枢 COX_2 的表达,减少外周和中枢前列腺素的合成,从而抑制痛觉敏感;⑤胶质细胞抑制剂也可减轻或阻断痛觉敏感现象。

【麻醉与实践】阿片类药物是用于临床麻醉镇痛的经典药物,是目前治疗术中与术后患者中、重度疼痛必须应用的药物,也是全身麻醉患者首选镇痛药,但极少数患者应用阿片类药不仅不能镇痛,相反促进痛觉感知,造成疼痛明显加重(即痛觉敏感),这一现象严重影响着患者的术后恢复与生活质量,也困惑了麻醉医师。虽这种痛觉敏感症状已被大量的临床观察和实验室研究结论所证实,但由于痛觉敏感的形成机制尚未完全明确,加之临床麻醉和术后镇痛并未能真正重视痛觉敏感现象,故目前临床上还未有颇为有效的治疗阿片激动剂所致痛觉敏感的方法,因此,上述治疗措施(如 2. 痛觉敏感的治疗与处理)均可试用。

【提示与注意】①由于痛觉敏感与阿片类药物耐受容易相互混淆,故务必应将两者鉴别诊断区别开来,因治疗方法完全不同,后者是指阿片类药其治疗效果降低,如增加剂量则可显著改善,而前者却完全相反;②由于阻止脊髓胶质细胞的激活可减轻或消除对吗啡的耐受性,故吗啡耐受性的形成也可能与胶质细胞激活有关;③瑞芬太尼是一种短效 μ 受体激动剂,若以该药作为全麻术中镇痛,一旦手术结束,疼痛刺激则立刻显现或凸显,这是因为短效瑞芬太尼的作用已经消失,应与痛觉敏感相鉴别。

需要提出的是,有学者就人体对痛觉敏感程度进行相关研究发现,人体对痛觉的敏感程度并非是不变化的,生活方式和环境因素可通过"表观遗传"变化来改变其基因表达,从而影响机体对疼痛的敏感性。该项研究有可能寻找到控制疼痛基因表达的"开关",从而开发出更加有效的基因疗法,以抑制痛觉敏感。

（王世泉　褚海辰）

第二节 外周神经系统基本解剖与生理功能

外周神经系统又名周围神经系统,主要指脑神经和脊神经。外周神经系统是发自脑和脊髓的粗细不等、长短不一、走向各异的神经组织,具有中枢神经系统与全身各组织、器官之间的信息传递作用。脑和脊髓通过外周神经系统获得全身器官活动的信息,而外周神经系统又将中枢的信息传递至机体各器官和组织,以调节其生理活动。从功能上看,外周神经系统与中枢神经系统(脑和脊髓)是神经系统不可分割的两大组成部分,二者共同组成统一的神经系统。

7. 脑神经与局麻药中毒是何种因果关系?

【术语与解答】①脑神经顾名思义,是连接脑的外周神经,共12对,大致由上向下顺序排列,且使用罗马数字表示,依次为Ⅰ嗅神经、Ⅱ视神经、Ⅲ动眼神经、Ⅳ滑车神经、Ⅴ三叉神经、Ⅵ外展神经、Ⅶ面神经、Ⅷ前庭蜗神经、Ⅸ舌咽神经、Ⅹ迷走神经、Ⅺ副神经和Ⅻ舌下神经;②12对脑神经主要分布于头颅颌面部,其中第Ⅹ对迷走神经最长,它穿过颈部,分布于胸、腹腔内脏诸多器官。

1. 脑神经的功能 由于各脑神经所含的纤维成分不同,故功能也不同,既有感觉神经(如嗅神经、视神经和前庭蜗神经),也有运动神经(包括动眼神经、滑车神经、外展神经、副神经和舌下神经),还有混合性神经(如三叉神经、面神经、舌咽神经和迷走神经)。

(1)第Ⅰ对嗅神经支配鼻腔的嗅觉,是将气味的感觉传递给大脑半球的嗅球。

(2)第Ⅱ对视神经其功能是传导视觉冲动,用于环境视物。

(3)第Ⅲ对动眼神经主管眼球的上、下直肌与内直肌、上睑肌以及瞳孔的活动。

(4)第Ⅳ对滑车神经是脑神经中最细的神经,主要支配眼球的上斜肌运动。

(5)第Ⅴ对三叉神经分为两部分三大支(眼神经、上颌神经与下颌神经),较大的部分具有面部的痛、温、触等感觉,而较小的部分则具有咀嚼动作。

(6)第Ⅵ对外展神经支配眼球的外直肌。

(7)第Ⅶ对面神经具有面部表情肌对称性运动,此外还主管一部分唾液腺的分泌以及舌前三分之二的味觉感觉。

(8)第Ⅷ对前庭蜗神经又称听神经,可感受外界的声音,以及保持机体的平衡。

(9)第Ⅸ对舌咽神经主要控制茎突咽肌、部分唾液腺体分泌,舌后三分之一的味觉和收集来自耳廓后部的感觉等。

(10)第Ⅹ对迷走神经除支配咽喉部肌肉的运动外,还支配心脏、血管、胃肠道平滑肌的运动。

(11)第Ⅺ对副神经主要支配胸锁乳突肌和斜方肌,其功能是支配转颈、耸肩等运动。

(12)第Ⅻ对舌下神经则支配舌内肌与舌外肌的运动。

2. 脑神经与脊神经的差异 ①脑神经分别具有感觉性、运动性和混合性三种功能或各有侧重;而每一对穿出硬脊膜外隙的脊神经干均是混合性的;②脑神经除第Ⅹ对迷走神经和第Ⅺ对副神经可延伸至头颅颌面部之外,如迷走神经支配咽喉及内脏的活动(属于副交感神经成分),副神经则支配部分颈部活动,其他脑神经均局限在头颅颌面部,而脊神经则不能支配头颅颌面部。

【麻醉与实践】由于脑神经主要支配头颅颌面部,而脊神经则支配颈部、躯干和四肢,因此临床麻醉中出现的相关问题也不同,尤其局麻药中毒可出现"怪异",如:①用于脊神经阻滞的局麻药所引起的中毒症状并非表现在脊神经所支配的部位,而大都出现在脑神经所支配控制的区域(头颅颌面部),如患者出现的口舌麻木则主要来自面神经、舌下神经中毒反应;所引起的耳鸣头晕主要是前庭蜗神经中毒表现;患者感觉视力模糊或一过性失明则主要为视神经中毒所致;而患者发音困难或不能发声则是迷走神经、舌咽神经中毒等;②局麻药中毒严重者其脑神经中毒症状可被掩盖,直接表现为肌肉抽搐、意识消失(高级中枢神经中毒)。

【提示与注意】　由于脑神经大都发自脑干(第Ⅰ对嗅神经和第Ⅱ对视神经除外),而脑干生命中枢最为脆弱,当体内局麻药的血浆浓度达到透过血-脑屏障而影响或抑制脑神经的最低阈值时,脑神经毒性反应则立即显现。

8. 脊神经与椎管内注射局麻药是何关系?

【术语与解答】　①脊神经因与脊髓连接而得其名,是低级中枢神经脊髓发出的外周神经的全称,从脊髓起点的根丝到外周体表的神经纤维末梢,每一脊神经其全程很长,故根据其所在不同的解剖部位,临床名称也不同,如发自脊髓的一段称为根丝,多支根丝在蛛网膜下腔合并后称为脊神经前根和后根,脊神经前、后根进入硬脊膜外隙与椎间孔处再次合并(合二为一),则称为脊神经干,而脊神经干穿出椎间孔后出现"分叉"(一分为四),"分叉"后处于椎旁分布则称为脊神经分支,其分支继续延伸至外周,若处于较为集中部位的外周神经,临床称其为神经丛(如颈神经丛、臂神经丛等),而最终延伸至体表呈网状分布的外周神经临床通常称之为神经末梢;②就脊神经直径而言,其两端最细,中间最粗,如近侧端的椎管内蛛网膜下腔,连接脊髓与脊神经前、后根的根丝最细,是由6~8支构成一组,而每组根丝合并后则组成较粗的脊神经前、后根;而脊神经前、后根进入硬脊膜外隙与椎间孔内则合二为一形成更为粗大的脊神经干;当脊神经干穿出椎间孔后又"一分为四",形成较细、较长的脊神经分支,分别称为前支、后支、脊膜支与交通支,这些分支延伸至远端的组织、器官、体表时则形成最为细长的神经末梢;③在椎管内蛛网膜下腔的脊神经为单纯性脊神经,其背根(后根)为传入性感觉纤维,而腹根(前根)属传出性运动纤维;穿出蛛网膜下腔进入硬脊膜外隙合二为一后则形成混合性脊神经干,直至外周的神经末梢基本具备感觉与运动并存;④脊神经干共31对,各自穿出椎间孔后分布于躯干(包括胸、腹腔内脏)和四肢肌肉、皮肤中,支配颈部以下部位的所有感觉和运动。

【麻醉与实践】　临床区域麻醉是根据局麻药注射至脊神经所在的不同解剖部位而命名,如:①将局麻药注射至椎管内的蛛网膜下腔,称为蛛网膜下腔脊神经根阻滞(临床通常称为腰麻);②若将局麻药注入椎管内的硬脊膜外隙,则称为硬脊膜外隙脊神经干阻滞(临床也称为硬膜外麻醉)或骶管脊神经干阻滞;③当将局麻药注射在某椎旁外的椎间孔处,称之为椎旁脊神经分支阻滞;④将局麻药注射至脊神经分支较为集中的区域,临床称为神经丛阻滞(如颈神经丛或臂神经丛阻滞);⑤而局麻药直接注射至体表的手术操作部位,通常称为局部浸润麻醉(简称局麻)。

【提示与注意】　由于神经纤维越细越容易被局麻药所阻断,而脊神经的两端最细,故两端更容易被局麻药所阻滞,如:①发自脊髓的根丝显著细于脊神经前、后根,更细于脊神经干,因此,注入蛛网膜下腔的局麻药用量很少(1~1.5ml)即可阻滞脊神经的根部(即根丝),且阻滞颇为完善(注:同时包括脊神经前、后根阻滞);②在躯干与四肢的皮下组织,网络状分布的脊神经纤维末梢非常细,所以淡浓度、作用强度很弱的普鲁卡因(如0.5%~1%浓度)也能达到

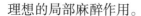

理想的局部麻醉作用。

9. 脊神经根与蛛网膜下腔注入局麻药存在何特点？

【术语与解答】①脊神经根：分为传出运动性脊神经前根与传入感觉性脊神经后根，前根自脊髓前外侧沟发出，是由运动神经纤维构成；后根则由脊髓后外侧沟进入脊髓，由感觉神经纤维组成。脊神经根共 62 对（124 根），与脊髓、脊神经根丝共同处于椎管内蛛网膜下腔的脑脊液中；②脊神经根丝：脊神经前、后根并非直接与脊髓相连，而是由脊髓前、后外侧沟内发出和进入脊髓的每组脊神经根丝先与其连接，每组脊神经根丝则由粗细不等的 6~8 支根丝组成，并呈纵向、扇形排列，其外延根部类似锥状合并，再与脊神经前、后根分别连接，就每一单支脊神经根丝而言，显著细于脊神经根，其直径约为脊神经根的 1/6；③与脊神经根丝相连接的前根属运动性，含有躯体运动纤维和内脏运动纤维，而连接于脊神经根丝的后根则为感觉性，含有躯体感觉纤维和内脏感觉纤维；④脊神经根共包括 31 对运动性脊神经前根和 31 对感觉性脊神经后根；⑤脊神经前、后根在蛛网膜下腔脊髓的左、右两侧向外延伸，进入硬脊膜外隙开始合二为一，抵达椎间孔处则合并为脊神经干（即 62 对脊神经前、后根形成 31 对脊神经干），合并后的脊神经较脊神经前、后根明显为粗，也是外周脊神经最粗的一段，故称为脊神经干；⑥在胚胎 3 个月前，脊髓与脊柱为等长，此时蛛网膜下腔所有的脊神经根几乎垂直与脊髓相连（与脊髓成直角），并进入相对应的椎间孔内，但随年龄增长，由于脊柱的生长速度远比脊髓快，故成人的脊髓与脊柱的长度明显错位，即两者的长度显著不等，而发自根丝与脊髓的脊神经根也与其所对应的椎间孔自上而下逐渐拉开距离，只有处于颈段的脊神经根与相对应的椎间孔位置变化不大（仍较平行），胸段的脊神经根在椎管内与脊髓成锐角斜行，再穿出所对应的椎间孔；而源于腰、骶段脊髓的脊神经根则在进入相对应的椎间孔、骶孔之前，先在椎管内的脑脊液中近乎与脊髓平直下行，然后再穿出腰、骶段的椎间孔和骶孔。因此，62 对脊神经根是不等长的，颈段最短，胸段次之，而腰、骶段最长；⑦所有脊神经根与其根丝基本没有被膜包裹（无髓鞘），而是裸露悬浮在椎管内蛛网膜下腔的脑脊液中；⑧由于脊神经根自上而下逐渐增长，尤其腰、骶段的脊神经根在椎管内几乎与脊髓平行走向，故自第 2 腰椎（L_2）脊神经根至尾椎脊神经根均在椎管内蛛网膜下腔中类似成束状排列（形似马尾），所以被命名为"马尾神经"（实际上为"马尾脊神经根"）；⑨脊神经前、后根的纤维内含有一定数量的神经递质（乙酰胆碱）。

【麻醉与实践】①脊神经根与临床麻醉非常密切，蛛网膜下腔脊神经根阻滞是临床椎管内脊神经阻滞主要方法之一；②蛛网膜下腔脊神经根阻滞就是将很少剂量的局麻药液经 $L_{3~4}$ 或 $L_{4~5}$ 椎间隙注入蛛网膜下腔的脑脊液中，主要与处于终池内腰、骶段的脊神经前、后根和若干连接脊神经根与脊髓之间的脊神经根丝相接触，以达到单纯腰、骶段的蛛网膜下腔脊神经根阻滞（简称脊神经根阻滞或腰麻）；③由于脊神经根丝与脊神经前、后根均浸泡在椎管内蛛网膜下腔的脑脊液中，尤其脊神经根丝较脊神经根更细，且两者均"裸露"面积大（因在 L_2 以下成束状排列，且形似马尾状），故能促成足够多的神经长轴与进入该部位脑脊液中很少剂量的局麻药分子直接广泛接触，更容易促使局麻药分子抵达更多的脊神经膜上的受体部位，从而导致所支配的躯体和内脏相应节段的感觉、运动纤维同时被"分离"阻滞；④选择脊神经根阻滞，必须在 L_2 以下椎间隙进行穿刺，临床通常选用 $L_{3~4}$ 棘突间隙，因该处的蛛网膜下腔最宽（终池），由于成人 L_2 以下的椎管内已无脊髓，只有"马尾神经"（应称"马尾脊神经根"），而"马尾脊神经根"成束状集中分布，加之脊神经根无鞘膜包裹，故脊神经根阻滞（腰麻）虽使用局麻药很少,但药液集中阻滞的是"马尾脊神经根"与其根丝,尤其根丝更细,局麻药分子极易渗透神经细胞膜上的受体部位,所以在蛛网膜下腔则能以极少剂量的局麻药迅速、完善的达到腰、骶段脊神经根阻滞作用(即"马尾脊神经根"阻滞),这也可以解释为什么在硬脊膜外隙脊神经干阻滞中即使注入硬脊膜外隙若干倍于"腰麻"所使用的局麻药,也很难或不可能快速达到"腰麻"的理想且满意的麻醉效果;⑤由于蛛网膜下腔的脊神经根和根丝其传入性感觉纤维与传出性运动纤维是分离的,故注入蛛网膜下腔的局麻药是分别且同时阻滞传入性感觉纤维和传出性运动纤维,因此,局麻药注入后机体腰骶段及双下肢的运动、感觉均立即且同步被阻滞;⑥由于中枢性乙酰胆碱具有镇痛效应,加之脊神经前、后根的纤维内含有神经递质乙酰胆碱,所以临床上也常将抗胆碱酯酶药新斯的明注入蛛网膜下腔,从而阻断乙酰胆碱酯酶对乙酰胆碱的分解,从而增加局部乙酰胆碱的浓度,以达到术后患者的镇痛作用。

【提示与注意】　由于脊神经根较脊神经干脆弱,尤其连接脊髓与脊神经根之间的根丝,更需要引起注意:①选择蛛网膜下腔脊神经根阻滞时,在满足手术条件的前提下,局麻药浓度宜低不宜高;②无特殊情况下不必采用所谓的"单侧腰麻",因人为造成蛛网膜下腔局麻药局限分布或集中分布,可致使局麻药聚集在小范围内,容易增加对局部脊神经根或根丝的毒性作用;③局麻药中加入肾上腺素具有强化局麻药的神经毒性作用,故蛛网膜下腔脊神经根阻滞应禁忌或慎重使用血管收缩药;④临床上实施脊神经根阻滞常见并发症之一则是马尾神经综合征。

10. 脊神经干与硬脊膜外隙注入局麻药是何种关系?

【术语与解答】　①脊神经干是由脊神经前、后根在硬脊膜外隙和椎间孔处合并而成,合二为一的脊神经干较一分为二的脊神经根显著为粗,因此称为脊神经干;②脊神经干贯穿整个椎间孔,共有31对,其中8对为颈脊神经干、12对胸脊神经干、5对腰脊神经干、5对骶脊神经干和1对尾脊神经干;③合并后的脊神经干则含有传出性躯体运动纤维与内脏运动纤维以及传入性躯体感觉纤维与内脏感觉纤维4种成分,因此又称为混合性脊神经干,主要支配躯干及四肢;④脊神经干在穿出椎间孔后又分为4支,即前支、后支、脊膜支与交通支,而前支又分别交织成丛,即颈神经丛、臂神经丛、腰神经丛和骶神经丛,再由各神经丛发出分支延伸,分布于躯干前外侧、内脏和四肢的肌肉及皮肤;⑤处于椎间孔内的脊神经干被由内向外分布的蛛网膜(蛛网膜囊的延续)和硬脊膜(硬脊膜囊的延续)分别紧密包裹,两层膜稍呈"漏斗"型或"套袖"状逐渐变薄并紧贴其外,临床上将包裹脊神经干外层较为薄弱的蛛网膜和硬脊膜统称为鞘膜。

此外,混合性脊神经干的4种纤维成分与主要功能有:①传出性躯体运动纤维:支配机体骨骼肌的运动;②传出性内脏运动纤维:支配平滑肌、心肌的运动,以及调控机体的腺体分泌;③传入性躯体感觉纤维:分布于皮肤、关节和骨骼肌,向中枢传导躯体的感觉冲动;④传入性内脏感觉纤维:分布于内脏以及心、血管和腺体,通过脊髓"中转"向高级中枢传导内脏的感觉冲动。

【麻醉与实践】　脊神经干与临床椎管内脊神经阻滞的关系颇为重要,如硬脊膜外隙脊神经干阻滞临床应用远多于蛛网膜下腔脊神经根阻滞(腰麻),是椎管内脊神经阻滞的主要方法。

1. 脊神经干周围解剖特点　由于脊神经干在硬脊膜外隙和椎间孔处被蛛网膜(囊)和硬脊膜(囊)逐层"套袖"状包裹,从而使得脊神经干表面具有了完整的"保护膜"(鞘膜),加之骨性椎间孔剩余空间与硬脊膜外隙又有内容物(脂肪、疏松结缔组织与血管等)填充,而每一椎间孔又独立存在且相隔较远,故注入硬脊膜外隙的局麻药液大部分仍停留在硬脊膜外隙被缓慢吸收(因硬脊膜外隙面积显著大于单个椎间孔面积),只有少量局麻药液弥散至各椎间孔内。

2. 硬脊膜外隙脊神经干阻滞特点　①硬脊膜外隙脊神经干阻滞(简称脊神经干阻滞)是临床麻醉主要方法之一,临床应用较蛛网膜下腔脊神经根阻滞(简称脊神经根阻滞或腰麻)显著为多,该方法是将若干倍于腰麻的局麻药液分次(2~3次)、间断地(约间隔5分钟)注入硬脊膜外隙,局麻药经扩散、渗透至椎管内两侧且相隔较远的各椎间孔内,并缓慢透过包裹脊神经干外的鞘膜,从而局麻药分子接触混合性脊神经干,并透过神经细胞膜的受体部位,以阻滞其冲动的传导;②由于脊神经干是由传入性感觉纤维和传出性运动纤维混合构成,而感觉纤维较运动纤维脆弱,故脊神经干被阻滞后首先痛觉逐渐消失,然后其运动功能才逐渐被阻滞;③有些患者椎间孔比较宽松,部分局麻药液可渗透穿出椎间孔外,致使脊神经的分支(如前支、后支、脊膜支与交通支)也得到阻滞;④临床上通常将脊神经干阻滞称为"硬膜外阻滞或硬膜外麻醉",严格的讲应称为硬脊膜外隙脊神经干阻滞,这主要与脊神经根阻滞(腰麻)存在着本质的区别,即"腰麻"是蛛网膜下腔脊神经根阻滞(包括其根丝阻滞)。因此,临床上硬脊膜外隙脊神经干阻滞与蛛网膜下腔脊神经根阻滞两者所产生的麻醉效果显著不同,后者阻滞迅速且阻滞完全。

3. 为什么硬脊膜外隙脊神经干阻滞诱导时间明显延长　硬脊膜外隙脊神经干阻滞是局麻药从椎管内硬脊膜外后隙注入,然后需越过该隙中的脂肪、疏松结缔组织、淋巴管与硬脊膜外隙静脉丛,向上下、左右及前隙扩散、渗透,由于硬脊膜外隙呈圆柱筒状,其容积较单个椎间孔明显为大,从而使大部分局麻药液仍在该隙中被缓慢吸收,只有少部分局麻药液抵达被椎体分段、间隔开来的各椎间孔内,然后再透过处于椎间孔内包裹脊神经干的鞘膜,与脊神经干相接触。因此,即使十几倍于蛛网膜下腔脊神经根阻滞的局麻药也难以与粗大且被"鞘膜"包裹,并分段被隔离开的各椎间孔内的脊神经干迅速且广泛接触(如临床上常规采用试验量加诱导量),所以导致该麻醉方法(硬脊膜外隙脊神经干阻滞)的诱导时间明显延长,而且麻醉效果也远不如蛛网膜下腔脊神经根阻滞,还容易引起局麻药中毒,这就是两者(脊神经干阻滞与脊神经根阻滞)麻醉作用的显著不同特点。另外,这也从理论上解释为什么临床上时常遇到硬脊膜外隙脊神经干阻滞不全,甚至阻滞失败现象。

【提示与注意】硬脊膜外隙穿刺成功后,经穿刺针置入导管时容易引起患者一侧下肢突发性"触电感"或"麻痛感",这说明置入的导管尖端已偏离硬脊膜外隙中线(椎管中线),而向硬脊膜外隙的一侧(或左或右)延伸,触及一侧椎间孔根部的脊神经干,导致出现反射性脊神经干刺激症状。硬脊膜外隙置入导管时容易触及脊神经干的原因:①由于置入硬脊膜外隙的导管较柔软,加之硬脊膜外隙具有脂肪、疏松结缔组织与静脉丛填充,虽硬脊膜外隙导管在穿刺针引导下进入硬脊膜外隙,但导管前端伸出穿刺针前端时易被上述组织所阻碍,有时不可能沿硬脊膜外隙(后隙)正中线(矢状线)延伸,很易造成向左或向右偏离方向,当导管置入0.5~1.5cm时,其管尖就容易抵达或触及椎间孔根部的脊神经干,故可引起患者一侧下肢突发性、触电样急剧反射性抽动(临床经常遇到);②穿刺针虽穿刺成功,并已确定针尖处在硬脊膜外隙,但针尖斜口未能与椎管纵向中线平行(或一致),而角度稍偏离中线,从而致使置入的导管也跟随偏离方向,置入越长,偏离中线也越大,也就容易触及一侧(左或右侧)的脊神经干;③置入的导管若偏离中线,尤其导管前端抵达椎间孔内或穿出椎间孔也容易引起硬脊膜外隙脊神经干阻滞不全;④通常大都是侧卧位行硬脊膜外隙穿刺,在重力作用下置入硬脊膜外隙的导管容易下垂延伸,故容易触及靠手术台侧的椎间孔处脊神经干,因此,患者较多的出现靠手术台侧的下肢发生"触电感"或"麻痛感"样抽动;⑤硬脊膜外隙置入导管期间应保持正中位,且缓慢、轻柔置入,以防止或避免与脊神经干硬性接触或摩擦,甚至造成损伤;⑥避免在深度镇静或全麻状态下穿刺与置管,因患者不能明确说明在穿刺、置管、注入药物时所出现的感觉异常和疼痛,这对麻醉医师而言则失去了安全监测。

11. 脊神经分支与椎旁注射局麻药是何关系?

【术语与解答】①脊神经分支是由脊神经干穿出椎间孔后而形成,共分为 4 支,即前支、后支、脊膜支与交通支;②前支:该分支较粗大,为混合性脊神经纤维,支配颈、胸、腹(脊神经后支支配范围以外的)以及四肢的肌肉与皮肤。前支除 $T_{2~11}$ 外,其余各支分别组成颈丛、臂丛、腰丛和骶丛;③后支:该分支较细,也为混合性脊神经纤维,分布较前支简单,其经过横突而后行,分布于项、背、腰、臀部的皮肤与项、背以及腰骶部的深层肌肉;④脊膜支:较细小,穿出椎间孔后则返回椎管内,分布于脊髓的被膜和椎管内壁的韧带组织;⑤交通支:为连于前支与交感干之间的细支,其中 $T_{1~12}$ 与 $L_{1~3}$ 脊神经的前支发出的白交通支连于交感干,而来自交感干连于每条脊神经的为灰交通支。

【麻醉与实践】根据脊神经分支的分布与支配,临床上有时采用椎旁脊神经分支阻滞,以便达到某些手术的单侧镇痛作用或某些疾病的疼痛治疗,尤其适用于根性神经痛患者的治疗,该方法将穿刺针经椎板外侧缘刺到椎间孔外口,通过穿刺针将局麻药注射至椎间孔外口,以充分阻滞其脊神经分支。

【提示与注意】由于椎动脉位于椎管两侧,采取椎旁脊神经分支阻滞务必将注射器回抽无血、无脑脊液后方可注药,以警惕误注入椎动脉或蛛网膜下腔中。

12. 马尾神经阻滞与"腰麻"是不是一回事?

【术语与解答】①由于脊髓末端终止于第 2 腰椎(L_2),而发自 L_2 以下脊髓的脊神经根(L_2 ~尾神经)在穿出相对应的椎间孔($L_{2~5}$ 脊神经根)和骶前、后孔($S_{1~4}$ 脊神经根)以及骶裂孔(S_5 ~尾脊神经根)之前,先在终池内的脑脊液中近乎与椎管平直下行,然后再穿出腰、骶段的椎间孔和骶前、后孔及骶裂孔,因此,在终池内共有 20 对(40 根)脊神经根组成(L_2 ~尾神经),这些细长、密集,并成束状下垂排列的脊神经根形似马尾状而"悬浮"在终池内的脑脊液中,故形象的称之为"马尾神经"(实际上应称为马尾脊神经根更为合理);②L_2 以下的脊神经根之所以称之为"马尾神经",是因为低级中枢神经的脊髓发育生长缓慢,在成人明显短于椎管,而发自脊髓 L_2 以下的脊神经根必须延长才能穿出其相对应的椎间孔和骶前、后孔及骶裂孔,因此这 20 对(40 根)脊神经根呈束状浸泡在 L_2 以下蛛网膜下腔的脑脊液中。此外,每一脊神经根与脊髓之间又有 6~8 支很细的根丝相连接,从而进一步延长了马尾脊神经根长度;③由于马尾神经根不像 L_2 以上脊神经前、后根那样分布,所以就马尾神经根而言,通常分不清哪一根是前根、哪一根是后根。

【麻醉与实践】无髓鞘的马尾脊神经根以及其根丝与临床上所实施的蛛网膜下腔脊神经根阻滞(简称腰麻)关系极为密切:①成年脊髓终止于 L_2,故成人一般在 L_2 以下已无脊髓,而只有马尾脊神经根,所以临床麻醉通常选择 $L_{3~4}$ 或 $L_{4~5}$ 椎间隙进行蛛网膜下腔穿刺,注入极少量的局麻药液实施"腰麻"或获取脑脊液用于临床相关疾病的诊断,即在 L_2 以下椎间隙穿刺主要为了避免脊髓损伤;②所谓的"腰麻"实际上是局麻药主要在终池内阻滞马尾脊神经根与其相连接的根丝,即无论选择重比重或轻比重局麻药液,由于脊柱存在着四个生理性弯曲,仰卧位在腰段 $L_{2\sim3}$ 最高,只要经 $L_{3\sim4}$ 或 $L_{4\sim5}$ 椎间隙穿刺,将局麻药注入蛛网膜下腔中,均需要调节患者所需体位,即应用重比重局麻药液者,通常调至头稍高足低位或平卧位,此时大部分局麻药液可停留在局部或在腰骶段移动;③由于 L_2 以下的马尾脊神经根(10 对运动支和 10 对感觉支)与其根丝(更多)类似"捆绑式"且呈束状排列延伸,加之无髓鞘包裹,故很容易被局麻药同时所阻断。因此,从理论上讲,所谓的腰麻应称为马尾脊神经根阻滞;④"腰麻"时只有马尾脊神经根的运动支与感觉支同时被阻断,才能使腰、骶段马尾脊神经根支配的下腹部、会阴、双下肢的感觉、运动功能均消失;⑤"腰麻"之所以使用很少局麻药(1～1.5ml)即可在极短的时间内产生非常满意的麻醉效果,是因为其除阻滞很细且无髓鞘的脊神经前、后根外,更容易阻断连接脊髓与脊神经前、后根更细的根丝。

【提示与注意】①尽管选择 $L_{3\sim4}$ 椎间隙穿刺实施马尾脊神经根阻滞(腰麻)较为安全,但此处的脊神经前根的根丝与脊神经后根的根丝以及马尾脊神经前、后根基本集中成束并"悬浮"在终池和该段蛛网膜下腔的脑脊液中,若穿刺进针过深,尖锐的针尖容易刺伤某一支马尾脊神经根或其根丝,从而产生一侧下肢的异感、锐痛或严重刺痛感,损伤后的脊神经纤维细胞局部水肿、受压,术后可导致一侧肢体不同程度的感觉或运动功能障碍,严重者还可引起马尾神经综合征(实际为马尾脊神经根综合征);②有时进针过深虽未刺伤马尾脊神经根,但针尖开口处于密集的马尾脊神经根(丛)或根丝之间,注入重比重的局麻药液未被脑脊液迅速稀释,且弥散相对缓慢,故容易与集中密集的马尾脊神经根或根丝充分接触、渗透,往往致使"腰麻"时间延长,阻滞效果也更为确切。若同时存在脊神经根纤维损伤,局麻药可渗透至其神经元内,局麻药毒性作用易导致其神经元结构变性,从而患者术后可出现肢体感觉异常或运动功能障碍;③马尾脊神经根综合征主要见于"腰麻"患者,其马尾脊神经根损伤或局麻药浓度过高均有可能导致马尾脊神经根综合征的发生。

13. 胆碱能神经与麻醉相关用药存在何特点?

【术语与解答】从人体解剖学而言,机体没有形态学上的胆碱能神经存在,但是胆碱能神经递质(乙酰胆碱)几乎遍布全身,乙酰胆碱既然是神经递质,就必定来自神经系统,因此,临床医学认为,凡能释放乙酰胆碱神经递质的神经纤维或神经元均可称之为胆碱能神经。

1. 胆碱能神经的来源与分布 胆碱能神经主要分布在机体的中枢和外周。

(1)中枢胆碱能神经:是指胆碱能神经元(胆碱能神经细胞),该神经元在脑和脊髓分布广泛。①脑组织:如丘脑后部腹侧的特异性感觉投射神经元,以及脑干网状结构上行激动系统的各个环节,乃至纹状体与边缘系统的梨状区、杏仁核、海马等部位均存在胆碱能神经元;②脊髓:主要以脊髓前角运动神经元为主。上述神经元和相关部位均可释放乙酰胆碱。

(2)外周神经系统:在外周,胆碱能神经则来源于传出神经系统的骨骼肌运动神经末梢和内脏的自主神经末梢。①骨骼肌运动神经末梢:又名接头前膜或突触前膜,因该末梢释放乙酰胆碱神经递质,故也称为胆碱能神经纤维;②内脏自主神经:又分为交感神经与副交感神经,而所有交感神经与副交感神经的节前纤维,以及大多数副交感神经的节后纤维,乃至少数交感神经节后纤维(支配多数小汗腺的纤维和支配骨骼肌血管的舒血管纤维)释放的递质均为乙酰胆碱,故均属胆碱能神经纤维,即凡释放乙酰胆碱神经递质的运动神经末梢与自主神经相关末梢均可称为胆碱能神经或胆碱能神经纤维。

2. 胆碱能神经的功能　①胆碱能神经属传出性神经,传出性神经是通过释放神经递质而发挥效应;②中枢层面的胆碱能神经元与外周层面的胆碱能神经纤维均含有内源性神经递质(乙酰胆碱),其主要功能是释放乙酰胆碱;③胆碱能神经与胆碱能受体组成胆碱能神经系统,两者必须通过中间介质(乙酰胆碱)传导才能发挥其生理效应;④由于胆碱能神经释放的乙酰胆碱可作用于不同的胆碱能受体,故所产生的效应也存在明显差异,如产生的 M 胆碱能受体效应与 N 胆碱能受体效应则截然不同。

3. 胆碱能神经受体　理论上胆碱能神经受体可分为毒蕈碱受体和烟碱受体两类,前者主要存在于外周的内脏器官,后者则存在于交感神经和副交感神经节以及骨骼肌的神经-肌肉接头后膜,两种截然不同的受体对乙酰胆碱的反应存在着显著不同。

【麻醉与实践】麻醉医师明确胆碱能神经的功能,将有利于理解和掌握机体相关生理现象与麻醉的关系,如根据传出神经末梢所释放的神经递质不同(即胆碱能神经释放乙酰胆碱,而肾上腺素能神经则释放去甲肾上腺素),临床可利用相关药物模拟或拮抗机体某种神经递质的作用,以便选择性调控传出神经的功能,从而维持机体生理功能的相对稳定或达到临床相关治疗作用,如临床麻醉某一时段则需应用相关药物临时性阻断胆碱能神经的生理效应,以下主要阐述麻醉用药与外周层面胆碱能神经间的关系。

1. 胆碱能神经受体阻断药　①M 胆碱神经受体阻断药:如阿托品与东莨菪碱常作为麻醉前用药,因两者均能阻断节后胆碱能神经末梢释放的乙酰胆碱神经递质与所对应的胆碱能受体相结合,从而拮抗了内脏及呼吸道胆碱能神经所释放的乙酰胆碱的作用,其目的是抑制胃肠运动和腺体分泌,这有利于缓解胃肠痉挛和减少呼吸道分泌物以及保障呼吸道通畅;②N_2 胆碱受体阻断药:如去极化肌肉松弛药与非去极化肌肉松弛药均作用于骨骼肌的神经-肌肉接头后膜,以阻断运动神经末梢(神经-肌肉接头前膜)释放的乙酰胆碱与接头后膜的 N_2 胆碱受体相结合。

2. 拟胆碱能神经受体药物　如间接拟胆碱药新斯的明(也称乙酰胆碱酯酶抑制药),临床全麻患者术毕常规应用该药,以增加骨骼肌神经肌肉接头处(主要神经-肌肉接头后膜)乙酰胆碱的数量,间接拮抗非去极化肌松药与 N_2 胆碱能受体的结合,从而提高骨骼肌的兴奋。

3. 拟胆碱能神经受体药与胆碱能神经受体阻断药的平衡关系　全麻术毕患者基本常规应用拟胆碱能受体药(新斯的明)拮抗非去极化肌松药的残余作用,而新斯的明大都需与胆碱能受体阻断药(阿托品)同时应用,因后者(阿托品)主要用于逆转前者(新斯的明)激动 M 胆碱受体(毒蕈碱受体)的作用(注:拟胆碱药新斯的明实际是通过抑制乙酰胆碱酯酶的活性,从而提高乙酰胆碱的数量,并且间接激动毒蕈碱受体而产生 M 样受体作用),由于两者(阿托品与新斯的明)同时应用其主要药理作用是互为拮抗、相互制约,故对机体的副作用可明显减少。

【提示与注意】需要说明的是:①实际上胆碱能神经与中枢神经系统的胆碱能神经元,以及外周神经系统的运动神经末梢,乃至内脏的交感神经节前纤维、大多数副交感神经节后纤维、少数交感神经节后纤维同名,因均可释放乙酰胆碱神经递质;②支配和调节内脏器官功能活动的自主神经末梢并非只释放乙酰胆碱,还释放去甲肾上腺素,即几乎所有的交感神经节后纤维均能释放去甲肾上腺素,该神经纤维则称为肾上腺素能神经。

14. 自主神经系统与麻醉以及手术存在何关系?

【术语与解答】①自主神经系统是整个神经系统在功能上的分类,其调控中枢在脑和脊髓,主要包括下丘脑、脑桥与延髓,调控中枢通过外周自主神经调节内脏活动;②自主神经是外周神经系统的重要组成部分,是由神经及神经节组成的网络结构,主要分布于内脏器官、平滑肌、心肌和腺体,其功能是支配和调节这些器官、组织的活动,并参与调节机体葡萄糖、脂肪、水和电解质的代谢,以及调控体温、睡眠和血压、心率等;③自主神经系统对机体内环境稳态的维持与内脏运动的调节不受人的意识所控制,所以称为自主神经系统,临床上通常也称之为内脏神经系统或植物神经系统(注:因植物并没有神经,故植物神经系统这一名词目前在教科书中多已不再沿用);④自主神经系统包括传入神经、中枢和传出神经,即中枢接受内脏感觉神经传来的信息,经"整合"后再通过自主运动神经调节和控制各器官的功能,但一般仅指支配内脏活动的传出神经;⑤自主神经系统的外周部分根据其形态、功能和药理学特点又分为交感神经与副交感神经,两者分布于所有内脏器官、平滑肌和腺体,以调节它们的活动,属于内脏运动神经;⑥自主神经对内脏的支配与躯体运动神经不同,从中枢发出的自主神经一般不能直接到达内脏器官,而是通过两个神经元接替再到达各器官,即发自中枢的神经纤维首先在自主神经节换神经元,然后才能到达内脏效应器官,故该神经纤维又有节前纤维和节后纤维之分;此外,由于自主神经节与效应器官的距离不同,其节前与节后纤维的长短也存在一定差异,一般而言,交感神经节距离效应器较远,因此交感神经的节前纤维较短,而节后纤维较长;副交感神经节距离效应器较近,甚至就在效应器官内,所以副交感神经的节前纤维长,而节后纤维短;⑦交感、副交感神经在大脑皮层与下丘脑的支配调节下,相互协调、互为拮抗,共同维持着机体内环境的稳定;⑧自主神经的功能是通过其神经末梢释放的神经递质得以实现,故又分为胆碱能神经和肾上腺素能神经,如全部交感神经节后纤维释放的主要是去甲肾上腺素;而交感与副交感神经节前纤维以及副交感神经节后纤维则主要释放乙酰胆碱,而两类神经递质(去甲肾上腺素和乙酰胆碱)所产生的生物效应往往又相互制约。

1. 交感神经 ①交感神经是由中枢部、交感干、神经节、神经丛构成,其中枢部位于胸段脊髓全长以及腰段脊髓 1~3 节段的灰质侧柱;②交感神经的节前纤维发自胸段脊髓(T_1~T_{12})和腰段脊髓(L_1~L_3)灰质侧柱的中间带外侧核,其运动神经纤维形成白交通支分别进入22对交感神经节,交感神经节内的神经元相互之间形成突触,并与其他交感神经节内的神经元也形成突触,而后发出的节后纤维或与不成对的交感神经节之间形成突触;③交感神经效应器的受体大都为肾上腺素能受体,分为 α 受体、β 受体与多巴胺受体,内源性儿茶酚胺类或合成激动剂或阻滞剂作用于 α 受体与 β 受体,从而产生相应的生理效应;④突触间隙的内源性儿茶酚胺的失活主要通过三种机制:a. 被突触前膜再摄取且贮存于儿茶酚胺类囊泡中再利用;b. 被神经组织外的其他组织再摄取,而后被单胺氧化酶和儿茶酚胺氧位甲基转移酶所代谢为香豆扁桃酸;c. 弥散作用,如内源性去甲肾上腺素几乎全部通过再摄取贮存于囊泡中来灭活;⑤交感神经兴奋主要用以保障人体紧张状态时的生理需要,如交感神经生理功能在失血期间代偿作用机制则是其中之一。

2. 副交感神经 ①副交感神经元的胞体位于脑干和骶段脊髓,其神经纤维分别汇入第Ⅲ对动眼神经、第Ⅶ对面神经、第Ⅸ对舌咽神经和第Ⅹ对迷走神经出颅;②骶段脊髓的副交感神经则在第2、3、4骶神经由脊髓中间外侧带灰质角发出;③副交感神经节后纤维主要释放乙酰胆碱作为神经递质,也释放其他神经递质如血管活性肽;④释放于突触部位的乙酰胆碱的灭活主要通过乙酰胆碱酯酶。

【麻醉与实践】由于自主神经系统与麻醉药物、麻醉操作,以及手术创伤刺激的关系极为密切,因此麻醉医师对自主神经系统的功能务必应有全面和深入的了解,这是临床麻醉主要内容之一:①自主神经系统是与人的意识无关的自主调节,在正常或应激状态下,该神经系统在维持机体心血管、胃肠道以及体温稳态中起着极其重要的作用;②由于许多麻醉药物其药理作用具有拟似或拮抗自主神经系统的功能,而临床麻醉目的之一则是阻断手术创伤对机体的伤害性刺激,即首先应用麻醉药与相关辅助药适宜的抑制自主神经系统过度应激反应,以调控交感或副交感神经的失衡,保障心血管功能及内环境的稳定。以下简述麻醉用药、麻醉操作与手术创伤对自主神经系统的影响:

1. 麻醉药物 ①静脉全麻药:氯胺酮兴奋交感神经,可使心率显著增快,并使血压有所升高。而 γ-羟丁酸钠静脉注射后可使副交感神经亢进,易出现心动过缓,但脉搏有力;②麻醉性镇痛药:尤其大剂量应用阿片类镇痛药可抑制交感神经,从而导致机体副交感神经相对兴奋,临床表现为轻度心动过缓和一定程度的血压轻微降低,尤其与静脉或吸入全麻药复合应用;③肌肉松弛药:全麻辅助用药琥珀胆碱可兴奋自主神经系统的胆碱能受体,故少数患者能产生心律紊乱,包括窦性、结性或室性心律失常,尤其易产生窦性心动过缓,主要常见于琥珀胆碱首次用量5分钟后再次静脉追加用药时。而非去极化肌松药泮库溴铵则有轻度解迷走神经作用(或兴奋交感神经作用)和儿茶酚胺释放作用,因此,可导致心率增快、血压稍升高,尤其大剂量应用时更为明显,故不宜应用于伴有心血管疾病的手术患者的麻醉;④椎管内注射局麻药:无论硬脊膜外隙脊神经干阻滞,还是蛛网膜下腔脊神经根阻滞,均易产生交感神经抑制,尤其阻滞平面过广时,并由此产生静脉血管扩张,大量血液滞留于容量血管内,致使回心血量明显减少,从而导致心脏的前负荷降低,其临床表现特点则是显著的心动过缓、心排血量减少和血压急剧下降。尤其足月妊娠孕产妇或严重腹水患者更容易发生上述循环功能虚脱,甚至窦性停搏。

2. 麻醉操作 如喉镜显露声门、气管插管、气管插管拔出、口咽腔或气管内吸引等均可引起机体交感神经兴奋,临床主要特征是心率增快、血压升高。

3. 手术创伤 自主神经系统与循环系统关系颇为密切。

(1)交感神经兴奋:①任何手术创伤均可引起交感神经兴奋,临床主要表现为心血管应激反应,即机体交感-肾上腺髓质系统兴奋,导致心肌收缩力增强、心率增速、外周血管阻力升高,从而有利于增大心输出量,提高动脉血压,以保障机体重要器官的灌注与氧合。但交感神经过度兴奋可对机体产生危害,尤其伴有心血管疾病患者,如心血管应激反应过度,且短时间内未能给予逆转,可极易引发心血管功能衰竭,甚至心搏停止;②交感神经生理功能在手术创伤失血期间发挥着重要作用,当机体失血超过一定容量,交感神经通过压力感受器反射而兴奋,其代偿作用机制则是交感神经生理功能之一。

(2)副交感神经兴奋:手术创伤刺激除导致交感神经兴奋外,还可引起交感神经抑制,即副交感神经兴奋,如手术刺激所造成的眼-心反射、喉-心反射、胆-心反射等则是机械性牵拉或压迫迷走神经所致,从而促发副交感神经过度亢进,直接引起心肌传导阻滞,临床表现为心率速降,严重者心脏停搏。

【提示与注意】①除手术创伤和麻醉相关因素可引起自主神经系统应激反应外,手术操作刺激所致的眼-心反射、喉-心反射、胆-心反射等更应警惕,因其造成的突发性自主神经系统严重紊乱(如心率骤降)可使患者心搏停止,遇此情况应及时通知手术医师暂停操作,并给予对症处理,避免发生不测;②麻醉类药物无论兴奋交感神经,还是抑制交感神经,均有利有弊,在临床工作中应根据患者自身的实际状况(包括病情特点、年龄、合并的疾病、心血管与呼吸功能等)合理选择麻醉用药,尽可能使交感神经与副交感神经处于相对平衡状态;③自主神经不良反射是指脊髓损伤后所表现出的血流动力学异常症状,尤其是胸$_7$(T_7)以上脊髓段损伤,其特征是阵发性血压骤升且伴心动过缓,乃至室性早搏或不同程度的传导阻滞以及头痛、颜面潮红等。此外,该自主神经不良反射也常见于自身感受器张力变化,如膀胱胀满、直肠粪便嵌塞等,去除病因刺激则可完全缓解,必要时可使用钙通道阻滞剂治疗。

15. 迷走神经或喉返神经与气管插管存在何种关系?

【术语与解答】①迷走神经为第十对脑神经,在十二对脑神经中行程最长、发出的分支最多、分布面积最为广泛,而且是最为复杂的一对外周神经;②迷走神经是含有感觉、运动和副交感神经纤维成分的混合性神经;③"迷走"一词来源于拉丁词汇"游走",虽迷走神经自脑干发出,但通过颈部和胸部可"游走"至腹腔内的整个消化系统器官以及其他脏器。

1. **迷走神经解剖** ①迷走神经自脑干延髓的橄榄后方沟的中部出脑,经颈静脉孔穿出颅腔,之后下行于颈部的颈动脉鞘内,且在位于颈内静脉与颈内动脉之间靠后的沟中垂直下降,然后继续延伸至胸廓上口进入纵隔,并与食管一起穿膈,再经食管裂孔进入腹腔各相关脏器;②迷走神经不仅是支配胸、腹腔脏器的副交感神经,而且是脑神经中最大的内脏感觉(传入)神经;③迷走神经自颈部至腹腔,其分支自上而下有喉部分支(如喉上神经与喉返神经是迷走神经的两大重要分支)、食管分支、肺支、心支、胃支(又分胃前支和胃后支)、肝支、胆支,以及脾、胰、肾、结肠、小肠、阑尾支等;④迷走神经的主要功能是支配和调制呼吸、消化两个系统的绝大部分脏器以及心脏等器官的感觉、运动乃至腺体分泌。

2. **喉返神经解剖** ①喉返神经是由左、右迷走神经在主动脉弓及右锁骨下动脉分离后,又经左、右气管-食管沟上行而返回入喉,是支配喉部功能的重要运动神经,主要支配除环甲肌以外的喉内诸肌;②当一侧喉返神经损伤时,其患侧声带肌则麻痹,直接造成发音出现声嘶和饮水出现呛咳,一旦两侧喉返神经均损伤,则发生双侧声带肌瘫痪,可导致声门几乎关闭,从而造成呼吸困难,甚至窒息。此外,左侧喉返神经因返回径路不同而较右侧明显延长,故临床上左侧喉返神经更容易受累或损伤。

3. **何谓声带麻痹** ①声带麻痹是呼吸道一种特殊的异常症状,而不是一种独立的疾病;②当支配声带肌的运动神经(喉返神经或迷走神经主干)受到损伤或损害时,则可出现声带外展、内收或声带肌张力松弛三种类型的功能障碍,从而导致一侧声带或双侧声带闭合不全;③由于左侧喉返神经行程较右侧长,故受损的几率明显增高,因此临床上以左侧声带麻痹多见。

4. **迷走神经或喉返神经与声带麻痹的关系** ①凡自身病变侵蚀或受外界损伤、损害所致,从而发生在喉返神经或迷走神经离开颈静脉孔以至分离出喉返神经之前任何部位的喉返神经或迷走神经主干受损、受压均可引起声带麻痹;②若喉返神经的起始端至喉返神经纤维支配的器官或组织,这中间任何一段损伤、压迫、牵拉或刺激均可导致该神经的传导兴奋发生短时期或永久性中断,致使远端被支配的器官或组织的功能降低乃至丧失,而声带麻痹则是来自支配声带肌的喉返神经或迷走神经主干损伤、受损及刺激;③受迷走神经所"迷惑"的是,若该神经出现变种或其分支(喉返神经)纤维成分变异,可使喉返神经的功能成分未能在迷走神经主干处(主动脉弓及右锁骨下动脉处)整体分离后全部返回至喉返神经,而是少部分喉返神经纤维继续沿着迷走神经伸入至腹腔脏器,当腹腔内相关器官病变侵蚀迷走神经分支所在处,或手术切除该病变器官,则有可能导致具有喉返神经功能成分的折返传导发生中断,从而间接的引起声带麻痹。

5. 喉返神经与气管插管的关系 ①来自于主动脉弓与右锁骨下动脉返回的迷走神经分支喉返神经终止于喉部,声带运动功能则受喉返神经支配,而临床上实施气管插管必须通过喉入口(声门)才能插入气管内,因此气管导管必然触及和摩擦声带;②麻醉术中气管插管处于声门之间的时间长于手术时间,手术时间越长,带管时间则更长;③当喉镜显露声门不清或无法显露时,往往气管导管内插入金属管芯塑成一定弯曲状,经口腔半盲探下试探性插管,其显著增加硬度的气管导管则容易顶撞声带或撞击前联合及后联合(杓状软骨与环-杓关节位于后联合);④患者全麻术毕苏醒时的呛咳和拔管期间,夹在声门间的气管导管可明显刺激与摩擦声带;⑤张口困难患者大都通过鼻腔径路盲探气管插管或在纤维支气管镜引导下气管插管,尤其前者(经鼻腔盲探气管插管)并非一次就能插管成功,有时需反复多次试插,甚至操作可达30分钟以上,故造成气管导管前端顶撞喉或刺激声带的频率显著增多。

基于以上两者(喉返神经与气管插管)的关系,理论上讲:凡气管插管患者其手术部位不在喉返神经(包括迷走神经主干)所处的范围内,若患者拔出气管插管后出现声带麻痹,均与气管插管存在因果关系,这似乎是天经地义的,果真是这样吗?这还要结合迷走神经与喉返神经的解剖及特点,乃至变异或变种,以及其他相关因素而分析。另外,还可参阅第五十章(584. 为什么腹部外科手术患者引起声带麻痹者临床多见?)。

【麻醉与实践】之所以气管插管与喉返神经或迷走神经关系密切,其原因之一则是气管插管必须经过迷走神经重要分支(喉返神经)所分布且支配的喉部组织。本文主要阐述气管插管全麻术后发生声带麻痹者主要或大都是哪些手术患者,为何发生?而且这一问题至今仍困扰着麻醉医师,因此,非常有必要剖析气管插管与声带麻痹两者之间是否存在因果关系。

1. 气管插管能否损伤喉返神经 外周神经基本是较细且又长的有形纤维束组织,其一端与中枢神经的脑或脊髓相连,而另一端是与机体器官或组织的终端对接,声带肌则是来自第十对脑神经重要分支喉返神经纤维的末端支配,故声带病变临床上即使给予局部切除或激光烧灼、钳夹、冷冻等治疗虽可造成损伤,但声带麻痹者几乎是零,这是因为该机械性损伤的是喉返神经的末梢,而不是喉返神经的起始端或中间段,更不是迷走神经主干,其缺损后的声带肌仍来自喉返神经的传导性支配。同样,气管插管顶撞或摩擦声带只能导致声带水肿或细微损伤,从而可引起拔管后短时间的声音嘶哑,甚至暴力气管插管可能导致杓状软骨脱位或环-杓关节"错开",但不能造成声带麻痹。再者,胸部外科手术患者建立双肺隔离技术大都插入双腔支气管导管,而该导管既比常规普通气管导管质硬,又比常规普通气管导管粗大,而且必须插入金属管芯使用,故对声带、气管及隆突的顶撞、摩擦及压迫性刺激更为严重,但尚未见到双腔支气管导管插管所致声带麻痹的报道。

需要说明的是:成人气管插管后其导管的约1/3长度在声门下的气管内留置,若导管前端的气囊过度充气后肯定压迫气管内壁,但能否间接压迫靠近左、右两侧行走于气管-食管沟内的喉返神经,尚无定论,尤其术毕苏醒患者拔管前而产生的刺激性呛咳所致气管平滑肌阵挛性收缩是否累及喉返神经,都值得进一步分析与探讨。但笔者认为可能性很小,因气管由间隔较密的气管软骨环做支撑,加之气管壁较厚,可起到隔离性保护作用,故不易损伤喉返神经。

2. 创伤性因素所致声带麻痹 凡迷走神经主干与喉返神经分布沿途的外伤或手术均有可能引起声带麻痹。

(1)迷走神经主干损伤:左右迷走神经离开颈静脉孔抵达主动脉弓与右锁骨下动脉分离出左右喉返神经,凡自颈静脉孔下行,经咽腔侧壁深层组织、颈部、气管-食管旁沟,直至分离出左右喉返神经的迷走神经主干任何部位的损伤或手术(如颅底骨折或咽喉、颈部、甲状腺、纵隔、食管、肺脏等外伤与手术），都有可能导致声带麻痹，因为该迷走神经主干含有全部喉返神经的成分。

（2）喉返神经损伤：自主动脉弓与右锁骨下动脉分离出的左右喉返神经上行直至进入喉部，凡沿途走向的任何部位的喉返神经受损或手术（如喉部、颈部、纵隔、食管、肺脏、主动脉弓等外伤或手术）均可引起声带麻痹。

（3）迷走神经的分支损伤：迷走神经分支分布广泛，从胸腔到腹腔各脏器几乎都有该分支分布，极少数人体其迷走神经分支中也含有很少的喉返神经纤维成分（属于迷走神经变异或变种），该异常走向分布的细纤维成分具有喉返神经功能，当腹腔内相关脏器损伤或手术后则有可能引起声带麻痹。如：笔者通过文献检索，经初步筛选并粗略的统计（因许多病例并非报道全面或无法统计完全）近十多年麻醉术后所发生的声带麻痹病例，发现由气管插管全麻术后出现声带麻痹者以胃大部切除手术和胆囊手术为最多，其次为结肠手术与脾脏手术，而食管手术、肾脏手术、胰腺手术、心脏手术、全肺切除以及直肠手术也均有，甚至采取单纯硬膜外隙脊神经干阻滞实施腹腔手术后患者也出现声带麻痹。经统计发现，上述由全麻术后发生声带麻痹病例均插管顺利，并非气管插管困难患者。更为有趣的是，约95%以上发生在迷走神经分布的腹腔与胸腔中的脏器。由此推测，这部分人体是否迷走神经存在变异或变种，其喉返神经部分纤维成分仍与迷走神经融合，继续延伸至腹腔脏器，一旦某一脏器或组织切除，则可导致该迷走神经具有喉返神经功能的成分"折返传导"发生中断，从而间接引起声带麻痹。

3. 非创伤性因素所致声带麻痹　主要指凡途经颈静脉孔下行至咽喉部、颈部、纵隔、气管-食管、主动脉弓、右锁骨下动脉处的迷走神经主干与分离出而上行的喉返神经受压或被病变侵蚀以及病毒感染等，均可能导致声带麻痹。

（1）占位性病变：自上而下迷走神经主干与自下而上喉返神经沿途病变，如颈静脉球瘤、咽侧部位占位病变以及颈部、纵隔、食管、气管、肺脏肿瘤或主动脉弓处组织异常，乃至这些部位来自转移病灶的侵蚀或压迫等。

（2）牵拉或物理性刺激或一过性挤压：喉返神经与迷走神经主干非常脆弱和敏感，除损伤、压迫、侵蚀外，即使牵拉或间接挤压刺激也可引起声带麻痹，如临床上为手术操作而稍牵拉喉返神经则可引起术后发音嘶哑（声带麻痹所致）。此外，间接刺激也可导致声带麻痹，如胃镜检查或插入胃管或拔除胃管等，因这些操作容易引起患者屏气、恶心、呛咳而致食管平滑肌收缩，所以，临床上或文献上以及相关报道的许多不明原因的声带麻痹大多是间接刺激而造成。如青少年变声期突然猛力高声呼喊，则可突发声带麻痹，因为左侧喉返神经行走于气管-食管沟内者占83.3%，而右侧喉返神经大部分沿气管-食管沟的外侧上行，走行于沟内者约占22.9%，因此，当深吸气后爆发力呼喊，肺部大量气流冲击并通过声带内收而显著狭窄的声门时则受阻（通常成人声门面积约占气管内径面积的1/3～1/4，若双侧声带内收声门可更加狭窄），气管内若干倍的气体可使气管瞬间扩张，从而挤压或"振颤摩擦"走行于气管-食管沟内的喉返神经，加之猛发高音时声带快速内收则可突然拉长喉返神经，以致造成支配声带肌运动的喉返神经传导功能部分中断，其结果则是声带麻痹。

4. 声带麻痹能否转归　一般而言，声带麻痹能否转归取决于喉返神经或迷走神经主干损伤的程度，若损伤越严重，转归越渺茫。由于支配腹腔脏器终端的迷走神经纤维较细，尤其含有喉返神经功能的成分很少，故通常情况下，腹腔手术患者术后出现声带麻痹者一般在3～6个月可逐渐好转，甚至恢复正常，但确有难以恢复者。笔者曾遇一例71岁男性胃癌患者实施气管插管全麻行胃大部切除术，术后第2天即出现声音嘶哑、饮水漱口呛咳，经耳鼻咽喉科资深医师诊断为右侧声带麻痹,该患者出院后症状仍无改善,追踪 3 个月其症状有所好转,约在 5 个月复查时声音复原,声带麻痹转归。

【提示与注意】①凡迷走神经或喉返神经分布及支配的脏器均有可能因创伤、手术、肿瘤、受压、病毒或相关刺激而引起声带麻痹;②笔者认为由暴力或操作不当气管插管只能引起杓状软骨脱位或环-杓关节"错开"(主要因喉镜置入过深直接压迫杓状软骨或压迫环-杓关节处造成,乃至气管插管过浅其气囊过度充气压迫杓状软骨或气管导管带金属管芯插管顶在杓状软骨处,以及术毕拔管时气管插管气囊未能放出过多的气体也可挤压杓状软骨脱位),但一般不能造成声带麻痹,因临床上遭遇插管困难患者经反复多次且长时间插管失败,甚至导致喉部不同程度损伤、水肿也未见声带麻痹者。此外,因声带是喉返神经的末端或末梢支配,只有较远端的喉返神经损伤,才能引起喉返神经功能传导中断,从而导致声带麻痹。另一方面,声带手术时,直接切除小部分声带组织,患者术后即使一侧声带缺损而出现声嘶,但声门闭合良好,绝不会导致一侧声带麻痹而闭合不全。同样,气管插管可挤压声带或撞击声带,尤其顶撞杓状软骨可造成杓状软骨脱位,但直接顶撞声带不可能导致喉返神经损伤而声带麻痹。

临床需要提醒的是:喉返神经非常敏感和脆弱,笔者曾遇一例患者在行左肺叶切除术中,因胸腔镜下清除纵隔处淋巴结时发现喉返神经,手术医师稍牵拉提起左侧喉返神经,以告诫助手和同行予以注意,但术后该患者出现了左侧声带麻痹,但该声带麻痹约在 3 个月后完全恢复正常。而在另一例甲状腺手术中,主刀手术医师同样为提醒助手和同事,将颈部的一侧喉返神经稍轻微提拉,术后该患者也发生了声带麻痹。然而,甚至临床上行胃镜检查或插入胃管或拔出胃管也可间接损伤喉返神经。由此可见,喉返神经并非受到直接损伤才能引起声带麻痹,即使直接或间接的触及或刺激,也可导致声带麻痹。

(王世泉)

第三节　高级中枢神经功能异常与麻醉

由于全麻药均作用于高级中枢神经系统,故其相关功能可受到不同程度的暂时性、可逆性影响,乃至干扰或抑制,特定情况下甚至造成高级中枢神经功能的损害。

16. 何谓植物人(植物状态)?

【术语与解答】①所谓植物人(也称植物状态)通常是指人体因颅脑外伤或其他原因(如溺水、中风、窒息、麻醉等因素)造成呼吸、心搏骤停,经心肺复苏后仍因大脑缺血、缺氧时间较长而导致患者长时期、持续性处于意识消失状态;②植物人临床表现为对环境毫无反应,丧失对自身和周围的认知能力,虽能咀嚼、吞咽食物、眼睑开闭自如、入睡和觉醒,但无昼夜之分,无自发语言,也不能随意移动肢体,且对疼痛刺激一般无反应,完全失去生活自理能力;③患者开始处于昏迷状态,后来可睁眼平视,貌似清醒,故又有"清醒昏迷"之称,但已失去了正常人的言语、思维、记忆、情感、运动和感觉等功能,对自身和周边环境完全缺乏认识,而仅仅保留了植物所具有的如:呼吸、新陈代谢、生长和发育等功能;④睡眠-觉醒周期可全部或部分存在或持续昏迷;⑤植物人脑干反射均存在,包括瞳孔对光反射、角膜反射、睫毛反射、吞咽反射、咳嗽反射等;⑥尤为突出的是体温、呼吸、心跳、血压等生命体征均可正常,因此不需要器械、设备维持呼吸功能和升压药物稳定循环系统,这一点是临床上和脑死亡鉴别的最主要体征;⑦可以说植物状态患者生活在无意识环境中,游离在生与死之间,患者平均存活时间约 2 ~ 4 年,存活 10

年以上者较为罕见,而脑功能完全恢复正常者更是微乎其微(即真正苏醒的植物人病例还是非常罕见的),通常较多报道的长时期昏迷被促醒并完全恢复意识的患者,许多都不是严格科学定义的植物人。但全方位、综合性治疗颇为重要且关键,包括持久的爱心与亲情,以及较持续状态的高压氧与电刺激等治疗,有可能使植物人治疗有效率显著性提高。

1. 诊断 ①关于植物人的诊断标准目前国际学术界首先在持续昏迷时间上仍存在不同意见,有学者认为持续昏迷 3 个月,另有人则认为 6 个月,还有甚者为 12 个月以上;②患者对自身或周边环境缺乏认知,但可出现反射性或自发性睁眼;③不能进行有意义的连贯的听或书写交流,眼球通常不能跟踪"靶刺激",偶可出现视觉追踪;④缺乏可理解的语言,对口语缺乏情感反应,不能与他人交流,不能自行进食;⑤偶可出现微笑、皱眉及流泪,但与周围刺激不吻合;⑥睡眠-觉醒周期存在或部分存在或持续昏迷;⑦脑干和脊髓反射活动变化不定,吞咽、咳嗽、咀嚼等反射可能存在,但瞳孔对光反射、睫毛反射、腱反射一般均存在;⑧无任何随意性活动或行为,无获得性行为动作或模仿动作,对于有害的或不愉快的刺激或许有微弱的运动(如退缩或采取某种姿势);⑨血压、脉搏、心肺功能正常,但大小便失禁。

2. 预后 ①人体处于植物状态期间,任何有恢复和改善作用的疗法都值得尝试,经综合有效的治疗,极少数患者有可能逐渐清醒,脑功能可得到一定恢复;②有一部分患者则由一过性植物状态转化为持续性,进而成为永久性植物状态,另有一部分患者则因并发症而死亡;③持续性植物状态的患者死亡原因主要为肺部和泌尿系感染,以及全身性衰竭等;④除永久性植物状态外(永久性植物状态可认为是死亡的临界点),持续性植物状态患者仍有可能出现促醒;⑤值得重视的是,并发症对于植物人来讲颇具有危害性、致死性;⑥植物人的脑功能本身已处于极差状态,一旦继发感染或发生癫痫等,由于代谢过于旺盛,脑组织对氧和葡萄糖的需求迅速增长,从而使得一些处于濒死状态的神经细胞受到进一步损害,此种情况下,有些意识已经好转的患者很有可能重新陷入"植物人"状态。

【麻醉与实践】 植物人与麻醉的关系:①由于麻醉药均为剧毒药物,故应用不当或用药失误,以及患者个体差异等,患者可出现中毒症状,最为严重者可引起呼吸、心搏骤停,虽抢救"成功"且自主呼吸与心搏功能恢复,但患者意识一旦长时间不能恢复,则可成为植物人;②临床上由于麻醉意外或麻醉操作不当,以及麻醉管理失误而导致患者呼吸、心搏停止时有发生,部分患者经抢救复苏后其呼吸、心搏恢复正常,但造成脑功能损伤而成为植物状态,这主要是患者当时严重缺氧或持续数十分钟无氧通气,乃至无效通气,导致脑缺氧时间过长的结果。

【提示与注意】 ①植物人自身保护功能几乎消失,故对该类患者应持续性保障呼吸道通畅,防止上呼吸道梗阻而引起缺氧与二氧化碳蓄积,并实施相关护理措施;②植物人可有自主睁眼和无目的眼球活动等反应,若能有长时间的视觉跟踪,则显示出其觉醒的可能仍存在,因其脑干功能尚完好,因此,有极少数植物人有可能苏醒过来;③需注意与脑死亡的鉴别诊断。

17. 何谓脑死亡? 麻醉医师如何诊断?

【术语与解答】 脑死亡的概念是:若人的全脑功能完全丧失(包括大脑、脑干、小脑),又根本不可能逆转,则可诊断为脑死亡;换言之,脑死亡必须具备三个基本条件:①深昏迷;②脑干反射全部丧失;③无自主呼吸功能,需持续不间断实施人工或机械通气维持肺泡气与毛细血管血流交换。因此,临床死亡应该以脑死亡作为标准。近些年来,对脑死亡的报道和讨论逐渐增多,说明人们对脑死亡的关注和重视,实施脑死亡标准,为脑死亡立法,是尊重人体科学的体现。自提出脑死亡概念以来,国内外尚无抢救成功的实例,一旦确定脑死亡,这就意味着在法律上已经完全具备死亡的合法依据,继续无效的抢救,既不科学,也毫无价值和意义,并耗费医疗资源。所以,以脑死亡作为死亡的标准更为科学和可靠。

长期以来,临床上一直将呼吸心跳停止,以及瞳孔散大且固定作为死亡的标准,即死亡是指人体生命的终止,这也是法律医学所明确规定的概念。目前一般认为死亡是指机体作为一个整体而言其所有功能已永久性丧失,而随着医学科学的发展,尤其心肺复苏技术的提高,人们对死亡有了新的认识,即作为死亡的整体(除恶性肿瘤晚期、恶病质、不可逆性疾病晚期和高龄衰老等可预见性死亡外)可以通过人为的心、肺、脑复苏(心脏起搏与呼吸支持等),致使一部分人起死回生,而另部分人只有某些脏器存活(如心脏功能恢复等),但脑功能却永远不能恢复(包括脑干在内的全脑功能完全丧失的不可逆转性状态),这就是现代医学提出的脑死亡概念,即一旦脑死亡的诊断确定,就意味着人的生命真正结束。由于脑死亡患者呼吸功能不可逆恢复,故无自主呼吸,必须依靠机械通气设备予以持续不断的呼吸支持,若无呼吸支持条件下,短时间内身体的其他器官和组织细胞也会因没有氧供而逐渐丧失功能。

【麻醉与实践】①由于麻醉医师主要与神经系统"打交道",临床上实施全身麻醉必须使患者的意识丧失,但该意识丧失是暂时的、可逆性的,与植物人及脑死亡有着本质的区别;②国内对脑死亡的诊断必须按国家卫生部颁布的有关法规进行严格管理,并强调诊断脑死亡的医师必须经国家卫生部及委托机构进行培训和考核,合格者由国家卫生部统一颁发资格证书,参加培训的医师必须具有丰富临床实践经验的副高级以上职称或具有相关资质的专家,主要来自神经内科、神经外科、麻醉科、ICU 等高年资专科医师。因此,作为诊断脑死亡重要成员之一的麻醉医师,必须清楚和明确脑干反射消失的诊断与脑死亡的确认试验以及脑死亡诊断标准。

1. 脑干反射消失 如果脑干反射全部消失,说明作为中枢的脑干功能已经丧失,也就是说脑干已经死亡。所以,脑干反射消失是临床判断脑死亡的关键。脑干反射消失包括 6 个方面。①瞳孔散大、固定:瞳孔约 7 ~ 8mm 大小,对光反射消失;②角膜反射消失:用棉花轻触双侧眼角膜,无任何瞬目反应;③垂直性眼球运动(玩偶眼运动)试验:脑死亡患者轻轻俯仰其头部,患者的眼球固定,不上下移动;④前庭-眼反射试验:是指正常人用 4℃冰水 2ml 快速灌入人体一侧外耳道内,达到"冲击"鼓膜作用,当前庭感受器受刺激后,如前庭功能正常者可引出眼球水平性震颤。脑死亡患者冰水注入外耳道后眼球仍固定无反应,称前庭-眼反射消失,这对诊断脑死亡的意义更大;⑤眼-心反射:用手指压迫眼球,正常时心率减慢,脑死亡患者无反应;⑥阿托品试验:用阿托品 1mg 静脉注射,在 5 ~ 10 分钟内心率无变化(或增加少于 5 次),说明延髓功能衰竭。

2. 脑死亡确认试验 ①脑电图波形平直或经颅脑多普勒超声呈脑死亡图形,以及体感诱发电位 p 十四以上波形消失,此三项中必须有一项阳性。但脑电图呈平直线(等电位)是 1968 年提出的脑死亡诊断标准之一,因为脑电图主要反映大脑皮层的活动,对脑干的电活动反应并不灵敏,也不确切,还可能受到各种因素的干扰。因此,对脑电图呈平直线作为脑死亡的诊断标准之一是有争议的。目前比较一致的观点是:脑电图必须按操作规程严密观察,如果在 12 小时内 2 次(每次间隔 6 小时以上)观察的结果都是平直线,可以考虑为脑死亡。如果能做脑电图的动态观察,则持续的平直线达 6 小时,也可以诊断为脑死亡;②经颅脑血管造影确定脑血液供给中断,脑无血液供应,脑功能则不可能存在;③应有必要的脑死亡观察时间,首次确诊后,观察 12 小时仍无变化,方可确认脑死亡。

3. 脑死亡诊断标准 ①患者不可逆性深度昏迷,对外界任何刺激均毫无反应,如对言语、声音或疼痛刺激无任何反应,也不会自行发音,一切意识均消失,无任何自发性肢体活动。但是,由于脊髓可能尚未完全死亡,某些反射性活动可能存在,如强烈刺激足底,患者可能保留膝部屈曲动作等,这种脊髓反射性活动要与自发性肢体活动区别开来,以免误诊;②患者无自主呼吸功能,必须依赖呼吸机持续不断的通气,停止人工呼吸或机械通气支持其心搏很快停止;③判断自主呼吸是否停止是诊断脑死亡颇为重要的指标,因为凡是有自发的,即使是微弱、极表浅的自主呼吸存在,就不能诊断为脑死亡。还有学者认为在 15 分钟内患者无自主呼吸就可诊断为呼吸停止;④脑干反射(包括咳嗽反射、吞咽反射、前庭反射、对光反射、角膜反射等)完全消失;⑤瞳孔散大且固定;⑥脑电图提示脑电波活动完全消失,且成一直线;⑦经颅多普勒超声提示无脑血流灌注现象;⑧体感诱发电位提示脑干功能丧失。以上各项必须全部具备,且持续时间至少 12 小时,并经各种抢救措施治疗仍无效,则可诊断。

如果符合以上各条件,而且这种状态经过 12 小时的反复检查验证都相同,就可以诊断脑死亡。实施脑死亡诊断的医疗单位必须是地、市级以上医院,并得到省级以上卫生行政机构批准和获得实施脑死亡诊断的特别许可证。获实施脑死亡诊断特别许可证的医院,在确定脑死亡以前,必须成立脑死亡鉴定委员会,并获得省级以上卫生行政部门批准方能实施。医院脑死亡鉴定委员会须由 7 名以上获得资格证书的相关专业医师组成。

【提示与注意】 临床确定脑死亡必须慎之又慎,因涉及许多相关复杂问题,其中包括社会与法律层面的问题。因国内外媒体均有报道脑死亡者意外"复活"的事例,这就造成脑死亡者极有可能仍有生存希望,从而给临床医学诊断脑死亡打上了"被死亡"的烙印。因此,脑死亡诊断标准必须立法,而且应将脑死亡与其家属提出器官捐献及器官移植分别开来,如果硬将脑死亡与器官捐献及器官移植"捆绑"在一起来认识,只会增加公众的疑问和舆论。

18. 围麻醉期脑卒中与哪些因素有关?

【术语与解答】 ①脑卒中(又名脑中风,也称缺血性脑梗死)是由脑循环血液急性障碍或异常所致的突发性脑功能缺失性疾病(如脑组织缺血、缺氧性坏死等),从而出现相应脑功能损害,且具有较高的病死率和致残率;②脑卒中包括缺血性脑卒中(如短暂性脑缺血发作、颈动脉狭窄性病变、脑动脉狭窄或闭塞、动脉粥样硬化血栓性脑梗塞及高血压脑病等)与出血性脑卒中(如脑出血、蛛网膜下腔出血),两者均可导致急性脑循环障碍,临床上则表现为一过性或永久性脑功能障碍症状或体征,后者(永久性脑功能障碍)可显著降低患者的生存率及生活质量;③脑卒中起病急,是因脑血管病变损伤、灌流不足以及栓塞等而引起局限性或弥漫性脑功能缺失性障碍;④脑卒中的发病率较高,是脑血管疾病颇为常见类型,约占全部脑血管疾病的 70%,存活者中约 75% 致残,其复发率也高,尤其伴有高血压、糖尿病、高血脂等慢性疾病老年人好发;⑤国人脑血管狭窄者较为普遍,主要与饮食结构及习惯有关,通常生活水平高的城市居民其脑血管狭窄者相对多见。此外,国人脑卒中已呈"四高"特性,即高发病率、高复发率、高致残率及高死亡率;⑥某些炎性反应在脑卒中的发病和进展中也起着重要作用,且影响着脑卒中的预后和结局。

1. **诱发因素** 脑卒中常见诱发因素(或称危险因素)有:高血压、心脏病、心房纤颤(房颤)、糖尿病、高血脂、颈动脉粥样硬化狭窄、血脂代谢紊乱、肥胖、超重、长期吸烟与酗酒、男性年龄较大且有家族史、周围血管疾病、血液高黏稠度或高凝状态(如红细胞增多症、血小板增多症)、脑血管狭窄等。

2. **临床表现** 脑卒中患者主要因机体脑血管栓塞、脑缺血或脑溢血等病变而引起突然昏倒、不省人事或口眼歪斜、语言不清、半身不遂、智力障碍等症候群,故还称脑血管意外。

3. 常见预兆　主要有头晕、说话不清、短暂意识丧失、肢体麻木、肢体软弱无力、肢体感觉异常、一侧或某一肢体不自主的抽动等。

4. 临床诊断　①如中老年伴有心血管疾病(如高血压与动脉硬化以及其他诱发因素)患者突发起病，且一至数日内出现局灶性脑功能损害症状和体征，并能用某一动脉供血区功能损伤来解释，临床可考虑脑卒中可能；②影像学(CT 或 MRI)检查可发现梗死灶或出血部位及范围，故可明确诊断。

5. 治疗与处理　①力争发病后尽早予以治疗，如氧疗、有针对性支持疗法，以及结合康复治疗；②控制血糖、稳定血压、降低脑水肿、控制感染等；③急性脑卒中的治疗目的是降低致残率，提高生存率与生活质量，因此抗凝与溶栓及抗血小板治疗是主要处理措施。此外，近期国内学者提出，在短暂性脑缺血发作或轻型脑卒中后 24 小时内，联合使用阿司匹林和氯吡格雷治疗(即双重抗凝可显著降低脑卒中再发风险)，与单用阿司匹林比较，可使脑卒中再发风险降低 32%，且严重出血风险并未显著增加(该研究已在 2013 年中旬发表在国际医学期刊《新英格兰医学杂志》上)。短暂性脑缺血发作和轻型脑卒中均为致残性、缺血性脑卒中，是脑血管疾病最为常见的类型，约占全部脑卒中患者的 50%，与其他脑卒中类型相比，短暂性脑缺血发作和轻型脑卒中在 48 小时内发生脑卒中的风险最高，而轻型脑卒中合并早期复发将导致不良结局。因此，在临床治疗策略上强调快速诊断，尽早启动抗血小板治疗。

【麻醉与实践】　随着人口老龄化不断加剧，围麻醉期或术中脑卒中的发病率呈逐步上升趋势，故麻醉医师务必关注以下几方面：

1. 麻醉术中诱发脑卒中的因素　存在诱发因素的患者可因麻醉方式、手术部位、手术时间及病情严重程度而促发：①如颈动脉粥样硬化病变(狭窄)患者行颈动脉内膜切除术，因颈动脉钳夹闭而发生颅内相关的缺血性改变，其脑卒中的发生率可明显增加，其可能原因是尚未建立应有的侧支血流循环，致使脑灌注显著不足，尤其麻醉术中血压明显降低时，更容易引发脑卒中，故颈动脉内膜切除术患者其脑卒中的发生率可增加数倍。此外，有文献报道，通常在脑卒中患者中，有 30%~40% 是由颈动脉粥样硬化狭窄所致；②心房颤动患者围麻醉期容易诱发脑卒中，因患者小血管容易血流淤积，易形成附壁血栓，一旦脱落且在脑循环中栓塞，则可导致脑卒中。据文献报道，有近 1/3~1/5 的脑卒中发生与房颤有关，房颤已成为缺血性脑卒中主要病因之一。而心房颤动患者麻醉术中发生脑卒中者较常人可增加若干倍；③急诊手术脑卒中发生率高于择期手术；老年患者明显多于中青年；麻醉术中低血压持续时间过长或出现高血压危象也可发生脑卒中；④心脏手术显著高于非心脏手术患者。此外，长年吸烟、酗酒患者发生脑卒中的概率通常是不吸烟、酗酒者的 2~3 倍，若同时患有"三高症"者(即高血压、高血糖、高血脂患者，因这类患者心、脑血管疾病发生率及死亡率均高)，围术期发生脑卒中的危险性可数倍增加。

2. 围麻醉期预防　由于大量的影像学与回顾性研究表明，围术期脑卒中以缺血和栓塞为主，故预防也着重从这两者入手：①围麻醉期对存在危险因素的患者，应加强防范措施，既要控制高血压，又要防止较长时间的低血压；②由于脑卒中患者超过 60% 具有高血压病史，尤其 60 岁以上且伴有"三高症"的老年患者，因此，围麻醉期控制高血压，调控血流动力学稳定至关重要，血压调控适宜可显著降低脑卒中的发生率；③存在脑卒中危险因素而需全麻手术的患者术前无需停止抗凝治疗(如阿司匹林或华法林均可服用)，因可有效预防围麻醉期各种血栓并发症，但禁忌选择椎管内脊神经阻滞；④治疗糖尿病与适宜降低血糖，能使脑卒中风险明显降低，如术前血糖控制在 11mmol/L 以下可降低脑卒中的发生率和病死率；⑤患者手术前均已禁饮食,其血液往往浓缩,且血液黏稠度增高,尤其伴有血细胞比容增高患者更是血流缓慢,致使组织、器官灌注不足而缺氧,因此麻醉术中除维持血流动力学稳定外,应麻醉术前预先给予适宜容量输入,适当的血液稀释可降低血液黏稠度与促进组织、器官有效灌注,以有利于脑卒中的预防;⑥存在诱发因素的手术患者,麻醉术中应实施有创动脉压监测,以利于随时调控血压急剧变化。

3. 麻醉术中管理 ①对存在脑卒中诱发因素患者,其麻醉诱导、麻醉维持及麻醉术毕管理均应均衡,尤其避免血流动力学剧烈波动,防止缺氧或二氧化碳蓄积;②患者近期已患脑卒中者根据病情决定是否择期或急诊手术,特殊情况应推迟 4～6 周手术为宜,以等待脑梗塞周围缺血区功能有所恢复;③全麻术中发生脑血管意外(脑卒中)往往很难及时发现,有时当患者术毕表现出苏醒明显延迟或严重意识障碍以及术后恢复期出现脑卒中类似症状,才能引起临床医生的注意;④颈动脉内膜切除术患者术中血压应控制在正常值的上限,甚至在其基础值之上 20% 较为合理,且麻醉术中尽可能避免血压过低、心动过缓,尤其全麻诱导后手术切皮前这段时间和颈动脉夹闭后,以防止脑血管灌注不足所致高级中枢神经系统的损害,降低患者脑卒中与其他并发症的发生;⑤虽丙泊酚、硫喷妥钠、咪达唑仑、依托咪酯、利多卡因等麻醉药物均具有降低脑代谢率并具有脑保护作用,但存在诱发因素的患者应提倡合理应用,且与其他相关药物复合使用,以避免血流动力学剧烈波动。

【提示与注意】①麻醉术中无基础性疾病患者脑卒中的发生一般与术中短时间低血压无明显关系,因有颈内动脉与椎动脉两条供血通道,尤其围麻醉期患者均给予充分供氧,脑供氧十分充足。但伴有高血压、糖尿病的老年患者,若合并颈内动脉粥样硬化狭窄、脑动脉瘤等疾病,围麻醉期则容易发生脑卒中,尤其较长时间处于低血压者;②围麻醉期患者发生脑卒中,主要与患者先前存在着心、脑血管疾病,以及一种或多种诱发因素有关,如脑缺血性脑卒中是引起患者残疾的常见病因,而颈动脉狭窄性病变和脑缺血性脑卒中关系非常密切,其原因之一首先是严重狭窄可造成脑血流灌注明显减少;其次是颈动脉粥样硬化斑块脱落或斑块破裂形成的微血栓脱落导致的脑梗死。若该患者麻醉术中发生脑卒中,是因颈动脉狭窄性病变在先,这种潜在着的"不定时炸弹"随时都可发生,并非麻醉与手术所致;③如患者存在着脑卒中的诱发因素,麻醉术中尽量不使用促凝血药物(如凝血酶等),如应用促凝药物,一旦麻醉术后出现脑卒中,就很易产生医疗或医患纠纷;④房颤患者脑卒中的高危因素包括以前曾有栓塞病史、高血压病、糖尿病、冠心病、心力衰竭、左心房扩大以及年龄超过 65 岁等,对该类房颤患者围麻醉期更需警惕脑卒中的发生;⑤脑卒中应与脑出血和颅内占位性病变相鉴别;⑥若麻醉术中因急性颈内动脉狭窄而梗阻或栓塞所致同侧脑卒中患者,尽早行颈动脉内膜切除术可减少或缓解中枢神经系统并发症,对患者预后有积极作用;⑦如怀疑麻醉手术患者促发急性脑卒中,应尽快完成头颅影像学与血液学检查,以缩短抢救治疗时间(如通常诊断脑卒中患者原本需要由神经内科、神经外科、影像科、检验科流程分步完成)。

19. 认知功能障碍与麻醉及手术有何关系?

【术语与解答】①首先明确人脑认知功能,认知功能是指机体高级中枢神经认识物质和获取知识并将其转化为内在的思维与心理活动的能力与过程,主要是指人脑认识环境和理解事物以及执行能力的连续性思维活动过程,包括学习、记忆、语言、计算、精神、情感、行为、表达、空间定向、分析判断能力与反应能力以及自身与环境的确定,乃至与社会交流、融合能力等;②认知功能障碍是指大脑高级中枢对上述认知功能出现异常变化或其功能减退。

　　由于人脑的功能极其复杂,因此认知功能障碍症状既存在不同,又相互关联,其表现为:①如某一认知功能发生异常或变化,可引起另一认知功能或多个认知功能的异常或改变,最基本的是记忆和注意力功能的下降,以及认识问题和解决问题的能力出现缺陷和障碍;②衰老进程中的认知功能障碍则以记忆减退和反应迟钝最为突出,所以老年人发生认知功能障碍者多见;③中枢胆碱能神经元对学习、记忆、注意力等认知功能的调节起关键作用,而衰老则可导致中枢胆碱能神经元退变,因此老年认知功能障碍有可能与其有关;④由于认知功能障碍与其他脑功能异常症状常难界定,故不同学者对高级中枢神经系统功能障碍的阐述也有所不同,直至目前临床上仍未有被公认的认知功能障碍的定义或概念,因此也就很难评价和量化认知功能障碍的性质、危险因素、发生率、时间及预后等。

　　【麻醉与实践】麻醉术后患者出现高级中枢神经系统功能障碍者在老年人群较为多见,主要为认知功能障碍。由于认知功能障碍属高级中枢神经(脑功能)功能发生的异常变化,因此,人们自然想到麻醉与认知功能障碍存在关系,尽管目前尚无可靠的依据证明患者术后出现认知功能障碍与麻醉有关,但围麻醉期所使用的全麻药与相关镇静、催眠辅助用药以及 M 胆碱受体阻断药(抗胆碱药)均或不同程度的作用于高级中枢神经系统(脑),这就不能否认与麻醉的相关性,尤其老年患者术前已经存在中枢神经功能退变或隐匿性早期阿尔茨海默病,其麻醉术后更容易产生认知功能障碍,故临床麻醉理应考虑如下问题:

　　1. 麻醉深度　全身麻醉深度与患者术后早期认知功能障碍的发生是否相关联,至今仍存在争议。一般而言,适宜深度的麻醉较偏浅的麻醉其术后早期认知功能障碍的发生率可降低,因此不宜片面追求浅全麻。

　　2. 脑血管低灌注量　如麻醉术中机体较长时间处于低血容量、贫血、低血压、缺氧或低氧血症,以及高碳酸血症,可致使脑血流灌注不足、颅内压增高或轻度脑水肿,从而可增加术后认知功能障碍的发生,尤其老年患者。故老年患者麻醉术中务必保障充分的氧供与氧合,且维持机体正常的二氧化碳分压,及时纠正异常的血糖增高和电解质紊乱。

　　3. 年龄与认知功能障碍　进入老年期,随着年龄增长,包括高级中枢神经系统在内的全身各脏器功能均呈进行性减退,尤其高级中枢神经,其正常的脑细胞逐步减少、脑皮质进行性萎缩、神经元功能下降,脑沟加深增宽、脑回变平缩小、脑容积降低、脑重量减轻、脑脊液代偿性增多,上述脑实质病理性发展必然促使脑功能退行性改变;加之老年人常合并高血压、糖尿病、动脉血管粥样硬化、房颤等疾病,从而致使脑血流减少与脑代谢障碍,所以使得老年群体麻醉术后认知功能障碍发生率颇高。

　　4. 手术与认知功能障碍　有研究表明:①心脏手术患者发生认知功能障碍的概率高于非心脏手术患者,前者(心脏手术)的发生可能与手术应激、心肺分流有关;②在对比不同麻醉方式与认知功能障碍的发生率时发现,非心脏手术患者采用硬脊膜外隙脊神经干阻滞或全身麻醉,两者认知功能障碍的发生率没有明显差异。

　　5. 糖尿病性认知功能障碍　①糖尿病可影响认知功能,主要表现为记忆和复杂信息处理能力的下降;②糖尿病患者伴发抑郁症的比例高于普通人群;③糖尿病是一种系统性内分泌疾病,可以引起机体多种组织器官的结构和功能出现障碍,高级中枢神经系统认知功能障碍即是其中之一;④糖尿病患者所致的认知功能障碍其影响因素众多,发病机制复杂,故确切发病机制目前仍不清楚。正因为如此,糖尿病性认知功能障碍是临床麻醉中一个不可忽视的危险因素,尤其全麻术毕患者苏醒恢复阶段,更应引起关注。

　　6. 麻醉用药与认知功能障碍　①抗胆碱药东莨菪碱和阿托品是麻醉前常规用药,前者较后者容易产生中枢抗胆碱能综合征,而该综合征主要表现为中枢神经系统兴奋,如意识模糊、定向障碍、谵妄、幻觉、烦躁不安等,其症状类似或等同于认知功能障碍。此外,老年人中枢胆碱能系统功能逐渐退变,加之抗胆碱药可使乙酰胆碱神经递质减少,故抗胆碱药被认为是引起老年认知功能障碍的因素之一;②全麻药氯胺酮其麻醉恢复期易产生幻觉、躁动,甚至谵妄等,也体现出认知功能障碍的症状,只是程度较显著而已;③苯二氮䓬类药(咪达唑仑或地西泮)其本身对高级中枢神经系统具有广泛的抑制作用,临床表现为镇静、催眠效应,但部分患者使用该药后可出现兴奋、不安静,乃至躁动等,这些副反应则是认知功能障碍症状之一。因此,在老年患者应尽量少用或避用上述可能促发认知功能障碍的药物。此外,高级中枢神经系统是全麻药的主要靶器官,但不同麻醉药其作用位点(靶点)也不同,术毕停用麻醉药后,部分位点的麻醉药残余作用已完全消失,而另部分位点的麻醉药残余效应仍存在,使得作用于高级中枢神经中的麻醉药效应消失不同步,从而可致使脑功能调控出现短暂性失衡,故麻醉术后容易产生一过性或短暂性认知功能障碍。

7. 预防与处理　①由于麻醉术后认知功能障碍的病因与发病机制仍不十分明了,现今临床仍无有效的治疗方法,通常应首先关注预防,可根据上述相关问题予以防范。此外,其治疗一般采取间接处理措施,如氧疗与控制血糖,调控血流动力学基本稳定且使其接近正常范围,以及减少各种相关不良刺激等;②对于麻醉术后患者或其家属主诉有认知功能障碍表现症状应密切随访,还应结合其他原因考虑,如是否患有早期阿尔茨海默病或老年综合征等。

【提示与注意】①一般而言,麻醉术后出现的认知功能障碍是一急性、突发性、短暂性、可逆性意识活动紊乱,但个别患者可能持续很长时间,若长达数年,甚至永久性,患者可能早先已存在轻微的认知功能障碍,只是未能引起注意;②老年手术患者术后认知功能障碍较其他年龄段更为常见,尽管发生率报道不一,其发生原因始终存在争议,但麻醉与手术创伤以及患者自身因素等叠加可能起主要作用;③患者术前已存在脑功能障碍者,麻醉术后有可能加重其症状,尤其记忆功能的减退;④如老年患者体内5-羟色胺化学性神经递质异常,也可引起认知功能障碍,而术后认知功能障碍也可能是5-羟色胺综合征或中枢抗胆碱能综合征的一种临床表现;⑤有研究显示,抗胆碱能药(东莨菪碱、阿托品)可引起老年患者术后认知功能障碍,尤其阿托品常作为术前用药和全麻术后拮抗非去极化肌肉松弛药(与新斯的明合用),因此,如术前怀疑患有轻度认知功能障碍的老年患者,应慎用东莨菪碱和阿托品;⑥A型血型的老年患者容易发生麻醉术后认知功能障碍,其机制目前还不十分清楚;⑦由于老年人自身生理功能衰减而代谢产物排除延长,故全麻术后药物残余作用排泄明显滞后而容易造成认知功能障碍。

需要提示和指出的是,麻醉界关于麻醉技术(包括臂神经丛、椎管内脊神经阻滞与全身麻醉)能否影响或引起术后认知功能障碍(包括谵妄)的探讨和争论仍在继续,其主要原因是未能明确者有以下几方面:①麻醉医师缺乏对认知功能障碍的流行病学调查(包括精神、心理、环境以及合并相关基础性疾病等);②非全麻方式(如局部麻醉、臂神经丛或椎管内脊神经阻滞)是否围麻醉期只单纯采用局麻药,而术前未使用抗胆碱药及苯巴比妥类,术中也未采用氟哌利多、异丙嗪、地西泮、咪达唑仑、哌替啶等镇静、镇痛药;③术前是否长期服用抗焦虑药及抗抑郁症药等。因为上述因素均可影响和干扰高级中枢神经功能的活动,故都可促发或导致认知功能障碍的发生。

(王世泉　褚海辰)

主要参考文献与推荐读物

1. 高秀来,于恩华主编. 人体解剖学. 北京:北京大学医学出版社,2003,235-335.

2. 贾建平主编. 精神病学. 第 6 版. 北京:人民卫生出版社,2010,175-192.

3. 王世泉主编. 临床麻醉学精要. 北京:人民卫生出版社,2007,433-452.

4. 张励才主编. 麻醉解剖学. 第 2 版. 北京:人民卫生出版社,2008,212-219.

5. 朱长庚主编. 神经解剖学. 北京:人民卫生出版社,2002,448-483,1029-1032.

6. 王世泉,王明山主编. 麻醉意外. 第 2 版. 北京:人民卫生出版社,2010,71-116.

7. 罗自强,谭秀娟主编. 麻醉生理学. 第 3 版. 北京:人民卫生出版社,2011,6-35.

8. 朱涛,左云霞主译. 麻醉学基础. 第 5 版. 北京:人民卫生出版社,2011,366-373.

9. 姚泰主编. 生理学. 北京:人民卫生出版社,2008,20-84,315-337,397-421,502-505.

10. 曾因明,邓小明主编. 麻醉学新进展. 北京:人民卫生出版社,2006,1-20,616-621.856-864.

11. 邓小明,曾因明主编. 2009 麻醉学新进展. 北京:人民卫生出版社,2009,500-503,529-538.

12. 崔益群,唐万忠主译. 脑神经功能及障碍. 第 3 版. 北京:人民卫生出版社,2012,150-167.

13. 邓小明,曾因明主编. 2011 麻醉学新进展. 北京:人民卫生出版社,2011,199-200,447-475,304-555.

14. 赵为禄,文刚,雷恩骏,等. 小剂量右美托咪啶用于 100 例高龄患者全身麻醉的临床观察. 麻醉与监护论坛,2011,18:268-269.

第四章 脊柱解剖与椎管内脊神经阻滞

20. 脊柱解剖与椎管内穿刺有何关系？
21. 椎间孔与脊神经干阻滞有何关系？
22. 椎体韧带与椎管内穿刺有何关系？
23. 临床对椎管内脊神经阻滞是如何定义的？
24. 硬脊膜与椎管内脊神经阻滞存在何种关系？
25. 蛛网膜与蛛网膜下腔脊神经根阻滞有何关系？
26. 椎静脉血液的来源及去路与椎管内麻醉有何关系？
27. 硬脊膜外隙注入局麻药是怎样产生脊神经干阻滞的？
28. 蛛网膜下腔注入局麻药是如何产生脊神经根阻滞的？
29. 骶管穿刺注入局麻药是阻滞椎管内脊神经的哪一部分？
30. 椎内静脉(硬脊膜外隙静脉)与局麻药中毒有何关系？

脊柱具有支撑头颅和躯干的功能,尤其作为颈部、胸腔、腹腔、盆腔的后壁与构成部分,具有维持呼吸道的通畅,保护内脏以及保护脊髓和脊神经的功能,同时还具有相关运动功能。脊柱内部自上而下形成一条纵行的椎管,椎管内则有脊髓、脊神经根和脑脊液。由于椎管内麻醉及其相关操作与脊柱关系密切,因此,麻醉医师不仅要熟悉脊柱的解剖结构,还必须在头脑中形成脊柱深层结构的"三维立体解剖图像",只有熟悉脊柱的形态结构、毗邻位置、脊神经分布,乃至和周边相互关系以及功能特点,才能掌握椎管内脊神经阻滞技术(如实施硬脊膜外隙脊神经干阻滞或蛛网膜下腔脊神经根阻滞以及骶管脊神经阻滞),并能减少相关并发症的发生。

20. 脊柱解剖与椎管内穿刺有何关系？

【术语与解答】脊柱位于躯干背部正中,上端与颅底相连,下端与尾椎相接。

1. 脊柱 ①整个脊柱共由 33 节椎骨组成,其中颈椎 7 节($C_{1\sim7}$)、胸椎 12 节($T_{1\sim12}$)、腰椎 5 节($L_{1\sim5}$)、骶椎 5 节($S_{1\sim5}$)和尾椎 4 节;②颈椎与胸椎及腰椎的各椎骨之间借助椎间盘、韧带与关节相连接,故可做一定角度的活动,其中胸椎活动性最差,颈椎、腰椎活动性相对显著;③骶骨则是由 5 节骶椎融合形成,而 4 节尾椎则基本成为一块整体尾骨;④正常成人脊柱呈现四个生理性弯曲段,即颈曲、胸曲、腰曲与骶曲,从侧方观察,颈曲、腰曲向前凸,而胸曲、骶曲则向后凸。

2. 椎骨 ①椎骨是构成脊柱的重要组成部分,主要由椎体和椎弓两部分构成,椎体与椎弓两者间由其根部相连,并合围成椎孔;②全部椎骨的椎孔借助上下比邻的关节突组成椎管,以保护容纳其内的脊髓、脊神经根及血管和脑脊液;③每一节椎骨的椎弓则由一对椎弓根、一对椎弓板、一个棘突、两个横突和四个关节突组成,椎弓根上下缘各有一凹陷,分别称为椎上切迹与椎下切迹,上下相邻的两个椎弓根的椎下切迹与椎上切迹合围形成椎间孔,该椎间孔内有脊髓发出的脊神经前、后根合并后的脊神经干与伴随的血管在此通过;④椎骨主要承重人体的头颅及躯干,并具有稳固躯体作用,尤其腰椎在椎骨中最为粗大。

3. 棘突 是每节椎骨的重要组成部分,由于棘突尖端距离背部皮肤最近,因此位于脊柱正中位的棘突是椎管内穿刺定位所触摸的重要解剖标志之一。

4. 横突 是来自椎骨的椎弓根和椎弓板的结合处向外延伸的骨质,每一椎弓左右两侧各一,由于距离体表较深而难以触摸,只有在颈部较细人体的颈椎处有时可触摸到第四颈椎的横突尖,故临床上以颈部的横突可作为颈神经丛阻滞定点的重要标志。

【麻醉与实践】脊柱与椎管内脊神经阻滞、呼吸管理以及呼吸道通畅关系密切,主要有以下几方面:

1. 脊柱穿刺定点标志 椎管内穿刺必须以棘突作为定点标志,主要用于确定所选择的椎间隙,选定后的椎间隙则是穿刺针由外向内进针的必经之路:①从颈椎至第4胸椎,棘突与椎体的横截面基本成水平方向,通常穿刺针可垂直入路;②自第4胸椎(T_4)至12胸椎(T_{12})棘突则呈"叠瓦状"斜行排列,穿刺针行进方向应朝向头端倾斜约45°~60°,以利于针尖抵达硬脊膜外隙;③而腰椎段的棘突与椎体大致平行(与整个脊柱相垂直),故在腰椎段穿刺操作时一般垂直进针即可进入硬脊膜外隙或蛛网膜下腔。

2. 脊柱生理性弯曲 由于脊柱存在着四个生理性弯曲段(颈曲、胸曲、腰曲和骶曲),仰卧位第6胸椎(T_6)最低,第3腰椎(L_3)最高:①通常临床上实施椎管内穿刺,以选择腰曲(段)最多,其次为胸曲(段),颈曲最少,而骶曲主要采用骶管脊神经阻滞;②在实施蛛网膜下腔脊神经根阻滞(简称脊神经根阻滞或腰麻)时,如选择第2、3腰椎($L_{2~3}$)间隙穿刺,注入重比重局麻药液,患者由侧卧位改换仰卧位后,药液易沿着脊柱(椎管)的坡度向第6胸椎(T_6)方向流动,常致使麻醉平面偏高而影响呼吸,因此临床选择$L_{2~3}$椎间隙穿刺实施脊神经根阻滞需谨慎。此外,虽脊髓终止于第2腰椎,但少数人体的脊髓有所延长,实施脊神经阻滞选择$L_{2~3}$椎间隙进行穿刺有可能损伤脊髓;③若选择第4、5腰椎($L_{4~5}$)间隙穿刺,注入蛛网膜下腔重比重局麻药液,仰卧位时局麻药往往流向骶尾部,而向胸段流动几乎为零,其麻醉平面稍偏低,主要阻滞支配下腹部、会阴部及双下肢的脊神经根,而对呼吸功能基本无影响或影响甚微;④选择重比重局麻药液在第3、4腰椎($L_{3~4}$)间隙注入蛛网膜下腔,由侧卧位改平卧位后,虽局麻药可向两端扩散,但产生的麻醉平面或范围一般限定在第6胸椎(T_6)以下,其呼吸功能一般受到影响较轻。但需指出的是,全身情况差、年老体弱以及心血管功能欠佳的患者因麻醉平面过高常导致呼吸抑制、循环虚脱,更须重视上述穿刺部位的选择及体位调节。

3. 脊柱病变 若患者患有强直性脊柱炎,可直接影响麻醉的实施与上呼吸道管理及通畅,如:①颈椎强直患者麻醉期间其上呼吸道难以掌控,可致使全身麻醉诱导后进行气管内插管非常困难,而且可引起上呼吸道梗阻;②胸、腰椎强直患者因椎管内穿刺很难成功,故常无法实施椎管内脊神经阻滞。

【提示与注意】熟悉脊柱解剖关系,掌握其解剖标志,调控好进针方向,椎管内穿刺基本能成功。

21. 椎间孔与脊神经干阻滞有何关系?

【术语与解答】①每一椎骨的椎弓根其上、下缘各有一相对应的切迹,而相邻两个椎骨的椎弓根的上、下切迹共同围成椎间孔;②椎间孔自脊柱的头端至尾端排列有序,并与椎管、脊柱呈垂直排列在左、右两边;③椎间孔的内侧缘与硬脊膜外隙连接,而外侧缘则在椎旁处;④每一椎间孔内主要含有脊神经干和相伴随的血管与鞘膜以及其他填充物(如少量脂肪、疏松结缔组织等),其中静脉血管来自硬脊膜外隙静脉(也称椎管内静脉),并由椎间孔穿出后与椎管外静脉相汇合。而包裹脊神经干的鞘膜则是硬脊膜和蛛网膜的延续部分,该鞘膜主要起着保护脊神经干的作用;⑤椎间孔较短,脊神经干穿出椎间孔后又分为四支,即前支、后支、脊膜支与交通支;⑥椎间孔的上、下界为椎弓根,前界为椎体和椎间盘的后外侧面,后界为椎间关节的关节囊,黄韧带外侧缘也构成部分椎间孔后界。正常情况下,椎间孔要比通过它的所有神经、血管宽大,剩余空隙则被疏松的结缔组织和脂肪填充,以适应这些结构的轻度相对运动;⑦椎间盘突出患者其椎间孔也相对狭窄,容易引起脊神经干被压迫,由于脊神经干是一混合性神经,包含感觉和运动纤维,故受压迫后肢体常表现为麻木、疼痛及活动障碍。

【麻醉与实践】①临床上实施硬脊膜外隙脊神经干阻滞(简称脊神经干阻滞或"硬膜外麻醉")时,局麻药大剂量(与脊神经根阻滞比较)从硬脊膜外隙注入,则可使药液在该隙向上下、左右四处扩散,然后抵达椎管左右两侧上下的各椎间孔内,并向被鞘膜包裹的脊神经干渗透,只有被分段间隔的多对椎间孔内的脊神经干逐渐与局麻药分子相接触,才能达到对脊神经干的阻滞;②若要使麻醉平面拓宽,就必须向硬脊膜外隙注入大容量的局麻药,以便与更多对椎间孔内的脊神经干相接触,即阻滞的脊神经干越多,麻醉平面或范围越宽,其麻醉效果也相对越显著,但同时局麻药中毒的概率也就增加;③根据上述机制,注入硬脊膜外隙的局麻药并非都能发挥作用,只有扩散、渗透至椎间孔内与脊神经干相接触的局麻药方能产生阻滞效应,而处于硬脊膜外隙中的大部分局麻药则未起到麻醉作用,只是在该隙中被缓慢吸收、代谢。

【提示与注意】临床上传统的"硬膜外麻醉或硬膜外阻滞"实际上就是局麻药阻滞椎管内左、右两侧多对椎间孔内的脊神经干,当硬脊膜外隙穿刺成功后,置入该隙的导管应尽量从正中入路置入,以避免导管置入过长其前端偏离中线而抵达一侧椎间孔处或穿出椎间孔外,导致出现麻醉平面偏向一侧而引起脊神经干阻滞不全,甚至造成椎间孔外的脊神经分支被阻滞而导致脊神经干阻滞(或椎管内阻滞)失败。此外,老年人大都存在不同程度的椎间孔狭窄,同时也常伴有硬脊膜外隙缩窄,从而导致整个硬脊膜外隙和椎间孔容积缩小,所以,老年患者采用硬脊膜外隙脊神经干阻滞,局麻药浓度应降低、用量应减少。

22. 椎体韧带与椎管内穿刺有何关系?

【术语与解答】脊柱上下相邻的两节椎骨的棘突之间自外向内有 3 条韧带,其顺序为棘上韧带、棘间韧带与黄韧带,均属纤维结缔组织。

1. 棘上韧带　是连接相邻椎骨棘突尖端之间的纵行韧带,该韧带的功能主要限制脊柱过屈。

2. 棘间韧带　处于相邻的两棘突之间,从机体矢状位观察是一较薄、较短的韧带组织,其外接棘上韧带,内连黄韧带。

3. 黄韧带　①黄韧带几乎全由垂直排列的弹力纤维结缔组织构成,黄韧带的上下两端附着于两椎弓的上、下缘,是连接椎弓板之间的韧带组织,是协助围成椎管后壁与椎管后外侧壁的重要组成部分之一,其功能主要限制脊柱过度前屈;②黄韧带自上而下依次增厚,颈段较薄,胸段稍厚,而在腰段其厚度约为 2～3mm;③黄韧带从冠状面观察有一角度,略呈"∧"字型,类似于两块板状黄韧带成钝角而连接上、下的椎弓板,故在黄韧带中间位置有一潜在缝隙,该缝隙可游离使其开大。

【麻醉与实践】椎体韧带主要与椎管内穿刺行椎管内脊神经阻滞及相关疼痛治疗关系密切。

1. 棘上韧带 行棘上韧带穿刺时，棘上韧带偶有"纸张状穿破感"，老年患者该韧带弹性常退化，可演变为钙化，致使棘上韧带坚"硬"如"骨"，当正中位穿刺困难时，可旁开 $1 \sim 2cm$ 采取侧位入路法穿刺。

2. 棘间韧带 该韧带一般对椎管内穿刺无明显影响。

3. 黄韧带 是椎管内脊神经阻滞行椎间隙穿刺的重要标志，实施椎管内穿刺期间，穿刺针抵达黄韧带时通常有阻力增强感，与穿透黄韧带后的阻力骤减并消失常有明显对比，穿刺针尖只有透过该韧带才能进入椎管内，故临床以此作为刺入硬脊膜外隙的重要依据之一。

【提示与注意】①实施硬脊膜外隙直入法穿刺，由于棘间韧带纵向矢状位较薄，故通常穿刺大多只感觉到棘上韧带和黄韧带存在穿透阻力感；②少部分人其黄韧带弹性阻力并不明显，因此，年轻医师或初学者当穿刺针前端接近黄韧带时，每进针约 0.5mm 就应不断采用注射器测试有无阻力，不宜盲目追求黄韧带阻力"突破感"而过快进针，以防止穿刺针不慎刺破硬脊膜（临床上通常称为"硬膜外打穿"）。此外，由于黄韧带中间位置有一潜在缝隙，正中位直入法穿刺有时穿刺针恰好在该缝隙通过，操作者手感无法体会黄韧带阻力穿透感，如稍不注意常使穿刺过程中可突发脑脊液流出，即硬脊膜打穿。

23. 临床对椎管内脊神经阻滞是如何定义的?

【术语与解答】椎管内脊神经阻滞定义是指将局麻药有选择的注入椎管内的不同部位（如硬脊膜外隙、蛛网膜下腔、骶管内），使处于不同部位的脊神经干或脊神经根的功能传导产生暂时性、可逆性中断，从而使其所支配区域的组织、器官的感觉与运动功能丧失，则称为椎管内脊神经阻滞。

【麻醉与实践】临床上根据椎管内脊神经阻滞的定义，以及局麻药所注入椎管内的不同部位，又分为三种阻滞方法：①硬脊膜外隙脊神经干阻滞（简称脊神经干阻滞）；②蛛网膜下腔脊神经根阻滞（简称脊神经根阻滞，俗称腰麻或脊麻）；③骶管脊神经干阻滞（俗称骶管麻醉）。

1. 硬脊膜外隙脊神经干阻滞 ①人体颈段、胸段与腰段椎管内硬脊膜外隙均可注入局麻药，从而也主要对颈段、胸段、腰段的硬脊膜外隙与椎间孔处的脊神经干产生阻滞，因此硬脊膜外隙脊神经干阻滞范围可有选择的从人体的颈部直至骶骨；②注入硬脊膜外隙的局麻药诱导用量（负荷量）大都少于同年龄段、同体重患者的骶管脊神经干阻滞所用局麻药诱导量。但与蛛网膜下腔脊神经根阻滞比较，硬脊膜外隙所用局麻药诱导量则是蛛网膜下腔脊神经根阻滞所用局麻药量的 $8 \sim 10$ 倍，甚至更多。

2. 蛛网膜下腔脊神经根阻滞 该麻醉方法只能将局麻药注射至腰段椎管（$L_{3\sim4}$ 或 $L_{4\sim5}$ 椎间隙）内的蛛网膜下腔脑脊液中，主要阻滞"马尾"脊神经根。但与硬脊膜外隙脊神经干阻滞和骶管脊神经干阻滞的不同点在于：注入蛛网膜下腔的局麻药是分别与细纤维的脊神经前根以及后根直接接触，故可产生感觉（后根）和运动（前根）功能同时阻滞。而硬脊膜外隙脊神经干与骶管脊神经干阻滞则是局麻药与"合二为一"粗纤维的混合性脊神经干逐步渗透相接触，因此，虽蛛网膜下腔脊神经根阻滞所用局麻药很少，但其麻醉效果比硬脊膜外隙脊神经干与骶管脊神经干阻滞明显理想。

3. 骶管脊神经干阻滞 该方法将局麻药只能经骶裂孔注入骶管腔内，是阻滞分布于骶管内的脊神经干。

【提示与注意】①临床上除椎管内脊神经阻滞外,还有椎管外脊神经丛或分支阻滞(包括颈神经丛与臂神经丛阻滞以及椎旁脊神经分支阻滞,乃至坐骨神经或股神经阻滞);②以椎管内脊神经阻滞而言,临床麻醉最为常用的是硬脊膜外隙脊神经干阻滞,其次为蛛网膜下腔脊神经根阻滞,再之骶管脊神经干阻滞。但在低龄小儿腹部以下手术的麻醉,通常骶管脊神经干阻滞应用多于前两者。

24. 硬脊膜与椎管内脊神经阻滞存在何种关系?

【术语与解答】硬脊膜位于椎管内,是一种质硬、坚韧、致密且弹性较差,略呈乳白色的纤维结缔组织,其解剖结构特点:①硬脊膜为硬脑膜在椎管内的延续,上界始于枕骨大孔边缘,下界止于第 2 骶骨水平而形成盲端;②硬脊膜自上而下逐渐变薄,在寰枕段最厚,约 2～2.5mm;颈、胸段次之,分别为 1.5mm 和 1.0mm;腰段较薄,约 0.33～0.66mm,故在腰段行硬脊膜外隙穿刺时容易穿透硬脊膜;而骶骨段硬脊膜最薄,约 0.25mm;③硬脊膜是局部解剖的名称,就其整体而言,应称为硬脊膜囊(简称硬膜囊);④因硬脊膜在椎管内形成一个"长筒"状的硬膜囊,基本贯穿整个椎管内,其功能是将脑脊液、脊髓和 62 对脊神经前、后根包裹其内,并加以保护;⑤处于硬脊膜外隙和椎间孔内的 31 对脊神经干和伴随着的血管则被硬膜囊的延续部分呈"漏斗状"或"套袖状"紧密包裹,形成脊神经干的鞘膜,通常临床上也称之为脊神经鞘膜,该鞘膜明显薄于硬脊膜,因此有助于局麻药在椎间孔内的渗透,从而与脊神经干相接触;⑥硬脊膜从枕骨大孔开始分为内、外两层,外层薄且与椎管内壁的骨膜及黄韧带融合在一起,而内层则是通常所说的硬脊膜(即硬脊膜实际上是硬脊膜内层);⑦硬脊膜内、外两层之间即为硬脊膜外隙,该隙在枕骨大孔处闭合,与颅内不直接相通;⑧以硬脊膜为界,其外侧是硬脊膜外隙,内侧则为潜在的硬脊膜下隙;⑨由于硬脊膜致密、质硬、坚韧、弹性较差,加之血管极少而血供显著不足,故破损后修复较缓慢。

【麻醉与实践】硬脊膜(囊)与椎管内脊神经阻滞关系颇为密切:①硬脊膜(囊)将硬脊膜外隙与蛛网膜下腔密闭隔开,将局麻药注入前者称之为硬脊膜外隙脊神经干阻滞(简称脊神经干阻滞或硬膜外麻醉),注入后者则称为蛛网膜下腔脊神经根阻滞(简称脊神经根阻滞或腰麻);②临床上实施单纯脊神经干阻滞不允许穿刺针穿透硬脊膜,而采用脊神经根阻滞时其细穿刺针必须刺破硬脊膜,这就是椎管内两种麻醉方法的根本不同点;③因硬脊膜质硬、脆性较大且血管极少而营养差,加之腰段硬脊膜较薄,因此,当选择腰段脊神经干阻滞进行穿刺操作时,若不慎刺破硬脊膜(尤其直入法更容易穿破),短时间不易使其闭合或修复,从而易引起脑脊液较长时间的外流或外渗,临床上俗称"硬脊膜打穿",硬脊膜破损后极易引起患者术后低颅压性头痛,严重者可伴有恶心与呕吐;④现今临床上实施蛛网膜下腔脊神经根阻滞(腰麻),其穿刺针很细,而针尖呈锥形,穿透硬脊膜呈微孔状,因此,脑脊液外溢显著减少,其小微孔修复也较快。所以,现今因腰麻引起术后头痛者很少发生,即使出现其症状也轻微。

【提示与注意】①硬脊膜在椎间孔的延续形成包裹脊神经干的鞘膜,虽该鞘膜远比硬脊膜薄,但局麻药渗透该鞘膜仍需要一定时间,而处于蛛网膜下腔的脊神经根则是裸露的,故脊神经干阻滞其麻醉起效时间远比脊神经根阻滞时间长;②虽注入硬脊膜外隙的局麻药不能透过硬脊膜,但穿刺针不慎刺破硬脊膜可使注入硬脊膜外隙的局麻药能迅速进入蛛网膜下腔,故很危险,应另换椎体间隙穿刺或直接改换全身麻醉为宜,以防止局麻药从破损的硬脊膜进入蛛网膜下腔脑脊液中而导致全脊麻;③极少数人其硬脊膜与黄韧带内层粘连,硬脊膜可紧贴椎管内壁,穿刺针穿透黄韧带时往往也一同穿破硬脊膜。此外,还有先天性硬脊膜菲薄者,致使多次穿刺反复穿破硬脊膜。因此,对"硬脊膜打穿"所致术后低颅压性头痛,应给予较长时间的持续输液和卧床休息,必要时采用咖啡因治疗以及对症处理。

25. 蛛网膜与蛛网膜下腔脊神经根阻滞有何关系?

【术语与解答】①蛛网膜是由一层半透明且很薄的结缔组织构成,基本附着于硬脊膜和硬脑膜的内壁,但蛛网膜与硬脊膜及硬脑膜之间存有潜在的腔隙,腔隙中含有极少量的液体,该隙也称为硬脊膜下隙;②蛛网膜与软脊膜及软脑膜之间则有很大的间隙,称为蛛网膜下腔,该腔内充满脑脊液;③有文献报道蛛网膜虽薄,但能阻碍包括药物在内的微粒透过,故能起到一层屏障作用。

【麻醉与实践】临床上选择蛛网膜下腔脊神经根阻滞(简称脊神经根阻滞或腰麻),就是使用很细的穿刺针透过蛛网膜,见有脑脊液回流,再将适量局麻药液注入 L_2 以下的蛛网膜下腔,以阻断处于腰骶段的脊神经根(也称马尾脊神经根)。

【提示与注意】有学者认为硬脊膜外隙脊神经干阻滞(简称脊神经干阻滞或硬膜外麻醉)患者出现广泛的脊神经阻滞,可能与局麻药进入硬脊膜下隙有关,若蛛网膜具有屏障功能,则能阻挡局麻药与蛛网膜下腔中的脊神经根及脊髓接触,可避免全脊麻发生,但这有待于今后进一步研究证实。

26. 椎静脉血液的来源及去路与椎管内麻醉有何关系?

【术语与解答】①椎静脉(丛)围绕脊柱分布于椎管内、外;②椎静脉(丛)较复杂,按其所在的部位又分为椎内静脉(丛)和椎外静脉(丛),两静脉(丛)互相吻合,并最终通过椎静脉回流至上、下腔静脉;③椎静脉是沟通颅内、外和上、下腔静脉的重要中间途径,在静脉回流中起调节作用。

1. 椎内静脉(丛) ①该静脉主要位于椎管内壁与硬脊膜之间的硬脊膜外隙中,大致有四条纵行的静脉主干贯穿整个硬脊膜外隙(椎内静脉也称硬脊膜外隙静脉),而四条静脉主干之间又有若干间断的分支血管连接相通,椎内静脉主要接受来自椎骨和脊髓回流的血液;②椎内静脉(丛)又分为两部分,位于椎体和椎间盘后面的静脉称为椎内前静脉(丛);而位于椎弓和黄韧带前方的静脉则称之为椎内后静脉(丛);前、后两组静脉(丛)自上而下又有许多吻合支相交通,故又称之为椎内静脉丛或硬脊膜外隙静脉丛。

2. 椎外静脉(丛) ①此静脉位于脊柱的前方和后方,接受来自椎内静脉和脊柱附近肌肉回流的血液;②椎外静脉(丛)分布于椎体的前方和椎板的后方,故分别称为椎外前静脉(丛)和椎外后静脉(丛)。

【麻醉与实践】与椎管内麻醉关系紧密的是椎内静脉(丛),即硬脊膜外隙静脉(丛),尤其椎内后静脉(丛),因与硬脊膜外隙穿刺及置入的导管直接相关,主要关系到该静脉血管损伤出血和注入硬脊膜外隙局麻药的快速吸收。其详细阐述可参阅下述《30. 椎内静脉(硬脊膜外隙静脉)与局麻药中毒有何关系?》。

【提示与注意】①由于椎内静脉(丛)在硬脊膜外隙呈不规则网状,这也是硬脊膜外隙静脉丛的得名来源;②妊娠末期孕产妇其硬脊膜外隙静脉丛呈充盈扩张状态,如实施剖宫产术选择硬脊膜外隙脊神经干阻滞,硬脊膜外隙操作穿刺或置入导管时就容易损伤硬脊膜外隙静脉而出血。

27. 硬脊膜外隙注入局麻药是怎样产生脊神经干阻滞的?

【术语与解答】①硬脊膜外隙(也称硬脊膜外腔)是位于椎管内壁骨膜、前侧后纵韧带、后侧黄韧带与整个硬脊膜囊(硬脊膜)之间的狭窄腔隙;②从整体而论,硬脊膜外隙是一环绕硬脊膜囊的腔隙,呈不规则管状型,比硬脊膜囊大一圈,其外径被整个骨性椎管内壁所包绕,其内径又被整个硬脊膜囊环形隔开(即硬脊膜外隙也是一个自枕骨大孔至骶骨的管状腔隙),实际上三者之间的解剖关系是:椎管将硬脊膜外隙套在其内,硬脊膜外隙又将硬脊膜囊套在其内,且三者内径呈递减性,椎管 > 硬脊膜外隙 > 硬脊膜囊;③整个硬脊膜外隙主要由脂肪、疏松结缔组织、淋巴管与椎管内静脉丛填充,在硬脊膜囊外起着"软垫"作用,与硬脊膜囊共同包裹其内的有脑脊液、脊髓和脊神经根,并对它们起着良好的保护作用;④虽硬脊膜外隙在椎管内呈"长筒"状(自枕骨大孔延伸至骶裂孔内壁),但相对被脑脊液、脊髓、脊神经根和脊神经干纵向前后"隔开",从而分为前、后两隙,前隙贴近椎体(即与椎管前壁连接),后隙则紧贴椎弓板(椎管后壁),并明显呈"弓形",故后隙容积较前隙大,临床上行硬脊膜外隙穿刺就是将穿刺针刺入后隙,以便使特制的软导管置入后隙;⑤硬脊膜外隙上端起自枕骨大孔,下端终止于骶管裂孔,由于头端硬脊膜紧密附着于枕骨大孔边缘,故硬脊膜外隙与颅内不相交通;⑥正常情况下硬脊膜外隙呈负压状态,穿刺针刺入该隙后,因存在负压,在衔接的玻璃管中的液面可被吸入硬脊膜外隙,而穿刺针若穿透硬脊膜进入蛛网膜下腔则相反,呈正压现象,并有脑脊液迅速流出;⑦硬脊膜外隙中的负压在不同的椎体段各有差异,以颈段、胸段最为显著,腰段次之,骶段不出现负压。有学者认为,颈、胸段硬脊膜外隙负压是由胸膜腔负压通过椎间孔传递而来,腰段负压可能是穿刺过程中黄韧带回缩或硬脊膜被推开(顶开)所致,但硬脊膜外隙负压受多种因素的影响可变小或消失,甚至出现正压(如咳嗽、屏气、妊娠末期);⑧硬脊膜外隙并非是一个完全密闭的腔隙,可通过每一椎间孔与椎管外的椎旁间隙相通;⑨该隙中主要有来自蛛网膜下腔合二为一的脊神经干通过,并由此进入椎间孔,因此,硬脊膜外隙与椎管内脊神经阻滞以及椎管内镇痛的关系非常密切。

【麻醉与实践】临床上实施硬脊膜外隙脊神经干阻滞或术后经硬脊膜外隙镇痛均与硬脊膜外隙有关:

1. 硬脊膜外隙脊神经干阻滞　(简称脊神经干阻滞)是临床麻醉主要技术之一:①该操作方法是先将穿刺针前端刺入硬脊膜外隙,然后将专用制作的导管通过穿刺针置入硬脊膜外隙,再将局麻药通过置入硬脊膜外隙的导管注入该间隙,以便使局麻药在该隙上下、左右扩散,只有局麻药抵达各椎间孔内渗透且与此处的脊神经干相接触,才能逐步阻断硬脊膜外隙相应节段的多对脊神经干的感觉与运动神经纤维的传导,从而达到区域麻醉作用;②硬脊膜外隙容积较椎间孔容积大,注入硬脊膜外隙中的局麻药尽管扩散、渗透,但大多仍停留在此隙中被缓慢吸收,并未起到麻醉作用,只有少部分局麻药能抵达硬脊膜外隙左右两侧的椎间孔内,逐渐与脊神经干接触而发挥效应;③鉴于硬脊膜外隙内容物多(如脂肪、疏松结缔组织、淋巴管与椎管内静脉丛等填充),局麻药在硬脊膜外隙中扩散、渗透速度较慢,加之椎间孔处的脊神经干被鞘膜包裹,局麻药透过鞘膜与脊神经干接触需要一定时间,所以脊神经干阻滞需要比蛛网膜下腔脊神经根阻滞(简称脊神经根阻滞)增加若干倍容量的局麻药以及增加若干倍的时间,才能达到和完善脊神经干阻滞效果;④由于硬脊膜外隙内容物多,容易使置入硬脊膜外隙的导管偏离方向而进入一侧椎间孔或穿出椎间孔外,因此,极少数患者则可出现脊神经干阻滞不全现象,甚至完全失败。

2. 硬脊膜外隙镇痛 ①吗啡是用于硬脊膜外隙术后镇痛最常用的阿片类药物之一,小剂量吗啡(2mg)注入硬脊膜外隙即能发挥广泛的止痛作用;②局麻药罗哌卡因具有感觉、运动分离阻滞作用,更适合硬脊膜外隙镇痛;③连续硬脊膜外隙镇痛对孕产期母婴安全性高,是目前常用的分娩镇痛方法之一;④氯胺酮、可乐定、激素等也可用于硬脊膜外隙镇痛。

【提示与注意】①临床上硬脊膜外隙注入局麻药(如脊神经干阻滞)偶有出现全脊麻或异常脊神经干广泛阻滞现象,前者可能是局麻药误入蛛网膜下腔未能及时发现,导致超过脊神经根阻滞(腰麻)数倍剂量的局麻药在蛛网膜下腔广泛扩散至胸、颈部而产生全部脊神经根阻滞,甚至脑神经和脑组织也被阻滞;后者则是注入硬脊膜外隙常规剂量局麻药后,出现异常广泛的脊神经干阻滞(即有可能该患者硬脊膜外隙内容物疏松,局麻药可迅速扩散至更多的若干对椎间孔内)。两者区别在于:前者可出现生命危象(如意识消失、呼吸停止、血压骤降、心动徐缓乃至心搏停止),必须实施紧急抢救;后者则无意识消失现象,且呼吸、循环异常症状也较前者轻微,需根据患者表现症状予以处理;②由于脊神经干在硬脊膜外隙通过,故选择脊神经干阻滞时,穿刺成功后置入硬脊膜外隙导管常有一侧下肢因突发性"触电感"或"麻痛感"而急剧抽动,这主要是置入的导管偏离椎管中线,与椎间孔内侧缘的脊神经干摩擦接触所致,尤其是靠手术台的一侧下肢(如侧卧位穿刺);③如果在注入硬脊膜外隙药物过程中患者出现疼痛,应立即停止注药;④妊娠末期显著增大的子宫可压迫下腔静脉,致使硬脊膜外隙静脉回流受阻而扩张,加之硬脊膜外隙静脉呈网状,其弥漫性扩张可使硬脊膜外隙中的脂肪组织受压而致密,且硬脊膜外隙也稍微增宽。有文献认为足月妊娠孕产妇行剖宫产注入硬脊膜外隙的局麻药量应减少约30%～40%(相对于非孕妇而言),但临床上选择硬脊膜外隙脊神经干阻滞减少局麻药用量(如减少30%～40%)其阻滞效果较差,而临床实际用量相对较多方可使麻醉效果满意,这是基于足月妊娠硬脊膜外隙的变化所致;⑤由于硬脊膜外隙上端止于枕骨大孔,即使高位脊神经干阻滞也不会造成注入硬脊膜外隙的局麻药直接进入颅内,若出现局麻药中毒(如口舌麻木、耳鸣眩晕、意识丧失等),仍为局麻药经硬脊膜外隙静脉吸收过多或误注入硬脊膜外隙静脉内,通过无静脉瓣的硬脊膜外隙静脉逆向抵达颅底基底静脉而作用于脑神经或(和)脑组织所致;⑥极少人其腰段硬脊膜外隙粘连闭锁,即使硬脊膜外隙穿刺进针缓慢,当穿透黄韧带时也同时穿破了硬脊膜,故应放弃实施脊神经干阻滞。

28. 蛛网膜下腔注入局麻药是如何产生脊神经根阻滞的?

【术语与解答】①蛛网膜下腔(也称蛛网膜下隙)位于蛛网膜和软脊膜之间(实际上是被整个硬脊膜囊所包裹),而软脊膜则紧贴脊髓表面;②椎管内蛛网膜下腔充满脑脊液(约25～30ml),脊髓与所有脊神经前、后根相对"悬浮于"或"浸泡在"硬脊膜囊内的脑脊液中;③蛛网膜下腔向上经枕骨大孔与颅内蛛网膜下腔相通,向下约抵达第2骶骨高度;④椎管内自脊髓尾端(L_2以下)至第2骶椎其容积明显扩大,解剖学称之为终池,其内有腰、骶、尾部近乎与椎管平行走向且集中呈束状的脊神经前、后根构成的马尾神经(应称马尾脊神经根);⑤由于成人脊髓终端约平第1腰椎(L_1)下缘或第2腰椎(L_2)上缘,故临床上一般选择L_2以下的$L_{3\sim4}$或$L_{4\sim5}$椎间隙进行"腰穿"检测脑脊液或实施蛛网膜下腔脊神经根阻滞(简称脊神经阻滞或腰麻),其目的是因为选择L_2以下椎间隙穿刺一般不会损伤脊髓。

【麻醉与实践】蛛网膜下腔与脊神经根阻滞关系十分密切:①脊神经根阻滞是指将选择的小剂量局麻药(约1～1.5ml)注入腰、骶段的蛛网膜下腔脑脊液中(即注入终池内),从而产生整个马尾脊神经根阻滞,该方法称之为蛛网膜下腔脊神经根阻滞;②注入终池内的局麻药尽管用量极少,而且又被脑脊液迅速稀释,但按局麻药的比重主要在腰、骶段椎管内脑脊液中(终池内)流动、扩散,则可与细长、无髓鞘且集中成束状的整个马尾脊神经根几乎是直接接触、渗透,因此能完全阻断其全部的感觉、运动神经纤维冲动的传导,所以蛛网膜下腔脊神经根阻滞效果远较硬脊膜外隙脊神经干阻滞更为确切和完善。

【提示与注意】由于蛛网膜下腔向上经枕骨大孔与颅内蛛网膜下腔相交通,当注入蛛网膜下腔的局麻药过多或局麻药比重较脑脊液有显著差异,一旦体位变化相反(如应用重比重局麻药调节头低足高位或使用轻比重局麻药致使患者头高足低位),则可导致麻醉平面过高或局麻药不慎扩散流入胸部、颈部以及枕骨大孔以上的脑脊液中(延髓处),则能立即引起呼吸停止、意识丧失,甚至心搏骤停。此外,需要提示的是,临床上实施脊神经根阻滞极少遇到麻醉失败,但却有报道麻醉失败案例,分析可能原因为:蛛网膜紧密附着在硬脊膜内侧,虽然蛛网膜远比硬脊膜薄且脆弱,但该膜是阻止药物进入蛛网膜下腔的屏障,通常穿刺针刺破硬脊膜的同时,必然也穿破蛛网膜,然而,偶可出现药物经穿刺针侧孔进入蛛网膜外隙(即硬脊膜下隙),从而导致 1~1.5ml 的局麻药大多停留在蛛网膜外隙缓慢扩散、吸收,进入脑脊液中的局麻药很少,不足以阻断脊神经根,这是蛛网膜对局麻药的屏障作用所致。

29. 骶管穿刺注入局麻药是阻滞椎管内脊神经的哪一部分?

【术语与解答】①骶骨:由 5 块骶椎融合而成,呈倒三角形,其底在上,其尖向下(即骶骨尖),骶骨尖与尾骨相连接。骶骨的前面则是骨盆的组成部分,骶骨正中嵴外侧有 4 对骶后孔,与 4 对骶前孔均通骶管,分别有骶脊神经的前、后支通过;②骶管:相当于硬脊膜外隙,由各骶椎的椎孔连接而成,骶管向下开口于骶管裂孔,是第 4~5 骶椎($S_{4\sim5}$)的椎弓板缺如而形成的裂孔,在裂孔两侧有第 5 骶椎下关节突构成的骶骨角,通常可在体表触摸到。

【麻醉与实践】临床上实施骶管脊神经干阻滞(也称为骶管阻滞或骶管麻醉)常以两侧骶骨角作为确定骶骨裂孔位置的重要标志,其穿刺与注入局麻药操作如下:①骶管是硬脊膜外隙的最低部分,临床上进行骶管脊神经阻滞实际也是硬脊膜外隙最低部位的脊神经干阻滞;②通过骶管裂孔穿刺,将局麻药注入骶管腔内,则可阻滞分布于骶管内的脊神经干,该麻醉方法主要适用于直肠、肛门及会阴部的手术;③小儿(新生儿、婴幼儿)实施骶管脊神经干阻滞,其操作方便且安全,可替代低位(腰部)硬脊膜外隙脊神经干阻滞,因此,临床上经常将该麻醉方法用于小儿腹部以下的手术;④骶管穿刺操作首先寻找骶裂孔,正常骶裂孔呈"V"或"U"形的凹陷,约在两侧骶骨角之间,只有穿刺针进入骶裂孔,且针尖抵达骶管内,注入适宜剂量的局麻药液后骶管内脊神经干阻滞才能成功。

【提示与注意】①由于人体骶裂孔解剖变异较多,尤其畸形或闭锁者约占 10%,因此,选择骶管脊神经干阻滞时,穿刺困难或失败率可占一定比例;②骶管裂孔穿刺成功的要点在于掌握好穿刺针的方向,如进针方向与皮肤角度过小,针尖可在骶管后壁受阻;若角度过大,其针尖常可抵达骶管前壁。

30. 椎内静脉(硬脊膜外隙静脉)与局麻药中毒有何关系?

【术语与解答】椎内静脉位于椎管内,主要集中分布于硬脊膜外隙内,该静脉(丛)主要接受由椎骨和脊髓静脉回流的血液,其解剖特点:①硬脊膜外隙静脉(丛)密布于整个硬脊膜外隙内,围绕硬脊膜囊组成 4 条纵行的静脉主干,呈纵行排列在硬脊膜外隙两侧,两条在前,两条在后,两侧的静脉主干之间又有许多与其类似垂直的静脉分支连接相通,加之其分支很多,类似网状,故称之为硬脊膜外隙静脉丛或椎内静脉丛;②硬脊膜外隙静脉丛上起自枕骨大孔,下达骶管裂孔,基本贯穿整个椎管;③整个硬脊膜外隙静脉(丛)无静脉瓣,故容许血液逆流,当胸内压或腹内压变化时,血液回流方向则可改变;④硬脊膜外隙静脉(丛)上端穿过枕骨大孔处的硬脊膜与颅内的基底静脉、枕窦、乙状窦、舌下神经管静脉丛以及横窦相互交通;⑤硬脊膜外隙静脉(丛)向外,借助硬脊膜外隙左右两侧成对的椎间孔中的静脉血管分支与椎外静脉相连,最终流入上、下腔静脉;⑥硬脊膜外隙静脉(丛)向内,通过蛛网膜下腔的脊神经前、后根分支静脉,与来自脊髓表面的前、后静脉丛相交通,而脊髓前、后静脉丛上端直接与脑干(包括延髓、脑桥和中脑)表层静脉连接。

【麻醉与实践】由于硬脊膜外隙静脉(丛)解剖的特殊性,从而使得硬脊膜外隙静脉与硬脊膜外隙脊神经干阻滞(简称脊神经干阻滞或硬膜外麻醉)两者关系极为密切:①由于硬脊膜外隙静脉(丛)与颅内静脉均无静脉瓣,故不能防止血液回流至颅内,尤其硬脊膜外隙注入局麻药过多而迅速吸收或不慎注入血管内,可逆向抵达颅内。此外,硬脊膜外隙静脉(丛)也是胸、腹及盆腔感染向颅内传播的重要通路;②进入硬脊膜外隙的穿刺针或置入的导管容易损伤该静脉血管而出血,且又不能借助外力直接压迫止血;③注入硬脊膜外隙的局麻药容易通过该静脉丛吸收直接进入颅内,极易透过血-脑屏障,从而易引起脑神经或(和)高级中枢神经系统的毒性反应,甚至严重局麻药中毒。

【提示与注意】①由于硬脊膜外隙静脉主干呈纵行排列在两侧,两侧主干之间又有若干与其近似垂直或不规则的血管间断连接相通,类似"梯子状"血管丛,故在实施硬脊膜外隙穿刺成功后,置入导管时导管尖端容易穿破"梯子状"的静脉血管而出血,极少数患者因此而造成硬脊膜外隙血肿,特别是椎管内脊神经阻滞患者术前或术后短时间内应用抗凝药者;②由于硬脊膜外隙静脉无静脉瓣,因此容易引起血液淤积或逆流,尤其孕产妇妊娠末期显著增大的子宫可直接压迫下腔静脉,导致其沿途静脉血液回流均受阻(包括椎内静脉和椎外静脉),当孕产妇仰卧位或右侧卧位极易造成硬脊膜外隙静脉丛血管扩张、血管壁菲薄,硬脊膜外隙穿刺或置入导管很易损伤静脉血管而出血,所以,剖宫产孕产妇硬脊膜外隙穿刺成功后实施硬脊膜外隙置入导管而引起出血者较妇科及其他外科手术患者明显增多;③因硬脊膜外隙静脉血管极为丰富(呈网状),故容易使注入硬脊膜外隙的局麻药吸收入血,特别足月妊娠或严重腹水患者所致下腔静脉回流受阻者,加之硬脊膜外隙静脉无静脉瓣,仰卧位时局麻药迅速吸收后可逆流至颅内静脉,极易透过血-脑屏障作用于脑神经,甚至抑制脑功能(因颅内基底静脉、枕窦、乙状窦、舌下神经管静脉丛与横窦也均无静脉瓣),从而引起一系列脑神经及高级中枢神经系统毒性反应或症状(如口舌麻木、耳鸣眩晕、声音嘶哑、意识障碍等),这就是临床上经常遇到的、而且较难解决的棘手问题之一,即硬脊膜外隙脊神经干阻滞所致的局麻药中毒。但需要指出的是:硬脊膜外隙置管出血并非都能引起局麻药中毒,只要缓慢回拔导管,导管内不再回血,再给予少量生理盐水冲洗,回抽仍未回血,注射试验剂量局麻药(利多卡因3~4ml)若无口周麻木、耳鸣眩晕等,5分钟后则可继续注入诱导剂量局麻药,一般不会再发生局麻药中毒;④若硬脊膜外隙穿刺操作损伤该隙静脉血管而出血过多,尤其凝血功能异常的个别患者有可能逐渐形成硬脊膜外隙闭合式血肿,一旦血肿累及或压迫脊髓和脊神经根,往往造成躯体及下肢感觉不灵或运动功能障碍,严重者甚至出现截瘫。

(王世泉)

主要参考文献与推荐读物

1. 姚泰主编. 生理学. 北京:人民卫生出版社,2010,56-73.

2. 朱长庚主编. 神经解剖学. 北京:人民卫生出版社,2002,1022-1032.

3. 高秀来,于恩华主编. 人体解剖学. 北京大学医学出版社,2003,235-335.

4. 张励才主编. 麻醉解剖学. 第2版. 北京:人民卫生出版社,2008,212-219.

5. 王世泉,王明山主编. 麻醉意外. 第2版. 北京:人民卫生出版社,2010,71-128.

6. 谭秀娟,罗自强主编. 麻醉生理学. 第2版. 北京:人民卫生出版社,2005,1-4,30-59.

7. 尚若静,徐建国. 椎管内麻醉的脊神经并发症及防治. 临床麻醉学杂志,2007,23:439-440.

第五章　骨骼肌生理功能与麻醉

31. 神经-肌肉接头兴奋传递方式是怎样过程?
32. 影响神经-肌肉接头兴奋传递的因素有哪些?
33. 骨骼肌与肌松药以及麻醉药之间存在何种关系?
34. 神经-肌肉接头结构、功能与肌松药及拟胆碱药有何关系?

　　人体运动系统的肌肉绝大部分附着于骨骼,故称骨骼肌,因骨骼肌在显微镜下可观察到具有特征性的明显横纹,因此也称之为横纹肌。由于骨骼肌兴奋-收缩耦联基本单位为神经-肌肉接头,而发挥神经-肌肉接头兴奋传递的决定性物质是乙酰胆碱神经递质,而该神经递质必须与其受体结合并"激活",才能产生终板电位。此外,骨骼肌是机体中最多的一种组织,约占体重的40%,人体所有骨骼肌的活动均在神经系统的调节、支配下完成。而人工合成的肌肉松弛药则能在神经-肌肉接头阻断乙酰胆碱神经递质的传递效应,从而可使骨骼肌产生松弛。

31. 神经-肌肉接头兴奋传递方式是怎样过程?

　　【术语与解答】①人体外周的神经"冲动"并不能沿着运动神经纤维末梢(接头前膜)直接传递至肌细胞膜,必须通过神经-肌肉接头处的离子与递质之间"接力式"传递方式才能完成;②正常的神经-肌肉接头兴奋性传递方式是通过离子——递质——离子的传导过程而产生的电位变化,即电学——化学——电学传递过程的电位改变,其"核心"是乙酰胆碱(ACh)化学性神经递质在神经-肌肉接头之间循环不断地流动(传递),其传递方式如下(图5-1):

$$离子 \longrightarrow 递质 \longrightarrow 离子$$
$$电学 \longrightarrow 化学 \longrightarrow 电学$$
$$Ca^{2+} \longrightarrow Ach \longrightarrow (Na^+ \underset{\longleftarrow}{\longrightarrow} K^+ 交换)$$

图5-1　神经-肌肉接头离子与递质传递流程

　　由图5-1可看出,Ach作为神经-肌肉接头处的核心性神经递质必须在Ca^{2+}与Na^+、K^+的参与下方能抵达终板膜激活Ach受体阳离子通道,即终板膜电位是由于Ach受体阳离子通道开放而产生的。

　　1. 神经-肌肉接头兴奋性传递分三个阶段进行

　　(1)第一阶段ACh跨出接头前膜:当骨骼肌运动神经传出纤维的动作电位到达其神经末梢(接头前膜)时,接头前膜即刻发生去极化,当去极化达到一定阈值,接头前膜的电压门控Ca^{2+}通道瞬间开放,Ca^{2+}顺着浓度差进入接头前膜的轴浆内(Ca^{2+}内流),致使轴浆内Ca^{2+}浓度瞬时升高,此时能促使含有ACh的囊泡向接头前膜内侧移动,进而含有ACh的囊泡与接头前膜的前沿融合,融合处则出现小孔,同时Ca^{2+}还可启动囊泡中的ACh释放机制,从而触发所有囊泡中的 ACh 以量子式释放出泡,最终致使囊泡中所含的 ACh 全部释放进入接头间隙。

(2)第二阶段部分 ACh 穿过接头间隙:从接头前膜进入接头间隙中的 ACh 并非全部都能穿过接头间隙抵达接头后膜,而是一部分 ACh 被该间隙中的乙酰胆碱酯酶所水解,只有未被水解的 ACh 才能通过接头间隙,并抵达接头后膜。

(3)第三阶段 ACh 抵达接头后膜:来自接头间隙中未被水解的 ACh 抵达接头后膜能迅速与该膜上的特异性 ACh 受体(N_2 受体)相结合,并使其"激活",从而 ACh 受体的离子通道开放,细胞外大量的 Na^+ 进入细胞内,而细胞内的 K^+ 则外流,因 Na^+ 的内流远大于 K^+ 的外流,其总的电效应是膜内正电荷增加,继之引起接头后膜(终板膜)的去极化,即产生终板膜电位。由于终板膜上无电压门控 Na^+ 通道,因此,在终板膜上不能产生动作电位,但终板膜电位可经电紧张形式而扩布到邻近的肌细胞膜,当肌细胞电位总和达到阈电位时,群体肌细胞则产生动作电位,最终完成神经-肌肉接头一次性兴奋传导过程。此外,分布在接头间隙及接头后膜表面的乙酰胆碱酯酶又将与 N_2 受体结合后的 ACh 迅速分解为胆碱和乙酸,以便使神经-肌肉接头兴奋性传递尽快结束,避免神经动作电位消失后肌纤维持续性兴奋与收缩。

总之,正常情况下当运动神经兴奋传至神经-肌肉接头前膜时,其前膜所释放的有效 ACh 穿过接头间隙,并与接头后膜上的乙酰胆碱受体(AChR)相结合先产生终板电位,再激发邻近肌细胞膜产生动作电位,从而引起肌肉的收缩。

2. 离子参与过程(电学传递) ①Ca^{2+} 在接头前膜起关键作用:只有接头前膜电压门控 Ca^{2+} 通道的开放并促使细胞外 Ca^{2+} 进入接头前膜(运动神经纤维末梢),才能触发接头前膜囊泡中的 ACh 出泡机制,致使 ACh 量子式释放入接头间隙;②Na^+ 与 K^+ 在接头后膜必须进行差额式交换:ACh 可增加终板膜对 Na^+ 和 K^+ 的通透性,因 Na^+ 的内流大于 K^+ 的外流,故出现净的正离子内流,膜内电位迅速增高而产生去极化的终板电位,终板电位具有电紧张电位的特性,可刺激周围具有电压门控的 Na^+ 通道肌膜,使之产生动作电位,并传播至整个肌细胞。

综上所述,在神经-肌肉接头兴奋性传递过程中,只有离子(Ca^{2+}、Na^+、K^+)与递质(ACh)之间相互依赖以及相互依存,接力式、周而复始、循环不断的电学→化学→电学的去极化与复极化交替性传递,才能保持机体肌肉收缩与松弛持续性平衡。由此得知,骨骼肌神经-肌肉接头处兴奋性传递首先是由运动神经末梢释放的 ACh 所介导的(如图5-2)。

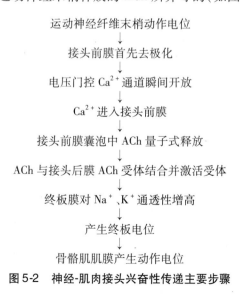

运动神经纤维末梢动作电位

↓

接头前膜首先去极化

↓

电压门控 Ca^{2+} 通道瞬间开放

↓

Ca^{2+} 进入接头前膜

↓

接头前膜囊泡中 ACh 量子式释放

↓

ACh 与接头后膜 ACh 受体结合并激活受体

↓

终板膜对 Na^+、K^+ 通透性增高

↓

产生终板电位

↓

骨骼肌肌膜产生动作电位

图 5-2 神经-肌肉接头兴奋性传递主要步骤

【麻醉与实践】全身麻醉患者所采用的肌肉松弛药,就是利用其在神经-肌肉接头的传导通路上作用于接头后膜,与骨骼肌 N_2 受体相结合,竞争性、暂时性阻断 ACh 与 N_2 受体的结合(即阻断了生理性神经-肌肉之间正常的兴奋性传递),从而致使全身骨骼肌的松弛,为全麻呼吸管理和手术操作创造了条件。

【提示与注意】①神经-肌肉接头的传递过程是电学和化学传递相结合的复杂过程;②由于神经-肌肉接头兴奋性传递是离子→递质→离子的传递方式,所以,凡能影响神经-肌肉接头离子通道开放或离子流动以及 ACh 递质的合成、释放与分解的因素都能影响神经-肌肉接头兴奋性传递;③全麻诱导时应用肌肉松弛药阻断神经-肌肉接头兴奋性传递需要一定的起效时间,起效时间的长短取决于肌肉松弛药在神经-肌肉接头的有效浓度,一般去极化肌肉松弛药(如琥珀胆碱)起效快(约1分钟),而非去极化类肌肉松弛药(除罗库溴铵起效稍快)则起效较慢(3~5分钟),临床上可根据其起效时间选择气管内插管的时机。此外,每一种肌肉松弛药均有其药理上的特性与副作用,应全面了解其特点、副作用及禁忌证,同时根据患者的病理生理情况选择合适的肌肉松弛药,以避免其不良反应或并发症的发生。

32. 影响神经-肌肉接头兴奋传递的因素有哪些?

【术语与解答】神经-肌肉接头是许多药物和病理因素作用的靶点,而 ACh 又是神经-肌肉接头处的核心传递性物质,故凡能影响 ACh 神经递质的因素均可影响神经-肌肉接头兴奋性传递。

1. 影响接头前膜 ACh 的释放因素 ①如细胞外 Ca^{2+} 浓度下降,易使 Ca^{2+} 内流不足,从而易导致 ACh 释放也减少;②细胞外 Mg^{2+} 增高,则可与 Ca^{2+} 存在竞争,常致使 Ca^{2+} 内流下降,容易引起 ACh 释放量减少,故细胞外液 Ca^{2+} 浓度降低或 Mg^{2+} 浓度增高,均可影响神经-肌肉接头处兴奋性传递;③肌无力综合征患者其病变主要损害了接头前膜的钙离子通道,神经动作电位传导至接头前膜时不能激活足够的钙离子通道产生 Ca^{2+} 内流,最终干扰和阻碍了囊泡中的 ACh 向接头间隙量子式释放。

2. 影响接头间隙 ACh 降解的因素 ①有机磷农药中毒是由于接头间隙中的乙酰胆碱酯酶被磷酰化而失去活性,导致 ACh 在接头间隙和接头后膜大量蓄积,从而造成 ACh 中毒症状;②解磷定等解毒药在体内及接头间隙能与磷酰化的乙酰胆碱酯酶的磷酰基结合,可将乙酰胆碱酯酶游离出来,以恢复其水解乙酰胆碱的活性;③新斯的明等乙酰胆碱酯酶抑制剂可阻断接头间隙乙酰胆碱酯酶的活性,可增加 ACh 在接头间隙和接头后膜的浓度,以达到改善相关肌无力患者的症状和非特异性拮抗非去极化类肌松药的残余作用。

3. 影响接头后膜 ACh 与 N_2 胆碱受体相结合的因素 ①重症肌无力患者则是其病变破坏了接头后膜上的 N_2 型 ACh 受体通道,阻断了 ACh 的作用;②临床上所使用的肌肉松弛剂均能与接头后膜上的 N_2 型 ACh 受体相结合,故能阻断 ACh 的兴奋性传递,但该神经-肌肉接头的传递功能只是暂时性丧失,停止使用肌肉松弛药,神经-肌肉接头的传递功能则可逐渐恢复。

【麻醉与实践】①麻醉医师理解和明确影响神经-肌肉接头处兴奋性传递的因素,则可指导临床麻醉实践,如对肌无力综合征和重症肌无力患者全麻术后拮抗非去极化肌松药的残余作用时,新斯的明拮抗前者一般无效,而用于后者拮抗效果则明显;②麻醉术中应用硫酸镁则可影响术毕患者肌张力的恢复,因镁离子可通过钙通道阻滞作用而抑制运动神经-肌肉接头乙酰胆碱的释放,阻断神经肌肉连接处的传导,从而增强非去极化肌松药的作用。

【提示与注意】除上述影响神经-肌肉接头处兴奋性传递的因素外,临床上颇为多见的则是个体差异、电解质紊乱、酸碱失衡、低体温、药物相互作用等间接影响神经-肌肉接头处兴奋性传递的因素,故全麻术后患者只有从多方面考虑,逐一排查,对因处理,才能尽早地恢复神经-肌肉接头正常的兴奋性传递。

33. 骨骼肌与肌松药以及麻醉药之间存在何种关系?

【术语与解答】 人体肌肉有两种,即横纹肌和平滑肌,而骨骼肌与心肌同属于横纹肌,因此,两者既有共性,又有个性,尤其所具有的收缩作用则是两者的共性特点,但两者还存在着本质的区别。

1. 骨骼肌　①该肌肉收缩活动是受高级中枢神经系统的调控,即接受意识支配而产生随意性活动,如维持姿势、躯体移动、呼吸运动、语言活动等,故又称"随意肌";②骨骼肌运动神经元兴奋性传递与骨骼肌收缩耦联在神经-肌肉接头处的完成,则是由外周运动神经末梢释放的乙酰胆碱神经递质所介导的。

2. 心肌　是由复杂的心肌细胞构成的一种特殊肌肉组织,其结构、功能与特点在于:

(1)心肌细胞按其结构和功能可分为两类:①非自律细胞:该细胞属普通心肌细胞,是构成心房和心室壁的主要成分,因该类细胞排列有序而形成肌原纤维(形成横纹),且具有兴奋、传导与收缩功能,故又属于做功心肌细胞。虽该类细胞缺乏自律性,但能接受自律细胞的刺激而产生舒缩功能;②自律细胞:则是一些特殊分化的心肌细胞,构成了心肌特殊的传导系统,包括窦房结、房室交界、房室束(希氏束)以及其分支和浦肯野纤维,这类心肌细胞在生理条件下具有自律性或起搏功能,所以称为自律细胞。但因该肌浆中肌原纤维甚少或完全缺乏,故无舒缩性,其主要功能是自发的产生节律性兴奋活动,并且也具有传导性。

(2)心肌细胞与心肌的特点:心肌细胞兴奋时与骨骼肌神经-肌肉接头同样,均会产生动作电位,故两者的电位变化大致相似,都可表现为静息电位和兴奋时的动作电位。但心肌的动作电位又有其特点:①心肌自身的"机械性电活动"和"内在传导性"是不随意的,是由心肌内特殊的起搏细胞所控制,并受自主神经系统的调节;②心肌在传导过程中其各部分细胞自发性节律活动频率的高低由窦房结至浦肯野纤维依次递减;③整个心肌具有四种基本生理特性:即兴奋性、自律性、传导性与收缩性。

【麻醉与实践】 麻醉与骨骼肌、心肌的关系颇为密切,因麻醉药对两者(骨骼肌与心肌)有着直接或间接的作用。

1. 骨骼肌　影响骨骼肌的麻醉相关药物主要是肌肉松弛剂和局麻药,但两者对骨骼肌的作用机制不同:①肌肉松弛药:气管插管全麻大都需要肌肉松弛剂,而肌松药则是全身麻醉重要辅助用药,其作用机制是阻断骨骼肌神经-肌肉接头处的乙酰胆碱兴奋性传递,从而达到骨骼肌的松弛作用;②局麻药:其药理作用则是阻断外周感觉与运动神经纤维的传出与传入,外周神经所支配的骨骼与肌肉活动也均被阻断。因此,上述两类药物所造成的肌肉松弛均可创造手术条件。

2. 心肌　临床上使用的全麻药与局麻药均可直接抑制心肌细胞的自律性和收缩性:①全麻药:无论静脉全麻药还是吸入性全麻药均对心肌存在不同程度的抑制作用,若应用剂量过大,则可导致心肌失去自律性、兴奋性、传导性与收缩性,其结果则是心搏骤停;②局麻药:是通过机体钠离子通道而发挥作用的,同样也作用于心肌钠离子通道,通常局麻药的毒性首先表现为周围神经或(和)高级中枢神经异常症状,而丁卡因与布比卡因中毒则不然,首先表现为对心肌的直接毒性作用,一旦心肌受其抑制,可直接导致心搏骤停,并且复苏极为困难。

【提示与注意】需要强调的是:虽心肌与骨骼肌同属于横纹肌,但两者组织结构不同,心肌最小功能单位是具有特殊功能的自律细胞和具有兴奋收缩功能的普通细胞,而骨骼肌的基本功能单位则是神经-肌肉接头,在神经-肌肉接头之间起兴奋传导作用的是乙酰胆碱神经递质,由于肌肉松弛剂竞争接头后膜 N_2 型胆碱能受体的作用比乙酰胆碱强大,故能阻断乙酰胆碱与 N_2 胆碱能受体的结合,因此产生骨骼肌松弛作用。然而,心肌则无神经-肌肉接头,所以肌肉松弛剂只能作用于骨骼肌,但不能作用于心肌。

34. 神经-肌肉接头结构、功能与肌松药及拟胆碱药有何关系?

【术语与解答】①外周运动神经末梢(接头前膜)与肌纤维细胞相结合,从而组成骨骼肌中最小的功能单位,称为神经-肌肉接头;②骨骼肌每一束肌纤维都有一个神经-肌肉接头,通常位于肌纤维的中部;③神经-肌肉接头是由外周脱髓鞘的运动神经末梢(接头前膜)与肌细胞的终板膜(接头后膜)以及两者之间的间隙(接头间隙约 20～50nm)所构成;④脊髓前角发出的运动神经元轴索末端失去髓鞘穿入骨骼肌后,即形成数以万计的树枝状分支,而每一分支末端的膨大部位(即接头前膜)与肌纤维细胞膜相对应的增厚部位(接头后膜)共同形成神经-肌肉接头。简言之,神经-肌肉接头就是由脱髓鞘的运动神经末梢与骨骼肌的肌细胞连接而成,是运动神经末梢将兴奋传递给所支配的骨骼肌肌细胞的最小基本单位;⑤神经-肌肉接头除由接头前膜、接头间隙与接头后膜构成外,还必须有一种重要物质将三者给衔接起来,即化学性神经递质乙酰胆碱,故机体所有的神经-肌肉接头(骨骼肌基本功能单位)均由以下三大固定成分与具有传递功能的乙酰胆碱神经递质共同组成。

1. 接头前膜 由外周运动神经末梢构成(又名突触前膜),在该膜内聚集着若干个囊泡,而每个囊泡中含有成千上万个乙酰胆碱(ACh)神经递质,当传出神经冲动抵达接头前膜时,囊泡中的 ACh 则以量子化形式释放出接头前膜,而后迅速进入接头间隙。

2. 接头间隙 又称为突触间隙,是连接接头前膜与接头后膜之间较为狭窄的结构,约 20～50nm。该间隙中虽无实体细胞,但充满着细胞外液,并存有大量的乙酰胆碱酯酶,该酶可特异性、有选择的水解一定数量由接头前膜释放而来的 ACh,而让另一部分 ACh 抵达接头后膜而发挥作用。

3. 接头后膜 也称突触后膜或终板膜,是由肌细胞表面特殊分化的终板构成,该接头后膜上有许多皱褶,而每一皱褶又形成次级皱褶,从而扩大了接头后膜与接头间隙两者之间有效的接触面积。此外,更为重要是这些皱褶中聚集着大量的能与 ACh 特异性结合的烟碱型乙酰胆碱受体(即 N_2 型 ACh 受体),该受体属于一种化学门控离子通道,主要接受来自接头间隙未能被乙酰胆碱酯酶所水解的 ACh,并与其特异性结合,并激活 Na^+ 内流为主的离子跨膜移动,从而致使接头后膜产生去极化而形成终板电位。

4. 乙酰胆碱 是体内一种非常重要的化学性神经递质,在外周的乙酰胆碱主要存在于自主神经系统和神经-肌肉接头处,在内脏和骨骼肌中发挥着其特有的毒蕈碱效应(M 样作用)和烟碱效应(N_2 样作用)。

【麻醉与实践】神经-肌肉接头也是临床麻醉中某些药物和病理因素所作用的"靶点":①临床上实施全身麻醉大都需要应用非去极化肌肉松弛药和术毕使用胆碱酯酶抑制药(新斯的明)拮抗前者的残余作用,而前者(无论去极化类还是非去极化类肌松药)主要选择性作用于骨骼肌神经-肌肉接头后膜,与接头后膜 N_2 型 ACh 受体相结合,暂时性阻断 ACh 在神经-肌肉接头之间的兴奋性传递,使其在神经-肌肉接头处的传递功能丧失,从而产生全身骨骼肌的松弛作用;而后者(新斯的明)主要在接头间隙发挥作用,抑制接头间隙中乙酰胆碱酯酶的活性,以减少该酶对 ACh 的分解,从而增加接头间隙与接头后膜 ACh 的数量,以促使神经-肌肉之间兴奋性传递功能恢复正常,以利于改善和恢复患者的肌张力达到麻醉前水平;②神经-肌肉接头病变则是指神经-肌肉接头之间传递功能障碍所引起的疾病,主要包括重症肌无力和肌无力综合征,而对于患有神经-肌肉接头疾病患者的麻醉,麻醉医师必须了解其病情特点与病理生理,方能保障患者围麻醉期生命安全。

　　【提示与注意】 神经-肌肉接头属骨骼肌中的"微观"基本功能结构单位,非电生理实验不易直接观察和认识,需要不断、反复体会和临床实践方能深刻理解。此外,神经-肌肉接头还具有其他特性:①兴奋传递单向性:即兴奋只能从运动神经末梢向肌纤维细胞传递,而不能逆向进行;②传递时间间断性:从神经末梢的动作电位至激活肌纤维细胞膜每次产生的动作电位大约需 $0.5 \sim 1.0$ ms;③易受相关药物影响:如骨骼肌松弛药可阻断神经-肌肉接头的传递,而应用新斯的明可抑制乙酰胆碱酯酶而使 ACh 增多,从而又能恢复神经-肌肉接头的传递;④可被毒素所毒害:蛇毒素或有机磷农药中毒,可造成体内乙酰胆碱酯酶失去活性,从而造成体内大量的 ACh 过度积聚,患者临床表现为肌纤维颤动和其他一系列严重中毒症状。

(王世泉　王士雷)

主要参考文献与推荐读物

1. 贾建平主编. 神经病学. 北京:人民卫生出版社,2009,14-29,69-93.

2. 曾因明,邓小明主编. 麻醉学新进展. 北京:人民卫生出版社,2006,1-20,616-621.856-864.

3. 邓小明,曾因明主编. 2009 麻醉学新进展. 北京:人民卫生出版社,2009,500-503,529-538.

第六章 呼吸系统机械通气及相关疾病与麻醉

第一节 呼吸系统生理功能与麻醉

    35. 全麻术中潮气量如何计算？

    36. 何谓高频通气？有何临床意义？

    37. 二氧化碳对呼吸功能有何影响？

    38. 呼吸道长度与气管插管有何关系？

    39. 临床麻醉为何需必备麻醉机？

    40. 全麻术毕麻醉机如何撤离？

    41. 围麻醉期呼吸抑制与呼吸道梗阻的因素有哪些？

第二节 呼吸系统疾病与麻醉

    42. 气胸如何分类？对机体有何危害？

    43. 慢性支气管炎患者如何实施麻醉与管理？

    44. 阻塞性肺气肿患者如何实施麻醉与管理？

    45. 支气管扩张症有何麻醉难度及风险？

    46. 急性呼吸道炎症(感染)患者麻醉有何风险？

    呼吸是机体肺脏与环境之间进行气体交换的一种功能,整个呼吸过程包括肺通气(肺泡与外界气体的交换)、肺换气(肺泡与肺毛细血管血液之间的气体交换)、气体在血液中的运输、组织换气(组织毛细血管血液与组织细胞之间的气体交换)以及细胞内生物氧化代谢。上述任一环节出现障碍,均可引起呼吸功能紊乱或呼吸功能降低。因此,正常的呼吸过程是维持生命活动所必需的基本生理功能之一,一旦呼吸功能持续停止,生命便将终结。而麻醉与手术则可影响或干扰呼吸功能,了解呼吸功能的生理病理特点,熟悉呼吸功能的相关术语、数据与呼吸功能监测以及认识呼吸系统疾病,则有利于提高围麻醉期呼吸功能的管理,这对防止呼吸功能严重紊乱颇有裨益。

第一节 呼吸系统生理功能与麻醉

    在生物氧化过程中,组织细胞不断消耗氧,并产生二氧化碳,机体为维持内环境的相对恒定,且满足代谢对氧的需求,机体通过呼吸从外界环境摄取新陈代谢所需要的氧,并排除(呼出)组织细胞代谢产生的二氧化碳。

35. 全麻术中潮气量如何计算？

【术语与解答】①潮气量(T_V)是指机体在平静呼吸时,每次吸入或呼出的气体量(吸入和呼出的气体量基本相等),如同潮汐潮落,故称潮气量;②正常成年人在平静呼吸的情况下,T_V为400~600ml,一般为7~8ml/kg,运动时T_V明显增多;小儿正常T_V为8~12ml/kg;③T_V与年龄、性别、体表面积及新陈代谢等因素有关。此外,肺顺应性降低或呼吸肌力量减弱时T_V下降;④T_V与每分钟呼吸次数(频率)的乘积则是每分钟潮气量,临床上T_V的设定并非恒定,除按体重计算外,通常根据患者的血气分析进行调整;⑤理论上T_V少,则要求较多的呼吸频率才能保障机体正常的通气量;⑥若机体内含氧量越少,越容易被组织细胞消耗掉,机体只有加快呼吸频率与潮气量,才能得到空气中更多的氧。因此,T_V持续性正常则对机体生理功能活动颇为重要。

【麻醉与实践】①临床全身麻醉实施机械控制通气时(IPPV),如无肺部疾病,成人T_V一般按8~10ml/kg计算;小儿T_V可按10~12ml/kg计算,如按呼气末二氧化碳($P_{ET}CO_2$)与血气分析予以调整更为理想;②麻醉期间对阻塞性通气功能障碍患者,应将Tv较预计值增加20%~50%,若根据$PaCO_2$或$P_{ET}CO_2$进行调节更佳;③全麻术中单肺通气设定T_V,成人一般按5~6ml/kg给予为宜,但呼吸频率也相对增加,通常按14~16次/min,以满足机体基本生理通气需要。

【提示与注意】①一般潮气量增加时,补吸气量和补呼气量便相应的减少;②全身麻醉期间实施机械通气,T_V过大可使呼吸道压力增高,易产生通气过度,可引起呼吸性碱中毒,也影响循环功能。T_V过小可导致通气不足,易造成呼吸性酸中毒;③由于潮气量的大小取决于呼吸中枢所控制的呼吸肌收缩的强度和胸廓、肺脏的机械特性,虽麻醉术中阿片类药物能抑制呼吸中枢且致潮气量显著降低,但实施机械控制通气(麻醉机或呼吸机)则无妨;④麻醉术后创伤性疼痛、阿片类药物与肌肉松弛剂的残余作用以及患者自身的限制性通气障碍等均能引起分钟潮气量的降低,而麻醉术后分钟潮气量持续性降低极易造成机体慢性缺氧与二氧化碳蓄积逐渐加重,进而出现呼吸危象,尤其术毕返回病房后手术患者,故需警惕。

36. 何谓高频通气? 有何临床意义?

【术语与解答】①一般认为超过人体正常呼吸频率4倍以上的低潮气量正压机械通气称之为高频通气;②高频通气是一种特殊形式的人工呼吸(通气)方法,虽高频通气所提供的潮气量小于、等于或略高于机体的解剖死腔量,但提高若干倍呼吸频率仍可维持机体正常的氧分压(PaO_2)和二氧化碳分压($PaCO_2$);③高频通气所采用接近或低于解剖无效腔的脉冲气流,气体以高频、快速、低容量通过喷射细导管(或粗针)经呼吸道进入肺泡;④高频通气时胸内压仍为负压,动脉压、中心静脉压和肺动脉压均无明显变化,肺动脉楔嵌压变化甚小,这在传统的正压通气时则是不可能的;⑤高频通气频率可设定为每分钟60~100次或更高,而潮气量则小于或相当于解剖无效腔,然而该小潮气量可完全保障机体有效通气和换气,这似乎与浅快呼吸不利于气体交换的观点相矛盾;⑥这种小潮气量情况下就能保证机体良好的通气,这在临床上与远远大于死腔量的常规经典通气潮气量相违背的通气方式却产生了意想不到的通气效果;⑦通常不同年龄段其正常的呼吸频率存在差异,而实施高频通气尚无统一的标准;⑧根据高频通气的原理,一般分为4种类型通气模式:即高频正压通气、高频喷射通气、高频射流阻断通气与高频振荡通气,而高频振荡通气是目前公认较为理想的高频通气技术;⑨高频通气与传统普通通气的区别在于使用小潮气量和高呼吸频率,气体的运输主要依靠气体分子的弥散,在呼吸道中形成高速且同轴心气流,使中心部分气体分子输送至远端的肺泡。

1. 高频通气机制　其真正机制尚未完全明了,目前仍是提出了一些假说,一般认为:①高频通气其回路是开放的,在快速喷射气流时可产生"文丘里"效应,即进入呼吸道内的气体虽是小通气量,但其气流是连续不断(频率快)的抵达肺泡,小流量的氧分子通过肺泡而持续不断地进入肺毛细血管循环;而机体代谢的二氧化碳透过肺泡且弥散很强,极易排出体外,故两者在高频通气期间始终处于动态平衡;②高频通气的振动频率为 3Hz ~ 5Hz(180 ~ 900 次/分),该频率范围与人体肺脏的共振频率相同,当肺脏处于共振情况下,小呼吸道阻力最小,在一定的平均呼吸道内压共同作用下,高频振荡通气较其他类型的高频通气更容易使气体进入和排出肺泡;③高频通气每次通气量(潮气量)决定于气流速度、喷射持续时间及"卷入"气量;④高频通气的原理与通常情况下的通气原理不尽相同,其气体交换的机制非常复杂,有人认为和气体对流的加强及气体分子扩散加速有关,但确切机制尚待于进一步阐明。

2. 高频通气的优点及意义　①高频通气适合于各种年龄段患者,可减少传统的正压通气所致的肺气压伤,而且对血流动力学影响甚微;②高频通气可解决常规机械通气的不足与棘手问题,如支气管异物取出术、支气管胸膜瘘、气管-食管瘘等,该通气方法既能有效的供氧,又能排除体内的二氧化碳,还有利于手术操作;③高频通气时呼吸道开放,适宜采用无气囊的小通气导管,同时呼气阻力小且有利于二氧化碳的排出;④通气时呼吸道内压降低(约 8 ~ 12cmH$_2$O),这对回心血量干扰小,且有利于心排血量的增加;⑤高频通气有利于降低颅内压和胸内压,减少肺的波动,有利于肺、脑手术的精细操作;⑥可在高频通气时进行下呼吸道灌洗、吸引,以有利于清除下呼吸道小支气管内的分泌物或尘埃等,从而增加通气效果;⑦也可经鼻腔通气导管进行射流给氧(即经鼻腔高频通气),此方法对中期的呼吸衰竭治疗有着明显的效果,有利于患者早期使用且易于耐受,而早期射流给氧能避免重症呼吸衰竭的产生,为人工呼吸机的早期应用创造良好条件;⑧高频通气无需与自主呼吸同步便能产生较好的氧合,如对无自主呼吸的患者能进行控制呼吸(控制通气),当患者自主呼吸恢复后只需适当地减少通气量便能进行辅助通气,还能有效地帮助患者机械通气后逐渐使自主呼吸恢复,然后脱离呼吸机;⑨部分设计功能较全面的高频呼吸机还具备多种呼吸方式,适宜专业临床科室的使用,只要注意呼吸道湿化,不形成痰痂阻塞就不容易形成呼吸道高压,就不易造成气压伤。

3. 高频通气临床应用　①新型的高频呼吸机配有国产、国际两种标准接头,易于与国产和国际标准的气管插管、气管切开导管相连接。此外,新型的高频呼吸机还配置与加压湿化器、恒温湿化器连接的雾化衔接部件,可以方便地与各种雾化器、湿化器连接,有利于提高湿化能力;②呼吸频率设定:通常以新生儿、儿童与成人三个年龄段划分,一般分别约为 120 次/分、90 次/分与 60 次/分;③高频通气技术临床应用广泛,尤其高频振荡通气是一种较理想的通气模式,尚无绝对的适应证和禁忌证;④高频通气既可应用于内科肺心疾病的通气治疗,也可用于小儿科许多疾病的治疗,还可实施全身麻醉术中通气。

【麻醉与实践】高频通气作为呼吸支持的一种方式可应用于大多全身麻醉患者,虽临床麻醉并非常规使用该方法,但在某些手术患者麻醉术中具有明显特点,如:①支气管异物是麻醉医师与手术医师唯一经口腔、咽腔、喉腔共用下呼吸道的手术,手术医师必须在气管、支气管内操作,而麻醉医师又不能气管插管,故支气管异物手术患儿死亡率高。而实施高频通气,既解决应用肌肉松弛剂且无需气管插管的情况下进行下呼吸道操作的棘手问题,又不影响和干扰手术医师在支气管内夹取异物,这对于金属硬质支气管镜下夹取异物提供了安全与可靠的保障。总之,支气管异物患儿在全身麻醉下实施高频通气,配合金属硬质支气管镜检查和夹取气管内或支气管内异物,则能表现出其他呼吸支持措施所达不到的优点(但必须对高频通气掌握非常熟练);②高频通气可用于治疗某些麻醉术中出现的呼吸衰竭患者;③高频通气在手术过程中能保持良好的气体交换,在开胸手术时肺脏中度膨胀并轻微的震动而无纵隔摆动,其手术视野静止,则能为手术医师提供良好的操作条件;④某些头颈颌面外科手术可经皮行环甲膜穿刺和插入细导管进行高频通气,既能保证下呼吸道良好的通气效果,又不与手术医师"抢占"上呼吸道,并更有利于手术的操作;⑤如气管插管非常困难且同时伴有面罩通气困难患者,则可采取环甲膜穿刺置入粗穿刺针或置入细导管后实施高频通气,这可解决经上呼吸道无法建立人工呼吸道(气管插管)问题;⑥高频通气具有刺激性小的呼吸支持特点,故适宜于某些手术患者的较浅麻醉,且具有使患者呛咳及挣扎反应轻等优点,以便使自主呼吸早期恢复;⑦高频通气作为全麻术中呼吸管理可应用于几乎所有外科手术,包括颅脑、颌面、耳鼻咽喉、颈部、胸腹部、四肢手术等;⑧高频通气用于脑外科手术时颅内压波动小,便于手术精细操作,而且该通气过程中有利于减少脑水肿的形成。

【提示与注意】①高频通气与麻醉机、呼吸机通气方式存在较大差别,如对高频通气应用不熟练者,禁忌使用,以防不测;②高频通气有可能引起自主呼吸暂停,据认为是作用于肺内牵扯张力感受器而引起对呼吸中枢抑制的结果;③长时间应用高频通气容易引起呼吸道干燥(如咽喉、气管黏膜干燥),需引起注意,必要时给予湿化治疗;④虽高频通气应用于小儿支气管异物取出术的麻醉有其优点,但术中通气容易弥散,甚至喷气导管可滑入食管内,致使胃充气过度膨胀而压迫横膈,从而更加导致肺容量降低而造成患儿严重缺氧,最终因窒息死亡(有文献报道),这是对高频通气应用不熟练和观察不周所致,应警惕;⑤高频通气还受喷射导管(或粗针)内径大小与管口前端位置、吸呼比以及患者呼吸道阻力等影响。

37. 二氧化碳对呼吸功能有何影响?

【术语与解答】①虽呼吸运动的节律起源于脑干,但呼吸频率、深度或式样等可受其他因素的影响(如外周或中枢化学感受器以及 O_2、CO_2 与 H^+ 等),其中 CO_2 则是影响呼吸运动的重要因素之一,因为体内 CO_2 过少或过多均能造成呼吸抑制或停止,故血液中 $PaCO_2$ 需维持一定的水平才能保障呼吸生理功能的正常;② CO_2 是调节呼吸运动重要的生理化学元素,自主呼吸期间,当机体 $PaCO_2$ 增高时,可刺激呼吸中枢兴奋,能反馈致使呼吸幅度加深、呼吸频率加快,从而肺泡通气量增多。但 $PaCO_2$ 更高或超过一定限度时,又可抑制或麻痹呼吸中枢,致使呼吸功能明显减弱,甚至呼吸停止;③ CO_2 既可通过刺激中枢化学感受器,又能通过刺激外周化学感受器兴奋呼吸中枢,只是中枢化学感受器较外周化学感受器对 CO_2 的升高更为敏感。

【麻醉与实践】围麻醉期各种因素均可影响机体 $PaCO_2$ 的变化:①不论选择何种麻醉方法,就麻醉药而言,其毒性作用之一是呼吸抑制或呼吸停止,无论呼吸抑制还是停止,除引起机体缺氧外,还存在着 CO_2 蓄积,当 CO_2 超过一定范围,人体可出现二氧化碳麻醉,临床表现为头痛、头昏、嗜睡、面部潮红,甚至昏迷等;②全身麻醉行机械通气(间歇正压呼吸),若长时间过度通气,容易造成机体 $PaCO_2$ 降低而术终自主呼吸不易恢复,则需要采取升高 CO_2 以刺激呼吸中枢才能恢复自主呼吸。

【提示与注意】通常情况下若吸入气中 CO_2 含量超过 7% 时,肺通气量则不再增加,同时肺泡气和动脉血 $PaCO_2$ 显著增高,血液中高浓度的 CO_2 能迅速通过血-脑屏障而抑制呼吸中枢,甚至对呼吸中枢产生麻痹作用,从而引起意识丧失,即产生了二氧化碳麻醉效应。

38. 呼吸道长度与气管插管有何关系?

【术语与解答】①呼吸道是人和高级动物用来呼吸空气的通道,包括鼻腔、口腔、咽腔、喉、气管、支气管、细支气管、终末支气管以及呼吸性细支气管;②呼吸道是肺通气过程中气体进出肺泡的重要途径,临床医学将呼吸道以喉的声门为界,分为上呼吸道与下呼吸道,前者包括鼻腔、口腔、咽腔和喉,后者则指气管、支气管、支气管分支、小支气管,故下呼吸道其内径呈递减性;③上呼吸道主要以骨骼肌组成,而下呼吸道则以平滑肌构成;④整个呼吸道除具有加温、加湿、过滤和清洁作用外,还具有防御反射(如咳嗽反射与喷嚏反射)等保护性功能;⑤呼吸道黏膜下层具有丰富的传入神经末梢,可迅速感受进入呼吸道的各种机械和化学性的刺激,并能选择性以高速度的气流把进入呼吸道的异物排出口、鼻之外,所引起的喷嚏和呛咳就是防御性反射;⑥呼吸道内的气体具有双向性,吸进的是空气(含有21%氧),排出(呼出)的是二氧化碳,如此交替进行、循环不断;⑦正常情况的呼吸道是畅通无阻的,当呼吸道发生病变、缩窄、畸形或异物阻塞等,则可引起呼吸道梗阻或完全阻塞而通气不畅,甚至通气中断(如窒息)。

1. 上呼吸道长度　经笔者测量,国人(单纯测量北方国人)成年男性上中切牙至声门弧线间距平均为15.6cm,成年女性上中切牙至声门弧线间距平均为14.17cm。该数据则是成人男、女性上呼吸道的长度,而且与性别、年龄及身高有关。记住成人男女性上呼吸道上中切牙至声门弧线间距,对建立人工呼吸道(如插入气管导管或双腔支气管导管)插入的深度颇为重要。

2. 下呼吸道长度　①气管:国人气管的长度和管径与性别、年龄及身高有关,成年男性气管长度约为10~12cm,女性约为9.8~11cm。气管左右径约为2~2.5cm(平均2.2cm),前后径约为1.5~2cm(平均1.8cm);②右支气管:右侧主支气管粗短,其长度约2.0cm,但极少人体右支气管短于2.0cm,甚至接近隆突处,即右肺上叶支气管开口接近气管分杈处;③左支气管:左侧主支气管较右侧支气管细而长,约4.8cm。

【麻醉与实践】①呼吸道与麻醉关系颇为密切,临床上无论采取何种麻醉方法,必须保障呼吸道的通畅,只有呼吸道畅通,外界气体(氧)才能抵达肺泡,而肺泡内气体则可与肺毛细血管血液之间进行有效交换(吸进氧气、呼出二氧化碳);②临床麻醉为保障呼吸道通畅和机体有效氧合,往往需要建立人工呼吸道,而经常所用的人工呼吸道则包括:面罩、口咽通气道、鼻咽通气道、喉罩、气管导管、双腔支气管导管等,上述人工呼吸道主要用来解决围麻醉期患者的呼吸道梗阻、呼吸抑制以及麻醉术中实施机械通气、控制呼吸等,其目的就是保障机体正常的氧合,以策生命安全;③全身麻醉气管内插管主要有两种形式,一种是将气管导管插入气管内,另一种是将双腔支气管导管插入左或右侧支气管内,后者主要是用于开胸手术建立双肺隔离技术;④以上切牙(门齿)为准,国人气管内插管深度成年男性通常插入23cm,成年女性插入21cm为适宜,即气管导管的管尖一般在气管隆突之上,而气管导管的气囊则在声门之下。但身长较高或身长较矮成年人气管插管深度则相应增加1cm或减少1cm;⑤需要安置(插入)双腔支气管导管患者,以左侧双腔支气管导管安置到位率显著高于右侧,因右支气管短于左支气管一倍以上,而且右肺上叶支气管开口变异性大,故安置右侧双腔支气管导管到位率较困难,只有借助纤维支气管镜直视下安置方能理想化。

【提示与注意】围麻醉期必须保障呼吸道的通畅,这是临床麻醉的重要一环,因为一旦呼吸道严重阻塞,如不能短时间立即解决,呼吸危象则发生,甚至心肌因严重缺氧而停搏。

39. 临床麻醉为何需必备麻醉机?

【术语与解答】①麻醉机是一种麻醉专用设备,主要用于实施全身麻醉中供氧以及进行辅助或控制呼吸,并将体内二氧化碳排出体外;②麻醉机通过机械回路间歇正压通气还可将挥发性全麻药送入患者肺泡,从而弥散至血液后形成麻醉药气体分压,经血液循环抵达中枢神经系统,并对高级中枢神经系统直接产生抑制作用,从而达到全身麻醉效果;③麻醉机类型颇多,但主要性能来自两方面:其一,将提纯的氧通过麻醉机经呼吸道供给机体组织细胞;其二,麻醉性气体(如笑气、氟类麻醉药等)与氧混合通过肺泡吸收进入机体,从而发挥其各自作用。此外,麻醉机可设定通气量、呼吸频率及吸呼比等。

1. 麻醉机主要结构　麻醉机主要由电源开关、气源(氧)专用接口、驱动部件、麻醉药蒸发器、气体流量计、气体流动管道、贮气囊、衔接管件、二氧化碳气体吸收装置(碱石灰容器)等组成。现代麻醉机除了具有上述基本构件外,还配备了麻醉残气清除装置、声光报警、电脑控制和气体监测等相关功能,甚至优良的麻醉机具备电力和气体两套动力,麻醉期间将极大的减少由机械故障所致的意外事故的发生。

2. 麻醉机工作原理　①根据人体吸气相与呼气相而模拟机体的呼吸功能,通过所设定分钟潮气量将新鲜气体(氧)送入肺泡,并通过呼气相将机体代谢产物二氧化碳排出体外,并能使挥发性麻醉药(如笑气、氟烷、恩氟烷、异氟烷、七氟烷等)进入机体而发挥其作用;②麻醉机在通气功能方面不如呼吸机全面,只有两种通气模式,即间歇正压通气和呼气末呼吸道正压(PEEP)。

3. 麻醉机类型　①按功能多少、结构繁简可分为:全能型、普及型与轻便型麻醉机;②按使用对象及年龄可分为:成人用麻醉机、小儿用麻醉机以及小儿与成人兼用型麻醉机。

【麻醉与实践】①临床上无论采用何种麻醉方法均离不开麻醉机,可以说麻醉机是麻醉与手术患者的"救命机",更是麻醉医师颇为重要的设备与工具;②麻醉机是为全身麻醉患者而设计,且主要用于全麻患者,但非全麻患者(如椎管内脊神经阻滞或颈神经丛与臂神经丛阻滞)也必须具备麻醉机方可实施麻醉,因任何麻醉方法均有可能引起呼吸抑制或停止,甚至心搏骤停,这就需要麻醉患者身边必须备好麻醉机,以便给予辅助呼吸或机械通气支持,以保障患者生命安全,即麻醉医师应确保现场应有功能正常的麻醉机;③通常全麻手术患者根据其体重与全身状况设定麻醉机的呼吸频率、吸呼比与通气量。

【提示与注意】麻醉机必须由人来操纵,应用是否安全则显得至关重要,因此,使用前务必熟悉麻醉机性能,且进行操作前检查并试验,因临床上经常发生由麻醉机导致的相关不良事件:①对不熟悉且刚进购的新式麻醉机,应在用于患者前详细阅读说明书,并反复进行操作演习,确实无误时方可用于患者;②对已经长期使用过的麻醉机,每天用于患者前仍需例行常规检查,麻醉前检测步骤:气源(氧与笑气)是否连接正确,且管道是否通畅。再者麻醉机循环回路系统试验最为重要,主要检查有无漏气及异常。此外,二氧化碳吸收装置内是否充满碱石灰以及设定的呼吸参数、潮气量、呼吸频率、吸呼比是否合理、适宜。

40. 全麻术毕麻醉机如何撤离?

【术语与解答】麻醉机撤离是指全身麻醉机械控制通气手术患者麻醉结束与手术完毕恢复期,需要将麻醉机撤离,以使患者恢复至接近麻醉前状态。

【麻醉与实践】全麻手术完毕需要撤离麻醉机,而麻醉机的撤离是患者先由无自主呼吸状态(机械通气状态)过渡到自主呼吸的恢复阶段,然后观察患者自主呼吸功能是否已达到机体正常的需求,此过程能否撤离麻醉机,主要通过呼吸与循环系统两大生理功能指标所决定。

1. 呼吸系统功能　①自主呼吸必须恢复,其呼吸频率与潮气量规律,且基本能满足机体生理需要;②患者脱离麻醉机其自主呼吸 $10 \sim 15$ 分钟 $SpO_2 \geqslant 93\%$;③呼气末二氧化碳($P_{ET}CO_2$)一般 $\leqslant 50mmHg$;④胸廓起伏出现,而且胸式呼吸恢复,说明其肋间肌功能趋于正常。上述呼吸功能指标证明患者体内全麻药、麻醉性镇痛药以及肌肉松弛药的残余作用基本消失,单从呼吸功能角度认为可以撤离麻醉机。

2. 循环系统功能　①动脉血压适合患者的生理需求且在正常或接近正常范围;②无休克状态,其血容量基本满意;③心率基本正常且无明显或严重性心律失常;④血流动力学基本稳定。

通过上述呼吸与循环系统两大生理功能指标监测,符合者方可实施麻醉机撤离。

【提示与注意】①全麻术毕患者意识清醒且不耐受气管插管,但呼吸功能指标仍未能达到上述要求,可继续静脉注射适宜剂量的丙泊酚给予制动,患者平静后再观察其呼吸功能指标是否接近正常,如已正常者,则可拔出气管插管,并给予面罩吸氧,观察片刻(约 10 分钟)无异常,方能撤离麻醉机,再将患者护送至麻醉术后恢复室;②术后患者呼吸功能异常或术前合并呼吸系统疾病以及特殊手术患者等,则不适宜过早撤离麻醉机,必要时应转送 ICU 改换呼吸机继续机械通气为妥。

41. 围麻醉期呼吸抑制与呼吸道梗阻的因素有哪些?

【术语与解答】①呼吸抑制是指各种因素所致的呼吸频率减慢与潮气量减少,从而导致机体逐渐出现通气不足;②呼吸道梗阻主要指上呼吸道(口腔、咽腔、喉腔)或下呼吸道(气管、支气管)某一段出现狭窄,甚至阻塞,其结果则导致体外、体内气体通过受限或无法通过的一种异常现象。呼吸抑制与呼吸道梗阻关系密切,且因果关系相同,两者均可直接造成机体缺氧、低氧血症与二氧化碳蓄积,若两者并存机体呼吸危象可继之产生,严重者迅速造成窒息死亡。

1. 呼吸抑制分类与促发因素　①基本分类:由于呼吸动作主要是在呼吸中枢调节下由呼吸肌的舒缩来实现,因此,临床上将呼吸抑制分为中枢性(如呼吸中枢抑制)和外周性(如呼吸肌麻痹)以及限制性(如呼吸容量减少)三类;②主要促发因素:呼吸抑制可由中枢性原因或外周性因素以及胸廓和(或)肺脏舒张受限所引起,如麻醉性镇痛药可导致中枢性呼吸抑制,肌肉松弛剂可造成外周性呼吸抑制,而胸廓和(或)肺脏舒张受限则可引起限制性呼吸抑制,其三者结果均可致使机体潮气量的减少或呼吸功能的减弱,从而引起患者基本呼吸交换量不足,逐渐或急速导致机体慢性或急性通气不足。

2. 呼吸道梗阻分类与促发因素　①基本分类:一般而言,声门以上的梗阻称为上呼吸道梗阻(主要指口腔、咽腔及喉腔的梗阻),而声门以下的梗阻则称为下呼吸道梗阻(主要指气管、支气管段的梗阻),临床上以上呼吸道梗阻明显为多;②主要促发因素:因呼吸道是气体进入肺泡的必经之路,无论某一段呼吸道的梗阻均可导致通气不畅,甚至完全阻塞,如舌后坠、占位性病变(如囊肿、肿物、肿瘤)、异物阻塞、物体停留(如分泌物、血凝块、浓痰等)、胃内容物反流与误吸、气管受压以及喉水肿、喉痉挛或小支气管痉挛等,其临床表现症状为鼾声、喘鸣、呼吸费力或困难,甚至"三凹"征等。

【麻醉与实践】临床麻醉既可引发呼吸抑制,又可引起呼吸道梗阻,还可造成两者并存。

1. 麻醉所致呼吸抑制　①中枢性呼吸抑制:临床麻醉不可缺少麻醉性镇痛药(如芬太尼类),而麻醉性镇痛药又可作用于呼吸中枢,因所有阿片类药物均呈剂量依赖性中枢呼吸抑制,如大剂量用药或对该药敏感者其呼吸抑制则可提前出现,其效应在应用后或术毕明显延长,尤其复合其他镇静药或(和)全麻药后,以及用量过多或术毕予以追加应用,故术后拔除气管插管后,务必持续观察监测相关呼吸指标,以避免呼吸抑制引起的低氧血症及高碳酸血症的发生,因低氧血症是阿片类药造成死亡的重要原因;②外周性呼吸抑制:现今临床采取全身麻醉基本离不开肌肉松弛剂,而术毕肌肉松弛药的残余作用仍能部分阻断外周神经-肌肉之间的兴奋传递而产生不同程度的呼吸肌麻痹,故术毕必须使用胆碱酯酶抑制药(新斯的明)予以拮抗,以避免其潜在隐患;③限制性呼吸抑制:所谓限制性呼吸抑制实际也是患者自身呼吸系统因素及医源性相关因素所致的通气不足或呼吸功能受限,也称限制性呼吸功能障碍,临床上引起限制性呼吸抑制的原因较多:如麻醉术后创口疼痛、术前合并肺部慢性疾病、肥胖症、胸廓畸形、气胸、头低足高体位、胸腹腔手术、全麻术后平行仰卧位横膈上移、术后胸腹部缠绕绷带过紧等。

2. 麻醉所致呼吸道梗阻　除患者自身存在呼吸道梗阻外,由于麻醉药物均存在着不同程度的上呼吸道肌肉松弛作用,加之口咽腔及颌面部手术与上呼吸道关系极为密切,因此,麻醉与手术可直接或间接地影响上呼吸道的通畅,甚至造成或加重上呼吸道梗阻。①镇静、催眠药:该类药物通过高级中枢神经系统而发挥作用,正常上呼吸道结构患者使用该类药物一般不会引起上呼吸道梗阻,但上呼吸道软组织或骨性结构异常患者与肥胖患者以及口咽腔肿物或口腔颌面部间隙感染者应用镇静、催眠类药,则会引起下颌松弛、舌体后坠而出现上呼吸道梗阻(如打鼾),但呼唤患者或给予刺激,患者睁眼后其打鼾可立即消失,其引发的上呼吸道梗阻也随之解除,无刺激后又处于打鼾状态(如硬脊膜外隙脊神经干阻滞患者术中辅助使用镇静、催眠药);②全身麻醉药:全身麻醉患者其中枢神经(大脑皮层)抑制而意识丧失,患者上呼吸道自身保护功能随之减弱或消失,如采取保留自主呼吸非气管插管全麻,可很容易出现上呼吸道梗阻,而发生上呼吸道梗阻后患者自身则不能自我调整和改善,必须由麻醉医师给予纠正方能恢复上呼吸道的通畅(如头后仰、托下颌或安放口咽通气道等)。故全麻后患者其下颌与口咽腔软组织处于松弛状态所致咽腔狭窄是导致上呼吸道梗阻的主要因素;③反复气管插管操作:上呼吸道结构异常患者往往气管插管困难,若反复多次尝试插管,则可引起口咽腔软组织水肿或肿胀,致使原已狭窄的咽腔可更加缩窄,其上呼吸道梗阻也更为严重,甚至完全阻塞;④口咽腔手术创伤:如腭裂修复术、声带乳头状瘤、下颌骨部分切除等患者,可能术前无上呼吸道梗阻现象,但手术后,由于上呼吸道软组织及黏膜疏松,均可引发不同程度的咽喉水肿,上呼吸道水肿严重者一旦拔出气管插管,则可迅速出现上呼吸道梗阻;⑤其他:如颈部肿物或巨大甲状腺压迫气管,以及建立气管插管后术中气管插管被压瘪、扭曲等,也属于上呼吸道梗阻。

【提示与注意】 如围麻醉期患者出现呼吸抑制则导致其呼吸频率降低、自主呼吸减弱、潮气量减少。若患者发生呼吸道梗阻,则可使呼吸道缩窄而通气受限或通气不足,尤其呼吸抑制与呼吸道梗阻两者并存,更易导致机体产生严重低氧血症或呼吸危象,甚至呼吸心搏停止。因此,麻醉医师既要防止呼吸抑制,又要避免呼吸道梗阻,特别是护送病房后麻醉术后患者,更应提高警惕。

(王世泉　王明山　于文成)

第二节　呼吸系统疾病与麻醉

不同的呼吸系统损伤或疾病常伴有许多相似的临床症状、体征、影像学改变以及化验检查结果,而其他全身性疾病也可累及呼吸功能,且呈现出与呼吸系统原发疾病类似的临床表现,

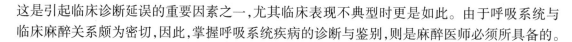

这是引起临床诊断延误的重要因素之一,尤其临床表现不典型时更是如此。由于呼吸系统与临床麻醉关系颇为密切,因此,掌握呼吸系统疾病的诊断与鉴别,则是麻醉医师必须所具备的。

42. 气胸如何分类?对机体有何危害?

【术语与解答】①胸膜腔由胸膜壁层和脏层构成,正常胸膜腔是不含气体的密闭性潜在腔隙,任何原因引起胸膜破损而使气体进入胸膜腔,则可造成胸膜腔积气,临床上称之为气胸。此外,增高的肺内压(如呛咳等)可能导致脆弱的肺泡组织破裂,从而引起自发性气胸,这在肺气肿以及肺大泡患者中尤为多见;②临床上通常将气胸分为三大类:即自发性气胸、创伤性气胸和人工气胸。前者是由机体自身肺部疾病导致肺组织和脏层胸膜破裂或由于肺大泡破裂,致使肺泡与支气管内的空气进入胸膜腔造成;中者则是因胸部外伤或医疗诊断以及治疗操作过程中引发的气胸;后者多为诊治胸部疾病,人为将气体注入胸腔;③气胸是胸膜腔内压力升高,甚至负压变成正压,从而造成肺脏压缩,肺静脉血液回心受阻,产生不同程度的肺、心功能障碍。此外,临床上按气胸与外界空气的关系又分为闭合性气胸、开放性气胸与张力性气胸:

1. 闭合性气胸　如患者胸膜裂口较小,可随着肺萎陷和浆液性渗出而封闭,不再有空气进入胸膜腔,胸腔内压接近或超过大气压,此时视气体量多少而定,抽气后胸内压下降,病程中胸膜腔内残余气体可逐渐自行吸收。

2. 开放性气胸　胸膜裂口持续性开放,即吸气与呼气时气体经裂口自由进出胸膜腔,胸腔内压可随大气压上下波动,抽气后压力无变化。

3. 张力性气胸　胸膜裂口呈单向活瓣或呈活塞作用,吸气时裂口开放,空气进入胸膜腔,且胸廓扩大,而呼气时裂口关闭,使得每次呼吸时气体只能进入胸膜腔而不能排出,从而导致胸膜腔内气体逐渐增多,胸膜腔内压逐渐递增变为正压,导致肺脏受压而肺通气迅速下降,出现通气/血流比值严重失衡。由于肺通气严重不足,纵隔移位至健侧,并影响心脏血液回流,故大量未能氧合的血液流入体循环,该种气胸对机体生理影响最大,因此,患者临床表现为极度呼吸困难,甚至口唇黏膜及全身皮肤发绀,如不及时减压,严重患者甚至窒息死亡。张力性气胸临床症状:①胸痛:常为突然、持续性刺痛或刀割样痛,吸气时加重,多在前胸、腋下部痛,也可放射到肩、背、上腹部;②呼吸困难:由于破裂的肺组织和脏层胸膜形成单向活瓣,气体只能进入胸腔,而不能退回肺内,从而导致胸腔内压力不断增高,患者则表现为严重呼吸困难,听诊患侧呼吸音减弱或消失,甚至可由大汗淋漓与口唇明显发绀继之发展为休克或昏迷。

4. 气胸对机体的危害　①气胸症状的轻重与基础肺部疾病、肺功能状态或胸腔积气发生与发展的速度、积气量,以及临床分型有关。如基础肺功能差、积气快、积气量大、胸腔内压高,其症状还可继续发展,则对呼吸循环影响严重;②若发生于严重肺气肿患者,即使肺仅被压缩10%,也可引起严重呼吸困难及发绀;③气胸多为单侧,双侧同时发生者仅占10%;④尤其张力性气胸,呈进行性呼吸困难,乃至缺氧而发绀,甚至出现休克,必须紧急救治。

5. 治疗与处理　①吸氧:以缓解机体缺氧,必要时气管插管实施呼吸支持;②排气减压:可根据气胸的严重程度及发展情况决定是否进行胸腔抽气或行胸腔闭式引流,以便使萎陷肺尽快膨胀。

【麻醉与实践】①气胸是临床常见急症之一,临床麻醉操作与相关手术进程期间也时常引发气胸,故务必引起高度重视;②麻醉医师无论实施颈内静脉穿刺置管或是锁骨下静脉穿刺置管,都有穿破胸膜和肺尖的可能,主要原因是穿刺期间针干的角度和针尖的方向不当,以及进针过深造成,尤其是锁骨下进路时,针干与皮肤角度太大,易使针尖离开锁骨下缘,很易穿破胸膜和肺组织。而颈内静脉穿刺时,为避开颈总动脉而针尖方向过于偏外和过深,往往会穿破胸膜顶和肺尖。如果针眼较小,产生少量气胸可不需特殊处理,可自行吸收。如果针尖在深部改变方向使破损口扩大,正压通气情况下则有张力性气胸的危险,尤其是在应用氧化亚氮(N_2O)麻醉时;③颈内静脉穿刺置管时气胸的发生率较低,从理论上讲,在环状软骨水平(高位)以上位置穿刺,其气胸的发生率则更低。此外,对穿刺有怀疑者,操作完成后应听诊两肺呼吸音和观察患者情况,必要时应进行胸片检查;④全麻诱导一般大都面罩加压通气,如肺大泡患者则有可能引起肺大泡破裂而造成医源性气胸,故该类患者应面罩小潮气量稍增加呼吸频率辅助通气为宜。

【提示与注意】 对病情危重不宜搬动的张力性气胸患者,以快速确定气胸所在部位,若在没有任何条件的情况下,可用尖刀或粗针头刺破胸壁,放出胸膜腔高压气体,以缓解呼吸危象,并争取进一步的抢救治疗。此外,气胸应与支气管哮喘、阻塞性肺气肿、急性心肌梗死、肺栓塞及肺大泡相鉴别。

43. 慢性支气管炎患者如何实施麻醉与管理?

【术语与解答】 ①慢性支气管炎是由于感染或非感染因素引起气管、支气管黏膜及其周围组织的慢性非特异性炎症;②由于炎症反复发作,引起小支气管壁炎性细胞浸润、充血、水肿与纤维增生,以致管壁增厚、细小呼吸道管腔狭窄;③呼吸气流阻塞的另一原因则是小支气管与细支气管痉挛性收缩;④若病变继续发展,可形成肺组织结构的破坏,进而发生阻塞性肺气肿。

1. 相关病因 慢性支气管炎病因非常复杂,至今尚未完全清楚,主要认为与空气污染、吸烟、长期呼吸道感染、过敏因素、气候变化等有关。

2. 病理生理 ①小支气管黏膜上皮细胞发生变化:由于炎症反复发作,引起小支气管上皮局灶性坏死和鳞状上皮化生,以及纤毛上皮细胞具有不同程度的损坏,导致纤毛变短、参差不齐或稀疏脱落;②小支气管壁异常改变:由于各种炎性细胞浸润,致使小支气管壁充血、水肿和纤维增生,且引起管腔狭窄;③小支气管腺体分泌亢进:小支气管腺体增生,致使粘液性分泌物增多,故呼吸道痰量增多,从而引起咳嗽、咳痰或气喘等症状,其痰液一般为白色粘液泡沫状,在急性发作期咳嗽可加剧,并出现粘液脓性或脓性痰;④相关并发症:慢性支气管炎持续性进展又可并发阻塞性肺气肿、肺源性心脏病,从而严重影响机体活动和健康;⑤小支气管狭窄和阻塞:该疾病可致小呼吸道阻塞通气障碍,此时呼气阻力增加并大于吸气阻力,久而久之导致肺泡过度充气,肺残气量明显增多而并发肺气肿;⑥呼吸功能变化:慢性支气管炎早期病变主要在内径 <2mm 的细小支气管,故临床症状多不明显,常规肺功能检测大多正常,但闭合气量测验可见增大。当炎症蔓延至较粗支气管时,在急性加重期,细小支气管水肿而狭窄,故呼吸阻力增加,常规通气功能测验如最大通气量、1 秒钟呼气量、最大呼气中段流速均轻度减低,而残气量轻度增加,但肺活量正常。在缓解期,肺功能变化均可恢复正常。一旦慢性支气管炎发展至阻塞性肺气肿后,呼吸功能的损害大都不可逆转。

3. 临床表现 ①部分患者在起病前有急性支气管炎、流感或肺炎等急性呼吸道感染史,患者常在寒冷季节发病,表现为咳嗽、咳痰,尤以晨起为著,其痰液多呈白色粘液泡沫状,粘稠者不易咳出;②在急性呼吸道感染时,症状迅速加剧,痰量增多,粘稠度也增加,甚至为黄色脓性,偶有痰中带血;③慢性支气管炎反复发作后,支配支气管的迷走神经感受器反应性则增高,导致下呼吸道副交感神经功能亢进,容易出现过敏现象而发生喘息;④该疾病早期症状轻微,随着病情发展,秋冬季可加剧,从而终年咳嗽及咳痰不停。喘息型支气管炎患者在症状加剧或继发感染时,常有哮喘样发作,气急而不能平卧。晚期炎症加重,症状长年存在,不分季节;⑤慢性支气管炎患者呼吸困难一般不明显,但并发肺气肿后,随着肺气肿程度增加,其呼吸困难也逐渐加重;⑥慢性支气管炎在老年人群中发病率甚高,约占老年人总数的 10% ~15% 。

4. 临床体征　①本病早期多无体征,有时在肺底部可听到湿性和干性啰音;②而喘息型支气管炎在咳嗽或深吸气后可听到哮喘音,发作时则有广泛性哮鸣音;③长期发作的患者可有肺气肿的体征。

5. 影像学检查　单纯型慢性支气管炎或仅见双肺下部纹理增粗或呈索条状,这是小支气管壁纤维组织增生变厚的征象。若合并支气管周围性炎症,可有斑点阴影重叠其上,临床上为明确诊断,透视或摄平片即可满足要求。

6. 临床治疗原则　慢性支气管炎应以控制感染和祛痰、镇咳为主,伴发喘息时,可加用解痉平喘药物等。

【麻醉与实践】患有慢性支气管炎患者的麻醉较为棘手,且多为老年患者,故务必全方位考虑。

1. 麻醉前准备　①停止吸烟:戒烟时间至少两周,因戒烟越长,血液中碳氧血红蛋白降低也越明显;②控制呼吸道感染:如防止呼吸道感染,可减少支气管内分泌物,并能显著降低麻醉术后肺部并发症。

2. 麻醉前用药　①应尽量选择对呼吸功能干扰轻微的药物,尤其麻醉性镇痛药应慎用或不用,以避免麻醉诱导前提早发生中枢性呼吸抑制;②抗胆碱类药可减少呼吸道分泌物,有松弛气管、支气管平滑肌作用,但也能引起呼吸道分泌物黏稠,从而不易被咳出或吸出,故容易造成细小支气管阻塞或肺不张,因此需斟酌应用。

3. 麻醉方法选择　临床上就麻醉方法而言大致有四大类:①局部麻醉;②区域阻滞;③椎管内脊神经阻滞;④全身麻醉(又分气管内插管与非插管)。就慢性支气管炎对呼吸功能的影响,一般而言,理论上随上述排列而选择,但即使选择对呼吸功能干扰轻微的麻醉方法,若轻视麻醉药的作用与术中呼吸管理,以及手术创伤的干扰,同样适得其反,故应全方位考虑为妥。

(1)局部麻醉与区域阻滞:两者麻醉方法几乎对呼吸功能无影响,尤其使用低浓度局麻药物。但慢性支气管炎患者仰卧位实施头颈部手术操作,有可能出现上呼吸道梗阻,特别是肥胖且颈粗短患者,加之多层敷料覆盖颜面部,患者短时间内可自感胸闷、憋气,如无面罩供氧吸入,易引起低氧血症与二氧化碳蓄积,此时给予上呼吸道管理往往被动或棘手。

(2)椎管内脊神经阻滞:该麻醉方法对呼吸功能的干扰主要来自阻滞范围过高所致的呼吸肌麻痹,此外,仰卧体位其膈肌向头侧移位,其胸廓与肺顺应性降低,尤其肥胖且腹部膨大者,更容易加重通气不足,甚至呼吸停止。故慢性支气管炎患者除应采取小剂量、低浓度局麻药外,还务必面罩给氧持续吸入,并将手术台调节为适宜头高足低位,以及不用或少用镇静、镇痛药。

(3)全身麻醉:全麻建立人工呼吸道后(气管内插管或安置喉罩)则能保障呼吸道通畅,给氧通气充分,无论来自麻醉性镇痛药所致的中枢性呼吸抑制,还是应用肌松药造成的外周性呼吸肌麻痹,均能通过呼吸管理来保障,故术中不存在呼吸抑制或呼吸停止风险。但麻醉后期或手术完毕之前应停止使用对呼吸有影响的药物,以利于慢性支气管炎患者术后自主呼吸及早恢复。

4. 加强监测　慢性支气管炎患者围麻醉期呼吸功能监测尤为重要,包括 SpO_2 与 $P_{ET}CO_2$,以及血气分析等,以便发现异常及早给予纠正与处理。

【提示与注意】合并呼吸系统疾患患者与临床麻醉的矛盾在于:①该患者呼吸功能均存在不同程度的降低,麻醉术中很易出现通气障碍,而麻醉用药又可抑制呼吸,并容易引起呼吸道不畅或梗阻,这就需要合理处理好两者之间的关系;②全麻患者术毕需根据全身状况与呼吸功能有无异常决定是否拔除气管插管,对于该患者即使拔管后也应常规面罩吸氧,以提高机体氧储备,缓解麻醉药残余作用和手术创伤所致的呼吸肌无力而引起的供需失衡;③严重支气管炎疾患患者,术后其呼吸功能不可能短时间内恢复自身需要,术毕应转运麻醉恢复室,甚至护送 ICU 继续给予呼吸支持与相关治疗;④术后创伤疼痛可直接影响呼吸功能,尤其胸腔与腹部手术患者,故术后镇痛十分必要。但选择何种镇痛方法则需全面衡量,一般认为采用硬脊膜外隙镇痛较以阿片类药物为主的静脉镇痛相对安全,因为后者主要存在着中枢性呼吸抑制作用,对于慢性支气管炎患者尤其应注意,仍以不用或小剂量应用为妥。而硬脊膜外隙镇痛应采取低浓度、较长时效局麻药则是适宜方法之一(如罗哌卡因),可有利于患者咳嗽、排痰,以减少呼吸系统并发症。

44. 阻塞性肺气肿患者如何实施麻醉与管理?

【术语与解答】①肺气肿是指终末细支气管远端(指呼吸性细支气管、肺泡管、肺泡囊和肺泡)的管壁弹性减退、肺局部组织过度膨胀、肺泡充气和肺容积异常增大或同时伴有管壁破坏的病理状态;②按其发病原因,肺气肿则有以下几种类型:如老年性肺气肿、代偿性肺气肿、间质性肺气肿、灶性肺气肿、旁间隔性肺气肿。而阻塞性肺气肿主要由于慢性支气管炎或其他因素逐渐引起的细小支气管狭窄,终末细支气管远端气腔过度充气,并伴有气腔壁膨胀、破裂等,临床上多为慢性支气管炎的常见并发症。

1. 病因　阻塞性肺气肿病因极为复杂,一般而言,凡能引起慢性支气管炎的相关因素均可引起阻塞性肺气肿。

2. 病理生理　①病变肺组织过度彭胀而失去弹性,致使回缩受限或困难;②慢性支气管炎并发肺气肿时,其严重程度取决于全肺的病理性改变,早期病变可局限于细小支气管,仅闭合容积增大,其动态肺顺应性降低,静态肺顺应性增加。病变扩展至较大支气管时,肺通气功能出现明显障碍,最大通气量均降低。随着病情的发展,肺组织弹性日益减退,肺泡持续性扩大,肺组织回缩障碍加重,其残气容积占肺总量的百分比增加;③随肺气肿病情加重,大量肺泡周围的毛细血管受肺泡膨胀的挤压而退化,致使肺毛细血管大量减少,肺泡间的血流量降低,此时肺泡虽有通气,但肺壁无血液灌流或虽有血液灌流,但不能参与气体交换;④正常肺泡及肺毛细血管大量丧失,肺弥散面积逐渐减少,产生通气与血流比例失调,致使换气功能发生障碍而引起缺氧和二氧化碳潴留,机体则表现为不同程度的低氧血症和高碳酸血症,最终出现呼吸功能衰竭。

3. 临床表现　①慢性支气管炎并发肺气肿时,在原有咳嗽、咳痰等症状的基础上出现了逐渐加重的呼吸困难,早期仅在活动时有气急症状,随着病变的发展,稍微活动时,甚至在静息状态也感气急;②当慢性支气管炎急性发作时,小支气管分泌物增多,进一步加重通气功能障碍,从而出现胸闷、气急加剧,严重时可出现呼吸功能衰竭症状,如呼吸困难、发绀、头痛、嗜睡、神志恍惚等;③患者体态常呈桶状胸且肋间隙饱满者常为肺气肿典型特征,其双肺听诊呼吸音呈弥漫性减弱。

4. 临床体征 ①早期体征不明显,随着病情的发展,可出现桶状胸,呼吸运动减弱,触诊语颤减弱或消失,叩诊胸廓回响增高,心浊音界缩小或不易叩出,听诊心音遥远,呼吸音普遍减弱且呼气延长,并发感染时双肺底部可有干湿啰音;②如剑突下出现心脏搏动及其心音较心尖部位明显增强时,提示并发早期肺心病;③肺气肿易并发自发性气胸,如有突然加剧性呼吸困难,并伴有明显的胸痛、发绀,听诊时呼吸音减弱或消失,叩诊时呈鼓音调,应考虑气胸的存在,通过 X 线检查,可明确诊断。

5. 影像学检查 ①胸肺影像:胸廓扩张、肋间隙增宽、肋骨平行、活动减弱、横膈降低且变平,双肺野透亮度增加,有时可见局限性透亮度增高,表现为局限性肺气肿或肺大泡,肺血管纹理纤细、稀疏和变直;②心脏影像:心脏常呈垂直位,心影狭长扩大。

6. 肺功能检测 ①通常该患者第一秒用力呼气量占用力肺活量比值 <60% ,最大通气量低于预计值的 80% ,残气容积占肺总量的百分比增加,超过 40% 说明肺泡存在过度充气,这对诊断阻塞性肺气肿有重要意义;②血气分析则出现动脉血氧分压(PaO_2)降低和二氧化碳分压($PaCO_2$)升高,且 pH 值降低,并显示失代偿性呼吸性酸中毒。

7. 临床治疗原则 治疗的目的在于减轻症状,改善呼吸功能:①避免吸烟和其他呼吸道刺激物,以及解除患者所伴有的精神焦虑和忧郁;②消除各种引起呼吸道阻塞的可能因素;③控制咳嗽和降低痰液的生成;④预防和控制呼吸道感染;⑤必要时给予氧疗。

【麻醉与实践】阻塞性肺气肿患者实施肺减容术或其他外科手术的麻醉管理阐述如下:

1. 实施肺减容术 部分阻塞性肺气肿患者需实施肺减容手术,其目的是切除患有严重病变组织的废用性肺容量,以缓解严重肺气肿患者的呼吸功能不全症状,以提高机体生活质量。

临床麻醉处理要点:①可选择全麻复合硬脊膜外隙脊神经干阻滞,以减少全麻用药量对术后呼吸功能的抑制,并能通过硬脊膜外隙用药实施术后镇痛,以减轻开胸创伤疼痛刺激所致的术后呼吸幅度和频率降低;②全麻诱导期间,尤其肌肉松弛药注射后,不应面罩加压过度通气,尤其伴有肺大泡者,以避免肺大泡破裂而引起的医源性气胸;③因肺气肿患者呼吸功能储备极差,为提高麻醉术中机体氧合充分,全麻诱导后建立双肺隔离技术务必安置双腔支气管插管到位,因只有使用纤维支气管镜引导确定其位置方理想;④麻醉术中机械呼吸支持不应过多、过度的正压通气,应调整适宜的通气量,避免呼吸道峰压大于 $25cmH_2O$,并调节吸/呼比例,以延长呼气时间,以利于患者耐受较长时间的单肺通气,并且可防止低氧血症与高碳酸血症;⑤停止单肺通气并同时进行患侧肺复张期间,务必使肺复张过程缓慢、轻柔,不宜一次性到位,以防止复张性肺水肿;⑥肺减容手术失血较少,应根据情况限制液体输入量;⑦该手术患者肺功能往往较差,术毕拔管后应继续面罩给氧辅助通气或氧疗,以保障适宜的气体交换,术后应护送麻醉恢复室或 ICU 继续观察,以防不测;⑧给予有效的术后镇痛,有利于及早拔出气管插管与早期下床活动,并对患者术后康复颇为有利,尤其硬脊膜外隙用药镇痛。

2. 实施非开胸手术 麻醉选择、麻醉用药及麻醉管理应结合病情、手术部位而定。

(1)麻醉选择:①局部麻醉与颈神经丛或臂神经丛阻滞:该麻醉方法对呼吸功能影响很小,面罩供氧保留自主呼吸,则可满足体表手术和上肢手术;②硬脊膜外隙脊神经干阻滞:此法适用于中、下腹部与盆腔手术以及会阴或下肢手术,该麻醉方法干扰呼吸功能相对轻微;③蛛网膜下腔脊神经根阻滞(腰麻):由于此麻醉方法对血流动力学干扰大,很易产生低血压,并影响呼吸功能,故较少选用;④全身麻醉:此麻醉方法对阻塞性肺气肿患者有利有弊,由于头颈部与开胸等较复杂手术基本需全麻方能创造手术条件,而全麻药与手术创伤对该患者术后恢复期可产生一定影响,因此需权衡利弊与全方位考虑,务必做好全程呼吸管理。

(2)麻醉用药:主要谈及全麻药和相关辅助用药,适合阻塞性肺气肿患者的药物有:吸入全麻药七氟烷,静脉全麻药丙泊酚、依托咪酯、咪达唑仑、氯胺酮,麻醉性镇痛药为芬太尼、舒芬太尼、瑞芬太尼等,肌肉松弛剂以罗库溴铵、维库溴铵、顺式阿曲库铵为宜。

(3)麻醉管理要点:①对阻塞性肺气肿患者而言,任何一种麻醉方法的成功实施,不仅是麻醉方法的合理选择,更重要的是麻醉与呼吸管理,其中包含着麻醉技术和麻醉技巧,以及个体化用药和药物搭配是否合理等。如麻醉管理不当或失误,则有可能并发呼吸与循环系统并发症;②阻塞性肺气肿患者全身状况大都较差,年龄也偏高,故麻醉术中维持循环功能稳定至关重要,无论麻醉诱导还是麻醉维持,均应避免血流动力学急剧改变;③围麻醉期呼吸管理是阻塞性肺气肿患者重中之重,包括维持呼吸道通畅,满足适宜的通气量,防止缺氧和严重二氧化碳蓄积。此外,还应避免过度通气所引起的低碳酸血症,因 $PaCO_2$ 过低可使患者术毕自主呼吸抑制,从而导致气管插管不能及时拔除。另一方面,还应考虑或接受允许性高碳酸血症的问题;④阻塞性肺气肿患者其呼吸道分泌物往往较多,及时清除呼吸道痰液或血性分泌物,可降低呼吸道阻力,维持呼吸道通畅,提高自主呼吸潮气量,但呼吸道内吸引管刺激所致的应激反应或反射可促发血流动力学急剧改变。因此,吸引前应加深麻醉或提前给予呼吸道局麻药表麻,同时每次吸引时间不宜超过 10 秒钟。

(4)加强围术期监测:该患者除常规监测脉搏、血压、心电图、尿量、SpO_2 外,还应监测呼吸道压力、呼气末二氧化碳($P_{ET}CO_2$),以及间断给予动脉血气分析,必要时进行直接动脉测压与中心静脉压监测等。

【提示与注意】①年龄大于 75 岁、双肺整体功能受损、$PaCO_2$ 大于 55mmHg、肺动脉高压、合并支气管哮喘或伴有肥胖症患者、严重矽肺以及肺气肿急性感染期等,禁忌实施开胸手术;②若患者血红蛋白大于 160g/L 且血细胞比容大于 60%,往往提示存在慢性缺氧。而白细胞计数及分类可反映有无感染;③动脉血气分析是评估肺功能有价值的指标,应常规检测;④简易的肺功能试验可在访视患者期间完成,对了解患者肺功能、判断能否耐受麻醉与手术很有帮助,如屏气试验(该试验正常者可持续 30 秒以上,而呼吸、循环功能代偿差者其屏气时间一般少于 30 秒,如果屏气时间短于 20 秒,可认为呼吸功能或心肺储备较差或显著不全;当时间低于 10 秒,常不能耐受麻醉与手术)和吹气试验(此试验让患者尽量深吸气,如能在 3 秒钟内全部呼出者,表示用力肺活量基本正常;若需 5 秒钟以上才能完成全部呼气,提示存在阻塞性通气功能障碍);⑤一般而言,呼吸道手术、开胸手术与上腹部手术影响或干扰呼吸功能显著,而下腹部与盆腔手术以及四肢手术影响呼吸功能轻微,故呼吸管理与监测需有侧重;⑥术毕恢复期根据情况决定是否给予氧疗或镇痛;⑦特殊情况阻塞性肺气肿患者术毕可带管护送 ICU 继续行呼吸支持治疗。

45. 支气管扩张症有何麻醉难度及风险?

【术语与解答】①支气管扩张症是指中等大小近端的支气管由于其管壁平滑肌和弹性组织成分的损害,从而导致其管腔结构异常或出现不可逆性扩张、变形;②支气管扩张症可发生于任何年龄,通常在幼儿时期开始发病,但症状一般若干年后才出现,故以儿童、青少年或青年较为多见;③支气管扩张症临床表现症状的严重程度和特点因人而异,即使同一患者其临床表现亦随时间不同而不同,很大程度上取决于病变的范围以及是否合并慢性感染与其感染范围;

④该患者常见临床症状为咳嗽、咳痰或大量脓痰,也可无明显症状,只是在呼吸道感染后才出现明显症状,并经历数年后可逐渐加重;⑤反复咯血为支气管扩张症临床表现之一,通常咯血量不等,以痰中带血直至大量咯血,其咯血因素为支气管毛细血管壁糜烂或侵蚀,致血管壁破损而出血,严重者可大咯血,甚至引起误吸、窒息而死亡;⑥如支气管扩张症为局限性,且长期经保守治疗仍反复发作者,可考虑外科手术切除病变肺组织。

【麻醉与实践】 本文主要简述支气管扩张症大咯血的抢救或行急症手术的麻醉处理。

1. 下呼吸道控制难度与风险 ①由于支气管内存在较多血液、痰液或大量脓痰,其患者本身则处于误吸状态,严重者甚至窒息,而矛盾焦点在于:既要将支气管内,乃至小支气管分支内的积血与/或痰液清除,又要保障机体氧合不持续中断,这给善于建立人工呼吸道(气管插管)的麻醉医师带来难度和风险;②抢救大咯血或支气管扩张症急症手术,其术前对患者多不了解,且全身情况也不清楚,加之术前各项检查多不完善,应首先推测该患者大都伴有贫血、低氧血症、呼吸费力、误吸状态,甚至窒息。上述则是该患者围麻醉期下呼吸道控制困难和风险的棘手问题。

2. 临床麻醉处理要点和技巧 ①如能提早确定出血部位,可先将患者处于侧卧位,使其患侧肺脏在下,以防止血液流向健侧,如能使患者清醒条件下快速插入双腔支气管导管更佳,因建立双肺隔离技术有利于将支气管内血液或大量脓痰分别吸引,也有助于确定病变和出血部位,一般认为出血较多的一侧可能为病变肺;②为抢救患者或行紧急手术以插入左侧双腔支气管导管为妥,因左侧双腔管容易安置到位,有利于快速建立双肺隔离技术,可提早有效阻止患侧支气管内积血或积液继续进入健侧肺内。此外,先吸出误吸入健侧肺内的积血或积液,以便及早实施纯氧通气,缓解机体低氧血症和高碳酸血症,当机体严重缺氧改善后,再进一步处理患侧肺内积血或积液,这可解决双肺同时通气受阻问题;③虽然该患者清醒插管较为安全,但抢救期间神志清醒,实施双腔支气管导管插入,一方面操作较为困难,且不易短时间内成功,另一方面患者难以配合,且可因恶心、难受、紧张、恐惧而对抗,从而加重咯血与呼吸困难,甚至出血涌出声门可进一步造成声门显露不清而插管困难倍增,其结果容易导致窒息。因此,根据情况可先安置喉罩纯氧通气,并给予适宜麻醉,当情况允许,再建立双肺隔离技术;④支气管扩张症患者插入双腔支气管导管建立双肺隔离技术至关重要,无论是大咯血,还是肺内积存大量脓痰,可吸引与通气同步进行(即一侧支气管内实施吸引,而另一侧肺则进行通气),因通气不中断则对重要脏器(心、脑、肾)氧合尤为关键,还可通过双腔支气管导管明确咯血部位,以及给予进一步相关治疗;⑤儿童或少年因双腔支气管导管太粗而不能建立双肺隔离技术,可插入带有阻塞器的单腔气管导管,以便阻塞患侧肺脏,而保障健侧肺脏有效通气;⑥若无双腔支气管导管和带有阻塞器的单腔气管导管,也可先插入普通单腔气管导管或置入喉罩,并衔接带有"三通"结构的连接管,则可实施机械通气和气管内吸引同时进行,特殊情况下此方法既能去除下呼吸道内的积血、积液,又能使机体呼吸不中断,这对抢救该患者颇为有利;⑦支气管扩张症患者辅助呼吸或机械通气,其潮气量不宜过大,成人300~400ml即可,以避免通气压力过大将积血或积液挤压入远端的小支气管内,导致小支气管阻塞,除影响有效通气外,还增加吸引难度;⑧整个气管插管操作过程应轻巧,发现声门处血液或血凝块应尽快吸出。

总之,紧急处理支气管扩张症患者应全方位考虑,既要有熟练地操作技术,又要具备灵活的操作技巧,还要有随机应变的思维方式。

【提示与注意】 ①如支气管内血液凝结成块,应先使患者处于侧卧位,患侧肺在下,再经气管插管注入患侧支气管内适量浓度的肝素生理盐水冲洗(如插入双腔支气管导管可无需侧卧位),然后将其积血吸出;②切记:如插入普通单腔气管导管者,其下呼吸道吸引应与肺通气交替进行,不应偏重于长时间频繁吸引而中断通气;③抢救完毕或咯血部位封堵结束,拔出双腔支气管导管也是重要一环,因拔管刺激同样也会促发再咯血,甚至导致窒息死亡,因此需予以警惕;④由于支气管扩张症患者术前已经出现肺功能不良和通气障碍,而术后肺通气仍可能很差,其相对正常的一侧肺也可能被血液或脓痰污染,加之手术创伤造成的生理功能紊乱,故必要时需继续保留双腔支气管导管通气,为此,可护送 ICU 继续行呼吸支持治疗。

46. 急性呼吸道炎症(感染)患者麻醉有何风险?

【术语与解答】①急性呼吸道炎症是指来自呼吸道的病菌或病毒所致,包括急性上呼吸道感染(简称上感)和急性气管、支气管炎;②急性呼吸道炎症可使机体免疫力降低,可出现呼吸道黏膜充血、水肿且分泌物增多以及声音嘶哑、咽痛、咳嗽、发热等,严重者可伴发其他并发症;③一般情况下急性呼吸道炎症经治疗后 5 ~ 7 天逐渐痊愈。

【麻醉与实践】急性呼吸道炎症患者若同时伴有外科急性病变且需急诊手术,其麻醉难度与麻醉风险倍增:①患者急性呼吸道炎症期间即使临床症状轻微,麻醉也不能掉以轻心,因抗生素的应用可掩盖许多临床体征;②麻醉前必须详细了解病情与发展趋势,以及各相关检测与实验室检查应较择期手术患者更应全面,以便心中有数和提前做好相关准备;③急性呼吸道炎症患者其呼吸道敏感性显著增强,各种呼吸道机械性刺激极易促发喉痉挛或细小支气管平滑肌痉挛性收缩(简称支气管痉挛),而两种痉挛严重时均可导致呼吸危象;④一般情况下,急性呼吸道炎症患者实施急诊手术尽量采取局部麻醉,其次是区域阻滞(如颈神经丛或臂神经丛阻滞),再者硬脊膜外隙脊神经干阻滞,最后采用气管插管全麻,但无论采取何种麻醉方法,必须严格无菌操作;⑤围麻醉期加强各种监测(如血压、心电图、SpO_2、$P_{ET}CO_2$、血气分析等),以便早期发现异常情况,及时给予处理;⑥麻醉用药种类应减少,麻醉术后护送麻醉恢复室继续观察一段时间,当无任何异常情况时,方可护送回病房,特殊情况可直接转送 ICU 治疗。

【提示与注意】急性呼吸道炎症患者实施麻醉与手术属禁忌证,因麻醉与手术风险颇大,但此期间如因外科疾病或创伤需急症手术,则必须小心与认真对待,以便将风险和并发症降至最低。

作者曾遇一例急性呼吸道炎症患儿行择期手术,全麻诱导后发生呼吸危象案例,现报告如下,以示警示。

【案例与回顾】患儿,女,年龄 5 岁,体重 22kg,因患扁桃体肥大,择期在全身麻醉下行扁桃体摘除术。患儿入院后因急性呼吸道感染而体温升至 38.6℃,经抗生素治疗 2 天"好转",体温恢复正常,且无咳嗽症状,精神尚可。麻醉前 30 分钟肌注阿托品 0.3mg、哌替啶 10mg,入手术室后测 SpO_2 为 98% 、心率 85 次/分,开放静脉通路,静脉缓慢注射氯胺酮 40mg、地西泮(安定)6mg 后,肌肉松弛药尚未给予,患儿即出现明显舌后坠,给予提下颌时,患儿发生呛咳,并呼吸困难,表现为无胸廓运动,"三凹"征明显,此时 SpO_2 迅速下降至 75%,并且口唇出现发绀,迅速给予面罩纯氧加压通气,但呼吸道阻力很大,继之 SpO_2 下降为 31%,此时患儿口唇及面部严重发绀,即刻静脉注射琥珀胆碱 25mg,同时行喉镜显露声门,发现喉腔被黄色脓性分泌物所遮盖,声门未能窥见,立即给予吸引,SpO_2 已下降 16%,此时患儿面颊部、颈部呈"紫茄子样",此时让助手按压胸廓给予辅助呼吸时,隐约发现声门处有黄色脓性分泌物随每次胸廓按压由内向外流动,顺势将气管导管插入后,连接呼吸气囊,纯氧加压通气,约一分钟时 SpO_2 上升至 78%,口唇发绀有所改善。暂停人工呼吸,迅速经气管插管行气管内吸引,此时吸出大量黄脓色分泌物,经少量生理盐水冲洗,吸引与辅助通气交替进行,听诊双肺呼吸音显著好转,静脉注射地塞米松 5mg,继续给予纯氧辅助呼吸,当 SpO_2 上升至 98%,以后经过顺利,暂停手术,待患儿完全清醒后拔出气管插管,护送病房后继续行抗生素治疗。

【讨论与分析】①本例患儿入院后患急性呼吸道感染,体温 38.6℃,手术医师急于早期手术,故采用抗生素治疗与物理降温措施,体温控制 2 天即安排手术。而麻醉医师也未能术前访视及查看相关实验室检查指标,尤其麻醉前未听诊双肺,从而造成麻醉诱导后发生呼吸危象;②全麻诱导后突如其来的呼吸危象必然引起麻醉医师不知所措,只好紧急实施气管内插管,但喉镜直视下发现从声门下(气管内)涌出大量脓性分泌物阻塞声门所致喉梗阻而出现窒息,所幸吸引非常及时,并迅速建立人工呼吸道(气管内插管),继之实施气管内吸引与人工通气交替进行,尚未造成心搏骤停;③一般情况下小儿扁桃体炎特点则是经常反复发作且容易并发呼吸道感染,在合并急性呼吸道感染期间患儿全身情况大都较差,对麻醉耐受力明显降低,其咽喉应激性增高,故麻醉期间极易发生并发症或意外;④该患儿急性呼吸道炎症虽经抗生素治疗 2 天好转,且体温恢复正常,但短时间的好转未必痊愈,肺内炎性分泌物并未被吸收或排除,当氯胺酮与地西泮(安定)复合应用后(因氯胺酮可使支气管平滑肌松弛,地西泮也具有中枢性肌肉松弛作用),可致使小支气管内炎性分泌物流动,从而易引起反射性呛咳,其结果出现了下呼吸道大量脓性分泌物外排,当堆积在声门处,则造成反射性喉痉挛、喉梗阻,并窒息(SpO_2 最低已下降至 16%);⑤本案例失误与教训在于:忽视术前访视与查体,未能严格把关,致使麻醉时机选择不当造成,虽患儿全麻诱导后发生呼吸危象(窒息)经及时、有效处理转危为安,但留下教训深刻。

需要提示的是:①急性呼吸道感染患者非急症手术均应延期进行,即使治疗痊愈后也需稳定一段时间(一般 2~3 周后)再实施手术为妥。若为急症手术,尤其呼吸道内操作,必须行气管内插管全麻,但麻醉前务必准备完善,以防不测;②急性呼吸道炎症患者行急症手术,麻醉用药应选择短效、速效、可控性强的药物,以争取术毕早期苏醒;③气管内插管全麻便于呼吸管理,并能充分供氧与及时清除下呼吸道分泌物,对于分泌物增多患者应间断、分次予以吸引,以防止吸引时间过长而致机体缺氧(即:吸引→供氧通气→再吸引→继续供氧通气交替进行)。对于小支气管内分泌物不易吸除者,可采用"人工咳嗽排痰"方法,即逐渐加压呼吸囊,延长吸气时间使肺膨胀,再使呼吸囊骤然减压,使其迅速呼气,反复多次利用呼出气流逐渐将分泌物推送至较大支气管后再吸出,或手掌拍打双侧胸廓使其震动,以使分泌物在支气管内流动再将其吸出;④分泌物粘稠者可经气管插管滴入 0.5~2% 利多卡因 2~4ml 给予稀释或生理盐水稀释,以便于吸出。如吸入气进行湿化可降低分泌物粘稠度,也有利于排除分泌物。

(王世泉 王明山 于文成)

主要参考文献与推荐读物

1. 姚泰主编. 生理学. 北京:人民卫生出版社,2008,221-267.

2. 徐启明主编. 麻醉生理学. 第 2 版. 北京:人民卫生出版社,2005,30-59.

3. 曾因明,邓小明主编. 麻醉学新进展. 北京:人民卫生出版社,2006,846-856.

4. 罗自强,谭秀娟主编.麻醉生理性.第3版.北京:人民卫生出版社,2011,37-65.

5. 叶铁虎,吴新民主编.疑难合并症与麻醉.北京:人民卫生出版社,2008,159-181.

6. 盛卓人,王俊科主编.实用临床麻醉学.第4版.北京:科学出版社,2009,17-36.

7. 王世泉,王明山主编.麻醉意外.第2版.北京:人民卫生出版社,2010,232-233.

8. 胡建林,杨和平主编.呼吸疾病鉴别诊断与治疗学.北京:人民军医出版社,2007,13-21.

第七章　循环系统功能及病变与临床麻醉

循环系统是由心脏、动脉、毛细血管和静脉组成,动脉血与静脉血围绕心脏进行血液循环,而心脏则是循环系统的核心,该核心(心脏)的主要功能是将来自肺脏的氧合血持续不断地泵入体循环的动脉血管,又将还原后的体静脉血持续不断地泵入肺脏,这种促使动脉、毛细血管和静脉中的血液周而复始、持续不断地循环流动称作循环功能。由此得知,循环系统的主要生理功能就是持续不断地运输血液,而心脏不停地、有节律地舒张和收缩,则是促使血液流动的动力。因此,循环生理功能的稳定可满足机体器官、组织的氧合与代谢的需要。而麻醉对循环系统功能则可产生负面影响或干扰,甚至抑制。因此了解和熟悉循环系统的生理功能以及病变则对指导临床麻醉实践至关重要。

第一节　心血管功能与麻醉

正常人体心脏节律性的搏动、心输出量、动脉血压以及静脉血回流量等始终保持着相对稳定,即使机体在内、外环境发生变化时,心血管功能也可相应的自身调整,从而使心输出量与各器官、组织的血流量以适应机体新陈代谢和主要功能活动的需要。同样,虽麻醉药物的毒性可引起心血管功能的抑制,但常规麻醉药用量或个体化应用麻醉药物,心血管功能则受影响轻微。

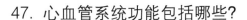

47. 心血管系统功能包括哪些?

【术语与解答】心血管功能包括心肌功能、心脏功能与循环功能。

1. 心肌功能　①心脏的泵血功能主要来自心肌的收缩功能,而心肌的收缩功能必须依赖心肌细胞的兴奋性、自律性和传导性,只有心肌的电生理特性与心肌的机械作用相互结合,才能维持心脏的功能;②心肌所具有的兴奋性、自律性、传导性与收缩性等生理功能必须得到冠状动脉充分供给的氧合血;③心肌障碍或病变主要来自心肌缺血、心肌损害及功能不全。如心肌缺血引起的心绞痛是冠状动脉粥样硬化、狭窄导致的心肌供血不足或短暂中断,而心肌较长时间且严重性缺血与供血中断,则可造成心肌梗死。

2. 心脏功能　①心脏不停的交替性收缩与舒张,才能将心血管系统的血液循环流动;②心脏功能包括心肌、传导组织和瓣膜的的功能,三者任一功能发生异常或病变,均可造成循环功能的紊乱,甚至循环衰竭。

3. 循环功能　①是指整个循环系统功能,主要包括心脏与动、静脉血管及血容量(实际还包括调节血液循环的神经组织),循环功能是为全身组织、器官运输血液,通过血液将氧、营养物质、酶与激素等供给各组织、器官,同时将组织、器官的代谢产物排出体外,以保障机体正常的新陈代谢;②通常心脏、血管与血容量三者处于正常的动态平衡,如其中之一出现异常或病变,则可引起不同程度的循环功能障碍、血流动力学改变,乃至休克或衰竭等。

【麻醉与实践】正常情况下,围麻醉期任何麻醉药物与麻醉操作以及患者缺氧、二氧化碳蓄积、水电解质紊乱、酸碱失衡等,均可不同程度的直接或间接的引起心血管系统功能紊乱。若手术患者同时患有心肌功能异常或心脏功能病变,乃至循环功能障碍,麻醉术中各种不利因素均易引发整个心血管系统功能障碍进一步加重,甚至衰竭。

【提示与注意】伴有心血管疾病患者围麻醉期风险较非心血管疾病者显著增大,且与心血管疾病严重程度呈正比,故麻醉术前病情评估至关重要,有利于麻醉前准备、麻醉方法的选择、麻醉药与相关药物的应用,以及围麻醉期管理等。

48. 心肌功能与麻醉存在何种关系?

【术语与解答】心肌与骨骼肌虽同属横纹肌,尤其收缩原理十分类似,但两者存在着结构与本质的不同。

1. 心肌细胞结构特点　心肌属特殊性横纹肌,是由复杂的心肌细胞构成的一种肌肉组织,其心肌细胞的直径比骨骼肌明显小(前者约为 15 微米,而后者则为 100 微米左右),从纵断面看,心肌细胞的肌节长度也比骨骼肌的肌节短。此外,心肌细胞按结构和功能特点可分为两类:

(1)非自律细胞:该类心肌细胞是构成心房和心室壁的主要成分,属普通心肌细胞,且排列有序形成肌原纤维(形成横纹),并具有兴奋、传导和收缩功能,其作用是向体循环和肺循环执行泵血,故又属于做功心肌细胞,因该类细胞缺乏自律性,因此称之为非自律细胞,但能接受自律细胞的刺激而产生舒缩功能。

(2)自律细胞:是一些特殊分化了的心肌细胞,构成心脏特殊的传导系统,包括窦房结、房室交界、房室束(希氏束)及其分支和浦肯野纤维,这类心肌细胞在生理条件下具有自律性或起搏功能,所以称为自律细胞。但因其肌浆中肌原纤维甚少或完全缺乏,故无舒缩性,其主要功能是自发地产生节律性兴奋活动,并且具有传导性,故是心肌起搏的传导系统。

以上两类心肌细胞"各司其职",相互配合,具有其独特的生理功能,从而保障心肌有节律性舒缩,并完成泵血功能。

2. 心肌功能的特点 心肌细胞兴奋时与骨骼肌一样会产生动作电位,这种电位变化与骨骼肌的动作电位大致相似,都可以表现为静息电位和兴奋时的动作电位,但心肌的动作电位又有其特点:①心肌自身的"机械性电活动"和"内在传导性"是不随意的,是由肌肉内特殊的起搏细胞所控制,并受自主神经系统的调节;②心肌在传导过程中,其各部分细胞自发性节律活动频率的高低由窦房结至浦肯野纤维依次递减;③整个心肌具有四种基本生理特性:即兴奋性、自律性、传导性与收缩性。

3. 心肌也受外周神经的影响 心肌接受交感、副交感(迷走神经)神经双重支配,这有利于保持心脏功能的平衡与稳定,以适应环境变化的需要。

(1)交感神经:该神经纤维末梢释放的递质是去甲肾上腺素,可作用于心肌细胞膜上的肾上腺素能受体而发挥效应,从而致使心肌细胞的自律性增高(称为正性变时作用),其结果是窦性心律加快。但是静脉应用去甲肾上腺素后通常会出现心率不变或有所减慢,这是由于去甲肾上腺素能使外周阻力明显增大而升高血压的这一效应,通过压力感受器反射而使心率有所减慢,从而掩盖了去甲肾上腺素对心肌的直接作用之故。

(2)副交感(迷走)神经:该神经纤维末梢释放神经递质是乙酰胆碱,主要作用于心肌细胞膜的 M_2 受体,可使心肌细胞自律性降低(称为负性变时作用),其表现为窦性心律减慢。

4. 心肌易缺血性 心肌活动较其他机体组织显著,故耗氧高,而其血液供给来源少(只来自左、右冠状动脉),正常的心肌氧供只能从冠状动脉血流中摄取,因此心肌氧供主要依赖冠状动脉的血流量和血氧含量。而心肌易缺血主要由两方面所致:①冠状动脉病变:如冠状动脉粥样硬化或斑块形成,以及冠状动脉痉挛,均可导致冠状动脉狭窄或完全闭塞,必然造成其血流量减少,甚至血流中断,从而引起心肌缺血、缺氧,其结果患者可出现心绞痛,中度者则是心肌梗死,严重者引起猝死;②心脏机械做功增加:如机体运动及任何原因所致心脏负荷加重,均可致使心肌氧耗增大,而心肌灌注不足和代谢产物清除减少,最终造成心肌氧供与氧耗关系失衡,即冠状动脉供血、供氧不能满足心肌做功的需要。总之,心肌缺血的"焦点"就是心肌缺氧,而严重的心肌缺氧必然导致心肌梗死,甚至出现心源性休克,直至心搏停止。

5. 心肌氧供需平衡关系 ①冠状动脉血流量与心肌氧供需平衡关系极为密切,通常心脏活动增加,其心肌耗氧也升高,而冠状动脉血流也同步增多;②心肌氧耗与氧供动态平衡取决于心率、动脉压(后负荷)、心室容量(前负荷)、冠状动脉血流量、氧输送、血细胞比容的正常;③通常机体动脉压、心率及肺动脉压三者中任一项增高均会引起心肌耗氧量的增加;④心肌氧耗失衡情况下,临床通常应用扩血管药物和正性肌力药物来纠正或维持心肌的氧供需平衡。

【麻醉与实践】麻醉药与心肌的关系颇为密切。

1. 全麻药与心肌的关系 无论静脉全麻药还是吸入性全麻药除对高级中枢神经系统抑制外,也对心肌存在不同程度的抑制作用,如应用相对过量或超量,则可导致心肌不同程度的失去自律性、兴奋性、传导性与收缩性,严重超量可导致心搏骤停。

2. 局麻药与心肌的关系 局麻药是通过机体钠离子通道而起作用,同样也作用于心肌钠离子通道,通常局麻药的毒性首先表现为外周神经或(和)高级中枢神经异常反应及症状。而布比卡因用于临床后,逐渐认识到该药的神经毒性与其他局麻药相反,首先表现为对心肌的直接毒性作用,一旦心肌受其毒性侵害(如布比卡因中毒),则可直接导致心肌自律细胞功能丧失而致心搏骤停,特别是该药与心肌亲和力高,可持续性与心肌结合,从而造成心脏复苏极为困难。

3. 麻醉术中心肌缺血与心肌保护 心肌非常脆弱,尤其麻醉术中极易因缺血而受损,故需给予心肌保护。①心肌缺血:是由于心肌的血液供给减少,造成心肌的氧供降低,继之心肌代谢紊乱而出现舒缩异常,从而不能维持心脏正常的生理功能,甚至促发心律失常、心力衰竭,严重者心搏停止。而麻醉术中更易发生心肌缺血,尤其患者冠状动脉粥样硬化导致的冠状动脉狭窄或闭塞,则是引起心肌缺血最主要、最常见的病因之一;②心肌保护:临床利用相关药物或(和)物理的方法降低心肌的耗氧与代谢,以相对增加氧供与能量,从而维持心肌处于氧供需平衡状态;③心肌缺血的一般预防:其一,纠正贫血与电解质紊乱及酸碱失衡,调控心率、血压在适宜水平等;其二,麻醉前应给予适宜镇静,麻醉术后则应实施有效镇痛;其三,根据患者心血管功能情况选择适宜的麻醉方法,麻醉用药合理搭配且用量适中,全麻避免过深或过浅,椎管内脊神经阻滞应防止平面过宽;④心肌缺血一般治疗:如β受体阻滞药与钙通道阻滞药,以及硝酸甘油等药物的应用。总之,围麻醉期应避免心肌缺血,加强心肌保护。

【提示与注意】通过上述麻醉药与心肌的关系可看出,麻醉药就是剧毒药,只有临床应用合理的情况下才能体现出麻醉药的应有效应,若使用失误或超量,心肌的生理功能则被抑制,甚至丧失(心搏骤停)。

49. 根据心脏功能如何麻醉分级?

【术语与解答】①心脏是机体血液循环的核心和动力器官,是由心肌和粗细不等的血管网络构成,其生理功能是持续不断地泵血,以推动循环系统中的血液流动,其目的将血液供给机体各器官和组织;②心脏共有左右2套(个)心腔,其左心腔又分为左心房和左心室,而右心腔则分为右心房和右心室,正常心脏其左、右两心腔之间均由间隔隔开,故互不相通。但每套心腔的心房与心室之间则有瓣膜"间断"隔开,生理状态该瓣膜使血液只能从心房流入心室,而不能倒流;③左、右心腔是两个互不相通的独立"血泵",右侧"血泵"泵出的是来自体循环的静脉血(还原血),而左侧"血泵"泵出的则是来自肺循环的动脉血(氧合血),正常情况下动、静脉血互不相混;④生理状态的心脏活动节律是窦性的,其兴奋是由窦房结发出,经右心房、左心房、房室交界区、房室束、左右束支以及末梢浦肯野纤维,最终传播至整个左、右心室,以促使心房肌和心室肌有节律性地交替收缩和舒张,从而驱使血液按其循环径路与方向周而复始的流动,以适应机体组织、器官生理功能的代谢需求。

【麻醉与实践】麻醉与心脏两者关系极为密切,尤其麻醉药与麻醉相关操作对心脏颇有影响,特别是心脏功能欠佳或不良,乃至心脏功能受损情况下,不同麻醉药对心脏功能可直接产生不同程度的抑制,甚至造成心搏骤停。因此,麻醉医师实施麻醉前对手术患者的心脏舒缩功能作出的评估则显的十分重要,只有通过对患者的访视与检诊,才能了解其心脏功能是否能耐受麻醉与手术,而心脏功能分级(表7-1)则是临床麻醉测定心脏功能的简便方法之一,通常可用来评估麻醉手术患者。

【提示与注意】心脏功能包括心肌、瓣膜、传导组织以及构型,其整体的协调作用才能起着正常的"泵血"功能,如其中任一部位病变或受损,均可影响"泵血"功能,甚至出现功能障碍,尤其在麻醉术中。

表7-1 心脏功能分级

心功能级别	屏气试验(s)	体力活动试验	心功能负荷	麻醉与手术耐受力
Ⅰ级	>30s	正常体力劳动后无心慌、气短及不适感。	心功能正常	能耐受任何麻醉与手术。
Ⅱ级	21~30s	可胜任一般活动,但不能耐受较重体力活动,否则出现心慌、气短。	心功能较差	麻醉处理正确、适当,麻醉与手术耐受力仍好。
Ⅲ级	10~20s	必须静坐或卧床休息,即使较轻微活动亦出现心慌、气短。	心功能不全	麻醉前必须准备充分,且避免增加心脏负担。
Ⅳ级	<10s	通常端坐呼吸,肺底有湿性啰音,即使静息状态下也有心慌、气短。	心功能衰竭	风险极大,不能耐受麻醉与手术。

50. 围麻醉期猝死主要原因有哪些?

【术语与解答】①一般是指患者在出现病症后一小时之内死亡为猝死;②猝死通常是指出乎意料的突然死亡;③世界卫生组织定为人体发生急性病理症状后6小时内死亡者为猝死。

1. 猝死表现特点 ①死亡急骤;②死亡出人意料;③自然突发死亡(非暴力性死亡)。

2. 引起猝死相关因素 ①心肌梗死;②脑出血;③肺栓塞;④急性哮喘发作;⑤急性过敏反应;⑥急性坏死性胰腺炎等。

【麻醉与实践】围麻醉期引起猝死的相关因素主要有心肌梗死、脑出血、肺栓塞、急性过敏反应或急性哮喘发作。而上述最有可能发生在围麻醉期的猝死则是肺栓塞,因急性肺栓塞作为短时间内猝死往往很难使麻醉医师所预料。

【提示与注意】一般而言,老年手术患者、大手术或复杂手术患者以及长时期卧床等患者,麻醉术前均应检查D-二聚体与动脉血氧分压,如前者升高,而后者低于80mmHg以下患者,应考虑是否深静脉血栓形成。

51. 何谓射血分数及临床意义是什么?

【术语与解答】①射血分数(英文缩写EF)是指心脏每搏出量占心室舒张末期容积量的百分比;②心室收缩时并不能将心室内所有的血液全部射入大动脉(主动脉或肺动脉),如正常成年人安静状态下左心室舒张末期容积约为125ml,而收缩末期容积约为55ml(即射血完毕时心室尚剩余的血量),搏出量约为70ml,因此,心室在每次收缩时只射出心室内的一部分血液,故临床将每搏出量占心室舒张末期容积的百分比称之为射血分数。而与每搏量不同的是,射血分数不随体重的大小而变化;③EF反映心室泵血功能的效率,通常EF与心肌收缩力有关,心肌收缩力越强,每搏出量也越多,EF也越大,一般正常人安静状态下其EF约为55%~65%(0.55~0.65);④通常心室舒张末期容积增加时,搏出量也相应增加,其EF基本保持不变;⑤EF=搏出量(ml)/心室舒张末期容积(ml)×100%,其正常值大于55%,如EF<50%常表示心功能减退,当<33%时则表示有严重心力衰竭;⑥EF无创监测方法:放射性核素心室显像测量射血分数,则能评估左、右心室舒张与收缩功能;而超声心动图测量左心室舒张末期前、后径和收缩末期前、后径,也可测量EF;⑦临床意义:EF是临床评价心功能的良好指标之一,

若结合其他心功能指标,则可精确地进行心功能分级评估(如表7-2)。

表7-2　采用射血分数对照进行心功能分级

分级	射血分数	心功能分级	休息时心脏指数	休息时舒张期末压	运动时舒张期末压
1级	>55% 正常	心功能正常	>2.5 正常	≤20mmHg 正常	≤20mmHg 正常
2级	40%~50%	轻度减退	2.5	>20mmHg 异常	>20mmHg 异常
3级	30%~39%	中度减退	2.0		
4级	20%~29%	重度减退	1.5		
5级	<20%	濒死	1.0		

【麻醉与实践】临床麻醉实践中,EF 指标较心搏出量更能早期反映心脏功能的正常与否,心血管疾病患者行心血管手术,麻醉术中应用经食管超声心动图,则可连续监测射血分数。此外,EF 在心脏瓣膜疾病麻醉手术患者判断心功能的意义具有其特点,并非 EF 高则正常或理想,而 EF 低则不佳,因 EF 不仅取决于心肌收缩,且受心脏前、后负荷的影响。

【提示与注意】一般认为,EF 如低于50%~40%,往往表示心功能不全或心功能Ⅱ级;EF 为39%~30%,心功能为Ⅲ级;若 EF 低于30%,心功能为Ⅳ级,则表示存在严重心力衰竭,随时有心源性猝死可能。此外,在评估心功能时,单纯以心搏出量为指标,而不考虑心室舒张末期容积则是不全面的,因正常情况下心室搏出量与心室舒张末期容积相匹配,若其容积增加,搏出量也相应增多,而 EF 基本不变。如心室异常扩大且心室功能减退状态下,其搏出量可能同正常人无明显区别,但并不与已经增大的舒张末期容积相适应,其 EF 可明显减少,若单纯依据心搏出量评估心功能,有可能做出错误判断。

(王世泉　刘英志　赵　青)

第二节　心血管病变与麻醉

心血管病变与临床麻醉的关系仅次于呼吸系统,因许多麻醉药物和麻醉方法对循环功能均有不同程度的影响,甚至产生抑制作用。故熟悉心血管系统功能及病变病理变化与麻醉的关系颇为重要,因围麻醉期心血管系统异常变化颇为常见,如强效全身麻醉药或多种麻醉药复合应用均能影响或干扰心血管功能,主要通过抑制心肌和(或)扩张血管而引起机体不同程度的血流动力学改变,尤其存在心血管病变患者其血流动力学下降的程度则与麻醉用药剂量的大小、静脉注射的浓度、速度与麻醉方式(如椎管内脊神经阻滞)、麻醉深浅,以及患者心血管系统的代偿能力颇有关系,严重者还可引起心律失常,甚至心搏骤停。因此,围麻醉期对心血管病变患者调控、维持心血管系统功能的稳定是保障患者安全的关键。

52. 心绞痛与麻醉有何关系?

【术语与解答】①心绞痛是因冠状动脉供血不足或短暂一过性中断,从而致使心肌急性、暂时性缺血、缺氧,并释放出致痛性物质,其结果可引起患者胸前深部出现阵发性、压榨性疼痛或同时伴有憋闷感觉;②心绞痛特点是位于胸骨后部疼痛,但可放射至心前区与左上肢,也常发生于劳累或情绪激动时;③心绞痛是心肌缺血的一种典型临床症状,一般持续数分钟(多数3~5分钟),休息或应用硝酸酯类制剂后可缓解,甚至消失;④心绞痛多见于男性,尤其40岁以上患者劳累、情绪激动、饱食、阴雨天气时容易发作。

1. 临床主要表现 ①患者心绞痛发作时表情焦虑、皮肤苍白或出冷汗,偶可伴有濒死恐惧感;②血压变化可不显著,心率可正常、增快或减慢,也可有房性或室性"奔马律"。

2. 心绞痛分级 有学者将心绞痛分为四级:①Ⅰ级:日常一般体力活动时无心绞痛症状,但平地跑步或上坡,以及持重物上三层楼时,有可能引起心绞痛;②Ⅱ级:日常活动稍受限制,如一般体力活动、快速步行或上三层楼等,即引起心绞痛;③Ⅲ级:一般体力活动明显受限,如步行 0.5 ~ 1km 或上二层楼等,均能引发心绞痛;④Ⅳ级:轻微体力活动即引起心绞痛,甚至安静状态也可能出现心绞痛。

3. 心绞痛分型 ①如 WHO 分为劳力型心绞痛与自发性心绞痛;②Braunwald 分型则为稳定型心绞痛和不稳定型心绞痛。

4. 辅助检查 ①心电图检查:心电图是诊断心肌缺血最为常用的方法,心绞痛发作时可见以 R 波为主的导联中,其 ST 段压低、T 波平坦或倒置,发作过后数分钟逐渐恢复;②超声心动图检查:可通过观察室壁运动有无异常、心腔形态的改变、心室射血分数等来判断心肌缺血;③磁共振显像:可获得心脏解剖、心肌灌注与代谢、心室功能及冠状动脉成像的信息;④CT 断层显像:用于检测冠状动脉的钙化、预测冠状动脉狭窄的存在等;⑤放射性核素心脏显像:包括心肌灌注显像、心室腔显像、心肌代谢显像等。上述检查均有助于判断心肌缺血或坏死。

5. 临床诊断 根据其典型的心绞痛发作特点和体征,结合应用硝酸甘油后缓解,以及年龄和存在冠心病危险因素等,一般即可建立诊断,若相关检查发现心肌有缺血表现,则有助于明确诊断。

6. 防治与处理 ①治疗心绞痛的目的是改善预后,降低或消除心肌缺血,减轻疼痛症状,防止心肌梗死,甚至死亡,以提高患者生活质量;②平时尽量避免各种诱发因素,包括过度体力活动、情绪激动、饱餐、吸烟酗酒等;③发作时立即停止活动,通常休息后症状则可缓解或消除,有条件者给氧吸入;④积极治疗合并症,如高血压、冠心病、糖尿病、高血脂等;⑤应用改善预后的药物,如抗血小板凝集药物阿司匹林和服用改善症状、减轻缺血发作的药物,如硝酸酯类制剂(硝酸异山梨酯、戊四消酯、长效硝酸甘油制剂)、可乐定,以及钙拮抗剂与 β-受体阻滞剂等,尤其 β-受体阻滞剂的应用至关重要。

【麻醉与实践】 心绞痛是心肌负荷增加与冠状动脉供血不足两者失衡的临床症状,严重者可发展、演变为心肌梗死,而后者(心肌梗死)则可危及生命安全,故心绞痛是临床麻醉术中的高危因素,因此,麻醉医师务必熟知心绞痛的症状与特点,以便予以正确的评估与防治。

1. 择期手术患者 ①患有心绞痛需手术的患者应先行内科保心治疗为宜,待心绞痛缓解并稳定后再考虑麻醉与手术。一般而言,如病史可靠,且患者为 Ⅰ ~ Ⅱ 级稳定型心绞痛,围麻醉期心脏不良后果概率一般很低。若病史不可靠或未能确定诊断,术前应行心脏缺血试验监测;②不稳定型心绞痛,尤其心绞痛分级中的 Ⅲ ~ Ⅳ 级者,围麻醉期发生急性心肌梗死的几率显著增高,严重者可致死,故所有择期、非心脏手术都应延迟进行,并积极改善心肌供血,控制心绞痛发作,待临床症状稳定后方可麻醉与手术。

2. 急诊手术患者 应做好各种相关准备:①监测动脉血压;②备好硝酸甘油、多巴胺、利多卡因、去氧肾上腺素、肾上腺素、胺碘酮等;③进行血气分析;④颈内静脉置入带电极导管,既可监测中心静脉压(CVP),又能随时实施心脏起搏;⑤准备电除颤仪;⑥完善麻醉选择与麻醉管理。

3. 麻醉管理 ①麻醉术中将心率和血压控制在适宜范围至关重要,一般认为心率、血压波动不应超过麻醉前清醒状态时其基础值的 20% 为妥;②丙泊酚虽是临床麻醉常用药物,但全麻诱导需减少用量,以避免引起低血压;③依托咪酯有限的交感神经抑制作用和轻微的血流动力学影响可成为该类患者常用的全麻诱导药物;④麻醉镇痛药芬太尼类与咪达唑仑以及非去极化肌松药搭配,不至于导致心动过速、血压骤降;⑤气管插管可激发心率倍增与血压显著升高,故全麻诱导完善后应给予咽喉充分(1% 丁卡因喷雾)表面麻醉,待表麻作用起效,再轻柔地实施气管插管;⑥麻醉术中出现高血压,可采取吸入全麻药(七氟烷、异氟烷等)予以调控,由于七氟烷的肺泡浓度上升迅速,在处理血压骤升时具有突出的控制优势;⑦术前使用长效 β-受体阻滞剂(如美托洛尔等)可减少或缓解麻醉术中应激性心动过速和血压升高;⑧全麻诱导肌松药的选择应以维库溴铵、罗库溴铵、顺式阿曲库铵为宜,因对心率影响小。而术毕应用新斯的明拮抗该类肌松药时,合并应用阿托品需调整用量,以避免心率过快;⑨麻醉术中密切观察心电图变化,如有异常及时给予治疗处理。

【提示与注意】①需要引起警惕的是,有许多心肌缺血患者无任何心绞痛症状,甚至急性心肌缺血患者也无心绞痛,但心电图则能对这类患者做出有价值的临床诊断;②如心绞痛发作的诱因和频率不变,且缓解期持续至少 60 天,可被认为是稳定型心绞痛;③心绞痛发生后出现的呼吸困难,常提示可能发生了继发心肌缺血性的急性左心功能不全;④心绞痛患者其心率和血压则是有意义的信息,心率增快比血压增高更容易产生心肌缺血,因心动过速则增加心肌的氧耗,且同时缩短舒张期,故减少了冠状动脉血流。而增加收缩压和舒张压虽增加氧耗,但同时也增加了冠状动脉的灌注量。

53. 低血压与麻醉有何关系?

【术语与解答】①低血压是指成人肱动脉血压低于 90/60mmHg 的一种生理或病理状态;②低血压可直接影响机体组织、器官的灌注和氧供,其危险取决于低血压持续的时间与程度;③轻度低血压且持续时间较短者,一般无不良后果;④如收缩压 <70mmHg,机体脏器血流可减少 50%,若持续时间 >20 分钟,有可能出现细胞代谢障碍及酸中毒,舒张压 <40mmHg 冠状血管几乎无灌注,平均动脉压 <30mmHg,微循环灌流中断,甚至可致心搏骤停;⑤尽管有文献报道全身状况及体温正常患者平均动脉压(MAP)的安全低限为 55～50mmHg 或基础血压的 1/2 以上,但个体差异或突发性不测难以防范,故不能以此作为降压程度的标准,因为当平均动脉压(MAP)低于机体器官自身调节血流灌注能力最低限度时,该器官血流灌注则会随血压的下降而减少;⑥一般降压的数值应以维持心、脑、肾等重要脏器得到有效的灌注为原则;⑦如平均动脉压低于 60mmHg 时,血管自主调节能力则丧失。因此,在临床应用中,控制性降压限度仍以 MAP 保持在 60～65mmHg 较适宜,且降压期间必须实施全程、持续血流动力学监测,以便予以及时调控;⑧临床上引起低血压的因素一般有:心排血量减少性低血压、低血容量性低血压和外周血管扩张性低血压。此外,根据血压下降速度,又有急性与慢性低血压之分。

【麻醉与实践】临床上与麻醉有关的低血压归纳总结主要有以下几方面:

1. 麻醉因素　麻醉本身即可导致低血压,无论是全身麻醉还是椎管内脊神经阻滞均可造成,如:①全麻药物均存在不同程度的心血管功能抑制作用,常引起剂量相关性血压下降,主要对心血管功能的干扰所致的心肌抑制与外周血管扩张,从而造成有效循环血量相对下降,若麻醉药使用过量或相对过量,以及患者对麻醉药非常敏感,极有可能引起患者循环功能“虚脱”,即收缩压骤降,甚至心搏骤停;②椎管内脊神经阻滞范围较高或过高,可阻滞交感神经节前纤维,致使小动脉与静脉均扩张,从而造成回心血量减少以及心排血量下降,故导致低血压。此外,全身麻醉应用肌松药和椎管内脊神经阻滞均可造成躯干及双下肢骨骼肌充分松弛,也间接导致骨骼肌中的动、静脉血管扩张,其结果回心血量减少而血压下降,尤其老年患者低血压更为显著。另一方面,椎管内脊神经阻滞引起低血压的同时,往往伴随着副交感神经相对兴奋,故可出现心率减慢。

2. 控制性低血压　也称控制性降压,麻醉术中控制性降压与上述低血压不同,是为手术操作和进程需要人为造成血压下降:①控制性低血压是指采用相关药物与技术,有计划、有目的地将手术患者的平均动脉压降低,至于降至何种程度与持续多长时间则应根据实际情况来决定;②控制性降压的主要目的是为了减少手术部位的渗、出血,提供和改善手术操作条件,减少异体血的输入;③临床上控制性降压通常将全身状况正常的手术患者收缩压降低至95~80mmHg 或者使其平均动脉血压降低至65~50mmHg;④人为性降低血压虽对循环系统有一定抑制,但在所限定的时间内一般不至于使机体重要器官(心、脑、肾、肝)出现缺血、缺氧性损害,终止降低血压后其血压可迅速恢复至正常范围,而且不产生相关并发症及不良后果。

3. 二氧化碳排出综合征　麻醉术中各种原因所致的高二氧化碳蓄积,一旦将体内过高的二氧化碳迅速排除,则可转化为低二氧化碳血症,致使呼吸和循环中枢突然失去在阈值以上二氧化碳的刺激,机体即刻反射性出现周围血管张力消失而扩张,必然引起心输出量锐减,脑血管及冠状血管收缩,从而表现为血压骤降、脉搏细弱等循环异常征象。

【提示与注意】①异常性低血压对机体重要脏器功能必然带来影响,尤其对伴有心、脑血管疾病者,其低血压安全范围更小,故予以避免;②体重小、全身情况差以及伴有心血管疾病患者,对麻醉药物特别敏感,麻醉用药不宜一次给足,不足可追加,防止用药相对过量给此类患者造成急性低血压;③对控制性降压患者,应权衡应用该技术的利和弊,必须明确安全界限(其安全界限应提高),以确保患者安全;④强化呼吸管理,保障充分氧合,即使出现短暂性低血压而致组织、器官灌注不足,但高氧合血能缓解组织、器官急性缺氧;⑤失血性休克或创伤性休克患者其收缩压很低,使用1%丁卡因咽喉喷雾表面麻醉则可建立气管插管,通常无需全麻诱导,尤其禁忌使用对循环功能抑制明显的麻醉药物,而且麻醉前必须建立静脉通路(甚至多条通路),实施扩容治疗以缓冲低血容量;⑥麻醉术中容易出现低血压的患者应给予有创性血压监测(动脉内血压监测);⑦围麻醉期根据患者具体情况应用血管收缩药纠正低血压。

近年来有学者提出"允许性低血压"的理念,是指创伤后低血压患者只给予有效溶液补充,以保证机体重要器官的灌注,而不是过于积极地采用血管收缩药物提升动脉血压,以避免在接受外科手术治疗前患者刚被凝血机制或血凝块堵塞的损伤血管由于血压升高而重新开放。临床上对失血性低血容量造成的低血压或严重低血压,按常理或按传统理论认为,当血容量尚未补充或未能补充有效时,一般预先给予血管收缩剂,以保障重要脏器的灌注和功能。而"允许性低血压"理念则与创伤失血性低血压临床基本治疗与处理的原则有所相悖,尤其创伤失血性休克患者只给予有效容量补充,其短时间或较短时间很难达到机体重要脏器的有效灌注,因机体血容量基本是全身均衡分布。但"允许性低血压"理念的提出并非无科学依据,因为事物总是一分为二的。需要提出的是,在临床实践中麻醉医师应根据严重创伤患者的具体状况具体分析为宜,在特定条件下是否可采取折中的措施更为合理。

54. 高血压与麻醉有何关系?

【术语与解答】①高血压是指机体在静息状态下动脉收缩压和(或)舒张压超过正常值;②高血压是以动脉血压增高或持续性升高为特征,且可合并心脏、血管、脑和肾脏等重要器官功能性或器质性改变的一种慢性症状群;③通常正常血压和血压升高的划分并无明显的界限,因此高血压的标准是根据临床及流行病学资料人为界定的;④目前我国仍采用国际上统一的血压分类和标准,其高血压的基本定义为:收缩压≥140mmHg,舒张压≥90mmHg;⑤高血压又分为轻度或Ⅰ级(即收缩压141~159mmHg)、中度或Ⅱ级(收缩压160~179mmHg)以及重度或Ⅲ级(收缩压≥180mmHg);⑥由于高血压的发病原因较多,因此临床上又将高血压分为原发性和继发性两种。

1. 原发性高血压 ①原发性高血压是以体循环动脉血压持续性升高为主要临床表现,可伴有或不伴有心脏、血管、脑以及肾脏等疾病和其他危险因素,通常简称为高血压,而高血压又是多种心、脑血管疾病的重要病因和危险因素,直接影响心、脑、肾的结构与功能;②原发性高血压约占95%,其余为继发性高血压;③原发性高血压可逐渐影响机体重要脏器的功能(如心、脑、肾、视网膜等),其结果可导致重要脏器功能的衰竭,故至今仍是心、脑血管疾病死亡的主要原因之一;④原发性高血压病因较多,主要为遗传和环境因素以及两者相互作用的结果,在比例上环境因素较遗传因素为多。

2. 继发性高血压 主要是继发肾性或内分泌系统等疾病而引起,约占所有高血压的5%,包括肾性高血压、内分泌病因高血压和其他继发性高血压。

(1)肾性高血压:①该类型是继发性高血压的主要组成部分,如肾小球肾炎、慢性肾盂肾炎、先天性肾脏病变、继发性肾脏病变、肾肿瘤、肾动脉狭窄等;②肾性高血压可有肾脏疾病史,常伴有水肿、蛋白尿、血尿及各种管型,肾功能损害较重者其血肌酐与尿素氮可明显增高等。

(2)内分泌病因高血压:如原发性醛固酮增多症、嗜铬细胞瘤、肾素分泌瘤、甲状腺功能亢进与皮质醇增多症等,患者高血压症状只是这些疾病的一种临床表现,可通过手术治疗而得到治愈或改善,故早期明确诊断则能显著提高治愈率或阻止病情发展。

(3)其他继发性高血压:如妊娠高血压综合征、红细胞增多症等。

【麻醉与实践】 高血压是临床较为常见的心血管疾病,随着社会老龄化日趋显著,高血压的发病率也在不断升高,而合并高血压的手术患者也明显增加,因此,围麻醉期相关风险也同步上升。①麻醉术中经常遇到高血压患者,而许多高血压患者术前尚未得到很好的控制就急于实施手术,尤其自行应用抗高血压药物的患者,因有些药物可对麻醉与手术产生影响,需要麻醉医师予以了解,并做出评估;②由于高血压手术患者麻醉风险较大,择期手术患者应先将血压控制在安全范围内为妥,而麻醉术中需持续性监测血流动力学变化,必要时使用血管活性药物与麻醉药物相互作用,也可单纯应用麻醉药物,如全麻术中吸入七氟烷则是控制高血压方法之一,以调控其在生理允许范围为宜;③尤其全麻诱导后行喉镜显露声门和气管插管操作,高血压患者极易引发血压剧增,务必予以防范。然而,全麻诱导气管插管完成后其血压下降程度往往更显著,从而导致麻醉术中血流动力学剧烈波动;④随着临床麻醉学的发展,临床上虽不再硬性规定收缩压超过180mmHg、舒张压大于110mmHg则必须暂停麻醉与手术,但血压越高其麻醉风险也越大,因高血压患者围麻醉期容易发生心肌缺血、脑卒中、脑梗死、心肌梗死、心力衰竭、肾功能衰竭等严重并发症,甚至突发猝死者仍时有发生。所以,为保障该类手术患者围麻醉期安全,务必对各种高血压的病理生理特点、术前准备、麻醉选择、麻醉用药、术中管理等充分有数,以避免出现并发症或发生意外。

【提示与注意】 ①一旦手术患者诊断高血压,必须鉴别是原发性还是继发性;②由于高血压可增加后负荷与心肌收缩力,致使心脏做功增加,血压过高则增加左心室射血阻力,使左心室舒张末期压力升高,当其升高达15~20mmHg(正常4~12mmHg)时,即可引起心内膜下缺血,甚至梗死,这对冠心病患者尤其不利;③麻醉期间如何维持患者的血压相对稳定,将异常血压尽量调控在生理允许范围内,这是高血压手术患者麻醉期间处理的关键。此外,患者术前高度紧张、术中膀胱充盈、颅内压升高等均可使原有血压再度增高,务必予以防范。

55. 心肌缺血与麻醉有何关系?

【术语与解答】正常心肌氧供必须从冠状动脉血流中摄取,故决定心肌氧供的因素是冠状动脉血流量和血氧含量。心肌缺血是指因心脏冠状动脉血流量降低,致使心肌得不到所需要的血液和氧供,并且心肌代谢产物不能及时的清除,从而表现出一系列相关异常症状。

1. 心肌缺血病因　主要由以下几方面所致。

(1)冠状动脉病变:冠心病为心肌缺血最为常见病因,约占心肌缺血患者的90%,如冠状动脉粥样硬化或斑块形成,可导致冠状动脉狭窄或完全闭塞,必然造成其血流量减少,乃至血流中断,从而引起心肌缺血,甚至无血供给,其结果患者出现心绞痛,进一步则是心肌梗死,严重者心脏猝死。

(2)心脏病变:如主动脉瓣或二尖瓣狭窄及关闭不全等。

(3)精神因素:如精神过度紧张、高度焦虑等可导致血流动力学急剧改变,继之间接引起冠状动脉痉挛,从而引发心肌缺血。

(4)神经反射:迷走神经兴奋可使冠状动脉痉挛及心肌收缩无力,尤其刺激迷走神经分布区域所引起的不良反射(如胆-心反射、眼-心反射等)而导致的严重心动过缓,可使心肌突发性严重缺血而心搏骤停。

(5)血流动力学急剧变化:如血压升高、心率增快易使心肌做功增加而氧耗增多。而血压降低、心动过缓则使冠状动脉血流与灌注不足,两者均可导致心肌缺血、缺氧。

(6)心脏机械做功超负荷:如人体运动及其他原因所致心脏负荷加重,均可导致心肌“能量”(血流量)灌注不足和代谢产物清除减少,最终造成心肌氧供与氧耗关系失衡,即冠状动脉供血、供氧不能满足心脏做功的需要。

(7)其他因素:如药物影响(麻黄素等)、躯体疼痛以及吸烟、酗酒等。

总之,心肌缺血的“焦点”实际上就是心肌缺氧,而严重的心肌缺氧必然导致心肌梗死,甚至出现心源性休克,直至心搏停止。

2. 心肌缺血分类　临床可按病程分类,也可按临床症状分类。

(1)依据病程分类:①急性心肌缺血:包括不稳定型心绞痛、急性 Q 波性或非 Q 波性心肌梗死和猝死;②慢性心肌缺血:是指无特殊的心肌缺血临床症状或稳定型心绞痛和陈旧性心肌梗死。

(2)根据临床症状分类:①有症状性心肌缺血:即心肌缺血伴有心绞痛症状;②无症状性心肌缺血:又称无痛性心肌缺血或隐匿性心肌缺血,是比心绞痛更为常见的心肌缺血,其心电图表现为典型的 ST 段变化等,它是冠心病中的一种特殊类型,往往由于无症状而被人们所忽视。

3. 临床主要表现　通常有断续的、一过性的或持续时间不等的胸部及上腹部不适或憋闷感觉,一般有明显的诱发因素,如生气或过度悲伤等。此外,还常表现为非心前区一过性或阵发性疼痛,如背部、颈部痛等,且服用硝酸甘油可缓解。

(1)急性心肌缺血症状:①无症状性心肌缺血:由于患者无症状,故往往容易被忽视,主要是由于近年来大量的研究发现,大约25%～50%的急性猝死者其生前无心绞痛发作史,且近

90%的尸检中可发现均有严重的冠状动脉粥样硬化病变,其猝死的原因通常是致命性心律失常所致,而在致命性快速室性心律失常发作前,心电图可检出无症状心肌缺血与猝死之间可能有因果关系;②心绞痛:是冠状动脉供血不足所致急性心肌缺血典型且重要的临床表现,以发作性胸痛或心前区疼痛为特点,临床上又将其分为稳定型和不稳定型及变异型心绞痛。a. 稳定型心绞痛:多为劳力所引起急性心肌缺血,也称稳定劳力型心绞痛,该类患者静息状态心电图(此时无心绞痛发作)多为正常,部分患者可有 ST 段与 T 波异常,主要表现为 ST 段轻度下移及 T 波低平、双向或倒置。而动态心电图记录则是诊断稳定型心绞痛的有效手段;b. 不稳定型心绞痛:多由冠状动脉粥样斑块不稳定而病变段血管痉挛或斑块破裂且血栓形成所致血管不全阻塞,从而导致急性、严重的心肌供血不足;c. 变异型心绞痛:则属于不稳定型心绞痛的特殊类型。

（2）慢性心肌缺血症状:①该类患者既存在严重、多支且弥漫性冠状动脉病变,同时又有丰富的侧支循环形成,其心肌长期处于慢性的缺血过程中,因此,静息状态多不显示供血不足的临床症状;②慢性心肌缺血主要为心内膜下的心肌缺血,通常并具备急性心肌缺血时 ST 段的明显升高或下移,以及伴随的 T 波有规律的变化,仅在部分导联记录出非特异性 ST 段轻度压低(0.05～0.15mV)及 T 波低平、双向或倒置。

4. 心肌缺血的诊断　主要依靠心电图的 ST 段和 T 波的变化:①心肌缺血的临床体征最为常见的是心电图异常改变,即与缺血区域心肌相关导联的 ST 段和 T 波的变化,一般情况下先影响 T 波,如 T 波低平或倒置,随后缺血加重则出现 ST 段的改变,如 ST 段压低,尤其慢性心肌缺血的 T 波与 ST 段改变相对稳定,且持续时间较长,当 Q 波产生则说明心肌已坏死;②心肌缺血心电图诊断标准:J 点后 0.06s 的 ST 段呈水平型或下斜型下移,其压低至少≥0.10mV。J 点后 0.08s 的 ST 段呈弓背型向上,上升幅度至少 0.15mV;③ST 段明显改变是急性心肌缺血的重要特点,无论 ST 段抬高或是下移,很少局限在某一导联,应至少出现在相邻的两个或两个以上的导联;④心肌缺血的心电图其他表现,如 QT 间期延长、QRS 波增宽、新出现的心律失常或传导异常;⑤除心肌缺血外,许多因素也可引起 T 波的改变和 ST 段的变化,如电解质紊乱(低钾血症等)、束支传导阻滞、室上性心动过速等;⑥如 40～60 岁男性,可通过 V_5 导联发现约75%的心肌缺血,加入 V_4 导联可使敏感度增加至约90%,而 Ⅱ、V_4、V_5 三个导联同时监测,可检出高达 96%的心肌缺血。

5. 临床防治与处理　①主要以改善冠状动脉供血、减轻心肌氧耗为目的,包括药物治疗、再灌注疏通处理(如溶栓、心脏旁路血管移植术或安装支架)以及心脏移植手术;②药物治疗是基本处理措施,如心绞痛发作时可以服用硝酸甘油或心痛定,以迅速扩张冠状动脉,增加心肌血液供应,改善心肌缺血的状况,防止心肌因缺血发生坏死。通常用药为硝酸甘油 1 片(0.3～0.5mg)嚼碎后舌下含服,1～2 分钟后心绞痛即可缓解,若 5 分钟后疼痛仍无缓解可再含服 1 片。而心痛定可治疗和预防心绞痛发作以及具有抗心律失常作用,用法为每次 1 至 2 片,每日 3 次,症状减轻后改为 1 片。静脉应用硝酸甘油可联合使用苯肾上腺素,在保障足够灌注压的同时解除冠状动脉痉挛,以增加冠状动脉血流量;③相关药物治疗,如 β-受体阻滞剂与硝酸酯制剂联合应用以及钙通道阻断剂的应用等;④输注高氧溶液,该溶液是利用光化学和物理相结合的技术溶解氧,致使高浓度的氧被快速溶解于医用溶液中,当静脉输注高氧溶液后可直接提高血液溶解氧的浓度,溶解后的氧分子立即与血红蛋白相结合,从而提高血液氧分压(PaO_2)和血氧饱和度(SpO_2),故能改善心肌缺氧状态,减少心绞痛发作次数,降低心律失常的发生率,从而改善心脏功能。

【麻醉与实践】　由于麻醉与手术对患者的生理功能颇有影响,而心肌缺血又与精神紧张、麻醉作用、手术刺激、血流动力学变化等明显有关,尤其麻醉药与麻醉操作(如气管内插管等)以及手术刺激可通过直接或间接的作用而引起心肌缺血,甚至加重心肌缺血。如果麻醉前或术前患者已存在 T 波的改变(心电图证实),如原来 T 波低平或倒置,而麻醉与术中 T 波转为向上,也有可能掩盖缺血性 T 波的变化,不易确定心肌缺血是否改善。

1. 麻醉评估与麻醉选择　鉴于心肌缺血是麻醉术中危险隐患,故应从多方面予以防范。

(1)麻醉前评估:①如患者心电图显示 ST 段下移≥0.2mV,非急症手术均应暂缓为宜;②若 ST 段下移 <0.2mV,应改善全身情况,如吸氧、改善贫血和纠正电解质紊乱,以及调控动脉血压在适宜范围和控制心动过速等。

(2)麻醉选择:①小手术可在面罩吸氧采取局部麻醉下实施,上肢手术可选择区域麻醉,如颈神经丛或臂神经丛阻滞;②下肢手术可实施椎管内脊神经阻滞,但应控制躯干阻滞范围,以避免血流动力学剧烈波动(如严重低血压)等;③全身麻醉相对安全,但全麻诱导后气管插管与手术创伤刺激以及术毕拔出气管插管三阶段可产生显著的心血管应激性反射,应及时采取相关措施予以平抑;④手术患者无论选择何种麻醉方法,均应给予充分供氧。

2. 麻醉术中心肌缺血原因　主要来自两方面:

(1)血流动力学剧烈波动所致心肌缺血:①全麻深度不够或过浅:极易引起相关应激反应,如气管插管反射与手术疼痛刺激或全麻术中知晓等,可使体内儿茶酚胺分泌倍增,从而心率显著增快、血压明显升高,心肌氧供与氧耗则失衡,心肌缺血往往形成,之所以较少发生心肌梗死,是因为持续手控或(和)机械纯氧通气使得机体组织、重要器官充分氧储备的结果;②术中其他情况:如血容量严重不足、手术失血显著过多、急性呼吸道梗阻与通气功能障碍(如过度低碳酸血症或高碳酸血症)、严重低氧血症等,从而引起心率显著增快或明显过缓,其血压显著下降或迅速上升,直接造成心肌血供与氧供迅速降低。总之,交感神经兴奋所致心率增快、血压升高易使心脏做功增加;而副交感神经过度兴奋所致心率减慢、血压下降,易使冠状动脉血流减少,两者均可导致心肌氧供与氧耗失衡,其结果均可造成心肌缺血。

(2)非血流动力学引起的心肌缺血:如长时间禁饮食或脱水患者其血液浓缩、粘稠常增加,以及血小板过多聚集和粘附等,甚至急性冠状动脉痉挛或冠状动脉不稳定性粥样斑块破裂、脱落等。

3. 围麻醉期心肌缺血的预防、治疗与处理　①麻醉术中防治心肌缺血的基本原则是增加机体氧供,减少心肌氧耗;②麻醉术中用药需合理,血流动力学调控应平稳,全身麻醉患者应防止过浅或过深,椎管内脊神经阻滞应避免阻滞范围过宽,其目的避免血压和心率剧烈变化;③当心电图 ST 段改变 >0.1mV 时,无论是 ST 段下降或抬高,患者已开始有风险性心肌缺血,如此时心率增快、血压升高,除加深麻醉外,则需应用 β-受体阻滞药(如艾司洛尔)和钙拮抗剂治疗,其血压增高则使用硝酸甘油为宜;④低血压时则需拟交感神经药物治疗,以迅速恢复冠状动脉血流灌注,常选择增强心肌收缩力和外周血管阻力而升高血压的药物(如麻黄碱等)。此外,血容量不足所致低血压,补充血容量也非常重要;⑤当心肌缺血与高血压有关时,选择硝酸甘油较硝普钠更为合理;⑥输注去氧肾上腺素用以处理低血压,可迅速恢复硬化的冠状动脉的压力而得到有效灌注。

【提示与注意】　①冠心病患者如长期服用抗凝药阿司匹林等,且术前仍未停药者,不宜或禁忌选择椎管内脊神经阻滞;②心肌缺血患者若选择局麻或区域神经阻滞(颈神经丛或臂神经丛阻滞)及实施椎管内脊神经阻滞,麻醉术中均应面罩给氧持续吸入,以保持机体充分氧储备,可缓解麻醉术中突发血流动力学剧烈波动所致心肌缺血;③少数心肌缺血患者麻醉前可主诉心前区不适或疼痛,但术后因麻醉残余作用或采用镇痛、镇静方法,可掩盖或忽略心肌缺血的症状,应及时进行心电图监测;④寒战可增加心肌氧耗,尤其硬脊膜外隙脊神经干阻滞期间(特别术中输注冷库血)以及全麻术后低体温患者可引起突发性寒战,因此关注保温与面罩充足供氧对心肌缺血患者尤为重要;⑤缓解术后疼痛也是关键,因疼痛常导致交感神经系统兴奋,从而增加心肌的耗氧。

56. 心肌梗死与麻醉有何关系?

【术语与解答】　心肌梗死是指心脏某一冠状动脉分支阻塞或严重痉挛,从而致使其血流显著减少或中断,继之引起相关心肌急性与持续性缺血、缺氧,其结果则造成心肌不同程度的损伤与坏死(现今也称急性冠脉综合征的严重类型)。

1. 病因　①在冠状动脉病变的基础上突发冠状动脉血流急剧减少或中断,致使相应的心肌严重而持久地急性缺血、缺氧,进而导致心肌损伤、坏死;②基本病因是冠状动脉粥样硬化、斑块形成或冠状动脉痉挛,造成冠状动脉某一主干或分支血管狭窄,乃至闭塞,致使支配心肌的血供来源不足,而侧支循环尚未充分建立,一旦心肌血供明显减少或中断,随心肌持续性缺血、缺氧,即可发生心肌梗死。

2. 高危人群　冠心病及糖尿病患者、高龄、肥胖、代谢综合征患者等均属心肌梗死高危群体。

3. 诱发因素　心肌梗死的发生常有相关诱因,如过度疲劳、情绪激动、血流动力学急剧波动、心律失常、缺氧、大出血、休克、便秘、暴饮暴食、寒冷刺激、脱水、外科手术与麻醉操作刺激等。

4. 病理生理　其病理生理主要改变则与心肌梗死的部位、程度及范围密切相关,从而引起不同程度的心功能障碍和血流动力学改变,包括心肌收缩力减弱且收缩不协调、心肌顺应性降低、左心室舒张末期压力增高、心排血量减少、血压下降、心率增快和心律失常,甚至导致心力衰竭及心源性休克。

5. 临床表现　①患者存在持久性胸骨后剧烈疼痛、发热、白细胞计数和血清心肌坏死标志物增高,以及可发生心律失常、休克或心力衰竭;②颇为常见的是原有的稳定型心绞痛变为不稳定型或继往无心绞痛而突然出现长时间的心绞痛;③典型心肌梗死症状包括突然发作剧烈持久的胸骨后压榨性疼痛,休息和含化硝酸甘油不能缓解,且常伴躁动不安、出汗、恐惧或濒死感,但少数患者则可无疼痛;④部分患者疼痛常位于上腹部,易被误诊为胃穿孔等急腹症。此外,心肌梗死患者还可表现为呼吸困难、咳嗽、发绀、烦躁等症状;⑤有文献报道,无症状心肌梗死的猝死率和病死率与有症状的心肌梗死的猝死率和病死率相似。此外,即使在已发生急性心肌梗死的患者中,仍有约30%的患者没有症状,这表明梗死周围心肌有残余缺血,这种残余缺血往往导致再次心肌梗死和猝死。

6. 诊断依据　临床根据病史和心电图可做出诊断。

(1)病史:患者一般患有高血压、冠心病、糖尿病、高脂血症及体重超标等,通常可出现疲惫、虚脱、出汗,乃至心绞痛等,尤其血清心肌坏死标志物异常增高。

(2)心电图检查:①多个导联相继出现 ST 段呈弓背向上型抬高,以及宽而深的 Q 波(病理性 Q 波或 Q 波性心肌梗死)和 T 波倒置等;②典型的急性心肌梗死其心电图变化为 ST 段抬高,继之几乎都有 Q 波或 QS 波;③非 ST 段抬高的心肌梗死只限于 ST-T 改变,也称为非 Q 波型心肌梗死。

7. 相关并发症　如室壁瘤、心律失常、心源性休克及心功能不全等。

8. 治疗与处理　一般治疗处理有:卧床休息、氧疗、监测、建立静脉输液、镇静与解除疼痛(如哌替啶或吗啡肌肉注射)、介入治疗或溶栓疗法、阿司匹林治疗、消除心律失常、控制休克、治疗心力衰竭,以及血管活性药(如硝酸甘油、β-受体阻滞剂等)乃至其他治疗(如抗凝或抗血小板治疗)等。此外,静脉输注高氧溶液,该溶液可改善和减轻心肌缺血坏死程度,并能明显减少心肌梗死面积和心肌超微结构的损害,还对心肌再灌注损伤具有很好的保护作用。

【麻醉与实践】因麻醉与手术对心肌缺血颇有影响,尤其既往短期内患有心肌梗死的患者麻醉术中再次发生心肌梗死的危险倍增,因此对心肌缺血患者的麻醉诱导与维持务必全面考虑:

1. 麻醉术中再次发生心肌梗死评估　①心肌梗死急性期患者除挽救生命的手术外,其他手术均应延迟,尽可能推迟至5~6周后实施;②一般而言,自初次发生心肌梗死后,随着时间的推移,再次发生心肌梗死的风险性可逐渐降低。近期研究表明,通过合理的预防和加强围麻醉期监测,术前3个月内发生心肌梗死的患者再次梗死率约为6%,而术前3~6个月内发生心肌梗死者再次发生率约为2%~3%;③心肌梗死患者恢复过程中,通常采用心肌缺血试验进行危险性分析,如缺血试验显示残留心肌无缺血危险,患者非心脏手术可在心肌梗死后5~6周进行,因其再次发生心肌梗死的危险则较低。当然,若在8周以上实施非心脏手术更为安全;④有报道认为,心肌梗死4~6周后其坏死的心肌已固定,基本无变化,若心功能恢复良好者则能耐受麻醉与手术;⑤对已行介入治疗且恢复冠状动脉血流者,可根据全身状况、心功能、血流动力学稳定性以及手术的紧迫程度等酌情考虑;⑥如行非心血管手术且手术创伤大、术时长者,则需多学科术前讨论为妥,不宜盲目判断实施;⑦该患者无论何时手术,均应做好相关充分准备。

2. 麻醉术中可能出现的诱发因素　①全麻诱导期间较易引起心肌缺血的阶段是喉镜显露声门和实施气管内插管操作,两者均可导致应激性心血管反射(如心率倍增、血压骤升),从而致使心肌耗氧显著升高,原已存在冠状动脉供血不足患者,极易引发不同程度的心肌缺血、缺氧;②麻醉维持期手术切皮疼痛刺激与内脏探查牵拉刺激也可造成反射性心血管功能急剧变化;③术毕患者清醒后拔除气管插管后同样可引起应激性心血管功能反射,继之导致心肌耗氧增高。上述应激阶段在冠心病患者,尤其近期发生心肌梗死患者往往表现出缺血性心律失常心电图。因此,麻醉管理应提前予以防范,包括局麻药咽喉与气管内表麻、手法操作应轻柔、麻醉深度应适宜以及相关辅助药物的应用(硝酸甘油等)等。

【提示与注意】①存在心肌缺血患者围麻醉期应持续实施心电图监测,以便及早发现严重心肌缺血现象,有利于及时治疗与相关处理,防止发展为心肌梗死;②麻醉术中诊断心肌梗死主要通过心电图显示的典型ST段明显抬高。

57. 围麻醉期如何实施心肌保护?

【术语与解答】①心肌是机体耗氧最多的组织之一,正常心肌产生的能量约20%用于维持心肌自身的基础代谢,5%用于心肌的电活动,其余75%用于心肌收缩活动(即用于心脏机械做功);②一般而言,心脏做功越多,心肌耗氧量越大,但不同原因所致的每搏功的变化对心肌耗氧量的影响并非完全相同。心脏做功可用每搏功来表示,等于平均动脉压与每搏量的乘积;③目前临床上采取的心肌保护措施主要是围绕如何增加心肌氧供和降低心肌氧耗等而进行,尤其心脏直视手术患者。因此,心肌保护是心脏手术患者至关重要的一环。

【麻醉与实践】麻醉术中心肌保护主要存在以下两大方面:

1. 心脏手术心肌保护的重要性 一方面,在心脏手术期间,通常需阻断冠状动脉血流,以得到无血的手术视野而有利于进行操作,但此时心肌则处于缺血、缺氧状态,如心肌保护不充分,则可引起心肌缺血、缺氧而坏死,从而导致患者术后心功能不全,以及低心排出量综合征发生,往往导致许多患者在接受了成功的心脏手术后,却死于心功能不能恢复。另一方面,大多心内手术均需经人工心肺机(体外循环下)实施,而在心肌血流灌注减少和停止的情况下保障其基本的代谢需要,就得采取良好的心肌保护方法,以减轻心脏手术后心肌缺血再灌注损伤,降低术后低心排综合征的发生率,以便使体外循环心脏手术更加安全可靠。因此,心肌保护已成为心脏手术的重要组成部分。

心脏手术心肌保护措施有:①全身降温:如体温降至30～28℃时则可显著提高主动脉阻断后心肌对缺氧的耐受性,必要时还可使体温降至更低;②心脏停搏保护液:该保护液可使心肌降温、心脏停搏,可防止心脏过度膨胀与水肿,从而起到心肌保护作用;③其他心肌保护措施:如主动脉阻断前静脉滴注 GIK 溶液(即葡萄糖、胰岛素与氯化钾组合液),可增加心肌糖原含量,增加心肌能量储备,提高心肌对缺氧的耐受能力。此外,近些年来部分冠心病患者行冠状动脉搭桥手术是在非体外循环下实施,虽更加符合机体生理要求,而且可防止缺血性再灌注损伤,避免体外循环所带来的并发症,但麻醉术中仍需给予心肌保护,如调控血流动力学理想化、保障机体血氧含量、维护血红蛋白正常等,也是心肌保护措施之一。

2. 非心脏手术心肌保护 心肌的氧供主要与血红蛋白、血氧饱和度、心室压力、动脉血压、心率及冠状动脉阻力等有关,而心肌的氧耗则由心肌收缩力、心室壁变应力及心率等所决定。①麻醉期间除实施心电图(ECG)监测外,还应进行必不可缺少的其他血流动力学监测,如心率、血压和心肌收缩力应保持适当水平,以保障心肌氧供需的平衡;②围麻醉期持续不断纯氧吸入;③可酌情应用短效 β-受体阻滞剂或钙通道阻滞剂;④充分利用阿片类镇痛药,不仅可降低应激反应,还能增加心肌较好的利用氧。

【提示与注意】随着老龄化手术患者的增多,对心肌缺血患者的心肌保护尤为重要,围麻醉期心肌缺血最佳的治疗是预防,尤其心动过速是麻醉期间引起心肌缺血、甚至心肌梗死的主要因素之一,应尽量避免发生。此外,心肌缺血患者麻醉期间应维持正常体温,因躯体寒战可使机体耗氧倍增,从而对心肌造成影响,应加以避免。

58. 肺动脉高压与麻醉有何关系?

【术语与解答】①肺动脉高压一般是指各种原因引起机体在静息状态时右心导管测量的平均肺动脉压超过 25mmHg 或运动期间大于 30mmHg 者;②正常人肺动脉压为 15～30/5～10mmHg,若肺动脉收缩压 >30mmHg 或平均肺动脉压 >25mmHg,即为肺动脉高压;③凡引起肺静脉压、肺血流量及肺血管阻力增高的因素均可导致肺动脉压力逐渐增高;④肺动脉高压可分为继发性和原发性(或特发性)两类,而大多肺动脉高压继发于心肺疾病,小部分病因不明,可能或考虑为原发性肺动脉高压;⑤肺动脉高压时因肺循环阻力增加而右心负荷增大,最终可导致右心衰竭。

1. 病因 ①肺动脉高压是临床常见病症,其病因复杂,通常多由心、肺或肺血管性疾病引起,临床上常见于继发性肺动脉高压,如先天性心脏疾患,包括:主动脉狭窄、完全性房室间隔缺损、单心室、室间隔缺损、动脉导管未闭、右室双出口、二尖瓣狭窄、扩张性心肌病及肥厚性心肌病等,其动脉高压程度取决于心血管畸形与相关疾病的严重程度;②肺动脉高压不仅仅是循环中心性疾病(心脏及周围大血管)造成,肺部病变、以及慢性缺氧或自身免疫性疾病等均可导致肺动脉高压。

2. 分类 ①肺动脉高压的严重程度可根据静息状态时的平均肺动脉压水平分为轻度(26~35mmHg)、中度(36~45mmHg)和重度(>45mmHg)三种;②根据世界卫生组织提出的分类方法,基本定为五大类:即动脉性肺动脉高压、静脉性肺动脉高压、低氧血症相关性肺动脉高压、慢性血栓或(和)栓塞性肺动脉高压,以及其他原因所致的肺动脉高压,每大类又包含多个亚种类。

3. 病理特点 ①肺动脉压力慢性增高可引起右心室收缩压上升,右心室压力持续性升高则导致右心室肥厚性扩张,其结果可导致右心衰竭;②该病变主要累及肺动脉和右心,即肺动脉内皮细胞增生肥厚而肺动脉干扩张,以及肺血管内膜纤维化增生、管腔狭窄。此外,还表现在右心室壁肥厚,且右心房扩张。

4. 临床表现 肺动脉压力是因肺循环阻力增加,右心负荷增大,最终导致右心衰竭,从而引起一系列临床症状,尤其原发性肺动脉高压(现称特发性肺动脉高压)早期通常无明显自觉症状,仅在剧烈活动时感觉不适,随病情发展,肺动脉压力逐渐增高,其症状可逐渐明显,表现为呼吸短促、易于疲劳、心悸、胸痛、晕厥、咯血、脉搏细弱以及周围性水肿等,当呼吸困难加重,可表现为发绀、低氧血症症状。

5. 临床诊断 对怀疑患有肺动脉高压者,临床上常用的辅助检测手段有:①超声心动图可提供肺动脉高压的相关数据,是筛查肺动脉高压颇为有效的无创性检查法;②多普勒检查可测得肺动脉的血流速度,从而估算出肺动脉压力;③心电图显示右房、右室扩大与肥厚,可间接提示肺动脉压异常。此外,心导管检查可作为测定肺动脉高压的检测标准,如 Swan-Ganz 导管可直接测定肺动脉压、肺毛细血管楔压及心排血量。

6. 治疗与处理 ①肺动脉高压患者根据病情可适宜活动,但不宜过度劳累;②预防感染;③孕龄女性尽量避孕;④血细胞比容超过65%时可考虑血液稀释(即放血与适宜输液疗法),以降低血液粘度、增加组织器官灌注、提高组织器官氧合能力;⑤根据病情药物治疗包括:口服抗凝剂、利尿剂、洋地黄类以及多巴胺、钙通道阻滞剂等;⑥具有适应证患者可实施相关手术治疗等。

7. 预后 尤其动脉性肺动脉高压具有潜在致命性,若无正确的治疗,往往因病情发展而终止于难以纠正的右心衰竭。

【麻醉与实践】通常围麻醉期常见的为继发性肺动脉高压,多继发于心肺与血管性疾病,由于监测不方便,肺动脉高压不像高血压容易被检出。此外,由于肺循环异常可导致机体氧合障碍,甚至血流动力学不稳定(如低心排、低血压),从而致使麻醉的难度倍增,并威胁着患者安全,故应引起麻醉医师的高度重视。

1. 麻醉前准备 ①氧疗可改善机体氧合,有利于避免呼吸性酸中毒,纠正代谢性酸中毒,以缓解肺动脉高压;②充分给予镇静、镇痛,防止应激反应所致的儿茶酚胺释放;③纠正肺血管阻力增加而引起的右心功能衰竭,包括降低右心前、后负荷,增强心肌收缩力等治疗措施。

2. 麻醉选择 ①低位硬脊膜外隙脊神经干阻滞一般对肺动脉高压患者无影响,下肢或下腹部手术可选用。而胸段硬脊膜外隙脊神经干阻滞并不能降低肺血管阻力,却常因交感神经阻滞后反射性引起心动过缓与低血压,以及呼吸肌麻痹易导致呼吸抑制,从而可使心肌缺血、缺氧而心力衰竭。因此,不赞成使用胸段硬脊膜外隙脊神经干阻滞;②蛛网膜下腔脊神经根阻滞(腰麻)可因血流动力学剧烈波动,一般不适宜用于肺动脉高压患者;③通常肺动脉高压患者选择气管插管全身麻醉较多。

3. 麻醉用药　虽肺动脉高压患者尚无特别禁忌的麻醉药物,但应首先考虑麻醉药物与麻醉方法对肺血管阻力的影响。由于选择全身麻醉较多,故大多静脉全麻药(如咪达唑仑、丙泊酚、依托咪酯、氯胺酮)、吸入性全麻药(如七氟烷、地氟烷、异氟烷等),以及麻醉性镇痛药(芬太尼类)、肌松药等均可用于该类患者。

4. 麻醉管理　①严重肺动脉高压患者麻醉术中管理包括维持足够的前负荷,以减少可能降低心排出量的心动过速与心律失常,避免可能增加肺血管阻力的动脉低氧血症及高碳酸血症;②衰竭的右心室其心排血量主要依赖于受静脉回流和肺血管阻力(压力)影响的心室充盈压;③围麻醉期肺动脉高压的治疗包括吸入一氧化氮(10ppm)、前列环素的应用,而肺动脉导管可用于术中监测;④围麻醉期应维持良好的氧合,尤其麻醉诱导及维持力求平稳,保持血流动力学稳定,保障机体供氧,以避免缺氧和二氧化碳蓄积;⑤维持正常或稍高的体循环压力,避免血压急剧波动和心动过缓,严重肺动脉高压患者术后给予满意的镇静和镇痛,并护送 ICU 继续监测治疗。

【提示与注意】　①吸入麻醉剂氧化亚氮(N_2O)可增加成人肺血管阻力,尤其已经存在肺动脉高压患者,因此成人以及伴有右心衰竭的肺动脉高压者慎用;②对肺动脉高压合并心排血量下降的患者,由于麻醉性药物可导致周围血管扩张,从而引起严重的低血压,故对这类患者麻醉诱导更需小心谨慎,一旦低血压而致冠状动脉供血不足,有可能造成恶性循环危及患者生命;③肺动脉高压足月妊娠孕产妇经阴分娩其死亡率接近 50%,而剖宫产者可能更高,主要是椎管内脊神经阻滞产生的交感神经抑制引起的静脉血回流明显降低所致;④肺动脉高压患者术后应护送 ICU 继续监测治疗。

59. 为何全麻诱导后极易产生低血压?

【术语与解答】　①全麻诱导期是麻醉并发症及麻醉意外的高发时段,其全麻诱导后至手术切皮前这段时间内又是患者非常容易出现心律失常和(或)血流动力学急剧变化的时段,发生的显著性低血压则是全麻诱导后颇为常见并发症之一,其一般规律是血压逐渐或快速降低,尤其接近手术开始前最为严重,直至手术开始(切皮后)血压可立刻回升;②由于血压过低可对机体带来不良影响,特别伴有心、脑血管疾病患者以及年老体弱患者容易出现心肌缺血,甚至产生缺血性脑卒中等。因此,务必重视全麻诱导后严重低血压。

【麻醉与实践】　了解全麻诱导后(或诱导期)产生低血压的因果关系,则有助于优化和加强全麻患者的管理,提高麻醉患者术中安全。

1. 全麻诱导后产生低血压原因　机体正常血压的维持主要来源于心肌收缩力、心率、外周血管阻力与有效循环血量,其上述任一因素的异常变化或多个因素叠加等均可导致低血压的发生,尤其是麻醉类药物静脉内集中注射(如全麻诱导量),更容易加重低血压的发生。

(1)神经与内分泌活动被抑制:通常情况下全麻诱导前患者存在着不同程度的紧张与焦虑,其血压一般高于平常静态时的基础血压,主要是紧张、焦虑应激反应特点的表现,即丘脑-腺垂体-肾上腺皮质系统与交感-肾上腺髓质系统以及肾素-血管紧张素系统的活动增强,致使血中儿茶酚胺、胰高血糖素、促肾上腺皮质激素等水平升高。一旦全麻诱导后,机体应激性刺激被抑制,血中上述激素的含量逐渐减少,因此患者的血压、心率也随之降低。

(2)循环血量相对不足:全麻患者禁饮食多达 6~10 小时或以上,接台手术者禁饮食时间更长(尤其下午手术者),患者除生理需要量缺乏外,其血液也处于浓缩状态,全麻诱导后外周血管稍扩张,即可出现有效循环血量明显不足,致使外周阻力降低而导致低血压发生,故全麻诱导后容易产生较长时间的低血压过程。

(3)麻醉药物对循环功能的抑制:现今临床上全麻诱导药均为复合应用,一般而言至少三种药物搭配,即全麻药、麻醉性镇痛药与肌肉松弛药,即使选择对血流动力学影响较轻的药物组合,甚至减少其应用剂量,也不能改变血压的下降,因全麻药均有不同程度的抑制循环功能作用,尤其与麻醉性镇痛药、肌肉松弛剂结合应用,则起到了相加或协同作用。

(4)外周血管阻力降低:全身麻醉大都配合使用肌肉松弛剂,而全麻诱导后其骨骼肌充分松弛条件下使得躯干和四肢肌肉中的血管间接性扩张,继之外周血管阻力降低可造成回心血量显著减少,加之躯体裸露、消毒、体温下降等,相对延长了全麻诱导时间,故血压逐渐下降。

(5)全麻诱导后无疼痛刺激:尽管全麻诱导后先停止麻醉维持药,但此时因无任何刺激(尤其无切皮疼痛刺激),故不能激发体内儿茶酚胺反射性、量子式分泌释放,因此血压不会迅速回升,甚至仍逐渐下降,一旦手术切皮,其血压、心率立即上升。

总之,全麻诱导后低血压的发生是上述综合性因素互为叠加的结果。

2. 全麻诱导期血流动力学变化趋势　全麻诱导药注射完毕后,患者血压、心率开始有所下降,但喉镜显露声门与气管插管刺激可引起应激性血流动力学兴奋(即心率增快、血压升高),当气管插管完成后,若不给予任何刺激,血流动力学又趋向抑制(即心率逐渐减慢、血压逐步降低)。由于手术医师刷手、消毒、铺盖敷料等所用时间较长(或麻醉医师提前全麻诱导),尽管这段时间内停用麻醉维持药,但先前的全麻诱导药仍发挥着作用,在无任何刺激下其血流动力学可持续性下降,全身状况正常者其收缩压甚至可降至70mmHg左右(注:此时并非麻醉过深),一旦手术开始(如切皮),患者血压、心率骤升(甚至出现全麻知晓)。

3. 全麻诱导后易发生低血压的人群　尤其年老体弱患者全麻诱导期更容易发生低血压,主要与内、外环境适应能力和自身各组织器官功能逐步退化有关,特别是心血管功能减退者。此外,静脉全麻药丙泊酚作为诱导药之一,也可能与全麻诱导期低血压有关。

4. 全麻诱导后低血压并非麻醉过深　全麻诱导用药基本按常规临床用量实施,年老体弱者用量更少,根据生命体征监测(主要血压、心率),完成气管插管后其麻醉维持药量均有所降低,甚至暂停用药(如血压下降显著者),因维持量减少或暂停,致使手术切皮开始前患者意识可能处于清醒前期,只是无任何刺激其血流动力学仍处于"循环虚弱的静止状态",当手术切皮时,强烈的疼痛刺激致使机体"防御"功能迅速显现,即机体对伤害性刺激做出自身保护性应激反射,故导致心率增快、血压升高。因此,较有经验的麻醉医师在这之前一般主要追加麻醉性镇痛药(芬太尼类),然后提高全麻药维持量,以平衡切皮应激性反射。

总之,上述综合性因素在全麻患者中可不同程度的出现,且又有各自侧重,故全麻诱导后很容易发生低血压,甚至严重性低血压。

5. 临床预防　根据上述全麻诱导后低血压产生的因果关系,应给予综合性调控机体循环功能:

(1)适宜扩容:由于禁饮食所致循环血量相对不足,故麻醉诱导前应开始输注胶体或晶体溶液,麻醉诱导后体内应输入200~500ml液体,以缓冲血容量相对不足(应用胶体溶液扩容和稳定循环功能效果更佳)。此外,对血细胞比容明显增高患者,输液稀释有利于机体组织器官灌注及氧合。

(2)改良全麻诱导方法:①由于快速全麻诱导用药集中,且短时间内一次性静脉注射,常致使体内多种药物成分迅速达到峰值，必然容易造成血流动力学显著下降。而缓慢全麻诱导则是指采用2/3或1/3的快速诱导的药物剂量逐步给予(如丙泊酚持续泵入、芬太尼类药物分次注射等)，使全麻诱导时间延长，尤其是年老体弱患者，可缓解全麻诱导后严重低血压的发生;②为降低喉镜显露声门及气管插管引起的心血管应激反应，诱导前预先让患者张口吸气，同步给予1%丁卡因咽喉喷雾表麻，诱导药注射后1~2分钟喉镜轻柔显露声门，再次给予声带及气管内充分喷雾表麻，然后继续面罩供氧辅助呼吸，待喉入口、气管内黏膜表麻作用发挥后，其静脉诱导药也逐渐达到峰值效应，此时再实施气管插管，插管完成后既缓和了心血管应激反应，又使得血压降低不至于显著。

6. 临床处理　①若仍按常规快速全麻诱导，除提前输入一定晶、胶体溶液外，诱导完毕先停止所有麻醉用药(包括丙泊酚持续泵入)，通过观察血流动力学趋势变化，决定是否继续用药;②全麻诱导后血压下降显著者，适当加快胶体溶液输入，并给予小剂量多巴胺或麻黄碱平抑，尤其老年患者，以防止血压继续下降;③伴有心血管疾病或老年患者，全麻诱导用药应减半或给予1/3用量，必要时甚至更少;④全麻诱导完成后及时通知手术医师尽早开始手术。

【提示与注意】①若手术患者需要术中控制性降压(如可视鼻腔镜手术等)且全身情况良好者(如中青年)，即使全麻诱导后收缩压降至80mmHg，也可不必予以处理，应继续观察，视情况而定;②老年患者或伴有心、脑血管疾病患者，根据其进入手术室所测的基础血压值，麻醉诱导期不宜使血压下降过速、过低以及低血压时间过长，以保障机体重要脏器的血液灌注。

60. 高血压患者急症手术麻醉如何准备?

【术语与解答】高血压患者需急症手术者麻醉术中往往可出现危及生命的血压升高，需要实施紧急治疗处理，以避免高血压危象或高血压脑病发生。

【麻醉与实践】高血压急症手术患者的麻醉风险主要与重要脏器损害的程度有关，首先应权衡立即手术与延期手术的利弊(危险性)，若非手术治疗可能危及患者生命，即使血压显著增高也应立即进行麻醉与手术。然而，手术并非紧急，其血压严重高于正常，甚至出现高血压危象，则应首先考虑控制高血压，然后再决定是否麻醉与手术。需要紧急处理的患者，应在短时间内先使高血压病情得以缓解，以防止对心、脑、肾的损害。

【提示与注意】对于高血压患者急症手术应特别警惕是否存在未能诊断明确的嗜铬细胞瘤，因该类患者围麻醉期血流动力学往往极不稳定，容易发生猝死。

(王世泉　刘英志　赵　青)

主要参考文献与推荐读物

1. 姚泰主编. 生理学. 北京:人民卫生出版社,2008,175-183.
2. 高秀来,于恩华主编. 人体解剖学. 北京大学医学出版社,2003,235-331.
3. 陈灏珠,林果为主编. 内科学. 第13版. 北京:人民卫生出版社,2009,1460-1609.
4. 罗自强,谭秀娟主编. 麻醉生理学. 第3版. 北京:人民卫生出版社,2011,66-103.
5. 曾因明,邓小明主编. 麻醉学新进展. 北京:人民卫生出版社,2006,6-20.616-621.
6. 王世泉主编. 临床麻醉学精要. 北京:人民卫生出版社,2007,309-344.
7. 陈新主编. 黄宛临床心电图学. 第6版. 北京:人民卫生出版社,2009,42-87.
8. 叶铁虎,吴新民主编. 疑难合并症与麻醉. 北京:人民卫生出版社,2008,112-119.
9. 吴安石,岳云主译. 成人围手术期麻醉学. 北京:人民卫生出版社,2007,23-37.
10. 朱涛,左云霞主译. 麻醉学基础. 第5版. 北京:人民卫生出版社,2009,218-226.

11. 陈蕾译,徐美英校. 全麻诱导后低血压的预测因素. 麻醉与镇痛,2006,2(3),3-9.

12. 宋德福主编. 临床麻醉意外和并发症的预防与处理. 北京:人民卫生出版社,2007,220-227.

13. 邝贺龄,胡品津主编. 内科疾病鉴别诊断学. 第5版. 北京:人民卫生出版社,2006,271-282.

14. 曾因明,邓小明主编. 危重病医学. 第2版. 北京:人民卫生出版社,2008,162-170. 249-258.

15. 王凤学,李昕,陈兴华主编. 围手术期临床症状鉴别与处理. 北京:人民军医出版社,2008,394-464.

第八章　肝、肾功能与麻醉

61. 肝脏生理功能与麻醉用药有何关系？
62. 肝转氨酶增高对麻醉有何影响？
63. 总胆红素增高对麻醉有何影响？
64. 血浆白蛋白及球蛋白与麻醉用药有何关系？
65. 肾脏基本功能与麻醉药排泄有何关系？
66. 尿量及尿液色泽在麻醉手术患者监测中有何意义？
67. 麻醉术中出现肌红蛋白与肌红蛋白尿或血红蛋白尿说明什么？

　　肝脏是消化系统器官重要组成部分之一，是人体最大的腺体，参与体内的消化、代谢、解毒、排泄，以及免疫等多种生理功能。肝脏为机体新陈代谢提供必不可缺少的营养物质和能量来源，尤其是来自胃肠吸收的物质，几乎全部进入肝脏，并在肝内进行合成、分解、转化、贮存等，其中保持机体水、电解质的恒定则是肝脏功能维持内环境稳态的重要环节。因此，肝脏又是机体颇为重要的消化、贮存、代谢、解毒、血液凝固等器官。但各种病因造成肝脏损害后，则可引起不同程度的肝细胞功能损伤及肝功能障碍，而许多手术患者其肝脏形态在发生变化之前，常已出现肝功能异常，该类患者实施麻醉之前及时了解肝功能状况，则有利于判断、评估患者能否耐受麻醉与手术，并能采取相关措施给予肝功能保护，以降低麻醉药物及其他相关因素对肝脏的损害。

　　肾脏位于腹膜后脊柱两旁，左右各一，是人体最为重要的排泄器官，其重要功能是排出机体新陈代谢中产生的废物，如尿素、尿酸、多余的无机盐和水分等。上述代谢产物是通过输尿管、膀胱、尿道排出体外。故肾脏对调节和维持人体内环境的体液容量及成分有着至关重要的作用。从药代动力学和药效动力学的角度而言，临床麻醉用药与肾功能有着颇为密切的关系。

61. 肝脏生理功能与麻醉用药有何关系？

　　【术语与解答】肝脏的生理功能主要在于：①解毒功能：凡进入体内的有毒物质（包括药物）其绝大部分在肝脏经生物转化（解毒）后变得无毒或低毒物质；②代谢功能：包括分解、合成、转化、贮存，如糖代谢、蛋白质代谢、脂肪代谢、激素代谢、电解质代谢等，以及免疫防御功能、贮存和滤过血流、分泌胆汁参与消化、参与凝血和纤溶调节，并具有屏障和吞噬功能等。然而，肝功能损害则与临床麻醉关系颇为密切。

　　【麻醉与实践】由于麻醉药物均具有毒性，进入机体后大都需肝脏功能解毒代谢，即通过肝脏的生物转化，而临床麻醉对肝功能的影响主要存在以下几方面：

　　1. 机体缺氧　麻醉术中机体缺氧可使肝解毒（降解）功能显著减退，从而可加重麻醉类药物对肝功能的损害，尤其患者术前已存在肝功能障碍者。此外，麻醉期间缺氧还可引起胆汁分泌降低,纤维蛋白原与凝血酶原的形成减少,肝糖原储量不足,肝药酶的活性减弱等,上述各肝功能指标异常还可使患者全麻术毕苏醒明显延迟。

2. 肝血流量降低　麻醉药物在肝脏的清除率与肝血流量、肝血窦摄取以及药物随胆汁排泄消除密切相关,而麻醉药所致的血流动力学下降可影响肝血流量,从而影响体内麻醉药的清除率。此外,肝血流量与肝脏功能随年龄的递增而降低,故老年人麻醉药物的清除率则下降。

3. 肝药酶的影响　之所以大多数药物可在肝脏进行生物转化,是因为肝细胞内存在着肝药酶,而肝药酶生成减少或肝药酶的活性降低,均可导致进入体内的药物清除率下降。如老年人肝药酶通常生成不足,而且还存在着不同程度的减弱,因此老年人麻醉药物代谢缓慢。

4. 麻醉相关用药　肝脏重要功能之一是药物生物转化和解毒功能:①吸入全麻药:如氟烷麻醉后可使血清胆红素与血清转氨酶升高,严重者可引起氟烷性肝炎,其可能性机制是在缺氧环境时氟烷还原代谢产生肝毒性的脂质过氧化酶;②静脉全麻药:依托咪酯、苯二氮䓬类药物、芬太尼以及氟哌利多等均在肝脏降解,如肝功能不良者可使这些药物半衰期显著延长,故应相对减量,但尚未发现上述静脉用药引起肝功能受到明显影响;③局麻药:脂类局麻药普鲁卡因需血浆或肝内胆碱酯酶水解,而酰胺类局麻药利多卡因则需在肝脏内代谢,故肝功能损害患者其血浆胆碱酯酶降低,应用上述局麻药应警惕相对过量中毒;④肌肉松弛剂:非去极化与去极化肌松药一般对正常肝脏无影响,但对低蛋白血症与电解质紊乱的肝功能受损患者应减量使用,尤其去极化肌松药琥珀胆碱,因该药依赖血浆胆碱酯酶分解。

【提示与注意】由于肝脏储备功能很强,即使肝细胞已存在损害,某些肝功能检查结果仍可能正常或接近正常,从临床麻醉而言,更需关注的是:①总胆红素、血清白蛋白、凝血酶原时间、血红蛋白、血小板计数、血清电解质、血尿素氮等综合性指标;②如血清胆红素浓度增高患者,可使迷走神经张力增强,麻醉术中易出现有害的胆-心反射,严重者可导致心搏骤停;③对严重肝脏功能损害患者,围麻醉期还应诊断与处理重度腹水、肝-肾综合征以及肝性脑病;④对肝脏功能受损或肝功能不良患者,除麻醉术中避免缺氧外,务必考虑麻醉类药物对肝功能所致的影响;⑤肝保护治疗药物之一是维生素的摄入,维生素 B 有防止脂肪肝保护肝细胞的作用;维生素 C 则有促进代谢、解毒作用。

62. 肝转氨酶增高对麻醉有何影响?

【术语与解答】①转氨酶是人体肝脏正常代谢和运转过程中必不可少的一种"催化剂",是催化氨基酸与酮酸之间的氨基产生转移的一种酶类,主要参与氨基酸的分解与合成;②转氨酶主要存在于肝细胞中(较少量存在于心肌和骨骼肌),其种类很多,其中以谷丙转氨酶(ALT)和谷草转氨酶(AST)颇为重要;③在转氨酶的"催化"作用下,氨基酸转氨后生成的酮酸或醛酸可经氧化分解而供能,也可转变成糖类或脂肪酸。相反,酮酸或醛酸也可经转氨酶的作用而生成非必需氨基酸;④当肝细胞发生炎症、中毒、变性、坏死时则可造成肝细胞受损,转氨酶便会释放到血液中,从而致使血清转氨酶不同程度的升高。

1. 谷丙转氨酶　①谷丙转氨酶:是谷氨酸和丙酮酸之间的转氨酶,又名谷氨酸转氨酶(英文缩写 GPT 或 ALT),其正常值为 0~40u/L(单位每升);②临床意义:GPT 增高一般为肝脏出现炎症或肝细胞受损所致,如肝炎药物中毒阻塞性黄疸、肝变性硬化胆管炎胆管瘤等都有异常偏高,以及某些药物(如影响肝功能的药物)、长期较大剂量饮酒,以及胆道疾病、脂肪肝、心肌病、肌肉损伤等也可致使 GPT 不同程度的增高。此外,由于 GPT 不具有器官专一性,故对 GPT 的升高应密切结合临床;③谷丙转氨酶升高的危害:急性肝损伤时 ALT 绝对值升高,故可引起肝细胞不断损伤,同时导致肝脏的代谢与解毒能力降低,从而使得药物代谢和体内毒素得不到及时的排出,同时又可进一步加重肝脏的负担,往往易造成恶性循环,其病情发展预后相当严重。如急性肝炎患者血清转氨酶可显著升高,甚至高达3000u/L以上,由于急性肝炎患者择期手术其死亡率非常高,故以推迟手术为宜。

2. 谷草转氨酶 ①谷草转氨酶又名天冬氨酸氨基转氨酶(英文缩写 GOT 或 AST),正常情况下机体 GOT 存在于组织细胞中,尤其心肌细胞中含量最高,其次为肝脏,血清中含量极少;②GOT 正常参考值:0~40u/L(单位每升),如各种肝病、心肌梗死早期、肝细胞变性坏死、肝硬化肝癌都可异常偏高;③临床意义:在肝脏由于 GOT 主要存在于肝细胞线粒体内,故当肝细胞发生严重坏死或被破坏时,则可引起 GOT 在血清中浓度明显增高。此外,同 GPT 一样,某些药物、长期饮酒等则可引起 GOT 升高;④GOT 也是临床上检测肝功能指标,主要用来判断肝细胞是否受损。

一般而言,临床根据 GPT 与 GOT 不同程度的升高,可判断或评估疾病的严重程度:①轻度增高:除肝脏外许多疾病均可引起;②中度升高:多提示肝脏疾患,如慢性肝炎活动期、肝硬变代偿期、阻塞性黄疸等;③重度增高:说明肝脏受损严重,如急性传染性肝炎,严重性肝细胞坏死等。

3. 实验室检查局限性 目前临床尚未有能全部反映肝脏功能情况的检查方法,故各种肝功能检查往往只能反映某一方面情况,有的检查项目特异性不高,还必须结合临床方能判断肝功能受损情况。

【麻醉与实践】转氨酶偏高在临床上是很常见的现象,需麻醉与手术的患者若其转氨酶偏高或严重异常,还需要评估其他检测指标,如总胆红素、血浆白蛋白、凝血酶原时间、血红蛋白、血小板计数、血清电解质、血尿素氮等,因明确总的肝功能障碍对实施麻醉至关重要,可降低患者严重并发症和死亡率。此外,哌替啶与吗啡可使胆管内压力上升,两者可使 GPT 升高。

【提示与注意】①谷丙转氨酶活性变化与肝脏病理性组织改变缺乏一致性,有时严重肝损害患者其 ALT 并不升高或升高不明显,因此肝功能损害需要综合其他情况来判断;②肝细胞受损或肝功能障碍者其血清中某些酶可发生改变,临床上检测相关酶的变化可衡量肝脏功能,以了解肝细胞受损程度以及胆道系统阻塞情况;③引起转氨酶升高的因素非常多见,但转氨酶升高只能作为肝脏受损的参考指标之一,还必须结合临床来判断肝细胞受损的情况。

63. 总胆红素增高对麻醉有何影响?

【术语与解答】血清中的胆红素大都由衰老的红细胞破坏后产生出的血红蛋白衍化而成,在肝内经葡萄糖酸化的称为直接胆红素,未经葡萄糖酸化的则称间接胆红素,两者的总和称为总胆红素。当机体总胆红素增高时,则形成黄疸。临床上胆红素增高可见于肝脏病变和肝外疾病:①肝脏病变:如急性黄疸型肝炎、急性肝坏死、严重肝硬化等;②肝外疾病:溶血性黄疸、胆道梗阻、血型不和所致的输血反应、急性胆囊炎或胆石症等。

1. 胆红素测定 ①正常血清胆红素应低于 $17\mu mol/L$(包括直接和间接胆红素),如血清总胆红素超过 $35\mu mol/L$ 时,则可出现黄疸症状;②血清总胆红素的测定对黄疸的诊断与鉴别有重要价值,也是肝功能测定的重要指标;③临床上总胆红素 $<85.5\mu mol/L$ 为轻度黄疸,总胆红素在 $86\sim171\mu mol/L$ 为中度黄疸,当 $>171\mu mol/L$ 为重度黄疸。

2. 临床意义 ①临床上主要用于诊断肝脏疾病与胆道梗阻,如血清总胆红素增高时,人体皮肤、眼巩膜、尿液等成黄色,故称黄疸;②当肝胆系统产生炎症或坏死、梗阻、肿瘤,以及中毒受损乃至溶血性疾病时,均可引起黄疸(包括新生儿生理性黄疸);③胆道梗阻血清胆红素可显著升高,但一般 < 500μmol/L,是因为胆红素不断地经尿液排泄,如血清总胆红素 > 500μmol/L,常提示存在肝实质性病变或伴有溶血,甚至肾功衰竭。

【麻醉与实践】①临床麻醉患者通过测定胆红素则可反映肝脏受损情况,凡黄疸患者术中、术后都有可能发生凝血功能障碍;②胆道系统疾病其病情与体质差异颇大,如单纯性胆囊结石患者大多与常人无特殊,而胆总管结石,尤其反复性发作且伴有梗阻性黄疸者,常合并不同程度的肝功能受损与血清胆红素、胆酸增高,该患者无论选择全身麻醉,还是采取硬脊膜外隙脊神经干阻滞,均应做好麻醉管理,以防不测。

【提示与注意】①黄疸患者麻醉术中往往迷走神经张力增高,易出现胆-心反射而致心动过缓,严重者甚至心搏停止,故需注意防范;②合并胆道蛔虫症患者麻醉诱导时或术毕拔出气管插管后可能出现恶心、呕吐,此现象应考虑是否蛔虫返回口内而引起,返回口内的蛔虫还有可能引起急性呼吸道梗阻;③肝胆系统疾病常存在水、电解质与酸碱平衡紊乱或伴有贫血、低蛋白血症、营养不良等病理生理改变,术前应尽可能予以纠正。

64. 血浆白蛋白及球蛋白与麻醉用药有何关系?

【术语与解答】①血浆白蛋白由肝细胞合成产生,是血浆中含量最多的蛋白质,约占血浆总蛋白的 40% ~60%,其在血浆中平均半衰期 15 ~20 天,故急性肝炎短期内其血浆白蛋白变化并不显著;②白蛋白在肝细胞内没有储存,并在细胞外液中含有微量,肝细胞受到严重损害时,由于白蛋白合成减少,血浆白蛋白则降低;③白蛋白是机体主要的渗透活性蛋白,参与形成约80%的血浆胶体渗透压;血清白蛋白浓度减少50%可使胶体渗透压降低至正常的1/3;④尽管白蛋白具有很强的负电荷,但能结合阳离子和阴离子,是体内转运金属、药物、脂肪酸、激素和酶的主要蛋白;⑤正常成人体内细胞外白蛋白约为 4 ~5g/kg,其中30% ~40%分布于血管内,50% ~60%在组织间隙。白蛋白正常值:新生儿 28 ~44g/L,成人 35 ~50g/L;⑥球蛋白具有免疫功能,在体内具有一定的数量,其增高或减少均为异常;⑦人体血浆总蛋白为 60 ~80g/L,而球蛋白为 20 ~30g/L,故正常白蛋白与球蛋白比值为 1.3 ~2.5:1;当肝脏受损后,由于肝细胞合成白蛋白能力显著下降,血浆白蛋白明显减少,而球蛋白则增加,虽可出现蛋白总量仍在正常范围,但白蛋白与球蛋白比值变小,甚至倒置。

1. 白蛋白主要生理功能　①维持血浆胶体渗透压主要依赖血浆白蛋白,即血浆渗透压是机体末梢静脉端组织间液渗透血管内的主要动力;②白蛋白在血液中具有粘附、运输作用,可与重金属离子结合以及将某些有毒物质运送至解毒器官,并由排泄系统排出体外,起到解毒作用;③白蛋白对血液中的免疫球蛋白具有保护与稳定作用,以减少相关疾病的发生。

2. 白蛋白异常的临床意义　①增高:常见于血液浓缩,如脱水、严重烧伤、腹泻、呕吐、高热等;②降低:营养不良、肝细胞受损、肝硬变、消耗性疾病、肾性疾病及糖尿病等,尤其血浆渗透压降低可导致血液中水分过多的渗透入组织间液,是产生腹水或全身性水肿的主要原因之一。此外,肝硬化患者如白蛋白低至30g/L 时,即可出现或将要出现腹水。

【麻醉与实践】血浆白蛋白与麻醉药物有着重要的关系:①大多麻醉药进入血液后一部分与血浆白蛋白结合,而具有药理活性的另一部分则处于游离状态;②围麻醉期如患者血浆白蛋白水平降低,可使进入体内的麻醉药物与血浆白蛋白结合率减少,从而使游离的麻醉药物的活性成分明显增多,故可致使临床麻醉常规应用药物剂量可相对过量,造成作用于机体的药效明显增加或出现药物"敏感"现象;③球蛋白增高的肝病患者,应用非去极化肌松药时其敏感性降低,其机制是非去极化肌松药与球蛋白的结合增高,致使该药的药理活性降低,从而临床效果减弱,需增加剂量才能达到满意肌松效果;④麻醉术中急性大出血(失血超过血容量的30%)或伴有心肺疾病的老年患者,应联合使用晶体液和胶体液,以预防单纯使用大量晶体液所致的肺水肿,而临床常用的则是5%白蛋白。当血容量较低,虽血流动力学尚稳定,但伴有严重凹陷性水肿的患者可使用25%的白蛋白。

【提示与注意】①麻醉患者若血浆白蛋白低于25g/L以下,提示其肝功能出现严重障碍或营养极度不良,全麻用药务必慎重;②由于外源性人体白蛋白的广泛应用,故在评估患者白蛋白的测定结果时,还应考虑外源性白蛋白的影响;③肝病晚期由于门静脉高压及低蛋白血症等诸多因素,腹水则是临床常见症状,通常该患者麻醉处理主要局限在控制水和钠盐的摄入,以及利尿剂的应用、纠正有效循环血量不足、静脉输入血浆或人体白蛋白等。

65. 肾脏基本功能与麻醉药排泄有何关系?

【术语与解答】人体肾脏具有诸多重要的生理功能。

1. 内分泌功能　肾脏可产生分泌肾素、血管紧张素、促红细胞生成素、前列腺素和激肽类物质等,参与血流动力学调节、人体红细胞生成、钙磷代谢等。

2. 调节功能　肾脏具有维持机体内环境的平衡和稳定功能,如肾血流存在自身调节机制,当循环系统收缩压在80~180mmHg范围内可自然维持肾血流量和肾小球滤过率的稳定,以及调节机体水、电解质与酸碱平衡等。

3. 排泄功能　血液在流经肾脏时,其中的血浆经过肾小球毛细血管网滤过进入肾小囊,形成超滤液,而超滤液通过肾小管与集合管的重吸收及分泌,最终形成尿液排出体外,故可排除体内的代谢产物以及进入体内的药物和毒物。

【麻醉与实践】由于大多医疗用药的降解产物主要经肾脏排泄,故肾功能是否正常直接关系到麻醉用药的排泄问题,加之临床麻醉在特定条件下可影响肾功能,因此需熟悉麻醉用药与肾脏功能的关系:①大多数麻醉药物属高脂溶性物质,同时也是剧毒药,这些药物如不能通过代谢降解成为水溶性物质,就会被肾小管重吸收而滞留于体内,从而易产生不同程度的毒性;②麻醉药物经肾脏清除主要包括三方面,即肾小球滤过率与肾小管细胞主动分泌以及重吸收,而多数麻醉药在正常肾功能患者只是从肾小管经过而不被重吸收,此时肾脏清除率相当于肾小球滤过率,但实际上影响因素很多;③术中出现急性缺氧则可使肾血流量降低,尿量减少,体内麻醉药物排泄可减缓,全麻患者术毕苏醒则延迟;④药物与血浆蛋白结合后不容易通过肾小球血管膜孔而被滤过,而血浆蛋白结合率越大或在脂肪内储积量多的药物,其排泄速度往往转慢,其作用时效也就延长;⑤尿液的pH值亦可直接影响药的排泄,如碱性尿液能使巴比妥类和哌替啶等酸性药排泄加速;而碱性药则在酸性尿液中排泄较快;⑥静脉全麻药丙泊酚主要在肝脏代谢,而对肾功能的影响主要取决于是否对心血管功能的抑制;⑦非去极化肌松药阿曲库铵基本以"霍夫曼"效应降解,故不影响肾功能;⑧挥发性吸入全麻药基本不影响肾功能,但所导致的心血管功能抑制(如低血压或心排血量减少)则可影响肾功能。

【提示与注意】对肾功能低下或肾功能衰竭患者,麻醉用药则需谨慎,尤其在药物的选择和用量方面应根据全身状况予以综合考虑,否则,有可能因药物或药物降解产物在体内堆积而造成药效显著延长或出现某些严重副作用及并发症等。此外,麻醉药物对肾功能的影响还应考虑肾外因素,即对循环、呼吸功能的抑制问题,因两者(循环、呼吸功能抑制)均可对肾功能产生不同程度的影响。

66. 尿量及尿液色泽在麻醉手术患者监测中有何意义？

【术语与解答】①尿量：正常体重成人每昼夜尿量为 1000～2000ml，约 1ml/（kg·h）。如每昼夜尿量超过 2500ml，称为多尿（常见于糖尿病、尿崩症、慢性肾炎等），若 24 小时尿量少于 400ml 或每小时低于 17ml 为少尿（多见于肾功能不全、急性肾小球肾炎等），当 24 小时尿量少于 100ml 为无尿或尿闭。此外，临床上少尿可能性原因通常有三种，即肾前性、肾性和肾后性少尿；②尿液：当体内缺水时，尿液被浓缩，排出的尿液渗透浓度显著高于血浆的渗透浓度，称为高渗尿；如体内液体量过多时，尿液被稀释，排出的尿液渗透浓度明显低于血浆的渗透浓度，称为低渗尿。此外，正常新鲜排出的尿液多呈淡黄色，主要含有尿色素。人体尿液为弱酸性，pH 约 6.5，其比重一般在 1.015～1.025 之间。

【麻醉与实践】①尿量及尿液是与肾功能密切相关的指标之一，麻醉与手术期间监测尿量与尿液色泽可评估肾功能；②由于麻醉用药对肾功能可产生不同程度的影响，而尿量则是反映全身组织灌注的重要指标之一，故尿量是麻醉术中唯一作为肾功能和肾灌注、乃至微循环灌注的可靠指标；③通常麻醉术中尿量应维持在 1ml/（kg·h）以上，但麻醉手术期间机体抗利尿激素分泌的增加，可影响肾脏排尿，因此尿量并不能及时反映血容量的变化；④麻醉术中许多非肾性因素也可影响尿量，如血容量、心排血量、全身血管阻力以及利尿药物的应用等；⑤麻醉术中监测中心静脉压（CVP）、平均动脉压（MAP）、心输出量（CO），则是间接监测肾功能的指标。

【提示与注意】①麻醉术中麻醉医师主要关注的是尿量减少，如尿量 <0.5ml/（kg·h），应首先检查尿管、尿道是否存在机械性梗阻，而尿量过多应注意钾离子和血容量的补充；②尿液呈均匀的浓茶色、葡萄酒色、棕色或酱油色，应鉴别血红蛋白尿与肌红蛋白尿。

67. 麻醉术中出现肌红蛋白与肌红蛋白尿或血红蛋白尿说明什么？

【术语与解答】肌红蛋白与肌红蛋白尿及血红蛋白尿简述如下：

1. 肌红蛋白　①肌红蛋白存在于横纹肌（也称骨骼肌）中，是横纹肌和心肌中构成粗肌丝的主要成分，即粗肌丝是由肌红蛋白分子构成，并具有 ATP 酶活性，可使 ATP 分解，在肌肉运动中起重要作用；②肌红蛋白是肌肉中运载氧的蛋白质，尤其心肌含量颇为丰富；③临床测定血清中的肌红蛋白可作为急性心肌梗死早期诊断的灵敏指标，但特异性差。此外，如骨骼肌损伤、创伤以及肾衰竭等均可引起肌红蛋白的增高。

2. 肌红蛋白尿　①正常人尿液中含肌红蛋白量甚微，故不能从尿中检出，当机体在某种或某些病理过程中如出现骨骼肌变性、炎症，以及严重性代谢紊乱时，可造成骨骼肌溶解，从而致使肌红蛋白自受损肌肉组织中渗出，并随尿液中排出，尿液检查呈阳性，称为肌红蛋白尿；②肌红蛋白分子量小，易从肾脏排泄而出现肌红蛋白尿（棕色尿），从而可引起肾脏损害，严重者可致急性肾功能衰竭。

3. 血红蛋白尿　是指尿液中出现含有游离的血红蛋白：①急性溶血时血浆内的游离血红蛋白含量超过 15～25mg/dl 时，则可导致游离血红蛋白从肾脏排出，从而出现血红蛋白尿；②新鲜血红蛋白尿颜色呈粉红色，久置后在酸性环境下呈酱油色，而在碱性环境下可呈鲜红色；③取新鲜尿液标本离心、沉淀，镜检下无红细胞或仅有少许红细胞，而联苯胺试验强阳性时，即可诊断为血红蛋白尿。

【麻醉与实践】肌红蛋白、肌红蛋白尿、血红蛋白尿与临床麻醉的关系在于：①麻醉用药可诱发恶性高热(如吸入性全麻药与肌肉松弛剂琥珀胆碱),恶性高热其重要检测指标之一则是血浆和尿液中肌红蛋白浓度升高,若结合其他有价值的临床体征(如高体温、肌肉强直、高血钾、高碳酸血症等)则可予以诊断,以便及早处理;②人体受挤压伤后容易发生挤压综合征,该综合征主要是因肢体或多大块织肌肉经数小时的严重挤压后而发病,故肌红蛋白则可从肌肉内渗出,并自肾脏排出,如麻醉术中该患者出现肌红蛋白尿,基本则可诊断;③重度烧伤、电灼伤等所致大块肌肉受损,也可引起肌红蛋白尿;④麻醉与术中患者尿液肉眼观察检测尤为重要,尤其输血过程中,因血型不合发生溶血性输血反应,短时间内即可出现血红蛋白尿,如早期发现、及时处理,则能使患者转危为安。麻醉医师对上述务必有所了解。

【提示与注意】①血清肌红蛋白增高(测定呈阳性)虽不能确诊心肌梗死,但测定阴性则可基本排除心肌梗死;②恶性高热、挤压综合征与重度烧伤、电灼伤等,其共性特点均具有肌红蛋白尿。此外,血红蛋白尿需与肌红蛋白尿的鉴别,通常肌红蛋白尿患者有肌肉病变症状,而血红蛋白尿则有血管内溶血表现。还需要提示的是,由于肌肉损伤也常伴有红细胞破坏,因此肌肉损伤患者其肌红蛋白尿与血红蛋白尿可并存。

(王世泉　刘爱杰　李海霞)

主要参考文献与推荐读物

1. 姚泰主编. 生理学. 北京:人民卫生出版社,2008,339-388.
2. 王吉耀主编. 内科学. 第2版. 北京:人民卫生出版社,2012,579-597.
3. 徐启明主编. 临床麻醉学. 第2版. 北京:人民卫生出版社,2008,10-20.
4. 曾因明,邓小明主编. 麻醉学新进展. 北京:人民卫生出版社,2006,193-201.
5. 盛卓人,王俊科主编. 实用临床麻醉学. 第4版. 北京:科学出版社,2009,37-75.
6. 罗自强,谭秀娟主编. 麻醉生理学. 第3版. 北京:人民卫生出版社,2011,116-123.

第九章　内分泌系统生理与麻醉实践

68. 何谓内分泌？与麻醉有何关系？

69. 甲状腺功能异常与麻醉有何关系？

70. 甲状旁腺功能异常与麻醉有何关系？

71. 肾上腺功能异常与麻醉有何关系？

72. 儿茶酚胺分泌变化与麻醉有何关系？

　　分泌是机体特殊细胞的基本活动功能,人体分泌形式具有两种,即内分泌和外分泌,本章主要阐述内分泌。内分泌是指具有内分泌功能的腺体或细胞所产生的生物活性物质(激素)直接释放到体液中而发挥其相应的作用。内分泌腺体和细胞虽是机体非常重要的组成部分,但与机体其他器官、组织的不同点在于很难通过解剖学的特点进行严格的界定,尤其不同的是不像外分泌那样必须通过特定的管道结构释放到体腔或体外的分泌形式。内分泌生理功能与麻醉关系颇为密切,因此,麻醉医师熟悉内分泌系统的主要生理功能及病理变化,则对临床麻醉有着重要的指导意义。

68. 何谓内分泌？与麻醉有何关系？

　　【术语与解答】①内分泌是指由内分泌腺体和兼有内分泌功能的器官、组织或细胞所构成,能产生或分泌机体所需要的相关生物活性物质(激素),并且直接释放或传输到机体的靶器官,并发挥其应有的效应;②内分泌最终是通过所释放的激素而实现机体调节和平衡的功能,但这种分泌形式、过程和传输不需要类似管道的结构;③几乎所有内分泌腺都受自主神经的支配;④内分泌器官主要包括垂体、甲状腺、甲状旁腺、肾上腺、胰腺等,它们合成和分泌各自的相关激素,进入体液和血液循环发挥其全身效应;⑤各内分泌器官的功能一旦亢进或减退,则可导致所分泌的激素增高或降低,从而可引起机体其他器官组织功能出现一系列异常。

　　【麻醉与实践】由于人体内分泌生理功能非常复杂,而麻醉虽对内分泌功能有所影响,但远期的影响程度目前尚未完全明了,只是局部或暂时性全身影响时有发生,如:①全麻诱导用药不足时实施气管插管,应激性刺激可引起交感神经兴奋,继之促发内分泌系统功能增强,尤其内源性儿茶酚胺(肾上腺素与去甲肾上腺素)则会过度分泌释放,从而导致机体心率迅速增快、血压即刻骤升,这是其主要负面影响体现之一。另一方面,气管插管应激性刺激可促使胰高血糖素过度释放,这对糖尿病患者可致使其血糖增高而难以控制;②严重甲状腺功能亢进患者实施麻醉,如麻醉深度较浅,当气管插管或手术切皮,乃至术中分离牵拉甲状腺,均会刺激三碘甲腺原氨酸(T_3)与甲状腺素(T_4)增加分泌,加之交感神经反射性过度兴奋,则易引发甲亢危象。而甲状腺功能减退患者若麻醉较深,其各生理功能则受到明显抑制,其生命安全可受到威胁;③一般而言,全身麻醉与椎管内脊神经阻滞或局部麻醉比较,全麻对内分泌功能的影响

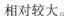

相对较大。

【提示与注意】一般情况下,麻醉与手术同时作用于患者,但手术创伤刺激对内分泌系统的影响较麻醉更为显著。因此,麻醉医师需通过采取相关合理的措施抑制或调控内分泌系统过度兴奋而对机体所产生的负面影响。

69. 甲状腺功能异常与麻醉有何关系?

【术语与解答】①甲状腺是内分泌系统中最大腺体,位于颈前部甲状软骨下方的气管两旁,并分左、右两叶和中间峡部,其总体构型略类似"H"型,形似"蝴蝶"状;②甲状腺是人体重要的内分泌腺之一,主要分泌甲状腺激素和降钙素;③甲状腺素广泛参与机体正常的生长发育、基础代谢等多种活动的调节。

1. 甲状腺激素　是一类含碘的酪氨酸衍生物,主要有四碘甲腺原氨酸(即甲状腺素,T_4)和三碘甲腺原氨酸(T_3):①T_3与其受体结合后的生物活性约为 T_4 的 $3\sim10$ 倍,虽 T_3 的生物活性大于 T_4,但 T_4 的日分泌量可为 T_3 的 10 多倍,故两者的生理作用无显著的区别;②甲状腺激素的分泌受促甲状腺激素的调节,释放入血液循环的 T_3 和 T_4 几乎全部同血浆蛋白结合,只有极少量呈游离状态,血液中游离状态的甲状腺激素与结合状态的甲状腺激素可以相互转化,以维持其动态平衡;③甲状腺激素其生理功能包括产热、调节代谢、生长以及对蛋白质、糖、脂肪的代谢和对神经系统的影响等;④甲状腺分泌旺盛(功能亢进),则表现为基础代谢异常,如机体产热与耗氧增加,心动过速、多汗、消瘦、情绪激动、肌肉无力、眼球突出等症状。若分泌不足,成人患粘液性水肿(包括皮肤变厚、毛发脱落、性功能减退等),小儿则身材矮小、智力低下等。

2. 降钙素　①降钙素是由甲状腺的滤泡旁细胞(又称 C 细胞)合成与分泌的多肽激素,其受体主要分布在骨骼和肾脏;②降钙素基本作用是降低血液中的血钙和血磷,其作用是直接通过抑制破骨细胞的活性,增加尿中钙、磷的排出,从而实现对血钙、血磷的调节;③降钙素的分泌主要是受血钙浓度的调节,血钙浓度升高,降钙素的分泌可增加。

【麻醉与实践】①麻醉与手术可影响甲状腺的功能,而不同的甲状腺疾病则对麻醉和手术也存在着明显差异;②甲状腺疾病手术患者的麻醉务必结合其病因、病理生理、病情特点等决定麻醉方法、麻醉用药与麻醉管理,只有全方位综合考虑与合理实施,才能避免相关并发症及意外的发生。

1. 甲状腺功能亢进　是机体甲状腺素分泌过多而导致全身代谢亢进为临床主要特征的病变,如该类患者选择气管插管全身麻醉,麻醉术中应避免使用氯胺酮、泮库溴铵、阿曲库铵以及拟肾上腺素能受体激动剂,以免引起心率明显增快与血压迅速升高。

2. 甲状腺功能减退　是由多种原因引起的甲状腺素合成、分泌或生物效能不足所致的疾病,该类患者对麻醉与手术的耐受力明显下降,尤其术前未经治疗的患者或无症状且尚未诊断明确的患者其麻醉手术风险颇大,因该患者对麻醉类药物较敏感,容易产生对心血管功能的抑制,因此根据全身状况应减少术前药与全麻药用量,以使围麻醉期安全。

【提示与注意】①当甲状腺弥漫性肿大或巨大甲状腺肿瘤时,常可牵拉或压迫气管,导致气管移位或狭窄,从而易导致全麻诱导后实施人工呼吸道建立(气管内插管等)发生困难;②如甲状腺肿瘤长期压迫气管,还可使气管软骨软化,全麻术毕拔除气管插管后有可能出现气管塌陷,引起下呼吸道通气不畅,乃至梗阻,从而导致拔管后呼吸困难,严重者甚至窒息;③需要引起关注的是甲状腺功能亢进患者围麻醉期最大的风险来自甲亢危象,该危象是甲亢病情

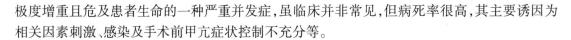

极度增重且危及患者生命的一种严重并发症,虽临床并非常见,但病死率很高,其主要诱因为相关因素刺激、感染及手术前甲亢症状控制不充分等。

70. 甲状旁腺功能异常与麻醉有何关系?

【术语与解答】①甲状旁腺分散位于甲状腺背侧附近,通常情况下有 4 个小体(两对甲状旁腺);②甲状旁腺颇为重要的生理功能是通过增加或减少甲状旁腺激素的分泌以调节机体钙、磷代谢,从而维持机体血钙的相对稳定,并与甲状腺分泌的降钙素之间保持着相互联系;③如甲状腺手术时,误将甲状旁腺切除或甲状旁腺激素本身分泌不足,则可引起血钙浓度明显下降,导致神经与肌肉兴奋性异常增强,表现为肢体肌肉出现抽搐性痉挛,又称低血钙性手足搐搦症,严重者可造成呼吸肌痉挛而窒息;④若甲状旁腺功能亢进(分泌甲状旁腺激素过多),则可造成钙离子从骨骼中移出进入血液,从而导致血钙浓度增高,临床称之为高钙血症;⑤钙离子从骨骼中移出后,则易引起骨质吸收而致骨质疏松,极易发生病理性骨折。此外,甲状旁腺功能亢进还可导致 HCO_3^- 重吸收障碍,同时又可使 Cl^- 重吸收增加,故有可能引起高氯性酸血症。

【麻醉与实践】甲状旁腺之所以是生命必需器官,是因为所分泌的甲状旁腺激素对维持机体钙离子的稳定极其重要,而钙离子对维持机体细胞膜两侧的生物电位、维持正常的神经-肌肉传导功能,以及维持正常的肌肉收缩与舒张则是不可缺少的离子,故甲状旁腺功能异常患者与麻醉关系颇为密切:

1. 甲状旁腺功能亢进 ①由于该患者长时期的厌食、恶心呕吐及多尿等,机体可存在明显脱水、电解质紊乱和酸中毒,麻醉前应给予充分的电解质溶液予以纠正;②由于长期高钙血症的存在,容易导致反复尿路结石,而钙盐在肾实质内不断的沉积也使得肾功能逐步下降,甚至肾功能衰竭,故术前须检查尿素氮、肌酐及尿比重,以了解脱水程度与肾功能情况;③根据患者全身状况选择麻醉方法,对严重肾功能不全、电解质紊乱、心功能障碍的患者,实施局麻或颈神经丛阻滞对其影响更小。对探查性手术或多发性肿瘤,以及有气管压迫及恶心、呕吐患者,以选择气管插管全身麻醉为宜;④术中应维持足够的容量和尿量,尤其术前患者已存在嗜睡症状者,应减少麻醉药用量;⑤由于甲状旁腺亢进患者骨质吸收脱钙而骨质疏松,有可能存在病理性骨折危险,故围麻醉期搬运患者、实施气管插管等操作应轻柔,以防止造成意外性伤害。

2. 甲状旁腺功能减退 原发者较为罕见,多继发于甲状腺全切除术或颈部手术误伤甲状旁腺,以及甲状旁腺切除术后或颈部放射诊疗所致。如甲状旁腺切除术或甲状腺手术失误损伤甲状旁腺,术中该患者的麻醉管理取决于术中血钙的浓度,因严重低血钙,患者麻醉术毕其肢体肌肉可出现抽搐性痉挛,甚至拔出气管插管后发生喉痉挛。因此,遇此现象可静脉缓慢注射 10% 葡萄糖酸钙 10~20ml 则能纠正,必要时给予咪达唑仑或超短效肌肉松弛剂(如琥珀胆碱)制止喉痉挛。

【提示与注意】对于甲状旁腺异常患者而言,既要警惕高钙血症,又要重视低钙血症。①高钙危象:当甲状旁腺亢进患者血钙升至 4.25mmol/L,尿量明显减少、血磷与尿素氮持续升高、血甲状旁腺激素显著增多时,该患者应延期手术,待血钙降至安全水平(3.5mmol/L 以下)再考虑手术;②血液透析可迅速降低血钙,降钙素也可短时间降低血钙;③对合并高血钙继发性格改变的患者不宜使用氯胺酮;④由于氟对肾功能存在影响,合并肾功能不良者氟类吸入性麻醉药应慎用;⑤对存在高血钙而肌肉张力低下的患者应酌情减少肌肉松弛剂的使用,但高血钙又可减弱非去极化肌松药的作用,故应增加非去极化肌松药的用量,两者似乎相矛盾,而折中的办法或适宜的方法先给予试探性用量,即减少首次肌松药用量并予以观察,然后决定给药量。如条件允许,可采用周围神经刺激器监测神经-肌肉接头的功能更佳,尤其用以监测该患者术毕体内肌松药的残余作用;⑥术中还需加强对心电、呼吸功能,以及水、电解质等监测;⑦术后出现血钙降低所致的手足抽搐或喉痉挛等,应给予补充钙剂;⑧全麻患者血钙降低其术毕苏醒往往延迟,也应予以注意。

71. 肾上腺功能异常与麻醉有何关系?

【术语与解答】①肾上腺是人体非常重要的内分泌腺之一,分别位于左、右肾上极的上内方;②肾上腺从组织学和功能上可分为完全不同的肾上腺皮质与肾上腺髓质两大部分,其皮质约占90%,髓质约占10%,两者主要分泌机体所需要的不同激素;③虽肾上腺位于肾脏,但与肾脏无直接关系。

1. 肾上腺皮质　①肾上腺皮质较厚,按解剖结构由外层向内层可分为球状带、束状带和网状带,三者由外向内分别合成与分泌盐皮质激素、糖皮质激素和性激素,这些激素具有广泛的生理功能,前者(盐皮质激素)在调节机体水、盐代谢方面起重要作用,中者(糖皮质激素)主要调节糖、蛋白质及脂肪的代谢,后者(性激素)则主要影响性行为和副性特征;②肾上腺皮质无论其组织学结构,还是其功能特点,都远较肾上腺髓质复杂,尤其分泌的盐皮质激素与糖皮质激素,对维持机体基本生命的活动发挥着极其重要的作用。

2. 肾上腺髓质　①肾上腺髓质位于肾上腺中心部位,起源于胚胎外胚层,主要由嗜铬细胞构成;②肾上腺髓质合成、分泌和贮存儿茶酚胺类激素,主要包括肾上腺素(约占80%)与去甲肾上腺素(约占20%),以及少量的多巴胺;③肾上腺髓质受交感神经节前纤维支配,交感神经节前纤维释放的乙酰胆碱通过 N 型胆碱能受体促进肾上腺髓质合成和分泌儿茶酚胺,因此交感神经兴奋时肾上腺髓质激素分泌增多。由于肾上腺髓质与交感神经密不可分,因此,两者组成机体重要的交感-肾上腺髓质系统;④肾上腺髓质的主要功能是分泌肾上腺素和去甲肾上腺素,其前者(肾上腺素)可直接作用于心肌,致使心搏增快、心排血量增加;后者(去甲肾上腺素)则作用于全身小动脉平滑肌,以促使外周小血管收缩而致血压升高。此外,肾上腺素与去甲肾上腺素均能促进糖和脂肪的代谢。

【麻醉与实践】肾上腺疾病主要来自肾上腺皮质和肾上腺髓质,由于两者所分泌的激素显著不同,故其病理特点也明显不同,而临床麻醉处理也有很大差异:

1. 肾上腺皮质疾病　肾上腺皮质分泌异常临床上主要有两种疾病,即醛固酮增多症与皮质醇增多症,前者主要是因球状带分泌过多的盐皮质激素所致,后者则是束状带产生过量的糖皮质激素所造成,无论原发性醛固酮增多症患者,还是皮质醇增多症患者,大都需行手术治疗。而临床麻醉则务必清楚两者所分泌激素的不同而产生的各自病理生理变化,因此,既要明确两者所具有的共性特征(如高血压、低血钾、肌无力等),又要重视其个性特点(又有不同临床症状)。此外,若患者出现肾上腺皮质功能低下,则对麻醉与手术的耐受性极差,遇有不良应激,机体不能做出代偿性反应,心肌极易受到抑制,甚至导致死亡。

2. 肾上腺髓质疾病　主要来自嗜铬细胞瘤,由于嗜铬细胞瘤分泌过多的儿茶酚胺,麻醉及术中可导致循环功能剧烈波动,如肿瘤切除前血压可骤升,肿瘤切除后血压可速降,故嗜铬细胞瘤患者麻醉术中应常规行有创动脉压监测和中心静脉压监测。

发生于肾上腺皮质与髓质通常为三种疾病,即原发性醛固酮增多症与皮质醇增多症及嗜铬细胞瘤,三者的病理特点既有共性(均具有高血压症状),又有个性(不同临床症状)。因此,三种疾病对麻醉的选择、麻醉用药与麻醉管理也存在差异,只有熟悉三者的病理特点,分别进行对因、对症处理,才能提高手术患者的麻醉质量,避免和防范相关并发症的发生,保障患者的生命安全。

【提示与注意】对于肾上腺皮质与髓质疾病,围麻醉期需予以强调的是:①盐皮质激素增高患者(原发性醛固酮增多症)其电解质存在紊乱(尤其严重低血钾),常致使麻醉术中出现严重心律失常,甚至心搏骤停,故首先需注意血钾的变化与补充;②糖皮质激素增多患者(皮质醇增多症)应激能力低下,麻醉与手术耐受性差,除麻醉用药量应相对偏少外,更要防治急性肾上腺皮质功能不全或危象;③嗜铬细胞瘤患者麻醉术中血流动力学可剧烈波动,极易引起充血性心力衰竭、心肌梗死及颅内出血性病变,这是导致嗜铬细胞瘤患者死亡的常见原因,故需给予全面监测,提早进行相关处理。

72. 儿茶酚胺分泌变化与麻醉有何关系?

【术语与解答】①儿茶酚胺激素由肾上腺髓质嗜铬细胞合成、分泌和储存,包括肾上腺素与去甲肾上腺素及多巴胺,因三者的结构中均含有一个儿茶酚胺基(邻苯二酚基),故统属于儿茶酚胺类激素;②儿茶酚胺分泌后通常贮存在胞质内的分泌颗粒中,只在机体需要时才释放,以调节机体大部分生理功能,尤其机体在应激状态下可产生"防御性"反应;③儿茶酚胺激素通过单胺氧化酶的作用转化为香草扁桃酸而灭活;④儿茶酚胺的主要生理功能是兴奋血管的 α 受体,可致全身小动脉和小静脉同步收缩,当体内儿茶酚胺分泌释放增多时,心肌收缩力则加强,从而导致心率增快、收缩压升高,继之心搏出量增加,而脉压有所变小;⑤儿茶酚胺与交感神经活动的关系颇为紧密,因肾上腺髓质受交感神经节前纤维支配,交感神经节前纤维释放的乙酰胆碱通过烟碱(N 型)胆碱能受体促进肾上腺髓质嗜铬细胞合成与分泌儿茶酚胺,从而组成交感神经-肾上腺髓质系统,在机体应激反应中发挥着重要作用,其作用与交感神经兴奋一致,表现为心悸、多汗、高血压等;⑥正常情况下机体内儿茶酚胺始终保持着动态平衡,一旦该激素过多的分泌释放或分泌减少,首先导致心血管系统功能异常;⑦儿茶酚胺(肾上腺素与去甲肾上腺素)的生理作用主要通过肾上腺素能受体所表达,而肾上腺素能受体有 α 和 β 两种亚型,前者(α 亚型)存在于血管平滑肌,而后者(β 亚型)又分为 β_1 和 β_2 亚型,β_1 受体存在于心肌,介导对心肌的正性变力和正性变时作用,β_2 受体则存在于气管和血管平滑肌,介导对气管和血管平滑肌的舒张作用。此外,儿茶酚胺既是体内的一种激素,又是一类神经递质,其生理功能与药理作用分别表现如下:

1. 肾上腺素　①肾上腺素释放入血液循环后除使心率增快、心肌收缩力增强、心输出量增多外,还可促进糖原分解而升高血糖,并促进脂肪分解;②手术期间患者高血糖症可能是创伤刺激所致机体内源性肾上腺素释放增多引起;③药用肾上腺素主要由人工合成,可作用于心脏、血管、平滑肌等 α 与 β 受体。

2. 去甲肾上腺素　①主要激动 α 受体,具有很强的血管收缩作用,可致全身小动脉与小静脉都收缩(但冠状血管扩张),尤其外周阻力增高而血压上升,但对 β 受体激动作用很弱;②去甲肾上腺素兴奋心脏及抑制平滑肌的作用均比肾上腺素弱,故临床上主要利用它的升压作用;③临床上所用的去甲肾上腺素则是人工合成的重酒石酸盐,该药主要激动 α 受体,对心脏 β_1 受体有稍强的激动作用,而对 β_2 受体几乎无影响,静脉滴注主要用于各种休克(但失血性休克禁用),以提高动脉血压,以保障对机体重要器官(如心、脑)的血液供应。

3. 多巴胺　与其他儿茶酚胺类不同,其对心血管系统的药理作用与用药剂量密切相关,如临床上小剂量静脉注射 1~2μg/(kg·min)主要激动外周多巴胺受体,可引起肾血管及肠系膜血管的扩张,肾血流量与肾小球滤过率增加(尿量增多),冠状动脉血管及脑血管也扩张,周围血管阻力降低;应用中等剂量 3~10μg/(kg·min),除作用于多巴胺受体外,以激动心脏 β₁ 受体的作用更为显著,致使心肌收缩力增强,收缩压略上升、每搏量稍增加、心排血量有所增多;当大剂量静脉注射 10~20μg/(kg·min)或 >20μg/(kg·min),主要激活和作用 α₁ 受体,多巴胺受体与 β₁ 受体的兴奋作用在很大程度上被取消,此时表现为外周阻力增加、血压明显升高,而肾血流量则降低、心率则加快。

4. 交感-肾上腺髓质系统　交感神经系统兴奋引起的全身性效应和肾上腺素、去甲肾上腺素作为肾上腺髓质激素的效应是一致的,在应急情况下如大量失血、机体缺氧、剧烈疼痛、恐惧害怕等,其交感神经和肾上腺髓质两者都被激活,并释放多种生物活性递质,从而致使全身许多功能被"调动"起来,以应付紧急"情况",因此,有学者称之为交感-肾上腺髓质系统。

5. 肾上腺素与去甲肾上腺素的区别　虽两者同属儿茶酚胺,但两者对心脏和血管的作用既有共性,又有个性,这是因为两者对心肌和血管平滑肌细胞膜上的不同肾上腺素能受体结合的能力稍有差异所致。①肾上腺素:与心肌细胞膜上相应的受体结合后,则使心率增快、心肌收缩力增强,进而心输出量增加,故临床常作为强心急救药应用;②去甲肾上腺素:也能显著地增强心肌收缩力,使心率增快、心输出量增多,但除使冠状动脉以外的小动脉强烈收缩外,还可致使外周血管阻力明显增高而升高血压,因此,临床常作为升压药应用。但机体静脉注射适宜剂量去甲肾上腺素后,通常会出现心率有所降低,这是由于去甲肾上腺素致使外周血管阻力明显增高后通过压力感受器反射而使心率减慢,从而掩盖了对心肌的直接作用之故。

总之,通过对儿茶酚胺激素的认识,围麻醉期根据患者的全身状况以及在调控血流动力学异常变化时,选择性与适宜性应用多巴胺、去甲肾上腺素或肾上腺素,则能达到合理且较理想的治疗效应(表9-1)。

表9-1　儿茶酚胺药理学作用

儿茶酚胺	平均动脉压	心率	心排血量	外周血管阻力	肾血流量	心律失常
多巴胺	+ ~ + +	+	+ + +	+	+ + +	+
肾上腺素	+ ~ + +	+ +	+ + +	+ +		+ + +
去甲肾上腺素	+ + +	−	−	+ + +	− − −	+

注:+表示轻度增加　++表示中度增加　+++表示明显增加　−表示轻度下降　− −表示中度下降　− − −表示明显下降

【麻醉与实践】①嗜铬细胞瘤起源于肾上腺髓质、交感神经节、旁交感神经节或其他部位的嗜铬组织细胞,该肿瘤可分泌大量的儿茶酚胺,从而引起以阵发性或持续性高血压与代谢紊乱为主的症候群。由于多数嗜铬细胞瘤患者皆表现为典型的高儿茶酚胺症状,而少数则可无任何表现,另有少数患者只是在麻醉与手术期间受到强烈刺激时则出现难以解释的血压异常增高与血流动力学剧烈波动,故临床上对未能及时发现和提早预知的嗜铬细胞瘤患者的麻醉及手术风险更大,所以更须引起警惕;②根据儿茶酚胺激素的特点,通过表9-1 儿茶酚胺药理学作用,围麻醉期可选择性、适宜的应用儿茶酚胺激素,以合理的方式纠正或治疗麻醉患者所出现的血流动力学异常改变;③单胺氧化酶抑制剂与体内的单胺氧化酶结合可形成一种稳定的复合物,该复合物可造成单胺氧化酶的功能丧失,从而导致体内的儿茶酚胺灭活受阻,继之引起体内的儿茶酚胺浓度显著增高,其结果可导致机体血流动力学剧烈上升。由于单胺氧化酶抑制剂与许多药物合用均存在一定风险,尤其手术前服用单胺氧化酶抑制剂的患者,围麻醉期风险倍增,特别麻醉术中应用拟交感药(麻黄碱等)、麻醉性镇痛药(哌替啶)等,更能引起机体产生不良反应。

　　【提示与注意】 嗜铬细胞瘤患者麻醉与手术期间机体血流动力学往往波动剧烈,不易平稳调控,必须结合其病理生理特点方能处理理想,如术中结扎嗜铬细胞瘤供血血管前、后和切除该肿瘤前、后血流动力学变化差异显著,当供血中断前与肿瘤切除前主要为内源性儿茶酚胺激素呈高浓度"量子式释放",患者表现为严重的高血压,甚至出现高血压危象,故需加深麻醉和应用扩血管药物(如酚妥拉明、硝酸甘油等)给予平抑;而肿瘤供血中断后和肿瘤切除后且很容易出现难以纠正的低血压,常迫使采取静脉持续性补充外源性儿茶酚胺,如应用去甲肾上腺素、多巴胺等药物提升和稳定血压。

(王世泉　孙　彦　刘爱杰)

主要参考文献与推荐读物

1. 姚泰主编. 生理学. 北京:人民卫生出版社,2008,517-621.

2. 王世泉主编. 临床麻醉学精要. 北京:人民卫生出版社,2007,287-308.

3. 谭秀娟,罗自强主编. 麻醉生理学. 北京:人民卫生出版社,2005,114-123.

4. 吴新民主编. 麻醉学高级教程. 北京:人民卫生出版社,2009,22-28,291-299.

5. 陆再英,钟南山主编. 内科学. 第7版. 北京:人民卫生出版社,2008,770-793.

6. 王凤学,李昕,陈兴华主编. 围手术期临床症状鉴别与处理. 北京:人民军医出版社,2008,562-572.

第十章 血液与麻醉

血液是存在于体循环与肺循环系统内持续不断流动的体液，是由相关有形成分（红细胞、白细胞、血小板等）与血浆构成，其正常的理化特性、生理功能以及容量与生命活动密切相关。血液的主要功能是运输氧及营养物质、保持内环境稳态、参与体液调节并具有防御功能。但当其有形成分出现病变或血液容量急剧变化时，其生理功能则迅速下降，若血液不能得到及时有效的保护，机体生命活动则受到严重威胁，甚至造成死亡。此外，无论是静脉全麻药还是吸入全麻药，必须通过血液吸收方可发挥全身麻醉作用。然而，局麻药若稍过多的被血液吸收，则可导致中毒,故麻醉与血液关系极为密切。

第一节　血液的构成与相关问题

血液是流动在心脏、动脉、静脉及毛细血管中的红色液体,主要成分为血浆与血细胞。血液含有各种营养成分和代谢产物,包括氧、无机盐、激素、酶类、抗体等,因此具有营养组织细胞、调节器官功能和防御及清除有害物质的作用。此外,机体各组织、器官出现生理或病理改变,其血液成分、容量及性质等可随之变化,故机体患病经常需通过查验血液来达到辅助诊断目的。

73.　血液与麻醉有何关系?

【术语与解答】①血液是存在于人或高级动物心血管系统内流动的体液(或流动组织),呈暗赤或鲜红色且有腥味,主要由血浆和悬浮于其中的血细胞及血小板组成;②体温在37℃时,血液的黏度主要取决于血细胞比容的高低,而血浆的粘度主要取决于血浆蛋白的含量,但两者的黏度均高于水;③血液在心脏舒缩功能的驱动下,在动、静脉血管中交替循环流动,担负着输送氧、养分和代谢产物(二氧化碳等)以及沟通机体各部位组织液的生理作用。此外,血液还可将机体分泌的激素运送至相对应的靶器官或位点;④血容量是全身血液的总量,大部分血液在心血管系统中持续不断地循环流动,通常称为循环血量,小部分血液则滞留在肝脏、脾、肺、皮下静脉丛等,流动较慢,成为储存血,当在大出血等情况下,储存血可被动员,以补充循环血量;⑤正常成人的血液总量大约是体重的7%~8%,即每公斤体重约有70ml~80ml,例如体重为60kg,血液约为4.2~4.8L;⑥血细胞是血液中的有形成分,由红细胞、白细胞与血小板三类组成,其中红细胞的占有率最多,约占血细胞总数的99%;白细胞数量最少,约占血细胞总数的0.1%;血小板在机体生理性止血功能中起重要作用;⑦血细胞在血液中所占的容积百分比称为血细胞比容(Hct),正常成年男性其血细胞比容为40%~50%,而成年女性则为37%~48%;⑧由于白细胞和血小板仅占血液总容积的0.15%~1.0%,故血细胞比容非常接近血液中红细胞比容;⑨血液容量的相对恒定是维持机体正常血压以及组织、器官血液供给的关键条件,只有维持血液质和量的正常,血液才能有效地发挥其各种生理功能。

【麻醉与实践】麻醉与血液关系颇为密切:①临床麻醉首先要建立静脉通道,尤其全身麻醉药必须通过血液吸收、分布抵达颅内,通过血-脑屏障作用于高级中枢神经,才能发挥效应;②无论静脉全麻药还是吸入全麻药,均须经血液吸收方能通过血-脑屏障抑制高级中枢神经系统,从而产生全身麻醉作用;③临床上95%以上的麻醉用药都是通过静脉输注,因血液流动吸收快捷,强效静脉全麻药一般一次臂-脑循环就可使患者意识消失,故全麻诱导用药大都采用静脉注射;④围麻醉期根据患者情况需经常抽取适量的血液,以便通过检验结果获取相关信息及数据,从而指导对异常症状患者的诊断与治疗处理,如血气分析则是其中之一;⑤由于血液是生命活动所必需,故麻醉医师手术期间经常采取血液保护措施,如:应用止血药减少失血;使用代血浆和血液稀释的方法减少输血,甚至不输血;应用自体输血与术中失血回收技术改善和缓冲大出血患者血容量的损失;即使给患者输入异体血,也从科学、合理角度考虑,分别采用血液成分(如红细胞、血浆、血小板、冷沉淀)输注。

【提示与注意】①需要指出的是,血液的相关功能只有在维持机体组织、器官正常的基础上才能有效地发挥其应有的生理作用;②血液粘度是形成血流阻力和影响微循环正常灌注的重要因素之一,如某些疾病致使微循环处的血流速度显著减慢时,则可引起红细胞叠连和聚集,血液粘度可明显升高,并导致血流阻力增大,而微循环灌注量将明显降低。此外,通常成年患者麻醉与手术前必须禁饮食6小时以上,但禁食时间越长,血液浓缩越显著,其血液粘度相对也越高,故能影响微循环正常的灌注,因此,麻醉术中务必静脉输液,甚至应提前输液,以稀释血液粘度。

74. 血型与麻醉有何关系?

【术语与解答】①血型是指红细胞膜上特异性抗原的类型;②临床医学至今已发现A、B、O与Rh等数十个不同的红细胞血型系统,而A、B、O血型系统与Rh血型系统是临床上颇为重要的血型系统;③由于血型是遗传因素所决定,故血型鉴定是安全输血的标准和前提;④A、B、O血型系统又分为A、B、O、AB四种血型;⑤A、B、O血型系统中有两种不同的抗原,分别称为A抗原和B抗原,而在人类血清中又含有与其相对应的两种抗体,即抗A抗体和抗B抗体;⑥而A、B、O血型系统的分型是根据红细胞膜上是否存在A抗原和B抗原将血液分为四种类型,如红细胞膜上只含A抗原者为A血型,只含B抗原者为B血型,含有A与B两种抗原者为AB血型。而缺乏A与B两种抗原者则为O血型;⑦以前传统理论曾把O型血的人称为"万能供血者",这是因为O型血的红细胞上既没有A抗原,也无B抗原,故不会被受血者的血浆凝集,所以认为O型血液可以输给任何A、B、O血型的人,但临床发现这种说法是不可取的,因O型血的血浆中含有的抗A和抗B抗体能与其他血型受血者的红细胞发生凝集反应,当输入的血量较多时,供血者血浆中的抗体未能被受血者的血浆足够地稀释,受血者的红细胞会发生广泛的凝集;⑧以前也曾把AB血型的人称为"万能受血者",认为AB血型的人可以接受其他任何A、B、O血型供血者的血液,但这种说法同样也是不可取的;⑨不同血型人的血清中含有不同抗体,但不会含有与自身红细胞抗原相对应的抗体,也就是说A型血者的血清中只含有抗B抗体,B型血者的血清中只含有抗A抗体,AB型血的血清中抗A和抗B抗体都不存在,而O型血的血清中则含有抗A和抗B两种抗体。当红细胞膜上A抗原和抗A抗体或B抗原和抗B抗体相结合时,则会发生红细胞凝集反应,故血型抗原和血型抗体曾被分别称为凝集原与凝集素。凝集的红细胞在补体的作用下将发生破裂溶血。因此,临床上一旦给人体输入血型不相符的血液时,可发生血管内红细胞凝集和溶血反应,严重者直接危及生命;⑩交叉配血试验是确定能否输血的重要依据,即将供血人的红细胞和血清与受血人的血清和红细胞混合,观察有无凝集反应。其临床意义通过交叉配血试验,进一步证实受血者和供血者之间不存在血型不合的抗原-抗体反应,以保障受血者的输血安全。

【麻醉与实践】①麻醉与手术期间,患者随时有可能输血,如果输血不当或出现差错,就会给患者造成严重损害,甚至引起死亡。因此,麻醉术中即使患者严重出血,也必须输注相同血型的血液;②有文献报道,在喉镜显露声门与气管插管中,测试A、B、O、AB四种血型者心血管应激副反应,其中A型血者反应相对最为强烈,O型血者反应相对较轻,尤其O型与A型相比具有显著性差异。此外,用放射免疫法检测血浆肾素、血管紧张素Ⅱ和醛固酮浓度,气管插管前四种血型其血浆肾素、血管紧张素Ⅱ、醛固酮变化无明显差异,但插管后血浆肾素、血管紧张素Ⅱ、醛固酮均升高,其中A型血变化最大,O型血变化最小,A型血与O型血比较具有显著差异;③临床观察发现A型或AB型血的患者较B型或O型血全麻术后更容易引起躁动,其发生机制是否与体内相关激素或神经递质有关目前尚不清楚;④A型血型患者采用丙泊酚全麻诱导时,容易产生诱导期兴奋,表现为用药后出现语言增多或自言自语;⑤A型血型患者实施全身麻醉,其全麻术后苏醒较其他血型相对延迟者增多,其原因目前尚未明了;⑥临床还发现 A 型血患者全麻术中发生知晓者较其他血型者相对为少。

【提示与注意】①临床需接受异体血输注者,必须鉴定双方血型,以保证供血者与受血者的 A、B、O、AB 血型相吻合,即只能同种血型血液输入;②即使同种血型的血液输入,也应在输血过程中密切观察受血者的情况,若发生输血反应,必须立即停止输血;③需预防 A 型或 AB 血型的患者全麻术后躁动。

75. 何谓氧合血红蛋白?

【术语与解答】①氧合血红蛋白是指血红蛋白与氧分子结合后的产物,即血液的血红蛋白(Hb)流经肺泡时很容易与 O_2 结合,从而形成氧合血红蛋白(HbO_2),同时释放所携带的二氧化碳;②机体血液中以物理溶解形式存在的氧极少,仅占血液总量的 1.5%,而以化学结合形式存在的氧则是 HbO_2,约占 98.5%;③血红蛋白与氧的结合是可逆的,其结合氧与解离(释放)氧始终交替进行,这为机体组织、器官提供氧而发挥着极其重要的作用(即机体生存作用);④血液中的 Hb 未能结合氧或 HbO_2 释放后的 Hb 则称之为去氧血红蛋白;⑤氧解离曲线可反映血红蛋白与氧的解离或结合的关系。

【麻醉与实践】①通常围麻醉期患者缺氧大都因机体氧合血红蛋白数量较少或减少所致,这主要与患者呼吸道急性或慢性梗阻,乃至呼吸抑制与通气不足以及全麻术中机械通气中断(如气管插管脱出声门或麻醉机螺纹管与气管插管衔接处脱落)、双肺隔离技术不佳(如双腔支气管插管安置不到位)等因素有关,即肺泡气氧浓度降低,肺毛细血管与肺泡之间交换的氧含量也随之明显减少,故围麻醉期极容易引起患者缺氧、低氧血症与高碳酸血症;②临床上缺氧的重要标志之一是发绀,即当血液中去氧血红蛋白含量达 5g/100ml 血液以上时,机体皮肤、黏膜可呈现暗紫色(即发绀)。

【提示与注意】HbO_2 和去氧 Hb(旧称还原血红蛋白)的颜色不同,因为 HbO_2 吸收短波光线(如蓝光)的能力强,而去氧 Hb 吸收长波光线(如红光)的能力显著,故 HbO_2 呈鲜红色,而去氧 Hb(旧称还原血红蛋白)则呈暗紫色。正常情况下动脉血液因含 HbO_2 明显增多,故呈红色;而静脉血液含去氧 Hb 显著增多,所以稍呈暗紫色。需要提出的是:若红细胞增多时(如高原性红细胞增多症),虽机体去氧血红蛋白含量可达 5g/100ml 血液以上而出现发绀,但机体并不一定缺氧;然而,严重贫血患者去氧血红蛋白并未达到 5g/100ml 血液以上,此时机体可因贫血而缺氧,但并不一定出现发绀。此外,一氧化碳(CO)中毒时,CO 与 Hb 结合形成碳氧血红蛋白,其血液颜色呈樱桃色,机体可存在严重缺氧,但不出现发绀症状。

76. 何谓碳氧血红蛋白?

【术语与解答】①碳氧血红蛋白(COHb)是由一氧化碳(CO)与血红蛋白结合而形成;②Hb 与 CO 的结合能力远强于和 O_2 的结合能力(几乎 200 倍以上),即使 CO 的浓度很低也能优先与 Hb 结合,形成稳定的 COHb(也称一氧化碳血红蛋白),从而使 Hb 失去与 O_2 结合的能力,因此,机体组织、器官得不到氧的供给;③临床上将 COHb 还称之为一氧化碳中毒。

【麻醉与实践】①长期、大量吸烟患者其血液中的 COHb 较不吸烟者明显增高,麻醉前应使手术患者至少停止吸烟 1 周为宜,尤其肺部手术(如肺叶切除或一侧全肺切除)患者应停止吸烟 3~6 周为妥,因 COHb 不能运输氧,机体超过一定数量时容易引起全麻术后呼吸功能并发症;②长期吸烟者除 COHb 相对增多外,其全麻术中呼吸道分泌物也增多,致使呼吸道阻力

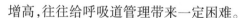

增高,往往给呼吸道管理带来一定困难。

【提示与注意】 由于内源性 COHb 约占 1%～2%,吸烟或生活在污染环境中的患者其 COHb 可增高,故怀疑机体 COHb 增多时,应测定 COHb,尤其伴有慢性阻塞性肺部疾患且吸烟患者,术前应测定 COHb 及血气水平,以便做出临床麻醉评估,防止围麻醉期呼吸系统并发症。

77. 红细胞有何功能? 围麻醉期如何输注?

【术语与解答】 ①人类正常成熟红细胞形状为双面略向内凹陷的"圆饼状",直径很小;②红细胞是血液中数量最多的一种血液成分;③我国成年男性红细胞的数量为 $(4.0～5.5)\times10^{12}/L$,女性为 $(3.5～5.0)\times10^{12}/L$,若血液中红细胞数量或血红蛋白浓度低于正常,称为贫血;④红细胞在等渗的生理盐水中可保持其正常的形态和大小,但在低渗溶液中则会使细胞膜张力过高而发生膨胀破裂,此现象称为溶血;⑤红细胞的主要功能是其中的血红蛋白和碳酸酐酶分别在运输氧和二氧化碳中起重要作用;⑥红细胞内含有多种缓冲对,对血液中的酸性和碱性物质有一定的缓冲功能,故能在体内的酸碱平衡中发挥一定的调节作用;⑦衰老红细胞主要在脾和肝内被破坏及清除;⑧铁、叶酸及维生素 B_{12} 是红细胞生成中所必需的物质。

【麻醉与实践】 ①围麻醉期输注浓缩红细胞(血细胞比容约为 70%～80%)主要纠正失血过多所致的急性贫血,但并非贫血者均需要输注浓缩红细胞。一般而言,只有当患者贫血达一定程度,机体缺氧代偿能力低下或不能代偿时方可输注浓缩红细胞;②输注一个单位的浓缩红细胞可以提高成人血红蛋白浓度约 1g/dl;③输注红细胞一般根据术中患者贫血发生的速度、程度、年龄、全身状况与心肺功能情况综合考虑。

【提示与注意】 ①正常情况下血红蛋白 > 100g/L,如并非大失血患者,术中一般无需输注红细胞;②输注红细胞必须核对供血者与受血者的血型,准确无误后方可输注。

78. 麻醉术中应用血浆的目的是什么?

【术语与解答】 ①血浆是血液中的液体成分,即血液中除红细胞、白细胞和血小板之外的部分;②血浆的主要作用是运载血细胞和血小板,同时运输维持人体生命活动所需的物质和排出体内产生的代谢产物;③新鲜血液通过分离后,除去血液中的有形成分(血细胞与血小板),剩余的淡黄色液体则是血浆;④血浆约占全血的 55%,血浆中含有多种物质,但大部分是水分,约占 91%～92%,而其中的溶质则以血浆蛋白为主,包括白蛋白、球蛋白、纤维蛋白原以及凝血因子(尤其是 V 与 VIII 因子);⑤血浆蛋白(血浆中多种蛋白的总称)是血液中的重要成分之一,具有形成和维持血浆胶体渗透压、运输物质、组成血液缓冲体系、维持血液酸碱平衡,以及参与血液凝固、免疫等多种生理功能;⑥血浆中的水分可溶解多种电解质(如钠、钾、钙、铁、镁等)、小分子有机化合物和一些相关气体;⑦血浆形成的渗透压可分为晶体渗透压与胶体渗透压,即由晶体物质所形成的渗透压称为晶体渗透压,而由蛋白质形成的渗透压则称为胶体渗透压;⑧在血浆蛋白中,白蛋白分子量较小,但其分子数量远多于球蛋白,故血浆胶体渗透压的 75%～80% 来自白蛋白,如血浆中白蛋白的数量降低,即使球蛋白增加而保持血浆蛋白总量不变,但血浆胶体渗透压将显著下降;⑨除血小板外,血浆含有许多凝血因子,这些凝血因子主要参入机体止血作用。

【麻醉与实践】 麻醉手术患者应用血浆的目的:①术中患者因大量失血而输入大量库存陈旧全血或浓缩红细胞后,需输注新鲜冰冻血浆以增加相关凝血成分,以利于止血作用;②血浆中有许多机体所需要的相关成分,必要时麻醉术中输注血浆以保障机体组织液的相对稳定;

③血浆常用于凝血因子缺乏及严重肝脏疾病的手术患者;④围术期血浆可紧急用于对抗华法令的抗凝血作用;⑤术中活动性出血,可应用新鲜冰冻血浆,以便调节止血功能;⑥麻醉术中患者当凝血酶原时间(PT)较正常值延长 1.5 倍以上,且创伤组织微血管过度渗出血时,则可考虑输注新鲜冰冻血浆;⑦血浆中的球蛋白有增加机体免疫力作用,必要时输注可预防术后某些传染性疾病。

【提示与注意】 临床上不能单纯依赖输注血浆用于纠正低血容量和低蛋白血症患者,需合理搭配其他有效成分为宜。

79. 何谓血细胞比容? 与围麻醉期血液稀释有何关系?

【术语与解答】 ①血液中血细胞占全血容积的百分比称为血细胞比容(Hct);②正常成年男性 Hct 为 40% ~50%,正常成年女性 Hct 为 37% ~48%,新生儿为 49% ~60%;③由于白细胞和血小板仅占血液总容积的 0.15% ~1.0%,故 Hct 非常接近血液中的红细胞比容(临床上也称红细胞压积);④Hct 是决定血液黏滞度颇为重要的因素,即 Hct 越大其血液黏滞度就越高,同时 Hct 增高反而会使组织供氧减少,即当 Hct 增高时虽血液的氧含量也随之增加,但因血液粘度增高而使血流阻力增大和血流量下降,致使远端组织末梢血管血流量相对减少,且末梢循环灌注不足,故不利于组织、器官的氧供;⑤贫血患者其 Hct 则降低。

1. 血细胞比容增大　①严重脱水(如大量呕吐、腹泻等);②大面积烧伤;③继发性红细胞增多症;④真性红细胞增多症。

2. 血细胞比容减少　①贫血、妊娠"血液稀释";②继发性纤维蛋白溶解症等。

【麻醉与实践】 ①围麻醉期手术患者若需自体输血,其采取急性等溶性血液稀释适应证之一则是 Hct >33% 或血红蛋白 >110g/L;②有些手术患者 Hct 可 >60%,可根据情况实施预防性静脉放血,同时给予等容量血液稀释,这对缓解围麻醉期相关并发症有益。如麻醉术前给予适宜的急性等容性血液稀释,即在麻醉诱导前进行血液采集,同时补充等容量的晶体或胶体溶液,既达到一定程度的血液稀释,又可明显缓解血液黏滞度,还可改善血流量,从而有利于机体组织、器官的微循环灌注和氧供,尤其可缓解心肌缺血所致的心脏功能异常变化,以利于降低心肌缺血或脑卒中等相关并发症。

【提示与注意】 需急性等容性血液稀释手术患者,如血细胞比容 <33%,则不宜采用或属禁忌证。

80. 围麻醉期患者检测血浆 D-二聚体有何临床意义?

【术语与解答】 ①血浆 D-二聚体是纤维蛋白单体经活化因子交联后,再经纤溶酶水解所产生的一种特异性降解产物,为纤维蛋白降解产物中的最小片段,是反映血液高凝状态以及纤溶活化的分子标记物;②正常情况下人体血浆中几乎检测不到 D-二聚体的存在,如血浆中存在 D-二聚体,则反映了凝血和纤溶系统在体内活化,只要机体血管内有活化的血栓形成及纤维溶解活动,D-二聚体就会升高。因此,血浆 D-二聚体是诊断深静脉血栓、肺栓塞、弥漫性血管内凝血(DIC)的关键指标,尤其在诊断深静脉血栓形成与静脉造影法比较,其结果的一致性与灵敏度非常接近,故血浆 D-二聚体检测阴性患者可基本排除深静脉血栓的形成。

【麻醉与实践】 患者深静脉血栓形成是造成围麻醉期发生肺栓塞、脑卒中的独立性危险因素,如对患有高血压、冠心病、糖尿病以及长期卧床手术患者麻醉前制定深静脉血栓筛选流程,尤其麻醉术前检测血浆 D-二聚体,则可筛查出许多深静脉血栓患者,从而可显著提高围麻醉期患者的安全,降低猝死发生率。

【提示与注意】①临床上许多麻醉手术患者围麻醉期毫无征兆的突发性猝死,其颇为常见原因之一则是深静脉血栓形成并脱落所导致的急性肺栓塞;②在血栓栓塞时,因血栓纤维蛋白溶解可使 D-二聚体浓度增高,而 D-二聚体增高对急性肺血栓栓塞症诊断的敏感性可高达92%～100%,但其特异性较低(仅为40%～43%),因手术、肿瘤、炎症、感染、组织坏死等均可使血浆 D-二聚体含量升高。

81. 血小板异常与麻醉方法选择以及输注血小板相关问题有哪些?

【术语与解答】①血小板是血液中最小的血细胞,无细胞核,呈双面微凸的圆盘状;②血小板在维持血管内壁的完整性和生理性止血以及凝血过程中起着关键和重要作用;③血小板具有粘附、聚集及吸附等多种生理特性,如血小板与血小板之间相互粘着,则称为血小板聚集;④正常成年人血液中的血小板数量为$(100～300)×10^9/L$。

血小板异常对机体的影响:①血小板是在骨髓生成,在脾脏破坏,当血小板减少或功能降低时,出血时间则会延长;②血小板生成不足或体内血小板破坏过多以及血小板分布异常(如脾功能亢进血小板储存增多而释放很少)均可引起其减少。当血小板数量$<50×10^9/L$时,术中出血倾向可增加,若血小板数量$<20×10^9/L$,则有自发性出血倾向;③相关药物可致血小板减少,如接受肝素治疗的患者约5%会引起血小板减少;④妊娠期血小板减少症临床常见;⑤相关药物可致血小板质量异常,如长期服用酒精、阿司匹林及非甾体抗炎药通常会损害血小板功能,虽血小板数量足够,但功能低下。上述无论是血小板减少,还是其质量或功能异常,均可导致出血时间延长。

【麻醉与实践】麻醉与血小板减少症的关系:

1. 血小板异常患者麻醉选择　由于椎管内脊神经阻滞必须进行椎管内穿刺,而穿刺本身就是损伤,尤其这种盲探式穿刺,血小板明显降低患者更容易因损伤血管而出血不止,故选择椎管内脊神经阻滞危险颇大,一旦椎管内血肿形成而压迫脊神经根或脊髓,其结果则导致截瘫等严重并发症发生,所以必须慎重,甚至禁忌。为此,该类患者应采取全身麻醉为宜,但喉镜显露声门与气管插管操作务必轻柔,以防止口咽腔或气管黏膜损伤而出血不止。此外,对该类患者禁忌实施经鼻腔气管插管。如手术条件允许,安置喉罩更为安全。

2. 手术患者输注浓缩血小板相关问题　输注浓缩血小板是对血小板减少症的特定治疗,而麻醉术中是否输注血小板应根据患者实际情况决定:①如血小板计数$>100×10^9/L$,不需要输注;②血小板数量在$(50～100)×10^9/L$之间,应根据手术大小、时间长短、出血多少以及有无自发性出血或创口渗血情况而决定是否输注血小板;③血小板计数$<50×10^9/L$时,术中应考虑输注血小板(孕产妇血小板可能低于$50×10^9/L$,但不一定输注);④当血小板$<10×10^9/L$,患者自发性出血可能性极大,必须输注血小板;⑤若术中患者出现不易控制性渗血,经实验室检查确定存在血小板功能低下或数量明显减少者,可输注血小板。

【提示与注意】①血小板需在20℃～24℃而不是4℃的温度下贮存,这可能使其比其他血液制品更容易引起细菌生长,故任何患者在接受血小板输注后6小时内出现发热,应考虑可能为血小板所致;②因血小板的止血功能随存放时间的延长而下降,故血小板从血库取回后应尽早输用;③血小板输注剂量应视病情而定,成人通常每次至少输入10个治疗单位;④输用前必须核实受血者与供血者的血型是否一致,且以患者可以耐受的速度输注,以便迅速达到止血目的;⑤Rh 阴性患者应输注 Rh 阴性血小板;⑥血栓性疾病(如心肌梗死、脑卒中等)严重威胁人体的健康,而血小板在血栓形成中起着关键性作用,临床上为避免血栓的形成,需要控制血小板的聚集,而阿司匹林又是目前临床上常用抗血小板药物,故对于长期服用抗凝药物的手术患者选择椎管内脊神经阻滞需引起注意,因潜在风险则是椎管内血肿形成压迫脊髓或脊神经根。

82. 高铁血红蛋白及高铁血红蛋白血症与局麻药存在何种关系?

【术语与解答】正常生理状况下血红蛋白(Hb)与高铁血红蛋白(MHb)之间处于稳定的平衡状态,即每天约有 0.5%~3% 的 Hb 主动氧化为高铁血红蛋白,但通过机体的还原机制致使高铁血红蛋白水平维持在 1% 浓度以下。

1. 高铁血红蛋白 是 Hb 的氧化形式,即 MHb 中铁的成分是三价铁离子(Fe^{3+}),而不是二价铁离子(Fe^{2+})。

2. 高铁血红蛋白血症 ①MHb 血症是指各种化学物质或药物中毒引起的血红蛋白分子中二价铁被三价铁所取代(因三价铁无携氧能力),致使失去与氧结合的能力,当血液中 MHb 数量超过 1% 时,称为 MHb 血症;②由于 MHb 既不能结合氧,也不能释放所结合的氧,所以当血中 MHb 数量达到 30g/L 时,机体可出现发绀症状,即 MHb 血症。

3. 病因来源 可归纳为遗传性和获得性,前者少见,而后者多见,常见于苯胺、硝基苯、亚硝酸盐等中毒以及临床相关用药引起,如不合理应用硝普钠、磺胺类药、普鲁卡因、丙胺卡因、利多卡因等。

4. 主要症状 MHb 血症临床特点是发绀出现迅速,抽出的静脉血呈深棕色(甚至动脉血也呈"巧克力"色),虽给予患者纯氧吸入,但发绀不能改善,只有静脉注射亚甲蓝或大量维生素 C,发绀方可消退(注:遗传性 MHb 血症自幼即有发绀)。

5. 临床诊断 ①皮肤、口唇黏膜、甲床呈明显发绀,但不能用先心病或肺部疾病解释的发绀患者,给予吸氧或纯氧机械通气无效,并可出现脉搏血氧饱和度(SpO_2)数值下降至 90%,则应考虑 MHb 血症的可能性;②采用分光镜检查可证实血中 MHb 明显增高;③采集患者末梢血一滴置于滤纸上,该血液呈巧克力样褐红色,同时暴露空气中 1 分钟仍不变为鲜红色,则认为 MHb 血症。此试验可排除因呼吸系统因素引起的缺氧性发绀。

6. 治疗与处理 ①遗传性 MHb 血症无需治疗;②当 MHb 超过 40% 或患者症状明显,须立即给于亚甲蓝(美蓝)治疗,剂量为 1~1.5mg/kg,通常采用 5%~25% 葡萄糖液 20~40ml 稀释后缓慢静脉注射,一般可在 30~60 分钟内 MHb 血症逐渐消失。如 1 小时后发绀仍未减退,可重复上述剂量;③亚甲蓝注射速度过快,可产生恶心、呕吐、腹痛等副作用。大剂量亚甲蓝(超过 15mg/kg 体重)在小儿可引起溶血反应,患者发生严重溶血性贫血时,除输血外可静脉滴注氢化可的松每日 200~300mg,还应积极防治可能出现的肾功能衰竭;④给予大剂量维生素 C 可加速 MHb 血症的降解。

【麻醉与实践】临床上应用局麻药可以发生获得性 MHb 血症,如:①局麻药普鲁卡因或丙胺卡因用药过量或相对过多,均能引起正常的 Hb 转化为 MHb,即患者 Hb 内的二价铁被氧化为三价铁,致使 MHb 总量超过正常范围;②MHb 血症临床表现特点:麻醉术中患者甲床与四肢、口唇及面颊部发绀,术野血色变暗,SpO_2 可下降(如普鲁卡因静脉滴注过量或中毒引起);③即使纯氧辅助呼吸或人工通气也不能改善发绀。

1. 普鲁卡因 虽是酯类局麻药,但可作为静脉复合药物之一用于全身麻醉,临床实践证明普鲁卡因静脉复合麻醉其维持期麻醉平稳、镇痛满意、术毕苏醒迅速且价格低廉,曾经受到临床麻醉医师的青睐。但普鲁卡因毕竟不是静脉全麻药,加之静脉应用稍过多极易引发局麻药中毒,故不能单纯加大静脉用量来加深麻醉。此外,MHb 血症是局麻药中毒症状之一,如采用静脉滴注普鲁卡因复合液全身麻醉时,若患者术中出现不能解释的口唇发绀异常症状,应首先考虑普鲁卡因所致的 MHb 血症,因普鲁卡因容易引发 MHb 血症,该并发症主要原因为个体差异或不慎滴注过量中毒造成。

2. 丙胺卡因　属酰胺类局麻药,其降解产物 a-甲苯胺可使正常的 Hb 氧化为 MHb,若应用剂量超过 600mg 可造成高 MHb 血症,故其用量应控制在 600mg 以内为宜。

【提示与注意】①临床麻醉中发生 MHb 血症一般与局麻药有关,如酯类局麻药普鲁卡因与酰胺类丙胺卡因均可引发 MHb 血症而致发绀。此外,MHb 血症虽有明显发绀,但一般无呼吸困难症状;②普鲁卡因与丙胺卡因所致 MHb 血症的鉴别诊断在于后者(丙胺卡因)可出现血红蛋白尿;③5 分钟内静脉缓慢注射亚甲蓝 1mg/kg 可以治疗 MHb 血症所致的发绀,如果效果不佳,还可间隔 60 分钟使用一次,但总量不能超过 7mg/kg,否则可能将 Hb 又氧化成 MHb。

(王世泉　隋　娜　苏　媛)

第二节　血液保护与成分输血

血液在心脏舒缩功能的驱动下,担负着机体输送氧、养分和代谢产物(二氧化碳等)以及沟通各器官之间联系的生理功能,并将机体分泌的激素运送至相对应的靶器官和位点,故血液既在维持机体内环境稳态中发挥着极其重要的作用,又是生命活动的必需。随着血源的短缺与输血传染性疾病的严重威胁,临床医学将血液保护纳入其重要环节,即血液必须予以保护。成分输血就是将全血中的各种有效成分分离出来,分别制成高浓度的不同血液制品,根据患者的需要,有选择的输给患者,以达到科学合理利用血液。

83. 贫血与麻醉存在何种关系?

【术语与解答】①贫血是指人体血液单位体积中的血红蛋白浓度、红细胞计数与红细胞比容低于正常范围下限的一种常见临床症状,以血红蛋白浓度为主要;②贫血是机体疾病的一种临床症状,虽临床诊断并非困难,但更重要的是查明引起贫血的病因;③由于红细胞容量测定较为复杂,故临床上通常以血红蛋白(Hb)的浓度来替代;④国内血液病学者认为,我国海平面地区成年男性 Hb < 120g/L、成年女性(非妊娠者)Hb < 110g/L(其血细胞比容分别低于40% 与37%)、孕妇 Hb < 100g/L 则开始贫血和已处于贫血或诊断为贫血;⑤基于贫血患者临床不同特点,贫血又有不同分类,通常按贫血进展速度可分为急性或慢性贫血;按血红蛋白浓度又分为轻度、中度、重度与极重度贫血。还可细化分类,如失血性贫血、溶血性贫血、缺铁性贫血、再生障碍性贫血等;⑥贫血仅是一种临床表现,并非是一种单纯性疾病,但急性、严重性失血所致的重度贫血必将导致机体血容量急剧下降(有效循环血量迅速减少),重要脏器(如脑、心、肾等)灌注量锐减,从而易造成失血性休克,甚至因此而死亡。

【麻醉与实践】贫血与麻醉关系密切:①重度贫血患者原则上在低血容量纠正以前应避免采用椎管内脊神经阻滞,尤其禁忌实施蛛网膜下腔脊神经根阻滞(腰麻),而应选择气管插管全身麻醉为适宜,以便使患者术中充分得到供氧;②慢性贫血患者若无血容量减少,可根据

129

其全身情况、手术部位以及手术方式等选择麻醉方法;③苍白是贫血患者皮肤、黏膜的主要表现,是机体通过神经体液调节进行有效血容量重新分配,相对次要脏器(如皮肤、黏膜)则供血减少,围麻醉期贫血患者即使缺氧,其皮肤、黏膜颜色仍为原色(常无发绀症状),容易掩盖机体缺氧征象,因此,应予以鉴别。

　　【提示与注意】①久住高原地区的居民血红蛋白正常值较海平面居民为高;②在妊娠、低蛋白血症、充血性心力衰竭、脾肿大及巨球蛋白血症时,其血浆容量增加,此时即使红细胞容量是正常的,但因被血液稀释,血红蛋白浓度相对减少,容易被误诊为贫血;③因脱水或失血及其他原因导致循环血容量降低时,由于血液浓缩,即使红细胞容量偏低,但因血红蛋白"浓度增高"可使贫血诊断容易漏诊。

　　需要指出的是,何谓溶血危象? 常见因素之一是血型不合输血,即血液中红细胞破坏加速且增多,同时骨髓造血功能出现失代偿,患者突然出现寒战、发热、胸闷、全身不适、严重腰背酸痛,甚至出现少尿或无尿、黄疸、休克、DIC 等症状,这一系列症候群称为溶血危象。对于麻醉术中因血型不合输血造成的溶血危象,必须紧急处理:①立即停止输血且更换输血管道;②应用肾上腺皮质激素,如地塞米松、甲强龙等;③密切注意尿量变化,若发生少尿,应尽早应用呋塞米(速尿)、甘露醇,使尿量维持在 100ml/h 以上;④观察尿液色泽,如出现酱油色尿或咖啡色尿,应给予淡化血液,且在保持一定尿量的基础上可试用 5% 碳酸氢钠 100 ~ 200ml 碱化尿液;⑤保护肾功能,治疗肾功能衰竭;⑥在扩充血容量的同时应尽快实施换血治疗;⑦预防和治疗可能出现的休克、心功能不全、DIC 等严重并发症;⑧监测各种生理指标和给予保温措施等。

84. 为何要制定临床输血指南?

　　【术语与解答】国家卫生部于2000 年颁布新的输血指南,是以患者体内的血红蛋白(Hb)浓度作为是否输注红细胞的指标,指南认为:①患者一般情况良好,Hb > 100g/L,不必输血;②当Hb < 70g/L 且患者处于急性贫血状态,应考虑输注浓缩红细胞;③当 Hb 在 70 ~ 100g/L之间,应根据患者机体的代偿能力、全身状况以及重要脏器功能乃至手术大小、出血多少等考虑是否输血(主要输注红细胞),相关因素还包括心血管系统情况、呼吸功能、年龄以及预测其血液是否进一步丢失等。

　　【麻醉与实践】由于血液的代偿能力很强,健康人可耐受血红蛋白 60 ~ 70g/L,即使血细胞比容(Hct)在 20% 时,血液运氧能力仍可保持基本正常。麻醉医师对手术患者术中输血可参照上述输血指南,总之严格掌握输血指征,实施合理、科学的输血。

　　【提示与注意】现今的输血理念已由"如何输血"向"尽量不输血"发展,即在保障手术患者安全的情况下,应尽可能的不输注异体血。

85. 围麻醉期输血相关问题有哪些?

　　【术语与解答】①输血是不同于药物治疗的一种特殊而重要的治疗措施,尤其临床救治因缺血而导致生命危象的患者则是必不可缺少的医疗手段,连同临床麻醉与无菌手术是现代外科学得以发展的三大基石。据统计,50% 以上的临床用血是在手术室内进行,对麻醉医师而言,输血与血液管理可谓至关重要;②珍贵的血液资源一直受到国家层面的高度关注,2012 年6 月 7 日国家卫生计生委发布了新的《医疗机构临床用血管理办法》,其目的以加强医疗机构临床用血管理、推进临床科学合理用血、保护血液资源、保障临床用血安全和医疗质量。近十年来,国际医学输血理念出现了根本性改变,逐渐从"以成分输血为中心"转向"以患者病情转归为中心",后者则成为本世纪以来逐渐被广泛接受的输血医学新范式(即患者血液管理);③输血有利于最大限度减少患者的死亡和残疾,故是临床医学中一项重要的救治措施之一。现今却面临着血液短缺、不必要输血及输血不安全等诸多问题和风险。因此,安全输血是临床治疗的重要一环;④患者是否输血需要根据其全身状况和临床特征综合分析、评估,不宜盲目输血,虽血红蛋白(Hb)与血细胞比容(Hct)值颇为客观,但并非决定输血的最佳指标,还应考虑患者的心肺功能、组织供氧情况以及对贫血的耐受能力等因素;⑤一般而言,择期手术患者Hb > 100g/L不必输血,为维持手术患者循环稳定,应给予适宜剂量的晶体和胶体溶液;如Hb在80～100g/L之间,应根据患者心肺代偿功能、有无代谢率增高以及年龄等因素决定是否输血;若Hb < 80～70g/L可考虑输血,一般认为,80～70g/L的血红蛋白是决定是否输血的临界值,但合并冠状动脉疾病、慢性肺部疾病等则在较高血红蛋白的情况下输血为宜,即Hb临界值为100g/L较为合适;⑥现代外科手术虽操作技术与技巧不断提高,但仍不能避免创伤性出血,乃至严重出血,故输血是治疗许多疾病和创伤性(包括手术)失血的有效措施。然而,输血始终存在着一定风险,甚至可能对患者造成严重危害;⑦现代输血的至高理念是提倡"科学、合理用血",以减少非必要性输血,最大限度地降低患者除自身疾病以外的医源性危险,其目的是保障患者医疗安全。

1. 输血的目的　①主要补充机体血液成分过多的丢失或缺乏,以增加红细胞数量,提高血红蛋白携氧能力,从而维持机体组织、器官的氧供;②提高血浆蛋白,补充凝血因子,维持或纠正机体的止血、凝血功能,改善微循环;③维持正常的血容量,保障循环功能基本稳定;④增强患者对麻醉与手术的耐受力,促进术后患者尽早苏醒以及伤口早期愈合与康复,故合理输血对保障手术成功及患者生命安全起着极其重要的作用。

2. 输血适应证　①创伤与手术中大量失血;②重度贫血或严重低蛋白血症;③严重感染或烧伤;④凝血功能障碍等;⑤浓缩红细胞适用于各种急性失血、慢性贫血以及小儿、老年人输血;输少白细胞红细胞则适用于发生输血不良反应的患者。

3. 输血前必须鉴定血型　①输血必须保障患者安全,故供血者与受血者的ABO血型必须相吻合;②对于生育年龄的妇女和需要反复接受输血的患者,还必须使供血者和受血者的Rh血型相同,尤其注意Rh阴性受血者产生抗Rh阳性的情况。

【麻醉与实践】围术期输血是不同于药物治疗的一种特殊性重要治疗方法,也是抢救伤病员生命或补充手术患者大量失血的必要手段,而麻醉医师通常是决定是否输血的主持者。

1. 输血途径　①静脉输血:通常选用上肢外周静脉输血为多,若术中患者失血量较多,也可经颈内静脉或锁骨下静脉穿刺置管(该项技术是麻醉医师的强项),既可测定中心静脉压,又能加快输血速度;②动脉输血:是抢救急性大出血患者的有效措施,当外周静脉通路难以建立,可直接进行动脉输血(逆行输血),多能迅速补充血容量,以达到产生较为明显的升压效果,该方法常采用较粗套管针直接置入桡动脉、肱动脉或股动脉,以便于加快输血速度,但操作时必须加压输注,可使用加压输血器。

2. 手术患者输血　①术中需要输血的患者往往存在着大量失血,因机体失血超过一定限度必然影响组织、器官氧供,甚至可能发生休克或凝血功能障碍,尤其对急性、严重失血性休克患者实施有效输血,有着救命之举。但若输血不当,发生差错,就会给患者造成严重损害,甚至危及生命;②术中急性失血达1500ml时(约占成年健康患者血容量的30%),通常机体可表现出低血压和心动过速现象,但这种代偿性反应可被输液、麻醉等所减弱或掩盖,随着手术继续进行,失血仍可增加,为保障机体血液氧含量正常,则应输注浓缩红细胞;③当失血量超过30%时,输注全血可能优于单纯输注浓缩红细胞;④血库中用抗凝剂枸橼酸-葡萄糖液保存三周后的血液,其糖酵解停止,红细胞内的2,3DPG含量减少,致使血红蛋白与氧的亲和力增加,氧不容易解离出来。因此,麻醉术中给患者输注大量经过长时间贮存的库血时,应考虑这种血液在组织中释放的氧量可能减少。所以,对大量失血手术患者尽可能输注新鲜浓缩红细胞或全血为宜。

3. 烧伤患者输血　烧伤后患者的血液会发生一系列变化:①贫血是严重烧伤后常见并发症,早期主要是热力性损伤造成的红细胞破坏,后期由于机体创面弥漫、大量渗血且合并感染、营养缺乏等因素,可致贫血加重;②烧伤还可引起大量血小板消耗,因此,严重烧伤患者通常需要输注一定剂量的血液制品,如根据情况输注全血、红细胞、血浆、白蛋白、血小板等。但烧伤早期由于血液浓缩,故一般不需输注全血。此外,曾有不少报道,应用新鲜血浆可促进烧伤创面的愈合,因血浆中含有纤维结合素。

4. 器官移植患者输血　①随着肾脏、肝脏、心肺等重要器官移植术逐渐增多,器官移植患者输血也是移植器官成功的重要因素之一;②输血不仅是补充器官移植手术中丢失的红细胞、血小板、凝血因子和血容量,而且与器官移植成功率以及保障手术患者安全有着明显关系。

【提示与注意】输血有利有弊,麻醉术中输血本身也可带来严重并发症,甚至发生意外而致命。因此,麻醉医师既要熟悉和掌握输血指征,又要尽可能的减少输注异体血,同时还应积极采取相关措施进行血液保护,以降低失血量和避免输血相关并发症及意外:①通常麻醉术中使用晶体液和胶体液替代丢失的血液来维持血管内的容量,只有当机体血红蛋白低于80～70g/L时,机体不得不依赖增加静息心排出量来维持组织器官的正常氧供,此时应当输注红细胞以补充丢失的血液,以维持血红蛋白浓度在80～90g/L为宜,而对于伴有心肺疾病患者,则使血红蛋白达到100g/L以上水平较为合理;②输血前检查血液质量,禁用过期血和变质血;③需大量输注库血者,应考虑血液加温,但加温不宜超过38℃,以防血细胞破坏;④输血前、后其管道应采用生理盐水冲洗;此外,乳酸林格液含有的钙粒子可与库血中的抗凝剂结合引起凝血,而5%葡萄糖则可引起溶血及红细胞凝聚,均不宜合用同一根输血管输注;⑤一般情况下,药物不能随意加入血中输注,以防溶血或凝血;⑥输血量与输血速度应根据患者的病情、失血量、失血速度、动脉血压、中心静脉压及每小时尿量等决定;通常输血初期输注速度宜慢,观察有无输血反应,一般输血速度成人为40～60滴/分,紧急大出血时应加压、加速输血,可采用输血泵或加压输血器等;⑦急性血液丢失的同时,组织间液与血管外蛋白被转运至血管内,以维持血浆容量,由于此原因,当晶体液被用于补充血液丢失量时,其给予剂量应等于血液丢失量的2～3倍,不仅补充血管内液体容量,还应补足组织间液中的体液丢失;⑧大量失血患者输注血浆和羟乙基淀粉在扩张急性血管内液体容量方面是有益的,因与晶体液比较,血浆与羟乙基淀粉在血管内维持时间更长,但不能提高血液的携氧能力;⑨对婴幼儿、高龄及心肺功能不全者,应控制输血速度;⑩安全合理输血,既可减少输血所带来的不必要的危害,又可减轻患者的经济负担,还能满足临床用血的需要。

麻醉医师需要警惕的是输血反应(包括过敏反应、溶血反应与发热反应),尤其全麻期间输血反应的征象或症状都可能被掩盖,若出现皮肤异常、体温上升、呼吸道压力增高、尿液颜色改变等,均应考虑输血反应发生。此外,充分理解下述观点可使输血和血液保护更加理性:给予 Hb > 80 ~ 70g/L 的普通择期手术患者术中出血少而输血,不仅不能改善预后,反之有可能增加相关并发症与肿瘤复发率,甚至死亡率。对轻度血容量不足患者不主张输血,只要血流动力学稳定,输血标准应是 Hb < 80 ~ 70g/L。更重要的是以患者实际情况或需要为前提,而不是以 Hb 是否减少决定输血。

86. 麻醉术中如何实施血液保护?

【术语与解答】临床血液保护是指采取不同的方法或措施以及联合应用不同的技术手段,实施血液质和量的双重保护。其目的是减少血液中某些成分的激活、降低血液机械性破坏、防止血液丢失或感染以及杜绝同种异体输血的风险等,并有计划地利用与管理好血液,其具体措施基本包括减少失血、严格掌握输血指征、尽量不输血或少输血,提倡血液稀释与自体输血,以及采用术中失血回收技术等。总之采取科学、合理用血,预防经血液传播的疾病。

【麻醉与实践】手术患者可伴随不同程度的出血,围麻醉期控制出血与实施血液保护则是麻醉医师的工作任务之一。血液保护的目的及意义主要在于减少患者失血,以创造清晰地手术视野,给予手术医师提供有利的操作条件。麻醉术中采取血液保护的基本措施有三方面:

1. 减少术中失血 ①控制性降压:利用麻醉技术使患者动脉血压降低,并调控在适宜水平;②人工低温:可降低血流量,减少机体代谢与氧耗等;③止、凝血药物的应用:此类药物较多,可选择性使用。

2. 自体输血 主要包括术前自体血液储备与血液稀释以及术中血液回收技术等。

3. 成分输血 根据失血特点及患者情况有选择的输入血液成分。

【提示与注意】血液保护期间需要强调的是:采用控制性降压和急性血液稀释者,应选择适应证、禁忌证和明确安全界限,以避免相关并发症发生。

87. 临床如何认识成分输血的意义?

【术语与解答】所谓成分输血是把血液(全血)中的各种有型成分(如红细胞、粒细胞、血小板和血浆)分离出来,分别制成高纯度或高浓度的血液制品,然后根据不同病情的患者对输血的不同需求,有选择的输入血液成分。目前临床上常用的血液成分有全血、浓缩红细胞、浓缩血小板、新鲜冰冻血浆、冷沉淀、浓缩白细胞等。

1. 成分输血的优点 ①根据患者所丢失或所缺乏的相关血液成分有选择的补充(即"缺何种成分,补何种成分");②由于提取的各血制品成分的浓度与纯度均高,选择性输注可避免其他不必要的成分所致的不良反应;③成分输血疗效好、副作用少、可一血多用,既节约血源,又使输血更为安全;④对各种出血性疾病的患者还可根据其具体情况输入浓缩血小板或含有凝血因子的新鲜血浆,以促进机体止血或凝血功能。

2. 浓缩红细胞 ①浓缩红细胞压积常 > 70%,其抗凝剂、乳酸、钾、钠、非蛋白氮、氨等含量比全血少,因此,用于心、肝、肾功能不全的患者以及老年患者更为安全;②浓缩红细胞主要用来补充创伤性失血以及治疗血容量正常而贫血严重的患者;③浓缩红细胞是手术失血常用的输血成分之一,用以增加体内红细胞,以提高血液携氧能力。

3. 浓缩血小板 ①主要适用于因血小板严重减少或功能低下引起的凝血功能障碍患者,预防性输注浓缩血小板适用于大手术且失血过多的患者,但血小板计数 > 100×10^9/L 不需要输注血小板;②术前血小板计数 $<50 \times 10^9/L$,应考虑输注,而孕产妇血小板可能 $<50 \times 10^9/L$,但不一定输注血小板;③血小板输注一般按 10kg 体重输血小板 1 个单位计算,如成人 70kg 每次以 7 个单位计算,但通常临床上成人一般以每次输注 10~12 个单位为宜。

4. 新鲜冰冻血浆 ①新鲜冰冻血浆是采用 ACD 或 CPD 血液保存液抗凝的全血于 6~8 小时内将血浆分离出,并迅速采用 −30℃ 以下冰冻保存,可保全绝大部分凝血因子,以适用各种凝血因子缺乏引起的出血性疾病;②新鲜冰冻血浆使用前应于 37℃ 条件下摇荡解冻,解冻后立即使用;③新鲜冰冻血浆外观呈淡黄色半透明状,若有异物或絮状物纤维蛋白析出则不能输注,一般输注速度不应超过 10ml/min;④输注新鲜冰冻血浆指征:a. 凝血酶原时间(PT)或部分凝血活酶时间(APTT) > 正常 1.5 倍,而术野或创面存在弥漫性渗血;b. 患者急性大失血而同步输入大量库存全血或浓缩红细胞者;c. 紧急对抗华法林的抗凝血作用等,但不应将新鲜冰冻血浆作为容量扩张剂。

5. 冷沉淀 将快速冷冻新鲜血浆于 1℃~6℃ 解冻,再经离心移除血浆,剩余的白色沉淀物即为冷沉淀,其主要成分为Ⅷ因子、纤维蛋白原等,贮存于 −20℃ 中,溶解后应立即使用,主要用于治疗Ⅷ因子缺乏等。此外,由于冷沉淀比新鲜冰冻血浆含有更多的纤维蛋白原,因此,还可用于治疗低纤维蛋白原血症。

6. 全血 主要用于急性大失血后可能出现低血容量休克的患者或患者存在持续活动性出血且失血量超过自身血容量的 30%。

由于成分输血具有疗效好、不良反应少、节约血液资源、便于保存等优点,故现代输血"指南"十分强调和重视成分输血。

【麻醉与实践】现今各种血液成分分别输注越来越广泛地应用于临床,因此,麻醉医师必须了解各种血液的成分和功能,避免围麻醉期不合理输血,减少和防止输血相关并发症及意外:①麻醉与手术期间输血往往根据患者失血情况或凝血功能障碍有选择的输入浓缩红细胞或血浆乃至血小板,较少输入全血;②麻醉手术患者输注红细胞者约占 80%,因术中输注红细胞主要是纠正急性失血过多致贫血的患者,以提高机体血液携氧能力,改善机体缺氧,保障患者安全。

【提示与注意】浓缩红细胞与浓缩血小板及新鲜冰冻血浆都有各自的抗原,输注前均应逐一核实血型,避免发生不测。

88. 临床输血还有哪些相关问题?

【术语与解答】①之所以越来越多的人对输血表现出担心和恐惧,是因为输注异体血既能拯救生命,又可威胁生命,即后者存在着传染肝炎与艾滋病的危险,甚至导致严重过敏性事件,故输血所致的不利影响、乃至安全问题已引起人们普遍关注;②由于输血问题颇多,输血前应将输入异体血的益处和风险应书面告知患者及家属,尤其负面影响,如血源感染性疾病和输血不良反应的发生等,必须征得患者及家属的同意并签字为证;③掌握输血适应证,严格查对血型,防止误输不同型血液;④给予 Rh 阴性或其他稀有血型患者输血,应在术前备好预估的需要血量;⑤输血必须过滤,以免造成组织器官栓塞。此外,注意无菌操作,而且血液中不应加入任何药物;⑥短时间内输注大量库血应注意一系列副作用,如稀释性血小板减少、稀释性凝血因子缺乏、低血钙反应、血钾变化、枸橼酸中毒、凝血功能异常、低体温等。此外,应适当补充血小板、新鲜血浆、钙制剂。还应避免输血与输液同步过多所造成的急性肺水肿;⑦如库血中采用的是枸橼酸-葡萄糖抗凝剂保存,三周以上的库血其糖酵解多已停止,红细胞内 2,3-DPG

的含量则降低,易引起 Hb 与 O_2 的亲和力增高,致使 O_2 不易解离出来;若采取枸橼酸盐-磷酸盐葡萄糖液作抗凝剂,此影响较小。故临床上给患者输入大量库存时间过长的血液时,应考虑该种库血在组织中释放的 O_2 量可能较少,易使氧解离曲线左移;⑧一旦给患者输血,就应密切观察、监测输血情况,尤其尿液色泽,若出现异常先停止输血,再查找原因,对出现的异常症状应及时对症处理。

【麻醉与实践】 麻醉医师除对上述问题予以重视外,还应关注麻醉术中大量输血问题:大量输血通常指 24 小时内输入一倍或一倍以上的全身血量以及 3 小时内输入全身血量的 50% 或输血 > 150ml/min。大量输血可导致凝血功能异常,其发生率为 18% ~ 50%,所致原因可能有:①稀释性凝血异常;②由大量输血引起的广泛性血管内凝血(DIC);③术中体温 < 34℃ 将影响血小板功能和延长凝血酶激活;④出现严重酸中毒(pH < 7.10)也明显影响凝血功能;⑤血细胞比容显著下降也可影响凝血功能。此外,需大量输血患者,应首先保障机体组织器官正常氧供,维持血红蛋白在 80g/L 以上,除输注红细胞外,应及时补充新鲜血浆、浓缩血小板或新鲜全血等,以维持正常的凝血功能。

【提示与注意】 麻醉术中加强大量输血患者的全身监测,如血压、心电、SpO_2、$P_{ET}CO_2$、CVP、体温、血气分析、凝血情况以及尿量等,以便及时采取对因、对症处理。

89. 血小板减少症患者麻醉方法如何选择?

【术语与解答】 ①血小板通常在维持血管内壁的完整性和生理性止血以及凝血过程中起着关键和重要的作用;而血小板减少症是由于血液中的血小板数量降低或其功能减退,导致机体止血功能不良或出血;②血小板在骨髓生成,在脾脏破坏,当血小板减少或其功能降低时,出血时间就会延长;③正常成年人血液中的血小板数量为 $(100 ~ 300) \times 10^9/L$,当血小板数量 < $50 \times 10^9/L$,术中出血倾向则可增加,若血小板数量 < $20 \times 10^9/L$,则有自发性出血可能;当血小板数量在 $10 \times 10^9/L$ 以下,患者已存在严重出血的高危风险;④临床上通常将血小板数量 ≤ $50 \times 10^9/L$ 视为手术禁忌。

【麻醉与实践】 凡合并外科疾病需手术治疗的血小板减少症则与麻醉关系极为密切,故麻醉前应对血小板减少症患者予以评估,明确血小板减少的原因和对实施麻醉的影响,如有些严重疾病患者其血小板减少仅仅是一种临床表现,另有些患者还可能合并凝血因子的异常,故了解全身状况有助于麻醉的安全。

1. 麻醉选择 ①因血小板减少症存在着出血倾向,原则上以实施全身麻醉为宜;②该类患者禁忌采用椎管内脊神经阻滞,因为很难保障椎管内穿刺或置入导管期间不发生出血;③禁忌经鼻腔气管插管,因鼻腔插管极易引起鼻粘膜损伤而出血不止。

2. 麻醉药的选用 一般而言临床上所使用的麻醉类药物对该类患者均无禁忌。

【提示与注意】 输注血小板指征:①对于血小板生成减少所致的血小板减少症,输注血小板则是有效的治疗措施;②对于血小板破坏过多或分布异常引起的血小板减少症,输注血小板其作用有限;③血小板功能异常并非由尿毒症或肝功能障碍所造成或机体血液中已不存在血小板抑制剂,输注血小板有利于缓解血小板功能障碍所致的出血;④对于先天性血小板异常的患者,反复输注血小板会刺激同种异体抗体的产生而造成继续输注血小板无效,故该类患者适宜于严重出血或外科手术时输注;⑤输注血小板应以患者可以耐受的输注速度为佳,以便能迅速达到止血作用。

90. 围术期输血有哪些不良反应以及如何防治?

【术语与解答】 由于输血通常是指不同个体之间的输血,故容易引起不良反应或感染某些相关疾病,临床上必须予以重视和加以防范。

1. 不良反应　常见输血不良反应与感染性疾病有以下方面。

(1)溶血反应:包括急性溶血和迟发性溶血。

1)急性溶血:①原因:主要由于供、受血者血型不合引起(如 ABO 血型或其亚型不合、Rh 血型不合),即误输入不同血型的血液;②机制:当血型不匹配的红细胞或全血输注后,即刻就被受血者体内血液中的抗体所破坏,致使红细胞破裂,血红蛋白逸出而产生溶血;③危害:急性溶血虽发生率极低,若一旦发生则可危及生命,其危害程度主要取决于输入异型血液的量,当输入分型错误的血液越多,危害性越大;④临床症状:主要表现为发热、腰痛、头痛、寒战、血压下降、呼吸困难、休克、血红蛋白尿、术野异常出血,甚至死亡;⑤诊断:血浆和尿液中出现游离的血红蛋白是推断发生溶血的依据;⑥治疗与处理:急性溶血反应病情紧急,需立即予以处理。a. 立即停止输血,进行抗休克治疗,小剂量多巴胺维持循环功能及保护肾功能的综合治疗;b. 将未用完的血样送检,重新做交叉配血试验;c. 留置导尿,以备尿液检查;d. 碱化尿液(通常采用 40~70ml 碳酸氢钠溶液静脉滴注)与激素的应用;e. 静脉补液与应用甘露醇渗透性利尿;f. 防止低血压,保持充足的尿量。一旦发生肾功能衰竭,按肾功能衰竭的原则处理。对弥漫性血管内凝血,强调早期治疗处理。

2)迟发性溶血:①多发生在输血后 2~21 天,反应症状一般较轻,反应进程较慢,大多可自行缓解,但也可发展为肾功能受损,引起致死者罕见;②迟发性溶血反应症状可能仅仅表现为输血后血细胞比容(Hct)下降,故若临床上在术后约 2~21 天出现不能解释的 Hct 降低,应考虑该反应;③治疗与处理:主要为支持疗法。

3)非溶血免疫反应:是指受血者对输入白细胞、血小板及血浆蛋白发生异常反应。该类反应多不严重,一般为发热与过敏反应,如:①致热反应;②皮肤过敏反应(风疹、荨麻疹)等。

(2)过敏反应:主要表现为皮肤红斑、荨麻疹、黏膜水肿、腰椎及胸骨下疼痛,甚至呼吸困难等。

(3)发热反应:①发热反应是颇为常见的输血反应。一般认为,输血后体温升高 1℃ 以上才能称为发热反应,常见原因为保养液不纯,库存血时间较长,输血用具不清洁或存在细菌代谢产物以及某些蛋白形成致热原等,从而引起发热反应;②输血后通常在 1~2 小时后患者开始发热,甚至体温可达 39℃ 以上。

(4)寒战反应:输血后一般先出现发冷,继之寒战。

(5)免疫抑制:①敏感受血者对于输入异体血浓缩红细胞、血小板或血浆,可产生一定程度的免疫排斥反应;②免疫反应引起者常由于多次输血产生同种血小板和(或)白细胞抗体,再次输血时产生抗原-抗体反应,输血次数越多,发生免疫反应的几率越大。

(6)电解质紊乱及酸碱失衡:如输注大量陈旧性库血易造成。此外,大量输血还可引起凝血功能障碍。

2. 感染性疾病　凡能通过血液传播的疾病都有可能经输血途径由供血者传播给受血者,通常称为血源性疾病传播。①病毒传播:输血后患有不同类型肝炎是输血常见并发症,其发生率为 2.4%~27.3%,以丙型肝炎为主,国内则以乙型肝炎多见。输血也是艾滋病传播的重要

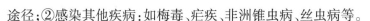

途径;②感染其他疾病:如梅毒、疟疾、非洲锥虫病、丝虫病等。

3. 细菌污染反应 ①细菌污染的途径可能为采血、保养液、输血装置等消毒不严格,容器破漏,无菌操作不严,腹腔手术野被污染的血液回输等引起;②细菌污染反应轻者类似发热反应,重者出现败血症和中毒性休克;③处理措施:停止输血,立即取容器内的血液和血浆,直接涂片检查或离心后检查,若发现细菌,可以确诊。若未检出细菌,又不能排除细菌污染,则应做细菌培养。治疗细菌污染反应的措施是积极抗休克和抗感染。

4. 大量输血不良影响 输注大量库血可引起凝血因子稀释,如同时合并持续性低血压,其渗出血倾向可更严重。①容量超负荷:大量快速输血可发生容量超负荷,尤其易发生于老年人、小儿或心功能不全患者,可因心力衰竭和肺水肿而死亡。初期症状为头疼、呼吸困难、咳嗽、咳红色泡沫样痰,继之发生全身水肿、颈静脉怒张、肺部湿性啰音及血压升高等可确诊。处理:停止输血,速用洋地黄制剂和利尿剂以改善心功能,减轻肺水肿。患者取半坐位以减少回心血量,必要时放血治疗。预防循环超负荷关键是合理选用血液成分的种类和用量,控制输血速度;②出血倾向:大量快速输注库血可导致出血倾向。库存血中的血小板和凝血因子随储存时间延长其活力和数量可迅速下降,库存 24 小时,血小板活力下降为正常的 12%,严重影响凝血功能。大量输入库存血时,因稀释作用血小板数量和活力下降更为严重。由于输血的同时输入了大量枸橼酸,使血中的钙离子浓度下降,也影响凝血功能。大量输血,还可以激活纤维蛋白溶解系统,使纤维蛋白大量溶解,导致出血倾向。出血倾向关键是预防,尤其及时补充血小板和凝血因子;③电解质与酸碱平衡的改变:库存血中的钾离子浓度随血液储存时间的延长而增加。大量输注库存血易引起枸橼酸中毒、低钙血症及酸碱平衡紊乱,尤其合并休克、酸中毒、肾功能减退者,常引起血钾的升高,应及时处理。

5. 输血反应及并发症一般性治疗与处理 大量输血有可能出现枸橼酸中毒,应减慢输血速度或暂停输血。①补充钙剂:一般每输入 1000ml 血可考虑使用葡萄糖酸钙 1g;②激素应用:为预防输血反应,通常在输血前给予地塞米松 5~10mg,输血反应严重者可追加 5~10mg,或加用甲基强的松龙 25mg。

【麻醉与实践】麻醉期间防范输血不良反应措施:①全麻患者一些症状通常被掩盖,故主要表现为体温升高、不明原因的心动过速、低血压、手术野广泛渗血、血红蛋白尿、呼吸道压力增大,甚至肾功能衰竭、DIC、休克及死亡;②清醒患者表现为胸痛、寒战、发热、恶心、呼吸急促、面色苍白、皮肤湿冷、脉搏细弱、血压下降等;③输血期间患者出现异常症状,如皮肤红斑、荨麻疹等或无法解释的血压突发性下降,应首先停止继续输血,并核对供血者与受血者血型是否吻合,然后再查看有无其他输血反应症状,以便明确诊断,及时治疗处理;④保障呼吸道通畅,避免机体缺氧;⑤保障静脉通道畅通,以利于静脉用药治疗;⑥输血严重反应患者需进行抗过敏和抗休克治疗,防止呼吸功能危象及循环功能虚脱;⑦保护肾功能,实施碱化尿液,给予利尿处理;⑧维持血流动力学稳定与电解质及酸碱平衡;⑨大量输血者应搭配血小板与血浆的输注,以及结合电解质与酸碱平衡予以调整;⑩若出现严重输血不良反应,必要时给予血液透析或换血疗法等。

【提示与注意】由于全身麻醉期间容易掩盖输血反应症状,不易引起早期观察发现,甚至有可能漏诊,乃至按其他异常症状治疗处理。因此,需予以鉴别诊断,尤其观察是否出现血红蛋白尿。此外,如输血前使用糖皮质激素者,其溶血反应症状和体征可延迟出现。

(王世泉 王素华 潘新亭)

第三节 自体输血方法与意义

所谓自体输血就是当患者需要输血时将其预存或术前采集及术中失血回收的自身血液再回输给患者。自体输血包括几个方面,即血液稀释输血、自体预存式输血、回收式自体输血技术、急性等容性血液稀释。其优点和意义在于:①不需要检测血型及交叉配合试验,可避免同种异体血输血产生的抗体抗原免疫反应所致的溶血、发热与过敏反应;②可避免异体输血引起的感染性疾病,如艾滋病、病毒性肝炎、梅毒等血源性传播疾病的发生;③可防止同种异体输血所易导致的差错事故;④降低患者血液粘稠度,改善微循环,防止器官、组织的损害;⑤尤其有利于稀少血型患者,如 Rh 阴性血型系统患者的自体血储备,可避免寻找血源的困难;⑥有益于血液供应困难的偏远地区用血;⑦自体输血可节约用血,弥补血源不足,缓解血源紧张的矛盾,相对减少患者医疗费用开支等。总之,自体输血是一种科学、合理、经济、安全的输血方法。

91. 何谓自体预存式输血?

【术语与解答】所谓自体预存式输血是指在手术前一定的时间内预先抽取患者自体一部分或分次抽取一定数量的血液予以保存,以备自己需要时或手术期间再将其回输给患者自身,以满足自体相关治疗或手术的需要。

1. 该方法优点 ①可以避免经血液传播的疾病,如肝炎、艾滋病、梅毒等;②可避免同种异体输血所引起的差错事故;③该方法不需检测血型和交叉配血试验,从而可避免同种异体输血产生的抗体抗原免疫反应所致的溶血、发热和过敏反应;④经过反复放血,可刺激自身红细胞再生,致使患者术后造血速度比术前加快;⑤可缓解血源紧张矛盾。

2. 适合的人群 ①身体状况好并准备择期手术患者,且估计术中出血过多者;②曾有严重输注同种异体血过敏者;③属稀有血型或曾有配血发生困难者。

3. 不适合的人群 ①肝肾功能不良者;②患有严重心血管疾病者;③严重贫血及低血压患者;④有献血史且发生昏厥者;⑤凝血因子缺乏者;⑥可能患有脓毒血症或菌血症者等。

4. 操作方法 ①手术前若干日内定期反复采集患者自体血贮存;②一次采集血量不超过其总量的 10%,并适当补充晶体液,采集后的血液预存于血库中时间一般不宜超过 10 天;③该方法也适合于轻度贫血患者。

【麻醉与实践】麻醉医师估计患者术中出血很多且需要输血,结合患者自身情况,如适合自体预存式输血者,则可选择该方法,以便在麻醉术中适当的时机将其自体预存的血液再回输给患者自身。

【提示与注意】自体预存式输血相关问题:①一般而言,血红蛋白 < 100g/L、低蛋白血症、凝血功能障碍者、静脉输液通路不畅以及不具备生命体征监护条件者,不宜实施自体预存血采集;②采血期间必须密切监测血压、心率、脉搏血氧饱和度、红细胞压积及尿量变化,必要时应监测中心静脉压;③采集血液后不宜使机体红细胞压积低于 25%;④采集血液前后应给予患者补充铁剂、维生素 C 及叶酸等,每次采血一般不宜超过 500ml(或自身血容量的 10%),两次采血间隔不少于 3 天,也可在 2 ~ 3 周内分多次抽取其 1000 ~ 2000ml 血液保存备用;⑤对冠心病、严重主动脉瓣口狭窄、脑血管疾病以及凝血功能异常或造血功能障碍等患者谨慎或禁忌自体血采集。

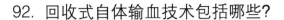

92. 回收式自体输血技术包括哪些?

【术语与解答】 回收式自体输血技术是指采用半自动或全自动血液回收装置(血液回收器),将患者手术区域失血或体腔内无污染的积血进行回收、集中,并经严格无菌技术予以"抗凝、洗涤、过滤、浓缩、储存"一系列处理后,再回输给手术患者,此方法回输给患者的主要成分是红细胞。

1. 回收式自体血临床意义 该方法在综合性血液保护策略中具有重要作用,可显著减少麻醉术中患者异体血的使用,并且还可降低并发症的发生。

2. 回收式自体输血分类 临床按照血液处理方式可分为非洗涤回收式自体输血和洗涤回收式自体输血两种。①非洗涤回收式自体输血:该方法是将血液抗凝回收,简单过滤回输,血液回收机属半程处理;②洗涤回收式自体输血:也是将血液抗凝处理和过滤,但经离心浓缩净化,血液回收机属全程处理。两种分类优、缺点比较:非洗涤回收式自体输血优点在于装置简单、血液回输迅速且能回输血浆。其缺点则是抗凝剂混合调节困难、有异物混入,而且存在DIC 的危险;而洗涤回收式自体输血优点则是纯粹红细胞的回收,清除异物彻底。缺点则是红细胞回输缓慢、血浆渗透压降低。故 2000 年由卫生部颁布的《临床输血技术规范》中,非洗涤回收式自体输血不作为推荐方案,而洗涤回收式自体输血相对安全有效。此外,回收式自体输血技术的缺点还在于不能保留功能性血小板和凝血因子,故术中应根据出血情况决定是否输注异型血小板或血浆,乃至冷沉淀。

3. 回收式自体输血适应证 ①心血管手术污染程度颇小,若出血量大,尤其全身抗凝,则是术中自体血回收颇佳的适应证;②宫外孕破裂急性大出血;③骨科手术大量出血患者,如脊柱侧弯矫治手术、髋关节置换手术等;④肝脏严重破裂且出血多的患者;⑤相关手术突发意外性大量出血等。

4. 回收式自体输血禁忌证 ①怀疑流出的血液已被污染,如被细菌、粪便、羊水等污染;②怀疑血液含有癌细胞者;③流出的血液严重溶血时。

【麻醉与实践】 回收式自体输血技术大都由麻醉医师操作:①该自体输血法主要用于大手术紧急出血且不易止血,又出血时间较长的手术患者;②麻醉前预先备好血液回收器,检查其功能是否正常以及各管道连接是否正确;③回收处理的血液必须达到质量标准方可再回输。

【提示与注意】 ①回收术中出血需充分抗凝,避免凝固;②吸引回收的血液尽量降低气血混合;③吸引回收血液时其负压应小于 150mmHg,以尽量减少红细胞的破坏;④临床通常以回收血液小于 2000ml 时补充适量血浆代用品;回收血液大于 2000ml 时补充部分新鲜冷冻血浆;回收血液若大于 3000ml 时,需补充血小板。此外,必要时应监测凝血功能。

93. 自体血液稀释输血的意义是什么?

【术语与解答】 血液稀释输血就是人为地先将患者较高浓度的红细胞血液采集出,同时补足胶体或晶体液,使其血液降低至较低浓度,然后选择适当的时机再将所采集的血液回输给患者自身。

1. 血液稀释方法 通常临床上基本常用的两种方法:

(1)急性血液稀释自体输血法(也称放血法):①麻醉后患者经一侧上肢静脉或动脉采集(放血)数百毫升(500~600ml)患者自体血(高浓度全血),同时从另一侧肢体静脉快速输入体内一定比例的胶体液与晶体液,其目的既要有效地降低血液中的有形成分浓度,又要使体内的总血容量不降低,即血液稀释;②血液稀释后只是血细胞比容(Hct)减少,而总血容量正常或稍升高,当手术期间失血,其失血中的有形成分则明显降低,而在手术需要时或手术结束前将采集的高浓度血液再回输给患者,以便使患者的血细胞比容达到规定的安全临界值以上,故可避免异体血的输入;③操作方法:备好标准血液采集袋,预先建立静脉输液通路,以便持续输入胶/晶比例液体,麻醉诱导后选择患者另一肢体充盈的静脉或动脉血管,以粗细适宜的穿刺针刺入血管内并加以固定,当血液流入含有枸橼酸抗凝剂的采集袋中,则可边放血、边摇动采集袋,以利于血液与抗凝剂充分混匀,采集完毕应封闭管口,贴好标记,暂在室温下保存,不宜超过 4 小时。采集后的患者自体血一般根据术中情况(如术中、术毕或术后)再回输给患者。

(2)快速补充体液法(非放血法):手术患者术前预先补充一定容量的液体(如血浆代用品与其他液体共 1000ml 以上),以降低机体血液的浓缩和血液粘度,从而达到患者自身的血液稀释,血细胞比容降低,致使手术中出血其有形成分(红细胞、血小板、血浆)丢失显著减少。

2. 血液稀释生理学基础、优点及意义 ①由于血细胞数量是影响血液粘度的颇为重要因素,故血液稀释不仅可减少红细胞比容,还可降低血红蛋白的浓度,使红细胞的聚集性降低,从而能迅速有效的减轻各种原因引起的血液高黏滞状态,这对于微循环障碍的改善颇为有利;②当血细胞比容增高时,虽然血液的氧含量也上升,但可因血液粘度增加致使血流阻力增大、血流量减少以及末梢循环灌注不佳,故不利于组织的氧供。如红细胞比容超过 60%,其血液中的氧含量可增加约 50%,但由于血液过度黏滞而使组织灌流量降低,机体组织细胞氧供反而减少。若给予一定程度的血液稀释,可使血液粘度降低,血流阻力减小,组织代偿性血流增加和微循环灌注量改善,并不引起组织缺氧;③血液稀释可减少静脉血栓形成,尤其预防肺栓塞则有明显优点;④经血液稀释的手术患者虽术中出血较多,但丢失的血液中有形成分(红细胞)减少,故在一定条件下可避免输入异体血;⑤血液稀释除可使血液粘度显著降低外,红细胞可在血液中保持混悬,不易发生聚集,从而使血液更容易通过微循环;⑥由于血液稀释后血液粘度降低所致外周阻力下降,在同等血液灌注压力下血流速度增加,从而有利于血流分布均衡,便于组织对氧的摄取和利用以及代谢产物的排除;⑦血液稀释不仅节省了大量配血,减少或避免使用库血,而且还节约了血液资源;⑧采用血液稀释还可显著降低输注同种异体血引起的溶血、发热、过敏等输血反应与并发症;⑨在一定条件下可避免寻找特殊血型(如 Rh 阴性血型)的困难。

【麻醉与实践】上述两种血液稀释方法大都由麻醉医师麻醉诱导后进行操作,但需要明确的是:①实施血液稀释基本是以 Hb 和 Hct 的正常值低限为原则,由于红细胞中的 Hb 是氧的主要载体,因此临床上以稀释后 Hct>30% 称之为轻度血液稀释;而稀释后 Hct 在 25%~30% 之间称为中度血液稀释;但一般不提倡 Hct<25%;②麻醉手术患者实施血液稀释方便可行,上述两种方法均可选择应用,尤其快速补充体液法血液稀释(即术前预先补充一定容量的液体)安全可靠、简便易行,且无须采集血液,只要建立通畅的静脉输液通路即可,可显著降低成人因禁饮食 6~12 小时后的机体血液浓缩,从而减少患者术中血细胞、血小板及血浆过多的丢失。

【提示与注意】麻醉手术患者采用急性血液稀释自体输血法(放血法),应掌握适应证和

禁忌证:

1. 适应证　①年龄应为18~60岁且心、脑、肺、肝、肾功能均正常者;②体温与基础代谢率正常;③Hb>100g/L,血细胞比容(Hct)>35%,血小板>100×10⁹/L。

2. 禁忌证　①心肺功能差、代偿能力低的患者(如心力衰竭、冠心病、严重高血压及糖尿病等);②容易引起缺氧的患者,如严重贫血、严重肺部疾病等;③低血容量与高热等患者。此外,采用该血液稀释患者,应强化血流动力学与呼吸功能的监测,避免出现异常症状或意外。

3. 安全性监测　相关监测可指导血液稀释程度与生命体征变化:①由于 Hb 和 Hct 检测非常简便,故可检测两者的动态变化,以了解血液稀释的程度与回输血液的时机(如放血法);②因血液稀释可引起血流动力学、组织氧供、凝血功能及体液平衡等诸多方面的改变,故其监测应围绕上述内容进行;③基本监测包括:心电、血压、SpO_2、$P_{ET}CO_2$、血气分析等。

94. 急性等容血液稀释有何特点? 如何操作?

【术语与解答】急性等容血液稀释是外科手术中血液保护方法之一,即在麻醉诱导后、手术开始前,采集手术患者一定数量的自体血备用,同时输入适宜容量的胶体液或血浆代用品和一定比例的晶体液,用于补充血容量和降低血液有形成分浓度,以便使手术期间失血中的血液有形成分丢失降低,待术中需要时或手术结束前再将其回输给患者。

1. 临床意义　急性等容血液稀释虽不减少出血量,但可减少血液中有形成分(红细胞)的丢失,而且可降低输血量和输血率,故近多年来急性等容血液稀释在临床上得到广泛的重视,其优点要比术前预存式自体输血更为显著,因此该方法临床应用较多。

2. 血液稀释后生理特点　①红细胞减少、血细胞压积下降、红细胞凝聚性降低,从而血液粘度降低与血管内血液流速增快;②血液稀释后,机体血容量基本保持正常,因静脉血液回流增多常致心排血量代偿性增加,每搏量增大,而心率仅轻度增快。此外,机体外周阻力虽有所下降,但血压变化不明显;③机体重要器官(脑、肝、肾、冠状动脉等)的血流随心排血量增高而有所增多;④血液稀释若不超过一定限度且在安全范围内采集血液,机体仍可通过稀释后的血液流变性获得代偿,以维持正常的血流动力学。

【麻醉与实践】①患者在麻醉诱导后,通过一侧肢体的静脉血管输入适宜比例与一定容量的液体(如胶体液为6%羟乙基淀粉和(或)晶体液为林格氏液),而在另一侧肢体静脉或动脉采集(放血)适宜容量的血液(约500ml),从而降低单位体积血液内的有形成分,采集后的全血根据术中情况再回输给患者;②为保障急性血液稀释患者的安全,麻醉诱导后应首先维持血流动力学稳定,在保障呼吸道通畅,纯氧吸入且呼吸功能稳定的情况下,方可采集血液,采集期间仍需观察血流动力学变化,出现异常,停止采集血液;③急性等容血液稀释期间,主要输入胶体溶液为宜,以便保持血液正常的渗透压,从而维持血容量的稳定。

【提示与注意】①采用急性等容血液稀释的患者,只要全身状况良好,血红蛋白>110g/L或血细胞比容(Hct)>33%,其采集血量(成人)一般不宜超过600ml;②心肺功能不良或不具备呼吸与循环功能监测条件者,禁忌实施急性等容血液稀释;③血液稀释后安全界限为:Hb 不低于70g/L,Hct 则不低于25%;④急性等容性血液稀释对年老体弱以及伴有心血管疾病、糖尿病、肺部疾患、贫血、肝肾功障碍等患者可引起明显影响,需予以注意。

(王世泉)

主要参考文献与推荐读物

1. 围术期输血的专家共识．临床麻醉学杂志,2009,(25)3,189-191.

2. 姚泰主编．生理学．北京:人民卫生出版社,2008,27-29,246-254.

3. 姚尚龙,王俊科主编．临床麻醉学．北京:人民卫生出版社,2004,103-122.

4. 陆再英,钟南山主编．第 7 版,内科学．北京:人民卫生出版社,2008,567-570.

5. 王世泉,王明山主编．第 2 版,麻醉意外．北京:人民卫生出版社,2010,360-367.

6. 朱涛,左云霞主编．第 5 版,麻醉学基础．北京:人民卫生出版社,2011,248-257.

7. 杭燕南,王祥瑞,薛张纲等主编．第 2 版,当代麻醉学．上海:上海科学技术出版社,2013,965-980.

8. 黎玉辉,郭新峰,王心田等．急性等容血液稀释血液保护的 Meta 分析．中华麻醉学杂志,2006,26：703-706.

第三篇 麻醉药理与药物及临床应用

　　药物、药理学是研究药物与机体之间的相互作用关系及变化规律,主要包括两大方面,即药物对机体的作用和机体对药物产生的反应。而临床麻醉必须依赖药物,尤其是麻醉类药物。

　　麻醉医师临床用药较为独特且广泛,所采用的药物大都须静脉注射,因此临床麻醉必须予以重视的是:麻醉药物以及辅助用药(全麻药、局麻药、阿片类药与肌肉松弛药等)与毒物没有质的差别和无明显的界限,特别对麻醉药敏感的患者即使应用小剂量麻醉药物,也可使其生理功能显著受到抑制,若应用稍有不慎或失误,轻者不良反应,重者危及生命。因此,麻醉医师务必熟悉和掌握药物的使用与药理学知识,牢记每种麻醉药物的特性、用量、副作用与其他药物之间的配伍所产生的复合效应,以及注意事项,以便达到正确、安全、合理化用药乃至个体化用药,还要明确药物效应动力学和药物代谢动力学的特点,因为根据两者(药效学和药动学)的原理可指导与选择,甚至改良或优化临床麻醉用药方案,从而提高麻醉效果和保障围麻醉期患者安全。

第十一章 药理、药物学与麻醉实践

95. 药物在体内是怎样过程?
96. 何谓麻醉药物的有效量?
97. 何谓可逆性与不可逆性?
98. 为何说麻醉药是剧毒药?
99. 药物依赖性有哪些特点?
100. 麻醉药物耐受性有何特点?
101. 麻醉药个体差异为何特别显著?
102. 何谓激动剂? 临床麻醉如何应用?
103. 何谓拮抗剂? 临床麻醉如何应用?
104. 何谓麻醉诱导与麻醉维持以及麻醉药诱导量与麻醉药维持量?
105. 药物特异性与非特异性以及特异性拮抗与非特异性拮抗各有何特点?

药理学是研究药物与机体(包括病原体)相互作用、相互影响以及作用规律的学科,基本包括两层含义:药物对机体的(含病原体)作用和机体对药物的反应,前者在药理学上属于药物效应动力学范畴,后者则属于药物代谢动力学的范围。而药物学是一门实用性很强的学科,尤其药物在治疗疾病与逆转机体某些异常症状方面还没有其他任何可替代的方法。故药理、药物学可为临床合理用药、安全用药,以达到防病、治病提供了理论知识。而麻醉药理、药物学其最大不同点在于所有麻醉药物安全性很低,甚至为剧毒药。由于麻醉医师的工作每时每刻都离不开麻醉药及相关辅助药,因此,不仅要掌握药理学的基础理论,更要清楚和熟悉药物的性能、特点、临床应用以及对机体的毒副作用,只有合理、正确的使用,才能对机体产生的是麻醉作用和治疗效应,否则,麻醉药就是剧毒药。

95. 药物在体内是怎样过程?

【术语与解答】临床上用药途径大致有:①局部用药;②口服;③呼吸道吸入;④舌下给药;⑤肌肉注射;⑥静脉给药;⑦椎管内用药等。药物进入机体后,可随血液不同程度吸收而遍布全身。药物在体内基本经过以下四个过程:

1. 吸收 药物在体内吸收快慢一般与上述给药途径有明显关系,药物自用药部位进入血液循环的过程称为吸收,药物只有吸收后才能发挥其效应。但有些药物则不能让其吸收或过于吸收,只能在注射部位或应用部位发挥效应,如局部麻醉药,但少量利多卡因(20~60mg)通过外周静脉注射或静脉滴注治疗室性心律失常患者则是另外一种形式。此外,局麻药1%~2%普鲁卡因也可持续静脉滴注,但需控制滴速,滴速过快则中毒。

2. 分布 药物一旦被吸收进入血液循环,便随血流分布到机体各器官和组织,此过程称

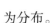

为分布。

3. 代谢　体内各相关组织、器官均有不同程度的代谢药物的能力,但肝脏是最主要的药物代谢器官。此外,胃肠道、肺、皮肤和肾也可产生不同程度的药物代谢作用。

4. 排泄　药物在体内的排泄是药物作用彻底消除的过程,肾脏则是主要排泄器官,其次为消化道,被分布到胆汁内的药物及其代谢产物则经胆道及胆总管进入肠腔,然后随粪便排泄体外。而肺脏与呼吸道则是挥发性全麻药主要的排泄途径。

【麻醉与实践】①临床麻醉用药途径主要为局部黏膜喷雾或组织注射、呼吸道吸入、肌肉注射、静脉给药,以及椎管内用药,麻醉药物无论何种途径进入机体,其在体内过程大都是先吸收、分布,然后再代谢、排泄;②全麻药与阿片类镇痛药直接实施静脉注射则具有重要的药代动力学意义,麻醉医师结合患者自身的病理生理状态与各种麻醉药的药代动力学参数,可以较准确地掌握和调控该类药物在血液中的浓度以及所产生的效应,以便于根据手术进程适时地调整麻醉深度,并保障患者生命安全;③麻醉药物在体内的分布并非均一,如静脉注射硫喷妥钠,首先分布到血流量大的脑组织,因此效应发挥快捷,而随后由于该药脂溶性高,又向血流量少的脂肪组织转运,以致患者可迅速清醒,但剂量过大或多次注射,脂肪组织则成为储存场所,当血浆内药物浓度降低后,脂肪组织内的硫喷妥钠再缓慢释放出,所以常导致患者苏醒后又进入睡眠状态,甚至类似"宿醉"状态;④肝、肾功能直接关系到麻醉药物的代谢与排泄,而全身麻醉中常用的肌肉松弛剂阿曲库铵与顺式阿曲库铵则不完全依赖肝肾消除(即基本不在肝脏降解和肾脏排泄),主要通过霍夫曼(Hofmann)效应消除。

【提示与注意】静脉麻醉药大都经肝脏生物转化,并在肾脏排泄,而上述两大器官功能受损或功能不全,则直接影响静脉麻醉用药的消除,如:①麻醉药、镇静药、镇痛药以及一些非去极化类肌松药基本在肝脏中降解,肝功能不良或衰竭者,所用药物的代谢和消除则减慢,药物时效则延长,对这类患者如不减量用药,有可能造成不良影响,甚至严重后果;②肾功能受损时,以肾脏排泄作为主要消除途径的药物其消除速度减慢,尤其麻醉药物,给药剂量务必相对减少,以避免蓄积;③不以肝、肾功能代谢、排泄作为主要消除途径的药物一般则无需减量,如全麻辅助用药骨骼肌松弛剂阿曲库铵与顺式阿曲库铵;④需要提出的是:局麻药则特殊,少数局麻药虽可直接进入血液循环吸收而发挥作用(如普鲁卡因、利多卡因),但不能注射过量或滴注速度过快。而丁卡因、布比卡因等绝对不能使其进入血液内,也不允许吸收入血,因该类强效局麻药均为剧毒药,因此临床上应用为避免吸收入血而中毒,使用时常淡浓度且加入适量缩血管药物(如肾上腺素)。

96. 何谓麻醉药物的有效量?

【术语与解答】①麻醉药物进入机体后凡能产生或发挥麻醉作用的剂量称为麻醉药物的有效量或麻醉药物的临床用量;②麻醉药物的有效量也是临床麻醉常用的一种安全剂量;③一般而言,临床麻醉用药低于该药物的有效量,则不产生麻醉应有效果或发挥不了麻醉作用;若用量超过麻醉药物的有效量则有可能引起不良反应,甚至中毒,而严重中毒可导致死亡,通常称为致死量;④麻醉药物有效量可因患者的情况不同而存在个体差异,尤其小儿和老年患者及全身状况虚弱者等更为明显,因此临床麻醉用药必须考虑这些特点。

【麻醉与实践】正常情况下临床麻醉用药均按药物的有效量使用,如:

1. 静脉全麻药　①丙泊酚:全麻诱导量为 1~2.5mg/kg;全麻维持量 0.1~0.15mg/kg/min;麻醉术中镇静量为 0.025~0.075mg/kg/min;②氯胺酮:静脉注射 0.5mg/kg,可使大多数患者的意识消失,如按 1~2mg/kg 用药,其麻醉维持时间约为 15~20 分钟;③依托咪酯:静脉全麻诱导应用范围 0.1~0.4mg/kg;④γ-羟丁酸钠:成人静脉诱导剂量为 50~80mg/kg,小儿则可达 80~100mg/kg;⑤咪达唑仑:成人为 0.1~0.2mg/kg,小儿为 0.2~0.4mg/kg。需要说明的是,上述用药剂量在低龄小儿、老年、全身情况差以及危重患者等必须减量,即用量不足可根据情况逐渐增加,但不能一次给足。

2. 麻醉性镇痛药　麻醉术中镇痛作用主要以阿片类药物为主,尤其芬太尼类镇痛药(芬太尼、舒芬太尼及瑞芬太尼等),由于安全范围大,且全麻术中大都实施机械控制呼吸,故无呼吸抑制顾虑。此外,麻醉医师应用麻醉诱导剂量与麻醉维持剂量也常不一致,一般根据患者全身状况、手术大小、操作刺激程度及特点使临床应用剂量可增可减。

3. 肌肉松弛药　全麻诱导气管插管应用剂量:①琥珀胆碱为 0.8~1.0mg/kg;②维库溴铵 0.1mg/kg;③潘库溴铵 0.12~0.2mg/kg;④哌库溴铵 0.1mg/kg;⑤罗库溴铵为 0.6~1.0mg/kg;⑥阿曲库铵为 0.2~0.3mg/kg,而顺式阿曲库铵则为 0.1~0.15mg/kg。而上述肌松药如用于全麻维持或 ICU 患者,则应减量且间断给予。

【提示与注意】此外,临床用药还存在极量限制,是指允许使用的最高剂量,即达到最大的治疗作用,但尚未引起中毒反应的剂量,除特殊情况外,临床应用一般不得超过该剂量。

97. 何谓可逆性与不可逆性?

【术语与解答】①所谓可逆性具有双向性(即可向相反方向转化),而不可逆性只具有单向性;②就药物而言,其可逆性是指激动剂或拮抗剂与受体既能结合,又能解离;而药物的不可逆性则是相对于可逆性过程而言,如有外源性配体或物质与受体或靶器官结合后非常牢固,不易解离;③临床上以可逆性现象为多见,不可逆性现象则较少见。

【麻醉与实践】①窒息是一种呼吸危象,是生与死的临界状态,围麻醉期常见,如抢救及时、有效,生命可转危为安,属可逆性;若延误时机、抢救不当,呼吸危象可发展为心搏停止而死亡,则属不可逆性;②临床上遇到一氧化碳中毒(俗称煤气中毒)患者,常需气管插管实施呼吸支持抢救,而一氧化碳(CO)中毒机制则是 CO 与血液中的血红蛋白(Hb)相结合,而两者(Hb与 CO)的结合能力远强于 Hb 和 O_2 的结合能力(几乎可达 200 倍以上),即使 CO 的浓度很低也能优先与 Hb 结合,形成稳定的碳氧血红蛋白(COHb),也称一氧化碳血红蛋白,此种结合则类似不可逆性,从而致使 Hb 失去与 O_2 结合的能力;③之所以临床上布比卡因导致的心脏毒性常为不可逆性,是因为该药物一旦中毒而造成心搏停止,复苏及其困难;④如呼吸心搏骤停患者,通常超过 5 分钟以上再给予抢救,即使复苏成功(呼吸心搏恢复),其脑功能可能出现不可逆恢复,因常温下脑缺氧超过 4~5 分钟,必然伴有脑缺血、缺氧性损害,从而造成不可逆性脑损害(其精确时间限度仍在研究中)。

【提示与注意】临床上经常用到可逆性与不可逆性这一术语,明其含义,有利于正确理解与运用。

98. 为何说麻醉药是剧毒药?

【术语与解答】麻醉药物主要针对人体镇静、催眠、镇痛、意识消失而言,故涉及到镇静药、催眠药、镇痛药、局麻药与全麻药,上述药物都是根据手术患者和相关治疗的需要而应用,而这些药物利、弊并存,临床使用合理则安全,如应用不当或失误以及患者对麻醉药出现特异质反应,则可导致异常症状,甚至危及生命。

【麻醉与实践】①全麻药:无论使用静脉全麻药还是吸入全麻药,一般情况下小剂量则可达到镇静或催眠作用,中等剂量或大剂量则可使意识丧失;②麻醉性镇痛药:麻醉术后患者经常需要应用阿片类药物予以镇痛,但该类药物在镇痛的同时也表现出呼吸抑制作用,前者(镇痛)则是治疗目的,后者(呼吸抑制)则是副作用;③局麻药:该类药物应用一定剂量可阻断外周神经的传导,从而产生机体某一区域或某一局部的痛觉消失。然而,上述药物使用过量或应用失误以及机体对上述药物过于敏感,就有可能引起呼吸循环功能抑制、乃至毒性反应,甚至出现生命危象。

【提示与注意】麻醉药除具有神经毒性外,还具有呼吸抑制和循环虚脱,甚至呼吸心搏骤停,故麻醉药被列为剧毒药。

99. 药物依赖性有哪些特点?

【术语与解答】药物依赖一般具有以下特点:①药物依赖性(也称药物成瘾,俗称药瘾)是指长期应用某种药物后,机体对该种药物产生了躯体生理性或心理精神性的依赖和需求;②药物依赖性是由药物与机体长时间相互作用的结果,从而引起一种特殊的或异常的躯体生理和心理精神状态;③药物依赖性是人体习惯于摄入某种药物从而产生了依赖状态,当撤去该药物后则引起一些特殊的症状,即戒断症状;④药物依赖性是精神活性药的一种特殊毒性反应,如这类药物滥用的情况下,可使药物与机体产生效应后出现一种特殊的精神状态和身体依赖状态;⑤药物依赖性并非是医疗需要,主要是成瘾者主动欲求,以定期、持续性地使用所依赖的药物,以满足躯体或心理需要乃至体验用药后的精神效应,以及避免中断药物所引起的严重身体不适和痛苦;⑥药物依赖性临床上分为躯体生理依赖和心理精神依赖两种。

【麻醉与实践】临床上容易引起药物依赖性的主要有麻醉性镇痛药(以阿片受体激动剂为主如吗啡、哌替啶)和安定催眠药(如一些安定类药物等),两者兼有躯体依赖和精神依赖性。

1. 躯体生理依赖性 可简称躯体依赖或生理依赖,该特点具有耐受性依据和停药症状,但不完全等同于成瘾性,是由于中枢神经系统对长期使用依赖性药物所产生的一种适应状态,机体必须在足量药物的维持下或需要持续存在于体内,才能保持正常状态,一旦减量或中断用药后,机体即出现严重的生理功能紊乱(即药物戒断综合征),甚至有可能危及生命。通常可产生躯体生理依赖的药物有阿片类药(如吗啡、哌替啶、海洛因等)、镇静催眠药,以及酒精等,在任何情况下,如反复应用上述药物都会产生躯体依赖性。

2. 心理精神依赖性 简称心理依赖或精神依赖,是由于长时间滥用某种药物后则需要依赖该药物缓解或刺激高级中枢神经系统而产生一种特殊精神状态(如欣悦、幻觉、满足感),但无耐受性的一种依赖性,如人们常说的成瘾性。

【提示与注意】躯体生理依赖与心理精神依赖的区别:主要在于躯体生理依赖性可产生明显的戒断症状;而心理精神依赖性则没有。

100. 麻醉药物耐受性有何特点?

【术语与解答】药物耐受性或耐药性是指机体在连续、多次、反复或长时间接受及应用某种药物后,机体对该药物原用剂量的反应性逐渐减弱且药理效价降低,为达到所应有的药物反应与药效,必须增加用药剂量方可重新获得原用剂量的相同效应,这种需递增剂量以维持药效作用的现象称为药物耐受性。

【麻醉与实践】常规剂量应用外源性阿片类制剂和精神药物后,再继续应用该类药物常规剂量,机体已逐渐适用且敏感度下降,从而致使该药物作用时间明显缩短,并出现相关临床耐受性症状,故需增加用药剂量才能达到治疗或镇痛作用。此外,机体对某种药物的某些作用可能迅速产生耐受性,但对该药的另一些作用的耐受性则产生滞后或迟缓反应,如对吗啡的镇静、镇痛、呼吸抑制、欣快、催吐作用可能迅速出现耐受性,而对其缩瞳和致便秘作用则无明显的耐受性。

【提示与注意】药物耐受性也是一种生物学现象,是药物应用过程中的自然结果,不只是发生在药物滥用的个体,就是正规使用药物和剂量,也同样可以出现耐药性,甚至依赖性。

101. 麻醉药个体差异为何特别显著?

【术语与解答】①个体差异是指年龄、体重、性别等基本相同状况下临床用药,少数人或极少数人与多数人或大多数人之间对药物的敏感性(或反应)存在很大的差别。从另一角度而言,药物个体差异与遗传多态性、机体药物代谢酶基因、药物受体基因、药物靶标基因的多态性以及种族(不同人种)有关(即基因谱不同);②一般而言,相同情况下绝大多数患者对同一药物的反应是相近的,而极少数患者则出现与药物效应所不同的反应,即发生了异常症状或临床表现,甚至出现过敏反应、高敏反应、特异质反应等;③临床用药发生个体差异的原因是广泛且复杂的,可能与相关受体、靶标基因等特殊性有关;④个体差异可能在一卵双生的个体中间相差无几,但在双卵双生个体之间却相差显著;⑤个体差异还表现在,有的患者临床常用药物剂量只有微弱的药效,乃至无效。而另有的人却出现强烈的药物作用,甚至毒性反应。即这种差异既有量的反应差异,也有质的反应差异,在量的反应差异中,有些个体对药物剂量反应颇为敏感,所需药量明显低于常规用量,称为高敏性。然而,有些个体则需要应用高于常规用量才能出现药物效应,称为低敏性或耐受性。总之,这种因人而异的药物差别和药物反应统称之为个体差异。

【麻醉与实践】由于人与人的基因谱不同,故对药物产生的耐受反应也不同。如全麻手术患者,在同种年龄与身体素质条件下,其麻醉用药及手术时间大致相同,但术中麻醉深度或术毕患者苏醒时间差异明显,如极少数患者可发生术中知晓,而有的患者术毕立即清醒,另有的患者术毕苏醒时间则明显延迟,甚至给予催醒剂拮抗仍苏醒缓慢。此外,即使单纯使用超短效静脉全麻药丙泊酚也有苏醒延迟者。因此,熟悉个体差异特点与相关药物单独应用或复合使用对机体的关系,以及患者的全身状况对药物的反应等,只有综合分析才能对指导临床麻醉用药有所帮助。

【提示与注意】①人群中不同个体对同一种药物的同一种剂量可有不同的反应,即使年龄、性别、体重等条件相同,但仍可出现个体差异,乃至差别显著。例如巴比妥类药物,应用催眠剂量时对绝大多数人可产生不同程度的催眠作用,但对个别人不但不催眠,相反引起焦躁不安,甚至增倍剂量也不能入睡;②由于人与人之间存在个体差异,甚至差异明显,故临床麻醉用药务必谨慎,有时可试探性用药,不够可追加,尤其年老、体弱患者和新生儿、婴幼儿,麻醉药用量不宜一次性给足,以免不测;③尽管临床上存在着个体差异,但人们往往更多地关注其共性特点,而常常忽视其个性特点,尤其在医学科技发展的现今,不仅要研究人体的共性,更要研究人体的个性,只有研究人体的个性特点,才能实施个体化医疗与用药,以防范个体差异所致的负面影响或并发症。

102. 何谓激动剂？临床麻醉如何应用？

【术语与解答】①激动剂是指能与受体结合并立即或短时间内即可产生该激动剂药理学效应的药物；②凡能与受体发生特异性结合，并产生生物效应的化学物质称之为激动剂或受体激动剂，如具有生物效应的外源性配体（如药物）和内源性配体（如体内神经、化学性递质）；③激动剂与其受体既有亲和力，又有内在活性，与受体结合后并能激动受体，模拟内源性配体继而产生不同程度的生物效应；④外源性激动剂（药物）依其内在活性的大小又分为完全性激动药和部分性激动药，前者具有较强的亲和力与较强的内在活性；后者虽有较强的亲和力，但内在活性并非显著，与激动药并用还可拮抗激动药的部分效应，如镇痛药吗啡为完全性阿片受体激动药，而喷他佐辛则为部分激动药。

【麻醉与实践】围麻醉期常用的激动剂有阿片受体激动药与肾上腺素受体激动药，如：①阿片受体激动药是指主要作用于 μ 受体的激动药，其典型代表药物是吗啡，自哌替啶人工合成后，又相继合成了一系列麻醉性镇痛药，其中临床麻醉应用最为广泛的是芬太尼类，它们则是完全性激动药；②肾上腺素受体激动药是一类化学结构与药理作用类同肾上腺素、去甲肾上腺素的药物，与肾上腺素受体结合后可激动受体，产生肾上腺素样作用，故又称拟肾上腺素药（如去甲肾上腺素、肾上腺素、多巴胺等），它们又都是胺类，作用也与兴奋交感神经的效应相似，因此又称为拟交感胺类药。

【提示与注意】临床麻醉离不开阿片受体激动药，而这类药物的最大隐患则是呼吸功能抑制作用，这给患者带来潜在风险。而喷他佐辛则为阿片受体部分激动药（可激动 κ 受体和轻度拮抗 μ 受体，故也称激动-阻断药），可部分拮抗阿片受体激动药的激动效应，虽镇痛效果不如阿片受体激动药，但适量用于手术后患者镇痛，可解除对呼吸抑制的担心。

103. 何谓拮抗剂？临床麻醉如何应用？

【术语与解答】①拮抗剂是指也能与受体结合，但不能引起受体药理学的应答反应。即凡能与相关或某一受体发生特异性结合，但不能产生该种受体被激动时所产生的生物效应的化学物质（药物）称为拮抗剂（有时也称之为阻断剂）；②某一药物虽能与相关的受体结合，同时也具有较强的亲和力，但结合后不能引起受体的药理学反应，即缺乏内在活性的药物称为拮抗剂；③拮抗剂其本身不产生生物效应，但能通过竞争性特点占据受体，置换出与该受体结合的激动药，从而拮抗该受体激动药的效应；④根据拮抗药与受体结合的特点，又将其分为竞争性拮抗药和非竞争性拮抗药，而临床麻醉时常可用到相关拮抗剂。

【麻醉与实践】全身麻醉结束后经常应用拮抗药以逆转麻醉药的作用，如：①纳络酮则是阿片受体拮抗药，常用来拮抗麻醉性镇痛药（吗啡、哌替啶与芬太尼类）对呼吸功能的抑制；②氟马西尼则是苯二氮䓬类受体拮抗药，麻醉术后常用于逆转地西泮（安定）、咪达唑仑的残余作用，以及用于苯二氮䓬类受体药物过量中毒的诊断和解救。上述纳洛酮与氟马西尼均为特异性拮抗药，此外，全麻术毕也常采用一些非特异性拮抗药用于患者催醒，如氨茶碱、多沙普仑等。

【提示与注意】由于竞争性拮抗剂与激动剂作用于同一种受体，故竞争性拮抗是可逆的，拮抗剂也可以被高剂量的激动剂"反向拮抗"。如在使用苯二氮䓬类受体拮抗剂（氟马西尼）时，由于氟马西尼的消除半衰期约为 60 分钟，而苯二氮䓬类药的最短消除半衰期则是 2～3 小时(如咪达唑仑消除半衰期约 1.7~2.6 小时),通常给予氟马西尼拮抗地西泮或咪达唑仑后,容易再度出现深镇静或深睡眠,且更容易发生在应用消除半衰期更长的地西泮患者,故必要时应重复给予拮抗药或持续静脉点滴用药。

104. 何谓麻醉诱导与麻醉维持以及麻醉药诱导量与麻醉药维持量?

【术语与解答】无论实施全身麻醉或是行椎管内脊神经阻滞或采取其他麻醉方法,均有一个麻醉过程和状态,这一过程和状态与麻醉诱导、麻醉维持以及麻醉药诱导量、麻醉药维持量存在因果关系。

1. 麻醉诱导 ①是指适宜剂量的全麻药或局麻药无论何种途径进入人体,只要达到可以开始进行手术(如切皮)或麻醉操作(如气管插管)或刺激性检查(如胃镜或支气管镜检查)的麻醉过程和状态称为麻醉诱导;②麻醉诱导又分为全身麻醉诱导与外周神经阻滞诱导,前者(全麻诱导)可使高级中枢神经抑制而产生意识丧失;后者(外周神经阻滞诱导)可使躯体某一区域或局部的感觉与运动功能消失(如椎管内脊神经阻滞或神经丛阻滞等)。临床麻醉诱导最为常用的是以下两种。

(1)全身麻醉诱导:无论静脉注射或是肌肉注射还是呼吸道吸入全麻药,均能使人体从神志清醒进入意识消失的过程和状态,这一过程或时间段以及所处的状态称为全麻诱导。

(2)椎管内脊神经阻滞诱导:不论将局麻药注入人体的硬脊膜外隙,还是注入蛛网膜下腔,均有一个阻断脊神经的时间和(或)过程,前者(硬脊膜外隙脊神经干阻滞)诱导时间和过程较长,后者(蛛网膜下腔脊神经根阻滞)诱导时间或过程则很短。

2. 麻醉维持 无论选择全身麻醉,还是实施硬脊膜外隙脊神经干阻滞,麻醉诱导后如继续维持已存在的麻醉状态或麻醉诱导后需继续保持现有的麻醉状态,就得持续或间断地向体内注入麻醉药,直至停止麻醉用药,即麻醉诱导后继续应用麻醉药,直至手术完毕或刺激性检查与操作结束这段时间或过程,称为麻醉维持。

3. 麻醉药诱导量 ①将麻醉药物注入人体后达到外科手术期或能实施手术以及进行刺激性检查或操作,首先得使体内达到应有的、适宜的、有效的麻醉药物浓度和剂量,而所使用的麻醉药浓度和麻醉药总量称之为麻醉药诱导量(也称麻醉药负荷量),即临床麻醉患者必须具备麻醉药诱导量后方可实施手术;②凡能使患者短时间内接受任何外界刺激所使用的麻醉药剂量称为麻醉药诱导量。

(1)全身麻醉药诱导量:无论经静脉或肌肉或呼吸道进入全麻药,凡达到人体的意识消失所使用的药物剂量或浓度,即是全身麻醉药诱导量。

(2)外周神经阻滞药诱导量:无论局麻药注入硬脊膜外隙或蛛网膜下腔或神经丛(干)周边,凡能达到躯体所阻滞的区域或局部其感觉与运动功能消失所使用的局麻药剂量及浓度,即是外周神经阻滞药诱导量。

4. 麻醉药维持量 麻醉诱导后为继续维持已存在的麻醉状态必须持续或间断地将麻醉药注入体内,这期间进入体内且保持较为恒定的麻醉药仍能使机体处于接受手术创伤或刺激性检查的麻醉状态所使用的麻醉药量或(和)浓度,直至手术结束而停止麻醉维持用药,则称为麻醉药维持量。

(1)全身麻醉药维持量:无论经静脉或肌肉或呼吸道进入全麻药,凡在全麻诱导后继续用药,以使人体意识持续消失所应用的全麻药物剂量或浓度,直至停止全麻用药,即是全身麻醉维持量。

（2）外周神经阻滞药维持量：在外周神经阻滞药诱导量之后，继续间断或持续应用局麻药，以保持躯体的区域或局部的感觉与运动功能仍处于消失状态，直至停用局麻药，这种麻醉维持期间所使用的局麻药称为外周神经阻滞药维持量。

【麻醉与实践】麻醉诱导、麻醉维持以及麻醉药诱导量、麻醉药维持量临床应用：

1. 麻醉诱导实施　麻醉医师为使患者能够接受手术创伤刺激，一般先采取负荷剂量应用麻醉药（负荷量基本等同于诱导量），以便使患者迅速进入麻醉状态。

（1）全身麻醉诱导实施：全麻诱导量通常用药较集中、剂量较大或（和）浓度较高，一般为静脉注射快速给药，可直接将血浆浓度短时间内迅速提高，有利于患者立即进入能接受手术的全麻状态。

（2）椎管内脊神经阻滞诱导实施：①硬脊膜外隙脊神经干阻滞诱导：开始先注入硬脊膜外隙局麻药试验量，以检测有无蛛网膜下腔脊神经根阻滞出现或全脊麻发生，如无异常，5 分钟后再追加局麻药补充量，两者（试验量与补充量）相加则可完成硬脊膜外隙脊神经干阻滞诱导；②蛛网膜下腔脊神经根阻滞诱导：一般将预先配制的局麻药（1～1.5ml）一次性注入蛛网膜下腔脑脊液中，可立即产生蛛网膜下腔脊神经根阻滞征象。

2. 麻醉维持实施　①麻醉诱导完成后，为继续维持体内适宜的麻醉药血浆浓度或靶浓度，则需调控给药剂量与速度，以使进入体内的药物剂量、浓度与速度等于体内已代谢、消除的药物剂量、浓度与速度，以便保障人体持续处于麻醉状态且达到手术操作条件；②术中麻醉维持通常与手术时间呈正比。

（1）全身麻醉维持实施：临床一般采取静脉多次间歇给予全麻药与辅助用药或持续静脉滴注以及微量泵定量泵入全麻药与辅助用药，乃至复合经呼吸道持续吸入挥发性全麻药，以使机体血浆药物浓度维持在适宜、有效的全麻状态，直至手术完毕，则结束全身麻醉维持。

（2）椎管内脊神经阻滞维持实施：如硬脊膜外隙脊神经干阻滞，临床基本按一定间隔时间将适宜浓度和剂量的局麻药分次注入硬脊膜外隙，以继续保持硬脊膜外隙与椎间孔内的脊神经干传导功能处于丧失状态。

3. 麻醉药诱导量实施　全麻药与局麻药进入体内均有诱导量，其不同点在于：前者通过静脉或呼吸道给予负荷量的全麻药，而后者是通过椎管内或外周神经丛（干）给予负荷量的局麻药。

（1）全身麻醉诱导量：①现今临床上任何全麻药诱导量均可使意识丧失，虽意识丧失已无知觉（不会感觉手术切皮疼痛），但手术创伤可引起反射性生命体征应激变化，因此为优化全身麻醉诱导量一般采取复合用药方式；②全麻药诱导量一般根据年龄、体重、全身状况以及手术创伤或操作刺激程度而选择相关用药，通常采取 1～4 种适宜剂量的麻醉药物与辅助性药物，每种药物的浓度或（和）剂量均较大（与维持量比较），基本在间隔很短的时间内快速将其注入静脉内，当血浆药物浓度迅速提高后，可使患者从神志清醒迅速进入意识丧失状态，此时可消除气管插管刺激和抑制手术创伤所致的生命体征应激性改变；③全麻诱导用药一般包括全麻药、镇痛药和肌松药三大类，由上述药物组合的全麻诱导量可基本满足麻醉操作以及达到手术条件；④单纯使用氯胺酮或丙泊酚乃至吸入高浓度的挥发性全麻药也可作为全麻诱导量，但只能用于极少数手术患者，用以解决一些表浅、短小手术或刺激性很强的相关治疗与操作。

（2）椎管内脊神经阻滞诱导量：①硬脊膜外隙脊神经干阻滞：该麻醉药诱导量包括试验量

与补充量(追加量),即先注入硬脊膜外隙适宜浓度局麻药试验量 2～4ml,若 5 分钟内无蛛网膜下腔脊神经根阻滞征象时,则可继续补充或追加局麻药量 5～15ml,当躯体所阻滞的区域逐渐产生痛觉消失与运动障碍时,该局麻药诱导量则完全发挥其脊神经干阻滞的作用;②蛛网膜下腔脊神经根阻滞:该麻醉方法应用局麻药极少,临床一般将已配制的 1～1.5ml 强效局麻药直接注射 L_2 以下蛛网膜下腔脑脊液中,即刻产生腰骶段的脊神经根阻滞。

(3)外周神经丛阻滞诱导量:如成人颈神经丛或臂神经丛阻滞是将所选择适宜浓度与剂量的局麻药诱导量(约 15～20ml)一次性注射至颈神经丛处或臂神经丛处,可直接阻滞该神经丛所支配的组织区域,从而产生麻醉作用。

4. 麻醉药维持量实施 主要体现在全身麻醉与硬脊膜外隙脊神经干阻滞期间,前者(全麻)在诱导量后(负荷量后)将选择的麻醉用药(全麻药、镇痛药、肌松药)按比例与用量持续或间断给予,以保持机体血药浓度(药物维持量)的平衡,即全麻术中所需要的有效麻醉深度。此外,麻醉时间越长,其全麻药维持用量也越多;后者(硬脊膜外隙脊神经干阻滞)则主要根据局麻药的作用时效每间隔一定时间将适宜剂量和浓度的局麻药分次注入硬脊膜外隙,以维持在该隙中的有效浓度和剂量,以便持续不断地将局麻药向多对椎间孔处扩散、渗透,从而达到阻滞多个椎体段脊神经干的传导功能。

【提示与注意】

1. 麻醉药诱导量 ①由于所有麻醉药均为毒性药,尤其麻醉药诱导量(负荷量)基本是用药浓度高、注射速度快、注入剂量大,故容易引起生命体征改变,甚至产生麻醉危象,尤其对麻醉药物敏感患者;②全麻诱导量通常是 1～4 种浓度较高、剂量较大的麻醉药物和相关辅助药物在间隔很短的时间内快速静脉注射,故直接迅速吸收透过血-脑屏障,对该类麻醉药诱导量敏感患者常表现出呼吸与循环功能迅速抑制;③硬脊膜外隙脊神经干阻滞有时即使试验量也可引起局麻药中毒,这与硬脊膜外隙静脉丛解剖特点以及局麻药在该静脉内迅速吸收有关;④蛛网膜下腔脊神经根阻滞虽将极少的局麻药(1～1.5ml)注入蛛网膜下腔,而且又被脑脊液再度稀释,如果掌控局麻药的比重失误,一旦麻醉平面明显上移,则可造成严重并发症(如呼吸、心搏停止);⑤颈神经丛或臂神经丛阻滞诱导量是一次性将局麻药注射至较深部组织内,由于用药浓度高、注射剂量大,个别患者有可能立即出现中毒反应,如霍纳综合征则是其并发症之一。

需要提示和警惕的是,无论选择何种麻醉方法,尤其对小儿与年老体弱患者以及特殊患者,麻醉药诱导量均应减量为宜,不足可增加,不可一次给足,因麻醉药安全系数很小,尤其麻醉诱导期间风险颇大,各种异常症状以及麻醉危象,乃至意外大都在此阶段发生。

2. 麻醉药维持量 ①全身麻醉期间,如麻醉药维持量不足,尤其体内作用于高级中枢神经系统的全麻药降低,就容易导致患者术中知晓,这是一种特殊性全麻并发症,务必加以防范;②在硬脊膜外隙脊神经干阻滞期间,如不了解相关局麻药的作用时效、强度,一旦延长间断给药时间或局麻药维持用量不足,患者则可出现手术部位疼痛,乃至肌张力增高(如腹部切口"鼓肠")等。

105. 药物特异性与非特异性以及特异性拮抗与非特异性拮抗各有何特点?

【术语与解答】药物的作用是多种多样,而药物的特异性与非特异性以及药物特性拮抗与非特异性拮抗则是药物作用的另一种形式。

1. 药物特异性 ①药物的特异性是指特定的受体通常只能与特定的外源性配体(药物)

相结合,如激动剂与相对应的受体结合,则能产生特有的生物效应;②药物特异性作用机制主要与药物的化学结构有着密切关系,即药物的化学结构是药物特异性作用的物质基础;③药物与受体特异性结合并非是绝对的,而是相对的;④一般而言,药物均有着不同程度的主次效应,如药物往往对某一个或某几个器官及组织的某些功能产生显著影响,而对其他器官或组织的影响并非明显,这就是药物的主次效应,也包括药物的特异性和非特异性并存,因临床上纯粹的药物特异性或只具有专一性及单一效应者则很少。

2. 药物非特异性 ①药物的非特异性是指药物作用并非单一性,有着较明确的主次效应,如主效应则发挥着特异性,而次效应则可认为是药物的非特异性;②药物的非特异性作用可使临床用药具有选择性,如根据患者某种情况可利用药物的次效应来达到其他治疗目的。

3. 药物特异性拮抗 药物特异性拮抗是指具有较为专一的竞争性或置换性特点,如有选择的使用一种药物可直接阻断另一种相对应的药物的药理效应。

4. 药物非特异性拮抗 药物的非特异性拮抗与药物特异性拮抗不同点在于,基本无竞争性或置换性特点,但可间接逆转或部分逆转相关药物的药理特性。

【麻醉与实践】临床麻醉若明确药物的特异性与非特异性,则可应用相关药物来拮抗麻醉类药物的副作用或不良反应,尤其药物的特异性拮抗与非特异性拮抗有着本质的区别,因此需要清楚两者拮抗药的作用特点。

1. 药物特异性临床药理特点 ①纳络酮与纳曲酮是阿片受体完全竞争性阻断剂(也称拮抗药),与吗啡化学结构类似,对阿片受体阻断作用的强度依次为 $\mu > \kappa > \delta$ 受体,故纳洛酮与纳曲酮作为外源性拮抗剂配体可特异性的阻断阿片受体。此外,纳洛酮与纳曲酮无内在活性,本身不产生药理效应,故临床应用适宜剂量其不良反应相对很少,但应用较大以上剂量偶见轻度烦躁不安等;②苯二氮䓬类药阻断剂氟马西尼,其化学结构与苯二氮䓬类药相似,虽只是第5位上无苯环,但与苯二氮䓬受体有着特异性亲和力,通过竞争性占据,苯二氮䓬类阻断剂氟马西尼可拮抗地西泮、咪达唑仑抗焦虑、催眠、遗忘及抗惊厥等作用。此外,氟马西尼几乎无内在活性;③无论去极化肌松药还是非去极化肌松药,均能与神经-肌肉接头后膜的 N_2 型胆碱能受体特异性结合,从而阻断乙酰胆碱对终板膜产生的去极化作用,故肌肉松弛剂也称为 N_2 型胆碱能受体阻断剂。此外,阿托品能与毒蕈碱受体特异性结合,可特异性阻断乙酰胆碱或胆碱受体激动药与毒蕈碱受体的结合,从而拮抗了它们的作用,因此称为抗胆碱药,其他名称还有胆碱受体阻断药或 M 胆碱受体阻断药;④虽胆碱酯酶抑制药新斯的明不直接作用于 N_2 受体,但能和乙酰胆碱酯酶结合而抑制其活性,致使乙酰胆碱被乙酰胆碱酯酶水解明显减少或使神经末梢释放后的乙酰胆碱灭活缓慢而蓄积,新斯的明抑制乙酰胆碱酯酶而产生的药理效应是特异性作用,而间接又发挥的拟胆碱效应(即促使神经-肌肉接头处更多的乙酰胆碱与 N_2 受体结合)则是非特异性。

2. 药物非特异性临床药理特点 围麻醉期利用药物的非特异性特点可有选择的应用相关药物,如:①阿托品可特异性阻断 M 受体,由于 M 受体许多亚型(如 M_1、M_2、M_3)均可被阿托品所阻断,故阿托品的作用较广泛,如作为麻醉前用药,主要用于抑制呼吸道腺体分泌;若术中用其抗心律失常,则主要逆转眼-心反射、胆-心反射等所致的窦性心动过缓或心率骤降;②利多卡因是麻醉医师常用于阻滞外周神经的局麻药,但也经常用来静脉注射治疗某些室性心律失常。

3. 药物特异性拮抗 特异性拮抗药效应较强,而副作用较少,如:①围麻醉期选择阿片受体拮抗药纳洛酮,则能完全逆转阿片类镇痛药的药理效应,故纳洛酮则是阿片受体特异性拮抗药;②苯二氮䓬类药(如地西泮、咪达唑仑)可被氟马西尼所逆转,而氟马西尼则是苯二氮䓬类药特异性拮抗剂,故若手术患者主要选择咪达唑仑作为全麻用药或作为复合应用,其术毕可采用氟马西尼拮抗。

4. 药物非特异性拮抗 ①氨茶碱含有85%无水茶碱和15%乙二胺的可溶性复合物,有效成分为茶碱,主要抑制磷酸二酯酶和增加细胞内cAMP而产生支气管扩张及中枢神经兴奋作用,临床麻醉主要利用其一定的中枢神经兴奋效应,以非特异性拮抗作用催醒全麻术后苏醒延迟的患者;②多沙普仑(佳苏仑)能直接兴奋延髓呼吸中枢与血管运动中枢,与其他呼吸兴奋药比较,其作用机制可能通过颈动脉化学感受器兴奋呼吸中枢,故多沙普仑是一种非特异性中枢呼吸功能兴奋剂,通常主要用于解救麻醉药或其他中枢性抑制药引起的中枢抑制。如多沙普仑可用于地西泮及咪达唑仑的催醒,但多沙普仑拮抗苯二氮䓬类药属于非特异性,因此拮抗作用远不如氟马西尼更为直接、更为确切,因后者(氟马西尼)对苯二氮䓬受体具有特异性亲和力,是苯二氮䓬受体的阻断剂。上述两药(氨茶碱与多沙普仑)虽均能拮抗全麻患者苏醒延迟问题,但心血管副反应则显著,尤其对伴有心血管疾病患者更为不利,甚至会导致心血管意外,因此应用时以小剂量分次给予为宜。

【提示与注意】必须指出,一种药物可以有多种作用机制,包括特异性与非特异性:①由于特异性拮抗药一般无内在生物活性,而且不良反应少,用于相关药物拮抗相对安全。此外,虽特异性药物所具有的专一性或单一性效应常致使临床应用和选择范围较窄,但用于临床麻醉的特异性拮抗药,则使得麻醉用药更加具有可控性和安全性;②如药物的非特异性效应越多,其选择的余地也相对增多,但从药理学而言,其副反应也较多,这就需要全面衡量,临床斟酌应用;③围麻醉期需要拮抗麻醉类药物的残余作用或不良反应时,尽量选择特异性拮抗药,因特异性拮抗药负效应相对少;而应用非特异性拮抗药往往会出现其他负面效应,尤其用量较大;④在逆转麻醉药物过量或中毒患者,仍以使用特异性作用机制的药物为宜,因特异性拮抗药通常无内在生物活性,一般不会对机体产生不良影响。

(王世泉)

主要参考文献与推荐读物

1. 姚泰主编. 生理学. 北京:人民卫生出版社,2008,367-411.

2. 杨宝峰主编. 第7版,药理学. 北京:人民卫生出版社,2009,4-45.

3. 吴新民主编. 麻醉学高级教程. 北京:人民军医出版社,2009,102-110.

4. 叶铁虎,罗爱伦主编. 静脉麻醉药. 上海:世界图书出版公司,2008,9-28.

5. 曾因明,邓小明主编. 麻醉学新进展. 北京:人民卫生出版社,2006,6-22.

6. 李俊主编. 第4版,临床药理学. 北京:人民卫生出版社,2010,179-197.

7. 戴体俊,喻田主编. 第3版,麻醉药理学. 北京:人民卫生出版社,2012,3-27.

8. 朱涛,左云霞主译. 第5版,麻醉学基础. 北京:人民卫生出版社,2011,27-35.

9. 杭燕南,王祥瑞,薛张纲等主编. 第2版,当代麻醉学. 上海:上海科学技术出版社,2013,50-61.

第十二章　麻醉药与阿片受体拮抗药

132. 普鲁卡因有何特点？

133. 利多卡因有何特点？

134. 罗哌卡因有何特点？

135. 氯普鲁卡因有何特点？

136. 布比卡因为何存在心脏毒性？

137. 局麻药主要作用的部位有哪些？

138. 局麻药药理与作用机制有哪些？

139. 临床常用局部麻醉方法包括哪几方面？

140. 局麻药中毒途径、原因及症状有哪些？

141. 为何左旋布比卡因较布比卡因心脏毒性轻？

麻醉药是指能使人体高级中枢神经可逆性失去意识，并使整个机体或机体的某一区域或局部暂时失去知觉或痛觉，以及出现运动功能麻痹的药物，或凡能可逆地抑制人体的大脑功能而产生神志消失，或阻断人体的外周神经功能的传导而引起某一区域或某一局部出现感觉丧失及运动麻痹，从而减轻或消除手术创伤所导致的疼痛与不适，以利于手术操作和创造良好手术条件的药物统称为麻醉药。此外，麻醉药根据其作用范围和抑制疼痛特点可分为全身麻醉药、局部麻醉药与麻醉性镇痛药三大类，而全身麻醉药又可根据给药方式的不同，还分为吸入全麻药和静脉全麻药。

第一节 吸入性全麻药

凡将挥发性药物经蒸发器流出道抵达呼吸道入口（鼻腔与口腔），通过自主呼吸或人工通气的方法使该气体经下呼吸道吸入或压入肺泡内，再通过肺泡-毛细血管气体交换，并在血液内达到一定分压浓度而透过血-脑屏障，从而产生高级中枢神经系统抑制（全身麻醉），最终致使吸入者（人体）其感觉、意识均消失的药物，统称为吸入性全麻药。吸入全麻药其麻醉深度与该药物在脑组织中的分压（浓度）有关，当吸入性全麻药从体内代谢和排出后，患者可迅速恢复意识（清醒）。所有吸入性全麻药均为液体，必须通过气化进入呼吸性支气管和肺泡方能发挥作用。与静脉全麻药比较，吸入性全麻药具有麻醉效能较强、使用简便，麻醉深度可通过调节吸入气体中的药物浓度加以控制的优点，因此在全身麻醉药物应用中占有相当比例。了解各种吸入性全麻药的药效动力学与代谢动力学，有选择地、合理使用吸入全麻药，并与静脉全麻药搭配应用，形成静-吸复合全身麻醉，不仅能使患者术中血流动力学平稳、术后提早苏醒，又能提高麻醉质量，还可减少相关不良反应。

106. 氟烷有何特点？

【术语与解答】氟烷为无色透明液体，无刺激性，略有水果香味，其化学性质不太稳定，遇光可缓慢分解。

1. 麻醉可控性　氟烷血/气分配系数为2.3，故麻醉诱导迅速。该药特点在于患者诱导吸入舒适、平稳，苏醒也快，但麻醉深度调节一般，安全范围较小。

2. 麻醉强度　由于油/气分配系数224，MAC值0.77%，故氟烷麻醉效能高，但镇痛作用差。

3. 对心血管与呼吸功能抑制作用 ①氟烷对循环系统有明显抑制作用,且随麻醉加深而增强;②氟烷使心肌对外源性儿茶酚胺的敏感性增加,麻醉期间禁用肾上腺素与去甲肾上腺素,以防止严重心律失常,甚至心室纤颤;③氟烷无呼吸道刺激性,不引起咳嗽及喉痉挛,还可抑制唾液腺与气管及支气管黏膜分泌,这有利于保持呼吸道的通畅。但氟烷对呼吸功能存在着显著抑制作用,且随着麻醉加深,其分钟通气量逐渐降低,直至呼吸停止。

4. 其他影响 氟烷具有潜在的肝毒性,尤其短时期内反复使用氟烷麻醉,对肝功能影响显著增大,因此,3～6个月内不应重复使用。

【麻醉与实践】由于氟烷对呼吸与循环系统抑制作用强,且镇痛效能差,现多不主张单独应用,大多用来辅助其他麻醉药,尤其该药具有水果香味和无呼吸道刺激性,以及分泌物较少,且不易引起咳嗽、喉痉挛等,并麻醉诱导时间短,因此更适合用于小儿面罩吸入麻醉诱导。

【提示与注意】心功能不全、休克患者、肝脏疾病、颅内压增高及剖宫产患者应列为禁忌。

107. 恩氟烷有何特点?

【术语与解答】恩氟烷为无色透明挥发性液体,无明显刺激性,其化学性能稳定。

1. 麻醉可控性 恩氟烷其血/气分配系数为1.80(37℃),麻醉诱导一般迅速平稳,苏醒也较快,麻醉深度易于调节。

2. 麻醉强度 ①其油/气分配系数为98.5,MAC值为1.68%,麻醉效能较高,有一定的镇痛作用;②恩氟烷的肌肉松弛作用较氟烷强,停止给药后肌松作用便迅速消失,此特点适用于重症肌无力患者,如该类患者应用恩氟烷,术中可不用或少用肌肉松弛药,以避免对非去极化肌松药的过度敏感;③一般临床上常用恩氟烷浓度为0.5%～2%。

3. 对心血管与呼吸功能的抑制作用 ①该药对循环系统存在抑制作用,其抑制程度随吸入浓度的增大而加重;②恩氟烷对呼吸功能抑制作用较强,但无明显呼吸道刺激,不增加呼吸道分泌物,适宜于扩张支气管,对哮喘患者有一定疗效。

4. 其他影响 ①恩氟烷对肝脏功能影响较轻,对肾功能有轻度抑制作用,存在肾功能不全患者应慎用;②恩氟烷虽无绝对禁忌证,但癫痫患者及颅内压增高者不宜使用。

【麻醉与实践】①恩氟烷在临床麻醉中可与各种麻醉辅助药搭配,麻醉诱导及维持均可应用,当达到所需麻醉深度后,则浓度应逐渐降低,一般为0.5%～2.5%即可充分维持麻醉;②恩氟烷自身肌松作用较强,若与肌肉松弛药合用,肌松药用量应减少;③除各种手术患者外,恩氟烷还适用于重症肌无力与嗜铬细胞瘤手术患者;④该药价格便宜,优点较多,符合国情,临床应用较广泛,但逐渐被其他优点较多的吸入性全麻药所替代。

【提示与注意】该药虽无绝对禁忌证,但当颅内顺应性异常时应用恩氟烷可使颅内压升高。此外,癫痫患者也不宜使用。

108. 异氟烷有何特点?

【术语与解答】异氟烷是一无色透明液体,理化性质与恩氟烷相近,化学性质非常平稳。

1. 麻醉可控性 异氟烷的血/气分配系数为1.40,高于地氟烷与七氟烷,而低于氟烷和恩氟烷。异氟烷的麻醉深度易调节,且麻醉结束后苏醒较恩氟烷快。

2. 麻醉强度 其油/气分配系数为99,MAC值为1.15%,麻醉效能高,有中等的镇痛作用,临床上常用浓度范围为0.5%～1.5%。此外,异氟烷可明显增强非去极化肌松药的神经肌肉阻滞作用。

3. 对心血管与呼吸功能抑制作用 ①异氟烷对循环系统的抑制低于恩氟烷与氟烷,通常麻醉不深其血压往往稳定。但增加其浓度,则能扩张血管,降低外周血管阻力,从而使血压下降,故临床上可用于手术患者的控制性降压,其降低血压程度与麻醉深度呈正比;②异氟烷对呼吸抑制作用则与剂量相关。

4. 其他影响 异氟烷的毒性很低,不良反应少而轻。

【麻醉与实践】①临床全麻中该药优于恩氟烷,其差别主要在于异氟烷不引起痉挛性脑电图改变,也不明显增加颅内压,在体内的代谢产物也较恩氟烷少,对肝、肾功能影响相对更小。加之适用于各年龄段、各种手术患者的麻醉,因此,国内应用广泛;②异氟烷因有难闻性气味,常限制其用于吸入全麻诱导,主要用于麻醉术中维持。此外,异氟烷有一定降低脑代谢、减少脑氧耗作用,用于神经外科患者的麻醉较其他吸入全麻药还算优越或适宜;③一些特殊手术患者静脉全麻期间可复合异氟烷吸入用于控制性降压,较配合使用血管活性药为宜(如硝酸甘油、硝普钠等);④目前尚未发现异氟烷有肯定的禁忌证。

【提示与注意】因增加子宫出血,故不适于产科手术患者的麻醉。

109. 地氟烷有何特点?

【术语与解答】地氟烷是一新型吸入全麻药,无色透明,具有刺激性气味,其化学性质非常稳定。由于组织溶解度低、麻醉诱导快、苏醒迅速、对循环功能影响小,以及代谢后毒性产物极少等特点而倍受临床青睐。

1. 麻醉可控性 地氟烷的血/气分配系数为0.42,在现有的吸入全麻药中最小,故麻醉诱导与苏醒均很迅速,并可以较精确的控制肺泡内浓度及调节麻醉深度。

2. 麻醉强度 地氟烷的油/气分配系数为18.7,MAC值为7.25%,故麻醉效应较弱,其强度小于异氟烷,约为异氟烷的1/5。

3. 对心血管与呼吸功能抑制作用 ①地氟烷对心血管功能与心肌收缩力的抑制作用呈剂量依赖性,但较异氟烷为弱;②地氟烷对呼吸功能抑制作用也呈剂量依赖性,随吸入浓度的增高,潮气量明显减少,尽管同时呼吸频率代偿性增加,但肺泡每分钟通气量仍下降。

4. 其他影响 地氟烷在体内几乎无分解代谢,是目前已知体内生物转化最小的吸入全麻药,因此对肝、肾功能无毒性或极低,但恶性高热易感患者应慎用地氟烷。

【麻醉与实践】①由于地氟烷对呼吸道有刺激作用,临床上很少单独用于全麻诱导,尤其儿童不宜使用;②临床上通常预先采用静脉全麻诱导后,再与其他吸入全麻药(如氧化亚氮)复合应用,或同静脉麻醉药搭配用于术中麻醉维持;③地氟烷有显著的肌肉松弛作用,能增加且延长非去极化肌松药的时限,两者合用可创造良好的手术条件;④该药价格昂贵,用量较大,且需专用特殊挥发器,故临床应用受到显著限制。

【提示与注意】目前临床虽尚未发现地氟烷有诱发恶性高热的报道,但卤族吸入麻醉药复合琥珀胆碱对恶性高热敏感患者存在诱发倾向,故该类患者禁用地氟烷。

110. 七氟烷有何特点?

【术语与解答】①七氟烷无色透明、血/气分配系数低、麻醉效能强以及无呼吸道刺激性,而且不燃不爆;②扣入面罩开始诱导前,先将七氟烷蒸发器调至6%~8%(新生儿建议采用2%~3%),根据情况新鲜氧流量以3~8L/min为宜,且持续充气以呼吸囊充盈后再挤瘪呼吸囊,待呼吸囊再度充盈时,麻醉机回路中七氟烷浓度将达到明显的提升,以利于全麻诱导;③该药临床麻醉诱导迅速,麻醉维持平稳,停止用药其代谢、排泄快捷,大部分以原型经呼吸道排除,故苏醒迅速。

1. 麻醉可控性　七氟烷的血/气分配系数为 0.62,故麻醉诱导与苏醒均很迅速。患者用后很少引起咳嗽、恶心与呕吐,其麻醉深度也容易调节。

2. 麻醉强度　七氟烷的油/气分配系数为 53.9,MAC 值 1.71% ～2.06%,麻醉效能稍弱,但与 N_2O 合用可使 MAC 值显著降低。

3. 对心血管与呼吸功能抑制作用　①七氟烷对循环系统有剂量依赖性抑制作用,主要表现为血压下降,这与该药麻醉深度相关,但停药后抑制作用消失较快。七氟烷在体内不释放儿茶酚胺,故不引起心率变化。此外,低浓度或适宜浓度吸入七氟烷对心血管功能影响小,故可适用于心血管手术及心功能障碍患者的麻醉;②七氟烷对呼吸道无刺激性,也不增加呼吸道分泌物,但随麻醉加深可致呼吸抑制加重,表现为潮气量减少与呼吸频率增加,$PaCO_2$ 升高。

4. 其他影响　七氟烷对肝、肾功能影响小,一般无禁忌证,但有恶性高热倾向者应慎用。

【麻醉与实践】①七氟烷一般适用于各种手术患者,因无呼吸道刺激作用,尤其适用于小儿全麻诱导及门诊手术全麻用药;②吸入诱导时氧流量为 3 ～8L/min,以 6% ～8% 的七氟烷浓度进行诱导全麻,而全麻维持则常在 4% 浓度以下,其氧流量也应下调。吸入诱导期间可以联合使用静脉全麻药、阿片类药以及肌肉松弛药,但需重视联合用药的协同作用。此外,如七氟烷诱导开始前做麻醉机回路预充,则可加快吸入诱导的速度。而对于不使用肌肉松弛剂的小儿全麻诱导,可以吸入 6% ～8% 浓度七氟烷 3 ～5 分钟后则可直接行气管插管;③七氟烷对颅内压正常者不引起颅内压升高,可用于颅内顺应性正常的手术患者;④七氟烷用于小儿吸入麻醉诱导所引起的咳嗽、屏气及喉痉挛者较其他吸入麻醉剂显著为少,故常用于进入手术室因哭闹而无法建立静脉通路的患儿面罩吸入七氟烷,一旦意识消失后尽快建立静脉通路。此外,低龄小儿或特殊情况患儿则可只采用七氟烷吸入完成气管插管;⑤由于七氟烷诱导迅速、苏醒快捷,故可与静脉全麻药丙泊酚以及麻醉性镇痛药瑞芬太尼搭配,构成“快通道复合全麻”,这就是临床所需要的优化静-吸复合全麻;⑥单纯七氟烷吸入全麻与麻醉性镇痛药以及肌肉松弛剂复合满足手术条件时,呼气末吸入气体浓度一般维持在 1.3MAC 以上。如联合静脉全麻药,呼气末吸入气体浓度不应低于 0.6MAC,以避免发生术中知晓;⑦静脉全麻配合七氟烷应用(即静-吸复合全麻)可作为某些手术患者术中控制性降压,如鼻窦镜手术是在腔隙内操作,属管状视野,对于该手术渗出血实施止血颇为困难,而硝酸甘油或硝普钠虽能控制性降压,但外周小血管扩张作用往往使渗出血更多,而静脉全麻加用七氟烷吸入,则可使平均动脉压顺利降至预期水平,即采用加深七氟烷麻醉深度用以降低鼻腔黏膜渗出血,因此,七氟烷在控制性降压中减少术野渗出血优于扩血管药物。如需快速达到血压控制,则可通过提高吸入浓度和增加氧流量;⑧手术结束时,停止七氟烷吸入,同时增加新鲜气体流量(如 5 ～9L/min),可促进吸入全麻药的排出,以便使患者意识恢复更早。

【提示与注意】①卤族麻醉药过敏者或有恶性高热家族史者禁用;②曾使用卤素麻醉剂而发生不明原因的黄疸或发热患者禁用;③由于氟对肾功能的损害,七氟烷不适用于肾功能障碍者;④因七氟烷同钠石灰作用后可产生有毒性分解产物,尤其当二氧化碳吸收剂的温度升至 45℃ 时,其有害代谢产物更多,故不宜长时间使用钠石灰的全紧闭式麻醉;⑤饱胃或存在胃-食管反流患者禁忌应用七氟烷诱导。此外,七氟烷不应长时间用于原本存在肾功能不全的患者,如该患者需要较长时间的应用,应该保障新鲜气体流量在 1L/min 以上。

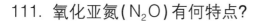

111. 氧化亚氮(N₂O)有何特点?

【术语与解答】①氧化亚氮(N_2O)在常温、常压下为气态,装在容器内的 N_2O 为液体,无燃烧性;②N_2O 作为气体麻醉药对呼吸道无刺激,不增加分泌物与喉部反射,对循环系统基本无抑制作用,对肝肾等实质器官功能也无影响;③N_2O 其麻醉效能较差,临床应用必须与氧同用,且两者按一定比例混合,氧浓度至少在 30% 以上,单独使用立即出现缺氧;④N_2O 的副作用较其他吸入麻醉药显著为小,因此,也是全身情况欠佳患者的常用复合全麻药。

1. 麻醉可控性　N_2O 的血/气分配系数为 0.47,在常用的吸入全麻药中仅大于地氟烷,故麻醉诱导迅速,麻醉维持平稳,术毕患者苏醒也快,即使长时间吸入,停药后患者也可在 1 ~ 4min 内完全清醒。

2. 麻醉强度　N_2O 的油/气分配系数 1.4,MAC 值为 105%,其麻醉效能低,但镇痛作用较强,且随浓度的升高而增强。临床上常将 N_2O 与其他麻醉药合用,有利于互补性,以减少各自药物的用量。

3. 对心血管与呼吸抑制作用　N_2O 的副作用很小,对循环系统基本无抑制作用,一般也不引起呼吸抑制,也无呼吸道刺激作用与分泌物增加。

4. 其他影响　吸入高浓度 N_2O 易产生缺氧。

【麻醉与实践】①N_2O 麻醉效能弱,其肌肉松弛作用也差,故通常临床上不单独使用 N_2O 做麻醉,大都同其他含氟类吸入全麻药、静脉麻醉药、麻醉性镇痛药与肌松药复合应用;②N_2O 除可加速全麻诱导外,还可使复合应用的吸入全麻药的 MAC 明显降低,如吸入 70% N_2O 可使恩氟烷的 MAC 由 1.68 降至 0.57,故能减少其他吸入全麻药的用量;③N_2O 临床应用浓度一般为 50% ~66%,吸入达 60% ~65% 时,患者则充分进入睡眠状态,并具有较强的镇痛效果。

【提示与注意】①当体内存在较大的闭合性空腔时,N_2O 可进入闭合空腔而使容积增大,因此,肠梗阻、气胸、肺大泡、二氧化碳气腹等患者不宜或禁忌使用 N_2O,以免加重病情;②出于患者安全考虑,应控制吸入浓度在 70% 以下,且与之相匹配的氧浓度混合应用,氧流量至少维持在每分钟 600ml 以上,从而达到额定浓度的 O_2-N_2O 混合气体,以防止机体发生缺氧;③麻醉结束时,如果将 O_2-N_2O 混合气体直接转换为空气,体内大量 N_2O 可迅速从血液进入肺泡,致使肺泡内的氧被稀释而氧分压降低,可造成机体弥散性缺氧,因此,在停止吸入 N_2O 后应继续吸纯氧数分钟;④需提醒的是,若临床上 N_2O 长时间(6h 以上)且高浓度(超过 50%)吸入,可能对红细胞生成系统有一定影响,故需手术中补充维生素 B_{12},以减少其副作用。

(王世泉　殷积慧　韩洪鼎)

第二节　静脉全麻药

凡是通过静脉注射、微量泵输注或静脉点滴给药,经血液循环作用于高级中枢神经系统而产生意识丧失作用的药物称为静脉全麻药。此类药物很小剂量可使患者镇静或睡眠,按临床常规剂量或稍大剂量给予则意识消失。静脉全麻药主要用于全麻诱导和维持,以及 ICU 患者的镇静与催眠。临床常用的静脉全麻药除氯胺酮外,均缺乏或仅有轻微的镇痛作用,故不能单纯用来实施麻醉(注:丙泊酚可单独用于人工流产手术),因单纯应用静脉全麻药不能为手术操作创造良好条件。目前临床上所用的静脉全麻药优、缺点不一,与吸入性全麻药比较,各有优、缺点。

1. 优点　①应用简便,不需要特殊设备;②不刺激呼吸道,患者易于接受;③静脉全麻药种类较多,可根据病情特点选择;④不污染环境;⑤麻醉诱导迅速、平稳,一般经过一次臂-脑循环时间即可发挥麻醉效应;⑥不燃烧、无爆炸危险。

2. 缺点　①单独应用一种静脉全麻药效能明显不足,尤其无明显镇痛作用(氯胺酮除外);②可控性较差(如全麻深度不宜控制);③因代谢、排泄缓慢,故术毕苏醒相对延迟;④无骨骼肌松弛作用;⑤静脉注射浓度过高、速度过快,对呼吸与循环功能均可产生明显抑制;⑥代谢、消除有赖于肝、肾功能,长时间应用有一定的蓄积作用。因此,了解各种静脉全麻药的性能、特点及负面影响,有利于临床合理选择、取长补短、优化搭配。

112. 丙泊酚有何特点?

【术语与解答】①丙泊酚是一种较新型静脉全麻药,主要对中枢神经系统的抑制作用而产生良好的镇静、催眠、意识消失效应;②丙泊酚脂溶性高,静脉注射后分布广泛,其代谢产物基本无药理活性,故既适合全麻快速诱导,又适合于持续静脉输注全麻维持;③丙泊酚与其他静脉全麻药比较,令人满意且理想的是起效快、作用时间短、易于微量泵输注调控,持续输注后无蓄积,且术毕苏醒迅速,故目前已广泛地应用于临床麻醉与选择性患者镇静。

1. 药理作用机制　①丙泊酚其确切机制尚未完全明了,一些证据显示,其催眠作用机制很大程度上是增强 γ-氨基丁酸(GABA)诱导的氯离子电流所介导,此作用是通过与 $GABA_A$ 受体的 β 亚基结合而产生的;②丙泊酚可通过调节钠离子门控通道,产生广泛的 NMDA(N-甲基-D-门冬氨酸)受体的抑制;③丙泊酚通过对海马 $GABA_A$ 受体的作用,抑制海马和前额皮质的乙酰胆碱递质释放,此机制可能对丙泊酚的镇静作用很重要。

2. 中枢神经系统作用　①丙泊酚对中枢大脑皮层的作用主要是随剂量递增而产生镇静、催眠与遗忘,乃至意识消失;②静脉注射 2mg/kg 起效迅速,一次用药后可持续约 5~10 分钟,苏醒远较硫喷妥钠快,且苏醒质量好,醒后无宿醉感;③丙泊酚具有降低脑血流量、脑代谢率和颅内压的作用,但脑血流量的减少以及由于外周动脉的扩张,可导致平均动脉压降低,从而致使脑灌注压也降低。

3. 循环系统影响　①丙泊酚对心血管的抑制作用较等效的硫喷妥钠稍重,可使动脉压下降,总外周阻力降低,而心率无明显变化,心排血量稍降低;②稍大剂量(2.5mg/kg)静脉注射可引起收缩压、舒张压与平均动脉压下降,尤其对老年患者与全身情况差者以及血容量不足患者,即使偏少的常规剂量或小剂量静脉注射,也可引起心血管抑制,甚至抑制较为严重。

4. 呼吸系统影响　此药对呼吸功能抑制作用较为明显,表现为潮气量减少,呼吸频率减慢,有时可出现呼吸暂停,其发生率与剂量过大及注射速度过快有关,同等剂量对心脏病患者的呼吸抑制较非心脏病患者更为明显。

5. 免疫系统影响　大多数全麻药可降低自然杀伤细胞(NK)的生理活性,但丙泊酚对机体外周血淋巴细胞功能无明显的抑制作用,并不会抑制 NK 的活性,相反通过不同的机制而产生保护作用,是一种不损害细胞免疫功能的静脉全麻药。

【麻醉与实践】①全麻诱导:丙泊酚常用剂量为 1~2mg/kg(老年患者可减至 0.5mg/kg),静脉注射起效时间为 30~60 秒,维持时间约 10 分钟,通常与其他麻醉镇痛药及肌肉松弛药复合应用,以便实施快速诱导完成气管插管;②全麻维持:丙泊酚一般与麻醉镇痛药、肌肉松弛药搭配,协同维持全程手术麻醉,其维持剂量为 4~8mg/(kg·h),手术结束若继续保留气管插管,可低浓度持续输注 2~3mg/(kg·h),有利于抑制患者不耐继续带管反应;③区域麻醉镇静:区域麻醉患者神志清醒(如颈神经丛、臂神经丛阻滞或硬脊膜外隙脊神经干阻滞),且大都存在着焦虑不安现象,若以 2~4mg/(kg·h)持续泵入,既能达到强化区域麻醉质量,还可使患者处于镇静、睡眠状态;④ICU 患者的镇静:该药因无蓄积作用,因此可用于 ICU 患者辅助机械通气治疗中的镇静。但 ICU 小儿长期使用丙泊酚可能存在潜在负面影响;⑤无痛性人工流产术:丙泊酚用于无痛人工流产术除使神志消失外,还有轻微的镇痛效果,故单纯应用丙泊酚即可完成无痛人工流产术,且术后苏醒迅速,可显著缩短离院时间,也是门诊手术患者主要麻醉用药;⑥丙泊酚是小儿常用静脉全麻药,诱导量为 3~6mg/kg,可迅速使意识消失。由于小儿的药物分布容积大,且清除率高,故诱导量与维持量通常大于成人。但诱导量一次性快速静脉注射可引起中枢性呼吸暂停。此外,丙泊酚不会引起恶性高热,可作为恶性高热易发人群的麻醉用药。

【提示与注意】①静脉注射丙泊酚后会出现血压下降和呼吸抑制或暂停,主要与剂量过大及注射速度过快有关;②有些患者静脉注射丙泊酚后可出现注射部位疼痛,在给药前预先注射适量咪达唑仑,患者意识消失后则能减少疼痛刺激,也可给予 2% 利多卡因 1ml 制止疼痛;③丙泊酚静脉注射诱导后,部分患者可出现多语兴奋期,患者常自言自语,但随血药浓度增加,多语兴奋期很快被抑制;④丙泊酚可引起过敏反应,尽管发生率非常少,但对多种药物过敏者,丙泊酚应慎用或禁用,尤其禁用于曾有丙泊酚过敏史的患者。此外,对鸡蛋过敏的患者,可能会对丙泊酚产生过敏反应;⑤丙泊酚能透过胎盘屏障,孕妇与产科患者禁用(人工流产者和终止妊娠除外),但剖宫产术中剪断脐带后可用于产妇镇静、催眠或神志消失;⑥鉴于新生儿的安全问题,一般不主张用于新生儿;⑦丙泊酚若稀释静脉滴注应用,通常以 5% 葡萄糖溶液为宜,比例为 1:5,稀释后 6 小时内用完,现今临床应用大都采取微量泵持续泵入;⑧丙泊酚为脂肪乳制剂,长期应用可能引发高脂血症;⑨老年患者、冠心病患者、低血容量、脱水、低血压、危重患者,以及全身状况差者,应用丙泊酚务必慎重,尤其全麻诱导不用或显著减少用量为妥,以免引发意外;⑩目前有关丙泊酚输注综合征的报道逐渐增多,该综合征虽罕见,但且是致命的并发症,主要因大剂量、长时间(尤其是剂量大于 5mg/(kg·h)且持续输注 40 小时以上)持续使用该丙泊酚后,可能会出现乳酸代谢性酸中毒、严重心肌抑制、横纹肌溶解和急性肾功能衰竭,其确切病因尚不十分明确,但怀疑与先前或同时应用大剂量外源性激素和儿茶酚胺有关,因此多发生在 ICU 患者。另外,脂肪性乳剂可促进微生物的生长,丙泊酚稀释后不立即使用或分次使用均有可能造成污染。

113. 氯胺酮有何利与弊?

【术语与解答】氯胺酮是目前临床上所使用的静脉全麻药中唯一具有显著性镇痛作用的药物,且静脉、肌肉注射均可,故可单独用于某些选择性小手术,尤其较适用于小儿。

1. 药理作用机制　①氯胺酮为中枢兴奋性氨基酸递质 NMDA(N-甲基-天冬氨酸)受体的非特异性阻断剂,能阻断痛觉冲动向丘脑和新皮层的传导,同时又能兴奋脑干及边缘系统,从而引起意识消失、短暂性记忆缺失以及显著的镇痛效应,但常有梦幻现象,此状态又称分离麻醉;②根据脑电图研究结果认为,氯胺酮对丘脑-新皮质系统有抑制作用,此外,还阻滞脊髓网状结构束对痛觉的传入信号,从而产生很强的镇痛作用。

2. 中枢神经系统作用　①氯胺酮呈高度脂溶性,因能迅速透过血-脑屏障而进入脑内,故静脉注射氯胺酮后意识较快消失,但起效较硫喷妥钠慢;②氯胺酮注射后首先出现麻木、失重、悬空感,而有些患者表现为睁眼凝视、眼球震颤、肌张力增加,有时出现不自主肌肉活动,但喉反射不受抑制;③氯胺酮可使脑血流量和脑耗氧量增多,颅内压随脑血流量增加而增高;④患者苏醒过程中常出现精神运动性症状,表现为噩梦、幻觉、谵妄、恐怖感等,成人较小儿更易发生;⑤地西泮(安定)、咪达唑仑等药物与氯胺酮合用有助于减少上述不良反应。

3. 循环系统影响　①氯胺酮对心血管系统有双重作用,既有直接抑制心肌作用,又能通过兴奋交感神经而间接地兴奋心血管系统的作用,一般情况下兴奋作用大于抑制作用,故临床主要表现为心率增快、血压升高等;②氯胺酮抑制心肌收缩的程度与剂量相关,尤其交感神经系统功能耗竭和儿茶酚胺类储存不足时,氯胺酮对心肌的抑制则显得尤为明显,如充血性心力衰竭或休克晚期患者应用氯胺酮,可导致收缩压下降。

4. 呼吸系统影响　①临床应用剂量氯胺酮只要静脉注射缓慢,则对呼吸功能影响较小,即便有影响,也是一过性,且很快恢复;②静脉注射剂量较大且速度过快,尤其与麻醉性镇痛药复合应用时,可引起较显著的呼吸抑制,甚至呼吸暂停,这对小儿和老年患者呼吸抑制更为明显;③氯胺酮能使支气管平滑肌松弛,并且间接的通过增加内源性儿茶酚胺的释放,促使 β-受体兴奋而致支气管扩张,故可部分拮抗组胺、乙酰胆碱和5-羟色胺所致的细小支气管平滑肌痉挛性收缩,因此,氯胺酮适用于支气管哮喘患者的麻醉;④此药可使呼吸道少部分唾液和支气管分泌物增加,采用氯胺酮麻醉前应使用抗胆碱药;⑤氯胺酮不抑制咽喉反射,若咽喉稍给予刺激,易引发咳嗽或呃逆,甚至出现喉痉挛(在小儿较多见)。

【麻醉与实践】氯胺酮是目前临床所用静脉全麻药中唯一镇痛作用很强的药物,尤其对于某些表浅短小手术,单独使用氯胺酮则可满足手术要求。由于氯胺酮存在较独特的优点与缺点,故在临床麻醉中是一种较有争议的药物:①氯胺酮麻醉术后出现精神症状发生率高,尤其成年患者单纯作为全麻用药一般不可取,故通常主要应用于小儿。该药用于小儿另一优点是,即全麻诱导用药大多为静脉注射,由于小儿麻醉前哭闹显著,不予合作,常致使四肢表浅静脉通路难以建立,若先行适量氯胺酮肌肉注射(一般肌肉注射氯胺酮首次用量 3～6mg/kg),1～5 分钟内出现麻醉作用,患儿安静后再给予静脉穿刺,则能保障静脉通路的顺利建立,以便于静脉用药,继之实施较为理想的静脉复合全麻诱导,从而顺利完成气管插管;②氯胺酮静脉注射用量通常按 1～2mg/kg 给予,小儿气管插管大都分别与咪达唑仑、地西泮或羟丁酸钠,以及肌松药搭配应用,往往使得气管插管更为顺利安全。若保持自主呼吸插管者,可避用肌松药,应加用咽喉表麻即可;③尤其对呼吸道相关手术,以及喉镜显露声门和气管插管操作,不应单纯应用氯胺酮,必须复合其他药物或肌肉松弛剂,避免喉痉挛发生;④氯胺酮可直接作用于细小支气管平滑肌,可用于哮喘患者的麻醉;⑤氯胺酮主要用于短时间的体表小手术,如清创消毒、换药包扎、烧伤后切痂植皮、病变组织活检术等。

【提示与注意】禁忌证与不良反应:

1. 禁忌证　①由于氯胺酮可使咽喉反射活跃,从而易使咽喉敏感性增高,当单独应用氯胺酮时,若咽腔受到刺激或呼吸道分泌物增多,很易出现屏气,甚至引发喉痉挛,务必引起警惕;②对咽喉或呼吸道手术以及气管插管,严禁单纯使用氯胺酮;③饱食后或胃内压增高的急诊患儿,以及上呼吸道感染者禁用氯胺酮;④眼内压与颅内压增高患者,严重高血压或脑血管疾病患者,以及甲状腺功能亢进、嗜铬细胞瘤、癫痫、精神分裂症等患者不宜使用氯胺酮麻醉;⑤氯胺酮可增加肺血管阻力,致使肺动脉压升高,故不宜用于肺动脉高压或右心衰竭的患者;⑥失代偿休克患者、儿茶酚胺耗竭患者或广泛交感神经阻滞患者,若应用氯胺酮,可引起血压剧降,甚至导致循环严重意外性抑制;⑦甲状腺功能亢进与饮酒过量者禁忌应用氯胺酮;⑧有些市售氯胺酮含有防腐剂三氯叔丁醇,该物质具有神经毒性,故禁忌用于蛛网膜下腔注射,硬脊膜外隙注射也应慎重,有可能误注入蛛网膜下腔。

2. 不良反应　①心率增快:氯胺酮既可兴奋交感神经中枢,又可使内源性儿茶酚胺释放增加,故对交感神经系统活性正常患者主要表现为心率增快、血压增高,如麻醉前交感神经系统活性增强者尤甚;②呼吸抑制:尤其小儿、老年患者静脉注射速度过快、剂量过大,易引起呼吸抑制,甚至呼吸暂停,若合并其他麻醉性药物更甚;③颅内压增高:氯胺酮可使脑血管扩张与脑血流量增加,原有颅内压增高者可进一步加重,故需注意;④分泌物增多:氯胺酮可使上呼吸道腺体分泌显著,口咽腔分泌物增多可造成上呼吸道通气不畅,甚至引起喉痉挛;⑤精神症状:主要见于单独应用氯胺酮麻醉后患者,其临床表现为苏醒期谵妄、精神激动、梦幻、精神错乱、肢体乱动,乃至狂躁等。另有报道,右美托咪啶在减轻氯胺酮引起的术后谵妄等方面优于地西泮和咪达唑仑;⑥苏醒延迟:如将0.1%的氯胺酮溶液静脉持续性滴注麻醉维持,易产生药物蓄积作用,往往致使麻醉术毕苏醒明显延迟,故目前临床上已较少应用。

114. 咪达唑仑有何特点?

【术语与解答】①咪达唑仑是目前临床上应用的唯一水溶性苯二氮䓬类药,较传统的苯二氮䓬类药地西泮(安定)具有刺激性小、作用时间短、效能强、苏醒快,且肌肉注射效果满意等优点;②此药本身无镇痛作用,但可增强其他静脉麻醉药的镇痛作用。

1. 药理作用机制　目前认为:①苯二氮䓬类药与γ-氨基丁酸(GABA)功能有关,还可能和该药作用于不同部位的$GABA_A$受体密切相关;②苯二氮䓬类药与$GABA_A$受体复合物上的苯二氮䓬类受体靶点结合,可以诱导受体发生构象变化,促进GABA与$GABA_A$受体结合,增加氯离子通道开放的频率而增加Cl^-内流,从而产生中枢神经系统抑制效应。

2. 中枢神经系统作用　①苯二氮䓬类药通过与其受体结合而调节GABA,故咪达唑仑具有苯二氮䓬类所共有的抗焦虑、镇静、催眠、抗惊厥、顺行性遗忘和中枢性肌肉松弛作用(中枢性肌肉松弛作用对保持自主呼吸患者气管插管则是一大优点),其强度约为地西泮的1.5～2倍;②咪达唑仑可使脑血流量与颅内压轻度下降,且对脑代谢一般无影响。

3. 循环系统影响　①此药对正常人的心血管系统影响轻微,心率表现为轻度增快,外周血管阻力和平均动脉压轻微下降,但对心肌收缩力无影响;②在麻醉诱导时,对于有较严重低血容量的患者,应用常规剂量咪达唑仑其血压降低较为明显,若复合使用阿片类药血压下降严重。

4. 呼吸系统影响　①咪达唑仑相对较少引起中枢性呼吸抑制,麻醉诱导期间静脉注射该药,其呼吸抑制发生率低于等效剂量的硫喷妥钠,但有随剂量递增的呼吸抑制作用,尤其对于慢性阻塞性肺部疾患的患者抑制显著;②咪达唑仑与阿片类药物复合使用,对呼吸抑制有协同作用。

【麻醉与实践】①静脉注射0.1～0.2mg/kg诱导剂量的咪达唑仑所引起的意识消失不如硫喷妥钠显著,可能与其起效慢,以及硫喷妥钠易透过血-脑屏障有关;②咪达唑仑诱导剂量一般不超过0.3mg/kg为宜,注入后多数患者在2分钟后产生睡眠,但用于麻醉诱导时通常与其他静脉麻醉药复合应用,一般咪达唑仑常与阿片类镇痛药搭配,利用药物间的互补性,可使麻醉诱导较为平稳;③该药也可用于麻醉维持,能有效消除患者术中知晓。此外,还常用于ICU患者的镇静与催眠,其效果令人满意;④由于咪达唑仑具有的抗焦虑、催眠、顺行性遗忘和中枢性肌肉松弛作用,此特点有利于保持自主呼吸静脉全麻诱导下进行气管插管;⑤咪达唑仑是水溶性制剂,无注射性疼痛,更适合于小儿应用。

【提示与注意】①咪达唑仑其毒性较小,除随剂量递增出现呼吸抑制作用外,临床应用剂量一般无不良反应;②此药能通过胎盘屏障,对剖宫产手术者易引起胎儿呼吸抑制、肌张力减退、吮吸无力、体温降低,故使用时机应有一定选择,如胎儿娩出剪断脐带后应用;③咪达唑仑可被苯二氮䓬类受体特异性拮抗剂氟马西尼所逆转,当不慎用药过量而出现呼吸抑制或神志不清,以及咪达唑仑全麻术后苏醒延迟者,可采用氟马西尼予以拮抗;④对苯二氮䓬类药过敏者、重症肌无力患者、精神分裂症患者,以及严重抑郁状态患者禁用;⑤非麻醉患者使用该药,至少3个小时不能离开医院或诊室,并有专人伴同监护;⑥长期应用咪达唑仑者,如突然停药可引起戒断综合征,应逐渐减少应用剂量为妥;⑦慎用于体质衰弱者、肺阻塞性疾病、慢性肾功能衰竭、肝功能损害明显以及充血性心力衰竭患者,若需使用咪达唑仑,务必减少剂量并实施生命体征的监测。

115. 依托咪酯有何特点?

【术语与解答】依托咪酯属强效、短时效的非巴比妥类静脉全麻药。

1. 药理作用机制 依托咪酯对中枢神经系统的影响可能也是作用于 γ-氨基丁酸(GABA)受体,阻滞突触间的传递,并抑制脑干网状结构激活系统。

2. 中枢神经系统作用 ①静脉注射依托咪酯后起效较迅速,并立即抑制大脑皮质而产生意识消失作用;②该药诱导平顺,其作用强度约为硫喷妥钠的12倍;③依托咪酯虽无镇痛作用,但能加强其他麻醉药的镇痛作用。

3. 循环系统影响 该药其突出的优点是对心血管系统影响轻微,临床上经常用于不适宜采用硫喷妥钠作麻醉诱导的气管插管患者。此外,还可用于心功能不全与一般情况较差的患者。

4. 呼吸系统影响 依托咪酯对呼吸的影响较硫喷妥钠为轻,临床实践表明,静脉注射 0.3mg/kg,只要注射速度适宜,对呼吸的频率和幅度均无明显影响。但剂量过大,注射速度过快,或用此药前已用过阿片类药与氟哌利多等,则可引起呼吸抑制。

5. 其他 依托咪酯具有减少脑耗氧量、降低脑血流量与降低颅内压的作用。依托咪酯不影响肝、肾功能,也不释放组胺。

【麻醉与实践】①依托咪酯属于快速起效的静脉全麻药,因缺乏镇痛作用,临床单独应用受限;②该药对循环、呼吸功能抑制轻微,安全界限较大,故主要用于不适宜采用硫喷妥钠作全麻诱导气管插管的患者,临床上通常以 0.2 ~ 0.3mg/kg 静脉注射,年老体弱患者可减至 0.1mg/kg,与其他全麻辅助药(如阿片镇痛药、肌松药等)组合应用可完成气管插管。

【提示与注意】①其主要副作用是抑制肾上腺皮质功能,单次应用后其抑制作用能持续数小时,反复使用后可进一步加重。因此,对肾上腺皮质功能不全、免疫功能低下或器官移植术后的患者不应使用,如不可避免使用时可同时给予皮质激素。对严重创伤、脓毒性休克患者也应谨慎;②依托咪酯全麻诱导期间可出现肌肉震颤、阵挛、强直等不协调动作,若预先注射芬太尼 0.05 ~ 0.1mg 有助于减少不随意肌肉活动的发生;③该药麻醉术后恶心、呕吐发生率较高,应予以观察处理;④静脉注射部位可出现疼痛,有时存在一过性咳嗽或呃逆,一般不影响麻醉诱导;⑤依托咪酯无镇痛作用,单纯用于气管插管可引起心动过速、血压升高;⑥临床上一般不宜用于 ICU 患者的镇静与催眠。

116. 硫喷妥钠有何特点？

【术语与解答】 硫喷妥钠目前仍是临床上较为超短时效的巴比妥类静脉全麻药。

1. 药理作用机制　硫喷妥钠所作用的靶点可能为 γ-氨基丁酸（GABA）受体，GABA 受体被激活可使氯离子通过离子通道的电导增强以及神经细胞膜产生超极化状态，从而抑制突触后神经元的兴奋性。

2. 中枢神经系统作用　①硫喷妥钠脂溶性高，静脉注射后很易通过血-脑脊液屏障作用于中枢神经系统，主要是降低大脑皮质的兴奋性，抑制网状结构的上行激活系统；②该药全麻作用迅速，无兴奋期，小剂量静脉注射即引起镇静、嗜睡，稍大剂量（4～5mg/kg）约在 15～30 秒内可使意识消失，一般 40～60 秒达峰值浓度；③由于此药在体内再分布，约经 40 秒后即开始变浅，持续睡眠约 15～20 分钟出现初醒，以后继续睡眠约 3 小时，直至血药浓度降至峰浓度的 10% 左右才觉醒，醒后常有"宿醉"感；④此药无镇痛作用，小剂量反而致使痛阈降低。

3. 循环系统影响　①硫喷妥钠对心肌有直接抑制作用，尤其对左心室与延髓血管运动中枢的影响，致使每搏量明显下降，心排出量减少，深麻醉时更为显著；②一般情况下对血容量正常者静脉注射硫喷妥钠 5mg/kg，血压可一过性下降 10～20mmHg，同时由于心率代偿性增快而使血压得以恢复。当剂量过大、注射速度过快，或用于低血容量患者以及接受 β-受体阻滞药的患者，这种代偿机制来不及发挥作用或已被削弱时，心肌抑制作用则显现出来，血压可严重下降，甚至循环停止。

4. 呼吸系统影响　硫喷妥钠抑制延髓呼吸中枢，其程度与剂量及注射速度呈正相关，临床上许多患者诱导剂量即可出现呼吸暂停或停止，这与阿片类药物主要表现为呼吸频率减慢性呼吸抑制有所不同，当两者合用时，对呼吸抑制或呼吸停止显著提前和加重。

5. 其他　①临床常规剂量应用对肝、肾功能无明显影响；②硫喷妥钠可透过胎盘屏障，胎儿娩出后可发生呼吸抑制、四肢无力、反应迟钝，故剖宫产孕产妇不宜使用此药；③患者咽喉与支气管应激反应敏感者以及呼吸道手术，硫喷妥钠易诱发喉痉挛或细小支气管痉挛。

【麻醉与实践】 ①硫喷妥钠具有诱导迅速、平稳、舒适等优点，但镇痛与肌肉松弛效果差，以及在体内的再分布导致苏醒后嗜睡延长，故临床麻醉主要用于全麻诱导；②临床应用通常将硫喷妥钠粉剂配成 2.5% 的溶液，成人一般按 3～4mg/kg 单次缓慢静脉注射，待患者意识消失，再注入镇痛药与肌肉松弛剂，待肌松作用完善再实施快速气管插管；③硫喷妥钠能降低脑氧耗量、脑血流与脑代谢率，并能使脑血管收缩而脑血流量减少，从而使颅内压下降，因此具有一定的脑保护作用，尤其适用于颅内压增高的神经外科手术患者；④硫喷妥钠能迅速控制局麻药中毒，以及破伤风、癫痫等引起的机体痉挛或惊厥，故临床上也常用来抗抽搐或惊厥。

【提示与注意】 ①对年老体弱或血容量不足患者，应先小剂量静脉缓慢注射 0.5～1mg/kg，观察患者血流动力学变化和反应，再决定是否追加 1～2mg/kg，避免药物相对过量导致循环抑制；②此药具有剂量依赖性呼吸抑制作用，若与阿片类药物复合使用更能加重呼吸抑制，乃至呼吸停止，这对于控制呼吸静脉全麻诱导气管插管患者无影响，但对于保留自主呼吸患者则十分不利；③休克、严重低血容量、孕产妇与新生儿、婴幼儿，以及支气管哮喘、心血管疾病、严重糖尿病患者禁忌使用；④严重心功能与肝肾不全者禁用；⑤由于 2.5% 硫喷妥钠呈强碱溶液，若静脉注射不慎溢漏于血管外，则可产生疼痛、肿胀、红斑、硬结，甚至局部坏死，应立即采用普鲁卡因局部注射封闭；⑥硫喷妥钠对副交感神经的作用相对增强，单独应用此药后，喉反射、支气管反射不受抑制，给予局部或远部的机体刺激，尤其呼吸道刺激均易诱发喉痉挛和细小支气管平滑肌痉挛性收缩,故不宜用于哮喘患者;⑦有潜在紫质症患者禁用硫喷妥钠,因该病由血卟啉异常所致,而硫喷妥钠能刺激一些酶的活性,使卟胆原和尿卟啉原增多,患者发作时表现为腹部急性绞痛,乃至谵妄、昏迷,严重者死亡;⑧由于现今可供临床应用的全麻药较多,故硫喷妥钠很少应用。

117. γ-羟丁酸钠有何利与弊?

【术语与解答】①γ-羟丁酸钠(又名羟丁酸钠,简称 γ-OH)是一种毒性很低的静脉全麻药,一般用于基础全麻诱导或辅助其他全麻用药;②γ-OH 因其睡眠时间长,且用后可控性差的特点,目前临床应用很少,通常作为有选择性应用。

1. 药理作用机制　①γ-OH 可增加 GABA 的合成与释放且减少其代谢,并促进 GABA 与其受体结合,从而通过拟似 GABA 而发挥作用;②γ-OH 在体内转化为 γ-丁酸内酯才能产生明显的催眠作用,即抑制中枢神经的活动而引起类似自然性睡眠,故静脉注射后产生作用较慢,而且其催眠效应与血药浓度直接相关。

2. 中枢神经系统作用　①γ-OH 对脑血流一般无影响,故不增加颅内压;②静脉注射后3~5 分钟患者开始嗜睡,约 10 分钟进入睡眠状态,约 20 分钟才能充分发挥作用,持续时间约为 60~90 分钟,个别患者可长达 4~5 小时,是现有静脉全麻药中作用时间最长者;③γ-OH 麻醉期间,类似自然睡眠,触觉反射消失,有镇静、催眠、抗惊厥和遗忘作用,但此药无镇痛作用,故 γ-OH 仅是一种催眠性静脉全麻辅助药,但大剂量应用可使意识消失。

3. 循环系统影响　①γ-OH 对循环系统影响轻微,一般不引起心律失常和血压下降,且毛细血管充盈好,肤色红润;②静脉注射 γ-OH 后可使副交感神经亢进,易出现心动过缓,唾液分泌增多等不良反应。

4. 呼吸系统影响　应用一般剂量对呼吸系统无明显影响,静脉注射后其呼吸频率略减慢,但呼吸加深,潮气量稍增加,每分钟通气量不变或略增多,由于中枢神经对二氧化碳的敏感性不变,故很少发生呼吸抑制。但复合其他麻醉用药或应用过量及静脉注射速度过快,可产生呼吸抑制,对小儿、老人及体弱者尤为明显。

5. 其他　γ-OH 药理毒性很低,对肝、肾功能很少影响,故安全界限较大。

【麻醉与实践】①此药可降低咽喉反射,具有一定的下颌松弛作用,且对呼吸无抑制影响,与其他麻醉性药物搭配,加用咽喉黏膜充分表面麻醉,更适合于保留自主呼吸全麻诱导实施气管插管,以及保持自主呼吸条件下实施呼吸道异物取出术;②通常 γ-OH 只能作为全麻辅助用药,尤其该药作用时效长、苏醒慢,故主要复合用于全麻诱导;③γ-OH 近些年来成人应用已显著减少,现较多用于小儿长时间的手术麻醉和脑外科手术,以及创伤、烧伤患者的麻醉;④一般临床应用剂量为 50~80mg/kg,小儿可达 100mg/kg。

【提示与注意】①该药起效慢,且用后患者苏醒也较其他静脉全麻药明显延迟,故应集中在手术前段时间使用为宜;②γ-OH 能兴奋副交感神经,可引起心动过缓,对完全性房室传导阻滞者不宜使用;③支气管哮喘与癫痫患者也不宜应用;④使用 γ-OH 前应给予足量抗胆碱药(东莨菪碱或阿托品等),以减少呼吸道腺体分泌,保障呼吸道通畅;⑤γ-OH 能抑制氮的分解代谢,促进钾离子进入细胞内而引起血钾过低,必要时给予钾盐。另外,低钾血症患者禁用;⑥应用 γ-OH 有可能出现锥体外系症状,常与大剂量使用有关,需注意预防。

(王世泉　殷积慧　韩洪鼎)

第三节　麻醉性镇痛药

阿片类及人工合成的各种阿片类制剂通常称为麻醉性镇痛药,主要是指作用于中枢神经系统的特定部位,在不影响患者意识状态的情况下能解除或减轻疼痛,并同时缓解由疼痛引起的不愉快情绪的药物。临床麻醉离不开阿片类药物,因镇痛是临床麻醉的主要目的之一。临床上常用的麻醉性镇痛药有吗啡、哌替啶与芬太尼类等,现今临床麻醉中应用颇为广泛的则是芬太尼类。

118. 何谓阿片?

【术语与解答】①阿片是从尚未成熟的罂粟植物里提取出的乳状液体待其干燥后的固体物,俗称大烟或鸦片(现也称之为毒品)。因与疼痛相关的中枢神经系统存在着阿片受体(主要分为 μ、κ、δ 三种),而阿片则能特异性激动阿片受体,故能产生镇痛作用;②阿片类药物是指能与阿片受体特异性结合且产生吗啡样效应的外源性物质的总称(包括天然的和人工合成的);③由于阿片类制剂极易产生成瘾性和依赖性,因此被列为管制(管控)类药物;④阿片因在临床医学上的重要作用,故除提取了阿片生物碱类镇痛药外(如临床常用的吗啡则是阿片中的主要生物碱),还相继人工合成了阿片类镇痛剂如哌替啶与芬太尼类及其衍生物,诸多阿片类药物均为阿片受体激动药;⑤阿片受体激动药还称为麻醉性镇痛药或阿片类镇痛药;⑥作为传统性的阿片类镇痛药吗啡与哌替啶并非是理想的全麻术中用药,因大剂量应用存在着严重性不良反应。因此,成瘾性小、副作用少的芬太尼类一族相继投入临床麻醉用药,并占据了临床麻醉与镇痛的主导地位,同时也拓宽了阿片类药物的应用范围,使得临床麻醉更具有灵活性、安全性;⑦阿片类药物最大优点是镇痛完全,最大缺点和风险是呼吸抑制,其最大不适感或难以忍受的是反复恶心或(和)呕吐。

【麻醉与实践】围麻醉期阿片类药物主要应用于以下几方面:

1. 全身麻醉　全麻离不开阿片受体激动药,这类药物主要作为全麻诱导与麻醉术中维持用药,用以抑制操作性不良刺激和创伤疼痛所致的心血管应激反应。故全麻术中必须应用阿片类药物,其中应用最为广泛的则是芬太尼类(如芬太尼、瑞芬太尼、舒芬太尼等)。

2. 椎管内应用　因脊髓内存在阿片类受体(μ 受体),因此小剂量阿片类药物可在硬脊膜外隙或蛛网膜下腔应用,以治疗各种急性或慢性疼痛。

3. 术后自控镇痛(PCA)　临床上经常有选择性的将阿片类药物用于术后患者疼痛治疗,如皮下组织、硬脊膜外隙,以及静脉途径采用机械泵实施患者自控镇痛术(PCA)。

4. 其他　如脊神经干阻滞、臂神经丛或颈神经丛阻滞效果欠佳,临床上经常使用阿片类镇痛药以弥补前者麻醉术中的镇痛不全或镇痛不足。

【提示与注意】①阿片受体的存在,有力说明机体内也存在着内源性阿片样物质,从而揭示阿片类药物成瘾及依赖与机体内源性阿片样物质有着必然的因果关系。此外,当机体持续性接受外源性阿片制剂达到一定程度时,阿片受体则可引起"超载",机体通过负反馈机制致使内源性阿片类物质释放减少或暂停乃至停止,这也是耐受和成瘾的必然结果,前者(耐受)则需要增加阿片类药物剂量才能维持原有的镇痛作用或效应,后者(成瘾)则产生精神依赖性和生理或心理依赖性;②所有阿片类药物均呈剂量依赖性呼吸抑制,大剂量用药或对该药敏感者其呼吸抑制则可提前出现,其效应在应用后或术毕明显延长,尤其复合其他镇静药或(和)

全麻药后;③若用量过多或术毕予以追加,术后拔除气管插管后,务必持续观察监测相关呼吸指标,以防止和避免呼吸抑制引起的低氧血症与高碳酸血症的发生(持续性低氧血症是阿片类药造成死亡的主要原因);④阿片类激动剂所致的瞳孔缩小是由于动眼神经的兴奋作用引起;⑤静脉注射阿片类药(尤其芬太尼类)可使少部分患者肌张力增强,从而导致骨骼肌僵硬,甚至影响呼吸通气,阿片类药物引起肌肉强直的确切机制尚未完全清楚,但预先应用肌肉松弛剂,则可预防和避免肌僵硬的发生;⑥阿片类药物一个显著的特点则是不伴有意识消失,故在大剂量依赖芬太尼类药物应用时,如减少全麻药物的用量,患者很有可能出现全麻术中知晓;⑦恶心、呕吐是阿片类及其衍生物造成机体最为痛苦的副作用,必要时需给予相关药物平抑或拮抗。

119. 吗啡有何特点?

【术语与解答】吗啡是阿片中的主要生物碱,由德国学者于 1803 年首次从阿片中分离出来,在阿片中的含量约为 10%,为阿片受体激动剂。

1. 吗啡镇痛作用机制　①吗啡镇痛机制是激动中枢神经系统的脊髓胶质区、丘脑内侧、脑室及导水管周围灰质等部位的阿片受体,主要为 μ 受体,其模拟内源性阿片肽对疼痛的调制功能而产生镇痛作用;②吗啡可缓解疼痛所引起的不愉快以及焦虑等情绪,并产生欣快感的药理效应。

2. 中枢神经系统作用　①吗啡主要作用于中枢神经系统的脊髓、延髓、中脑与丘脑等痛觉传导区阿片受体而提高痛阈达到镇痛;②吗啡具有很强的镇痛作用,对躯体与内脏疼痛均有效,镇痛特点对持续性钝痛效果优于间断性锐痛,超前应用较疼痛出现后再用于镇痛效果更佳,但对神经性疼痛效果较差;③吗啡可作用于延髓孤束核的阿片受体而抑制咳嗽;④吗啡的缩瞳作用是由于动眼神经核中自主神经成分受激动的结果,瞳孔呈针尖样是吗啡急性中毒的特有性体征;⑤吗啡可作用于极后区化学感受器,从而易引起恶心、呕吐,尤其在用药后站立或活动时更易发生;⑥吗啡能改善由疼痛所引起的焦虑、紧张、恐惧等情绪反应,故具有镇静作用;⑦吗啡具有欣快效应,表现为满足感和飘然欲仙等,且对正处于疼痛难忍的患者十分明显,这也是吗啡镇痛效果的重要因素。

3. 循环系统影响　①治疗剂量的吗啡对心血管系统正常者一般无明显影响,有时可使心率减慢,可能与延髓迷走神经核受到兴奋或窦房结受抑制有关;②吗啡对血管平滑肌的直接作用和释放组胺间接作用则可引起外周血管扩张而致血压下降,尤其低血容量患者或用药后处于直立体位时更易发生。

4. 呼吸系统影响　①吗啡可使延髓呼吸中枢对二氧化碳反应性降低,从而产生显著的呼吸抑制作用,主要表现为呼吸频率减慢,其呼吸抑制程度与应用剂量成正比,大剂量使用可导致呼吸停止,这是吗啡急性中毒致死的主要原因;②呼吸抑制发生的快慢及程度与应用剂量、给药途径密切相关,通常吗啡治疗剂量静脉注射 5~10 分钟或肌肉注射 30~90 分钟时呼吸抑制最为明显;③吗啡与全麻药、镇静催眠药复合应用,可加重呼吸抑制作用;④由于吗啡存在释放组胺以及对平滑肌的直接作用,因此易引起细小支气管平滑肌痉挛性收缩,若应用于支气管哮喘患者可能诱发哮喘发作。

5. 其他　①吗啡可增加输尿管平滑肌张力,并使膀胱括约肌处于收缩状态,从而易引起尿潴留;②吗啡可抑制体温调节中枢,加之外周血管扩张,机体热量容易散失,致使体温下降。

【麻醉与实践】①吗啡作为临床麻醉常规用药已被芬太尼类镇痛药所替代,现今主要用于疼痛治疗,尤其适用于手术后镇痛,以及严重创伤与急性心肌梗塞引起的急性疼痛;②吗啡镇痛效果与个体对药物的敏感性以及疼痛程度有关,应根据不同患者对药物的反应来调控用量;③吗啡临床上还常作为治疗急性左心衰竭所致急性肺水肿的综合性措施之一,以减轻呼吸困难、促进肺水肿消失;④因治疗目的不同,成人应用剂量为 2~10mg,用药途径根据情况可皮下、肌肉、静脉注射或硬脊膜外隙用药,以及配成溶液持续泵入等。

【提示与注意】①吗啡不良反应有眩晕、恶心、呕吐、便秘及排尿困难等;②反复长时间使用可引起耐受性与依赖性,若突然停药可出现戒断症状;③应用过量易造成急性中毒,表现为昏迷、针尖样瞳孔、严重性呼吸抑制,以及血压与体温下降等,最终因呼吸功能麻痹而持续性低氧血症而致死;④支气管哮喘、肺心病、严重肝功能障碍、上呼吸道梗阻、未明确诊断的急腹症、待产妇与哺育妇女、1 岁内小儿,乃至颅内高压病变者应禁忌使用吗啡;⑤吗啡可增加平滑肌张力,前列腺肥大、排尿困难、肠梗阻患者禁用,因可使症状加重;⑥对吗啡急性中毒患者应首先建立人工呼吸道(如气管插管或置入喉罩),给予机械持续通气保障机体有效氧合,且维持血流动力学基本处于正常范围,并给予特异性拮抗药(如纳洛酮)逆转。

120. 芬太尼有何特点?

【术语与解答】芬太尼(包括舒芬太尼、瑞芬太尼等)是人工合成的阿片受体激动剂,是目前临床麻醉最为常用的阿片类镇痛药。

1. 药理作用　①芬太尼属脂溶性药物,易透过血-脑屏障,与 μ 受体亲和力极高,其效价远高于吗啡和哌替啶;②芬太尼也易从脑组织再分布其他组织,尤其是脂肪与肌肉组织,故反复注射易产生蓄积作用而延长其效应时间;③芬太尼对脑电图的影响具有封顶效应。

2. 中枢神经系统作用　①静脉注射芬太尼后很快出现镇痛作用,其镇痛强度约为吗啡的75~125 倍,哌替啶的 500 多倍,而作用时间约为 30 分钟;②芬太尼大剂量应用可获得稳定的麻醉状态;③芬太尼无催眠作用,对神志无影响,即使用量已达呼吸暂停,也仅感有些倦怠,一般呼唤即醒,故其镇静作用较吗啡、哌替啶明显为弱。

3. 呼吸系统影响　与其他阿片类药相同,芬太尼可产生与剂量相关的呼吸抑制作用,静脉注射后5~10 分钟其呼吸频率可减慢至最大程度,持续一般 10 分钟后逐渐恢复,大剂量应用可导致呼吸抑制,甚至停止,这就限制其在一般患者中的较大剂量使用。

4. 循环系统影响　芬太尼对心血管系统影响轻微,不抑制心肌收缩力,一般不影响血压,单独使用即使大剂量也对循环无明显影响,因此,只要具备呼吸管理技术,保障呼吸支持满意,临床应用芬太尼是安全的。

5. 其他　芬太尼几乎无组胺释放作用,其清除主要在肝内生物转化,并随尿和胆汁排出。

【麻醉与实践】①芬太尼用于全身麻醉术中镇痛,常与静脉全麻药、吸入全麻药,以及肌松药复合用于全麻诱导和维持,可显著提高麻醉药物间的互补性,优化麻醉质量,且可减少其他麻醉药的用量,尤其用于心血管手术的麻醉有着明显优越性,因大剂量应用(如 30~70μg/kg)会使患者术中获得心血管功能平稳和血流动力学稳定的麻醉状态;②因该类药可使麻醉平稳,且具有特异性拮抗药(纳洛酮),因此临床麻醉应用极为广泛;③该药与其他药物配伍灵活,不良反应少,故临床上经常与氟哌利多搭配,以静脉注射达到神经安定镇痛作用。

【提示与注意】①静脉注射芬太尼易引起一过性呛咳(包括舒芬太尼等),发生率约占28%~46%,其发生机制尚未明了,由于呛咳能导致血流动力学短暂性剧烈波动(如血压上升、心率增快等),对伴有心、脑血管疾病患者则极为不利,甚至威胁患者生命。因此,高血压患者以及嗜铬细胞瘤或颅脑动脉瘤等患者静脉注射芬太尼应严格注意,如全麻诱导患者应将芬太尼推迟至肌肉松弛药之后应用,待肌松药发挥作用,则可避免突发性呛咳;②个别患者快速静脉注射芬太尼可导致胸壁和腹壁肌肉僵硬而影响通气,且能被肌肉松弛药或阿片受体拮抗药所逆转,但必须同时进行有效呼吸支持,如在清醒状态下出现肌肉僵硬可增加患者的恐惧感,应及时给予处理;③有时芬太尼可使阴茎勃起,从而影响导尿管的置入以及在此部位的手术操作,芬太尼引起阴茎勃起的原因尚不清楚,但在肌肉松弛药作用下可逐渐恢复正常。

121. 阿芬太尼有何特点?

【术语与解答】①阿芬太尼是一种较新型阿片类镇痛药,具有起效快、作用时间短、蓄积作用微弱,且心血管稳定性好等优点;②阿芬太尼主要与中枢系统的 μ 阿片受体结合而发挥作用,但亲和力较弱,很快解离,故持续时间较短;③阿芬太尼的镇痛强度与作用时间分别为芬太尼的 1/4 或 1/3;④该药对循环系统影响轻微;⑤阿芬太尼对呼吸抑制的作用与等效剂量的芬太尼类似,由于其时效较短,临床应用剂量麻醉术后呼吸恢复较为迅速,一般无呼吸遗忘与延迟性呼吸抑制现象,并不延长气管插管拔除时间,因此安全界限较大;⑥该药静脉注射后主要与 $α_1$-酸性蛋白结合,几乎全部经过肝脏代谢,其代谢产物无阿片类药物效应;⑦因该药优点较多,可以应用于各外科手术的麻醉诱导与维持,尤其适用于门诊手术及短小手术的麻醉。

【麻醉与实践】与芬太尼相同,阿芬太尼在临床麻醉中主要作为全身复合麻醉镇痛的组成部分。阿芬太尼起效快、且苏醒迅速,术毕可缩短气管插管拔出时间,故适合于门诊手术。

【提示与注意】①由于肝脏代谢阿芬太尼的酶活性及该药的药代动力学存在明显个体差异,使用时也应当根据个体差异制定给药方法;②常见的不良反应为诱导阶段肌肉僵直,若无呼吸支持设备给予处理呼吸抑制与肌肉僵硬颇为被动,通常使用该药诱导前预先应用咪达唑仑或肌肉松弛剂为宜;③长时间输注阿芬太尼后其作用持续时间反而较舒芬太尼长,应予以注意;④麻醉恢复期常有恶心呕吐。

122. 舒芬太尼有何特点?

【术语与解答】①舒芬太尼是一种强效阿片类镇痛药,对 μ 阿片受体的亲和力比芬太尼强 7~10 倍,故镇痛效果较芬太尼强若干倍,其镇痛强度与剂量有关,而且有良好的血流动力学稳定性;②由于该药脂溶性高,极易透过血-脑屏障,且在脑内迅速达到有效血药浓度,故起效时间短,静脉注射后几分钟即可发挥最大效应;③舒芬太尼除镇痛外,尚有镇静作用,其抑制应激反应较芬太尼效果佳;④该药的作用持续时间约为芬太尼的两倍,甚至更长,其对呼吸抑制的程度比等效剂量芬太尼明显,且与剂量相关;⑤舒芬太尼对心血管系统的影响较弱,但有可能引起心动过缓;⑥舒芬太尼基本无组胺释放作用,反复应用也很少蓄积;⑦舒芬太尼的生物转化主要在肝脏和小肠内进行;⑧与其他阿片类制剂、镇静剂、巴比妥制剂、苯二氮䓬类药等复合应用,则可强化对中枢神经的呼吸抑制作用;⑨舒芬太尼具有典型的阿片样症状,如呼吸抑制、呼吸暂停、胸腹肌僵硬、心动过缓、轻微低血压、缩瞳、尿潴留、恶心、呕吐和眩晕等,上述不良反应均可通过应用拮抗剂(如纳洛酮、烯丙吗啡)逆转;⑩舒芬太尼清除半衰期为 2.5小时。

【麻醉与实践】①舒芬太尼镇痛作用强且镇痛时间长,适合于中等以上与复杂手术患者的麻醉诱导及维持;②舒芬太尼主要用于麻醉诱导后气管内插管及全身麻醉中作为镇痛维持用药,临床常用剂量为 0.2~1.0μg/kg 静脉给予,静脉给药后几分钟就能发挥其最大药效,追加用药间隔时间取决于手术的持续时间,也可根据个体需要及特殊情况用药;③少数人使用舒芬太尼后可出现胸腹肌僵硬,若复合肌肉松弛药或苯二氮䓬类药应用,则可逆转或缓解;④舒芬太尼临床应用剂量其呼吸抑制作用与镇痛作用均强于其他芬太尼类药,故可间接引起患者全麻术毕苏醒明显延迟,且呼吸恢复相对缓慢。

【提示与注意】①舒芬太尼的不良反应同其他阿片类药物,当较大剂量应用时可能引起心动过缓,尤其全麻诱导合并琥珀胆碱应用,敏感患者可发生心搏停止;②分娩期间或实施剖宫产手术,胎儿剪断脐带之前,以及产妇哺乳期间不宜使用该药,主要防止引起胎儿、新生儿的呼吸抑制;③重症肌无力、甲状腺功能减退、肝肾功能不良、呼吸系统疾病,以及酒精中毒等患者无呼吸支持设备应慎用或禁用该药;④舒芬太尼禁忌与单胺氧化酶抑制剂同时应用,即使在使用舒芬太尼前 14 天内用过单胺氧化酶抑制剂者也不宜使用此药;⑤急性肝卟啉症禁忌使用;⑥老年及肥胖患者,以及全身情况较差者,若使用舒芬太尼后,即使采用特异性拮抗药(如纳洛酮)完全逆转,由于呼吸抑制持续的时间可能长于纳洛酮的拮抗效应,有可能需要重复使用拮抗剂。此外,使用该药患者务必需要较长时间的细致观察,以防止呼吸、循环出现意外。

123. 瑞芬太尼有何特点?

【术语与解答】①瑞芬太尼是纯粹的 μ 阿片受体激动剂,对 μ 阿片受体有很强的亲和力,镇痛强度与芬太尼相似,静脉注射后迅速起效,约一分钟则可达到血脑平衡;②瑞芬太尼可通过非特异性酯酶水解代谢,消除半衰期短,且代谢快,故具有作用时间短,清除不依赖肝肾功能,重复应用或持续静脉输注无蓄积作用,即使长时间较大剂量应用,术毕恢复也迅速,停药后一般无需拮抗其残留作用;③因瑞芬太尼有着较为特殊的化学结构(具有酯键),因此使能其极易被血浆和组织中的非特异性酯酶分解为无活性的代谢产物,这一独特的代谢方式致使瑞芬太尼成为现今芬太尼一族中代谢最快的药物;④由于瑞芬太尼半衰期非常短,故体内清除也非常迅速,即使持续输注若干小时乃至更长,几乎也不影响其半衰期,因此无特殊情况下一般不会产生术后呼吸抑制作用,这使得麻醉可控性与安全性显著提高,所以被临床广泛应用于持续输注用药;⑤因瑞芬太尼所具有的特点,从而非常适用于门诊手术与短小手术,以及年老体弱患者;⑥瑞芬太尼与丙泊酚均具有各自的超短效作用,两者搭配使用能保持血流动力学平稳,且术后恶心、呕吐发生率降低;⑦瑞芬太尼与咪达唑仑合用也可达到满意的镇痛与镇静效果;⑧应用瑞芬太尼可使脑血管收缩,脑血流减少,若用于神经外科手术患者的麻醉,可以降低颅内压,患者术后苏醒也较迅速。

【麻醉与实践】①瑞芬太尼主要用于全麻诱导和全麻术中维持镇痛,尤其适用于静脉持续滴注或泵入给药;②该药与其他全麻药复合静脉快速诱导用药剂量为 $0.5 \sim 2\mu g/kg$,麻醉术中持续输注用药为 $0.2 \sim 0.4\mu g/kg$;③瑞芬太尼与丙泊酚复合静脉输注,可用于人工流产、膝关节镜或胃肠镜检查等;④因该药持续输注时间长短几乎不影响其半衰期,故术后一般不影响自主呼吸和潮气量,可使麻醉术后患者安全明显提高;⑤瑞芬太尼具有较独特的药代动力学特点,更适合于静脉持续输注,临床调控输注速率即可达到预定的血药浓度;⑥由于瑞芬太尼作用时间短暂,作为全身麻醉复合用药中的镇痛剂,与之相复合的全麻药、肌松药也应选择短时效类药物为宜,如静脉全麻药丙泊酚、肌肉松弛剂米库氯铵,因这三者药物时效均为短暂,如此搭配持续输注较为理想;⑦瑞芬太尼所具有的超短效特点,使得不论输注时间长短与剂量大小,一旦停药即能迅速终止药效,且在停药后 10 ~ 15 分钟内自主呼吸即可恢复,很少因呼吸抑制而需要纳洛酮拮抗,但同时患者术后也很快感到疼痛,故应在停药前给予其他镇痛措施;

⑧瑞芬太尼在小儿的分布容积大,且清除率高,因而其负荷量和维持量均大于成人,其用法负荷量为1~2μg/kg,维持量0.5μg/(kg·min),并逐渐调节至希望的镇痛效果和血流动力学状态。

【提示与注意】 ①瑞芬太尼常见的不良反应仍是阿片类药物的共同缺点,即呼吸抑制、恶心呕吐与肌肉强直,只是使用时不宜过量、过快注射;②由于该药可被组织或血浆中非特异性酯酶迅速水解,因此作用消失迅速,用于术后镇痛其疼痛恢复快,应采取其他术后镇痛方法,甚至直接实施患者自控镇痛(PCA),以利于提高术后镇痛效果;③瑞芬太尼中含有对神经组织有损伤作用的甘氨酸成分,故不能作为硬脊膜外隙或蛛网膜下腔给药,可采取静脉镇痛方法;④瑞芬太尼用于新生儿、婴儿应注意个体差异,应小剂量、分次使用,不可一次给足,并观察用药后对呼吸、循环的副反应;⑤该药不能单独用于全麻诱导,即使大剂量使用也不能使意识消失;⑥对芬太尼类药物过敏的患者禁用;⑦禁忌与单胺氧化酶抑制药合用。

124. 哌替啶利与弊关系有哪些?

【术语与解答】 哌替啶(又名杜冷丁)是目前临床常用的人工合成镇痛药,其作用与吗啡基本相似,其镇痛强度约为吗啡的1/10,也是临床围麻醉期常用镇痛药之一。

1. 药理效应 ①哌替啶主要激动μ阿片受体,其药理作用、镇静、欣快感及呼吸抑制等与吗啡大致相当;②哌替啶对呼吸抑制的作用较为明显,其程度与使用剂量呈正比;③哌替啶对心肌稍有抑制作用,尤其机体在代偿机制受到削弱的情况下更为显著;④哌替啶通常对血压无影响,但有时可因外周血管扩张与组胺释放而致血压下降,甚至引起循环虚脱;⑤哌替啶的半衰期较短(3~5小时),其主要代谢产物为去甲哌替啶,而去甲哌替啶的半衰期约为15~20小时,且具有神经兴奋作用,重复用药其代谢产物蓄积所致毒性是非常有害的;⑥该药进入体内后主要在肝脏生物转化,然后随尿排除。

2. 与其他药物相互作用 ①该药通常与氟哌利多复合应用(哌替啶与氟哌利多比例以50mg与5mg搭配,组成哌-氟合剂),实施神经安定镇痛术,临床应用时肌肉与静脉注射均可,故具有应用方便特点,此外,哌-氟合剂静脉应用可分次给予为宜,主要防止个体差异所致的呼吸抑制;②如哌替啶先后与5-羟色胺能药物或单胺氧化酶抑制剂使用,可导致严重不良并发症,有可能产生致命性中枢5-羟色胺综合征,表现为严重高血压、谵妄、惊厥、恶心、高热、潮红、多汗、重度呼吸抑制、自主神经不稳定,乃至昏迷和死亡;③哌替啶与氯丙嗪、异丙嗪以及三环类抗抑郁药物合用,则可加重呼吸抑制作用。

【麻醉与实践】 ①哌替啶在临床麻醉中常作为辅助用药,尤其与氟哌利多搭配组合成哌-氟合剂,在区域麻醉期间(如颈神经丛或臂神经丛阻滞,以及硬脊膜外隙脊神经干阻滞)用于神经安定镇痛,其效果较为理想;②全麻术后躁动患者应用哌替啶,有利于患者恢复正常;③哌替啶与氯丙嗪、异丙嗪可组成"冬眠合剂",以降低需人工冬眠患者的基础代谢。

【提示与注意】 ①因哌替啶可产生轻度欣快感,故反复使用容易出现耐药性和依赖性,甚至引起其他不良反应;②正在服用5-羟色胺能药物或接受单胺氧化酶抑制剂的患者禁忌使用哌替啶,其原因可能是单胺氧化酶抑制剂抑制了体内的单胺氧化酶的活力,使哌替啶的降解受到抑制,从而引起严重毒性反应;③在老年患者可能因血浆中的蛋白结合率降低而有更多的自由型药物分布到受体部位,从而增强哌替啶的不良反应(如恶心、低血压及呼吸抑制),故老年患者使用应减少剂量,且需个体化用药为宜;④哌替啶与吗啡同样也能引起组胺释放,只是释放组胺程度稍轻,但仍需谨慎用于哮喘患者;⑤甲状腺功能亢进患者慎用哌替啶,因该药可引

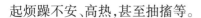

起烦躁不安、高热,甚至抽搐等。

125. 何谓阿片制剂耐药性、中毒与戒断反应?

【术语与解答】①长期反复应用或滥用属国家管制生产和使用的药品(如阿片类制剂及精神类药物等)极易引起耐药性和戒断反应综合征;②临床上将阿片类制剂或精神类药物用于治疗目的即为药品或药物,一旦滥用则成为毒品(俗称吸毒)。

1. 耐药性 是指机体在连续、多次与长时间接受或应用常规剂量的外源性阿片类制剂或精神药物后,再继续应用该药物常规剂量,中枢神经系统对其敏感性可降低,从而致使药物作用时间明显缩短,并出现相关临床耐受性症状,需要增加用药剂量才能达到原来的治疗效应或镇痛作用,该现象称之为耐药性或耐受性。

2. 阿片药物中毒 该类药物应用过量或频繁用药可引起中毒。

(1)中毒原因:一般绝大多数为滥用,如成瘾者自行体内注射,以及误食、误用等。此外,下述情况也易引起中毒:①严重肝、肾疾病患者;②中度以上贫血患者;③严重肺气肿、支气管哮喘患者;④严重甲状腺或肾上腺皮质功能减退患者;⑤阿片制剂与饮酒或镇静催眠药同服;⑥年老体弱者过量或相对过量应用等。

(2)中毒表现:阿片类药物典型中毒症状为阿片中毒“三联症”:即瞳孔缩小、呼吸抑制与昏睡或昏迷。严重者为此而死亡。

3. 戒断反应机制 长时期应用阿片类药物可使机体内源性阿片肽生成与释放逐渐降低,当阿片受体得不到充足的内源性阿片肽与其结合,则出现阿片受体与阿片肽疼痛调制通路动态平衡失控,从而诱发机体逐步过渡到生理性依赖,当机体缺乏内源性阿片肽“补充”时,如果再突然中断外源性阿片受体激动剂的支持,机体则处于内源和外源性阿片样物质同时缺乏,阿片受体因“空巢”而不能继续通过阿片样物质维持机体平衡,故从中枢到外周整个阿片系统功能活动出现紊乱,同时也干扰了其他神经递质系统(如乙酰胆碱系统、肾上腺素能系统、5-羟色胺系统等),从而引发一系列病理性临床症候群,这就是所谓的戒断反应或戒断状态综合征。

4. 戒断反应临床表现 通常先表现为对阿片类制剂及精神类药物强烈渴求,继之逐渐出现戒断状态综合征,即表现出烦躁不止、流涕、流泪及流涎、肌肉疼痛或抽筋、震颤、胃肠痉挛、腹痛、腹泻、恶心、呕吐、厌食、瞳孔扩大、反复寒战、虚弱无力,以及手颤、哈欠、多汗、心动过速、睡眠不安,严重者精神抑郁、嗜睡等。

5. 戒断反应临床诊断 根据现象与相关表现以及血液、尿液或其他代谢物分析,乃至解毒药或拮抗药疗效判断,则可做出临床诊断,如怀疑某种毒品成瘾者,如阿片类镇痛剂成瘾,可应用纳络酮给予激发性戒断试验,当患者出现戒断反应症状,即可诊断。

【麻醉与实践】①阿片类药物作为临床麻醉用药其剂量越大、给药间隔越短,其耐受性发生越快、越显著;②阿片药物的耐受往往是交叉的,因阿片类药物之间有很强的耐受性;③除吸毒者外,产生阿片类药物耐受和依赖大多是由于滥用该类药物的结果,而实际上围麻醉期临床正常使用阿片类药物,包括术后自控镇痛用药,均在安全使用范围,即使持续应用一周也不可能发生精神性依赖及成瘾。

【提示与注意】①不同药物所致的耐药性或戒断反应常因药物的特性不同而存在差异,一般表现为与所使用药物治疗目的相反的症状;②对阿片类制剂及精神药物成瘾和依赖者,当停止使用阿片类制剂及精神药物,或应用相关拮抗剂(如纳洛酮),其戒断症状可迅速出现;

③由于阿片类药物产生依赖性的作用机制极其复杂,故至今尚未完全明了,目前只是存在几种相关学说。

(王世泉　殷积慧　韩洪鼎)

第四节　阿片受体拮抗药

阿片受体拮抗药也称阿片受体阻断剂,该药其本身对阿片受体无激动效应(即无生物效应),主要对 μ 受体有很强的亲和力,对 κ 受体和 δ 受体也有一定的亲和力,可移除或置换与这些受体结合的阿片类镇痛药,从而产生拮抗效应。目前临床上常用的阿片受体拮抗药主要是纳洛酮,其他还有纳屈酮、纳美芬。

126. 纳洛酮有何特点?

【术语与解答】①纳洛酮与吗啡的化学结构极为相似,为阿片受体完全、特异性、竞争性拮抗剂,对三种亚型阿片受体(μ、κ、δ 受体)均有竞争性拮抗作用;②纳洛酮与阿片受体的亲和力大于阿片受体激动剂,故能从阿片受体中竞争、取代、置换出阿片样物质,临床上将纳洛酮主要用来诊断和治疗阿片受体激动剂应用过量或中毒;③该药亲脂性很强,静脉注射后易透过血-脑脊液屏障而迅速起效,拮抗阿片受体激动剂(麻醉性镇痛药)的强度是烯丙吗啡的 30 倍,故拮抗作用非常迅速和显著。此外,该药不但可拮抗纯阿片受体激动药,而且也可阻断喷他佐辛等阿片受体激动-拮抗剂;④对疑为麻醉性镇痛药成瘾者,应用该药可激发戒断症状,故有诊断性价值。

【麻醉与实践】临床应用:①纳洛酮是临床应用最为广泛的阿片受体拮抗药,主要拮抗阿片受体激动剂中毒后的呼吸抑制作用;②目前该药主要用于全麻术后拮抗麻醉性镇痛药的镇静残余效应,并逆转麻醉性镇痛药的呼吸抑制作用,以便使手术后患者早期苏醒。此外,也用于大量阿片类药中毒患者的复苏;③娩出的新生儿因受其母体中麻醉性镇痛药的影响而致呼吸抑制或窒息,也可采用纳洛酮逆转(通常肌肉注射 0.2mg);④纳洛酮用于全麻术后拮抗阿片类激动剂一般静脉注射 0.1~0.4mg 为宜,也可根据病情肌肉注射,必要时可在数分钟后重复给药;⑤中华急诊医学会复苏分会在心肺脑复苏指南中认为,一旦建立静脉通路可立即静脉注射纳洛酮 0.4~0.8mg,若未能建立静脉通路,也可经气管内给予 0.8mg,还可重复应用,主要拮抗内源性阿片样物质(β-内啡肽)的细胞毒性效应,以阻断继发性疾病衍变的恶性循环;⑥由于纳洛酮是阿片受体特异性拮抗药,因此使得全身麻醉应用阿片类药物(麻醉性镇痛药)更加具有可控性。

【提示与注意】①由于该药作用时间短暂,单次剂量拮抗成功后,待其作用消失,患者有可能再度陷入呼吸抑制或昏睡,需再次给药逆转;②当拮抗阿片受体激动剂的残余作用后,同时也逆转了阿片中枢性镇痛作用,部分手术患者可因痛觉突然恢复而激发心率增快、血压升高(主要与镇痛作用被快速逆转后使体内儿茶酚胺释放增加有关),甚至心律失常、肺水肿等,尤其伴有心血管疾病患者或老年患者须予以警惕;③纳洛酮可用于解救急性酒精中毒,通常静脉注射 0.4mg 后几分钟即可使其神志恢复,其作用机制可能是酒精的某些代谢产物具有阿片样作用,而纳络酮可拮抗这些代谢产物。此外,也可试用于休克、脊髓损伤等。

127. 纳美芬有何特点?

【术语与解答】①纳美芬是纳曲酮的衍生物,主要成分为盐酸纳美芬,该药为无色澄明液体,辅料为氯化钠和注射用水;②纳美芬对 μ 受体的亲和力强于 κ 受体或 δ 受体,故可与阿片受体激动药相竞争;③纳美芬主要用于逆转阿片类药物的药理作用,包括由天然或合成的阿片类药物引起的呼吸抑制;④临床将纳美芬稀释后静脉注射,也可肌注或皮下注射,一般初始剂量为 0.25μg/kg(心血管疾病患者先以 0.1μg/kg 稀释剂量缓慢注射为妥),如仍需要应用,可先观察 5 分钟,必要时再给予 0.1~0.2μg/kg;⑤纳美芬体内分布迅速,用药后 5 分钟内可阻断 80% 的脑内阿片受体,但并非完全逆转阿片的镇痛作用或逆转后出现急性疼痛。

【麻醉与实践】纳美芬临床主要用于全麻术毕拮抗芬太尼类镇痛药的呼吸抑制作用,以避免术后患者机体缺氧或产生低氧血症及高碳酸血症。此外,纳美芬其独特优点在于拮抗阿片类镇痛药的呼吸抑制作用后,仍能保留其部分原有的镇痛作用。

【提示与注意】①纳美芬对阿片类药物耐受或躯体依赖的患者能引起急性戒断症状,在初次或持续用药时应密切观察该类患者是否出现戒断症状;②对阿片类药物所致的复发性呼吸抑制,应再适当增加剂量以达到临床治疗效果,但增加剂量时应避免过度逆转;③纳美芬过量应用可出现恶心、寒战、肌痛、烦躁不安及关节疼痛等;④年老体弱或伴有心血管疾病患者如采用纳美芬拮抗阿片类药物应慎重,以很小剂量为适宜,避免发生肺水肿、低血压或高血压,以及室性心动过速等;⑤对纳美芬过敏者禁用。

(王世泉 王谦胜)

第五节 阿片受体部分激动药和激动-拮抗药

阿片受体部分激动药在小剂量或单独使用时,可激动某型阿片受体,呈现其镇痛等效应;当剂量增加或与激动剂合用时,又可拮抗该受体(如喷他佐辛、布托啡诺等)。此外,阿片受体激动-拮抗药则是一类对阿片受体激动与拮抗作用同时兼有的药物,此类药主要激动 κ 受体,对 δ 受体也有一定激动作用,而对 μ 受体则有不同程度的拮抗作用。由于对受体的作用不同,该类药物与纯粹阿片受体激动药比较有一定区别,如:①镇痛强度较小;②呼吸抑制作用较轻;③很少产生依赖性;④可引起烦躁不安、心血管兴奋等不良反应。根据其拮抗程度不同,有些药物主要用于镇痛(如喷他佐辛、丁丙诺啡、纳布啡等),而另一些药物则主要起拮抗作用(如烯丙吗啡)。

128. 喷他佐辛有何特点?

【术语与解答】①喷他佐辛又名镇痛新,为阿片受体的部分激动药,该药可激动 κ 受体,并有轻度的 μ 受体拮抗作用;②其镇痛强度约为吗啡的 1/4 至 1/3,即该药 30~40mg 相当于吗啡 10mg;③肌肉注射 20 分钟起效,约持续 3 小时;④该药消除半衰期 2~3 小时,主要在肝内生物转化代谢;⑤因喷他佐辛具有轻度的 μ 受体拮抗作用,作为镇痛药不产生欣快感,且成瘾性小,很少出现依赖性,但应用剂量较大反可激动 δ 受体,易引起焦虑、不安等症状;⑥喷他佐辛对呼吸抑制作用与等效吗啡相似,主要为呼吸频率减慢;⑦对心血管的影响则不同于吗啡,可使血压上升、心率加快、血管阻力增高与心肌收缩力降低,但较少引起恶心呕吐,也无缩瞳作用。

【麻醉与实践】①由于喷他佐辛对呼吸抑制作用较阿片类药轻微,故临床麻醉常用于术后患者镇痛;②该药也可用于手术前或麻醉前给药,作为外科手术或麻醉的辅助用药。

【提示与注意】喷他佐辛不良反应与禁忌证如下:

1. 不良反应　①如瞳孔缩小类似针尖大小时,可出现视觉模糊或复视;②体位改变而血压下降时,常有眩晕感或步态不稳,以及疲乏感;③药物过量可使呼吸频率变慢,每分钟通气量下降,提示已出现呼吸抑制,必须实施呼吸支持;④大剂量使用该药引起的呼吸抑制与其他中毒症状,不能采用烯丙吗啡拮抗,但可使用纳洛酮逆转;⑤与阿托品并用时,不仅便秘严重,而且可有麻痹性肠梗阻和尿潴留的危险。

2. 下列情况应慎用　①慢性阻塞性呼吸系统疾病或急性哮喘发作;②肝肾功能不全或颅内压增高患者;③甲状腺功能减退患者;④新生儿、婴儿与高龄患者,以及全身恶病质者;⑤哺乳期妇女或孕妇,以及运动员慎用。

3. 禁忌证　①急性呼吸抑制与通气不足者;②遇有血液病或血管损伤出现凝血异常时,不得作为硬脊膜外隙或蛛网膜下腔给药。

129. 烯丙吗啡有何特点?

【术语与解答】①烯丙吗啡为阿片受体激动-拮抗药,其镇痛强度与吗啡相似,由于对δ受体激动效应强,不仅不产生欣快感,而且可引起焦虑,乃至烦躁不安等症状,故临床上不作为镇痛药使用,只利用其拮抗作用特性;②一般烯丙吗啡1mg可拮抗吗啡3~4mg;③烯丙吗啡可拮抗阿片受体激动剂所产生的镇痛、呼吸抑制、欣快感、缩瞳等作用,但拮抗镇静作用不全;④由于烯丙吗啡能激发阿片类药物成瘾者的戒断症状,故可用于阿片药物依赖性的诊断。

【麻醉与实践】烯丙吗啡临床上主要用于阿片受体激动药急性中毒的解救,以及全身麻醉结束后拮抗阿片受体激动药的残余作用,以便使自主呼吸恢复。

【提示与注意】①对于喷他佐辛与其他阿片受体激动-拮抗药、巴比妥类引起的呼吸抑制,烯丙吗啡不仅无拮抗作用,反可使其加重;②烯丙吗啡因同时兼有阿片受体激动效应,而且不良反应较多,现今临床上已被纯阿片受体拮抗药纳洛酮所取代。

(王世泉　王谦胜)

第六节　局部麻醉药

局部麻醉药(简称局麻药)顾名思义,就是作用于机体某一局部的外周神经组织,使其传导冲动功能暂时性丧失的药物。如进一步细化,局麻药是一类以适宜的浓度和剂量选择性作用于机体的相关部位(如神经根、神经干、神经丛或神经末梢),能可逆地阻断机体外周神经冲动的传导,在人体神志清醒条件下达到外周神经所支配的部位或区域出现暂时性、可逆性痛觉丧失与肌肉松弛,同时对各类组织、器官无损伤的药物。

130. 局麻药是如何分类的?

【术语与解答】临床上应用的局麻药有酯类和酰胺类之分。①酯类局麻药:主要有普鲁卡因、氯普鲁卡因与丁卡因等;②酰胺类局麻药:主要有利多卡因、布比卡因、罗哌卡因等。

【麻醉与实践】临床上一般认为:①酯类局麻药所含的对氨基化合物可形成半抗原,故敏感患者有可能引起过敏反应。酰胺类局麻药则不能形成半抗原,因此引起过敏反应者极为罕见,然而,一旦过敏颇为严重,甚至危及生命;②酯类局麻药主要通过血浆内胆碱酯酶水解,但不同药物的水解速率存在差异,如氯普鲁卡因最快,普鲁卡因居中,丁卡因最慢。而酰胺类局麻药主要在肝胆系统降解、排泄;③局部麻醉药均有强、弱之分,药效强者毒性也大,反之较小。

【提示与注意】酯类与酰胺类局麻药各有优、缺点,选择使用需根据患者年龄、病情、手术特点、手术部位,以及局麻药药理特性、作用时效、毒副反应而综合分析,科学筛选,合理组合,既要提高麻醉效果,又要保障使用安全。

131. 丁卡因有何特点?

【术语与解答】①丁卡因(又称地卡因)化学结构与普鲁卡因类似,属于酯类长时效局麻药,其麻醉强度约为普鲁卡因的 10 倍,而毒性却是普鲁卡因的 10 ~ 12 倍;②丁卡因对黏膜穿透性能强,故常用于表面麻醉;③该药脂溶性高,作用维持时间长,适合用于椎管内脊神经阻滞;④丁卡因毒性大,不宜用于浸润麻醉。

【麻醉与实践】①临床上常将 1% 丁卡因溶液用于黏膜表面麻醉(简称表麻),尤其困难性气管插管患者用于呼吸道沿途表麻效果尤佳,如环甲膜穿刺注入 2 ~ 3ml 的 0.75% ~ 1% 丁卡因,则能使喉黏膜及气管内壁得到充分表面麻醉;②麻醉医师也将 1% 丁卡因 1ml(10mg)与 10% 葡萄糖液以及麻黄碱溶液(30mg)各 1ml 配制成 1∶1∶1 重比重溶液,用于蛛网膜下腔脊神经根阻滞(腰麻),一般时效可达 120 ~ 180 分钟;③将适量 1% 丁卡因与 2% 利多卡因相互搭配,使两者各自浓度淡化,其混合局麻药溶液可用于硬脊膜外隙脊神经干阻滞;④全麻术毕在拮抗肌松药残余作用之前,先经气管插管反复多次喷入气管内 1% 丁卡因,可使患者苏醒后耐受气管插管,而且可抑制气管插管拔出时产生的刺激性呛咳,因该呛咳导致的一过性血压倍增可使手术创面重新出血,尤其对头颈颌面部手术患者极为不利。

【提示与注意】丁卡因毒性大,麻醉治疗指数小,应严格掌握其剂量和浓度。

132. 普鲁卡因有何特点?

【术语与解答】①普鲁卡因(又称奴佛卡因)为短效局麻药,其水溶液不稳定,受热、受光或久贮后易氧化呈淡黄色,随色泽加深其局麻效应也下降;②临床上因普鲁卡因扩散及穿透性能均差,且起效慢,以及作用时间短,故主要由手术医师用于局部组织浸润麻醉,实施体表手术。而麻醉医师因该药作用弱,则极少用于外周神经阻滞,更不用于椎管内脊神经阻滞;③由于该局麻药静脉滴注对中枢神经有镇静与镇痛作用,故也可与麻醉性镇痛药、静脉全麻药、肌松药搭配,以实施普鲁卡因静脉复合全麻;④普鲁卡因与琥珀胆碱均被相同的酶(假性胆碱酯酶)所水解,故两种药物复合静脉滴注时,可延长琥珀胆碱的肌肉松弛作用。

【麻醉与实践】①0.5% ~ 1% 普鲁卡因溶液适用于机体局部浅组织浸润麻醉;②全身麻醉患者持续静脉滴注 1% 普鲁卡因与 0.08% ~ 0.1% 琥珀胆碱以及麻醉性镇痛药(哌替啶或芬太尼)组成的复合液,以输注普鲁卡因速度为 1mg/(kg·min),其麻醉维持平稳,血流动力学稳定,且有一定的纠正心律失常作用,术毕停药后患者苏醒较为迅速。由于近些年来随着全麻药品种的增多,该麻醉方法临床很少应用或基本弃用,但该药用于全身麻醉确有一定优点。

【提示与注意】①全身麻醉若以普鲁卡因复合液静脉麻醉为主,而忽视静脉全麻药的使用,患者术中易出现知晓。若不慎将普鲁卡因复合液滴注速度过快,致使单位时间内剂量过大,还易引起急性局麻药中毒。该麻醉方法早年临床常用;②普鲁卡因在体内主要由血浆假性胆碱酯酶水解,若普鲁卡因复合液静脉麻醉用于先天性血浆胆碱酯酶异常患者,可使普鲁卡因

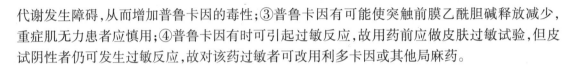

代谢发生障碍,从而增加普鲁卡因的毒性;③普鲁卡因有可能使突触前膜乙酰胆碱释放减少,重症肌无力患者应慎用;④普鲁卡因有时可引起过敏反应,故用药前应做皮肤过敏试验,但皮试阴性者仍可发生过敏反应,故对该药过敏者可改用利多卡因或其他局麻药。

133. 利多卡因有何特点?

【术语与解答】①利多卡因(又名赛罗卡因)属酰胺类、中时效局麻药,盐酸盐水溶液非常稳定,高压消毒或长时间贮存不分解、不变质;②该药具有起效快、穿透性强与弥散广等特点,其毒性随药物浓度的提高而增大;③利多卡因可用于多种形式的局部麻醉,有"全能局麻药"之称;④该药适宜剂量静脉注射或静脉滴注经常用于治疗室性心律失常;⑤酰胺类局麻药主要在肝内降解,而利多卡因则有小部分可通过胆汁排泄;⑥对普鲁卡因过敏者可选择此药。

【麻醉与实践】①临床上利多卡因用于黏膜表面麻醉常用浓度为2%~4%,表面麻醉方法除同1%丁卡因外,还可采用超声雾化吸入方式实施整个呼吸道表面麻醉。此外,还可将利多卡因与丁卡因混合,用于上呼吸道表麻,以减少单独使用1%丁卡因的毒性;②1.5%~2%溶液常用于硬脊膜外隙脊神经干阻滞,临床上正常成人一次最大用量约为400mg,目的是防止过量而中毒;③0.25%~0.5%利多卡因溶液常用于局部浸润麻醉;④2%的利多卡因除作为局麻药外,还具有显著的抗心律失常作用,因此,临床麻醉期间也经常用于治疗手术患者出现的室性期前收缩。

【提示与注意】①2%~4%利多卡因溶液虽可用于蛛网膜下腔脊神经根阻滞,但由于阻滞的范围不易调节,一般临床上极少应用;②若将0.15%~0.2%的利多卡因溶液用于全身复合麻醉或实施静脉局部麻醉,应在有经验的麻醉医师指导下进行,以防止过量中毒;③全麻诱导时在给于芬太尼前1分钟静脉注射利多卡因1mg/kg,可明显降低芬太尼类制剂诱发咳嗽的发生率;④利多卡因可作用于支气管平滑肌,有轻度的支气管扩张作用,通常采用雾化吸入或通过气管插管直接注入气管内,以达到扩张小支气管或抑制下呼吸道刺激性呛咳,若选择静脉注射途径则无此种作用;⑤在治疗心律失常时,禁忌用于病态窦房结综合征患者,以及Ⅱ、Ⅲ度房室传导阻滞者。

134. 罗哌卡因有何特点?

【术语与解答】罗哌卡因是一种较新型长效酰胺类局麻药,其临床作用虽与布比卡因类似,但具有许多优点:①药理学特性对感觉神经纤维阻滞优于运动神经纤维,使其运动与感觉阻滞分离程度明显;②对中枢神经系统的毒性与心肌毒性均较布比卡因显著减小,即使中毒其心脏复苏成功率也高;③该药具有血管收缩作用,故临床用药无需加用肾上腺素;④在酰胺类局麻药中由于利多卡因硬脊膜外隙脊神经干阻滞可存在快速耐药性,而布比卡因则心脏毒性大,罗哌卡因则避免了上述两药的缺点;⑤对子宫胎盘血流无明显影响,故适用于剖宫产手术的麻醉;⑥罗哌卡因高浓度(0.75%~1%)使用能同时阻滞感觉与运动神经,是有效的区域手术麻醉用药;⑦与布比卡因比较,罗哌卡因清除率较高、消除半衰期较短,从而可减少全身中毒的危险。

【麻醉与实践】①罗哌卡因适用于各种外周神经阻滞,如浸润麻醉或神经干阻滞浓度为0.35%~0.75%,硬脊膜外隙脊神经干阻滞常用浓度为0.5%~1%溶液(用于硬脊膜外隙脊神经干镇痛浓度为0.1%~0.25%),而蛛网膜下腔脊神经根阻滞浓度则为0.5%;②由于罗哌卡因具有血管收缩作用,用于蛛网膜下腔脊神经根阻滞是否会导致脊髓缺血、缺氧,经大量的临床实践认为是安全的;③由于罗哌卡因的优点较布比卡因为多,故是后者较为理想的替代药物;④较高浓度的罗哌卡因可用于各种外周神经阻滞,以达到手术条件,低浓度则适合于术后镇痛治疗与分娩镇痛,可提高妇产科手术患者麻醉与分娩镇痛孕产妇的安全。

【提示与注意】①该药不良反应与布比卡因相似,偶有低血压、恶心、呕吐、心动过缓、感觉异常,但极少发生心脏毒性反应;②罗哌卡因对12岁以下儿童尚无明确的研究结果,该药不应用于儿童;③加用肾上腺素不改变罗哌卡因的阻滞强度和持续时间;④呼吸性酸中毒与代谢性酸中毒则会增加罗哌卡因的毒性;⑤罗哌卡因中毒首先表现为中枢神经毒性症状,中毒加重则可出现心血管毒性作用,若患者使用了大量镇静、催眠药,如苯二氮䓬类药(地西泮、咪达唑仑)或巴比妥类药,则可掩盖其中枢神经毒性反应。

135. 氯普鲁卡因有何特点?

【术语与解答】氯普鲁卡因是普鲁卡因的氯化同类物,与普鲁卡因作用类似,但在血浆内水解的速度较普鲁卡因快4倍,故起效短、毒性低,时效约为30~60分钟。

【麻醉与实践】①1%氯普鲁卡因溶液可用于局部浸润麻醉,一次最大剂量约为800mg;②2%~3%溶液适用于硬脊膜外隙脊神经干阻滞和其他外周神经阻滞,由于该药毒性较低,宜适用于产科与体质较差的患者。

【提示与注意】①氯普鲁卡因溶液的pH值为3.3,若不慎将大量溶液注入蛛网膜下腔,有可能引起较为严重的神经并发症;②当该药与布比卡因混合应用时,后者有可能抑制氯普鲁卡因的代谢,也可引起神经毒性;③重症肌无力患者慎用。

136. 布比卡因为何存在心脏毒性?

【术语与解答】①布比卡因为长效酰胺类局麻药,化学结构与利多卡因相似;②该药属高亲脂性,故其结合时间长,作用时效更长,尤其镇痛作用时间约为利多卡因的2~3倍,临床麻醉主要用于外周神经干(丛)阻滞,以及硬脊膜外隙脊神经干阻滞或蛛网膜下腔脊神经根阻滞;③布比卡因作为酰胺类局麻药最大的缺点是用量过大极易产生心脏毒性,且造成心搏骤停后复苏极为困难。现今对布比卡因的心脏毒性认识已逐渐深刻。

1. 心脏毒性可能性机制　布比卡因选择性的心脏毒性效应与该药从钠通道缓慢分离有关(具有对心肌钠通道"快速占有、慢性离开"的特点),当心肌产生动作电位后,钠通道阻滞的恢复速率减慢,造成传导速率的恢复也减慢,从而导致发生折返性室性心律失常,甚至心室纤颤。此外,布比卡因是左旋体和右旋体等量混合的消旋体型,其中枢神经系统与心脏毒性主要来源于右旋体。

2. 心脏毒性的特点　①布比卡因所导致的心脏毒性作用常为不可逆性,如误入血管内一定剂量则有致死危险,其临床主要表现为严重的室性心律失常,甚至致死性室颤;②缺氧或酸中毒患者可明显增加布比卡因的心脏毒性;③孕妇对布比卡因的心脏毒性更为敏感;④一旦应用布比卡因而引起心脏毒性所致心搏骤停,实施心脏复苏极为困难。

【麻醉与实践】①0.3%~0.5%布比卡因溶液较大容量适用于区域神经阻滞或硬脊膜外隙脊神经干阻滞;②0.3%~0.5%的布比卡因溶液小剂量(7~10mg)常用于蛛网膜下腔脊神经根阻滞(腰麻);③该局麻药其作用时间可长达3~6小时;④临床上也常将布比卡因与利多卡因混合溶液用于各种外周神经阻滞。

【提示与注意】①通常局麻药的毒性首先表现为周围神经和中枢神经的症状,其神经系统毒性反应一般均早于心脏毒性。自布比卡因用于临床后,逐渐认识该药的神经毒性与其他局麻药相反,首先表现为对心脏的直接毒性作用,其心脏毒性的严重程度可直接导致患者心搏骤停,而且复苏极为困难,因此,如选择硬脊膜外隙脊神经干阻滞,一般不宜使用0.75%浓度的布比卡因,尤其孕产妇应用,以不超过0.5%为宜,其目的防止意外性中毒;②布比卡因的毒性与丁卡因相当或稍弱,是目前唯一对心脏直接存在毒性的局麻药,一旦误入静脉或用药量过大,可引起心脏停搏,尤其当机体存在高钾血症、高碳酸血症、低氧血症或其他酸中毒情况时更易发生心脏毒性,故临床应用须严格注意,并保持高度警惕,特别是局麻药中毒所产生的抽搐可很快出现酸中毒和缺氧;③当布比卡因促发心搏停止而进行心脏复苏时,并非所有用药均有效,首先着重强调心肺复苏的基本原则,包括维持呼吸道的通畅和保障机体有效通气与氧合,必要时迅速给予胸外心脏按压或电除颤,如循环功能衰竭时,肾上腺素仍是首选一线药物。若患者对心肺复苏无反应时,还可单次静脉注射或快速滴注适宜剂量的脂肪乳制剂,有可能是一种见效的治疗方法。

137. 局麻药主要作用的部位有哪些?

【术语与解答】①局部麻醉药虽可用于全身外周的不同部位,但并非任何部位均可应用局麻药;②局麻药只能作用于外周神经,但不允许作用于高级中枢神经系统;③一般低浓度局麻药用以阻滞机体表浅的感觉神经,从而产生局部镇痛效应。若应用较高以上浓度和剂量,则可阻断发自脊髓的脊神经其感觉和运动传导功能,既达到阻滞部位的镇痛,又达到阻滞部位的肌肉松弛;④若局麻药用于头颅颌面部,则主要阻断发自脑干的脑神经远端的神经纤维。

【麻醉与实践】①局麻药可作用于脑神经支配的部位:如头皮、眼部、耳廓与颌面部,以及口腔、鼻腔等部位均可采取局麻药阻滞,主要用于上述部位的短小手术;②局麻药作用于脊神经支配的部位:如颈部、躯干与四肢。

【提示与注意】局麻药可用于阻滞发自脊髓的脊神经干或脊神经根(马尾脊神经根),以及阻滞相关脑神经支配的头颅颌面部组织,但不能阻滞脑神经根部,一旦脑神经根部接触局麻药可立即导致局麻药中毒,因除嗅神经与视神经外,其他十对脑神经均发自于脑干。

138. 局麻药药理与作用机制有哪些?

【术语与解答】局麻药药理及作用机制:

1. 局麻药药理　①局麻药对任何神经(外周或中枢、传入或传出、末梢或突触等)均有阻滞作用,使其兴奋阈升高、动作电位降低及传导速度减慢,直至相关神经完全丧失兴奋性和传导性。此时神经细胞膜仍可保持正常的跨膜静息电位,但对任何刺激均不能引起去极化;②局麻药的效应与神经纤维的直径及神经组织的解剖结构和特点有关,一般规律是神经末梢、神经节对局麻药颇为敏感;细神经纤维比粗神经纤维更容易被阻滞;对无髓鞘的交感、副交感神经节后纤维在低浓度时即可显效;对有髓鞘的感觉及运动神经纤维则需高浓度才能产生阻滞;对混合性神经产生效应时,首先消失的顺序是冷觉、温觉、触觉、压觉,最后出现运动麻痹,而神经冲动传导的恢复则按相反的顺序进行;③局麻药注射至局部组织或外周神经附近,其药物分子向周围扩散的同时,也被血液循环逐渐吸收、清除及相关酶类水解,只有剩余部分的局麻药分子渗透至神经包膜和轴突才能发挥其药理作用;④局麻药起效速度和消除速率取决于其分子的结构和特性;⑤随着局麻药浓度和剂量的增加,其阻滞起效时间则缩短、局麻药作用时间则延长、产生的麻醉效果也越满意,但局麻药的不良反应或局麻药中毒的概率也相对增加。

2. 局麻药作用机制　局麻药作用机制其学说较多,目前认为:①局麻药能阻止产生动作电位所必须的钠离子的内流,即阻断神经细胞膜上的电压门控 Na^+ 通道,暂时性阻滞外周神经的传导,从而引起局部组织的麻醉作用。此外,除阻断 Na^+ 通道外,局麻药还能与细胞膜蛋白结合阻断 K^+ 通道;②局麻药具有频率和电压依赖性,在静息状态及静息膜电位增加的情况下,局麻药的作用较弱,增加电刺激频率则使其局麻作用明显增强;③局麻药分子在溶液中存在两种形式,即未解离的碱基和解离的阳离子,两者在阻滞神经传导功能的过程中都是必要和必需的,碱基具有脂溶性,能穿透神经末梢或神经膜,从而进入细胞内接近 Na^+ 通道内口的特殊位点,碱基浓度越高,穿透膜的能力越强。此外,细胞内的 pH 值较膜外低,在细胞内部分碱基变成解离的阳离子,只有阳离子才能与带负电荷的膜内的受体相结合,致使 Na^+ 通道关闭,阻滞 Na^+ 内流,从而阻滞了神经的传导功能。

【麻醉与实践】临床上应用局麻药必须与相关神经组织直接接触才能发挥效应,如获得满意的神经传导阻滞(麻醉效果),至少应从以下两方面考虑:

1. 所具备的相关条件　①局麻药必须达到足够的浓度;②必须具备应有的时间使局麻药分子抵达神经膜上的受体部位;③局麻药与足够长的神经长轴充分接触。此外,局麻药在阻滞各种外周神经冲动的产生与传导时,首先抑制其温觉、触觉、压觉与痛觉,随浓度的增加则阻断运动神经的功能(运动麻痹),从而引起区域组织的麻醉作用。

2. 局麻药所注射的部位　不同浓度的局麻药对不同部位的外周神经其阻滞效果也不同,如:①皮下组织则由无髓鞘的神经末梢支配,即使低浓度、弱效的局麻药也可阻滞完善,局麻药注射后立即呈现出满意的麻醉效果;②硬脊膜外隙脊神经干阻滞中尽管局麻药浓度较大、用量多,但麻醉起效缓慢,主要因为硬脊膜外隙与椎间孔处的脊神经干是由脊神经前、后根合二为一而形成,既粗大,又有鞘膜包裹(鞘膜则是硬脊膜与蛛网膜的延续部分),故阻滞效果远不如蛛网膜下腔脊神经根阻滞;③蛛网膜下腔脊神经根阻滞(腰麻)需要局麻药用量很少(总共 1~1.5ml),且浓度又低(因注入腰骶段的终池内被脑脊液稀释),然而,阻滞效果却颇为理想,这是因为腰骶段的脊神经根(即马尾脊神经根)无髓鞘,且细长,并浸泡在脑脊液中,故容易被低浓度、很小剂量的局麻药所接触,所以能充分被阻滞。

【提示与注意】①关于局麻药阻止 Na^+ 内流的学说较多,目前较为公认的是受体学说:即局麻药通过对细胞膜电压门控 Na^+ 通道的直接作用,从而抑制 Na^+ 内流,阻断动作电位的产生;②进一步研究发现,局麻药主要是可逆地封闭 Na^+ 通道的内口,而非膜表面的外口,且与 Na^+ 通道上一个或更多的特殊位点(受体)相结合;③当临床重复给予相同类型、相同剂量的局麻药后,其局麻药的效能可下降,此现象称之为局麻药快速耐药性。一般而言,硬脊膜外隙注入诱导量局麻药后,在疼痛尚未恢复之前应追加维持药量,快速耐药性通常不会发生,但当患者已出现疼痛后再补充局麻药,则容易产生快速耐药性。

139. 临床常用局部麻醉方法包括哪几方面?

【术语与解答】临床上通常根据患者全身状况、手术部位与手术大小,以及操作难易程度等决定局部麻醉的方法。

【麻醉与实践】临床上常用的局部麻醉方法有以下几种。

1. 表面麻醉　①将高浓度的局麻药液直接滴入、涂抹、喷射、雾化吸入,作用于机体黏膜组织表面,致使该黏膜下神经末梢麻痹,从而达到该部位的感觉迟钝或消失;②该方法通常麻醉的部位有口腔、鼻腔、咽喉、气管与尿道黏膜,以及结膜或角膜;③用于表麻的局麻药一般为

1%丁卡因或2%～4%利多卡因。

2. 浸润麻醉　是指将适宜浓度和剂量的局麻药溶液注射至皮下或组织深层,以阻断手术部位的神经末梢传导,以达到手术止痛的目的。

3. 外周神经干或神经丛阻滞　将局麻药注射至外周神经干周围或神经丛处,以阻断该神经所支配区域或范围的感觉及运动纤维的传导,从而达到麻醉作用,如颈神经丛阻滞或臂神经丛阻滞等。

4. 硬脊膜外隙脊神经干阻滞　将已配制的适宜剂量与浓度的局麻药注入硬脊膜外隙,经扩散、渗透至各相关的椎间孔处,与该部位的脊神经干接触,致使若干对脊神经干传导被阻断,以达到躯干某一区域或四肢的麻醉。该麻醉方法从颈部到下肢的手术均可采用,由于颈部、上胸部硬脊膜外隙脊神经干阻滞极易抑制呼吸,现今临床上很少单纯应用颈部与上胸段硬脊膜外隙脊神经干阻滞,而腹部、会阴部与下肢的手术则非常适合硬脊膜外隙脊神经干阻滞。胸部硬脊膜外隙脊神经干阻滞主要与全身麻醉联合用于开胸手术。

5. 蛛网膜下腔脊神经根阻滞　临床上也称为腰麻或脊麻,该麻醉方法是将很少剂量的局麻药液经腰段椎间隙($L_{3\sim4}$)直接注入蛛网膜下腔的脑脊液中,与腰骶段的脊神经根(主要马尾脊神经根)接触,从而阻断由腰骶段脊髓发出的若干对脊神经前、后根的传导。此外,蛛网膜下腔脊神经根阻滞效果较硬脊膜外隙脊神经干阻滞明显理想、满意,且阻滞不全或失败率极少。

【提示与注意】局部麻醉药根据不同麻醉方法而各异,如:①普鲁卡因只适宜于浸润麻醉或用于静脉复合全麻,而一般不宜用于其他麻醉;②强效局麻药可较大剂量用于外周神经干阻滞和硬脊膜外隙脊神经干阻滞,但较大剂量局麻药决不能用于蛛网膜下腔脊神经根阻滞(腰麻只能采用极少剂量);③1%丁卡因可用于黏膜表面麻醉,选配适宜浓度和剂量还可用于椎管内脊神经阻滞,但不能直接用于机体组织浸润麻醉。

140. 局麻药中毒途径、原因及症状有哪些?

【术语与解答】①凡局麻药均有毒性,其毒性是指作用于人体任何部位的局麻药经吸收后,一旦血药浓度或血-脑屏障超过了神经系统与心肌(心脏)所能耐受的能力,其结果则可导致神经系统与心血管功能出现异常症状,严重者甚至造成生命危象,直至中毒死亡;②机体对局麻药毒性一般反应规律是(由轻到重):口舌麻木、头晕、眼花、耳鸣、面部或躯体肌肉抽动、惊厥、意识丧失、昏迷、呼吸停止和循环抑制。

【麻醉与实践】临床上局麻药中毒途径、中毒原因、中毒症状等相关问题阐述如下:

1. 局麻药中毒途径　临床麻醉产生局麻药毒性的途径基本有以下三方面。

(1)外周静脉吸收:①躯体组织局部注射局麻药过量,被周围静脉血管吸收过多;②区域神经丛或神经干(如颈神经丛或臂神经丛阻滞)处注射局麻药误入静脉血管内过多。

(2)椎管内静脉吸收:由于椎管内静脉(也称硬脊膜外隙静脉丛)其上端穿过枕骨大孔处的硬脊膜,与颅内的基底静脉、枕窦、乙状窦、舌下神经管静脉丛,以及横窦互相交通,而且硬脊膜外隙静脉丛与颅内静脉均无静脉瓣,其血液可双向流动。因此,一旦局麻药误入该静脉丛,可直接经枕骨大孔进入颅内静脉而透过血-脑屏障,故容易导致脑神经或中枢神经中毒。

(3)蛛网膜下腔脑脊液:由于血-脑屏障包括血-脑脊液屏障,而脑室充满脑脊液,且与脑干邻近,因此,蛛网膜下腔脊神经根阻滞(腰麻)既要控制局麻药剂量(1～1.5ml)和浓度,又要调控局麻药比重,其目的就是预防和避免局麻药流向胸段(如麻醉平面过高抑制呼吸),乃至流

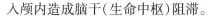

入颅内造成脑干(生命中枢)阻滞。

上述无论何种途径使用局麻药,只要血药浓度超过机体耐受程度或"短路"直接进入颅内,必然造成毒性反应或异常症状,甚至生命危象。

2. 局麻药中毒原因 基本由以下几方面引起:①单位时间内应用过量,致使局麻药一次用量超过限量;②虽局麻药浓度与剂量均在安全范围内,但过多的被血管内吸收或误入血管内,从而造成血药浓度迅速增高而中毒;③对局麻药耐受力明显低下者(如个体差异等)容易中毒;④局麻药毒性越大,相对越容易引起中毒,其中毒反应也越严重(如布比卡因中毒);⑤通过大量临床麻醉实践发现,局麻药毒性存在着浓度、剂量与时间的相关性,即浓度越高、剂量越大、注射速度越快、应用时间越长,越容易产生局麻药中毒。

3. 局麻药过敏反应 局麻药过敏与局麻药中毒机制不同,即应用很少剂量局麻药后机体出现荨麻疹、小支气管痉挛、喉水肿,以及循环虚脱,甚至呼吸心搏骤停。临床上由局麻药引起过敏反应者较罕见。此外,过敏反应与局麻药中毒临床表现不同,局麻药中毒主要产生脑神经或高级中枢神经异常症状。

4. 局麻药中毒表现 主要表现为神经系统毒性反应,严重者可产生心血管功能异常改变。

(1)局麻药中毒基本特点:一般而言,轻度中毒表现为兴奋,重度中毒则可发生抑制。①兴奋型:如患者突然多语不安、紧张且烦躁,进一步可出现谵妄、惊厥或抽搐,以及呼吸与心率加快、血压增高;②抑制型:如精神淡漠、少言寡语、嗜睡、呼叫不醒、昏迷等。临床单纯抑制型较少见,多数为先兴奋后抑制。

(2)神经系统异常症状:通常轻度中毒主要为脑神经异常表现,重度中毒可发生中枢神经异常症状。①脑神经中毒:如硬脊膜外隙注入局麻药被静脉血管丛过量吸收或注入静脉丛内,可"短路"经枕骨大孔进入颅底静脉,直接透过血-脑屏障作用于发自脑干的脑神经,故引起脑神经毒性反应或症状,如患者出现口舌麻木(面神经、舌下神经中毒)、耳鸣眩晕(前庭蜗神经中毒)、视觉模糊(视神经中毒)、发声困难(迷走神经、舌咽神经中毒)等;②高级中枢神经中毒:一般先兴奋后抑制,如多言、惊恐不安、神智错乱、惊厥,严重者意识消失等。

(3)心血管功能异常症状:局麻药过多吸收后,可抑制心肌,致使心肌收缩力降低、传导减慢、不应期延长,从而心率减缓、血压下降、心律失常,乃至休克或心搏停止。

5. 局麻药中毒预防与处理

(1)预防措施:①严格限制用量,杜绝超量;②尽量降低局麻药的吸收,以减少体内的血药浓度;③每次注射局麻药时应习惯性回抽注射器,以避免误注入血管内;④如需采取局麻药混合应用时,应将强效、长效药与中短效药合理搭配为宜,如布比卡因与利多卡因;丁卡因与利多卡因或罗哌卡因与利多卡因等;⑤年老体弱与小儿应减少局麻药用量;⑥如患者对肾上腺素无禁忌证时,可考虑局麻药中适量加入少许肾上腺素,以缓解局麻药的吸收,尤其是在血管丰富的部位应用局麻药;⑦强化监测手段,使用局麻药前应将心电监护仪与脉搏血氧饱和度仪提前连接好,予以全程监护;⑧抢救物品应处于备用状态,如相关药品、各器具及设备(麻醉机或简易呼吸器)等应提前备好。

(2)临床处理:①当患者出现局麻药中毒症状,首先立即停止继续用药,如轻度毒性反应(如口舌麻木、眩晕耳鸣、金属味等),多为一过性,一般无需处理可很快恢复正常;②若发生惊厥、抽搐或癫痫样发作等,立即面罩供氧吸入或辅助呼吸,同时静脉注射苯二氮䓬类药(咪达唑仑2～5mg或地西泮10mg)或适量硫喷妥钠,并观察血流动力学有无异常变化,以便采取对症治疗处理;③药物治疗支持,如阿托品用于心动过缓;麻黄素逆转血压骤降;肾上腺素处理过敏性休克或心血管功能虚脱;除颤器治疗恶性室性心律失常(心室颤动)等;④通常采取支持疗法,包括面罩吸氧、气管插管控制通气、循环支持等。此外,如出现心搏骤停则按心肺复苏处理。

【提示与注意】应予以强调的是,即使采取了上述预防措施,也未必能避免局麻药中毒或毒性反应,如:①高碳酸血症或酸中毒可增加局麻药透过血-脑屏障,易促发脑神经或高级中枢神经毒性反应。但同时使用镇静催眠药后,可能延迟或掩盖即将发生的神经毒性症状;②外周神经阻滞应用局麻药期间,若初次用量或试验量局麻药刚好接近某患者机体毒性反应"预警期",在尚未表现出神经毒性症状时,如继续应用局麻药,用药后可立即导致局麻药中毒;③一般而言,体内局麻药血浆浓度达到一定阈值时则会发生毒性反应,如进入体循环局麻药的浓度超过血浆浓度清除速率,血浆局麻药浓度则会增加,随着透过血-脑屏障局麻药的递增,其临床表现症状则是口舌麻木、眩晕耳鸣、精神兴奋、烦躁不安、骨骼肌抽搐、神志消失等;④肝功能不良与心血管功能减弱患者,如心输出量降低,则可使肝血流量减少,由肝代谢清除局麻药的能力明显受到影响,应用局麻药容易引起中毒;⑤通常局麻药中毒其心脏毒性所需血浆浓度明显高于神经毒性血浆浓度,但心肌对布比卡因较其他局麻药更为敏感,即使局麻药血浆浓度低于神经毒性血浆浓度,心肌也可受到抑制,故临床救治心脏毒性要比神经毒性困难的多;⑥一旦患者因局麻药中毒而发生呼吸停止、意识丧失,甚至心搏骤停,应迅速实施气管插管行呼吸支持,并立即进行心肺复苏;⑦临床应用局麻药期间,务必提高对局麻药毒性反应的警惕性。

141. 为何左旋布比卡因较布比卡因心脏毒性轻?

【术语与解答】①左旋布比卡因作为新型长效酰胺类局麻药,是布比卡因的异构体,虽然左旋布比卡因与布比卡因的化学结构不同,但两者药效和作用持续时间相近;②左旋布比卡因研制成功并应用于临床后,使得对心脏毒性的发生率明显降低,这主要来源于左旋布比卡因化学结构的改变(为布比卡因的左旋体);③由于左旋体对心脏毒性作用远低于消旋体,主要原因是左旋体对脑和心肌组织的亲和力较低,研究发现左旋布比卡因对心肌的抑制作用只有布比卡因的1/3,故临床上应用左旋布比卡因较布比卡因更为安全;④左旋布比卡因的药动学与临床应用以及药物浓度、剂量均与布比卡因相同,也主要用于硬脊膜外隙脊神经干阻滞或蛛网膜下腔脊神经根阻滞。

【麻醉与实践】①0.2%~0.5%左旋布比卡因溶液适用于区域神经丛阻滞或硬脊膜外隙脊神经干阻滞;②由于左旋布比卡因较布比卡因使用安全,故临床有逐渐取代布比卡因的趋势。

【提示与注意】动物实验证明以及相关理论认为,左旋布比卡因具有相对较低的毒性,但机体对药物的个体差异则是肯定的,因此左旋布比卡因使用过量其中毒症状如同其他局麻药,如口唇麻木、躁动不安、语无伦次、耳鸣头晕、肌肉颤动等。

(王世泉　邓　悦　徐　棣　李雅馨)

主要参考文献与推荐读物

1. 吴新民主编. 麻醉学高级教程. 北京:人民军医出版社,2009,86-110.
2. 徐启明主编. 临床麻醉学. 第2版. 北京:人民卫生出版社,2008,63-92.
3. 王世泉,王明山主编. 麻醉意外. 第2版. 北京:人民卫生出版社,2010,71-80.

4. 杨宝峰主编．药理学．第 7 版．北京：人民卫生出版社,2009,118-126.166-177.

5. 戴体俊,喻田主编．麻醉药理学．第 3 版．北京：人民卫生出版社,2012,28-105.

6. 叶铁虎,罗爱伦主编．静脉麻醉药．上海：世界图书出版公司,2008,30-48,199-226.

7. 张黄丽,刘怀琼,葛衡江．左布比卡因的药理学及临床应用．国外医学．麻醉学与复苏分册,2004,25：200-202.

8. 王向兵,曾因明．左布比卡因的药代学、药效学特性及其毒性．国外医学．麻醉学与复苏分册,2004,25：223-225.

第十三章 抗胆碱药与拟胆碱药

    乙酰胆碱是中枢和外周神经系统的内源性神经递质，其释放部位主要在神经突触和神经效应器接头处，能激动毒蕈碱型胆碱受体（M型胆碱受体）和烟碱型胆碱受体（N胆碱受体），前者（M型胆碱受体）主要分布于副交感神经节后纤维所支配的效应器，后者（N型胆碱受体）

主要分布于神经-肌肉接头（N_2受体）和自主神经节突触后膜及中枢神经（N_1受体）。

抗胆碱药也称胆碱能受体阻断药，因可阻断胆碱能受体，从而致使乙酰胆碱神经递质不能与其受体结合而呈现与拟胆碱药相反作用的药物。由于人体存在两种胆碱能受体（M 型受体和 N 型受体），因此，能阻断前者（M 型受体）的药物则称为 M 型受体阻断药（如阿托品、东莨菪碱等）；能阻断后者（N 型受体）的药物则称为 N 型受体阻断药，因 N 型受体又分为 N_1 型受体和 N_2 型受体，故本章主要阐述 M 型受体阻断药（阿托品与东莨菪碱）与 N_2 型受体阻断药（去极化与非去极化类肌肉松弛剂）。

拟胆碱药是指凡能引起类似胆碱能受体兴奋的药物（包括直接或间接激动胆碱能受体的药物），又名胆碱能受体激动药，如临床常用的有毒扁豆碱、新斯的明、溴吡斯的明等。

第一节　M 型胆碱能受体阻断药

M 型胆碱受体阻断药可与其相对应的 M 型胆碱能受体相结合，从而阻断化学性神经递质乙酰胆碱的 M 样作用（也称毒蕈碱样效应），但不产生拟胆碱效应。临床上经常使用的 M 型抗胆碱药物主要有阿托品和东莨菪碱。阿托品和东莨菪碱可与胆碱能神经递质乙酰胆碱争夺胆碱受体，尤其对 M 型胆碱能受体具有高选择性，故能竞争性地对抗乙酰胆碱与 M 型胆碱能受体的结合，达到抑制乙酰胆碱的 M 样作用。

需要指出的是，麻醉前常规使用 M 型胆碱能受体阻断药主要用于抑制呼吸道腺体分泌、预防反射性心动过缓，以及产生轻度镇静和遗忘作用（如东莨菪碱）。由于现今临床上使用的大多静脉麻醉药与吸入全麻药不会刺激上呼吸道产生过多的分泌物，尤其患者长时间禁饮食其体液丢失较多，腺体分泌已减少（口咽常出现干燥），因此，M 型抗胆碱药物作为临床常规应用存在争议，因该类药物的一些副作用常致使患者难以接受（如口干、吞咽不适、心悸等），甚至术后出现中枢神经系统异常症状（如东莨菪碱容易引起老年中枢抗胆碱能综合征，表现为麻醉术后谵妄和嗜睡等）。此外，麻醉术中如出现迷走神经兴奋而心动过缓，仍需重新应用阿托品，故麻醉诱导前或术中若需要应用阿托品或东莨菪碱，可随时静脉注射，既起效迅速，患者又无不适感。但是呼吸道手术或支气管镜与食管镜检查，以及呼吸道表面麻醉患者，其抑制腺体分泌至关重要，术前或麻醉前应用阿托品或东莨菪碱则是必须。

142. 为何阿托品是麻醉患者必备用药？

【术语与解答】阿托品是从颠茄、洋金花、莨菪等植物中提取的 M 受体阻断药。

1. 作用机制　①阿托品可竞争性拮抗乙酰胆碱或胆碱能受体激动药对 M 受体的激动作用，阿托品与 M 受体结合后，由于其本身内在活性小，故一般不产生受体兴奋效应，但能阻断乙酰胆碱或其他胆碱能受体激动药与受体结合，从而拮抗这类药物对 M 受体的激动作用；②由于阿托品为乙酰胆碱的竞争性拮抗药，故阿托品的作用也可被效应器官受体部位的乙酰胆碱所逆转。一般认为，阿托品对内源性乙酰胆碱作用的拮抗比对外源性乙酰胆碱作用的拮抗困难，原因是胆碱能神经末梢所释放的乙酰胆碱离受体较近，导致在神经效应器接头内有高浓度的神经递质到达受体。

2. 药理作用　阿托品一般具有以下作用：①能解除平滑肌痉挛、散瞳、改善微循环；②抑制腺体分泌，减少呼吸道分泌物，但可使基础代谢率增高和体温上升；③作用于心脏窦房节 M_2 受体而增快心率，但老人和新生儿心率增快不显著；④阿托品还具有兴奋呼吸中枢的作用，故可拮抗少部分吗啡所致的呼吸抑制;⑤该药还可预防和减轻手术牵拉所致的迷走神经反射(如眼-心反射、胆-心反射等);⑥阿托品可兴奋延髓和高位大脑中枢,如小剂量(0.2~0.4mg)可使部分患者产生弱的迷走神经兴奋作用,致使出现轻度而短暂的心率减慢;临床剂量可出现呼吸频率稍增快;剂量显著增加(3~5mg)后机体兴奋作用则增强,可出现多语、烦躁不安、谵妄等中枢毒性反应症状;剂量更大,则产生幻觉、定向障碍、运动失调及惊厥等,甚至中枢由兴奋转为抑制,即昏迷与呼吸麻痹,甚至死亡。

【麻醉与实践】阿托品是临床麻醉期间颇为常用的非麻醉性药物,几乎是麻醉手术患者必备用药:①麻醉前应用阿托品主要用于抑制消化道与呼吸道的腺体分泌;②围麻醉期常用于治疗迷走神经过度兴奋所致的窦性心动过缓;③全麻术毕用于拮抗新斯的明的间接拟胆碱作用所致的心率减慢以及上呼吸道腺体过度分泌等,两药(新斯的明与阿托品)搭配使用时一般采取阿托品1mg与新斯的明2mg复合。

【提示与注意】①阿托品与M受体结合后,占据了M受体位点,置换并阻断了乙酰胆碱与M受体的结合,从而拮抗了乙酰胆碱的M样作用;②阿托品具有多种药理作用,临床上用于其某一种作用时,其他作用则成为副作用,而且随着剂量增加,其不良反应也逐渐上升,甚至出现中枢中毒症状;③阿托品对$M_1 \sim M_5$受体均有不同程度的阻断作用,但对窦房结M_2受体的亲和力较强;④为缩短患者麻醉前口干舌燥与心悸等不适感,可在进入手术室前肌肉注射或麻醉诱导前由麻醉医师静脉给予为宜;⑤甲状腺机能亢进患者、高热患者、心肌梗死,以及心率显著增快者慎用;⑥麻醉与手术期间患者出现心动过缓,静脉注射阿托品小于0.4mg有时会使心率更加缓慢(有学者认为低剂量使用可有较弱的外周胆碱能激动效应),也有患者心率先缓慢,然后方可增快,该现象可能是由于阿托品在阻断M胆碱受体之前兴奋了迷走神经中枢所致,应根据情况适宜增加剂量;⑦青光眼、幽门梗阻及前列腺肥大患者禁用;⑧对心肌梗死患者需慎用阿托品,以免心率增快后加重心肌缺血、缺氧;⑨阿托品致死量在成人为80~130mg,儿童约为10mg。

143. 东莨菪碱除抑制腺体分泌外还有何作用?

【术语与解答】①东莨菪碱是从洋金花、颠茄、莨菪等植物中提取的另一种生物碱(为左旋体);②东莨菪碱的作用与阿托品相似,但对心率影响较弱,而抑制腺体分泌作用较强,并具有一定程度的呼吸中枢兴奋以及中枢性镇静作用;③东莨菪碱还是一种具有遗忘特性的抗胆碱能药物,但产生的遗忘并不可靠(因个体差异明显);④该药主要用于不适合应用阿托品的患者。

【麻醉与实践】①因东莨菪碱抑制腺体分泌的作用较强,且存在着中枢性镇静作用(可产生轻度嗜睡和健忘),作为麻醉前用药优于阿托品,故经常作为成人的麻醉前用药;②由于东莨菪碱能抑制大脑皮层而产生嗜睡和健忘,故对该药敏感患者全麻术后常可引起苏醒延迟。

【提示与注意】①东莨菪碱可产生中枢抗胆碱能综合征,主要表现为意识模糊、谵妄、烦躁不安或麻醉后长时间嗜睡等,上述症状是由于该药阻断了中枢神经系统的毒蕈碱样胆碱能受体所造成,故应与全麻术后躁动相鉴别;②应用东莨菪碱的老年患者,若术中或术毕镇痛不全,以及术前已存在疼痛的老年患者,更易引发中枢抗胆碱能综合征;③如应用东莨菪碱而产生中枢抗胆碱能综合征者,可采用毒扁豆碱治疗,因毒扁豆碱为叔胺类药,容易透过血-脑屏障,能特异性解除抗胆碱药物的中枢神经系统毒性,故可用于逆转抗胆碱能药所致的中枢神经异常症状,通常皮下或静脉注射0.5~1.5mg即可,数分钟内即可消除抗胆碱药物的神经毒性;④青光眼患者禁用东莨菪碱。

(王世泉　夏　婧)

第二节　N₂型胆碱能受体阻断药(骨骼肌松弛剂)

N_2型胆碱能受体阻断药主要作用于骨骼肌"最小功能单元"(神经-肌肉接头)的接头后膜上的N_2胆碱能受体,能阻断N_2受体烟碱型效应,从而产生骨骼肌松弛作用。因此,N_2型胆碱能受体阻断药又称为骨骼肌松弛剂或神经肌肉阻断药。

骨骼肌松弛药是目前临床全身麻醉重要的辅助药物之一,由于现今全身麻醉无任何一种全麻药能解决手术患者的所有问题,故常选择骨骼肌松弛剂来辅助全身麻醉,因骨骼肌松弛剂辅助全麻药可优化麻醉质量,解决临床麻醉中的实际问题,并创造手术操作条件。骨骼肌松弛药在临床上的应用,改变了依赖深度麻醉以求得肌肉松弛的弊端,避免了深度麻醉给患者带来的不良影响(尤其使得小儿、年老体弱及危重疑难患者避免了全麻过深对机体所产生特有的循环功能抑制),也使得麻醉操作与麻醉管理非常便利和具有可控性,并且在呼吸机治疗与正压通气支持方面也发挥了其特有的作用。此外,虽临床上实施气管插管时并非必须应用骨骼肌松弛药,但该药所致的咬肌与声带肌松弛可提供理想的喉镜显露声门和气管插管条件。

144. 为何全麻手术患者大都使用骨骼肌松弛药?

【术语与解答】骨骼肌松弛药也称肌肉松弛药(简称肌松药),该药能选择性地作用于神经-肌肉接头(骨骼肌最小功能单元),与神经-肌肉接头后膜上的N_2胆碱受体相结合,竞争性、暂时性阻断了乙酰胆碱神经递质与N_2受体的结合,即N_2型烟碱样作用被阻断,从而达到骨骼肌松弛作用。

1. 肌松药类型　肌松药分为去极化与非去极化两大类,目前临床上所使用的去极化类肌松药只有琥珀胆碱,其作用短暂,呼吸功能恢复较快,停药后无需拮抗。而非去极化类肌松药的作用大多较持久,呼吸功能恢复较慢,术毕则需要逆转。此外,临床上根据肌松药的时效不同,又大致分为短效、中效和长效三类。

2. 肌松药作用机制　去极化肌松药与非去极化肌松药的作用部位均为神经-肌肉接头后膜,两种类型肌松药的分子大都具有与乙酰胆碱(ACh)神经递质相似的结构,但比ACh竞争N_2受体的能力强大,从而能预先同接头后膜(终板膜)上的N_2型胆碱能受体暂时性、可逆性结合,所不同的是两类肌松药结合后而产生的阻滞方式不同。

3. 肌松药作用特点　两类肌松药作用特点如下。

(1)去极化肌松药:①静脉注射琥珀胆碱后,最初可出现短暂的肌束颤动性收缩(肌肉组织发达者更为明显),然后骨骼肌才处于松弛状态;②对强直刺激或"四个成串"刺激不出现衰减;③连续用药可产生快速耐药性;④胆碱酯酶抑制剂不但不能拮抗其肌肉松弛作用,有可能加强肌松作用。

(2)非去极化肌松药:①静脉注射该类药物后无肌束震颤现象;②对强直刺激或"四个成串"刺激可出现衰减;③非去极化类肌松药相互之间有增强作用;④胆碱酯酶抑制剂可逆转该类肌松药的阻滞作用。

4. 肌松药代谢途径　肌松药的代谢方式主要有三种途径:①血浆假性胆碱酯酶水解(如琥珀胆碱);②肝、肾功能代谢、排泄(如维库溴铵、罗库溴铵、泮库溴铵、哌库溴铵等);③经霍

191

夫曼(Hofmann)效应自行降解消除(如阿曲库铵、顺式阿曲库铵)。

5. 临床应用　肌松药用于临床麻醉后彻底改变了依赖加深全身麻醉获得肌肉松弛的问题。由于肌松药可满足所有手术的需求,故肌松药已成为全身麻醉重要的辅助用药,其临床适应证为:①用于全麻快速诱导后实施气管内插管;②便于全麻术中呼吸管理和创造满意的手术条件;③因应用肌松药后,浅全麻下即可获得满意的肌肉松弛,从而可降低长时间深全麻对机体产生的不利影响,同时也减少了某些麻醉药的用量;④全麻术中除可降低机体代谢外,还可消除长时间自主呼吸所致的呼吸肌疲劳,以及减少机体耗氧量;⑤全麻应用肌松药可有效防止低温麻醉时的寒战;⑥肌松药可用于长时间机械通气患者,可使自主呼吸与机械控制通气(呼吸机通气)同步,以避免人-机对抗,有利于某些呼吸系统疾病的治疗;⑦肌松药可用来解除急性重度喉痉挛或顽固性肌痉挛,以及控制严重局麻药中毒引起的肌肉抽搐等。

【麻醉与实践】现今全身麻醉基本离不开肌松药,其优点虽多,但必须了解和熟悉各种肌松药的特性,只有合理、正确的使用方能发挥其理想作用:①肌松药并非麻醉药,但能解决诸多全身麻醉药无肌肉松弛作用或肌松作用较差的缺陷,还可降低或避免全麻过深所致患者生理功能的干扰或抑制,并能提供优良的手术操作条件;②临床上通常根据病情特点、麻醉方法、手术时间等选择使用肌松药;③务必明确肌松药只能使骨骼肌麻痹,而不能产生麻醉作用,更不能使患者的意识和感觉消失,也不可能产生遗忘作用。因此不能取代镇静药、镇痛药与全麻药,在全身麻醉期间必须保持应有的全麻深度;④临床应用肌松药既有优点,又有缺点,前者(优点)则能解决和提高麻醉操作技术(如气管插管与呼吸管理等)以及满足手术需要,减少麻醉药用量,术毕患者神志恢复较快。后者(缺点)则主要干扰或影响术毕患者呼吸功能的恢复,甚至是致命性隐患。做为麻醉医师关键是如何发挥其优点,避免其缺点。

【提示与注意】应用肌松药应注意以下几方面:①无论使用何种肌松药,必须加强呼吸管理(包括手控呼吸或机械通气),即只有在保证充分给氧和有效通气的前提下才可使用肌松药;②肌松药是全麻辅助用药,其本身没有麻醉和镇痛、镇静作用,更不能使意识消失,麻醉术中必须维持一定全麻深度的情况下方可使用肌松药;③临床麻醉中使用肌松药最主要的担心是全麻术中知晓和术后残留肌松作用,前者(术中知晓)对患者心理及精神损伤颇大,后者(术后残留肌松作用)可间接引起患者苏醒延迟或(和)呼吸肌不能恢复其正常功能,严重者若未被及时发现,且又得不到及时处理,可因严重缺氧和二氧化碳蓄积而导致患者呼吸心搏停止;④肌松药不仅能与 N_2 型胆碱受体相结合,同时还可稍部分作用于 N_1 和 M 型胆碱受体,这是该类药引起心血管和自主神经系统不良反应的主要原因,需注意观察;⑤烧伤患者可出现对非去极化类肌松药作用的耐药现象,维持用量需予以注意;⑥一般认为,界定"四个成串"刺激(TOF)<0.6,其机体仍伴有肌无力,当 TOF >0.7 时,患者则能够睁眼、抬头,并具有适当的呼吸能力,故临床上确定无残留肌松作用的标准必须是 TOF $\geqslant 0.7$。但临床观察发现,TOF $\geqslant 0.7$时并非就安全,因存在着个体差异,少数患者仍有可能出现残余肌松作用,因此,只有在 TOF $\geqslant$0.9 时,患者的全身性肌肉活动方完全恢复正常(包括咽喉部肌肉)。

145. 琥珀胆碱有何优点与缺点?

【术语与解答】①琥珀胆碱属去极化类超短时效肌松药,因其分子结构与乙酰胆碱类似,故用药后能与神经-肌肉接头后膜的乙酰胆碱受体结合,产生与乙酰胆碱效应相似,但更持久的去极化作用,从而致使全身骨骼肌松弛;②琥珀胆碱是目前临床上唯一可使用的去极化肌松药,也是唯一起效最为迅速而又超短作用的肌松药,静脉首次注射后,很快出现短暂的肌纤维成束性颤动,一般30秒钟后肌肉开始松弛,约1分钟时全身肌肉完全松弛;③不同个体其药效维持时间约5~10分钟;④该药静脉注射后即开始被血浆假性胆碱酯酶所水解,其中间代谢产物琥珀单胆碱又有弱的肌肉松弛作用,其强度约为琥珀胆碱的2%,但其时效较琥珀胆碱长。此外,若体内血浆假性胆碱酯酶活性降低时可延长琥珀胆碱的时效,尤其该酶存在质的异常时;⑤琥珀胆碱进入血液发挥效应后约90%被血浆假性胆碱酯酶所水解,约有10%以原形经肾脏随尿排出;⑥用药剂量过大与用药时间过长,可能出现快速耐药性或Ⅱ相阻滞(类似非去极化阻滞);⑦抗胆碱酯酶药不能拮抗琥珀胆碱的肌松作用,相反有可能抑制血浆胆碱酯酶活性而强化和延长琥珀胆碱的作用。

【麻醉与实践】①琥珀胆碱作用迅速,当全麻诱导后,待患者意识消失,静脉注射琥珀胆碱1.5mg/kg,则在30~60秒内立即起效,但持续时间短暂,约5~10分钟。若静脉注射1mg/kg一般可维持呼吸暂停4~7分钟。通常气管插管操作一般在3分钟内均可完成,这非常适用于全麻诱导实施气管插管,故琥珀胆碱单次静脉注射主要用于全麻快速诱导后气管插管,尤其一些气管插管困难患者,可采取琥珀胆碱辅助全麻诱导,一旦气管插管未能成功,可面罩人工通气辅助呼吸,患者自主呼吸可在3~5分钟恢复,该优点则比使用中长效非去极化肌松药安全;②0.1%~0.2%浓度的琥珀胆碱单独或与1%普鲁卡因合用持续静脉滴注,常作为全麻复合用药,以利于麻醉与手术中的维持,此外,普鲁卡因能增强琥珀胆碱的肌肉松弛作用,可减少琥珀胆碱的用量;③儿童对琥珀胆碱较成人相对不敏感,气管插管用量可增至1.5mg/kg。在紧急情况下若未能建立静脉通路,琥珀胆碱还可稀释后肌注以及气管内或舌下给药(如严重喉痉挛出现呼吸危象时用药)。

【提示与注意】琥珀胆碱不良反应也较多,应全方面权衡考虑使用。

1. Ⅱ相阻滞　①琥珀胆碱长时间静脉输注,其终板膜持续性去极化,则可引起N_2受体的离子通道和构型发生改变,从而可产生Ⅱ相阻滞,通常临床表现为类似非去极化肌松药所产生的肌松效应,其发生率一般与琥珀胆碱用量大、输注持续时间长,以及相互搭配药物(如局麻药普鲁卡因)等因素有关;②其他因素也可引起或影响Ⅱ相阻滞,故Ⅱ相阻滞是一个较复杂且不断变化的现象,因此很难预测胆碱酯酶抑制剂拮抗去极化肌松药所导致的Ⅱ相阻滞的效果;③若患者出现Ⅱ相阻滞,停用琥珀胆碱,可在较短时间内恢复肌力。

2. 高钾血症　琥珀胆碱所引起的骨骼肌肌纤维去极化,可使肌细胞内钾离子释放,正常机体一般无任何影响,但对已存在血钾增高患者易导致高钾血症而引起严重的心律紊乱,如麻醉前血钾已达5.3~5.5mmol/L的患者,以及大面积烧伤、软组织挤压损伤、多发性骨折、截瘫、严重腹腔感染,乃至脊髓或神经损伤等患者,静脉注射琥珀胆碱后可引起严重高钾血症,甚至导致心搏停止,故应避免使用。

3. 恶性高热　是一种遗传性疾病,多种因素均可导致其发生,但琥珀胆碱是最易诱发的因素之一。若恶性高热易感患者应用琥珀胆碱后,出现下颌不松、肌肉僵硬、心律紊乱、酸中毒、高热、高碳酸血症、肌球蛋白尿与肌红蛋白血症等,则可能诱发恶性高热,常因病情严重而引起死亡。因此,一旦静脉注射琥珀胆碱后出现咬肌不松弛或肌肉强直,应警惕恶性高热的发生。

4. 眼内压增高　琥珀胆碱静脉注射后1分钟眼内压开始升高,2~4分钟达高峰,约5~10分钟后逐渐下降,故对青光眼或眼球穿透性外伤患者应禁用。

5. 颅内压增高　琥珀胆碱升高颅内压的时间并不长,用药数分钟后颅内压即开始回降,但对颅内压已升高所致颅内顺应性差的患者再应用琥珀胆碱,将导致颅内压进一步升高,且持续时间也较长。

6. 胃内压升高　琥珀胆碱静脉注射后,由于腹壁肌肉成束性收缩,可使部分患者胃内压有不同程度的上升,尤其对饱胃患者有可能引起胃内容物反流与误吸。

7. 术后肌肉疼痛　使用琥珀胆碱诱导的患者,约有 20% 术后出现肌肉疼痛,琥珀胆碱的去极化作用,以及骨骼肌纤维成束收缩可能是产生术后疼痛的因素,若预先静脉注射小剂量非去极化肌松药或苯二氮䓬类药(咪达唑仑、地西泮),可有助于减轻或避免术后肌肉疼痛。

8. 心血管副作用　由于琥珀胆碱可兴奋自主神经系统的胆碱能受体,故可产生心律失常,包括窦性、结性或室性心律紊乱,尤其易产生窦性心动过缓,主要常见于琥珀胆碱首次用量 5 分钟后再次静脉追加用药时,若气管插管前未用阿托品,以及副交感神经张力相对增高的儿童更易发生。

146. 泮库溴铵有何特点?

【术语与解答】①泮库溴铵是人工合成的双季铵甾类长时效非去极化肌松药,在体内代谢羟化,其代谢产物中以 3 羟基化合物的肌松作用最强,约为泮库溴铵的 40% ~ 50% ,消除后经肾和肝排出,若肝、肾功能不全时可延长其在体内的消除;②泮库溴铵在临床使用剂量范围内无神经节阻滞作用,也不释放组胺,所以不致引起低血压;③此药能轻度减弱迷走神经作用和释放儿茶酚胺作用,因此,可导致心率增快、血压稍升高,尤其大剂量应用时更为明显;④应用胆碱酯酶抑制药可逆转泮库溴铵的残余作用,若体内泮库溴铵时效降低显著时逆转更为快捷;⑤该药静脉注射后 1 分钟开始起效,约 3 分钟后肌肉可完全松弛,作用持续时间约 50 分钟。

【麻醉与实践】①全麻诱导静脉注射泮库溴铵 0.08 ~ 0.1mg/kg,约 3 分钟后可以顺利进行气管插管;②较大剂量应用,如静脉注射 0.12 ~ 0.2mg/kg,其作用明显提前,一般在 90 秒钟后即可进行气管插管,但心率也随之显著增快;③泮库溴铵适合于心率较慢且手术时间较长患者的麻醉诱导与维持。

【提示与注意】①泮库溴铵静脉注射后可引起心动过速、血压稍升高,若大剂量应用更为明显,故对伴有心血管疾病者,尤其心率快、血压高患者应慎用;②该药有抑制胆碱酯酶活性的作用,故可延长普鲁卡因等酯类局麻药的作用;③重症肌无力患者与嗜铬细胞瘤患者禁用,高位截瘫或长期卧床等患者应减量使用。

147. 哌库溴铵有何特点?

【术语与解答】①哌库溴铵是一长时效甾类非去极化肌松药,可竞争性作用于神经-肌肉接头后膜的乙酰胆碱受体,其强度约为泮库溴铵的 1 ~ 1.5 倍。此外,哌库溴铵的长时效作用还取决于剂量的递增及个体敏感性;②临床应用剂量无心血管不良反应,也不释放组胺;③其消除途径主要经肾脏,以原形通过尿液排泄,少量随胆汁排出,在体内几乎不代谢,消除半衰期约为 100 分钟,肾功能不全患者可明显延长其半衰期;④对于老年患者,哌库溴铵的起效时间推迟约 50% ,但药效持续时间没有区别。

【麻醉与实践】①哌库溴铵主要用于手术时间较长的全麻患者和需要长时间带气管插管行呼吸机治疗的患者;②全麻诱导气管插管剂量一般为 0.08 ~ 0.1mg/kg。

【提示与注意】①哌库溴铵应用过量可长时间致呼吸停止,且术后残余肌松作用发生率高;②重症肌无力和对哌库溴铵及溴化物过敏者禁忌。

148. 维库溴铵有何特点？

【术语与解答】①维库溴铵是一中时效单季铵甾类非去极化肌松药,该药与泮库溴铵结构有些相似,但即使静脉注射较大剂量的维库溴铵也不引起组胺释放,故维库溴铵无心血管不良反应(即不引起心率增快与血压升高),适用于伴有心血管疾患的患者和中、短小手术患者;②由于维库溴铵对自主神经系统无明显作用,当应用拟胆碱药或 β-受体阻滞剂,以及钙通道阻滞药时容易引起心动过缓;③维库溴铵主要经胆汁排泄,而肾脏排泄相对较少。

【麻醉与实践】①维库溴铵在溶液中不稳定,因此被制成冻干粉剂,使用时每支需加 2ml 生理盐水或注射用水溶解;②用于气管插管剂量为 0.08~0.15mg/kg,约 3 分钟后喉部肌肉松弛完善,即可进行气管插管。此外术中可间断静脉注射 0.02~0.04mg/kg 用于全麻维持。

【提示与注意】①维库溴铵用于肝功能受损或肝硬化,以及阻塞性黄疸患者,其作用时间明显延长,因此应减量使用或慎用;②曾对维库溴铵或溴化物过敏者禁用。

149. 罗库溴铵有何特点？

【术语与解答】①罗库溴铵是临床上起效较快的近似中时效甾类非去极化肌松药,药液性质稳定,通过与运动终板膜处的 N_2 型乙酰胆碱受体结合而产生作用,静脉注射其 ED_{95} 值约为 0.3mg/kg;②罗库溴铵起效时间虽不如琥珀胆碱,但较其他非去极化肌松药如:泮库溴铵、哌库溴铵、维库溴铵及阿曲库铵与顺式阿曲库铵等都迅速;③罗库溴铵是目前非去极化肌松药中起效最快的肌松药,全麻诱导气管插管剂量为 0.6~0.8mg/kg,而术中维持剂量一般为 0.15mg/kg,如采用静-吸复合全麻者,若术中长时间应用吸入性全麻药,维持剂量可适当减少至 0.075~0.1mg/kg;④动物实验证明此药对心血管无明显作用,不释放组胺;⑤罗库溴铵的药代动力学与维库溴铵相似,主要通过肝胆系统消除,12~24 小时经尿液排泄约占 40%,43% 经粪便排出,肾功能不全并不影响其时效与药代动力学。而肝功能障碍患者,罗库溴铵清除率可下降,并能延长其时效。

【麻醉与实践】①全麻诱导时可静脉注射罗库溴铵 0.6~0.8mg/kg,一般对所有手术患者均能在 1.5 分钟达到理想的气管插管条件,但插管条件的优良率低于琥珀胆碱。若静脉注射增至 0.9~1mg/kg,则能显著缩短全麻诱导至气管插管的时间,且气管插管优良率接近于琥珀胆碱 1mg/kg;②罗库溴铵较适合于全麻短小手术,以及门诊全麻手术。

【提示与注意】①罗库溴铵减轻迷走神经作用介于维库溴铵与泮库溴铵之间,为达到快速的插管条件,若静脉注射罗库溴铵增加至 0.9mg/kg 以上,虽气管插管时间可提前至 1 分钟时进行,但也使心率相对增快,对伴有心血管病者应注意;②对患脊髓灰质炎患者禁用,而重症肌无力或肌无力综合征患者应慎用,因很小剂量便可能产生很强的肌肉阻滞作用,术中应根据情况调整剂量;③禁用于对罗库溴铵或溴化物有过敏反应者;④肥胖患者罗库溴铵应用剂量应相对减少,因其自主呼吸恢复可延迟;⑤低温情况下罗库溴铵的时效可延长;⑥低钾血症、高镁血症、低钙血症(如大量输血后)、低蛋白血症、脱水、酸中毒等可使罗库溴铵的作用增强,需予以注意。

150. 阿曲库铵利与弊有哪些？

【术语与解答】①阿曲库铵也称卡肌宁,为中时效非去极化肌松药,其优点是在体内消除不依赖肝、肾功能代谢及排泄,而是通过非特异性酯酶水解与霍夫曼(Hofmann)效应自行降解消除;③阿曲库铵快速静脉注射较大剂量时,有可能引起低血压和心动过速,甚至出现细小支气管平滑肌痉挛性收缩,通常临床应用剂量发生低血压或细小支气管痉挛者较少,但快速注射(少于15~30秒)可能导致低血压;③全麻诱导时,静脉注射阿曲库铵0.3~0.6mg/kg,起效时间一般在2分钟后,增加剂量可缩短起效时间和延长其时效;④阿曲库铵维持作用时间约为15~30分钟,并能被抗胆碱酯酶药非特异性拮抗。

【麻醉与实践】①静脉注射0.3~0.6mg/kg阿曲库铵辅助全麻药诱导,约3分钟时全身肌肉松弛,此时可顺利进行气管插管操作;②由于阿曲库铵通过非特异性酯酶水解与霍夫曼降解消除,故可用于肝、肾功能不全手术患者的全麻气管插管与术中麻醉维持,以及需要呼吸机支持治疗的气管插管患者。

【提示与注意】①霍夫曼降解使得阿曲库铵必须在4℃冰箱内保存,室温下储存或转运期间均可使阿曲库铵的药效活性自发降解,故从4℃环境下取出后应立即使用,不宜在常温下保持时间过长;②阿曲库铵有促使机体组胺释放作用,主要与注射剂量和浓度呈正相关,因此,对支气管哮喘患者以及其他有过敏史者禁用;③较大剂量应用有可能引起低血压、心动过速,甚至细小支气管痉挛,应予以注意。

151. 顺式阿曲库铵为何比阿曲库铵优点多?

【术语与解答】①顺式阿曲库铵是一中时效、非去极化类骨骼肌松弛剂,能超前性与神经-肌肉接头后膜的乙酰胆碱受体结合,以拮抗乙酰胆碱的效应,从而产生竞争性的神经-肌肉传导阻滞作用,且此种作用很容易被胆碱酯酶抑制剂(如新斯的明或腾喜龙)所逆转;②顺式阿曲库铵主要是通过在生理性 pH 值及体温下经过霍夫曼(Hofmann)效应途径代谢和清除,肝和肾脏是其代谢物的主要清除途径,而这些代谢物不具有神经-肌肉传导阻滞作用;③肝、肾功能不良患者不影响顺式阿曲库铵的代谢;④吸入性全麻药与顺式阿曲库铵复合应用,可使后者作用时效延长,尤其恩氟烷与异氟烷更为显著;⑤顺式阿曲库铵与阿曲库铵不同之处在于无组胺释放,较大剂量应用也不会引起血压下降;⑥与其他骨骼肌松弛药一样,用于老年患者起效稍慢,但老年人用药量无需调整,其药效动力学特征与年轻成年患者类似。此外,该药也可使用于危重病患者;⑦2~12岁儿童诱导剂量为 0.1mg/kg,起效时间比成人快,临床作用时间较短且自行恢复也快。成人诱导剂量为 0.15~0.2mg/kg。

【麻醉与实践】①顺式阿曲库铵用于全麻诱导或全麻维持均可,尤其肝肾功能不良患者,即使肾功能衰竭或肝病晚期患者应用该药也无需调整剂量,因顺式阿曲库铵的药效动力学特点在该类患者使用与肝肾功能正常患者类似;②与阿曲库铵不同,给予顺式阿曲库铵后,血浆中组胺水平并不出现剂量依赖性升高,即使在剂量高达 8 倍 ED_{95},顺式阿曲库铵也不影响心率和血压;③顺式阿曲库铵起始剂量一般为 0.15mg/kg,3 分钟后尚可使气管插管操作得到满意,术中维持可根据复合其他麻醉类药物的效能调整其用量;④重症肌无力患者及其他形式的神经-肌肉疾病患者对非去极化类肌肉松弛剂的敏感性显著增高,此类患者麻醉期间使用顺式阿曲库铵的剂量以小于 0.02mg/kg 为宜。

【提示与注意】①低体温及酸中毒时顺式阿曲库铵的作用则增强,应减量应用;②不宜与硫喷妥钠等碱性药物混合使用;③对于应用其他神经-肌肉药物过敏的患者若使用顺式阿曲库铵时应引起高度重视,因有报道存在神经-肌肉阻滞剂的交叉反应,故对阿曲库铵或苯磺酸过敏者禁用。此外,本品禁用于孕妇;④与一种或多种麻醉药复合应用,偶可出现不良反应,如皮肤潮红或皮疹、低血压及细小支气管痉挛等;⑤顺式阿曲库铵稳定性能差,务必在2℃~8℃的冰箱内保存,从冰箱内取出后须及时使用,否则其药效则降低;⑥临床上所使用的顺式阿曲库铵并非一家制药厂生产,故2℃~8℃环境24小时或20℃环境24小时药效降解不同,但其降解速率均随着温度的增高和时间的延长其降解呈递增性。

（王世泉　夏　婧）

第三节　骨骼肌松弛药与麻醉关系

骨骼肌松弛药(简称肌松药)能特异性的与神经-肌肉接头后膜上的 N_2 受体相结合,可暂时性阻断乙酰胆碱神经递质在神经-肌肉间的传递,从而使骨骼肌产生松弛作用。肌松药的临床应用改变了过去依靠深全麻以求得肌肉松弛的局面,现今可在适宜的浅全麻下辅以肌松药即能满足手术要求,避免了深度全麻患者所付出的生理性代价,因此肌松药已成为现代临床麻醉中不可缺少的辅助用药。此外,临床应用该类药物必须具备呼吸支持器具和设备,且由熟悉呼吸道管理和呼吸功能维持的专业人员用药(如麻醉医师或 ICU 医师),因其他人员应用肌肉松弛药非常危险。

152. 肌肉松弛药竞争性与非竞争性作用机制有何不同?

【术语与解答】①肌肉松弛药是一类作用于骨骼肌最小功能单元(神经-肌肉接头)的药物,该类药物与神经-肌肉接头后膜的 N_2 型乙酰胆碱受体(AChR)具有亲和力,加之竞争 AChR 能力比乙酰胆碱(ACh)强,故能特异性阻断 ACh 与 AChR 的结合,致使 ACh 在神经-肌肉间的兴奋性传导丧失,从而产生骨骼肌松弛作用;②肌松药根据其作用机制不同,可分为去极化肌松药与非去极化肌松药两大类,前者(琥珀胆碱)有着与 ACh 相似的作用,结合 AChR 后,能较持久的产生去极化效应,同时致使神经-肌肉接头后膜的 AChR 不能对来自神经-肌肉接头间隙的 ACh 起反应;而后者(非去极化类肌松药)则能竞争性地阻断 ACh 的去极化作用,而产生该类型肌松药特有的非去极化阻滞;③目前用于临床的去极化肌松药只有琥珀胆碱,而广泛应用的以及新研制的肌松药均为非去极化类肌松药;④一般而言,肌松药的作用机制主要是竞争性阻滞,少数则为非竞争性阻滞。

1. 竞争性阻滞　①去极化肌松药与非去极化肌松药的主要作用部位均为神经-肌肉接头后膜的 AChR,两者都比 ACh 竞争 AChR 的能力强大,故可领先占有 AChR;②虽肌松药能竞争性占有 AChR,但这种结合是暂时性、可逆性的结合;③去极化或非去极化肌松药与接头后膜的 AChR 结合后,产生的阻滞机制有所不同。

(1)去极化肌松药的作用机制:①琥珀胆碱有着与 ACh 相似的分子结构,与 AChR 结合后,产生与 ACh 相似但较持久的去极化作用;②琥珀胆碱不在神经-肌肉接头间隙被乙酰胆碱酯酶所水解,故从 AChR 脱落的肌松药分子还可重新与 AChR 再次结合,从而致使终板膜持续性去极化;③在琥珀胆碱与接头后膜的 AChR 结合期间(两者亲和力高),接头后膜的 AChR 对来自接头间隙的 ACh 不再具有结合能力,此时的神经-肌肉接头继续保持着去极化阻滞作用,从而机体的肌肉张力降低、消失和肌松效应延长;④去极化肌松药对骨骼肌具有双向效应,先出现肌肉呈束状收缩,继之骨骼肌松弛;⑤琥珀胆碱虽不能被接头间隙内的乙酰胆碱酯酶(真性胆碱酯酶)所水解,但可通过扩散或顺着浓度差而向血浆中转移,进入血浆和肝血流的琥珀胆碱则被血浆胆碱酯酶(假性胆碱酯酶)全部水解为琥珀酸和胆碱(极少量琥珀胆碱以原形经肾脏随尿排出),最终使琥珀胆碱的浓度逐渐下降而代谢、排泄,当接头后膜 AChR 的琥珀胆碱不断消除,则使终板膜的持续去极化可逐渐转归,并恢复其生理性复极化;⑥琥珀胆碱具有Ⅰ相阻滞作用,因琥珀胆碱分子构型与乙酰胆碱相似,与神经-肌肉接头后膜的AChR结合后,可使终板膜产生去极化效应,骨骼肌先成束状收缩,而后呈现肌肉松弛,该终板膜持续性去极化称为Ⅰ相阻滞。但大剂量或长时间持续性应用去极化肌松药琥珀胆碱,神经-肌肉接头后膜去极化阻滞的性质易演变为非去极化阻滞,其肌松时效可明显延长,此时已由Ⅰ相阻滞演变为Ⅱ相阻滞;⑦琥珀胆碱产生的去极化作用不但不能被乙酰胆碱酯酶抑制药所逆转,而且抗胆碱酯酶药可增强其去极化效应。

(2)非去极化肌松药的作用机制:①该类肌松药对AChR更具有亲和力,能与ACh竞争接头后膜的AChR,AChR失去了与ACh的结合,因此ACh在终板膜的去极化作用被非去极化肌松药所阻断,从而使骨骼肌处于松弛状态;②非去极化肌松药与接头后膜的AChR结合后并不像ACh那样促进终板膜的离子通道开放(不能使终板膜Na^+通道开放产生去极化的终板电位),而是当接头后膜AChR大量被非去极化肌松药占据后,终板膜就没有足够的AChR再与来自接头间隙未被水解的ACh相结合,因此ACh引起的终板电位总和达不到周围肌膜兴奋的阈电位,所以肌细胞不能产生动作电位,从而也阻滞了神经-肌肉接头兴奋性传导;③乙酰胆碱酯酶抑制药可拮抗非去极化肌松药的残余作用。

2.非竞争性阻滞　肌松药除作用于接头后膜的AChR外,还可能通过其他机制作用于AChR,以改变AChR的功能而产生肌肉松弛作用,如离子通道阻滞或脱敏感阻滞。①离子通道阻滞:由肌松药分子直接阻塞离子通道,影响离子流通,使终板膜不能正常的去极化,从而减弱或阻滞了神经-肌肉的兴奋传递;②脱敏感阻滞:是‘AChR对去极化肌松药开放离子通道的作用不敏感,故不能使离子通道开放。

【麻醉与实践】现今临床上实施全身麻醉大都复合应用肌松药,明确去极化与非去极化肌松药的竞争性与非竞争性作用机制,有利于临床肌松药的使用与相关问题的解决。此外,去极化或非去极化肌松药的应用可根据病情特点选择,随着临床麻醉的深入和发展,逐步认为:①无论去极化或非去极化肌松药,只要增大临床用量,以提高神经-肌肉接头处肌松药的浓度,就能竞争性的占据更多接头后膜的AChR,而ACh占据AChR就越少,两类肌松药终板膜的去极化或非去极化作用越能体现;②去极化肌松药(目前临床上只有琥珀胆碱一种)因持续性输注用于长时间的手术患者麻醉维持不方便,故作为全麻术中维持用药越来越少,但用于全麻诱导气管内插管或短小手术者则适宜;③非去极化肌松药单次应用较去极化肌松药时效长,用于全麻诱导及维持均可,现今临床应用非去极化肌松药已是主流。由于肌松药没有镇痛、镇静及意识消失作用,而在全身麻醉期间必须保持应有的全麻深度,以防止患者术中知晓,因此,绝不能用以取代镇痛药、镇静药及全麻药。此外,肌松药对呼吸肌作用非常显著,故在没有呼吸支持条件下和(或)不具备建立有效人工通气技术时,绝不允许使用肌松药;④骨骼肌对肌松药的敏感性并非同步,主要因不同部位的骨骼肌对肌松药的反应存在很大差异,如松弛部位的肌肉(眼部、颜面部、咽喉部以及颈部肌肉)较易被松弛,其次为上下肢肌肉、肋间肌和腹部肌肉,而膈肌最后松弛。但肌力恢复时的顺序则与此相反,最后松弛的肌群(如膈肌)则最早恢复,其最先松弛的肌群(如咽喉肌群)则最晚恢复肌力。所以上呼吸道结构异常患者(如睡眠打鼾明显者)全麻术后即使呼之睁眼,拔出气管插管后仍可引起上呼吸道梗阻而通气不畅或不足;⑤由于肌松药与接头后膜的AChR结合是暂时性、可逆性结合,故神经-肌肉接头处ACh的浓度逐渐增高与肌松药分子的浓度逐渐降低均有利于骨骼肌阻滞的恢复;⑥给予抗胆碱酯酶药逆转非去极化肌松药后,神经-肌肉接头功能的恢复包含两个过程,其一是抗胆碱酯酶药的逆转作用,其二是肌松药的自身代谢、消除过程,一般情况下,体内肌松药代谢、清除越快,其抗胆碱酯酶药逆转的速度也越快。此外,由于非去极化类肌松药的时效不同,故采用新斯的明拮抗该类肌松药时,短、中时效肌松药(如米库氯铵、罗库溴铵、维库溴铵等)被逆转的速度比长时效肌松药(哌库溴铵、泮库溴铵)被逆转的速度快。

【提示与注意】肌松药的作用机制除竞争性与非竞争性阻滞外,其效应还受诸多因素的影响,临床应用务必全面综合考虑。

1. 年龄　①新生儿及婴儿对去极化肌松药较不敏感,使用剂量应相对增大。而对非去极化肌松药敏感,只是消除半衰期延长;②老年患者应用肌松药其时效均增强,主要是代谢、排泄延长。

2. 药物　镁制剂(如硫酸镁)可影响非去极化肌松药的代谢,其机制是:①镁离子通过钙离子通道阻滞作用而增强或延长非去极化肌松药的作用;②镁离子可抑制运动神经-肌肉接头前膜 ACh 的释放,阻断神经-肌肉接头处的传导,从而降低或解除骨骼肌的收缩作用。

3. 低体温　体温过低可延长所有肌松药的时效。

4. 吸入性全麻药　临床上所使用的吸入性全麻药其本身均有一定程度的肌肉松弛效应,故能显著增强肌松药的作用,尤其明显延长非去极化肌松药的时效。

5. 肝、肾功能障碍　肝、肾功能不良者可影响肌松药的代谢及消除,但对阿曲库铵与顺式阿曲库铵则影响甚微(该两者药物属霍夫曼效应代谢),可忽略不计。

6. 局麻药普鲁卡因　该药与琥珀胆碱均由血浆假性胆碱酯酶水解,因此,两者复合应用可增强琥珀胆碱的肌肉松弛作用和延长其时效。

7. 重症肌无力患者　对非去极化肌松药非常敏感,而对去极化肌松药相对不敏感,但后者易产生Ⅱ相阻滞。此外这类患者术前常规采用抗胆碱酯酶药治疗,术后患者可能对肌松药的敏感性产生改变,因此,用药需十分谨慎。

8. 肌无力综合征患者　对去极化与非去极化肌松药均十分敏感,应用须慎重考虑和全面衡量。

9. 电解质紊乱或酸碱失衡　①低钾血症或高钠血症可增强非去极化肌松药的作用和时效,而低钙血症或高镁血症则可减少乙酰胆碱的释放,间接增强非去极化肌松药的作用;②呼吸性酸中毒可增加筒箭毒碱及泮库溴铵的肌松作用,且使其作用不易被新斯的明所拮抗;③代谢性碱中毒同样可抑制新斯的明对泮库溴铵的逆转。

153. 肌肉松弛药应用原则是什么?

【术语与解答】为减少肌肉松弛药应用导致的并发症或意外,一定要掌握肌松药的应用原则:①无呼吸支持设备(如麻醉机、呼吸机)与未建立人工呼吸道患者或即使两者均具备,但麻醉机或呼吸机操作欠熟练者,禁忌使用肌松药;②应用肌松药后必须加强呼吸支持与管理,严密观察其呼吸功能指标,避免医源性呼吸功能危象及不测;③应根据手术种类、手术时间和病情特点等选择合适的肌松药,防止用药剂量过大或反复多次给药,以及忽略肝肾功能所产生的副作用;④肌松药仅是全身麻醉的辅助用药,其本身没有麻醉和镇痛作用,所以全身麻醉患者必须维持一定的全麻深度,防止和避免只重视肌松作用而忽视全麻深度所导致的患者术中知晓与应激反应;⑤应用肌松药的患者,手术完毕需严密观察呼吸功能恢复情况,必须待自主呼吸、潮气量、各种保护性反射、肌张力均恢复正常,神志已完全清醒,且排除存在肌松药残余作用,方能拔除气管内插管护送返回病房。

【麻醉与实践】①肌松药是全身麻醉药中重要的辅助用药之一,由于不同肌松药作用机制及药理学特性存在一定差异,故临床应用除掌握肌松药的使用原则外,还应根据肌松药相互作用的影响、手术需要、患者病理生理特点等全面权衡为宜;②粉剂非去极化肌松药在乳酸林格氏溶液中出现降解产物的速度较快,故不宜以乳酸林格氏溶液作为稀释液;③肌肉松弛药不可与丙泊酚注射液或碱性溶液(如硫喷妥钠等)在同一注射器中混合注射。

【提示与注意】无论是采用中短时效非去极化肌松药,还是选择长时效非去极化肌松药,都应尽可能实施个体化用药,且在术中、术后监测肌肉松弛情况,术毕拔除气管内插管务必遵循拔管指征,这对避免术后呼吸功能危象颇有裨益。

154. 何谓去极化肌松药Ⅰ相阻滞与Ⅱ相阻滞?

【术语与解答】Ⅰ相阻滞与Ⅱ相阻滞简述如下:

1. Ⅰ相阻滞　是去极化肌松药(琥珀胆碱)特有的神经-肌肉阻滞效应,因琥珀胆碱分子构型与乙酰胆碱(ACh)神经递质相似,ACh与神经-肌肉接头后膜的 N_2 型胆碱能受体(AChR)结合后,可使终板膜产生去极化效应,骨骼肌先成束状收缩,而后呈现肌肉松弛,该终板膜持续性去极化称为Ⅰ相阻滞。此外,终板膜的持续性去极化,致使 AChR 对来自神经-肌肉间隙的 Ach 不再被激活,从而终板膜形成持续性去极化阻滞。Ⅰ相阻滞的特征为:①首次静脉注射去极化肌松药(琥珀胆碱)后,在骨骼肌松弛之前一般先出现肌纤维成束状收缩;②对强直刺激或四个成串刺激不出现衰减征象;③无强直刺激后易化现象;④去极化肌松药产生的去极化阻滞效应不能被抗胆碱酯酶药(新斯的明)所逆转。需要指出的是,若大剂量或长时间持续性应用去极化肌松药(琥珀胆碱),神经-肌肉接头后膜去极化阻滞的性质易演变为非去极化阻滞,其肌松时效可明显延长,此时已由Ⅰ相阻滞演变为Ⅱ相阻滞。演变为Ⅱ相阻滞后,采用四个成串刺激可出现衰减征象,强直刺激出现易化现象,患者肌力恢复往往延迟,同时表现为呼吸抑制延长。

2. Ⅱ相阻滞　①去极化肌松药Ⅱ相阻滞(简称Ⅱ相阻滞,也称非去极化阻滞,还称之为脱敏感阻滞或双向阻滞)是指给予去极化肌松药(琥珀胆碱)后的一段时间内机体出现另外一种状态的神经-肌肉传导阻滞;②Ⅱ相阻滞通常发生于大剂量或长时间以及反复应用琥珀胆碱之后,也可出现血浆假性胆碱酯酶异常患者应用正常剂量的琥珀胆碱之后。也有学者认为是神经-肌肉接合部存在过多的琥珀胆碱分子,致使接头后膜的 AChR 反复开放,从而导致接头后膜电位失衡;③琥珀胆碱长时间静脉输注,其终板膜持续性去极化,有可能因其他因素引起 AChR 的离子通道和构型发生改变而产生Ⅱ相阻滞;④如琥珀胆碱与酯类局麻药普鲁卡因同为血浆胆碱酯酶水解,早年的普鲁卡因静脉复合麻醉(琥珀胆碱与普鲁卡因复合)则可促成琥珀胆碱在终板膜上的去极化效应转变为非去极化,即Ⅱ相阻滞;⑤正常情况下,应用临床剂量的琥珀胆碱所呈现的是去极化阻滞(Ⅰ相阻滞),而使用琥珀胆碱期间出现Ⅱ相阻滞(非去极化阻滞)其作用机制目前尚未完全明确,故Ⅱ相阻滞是一种颇为复杂的现象;⑥去极化肌松药所产生的Ⅱ相阻滞,能对强直刺激和四个成串刺激出现衰减,神经-肌肉接头终板膜的去极化已演变为非去极化,从理论上讲,Ⅱ相阻滞能被胆碱酯酶抑制药所逆转,但出现Ⅱ相阻滞能否用胆碱酯酶抑制药拮抗至今还有争议,有人认为Ⅱ相阻滞是一个过程,全身各肌肉之间或同一肌肉不同肌纤维所产生的Ⅱ相阻滞有可能不在同一程度,若是典型的Ⅱ相阻滞,则可以用新斯的明拮抗。由于Ⅱ相阻滞的产生机制和影响因素极其复杂,采取胆碱酯酶抑制药拮抗其肌松的效果难以预测,故一般不主张拮抗。再者,Ⅱ相阻滞发生后不会长时间处于骨骼肌松弛状

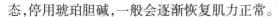

态,停用琥珀胆碱,一般会逐渐恢复肌力正常。

【麻醉与实践】①临床上实施全身麻醉手术患者大剂量或多次重复性应用乃至长时间使用去极化肌松药(琥珀胆碱),很有可能引起神经-肌肉接头阻滞的性质发生改变,出现类似非去极化阻滞特征,即去极化阻滞(Ⅰ相阻滞)演变为Ⅱ相阻滞,临床表现为肌肉松弛和呼吸抑制明显延长;②全身麻醉中复合应用非去极化肌松药,当手术即将结束前,有时会出现非去极化肌松药代谢过半或作用基本消退,此时腹部肌肉功能逐渐恢复,但手术医师关腹缝合困难,麻醉医师有可能静脉注射适宜剂量的超短效去极化肌松药琥珀胆碱,这种交叉应用肌松药,尤其手术即将完毕时,其机体总的肌松效应和特征常难以预测,故该种给药方法并不可取,仍以继续使用非去极化肌松药为适宜,只是将使用剂量显著减少,尽可能应用短时效制剂,手术结束可给予新斯的明拮抗;③如全麻术中应用琥珀胆碱长时间持续静脉滴注,采用四个成串刺激(TOF)监测,可避免用量过多和容易检测是否发生Ⅱ相阻滞。

【提示与注意】①虽胆碱酯酶抑制药能逆转琥珀胆碱所引起的典型的Ⅱ相阻滞,但临床上并不提倡使用,仍以辅助呼吸或控制通气为主,直至患者自主呼吸自然完全恢复为妥;②对于应用琥珀胆碱是否出现Ⅱ相阻滞,必需明确诊断,若非Ⅱ相阻滞患者给予新斯的明拮抗,则可加重琥珀胆碱的去极化作用,务必警惕。此外,当不能确定Ⅱ相阻滞时,可采用 TOF 监测,如对强直刺激和四个成串刺激出现衰减,则可确诊;③若血浆胆碱酯酶正常患者发生典型的Ⅱ相阻滞,可慎重应用新斯的明拮抗,但对胆碱酯酶异常者拮抗则无效。

155. 肌肉松弛药消除途径有何特点?

【术语与解答】不同类肌肉松弛药其消除途径也不同。①去极化类肌松药:如琥珀胆碱不能被接头间隙内的乙酰胆碱酯酶所水解,而主要被血浆和肝脏中的假性胆碱酯酶水解为琥珀单胆碱,由于该药入血后再分布以及被血浆假性胆碱酯酶水解迅速,故是目前临床上所使用的肌松药中最为短效的一种;②非去极化类肌松药:如维库溴铵、泮库溴铵、哌库溴铵、罗库溴铵等主要经肝、肾途径消除及排泄;而阿曲库铵与顺式阿曲库铵则主要为霍夫曼(Hofmann)效应降解。

【麻醉与实践】上述肌肉松弛剂均为全身麻醉常用辅助药,若其代谢消除途径出现障碍,则延长其作用时间。如血浆假性胆碱酯酶存在异常者,去极化类肌松药(琥珀胆碱)水解则受影响。当肝、肾功能出现障碍时,非去极化类肌松药的消除及排泄将明显延长,但阿曲库铵与顺式阿曲库铵则基本不受影响。

【提示与注意】若全身麻醉患者肌松药代谢、消除途径出现异常或障碍,则可影响术毕患者神志清醒和肌力的恢复,尤其自主呼吸能否恢复满意则是关键,故临床上肌松药的应用需根据患者的全身情况予以选择,以防止其不良反应或并发症发生。

156. 肌肉松弛药残余作用如何拮抗?

【术语与解答】①由于去极化类肌肉松弛药至今仍缺乏有效和理想的拮抗药,故临床谈及肌肉松弛药的拮抗主要针对非去极化类肌肉松弛药而言;②围麻醉期应用肌肉松弛药的隐患之一则是全麻术后可能存在着肌松残留作用,这是威胁患者安全的主要问题,故全麻术后为防止和避免此隐患,临床上通常采用抗胆碱酯酶药来抑制乙酰胆碱酯酶对乙酰胆碱的水解,以提高神经-肌肉接头后膜的乙酰胆碱浓度,促使神经-肌肉兴奋传递恢复正常。

【麻醉与实践】①肌肉松弛药是临床麻醉不可缺少的辅助用药,其优点可减少全麻药及阿片类镇痛药的用量,从而降低全麻过深给机体造成的影响和危害,还能为全麻气管插管和外科手术操作提供良好的条件,但其缺点则是全麻术后存在着肌肉松弛残留作用而间接引起的患者苏醒延迟和呼吸肌(膈肌、肋间肌)功能麻痹,这是患者潜在的最大安全隐患之一,因此,全麻术后必须予以拮抗和防范;②目前临床上尚没有肌肉松弛药特异性拮抗剂,而非去极化类肌松药只有通过应用新斯的明(乙酰胆碱酯酶抑制药)抑制乙酰胆碱酯酶对乙酰胆碱的水解,才能促使神经-肌肉接头处乙酰胆碱数量的增加而恢复神经-肌肉接头的正常传导,从而间接的(非特异性)拮抗肌肉松弛药的残余作用;③对全麻术后拮抗肌肉松弛药,应在肌松药时效基本消失后再予以拮抗为宜,即患者自主呼吸刚好开始出现,此时拮抗一般不会存留肌肉松弛药的残余作用;④若在肌松监测仪监测下指导拮抗,安全性更为可靠;⑤全麻术毕应用新斯的明间接逆转非去极化类肌松药的残余作用,其机制是新斯的明同乙酰胆碱酯酶特异性结合,从而抑制了神经-肌肉接头间隙中的乙酰胆碱酯酶对乙酰胆碱的水解,因此接头间隙中的乙酰胆碱倍增,使其更多的乙酰胆碱与 N_2 型胆碱能受体相结合,最终使骨骼肌的生理功能恢复至麻醉前状态。

【提示与注意】①当非去极化肌松药处于深度(高峰期)神经-肌肉阻滞时,应用胆碱酯酶抑制药(新斯的明)拮抗是无效的;②即使肌肉松弛药的作用时效结束,但机体仍可能存在其他因素的影响,以及胆碱酯酶抑制药的时效可能短于肌肉松弛药的残留作用时间,这就存在虽给予了肌肉松弛药的拮抗剂,但仍可能存在"再箭毒化"的危险;③若新斯的明与阿托品同时静脉注射,由于阿托品起效时间早于新斯的明,给药后患者会先出现心率增快,这对冠心病、高血压患者十分不利,应根据患者实际情况予以先后调整为妥;④拮抗肌肉松弛药后,必须继续观察患者自主呼吸 15~20 分钟,无异常后方可护送患者回病房;⑤若残留肌松作用未被及时发现,其后果则是慢性严重性缺氧与重度二氧化碳蓄积,进而呼吸危象,此危象极易导致呼吸心搏停止。

157. 残余肌肉松弛药作用有何风险?

【术语与解答】全麻术后肌松药的残余作用对呼吸功能的影响是最主要危险因素之一,即使已采用抗胆碱酯酶药拮抗非去极化肌松药的残余作用,且患者自主呼吸恢复满意,潮气量也接近其术前水平,但仍有个别患者的肌松药残余作用可重新出现,仍能部分阻滞其神经-肌肉的传导,加之手术创伤对呼吸功能的影响和干扰,以及体内抗胆碱酯酶药的拮抗作用逐渐消失,致使已恢复正常的潮气量有可能又呈递减趋势,如不注重继续观察,一旦将患者提前护送回病房,往往因慢性缺氧、低氧血症、二氧化碳蓄积而发生呼吸功能危象,严重者可窒息死亡。临床上此现象时有发生,必须高度警惕。

【麻醉与实践】肌松药的应用与全麻手术患者的安全密切相关。由于术后肌松药残余作用的发生率相当高,尤其轻度残余作用仍有可能影响机体正常的反射活动,加之阿片类镇痛药的后续作用及胸、腹手术对呼吸功能的影响,则可导致呼吸肌张力降低,从而抑制呼吸功能,逐渐引起机体慢性缺氧与二氧化碳蓄积,同时致使咳嗽无力,呼吸道分泌物不能自行清除,因此,容易埋下逐渐发展为呼吸功能危象的隐患。

【提示与注意】残余肌松药会引起术后呼吸功能恢复减缓,尤其患者返回病房后,可极易演变为呼吸危象,因此需注意和警惕的是:①非去极化肌松药虽可使用拮抗剂逆转,但原则是当患者肌张力尚未充分恢复之前,应继续使用机械通气或辅助呼吸给予支持,以保障足够的通气量,防止发生呼吸性酸中毒和维持良好的循环功能,促使肌松药在体内尽可能自身代谢清除;②拮抗肌松药时务必同时关注麻醉药物的协同作用,不应片面追求逆转肌松药的残余,而忽略麻醉药的呼吸抑制作用,两者必须同时兼顾;③新斯的明不是直接拮抗肌松药的药物,故不能完全拮抗其肌松作用,临床应用需要加以重视;④电解质紊乱和酸碱失衡可影响抗胆碱酯酶药的作用,如呼吸性酸中毒可增强非去极化肌松药的阻滞作用,尤其 $PaCO_2$ 超过 50mmHg时,其肌松残余作用较难拮抗。若代谢性碱中毒、低钾血症及高镁血症时,肌松残余作用同样难以被抗胆碱酯酶药所逆转;⑤机体温度降低常致使外周血管收缩,从而影响肌松药在体内的代谢与再分布,肌松药滞留在神经-肌肉接头处难以释出,且抗胆碱酯酶药也不易进入神经-肌肉接头处,故可使抗胆碱酯酶药拮抗作用明显下降;⑥末次使用肌松药的时间至手术结束和到达麻醉恢复室的时间间隔越长,其残余作用的发生率相对越低,对呼吸功能的影响就越小,患者安全越能得到保障;⑦对家族性周期性肌麻痹患者应根据其血钾情况选择肌松药,存在高钾血症的患者应避免使用琥珀胆碱。

158. 肌肉松弛药作用的消退与拮抗是怎样过程?

【术语与解答】①肌松药在体内的代谢、消除主要有三种途径,即肝肾代谢、排泄(如哌库溴铵、泮库溴铵、维库溴铵、罗库溴铵等)与霍夫曼(Hofmann)效应(如阿曲库铵、顺式阿曲库铵),以及被血浆假性胆碱酯酶水解(如琥珀胆碱);②无论何种肌松药,其进入体内均有一个从起效到峰值,乃至消退的总过程,随着体内肌松药的逐渐代谢、消除,其神经-肌肉接头后膜的乙酰胆碱受体逐渐恢复与乙酰胆碱的结合,继之肌肉张力开始恢复,神经-肌肉兴奋性传递功能逐渐趋于正常;③通常为防止和避免非去极化肌松药的残余作用,临床上一般采用抗胆碱酯酶药来抑制乙酰胆碱酯酶对乙酰胆碱的分解,以增加神经-肌肉接头处乙酰胆碱的浓度和延长乙酰胆碱的作用时间,从而促使神经-肌肉兴奋传递功能恢复正常;④由于去极化类肌肉松弛药至今仍缺乏有效和满意的特异性拮抗药,故临床谈及肌肉松弛剂的拮抗药主要是针对非去极化类肌松药间接拮抗而言(如新斯的明拮抗乙酰胆碱酯酶),而去极化类肌肉松弛药(琥珀胆碱)则靠血浆胆碱酯酶代谢、排泄而消除。

【麻醉与实践】①全身麻醉一般认为,长时效肌松药(如哌库溴铵、泮库溴铵)术后发生残余作用高,而中时效肌松药(维库溴铵、阿曲库铵等)术后发生残余作用相对则低,故误认为使用短、中时效肌松药其残余作用影响不大,即使不予拮抗,残余作用也会短时间内消退。这是一种错误和危险的思维方式,因影响呼吸功能恢复的因素颇多,并非单一肌松药残余作用,往往多种因素并存或叠加,尤其肌松药的神经肌肉阻滞残余作用与麻醉性镇痛药呼吸抑制作用的结合,以及机体内环境的紊乱,更使其复杂化;②一般而言,随着手术逐步完成,末次使用肌松药的时间至手术结束时间愈长,肌松药残余作用愈低,拮抗药(新斯的明)愈能充分发挥作用,呼吸功能恢复愈彻底,患者安全愈能保障;③由于肌松药对机体各部位骨骼肌的松弛程度存在各不相同,通常静脉注射肌松药后首先产生松弛的为眼睑肌,最后松弛的则是肋间肌与膈肌,当肌松药作用消失后,肌力恢复则相反,膈肌与肋间肌提早恢复,而眼睑肌最后恢复。因此,患者术毕若能睁眼,提示骨骼肌基本恢复完善,如此时呼吸动度良好、潮气量满意,说明呼吸功能已基本恢复正常;④新斯的明是抗胆碱酯酶药,主要作用是抑制胆碱酯酶对乙酰胆碱的分解,增加乙酰胆碱在神经-肌肉接头后膜与 N_2 受体的结合,以促使肌力恢复;⑤全麻术毕神经肌肉的恢复需包括两个方面,其一是肌松药的自身代谢、清除过程,其二是抗胆碱酯酶药的拮抗作用,通常情况下肌松药的时效越短,且代谢、清除率越快,采用胆碱酯酶抑制药拮抗也越迅速;⑥临床上新斯的明常用于拮抗非去极化肌松药和治疗重症肌无力患者,新斯的明静脉注射后3~7分钟发挥作用;⑦通常拮抗非去极化肌松药时先静脉注射阿托品0.01~0.02mg/kg,当心率达到80~90次/分以上,再静注新斯的明0.02~0.04mg/kg,一般情况下新斯的明拮抗肌松药的残余效应其用量取决于肌肉松弛的程度,肌松药残余作用较深者需要量也较大,若较大剂量拮抗效果仍不明显(如新斯的明达0.07mg/kg),应考虑可能存在其他影响神经-肌肉恢复的因素,如再增加剂量,不仅不能取得拮抗效果,相反可出现不良反应。

【提示与注意】肌肉松弛药作用的消退与拮抗应注意以下几方面:①非去极化肌松药虽可使用抗胆碱酯酶药逆转,但原则是当患者肌张力尚未充分恢复前,应继续使用机械通气或辅助呼吸给予支持,以保障机体所需要的通气量,防止发生呼吸性酸中毒和维持良好的循环功能,促使肌松药在体内尽可能自身代谢清除,然后再予以拮抗;②拮抗肌松药时务必同时关注麻醉药物的协同作用,不应片面追求逆转肌松药的残余,而忽略麻醉类药的呼吸抑制作用,两者必须同时兼顾;③新斯的明不是特异性拮抗肌松药的药物,故不能完全拮抗其肌松作用,临床应用需要加以重视;④新斯的明具有毒蕈碱样作用,可导致心动过缓,以及支气管平滑肌和胃肠道平滑肌收缩,唾液分泌增多等,严重者甚至引起心跳停止。因此,拮抗非去极化肌松药时需与抗胆碱药(阿托品)合用。此外,若新斯的明用于支气管哮喘、慢性阻塞性肺部疾病和心肌缺血患者时务必十分谨慎;⑤重症肌无力患者应防止新斯的明用药过量,避免出现胆碱能危象;⑥胃肠道和泌尿系统梗阻非手术患者禁用新斯的明;⑦有些患者术后即使应用新斯的明拮抗,也不能完全消除残余肌松药的作用,不要简单地认为应用拮抗剂是有效和安全的方法,必须考虑可能存在其他延长肌松药时效的因素,继续追加拮抗药的剂量(如新斯的明)不但不能取得进一步的逆转效果,反而可能增加其他不良反应。因此,需寻找其他延长肌松药作用的原因(如肝肾功能不良、酸碱失衡、电解质异常、低体温等),以便采取对因治疗处理。

159. 引起肌肉松弛药作用延长有哪些因素?

【术语与解答】临床上引起肌松药延长的因素较多,故使用肌松药的全麻手术患者均应对肌松药延长作用的相关因素有所了解,这对排查判断全麻术后患者肌力恢复缓慢和呼吸功能抑制颇为有利,以便有针对性的治疗与纠正相关因素,以尽早使患者的肌力恢复满意。

【麻醉与实践】全麻患者引起肌肉松弛药时效延长的因素主要有:①肝肾功能不良:如肝脏功能下降可引起经肝脏代谢或经胆道排泄的泮库溴铵消除减慢,其作用时效延长。哌库溴铵主要经肾脏消除,少量随胆汁排出,肾功能不全患者可明显延长其代谢、排泄;②电解质紊乱:低钾血症与高钠血症可增强非去极化类肌松药的作用,低钙血症和高镁血症能减少乙酰胆碱的释放,从而强化非去极化肌松药的作用;③酸碱平衡失调:呼吸性酸中毒可延长泮库溴铵、阿曲库铵的肌松时效,且不易使新斯的明所拮抗,故在拮抗前应改善通气,纠正呼吸性酸中毒,一旦术毕完全拮抗了神经肌肉阻滞,术后再发生呼吸性酸中毒,则不会再产生神经肌肉阻滞。此外,代谢性酸中毒则可抑制新斯的明对泮库溴铵的逆转;④阿片类镇痛药:该类药物虽不影响胆碱酯酶抑制药对神经肌肉阻滞的拮抗,但阿片效应的中枢神经系统呼吸功能抑制作用可引起呼吸性酸中毒,而呼吸性酸中毒则可导致肌肉松弛药的时效延长,也降低胆碱酯酶抑制药的拮抗效果。如同时拮抗阿片效应的中枢性呼吸抑制作用,方能使肌力活动尽早恢复;⑤低体温:体温降低可导致肌松药的时效延长,其影响的强弱与低体温的程度成正比;⑥年龄:新生儿、婴儿及老年患者代谢、排泄肌松药的作用减缓,常致使非去极化肌松药延长;⑦神经-肌肉疾病:重症肌无力患者对非去极化类肌松药非常敏感,而对去极化肌松药相对耐药,但使用去极化肌松药易产生Ⅱ相阻滞。而肌无力综合征患者则对去极化肌松药与非去极化肌松药均十分敏感;⑧吸入性全麻药的强化作用:吸入全麻药均有轻度的肌肉松弛作用,若与非去极化类肌松药复合应用,前者可增强后者的时效。

【提示与注意】当麻醉结束、手术完毕,应用足量抗胆碱酯酶药(如新斯的明)逆转效果不明显时,应考虑可能存在上述延长肌松药时效的因素,应逐一排查判断,以便给予有针对性地治疗与处理。

160. 不同类肌肉松弛药的共性特点(利与弊)是什么?

【术语与解答】肌肉松弛药无论是去极化类还是非去极化类,都能使全身肌肉得到松弛,这是所有肌松药的共性特点,故肌肉松弛作用既是全身麻醉所需要的,又是麻醉医师所担心的,所需要的是肌肉松弛药能解决麻醉与手术中的诸多问题(利);而颇为担心的则是肌肉松弛作用又能干扰和影响呼吸功能恢复所造成的机体缺氧和二氧化碳蓄积风险(弊),即肌肉松弛药作用在麻醉与手术期间是利,麻醉完毕手术结束后其潜在的肌肉松弛残余作用则是弊(需术后继续行呼吸机支持者除外);肌肉松弛药可使气管插管变的容易(利),但气管插管非常困难患者应用该药后则很危险(弊),尤其使用了非去极化类肌松药。

【麻醉与实践】围麻醉期如何解决肌松药利与弊这对矛盾则是关键问题。

1. 肌松药的优点(利) 各种肌肉松弛药的共性特点均能使全身肌肉松弛:①全麻诱导后可提供优良的气管插管条件;②手术期间骨骼肌充分松弛可扩大手术野,从而创造了有利的操作条件;③呼吸肌松弛有利于机械通气与控制呼吸(包括呼吸机的应用以消除人-机对抗等),④可解决急性喉痉挛所导致的呼吸危象;⑤全麻辅助肌松药可显著减少全麻药与麻醉性镇痛药的用量,以减少深全麻给机体造成的影响或危害,而且使术毕患者苏醒恢复较迅速。

2. 肌松药的缺点(弊) ①每一种肌松药均有其药理上的特性与副作用;②所有肌松药均无镇静、意识消失与镇痛作用,故不能替代全麻药与镇痛药及镇静药,所以在麻醉术中虽不能产生体动,但容易出现术中知晓;③通常肌松药必须在一定全麻深度条件下方可使用,术中若不重视维持适宜的全麻深度,而过分依赖肌松药的应用,往往可"误导"麻醉医师术中减浅麻醉,容易造成全麻患者术中恢复意识而产生恐惧感;④不需要肌肉松弛时,不能迅速、彻底地将体内肌松药完全排除;⑤肌松药的残余作用仍可干扰或影响机体呼吸功能的恢复,稍有不慎易引起低氧血症与高碳酸血症,严重者甚至致命。

【提示与注意】肌松药的上述优点(利)只有在正确、合理的使用下才能达到。从另一角度而言,肌松药的优点在特定的条件下又可能是其缺点(弊),如神经-肌肉功能恢复缓慢所致的呼吸功能恢复不良,就是肌松药潜在的最大安全隐患,故绝不能掉以轻心。现今临床上全身麻醉一般离不开肌松药,因此,麻醉医师必须熟悉各种肌松药的药理特性、不良反应与个体差异,以及与全麻药、麻醉性镇痛药之间的关系,才能防范其风险,避免发生不测。

161. 不同类肌肉松弛药的个性特点(利与弊)有哪些?

【术语与解答】通过临床麻醉实践得知,去极化类肌松药与非去极化类肌松药各有利弊,临床使用应与患者、病情特点、上呼吸道通畅程度,以及手术特点等实际情况相结合,尽可能取其利,避其弊,合理选择应用肌松药。

【麻醉与实践】两类不同肌松药主要个性特点(利与弊)在于:

1. 去极化类肌松药(琥珀胆碱) 琥珀胆碱是超短时效去极化肌松药,临床应用优、缺点并存。

(1)优点:目前琥珀胆碱在所有肌松药中仍是起效最快(约1分钟)、骨骼肌松弛最为完善的药物,且单次给药后作用最为短暂,体内消除也最快,且便于临床调控,尤其停药后患者呼吸功能恢复迅速,故是全麻快速诱导气管插管中较为常用的肌松药之一。因该药时效超短,因此除可缩短全麻诱导时间,并能快速建立气管插管外,而且遇到一般性气管插管困难患者,一旦插管失败,只要面罩供氧人工辅助通气,短时间内患者自主呼吸即可恢复,这较非去极化类肌松药显著安全。另外,在超短手术与处理突发性重度喉痉挛所致呼吸危象等并发症也有着明显的优点。

(2)缺点:①琥珀胆碱注射后所致的肌纤维成束状收缩易引起术后患者肌肉痛;②该药用后可导致短时效的眼内压增高,不利于青光眼患者或开放性眼球损伤手术患者的麻醉;③琥珀胆碱可使胃内压升高,饱胃患者用于全麻诱导极易出现胃内容物反流误吸;④琥珀胆碱具有增加颅内压作用,尤其对颅内占位性病变或已存在颅内压增高的患者可加重颅内压;⑤琥珀胆碱的去极化效应可使细胞内钾离子外流而致血钾增多,若对机体血钾已经偏高患者可产生高钾血症或严重高血钾;⑥琥珀胆碱可兴奋心肌的毒蕈碱型胆碱能受体而引发窦性心动过缓,尤其迷走神经张力增高患者或麻醉前尚未给予抗胆碱药阿托品者更易产生;⑦恶性高热是机体一种高代谢性危象,含有这种常染色体显性遗传患者更容易被琥珀胆碱所激发;⑧琥珀胆碱持续静脉滴注超过一定时间容易发生 II 相阻滞,是因为该药时效短,而全麻维持期间需要持续静脉滴注方能使患者于手术全程维持肌肉松弛,若长时间持续静脉给药,对术时较长患者所用剂量往往较难控制,其终板膜持续性去极化则可引起 N_2 受体的离子通道和构型发生改变,其临床表现为类似非去极化类肌松药所产生的肌松效应。

2. 非去极化类肌松药　该类肌松药品种较多,无论与去极化肌松药(琥珀胆碱)比较或自身品种之间比较,均有其优点及缺点。

(1)优点:非去极化类肌松药的品种较去极化肌松药明显多,一方面可根据每一种肌松药的药理特性、时效长短和患者的全身状况以及手术大小有选择的应用,以利于优化麻醉方法,提高手术操作条件。另一方面该类肌松药单次使用大多时效较持久,故可间断、分次应用,不需要持续输注,这有利于全麻患者术中肌松作用允许性适当变化,尤其长时间应用肌松药,适当的恢复部分肌力,再适宜性追加肌松药,有利于决定手术结束前停药时机,从而使得停药后肌力自然恢复快,而且发生残余肌松作用少,乃至应用拮抗药逆转效果好。

(2)缺点:①非去极化类肌松药静脉注射后其血浆浓度立刻达到高峰,但神经-肌肉接头处短时间内达不到有效浓度,其最大阻滞起效时间一般需要 4~6 分钟,尽管罗库溴铵是目前起效最快的非去极化类肌松药,但仍较去极化肌松药琥珀胆碱起效时间长。此外,相对于去极化类肌松药而言,非去极化类肌松药术毕呼吸功能恢复较慢,必须应用非特异拮抗药(新斯的明)予以逆转;②泮库溴铵可产生心动过速,交感神经兴奋患者或服用三环类抗抑郁药患者应用泮库溴铵,有可能引发心律失常;③阿曲库铵可引起组胺释放,易造成细小支气管平滑肌痉挛性收缩,患有哮喘患者用后很易出现急性哮喘发作。

【提示与注意】 了解、熟悉去极化肌松药和非去极化类肌松药(该类肌松药各品种间时效等)的特点,以及利与弊的关系,在临床麻醉中结合患者情况、手术时间长短等,选择肌松药尽可能的发挥其优点(利),减少或避免其缺点(弊)。

162. 全麻诱导复合肌肉松弛剂加重低血压发生的原因是什么?

【术语与解答】 无论去极化类或非去极化类肌肉松弛剂均不抑制循环系统(过敏反应除

外),故不直接引起低血压的发生,但全麻诱导时复合去极化或非去极化肌肉松弛剂则可加重低血压的发生,其原因阐述如下。

【麻醉与实践】 全身麻醉大都配合使用肌肉松弛剂,而全麻诱导后肌肉松弛药发挥效应,其骨骼肌完全失去张力而充分松弛,此时可使得躯干和四肢肌肉中的血管间接舒张,尤其是静脉血管的扩张,可直接导致外周容量血管阻力降低而回心血量显著减少,因此,机体血压逐渐下降。之所以全麻诱导复合肌肉松弛剂可加重低血压的发生,是因为负荷剂量的全麻药可不同程度的抑制心血管功能,加之与麻醉性镇痛以及肌肉松弛药搭配集中静脉注射(全麻药负荷量),以及禁饮食所致的机体生理需要量不足或明显缺乏,因此,全麻诱导完成气管插管后患者血压可迅速下降,甚至严重低血压发生。

【提示与注意】 需要提示的是,全麻术中应用维持量肌肉松弛药则不加重低血压的发生,是因为全麻药与麻醉性镇痛药也是维持用量,并非负荷量,加之液体及时补充,以及手术创伤刺激等,患者血压一般较基础值稍有所升高。

(王世泉 满福云 唐家明)

第四节 拟 胆 碱 药

凡能引起类似胆碱能神经兴奋的药物(包括直接或间接激动胆碱能受体而产生效应的药物)称为胆碱能受体激动剂或拟胆碱药。临床常用的新斯的明、溴吡斯的明能抑制乙酰胆碱酯酶,从而致使过多的乙酰胆碱蓄积而发挥作用,两者具有间接引起胆碱能神经兴奋的效果,故称拟胆碱药,也称抗胆碱酯酶药。由于去极化类肌肉松弛药临床至今还缺乏满意和有效的拮抗剂,而非去极化肌肉松弛药可采用抗胆碱酯酶药间接达到拮抗作用,因此,神经肌肉疾病(如重症肌无力)或应用非去极化肌松药后,临床上通常采取拟胆碱药(新斯的明、溴吡斯的明)达到间接逆转效应。

新斯的明作为拟胆碱药几乎是临床麻醉常规用药,如全身麻醉患者术毕其机体内肌松药作用基本消退,神经-肌肉兴奋性传递逐渐趋于正常,肌肉张力开始恢复,但为防止和避免肌松药的残余作用,临床上一般采用抗胆碱酯酶药来抑制乙酰胆碱酯酶对乙酰胆碱的分解,以增加神经肌肉接头后膜乙酰胆碱的浓度和延长乙酰胆碱的作用时间。此外,由于去极化类肌肉松弛药至今仍无相关有效的拮抗药,故临床谈及肌肉松弛剂的拮抗药主要针对非去极化类肌肉松弛药而言。

163. 全麻术毕患者为何使用新斯的明?

【术语与解答】 ①新斯的明是由毒扁豆碱人工合成的代用品,其化学结构较毒扁豆碱简单,属乙酰胆碱酯酶抑制药(也称抗胆碱酯酶药),是通过抑制乙酰胆碱酯酶的活性而发挥完全的拟胆碱作用,即通过乙酰胆碱兴奋毒蕈碱受体(M 受体)和烟碱受体(N 受体);②新斯的明与乙酰胆碱相似之处在于,不但能同乙酰胆碱酯酶特异性结合,而且结合的比乙酰胆碱牢固,故能抑制乙酰胆碱酯酶对乙酰胆碱的水解,从而使神经-肌肉接头处乙酰胆碱的浓度增高且堆积,这就是新斯的明的拟胆碱效应;③新斯的明与乙酰胆碱酯酶的结合属可逆性,其拟胆碱作用间接产生的 M 受体和 N 受体效应并非持续性的,可随新斯的明的代谢、消除,其兴奋 M 受体和 N 受体的作用则消失;④由于新斯的明的拟胆碱作用可使神经-肌肉接头后膜上的乙酰胆碱浓度显著增高,从而导致大量的乙酰胆碱与 N_2 受体结合,最终产生 N_2 受体样效应,即神经-肌肉接头功能的恢复,继而促使患者肌张力恢复正常,因此,新斯的明在临床麻醉中也称为肌肉松弛剂拮抗药;⑤新斯的明静脉注射后一般 3~5 分钟发挥作用,且大部分与乙酰胆碱酯酶相结合,小部分则被肝脏所破坏,最终经肾脏排出。

此外,新斯的明还可椎管内给药用于镇痛,其镇痛机制可能有以下几方面:①中枢性乙酰胆碱具有镇痛效应,通过椎管内抑制中枢神经递质(乙酰胆碱)的降解而产生镇痛作用;②鞘内应用新斯的明可产生毒蕈碱样效应,抑制脊髓背根 P 物质的释放,诱导脊髓背根一氧化氮的合成,从而产生镇痛作用;③内源性毒蕈碱受体存在于脊髓背角,激活该受体则具有镇痛效应,而新斯的明可延长乙酰胆碱对该受体的作用,故能产生术后镇痛;④椎管内应用新斯的明能抑制胆碱酯酶的活性,兴奋胆碱能神经释放乙酰胆碱而作用于脊髓背侧灰质的毒蕈碱受体,从而达到镇痛作用。

【麻醉与实践】①临床麻醉静脉注射新斯的明,主要用于全麻术毕间接拮抗非去极化肌肉松弛药的残余作用,以促使神经-肌肉接头兴奋性传递恢复正常;②临床上通常拮抗非去极化肌肉松弛药时先静脉注射阿托品 0.01~0.02mg/kg,当心率升至 90 次/分左右,再静注新斯的明 0.02~0.04mg/kg,主要中和新斯的明间接产生的 M 受体作用(即心率缓慢、腺体分泌增多等);③新斯的明一般情况下可完全拮抗肌松药的残余作用,其用量取决于肌肉松弛的程度,肌松药残余作用较深者需要量也较大,若较大剂量拮抗,效果仍不明显,应考虑可能存在其他影响抗胆碱酯酶药作用的因素,如再增加新斯的明不仅不能取得拮抗效果,相反可出现明显的不良反应;④全麻术毕应用新斯的明间接逆转非去极化类肌松药的残余作用,其机制是新斯的明同乙酰胆碱酯酶特异性结合,并抑制了乙酰胆碱酯酶对乙酰胆碱的水解,从而使神经-肌肉接头间隙中的乙酰胆碱倍增,其结果可使骨骼肌的生理功能恢复至麻醉前状态;⑤临床上也常将新斯的明注入硬脊膜外隙,用以增加乙酰胆碱的浓度,以达到术后患者的镇痛作用。

【提示与注意】临床应用新斯的明应注意以下问题:①新斯的明间接产生的 M 受体作用可导致心动过缓、心肌传导变慢、支气管平滑肌和胃肠道平滑肌收缩,以及唾液分泌增多、流泪、恶心、呕吐等,严重者甚至引起心跳停止。因此,拮抗非去极化肌肉松弛药时需与抗胆碱药阿托品合用;②电解质紊乱和酸碱失衡可影响胆碱酯酶抑制药的作用,如呼吸性酸中毒可增强非去极化肌松药的阻滞效应,尤其 $PaCO_2$ 超过 50mmHg 时,其肌松残余作用较难拮抗。若代谢性碱中毒、低钾血症及高镁血症时,肌松残余作用同样难以被抗胆碱酯酶药所逆转;③低温时致使机体外周血管收缩,影响肌松药在体内的再分布,而且肌松药难以从神经-肌肉接头处释放出,抗胆碱酯酶药也不易进入神经-肌肉接头;④若新斯的明用于支气管哮喘、慢性阻塞性肺部疾病和心肌缺血患者务必十分谨慎;⑤重症肌无力患者需用新斯的明时,应防止用药过量,避免出现胆碱能危象;⑥癫痫、心绞痛、胃肠道和泌尿系统梗阻患者禁用新斯的明。

164. 溴吡斯的明有何特点?

【术语与解答】①溴吡斯的明其作用类似新斯的明,也属抗胆碱酯酶药,其作用较新斯的明弱,且起效慢、维持时间较长;②溴吡斯的明主要用于重症肌无力、术后腹部胀气或尿潴留,以及对抗非去极化肌松药的肌松作用。

【麻醉与实践】全麻术后特殊情况下溴吡斯的明可替代新斯的明应用。

【提示与注意】机械性肠梗阻与尿路梗阻患者禁用,支气管哮喘患者慎用。

165. 临床如何使用4-氨基吡啶?

【术语与解答】4-氨基吡啶是钾通道阻滞剂,其主要作用在接头前膜,以阻止钾离子外流,延长动作电位的时程,使钙离子内流增多,从而促使运动神经末梢(突触前膜或接头前膜)释放乙酰胆碱增加。

【麻醉与实践】如临床麻醉遇到肌无力综合征患者,因其体内的自身抗体影响或损害了神经-肌肉接头前膜上的电压门控钙离子通道,致使神经动作电位传导至接头前膜时不能激活足够的钙离子通道产生 Ca^{2+} 内流,从而致使接头前膜内囊泡中的乙酰胆碱释放减少,其结果直接影响接头后膜上的去极化终板电位的产生,最终导致骨骼肌不能正常的收缩。因此,肌无力综合征患者全麻术中除肌肉松弛药尽量不用外,由于该综合征患者对乙酰胆碱酯酶抑制药(新斯的明)也常无效,故必要时可考虑使用钾通道阻滞剂4-氨基吡啶,临床上一般静脉注射剂量 0.3~0.5mg/kg。

【提示与注意】由于4-氨基吡啶增加乙酰胆碱的释放并无特异性,且能作用于所有神经末梢,包括运动神经、自主神经以及中枢神经系统,常致使多种神经递质释放增多,故可引起各种相关的不良反应,因此限制了其在临床的广泛应用。

（王世泉　唐家明　满福云）

主要参考文献与推荐读物

1. 杨宝峰主编. 药理学. 第7版. 北京:人民卫生出版社,2009,72-76.
2. 吴新民主编. 麻醉学高级教程. 北京:人民军医出版社,2009,115-120.
3. 王世泉,王明山主编. 麻醉意外. 第2版. 北京:人民卫生出版社,2010,58-70.
4. 戴体俊,喻田主编. 麻醉药理学. 第3版. 北京:人民卫生出版社,2012,106-128.
5. 杭燕南,王祥瑞,薛张钢等主编. 当代麻醉学. 第2版. 上海:上海科学技术出版社,2013,138-154.
6. 邓小明,姚尚龙,于布为,黄宇光主编. 现代麻醉学. 第4版. 北京:人民卫生出版社,2014,568-593.

第十四章 安定镇静药

166. 氟哌啶醇有何不良反应?

167. 氟哌利多利与弊有哪些?

168. 右旋美托咪啶有何特点?

169. 复方氯丙嗪注射液有何特点?

安定镇静药对中枢神经系统的兴奋有着广泛的抑制作用,可产生镇静、催眠等效应。由于临床上镇静与催眠并无严格的区别,也常因剂量不同而产生不同的效果,一般而言,小剂量可使患者安静、抗焦虑等,中等剂量则引起近似于生理性睡眠,较大剂量则出现嗜睡。

氟哌啶醇与氟哌利多属丁酰苯类药,虽有很强的安定、镇静及镇吐作用,但可产生锥体外系反应。目前临床上氟哌啶醇主要用于精神疾病治疗,而氟哌利多常作为辅助药用于临床麻醉。此类安定镇静药既可单独应用,又可与麻醉药物复合使用,在临床麻醉中,若搭配合理,则可增强麻醉效能,有利于提高麻醉质量,如应用不当,往往适得其反。而右旋美托咪啶则是一种新型高选择性 α_2 肾上腺素能受体激动剂,其镇静作用平顺,故现今临床麻醉中的应用越来越受到关注。

166. 氟哌啶醇有何不良反应?

【术语与解答】①氟哌啶醇为丁酰苯类抗精神疾病药的主要代表性药物,其作用与氯丙嗪相似,作用原理亦相同,但镇静作用较氯丙嗪弱,而镇吐效能比后者强(约50倍);②该药可增强中枢神经抑制药和镇痛药的效应,可减少麻醉药与镇痛药的用量,单独用药对呼吸功能无明显影响;③由于该药抗肾上腺素作用较氯丙嗪弱,故对血压影响较氯丙嗪轻微。

【麻醉与实践】由于氟哌啶醇锥体外系反应显著高于氟哌利多,故在临床麻醉中逐渐被后者所替代。

【提示与注意】该药主要不良反应为锥体外系症状,发生率较高,临床主要表现为面部肌肉运动障碍与不能静坐等。

167. 氟哌利多利与弊有哪些?

【术语与解答】①氟哌利多(又名氟哌啶)与氟哌啶醇作用基本相似,具有强效镇静、镇吐作用,是目前临床麻醉中应用较为广泛的强安定药;②氟哌利多主要阻断多巴胺受体和 α-肾上腺素能受体而起作用;③氟哌利多能消除紧张情绪,具有抗焦虑与催眠作用,但不产生遗忘,也无抗惊厥作用;④该药起效较快,作用持续时间较长,静脉注射后5~8分钟生效;⑤该药对心肌收缩力无明显影响,但存在轻度的 α-肾上腺素受体阻滞作用,静脉注射后可使血压轻度下降,尤其对低血容量患者的降压作用尤为显著,应予注意;⑥单独使用该药对呼吸功能无明显影响,故作为慢性阻塞性肺部疾病患者术前用药不致于干扰其呼吸功能;⑦此药对肝、肾功能一般无不良影响。

【麻醉与实践】①由于该药可增强巴比妥类药和阿片类镇痛药的效应,故临床麻醉应用时通常将氟哌利多与芬太尼复合(即氟哌利多5mg与芬太尼0.1mg,以50:1比例搭配,称氟-芬合剂),分次、间断静脉给药可产生神经安定镇痛作用,若配合呼吸道黏膜充分表面麻醉,可实施清醒患者气管插管(如插管困难者),或与其他静脉麻醉药复合,保持自主呼吸条件下进行慢诱导气管插管;②在硬脊膜外隙脊神经干阻滞期间应用氟-哌合剂(氟哌利多5mg与哌替啶50mg搭配)可增强硬脊膜外隙脊神经干阻滞效果,提高患者术中舒适度;③麻醉术中选择氟哌利多与氯胺酮合用,既可增强镇静作用,又能预防氯胺酮所致的梦幻、躁动及其他苏醒期不良反应;④围麻醉期无论应用氟-芬合剂,还是使用氟-哌合剂,务必密切观察呼吸功能与血流动力学变化,因氟哌利多有明显强化麻醉药的作用;⑤麻醉术中氟哌利多的用量应控制在3mg以内为宜,不宜超过5mg,以减少其不良反应;⑥氟哌利多有很强的镇吐作用,常用于预防术后恶心呕吐,尤其对术后采取吗啡自控镇痛(PCA)所致的恶心呕吐具有独特的价格优势;⑦对于顽固性与持续性呕吐以及呃逆也具有一定疗效,一般肌肉注射2.5~5mg;⑧无论应用氟-芬合剂,还是使用氟-哌合剂,采用1/3或2/3剂量可防止全麻术后躁动,也可用于全麻术后恢复期躁动患者的治疗。

　　总之,临床上采用适宜剂量的氟-芬合剂或氟-哌合剂,其目的是使患者产生镇静与镇痛复合效应,在觉醒状态从而减轻或消除患者的焦虑、恐惧以及躯体不适感。其次增加疼痛阈值,减轻或消除围术期患者的疼痛刺激;再者,减少机体耗氧量,降低患者的代谢速率。

【提示与注意】①氟哌利多可产生锥体外系反应,但发生率少,约占1%,主要与静脉用药相对较多及个体差异有关,还须注意延迟性锥体外系反应,一旦出现该并发症,可静脉注射苯海拉明或给予苯二氮䓬类药(如地西泮、咪达唑仑),有助于消除该异常症状;②鉴于氟哌利多作用持续时间较芬太尼长,麻醉维持期间不宜与芬太尼多次同步使用,以免氟哌利多用量较多而致患者术后苏醒明显延迟;③氟哌利多对嗜铬细胞瘤患者有可能引起显著的高血压,这可能与其诱发肾上腺髓质释放儿茶酚胺或抑制嗜铬细胞摄取儿茶酚胺,以及抑制交感神经末梢内去甲肾上腺素吸收有关,因此,嗜铬细胞瘤患者应禁用氟哌利多,以避免促发严重性高血压;④静脉注射氟哌利多可能出现心电图Q-T间期延长,故血清K^+、Mg^{2+}异常及年老体弱患者与小儿慎用或减量应用,同时应加强心电监测,以防止心律失常或心脏意外;⑤Q-T间期延长综合征患者不宜使用该药;⑥氟哌利多可拮抗左旋多巴的效应,从而可加重帕金森病的症状,故帕金森患者禁用。

168. 右旋美托咪啶有何特点?

【术语与解答】右旋美托咪啶是一种较新型高选择性α_2肾上腺素能受体激动剂,因可与位于脑桥处的蓝斑和脊髓中的α_2受体相结合,故具有一定的镇静、催眠、遗忘、抗焦虑、抑制交感兴奋以及轻微的镇痛等作用,因此受到临床麻醉的关注。

　　1. 作用机制　右旋美托咪啶作用机制大致有以下几方面:①蓝斑核是高级中枢神经系统内去甲肾上腺素能神经支配的部位,也是脑内α_2受体颇为集中的区域,尤其与觉醒、睡眠等关键性脑功能有着密切关系,而右旋美托咪啶可通过兴奋蓝斑核内的α_2受体抑制去甲肾上腺素的释放,以降低交感神经的兴奋。此外,该药还作用于中枢神经系统突触前和突触后α_2受体,抑制去甲肾上腺素的释放,降低突触后膜的兴奋性;②该药其镇静、催眠作用主要是刺激蓝斑

的 α_2 受体所致,从而产生剂量依赖性的镇静、催眠与抗焦虑作用,而表现出的轻微镇痛效应则是通过脊髓相关受体发挥的作用;③右旋美托咪啶与传统的镇静药不同,其产生的镇静作用主要部位不在脑皮质,故不需激活 γ-氨基丁酸(GABA)则可产生一种类似于自然镇静的轻中度睡眠状态,该现象易被语言刺激所唤醒,刺激消失后很快又进入镇静、睡眠状态。此外,右旋美托咪啶的作用可被 α_2 受体拮抗剂所逆转。

2. 药理作用　①右旋美托咪啶通过中枢和外周的机制产生抗交感神经作用而促进副交感神经兴奋,因而对循环系统的作用是降低心率,减少外周血管阻力,故迷走神经张力增高患者不宜或禁忌使用该药,以防止严重心动过缓,甚至窦性停搏;②该药具有抗焦虑、镇静、催眠、遗忘与轻微的镇痛作用,而对呼吸功能影响轻微,且具有一定的脑功能与心肌保护作用,还能止涎、减少寒战、降低躁动及谵妄等不良反应;③右旋美托咪啶的镇静功能可使人体处于自然睡眠状态,即使镇静程度较深而过度睡眠,但通过呼唤和刺激可被唤醒,而唤醒与刺激停止后又可恢复其镇静与睡眠状态,这对于颅脑手术患者需术中唤醒者颇为有利;④右旋美托咪啶可增强静脉全麻药、阿片类药物、吸入性全麻药与镇静安眠药的效应;⑤该药应用后其血浆蛋白结合率为94%,其绝大部分在肝内进行生物转化代谢,其代谢产物经尿、粪排泄,但极少以原形从尿粪中排出;⑥右旋美托咪啶的药代动力学基本上为非线性,治疗剂量范围窄,分布半衰期约6分钟,消除半衰期约为 $2\sim3$ 小时;⑦有资料显示,当静脉滴注右旋美托咪啶 $0.2\sim0.7\mu g/kg/h$ 时,通气量和脉搏血氧饱和度仍保持在正常范围,未见呼吸抑制作用。

3. 不良反应　最常见的不良反应为心动过缓、低血压以及口干,故可根据情况给予加快输液、抬高双下肢或静脉注射适宜剂量的阿托品或麻黄碱。

4. 临床应用　①主要用于实施全身麻醉手术患者抑制气管插管应激性心血管副反应和 ICU 患者机械通气期间的镇静;②将该药采用0.9%的氯化钠溶液 $50\sim200ml$ 稀释,健康成人初始量10分钟以 $0.2\sim0.7\mu g/kg$ 静脉滴注及缓慢注射或按 $0.2\sim0.8\mu g/kg/h$ 持续泵入,以达到临床应用;③老年患者需减少剂量使用(高龄患者慎用),若伴有肾功能不全者,以及糖尿病、高血压,乃至使用血管扩张药或应用抑制心肌收缩力药物的患者更容易产生心动过缓,故慎用或禁忌;④待产或生产期间的孕产妇,包括剖宫产者不推荐使用该药;⑤右旋美托咪啶的清除率随肝脏功能损害的程度呈递减性,故肝功能不良者应考虑减少剂量或慎用;⑥该药对儿童以下年龄段的安全性还不十分明确,故尚不宜在这一人群中应用。

【麻醉与实践】右旋美托咪啶作为麻醉辅助用药阐述如下:

1. 与全麻药复合应用　①右旋美托咪啶可作为麻醉前用药,以减轻全麻诱导后气管插管所致的心血管副反应,并作为辅助用药可减少术中麻醉药维持量的使用,以优化麻醉质量;②全麻术中将该药小剂量与其他静脉全麻药(丙泊酚、咪达唑仑)或吸入性全麻药(七氟烷、异氟烷)以及阿片类药物复合使用时,除显著降低后三者的用量外,还可减少这些麻醉药物的残余作用对术后患者呼吸功能和循环系统的抑制,但不能单独作为全麻诱导用药;③该药还可用于局部麻醉或区域麻醉患者的术中镇静,以及术毕也可用于患者的镇静与轻微的镇痛,但肥胖患者及上呼吸道结构异常者使用该药镇静后可能出现上呼吸道梗阻(如舌后坠);④在处理气管插管困难患者时,右旋美托咪啶可以作为单独镇静药并与呼吸道充分表面麻醉下(如环甲膜穿刺表麻)完成患者清醒状态经鼻腔盲探气管插管或在纤维支气管镜引导下实施气管插管;⑤某些神经外科患者需清醒状态开颅手术者,如应用右旋美托咪啶,则可根据手术进程,术中可随时唤醒患者;⑥另有报道,右旋美托咪啶在降低氯胺酮引起的术后谵妄方面要优于咪达唑仑;⑦右旋美托咪啶的镇静效果与其他静脉麻醉药有所不同,其效果更像是一种通过活化内源性睡眠途径来达到的生理性睡眠和镇静,故更能耐受全麻术后延迟气管插管的拔出;⑧麻醉术中使用右旋美托咪啶后,全麻术后恢复期患者较少或很少出现躁动、谵妄和术后寒战;⑨与其他镇静药比较,该药具有对呼吸功能影响小、血流动力学较稳定、容易被唤醒,以及兼有轻微镇痛作用等优点,显示出该药其独特的优点与临床应用价值。

2. 与阿片类药物复合应用 右旋美托咪啶除镇静作用外,且有轻微的镇痛效应,如与阿片类药物复合,则有显著的协同作用,故可减少阿片类药物的用量,并能降低阿片类药物术后恶心、呕吐的发生率,间接减少其引起的呼吸抑制作用,并能对抗阿片类药物所致的肌肉强直效应,同时还可缓解术后疼痛所致的心动过速等。但在全麻术中后期若与强效舒芬太尼复合应用,常致使患者术毕苏醒有所延迟。

总之,右旋美托咪啶作为临床麻醉辅助用药可增加麻醉药物的效应,故可减少麻醉药物的用量而降低麻醉药物的残余作用。此外,如保持自主呼吸者术中以右旋美托咪啶为主要用药,一般无呼吸抑制或呼吸抑制非常轻微,且应激反应小,尤其在神经外科手术麻醉中合理搭配用药,容易使患者术中唤醒且易合作。但该药所产生的心动过缓与低血压则是临床常见的不良反应,而该缺点用于无基础疾病的健康手术患者因紧张而交感神经兴奋者则是优点,可平抑此类患者的心率增快与血压增高。

【提示与注意】①右旋美托咪啶是一种较新型 α_2 受体激动剂,尽管该药具有较多优点,但国内临床对其认识还远远不够,加之评价药物的优劣极其复杂,且需要很长时间,绝非几年所能完成,故对右旋美托咪啶长期应用的安全性、优良性,还有待于进一步和长时期的深入研究;②虽右旋美托咪啶产生镇静与轻微镇痛作用时不引起中枢性呼吸抑制,但应注意过度镇静或与其他镇静、催眠药合用易产生不同程度的上呼吸道梗阻而通气不足,尤其对于肥胖患者或上呼吸道结构存在异常患者;③应用该药后很易出现心动过缓与血压稍有下降,使用时需选择合适的患者,且采取合理的用药剂量与给药速度,对低血容量患者以及心脏传导阻滞的患者需慎用或禁用;④ICU 患者若长时间、较大剂量应用丙泊酚镇静,有可能诱发"丙泊酚输注综合征",而选择右旋美托咪啶用于镇静,可明显减少丙泊酚的用量,故可降低或避免"丙泊酚输注综合征"的发生;⑤全麻术中右旋美托咪啶与舒芬太尼复合应用,可使进入手术室后心率较快、血压较高的患者麻醉术中其血流动力学较为平稳,但术毕可能延长患者的苏醒时间,如应用新斯的明拮抗非去极化肌松药时,务必根据心率情况足量应用阿托品,以避免护送患者出手术室后产生心动过缓,乃至窦性停搏;⑥对于老年痴呆患者麻醉术中应用适量右旋美托咪啶,可预防和降低术后过度出现的谵妄或躁动;⑦右旋美托咪啶可能有潜在的耐受性和成瘾性,长时间应用需予以注意。

169. 复方氯丙嗪注射液有何特点?

【术语与解答】①复方氯丙嗪注射液是由氯丙嗪和异丙嗪各 25mg 组成,前者(氯丙嗪)具有抗精神病效应与增强催眠、镇静以及降温作用,后者(异丙嗪)除无抗精神病作用外,其他中枢性作用与氯丙嗪类似;②异丙嗪与氯丙嗪所不同的是此药为强效 H_1 受体阻断药,有突出的抗组胺作用,通过与组胺竞争 H_1 受体而发挥抗过敏作用,故异丙嗪在临床上主要用于治疗过敏性疾病,如过敏性哮喘、荨麻疹等;③而复方氯丙嗪注射液类似于冬眠合剂,在儿科临床常用来镇静、降温与降低基础代谢率以及降低机体氧耗,以使机体处于人工冬眠状态。

【麻醉与实践】①复方氯丙嗪注射液可增强麻醉性镇痛药、巴比妥类药、苯二氮䓬类药以及其他全麻药的作用,若小儿麻醉术前用药采取该合剂,即使量较少,患儿全麻术后苏醒也较其他小儿术前应用东莨菪碱者缓慢;②复方氯丙嗪注射液可用于围麻醉期中毒性休克、烧伤、高热以及甲状腺危象患者的辅助治疗。

【提示与注意】 ①复方氯丙嗪注射液禁忌作为扁桃体、腺样体肥大患儿术前用药;②肥胖患者以及睡眠性上呼吸道梗阻-呼吸暂停综合征(鼾症)患者尚未建立人工呼吸道(气管插管)前禁用该药。

(王世泉　姜　玲　王忠磊)

主要参考文献与推荐读物

1. 冯艺主译. 避免麻醉常见错误. 北京:人民卫生出版社,2008,217-221.
2. 王世泉,王明山主编. 麻醉意外. 第2版. 北京:人民卫生出版社,2010,321-325.
3. 邓小明,曾因明主编.2011麻醉学新进展. 北京:人民卫生出版社,2011,325-327.

第十五章　静脉全麻拮抗药

170. 氨茶碱用于全麻术后患者催醒有何特点？

171. 氟马西尼为何能拮抗苯二氮䓬类药？

172. 多沙普仑(佳苏仑)拮抗全麻术毕患者有何特点？

　　静脉全麻拮抗药较少,尤其特异性拮抗药,目前临床上只有苯二氮䓬类药的拮抗剂氟马西尼,而其他静脉全麻药常采用非特异性拮抗药予以逆转。药理学认为,某一受体激动药与拮抗药合用可引起竞争性逆转,故临床上经常使用氟马西尼以逆转苯二氮䓬类药的作用。

170. 氨茶碱用于全麻术后患者催醒有何特点？

　　【术语与解答】氨茶碱作为支气管平滑肌解痉药已使用半个多世纪,目前仍是临床治疗支气管哮喘和支气管痉挛的重要药物:①氨茶碱含有85%无水茶碱和15%乙二胺的可溶性复合物,有效成分为茶碱,主要抑制磷酸二酯酶和增加细胞内cAMP而产生支气管扩张及中枢神经兴奋作用;②静脉注射氨茶碱后其平喘作用较快、疗效较佳,故临床经常使用;③氨茶碱在体内清除速率女性慢于男性,老年人慢于青壮年,肥胖、肝病、心力衰竭、慢性阻塞性肺部疾病、低氧血症、酸中毒患者和高碳水化合物饮食者,均影响氨茶碱的代谢,并使其半衰期延长;④按常规剂量长期应用时,亦可引起中毒。此外,配伍不当也是引起氨茶碱毒副反应的原因;⑤对本品中毒者,目前尚无特效解毒剂,故应及早对症治疗、处理。

　　【麻醉与实践】通常临床麻醉中氨茶碱主要用于两方面:①利用其一定的中枢神经兴奋作用以催醒全麻术后苏醒延迟患者;②围麻醉期用于单纯性支气管痉挛患者或哮喘患者。

　　【提示与注意】①氨茶碱安全范围较小,治疗指数窄,体内消除速率个体差异较大,尤其使用不当、注射速度过快常引起氨茶碱毒副反应,甚至危及患者生命;②氨茶碱过敏反应多表现为皮肤湿疹、荨麻疹或伴气喘,高度过敏者常在静脉注射过程中突发躁动不安、意识丧失、口唇发绀,继而呼吸心搏停止;③氨茶碱必须个体化应用,并应充分考虑年龄、性别、病理生理及影响茶碱血浆浓度的药物因素等,尤其对60岁以上老年人,以及小儿、低血压或严重缺氧卧床的患者应减量使用;④孕妇及哺乳期妇女应慎用氨茶碱,以防止通过胎盘屏障和乳汁引起胎儿或婴儿中毒;⑤下列情况之一者慎用氨茶碱,如酒精中毒、心律失常、严重心脏病、充血性心力衰竭、肝肾疾病、肺心病、高血压、甲状腺功能亢进、活动性消化道溃疡、癫痫等患者;⑥本品禁忌与麻黄碱、咖啡因、可拉明等共用;⑦氨茶碱引起的毒性反应必须给予重视,主要有心悸、抽搐、心律失常,甚至心搏骤停,多见于静脉注射速度过快且浓度过高时;⑧氨茶碱中毒多见于儿童用药过量或误服,早期表现为恶心、呕吐、烦躁不安,并有无意识动作,口渴、脱水及低热,后期可出现呕血、谵妄、痉挛、昏迷、高热和虚脱,亦有表现为癫痫样大发作,严重者可因延髓抑制而死亡。造成氨茶碱毒副反应的原因主要与个体用药差异显著有关。

171. 氟马西尼为何能拮抗苯二氮䓬类药?

【术语与解答】①氟马西尼(商品名安易醒)为苯二氮䓬受体阻断药,可作用于中枢神经系统的苯二氮䓬受体,因与苯二氮䓬受体有着特异性亲合力,故能竞争性的占据苯二氮䓬受体而置换出苯二氮䓬受体激动剂,但占据受体后不能产生任何生物活性,只是阻断了苯二氮䓬受体激动剂的作用;②氟马西尼主要用于逆转苯二氮䓬类药的镇静、催眠及意识消失作用,也能解除苯二氮䓬类药过量所致的呼吸抑制作用;③静脉注射后立即起效,约 1~2 分钟产生最大效应,药物平均消除半衰期约为 50 分钟;④氟马西尼主要在肝脏代谢,在血浆和尿中的主要代谢产物为羧酸代谢物,该代谢产物由肾脏排泄;⑤该药具有毒性小、起效快,对呼吸、循环功能基本无明显影响等优点。

临床应用:①采用苯二氮䓬类药(如咪达唑仑、地西泮等)诱导或维持的全身麻醉的患者,术毕可用氟马西尼来终止苯二氮䓬类药的作用;②氟马西尼作为苯二氮䓬类药物中毒时的特异性逆转剂;③用于鉴别诊断苯二氮䓬类与其他药物,以及脑损伤所致的不明原因的昏迷。

【麻醉与实践】①全麻术后对应用苯二氮䓬类药而影响患者意识恢复者,可应用氟马西尼拮抗其残余作用,通常静脉分次注射即可,以 0.1~0.2mg/每次,2 分钟后如不能唤醒患者,可再静注 0.1~0.2mg,临床麻醉使用该药总量一般不超过 0.8mg;②苯二氮䓬类药物中毒昏迷是常见急症之一,对于医源性过量或服毒所致的苯二氮䓬类药物中毒,氟马西尼有特异性治疗价值,常用剂量为 0.2~0.3mg 静脉注射,可显著改善其呼吸功能,明显缩短患者的苏醒时间,并大为减少苯二氮䓬类药物中毒所致的并发症,若拮抗后患者再度出现昏睡,还可以 0.1~0.4mg/h 静脉滴注;③因氟马西尼无其他生物活性,故对于药物中毒患者可用此药鉴别,若注射后有效,则基本证明苯二氮䓬类药中毒,无效则排除;④全麻术后肌松药作用未消失前,不宜使用该药;⑤氟马西尼还可拮抗丙泊酚的部分意识消失作用,因给予氟马西尼后可提高脑电双频指数(BIS)值,可实现早期苏醒;⑥术中硬脊膜外隙脊神经干阻滞不全患者,若给予少量苯二氮䓬类药而引起患者不安定者(所谓安定不"安定"现象,即无意识躁动或不安者),也可使用氟马西尼逆转。

【提示与注意】①氟马西尼的消除半衰期为 1 小时,而苯二氮䓬类药的最短半衰期约是 2~3 小时(如咪达唑仑),给予氟马西尼拮抗苯二氮䓬类药后容易再度出现深镇静或深睡眠,尤其容易发生于应用消除半衰期长的地西泮(安定)患者,故必要时应重复给药或持续静脉点滴;②在快速注射用药后可偶见短暂的头痛、眩晕、恶心、呕吐症状,以及焦虑、心悸、恐惧等不适感,这些副作用一般不需特殊处理,为避免这些副作用,以缓慢注射为宜;③对本品过敏或严重抗抑郁药中毒者禁用;④妊娠头 3 个月的孕妇禁用,哺乳期妇女慎用;⑤对原因不明的神志丧失患者,可用本品来鉴别是否为苯二氮䓬类药中毒所致,如反复给药也不能使其意识或呼吸功能改善,则可判定非苯二氮䓬类药造成。

172. 多沙普仑(佳苏仑)拮抗全麻术毕患者有何特点?

【术语与解答】①多沙普仑(又名佳苏仑)能直接兴奋延髓呼吸中枢与血管运动中枢,与其他呼吸兴奋药比较,其作用原理可能通过颈动脉窦化学感受器兴奋呼吸中枢,其特点是作用快、维持时间短;②该药使用后可明显增加呼吸频率和潮气量,并增加心输出量,血压可轻度升高;③静脉给药后,1 分钟内即可产生呼吸兴奋作用,1~2 分钟达高峰,作用持续时间 2~10 分钟,一般不超过 15 分钟;④通常每次静脉注射 0.5~1.0mg/kg,必要时可重复应用,总量可每日 2mg/kg；⑤该药主要经肝脏和肾脏代谢、排泄；⑥多沙普仑还具有催醒和恢复防御反射的作用，尤其是全凭静脉麻醉结束后，因麻醉药的残余作用引起的呼吸抑制或深睡眠，经多沙普仑催醒后，几乎不再发生再度昏睡。

【麻醉与实践】　①多沙普仑是一种非特异性呼吸中枢兴奋剂，临床上通常主要用于解救麻醉药或其他中枢抑制剂引起的中枢性抑制；②全麻术后患者苏醒延迟颇为常见原因是麻醉药物应用过量或相对过量，临床上一般使用特异性拮抗药或非特异性兴奋药用以逆转麻醉性镇痛药与全麻药的中枢神经抑制作用，而佳苏仑对拮抗麻醉性镇痛药与全麻药的中枢神经抑制作用两者兼有。

【提示与注意】　由于药物之间相互作用既可产生有利的效果，也能引起相关不良反应，甚至导致并发症及意外发生，故应引起警惕，如：①多沙普仑虽用于全麻术后逆转呼吸抑制和催醒效果较为确切，但静脉注射后可出现儿茶酚胺释放增加，应用剂量过大或静脉注射速度过快，可出现暂时性血压升高、心率增快、出汗，甚至心律失常、恶心、呕吐、肌肉震颤及抽搐等，因此，多沙普仑所引起的不良反应和并发症也时有发生，临床使用应予以重视；②癫痫、惊厥、脑水肿、脑血管意外、哮喘状态、严重高血压、甲状腺功能亢进及嗜铬细胞瘤患者禁用；③冠心病、呼吸系统疾患、阻塞性睡眠呼吸暂停综合征患者、孕妇及 12 岁以下儿童慎用；④如使用吸入麻醉剂异氟烷的患者，需停止吸入后 10 ~ 20 分钟应用。

（王世泉　姜　玲　王忠磊）

主要参考文献与推荐读物

1. 王世泉，王明山主编．麻醉意外．第 2 版．北京：人民卫生出版社，2010，343-346.
2. 陈新谦，金有豫，汤光主编．第 16 版，新编药物学．北京：人民卫生出版社，2007，865-866.

第十六章　抗凝血药与抗血小板药

173. 肝素与麻醉有何关系？

174. 华法林对椎管内脊神经阻滞有何影响？

175. 阿司匹林对椎管内脊神经阻滞有何影响？

血液凝固是由机体一系列凝血因子参与的复杂的蛋白质水解活化过程。而抗凝血药及抗血小板药则是通过影响凝血因子和抑制血小板黏附、聚集、释放等功能的药物。抗凝血药及抗血小板药与椎管内脊神经阻滞的关系极为密切，主要关系到是否增加椎管内血肿形成的风险，对于麻醉前应用抗凝治疗的患者能否实施椎管内穿刺与置管至今仍有争议，因抗凝治疗患者进行上述操作，一旦损伤血管而出血不止，则很容易引发椎管内血肿，而血肿形成则可压迫脊髓和脊神经根，可直接导致患者术后躯体感觉与运动功能障碍，严重者直接造成截瘫。

173. 肝素与麻醉有何关系？

【术语与解答】①肝素是一种酸性粘多糖，主要由肥大细胞和嗜碱性粒细胞产生，因最初得自肝脏，故名肝素；②肝素在肺、心、肝、肌肉等组织中含量丰富，生理情况下血浆中含量甚微。而药物肝素则是麻醉手术患者常用的抗凝药物。

1. 药理作用　①肝素在体内、体外均有很强的抗凝血作用，该药可延长凝血时间（CT）、凝血酶原时间（PT）与凝血酶时间（TT）；②静脉注射后可使多种凝血因子失活，其抗凝作用立即显现，作用维持 3~4 小时；③肝素抗凝作用主要依赖于抗凝血酶Ⅲ，肝素虽具有较强的抗凝血作用，但在缺乏抗凝血酶Ⅲ的条件下其抗凝作用很弱，故肝素主要是通过增强抗凝血酶Ⅲ的活性而间接发挥抗凝作用的；④肝素还可刺激血管内皮细胞释放组织因子抑制物而抑制凝血过程；⑤药用肝素按其分子量可分为普通肝素和低分子量肝素，前者（普通肝素）优点在于用后即刻起效，且半衰期短（约 30~60 分钟），以及可采用鱼精蛋白所拮抗；后者（低分子量肝素）虽有较强的抗凝效果，但起效慢（约 20~60 分钟），且半衰期比普通肝素长。

2. 低分子肝素　①低分子肝素是肝素分子断裂或直接分离所得；②低分子肝素具有选择性抗凝血因子 Xa 活性，而对凝血酶及其他凝血因子影响较小；③又因分子量越低，对凝血酶的抑制作用越弱，而抗凝血因子 Xa 活性越强，故能使得抗血栓作用与出血作用分离，既保持了肝素的抗血栓作用，又降低了出血的倾向，因此更适合于临床应用；④与普通肝素比较，低分子肝素抗凝血因子 Xa 活性的消除半衰期长，因此静脉注射其抗凝血因子 Xa 活性可维持 12小时；⑤低分子肝素具有明显而持久的抗血栓作用，其抗血栓形成的活性强于抗凝血活性，因而在抗血栓的同时其引起出血的危险较小；⑥低分子肝素主要用于预防和治疗深部静脉血栓，以及治疗不稳定性心绞痛等；⑦不同的低分子肝素制剂其特性不同，并不等效，切不可在同一疗程中使用两种不同产品；⑧该药需在 30℃ 以下环境存放。

3. 临床应用 ①血栓栓塞性疾病：肝素主要用于防治血栓形成和栓塞，如肺栓塞、深静脉栓塞及周围动脉血栓栓塞等；②弥散性血管内凝血（DIC）：肝素可用于各种原因所致的 DIC；③防治心肌梗死、脑梗死、心血管手术及外周静脉术后血栓形成：如心肌梗死后使用肝素可预防高危患者发生静脉血栓栓塞性疾病等；④体外抗凝：如心导管检查、体外循环及血液透析等。

【麻醉与实践】围术期抗凝剂（肝素）与临床麻醉有一定的关系：

1. 围麻醉期患者经常使用肝素 ①如麻醉术中使用微量肝素用于采集血样，以利于实验室检查（如血气分析）；②应用肝素稀释液实施有创动脉压持续监测；③部分患者术前应用肝素主要为防治血栓形成和栓塞，如深部静脉血栓、心肌梗死、肺栓塞、血栓性静脉炎及术后血栓形成等。

2. 心血管手术患者应用肝素 ①肝素抗凝是体外循环手术中必不可缺少的条件，而合理掌握肝素用量则能明显减少术后的出血和输血量，通常临床常规用量为 300～400u/kg；②一般认为应用肝素后激活全血凝固时间（ACT）>400 秒心肺转流是安全的，如合用抑肽酶制剂可人为地缩短活化的 ACT，此种情况下 ACT >700 秒开始心肺转流方安全；③在停止心肺转流后，通常按鱼精蛋白 1mg:100u（肝素）的比例予以中和（逆转）肝素。

3. 肝素与硬脊膜外隙穿刺及置管的关系 由于硬脊膜外隙穿刺与置入导管均在盲探下实施、有创性操作，故无论是术前应用肝素，还是术后应用肝素，两者越接近穿刺、置管或拔管时间，越容易产生硬脊膜外隙出血及血肿形成，其结果则可引起脊神经根或（和）脊髓受压而导致双下肢感觉或（和）运动功能障碍，甚至造成截瘫。因此，肝素应用与椎管内穿刺、置管或拔管时间的因果关系颇为密切。一般而言，在末次使用肝素 24 小时后，且部分凝血活酶时间（APTT）、ACT 检测正常，方可实施硬脊膜外隙穿刺和置管，以防止出现硬脊膜外隙血肿。如需术后应用低分子肝素患者，也应在拔出硬脊膜外隙导管后 3 小时以上应用为宜。此外，由于存在个体差异，故时间间隔越长其安全越能保障。

【提示与注意】使用肝素应注意以下几方面：

1. 不良反应 ①出血：肝素用药过量可致自发性出血，表现为黏膜出血、关节出血及伤口出血等，如有自发性出血者应立即停药，严重出血患者可静脉缓慢注射鱼精蛋白制剂，用以中和肝素，每 1.0～1.5mg 鱼精蛋白可使 100u 的肝素失活，但每次剂量不可超过 50mg；②血小板减少症：一般由肝素引起的一过性血小板聚集作用所致，多发生在肝素治疗用药 5～10 天后，其血小板计数低于 $100 \times 10^9/L$ 或低于基础值的 50%，发生率可达 5%，停用肝素后一般 4 天可恢复；③偶有过敏反应，如哮喘、荨麻疹等。

2. 药物相互作用 ①肝素为酸性药物，不能与碱性药合用；②肝素与华法林、以及阿司匹林等非甾体类抗炎药、右旋糖酐等配伍应用，可增加出血危险；③肝素与糖皮质激素类一起应用，可引起胃肠道出血；④肝素与胰岛素或磺酰脲类药物使用能导致低血糖；⑤肝素与硝酸甘油同时静脉给予，可降低肝素的活性；⑥肝素与血管紧张素转化酶抑制剂合用则可引起高血钾。

3. 禁忌证 ①出血时间或凝血时间延长者，以及伴有凝血功能障碍者（如血友病、血小板功能不全及血小板减少症、紫癜等）禁用肝素；②明显肝、肾功能不全或严重高血压与颅内出血患者，以及孕产妇禁用。

4. 肝素抵抗 ①一般认为，常规用量肝素如不能充分延长部分凝血活酶时间（APTT）和 ACT 时，即为肝素抵抗；换句话说，如使用临床规定剂量的肝素后，其 ACT 值达不到预期水平，则称为肝素抵抗。其原因被认为是抗凝血酶缺乏（Ⅷ因子、纤维蛋白素原等）或过多的肝素结

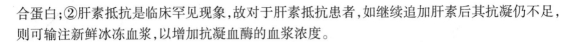

合蛋白;②肝素抵抗是临床罕见现象,故对于肝素抵抗患者,如继续追加肝素后其抗凝仍不足,则可输注新鲜冰冻血浆,以增加抗凝血酶的血浆浓度。

174. 华法林对椎管内脊神经阻滞有何影响?

【术语与解答】①华法林为香豆素类口服抗凝血药,化学结构与维生素 K 相似,其抗凝血作用机制是竞争性拮抗维生素 K 作用,最终产生无凝血活性的 Ⅱ、Ⅶ、Ⅸ、Ⅹ 因子的前体,从而抑制血液凝固;②口服华法林主要用于防治心房纤颤和心脏瓣膜病所致的血栓栓塞,尤其接受心脏瓣膜修复手术的患者需长期服用华法林;③华法林与抗血小板药合用,可减少大手术、风湿性心脏病、人工瓣膜置换术后的静脉血栓发生率。

【麻醉与实践】①椎管内脊神经阻滞患者应提前停用华法林,并确认凝血酶原时间(PT)和国际标准化比值(INR)已恢复正常;②长期口服华法林患者至少停药 3 ~ 5 天,PT 和 INR 方可恢复正常。

【提示与注意】①拟选择椎管内脊神经阻滞的择期手术患者以停药 5 天为宜,且 PT 和 INR 检测在正常范围。如停用华法林可使血栓性疾病倍增,该患者可采取全身麻醉;②华法林与曲马多合用,可增加出血危险。

175. 阿司匹林对椎管内脊神经阻滞有何影响?

【术语与解答】①阿司匹林(又名乙酰水杨酸)属解热镇痛药,主要通过抑制体内的前列腺素、缓激肽、组胺的合成而产生解热、镇痛和抗炎作用,故临床用于治疗感冒、发热、头痛、牙痛、肌肉痛、风湿病、关节病等,还用于预防和治疗缺血性心血管疾病、脑血栓形成等;②阿司匹林其镇痛效应主要通过抑制外周或中枢(下丘脑)的前列腺素的合成与释放;③阿司匹林对生理性环氧化酶(COX)的抑制作用较强,主要抑制体内 COX 的活性,从而减少局部组织前列腺素的生物合成(即抑制合成前列腺素所需要的 COX),起到抑制血小板的黏附、聚集作用;④阿司匹林不可逆地抑制血小板膜上的 COX,从而阻止血栓素 A_2 的合成与释放,其结果则抑制了血小板的聚集。故口服该药常用于预防静脉血栓栓塞症与心、脑血管疾病等。此外,临床研究发现,阿司匹林在男性患者预防脑卒中的效果似乎较女性患者为好,这可能与女性的血小板 COX 对阿司匹林的耐受性较高有关。

【麻醉与实践】①由于长期服用阿司匹林虽不减少血小板的数量,但可降低血小板的功能,故麻醉医师所担心的则是椎管内脊神经阻滞时出血的风险(即阿司匹林的抗血小板作用可增加出血迹象);②即使术前未用阿司匹林,如椎管内穿刺操作期间损伤静脉血管,而术后手术医师给予阿司匹林抗凝,仍有可能引起椎管内血肿。而国内专家共识则认为,单纯应用阿司匹林或其他非甾体抗炎药一般不增加椎管内脊神经阻滞出现血肿的发生率,但与其他抗凝药物(如肝素、低分子量肝素、其他口服抗凝药)合用,可增加出血并发症的风险。

【提示与注意】①阿司匹林禁用于伴有出血症状的溃疡病或其他活动性出血、痛风(因该药可影响排泄尿酸药的作用)、肝功能不良(因可加重肝脏毒性反应和出血倾向)、肾功能衰竭等;②现今很多中老年人常规服用阿司匹林,以降低心、脑血管栓塞的风险,而临床麻醉也越来越多的面临合并抗凝治疗的患者,故对长期服用该类药物的患者实施椎管内脊神经阻滞务必提高警惕,尽管国内专家共识认为单独应用阿司匹林不增加椎管内脊神经阻滞血肿形成的风险,而且即使服用阿司匹林的患者出现硬脊膜外隙血肿,也可能为自发性或特发性,而与椎管内脊神经阻滞无关,但很难寻找出有充分说服力的证据。因此,麻醉界至今对于服用阿司匹林的患者是否选择椎管内脊神经阻滞仍存在争议;③如手术患者不宜中断阿司匹林持续性治疗,而又必须采取椎管内脊神经阻滞者,则务必应有该患者新近时间的血凝常规检查,即使各项血凝指标均在正常范围,实施椎管内穿刺操作仍需小心谨慎,轻柔进行操作,尽量减少穿刺次数,并严格控制血压,以防不测;④老年人长期服用阿司匹林有可能引发上消化道出血,围麻醉期需予以注意。

　　总之,鉴于目前医疗责任与医疗纠纷问题日趋复杂、严峻,因此,为安全起见,择期手术患者拟行椎管内脊神经阻滞者(即无论采取硬脊膜外隙脊神经干阻滞,还是蛛网膜下腔脊神经根阻滞),如疑虑可能出血,仍以术前停用抗凝血药及抗血小板药物(如阿司匹林)至少 5 天为宜。

(王世泉　邵田田)

主要参考文献与推荐读物

1. 吴新民主编. 麻醉学前沿与争论. 北京:人民卫生出版社,2009,32-38.

2. 杨宝峰主编. 药理学. 第 7 版. 北京:人民卫生出版社,2009,282-286.

3. 朱涛,左云霞主译. 麻醉学基础. 第 5 版. 北京:人民卫生出版社,2011,236-247.

4. 陈新谦,金有豫,汤光主编. 新编药物学. 第 16 版. 北京:人民卫生出版社,2007,573-595.

第十七章　围麻醉期药物相互作用的关系

176. 药物相互作用有哪几个方面？对机体有何影响？

177. 何谓药物相加作用？

178. 何谓药物协同作用？

179. 何谓药物拮抗作用？

180. 何谓药物残余作用？

181. 全麻药复合镇痛药有何特点？

182. 两种局麻药相互作用有何特点？

183. 局麻药与肌肉松弛药复合有何特点？

184. 吸入全麻药复合肌肉松弛药有何特点？

185. 全麻药与镇痛药及肌肉松弛药复合有何优点？

186. 氧化亚氮与卤族挥发性全麻药相互作用有何特点？

187. 局麻药加用少量肾上腺素对机体的利与弊有哪些？

188. 静脉全麻药复合吸入全麻药(静-吸复合全麻)有何优点？

　　各种药物单独作用于人体可产生各自应有的药理效应,而药物复合应用(联合用药)或相隔较短时间内使用两种或两种以上的药物时,药物之间或药物与机体之间则能互为作用,如一种药物可改变另一种药物原有的性质与体内过程,以及机体对药物的敏感性,最终则能改变药物的药理或毒理效应,这种相互作用的结果可能使疗效提高而毒性降低,也可能导致疗效降低且毒性增大,甚至出现不良反应或危及生命安全。此外,围麻醉期部分患者术前还存在定期服用与自身非手术病情(内科疾病)相关的药物,而麻醉术中仍需要使用 3～10 余种麻醉用药与非麻醉用药(尤其手术时间长且伴有慢性疾病患者)。因此,围麻醉期药物相互作用是不可避免的,这就必须重视药物间相互作用的影响,以及其他相关问题。

176. 药物相互作用有哪几个方面？对机体有何影响？

　　【术语与解答】①药物相互作用是指机体同时或在一定时间内先后使用两种或两种以上药物后所产生的复合效应;②两种或两种以上的药物同时或先后应用时,药物之间可互补或相互影响,乃至干扰,表现为药物的作用强度或时相变化以及其他反应,其结果对患者可能有益,也可能有害;③药物相互作用可改变药物在体内的过程(吸收、分布、代谢和排泄)以及机体对药物的反应,从而使药物的药理效应或副作用也发生不同程度的变化;④药物相互作用主要表现在两个方面,其一不影响药物在体内血液中的浓度,但改变其药理作用,表现为药物效应动力学的相互作用;其二通过影响药物的吸收、分布、代谢和排泄,改变药物在作用部位的浓度而影响药物的作用,主要表现为药物代谢动力学的相互作用;⑤由于临床上伍用药物的种类不

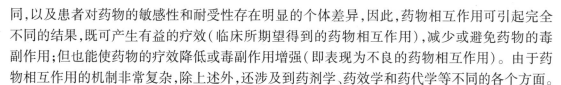

同,以及患者对药物的敏感性和耐受性存在明显的个体差异,因此,药物相互作用可引起完全不同的结果,既可产生有益的疗效(临床所期望得到的药物相互作用),减少或避免药物的毒副作用;但也能使药物的疗效降低或毒副作用增强(即表现为不良的药物相互作用)。由于药物相互作用的机制非常复杂,除上述外,还涉及到药剂学、药效学和药代学等不同的各个方面。

1. 药剂学相互作用　①主要是指药物与药物之间或药物与输液容器之间发生了直接的物理或化学反应,从而使药物性质发生某种变化或药效发生改变,如出现的混浊、沉淀、吸附、产气或变色等,以致引起药效降低,甚至失效;②药剂学相互作用主要发生在体外,如静脉全麻药硫喷妥钠溶液呈碱性,当与其他麻醉药如氯胺酮、哌替啶、普鲁卡因、吗啡或潘库溴铵等混用可形成沉淀物,这种沉淀物不仅不溶于血浆,而且还容易堵塞静脉输液通道,故应禁忌硫喷妥钠与上述药物合用。

2. 药效学相互作用　①主要是指几种药物伍用时,某种药物在药代学过程和作用部位浓度(数量)没有变化的情况下,因受其他药物的影响而发生的药物效能(毒性)变化;②药效学相互作用的过程极其复杂多样,目前人们对它的认识还非常有限,远不及人们对药代学相互作用的理解那样深刻。

3. 药代学相互作用　①是指一种药物可影响另一药物在体内吸收、分布、代谢和排泄过程,而且改变其血药浓度和作用部位的浓度,从而造成其药效的改变(增强或减弱);②麻醉期间发生药物不良相互作用时,药代学相互作用是颇为常见的一种原因,尤以影响药物分布和代谢的相互作用最为重要。

此外,由于三种或三种以上的药物合用其相互作用极其复杂,故目前研究不多,而据目前的药物研究水平,只能探讨两种药物间的相互作用。一般而言,两种药物合并使用后有以下特点:①各自药物效应均有所增强,临床称之为药物的协同作用;②两种药物各自原有效应均无变化,只是接近两药分别应用所产生的效应之和,通常称为相加作用;③一种药物以直接或间接作用减弱或降低另一种药物原有的效应,药理学上称之为拮抗作用;④两种或两种以上的药物相互作用有利有弊,前者(有利)可提高治疗效果,后者(有弊)则发生不良反应,或两者兼有。

【麻醉与实践】由于临床上单一麻醉用药很难满足手术与患者两者各自的需求,故现今临床麻醉大都采用组合用药,少者两种麻醉药物搭配,多者3~5种麻醉药物复合(如静-吸复合全麻),甚至两种麻醉技术联合应用(如全麻联合硬脊膜外隙脊神经干阻滞),其目的是根据病情、手术特点、术时长短与患者的耐受程度等而做出合理选择,既要达到患者所适宜的麻醉深度和效应,又能降低机体各种相关的不良反应,但药物之间的选择与相互搭配务必合理。

1. 药物有益的相互作用　无论何种药物均不是"万能药",寄希望于一种麻醉药物解决临床麻醉所有问题是不可能的,因此临床应用两种或两种以上的麻醉药物(即复合麻醉)则可发挥每种药物的优点,取长补短,减少单一用药的剂量和大剂量应用所致的副作用,从而增强麻醉可控性和安全性,并且可优化麻醉质量。

(1)全身麻醉:①挥发性全麻药与静脉全麻药先后或同时应用称为静-吸复合全麻,两者复合可发挥各自优点,如静脉全麻可使患者舒适,患者易于接受,且全麻起效快,通常短时间内即可完成全麻诱导,并可进行手术;而挥发性全麻药易于术中麻醉维持和管理,麻醉深浅容易调控,则能体现出麻醉维持与术毕清醒迅速的优势;②全凭静脉麻醉(即静脉复合全麻)主要是将静脉全麻药与阿片类镇痛药以及肌肉松弛药三者联合应用,以分别达到意识消失、镇痛完善、肌肉松弛的特点。此外,无论静-吸复合全麻,还是全凭静脉麻醉,有时还需应用相关药物配合全麻药用于维持自主神经的稳定。

（2）硬脊膜外隙脊神经干阻滞：该麻醉方法通常将两种不同类型的局麻药配伍应用，一般可提高或增强局麻效应，可降低单一局麻用药或用药相对过多而产生的快速耐药性或毒性反应，如中、长时间手术选择利多卡因与丁卡因组合应用，较单纯使用利多卡因可使阻滞效果明显提高。

（3）外周神经阻滞：如局麻药中加入适量的肾上腺素用于机体局部组织浸润麻醉，可减缓局麻药的吸收，降低或避免其毒性反应，并延长局麻药的阻滞时间。

2. 药物不良的相互作用　①临床麻醉中颇为常见的是麻醉药物组合应用所产生的呼吸、循环抑制，该不良相互作用主要与单位时间内所用麻醉药的剂量与浓度成正比；②单胺氧化酶抑制剂（如苯乙肼等）主要药理作用是抑制体内的单胺氧化酶，从而致使单胺类递质（如多巴胺、5-羟色胺、去甲肾上腺素等）在体内积聚，这种药理作用约持续 2～3 周，接受单胺氧化酶抑制剂治疗的患者，麻醉术中风险颇大，尤其应用麻醉性镇痛药哌替啶或曲马多后，两类药物相互作用可导致患者发生 5-羟色胺综合征，临床表现为谵妄、高热、多汗、惊厥，甚至严重呼吸抑制、昏迷，甚至发生死亡；③丁卡因与布比卡因混合或碳酸利多卡因与罗哌卡因混合，有可能影响药物的效应。

3. 利用药物的相互作用解除麻醉药的毒副效应　呼吸抑制和呼吸肌麻痹是全麻术后患者的潜在危险，为提高全麻术后患者安全，全麻手术完毕，通常采用纳洛酮用以拮抗阿片类药物的中枢性呼吸抑制作用和应用新斯的明间接逆转非去极化肌松药的外周性呼吸抑制的残余效应，两药同时应用可显著改善全麻术后患者的呼吸功能。

总之，现今临床麻醉离不开药物相互作用，而合理且有针对性的利用药物间的相互作用，可在保障患者安全的基础上以达到较为理想的麻醉效果和提高手术患者的舒适性，既能满足手术操作需求，又可减少单一用药所存在的弊端。

【提示与注意】临床麻醉基本均是药物复合应用，几乎很少单一用药，而复合用药要么是相加作用，要么则协同作用，要么拮抗作用，但对敏感个体而言，容易引起不同程度的不良反应或毒性作用，故应切记：①麻醉药物相互作用有利有弊，在发挥其优点作用的同时，务必考虑可能存在的潜在风险；②从临床麻醉实践中的一般规律而论，所谓药物协同作用也好，相加作用也罢，乃至拮抗作用等，其实都有一个安全范围，需要警惕的是，若麻醉期间药物搭配不合理或失误，相互作用往往适得其反，甚至属于配伍禁忌，此类教训也时有发生；③药物相互作用的不良反应有时容易被普通的、轻度的不良反应现象所掩盖，或药源性不良反应的形式易被患者的疾病症状所掩盖，需予以注意；④一般而言，许多麻醉药物相互作用的性质或结果都是可以预知的，但在不同患者所反映的程度却不能准确预知。为此，麻醉科医师必须熟悉常用麻醉药物的配伍禁忌与相互作用特点，不可盲目地"混用"或合用药物。

177. 何谓药物相加作用？

【术语与解答】①一般情况下，药物相互作用的结果要么相加作用、要么协同作用、要么拮抗作用，而药物相加作用一般是指两种作用机制基本相同的药物搭配应用，各自仍发挥其原有的效应，只是效应等于两种药物各自单独使用时所产生的效应之和，类似于数学中的 $1+1=2$，其效果可能是相加作用；②从药物作用结果认为，相加作用是一种药物对另一种药物的效应补充，而不是增效；③两种药物相加应用，其药理效应或其不良反应均有可能相加；④发生相加作用的两种药物多作用于同一部位或相关受体，而且能表现出相同的内在活性；⑤相加作用的实质并非一种药物使另一种药物效能增强,而只是两种药物同一效应的相互叠加。从某种意义上讲,两种药物间这种简单的相加作用并非是真正的药物相互作用。

【麻醉与实践】药物相加作用只是理论认为的概念,而在临床麻醉患者,由于个体之间存在着显著差异,实际上单纯两种药物的相加产生同等的效应很少。就麻醉药物的相加作用而言,通常有:①临床上采用的吸入性全麻药复合应用,如两种吸入全麻药(氧化亚氮与卤族吸入全麻药)合用对中枢神经系统的抑制作用则表现为相加作用,但又存在各自吸入浓度的差异;②丙泊酚与咪达唑仑复合用药,其镇静、催眠、意识消失效应可属于静脉全麻药物的相加作用;③两种苯二氮䓬类药物合用也都表现为相加作用;④作用于不同部位或受体的两种不同药物有时也可发生相加作用,如作用于 N-甲基-D-天冬氨酸(NMDA)受体的氯胺酮和作用于 γ-氨基丁酸(GABA)受体的咪达唑仑合用时,两者在催眠与意识消失方面的效应则表现为相加作用。

【提示与注意】①药物相加作用除药理效应相加外,其不良反应也可能相加,如阿片类镇痛药与肌肉松弛剂合用,前者的呼吸抑制作用与后者的呼吸肌麻痹这在气管插管全麻术中则是优点,但在全麻术后恢复期间,呼吸抑制与呼吸肌麻痹则属麻醉并发症或不良反应或后遗效应。正因为如此,全麻术毕需用相关拮抗药逆转;②需要说明的是,麻醉药物相加作用主要是针对全身情况良好的中青年而言,若对新生儿、婴儿和老年患者,药物相加作用则可演变为协同作用,甚至出现严重的毒副作用;③氨基糖苷类抗生素可抑制神经-肌肉接头处乙酰胆碱的传递,与肌肉松弛剂合用时可增强后者(肌松药)引起的呼吸肌麻痹,两者类似药物的相加作用。

178. 何谓药物协同作用?

【术语与解答】①两种药理或作用机制类似的药物联合使用,其结果所发挥的效应大于两者各自单独应用时效应之和,则称为药物协同作用(也可称增效或增强作用),即大于两种药的相加作用,类似于数学中 $1 + 1 > 2$;②该类型的药物相互作用通常只见于作用部位或作用受体完全不同的两类药物之间;③作用于同一受体不同部位的两种药物也可能发生协同作用,如阿司匹林和阿片类镇痛药是作用机制完全不同的两类药物,两药合用时,前者可增强后者的镇痛效能,这是临床上较为经典的一种协同性质的相互作用。此外,苯二氮䓬类药物和巴比妥类药物的催眠功效都与脑内 $GABA_A$ 受体-氯离子通道复合物有关,合用时可相互增加各自与受体的亲和力,表现出催眠效应的协同作用。

【麻醉与实践】协同作用是临床麻醉最为重要的药物相互作用之一,临床上可将其用来减少单一麻醉药用量过多而产生的不利影响,甚至毒性反应,并能利用各小剂量的药物之间组合,以实现所应有的或所需要的麻醉相关效应:①吸入全麻药具有轻度的骨骼肌松弛作用,全麻维持期将吸入全麻药与肌肉松弛剂复合应用,可增强各自的肌肉松弛作用,临床麻醉利用该方法可使两者的各自肌松作用有所增效,属于药物的协同作用;②两种吸入全麻药混合应用,可产生相互增强作用,临床上常用的氧化亚氮(N_2O)能促进另一种吸入全麻药在肺循环浓度的递增率,即第二气体效应,如氟烷、恩氟烷等与 70% N_2O 合用时,氟烷或恩氟烷的 MAC 可降至 60% 左右;③临床麻醉经常应用氟-哌合剂(即氟哌利多与哌替啶联合应用),由于两者均具有镇静作用,加之后者(哌替啶)的主要作用为镇痛,且有镇静效应,故两者联合应用则体现出协同作用。此外,哌替啶的镇静作用可消除手术患者的紧张与恐惧心理,减少其他麻醉药用量,若该药与氯丙嗪及异丙嗪组成冬眠合剂,尤其是静脉注射过快时,可以出现显著的呼吸与循环抑制;④全麻诱导应用小剂量咪达唑仑能显著减少丙泊酚的诱导剂量,且可使患者的血流动力学更易趋于维持稳定,因单纯依赖丙泊酚诱导易使血压显著下降,尤其年老体弱患者;⑤丙泊酚可增强阿片类药物的呼吸抑制作用,尤其丙泊酚与舒芬太尼合用,不但明显抑制呼吸,而且对循环也具有抑制作用,实际两者表现的是协同作用,两者合用特别不利于保持自主呼吸的全麻手术患者;⑥不论临床麻醉,还是在疼痛治疗中,局麻药与阿片类药物配伍应用是非常普遍的,虽两类药物的镇痛机制各不相同,但搭配使用后其显著的协同作用可明显提高其镇痛效能。

【提示与注意】①就协同作用而言,其"协同"这一措词的原意是互相配合、共同作用,从字面上讲仍含有相加作用的意思,故该措词的应用有所不妥,若改为"增效作用或增强作用"是否较前者更为合理;②凡是合用能产生协同作用的两种药物都应适当减少各药的用量或浓度,否则有发生药物不良反应的危险,尤其静脉注射麻醉药的协同作用往往其不良反应或毒副作用可明显增强;③围麻醉期麻醉类药物之间的协同作用常存在着安全隐患,如麻醉诱导期药物协同作用高峰时,极易出现呼吸、循环同步抑制,尤其年老体弱患者,其各脏器生理功能呈递减性衰退,发生药物协同作用的概率较年轻人显著增加,一旦发生不良反应或毒副作用,对机体造成的伤害则会更大,而且逆转较为或颇为困难;④以吸入麻醉药为主的全麻期间,如同时伍用降压药和常规持续使用肌肉松弛药时,则要警惕可能因协同作用而引起术中循环不稳和术后呼吸恢复明显延迟等不良影响;⑤麻醉结束,手术完毕,拔除气管插管后,若仍存在着阿片药物与肌肉松弛药的共性残余作用,则易导致混合性呼吸抑制,如只拮抗外周性呼吸抑制,而忽视中枢性呼吸抑制,若患者返回病房后常因通气不足而发生低氧血症与高碳酸血症,一旦发现不及时,甚至造成窒息,故务必加强防范。

总之,药物的协同作用利弊并存,加之个体差异显著,以及其他不易引起重视的因素,因此在应用期间必须全盘考虑,尤其患者返回病房后主要由其家属"监护",这是最为薄弱环节之一。

179. 何谓药物拮抗作用?

【术语与解答】①两种药物同时或先后作用于机体同一种生理系统或同一受体,其中一种药物能部分或全部降低或逆转另一种药物的作用,或两者药物合用时引起各自药效均降低(降效),即两种药物的生理或药理作用抵消,甚至相反,称为拮抗作用,类似于数学中的 $1+1<1$ 或接近 0;②药物拮抗作用一般可分为竞争性拮抗与非竞争性拮抗。

1. 竞争性拮抗 ①竞争性拮抗是指作用于同一受体或同一部位的两种不同药物,由于相互竞争其作用部位上的受体,从而可逆性的结合受体后所发生的逆转反应;②两种不同的药物作用于同一受体而发生的竞争性拮抗(占位性竞争)一般受质量作用定律所调控,即浓度高或亲和力强的药物则能从受体中置换出浓度低或亲和力弱的药物;③当某一受体激动药应用后,再使用该受体阻断剂给予竞争性地逆转,后者则具有竞争性拮抗作用。

2. 非竞争性拮抗 是指结合于受体不同部位(位点)的两种不同药物,即一种药物可拮抗另一药物的作用,但两药却互不干扰对方在受体部位的结合,发生该种性质的逆转反应时,其拮抗剂的作用不会因增加激动剂的剂量而被减弱或逆转。例如,苯氧苄胺与肾上腺素能α受体结合后,受体性质发生了改变,不再接受去甲肾上腺素的激动作用。此外,作用于不同受体的药物间也可能发生非竞争性拮抗,如联合用药时,阿片受体部分激动药如布托啡诺则可拮抗咪达唑仑的顺行性遗忘作用。

【麻醉与实践】临床上全麻术后经常应用相关拮抗药以逆转患者由意识消失恢复至神志清醒,如:①采用苯二氮䓬受体拮抗药氟马西尼则可逆转地西泮或咪达唑仑的镇静、催眠以及意识丧失,乃至中毒的作用;②应用阿片受体阻滞剂纳络酮,拮抗阿片受体激动药的中枢性呼吸抑制作用;③选择胆碱酯酶抑制药(如新斯的明)可间接消除非去极化肌肉松弛药的肌松作用,而同时应用阿托品,则是在毒蕈碱受体(M受体)上拮抗乙酰胆碱与受体的结合。

上述氟马西尼、纳洛酮与新斯的明以及阿托品均起到各自相关的拮抗作用。此外,某种药物除"一对一"拮抗作用外,还存在着连环拮抗作用,如全麻术毕应用新斯的明主要抑制神经肌肉接头处的乙酰胆碱酯酶,但其拟胆碱作用可显著引起心率减慢、腺体分泌、内脏平滑肌痉挛等,因此采取新斯的明间接拮抗非去极化类肌肉松弛药时要合用阿托品,后者则可消除前者(新斯的明)引起的心血管、呼吸道,以及胃肠道等M胆碱样不良反应。

【提示与注意】一般而言,在一定的范围内应用拮抗药的剂量越大,机体被逆转恢复的程度越完善,达到期望恢复的效果所需要的时间相对越短,尤其是对药物的残余作用。但麻醉期间往往是复合用药,如:一般认为,长时效肌肉松弛药(如哌库溴铵、泮库溴铵)术后残余作用发生率高,而中时效肌肉松弛药(维库溴铵、阿曲库铵)及较短时效肌松药(罗库溴铵)术后残余作用发生率次之或很低,容易误认为使用中、短时效肌肉松弛药其残余作用影响不大,即使不予拮抗,残余作用也会短时间内消失,这是一种错误和危险的思维方式,因影响呼吸功能恢复的因素颇多,并非单一肌肉松弛药的残余作用,往往是多种因素并存或叠加,尤其肌松药的残余作用与麻醉镇痛药呼吸抑制作用的结合,往往使其复杂化,因此,必须全面考虑。

180. 何谓药物残余作用?

【术语与解答】药物残余作用是指血药浓度虽已下降至最小有效浓度以下,但机体仍还未完全代谢、消除掉该药物的剩余作用。

【麻醉与实践】①全身麻醉辅助应用非去极化类肌肉松弛剂,其术后残余作用往往影响呼吸功能完全恢复,临床上常采用新斯的明来抑制乙酰胆碱酯酶对乙酰胆碱的分解,以增加神经-肌肉接头处乙酰胆碱的浓度,只有将肌松药的残余作用消除掉,才能促使神经-肌肉兴奋性传递恢复正常;②全身麻醉大都采取麻醉性镇痛药(如阿片类药物)与肌松药复合应用,全麻术毕前者通常存在着中枢性呼吸抑制残余作用,而后者则存在外周性呼吸抑制残余作用,有时需要对两者的呼吸抑制残余作用均给予拮抗,方能使患者的呼吸功能迅速恢复。

【提示与注意】总之,临床上麻醉结束、手术完毕,患者机体内麻醉性药物并非完全代谢、排泄掉,大都存在着不同程度的药物残余作用,尤其对呼吸功能的影响往往是潜在的危险,故不可掉以轻心。

181. 全麻药复合镇痛药有何特点?

【术语与解答】静脉全麻药除氯胺酮外均无镇痛作用(丙泊酚有轻微镇痛作用),吸入全麻药只有轻度的镇痛作用,故大、中手术患者全麻时必须复合麻醉性镇痛药。

【麻醉与实践】现今临床上全身麻醉大都选择静脉全麻药(如丙泊酚、咪达唑仑等)或吸入全麻药(七氟烷、异氟烷、恩氟烷等)与麻醉性镇痛药(芬太尼类)结合应用,此种复合搭配较为理想,该麻醉方法也适合于不需要肌肉松弛作用的短小手术,如将丙泊酚复合少量瑞芬太尼静脉输注用于无痛人工流产术。

【提示与注意】临床上有些小手术采取全麻药复合镇痛药,不需加用肌肉松弛剂,但麻醉

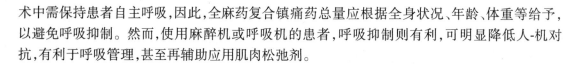

术中需保持患者自主呼吸,因此,全麻药复合镇痛药总量应根据全身状况、年龄、体重等给予,以避免呼吸抑制。然而,使用麻醉机或呼吸机的患者,呼吸抑制则有利,可明显降低人-机对抗,有利于呼吸管理,甚至再辅助应用肌肉松弛剂。

182. 两种局麻药相互作用有何特点?

【术语与解答】 临床上经常将两种局麻药复合应用,其目的是利用一种药物起效较快、穿透力强,而另一种药物作用维持时间长、运动阻滞满意的优点以达到更佳的麻醉效果。此外,两种局麻药复合不但能使两者之间的效能增加,而且两者的优、缺点还能得到互补。

【麻醉与实践】 硬脊膜外隙脊神经干阻滞或颈神经丛以及臂神经丛阻滞,常选择利多卡因与布比卡因或利多卡因与罗哌卡因,以及利多卡因与丁卡因复合应用等,因局麻药混合使用对机体的毒性作用并非高于单一用药,故一般而言,两种不同局麻药配伍应用,相对安全且有益。

【提示与注意】 临床麻醉中不宜随意性将局麻药混合使用,因混合后其理化性质和药理学作用可能发生改变,以致产生不良效果。如氯普鲁卡因与布比卡因复合后,因药液 pH 的降低和氯普鲁卡因代谢产物对布比卡因作用的抑制,故能显著降低布比卡因的效能。

183. 局麻药与肌肉松弛药复合有何特点?

【术语与解答】 临床上将局麻药与肌肉松弛药复合应用较少,主要在普鲁卡因静脉复合全麻中应用。

【麻醉与实践】 国内早期临床上较为普遍使用普鲁卡因静脉复合全麻,是将 1% 普鲁卡因与 0.1% 去极化肌松药琥珀胆碱复合实施静脉滴注(普鲁卡因滴注速度 1mg/kg/min),并同时复合静脉全麻药或吸入全麻药与镇痛药实施静脉复合麻醉。其优点在于:①普鲁卡因静脉输注有镇静、镇痛作用,可用于全身麻醉;②普鲁卡因可抑制乙酰胆碱的释放,并被血浆假性胆碱酯酶分解,而琥珀胆碱也被血浆假性胆碱酯酶所分解,因普鲁卡因竞争性降低了琥珀胆碱的分解,从而增强了琥珀胆碱的肌松作用和持续时间(琥珀胆碱是超短效肌松药),保障了良好的肌肉松弛效果;③两者混合应用可使麻醉趋于平稳;④停药后患者苏醒较迅速;⑤普鲁卡因与肌松药复合应用有其优点,且价格低廉,但现今临床麻醉可供选择的麻醉药颇多,加之普鲁卡因静脉复合全麻欠方便,故临床应用越来越少。

【提示与注意】 ①选择普鲁卡因静脉复合全麻其术中知晓发生率较高;②如该复合药不慎滴注过快、过量可引起局麻药中毒;③高铁血红蛋白血症是普鲁卡因中毒症状之一,实施普鲁卡因静脉复合全麻,若术中非缺氧状况下患者出现口唇发绀,应首先考虑高铁血红蛋白血症的发生;④普鲁卡因静脉复合全麻中不宜应用新斯的明,因抗胆碱酯酶药能抑制血浆胆碱酯酶的活性,致使普鲁卡因在体内的分解减慢,易出现局麻药中毒反应。

184. 吸入全麻药复合肌肉松弛药有何特点?

【术语与解答】 吸入全麻药只有轻度的肌肉松弛作用,单独使用达不到肌肉松弛的手术条件(如开胸、开腹手术等),因此需要与非去极化类肌肉松弛药复合应用方能使骨骼肌松弛理想化,从而创造良好的手术野。

【麻醉与实践】 吸入全麻药有不同程度的增强非去极化肌肉松弛药的作用,吸入浓度越大,肌肉松弛相对越显著。通常肌松作用异氟烷、地氟烷与恩氟烷强于氟烷,而氟烷又强于氧化亚氮(N₂O)。而非去极化肌肉松弛药受吸入全麻药的影响顺序为泮库溴铵、维库溴铵与阿曲库铵。吸入全麻药的轻度肌肉松弛作用和影响肌松药的机制尚不清楚,其可能因素有:①产生对中枢神经的抑制而具有不同程度的肌松作用;②增加骨骼肌血流,促使肌松药抵达神经-肌肉接头处的浓度增高;③降低接头后膜对去极化作用的敏感性;④减少肝血流和肾小管滤过,从而使肌松药消除减慢。

【提示与注意】①一般认为吸入性全麻药不影响神经-肌肉接头处的乙酰胆碱释放;②由于吸入全麻药可强化非去极化肌松药的作用,为减少术毕肌松药的残余作用,最好待患者自主呼吸有恢复迹象或稍有恢复,再给予抗胆碱酯酶药(新斯的明)拮抗为宜,以防麻醉术后不测。

185. 全麻药与镇痛药及肌肉松弛药复合有何优点?

【术语与解答】目前而言,临床上凡需要肌肉松弛手术的全身麻醉,必须具备三类药物复合方能完成,即全麻药、镇痛药与肌肉松弛药。

【麻醉与实践】除乙醚外,目前没有任何一种全麻药具有意识消失、镇痛完全和肌肉松弛"三合一"作用。因此,现今全身麻醉大都需要上述三者的结合方能达到麻醉目的和创造手术条件。

【提示与注意】临床上理想化的全身麻醉需全麻药、镇痛药与肌松药三者比例的合理搭配,偏重或轻视任何一种药物的使用,均会对机体生理功能造成一定程度的影响。

186. 氧化亚氮与卤族挥发性全麻药相互作用有何特点?

【术语与解答】吸入全麻药相互作用临床上颇为常用的是将氧化亚氮(N₂O)和卤族挥发性全麻药(如七氟烷、地氟烷、异氟烷、恩氟烷、氟烷等)同时吸入,以强化两种吸入全麻药的作用。

【麻醉与实践】N₂O 与其他挥发性全麻药合用时可产生第二气体效应,从而加快诱导速度,减少其不良反应和降低 MAC 值,并可使患者术毕苏醒时间缩短。

【提示与注意】诱导期吸入高浓度的 N₂O 机体有发生缺氧的危险,因此,使用前应常规先吸氧去氮(先吸纯氧 3 ~ 5 分钟预充,以利于机体氧储备)。

187. 局麻药加用少量肾上腺素对机体的利与弊有哪些?

【术语与解答】通常局部浸润麻醉、硬脊膜外隙脊神经干阻滞与外周区域神经丛阻滞(如颈神经丛或臂神经丛)所用局麻药中经常加入 1/20 万的肾上腺素,其目的以达到注射部位及周边血管的收缩,从而降低局麻药的吸收与延长其麻醉作用时间,同时也有助于降低局麻药的血药浓度,以减少全身毒性反应的发生,这是局麻药与肾上腺素复合的理论依据。

【麻醉与实践】除上述优点外,有学者认为,局麻药与肾上腺素复合应用还存在弊端,如肾上腺素的血管收缩作用能增加局麻药对神经毒性的风险,可能原因有:①虽局部组织血管收缩可减少局麻药的全身性吸收,但同时也延长了局麻药与注射部位的神经组织接触时间,尤其神经组织敏感者或存在缺陷的神经组织可能造成损伤;②加用肾上腺素的局麻药注射后,其注射部位的血流量显著减少,可致使该部位组织或神经细胞缺血、缺氧;③肾上腺素含有亚硫酸防腐剂,有可能与神经损害有关。

【提示与注意】①蛛网膜下腔脊神经根阻滞不宜将局麻药中加入肾上腺素,主要防范浸泡于脑脊液中的脊髓前、后动脉收缩所致的局部脊髓、脊神经根缺血、缺氧而造成的损害;②酰胺类局麻药布比卡因扩血管的作用并不明显,临床合用血管收缩剂是否有必要;③如高血压患者虽是局部应用血管收缩剂(如局麻药加用肾上腺素),但仍可引起全身性不良反应,故心血管疾病患者禁用肾上腺素。

188. 静脉全麻药复合吸入全麻药(静-吸复合全麻)有何优点?

【术语与解答】 所谓静-吸复合全麻是指有选择的将静脉全麻药和某种吸入全麻药先后或同时应用,以发挥两者的作用优点:①如先采用静脉全麻,患者则舒适、易于接受,且全麻起效快(全麻诱导期短);然后实施吸入全麻,则易于术中麻醉管理,麻醉深浅容易调控,整个麻醉术中可达到两者的优势互补,而且麻醉全程两者用药均可减少;②先实施吸入全麻,再进行静脉全麻通常用于不予配合的幼儿或儿童,由于小儿进入手术室恐惧、害怕而哭闹不止,若采取面罩给予大剂量氟类全麻药(如七氟烷、氟烷、异氟烷等)吸入,短时间内患儿可安静不动,此时有利于建立静脉通路,以便实施静脉全麻诱导。

【麻醉与实践】 静-吸复合全麻是临床上常用的麻醉方式之一,其操作方法大多是静脉全麻诱导气管插管完成后再采取吸入全麻维持,或静脉与吸入全麻同时维持,其操作步骤如下:

1. 全麻诱导期 通常选择起效迅速的静脉全麻药,如丙泊酚、依托咪酯、硫喷妥钠等(也常同时加用咪达唑仑)与阿片类镇痛药(主要为芬太尼类)以及肌肉松弛药(去极化或非去极化类均可)复合应用,以便使患者意识迅速消失,待骨骼肌完全松弛,喉镜直视下进行气管插管,以便实施机械通气、控制呼吸。

2. 全麻维持期 ①气管插管完成后,患者此时至手术结束前均处于全麻维持阶段,此阶段主要给予挥发性全麻药持续吸入来实现,一般根据患者全身状况、手术大小等将吸入全麻药浓度调控在2%~4%之间,其次小剂量静脉麻醉药辅助;②现今临床上常用的吸入性全麻药为七氟烷、恩氟烷、异氟烷、氧化亚氮、地氟烷。此外,在全麻维持期也经常将吸入性全麻药与静脉全麻药同时或交替给予,麻醉医师也经常根据自己的习惯应用。总之,临床麻醉实施静-吸复合全麻可达到优势互补,尤其术毕患者苏醒较快。

3. 控制性降压 是利用药物或(和)麻醉技术致使机体动脉血压下降,并将血压调控在适宜低限水平,以便改善手术野环境,创造手术操作条件,同时又减少术中失血的一种麻醉协助方法。而扩血管药物(硝普钠、硝酸甘油等)虽具有很强的血管平滑肌松弛作用,并能显著降低动脉血压,但对全身小静脉、小动脉均有扩张效应,尤其骨性组织与腔隙组织等(如脊柱、鼻腔、鼻窦等),可引起渗出血增多,从而影响手术操作与进程。而采取较深的静-吸复合全麻,特别是加深七氟烷的吸入,则可达到良好的控制性降压,因七氟烷血/气分配系数低,比异氟烷对血流动力学的控制更为容易,既操作简便,降压作用迅速,而且降压可控性优良,应作为控制性降压主要选择之一。

【提示与注意】 颅内压增高患者不宜采取静-吸复合全麻,因吸入性全麻药存在着不同程度的颅内压增高作用,即使过度通气可使颅内压有所降低,但手术医师多持反对意见,尤其手术操作不顺利时。

(王世泉 王谦胜)

主要参考文献与推荐读物

1. 杨宝峰主编. 药理学. 第7版. 北京:人民卫生出版社,2009,118-122.
2. 吴新民主编. 麻醉学高级教程. 北京:人民军医出版社,2009,76-114.

3. 吴新民主编．麻醉学前沿与争论．北京：人民卫生出版社，2009，100-111.

4. 叶铁虎，罗爱伦主编．静脉麻醉药．上海：世界图书出版公司，2008，131-226.

5. 郭建荣，贾东林主译．麻醉知识要点解析．北京：人民卫生出版社，2009，60.

6. 王世泉，王明山主编．麻醉意外．第 2 版．北京：人民卫生出版社，2010，58-70.

7. 徐启明主编．临床麻醉学．第 2 版．北京：人民卫生出版社，2008，23-24，93-101.

8. 邓小明，曾因明主编．2011 麻醉学新进展．北京：人民卫生出版社，2011，308-320.

9. 邓小明，曾因明主编．2009 麻醉学新进展．北京：人民卫生出版社，2009，637-646，969-974.

第四篇　麻醉与生理功能监测

　　人体在不同的环境、不同时刻、不同状态时，其生理功能的各项指标或参数变化并非完全一致，尤其在疾病、麻醉、手术以及病情危重情况下其病理生理的变化更为凸显和迅速，甚至瞬息万变。为能早期了解围麻醉期患者各生命体征及病情发展变化，及时发现异常症状，尽快做出正确判断，及早实施合理且有效的治疗与处理，则能减少和避免患者的不良反应与并发症发生，而行之有效且颇为理想的手段则是生理功能相关监测。

　　围麻醉期患者可因药物、麻醉操作、手术创伤及体位变动等诸多因素而影响或干扰正常的生命活动，时常发生突如其来的生命体征异常变化，严重者可威胁患者的安全。临床上患者出现异常症状或相关并发症早期，必然伴随着器官生理或功能上的前期改变，这些早期异常信息，并非麻醉医师都能靠肉眼、感觉或经验就能发现。因此，临床上各种监测仪器的应用与测出或得出的相关数据，可使麻醉医师提早发现患者的异常症状，尤其呼吸与心血管功能的早期改变及特征，这对于减少并发症，保障生命安全，提高医疗质量，促进术后早期康复起到了积极推动作用。由此可见，围麻醉期生命体征监测是保障患者生命安全的重要一环。

第十八章　围麻醉期生命体征与生理功能监测

单纯就监测这一术语而言,即人体感官对事物进行观察或观测。如借助相关仪器实施监测,则是一种不间断、持续性、精确性监测,这在许多方面或程度上较人体感官监测更能体现出优越性与安全性,尤其对生命安全实施监测则是至关重要的。

第一节　生命体征监测与麻醉

麻醉之所以危险,是因为麻醉状态下人体处于意识丧失和(或)躯体失去知觉,其自主调节、自身保护功能降低或消失,可以说麻醉患者是处在介于生与死之间的一种状态。这就需要麻醉医师对患者的生命体征是否正常做出评估,但单凭肉眼观察和经验预测,不足以得出客观及精确的数值与结论,甚至可出现截然不同的结果或现象,故围麻醉期需要利用各种相关器具、仪器对机体生命体征及脏器功能实施间断或持续性监测,一旦发现异常,则可提早、及时给予治疗和处理,以保障患者围麻醉期生命安全。因此,围麻醉期生命体征监测对保障患者生命安全尤为重要。

189. 围麻醉期患者为何必须实施生命体征监测?

【术语与解答】①麻醉药之所以是剧毒药,是因为麻醉药物的治疗指数非常小,可直接抑制人体呼吸与循环功能,甚至即刻造成呼吸、心搏骤停,因此围麻醉期必须对患者生命体征实施持续性监测;②由于麻醉医师的感官监测在许多方面比监护仪器监测明显滞后,尤其是监护仪器还能提前发出预警;③麻醉手术患者强化监测,则能及时、准确地发现异常体征变化,以便提早警示麻醉医师迅速做出对因或对症性治疗处理,从而避免麻醉意外或相关并发症的发生,以保障围麻醉期患者生命安全。

【麻醉与实践】麻醉手术患者实施相关仪器监测主要针对生命体征而言,主要包括呼吸功能(如脉搏血氧饱和度与呼气末二氧化碳分压监测)和循环系统(如心率、心律、血压等)以及体温等。

【提示与注意】任何仪器监测均需要使用者对相关监测功能与数据的了解及掌握,并能正确地分析所反映出的相关数据或参数是否真实、可靠,因为麻醉手术患者的安全必须是第一位的。

190. 围麻醉期患者为何实施仪器监测与感官监测相结合?

【术语与解答】临床麻醉患者无论采取何种仪器监测,均可受许多因素的影响和干扰,大多监测仪器自身不能自行调整,即使监测仪器非常先进,其归根结底仍需要麻醉医师予以检查、应用、校正、处理等,这就需要监测与管理相适应,仪器监测与感官监测相结合,以便减少和降低监测误差,进而保障患者安全。

【麻醉与实践】在临床麻醉期间,也不能完全依赖和相信监测仪器,因某些情况下麻醉医师的感官监测同样关键和重要,两者结合更为完美和理想:①如患者手术期间整个躯体均被无菌敷料所覆盖,麻醉医师只需将手伸入敷料之下,触摸其皮肤凉和热,则可得知体温是高是低;②如患者大汗淋漓或伴皮肤湿冷,说明患者已处于虚脱或休克前期;③肉眼查看腹部肌肉张力,一般可明确肌肉松弛程度;④麻醉术后观察胸、腹壁起伏动度,则可估计通气量是否满足机体需要;⑤耳听患者鼾声音调,可估计和判断其上呼吸道梗阻轻重;⑥当监护仪测量血压很低(如 75/45mmHg),若触摸桡动脉或足背动脉搏动良好,提示机体重要脏器灌注仍满意。总之,临床麻醉实践证明,仪器监测与麻醉医师感官监测相结合,更能杜绝一些并发症的发生。

【提示与注意】麻醉医师也是麻醉手术患者中的监测主体。

(王世泉　徐红梅　朱　红)

第二节　呼吸功能监测

呼吸是人体最基本的生理与生存功能,是维持生命的基本保障。临床麻醉与手术创伤,以及患者自身呼吸道结构异常,乃至呼吸系统疾病等,均能引起通气功能和换气功能失常,严重者可直接影响患者术中安全以及术后早期康复,甚至危及生命。因此,围麻醉期呼吸功能监测可预先提供呼吸功能异常信息,是围麻醉期维护呼吸功能的重要一环,以便使麻醉医师予以提早、及时处理。

191. 何谓动脉血氧含量?

【术语与解答】①动脉血氧含量(英文缩写 CaO_2)是指每升动脉血中含氧的数量或每分升动脉血含氧的毫升数;②CaO_2是红细胞和血浆中含氧量的总和,包括血红蛋白中结合的氧和物理溶解氧两部分,其绝大部分与血红蛋白(Hb)结合,其数值较大,而物理溶解的氧则少;

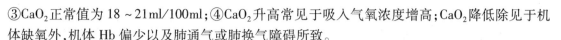

③CaO_2正常值为 18~21ml/100ml;④CaO_2升高常见于吸入气氧浓度增高;CaO_2降低除见于机体缺氧外,机体 Hb 偏少以及肺通气或肺换气障碍所致。

【麻醉与实践】围麻醉期手术患者无论建立人工呼吸道(如气管插管或安置喉罩)机械通气或保持自主呼吸面罩通气,其体内 CaO_2 均有显著增高,因吸入气氧浓度为 100%。如围麻醉期 CaO_2 降低,则需寻找原因,同时给予高浓度氧吸入,以增加机体组织氧供。

【提示与注意】CaO_2值由其公式计算而得,即 $CaO_2 = (1.34 \times Hb \times SaO_2/100ml) + (PaO_2 \times 0.0031)$。

192. 围麻醉期动脉血气分析有何意义?

【术语与解答】 血气分析主要指动脉血气监测,仍是目前临床上经常使用且可靠的呼吸功能检测重要手段之一,有助于全面了解机体通气和氧合的功能。

1. 血样采集 ①临床上通常采集易触摸到的体表外周动脉血(如桡动脉、肱动脉、股动脉及足背动脉),采集所用的注射器必须经肝素液抗凝处理,且多余的肝素液应排除,以避免影响 $PaCO_2$ 与 PaO_2 的测量;②注射器内不应存留空气或采集到的动脉血(2ml)中存在气泡,并将注射器针头加塞封闭,以防止进入空气而影响检测结果;③如暂不送检,应置入 0~4℃冰箱内保存,以减少血细胞代谢而引起的影响;④温度可对 PaO_2 产生影响,如体温低于37℃,每降低1℃,所测得 PaO_2 值约降低 6%;当体温高于37℃,每升高1℃,测得的 PaO_2 值约升高6%;将患者实际体温输入血气分析仪,仪器会自动输出温度校正后的 PaO_2 值。

2. 临床意义 机体通气、换气、血流及呼吸功能发生障碍,其结果则可引起血气的变化,通过血气分析,可判断呼吸功能和酸碱失衡程度,推断肺泡气体交换的病理生理改变,以及评价机体缺氧状态,对指导临床工作具有十分重要的意义。

3. 动脉血气分析内容 经动脉血可直接测得 PaO_2、$PaCO_2$ 和 pH 数值,由该三项数值可推算出 HCO_3^-、SaO_2、BE 等,通过上述各参数可对机体气体交换、酸碱动态以及心肺状况作出评估。

(1)根据相关指标观察血液氧合状态:①动脉血氧分压(PaO_2):其正常值为 90~100mmHg,但该值可随着年龄增长而下降,通过年龄可预计 PaO_2 值,即 $PaO_2 = 102 - 0.33 \times$ 年龄(岁) ± 5.0mmHg;②静脉血氧分压(PvO_2):正常值为 40mmHg,静脉血氧分压不仅受呼吸功能的影响,而且还可受循环功能的影响;③动脉血氧饱和度(SaO_2):一般与 PaO_2 呈正相关,PaO_2 升高 SaO_2 也上升,PaO_2 降低 SaO_2 也下降。

(2)判断酸碱失衡的类型:①单纯性酸碱失衡:有四种类型,即呼吸性酸中毒(简称呼酸)、呼吸性碱中毒(简称呼碱)、代谢性酸中毒(代酸)及代谢性碱中毒(代碱);②混合性酸碱失衡:也有四种类型,即呼酸并代酸、呼酸并代碱、呼碱并代酸与呼碱并代碱。甚至更复杂的混合性酸碱失衡,如呼酸并代酸加代碱,呼碱并代酸加代碱。

(3)根据相关指标判断酸碱失衡程度:①pH:是指体液内氢离子浓度指数的数值,是反映体液总酸度的指标,并受呼酸和代酸因素的影响;②动脉血 pH 正常值为 7.35~7.45,pH <7.35 时为酸血症;pH >7.45 时为碱血症;③动脉血二氧化碳分压($PaCO_2$):其正常值为 35~45mmHg(平均值为 40mmHg),静脉血较动脉血高 5~7mmHg。$PaCO_2$ 既受呼吸功能的影响,也受酸碱失衡的影响,如 $PaCO_2$ >45mmHg 从呼吸功能角度提示肺功能不全,主要为通气不足,而在酸碱失衡方面提示呼吸性酸中毒或代偿性代谢性碱中毒。$PaCO_2$ <35mmHg 多为通气过度,提示呼吸性碱中毒或代偿性代谢性酸中毒;④实际碳酸氢盐(HCO_3^-):正常值为 22~

27mmol/L(平均值 24mmol/L),动、静脉血 HCO_3^- 大致相当。HCO_3^- 是反映酸碱平衡代谢因素的指标,HCO_3^- <22mmol/L,可见于代谢性酸中毒或代偿性呼吸性碱中毒。HCO_3^- >27mmol/L,可见于代谢性碱中毒或代偿性呼吸性酸中毒;⑤碱剩余(BE):正常范围为 -3 ~ +3mmol/L,BE 正值上升表示缓冲碱增加,提示代谢性碱中毒或代偿性呼吸性酸中毒。BE 负值增大表示缓冲碱减少或缺失。

(4)判断呼吸功能是否异常:根据 PaO_2 和 $PaCO_2$ 情况则可判断有无呼吸衰竭及其类型。通过是否合并二氧化碳蓄积,可将呼吸衰竭分为两型。①Ⅰ型呼吸衰竭:标准为海平面平静呼吸空气的条件下 PaO_2 <60mmHg,$PaCO_2$ 正常或下降。如 PaO_2 在 60 ~ 50mmHg(即 PaO_2 ≥50mmHg 而 <60mmHg)之间为轻度呼吸衰竭。若 PaO_2 在 50 ~40mmHg(即 PaO_2 ≥40mmHg 而 <50mmHg)之间为中度呼吸衰竭。当 PaO_2 <40mmHg 为重度呼吸衰竭;②Ⅱ型呼吸衰竭:其标准为海平面平静呼吸空气的条件下 $PaCO_2$ >50mmHg,PaO_2 <60mmHg;③吸氧条件下,如 $PaCO_2$ >50mmHg,即使 PaO_2 >60mmHg,也可判断为吸氧条件下的Ⅱ型呼吸衰竭。

【麻醉与实践】血气分析是通过对机体动脉血液中的相关成分(如 pH、PaO_2、$PaCO_2$ 等)进行定量测定,从而分析和评价机体肺换气情况和酸碱状态。麻醉医师经常用来分析、评估麻醉手术患者全身状况,围麻醉期通过血气分析主要了解以下几方面:①评价组织氧供和氧耗状态;②评价肺通气与肺换气功能;③指导纠正治疗呼吸功能异常与酸碱平衡等;④间接了解麻醉术后患者苏醒明显延迟的原因等。

1. 慢性肺部疾患与胸腹部手术患者　如术前检测动脉血气 PaO_2 <70mmHg,$PaCO_2$ >50mmHg,无论是行开腹手术或开胸手术,术后均易发生呼吸功能不全。

2. 围麻醉期用于低氧血症的诊断　如轻度低氧血症 PaO_2 为 60 ~50mmHg;中度低氧血症 PaO_2 在 49 ~30mmHg;重度低氧血症其 PaO_2 <30mmHg;PaO_2 <20mmHg 生命难以维持。此外,血气分析对指导氧疗颇有意义。

3. 麻醉术中判断机械通气效果和调节呼吸参数　①全身麻醉期间通气效果的评定可通过血气分析结果确定;②机械通气时调节呼吸频率、潮气量、吸入氧浓度等参数均有赖于血气分析。

4. 心血管手术全麻　体外循环心内直视手术患者围术期实施血气分析,对呼吸管理和维持酸碱平衡有显著的指导意义。

5. 全麻术后苏醒延迟　其因素之一是代谢性酸中毒与电解质紊乱,检测动脉血气与电解质,则能纠正其异常,以便患者缩短苏醒时间。

【提示与注意】①呼吸功能正常患者当休克微循环障碍时,由于血液在毛细血管中停留时间延长,组织利用氧增加,可出现动脉血氧分压正常,而静脉血氧分压明显下降,故在判断呼吸功能时,一定要用动脉血氧分压,绝不能用静脉血氧分压替代;②围麻醉期主要检测动脉血气,必要时可检测混合静脉血气分析;③若抽取患者的全血是静脉血,也可间接推断血气分析结果,如静脉血 $PaCO_2$ 只比动脉血约高 4 ~6mmHg;而 pH 数值则较动脉血低 0.03 ~0.04;但是静脉血不能用于评估 PaO_2,因为静脉血 PaO_2 是可变的,并且明显低于动脉血 PaO_2,如果静脉血 PaO_2 >60mmHg 时,可以排除机体低氧血症;④由于肝素液是酸性的,抽取血标本的针管不宜使用肝素较多,因会使所测定的 pH 数值偏低。此外,获取血标本后应将注射器中的空气排出,因血中的 O_2 和 CO_2 与空气中的 O_2 和 CO_2 混合,从而影响测定结果。

193. 围麻醉期脉搏血氧饱和度监测为何重要?

【术语与解答】①脉搏血氧饱和度仪能无创性经四肢的指或趾测定脉搏血氧饱和度

（SpO$_2$），该仪器是根据血红蛋白（Hb）的光吸收特性连续监测动脉血中 Hb 氧饱和度的一种方法，即通过传感器接触机体外周（末梢）动脉脉搏波动，测定出动脉血液在一定的氧分压（PaO$_2$）下，氧合血红蛋白（HbO$_2$）占全部 Hb 的百分比值；②根据氧离曲线的特点，SpO$_2$ 与 PaO$_2$ 基本呈正相关，SpO$_2$ 在某种程度上可以代表 PaO$_2$，尤其 SpO$_2$ <90% 时，SpO$_2$ 与 PaO$_2$ 显著相关，此时的氧离曲线在陡直部位，PaO$_2$ 一般在 60mmHg 以下；③SpO$_2$ 监测机体缺氧较 PaO$_2$ 灵敏、快捷且直观，故能提前对机体缺氧情况做出预警。

1. 临床意义　脉搏血氧饱和度是临床麻醉中非常重要的一种监测手段，因可对机体氧合状态进行持续性动态监测，并可迅速识别缺氧的发生，以及对治疗效果实施评估：①一般情况下，正常人体 SpO$_2$ 的正常值为≥95%（氧浓度 =21% 时），成人 SpO$_2$ 在 90% ~94% 为氧失饱和状态；<90% 为轻度缺氧或低氧血症；②通常情况下，患者早期出现缺氧，其心率、血压及呼吸常无明显异常变化，但通过 SpO$_2$ 监测则能显示相关数据逐渐下降，当处于安全范围低限时则有声光报警提示，告诫监测人员应及时予以处理，故能防止呼吸危象，提高患者安全；③SpO$_2$ 可用于评估断肢再植术后肢体成活情况；④呼吸道手术患者实施 SpO$_2$ 监测更为重要，尤其小儿气管、支气管异物全麻手术，术中可出现不同程度的缺氧，应用 SpO$_2$ 监测能及时发现机体缺氧是否严重，以便采取措施提高患儿安全；⑤SpO$_2$ 是连续无创性血氧监测较为敏感的方法，能及早发现缺氧或低氧血症提供预报（即早期提示主观无法察觉的缺氧），除测定氧饱和状态外，还可测出心率、脉搏节律及末端组织灌注，由于 SpO$_2$ 使用简便，且非常实用，故已成为临床上常规监测呼吸功能指标的有价值且重要的仪器之一。

2. SpO$_2$ 监测的局限性　①通常临床上所使用的脉搏血氧饱和度仪还不能满足工程学和生理学时的要求，故该仪器只能测定氧合血红蛋白（HbO$_2$）和还原血红蛋白（Hb），而对于异常血红蛋白（如碳氧血红蛋白与高铁血红蛋白）则存在明显的误差。如抢救严重一氧化碳（煤气）中毒患者需气管插管，实施呼吸支持，而一氧化碳中毒患者其血红蛋白（Hb）大多已成为碳氧血红蛋白（COHb），SpO$_2$ 监测结果其数值则偏高；②对于外周灌注不良的组织末梢（如指或趾、耳垂等）低体温、低血容量以及休克患者其监测结果误差较大或无法得到监测数据；③围麻醉期患者寒战则可对 SpO$_2$ 造成干扰，致使 SpO$_2$ 显示的数值误差偏大；④由于脉搏血氧饱和度仪监测存在着相关局限性，因此，围麻醉期必要时应结合血气分析，以验证 SpO$_2$ 数值的可靠性及获得更多有价值的信息。

【麻醉与实践】麻醉前患者呼吸功能状态决定了机体对麻醉与手术的耐受能力，直接反映麻醉与手术的选择。此外，麻醉和手术还可不同程度地影响患者的呼吸功能。而 SpO$_2$ 作为呼吸功能监测指标之一，则对临床麻醉意义颇大，尤其围麻醉期患者出现缺氧或低氧血症时并非一定出现口唇发绀，而通过 SpO$_2$ 监测，可及时了解机体的氧合情况，为早期发现机体缺氧、低氧血症提供有价值的信息，目前尚未有其他无创监测氧合功能的仪器能超过 SpO$_2$，故能提高围麻醉期手术患者的生命安全，尤其小儿围麻醉期安全问题。

1. SpO$_2$ 与麻醉方法的关系　无论何种麻醉方法均有可能因呼吸功能抑制而逐渐缺氧，甚至低氧血症发生：①颈神经丛或臂神经丛阻滞，该麻醉与呼吸道临近，易引起呼吸道梗阻或呼吸异常；②椎管内脊神经阻滞平面过高，必然影响呼吸肌，呼吸功能下降，机体氧合则受到影响；③全身麻醉大都需建立人工呼吸道，尤其麻醉诱导应用肌肉松弛剂后，患者自主呼吸消失，必须依赖呼吸支持，当喉镜显露声门和气管插管期间，此时患者处于无通气阶段，SpO$_2$ 可预警机体缺氧时间；此外，整个围麻醉期若任何中间环节出现呼吸、循环问题，均引起 SpO$_2$ 发生变化，当 SpO$_2$ 表现出声光报警显示时，说明机体缺氧已开始严重。

2. SpO_2 与心脏及大血管手术关系 ①可用于该手术患者麻醉前评估呼吸与循环功能异常程度;②评价桡动脉、尺动脉及足背动脉情况,辅助监测"Allen"试验;③对右向左分流发绀型先心病可帮助判断缺氧程度,以及手术矫正后效果等。

3. 气管插管困难患者监测 临床上经常遇到气管插管困难患者,甚至上呼吸道管理困难(如困难气道),一般情况下为使喉镜显露会厌及声门尽可能良好,有利于气管插管成功,往往使得操作时间明显延长,而一次性操作时间越长,SpO_2 则可下降越显著,如 SpO_2 下降至90%以下时仍不能成功,应考虑暂时停止操作,立即给予面罩供氧加压通气,当 SpO_2 升至97%以上时再继续实施气管插管或采取其他方法建立人工呼吸道,以策安全。

4. 气管插管拔出后监测 SpO_2 可作为气管插管拔除指征监测之一,符合拔管条件的患者,恢复自主呼吸后,停止氧疗吸入空气时,SpO_2 仍在正常范围,则可考虑拔除气管插管。在麻醉恢复室或ICU监护的患者,若需返回病房,自主呼吸条件下 SpO_2 始终处于94%以上,则表明呼吸功能正常。

【提示与注意】①当患者肢体末梢灌注差(如低血压、低体温、四肢发凉、末梢血管收缩等)及脉搏血氧饱和度仪传感器探头松开、脱落,均可使信号减弱或消失,往往导致 SpO_2 读数降低,甚至不能读出;②脚、手指涂抹蓝色或红色指甲油均可影响 SpO_2 的读数;③血管内注射染料(如亚甲蓝),则可明显造成 SpO_2 的读数下降,而实际 SpO_2 并未减少;④SpO_2 对机体氧储备后突发性断氧较为滞后,如机械通气控制呼吸期间意外性脱管(包括麻醉机螺纹管脱落等),由于机体存在氧储备,SpO_2 仍可正常,只有当机体氧储备开始耗尽,脱氧血红蛋白逐步增多时 SpO_2 数值才能逐渐下降;⑤麻醉术中患者因局麻药普鲁卡因与丙胺卡因用量过多或相对过多,均能引起正常血红蛋白转化为高铁血红蛋白,此时的 SpO_2 数值一般总是接近85%;⑥碳氧血红蛋白(HbCO)与 HbO_2 对波长660nm的红外光吸收率很接近,故一氧化碳(CO)中毒时,SpO_2 的测定值偏高,如当血中存在50%的HbCO时,测出的 SpO_2 约为95%。此外,高铁血红蛋白血症时,测出的参数也受影响;⑦SpO_2 传感器(探头)连接后出现参数往往滞后,有时需要等待十几秒;⑧无心肺疾病患者通常氧疗或纯氧通气情况下,如 SpO_2 数值为99%或100%,则无法较准确地推测 PaO_2 的数值,一般 PaO_2 可在 100~500mmHg 范围内;⑨围麻醉手术患者心搏骤停多为持续性低氧血症未能及时发现与纠正所致,而心搏骤停的前兆则是发绀,发绀的前兆主要是代偿性心率/脉搏增快,但发绀与脉搏增快的前兆一般肉眼不易发现的,而能被 SpO_2 预警,故 SpO_2 监测呼吸功能指标颇为重要。

194. 麻醉术中呼气末二氧化碳监测为何重要?

【术语与解答】①呼气末二氧化碳(英文缩写 $P_{ET}CO_2$)监测是指呼气终末,该仪器采集到来自肺泡中混合气体的二氧化碳分压或二氧化碳浓度值;②机体 CO_2 弥散能力强,极易从肺毛细血管进入肺泡内,致使肺泡与动脉血中 CO_2 很快达到平衡,而呼吸道呼出的气体应为肺泡气,故通常情况下无明显肺部疾病时,可认为 $P_{ET}CO_2 \approx P_ACO_2 \approx PaCO_2$,因此通过测定 $P_{ET}CO_2$ 即可反应机体 $PaCO_2$ 的变化;③该仪器通过采集呼出气二氧化碳的浓度,可监测整个呼吸道及呼吸回路的通畅情况、通气功能、循环功能及肺血流情况;④$P_{ET}CO_2$ 正常值为 35~45mmHg,$P_{ET}CO_2$ 与 $PaCO_2$ 具有良好的相关性,一般情况下前者较后者低 5~10mmHg。

1. $P_{ET}CO_2$ 波形特点 $P_{ET}CO_2$ 波形可分为4个阶段,通过每个阶段波形变化,可反映出相关问题。

(1)基线:表示吸气后与呼气前 CO_2 的浓度应处于 0 位水平。①若长时间处于 0 位,

$P_{ET}CO_2$ 仪器尚未校准或出现故障等；②若高于 0 位，提示有 CO_2 重吸入，常见于麻醉机呼吸活瓣失灵、二氧化碳吸收剂(钠石灰)失效、机械无效腔过大伴有潮气量过小等情况；③肺栓塞与心搏骤停者，其肺循环血流很快停止，$P_{ET}CO_2$ 则表现为波形消失，数值则降为零。

（2）高度：①基线上升一定高度成为平台段，表示 CO_2 的浓度数高；②若高度突然降至 0 位（即波形消失），提示气管插管脱出声门或麻醉机(包括呼吸机)衔接管道脱开；③高度逐渐上升，提示通气量不足或体温增高，以及气管插管压瘪、呼吸道分泌物增多等；④高度逐渐降低，说明通气过度等。

（3）频率：①反映呼吸的次数/分钟；②一般而言，全麻术毕自主呼吸恢复后频率过快，提示患者即将苏醒或患者处于疼痛状态等；③通常全麻术毕自主呼吸恢复后频率慢，常提示患者呼吸抑制等。

（4）形态：$P_{ET}CO_2$ 波形只有一种正常形态，若出现形态变化，均提示异常。①全麻术中其波形平台出现规律性切迹，说明肌松药作用消失或用量不足，患者自主呼吸恢复；②应用呼吸机治疗期间其波形出现不规律，常提示人-机对抗；③波形驼峰样改变，不论自主呼吸或控制通气，侧卧位容易出现驼峰样改变，可能与肺通气/血流分布改变有关。

2. 临床意义　①$P_{ET}CO_2$ 是以数据与图形相结合，较为直观的显示肺泡通气功能的变化或整个呼吸道以及呼吸回路的通畅情况，该监测具有无创、简便、反应快的特点，故全麻术中起着十分重要的作用；②临床上建立人工呼吸道(气管插管)后，尤其是鉴别气管插管是否误插食管内，$P_{ET}CO_2$ 监测则可证实，如插入食管内时 $P_{ET}CO_2$ 波形消失，数值很快降至为零，故 $P_{ET}CO_2$ 是鉴别气管插管是否误插食管内的重要指标；③全麻期间或呼吸功能不全时，应用麻醉机或呼吸机，可根据 $P_{ET}CO_2$ 数值调节通气量，以避免出现通气不足或过度，导致呼吸性酸中毒或碱中毒；④通过波形观察自主呼吸是否恢复，并能及时发现麻醉机的机械故障等(如气管插管压瘪或扭曲、麻醉机接头脱落、活瓣失灵、回路漏气等)；⑤调节呼吸机参数和指导呼吸机的撤除，必要时可做血气分析对照；⑥肺栓塞时其 $P_{ET}CO_2$ 波形及数值逐渐降低；⑦$P_{ET}CO_2$ 波形明显下降或逐渐消失，说明通气环路断开或麻醉机出现故障，以及严重肺栓塞或心搏骤停等，故 $P_{ET}CO_2$ 波形是呼吸、心搏危象第一警示。此外，若呼吸心搏骤停复苏成功，且出现 $P_{ET}CO_2$ 波形，其 $P_{ET}CO_2$ 数值上升，则说明复苏成功率更高。

【麻醉与实践】全身麻醉建立人工呼吸道后(如气管插管或安置喉罩等)，连接呼气末二氧化碳监测装置，一般情况下二氧化碳曲线图及数值解释如下：①若该仪器无故障，且相关管线连接正确，患者自主呼吸或人工控制通气无 $P_{ET}CO_2$ 显示(即无曲线图形与数值读数)，一般情况下气管插管可能误入食管内，必须认真核实；②$P_{ET}CO_2$ 数值过高：通常认为肺泡通气不足或进入肺泡的二氧化碳增多；③呼气末二氧化碳数值过低：主要是肺泡通气过度或进入肺泡的二氧化碳减少；④全身麻醉期间若曲线图形出现有规律的"缺口"，提示患者自主呼吸已恢复；⑤$P_{ET}CO_2$ 可协助提早发现全麻术中恶性高热，以及突然放松止血带等，其呼吸功能表现为 $P_{ET}CO_2$ 逐渐增高；⑥腹腔镜手术大都采用 CO_2 "气腹"，随充气压力增大，一方面血液吸收可使动脉血 $PaCO_2$ 逐渐升高，另方面膈肌向胸腔移位导致肺容量减少，两者从而造成机体 CO_2 浓度递增，其 $P_{ET}CO_2$ 表现为显著增高；⑦肥胖患者头低足高位手术，由于腹腔内容物与过厚的腹壁压向胸腔，可引起潮气量明显降低，此时的 $P_{ET}CO_2$ 也随之上升。当然上述读数解释较为肤浅，尚需对曲线图与数值深入研究，还需对各异的曲线图趋势与数值进行分析，才能得出正确结论；⑧如果在气管插管与 $P_{ET}CO_2$ 采集管之间连接过滤器，有可能使 $P_{ET}CO_2$ 数值读数升高，若去掉过滤器或将过滤器安装在螺纹管呼气端之后，其 $P_{ET}CO_2$ 数值读数可恢复正常。

【提示与注意】临床麻醉可用以监测自主呼吸与控制通气,以及调节呼吸设备的呼吸参数(如防止发生通气不足或通气过度),但 $P_{ET}CO_2$ 监测也有其局限性。①不能明确定位气管插管的位置:气管插管完成后,其管尖是在声门处,还是在隆突处不清楚,尤其不能早期发现脱管,如管尖刚好脱出声门,控制呼吸或自主呼吸时仍能采集到二氧化碳,还能反映出类似正常的 $P_{ET}CO_2$ 波形;②若通气/血流灌注比例失调,死腔量或肺血流改变,$P_{ET}CO_2$ 则不能准确反映 $PaCO_2$ 的变化,必须行血气分析测定 $PaCO_2$。

195. 围麻醉期脉搏血氧饱和度下降的原因有哪些?

【术语与解答】由于脉搏血氧饱和度(SpO_2)传感器探头大多放置在指端或趾端以及耳垂处,其固定并非牢靠,稍滑脱使其探头中心的红色光源(发光二极管)可偏离位置,从而致使 SpO_2 的读数下降,加之围麻醉期存在各种缺氧因素,故围麻醉期 SpO_2 下降的原因很多。

【麻醉与实践】围麻醉期引起 SpO_2 下降的常见因素如下:

1. 呼吸道梗阻 自上呼吸道的口腔至下呼吸道的细小支气管,其沿途任何部位发生阻塞均能导致通气不畅,从而可引起机体 SpO_2 降低,如临床上最为常见的呼吸道梗阻是舌后坠与分泌物阻塞,此外,围麻醉期患者胃肠道内容物反流误吸则可造成下呼吸道梗阻,可引起 SpO_2 迅速下降。

2. 呼吸道病变 如颈部气管受压、喉痉挛、呼吸道水肿等,以及呼吸道占位性病变,如巨大会厌囊肿、咽腔肿物、肿瘤侵蚀,常致使围麻醉期患者 SpO_2 下降。

3. 人工通气中断 气管插管全麻术中导管脱出声门或气管插管与麻醉机衔接处脱开,以及气管导管误插食管、气管导管被压瘪或阻塞等,则可使呼吸支持通气中断,机体组织得不到有效氧合而 SpO_2 可逐渐下降。

4. 开胸单肺通气手术 实施双肺隔离单肺通气及手术操作期间,可出现肺泡通气与血流比值(V/Q)失衡,容易发生 SpO_2 下降。

5. 麻醉用药过量或相对过量 ①全麻药:所有全麻药随着用量的递增可产生不同程度的呼吸抑制,从而致使 SpO_2 逐渐下降;②麻醉性镇痛药:阿片类药物其主要副作用则是中枢性呼吸抑制,故该药可使 SpO_2 降低;③肌肉松弛剂:肌松药物主要作用于骨骼肌,所产生的呼吸肌麻痹而自主呼吸中断,如不给予呼吸支持,SpO_2 可迅速减少;④局麻药:该类药物用于椎管内脊神经阻滞如麻醉平面过宽、过广,则可造成支配呼吸肌的脊神经阻滞,其结果导致患者自主呼吸抑制而 SpO_2 下降。

【提示与注意】上述情况均可导致机体肺通气不足或人工呼吸中断,当机体缺氧达一定程度,SpO_2 则可下降至正常值低限,随缺氧逐渐加重,一旦 SpO_2 降低至 90%,仪器即刻发出报警,以提示麻醉医师及早查明原因,尽快予以处理。

196. 围麻醉期监测动脉血氧分压(PaO_2)有何意义?

【术语与解答】①动脉血氧分压(英文缩写 PaO_2)是指在海平面环境,机体动脉血中物理溶解的氧分子所产生的压力或溶解氧的张力;②在一个大气压下,正常体内物理溶解的氧 100ml 中,血液中仅占 0.3ml,而机体组织、器官氧的需求主要来自血红蛋白(Hb)化学结合的氧,即氧合血红蛋白(HbO_2);而肺泡气中的氧进入血液后,其绝大部分以 HbO_2 的形式存在,这是一种可逆性结合;

1. PaO_2 特点及意义 ①通常人体呼吸空气时(空气含 21% 的氧)动脉血的 PaO_2 其正常值

约为 80 ~ 100mmHg;②PaO_2 是反映血液氧合状态的主要指标之一,主要反映心、肺功能和缺氧程度;③PaO_2 可随着年龄增长而有进行性下降的趋势,故不同年龄的人体对最低 PaO_2 的耐受程度也不一,一般认为机体 PaO_2 低于 80 ~ 70mmHg 为轻度缺氧;低于 70 ~ 60mmHg 为中度缺氧;低于 60mmHg 为重度缺氧;低于 55mmHg 提示呼吸衰竭;当低于 30mmHg 则有生命危象;④通过年龄可预计 PaO_2 值,即 $PaO_2 = 100 - 0.3 ×$年龄(岁)$± 5.0$(mmHg);⑤机体 PaO_2 高或低还与吸入气氧浓度有关,随着吸入气氧浓度的提高,其 PaO_2 也增高,吸纯氧期间 PaO_2 甚至可达 500mmHg。吸入气氧浓度过低,其机体 PaO_2 也低,如海拔 3000 ~ 4000 米以上的高原或高空。但随年龄增长可逐渐降低;

2. PaO_2 是呼吸功能重要指标　根据 PaO_2 和 $PaCO_2$ 情况则可判断有无呼吸衰竭及其类型。根据是否合并二氧化碳蓄积,可将呼吸衰竭分为两型。①Ⅰ型呼吸衰竭:标准为海平面平静呼吸空气的条件下 $PaO_2 < 60mmHg$, $PaCO_2$ 正常或下降。PaO_2 在 60 ~ 50mmHg(即 $PaO_2 \geqslant 50mmHg$ 而 $< 60mmHg$)之间为轻度呼吸衰竭(可有轻度发绀)。PaO_2 在 50 ~ 40mmHg(即 $PaO_2 \geqslant 40mmHg$ 而 $< 50mmHg$)之间为中度呼吸衰竭。$PaO_2 < 40mmHg$ 为重度呼吸衰竭(可出现严重发绀);②Ⅱ型呼吸衰竭:其标准为海平面平静呼吸空气的条件下 $PaCO_2 > 50mmHg$, $PaO_2 < 60mmHg$;③吸氧条件下,如 $PaCO_2 > 50mmHg$,即使 $PaO_2 > 60mmHg$,也可判断为吸氧条件下的Ⅱ型呼吸衰竭。

3. 机体的氧合关系　需通过测定 PaO_2 来评价,如动脉血 PaO_2 低于 60mmHg,则反映机体低氧血症,其主要因素有:通气不足与静脉血掺杂。若动脉血 PaO_2 高于 80 ~ 98mmHg,说明机体通气正常或经氧疗后的 PaO_2。一般而言,如 $PaO_2 < 50mmHg$ 时,机体组织、器官即发生缺氧和酸中毒;若 PaO_2 低至 40mmHg 时,则是人体耐受缺氧的最低限度;当 $PaO_2 < 30mmHg$,组织线粒体内能量代谢完全转为无氧酵解过程;$PaO_2 < 25mmHg$ 时,可危及生命;一旦 $PaO_2 < 20mmHg$,则可发生心肌严重缺氧而心搏骤停,甚至不可逆性脑功能损害。

【麻醉与实践】围麻醉期患者 PaO_2 可有高低,正常状况下机体 PaO_2 均增高,主要为麻醉术中吸入气氧浓度大都为纯氧通气,故 PaO_2 一般在 200 ~ 500mmHg。

1. 围麻醉期 PaO_2 降低对机体重要脏器的影响

(1)高级中枢神经:①脑对低 PaO_2 颇为敏感,故机体缺氧早期则可出现精神症状,如注意力不集中、定向力障碍等;②低氧进一步增加,可出现烦躁不安、神志恍惚,乃至昏迷;③若低氧加重时或脑供氧中断,机体可迅速产生抽搐且意识丧失;④高级中枢神经系统因严重缺氧而出现脑水肿和颅内压增高。

(2)呼吸系统:机体急性低氧时($PaO_2 < 60mmHg$),通常可刺激主动脉与颈动脉体化学感受器,反射性兴奋呼吸中枢而使呼吸加深、加快;一旦严重低氧时($PaO_2 < 30 ~ 24mmHg$),则可出现呼吸慢且不规则,甚至呼吸停止。此外,口唇颜色可呈明显发绀状。

(3)循环系统:①机体缺氧初期可先出现心率代偿性增快,心排血量增加,动脉血压代偿性增高,循环系统以高动力状态而适应机体氧含量的不足。同时机体代偿性产生血流量重新分布,表现为心、脑、肾血管扩张而血流量加速;②当机体缺氧加重而 $PaO_2 < 40mmHg$ 时,心肌产生抑制,可出现心率减慢、心排血量减少、动脉血压下降,乃至心律失常。当 $PaO_2 < 20mmHg$ 则可导致心搏停止。

(4)肝肾功能:长时间低氧血症可损害肝脏功能,以及降低肾血流而使尿量减少。

2. 围麻醉期 PaO_2 降低的原因较多　①呼吸抑制:全麻药物与阿片受体镇痛药均可引起不同程度的呼吸抑制,故 PaO_2 也可不同程度的下降;②患者患有心肺疾病:如发绀型先天性心脏

病其 PaO_2 可显著下降;而呼吸系统慢性阻塞性肺疾病其 PaO_2 均有降低;③椎管内脊神经阻滞:无论硬脊膜外隙脊神经干阻滞还是蛛网膜下腔脊神经根阻滞,一旦麻醉平面过高,则可引起呼吸肌麻痹而通气不足或受限,其 PaO_2 则下降;④上呼吸道控制或管理困难:上呼吸道解剖异常患者全麻诱导后长时间气管插管困难或连续插管失败,以及面罩通气不良,机体 PaO_2 可出现减少,乃至明显降低;⑤全麻术中意外性供氧中断:如头颈颌面部手术中敷料可遮盖患者整个头颈,气管插管与麻醉机螺纹管衔接处极易脱开;而口腔内手术(如小儿腭裂修复术或扁桃体切除术)可因操作很容易气管插管带出声门,若较长时间未能发现(约 3 ~ 4 分钟),PaO_2 可逐渐降至异常范围,若超过 4 ~ 5 分钟可因呼吸危象而心搏骤停;⑥麻醉恢复期通气不足:由于术毕患者麻醉药物的残余效应和手术创伤的刺激作用均可不同程度的影响呼吸功能,从而导致患者通气不足,尤其年老体弱与新生儿、婴幼儿以及肥胖症,乃至伴有心肺系统疾病患者,如不给予氧疗或呼吸管理欠佳,其 PaO_2 可呈递减性下降。此外,麻醉术后恢复期患者仍需继续氧疗(如面罩或鼻导管给氧吸入),其目的是提高肺泡氧分压,从而增加机体 PaO_2,以抵消可能存在着的麻醉药物残余作用和手术创伤刺激叠加影响所致呼吸抑制或通气不足。

【提示与注意】围麻醉期患者 PaO_2 降低并不可怕,可怕的是 PaO_2 逐渐降低而未能及时发现,因机体缺氧是有限度的,当超过极限必然引起机体重要脏器功能出现衰竭或终止。① PaO_2 可用于评估和判断围麻醉期患者的呼吸功能,尤其胸、腹部手术患者更为重要;②一般情况下,麻醉手术患者无论面罩供氧吸入,还是建立人工呼吸道(如气管插管、安置喉罩等)实施机械通气,其氧浓度基本接近 100%(经麻醉机供给),当机体心肺功能正常者其 PaO_2 大致在 300mmHg 以上;③围麻醉期氧疗是治疗低 PaO_2 的有效方法,因提高吸入气氧浓度可明显增加 PaO_2,从而纠正或缓解机体缺氧状态,防止重要器官缺氧性损伤与代谢功能障碍。由于围麻醉期机体低 PaO_2 与多种因素有关,临床上通常并非是单一因素所致,往往是多种原因不同程度的同时存在。因此,实施氧疗应密切结合患者病情与实验室检查综合分析,为合理氧疗提供客观依据。

(王世泉 徐红梅 朱 红)

第三节 循环功能监测

循环功能监测的目的是调控血流动力学的稳定,以维持和保障机体重要器官正常的血液灌注。循环功能监测是围麻醉期重要监测内容之一,也是不可缺少的手段。临床上血流动力学监测分为无创性和有创性(创伤性)两大类,前者对机体组织无机械性刺激和损伤,但对于血压不稳定或随时变化的危重患者不能及时反映血流动力学的瞬时变化,并且存在一定误差等;后者虽能连续监测每一瞬间的血流动力学的相关参数,且较无创性监测(如袖带式测压)准确而快捷,但创伤性穿刺与置管可引起相关并发症及意外,麻醉医师必须高度认识,以便有目的、有计划地合理选择。

197. 麻醉术中有创血压监测有何特点?

【术语与解答】①有创血压监测也称直接动脉内血压监测,是通过外周动脉置入导管,并与传感器及显示器连接,直接连续性监测血压;②由于心脏收缩力和主动脉血管弹性作用,根据动脉血管内的血液对血管壁产生的压力,可将适宜的导管置入肢体动脉血管内,通过衔接的测压装置,则能将压力信号转换为电信号,放大后显示在监测仪上,从而获取动脉血管内的压力值;③有创血压监测是选择肢体相关动脉血管(桡动脉、足背动脉、肱动脉等),采用套管针经皮动脉穿刺,将套管置入动脉血管内,通过衔接管与压力换能器及监测仪连接,将机械能变换成电信号,经放大后则显示出相关参数。

1. 优点　①可瞬间显示血压的动态变化,所测得结果比无创性测压更为迅速和准确;②早先所使用的袖带动脉测压装置是水银测压表或弹簧血压计,只能测量出收缩压和舒张压两个参数,平均动脉压需计算得出。现今生产的监护仪通过动脉内置管直接显示出收缩压、舒张压及平均动脉压三个参数;③有创血压监测属于直接血压测量,其适应证具有两方面,其一,可持续实时监测血压,更适合于血压波动显著或存在特殊基础性疾病需严密监控血压的患者;其二,则可通过动脉血采集血样进行相关检测和诊断;④有创血压监测所获取的参数,可非常准确地反映出患者的实际血压,故是现今临床上血压测试的标准。

2. 缺点　①有创血压监测较袖带无创测压繁琐;②可引起某些相关并发症,如可能造成皮下血肿、动脉血栓形成,以及引起远端组织缺血坏死等。

3. 适应证　①各种危重疑难患者,体外循环心内直视手术、循环功能不全、大血管手术,以及可能存在大出血的手术患者等(如巨大脑膜瘤、骶骨肿瘤等);②严重创伤、严重低血压、休克、血流动力学不稳定(如嗜铬细胞瘤手术患者等)、无创测压困难患者(如四肢烧伤严重者不能采用袖带测压),以及多脏器功能衰竭;③术中需进行血液稀释或控制性降压者,以及器官移植患者等;④需反复、长时间采取动脉血样进行血气分析或测量 pH,以及呼吸心跳骤停复苏后患者。

【麻醉与实践】①动脉内血压监测(有创性血压监测)与无创血压监测均是临床麻醉经常使用的一种血流动力学监测手段,前者是直接测压,后者属间接测压,两者之间存在一定差异,一般认为直接测得动脉血压常较间接测得动脉压约高出 5～20mmHg,尤其休克、低血压或低体温患者,此种差异可能还会增加;此外,如果无创血压监测值大于动脉内直接血压监测值,多数是压力监测相关环节出现故障或相关操作欠妥而造成,包括监测仪零点的偏移;②危重疑难患者受麻醉影响与手术刺激颇大,麻醉术中血压随时或瞬间可发生变化,而直接动脉内血压监测能即刻反映每一瞬间的血压改变,这有利于麻醉医师及时进行相关治疗处理,尤其对心脏及大血管等手术患者,则显得尤为重要。

【提示与注意】动脉内血压监测易引起的并发症主要有:①血管并发症(存在着动脉血管创伤)主要是由于血栓形成或栓塞引起的血管阻塞,由于所穿刺的动脉较细(如桡动脉、足背动脉),且缺乏侧支循环的建立,因此该部位远端存在缺血性并发症的可能,至于阻塞的远端是否出现缺血或坏死,则取决于侧支循环和阻塞后的再通率;②因桡动脉穿刺置管测压其Allen试验对血管并发症的预测价值较低,故需要密切关注置管动脉远端血流是否充分,以避免末梢缺血。但有资料显示,大量临床实践表明,桡动脉置管后其末梢循环缺血发生率低于0.1%;③感染性并发症:如消毒不严格或长期置管测压,有可能引起感染,一般导管留置时间不应超过 3～4 天,当局部出现感染或有任何炎症征象时,应立即拔除留置导管;④还可能出现血肿、动脉栓塞等。

198. 有创血压监测方法临床如何操作?

【术语与解答】有创血压监测其动脉途径选择原则一般采用外周浅表动脉,并根据患者的体位、手术部位、预计留管时间等全面考虑,只要动脉可触摸到搏动,血管内径足够置入导管即可采用,但通常选择侧支循环丰富,且即使局部血管发生阻塞也不会发生远端组织严重性缺血性损伤的动脉。

【麻醉与实践】临床麻醉经常实施有创动脉压监测,该测量技术与操作方法阐述如下:

1. 动脉径路的选择 一般经常选择的径路有以下动脉:

(1)桡动脉:①由于该动脉解剖位置表浅,容易触摸到搏动,且位置相对固定,较容易穿刺成功,并管理方便,故常为首选穿刺置管途径;②一般在桡动脉穿刺前需行 Allen 试验,以判断尺动脉循环是否通畅,检测桡动脉穿刺置管后是否阻塞而影响手部的血流灌注,若尺动脉供血不良,则不宜做桡动脉穿刺测压。Allen 试验操作步骤:测试者用手指压迫清醒患者的桡动脉,以阻断其血流,让患者将该手高举过头部并做握拳和放松交替运动数次,然后紧紧握拳,测试者继续用手指压迫患者的桡动脉并嘱患者将手下垂,再缓慢伸开,此时仍保持对桡动脉的压迫状态,同时观察其手掌部颜色由苍白转红的时间。如转红时间在 3 秒钟左右,一般不超过 6 秒钟,说明尺动脉血运通畅,掌浅弓血管良好,称为 Allen 试验阴性;若颜色恢复时间在 7~15 秒,说明尺动脉充盈不畅,供血延迟,该为 Allen 试验可疑;如果在 15 秒以上手部颜色仍未变红润,可能尺动脉供血存在障碍,即为 Allen 试验阳性。此外,也可用压迫尺动脉的方法,重复上述测试过程,来检查桡动脉掌深弓血管的血液运行情况。对于全麻患者、昏迷患者或婴幼儿等不合作者,可将患者的手抬高,测试者先用手掌压迫患者的手掌使其发白,然后再压迫桡动脉,并将患者的手放下,观察手掌由白变红的时间,以检测尺动脉的血供情况。

(2)肱动脉:其解剖部位在肘窝稍偏内侧处可触摸到肱动脉的搏动(即袖带测量血压时听诊的部位),该动脉血管较粗,波动有力,在此穿刺置管多能成功。

(3)尺动脉:在腕部尺侧豌豆骨桡侧可触及其搏动,因该血管相对较细,且波动微弱,一般不作为首选,但在桡动脉搏动不清或穿刺失败时可代替选用,尤其是经 Allen 试验证实手部血供以桡动脉为主,选择尺动脉相对安全,但穿刺成功率较低。另外,当桡动脉穿刺失败形成血肿而影响桡动脉血流时,不可再选尺动脉。

(4)腋动脉:在腋窝顶部可摸到,因血管较粗,穿刺置管虽无困难,但因其所在位置容易引起置入的导管弯曲、阻塞,而影响测压和波形,故通常一般不用。

(5)股动脉:①位于腹股沟韧带中点下方,处于股静脉与股神经之间,位置较表浅且血管较粗,搏动范围固定,容易穿刺置管,若遇其他穿刺部位困难时可选用,尤其是婴幼儿和主动脉狭窄的患者;②因股动脉在腹股沟韧带中点深面上沿为髂外动脉,因此穿刺点应选择腹股沟韧带中点以下约 2cm 处进针为宜,避免误伤髂外动脉而引起腹膜后出血;③又因股动脉位置离会阴部较近,容易引起感染,故不宜长期保留置管。

2. 桡动脉穿刺置管术 以桡动脉为例,通常经皮肤动脉穿刺为主。

(1)定位:腕部桡动脉在桡侧屈腕肌腱与桡骨下端之间纵沟中,桡骨茎突下可触摸到搏动。

(2)工具:①20G(小儿 22G、24G)静脉留置针;②开皮用 18G 普通针头;③肝素冲洗液(1~2μ/ml);④测压装置包括三通开关、动脉测压管、压力换能器及监测仪等,也可使用简易弹簧表血压计。

(3)穿刺方法:根据穿刺者的习惯与熟练程度,一般分为直接穿刺法(穿入法)、穿透法(透壁法)与钢丝导入法。①直接穿刺法:用左手食指和中指摸准桡动脉的部位与走向,选好进针点,在局部麻醉或全麻诱导后采用 20G 留置针进行穿刺,针尖指向与血流方向相反,针体与皮肤夹角应根据患者手臂粗细不同而异,一般为 15°~30°,对准动脉血管缓慢进针,当发现针芯有回血时,可稍向前推进 1~2mm,使留置管前端完全进入动脉腔内,并固定针芯再向前推送留置管,若无阻力,说明在血管腔内,即可撤出针芯,此时留置管尾部应向外喷血,说明穿刺成功,然后与测压管连接;②穿透法:其进针点、进针方向和角度同直接穿刺法,当见有回血时再向前推进 0.5cm 左右,拔除针芯,然后将留置管缓慢后退,当出现喷血时停止退针,并立即将留置管向前推进,若推进无阻力且喷血良好,说明穿刺成功;③钢丝导入法:采用专用的动脉穿刺针,穿刺方法与上述两者相同,当有明显回血时停止进针并送入专用钢丝,如有阻力应调整针的角度或方向,直至推送钢丝无阻力,然后先使钢丝留在动脉内,撤出穿刺针,再将 22G 或 20G 留置管沿钢丝导入动脉血管内并固定,拔出钢丝时可见血液从留置管尾端喷出,提示穿刺置管成功。

(4)测压装置:①弹簧表测压:此方法简便经济,特别适合于偏远且经济条件差的基层医院应用。首先准备肝素盐水,成人用 500ml 生理盐水加 2000u 肝素,并将两个三通开关串联,其前端通过 50～80cm 的测压管与动脉相连后,前一个三通开关侧孔通过另一测压管连接弹簧表,管内注入与其长度的 1/4 或 1/3 的肝素盐水。后一个三通开关侧孔则与备好的肝素盐水相通,以备冲洗管道,三通开关后端则连注射器用以冲洗用。通过三通开关尾端的注射器注入肝素盐水,使弹簧血压计的指针从零上升至约 140mmHg,或超过患者的平均动脉压,调节三通开关方向使与其前端连接的测压管排净空气且注满肝素盐水,与已穿刺成功的留置管针相连。以上装置连接好后,再通过三通开关使弹簧表与动脉置管相连,就可看到动脉置管内肝素盐水液面与弹簧表指针随心动周期而波动,指针所指的刻度即为所测的平均动脉压。该种装置简单易行,但只能测出平均动脉压参数,不能测出收缩压与舒张压参数。弹簧表应定期校对,以保证其准确性。在测压前必须调试零点,测得的血压数值与弹簧表悬挂的高度无关,但须调节弹簧表的高度使测压管内肝素盐水的液面与心脏在同一水平(即零点),以减少肝素盐水液面的压强误差对所测压力数值的影响。此外,测压装置各部分的连结要牢固,不能有渗漏,以防止因压力变化而引起的血液回流,漏液、气栓等,测压、冲洗、采血均要严格无菌操作;②换能器测压:与上述测压装置相似,只是以换能器和电子测压仪取代弹簧表测压,使血压数值转变成电信号,经过放大,显示在监视仪上,并可同时显示收缩压、舒张压、平均动脉压数值,以及压力波形与其他参数。

【提示与注意】①监测开始时,首先对换能器进行校零;②监测过程中要随时保持压力传感器与心脏在同一水平上;③为防止置入动脉导管堵塞,随时不断注入适量肝素盐水给予冲洗,避免血凝块形成而阻塞测压管腔,以便保持测压径路的通畅;④同时要固定导管牢靠,防止导管位置移动或脱出,影响有创血压的测量。

199. 中心静脉压监测的意义及适应证有哪些?

【术语与解答】①中心静脉压(CVP)是指将专用导管插入靠近心脏右心房的上、下腔静脉与右心房交界处(腔静脉根部)所测的压力,代表右心房与右心室的压力;②CVP 与体循环回心血容量以及右心室将血液排至肺循环的能力相关联,故 CVP 主要反映右心室前负荷与右心功能的指标,而基本不能反映左心功能,但当右心室和左心室功能相关时则可反映左心室功能;③CVP 的高低则与血容量、静脉血管张力及右心功能相关;④CVP 正常值为 5～12cmH_2O,一般认为 CVP <5cmH_2O 表示血容量不足或右心腔充盈不佳;CVP >15cmH_2O 则提示输入量超负荷或右心功能不全;⑤CVP 监测操作较简单,不需要特殊设施,现今临床上已广泛应用。

1. 适应证　①危重疑难手术患者麻醉与各种心血管手术患者;②术中需大量快速输血、补液患者;③严重外伤、血容量严重不足、休克、急性循环衰竭、复苏与急救、重症监护、血管活性药物应用中的监测;④当患者外周静脉无法建立时,可通过中心静脉穿刺建立输注通路,以解决需长期静脉输液、静脉营养或经静脉行抗生素治疗,以及作为肠外营养的补给通路等;⑤植入静脉起搏器或置入肺动脉导管。

2. 禁忌证　血小板显著减少或其他凝血机制严重障碍者应尽量避免深静脉穿刺,以免操作中不慎所致深组织巨大血肿。若确有必要者,可尝试从颈外静脉穿刺或由穿刺技术相当熟练者实施。

【麻醉与实践】麻醉术中实施 CVP 监测,主要用于危重疑难手术患者的需要,尤其心脏大血管手术,以评估机体血容量、右心室功能,以及前负荷等。

【提示与注意】小儿由中心静脉穿刺或置管而引发的并发症或意外较成人显著为多,故常规应用超声仪器协助可明显提高成功率,且可显著降低并发症。

200. 中心静脉穿刺与置管相关并发症有哪些?

【术语与解答】因中心静脉均处于组织深处,且靠近心脏、胸腔、肺脏及大动脉,而肉眼又不可能观察到,加之操作完全在盲探下进行,因此,穿刺与置管操作期间很容易产生并发症。

【麻醉与实践】中心静脉穿刺与置管并发症主要有以下几方面:

1. 机械并发症

(1)气胸:①无论是颈内静脉或是锁骨下静脉穿刺,都有穿破胸膜和肺尖的可能,尤其锁骨下静脉穿刺和低位颈内静脉穿刺,主要原因是穿刺时其针干的角度和针尖的方向不当,以及进针过深;②锁骨下进路时,针干与皮肤角度太大,易使针尖离开锁骨下缘,很易穿破胸膜和肺组织;③低位颈内静脉穿刺时,为避开颈总动脉而针尖方向过于偏外和过深,往往会穿破胸膜顶和肺尖;④一旦穿破胸膜,若针眼较小,所产生少量气胸者可不需特殊处理,一般能自行吸收。如果针尖在深部改变方向,则易使破损口扩大,正压通气情况下可有张力性气胸的危险,尤其是在应用 N_2O(笑气)麻醉时,必要时作胸片检查,早期发现有利于胸腔减压。从理论上讲,环状软骨水平(高位)以上位置行颈内静脉穿刺或置管,其气胸的发生率则更低,但技术要求较高。若对穿刺有怀疑者,操作完成后可听诊两肺呼吸音和观察患者情况,必要时应进行胸片检查。此外,临床经验不足者不宜自行锁骨下静脉穿刺。

(2)血胸或血肿:尽管前斜角肌将锁骨下静脉与锁骨下动脉有一定间隔,但是误穿动脉的发生率仍较高,如果进针过深易误伤锁骨下动脉,此时应立即撤针并在锁骨上区压迫止血。值得注意的是锁骨下动脉误穿后不易压迫止血,如果未穿破胸膜,有时形成的血肿可自行压迫止血,若同时穿破胸膜,则可形成血胸,必要时需请外科医生及时打开胸膜探查,以便从胸腔内缝合止血。颈内静脉穿刺尤其容易损伤颈总动脉,只要及时退针并局部压迫 3~5 分钟即可止血,但在用抗凝治疗的患者可形成严重血肿,甚至引起上呼吸道梗阻或危及生命,需及时有效处理。胸片有助于诊断,为争取时间,患者一旦出现肺脏受压症状,应立即给于胸腔闭式引流。

(3)液胸:颈内静脉或锁骨下静脉穿刺置管时,由于操作不当或置入的导管过硬而穿破静脉,并通过胸膜进入胸腔,以致液体输入胸腔。判断依据:①用药后不出现药物效应;②从导管内不能抽出血液;③CVP 呈负压。若出现上述现象应确诊导管置入胸腔内,不应再使用此通路,可另行穿刺置管。一旦出现肺部受压情况,立即拔除导管并行胸腔穿刺引流。

2. 血栓并发症　深静脉导管留置时间一般不宜超过一周,时间过长容易引起导管周围血栓或静脉炎,故导管留置过长应定时应用肝素盐水冲洗,以防止血栓形成。此外,导管留置过长患者需要拔出导管时,应先行超声或影像学检查,检查置入的导管周围有无血栓形成,以防止导管拔出后血栓脱落造成肺栓塞,尤其长期卧床的年老体弱患者(注:笔者单位曾有一老年患者因颈内静脉置入的导管周围血栓形成,在病房拔管后导致肺栓塞抢救无效致死)。

3. 感染并发症 中心静脉置管是另一严重的并发症,常与导管消毒不彻底,穿刺过程中无菌操作不严格,术后护理不当,导管留置时间过久等引起。因此,应选用优质的导管,中心静脉穿刺与置管过程务必严格无菌技术,每日无菌操作更换穿刺部位敷料,在病情允许的情况下保留导管时间越短越好,若病情需要,最长7~10天应该拔除或改换部位重新穿刺置管。

4. 空气栓塞 中心静脉在吸气时可能形成负压,穿刺过程中更换导管或输液器,以及衔接开关脱开期间,尤其患者处于头高足低位,容易发生气栓。如患者处于低血容量状态,静脉压低于大气压,吸气时胸内产生负压,此时由于穿刺针尖在静脉内,而针尾却没有被导管或注射器封住,则容易使空气进入血液,从而引起空气栓塞。因此,穿刺时保持患者头低位,并令患者屏住呼吸和避免咳嗽,可减少空气栓塞的发生。

5. 心包腔填塞 心包填塞是颇为严重的并发症,与导管过硬且置管过深,并触及心房内壁,心脏收缩与导管前端不断摩擦,较薄的心房壁容易被导管长时间逐渐磨破穿透,从而引起心脏穿孔,血液进入心包腔,其结果心包腔积血而压迫心脏。该并发症如不能及时发现,作出正确诊断,后果十分严重,死亡率颇高。预防方法:杜绝使用劣质导管,置入导管不宜过深,成人一般置入8~12cm,小儿5~6cm即可。

6. 其他问题 中心静脉穿刺置管时其他少见的并发症包括:①喉返神经、迷走神经、交感神经干、颈丛神经和膈神经损伤;②反复进行颈内静脉穿刺与置管都有可能损伤上述神经;③经左侧颈内静脉置管,还有可能损伤胸导管而引起乳糜胸;④导管插入过深,进入右心室,刺激心脏出现早搏;⑤置入导管时间过长,导管周围可能产生静脉血栓形成,一旦拔除导管,则易引起脱落栓塞(如肺栓塞等)。

【提示与注意】 ①局部皮肤感染者应另选穿刺部位;②为避免误伤动脉,应在正式穿刺前必须先用细注射针试穿,以确定穿刺的角度与深度,然后再正式进行穿刺;③穿刺过程中进针和退针必须是直进直退,不可在深部组织处改变方向,如需改变穿刺方向必须将针尖退至皮下,以避免损伤血管;④正式穿刺时其进针深度往往较试穿时为深,主要因穿刺针相对较粗较钝,易将静脉壁向前推移,甚至压瘪,尤其是低血容量的患者;⑤穿刺成功后应将导管内的气体抽出注入生理盐水,以防固定导管时血液在导管内凝固;⑥应掌握多种进路穿刺技术,不可强调某一进路的成功率高而反复进行穿刺,否则增加血管损伤或血肿;⑦若在清醒状态下穿刺,因患者有自主呼吸,经穿刺针置入导管时,应嘱患者屏住气,暂停呼吸,以免发生空气栓塞;⑧选择锁骨下静脉穿刺容易引发气胸,如果发生在单肺通气的健侧肺,有可能导致严重后果。

(王世泉 徐红梅 朱 红)

主要参考文献与推荐读物

1. 吴新民主编. 麻醉学前沿与争论. 北京:人民卫生出版社,2009,215-246.

2. 佘守章,岳云主编. 临床监测学. 北京:人民卫生出版社,2005,28-231.

3. 王世泉,王明山主编. 麻醉意外. 第2版. 北京:人民卫生出版社,2010,129-141.

4. 曾因明,邓小明主编. 2007麻醉学新进展. 北京:人民卫生出版社,2007,100-110.

5. 盛卓人,王俊科主编. 实用临床麻醉学. 第4版. 北京:科学出版社,2009,266-286.

6. 杭燕南,王祥瑞,薛张纲,等主编. 当代麻醉学. 第2版. 上海:上海科学技术出版社,2013,271-288.

第十九章　电解质紊乱及酸碱失衡与麻醉实践

第一节　水、电解质紊乱与麻醉关系

201. 围麻醉期低钠血症对机体有何影响?

202. 围麻醉期高钠血症临床如何处理?

203. 围麻醉期低钾血症对机体有何影响? 如何处理?

204. 围麻醉期高钾血症对机体有何影响? 如何处理?

205. 围麻醉期低钙血症对机体有何影响? 如何处理?

206. 围麻醉期高钙血症对机体有何风险? 如何处理?

207. 镁离子与麻醉有何关系?

第二节　酸碱失衡与麻醉关系

208. 围麻醉期为何需了解酸碱平衡参数指标?

209. 围麻醉期呼吸性酸中毒原因以及对机体的影响有哪些?

210. 围麻醉期呼吸性碱中毒如何调控?

211. 围麻醉期代谢性酸中毒如何调控?

212. 围麻醉期代谢性碱中毒如何调控?

213. 何谓二氧化碳麻醉?

214. 何谓允许性高碳酸血症?

215. 围麻醉期高碳酸血症对中枢神经系统的影响以及如何纠正?

　　体液是由水和溶解于其中的电解质、低分子有机化合物以及蛋白质等组成,广泛分布于机体组织细胞内、外,在神经、内分泌系统的调节下维持着正常的生理功能。疾病和外界环境的剧烈变化常会引起机体内环境稳态被破坏,可出现不同类型的水、电解质紊乱和酸碱失衡,从而导致体液的容量、分布、电解质浓度及渗透压的改变。此外,麻醉与手术也可影响机体水、电解质的平衡。若围麻醉期手术患者水、电解质紊乱得不到及时纠正,严重者可因所致酸碱失衡而引起严重后果,甚至危及生命。因此,水、电解质代谢及酸碱平衡在临床上具有非常重要的意义。

　　人体的体液环境必须具备适宜的酸碱度才能维持正常的代谢和生理功能。人体正常的血浆酸碱度在弱碱性环境很窄的范围内变动,通常采用动脉血 pH 值表示:正常为 7.35~7.45,平均值为 7.40。虽然机体在生命活动中不断的产生酸性或碱性代谢产物,而且机体经常摄取酸性或碱性饮料及食物,但机体中其 pH 值总是相对恒定的,这主要是依赖体内的各种缓冲系统以及肺和肾的调节功能来实现的,这种维持机体 pH 值在正常范围内波动的功能称为酸碱平衡,这对保障生命活动的正常进行至关重要。但围麻醉期某些疾病或病理过程,乃至人为因素等均可使机体酸碱平衡失常,而酸碱失衡又与麻醉互为影响。因此,麻醉医师务必掌握水、电解质紊乱及酸碱失衡的诊治与处理。

第一节　水、电解质紊乱与麻醉关系

水和电解质广泛分布在细胞内、外,参与机体许多重要的功能和代谢活动,从而对正常生命活动的维持起着极其重要的作用。机体水和电解质的动态平衡是通过神经、内分泌系统以及体液的调节功能而实现的,当机体遭受疾病、创伤、感染等因素或不正确的治疗时,一旦水、电解质超过机体的调节限度,就会引起水、电解质紊乱。麻醉医师除应对水、电解质紊乱的共性有认识外,还务必考虑麻醉与手术因素对水、电解质的影响。因此,掌握对水、电解质紊乱的诊治与处理,则对提高临床麻醉质量,尤其救治危重疑难患者至关重要。

临床上常见的水与电解质代谢紊乱有:低钾血症和高钾血症、低钠血症和高钠血症、高渗性脱水、低渗性脱水、等渗性脱水,以及水肿、水中毒等。

201. 围麻醉期低钠血症对机体有何影响?

【术语与解答】①钠是机体细胞外液中重要的阳离子,也是构成血浆渗透压的主要元素成分,而钠离子异常一般因体内水分相对过多或缺乏所致;②正常血清钠浓度为 135 ~ 145mmol/L,而低钠血症是指血清钠浓度低于 135mmol/L(另有学者认为 <130mmol/L),伴有或不伴有细胞外液容量的改变,但常伴有血浆渗透压下降;③低钠血症是临床上常见的水、钠代谢紊乱。严重低钠血症可致血容量降低,甚至休克,当血清钠 <120mmol/L 可引发抽搐与意识障碍,一旦血清钠≤115mmol/L,其死亡率则明显增高;④水、钠代谢障碍往往是同时或相继发生,并相互影响,故低钠血症并不意味着体内的钠盐必然过少,实际上低钠血症时绝大多数情况下总体液量往往增多或正常,只不过水较钠相对过多。

1. 病因及发病机制　临床上通常根据血浆渗透压与低钠血症的关系,将低钠血症分为以下三类。

(1)低渗性低钠血症:绝大多数低钠血症常合并有细胞外液渗透压过低。①低容量性低钠血症:主要为机体体液丢失所致,其特点是丢失钠多于失水,血清钠浓度 <135mmol/L、血浆渗透压 <280mmol/L,且伴有细胞外液容量的减少(也可称之为低渗性脱水)。低容量性低钠血症常见原因有肾内或肾外丢失大量的液体或体液聚积在"第三间隙"后处理措施不当所致;②等容量性低钠血症:特点是血钠下降,血清钠浓度 <130mmol/L、血浆渗透压 <280mmol/L,一般不伴有血容量的明显改变或轻度升高。等容量性低钠血症尽管存在低钠血症,但有些患者体内钠总量可正常或接近正常。此外,细胞外液容量可能轻度升高;③高容量性低钠血症:其特点是血钠下降,血清钠浓度 <130mmol/L、血浆渗透压 <280mmol/L,但体内钠总量正常或增多,患者有水潴留时可使体液量明显增多(血钠被稀释),故又称之为水中毒。高容量性低钠血症主要原因是由于过多的低渗性液体在体内潴留,造成细胞内外液体量均增多,从而引起机体重要器官功能严重障碍。

(2)等渗性假性低钠血症:严重高脂血症,如少数异常高蛋白血症时可伴有低钠血症,这是因为在这两种情况时,血浆中含水部分比例减少,同等血浆中测出的钠浓度也相对偏低,实际血浆内含水部分血钠和血渗透压均正常。

(3)高渗性低钠血症:①由于具有渗透活性的非离子性溶质将水从细胞内吸附(转移)到细胞外液,从而稀释了血钠而导致低钠血症。这些高渗性物质除了直接提高血浆渗透压外,还可以通过渗透性利尿作用使血浆渗透压进一步升高,导致病情恶化;②高渗性低钠血症多合并高血糖,常见于血糖控制欠佳的糖尿病患者。

2. 临床表现　①低钠血症主要表现为神经系统症状,其严重程度主要取决于血钠下降的程度与速度;②当血清钠浓度低于 $130 \sim 125mmol/L$ 时,通常最早出现的症状是恶心、呕吐、不适等;若血清钠浓度低于 $120 \sim 115mmol/L$,就会引发头痛、嗜睡,最终发生抽搐、昏迷和呼吸困难;③低钠血症脑病通常是可逆的,但血钠快速下降至 $125mmol/L$ 以下或下降速度 > $0.5mmol/(L \cdot h)$ 时,脑水肿可进一步加重,甚至出现脑疝与呼吸衰竭,乃至死亡。而慢性低钠血症(>48 小时)期间,由于脑细胞对渗透压逐渐适应,其临床表现常缺如或较轻,乃至血钠有时下降至 $120 \sim 115mmol/L$ 时仍可无明显的神经系统症状;④慢性低钠血症其神经系统症状与脑水肿的严重程度均远低于急性低钠血症;⑤慢性低钠血症患者出现临床症状时,其血清钠浓度常低于 $110mmol/L$,并常有低钠血症的症状逐渐加重。

3. 临床诊断　低钠血症的临床表现取决于血钠下降的程度和速度。

(1)确定是否真正存在低钠血症:①低钠血症患者需测定血渗透压,如血渗透压正常,有可能为严重高脂血症或少见的异常高蛋白血症所致的等渗性假性低钠血症;②渗透压增高则为高渗性低钠血症。

(2)估计细胞外液容量状况:容量低者低钠血症主要由体液绝对或相对不足所致。血压偏低或下降、皮肤弹性差以及实验室检查显示血尿素氮上升、肌酐轻度上升等均支持该诊断。此外,有时细胞外液不少,且同时伴有水肿或第三间隙液体积聚,此情况的低钠血症大多因心、肝、肾等功能异常导致水肿形成所致。

此外,低钠血症的临床症状与低钠的严重程度有着密切的关系,但更与病情发展的快慢有关。临床出现于 48 小时以内的低钠血症为急性,而 48 小时以上或更长时间的则为慢性。

4. 治疗处理　①血钠浓度降低的程度和速度是决定治疗、处理低钠血症的关键,尤其急性且有症状的低钠血症,并伴有严重的神经系统症状者必须立即处理。而慢性无症状或轻度的低钠血症则不必紧急治疗和过快纠正;②实施治疗处理时还要全面考虑造成低钠血症的病因、血容量与低钠血症的关系、补钠溶液的选择等因素。

(1)治疗急性症状性低钠血症:①正常容量性低钠血症:一般限制水的摄入与利尿即可,严重者也可输注高渗盐水,如急性低血钠($Na^+ < 115 \sim 110mmol/L$)且伴有明显的中枢神经系统症状时应紧急治疗,合并容量不足可静脉滴注 3% 或 5% 氯化钠溶液;②低容量性低钠血症:采用等渗生理盐水补充血容量,存在低血压者可以补充白蛋白、血浆等胶体溶液;③高容量性低钠血症:首先应限制入水量,以便通过水的负平衡使血钠浓度提升。其次,还需要输注高渗盐水,以期在允许范围内尽可能快的提高血钠浓度,尽早缓解临床症状。但纠正低钠血症的速度不宜过快,否则有发生渗透性脱髓鞘作用的危险,主要来自脑桥部位的损害,称为中央脑桥性脱髓鞘形成。高容量性低钠血症治疗过程中往往需要合并使用利尿剂(呋塞米),以防止因输入高渗盐水而引发细胞外液增多。此外,在治疗期间应测定尿量与尿钠量以及电解质,以便予以平衡纠正。

(2)慢性症状性低钠血症:过快纠正慢性低钠血症也会增加中央脑桥性脱髓鞘形成。

(3)无症状性低钠血症:无症状或轻度低钠血症一般不必处理,主要以治疗原发病为主,而简单且有效的方法则是限制水的摄入。

【麻醉与实践】低钠血症是麻醉手术患者常见水、钠平衡紊乱。当机体水失衡或钠失衡,乃至水和钠同时失衡,均可导致血清钠浓度低于 $130mmol/L$。低钠血症以术中和术后更为多见,如膀胱镜下行前列腺电切术就容易引起低钠综合征(也称前列腺电切综合征),其主要发生原因是大量灌注液经尿道手术创面及切断的小静脉或静脉窦不断进入血液循环,加之手术时间长、灌洗压力高等,从而导致血容量稀释性急剧增加,继之逐渐造成血清钠浓度迅速降低,从而出现中枢神经系统症状。低钠综合征的发生与否及严重程度是与膀胱镜前列腺电切手术时间、灌洗液压力、术中前列腺静脉窦开放的数量以及血液吸收灌注液的容量呈正比。此外,宫腔镜手术特有的并发症之一则是稀释性严重低钠血症,其发生率约为 0.2% ~ 0.5% ,严重者可引起红细胞在非等渗液中溶解,临床主要表现为精神意识改变(兴奋或抑制)、抽搐、脑水肿、昏迷、永久性脑损害,乃至死亡。其发生原因是由于手术时间较长,致使灌注膨宫液(也称灌冲液或灌洗液)经手术创面的毛细血管吸收逐渐增多,从而导致机体出现稀释性低钠血症和低渗透压,严重患者其结果可引发一系列生命体征危象。因此,围麻醉期尤其应重视膀胱镜下行前列腺肥大电切术患者和行宫腔镜手术患者的血钠检测与低钠血症的正确处理:①术前尽量纠正血钠过低,择期手术患者血清钠浓度应在 130mmol/L 以上为宜;②麻醉术中避免血钠进一步降低,应继续予以适度的补钠治疗;③随时检测血钠的变化,以便于及时调整纠正;④如麻醉术中发生低钠血症(如前列腺电切综合征或宫腔镜手术所致稀释性严重低钠血症),可应用利尿剂将体内过多的水分排出体外,以减轻心脏负荷。但大量利尿时钾离子可从尿液中排出较多,易造成低血钾而促发心律失常,故需同时纠正电解质紊乱和酸碱失衡;⑤快速滴注适量3% ~5% 高渗生理盐水或静脉注射呋塞米(速尿)40 ~80mg,并且应同时使用激素以稳定细胞膜,减少毛细血管通透性,从而减轻脑水肿。而应用20% 甘露醇可实施脱水、降低颅内压和脑水肿治疗;⑥处理出现急性左心衰竭,临床通常应用洋地黄制剂治疗,以维持心功能;⑦查血气分析与中心静脉监测,以指导纠正电解质紊乱、酸碱失衡以及输液。

【提示与注意】①低钠血症可引发高级中枢神经系统抑制和脑水肿,致使手术患者对镇静药、镇痛药与全麻药更加敏感,易导致全麻术后苏醒延迟,故麻醉药用量应适当减少;②低钠血症可使心血管系统对儿茶酚胺类升压药敏感性降低,提升血压时应适当增加剂量;③在治疗低钠血症期间,应密切观察血钠的变化和容量状态,切忌血钠补充过快,因严重低钠血症纠正过快可引起脑的脱髓鞘病变,表现为在低钠血症快速纠正后数天,患者出现行为异常、共济失调、发声困难、假性延髓麻痹、意识障碍等,严重者还可导致死亡。

202. 围麻醉期高钠血症临床如何处理?

【术语与解答】①高钠血症是指血清钠浓度 >145mmol/L(另有学者认为 >150mmol/L),且伴有血浆渗透压升高;②高钠血症患者血浆皆为高渗状态(血渗透压增高),但体内钠总量可有增高、正常或减少之分,根据细胞外液量的变化可分为低容量性、高容量性和等容量性高钠血症,以低容量性高钠血症多见。

1. 病因及发病机制 ①水摄入不足:昏迷、拒食、消化道疾病等所致饮水困难或脑外伤及脑血管病变等导致的中枢迟钝或渗透压感受器不敏感;②水丢失过多:主要有经肾外丢失和经肾内丢失,前者如高温环境、高热导致的大量出汗及胃肠道丢失等;后者主要由中枢性尿崩症或大量渗透性利尿引起;③水转移至细胞内:乳酸性酸中毒时,糖原大量分解为小分子的乳酸,使细胞内渗透压过高,水转移到细胞内,也造成高钠血症;④钠输入过多:常见于过多输入高渗性生理盐水等,患者多伴有严重血容量过多;⑤肾排钠减少:主要见于右心衰竭、肾病综合征、肝硬化腹水等肾前性少尿;急、慢性肾衰竭等肾性少尿;代谢性酸中毒、心肺复苏等补碱过多;库欣综合征、原发性醛固酮增多症等排钾保钠性疾病;使用去氧皮质酮等排钾保钠类药物。

2. 临床表现 主要由于血钠过高导致机体处于高渗状态,致使细胞内水分溢出细胞外,造成细胞失水,尤其是脑细胞失水,可引发一系列神经精神症状,尤其在低龄及高龄人群常较严重,包括:①肌无力,神志先兴奋,逐渐转为抑郁、淡漠、性格异常;②肌张力增高、腱反射亢进,直至抽搐、错乱、幻觉,甚至昏迷、死亡;③失水严重者可出现心动过速、体温升高、血压下降等,发病越快,症状越明显。

3. 临床诊断 通常根据水摄入不足、失水过多、钠摄入过多等病史可判断高钠血症的病因。如病因不明,测定尿渗透压可有助于诊断。

(1)低容量性高钠血症:①其特点是机体丢失水多于失钠,血清钠浓度 > 145mmol/L、血浆渗透压 > 310mmol/L;②细胞外液量和细胞内液量均减少,又称高渗性脱水;③低容量性高钠血症主要原因为机体水摄入减少或水丢失过多。

(2)高容量性高钠血症:①其特点是血容量和血钠均增高;②其主要原因为盐摄入过多或盐中毒。

(3)等容量性高钠血症:其特点是血钠增高,血容量无明显改变。

4. 治疗处理 ①积极治疗原发病,恢复正常的血浆渗透压,如控制钠的摄入,并严密观察24 小时水出入量,监测电解质指标;②纠正高钠血症的速度不宜过快,否则可引起脑水肿等;③存在缺钾者可同时补充钾盐;④补液过程中应进行神经系统检查,以调整补液的速度。

(1)低容量性高钠血症:如严重低血容量患者可给予等张生理盐水,纠正容量不足以及高渗和高钠血症,待血流动力学稳定后,给予 0.45% 低渗盐水或 5% 葡萄糖溶液,以便进一步降低血钠与血浆渗透压。而轻、中度高钠血症患者可直接使用 0.45% 低渗盐水或 5% 葡萄糖溶液。

(2)高容量性高钠血症:使用利尿药以减少容量负荷。

(3)等容量性高钠血症:一般输注 0.45% 低渗盐水或 5% 葡萄糖溶液即可,必要时适量给予利尿剂。

【麻醉与实践】①高钠血症患者实施麻醉时,术前应尽量纠正血钠异常,使其接近正常范围,尤其原发性醛固酮增多症及库欣综合征等患者,主要经肾排泄钠减少,除限制钠的摄入外,还可采用 5% 葡萄糖液稀释疗法,但必须同时使用排钠性利尿药;②因高钠血症患者多有细胞外液容量增高,麻醉手术期间需严密监测心肺功能,防止输液过快过多,以免引发肺水肿。

【提示与注意】①高钠血症术中禁用高张生理盐水溶液;②低容量性高钠血症患者麻醉药的效能及循环抑制作用往往增强,应适当降低用量。

203. 围麻醉期低钾血症对机体有何影响? 如何处理?

【术语与解答】①钾离子是机体细胞内颇为重要的无机阳离子,也是机体内最具有活性的电解质之一,体内约98% 的钾离子存在于细胞内,细胞外含量很少,正是这种细胞内、外钾离子浓度的显著差异,从而维持着 $Na^+ \rightarrow K^+ \rightarrow ATP$ 酶的正常运转,因此在维持机体细胞静息电位及维持神经、肌肉细胞正常生理功能方面起着尤为重要的作用;②机体适宜的钾离子浓度以及其在细胞膜两侧的正常比值则对维持神经-肌肉组织的静息电位的产生,以及功能传导颇为关键,尤其心肌动作电位和神经-肌肉正常的兴奋性传导都需要相对恒定的钾离子浓度。此外,钾离子在参与细胞代谢、调节细胞内外的渗透压,以及酸碱平衡中也起着极其重要的作用,故钾离子是生命活动中必不可少的物质;③钾离子主要分布于肌肉、肝脏、骨骼以及红细胞等;④正常人体内血清钾浓度(细胞外液浓度)在 3.5 ~ 5.3mmol/L,平均 4.1mmol/L;⑤低钾血症是指血清钾浓度<3.5mmol/L,另有记载血清钾浓度≤3.0mmol/L为潜在性低钾血症危险数值;⑥一般机体内钾离子的总量并非缺乏,但可因体液稀释或转移至细胞内而引起血清钾减少。反之,虽钾离子缺乏,但当血液浓缩或钾离子从细胞内转移出细胞外,其血清钾浓度又可正常,甚至增高。此外,慢性低钾血症患者常伴有体内钾离子总量降低;⑦低钾血症和缺钾常同时存在,但也可分别发生;⑧通常轻微低钾血症患者可无症状,当体内血清钾低于3mmol/L时,机体则会出现较明显的肌肉松弛或肌无力现象,一旦血清钾低于2.65mmol/L时,则可出现呼吸肌麻痹、心律失常、心力衰竭,乃至心搏骤停。

1. 病因及发生机制　主要有以下几方面。

(1)钾离子缺乏性低钾血症:机体摄入钾与排出钾失衡。①如长期禁饮食或厌食而引起的钾离子摄入不足,而肾脏仍不断的排钾;②钾离子经消化道丢失,如腹泻、造瘘、引流等,可引起钾离子的过度丢失;③经肾途径丢失的钾离子过多,如尿崩症或大量应用排钾利尿药等。

(2)钾离子转移性低钾血症:机体内钾离子总量正常,主要因细胞外钾离子转移至细胞内,其细胞内钾离子相对增多,而血清钾浓度则降低。如代谢性或呼吸性碱中毒或大量输入葡萄糖溶液(尤其同时应用胰岛素或利尿剂),以及家族性周期性瘫痪等。

(3)钾离子稀释性低钾血症:若机体过多、过快补液,可引起细胞外液水潴留,从而致使血清钾浓度相对减低。

(4)药物的影响:如儿茶酚胺类药物肾上腺素、多巴胺等可使钾离子向细胞外转移;而胰岛素、羟丁酸钠、碳酸氢钠、硫酸镁也可使钾离子转移至细胞外。

(5)相关疾病:如原发性醛固酮增多症、库欣综合征等。

2. 低钾血症对机体的影响或危害　主要取决于血清钾下降的速度和程度,一般情况下,血清钾浓度越低,对机体的影响也越大,而慢性失钾者临床症状可不明显。

(1)对中枢神经系统的影响:轻度低钾血症通常表现为精神萎靡、神情淡漠或烦躁不安等;重者可有反应迟钝、定向力减弱、吞咽困难、嗜睡,甚至昏迷。

(2)对骨骼肌的影响:主要表现为四肢肌软弱无力,严重者可出现软瘫,甚至影响呼吸肌(呼吸肌麻痹)。

(3)对心肌的影响:低钾血症可诱发心律失常,轻度低钾多表现为窦性心动过速、房性期前收缩或室性期前收缩;重度低钾可导致室上性或室性心动过速及室颤。心电图对低钾血症有较特异性诊断价值,早期通常表现为ST段压低,T波降低、增宽、倒置,并出现U波,Q-T间期延长;随着血钾进一步下降,则出现P波幅度增高,QRS波增宽。低钾纠正后心电异常变化很快得以改善。

3. 临床诊断　①主要根据病史和临床表现,如:长时间厌食、禁食、腹泻、呕吐、使用利尿剂等,测定血清钾<3.5mmol/L,并出现低血钾心电图改变,以及相关症状,即可作出诊断;②临床上一般将低钾血症分为轻度(3.0~3.4mmol/L)、中度(2.5~2.9mmol/L)和重度(<2.5mmol/L),以及急性与慢性低钾血症;③患者缺水或酸中毒时,血清钾可不显示降低,此时可根据心电图检查,多能较敏感地反映出低血钾情况;④低血钾心电图主要表现为Q-T间期延长,S-T段下降,T波低平、增宽、双相、倒置或出现U波等。

4. 治疗与处理　①钾盐补充:低钾血症的治疗应根据低钾的程度、症状及体征(如肌无力、心肌传导异常等)予以纠正。由于大多患者通常为慢性轻度低钾血症,血清钾浓度一般为3.4~3.0mmol/L,故无需紧急治疗或处理,只是予以补充缺失的钾离子即可。需要紧急纠正低钾血症者较为少见,如需要紧急手术的严重低钾血症患者,尤其伴有冠心病或服用地高辛的患者,或是合并急性心肌梗死及室性心律失常的患者,一般可超过 20 分钟补充 5~10mmol 氯化钾,必要时重复应用,以便使血钾浓度超过 3.0mmol/L;②去除低钾的因素:积极治疗腹泻、肾上腺皮质肿瘤以及原发性醛固酮增多症等,并尽快恢复日常饮食;③纠正水、电解质、酸碱平衡紊乱:低钾血症常伴有体内其他成分的丢失,如水、钠、氯等,故应及时纠正,尤其是低镁血症,往往影响低钾血症的纠正,有时需纠正低镁血症后,顽固性低钾血症方可纠正;④静脉输入氯化钾:常用浓度为 10% 氯化钾 10~20ml(1~2g)加入 5% 葡萄糖液或其他溶液 500~1000ml 中静脉滴注,禁忌静脉推注,补钾量视患者病情而定;⑤低钾血症患者补钾计算公式:补钾量(mmol)=(5-血清钾实测值)×体重(kg)×0.2;⑥通常尿液中含钾离子 20~60mmol,故每排尿 1000ml 至少补充钾离子 20mmol(相当于氯化钾 1.5g)。

【麻醉与实践】低钾血症与麻醉关系非常密切,因低钾可使围麻醉期患者充满风险,而围麻醉期各阶段均可进一步加重低钾血症,故需全面了解低钾血症与临床麻醉两者之间的重要关系。通常轻度低钾血症(3.0~3.4mmol/L)是临床麻醉常见问题,也是危险因素,因为麻醉术中有可能继续降低,尤其应关注急性低钾血症(如血清钾<3.0mmol),因慢性低钾血症的危险性相对较小。

1. 围麻醉期低钾对心功能的影响　①低钾可直接干扰心肌细胞除极与复极的正常进程,故可引起心电图的异常变化,如出现 ST 段低平、T 波低平或倒置、P-R 间期或 Q-T 间期延长、u 波增高及各种心律失常;②低血钾患者对儿茶酚胺、洋地黄、钙剂的敏感性增强,故容易发生心律失常。

2. 围麻醉期低钾对神经肌肉的影响　①低钾血症可使麻醉术后患者骨骼肌表现为无力,严重者可致呼吸肌麻痹而呼吸频率和呼吸幅度均降低,从而易埋下低氧血症和高碳酸血症的隐患,甚至造成窒息。此外,低钾血症可使非去极化肌松药作用时间明显延长;②低钾可引起胃肠道平滑肌无力或肠麻痹,临床表现为腹胀、恶心、便秘、麻痹性肠梗阻等;③低钾血症可增强非去极化肌松药的敏感性,术后患者肌力恢复延迟者应检测血钾浓度。

3. 静脉全麻药对钾离子的影响　如 r-羟丁酸钠能抑制氮的分解代谢,从而促进钾离子进入细胞内,故可引起血钾降低,因此需全身麻醉患者如血钾≤3.5mmol/L 时,不宜选择 γ-羟丁酸钠麻醉。

4. 其他问题　①机体严重缺钾时(细胞内 K^+ 明显不足)补钾须持续一段时间,因机体缺钾后细胞内、外液钾离子恢复至完全平衡状态较慢,操之过急往往导致高钾血症,故非急症手术患者可观察血清钾恢复情况(边补钾边复查血气)或稳定一段时间再考虑麻醉与手术为宜;②临床麻醉中时常遇到低钾血症患者,如原发性醛固酮增多症、皮质醇增多症等,给这类手术患者实施麻醉,若不及时纠正低钾血症,患者安全则受到威胁,主要是严重心律失常,甚至心搏骤停。

5. 围麻醉期补钾要点　①补充钾离子应根据机体缺钾程度而定;②补钾前务必确保静脉血管通畅,因静脉滴注的氯化钾浓度太高可刺激静脉血管而引起疼痛,甚至静脉痉挛和血栓形成,故外周静脉补钾浓度应<0.3%;③尿量需≥0.5ml/(kg·h)方可考虑补钾,否则可引起血钾过高;④伴有酸中毒、血氯过高或肝功能损害者,可考虑应用谷氨酸钾;⑤补充钾离子切忌滴注速度过快,因血清钾浓度突然增高可导致心搏骤停;⑥钾离子进入细胞内的速度很慢,补钾约需 15h 才能达到细胞内、外的平衡,故补钾后会出现一过性高钾或钾浓度暂时升至正常水平,但随后有可能再次出现低钾血症,故需严密监测血钾浓度。此外,在机体细胞功能不全,如缺氧、酸中毒等情况下,细胞内、外钾离子的平衡时间明显延迟,约需 1 周或更长,所以纠正缺

钾需历时数日,勿操之过急或中途停止补给;⑦缺钾同时患有低血钙时,应注意补钙,因为低血钙症状往往被低血钾症状所掩盖;⑧糖尿病或肾功能不全患者对急性高钾血症的代偿能力有限,故补钾或使用保钾利尿药时应谨慎;⑨短期内大量补钾或长期进行补钾时,需定期测定血清钾以及监测心电图,以免发生高钾血症。

【提示与注意】①当全麻术毕患者其呼吸抑制被拮抗后(如纳洛酮逆转其中枢性呼吸抑制,而新斯的明拮抗外周性呼吸抑制),患者自主呼吸仍难以恢复,有可能血清钾浓度降低也是原因之一,因低钾血症可导致呼吸肌麻痹;②低钾血症患者由于高血糖可导致细胞外钾离子向细胞内转移,故围麻醉期应防止输注含糖溶液,且避免应用钙剂和碳酸氢钠。但低血钾与低血钙并存时,补钾后可加重原有的低血钙症状而出现手足搐搦,应同时补充钙剂;③低钾血症时常伴有低镁,低镁血症常是低钾血症难以纠正的原因之一,故同时也应补充镁离子。补镁应选择氯化镁或乳酸镁,不宜采用硫酸镁,因硫酸根可增加肾脏排钾;④老年患者应用洋地黄或使用抗心律失常药物期间,即使存在轻度低钾血症也会引起严重后果。而肝性脑病患者在低钾状态下会导致血氨增高,因此对此类患者治疗目标应设定血钾浓度在 4.0mmol/L 左右为宜;⑤机体血清钾降低,并不一定表示体内实际缺钾,只能表示细胞外液中钾的浓度,而全身缺钾时,血清钾不一定降低。故临床上应结合病史和临床表现分析判断;⑥酸中毒合并低钾血症者,应在纠正酸中毒前补足钾,以避免 pH 升高而导致血清钾迅速下降;⑦对低钾血症除积极治疗原发病外,应及时给予补钾;⑧禁忌麻醉与手术的最低血钾水平尚未确定,一般情况下慢性低钾血症即使低至 3.0mmol/L,围麻醉期也很少发生危险,但必须有充分的依据证实低钾血症为慢性原因所致,否则,手术患者血钾低至 3.0mmol/L 其手术应延期进行;⑨在糖尿病患者,低钾血症影响胰岛素分泌,以及影响靶器官对胰岛素的敏感性,故致使血糖升高,病情恶化;⑩必须指出,迅速且较大浓度补钾仅用于极其严重的低钾血症或危及生命的情况下进行,同时严密监测血钾,并进行持续性心电监护。

204. 围麻醉期高钾血症对机体有何影响? 如何处理?

【术语与解答】①高钾血症是指血清钾浓度 >5.5mmol/L(也有记载 >5.3mmol/L),当 >7.0mmol/L 则为严重高钾血症;②机体正常生理状态具有防止血钾增高的完善机制,通常可维持血钾在正常范围,即肾脏有较强的排钾功能,只要肾功能良好,就不容易发生高钾血症;③高钾血症是一种病理状态,是临床上常见的电解质紊乱之一,且常和其他电解质紊乱同时存在;④血清钾高于 5.5mmol/L 主要引起神经、肌肉及心肌异常改变的症状,并伴有心电图的典型变化,其主要威胁则是心肌抑制而收缩功能降低,严重者心搏停止于舒张期而死亡。故高钾血症患者须及早发现,应迅速降低血钾水平,以维护心脏功能。

1. 病因及发病机制　临床上造成高钾血症的原因一般有以下几方面。

(1)钾离子过多所致高钾血症:主要因肾脏排钾减少,如肾小球滤过率下降或肾小管排钾降低,以及静脉补钾过多、尿毒症、肾上腺皮质功能减退或输入大量陈旧性库血等。

(2)钾离子转移引起高钾血症:①如大面积烧伤或创伤、重度溶血性贫血、横纹肌溶解症、挤压伤、溶血等;②代谢性酸中毒、剧烈运动、破伤风、癫痫持续状态,以及应用琥珀胆碱及精氨酸等药物;③休克、肌肉过度挛缩等。上述主要由细胞内钾离子释放或转移至细胞外所致。

(3)钾离子浓缩性高钾血症:重度失水、失血、休克等所致的有效循环血容量显著降低,并多同时伴有肾前性少尿及排钾减少。

2. 临床表现　高钾血症主要表现为心血管系统和神经肌肉系统症状,其严重性取决于血钾升高的程度和速度,以及有无其他电解质和水代谢紊乱的合并存在。

(1)对骨骼肌的影响:血清钾浓度在 5.5~7.0mmol/L 时,细胞外液钾浓度上升,静息膜电位降低(负值减少),肌肉兴奋性增强,表现为肌肉轻度震颤、手足感觉异常;当血清钾浓度达到 7.0~9.0mmol/L 时,骨骼肌静息电位过小,肌肉细胞不易被兴奋,形成去极化阻滞,出现肌肉软弱无力,乃至呼吸肌麻痹。

(2)对心肌的影响:心电图有特征性改变且与血钾升高的程度相关。通常血钾大于 5.5mmol/L 时,心电图表现为 Q-T 间期缩短、T 波高尖;如血钾浓度高于 6.5mmol/L 时,即可出现 QRS 波增宽;若血钾浓度超过 7.0mmol/L,心房肌的激动与传导受到抑制,P 波振幅减小、时限延长;当血钾浓度达到 8.5mmol/L 以上,P 波消失;一旦血钾浓度高达 10mmol/L,患者一般死于室颤或心搏停止。即高钾血症对机体的主要危险是重症高钾血症引起的心室颤动和心搏骤停。需要说明的是:上述血钾浓度与心电图变化关系并非完全吻合,因为患者常合并其他电解质紊乱(如钠或钙离子可对抗钾离子的某些电生理作用,以及药物的干扰等),致使高钾血症的心电图变得不典型,应予以区别。

(3)临床上高钾血症可分为轻度(5.4~6.4mmol/L)、中度(6.5~7.5mmol/L)和重度(大于 7.5mmol/L)。此外,高钾血症还分为急性与慢性两种。

3. 临床诊断 ①了解病情,询问有无肾功能障碍而长期应用保钾利尿剂或含钾药物,以及组织损伤或酸中毒等;②心电图若有高钾血症的表现是危险的信号,应采取积极的治疗措施;③实验室血清钾测定,如钾离子浓度 >5.5mmol/L 时则可诊断。

4. 治疗与处理 去除高钾血症的病因或治疗引起高钾血症的原因。

急救措施:①由于钙与钾有对抗效应,能缓解钾对心肌的毒性作用,故可静脉应用钙剂(10% 葡萄糖酸钙 10~20ml),必要时可重复使用,或加入 30ml~40ml 液体中滴注,但使用地高辛患者慎用钙剂;②对于合并代谢性酸中毒高钾血症患者,可静脉缓慢注射 5% 碳酸氢钠溶液 60ml 或 11.2% 乳酸钠溶液 40~60ml,之后可根据情况是否再静脉滴注 5% 碳酸氢钠 100~200ml 或乳酸钠溶液 60~100ml,这种高渗碱性钠盐可扩充血容量,以稀释血清钾浓度,致使钾离子移入细胞内,以纠正酸中毒降低血清钾浓度;③采用 25%~50% 葡萄糖液 100~200ml 加胰岛素(4g 糖加 1U 正规胰岛素)静脉滴注,当葡萄糖合成糖原时,将钾离子转入细胞内;④静脉注射适量阿托品对心脏传导阻滞有一定作用;⑤经上述治疗后,血清钾仍不下降时可采用透析疗法(临床有腹膜透析和血液透析两种),尤其肾功能不全患者。但紧急情况下可通过血液透析以降低血清钾,而腹膜透析降血钾的作用差。

【麻醉与实践】①凡血清钾大于 5.8mmol/L 非急症患者均应暂缓麻醉与手术。如为急症手术患者,麻醉前应预先静脉滴注葡萄糖与胰岛素混合液,并给予钙剂,有利于使细胞外液钾离子向细胞内转移,以便将血清钾有所降低;②高钾血症患者麻醉术中应用乳酸钠和碳酸氢钠溶液可调节机体适宜性碱血症,促成钾离子进入细胞内,增加远端肾小管钠离子含量与 Na^+-K^+ 交换,增加尿钾排除,此外,钠离子还可增加血浆渗透压,起到稀释性降低血钾浓度作用;③高钾血症患者尽可能选择不影响血清钾变化的麻醉方法,如局部麻醉、区域神经丛阻滞或硬脊膜外隙脊神经干阻滞;④如选择全身麻醉,术中可给予轻度过度通气,以避免二氧化碳蓄积和呼吸性酸中毒。此外,也应防止低氧血症与全麻过深,因两者也能引起代谢性酸中毒;⑤麻醉术中持续监测心电图与呼气末二氧化碳,以及间断行动脉血气分析,以便根据情况和相关指标予以调节。

【提示与注意】①肌肉松弛剂琥珀胆碱可使骨骼肌肌纤维去极化,促成细胞内钾离子的释放,若应用于原已高钾血症患者,可导致严重心律失常,甚至心搏骤停。故术前血清钾已达 5.5mmol/L 以上患者,以及大面积烧伤、多发性创伤、挤压伤、严重腹腔感染、脊髓或神经系统组织损伤等患者应禁忌使用琥珀胆碱;②高钾血症还可增强去极化肌肉松弛剂的作用,并对非去极化肌松药有拮抗作用;③酸中毒可使细胞内钾离子外溢增多,其粗略的关系是 pH 每降低 0.1,血清钾约升高 0.7mmol/L,这在高氯性代谢性酸中毒时表现得比较显著,而在有机酸增多的代谢性酸中毒或呼吸性酸中毒时,血钾升高相对较少;④高钾血症患者围麻醉期还应避免低钠血症与低钙血症以及酸中毒的发生,因三者可强化高钾血症对心肌的抑制作用;⑤全麻手术患者可因高钾血症而影响神经肌肉的传递,术毕可出现肌无力、动作迟钝,以及嗜睡等中枢神经系统症状。

205. 围麻醉期低钙血症对机体有何影响? 如何处理?

【术语与解答】①当血清蛋白浓度正常时,血钙低于 2.15mmol/L 时则称为低钙血症;②钙是机体内重要的二价阳离子,是维持生命的重要物质之一,除参与各器官的功能活动外,在成骨、凝血、调解机体酶的活性,以及维持神经-肌肉兴奋性等方面也发挥着重要作用;③细胞内钙离子对细胞的功能有着重要作用,细胞内钙离子浓度增加能使细胞膜去极化、膜对接蛋白的激活而引起递质的释放。

1. 低钙血症病因 常见原因有甲状旁腺功能减退、维生素 D 代谢障碍、慢性肾功能衰竭、低镁血症、急性胰腺炎、大量输血、妊娠等。

2. 低钙对机体的影响 ①低血钙时神经、肌肉兴奋性增高,可出现肌肉痉挛、手足搐搦、喉鸣与惊厥;②对心肌的影响则有兴奋性和传导性增高。当血清钙浓度明显降低时才会出现心电图的改变,如表现为 S-T 段延长,合并高钾血症时可出现高尖的 T 波,合并低钾血症时 T 波平坦,U 波突出。

【麻醉与实践】①低钙血症可增强麻醉药对心肌的抑制作用,故全麻不宜太深;②如患者术中失血过多而需输注大量库血者,每输入 1000ml 应补充葡萄糖酸钙 1g;③甲状旁腺功能减退患者其症状和体征主要为低血钙表现,如神经肌肉运动异常与精神症状。此外,低钙血症常同时伴有低镁血症,必要时麻醉术中应予以检测,以利于调控;④麻醉术中因低钙血症而出现呼吸道痉挛(如轻度喉痉挛或轻度细小支气管痉挛),可使用适宜剂量的苯二氮䓬类药物(咪达唑仑),以解除痉挛性呼吸道梗阻。

【提示与注意】①严重低血钙患者其全身骨骼肌和平滑肌易痉挛,麻醉术中可诱发喉痉挛或支气管痉挛,须予以警惕;②甲状腺手术时误将甲状旁腺损伤或切除,全麻患者术毕有可能因低钙血症而恢复延迟,需注意预防和处理,必要时静脉滴注或注射钙剂可有效改善;③静脉应用钙剂切勿渗漏至血管外,否则会导致局部组织坏死;④钙剂可增加洋地黄的心脏毒性,行洋地黄治疗患者慎用钙剂;⑤患者出现神经、肌肉运动异常(如抽搐、痉挛等),如静脉注射钙剂其症状改善不明显,可能同时存在低镁血症,而低镁血症常使低钙血症难以纠正,可静脉输注硫酸镁溶液;⑥围麻醉期出现低钙危象时应快速给予补钙,如将 10% 葡萄糖酸钙或 10% 氯化钙 20~30ml 稀释后缓慢静脉注射,必要时 1~2 小时后重复一次,同时注意检测钙离子的变化。

206. 围麻醉期高钙血症对机体有何风险? 如何处理?

【术语与解答】①机体正常血清钙为 2.15~2.75mmol/L,当钙离子浓度 >2.75mmol/L

时,临床称为高钙血症;②轻度高钙血症对机体一般无害,中、重度高钙血症则可对中枢神经系统、心血管功能以及肾脏造成损害。

1. 高钙血症病因 如甲状旁腺功能亢进、维生素 D 中毒、甲状腺功能亢进、恶性肿瘤等。

2. 高钙血症分类 ①轻度:血清钙为 2.75 ～ 3.0mmol/L;②中度:血清钙为 3.1 ～ 3.4mmol/L;③重度:血清钙为 3.5 ～ 4.4mmol/L;④高钙血症危象:则 >4.5mmol/L。

3. 对机体的影响 ①高血钙可使神经-肌肉兴奋性降低,常表现为乏力、表情淡漠、腱反射减弱,严重患者可出现精神障碍、木僵及昏迷;②对心肌的影响则有兴奋性和传导性降低;③对肾脏损害主要为损伤肾小管;④一旦血清钙 >4.0 ～ 4.5mmol/L 时,则可发生高钙血症危象,临床可出现严重脱水、高热、心律失常及意识不清等,甚至心搏骤停。

4. 治疗与处理 高钙血症的治疗处理一般有以下几方面:

(1)轻度高钙血症:临床一般暂无需治疗。

(2)中、重度高钙血症:除治疗原发病外(如切除甲状旁腺腺瘤等),另有以下措施。①血液稀释:给予输注生理盐水 300 ～ 500ml/h"扩容",以稀释血钙浓度且增加尿量,从而排出钙离子;②利尿药应用:可使用袢利尿药(如呋塞米等),该药物可促进尿钙的排泄,同时也可防止生理盐水过量的血液稀释而致机体细胞外液容量过剩。但禁忌应用噻嗪类利尿剂,因该类药可减少肾脏对钙离子的排泄而加重高钙血症;③降钙素治疗:因该药可直接降低血清钙作用,即降钙素具有直接抑制破骨细胞对骨的吸收,使骨骼释放钙离子减少,同时促进骨骼吸收血液中的血清钙而使高钙血症降低。另一方面,降钙素可抑制肾小管对钙离子的重吸收而使钙离子排泄增加;④血液净化:上述治疗不佳或无效的重症高钙血症,可实施血液透析,尤其合并肾功能不全患者,该方法可有效迅速降低血清钙;⑤如出现高钙血症危象无论有无临床症状必须及早紧急治疗处理,如扩充血容量可使血钙稀释,应用袢利尿药可增加尿钙排泄,还可应用降钙素 5 ～ 10U/(kg·d)溶于生理盐水 300ml 静脉滴注;⑥临床上血液透析降低血钙最快,必要时可选择,同时结合激素治疗;⑦顺铂有直接抑制骨的重吸收作用,具有安全、有效和疗效持久的特点,如恶性肿瘤所致的高钙血症在其他降钙药治疗无效时可采用此药治疗。

【麻醉与实践】①严重高钙血症患者全麻风险颇大,一般非急症手术应延期,待高钙血症纠正至允许范围内再考虑麻醉与手术;②甲状旁腺功能亢进需手术切除者,需了解血清钙情况,若能在局部浸润麻醉或颈神经丛阻滞下手术则是首选;如采取全身麻醉,则需考虑肌肉松弛剂的应用。由于钙离子对于维持机体细胞膜内外两侧的生物电位,以及维持肌肉收缩与舒张功能,乃至神经-肌肉的传导功能均具有非常重要的生理功能,故钙离子与肌松药可相互影响,因高钙血症患者其骨骼肌常无力,理论上讲全麻术中应减少非去极化肌松药的应用,但血清钙(或血浆中钙浓度)增高可能抵消非去极化肌松药的部分或大部分作用,这就需要临床试探性用药,即首次用量应减少,不足再追加,如采用周围神经刺激器监测神经-肌肉的功能则更佳;③术中加强心电监测,及时处理心律失常;④围麻醉期给予含钠溶液扩容,避免使用钙剂。

【提示与注意】①高钙血症防治原则是病因治疗、支持处理和降钙治疗;②有报道甲状旁腺功能亢进病例对琥珀胆碱的敏感性增高,而对阿曲库铵的作用不敏感;③如实施甲状旁腺切除术,除术中应监测钙、镁等离子浓度外,因甲状旁腺切除术后可能引起甲状旁腺功能低下所致的低钙血症,故术毕拔除气管插管后应注意观察有无喉鸣及喉痉挛症状。

207. 镁离子与麻醉有何关系?

【术语与解答】①镁是人体必需的矿物元素,是机体内重要离子之一,镁离子作为细胞膜和胞浆细胞器的膜稳定剂而发挥着重要作用;②镁主要分布于细胞内,细胞外液的镁不超过1%,正常人血浆镁浓度为 0.7~1.05mmol/L;③体内镁离子含量低于钠、钾、钙而居第四位,其主要生理功能是激活机体多种酶的活性,维持心肌的正常代谢和神经-肌肉传递的兴奋性,以及维护胃肠道和激素的功能,如机体镁离子缺乏或增高,则对上述生理功能产生影响。

1. 低镁血症　血浆镁离子浓度 <0.7mmol/L 称为低镁血症,其主要原因来自镁摄入不足、镁吸收障碍、镁排出过多以及细胞外液镁离子转移细胞内过多等。

(1)低镁对机体的影响:①低镁血症患者其神经-肌肉和中枢神经系统应激性增高,临床表现为肌肉震颤、手足搐搦、反射亢进、共济失调,严重者出现癫痫发作、谵妄、精神错乱,甚至惊厥、昏迷等;②机体缺镁时心肌的兴奋性和自律性均升高,容易促发心律失常,如低镁血症患者可有房性或室性早搏以及房颤,严重者甚至室颤。低镁血症时其心律失常可以很严重,甚至可发生心室颤动;③镁是体内许多酶系统的激活剂,广泛影响细胞内的代谢,故缺镁可致贫血、代谢性酸中毒,并常伴有低血钾和低血钙,如治疗时不纠正缺镁有时很难获得良好的效果;④有研究表明体内镁离子耗竭可导致胰岛素抵抗(与糖尿病有关)。此外,还可导致血清钙下降而致神经-肌肉兴奋性亢进。

(2)低镁血症的治疗与处理:①控制原发病是防止机体镁离子过多丢失的根本措施,此外,补充镁盐;②患者缺镁而无临床症状者多不需紧急处理,如严重缺镁,尤其并存惊厥、意识障碍以及心律失常患者,则需紧急处理;③因重度缺镁出现恶性心律失常者,镁离子补充应以血清镁监测为指导,因过量注射镁制剂可引起血压下降、肌肉麻痹、呼吸衰竭,甚至心搏停止;④如镁应用过量而引起中毒反应时,可给予 10% 氯化钙 5~10ml 拮抗镁离子,必要时可重复拮抗。

2. 高镁血症　人体血浆镁离子浓度 >1.05mmol/L 称为高镁血症。

(1)高镁对机体的影响:①血清镁浓度不超过 2.0mmol/L 时,临床上很难察觉高镁血症对机体的影响;②镁能抑制神经-肌肉接头处的兴奋性传递和中枢神经系统的突触传递,高镁血症患者可出现肌无力、膝腱反射减弱或消失,甚至弛缓性麻痹,乃至嗜睡或昏迷。当血浆镁超过 5.0mmol/L 时,严重患者可因呼吸肌麻痹而死亡;③高镁能抑制心肌传导,并降低心肌兴奋性,从而引起心动过缓。而心电图表现为 P-R 间期延长、QRS 综合波增宽、T 波增高。

(2)高镁血症的治疗与处理:采用 10% 葡萄糖酸钙 10~20ml 缓慢静脉注射,多能逆转高镁血症引起的异常症状(如呼吸抑制等)。其次静脉应用利尿剂呋塞米,可增加镁离子在肾脏的排泄。对于严重高镁血症患者血液透析是治疗的颇佳措施,尤其合并严重血流动力学急剧改变的患者,可选择腹膜透析。

【麻醉与实践】①镁可用于麻醉术中患者抗惊厥;②镁对控制妊娠高血压综合征(妊高征)患者气管插管应激性高血压反应不仅优于利多卡因或阿芬太尼,而且可有效地控制麻醉术中嗜铬细胞瘤切除患者的血流动力学的急剧波动;③先兆子痫或子痫患者的确切有效治疗则是尽早地娩出胎儿和胎盘,而应用镁制剂复合降压药可作为临时性治疗措施,但拟准备剖宫产孕产妇麻醉术前应用硫酸镁,由于镁离子容易通过胎盘屏障而引起胎儿高镁血症,有可能抑制胎儿的呼吸功能,故胎儿娩出后应密切关注其呼吸状况,如存在呼吸抑制或窒息,应立即给予呼吸支持,甚至予以抢救;④硫酸镁虽是治疗妊高征的首选药物,也是控制妊高征惊厥的有效药物,但妊高征患者对此药反应的个体差异较大,尤其用量过大,镁离子可通过神经肌肉接头作用而延长所有肌肉松弛剂的作用,从而可出现肌张力减退、反射降低、呼吸轻度抑制等,如妊高征患者选择全身麻醉,宜采用短效肌松药为宜,而且使用剂量应相对减少,以利于全麻术毕呼吸功能的恢复;⑤镁能阻断肾上腺素能神经末梢的儿茶酚胺过度释放,故可用于减轻喉镜显露声门和气管插管时所致的心血管应激反应;⑥镁离子可预防围麻醉期患者缺血性心血管疾病进一步加重;⑦硫酸镁是天然的 N-甲基-天门冬氨酸受体拮抗剂,故能降低寒战阈值,麻醉术中机体在降温期间应用该药可减少寒战。此外,镁离子也是一种血管扩张剂,可提高降温速度。

【提示与注意】①麻醉手术患者应常规检测镁离子,使其达到 0.7mmol/L 以上方可予以麻醉及手术,以策安全;②低镁血症可对局麻药的敏感性增高,易引起局麻药中毒,故使用局麻药时应控制单位时间内的用药量;③围麻醉期患者低镁血症可增加洋地黄类药物的敏感性而易引起洋地黄中毒,且易使抗心律失常药物效果不佳,甚至无效;④心血管疾病手术患者体外循环麻醉术后补充镁离子,可使室性心律失常的发生率明显降低;⑤围麻醉期低镁且伴有低钙血症时,应使用氯化镁而不用硫酸镁,因硫酸根可络合钙离子而使血中钙离子进一步降低;⑥目前镁不仅用于控制妊娠高血压综合征产生的惊厥,而且已作为一种心血管药物用于围麻醉期中的心血管疾病或心脏病患者;⑦镁可能有益于体外循环和缺血心肌的恢复,可用于大血管手术时主动脉钳夹期;⑧由于镁离子和钾离子在细胞内浓度很高,而且镁离子丢失则会引起肾脏对钾离子的排泄,所以低镁血症往往伴随低钾血症;⑨高镁血症则能阻碍 Ca^{2+} 进入运动神经末梢(接头前膜)上的钙离子通道,可影响囊泡中的乙酰胆碱释放,全身麻醉应用肌松药患者术毕拮抗后仍需注意呼吸肌的运动情况。

(王世泉　张　晓　刘　雪　逢　琳)

第二节　酸碱失衡与麻醉关系

酸碱平衡是机体体液内稳态的重要组成部分,是维持机体正常生理功能的必要条件,尽管机体对体液环境的酸碱波动有足够的缓冲机制和有效的调节功能,但许多因素可以引起酸碱的波动过度或(和)调节功能障碍,从而导致体液的酸碱失衡。围麻醉期机体出现酸碱失衡是某些疾病、病理过程或异常症状的发展所致,一旦发生酸碱平衡紊乱,一般会使病情或其他异常症状变得更加严重和(或)复杂,甚至对患者的生命造成严重威胁,故酸碱失衡与麻醉及抢救复苏的关系极其密切。现今由于对酸碱失衡的理论认识不断深入,以及血气分析等诊疗技术的不断提高,这对围麻醉期诊断和防治酸碱失衡颇有帮助。

208. 围麻醉期为何需了解酸碱平衡参数指标?

【术语与解答】人体内的体液必须具有适宜的酸碱度才能维持正常的代谢和生理功能,正常人体血液的酸碱度在范围很窄的弱碱性环境内波动,尽管机体不断地生成酸性或碱性的代谢产物,加之经常摄取酸性食物和碱性食品,但血液中的酸碱度始终较为恒定。通常围麻醉期患者主要测定 pH 与呼吸性及代谢性等方面的参数指标:

1. pH　①pH 为 H^+ 浓度的负对数值,是指体液内氢离子浓度指数的数值,是反映体液总酸度的指标;②正常动脉血 pH 为 7.35~7.45,可受呼吸和代谢因素的影响,人体 pH 可耐受范围为 6.80~7.80;③临床上以 pH<7.35 表示酸中毒;pH>7.45 表示碱中毒;④通常单凭 pH 不能区别呼吸性或代谢性以及单纯性或混合性酸碱平衡失常;⑤即使 pH 在正常范围(7.35~7.45),也有三种可能,如酸碱平衡正常或处于酸碱平衡紊乱代偿期,以及混合性酸碱平衡失常。

2. 动脉血二氧化碳分压(英文缩写 $PaCO_2$) ①$PaCO_2$是指物理溶解在动脉血浆中的 CO_2张力;②$PaCO_2$其正常值为 35~45mmHg,平均值为 40mmHg,通常 $PaCO_2$升高则表示肺泡通气不足,$PaCO_2$降低则提示肺泡通气过度;③$PaCO_2$既受呼吸功能的影响,也受酸碱失衡的影响。

3. 标准碳酸氢盐(英文缩写 SB)与实际碳酸氢盐(英文缩写 AB) ①SB 反映机体 HCO_3^-的储备量;而 AB 则反映机体实际的 HCO_3^-含量;②前者(SB)不受呼吸因素的影响;而后者(AB)则受呼吸因素的影响;③HCO_3^-是反映酸碱平衡代谢因素的指标,如 $HCO_3^-<22mmol/L$,可见于代谢性酸中毒或代偿性呼吸性碱中毒;若 $HCO_3^->27mmol/L$,则见于代谢性碱中毒或代偿性呼吸性酸中毒;④动、静脉血 HCO_3^-大致相当。

(1)标准碳酸氢盐(SB):①SB 是指血浆在标准条件下所测得 HCO_3^-的含量,其标准条件是在37℃体温下,即全血标本 $PaCO_2$为 40mmHg 的气体平衡后,使血红蛋白完全氧合所测得的 HCO_3^-含量;②SB 是代谢性酸碱平衡的重要指标之一,其正常值为 22~27mmol/L(平均25mmol/L);③SB 不受呼吸因素的影响,可反映 HCO_3^-的储备量,是代谢性酸碱平衡的重要指标之一。

(2)实际碳酸氢盐(AB):①AB 是指未经气体平衡处理(实际条件下)的人体血浆中所测得的 HCO_3^-的真实含量,即指隔绝空气的血标本在实际条件下所测得的 HCO_3^-含量;②AB 可反映机体实际的 HCO_3^-含量,故可受呼吸因素的影响。

在正常情况下:①SB 与 AB 数值相等(SB = AB = 22~27mmol/L);②SB 增高可提示代谢性碱中毒或代偿后的呼吸性碱中毒;③AB 与 SB 之差反映了呼吸因素对 HCO_3^-影响的程度;④AB > SB 表示 CO_2潴留,而 AB < SB 说明 CO_2排除增多;⑤AB 与 SB 均低于正常,而 AB = SB 则表示尚未代偿的代谢性酸中毒;当 AB 与 SB 均高于正常,而 AB = SB 则表示尚未代偿的代谢性碱中毒。若 AB < SB 有可能为代偿后的代谢性酸中毒或代偿后的呼吸性碱中毒,也可能为代谢性酸中毒和呼吸性碱中毒并存;⑥如 AB 与 SB 均高于正常,且 AB = SB 则提示尚未代偿的代谢性碱中毒。而 AB > SB 则可能为代偿后的代谢性碱中毒或代偿后的呼吸性酸中毒,也可能为代谢性碱中毒合并呼吸性酸中毒。

4. 缓冲碱(英文缩写 BB) ①BB 是指碳酸氢盐、血红蛋白、血浆蛋白及磷酸盐等能起到缓冲作用的全部碱量的总和;②BB 可反映机体对酸碱失衡时总的缓冲能力,且不受呼吸因素和二氧化碳改变的影响,只受血红蛋白浓度的影响,是反映代谢性酸碱平衡的一个指标,即 BB 增高表示代谢性碱中毒,而 BB 降低提示代谢性酸中毒;③BB 正常值为 45~55mmol/L。

5. 碱剩余(英文缩写 BE) ①BE 是指在标准条件下,将全血标本用酸或碱滴定至 pH7.4时所消耗的酸量或碱量,正常值为 0±3;②BE 表示全血或血浆中的碱储备增加或减少,是动脉血气分析中经常提供的一个数据;③在试验测定时,BE 是在标准情况下(体温 37℃,二氧化碳分压 40mmHg),血样标本正常 pH 时所需要的酸滴定(BE >0 时用盐酸)或碱滴定(BE <0时用氢氧化钠)的量,受测者血样缓冲碱量高为碱剩余(以 + BE 值表示),受测者血样缓冲碱量低为碱缺失(以 - BE 值表示);④实际上 BE 值是血气仪用 pH、$PaCO_2$、PaO_2及血红蛋白浓度数据为参数的公式计算得出;⑤BE 其正常范围为 - 3~ + 3mmol/L,若 BE 明显 <0 时(负数),体内碱储存不足,提示存在代谢性酸中毒;如 BE 显著 >0 时(正数),体内碱储存过量,提示存在代谢性碱中毒;⑥BE 虽不受呼吸因素的影响,但在呼吸性酸中毒或碱中毒时,由于肾脏的代偿作用,BE 也可分别出现正值增加或负值增加。

【麻醉与实践】酸碱平衡失调是麻醉医师较为常见的临床问题,但临床上伴有内环境紊乱的危重疑难麻醉手术患者,其情况往往是复杂的,在同一患者不但可发生一种酸碱失衡,还可能存在两种或两种以上上的酸碱失衡,如单一的酸碱失衡,称为单纯性酸碱平衡紊乱,若是两种或两种以上的酸碱失衡并存,则称为混合性酸碱平衡紊乱,而 pH 是血气分析中的重要指标之一。一般而言,若 pH<7.1 时,心肌对儿茶酚胺的反应明显降低,二氧化碳可以自由弥散进入细胞内,从而加重细胞内酸中毒,所以呼吸性酸中毒比代谢性酸中毒引起更快、更严重的心肌功能失常,故 pH<7.1 时需要立即处理。此外,危重手术患者、心脏及大血管手术患者、各种休克患者以及其他特殊手术患者围麻醉期均需定时检测血液相关事项,而酸碱平衡参数指标则是其中之一,以供麻醉医师调控酸碱失衡之用。

【提示与注意】机体体液酸碱平衡状态一旦被内在或外在的因素所破坏,则可发生酸碱失衡。临床上对酸碱失衡的分析有:①单纯性酸碱失衡:常见有四种类型,即呼吸性酸中毒(简称呼酸)、呼吸性碱中毒(简称呼碱)、代谢性酸中毒(代酸)及代谢性碱中毒(代碱);②混合性酸碱失衡:传统分类也有四种类型,即呼吸性酸中毒合并代谢性酸中毒、呼酸并代碱、呼碱并代酸与呼碱并代碱;③根据动脉血液的 $PaCO_2$ 可判断呼吸异常程度;④根据 HCO_3^- 含量或 BE 判断代谢异常程度;⑤酸碱失衡可因患者的自身代偿与持续时间不同,可存在急性、慢性,乃至混合性酸碱失衡,只有通过分析动脉血气数据、电解质变化,以及病史与病情特点,才能给予正确的诊断与治疗。

209. 围麻醉期呼吸性酸中毒原因以及对机体的影响有哪些?

【术语与解答】①呼吸性酸中毒是因机体二氧化碳的产生与消除两者之间的失衡而引起;②理论上是指 $PaCO_2>45mmHg$,pH 下降(<7.35),H^+ 浓度升高(>45mmol/L)。实际上主要原因是肺通气、肺弥散功能及肺循环功能障碍所致的有效通气量不足,肺泡换气减少,血中 $PaCO_2$ 增高、血浆 H_2CO_3 浓度增加,机体代谢产物二氧化碳不能顺利排出,而潴留于机体内造成;③病因:主要为肺部疾病、呼吸道梗阻或药物所致肺泡通气量降低;④临床表现:早期为脉速,血压升高(严重者血压降低),血管扩张致皮肤潮红。如中枢神经系统受累,患者可出现躁动、嗜睡、肌张力增强,以及脑血流量增加致颅内压升高。

1. 急性呼吸性酸中毒　常见原因有:①呼吸中枢抑制:如麻醉药、催眠药、镇静药过量,一氧化碳中毒,以及颅脑创伤等;②急性呼吸道阻塞:喉痉挛、喉水肿、气管异物、胃内容物反流误吸、呼吸道占位性病变致狭窄梗阻、窒息等;③呼吸肌麻痹:如重症肌无力、高位截瘫、严重低钾血症等;④下呼吸道病变:肺水肿、严重支气管痉挛、肺栓塞等;⑤胸腔病变:气胸、血胸、液胸等。

2. 慢性呼吸性酸中毒　主要因二氧化碳潴留逐渐发展致使体内 CO_2 长期增高则形成,如:①慢性弥漫性肺疾患:肺气肿、肺纤维化、重度肺不张等;②慢性支气管病变:支气管哮喘、慢性支气管炎等。

3. 临床主要表现　患者有不同程度的呼吸困难,换气不足、气促、胸闷、头痛等。当酸中毒加重,可出现神志变化,如倦睡、神志不清、谵妄、昏迷等。

4. 治疗与处理　①积极治疗引起呼吸性酸中毒的原发病;②根据病情去除相关因素,如解除呼吸道梗阻,保障呼吸道通畅,以及改善肺通气,排除体内过多的二氧化碳;③一般不给予碱性药物,除非 pH 下降甚剧,因碳酸氢钠的应用只能暂时减轻酸血症,故不宜长时间应用。

【麻醉与实践】围麻醉期引起呼吸性酸中毒是颇为常见的,主要为急性呼吸性酸中毒,通常由麻醉药物所造成。因呼吸性酸中毒对机体可产生负面影响,故应对其产生的原因和对机体的影响,以及防范措施应有全面的了解:

1. 麻醉因素　①静脉全麻药、吸入全麻药以及阿片类镇痛药除抑制呼吸中枢而引起呼吸性酸中毒外,这些药物还可使中枢和外周化学感受器对二氧化碳的反应迟钝,上述三者药物复合应用可加重呼吸性酸中毒;②局麻药用于椎管内脊神经阻滞,如麻醉平面过高而呼吸肌麻痹,可直接干扰二氧化碳的排除,易引起急性呼吸性酸中毒;③全麻术毕肌肉松弛剂的残余作用直接影响呼吸动力而潮气量下降,可造成体内二氧化碳排除受阻,必然引发呼吸性酸中毒;④麻醉术中患者自主呼吸条件下,使用阿片类药物所引起的呼吸抑制作用,则可导致呼吸性酸中毒;⑤若围麻醉期患者其上呼吸道梗阻所致通气不畅,也可产生呼吸性酸中毒。除上述因素外,尤其是机械通气设备不良或通气器具受限情况下,更容易造成麻醉患者呼吸性酸中毒;⑥吸收二氧化碳的钠石灰失效或麻醉机故障等。

2. 围麻醉期呼吸性酸中毒对机体的影响　①肺泡气中 PaO_2 与 $PaCO_2$ 之间处于动态失衡,自主呼吸患者在呼吸空气条件下, $PaCO_2$ 的升高必然伴随着 PaO_2 的下降,两者长时间的失衡,必然引起机体重要脏器(心、脑)的异常变化;②急性呼吸性酸中毒可引起脑血管扩张而致脑血流量增加,故颅内压也随之增高,这对原先颅内压和脑顺应性正常的患者影响较小,若对颅内占位性病变(已存在颅内压增高)或脑顺应性差的患者,即使呼吸性酸中毒并非严重,也可加重颅内压。此外,呼吸性酸中毒可增加血-脑脊液屏障的通透性,从而增加脑组织的含水量,故容易产生脑水肿。因此,神经外科手术患者的麻醉更需引起注意;③如果呼吸性酸中毒持续过久,或严重失代偿性急性呼吸性酸中毒时可发生"二氧化碳麻醉"(如 $PaCO_2 > 90mmHg$ 则产生),患者可出现精神障碍、谵妄、震颤、嗜睡,甚至昏迷,此种情况下严重低氧血症很快来临。

3. 围麻醉期呼吸性酸中毒的防治　围麻醉期呼吸管理是关键。

(1)预防:合理应用麻醉药与肌肉松弛类药物:①全麻药易引起急性呼吸性酸中毒,即患者从神志清醒迅速进入意识消失状态,其自身保护性功能降低,乃至丧失,如麻醉医师不在患者身边维持其呼吸道通畅,辅助或控制其潮气量,必然导致急性缺氧性二氧化碳蓄积;②阿片类药主要副作用是呼吸抑制,而呼吸抑制所致通气不足是呼吸性酸中毒的主要原因之一;③局麻药造成呼吸性酸中毒大都间接引起,如椎管内脊神经阻滞平面过高,呼吸肌被不同程度阻滞而呼吸交换量下降,其结果则是呼吸性酸中毒;④肌松药所致呼吸性酸中毒主要是由于麻醉结束、手术完毕后该药物的残余作用;⑤全麻联合硬脊膜外隙脊神经干阻滞患者上述药物(全麻药、阿片药物、肌松药与局麻药)同时应用,虽四大类药物用量均减少,但药物间的相加或协同作用必然存在,尤其麻醉术后,上述药物的残余效应仍有相加或协同作用,只是明显减弱,但患者返回病房后由于护理难以到位或存在不足,就有可能引起慢性缺氧性呼吸性酸中毒,发现不及时或处理不当,则可导致呼吸心搏停止。此外,实施人工通气(如机械控制呼吸等)患者也可造成呼吸性酸中毒,如全麻术中气管插管脱出声门或麻醉机管道脱节等。由此可见,合理应用麻醉药与肌松药物,以及做好呼吸管理,则是预防呼吸性酸中毒的关键。

(2)治疗与处理:①纠正呼吸道梗阻,保持呼吸道通畅,提高呼吸交换量;②对呼吸抑制患者应分析何种类型,如属中枢性、外周性,还是限制性呼吸抑制,或三者共同兼有,应鉴别诊断,分别治疗处理;③严重呼吸性酸中毒患者应建立人工呼吸道(如气管插管等)给予呼吸支持,其呼吸参数可根据动脉血气指标设定,机械通气可增加分钟通气量,直到查明原因;④呼吸性酸中毒一旦发生后,其首要处理应改善肺泡通气,给予有效的人工通气(如辅助呼吸或机械通气),加大潮气量,以促使体内潴留的二氧化碳逐步排出和改善缺氧;⑤中枢性呼吸抑制所致呼吸性酸中毒,可适当应用呼吸中枢兴奋剂或阿片类制剂拮抗药。而非去极化类肌肉松弛药残余作用可采用新斯的明逆转。

【提示与注意】①呼吸性酸中毒一般不主张使用碱性药物治疗处理;②麻醉期间主要以急性呼吸性酸中毒为多见,应警惕若使二氧化碳快速下降后有可能发生二氧化碳排出综合征,其表现为血压下降、心动过缓、心律失常,甚至心搏停止;③迅速进展性呼吸性酸中毒应警惕恶性高热的发生;④呼吸性酸中毒合并代谢性碱中毒的治疗应避免过度通气,且谨慎静脉给予氯化钾。

210. 围麻醉期呼吸性碱中毒如何调控?

【术语与解答】①呼吸性碱中毒主要由于肺泡过度通气使机体二氧化碳排出过多,导致体内二氧化碳减少,即二氧化碳排除速度超过产生速度,从而表现为低碳酸血症特征;②呼吸性碱中毒其原发病因多为过度换气而导致体内二氧化碳下降;③出现呼吸性碱中毒一般都属急性,其肾的代偿作用常不明显,pH 值常随 $PaCO_2$ 的下降而升高,即 pH > 7.45;④临床主要表现为因呼吸加快、加深而换气过度,通常根据病史和临床症状则可初步做出诊断,血气分析指标 pH 值增高、$PaCO_2$ 下降、HCO_3^- 升高;⑤呼吸性碱中毒的治疗与处理:慢性呼吸性碱中毒的治疗在于直接纠正增加二氧化碳的排除或降低二氧化碳代谢生成的潜在疾病。而通常急性呼吸性碱中毒则可调控呼吸机或麻醉机相关参数,以降低通气量。

【麻醉与实践】麻醉期间发生呼吸性碱中毒大都是由于人工过度通气引起或麻醉机使用不当所致,此外,也常见于疼痛和恐惧、焦虑手术患者。临床麻醉中呼吸性碱中毒的利与弊:①通常神经外科手术患者需要较低的颅内压,以利于手术操作,而低 $PaCO_2$ 可使脑血管收缩、脑血流量减少,从而颅内压降低;②临床麻醉中为克服某些吸入全麻药(如七氟烷等)的扩张脑血管作用,也常采取过度通气的方法降低 $PaCO_2$,以抵消吸入全麻药所致的轻度颅内压增高;③过低的 $PaCO_2$ 可使氧离曲线左移、P_{50} 下降,故不利于氧自 Hb 中释放,机体组织不能获得充分氧供;④低 $PaCO_2$ 可引起血清钾下降,尤其血清钾已经减少的患者,因低钾血症可诱发心脏传导阻滞、室性早搏、心室纤颤等严重心律失常;⑤呼吸性碱中毒对中枢和外周化学感受器的刺激削弱,反射性引起呼吸抑制,这在全麻患者或应用麻醉性镇痛药患者中表现尤为明显,常导致自主呼吸不易恢复,则需要较高的二氧化碳刺激,才能使自主呼吸逐渐恢复;⑥麻醉期间急性呼吸性碱中毒可通过降低分钟通气量得到纠正。必要时结合血气分析结果和患者症状予以处理。

【提示与注意】根据临床需求提倡麻醉期间合理化控制通气,以使 $PaCO_2$ 水平在正常范围波动,以避免过度通气而导致严重呼吸性碱中毒。但神经外科手术患者麻醉术中为使颅内压有所降低,防止脑组织膨出,以及控制急性闭合性脑外伤颅内压增高,全麻术中可适宜性采取过度通气,以使 $PaCO_2$ 的水平接近正常值的低限或稍低,如 $PaCO_2$ 在 30 ~ 34mmHg 为宜。

211. 围麻醉期代谢性酸中毒如何调控?

【术语与解答】①代谢性酸中毒是指动脉血浆 H^+ 增加和(或)血浆 HCO_3^- 丢失,从而引起以血浆 pH 值降低(pH < 7.35)和 HCO_3^- 减少(< 22mmol/L)为特征的酸碱平衡紊乱,即失代偿代谢性酸中毒,是碳酸氢盐对内源性或外源性过多的酸负荷缓冲作用的结果;②如仅有动脉血浆 HCO_3^- 浓度轻度降低,而血浆 pH 值仍保持在正常范围(7.35 ~ 7.45),则称为"代偿性"代谢性酸中毒;③当体内除二氧化碳以外的任何一种酸蓄积,均会出现代谢性酸中毒;④代谢性酸中毒是临床上最为常见的一种酸碱失衡。

1. 代谢性酸中毒原因 ①体内酸性物质产生过多:当患者机体严重损伤(如挤压综合征、

肌溶解综合征、休克、败血症等)、各种通气不足、胰岛素严重缺乏以及药物中毒等;②体内 HCO_3^- 直接丢失过多:如腹泻、肠瘘或胰瘘等;③固定酸产生过多及 HCO_3^- 缓冲消耗:如乳酸酸中毒和酮症酸中毒;④外源性固定酸摄入过多及 HCO_3^- 缓冲消耗;⑤肾泌 H^+ 功能障碍;⑥血液稀释使 HCO_3^- 浓度下降;⑦高血钾;⑧易引起代谢性酸中毒的疾病,如糖尿病、酒精中毒、肾衰竭、肝硬化或肝衰竭等。

2. 机体代偿性调节 机体对酸碱负荷有着相当完善的调节机制,主要包括缓冲系统、代偿和纠正作用,以及肺、细胞内外离子的交换以及肾的调节。代谢性酸中毒时,机体的代偿调节主要表现在:①血液的缓冲与细胞内外离子交换的缓冲代偿调节作用:体液中 H^+ 摄入很少,主要是在代谢过程中内生而来,血液中增多的 H^+ 立即被血浆缓冲系统进行缓冲,HCO_3^- 及其他缓冲碱不断被消耗。细胞内的缓冲多在酸中毒 2~4 小时后,约 1/2 H^+ 通过离子交换方式进入细胞内,并被细胞内缓冲系统所缓冲,而 K^+ 则从细胞内向细胞外转移,以维持细胞内外的平衡,因此,酸中毒时易引起高血钾;②肺代偿调节作用:血液 H^+ 浓度增加和 pH 降低,可通过刺激颈动脉体和主动脉体化学感受器,反射性引起呼吸中枢兴奋,增加呼吸的深度和频率,显著的改善肺的通气量。代谢性酸中毒时,当 pH 由 7.4 降至 7.0,肺泡通气量则由正常 4L/min 增加至 30L/min 以上,呼吸加深加快是代谢性酸中毒的主要临床表现,其代偿意义是使血液中 H_2CO_3 浓度(或 $PaCO_2$)继发性降低,以维持 HCO_3^-/H_2CO_3 的比值接近正常,促使血液 pH 趋向正常。呼吸的代偿反应是非常迅速的,一般在酸中毒几分钟后就出现呼吸增强,30 分钟后即达代偿,12~24 小时达到代偿高峰,代偿极限其 $PaCO_2$ 可降至 10mmHg;③肾的代偿调节作用:除肾功能异常引起的代谢性酸中毒外,其他原因所致的代谢性酸中毒是通过肾的排酸保碱能力加强来发挥代偿作用的。如肾通过加强泌 H^+、泌 NH_4^+ 及回收 HCO_3^-,以使 HCO_3^- 在细胞外液的浓度有所恢复。但肾的代偿作用较慢,一般需要 3~5 天才能达高峰,并且代偿的程度不大,尤其肾功能障碍引起的代谢性酸中毒时,肾的纠酸功能几乎不起作用。

3. 代谢性酸中毒对机体的影响 主要引起心血管系统与中枢神经系统功能障碍。①代谢性酸中毒可引起室性心律失常,主要与血钾升高密切相关,高血钾的发生与细胞外液 H^+ 进入细胞内与 K^+ 交换,K^+ 溢出细胞外有关;②代谢性酸中毒可降低心肌和外周血管对儿茶酚胺的反应性,使血管扩张、血压下降。所以休克时首先应纠正酸中毒,以去除血流动力学障碍,否则会导致休克加重;③代谢性酸中毒对中枢神经系统的影响主要表现为意识障碍、知觉迟钝,甚至嗜睡或昏迷。

4. 代谢性酸中毒的诊断 ①临床主要根据患者表现与动脉血液气体参数分析(简称血气分析)的结果予以诊断;②如 HCO_3^- 水平降低(<22mmol/L),而 $PaCO_2$ 基本正常或有所下降(代谢性酸中毒时机体通过肺泡过度通气降低 $PaCO_2$ 而进行部分代偿),则可诊断代谢性酸中毒;③如 pH 在正常范围(7.35~7.45),则可诊断代偿性代谢性酸中毒;④若 pH 降低(< 7.35)则诊断为代谢性酸中毒失代偿;⑤个别患者特殊情况下其血浆 HCO_3^- 水平可无变化,但此时 pH 常低于正常值,这往往与体内存在代谢性酸中毒同时合并呼吸性酸中毒有关;⑥如根据静脉血二氧化碳结合力的变化来诊断代谢性酸中毒,其误差较大,故不宜作为主要依据。

5. 代谢性酸中毒治疗与处理 ①明确病因诊断是关键,去除病因是治本,补碱是治标,一般首先应积极治疗原发病(如糖尿病酮症酸中毒时给予胰岛素治疗);②如轻症酸中毒,在纠正缺水和电解质紊乱后可自行纠正,不必补碱;重症患者应及时纠正酸中毒,在补碱治疗过程中,应注意观察临床表现和复查血液生化,当症状改善,尿量足够,二氧化碳结合力在 18mmol/L 以上,可不必再用碱性药物;③代谢性酸中毒时,血清钾可偏高,当纠正酸中毒和缺水后,可出现低血钾,手足抽搐,应注意补钾。

【麻醉与实践】①代谢性酸中毒可增强阿片类药物的镇静和呼吸抑制作用,该现象源于二氧化碳升高引起的脑灌注增加;②合并低钾血症患者可使非去极化肌松药作用的时间明显延长;③酸中毒可增强全麻药对中枢神经系统的抑制作用;④吸入性全麻药会抑制颈动脉体对代谢性酸中毒的反应;⑤麻醉术中应警惕麻醉药物、正压通气可能导致的严重低血压。

【提示与注意】①有的患者虽存在代谢性酸中毒,但可能伴有低血钾,在纠正其酸中毒时,其血清钾浓度可能会进一步下降,从而易引起严重甚至致命性低血钾,这种情况常见于糖尿病患者渗透性利尿而失钾,以及腹泻患者的失钾等。因此,纠正这类代谢性酸中毒时需要依据血清钾下降的程度适当补钾;②严重肾功能衰竭引起的代谢性酸中毒,则需进行腹膜透析或血液透析方能纠正其水、电解质、酸碱失衡,以及其他代谢产物潴留等紊乱;③代谢性酸中毒常与术中失血或第三间隙液体丢失估计不足、补液欠量有关;④需要提示的是,代谢性酸中毒补碱存在争议,如重度代谢性酸中毒时(pH < 7.1)可考虑静脉给予碳酸氢钠,可以作为一种暂时性纠正措施,尤其患者的代谢性酸中毒仍有进展倾向,应用时先缓慢给予计算量的一半,经反复测定动脉血气后根据其结果决定是否继续应用。特别是机械通气患者使用碳酸氢钠应适宜,因碳酸氢钠产生的二氧化碳可经稍过度通气而排除,否则会加重细胞内外的酸中毒。

212. 围麻醉期代谢性碱中毒如何调控?

【术语与解答】①代谢性碱中毒是指细胞外液碱增多或 H^+ 丢失,从而引起以血浆 HCO_3^- 浓度升高为主要特征的酸碱平衡紊乱(如 $HCO_3^- > 27mmol/L$ 和 pH 值 > 7.45);②机体碳酸氢盐增加或氢离子丢失而导致 pH 值 > 7.45,则可产生代谢性碱中毒;③代谢性碱中毒可单独存在,也可与呼吸性酸中毒并存。

1. 代谢性碱中毒原因与机制　①酸性物质丢失过多,如胃液丢失、肾脏排 H^+ 过多;②碱性物质摄入过多,如碳酸氢盐、乳酸钠及柠檬酸钠摄入过多;③H^+ 向细胞内转移(如低血钾);④血容量明显不足通常是引发代谢性碱中毒的重要因素;⑤输注大量库存全血之后肝脏使枸橼酸转变成乳酸就可引起代谢性碱中毒;⑥代谢性碱中毒与体内的氯离子、钾离子浓度降低有关(如合并利尿药治疗)。此外,凡使 H^+ 丢失或 HCO_3^- 溢出细胞外液增多的因素均可以引起血浆 HCO_3^- 浓度升高。

2. 机体代偿性调节　①血液的缓冲及细胞内外离子交换的缓冲代偿调节作用:H^+ 浓度降低,OH^- 浓度升高,OH^- 可被缓冲系统中弱酸所缓冲,使 HCO_3^- 及非 HCO_3^- 浓度增高,同时细胞内外离子交换,细胞内 H^+ 溢出,而细胞外液 K^+ 进入细胞内,从而产生低血钾症;②肺的代偿调节是较快的,往往数分钟即可出现,在 24 小时后基本可达最大效应,但这种代偿是有限度的,很少能达到完全的代偿,因为随着肺泡通气量减少,不但有 $PaCO_2$ 升高,还有 PaO_2 的降低,PaO_2 的降低可通过对呼吸的兴奋作用,限制 $PaCO_2$ 过度升高。因而即使严重的代谢性碱中毒时,$PaCO_2$ 也极少能超过 55mmHg,即很少能达到完全代偿;③肾的代偿作用发挥较晚,代偿作用不大。

3. 代谢性碱中毒对机体的影响　①代谢性碱中毒是住院患者较为常见的酸碱平衡紊乱,轻度的代谢性碱中毒患者一般无症状,但严重者则可出现相关功能的代谢变化;②中枢神经系统可有精神错乱、烦躁不安、谵妄等意识障碍;③氧离曲线左移;④可对神经肌肉产生影响;⑤代谢性碱中毒伴低血钾时,可表现为肌无力;⑥造成威胁生命的代谢性碱中毒是很少遇到的。

4. 防治　①积极处理原发病,避免碱摄入过多,应用排钾利尿药时应注意补钾;②轻、中度者代谢性碱中毒以治疗原发病为主,一般不需特殊处理,如循环血容量不足可用生理盐水扩容,低血钾者补钾,低氯血症患者给予生理盐水等,严重者也应首先应用生理盐水。

【麻醉与实践】①如麻醉前手术患者存在代谢性碱中毒,并经动脉血气所证实,临床麻醉应关注患者是否存在低血容量或严重低钾血症,因严重碱血症合并低钾可使心肌兴奋性增强,有可能引起室性心律失常及其他严重并发症;②当麻醉术后出现代谢性碱中毒时,应考虑是否低血容量,术中输液选择 0.9% 氯化钠溶液(生理盐水)较乳酸林格液更为合理。

【提示与注意】代谢性碱中毒确诊依赖于实验室检查,如能除外呼吸因素的影响,二氧化碳结合力升高有助于诊断。

213. 何谓二氧化碳麻醉?

【术语与解答】二氧化碳麻醉是指患者体内二氧化碳明显潴留,从而致使患者出现嗜睡乃至昏迷,临床表现为类似"全身麻醉"的效果或现象。

【麻醉与实践】①人体血液中正常范围的二氧化碳分压对维持呼吸中枢的基本活动是必需的,但血液中二氧化碳分压增加超过一定的水平,而且持续一段时间,则可导致高级中枢神经系统包括呼吸中枢活动的抑制,从而引起呼吸异常、头痛、记忆力与定向力下降、头昏、嗜睡,甚至昏迷,即出现二氧化碳麻醉;②二氧化碳麻醉临床还表现为肌肉不自主的抽搐,由于外周血管扩张,此类患者常伴有皮肤潮红与温暖,而且多汗以及怕热等。

【提示与注意】需要指出的是,该二氧化碳麻醉不是临床意义上的麻醉,实际上是一种二氧化碳蓄积综合征(二氧化碳中毒)。

214. 何谓允许性高碳酸血症?

【术语与解答】①允许性高碳酸血症是指在治疗呼吸系统疾病如支气管哮喘时允许 CO_2 在一定范围内升高,有利于低氧血症的纠正;②允许性高碳酸血症是近几年来被认识和证实的一种呼吸功能保护性策略,即治疗呼吸衰竭患者允许 $PaCO_2$ 有一定程度的升高,以避免大潮气量或过度通气而引起的肺损伤。此策略在成人某些肺疾病,如成人呼吸窘迫综合征(ARDS)和支气管哮喘患者机械通气中应用取得较好的效果,明显降低了肺实质损伤及脱机困难等并发症的发生;③只要血氧饱和度(SpO_2)正常,$PaCO_2$ 缓慢上升至 75 ~ 100mmHg,一般不会引起明显的临床症状;④允许性高碳酸血症是因采取小通气量(4 ~ 7ml/kg)、低呼吸频率机械通气,从而产生的高碳酸血症,但该高碳酸血症在可允许的范围内;⑤允许性高碳酸血症实际上是一种通气策略,而不是通气模式,其目的是为了降低由过度通气所致肺泡过度膨胀而造成的肺气压伤;⑥允许性高碳酸血症是肺保护性通气策略的被动结果,如早期认为机体动脉血 $PaCO_2$ 增高,且由此引起的酸中毒则会导致中枢及循环系统一系列生理功能异常变化;而近期研究结果显示,一定程度的(允许性)高碳酸血症本身对脏器有保护作用,从而引入了治疗性高碳酸血症的概念;⑦$PaCO_2$ 增高的主要危害是血 pH 值的降低,如二氧化碳潴留是逐渐发展的(即 $PaCO_2$ 上升速度 <10mmHg/h),而 pH 的逐渐降低可通过肾脏以保留碳酸氢盐来部分代偿,pH 不至于明显降低,患者一般能逐渐或较为耐受;⑧机体对高碳酸血症耐受的程度:一般而言,只要 SpO_2 或 PaO_2 正常,$PaCO_2$ 从 50mmHg 逐渐上升,即使达到 75 ~ 100mmHg,也不会引起伤害性临床症状。但临床上允许性高碳酸血症究竟以 $PaCO_2$ 高到多少,pH 可以低至何值,

目前尚未明确,而临床应用范围在某些情况下以 $PaCO_2$ 在 75～100mmHg,pH 在 7.25 以上为宜。目前从一些资料来认识机体对正常血氧时急性呼吸性酸中毒的耐受程度,以得出一个可允许性高碳酸血症的范围。

综上所述,急性高碳酸血症时,如 $PaCO_2$ 达 80mmHg,pH 值 7.15 时,对机体危害不大。如果掌握好允许性高碳酸血症的安全界限,这一治疗手段有可能扩大应用范围。当 $PaCO_2$ 在 90～110mmHg,可引起 CO_2 麻醉并抽搐。因高碳酸血症性酸中毒可引起脑血管扩张,致脑水肿、颅内压升高,尤其存在颅内病变时(如颅内损伤、出血、占位性病变及脑血管病)可加重病情,所以此时是绝对禁忌证;而在伴有组织低氧时,细胞内酸中毒可增加脑代谢率、损伤血管内皮使其通透性增高,导致脑间质水肿;在暂时性缺血后重新灌注时,细胞内酸中毒可增加自由基的形成、促进组织损害。所以应用允许性高碳酸血症时应避免缺血、缺氧性损伤因素的存在。高碳酸血症既可降低心肌收缩力、血管舒张力,也可增加交感神经的活性,引起心律失常。最常见的效应是心输出量增加以维持正常的血压。如果交感神经反应减低或心肌功能受损,心输出量不足,可引起低血压;如高碳酸血症伴低氧血症,可引起肺血管收缩、肺循环阻力增加、心脏射血分数降低,故心功能受损是相对禁忌证。在严重高碳酸血症可以直接抑制心血管中枢,直接抑制心脏活动和扩张血管,导致血压下降、心肌收缩力下降、心律失常,所以临床应避免严重的高碳酸血症。当应用允许性高碳酸血症时,应该缓慢增加 $PaCO_2$,以不超过10mmHg/h 为宜,最大限度到 80mmHg,缓慢增加的目的在于细胞内部酸性物质可以充分代偿。如果有些原因使允许性高碳酸血症≥80mmHg,建议增加的速度要更缓慢。

【麻醉与实践】围麻醉期机械通气是不可缺少的呼吸支持手段,但机械通气利、弊并存,尤其大潮气量长时间肺通气所致的肺气压伤则是呼吸系统严重并发症之一。有人认为,只要避免大潮气量机械通气,而选择正常或略低潮气量通气,就能防止肺损伤。实际上即使选择正常或略低潮气量通气仍会引起肺损伤,因为这种肺损伤主要发生在肺部已存在严重损伤而需要机械通气呼吸支持治疗的患者,如急性肺损伤、ARDS、呼吸衰竭等,这些患者即使应用正常潮气量(8ml/kg)机械通气,其肺组织所承受的实际通气量可达 20ml/kg 以上,极易造成正常肺组织的损伤,从而进一步损害肺功能。围麻醉期经常遇到慢性阻塞性肺部疾患患者(如慢性支气管炎、哮喘症、肺气肿等),乃至呼吸衰竭等患者,一般而言,该类患者麻醉手术期间如采取小潮气量、低呼吸频率机械通气,则可逐渐形成允许性高碳酸血症,从而可避免由于高容量与高通气压力所致的肺损伤。此外,通常全麻术中也可意外出现允许性高碳酸血症,如麻醉机活瓣失灵或故障,以及钠石灰失效等,未能及时发现而造成高碳酸血症($PaCO_2$ 可达 60～100mmHg 以上),原因纠正后,不影响其生理功能。

【提示与注意】允许性高碳酸血症的缺点,如:①呼吸性酸中毒可引起脑血管扩张而致颅内压增高;②外周血管扩张所致心排血量减少,乃至动脉压降低;③清醒患者难以耐受允许性高碳酸血症;④当 $PaCO_2$ 在 90～110mmHg 时,则可引起 CO_2 麻醉且出现抽搐,因高碳酸血症所致的酸中毒可引起脑血管扩张而颅内压升高,甚至脑水肿,尤其已存在颅内病变(如颅脑损伤、颅内出血、脑占位性病变及脑血管病)时,则可加重病情,故此时是绝对禁忌证。此外,缺血性心脏病或严重左心功能不全患者也应慎用。

需要提示的是,允许性高碳酸血症期间如何相对调控机体脏器生理功能接近正常值的高限或低限的措施也至关重要,如:①清醒患者多不能耐受,需给予镇静药、肌松药与降低体温等;②限制葡萄糖的摄入,以减少 CO_2 的生成;③应用适量的碳酸氢盐以纠正细胞外液过低的pH,改善机体酸碱过度失衡;④当 $PaCO_2$ >80mmHg 可产生"二氧化碳麻醉"(即嗜睡,直至昏迷),需心中有数;⑤允许性高碳酸血症可能存在代偿性代谢性碱中毒,但可以相对耐受良好。此外,有文献报道,右美托咪啶较丙泊酚可明显降低允许性高碳酸血症患者的颅内压,且可保持脑氧供需平衡。

215. 围麻醉期高碳酸血症对中枢神经系统的影响以及如何纠正?

【术语与解答】①正常情况下人体内二氧化碳的产生与排除处于动态平衡,故动脉血二氧化碳分压($PaCO_2$)基本在 $35 \sim 45mmHg$ 之间波动;②临床通常将 $PaCO_2 > 50mmHg$ 称之为高碳酸血症或二氧化碳蓄积或潴留;③一般而言,机体 $PaCO_2 > 50mmHg$ 时则可开始出现轻微的异常症状,但可耐受;当 $PaCO_2 > 80mmHg$,则可引发精神或意识障碍;一旦 $PaCO_2 \geqslant 120mmHg$ 则会导致昏迷,乃至心律失常、心力衰竭或心搏停止。

1. 高碳酸血症对高级中枢神经的影响　高碳酸血症对机体的影响可存在个体差异,但一般而言,体内二氧化碳分压急剧增高远较其绝对值更为重要,故需避免二氧化碳分压剧烈波动。

(1)急性高碳酸血症可导致二氧化碳麻醉:体内大量二氧化碳蓄积可引起高级中枢神经病理性改变,如临床表现为烦躁、兴奋,注意力不集中或嗜睡,乃至痛觉减低、反射异常,进一步发展可出现惊厥、昏迷等。

(2)脑血管、脑血流量及颅内压的改变:①脑血管对二氧化碳具有较强的反应性,机体二氧化碳过高,脑血管则扩张,颅内压则增高;②脑血流量可受化学性调节机制的影响而发生变化。一般情况下,脑血流量与动脉血氧分压成反比,与二氧化碳分压成正比,故二氧化碳是脑血管的强力扩张剂,当 $PaCO_2$ 在 $20 \sim 60mmHg$ 之间急剧变化时,正常脑血流量的改变与二氧化碳呈线性关系,如 $PaCO_2$ 从 $40mmHg$ 上升至 $60mmHg$ 时,尤其同时存在缺氧时,脑血流量几乎倍增;③高碳酸血症可使脑血管明显扩张,而脑血管扩张则可致使颅内压显著增高,颅压增高又能使脑灌注压降低,从而可使脑组织供氧出现不足,严重颅内压增高甚至引发脑疝的危险,而后者(脑疝)可直接导致呼吸心搏骤停。

2. 高碳酸血症临床主要表现　①高级中枢神经系统:早期可有头痛、头昏、烦躁、恶心呕吐、记忆下降等,进一步发展可出现神志恍惚、幻觉、精神失常、肌肉震颤等,严重者意识障碍,甚至昏迷、视盘水肿等。由于全身麻醉可掩盖上述高级中枢神经系统异常症状,故全麻患者需鉴别诊断;②循环系统:患者先出现心率增快、血压升高、心排血量增加。由于二氧化碳可作用于小血管平滑肌,故使小血管扩张,尤其外周表浅静脉充盈,皮肤温暖、红润等;③呼吸系统:主要有通气功能障碍以及呼气末二氧化碳($P_{ET}CO_2$)增高等。

3. 临床治疗与处理　当确定高碳酸血症后,可根据情况给予治疗处理:如由呼吸抑制造成,则需鉴别是由中枢性引起,还是外周性所致,乃至限制性促成。前者(中枢性呼吸抑制所致高碳酸血症)可采用多沙普仑(佳苏仑)或纳洛酮拮抗;中者(如由非去极化肌松药残余作用引起高碳酸血症)可使用新斯的明逆转;后者(限制性呼吸抑制所致高碳酸血症)可采取头高足低位、保障呼吸道通畅,乃至安放口咽或鼻咽通气道,以及应用相关药物(激素、氨茶碱等)纠正,乃至过度通气等,以排除过多的二氧化碳。

【麻醉与实践】围麻醉期引起高碳酸血症的因素较多。

1. 呼吸抑制　①中枢性呼吸抑制:临床上最为常见中枢性呼吸抑制是由麻醉类药物造成,如静脉全麻药硫喷妥钠、氯胺酮(低龄小儿肌肉注射也可抑制呼吸)、丙泊酚应用过量或相对过量(如小儿、老年患者等)与所有阿片类药物均可抑制呼吸中枢,而镇静、催眠药用量过大,以及局麻药中毒也可直接抑制呼吸中枢;②外周性呼吸抑制:术毕肌肉松弛药的残余作用与椎管内脊神经阻滞麻醉平面过高等;③限制性呼吸抑制:如肥胖症(仰卧位横膈被压向胸腔而使肺容量减少)、胸廓限制性畸形、神经肌肉疾病、阻塞性肺疾病等。上述各呼吸抑制除引起高碳酸血症外,还同时伴随机体缺氧。

2. 通气障碍 ①上呼吸道梗阻:如患者伴有舌体肥厚且后坠、小儿扁桃体与腺样体肥大、口咽腔占位性病变(如咽腔肿物、会厌脓肿、喉癌等)、下颌骨退缩(小下颌)等;②呼吸道狭窄:如声带麻痹、气管压迫(如弥漫性甲状腺肿大、气管周边血肿等压迫)、喉痉挛、喉水肿等;③阻塞性通气障碍:临床常见于慢性支气管炎、肺气肿、支气管哮喘等;④其他:如气胸、肺不张、胸腔积液、肥胖症等。

3. 其他因素 ①甲状腺功能亢进危象患者;②腹腔镜手术二氧化碳气腹除使机体二氧化碳分压增高外,腹腔内压上升还可致使膈肌向胸腔移位,从而致使肺容量减少而通气不足,间接引起通气受限而叠加高碳酸血症;③全麻并发症恶性高热可致二氧化碳产量剧增。

【提示与注意】需要引起警惕的是:纠正高碳酸血症时不宜短时间内快速排除二氧化碳,因有可能导致二氧化碳排除综合征产生(详细可参阅第五十二章689. 围麻醉期二氧化碳排出综合征如何防治?)。

(王世泉 张 晓 徐福臻 徐 峰)

主要参考文献与推荐读物

1. 吴新民主编. 麻醉学高级教程. 北京:人民军医出版社,2009,603-604.

2. 王吉耀主编. 内科学. 第2版. 北京:人民卫生出版社,2012,677-702.

3. 陈灏珠,林果为主编. 实用内科学. 北京:人民卫生出版社,2009,974-1018.

4. 陆再英,钟南山主编. 内科学. 第7版. 北京:人民卫生出版社,2011,814-829.

5. 罗自强,谭秀娟主编. 麻醉生理学. 第3版. 北京:人民卫生出版社,2011,37-65.

6. 陈新主编. 黄宛临床心电图学. 第6版. 北京:人民卫生出版社,2009,174-182.

7. 邓小明,曾因明主编. 2009麻醉学新进展. 北京:人民卫生出版社,2009,721-725.

8. 朱涛,左云霞主译. 麻醉学基础. 第5版. 北京:人民卫生出版社,2011,227-235.

9. 王凤学,李昕,陈兴华主编. 围手术期临床症状鉴别与处理. 北京:人民军医出版社,2008,617-674.

10. 王丽萍,陈国忠. 右美托咪啶与异丙酚镇静下允许性高碳酸血症患者颅内压及脑氧代谢的比较. 中华麻醉学杂志,2011,(31)4,397-400.

第二十章　全麻深度与围麻醉期神经肌肉传递功能监测

虽全麻深度监测和神经肌肉传递功能监测均与神经系统有关，但两者却有着本质的区别，前者是指对高级中枢神经功能的监测，而后者则是指对外周运动神经末梢功能的监测。尽管目前临床麻醉已具备了各种全麻深度监测仪器（如数量化脑电图、诱发电位、脑双频指数等）与神经肌肉刺激器，但全麻深度至今仍是麻醉医师所关注和困惑的关键问题之一，因麻醉专家和学者们对全面深度的定义或概念仍未达成共识。而神经肌肉传递功能监测则是麻醉医师为了解麻醉术中骨骼肌松弛的程度，以及麻醉术毕确定是否需应用肌肉松弛药拮抗剂给予逆转而提供依据。

第一节　全身麻醉深度判断

由于全麻药是作用于人体高级中枢神经系统（脑）而导致其意识丧失，故单从意识丧失的角度而言，没有全麻深度的"量化"（即全麻深与浅），因为意识一旦消失就不可能感知自身与外界环境。但停止全麻药患者从意识丧失恢复至神志清醒角度而言，各全麻志愿者或全麻患者其神志恢复时间却不一，这从脑双频指数监测也可得知，如数字大小的变化或数字由小增大过渡的时间存在着差异则说明全麻是有深浅的。既然有浅深为何临床上全麻患者又难以判断深浅，这就是至今困扰着麻醉医师颇为重要的难题。

216. 对全身麻醉深度相关问题如何认识？

【术语与解答】全身麻醉（简称全麻）深度判断问题颇为复杂，从事现代麻醉应首先明确几个相关问题：①全麻就是人的意识丧失，而意识丧失后的体征同病理性昏迷颇有近似，因此，全麻深度判断实际上借用了病理性昏迷的判断标准为基础，因为昏迷有浅深之分（即浅度昏迷、中度昏迷和深度昏迷），但该昏迷的深浅主要是根据外周神经反射功能而确定，并非以高级中枢神经功能（意识）所决定，尤其深度昏迷患者给予各种强烈刺激均无反应，全身肌肉松弛,无任何自主运动,眼球固定,其角膜反射、吞咽反射、咳嗽反射、瞳孔对光反射等均消失,但生命体征(如呼吸、心率、血压、体温等)存在,如呼吸、心率、血压、体温等或单项异常,或多项异常,也可能均在正常或接近正常范围。而全麻与昏迷显著不同点则在于随全麻药持续性增大给予,其生命体征迅速衰减,最终可造成死亡。这从高级中枢神经意识层面讲无任何变化,其意识仍处于丧失状态,但外周神经所支配的脏器功能却处于衰竭状态,乃至生命体征终止;②从用于人体内全麻药的浓度、剂量与注射(或吸入)速度而言,全麻也具备由浅到深的过程,其基本规律是小剂量、低浓度、慢速度给药,人体则出现镇静状态,稍微增加剂量则可引起睡眠,中大剂量必然导致意识丧失。而全麻药过量或超量可直接造成呼吸、心搏骤停。由此看出全麻是有深度的,且与用药剂量和浓度以及用药速度呈正比;③停用全麻药后,全麻则由深逐渐减浅(属逆过程),患者可由意识丧失逐渐转向"昏睡"(深睡)、睡眠、镇静、清醒,这一过程通常很短或较短,属一过性,最终神志可在一定的时间内恢复到全麻前清醒状态,但恢复苏醒的时间存在个体差异,少数者可存在明显延迟现象;④全麻药通过对高级中枢神经系统的抑制,从而阻断了高级中枢神经对外周神经系统的调控,即应用适宜剂量全麻药可使意识丧失,而稍过量或不慎超量时,不仅出现意识丧失,外周神经也处于全面的抑制,如无任何自主活动、眼球固定,其角膜反射、吞咽反射、咳嗽反射、瞳孔对光反射均消失,机体生命体征(如呼吸、心率、血压、体温等)出现衰竭,甚至停止。

【麻醉与实践】适宜的全麻深度是保障患者安全、创造良好手术条件的重要因素之一。但随着新型全麻药的开发与各种复合麻醉(如静-吸复合、全凭静脉全麻等)技术的临床应用,乙醚典型的全麻深度分期早已退出临床,而现今临床所使用的任何全麻药均未有乙醚典型的全麻深浅分期,因此,直至目前仍未有较为可靠的全麻深度判断标准,所以至今麻醉学者们对全麻深度的探讨和判断仍无一个统一的标准。

1. 对全麻深度的探讨　本文从单纯应用全麻药的视角讨论全麻深度:

(1)重温乙醚全麻的分期有利于对现今全麻深度的分析:乙醚是一种经典的吸入性全麻药,以下则是临床应用乙醚全麻分期,即意识由清醒进入消失,乃至达到手术条件,以及全麻极限,所描述的是全麻由浅到深的四个典型过程:①诱导期(第一期):神志逐渐模糊,继之迟钝,随后意识消失;②兴奋期(第二期):此期可出现无意识的四肢活动,乃至一过性的语无伦次的发声,该兴奋期非常短暂;③手术期(第三期):患者进入无手术疼痛期,此时给予各种刺激无反射反应,并根据该期麻醉深度的不同,此期又分为四级,Ⅰ级则指患者肌张力高于正常;Ⅱ级为肌张力恢复正常,且肌张力逐渐减弱;Ⅲ级肌张力处于理想松弛状态,胸式呼吸逐渐减弱至消失,而腹式呼吸则凸显,适合于任何手术操作;Ⅳ级自主呼吸逐渐消失,肌肉完全麻痹;④延髓麻痹期(第四期):此期瞳孔显著散大,呼吸功能处于停止,而血压与心搏逐渐消失。

(2)从高级中枢神经意识丧失层面而言全麻无深或浅:①全麻定义则是人的意识丧失,只要无意识就不可能感知一切,若全麻期间出现感知(如全麻术后患者能描述术中经过),则是全麻知晓,说明患者术中神志已恢复,因此,单就意识丧失而言就没有深或浅;②因全麻药作用于高级中枢神经(脑),只要人的意识进入意识丧失的"临界点",则不会存在任何感知,尽管给予各种刺激可引起机体相关反射(如切皮疼痛所致心率增快、血压增高,甚至产生体动),但这一切从人体无意识层面讲则无任何感知,即患者全麻术后无任何记忆;③由于全麻药抑制高级中枢神经系统,随机体血药浓度的递增或递减,其结果要么意识消失,要么神志清醒,两者之间可以有镇静和睡眠,但镇静与睡眠仍可唤醒,故全麻患者是一种特殊"昏迷"与清醒交替的状态,没有深或浅的量化。

（3）从高级中枢神经抑制层面认为全麻肯定有深与浅：因为全麻是人脑的大脑皮层和相关功能靶位受到抑制，是人为造成患者处于"昏迷"状态，而该"昏迷"（全麻）状态是有深和浅的，如随着全麻药用量持续性增大应用，其生命中枢（脑干功能）则受到抑制，进而脑干（中脑、脑桥、延髓）功能衰竭，最终脑干功能停止，其临床表现为瞳孔散大、呼吸停止、心搏消失，且机体无任何刺激性反射。

（4）从全麻药用量层面而言全麻则有深或浅：①【术语与解答】中已阐述。此外，临床上一般手术开始阶段全麻往往较深，即持续应用全麻药以维持意识丧失；而手术即将结束阶段全麻大都较浅，即全麻恢复阶段基本减少全麻药的用量或停止用药，以便使患者术毕逐渐或尽早清醒；②由于人体对全麻药存在着明显个体差异，故进入意识丧失的时间与神志恢复的时间可存在显著不同，如耐受全麻药强者全麻诱导时间相对较长，有可能术中意识丧失时间在某一阶段较短，从而有可能会发生术中知晓，而且全麻术毕苏醒均较快；而耐受全麻药弱者全麻诱导时间相对较短，其意识丧失时间相对较长，且往往出现全麻术后苏醒延迟；③单纯全麻药用量适宜虽可使患者进入意识丧失，但不能满足手术要求，因会产生体动和肌张力增高以及出现各种反射；若全麻药过量或超量应用，除人的意识丧失外，其生命体征也可能衰竭，甚至导致死亡，此刻如不及时给予有效的抢救，意识将无法挽回，这就充分证明全麻是有深度的。

（5）从外周神经层面认为全麻则有深与浅：①无论单纯应用静脉全麻药（如丙泊酚、硫喷妥钠、依托咪酯等）还是单纯采取吸入性全麻药（如氨氟烷、异氟烷或七氟烷等），尽管患者意识已完全丧失，但给予相关刺激或手术切皮仍可出现体动反射，这说明从外周神经层面该全麻不深或减浅，如此时不增加全麻药，而给予阿片类药物（如舒芬太尼等），其外周神经各种反射则减弱或消失，而阿片类制剂是镇痛药，并非全麻药，不抑制意识；②单纯全麻药应用后给予骨骼肌切开时，由于机体对手术切口的强烈疼痛刺激首先表现出自主神经反射，如心率增快、血压升高与肌肉张力明显增强等，即外周感觉及运动神经末梢均未能得到充分阻滞，仍存在全麻作用不深，经给予肌肉松弛剂后，自主神经反射有所减轻，肌肉张力明显松弛，但肌肉松弛剂不作用于高级中枢神经；③如开腹手术，单纯应用全麻药术中探查腹腔可出现交感神经系统应激性过度兴奋而导致心率迅速增快、血压显著增高等，这显然未能达到一定的全麻深度，但使用β-受体阻滞剂与抗高血压药则可降低该交感神经应激性过度兴奋。因此，从外周神经层面认为，全麻深度不够可应用阿片类药物、肌肉松弛剂以及相关心血管活性药给予互补平衡。

总之，通过上述全麻深度的探讨得知，全麻肯定有深浅，只是全麻不能单靠高级中枢神经过度抑制（脑干生命中枢抑制或危象）而达到手术条件，因为在生命安全无保障下达到手术条件无任何意义。此外，由于目前临床上尚未有一种全麻药同乙醚一样，既能抑制高级中枢神经而使意识丧失，又能阻滞外周神经而消除自主神经反射并使骨骼肌松弛。所以，谈及全麻深度务必区别开来，且给予综合性、全方位分析与考虑。

2. 优化全身麻醉 鉴于目前临床上尚未有任何一种全麻药能解决全身麻醉三大问题（即意识消失、疼痛刺激与肌肉松弛），因此，现今临床为解决全身麻醉三大问题常规采取复合性用药，即：①选择全麻药物以达到意识丧失；②应用阿片类药物给予强烈镇痛；③使用 N_2 胆碱能受体阻断药（肌肉松弛剂）致使骨骼肌松弛。上述三类药物组合既抑制了高级中枢神经系统（脑）的功能，又阻断了感觉神经的传入（疼痛抑制），还阻断了骨骼肌运动神经末梢神经递质的传递，从而优化了全身麻醉。

【提示与注意】现今由于全身麻醉三大问题的解决，加之人体对上述三类药物存在着明显个体差异，因此，对全麻深度的量化与判断而言，始终困扰着麻醉医师。①全麻知晓问题：全麻药、阿片类镇痛药与肌肉松弛药三者复合全麻虽能使手术患者血流动力学平稳或稍有抑制的情况下,但患者仍可存在着全麻知晓的可能,容易出现理论上已处于适宜或稍深的全麻状态,而实际上全麻深度仍然不足;②全麻术毕苏醒延迟:临床上患者苏醒延迟因素很多且复杂,而由全麻药所致全麻较深或过深以及患者对全麻药耐受低下引起者只是原因之一;③全麻深度难以划分:如全麻过程中深中可有更深(如术毕苏醒明显延迟),而浅中还有更浅(如全麻术中知晓);④生命体征监测不可靠:因瞳孔、心率、血压、呼吸与体温可受各种因素的影响和干扰,故不能作为监测全麻深浅的指标;⑤少数现象:如丙泊酚是目前临床上最为短效的静脉全麻药,理论上患者术毕苏醒迅速,但临床上经常遇到单纯使用丙泊酚而出现苏醒延迟现象;⑥目前临床上虽有许多全麻监测方法,尤其近年来脑电技术在临床麻醉中的应用备受青睐,但价格昂贵,较难普及,而且还存在着一定的局限性。因此,至今仍尚无一种监测方法能客观、准确地反映出其真实的全麻深度,临床上还只能仍以生命体征与体表反应,以及相关刺激性反射等综合性来判断与分析。

217. 为何全身麻醉深度需综合性判断?

【术语与解答】由于临床全身麻醉大都为几种相关药物搭配组合应用,这使得全麻深度判断的确存在困难,即使麻醉医师有着十几年乃至更多的临床经验,仍不能做出全面判断,因为作为经验难免含有较多的主观成分与局限性,而且这些不成熟的经验也难于交流和传授,故在尚未有理想与确切的监测手段时,仍以患者临床体征与相关反射为基本方法,若能结合相关监测仪器判断,则更为理想。

【麻醉与实践】临床上无论全凭静脉全麻,还是静吸复合全麻,这种复合性全麻技术无疑提高了患者安全,且为各专科手术创造了良好的操作条件,但同时也困惑了对全麻深度的判断,以至于造成少数患者术后抱怨全麻术中某段时间仍知晓一切(全麻知晓但无能为力),而较多的患者则在全麻术毕出现明显的苏醒延迟,这些情况的发生虽占有一定比例,但足以说明复合性全麻技术其深度的判断确实具有难度。因此,全麻深度判断应从以下几方面考虑和分析。

1. 体温　全麻术中体温可受诸多因素的影响,除室内环境温度外,如全麻药多能影响体温调节中枢,术中应用肌肉松弛药、交感神经兴奋药、抗胆碱药也常干扰机体自身体温的调节,如当体温降低或低温麻醉时,易致全麻过深,也易引起术后苏醒延迟,尤其年老体弱及新生儿与婴幼儿。

2. 肌张力　一般情况下肌张力强或给于强刺激肢体出现活动,常表示全麻较浅,反之全麻较深。

3. 眼部征象　①临床上使用麻醉性镇痛药可使瞳孔缩小,应用其拮抗剂纳洛酮或抗胆碱能药则使瞳孔有所散大;②全麻过深瞳孔对光反射不明显,全麻过浅瞳孔对光反射则较显著,但全麻期间瞳孔的变化可受许多因素的影响,故需综合参考;③全麻较浅时给予疼痛或呼吸道吸引刺激,或即将清醒患者其泪液较多,甚至流泪溢出眼外。

4. 消化道征象　全麻较浅时常存在着吞咽动作,随着麻醉加深其吞咽反射逐渐抑制。

5. 呼吸系统功能　①肉眼观察:根据患者的呼吸频率、幅度、潮气量的变化与个人经验,大致能判断保留自主呼吸患者的全麻深度。一般认为,全麻过深(除外肌松药作用)其潮气量减少,每分钟通气量下降,呼吸幅度慢而规则,随着麻醉继续加深,呼吸则可暂停或停止。若全麻过浅,其潮气量增大,每分钟通气量明显上升,呼吸幅度快而不规则。当伴有相关呼吸系统疾病时,以呼吸指标作为判断则受到影响;②呛咳反射:全麻若未达到足够深度,呼吸道给予刺激常能引起呛咳反射,甚至自主出现呛咳反射。

6. 循环系统功能　一般情况下存在着规律性:①心率:全麻过深其心率呈下降趋势(排除相关药物作用),反之则上升;②血压:随着全麻加深其血压逐渐降低,反之则升高。但心率与血压明显受血管活性药、手术刺激、失血量及心血管疾病等诸多因素的影响,务必综合分析判断。

7. 经验判断　由于全麻大都复合用药,这使得依靠个人经验判断高级中枢神经功能(即意识是否存在)颇有困难,故将经验判断应注重放在外周神经变化与相关体征表现方面:①如全麻诱导完善建立人工呼吸道后(如气管插管或安置喉罩完成后)出现的血压下降、心率减慢,并非是麻醉过深,因此时手术尚未开始,患者未受到疼痛及其他不适刺激,故表现出类似全麻过深状态,若这时给予切皮刺激,血压、心率可立即升高、加快;②若全麻术中患者出现呛咳、吞咽、流泪、体动等,则往往是麻醉减浅的体征表现;③全麻术中有时凭经验认为患者已处于较深的全麻状态,但实际上全麻深度仍不足;④尤其全麻复合使用肌肉松弛剂患者,往往使得麻醉医师单凭经验很难判断全麻术中的意识深与浅。总之,自身经验总有出入,且时常出现失误,故应将个人经验判断与全麻药应用总剂量,以及阿片类镇痛药与肌松药,乃至患者整体情况相结合较为实际。

8. 监测判断　由于传统的麻醉深度监测方法是由麻醉医师通过临床观察作为标准,难免含有较多主观成分和局限性,而且各人的临床经验也显著不同。此外,现今复合全麻用药是临床上的主流,由于患者对全麻药存在着明显个体差异,致使全麻期间可能存在着深中可能更深,而浅中还有更浅。故现代麻醉迫切需要高科技手段来解决全麻深度监测问题,近年来随着脑电技术的发展与应用,麻醉专家与学者们自然想到脑电监测来反映全麻的深度,因意识的产生源于高级中枢神经系统(脑),因此普遍认为脑电双频谱指数与脑干听觉诱发电位能较好地反映其全麻深度,但在特定条件下也存在着其局限性。

(1)脑电双频谱指数(BIS)监测:该仪器是数量化脑电图监测的一种形式,可用作全麻深度监测。因全麻维持期间,全麻药在体内血药浓度保持较为恒定,但其意识仍处于丧失状态,至于程度如何,单凭肉眼观察则很难,若借助 BIS 可大致能了解全麻的深浅。一般认为,全麻期间将 BIS 控制在 60 以下,术中知晓(外显记忆)发生的可能性很小。但 BIS 作为全麻患者意识监测仍具有一定的局限性,加之人脑意识丧失的"临界点"有所不同,因此,应结合其他临床征象综合分析为宜。

(2)脑干听觉诱发电位(BAEP)监测:①BAEP 是一项脑干受抑制较为敏感的客观指标,是由声刺激引起的神经冲动在脑干听觉传导通路上的电活动,能客观敏感地反映高级中枢神经系统的功能,BAEP 记录的是听觉传导通路中的神经电位活动,反映耳蜗至脑干相关结构的功能状况,凡是累及听觉通道的任何病变或损伤都会影响 BAEP;②BAEP 数值为 0 ~ 100,而60 ~ 100 为意识清醒;40 ~ 60 为睡眠状态;30 ~ 40 为浅全麻;30 以下则为适宜的全麻状态;③BAEP 与 BIS 比较,其反应较快,为瞬时反应,而 BIS 变化则稍缓慢。

【提示与注意】　因全麻深浅受诸多因素的影响,因此,除仪器监测外,还应将自身临床经验与综合性判断相结合,若与 BIS 或 BAEP 监测相结合更为理想。

218. 脑电双频谱指数监测全身麻醉深度有何意义与不足?

【术语与解答】①脑电双频谱指数(BIS)是通过前额电极传导与相关设备记录转化得

出数字化脑电活动过程,主要用来监测全麻患者的意识水平与状态,是目前临床全麻较为实用的监测仪器;②BIS是数量化脑电图监测的一种形式,也是一个统计数值,可对全麻期间及不同阶段所接受不同麻醉药物而产生的双频谱脑电图变化并运用多元逐步回归分析,能去掉对手术刺激反应价值小或无价值的参数,选择预见性较好的一些参数,进行判断分析,计算出 BIS 值;③通常情况下 BIS 监测数值范围为 0～100,其数值越大神志越清,反之说明大脑皮层的抑制越重,当 BIS 数值上升至 80 时,50% 以上的患者能被唤醒,若 BIS 数值大于 90 几乎所有患者都可唤醒;④BIS 将全麻深度进行了量化处理,其数值范围从 0(等电位脑电图)至 100(完全清醒),数值越小全麻越深,反之亦然;如 BIS 值 <60,说明患者对外界语言指令无任何反应;若 BIS 值 >70 时,一般认为患者神志处于较清醒状态;当 BIS 值达到 95～100,则可确定患者已完全处于清醒状态;⑤一般而言,全身状况健康的患者在接受全麻手术时,其 BIS 值为 40～60 为适宜;⑥随着 BIS 不断优化、升级,其在临床全麻手术患者中应用逐渐广泛。

【麻醉与实践】麻醉医师在全麻术中单凭经验不可能监测到患者是否知晓,只能从术毕患者完全清醒后回忆而直接获得,因此,将 BIS 用来监测脑电活动只是一种预防性措施:①麻醉期间实施 BIS 监测主要用于减少全麻患者术中知晓,依据个体调整麻醉用药,既要防止麻醉过深,又要避免麻醉过浅;②目前认为 BIS 作为全麻患者监测指标,其 BIS 值低于 70 就很少存在外显记忆,全麻期间若将 BIS 值控制在 60 以下,术中发生知晓(外显记忆)的可能性很小;③适宜的全麻深度其 BIS 值为 40～60 为宜,通常低于 40 为深全麻状态,但临床上也发现极少数全麻患者其 BIS 值在 40～60 之间仍有内隐记忆(BIS 在 50 左右内隐记忆可消失),故临床一般将 BIS 值维持在 <50 则基本可使患者术中无知晓且术毕无回忆;④通过 BIS 监测,可使全麻药物用量接近个体化。此外,曾有报道一例心脏手术患者在 BIS 值为 47 时出现了外显记忆,该患者能清楚地记忆术中劈胸骨的过程。

【提示与注意】①BIS 监测对大多数全麻患者均能正确地反映其意识水平,但对既往有脑损害的患者与接受非标准化麻醉药物的患者,实施 BIS 进行麻醉深度监测并不十分可靠,受人为因素影响较大,故 BIS 作为全麻患者意识监测具有一定的局限性,应结合其他临床征象综合分析为宜;②长期的临床麻醉实践中发现,当 BIS 监测显示麻醉深度(BIS <50)足以使知晓发生率几乎为零的情况下,患者仍出现了知晓情况,这就提示即使 BIS 值很低时,在手术患者身边谈话仍需注意,尤其对患者含有刺激性语言应避免。此外,低温则可干扰 BIS 的准确率;而肝脏衰竭也可影响中枢神经系统功能而影响 BIS 值。

219. 全身麻醉的深度判断还应注意哪些相关问题?

【术语与解答】全麻手术期间由于诸多因素均可影响全麻深度的判断,因此,若能客观地确定全麻深度判断,还应关注全麻深度判断的相关因素与问题。

【麻醉与实践】传统全麻深度监测是通过心率、血压、瞳孔反射、自主活动、睫毛反射、出汗、流泪、自主呼吸等来评估,但还需考虑一般与特殊、共性与个性的关系。

1. 心率、血压变化　一般认为,全麻术中心率减慢,血压下降常提示麻醉过深,反之过浅,但并非都是如此。如全麻诱导完善气管插管完成后,若外科医师未能及时手术操作(即未给予任何刺激包括切皮),即使减慢或停止输注全麻药,患者心率、血压也可随时间推移逐渐下降,甚至显著低于入室的基础值,有时麻醉医师迫不得已应用小剂量升压药物(如多巴胺或麻黄素等)予以提升。值得指出的是,此时全麻未必过深,而是相对较浅或过浅,只是患者躯体未受到任何不适感及疼痛刺激而"激活"交感神经兴奋,一旦给予切皮,其心率、血压迅速上升,甚至出现体动。

2. 肌肉松弛剂误导　肌肉松弛剂是全身麻醉中最为常用的辅助药物之一,术中可显著减少全麻药与镇痛药的用量,而使全麻达到完善,正因如此,临床上单凭个人经验判断全麻深度很易出现偏差。

3. 麻醉类药物应用不当　不同药物所产生的效应各有特点:①如全麻药硫喷妥钠、依托咪酯、丙泊酚、咪达唑仑等虽能使神志消失,但止痛效果差,单纯以此类药物为主,而镇痛药物不足,患者必然不能耐受疼痛与不适刺激;若未复合应用肌肉松弛药者,术中可出现皱眉或产生体动,如复合应用肌肉松弛药,而全麻药用量减少,患者虽无体动,但有可能其意识有所恢复,术后则引起不适感或疼痛的回忆(全麻知晓);②全麻术中出现四肢活动并不一定意识存在,而无四肢活动也不一定患者意识完全丧失,单凭肉眼观察患者有无体动来判断全麻深度常被误导;③若全麻术中主要依靠镇痛药和肌松药达到抑制疼痛刺激及产生肌肉松弛作用,而忽视全麻药的血药浓度,则使全麻术中知晓发生率显著增高。

【提示与注意】　综上所述,现今临床上尚未有一种简便、实用且准确的方法来判断全麻深度,而应用脑电监测技术(如脑电双频谱指数或脑干听觉诱发电位等监测仪器价格昂贵)在绝大多数医院很难普及,因此,仍需凭经验和传统监测综合分析来判断全麻的深浅。

(王世泉　崔学伟　张为宝　朱京成)

第二节　神经-肌肉阻滞相关问题

肌肉松弛药虽能减少全麻药用量,创造满意的手术条件,但可使呼吸肌麻痹,导致呼吸功能消失,尤其全麻术后的残余作用还可危及患者生命。因此,应务必加强监测,以提高应用肌肉松弛药的安全性。由于肌肉松弛剂对每一个患者的作用个体差异较大,加之麻醉术中多种因素的干扰,常致使部分患者因对肌松药敏感而导致神经-肌肉阻滞延迟,而另一些患者则对肌松药较为耐受可能出现阻滞不全。若能强化神经-肌肉功能监测,既能维持良好的肌肉松弛而创造手术操作条件,又能在麻醉术毕了解神经-肌肉功能恢复的程度,这对患者生命安全则起到了保障。

220. 临床监测四个成串刺激能说明什么?

【术语与解答】　①四个成串刺激(TOF)是神经刺激功能监测种类之一,主要是采用四个频率为2Hz(每0.5秒一次),而每个单刺激脉冲波宽为$0.2 \sim 0.3$ms的矩形波组成的成串刺激波,从而引起四个肌颤搐(T_1、T_2、T_3、T_4),连续刺激时串间距离为$10 \sim 12$s,每串刺激的第四个肌颤搐(T_4)与第一个肌颤搐(T_1)的比值(T_4/T_1)用来评估肌肉阻滞的程度,而且可根据有无衰减来确定阻滞性质;②采用四个成串刺激监测时,在用药前不需要测定对照值,即直接从T_4/T_1比值来评定阻滞程度;③TOF是目前临床广为应用的神经肌肉传递功能监测方法。

【麻醉与实践】　临床应用:①神经肌肉传递功能正常或去极化阻滞时,四个肌颤搐幅度均相等,$T_4/T_1 > 0.9$或接近1.0;②当去极化阻滞演变为Ⅱ相阻滞时,T_4/T_1逐渐下降,$T_4/T_1 < 0.7$,提示可能发生Ⅱ相阻滞,当$T_4/T_1 \leq 0.5$时,可肯定已演变为Ⅱ相阻滞;③非去极化阻滞程度增加时,T_4/T_1比值逐渐降低,当T_4消失时,约相当于单刺激时肌颤搐抑制0.75,如阻滞程度

进一步加深,T_3、T_2、T_1依次消失,这时分别相当于单刺激时肌颤搐抑制0.8、0.9和1.0。此外,肌肉松弛组织性质的确定:非去极化阻滞监测特点为TOF出现衰减。而去极化阻滞监测特点为TOF的肌张力无衰减。当持续或反复使用去极化肌松药时,其阻滞性质有可能演变为Ⅱ相阻滞。

【提示与注意】根据TOF(T_4/T_1)比值可判断神经-肌肉阻滞功能恢复的程度:①TOF(T_4/T_1)在0.4以下,潮气量虽有可能恢复正常,但肺活量及吸气能力仍低于正常,一般不能抬头和举臂;②TOF(T_4/T_1)升至0.7时,多数患者能伸舌及抬头维持3秒钟;③TOF(T_4/T_1)升至0.71~0.75,患者能抬头5秒钟,而握力仍可能低于用药前;④患者肺活量和吸气能力恢复正常,其TOF(T_4/T_1)至少超过0.8,且此时患者仍可能有复视和表情肌无力。因此,临床上不论应用长时效肌肉松弛药,还是短时效肌肉松弛药,一般以TOF(T_4/T_1)达到0.7~0.75为恢复基本标准。但近年来越来越多的临床实践对肌肉松弛作用恢复的标准提出质疑,认为TOF(T_4/T_1)达到0.7是不够安全的,理应把标准提高达到0.8以上。此外,要使患者术后无肌肉松弛残余作用,TOF(T_4/T_1)应达到0.9为理想,返回病房以策安全。

221. 全麻术毕患者神经-肌肉功能监测有何意义?

【术语与解答】①肌肉松弛药是作用于骨骼肌神经-肌肉接头处的药物,临床上通过肌松药作用监测来确定骨骼肌松弛的程度,尤其全麻术后评定肌张力的恢复,有利于区别呼吸抑制的原因,以便实施针对性处理,保障术毕气管插管拔出后患者安全;②通常临床上神经-肌肉功能的监测主要通过麻醉医师肉眼观察手术患者的特征和肌肉张力变化来估计骨骼肌的松弛程度,虽这种神经-肌肉功能监测缺乏严谨性与精确性,但非常实用。

【麻醉与实践】通常临床上所采用的神经-肌肉功能监测基本有两种方法:即依靠肉眼直接观察测定随意肌的张力和使用神经刺激器,前者主要测定观察患者抬头、睁眼、握力、伸舌,以及自主呼吸运动情况,如潮气量、肺活量、胸腹部起伏程度是否正常等,由于该方法需要患者配合,故不能精确评估肌松药作用程度和阻滞性质,但无须依靠仪器(主要依靠观察与经验),因此临床应用较为广泛;而后者则是通过电流刺激外周神经末梢,使其所支配的肌肉发生收缩,测定其效应,此监测精确率高,但目前尚不能普及。

肌松药主要是改善和创造手术操作条件,尤其是开腹手术,如肌肉松弛欠佳,则可致使腹膜与腹肌张力增高,以及出现鼓肠或"打嗝",直接影响手术操作与进程,必须追加肌松药剂量方能改善,若能提前通过手术医师助手拉钩张力增大而提前看出腹肌紧张,说明肌肉张力开始恢复,此时应主动及时补充肌松药,以避免出现鼓肠或"打嗝"现象。而全麻术毕主要观察患者的相关肌肉恢复情况,如患者能睁眼、抬头、举臂、握力等,且自主呼吸动度正常(包括潮气量、分钟通气量),则可基本肯定患者全身肌肉张力已恢复正常。如有神经刺激器检测条件,且与临床体征相结合,可更为理想。

【提示与注意】对全麻术后患者神经-肌肉传递功能是否恢复正常,应将临床体征观察与神经刺激器检测相结合更为可靠,可防止和避免肌松药残余作用的隐患。总之,在神经刺激器尚不能普遍应用时,全身麻醉术后肉眼观察监测必须以实际情况为标准,即患者抬头、抬臂、握力、睁眼及潮气量满意,且吞咽能力良好,无呼吸功能异常,此标准方能降低或避免肌松药残余作用所致的并发症,以提高应用肌松药的安全性。

(王世泉　崔学伟　朱京成　张为宝)

主要参考文献与推荐读物

1. 王世泉主编. 临床麻醉学精要. 北京:人民卫生出版社,2007,455-463.

2. 吴新民主编. 麻醉学前沿与争论. 北京:人民卫生出版社,2009,288-293.

3. 杭燕南,王祥瑞,薛张钢等主编. 当代麻醉学. 第2版. 上海:上海科学技术出版社,2013,290-300.

4. 盛卓人,王俊科主编. 实用临床麻醉学. 第4版. 北京:科学出版社,2009,182-185,281-283.

第二十一章　临床相关试验与临床麻醉

222. 何谓 Allen 试验?

223. 何谓机体容量负荷试验?

224. 怀疑恶性高热采用何种试验?

225. 全麻术中患者如何实施唤醒试验?

226. 上呼吸道通畅度评估试验有哪些?

227. 阿托品试验对麻醉患者有何意义?

228. 支气管激发试验与全麻有何关系?

229. 支气管舒张试验与全麻有何关系?

230. 怀疑嗜铬细胞瘤如何实施诊断试验?

231. 屏气试验对麻醉手术患者有何意义?

232. 硬脊膜外隙穿刺阻力消失法试验有几种?

233. 纳洛酮激发试验对阿片类药物依赖有何意义?

234. 脑死亡确认试验有何临床意义以及如何诊断?

235. 眼-前庭反射试验为什么可用于脑死亡检测?

236. 硬脊膜外隙脊神经干阻滞为何必须进行试验量测试?

237. 吹气试验对慢性阻塞性肺部疾病患者实施麻醉有何意义?

　　临床麻醉实践证明,对病情了解不够或估计不足、准备欠妥,往往容易引起危及患者安全的严重异常反应或并发症的发生。麻醉术前为了解机体某一生理功能是否正常,尤其了解呼吸与循环系统功能状况与麻醉关系是否存在影响,往往需要通过相关的生理功能检测试验方能得到检验结果,以便分析和讨论其参数及指标,从而可指导临床麻醉方法的选择和实施,而且还可减少相关并发症的发生、提高麻醉术中患者的安全,加快患者术后的康复,以及缩短患者的住院时间。因此,对实施外科手术的患者,麻醉前对其全身状况予以初步检诊至关重要,必要时可直接进行相关试验,以避免因即将进行麻醉时,才发现某些检查项目还未检查,相关试验未能提前实施,对个别器官功能的了解还不够全面,从而导致因麻醉准备不充足、不完善,而不得不临时取消麻醉与手术。

222. 何谓 Allen 试验?

　　【术语与解答】Allen 试验是判断手部尺动脉循环是否通畅的一种检测方法(即桡动脉与尺动脉之间血液循环吻合情况),主要用于检测桡动脉穿刺置管后是否循环阻塞而影响手部的血流灌注,若尺动脉供血不良,则不宜进行桡动脉穿刺置管测压。

　　手掌动脉解剖:①桡动脉:自肱动脉分出后,与桡骨同向下行,经肱桡肌腱和桡侧腕屈肌腱

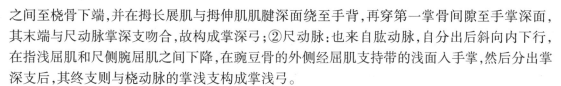

之间至桡骨下端,并在拇长展肌与拇伸肌肌腱深面绕至手背,再穿第一掌骨间隙至手掌深面,其末端与尺动脉掌深支吻合,故构成掌深弓;②尺动脉:也来自肱动脉,自分出后斜向内下行,在指浅屈肌和尺侧腕屈肌之间下降,在豌豆骨的外侧经屈肌支持带的浅面入手掌,然后分出掌深支后,其终支则与桡动脉的掌浅支构成掌浅弓。

【麻醉与实践】　在桡动脉穿刺置管之前一般需行 Allen 试验:

1. 传统方法　检查者(麻醉医师)用双手指同时按压受检者(患者)桡动脉和尺动脉,并嘱咐受检者反复用力握拳和张开手指 5~7 次,直至其手掌变白,然后检查者松开对尺动脉的压迫,同时继续保持对桡动脉的压迫,以观察该手掌颜色的变化。通过上述检测,当受检者手掌颜色 10 秒之内迅速变红或恢复正常,即 Allen 试验阴性,说明尺动脉和桡动脉之间存在良好的侧支循环。若 10 秒钟其手掌颜色仍为苍白,提示 Allen 试验阳性,这表明手掌侧支循环不良。临床上 Allen 试验阳性者禁忌实施同侧桡动脉穿刺置管。

2. 改良方法　其操作步骤为:①测试者(麻醉医师或 ICU 医师)用手指压迫清醒受检者的桡动脉,以阻断其血流,并告知患者将该手高举过头部,且做握拳和放松交替运动数次,然后紧紧握拳,测试者继续用手指压迫其桡动脉,并嘱患者将手下垂,再缓慢伸开手掌,此时仍保持对桡动脉的压迫状态,且观察手掌部颜色由苍白转红的时间,转红时间一般在 3 秒钟左右,最多不超过 6 秒钟,转红说明尺动脉血运通畅,掌浅弓血管良好,称为 Allen 试验阴性;②如颜色恢复时间在 7~15 秒,表明尺动脉充盈不畅,供血延迟,为 Allen 试验可疑;③若在 15 秒钟以上手部颜色仍未变红润,其尺动脉供血存在障碍,即为 Allen 试验阳性。此外,也可采用压迫尺动脉的方法,重复上述测试过程,来检查桡动脉掌深弓血管的血液运行情况。但这对于全麻患者、昏迷患者或婴幼儿等不合作者,可将患者的手抬高,测试者先用手掌压迫患者的手掌使其皮色发白,然后再压迫桡动脉,并将患者的手放下,观察手掌由白变红的时间,以检测尺动脉的血供情况。

【提示与注意】　如受检者或相关测试患者的手部发凉,应先将测试手浸泡于温水中温暖一段时间,以便于 Allen 试验期间有利于观察手掌的颜色。

223. 何谓机体容量负荷试验?

【术语与解答】　机体容量负荷试验是指:在 20~30 分钟内快速输注晶体液 600~800ml 或胶体液 300~500ml 后,观察血压、心率、心排血量、中心静脉压(CVP)等血流动力学变化:①如在容量负荷试验中所测 CVP 升高不明显或有所降低,同时血压也相对增高,但心率有所下降,则可表明患者存在绝对或相对血容量不足现象,提示循环状态改善,并且该患者心功能仍有继续接受部分液体输入的能力;反之,输液必须谨慎,如 CVP 升高、收缩压下降,而心率明显增快,患者输液必须减少或暂停;②如对正常人群实施容量负荷试验,其心排血量也随之增加,但该人群并不需要容量"复苏";③容量负荷试验主要用于已知或怀疑机体组织灌注不足者;④由于该试验存在一定的缺陷,故目前对容量负荷试验其液体输注速度与容量负荷输入总量尚无统一标准,可能只有半数血流动力学不稳定的患者对该试验有反应,而对容量负荷试验无反应患者则会增加发生肺水肿的风险;⑤对容量负荷试验有反应的患者给予双腿抬高 30°,可以短暂增加静脉血液回流和心排血量增多,血压可能有短暂升高;⑥对于严重低血容量状态患者,该试验并非敏感;⑦机体容量负荷试验优点在于:通过客观指标可替代主观判断;机体血容量缺乏可及时、有效得到纠正。此外,也可减少或防止容量负荷过多的危险。

【麻醉与实践】　由于 CVP 的高低与体循环回心血量、体静脉系统血管张力,以及右心室射血能力有关,虽 CVP 不直接反映血容量,但能间接得到反映,因此临床麻醉患者如术中 CVP 较高,而仍存在心排出量不足问题,则可实施容量负荷试验,结合 CVP 动态变化,以便作为临床输液速度和补液剂量的有效依据。

【提示与注意】CVP 主要反映右心房和右心室前负荷及循环血容量,临床麻醉实施 CVP 监测,可对了解机体有效循环血量和右心功能具有重要意义,但不能反映左心功能。

224. 怀疑恶性高热采用何种试验?

【术语与解答】由于恶性高热是目前所知唯一可由常规麻醉用药(挥发性吸入全麻药和去极化肌松药琥珀胆碱)而引起死亡的隐匿性遗传疾病。即手术患者麻醉期间给予吸入性全麻药(氟烷、安氟烷、异氟烷、乙醚等)或应用琥珀胆碱后,机体出现以骨骼肌强制性收缩与高代谢紊乱为特征的一系列症状群,由于临床治疗与处理颇为困难和棘手,故死亡率颇高。因此临床预防至关重要,而预防的有效措施则是行恶性高热试验,即氟烷与咖啡因所致骨骼肌收缩试验。该试验一般对 8 岁以上、体重超过 20kg 的患者实施,具体操作如下:

1. 氟烷试验 采取局部麻醉下取自患者股四头肌或其他骨骼肌的长条肌纤维 2~3cm 鲜肌肉样本,暴露浸泡在 <2% 浓度的氟烷中,如肌肉张力增加 ≥0.2g,可认为试验阳性。

2. 咖啡因试验 以咖啡因浓度递增次序为 0.5、1.0、1.5、2.0、3.0、4.0 以及 32mmol/L,每一浓度咖啡因与肌肉样本接触 3 分钟,肌肉张力增加 ≥0.2g 可认为阳性。此外,其简便方法也可将离体的肌肉组织碎片放入琥珀胆碱或氯化钾溶液中,观察其收缩反应。

3. 结果 ①肌肉样本如在氟烷和(或)咖啡因中均发生收缩,属易感者;②如在氟烷或咖啡因之一者中发生收缩,认为可疑;③当在两者中均未发生收缩,则为阴性。

【麻醉与实践】需要麻醉的患者,如曾有过严重的咬肌僵直或存在恶性高热家族史者,以及临床病史存在恶性高热可疑者,均可实施氟烷与咖啡因试验,即尽可能地通过肌肉活检进行咖啡因-氟烷收缩试验明确诊断。

【提示与注意】由于恶性高热死亡率颇高,且国内存有恶性高热特效药(丹曲洛林)极少,故必须予以警惕,以防患于未然。

225. 全麻术中患者如何实施唤醒试验?

【术语与解答】①全麻术中唤醒试验主要是指脑或脊髓、脊柱手术进程中用于鉴别和判断脑部语言、运动区域,以及脊髓或脊神经根有无医源性损伤的一种实用且简便的方法;或指在手术过程中的某个阶段要求患者在清醒状态下配合完成某些神经测试以及指令动作的麻醉技术;②全麻术中唤醒试验存在着麻醉(意识消失)-清醒(意识恢复)-麻醉(意识再消失)三个阶段,这就需要麻醉医师根据手术的不同阶段合理的选择麻醉用药与调节麻醉用药的剂量,以及采取适合患者的呼吸道管理方法和术中监测;③唤醒试验的实施必须术前先由手术医师将整个手术过程向患者详细讲解清楚,并当场给予训练和练习,以使全麻术中唤醒后能够配合且准确,麻醉医师术前访视中再向患者告知唤醒试验的步骤,且让患者重复演练唤醒试验,并在患者进入手术室后且在全麻诱导前再演练一次;④唤醒试验因不需要特殊设备,结果相对可靠,其主要目的是脑、脊髓或脊柱手术关键部位操作时令患者语言交流和活动上、下肢体及足部,有利于精确定位语言、运动中枢,以及观察和判断脊髓血供中断或试探性刺激脊神经根,以便提早发现肢体运动功能有无障碍,甚至截瘫;⑤唤醒试验也存在一定的局限性,如当脊髓损伤未累及与运动功能有关的传导径路时,唤醒试验可能无异常发现。此外,对迟发性神经损伤在术中也不能及时作出识别。

【麻醉与实践】　全麻术中唤醒试验的实施与术中呼吸道管理问题以及患者相关监测如下：

1. 唤醒试验的实施　唤醒试验能否顺利进行则与全麻用药密切相关：①中长效静脉全麻药（如γ-羟丁酸钠、依托咪酯、氯胺酮）或部分吸入全麻药不利于患者短时间内其意识完全恢复，只有选择短效静脉全麻药（如丙泊酚）或吸入全麻药氧化亚氮（N_2O）、七氟烷、地氟烷更容易完成唤醒试验，尤其以短效阿片类镇痛药瑞芬太尼与丙泊酚或与吸入全麻药 N_2O 以及低浓度地氟烷或七氟烷复合全麻，更有助于唤醒试验的实施，因停止静脉和吸入用药，可使患者在较短时间内恢复意识，并能在清醒后的情况下接受指令，作出相关动作，以便使手术医师可做出准确地判断。此外，要想使唤醒试验得以成功，患者必须能够四肢自行活动，而体内的肌肉松弛药作用则必须消失或使其逆转；②咪达唑仑具有刺激性小、作用时间短、效能强、苏醒快，而且具有抗焦虑、抗惊厥、镇静、催眠、顺行性遗忘作用，以及较少引起中枢性呼吸抑制特点，尤其该药可被特异性逆转药氟马西尼拮抗而清醒，因此很适合全麻术中唤醒试验；③中长效静脉全麻药和吸入全麻药复合应用，必须在唤醒试验开始前较长一段时间提前停用，否则患者苏醒延迟而不能实现唤醒试验。此外，手术医师应在实施唤醒试验前30分钟告知麻醉医师，以便暂停或减量使用静脉全麻药或（和）吸入全麻药；④复合使用非去极化肌松药则需采取加速度仪或周围神经刺激器监测肌肉松弛程度，如肌松作用未恢复，应在唤醒试验前 5~10 分钟应用阿托品和新斯的明予以拮抗；⑤患者被唤醒后，先让患者按指令睁眼与闭眼，同时活动其手指，如实现，则表示患者神志完全清醒，然后再让患者活动其双脚或脚趾，当确认双下肢活动良好，提示脊髓或脊神经根无损伤，则可立即重新加深麻醉；⑥唤醒试验后患者意识完全恢复，如患者不能自行活动双下肢或双脚，但能活动上肢或手指，说明存在颈部脊髓水平以下的脊髓功能障碍。如果给予患者下达指令后其上、下肢均不能活动，有可能高段脊髓（颈部脊髓）功能出现障碍；⑦唤醒试验后如肢体运动受限或异常，麻醉医师可咨询手术医生是否继续加深麻醉，以便使手术医师调整手术方案或改变相关操作，然后再行唤醒试验。

2. 术中呼吸道管理问题　全麻术中唤醒试验的难点在于呼吸道的管理，因直接关系患者术中安全。①如全麻术中保留自主呼吸，给予面罩或鼻导管供氧吸入，但不能保障麻醉药物或（和）手术操作所引起不同程度的呼吸抑制及二氧化碳蓄积；②采取气管插管全麻虽可保障麻醉质量与有效呼吸管理，但术中患者被唤醒后常难以耐受气管插管，很容易促发呛咳和躁动，从而致使颅内压增加与脑张力升高。尤其在语言功能区手术操作，需唤醒后语言交流，而气管插管则是最大障碍，若拔出气管插管，再重新置入，除非常困难外，也影响手术操作及进程，特别是俯卧体位；③术中患者被唤醒后一般能耐受喉罩，因喉罩对呼吸道的刺激性明显低于气管插管，而且患者术中仰卧位或侧卧位重新置入喉罩比气管插管容易，如患者或手术情况允许，安置钢丝圈型喉罩更佳；④如手术需俯卧体位，仍以气管插管全麻为安全。

3. 术中监测　患者基本监测包括：①脑双频谱指数（BIS）可用来监测麻醉深度；②SpO_2 与 $P_{ET}CO_2$ 用以监测呼吸功能变化；③心电图则能显示心率（律）与血流动力学变化。

【提示与注意】　①麻醉前应与患者进行良好的沟通，并取得其信任是全麻术中唤醒试验成功的关键；②全麻术中唤醒试验禁忌证，如患者术前神志不清、认知障碍、交流困难、过度忧虑等。此外，肝肾功能不全患者因药物代谢缓慢或明显延迟，也不宜或影响采取该试验；③唤醒试验后由于麻醉减浅，患者心率和血压则可同步增高，必要时应给予血管活性药物平抑；④需要实施唤醒试验的患者，唤醒前20分钟应将1%丁卡因反复多次经气管插管喷入其气管内,可防止和避免唤醒后因气管插管刺激所致的不适感或呛咳。此外,气管插管气囊不宜过度充气,以减轻对气管压迫而产生的"憋气感";⑤右美托咪定是高选择性 α_2 肾上腺素能受体激动剂,具有中枢性抗交感神经兴奋作用,能产生近似自然睡眠的镇静效应,同时具有轻微的镇痛和抗焦虑,且对呼吸无抑制,故非常适宜用于全麻术中唤醒的患者;⑥该试验实施过程中如在术前未能向患者告知或训练,有可能存在术中知晓或产生焦虑、恐惧影响。再者,少部分患者唤醒后不但不按指令行事,而且有可能出现烦躁不安,乃至躁动,从而影响手术,或由此而产生其他相关并发症,故需予以注意。

226. 上呼吸道通畅度评估试验有哪些?

【术语与解答】①上呼吸道主要是指口腔、鼻腔、咽腔与喉腔。上呼吸道通畅度评估试验是通过观察上呼吸道,初步确定有无狭窄、是否容易梗阻,以及能否迅速建立人工呼吸道(如气管插管、安置喉罩、置入口咽通气道等);②由于人体上呼吸道是以上颌骨、下颌骨及颈椎做支撑骨架,三者其内壁则由不规则的软组织填充(包括舌体、会厌及黏膜组织等),故上呼吸道并非是一管状通道,而是粗细不等、凹凸不一、弯直交错的呼吸道,加之舌体易松弛后坠以及肿胀或水肿,而在小儿扁桃体与腺样体可肥大,而老年其会厌会软化且半遮盖声门等特点,从而上呼吸道容易出现狭窄和梗阻。另一方面,口腔和鼻腔在咽腔部位"合二为一",通常口腔阻塞其鼻腔可替代通气,鼻腔梗阻可由口腔替代通气,但咽喉部阻塞则无法替代。因此,麻醉患者对其上呼吸道通畅度进行评估试验颇为重要,其目的是防止和避免因全麻诱导后急性上呼吸道梗阻而发生不测(如严重梗阻者还可直接导致窒息死亡)。

【麻醉与实践】临床麻醉之所以与上呼吸道关系极为密切,是因为麻醉药物用于人体后可引起不同程度的上呼吸道梗阻(麻醉药主要对口咽腔软组织产生的松弛作用所致),尤其患者原本已存在上呼吸道结构异常者(如通常睡眠打鼾严重者)。此外,麻醉药均存在不同程度的呼吸抑制作用,两者相加可严重降低呼吸功能。再者,还关系到气管插管与上呼吸道管理的难易程度。因此,麻醉前务必实施上呼吸道通畅度评估试验,以便决定麻醉药的选择与应用,以及选择气管插管的方法。上呼吸通畅度评估试验应先评估,后试验。

1. 评估 主要关注以下几方面:

(1)肥胖:无论何种类型肥胖,其口腔、咽腔及喉部软组织结构均存在不同程度的异常,上呼吸道较正常人明显狭窄,特别全麻诱导后极易引起上呼吸道梗阻,因此,肥胖患者都应视为可能存在上呼吸道自然通气不良,麻醉诱导后面罩通气不畅,甚至气管插管困难(注:部分肥胖患者可无插管困难),故围麻醉期务必将肥胖患者视为上呼吸道易梗阻,个别患者甚至可作为上呼吸道管理困难者来认真对待,并将相关所需器具准备齐全,如纤维喉镜、纤维支气管镜、喉罩,乃至气管切开包等。

(2)张口度小:造成张口度小的主要因素来自下颌骨发育差、下颌关节强直或口周烧伤后瘢痕挛缩,以及先天性口裂缩小或外伤后张口困难等。如患者张口度小,则难以经口腔置入喉镜,且口咽腔视野观察受限,常致使插入喉罩和气管插管往往均存在困难。

(3)下颌骨异常:小下颌与下颌关节强直患者,其主要解剖特点是下颌骨缩小后退及下颌骨活动受限,从而促使舌根部向咽后壁移位,即舌根自然贴近咽后壁,最终除造成咽腔狭窄而通气不畅外,并导致经口腔直视下气管插管非常困难。

(4)颈椎活动受限:强直性脊柱炎、重度类风湿性关节炎、颈椎损伤、颈椎硬化等,均可导致颈椎活动受限,尤其颈椎不能向后弯曲的患者,可直接造成头后仰困难,从而致使喉镜无法显露声门与经口直视气管插管难度倍增。

（5）上呼吸道占位性病变：如患有口腔、咽腔肿物、舌淋巴管瘤、会厌巨大囊肿、声带巨大息肉，以及咽后壁脓肿患者，全麻诱导后均可使上呼吸道通气不畅或上呼吸道梗阻症状更加严重，甚至全麻诱导后立即造成患者窒息，故应引起高度重视。

（6）口腔颌面部间隙感染：口腔、颜面、颌下及颈部深层均有致密的筋膜组织包绕，一旦感染，则形成弥漫性蜂窝织炎或脓肿，尤其咽旁间隙感染和口底多间隙感染患者，其周围软组织显著肿胀可压向咽腔，而颈部受累增粗则头颈活动受限，尤其不能后仰，乃至张口受限或困难，严重患者已经存在通气受阻，一旦全麻诱导后，可立即出现上呼吸道显著梗阻与通气明显不畅，甚至很难直视下建立人工呼吸道（即气管插管非常困难）。

（7）上呼吸道软组织结构异常：①如舌体肥厚伴颈部粗短，可使咽腔缩窄，又容易引起舌根后坠，尤其应用镇静催眠药、全麻药、肌松药后，其舌背则贴近软、硬腭，而舌根可靠拢咽后壁并压向会厌，故容易阻塞咽喉腔。通常睡眠状态出现严重的打鼾症状主要是舌后坠造成上呼吸道梗阻的一种典型通气不畅现象，而这种打鼾是一种不完全性梗阻，但麻醉状态下更容易引起打鼾，甚至导致上呼吸道完全性梗阻；②小儿扁桃体易肥大、腺样体易增生，前者肥大（扁桃体）可阻塞口腔，后者肥大（腺样体）则阻塞鼻腔，两者兼有可使上呼吸道处于通气受限或通气困难状况，故小儿上呼吸道软组织结构异常者睡眠状态很容易出现打鼾，甚至呼吸暂停，即所谓的小儿阻塞性睡眠呼吸暂停综合征；③巨舌患者其舌体可充满口腔，并可凸出口外，可直接阻塞口咽腔，该患者麻醉状态更容易导致上呼吸道完全梗阻。

2. 试验　通过上述初步上呼吸道评估，再进行最后试验确定：即除张口困难者外，成人均应清醒状态下先经口腔给予咽喉部位充分 1% 丁卡因喷雾表面麻醉，或让患者口含 2% 的利多卡因反复漱口，以便达到咽喉黏膜有效麻醉，然后置入喉镜直视观察会厌显露情况，由于清醒状态置入喉镜，患者可出现恶心，而恶心则可使口咽腔明显开大，此时非常有利于观察会厌，如会厌显露良好，说明气管插管容易成功；如会厌显露不良或未能窥见，提示插管困难，甚至面罩通气不畅。由于此试验是一种直视下观察咽喉结构的试验，故可靠程度非常高。

【提示与注意】①由于口腔、咽腔、喉部软组织容易引起水肿、肿胀、松弛、塌陷，故上呼吸道容易引起通气不畅和梗阻；②张口度过小或头颈后仰受限，以及下颌骨过度后移（小下颌）等则可造成喉镜显露声门不清，甚至造成气管插管困难，以及上呼吸道管理难度增大等。因此，上述患者麻醉前如尚未做上呼吸道通畅度评估试验之前不宜盲目进行快速全麻诱导，以防不测。

227. 阿托品试验对麻醉患者有何意义？

【术语与解答】①阿托品试验是用于鉴别病态窦房结综合征（简称病窦）的常用方法之一。该试验操作简便、安全，有一定的临床意义，临床经常应用；②临床上心率低于 60 次/分可诊断为窦性心动过缓，若心电图（ECG）显示心率为 50~55 次/分，如怀疑患者患有病窦时，可采用阿托品试验。即静脉注射阿托品 1.0~2.0mg，当心率增快 >90 次/分则为阴性结果，提示多为迷走神经功能亢进所致。如窦性心律不能增快至 90 次/分和（或）出现窦房阻滞、交界区性心律、室上性心动过速为阳性。

1. 操作方法　①接受阿托品试验者应提前做心电图作为对照，然后阿托品静脉应用剂量为 0.02~0.04mg/kg，临床一般按 0.025mg/kg 为宜（临床一次应用一般不超过 2 毫克），将其溶于生理盐水 5ml 中缓慢静脉注射，1 分钟内注射完毕，记录 5 分钟内窦性心率变化；②记录

1、2、3、4、5、10、15 和 20 分钟 Ⅱ 导联 ECG,并观察窦性心率变化情况;③阿托品注射后一般在
1.5~3 分钟心率为最快。

2. 适应证　①辅助诊断病态窦房结综合征:对窦性心动过缓者,如怀疑病窦,经阿托品注
射后窦性心律在 90 次/分以下,提示可能为本病;②判断 P-R 间期延长的临床意义:P-R 间期
延长可能是由于迷走神经张力过高所致,也可能是器质性心脏病引起,前者注射阿托品后,
P-R间期明显缩短,后者常无变化;③鉴别窦性心动过缓与 2:1 窦房阻滞:注射阿托品后,窦性
心率过缓者心率仅为加速,而 2:1 窦房阻滞的心率则成倍增加;④鉴别Ⅱ度 1 型与 2 型房室传
导阻滞:注射阿托品后,1 型房室传导阻滞可改善,2 型房室传导阻滞则加重;⑤协助鉴别室上
性心动过速与室性心动过速;⑥预激综合征合并心肌梗死或束支传导阻滞时,后两种情况可以
被掩盖,注射阿托品后能够显示心肌梗死或束支传导阻滞图形。

【麻醉与实践】①麻醉与手术前已存在心动过缓患者(如心率低于 55 次/分),麻醉与手
术期间更易出现心动过缓,因大多麻醉药物可不同程度的抑制心血管功能,以及相关手术操作
可出现眼心反射、胆心反射等,为保障患者安全和(或)鉴别是否存在窦房结病变,往往需麻醉
前实施阿托品试验;②阿托品试验也在脑死亡诊断中具有一定参考价值,由于麻醉医师是脑死
亡鉴定专家之一,故可静脉快速注射阿托品 1mg,如患者在 5~10 分钟内心率无变化者(少于
5 次),这说明其延髓功能已衰竭,这是诊断脑死亡的指标之一。

【提示与注意】①高温环境或发热患者,以及前列腺明显肥大和患有青光眼患者禁忌应
用阿托品试验;②不同剂量的阿托品对心脏功能的影响也不同,很小剂量阿托品能兴奋迷走神
经,可减慢窦性心率,P 波则降低,乃至出现交界性逸搏或交界性逸搏心律,T 波可增高。而
中、大剂量阿托品可解除迷走神经兴奋对心脏的抑制作用,则使窦性心率明显加快,且出现 P
波增高、T 波降低等心电图改变;③阿托品试验阴性不能完全排除病态窦房结综合征,而阿托
品试验阳性,也不一定完全是病态窦房结综合征;④阿托品试验阴性者若因心悸、严重口干而
感不适者,可应用适宜剂量的新斯的明拮抗。

228. 支气管激发试验与全麻有何关系?

【术语与解答】①支气管激发试验是用于测定机体下呼吸道应激反应性的一种方法;
②该试验是用某种刺激以使支气管平滑肌痉挛性收缩,再经肺功能检测得出相关参数,以判断
小支气管狭窄程度,从而可以定性和定量地测定及诊断小支气管高反应性(BHR);③支气管
激发试验临床上主要用于哮喘的诊断和治疗哮喘的参考指标,以及研究哮喘等呼吸系统疾病
的发病机制等;④根据采用激发试验制剂的不同,临床常用的可分为药物试验、运动试验、蒸馏
水或高渗盐水激发试验、特异性支气管激发试验等;⑤临床药物试验最常用的为组胺或乙酰甲
胆碱,其两者的作用机制不完全相同,前者为具有生物活性的介质,吸入后能直接刺激小支气
管平滑肌痉挛性收缩;后者为胆碱能药物,吸入后是直接与平滑肌上的乙酰胆碱受体结合而使
小支气管平滑肌收缩。

1. 操作方法　采用雾化器或专业用激发试验仪,将激发试验药(如组胺或乙酰甲胆碱)配
制浓度为 0.03~16mg/ml 雾化液,受试者先休息 15 分钟,受试前测定 3 次一秒钟用力呼气量
(FEV_1),取其 FEV_1 均值为基础值,然后通过面罩平静状态下雾化吸入(呼吸)激发试验药 2 分
钟,从低浓度开始,每隔 5 分钟顺次吸入更高浓度的组胺或乙酰甲胆碱,每一浓度呼吸 2 分钟,
在每次吸入完毕 30 秒或 90 秒再次测定 FEV_1,若 FEV_1 较基础值降低程度≥20% 时终止试验,
并适量吸入支气管扩张剂,用以"中和"或逆转下呼吸道应激反应症状。

2. 下呼吸道反应性指标(结果判断)　①采用上述方法吸入组胺或乙酰甲胆碱激发试验制剂后,受试者小支气管变窄,下呼吸道阻力增加,并伴有呼吸功能的改变,且通过肺功能测定仪和呼吸道反应测定仪对受试者呼吸功能变化进行测定,从而可判断出下呼吸道反应性的高低;②当试验结果 FEV_1 下降 $\geq 20\%$ 时,为支气管激发试验阳性(+),说明患者下呼吸道反应性增高,尤其支气管哮喘、喘息性支气管炎患者均可出现阳性结果,且反应明显;③如吸入最大试验药浓度后,各指标仍未达到 FEV_1 下降 $\geq 20\%$,提示该患者支气管激发试验阴性(-);④BHR增高程度与哮喘的严重度呈正相关,BHR 越高,哮喘则越重。

【麻醉与实践】　支气管哮喘、喘息性支气管炎等患者均存在 BHR,而该类患者实施麻醉具有相当大的风险,其风险大小一般与 BHR 呈正比,支气管激发试验可提供临床麻醉风险参考,以便采取相关防范措施。

【提示与注意】　实施支气管激发试验须注意以下几方面:

1. 禁忌证　如严重性呼吸道阻塞(成人 $FEV_1 < 1.2L$)或新近出现的心、脑血管疾病(如心肌梗死、脑血管意外)、夹层动脉瘤等,以及一周之内曾有呼吸道感染、预防接种、职业性过敏因素接触者等,禁忌实施该试验,尤其曾有过敏性休克者。

2. 受试者的基本条件　①疑似支气管哮喘或哮喘患者在接受该试验时其原症状必须完全缓解,无呼吸困难和未闻及哮鸣音,且受试前 $FEV_1 \geq 70\%$;②停用茶碱类、β_2-受体激动剂、抗胆碱药物及吸入糖皮质激素 12 小时和停用口服糖皮质激素和抗组胺药物 48 小时;③支气管激发试验(下呼吸道反应性测定)并非任何人均可接受,由于该试验具有一定的风险,除试验时吸入激发药物的浓度应从小剂量或低浓度开始,逐渐增加剂量或浓度外,患有心、肺功能不全、高血压、甲状腺功能亢进和妊娠者不宜或禁忌接受该试验;④支气管激发试验阳性结果不能鉴别支气管哮喘和其他病因的肺阻塞性疾病。

3. 紧急救护措施　①标准化的组胺和乙酰甲胆碱行支气管激发试验安全性较好,如此相比,采用致敏原(如过敏原等)、运动、冷空气和其他药物的支气管激发试验,则需要有充分、有效的处理措施与监护设备,必要时试验后应监护 24 小时。即使行组胺和乙酰甲胆碱支气管激发试验,也应备好氧气和支气管扩张剂,操作医师必须应有治疗与处理支气管哮喘的基本知识和能力,并需有经验的资深临床医师在场,一旦患者出现严重的症状发作,应立即中断试验,并予以处理;②对支气管激发试验阳性的患者,试验结束后,应给予支气管扩张药,直至诱发的支气管平滑肌痉挛性收缩解除后,患者才可离开实验室;③无 BHR 者可排除哮喘,但有 BHR 也不能完全肯定为哮喘,因过敏性鼻炎、部分慢性阻塞性肺疾病、近期呼吸道感染等也可有不同程度的 BHR。

229. 支气管舒张试验与全麻有何关系?

【术语与解答】　①支气管舒张试验(也称支气管扩张试验)是通过吸入一定剂量的支气管舒张药物致使缩窄的小支气管得以舒张,以测定患者吸入支气管扩张剂前、后其肺功能指标的变化,以判断小呼吸道阻塞的可逆性,该试验临床主要用于诊断支气管哮喘;②支气管舒张试验首选吸入型短效支气管舒张剂(如舒喘灵喷雾剂),该药吸入前和吸入后 20 分钟分别做肺功能测定,以判断下呼吸道阻塞的可逆性;③对怀疑患有支气管哮喘患者实施支气管激发试验可能存在一定风险,容易诱发哮喘急性发作,而改用给于支气管舒张试验则明显安全;④支气管舒张试验阳性,表示下呼吸道反应性增高,说明小支气管阻塞属可逆性;⑤应用支气管舒张剂试验阴性也不能完全排除哮喘。

1. 操作方法　测试前首先给患者测定第一秒用力呼出量(FEV$_1$),然后吸入短效 β$_2$-受体激动剂(临床常用舒喘灵气雾剂),20 分钟再次测定 FEV$_1$、肺活量、呼出气流速,若 FEV$_1$ 较用药前基础值增加 12% 以上或 FEV$_1$ 绝对值增加 200ml 以上,则为支气管舒张试验阳性。

2. 临床意义　①评价下呼吸道可逆性改变,协助诊断支气管哮喘;②判断对药物的敏感性;③评估病情;④预计治疗效果。

【麻醉与实践】支气管舒张试验可用于支气管哮喘手术患者麻醉前评估。

【提示与注意】支气管哮喘中、重度以上患者其支气管扩张试验阳性率较高,但轻度或间歇发作性哮喘患者阳性检出率低,这是因为轻度或间歇发作性哮喘患者的 FEV$_1$ 已基本正常,使用支气管扩张药后 FEV$_1$ 很难再改善。

230. 怀疑嗜铬细胞瘤如何实施诊断试验?

【术语与解答】①嗜铬细胞瘤诊断试验:酚妥拉明为短效 α-肾上腺素能受体阻断剂,可分解和阻断机体内源性儿茶酚胺"量子式"分泌所产生的剧烈性生理效应,如果患者的高血压是由儿茶酚胺分泌增多而引起,酚妥拉明则可使血压迅速下降,故也称为酚妥拉明阻滞试验;②临床试验方法:患者预先安静平卧 20 分钟,每 3 ~ 5 分钟测血压、心率一次,待机体血流动力学较为稳定后,可将酚妥拉明 5mg 稀释于生理盐水 20ml 中缓慢静脉注射,为安全起见也可先注入 0.2mg ~ 1mg 观察,若反应呈阴性,再继续追加剩余剂量,如此假阳性的结果可以降低,又可减少血压剧降的危险性,然后每 30 秒测血压、心率一次,至 3 分钟时每一分钟重复测量,可连续测试 10 分钟;③若患者基础血压约为 170/110mmHg 或以上,注入试验药物后(如酚妥拉明 0.2mg ~ 1mg 或 1mg ~ 5mg),如果在 2 ~ 4 分钟内血压较用药前下降 35/25mmHg 以上(如基础血压由 170/110mmHg 或以上而下降至 135/85mmHg),且持续 3 ~ 5 分钟或更长,则为阳性结果或阳性反应,高度说明存在嗜铬细胞瘤可能。若能在注射酚妥拉明前、后分别抽取血样检测儿茶酚胺浓度,如果与血压变化一致,更有利于诊断的成立。

【麻醉与实践】①嗜铬细胞瘤患者麻醉与手术风险颇大,主要源于血流动力学剧烈波动,为确保患者麻醉术中安全,如怀疑患有该肿瘤,则应给予酚妥拉明阻滞试验,以便得出诊断;②嗜铬细胞瘤患者术前应用酚妥拉明可基本使其恢复正常的血容量及血压,而麻醉术中使用酚妥拉明,则可有效地阻断对挤压该瘤体时而产生过多的儿茶酚胺效应;③围麻醉期嗜铬细胞瘤患者合理应用 α-受体阻断药酚妥拉明,可降低高血压危象与心功能不全的发生率,以使该类患者麻醉术中致死率明显降低。

【提示与注意】①对嗜铬细胞瘤诊断的干扰因素有:若服用其他降压药或巴比妥类药以及阿片类镇痛药、镇静药,这些药物都有可能造成嗜铬细胞瘤试验假阳性,故试验前 24 小时应停用,尤其合并使用利血平,可引起假阳性反应,故在试验前应停服利血平 1 ~ 2 周;②该试验需在血压回升至治疗前水平给药为宜;③一旦该试验后血压下降过低,应立即采用去甲肾上腺素或苯肾上腺素予以纠正;④对血压持续高于 170/110mmHg 以上而疑似嗜铬细胞瘤患者,如试验用药后血压明显下降,则有助于该诊断;⑤有时由于血压下降显著,有可能引起严重的并发症,如血容量不足、心肌梗塞、脑血管意外等,应予以注意;⑥个别嗜铬细胞瘤患者也可因肾脏继发性病变致使血压下降不明显而发生假阴性结果,故需注意;⑦正常人或一般高血压患者注射酚妥拉明后其收缩压下降一般不超过 30mmHg;⑧临床上偶可遇到手术患者因误诊而麻醉术中突发血压骤升且伴随心率倍增,其动脉血压甚至高达 250/120mmHg 或以上(高血压危象出现),而且应用各种抗高血压药物与加深麻醉仍难以控制持续性高血压危象,遇此情况可应用小剂量酚妥拉明试验性治疗,若患者血压迅速降低,提示可能为嗜铬细胞瘤,其产生的高血压危象是因为触摸、挤压该肿瘤而造成的大量儿茶酚胺"量子式"释放所致。

231. 屏气试验对麻醉手术患者有何意义?

【术语与解答】 ①屏气:是指人体短暂性停止呼吸,即有意识地憋住吸气或反射性引起呼吸暂时性停止;②屏气试验(也称憋气试验):是指先令测试者(如患者)做数次深呼吸,然后深吸一口气,立即屏住呼吸,检测人员记录屏气的时间,正常者可持续 30 秒以上,而呼吸、循环功能代偿差者其屏气时间一般少于 30 秒,如果屏气时间短于 20 秒,可认为呼吸功能较差或显著不全;③心肺功能异常者均可使屏气时间缩短,但还应结合其他检测指标予以判断;④人体在屏气期间,随着肺泡气中的二氧化碳分压逐渐升高,而动脉氧分压可逐渐下降,从而引起机体呈递减性缺氧,且伴随心率代偿性增快,随屏气时间延长,则导致呼吸、循环及中枢神经系统出现一系列异常反应。因此,屏气试验结果可反映人体对缺氧的耐受能力,即屏气时间越长,其呼吸循环功能越好,反之则越差。

【麻醉与实践】 ①屏气试验是呼吸功能监测指标之一,麻醉医师通常用此实验来评估患者呼吸与循环系统功能是否能耐受麻醉与手术;②屏气试验持续 20 秒以上者一般麻醉风险较小;如屏气时间低于 10 秒,说明患者的心肺储备能力很差,一般不能耐受麻醉与手术,麻醉手术风险非常高。

【提示与注意】 ①随着临床呼吸功能检测设备与操作技术的提高,现今简易呼吸功能试验(如屏气试验)的应用越来越少,但屏气试验不需要特殊仪器设备,尤其在特殊情况下或急诊来不及行呼吸功能检测时,该方法简便、易行、直观,可用来评估患者的呼吸和循环功能;②屏气试验可受个体意志力的影响,故这一生理性测试指标其敏感度、可信度显得稍差,如有的患者虽常规肺功能检测显示有某种程度的异常,但由于其受过屏气方面的训练(如练习过潜泳),屏气时间有可能在正常范围。

232. 硬脊膜外隙穿刺阻力消失法试验有几种?

【术语与解答】 ①临床上实施硬脊膜外隙脊神经干阻滞(简称脊神经干阻滞,传统称为硬膜外麻醉),必须先进行硬脊膜外隙穿刺阻力消失法试验,以便确定穿刺针是否进入硬脊膜外隙;②硬脊膜外隙穿刺阻力消失法试验通常有两种方式,即"注水试验"和以前采用的"注气试验"。

【麻醉与实践】 脊神经干阻滞是临床麻醉主要方法之一。由于硬脊膜外隙存在负压,故穿刺针尖抵达黄韧带后继续进针,根据阻力突然消失和负压出现,以及无脑脊液流出,则可基本判断穿刺针前端侧口已进入硬脊膜外隙,但必须再进行阻力消失法试验,以确定穿刺针前端侧口处于硬脊膜外隙无疑。

1. 注水试验法　①以 5ml 玻璃针管注射器抽取 1~2ml 无菌生理盐水,经硬脊膜外隙穿刺针尾端缓慢轻微注入硬脊膜外隙,如无任何阻力,证明穿刺针前端开口确实处于硬脊膜外隙;②硬脊膜外隙"注水试验"一般极少出现注水后回流或回滴,若有清晰液体经穿刺针尾端外滴,可使手臂予以检验,如滴在手臂上的液体发凉,提示是注入硬脊膜外隙的生理盐水。若滴在手臂的液体温暖,有可能是脑脊液,当持续不断的外滴,一般可肯定为脑脊液,说明硬脊膜打穿。因此,以"注水试验"方法更为可靠和安全,应作为常规。

2. 注气试验法　临床以前是以 5ml 玻璃针管注射器抽取 1~2ml 空气,每次注入硬脊膜外隙空气 0.5～2ml,如无阻力者,表示穿刺针尖开口已进入硬脊膜外隙。由于注气试验法存在潜在隐患,现今临床已少用或停用。

【提示与注意】通过长年的脊神经干阻滞临床实践认为,"注气试验"法必须弃用,其理由与依据具有以下几方面:①因空气进入硬脊膜外隙脂肪组织中不易吸收,容易在局部形成小气肿或小气栓,尤其反复"注气试验",气体蓄积过多可压迫脊神经干,甚至压迫脊神经根和脊髓,从而引起躯体感觉和躯体运动异常。已有相关报道,硬脊膜外隙注气试验导致下肢感觉及运动功能明显障碍的案例;此外,硬脊膜外隙注入空气后因不易吸收而容易形成隔离层,再注入局麻药后可使局麻药扩散、渗透不均匀,容易引起硬脊膜外隙脊神经干阻滞出现平面麻醉不全现象;②若注入硬脊膜外隙中的气体一旦渗透至蛛网膜下腔,则可随体位变动(头高足低位)而使气体抵达脑室,从而导致颅内积气而引发长期头痛等(因有该案例报道),尤其硬脊膜打穿而先前行使过多次注气试验者;③若在硬脊膜外隙穿刺时损伤椎管内静脉血管,注入硬脊膜外隙的气体还可经血管破损处进入静脉内,由于硬脊膜外隙静脉丛与颅内静脉均无静脉瓣,气体有可能由硬脊膜外隙静脉逆向进入颅内,从而引发脑卒中等;④空气中存在飘浮微粒,而飘浮微粒中可含有致病菌等,进入硬脊膜外隙可产生不利影响。

233. 纳洛酮激发试验对阿片类药物依赖有何意义?

【术语与解答】由于纳洛酮与阿片受体的亲和力大于阿片受体激动剂,故能从阿片受体中竞争、取代、置换出外源性阿片样物质,因此,临床上除将纳洛酮主要用来诊断和治疗阿片受体激动剂应用过量或中毒外,也对怀疑阿片类药物成瘾者应用该药可激发其出现戒断症状。因此,将纳洛酮这种特有的诊断阿片类药物成瘾的特点则称为纳洛酮激发试验。

【麻醉与实践】对阿片类药物依赖症患者肌内注射纳洛酮可诱发严重性戒断症状,若表现出对阿片类制剂及精神类药物强烈渴求的特征,并伴随烦躁不安、流涕、流泪及流涎、肌肉疼痛或抽筋、胃肠痉挛、腹痛、腹泻、恶心、呕吐、瞳孔扩大、反复寒战、虚弱无力,以及手颤、哈欠、多汗、心动过速、睡眠不安等,并结合曾经长时间应用阿片类药物史,以及尿液检查结果阳性,则可确诊为阿片类药物成瘾,即纳洛酮激发试验阳性。

【提示与注意】①对怀疑阿片类药物成瘾者实施纳洛酮激发试验阴性,也不能排除阿片类药物依赖症;②纳洛酮无内在活性,其本身不产生药理效应,不良反应少,但用量过大或给药速度过快,机体阿片类药物效应迅速减弱或消失则可出现相反的不良反应,需予以注意。

234. 脑死亡确认试验有何临床意义以及如何诊断?

【术语与解答】长期以来,临床上一直把呼吸和心跳停止以及瞳孔的散大且固定作为死亡的标准。由于心肺复苏技术的提高与完善,常致使一部分人起死回生,而另一部分人仅有某些脏器的存活,如心脏、肝脏、肾脏等功能正常,而脑功能却永远不能恢复,这就是现代医学所提出的脑死亡概念,即一旦脑死亡的诊断确定,就意味着人的生命真正结束,但脑死亡的诊断必须经过脑死亡确认试验。

1. 脑死亡确认试验　①脑电图:检测波形呈平直;②经颅脑多普勒超声检测:呈脑死亡图形;③体感诱发电位:表现为 p 十四以上波形消失;④确定脑死亡观察时间:即首次确诊后必须持续观察 12 小时;⑤眼-前庭反射试验:无眼球震颤现象;⑥脑血管造影其脑的主要分支动、静脉内无造影剂充盈。若上述各检测诊断与试验确定无任何变化,方可确认为脑死亡,其目的是便于与植物人相鉴别。

2. 脑死亡诊断 诊断脑死亡必须慎重、严谨、科学,其诊断依据:①患者不可逆性深度昏迷;②各项相关脑死亡确认试验成立;③无自主呼吸,必须依赖呼吸机持续通气支持,如中断呼吸支持心搏短时间内停止;④脑干所有反射均完全消失;⑤长时间瞳孔显著散大且固定;⑥阿托品1mg静脉注射后1~10分钟内心率基本无变化(少于5次);⑦尤其判断自主呼吸是否持续性停止是决定脑死亡诊断颇为重要的指标,因为凡是有自发的、甚至是微弱且极表浅的自主呼吸存在,就不能诊断为脑死亡。

【麻醉与实践】①由于临床麻醉必须与神经系统"打交道",应用全身麻醉药就是使人的意识丧失,故麻醉医师是诊断脑死亡的重要成员之一,这就要求麻醉医师必须掌握脑死亡的诊断和了解脑死亡的确认试验,因植物人与脑死亡有着本质的区别;②对脑死亡的诊断必须按国家卫生部颁布的有关法规进行严格管理,并强调诊断和确认脑死亡的医师必须经国家卫生部及委托机构进行培训和考核,而参加培训的医师必须具有丰富临床实践经验的相关资深专家,主要来自神经内科、麻醉科、神经外科、ICU等专科医师,合格者由国家卫生部统一颁发资格认证书。

【提示与注意】一旦确定脑死亡,就意味着在法律上已经完全具备死亡的合法依据,因继续无效的抢救对死者来讲既不科学,也无价值和意义。因此,作为死亡的标准,以脑死亡显得更为科学,其标准更为可靠。

235. 眼-前庭反射试验为什么可用于脑死亡检测?

【术语与解答】所谓眼-前庭反射试验是指采用注射器将2ml接近冰点的水(水温4℃)快速灌入人体的一侧外耳道内,以达到"冲击"鼓膜而产生传导作用,当前庭感受器受刺激后,其前庭功能正常者可引出眼球水平性震颤。

【麻醉与实践】由于麻醉医师是诊断脑死亡的重要成员之一,此外,诊断脑死亡必须慎重、严谨、科学,故利用眼-前庭反射试验可作为脑死亡诊断方法之一,即脑死亡患者经4℃水注入外耳道内其眼球无任何反应,仍处于固定状态,此现象称为眼-前庭反射消失。

【提示与注意】为慎重起见,眼-前庭反射试验用于脑死亡诊断时应两侧耳道交替、间断进行,避免出现误差,而且必须结合其他若干脑死亡确认试验综合分析。

236. 硬脊膜外隙脊神经干阻滞为何必须进行试验量测试?

【术语与解答】硬脊膜外隙脊神经干阻滞(简称脊神经干阻滞,传统称为硬膜外麻醉)首先是将局麻药液注入硬脊膜外隙,因盲探操作过程中很有可能使穿刺针或导管误入硬脊膜外隙静脉或蛛网膜下腔,如果不给予局麻药试验量测试,而直接给予全量,很有可能导致局麻药中毒或全脊髓麻醉,故必须先注射局麻药试验量予以检验,其目的就是判断穿刺针或导管是否误入硬脊膜外隙静脉或蛛网膜下腔。

【麻醉与实践】通常临床上脊神经干阻滞试验量操作方法与检测如下:①凡选择脊神经干阻滞的手术患者,必须应用不超过蛛网膜下腔脊神经根阻滞(腰麻)一次最大剂量的局麻药进行试验,即硬脊膜外隙穿刺成功后置入专用导管,一般采取2%的利多卡因3ml经导管注射入硬脊膜外隙,并且有足够的观察时间(一般不少于3~5分钟),其目的观察有无局麻药毒性反应或腰麻征象,如果3~5分钟内出现口舌麻木、眩晕耳鸣等或双下肢痛觉消失与运动功能障碍,乃至血压有所下降等,说明局麻药误入血管内或蛛网膜下腔,试验呈阳性,此时应警惕严重局麻药中毒或全脊麻的出现,以便及早处理与抢救;②如注入局麻药试验量3~5分钟无中毒反应或腰麻征象,一般可确定导管完全处在硬脊膜外隙和局麻药完全注入硬脊膜外隙,该试验呈阴性,因此可继续增大剂量注入局麻药液(如根据年龄及全身状况给予 1.5% ~ 2% 利多卡因 3 ~ 7ml),间断 5 分钟后行第三次追加量(继续 3 ~ 7ml),随时间推移可逐渐出现应有的脊神经干阻滞平面(上述所用局麻药总量为诱导量);③儿童、高龄患者试验量应酌减。

【提示与注意】①实施脊神经干阻滞应首先行局麻药试验,这是该麻醉方法必须实施的强制性手段。一般而言,所用试验药物应为利多卡因,其最大剂量不宜超过 60mg(2% 浓度 3ml);②为能早期发现局麻药中毒,试验量局麻药中加入适量肾上腺素(1∶200 000),如果误注入硬脊膜外隙静脉,通常心率在短时间内(15 ~ 30 秒)即增快;③长效局麻药(丁卡因、布比卡因、左旋布比卡因、罗哌卡因)不宜或禁忌作为试验量使用,原因是毒性大,一旦误注入(如同样为 3ml)硬脊膜外隙静脉或蛛网膜下腔,甚至可直接导致呼吸、心搏骤停,从而给抢救带来困难,很有可能造成因抢救无效而死亡。

237. 吹气试验对慢性阻塞性肺部疾病患者实施麻醉有何意义?

【术语与解答】吹气试验:检测者让患者尽量深吸气,并使其在 3 秒钟内全部呼出,若能在 3 秒钟内呼出者,则表示用力肺活量基本正常。如需 5 秒钟以上才能完成全部呼气,常表示存在阻塞性通气障碍。

【麻醉与实践】吹气试验作为一种简易肺功能检测,可在病床旁完成,如伴有慢性阻塞性肺部疾病患者实施麻醉与手术,麻醉医师访视患者时可采取该方法,以便评估其心肺储备能力。

【提示与注意】对伴有心肺疾病患者如实施外科手术,将吹气试验与屏气试验相结合,以检测和评估患者的心肺功能,则更有临床麻醉实际意义,尤其是全身麻醉患者。

(王世泉　罗友军　单　亮　王　岩)

主要参考文献与推荐读物

1. 王吉耀主编. 内科学. 第 2 版. 北京:人民卫生出版社,2012,30-62.

2. 吴新民主编. 麻醉学高级教程. 北京:人民卫生出版社,2009,506-520.

3. 盛卓人,王俊科主编. 实用临床麻醉学,北京:科学出版社,2009,194.

4. 王世泉,王明山主编. 麻醉意外. 第 2 版. 北京:人民卫生出版社,2010,98-99.

5. 邓小明,曾因明主编. 2011 麻醉学新进展. 北京:人民卫生出版社,2011,239-242.

6. 胡建林,杨和平主编. 呼吸疾病鉴别诊断与治疗学. 北京:人民军医出版社,2007,10-11.

第二十二章　麻醉手术患者评估与麻醉相关风险

第一节　病情与生理功能评估

238. 麻醉前访视与检诊有何重要性？

239. 呼吸道评估需关注的问题是什么？

240. 麻醉手术患者肝功能评估有哪些？

241. 麻醉手术患者肾功能评估有哪些？

242. 麻醉手术患者心血管功能如何评估？

243. 睡眠打鼾患者围麻醉期需注意什么？

244. 心功能测定如何分级且与麻醉有何关系？

245. 麻醉手术患者呼吸功能如何评估与测定？

246. 改良 ASA 综合性分级是怎样的？

第二节　麻醉风险与防范

247. 临床实际麻醉风险是指哪些方面？

248. 临床潜在麻醉风险是指哪些方面？

　　在临床麻醉实践中，所有麻醉药与麻醉方法均可影响或干扰手术患者的正常生理功能，尤其新生儿、婴幼儿、高龄或伴有内科疾病以及病情复杂患者，甚至威胁其生命。因此，为保障手术患者安全，降低麻醉风险，麻醉医师在实施麻醉前首先对病情及全身状况作出充分的评估，明确判断患者能否耐受麻醉与手术，以便根据手术与病情特点制定可行、适宜、较为安全的麻醉方案。临床实践证明，充分与正确的麻醉前病情评估，是减少或避免麻醉并发症与降低死亡率的重要措施之一。

第一节　病情与生理功能评估

　　择期或急症手术患者麻醉前对其病情与生理功能进行全面评估，则是麻醉医师临床工作中的重要内容之一，这对完善围麻醉期管理至关重要。因为只有通过对病史、病情、体格检查、实验室结果等多种信息综合性分析，才能基本对病情及生理功能做出评估。

238. 麻醉前访视与检诊有何重要性？

　　【术语与解答】成年手术患者尤其老年人，除外科疾病外，也常合并其他内科疾病，各种疾病均有各自的病理生理改变，围术期麻醉药、麻醉操作与手术创伤刺激，均能引起机体生理功能的变化或加重病理生理性改变，故常导致患者出现异常症状或并发症发生，严重者甚至死亡。因此，麻醉前进行病情与生理功能全面评估与检诊至关重要，务必纳入麻醉医师的工作范围之中。

【麻醉与实践】①围麻醉期中各种风险除与患者自身的病情、全身状况、年龄以及麻醉用药、麻醉方法,乃至手术创伤有关外,还与麻醉医师的判断能力及操作技术、临床经验与水平有关,这就需要麻醉医师麻醉前首先对手术患者进行访视与检诊,通过了解病情,检测相关生理功能指标,以便评估能否耐受麻醉及手术;②随着危重疑难患者的增多,经过全面细致的麻醉前访视和检诊,往往能发现许多潜在的麻醉风险,若针对存在的相关问题制定出可行性预处理方案,提早采取所需要的相关措施与麻醉前准备,则能最大限度地降低或避免麻醉风险,从而能保障患者围麻醉期安全。

【提示与注意】并非所有经过访视及检诊的手术患者,以及经多学科会诊患者均能做到麻醉万无一失,因临床麻醉总有意外或不测,但予以重视则可显著降低相关风险的发生率,常言道有备而无后患。

239. 呼吸道评估需关注的问题是什么?

【术语与解答】麻醉患者其上呼吸道是否通畅是麻醉医师迫切关注的问题,因可直接关系到面罩通气是否通畅,气管内插管有无困难,以及术毕拔管后上呼吸道是否梗阻等:①若患者呼吸道解剖结构正常,人工呼吸道则容易建立,麻醉风险可显著减少。如患者存在呼吸道解剖结构异常,风险可明显增大,一旦出现上呼吸道管理困难(传统称为气道困难),其风险更大,因此务必引起高度重视;②呼吸道评估首先咨询有无麻醉史,尤其有无插管困难记录,询问患者和家属,睡眠状态下是否存在"打鼾"现象,饮酒后睡眠"打鼾"是否加重,据统计在成人约有1/6"打鼾"患者可能出现插管困难;③急诊患者或意识不清者,应咨询其家属。此外,还应初步观察和了解以下情况。

1. 上呼吸道解剖结构　①颌骨状况:下颌骨是否存在明显后移或下颌骨正常但上颌骨前凸;②口腔状况:观察张口度大小、门齿是否过长、舌体是否肥厚等;③咽腔状况:有条件者可间接喉镜观察会厌软骨是否软化,咽腔有无狭窄等;④颈部状况:颈部是否粗短,头后仰度是否受限,有无颈部放射性治疗史(因放疗治疗患者颈部较细、咽腔显著缩窄、咽腔软组织萎缩硬化,常致使插管非常困难);⑤上呼吸道病变因素:如咽后壁脓肿、鼻咽纤维血管瘤、会厌巨大脓肿、喉乳头状瘤以及巨大声带息肉等;⑥上述患者除面罩通气可有不同程度受阻外,也增加喉镜窥喉难度,很易造成气管插管困难。

2. 下呼吸道是否存在受累或病变　如患者患有颈前部肿瘤或甲状腺弥漫性肿大,需查看是否压迫气管,气管受压是否严重和移位,以及气管内有无肿瘤占位等。

【麻醉与实践】上述呼吸道评估均为主观评估,更为可靠的应为客观评估,如全麻诱导前先给予口咽腔表面麻醉,即让患者张大口,使用1%丁卡因每隔1分钟向口咽腔连续喷雾数次,反复3~4次连续喷雾表麻,则可降低喉镜置入咽腔时产生的不适感或恶心,当最后一次表麻后2~3分钟,再将喉镜置入患者口咽腔迅速观察,其目的是能否窥视会厌,因显露会厌越清楚,气管插管越容易成功(注:此项检查有可能刺激患者出现恶心,置入喉镜后而出现恶心可使咽腔充分开大,更有利于观察会厌)。

【提示与注意】客观性评估上呼吸道是否通畅,其前提是患者口能张开,张口困难者做不到客观性评估上呼吸道的通畅度。

240. 麻醉手术患者肝功能评估有哪些?

【术语与解答】①肝脏主要有解毒、代谢与分泌胆汁等功能,还具有免疫和防御功能等,尤其解毒功能则是将有毒物质(包括药物)的绝大部分在肝脏经降解(生物转化)、处理后而使其成为无毒或低毒物质。但肝功能降低时其解毒功能则减退,体内有毒物质就会蓄积,这不仅对其他器官产生损害,还会进一步加重肝脏功能降低;②根据表22-1需要提出的是,麻醉前通过生化检验结果与血凝常规等,可初步了解肝功能损害的程度,结合患者临床表现,基本能评估麻醉与手术的风险。

表22-1　肝功能不全与麻醉手术危险因素提示

名称	轻度	中度	重度
腹水	无	可以控制	不易控制
营养状况	良好	一般	差或很差
肝性脑病	无	轻微	较重
血清白蛋白(g/L)	38～35	34～30	<30
血清胆红素(umol/L)	22～25	26～40	>40
凝血酶原时间正常值(12～14秒)	超过1～4秒	5～6秒	>6秒
大手术死亡率	<5%	5%～31%	>50%
麻醉与手术风险	小	中	大

【麻醉与实践】具有慢性肝病或肝硬化患者,其药动学与药效学常发生明显改变,其肝功能不全常伴有凝血机制异常。一般情况下,肝功能异常虽使麻醉难度有所增加(因麻醉药物均为毒性物质),且耐受麻醉与手术的能力明显下降,但通常并非成为麻醉与手术的禁忌。然而,严重肝功能不全(肝衰竭期),如临床表现为晚期肝硬化、营养不良、消瘦、贫血、黄疸、腹水、凝血功能障碍且有出血等现象,甚至发展为肝性脑病昏迷前期等严重并发症,其麻醉风险极高,应尽量改善全身情况后再考虑是否手术。

从临床麻醉而言,血清白蛋白与血清胆红素的测定较能反映肝功能受损的情况,结合凝血机制检查更为重要:①凝血功能障碍或血小板减少者不宜选择椎管内脊神经阻滞;②一般状况下肝药酶不受丙泊酚、咪达唑仑、依托咪酯等静脉麻醉药的影响,但患有肝功能不全患者如持续静脉麻醉,则会明显延长药物的降解与清除时间,既增强静脉麻醉药的效应,又延长药物的时效,故该类患者全麻维持以选择吸入性全麻药为主较合理(但氟烷禁用),静脉全麻药则以丙泊酚为妥,而肌肉松弛药则应考虑不经肝肾代谢的顺式阿曲库铵较为理想。

【提示与注意】①氯胺酮可造成肝药酶中度升高,肝病患者不宜使用;②肝功损害患者麻醉术中尽量避免缺氧,并降低应激反应,尽量减少麻醉药物的使用,尽可能不予输血,并控制感染;③血清胆红素显著增高者可使迷走神经张力增强,胆道手术中易发生胆-心反射,严重时可出现心搏停止;④在患者血清白蛋白明显下降时,麻醉药与白蛋白的结合量则减少,使其有活性药物的游离成分有所增加,从而致使麻醉药效增大,以及时效延长,故务必予以注意;⑤如肝硬化发展为肝性脑病,当中枢神经系统症状开始出现,临床一般以其程度分为四期,即从轻度意识障碍直至处于昏迷状态。如麻醉术后出现肝性脑病,有可能来自体内多种代谢产物未被肝脏降解和清除,经侧支循环进入体循环,并透过血-脑屏障而引起中枢神经系统功能紊乱(由于门静脉与腔静脉间有侧支循环存在,从而可致使大量代谢产物经门静脉血绕过肝脏直接流入体循环,这是肝性脑病发生的主要原因);⑥严重肝功能不良还可发展为肝-肾综合征,临床表现为氮质血症、少尿,以及低钠血症与高钾血症。

241. 麻醉手术患者肾功能评估有哪些?

【术语与解答】①肾脏是机体最为重要的排泄器官,全身降解产物与许多进入机体的药物大都在肾脏排泄;②肾脏功能主要指肾脏排泄体内的各种代谢产物,从而维持机体水与钠、钾、钙等电解质的稳定以及酸碱平衡的功能;③肾功能不全或减退通常是由各种肾脏疾病发展至严重阶段的病理性特征,从而导致肾脏排泄体内代谢产物与调节水、电解质、酸碱平衡等出现失调或紊乱,并表现出相关的临床症候群;④临床上将肾脏功能不全分为急性肾功能不全和慢性肾功能不全或轻度及重度肾功能损害(表22-2);⑤肾功能衰竭是指肾脏功能已处于部分或全部丧失的病变状态。此外,临床根据其发作急或缓又分为急性和慢性肾功能衰竭两种。

1. 肾脏排泄产物　①血肌酐:肌酐由内源性和外源性构成,前者是机体肌肉代谢的产物,而后者则是肉类食品在体内代谢后的产物,两种均由肾小球滤过排出体外。肾脏功能正常情况下肌酐的生成与排泄较为恒定,几乎全部随尿液排除。血肌酐正常值为 44 ~ 133umol/L;②尿素氮:是机体蛋白质代谢的主要终末产物,通常肾脏是排泄尿素氮的主要器官。成人空腹时尿素氮正常值为3.2 ~ 7.14mmol/L;③当机体肾功能减退或肾功能不全,乃至肾功能衰竭时,上述两种代谢产物在体内可明显增多。

2. 肾功能评估　①临床检测肾功能的方法有多种,其中内生肌酐清除率较能正确反映肾小球滤过率。但其检测方法较繁琐,使其应用受到限制,通常临床上常以血浆肌酐浓度的测定来反映肾脏功能,如血浆肌酐浓度在 $133\mu mol/L$ 以下,其肾小球滤过率大都正常。若血浆肌酐浓度上升一倍,提示肾小球滤过率约降低一半;②尿素氮与肌酐同时测定更有意义,如二者同时升高,说明肾脏有严重损害。

表 22-2　肾功能不全提示

名称	正常值	轻度损害	中度损害	重度损害
血肌酐(umol/L)	44 ~ 133	135 ~ 185	186 ~ 450	450 以上
血尿素氮(mmol/L)	3.20 ~ 7.14	7.5 ~ 14.28	14.64 ~ 25	25.35 ~ 35.7
24 小时内生肌酐清除率(ml/min)	80 ~ 100	51 ~ 80	21 ~ 50	< 20

【麻醉与实践】慢性肾疾病患者合并外科病变或实施肾移植者则需给予麻醉与手术,但该类患者常伴有其他脏器功能的改变或症状,如高血压、冠心病、糖尿病、贫血以及凝血机制异常等,从而使得临床麻醉较为棘手,因此麻醉医师需对手术患者肾功能做出全面评估:①一般情况下,椎管内脊神经阻滞比全麻对肾功能的影响相对小,尤其肾功能衰竭或尿毒症患者,其正常的肾单位已很少,适宜在局麻或硬脊膜外隙脊神经干阻滞下实施手术;②通常麻醉与手术对正常肾功能即使有所影响也是完全可逆的,但患者术前若已存在肾功能损害,麻醉与手术则可不同程度的加重其损害,尤其使用对肾功能有影响的药物;③肾功能不全或肾功能衰竭患者如需应用麻醉药、镇痛药、镇静催眠药、肌松药以及抗生素等,在药物的选择和剂量上均需根据患者情况予以慎重考虑,否则可能因药物或(和)其降解产物在体内堆积或过多蓄积而造成药效显著延长,乃至出现某些严重毒副作用;④麻醉医师评估肾功能主要通过对肾脏的滤过率,水、电解质与酸碱平衡的了解,以及是否存在少尿、贫血、水肿、高血压等情况,尤其血液生化检查可判断肾功能状况与损害程度。

【提示与注意】①对尿毒症患者已行血液透析而需实施手术者或为肾移植做准备而行透

析患者,麻醉医师应了解血液透析情况、效果及透析后状况,以便两者(麻醉医师与手术医师)相互配合,麻醉术中保障适宜的血容量,以及维持机体电解质与酸碱平衡;②肾功能不全患者麻醉术中有时无尿并非就是急性肾功能衰竭,如应激反应(抗利尿激素分泌增加)、尿路梗阻、脱水等也可引起无尿,需鉴别处理。

242. 麻醉手术患者心血管功能如何评估?

【术语与解答】 由于麻醉与手术对心血管功能的影响或干扰颇大,尤其心血管功能欠佳或衰竭患者,麻醉与手术甚至直接可导致心血管功能虚脱,乃至心搏停止,故麻醉前对患者心血管功能予以评估至关重要。因麻醉术中影响心血管功能稳定的因素颇多,如麻醉操作、手术刺激、麻醉药物毒性、大失血,以及缺氧、二氧化碳蓄积、水和电解质乃至酸碱紊乱等,均可直接或间接的导致心血管功能不稳,甚至异常。此外,理论上讲,心血管功能包括循环功能、心肌功能与心脏功能三部分。

1. 循环功能 一般是指心脏、血管、血容量以及肺循环与体循环之间的关系及功能。而血液在循环系统中是否有效运行则来自上述五方面是否正常,如某一功能受限或异常,即可导致循环功能障碍,如严重低血容量即能引发休克或循环功能衰竭。

2. 心肌功能 主要取决于心肌本身以及冠状动脉供血情况,如心肌受损或心肌缺血以及心肌功能不全,均可因心肌舒缩异常而影响心脏功能。而冠状动脉供血不足或中断,可直接影响心肌功能,甚至心肌梗死。

3. 心脏功能 主要包括心肌、传导束与瓣膜三者功能,其中任一功能严重障碍或病变,均可导致心脏功能不良或衰竭等。

总之,上述三者功能(循环功能、心肌功能、心脏功能)虽略有不同,但彼此之间关系密切、互为影响。

【麻醉与实践】 麻醉医师了解和熟悉上述三者功能特点、变异及病变,以及与麻醉乃至手术的关系,则对围麻醉期明确相关诊断,以及治疗与处理心血管功能的异常与各种病变尤为重要,同时还应考虑麻醉操作、手术刺激、大失血、麻醉药物,乃至缺氧与二氧化碳蓄积、水和电解质紊乱及酸碱失衡等均可造成或加重循环功能的虚脱、心肌功能的抑制,以及心律失常与心输出量降低等,从而引起整个心血管系统不稳定或异常。因此,对术前伴有心血管疾病患者,其围麻醉期心肌的保护、心肺循环的调节、血容量的稳定、血流动力学的调控等均是关键。

【提示与注意】 对于严重高血压、冠心病、心律失常以及大血管疾病手术患者的麻醉评估与围麻醉期管理务必予以重视,其目的就是防止和避免由心血管系统疾病而加重或引发其他严重并发症,乃至发生不测。

243. 睡眠打鼾患者围麻醉期需注意什么?

【术语与解答】 睡眠打鼾又称"打呼噜"或鼾症,是指睡眠后或熟睡时机体呼吸运动期间其上呼吸道(主要是咽喉部)随每次吸气而同步出现较大或很大的异常气流声音,严重者可引起阻塞性睡眠呼吸暂停综合征。

1. 打鼾原因 是由于上呼吸道结构异常,致使机体在睡眠状态期间上呼吸道软组织松弛、下垂,从而挤占咽喉腔有限的空间,当吸气时咽喉部松弛的软组织可随气流向声门方向"塌陷",并随吸气出现频率性"颤音调"鼾声,其鼾声与吸气时间基本呈正比。

2. 打鼾机制 上呼吸道结构异常(包括解剖、病变、肿物、创伤等)均可引起上呼吸道空间狭窄,而舌体又是上呼吸道中最大的软体活动性器官,当睡眠期间高级中枢神经兴奋性降低或相对抑制时,其所支配的骨骼肌均处于较松弛状态,此期间舌体可随吸气出现明显下垂(即舌后坠),而舌后坠必然压迫会厌,直接造成会厌半遮盖或全遮盖声门,最终导致会厌半遮盖与全遮盖声门交替出现,从而发出一定频率的震颤声音(即鼾声)。一旦会厌全遮盖声门时间过长,吸入气流则不能通过声门而进入下呼吸道(气管、支气管、肺泡),临床上称之为阻塞性睡眠呼吸暂停综合征,此时更加妨碍机体正常的气体交换。

3. 打鼾的危害 打鼾是上呼吸道通气不畅,即上呼吸道处于半梗阻状态,长时期的打鼾可使机体氧合不足而形成慢性低血氧症与高碳酸血症,尤其严重鼾症(阻塞性睡眠呼吸暂停综合征患者)可引起高血压,心、脑血管疾病以及心律失常、心肌梗死、心绞痛、糖尿病、脑卒中等,甚者发生猝死。

4. 易打鼾的群体 ①肥胖症:主要发生在任何年龄段的肥胖人群中;②上呼吸道疾病:如扁桃体、腺样体肥大或咽喉腔肿物等;③上呼吸道解剖或结构异常:如巨舌、舌体肥厚、小下颌等。

【麻醉与实践】打鼾患者与麻醉关系密切:①打鼾患者通常就容易进入睡眠状态,一旦使用镇静药、催眠药或少量全麻药后,一方面更容易引起睡眠,甚至呼唤不醒;另一方面咽腔软组织更加松弛而阻塞上呼吸道。故该手术患者术中给予镇静或实施全麻诱导较为棘手,甚至颇为困难,常致使麻醉医师将精力主要用于上呼吸道管理方面;②该患者若选择硬脊膜外隙脊神经干阻滞,当术中出现阻滞不全而给予镇静、镇痛药,则可出现上呼吸道半梗阻症状(打鼾明显),常迫使麻醉医师给予托下颌或安置口咽通气道;③此患者如实施全身麻醉,尤其全麻诱导后舌后坠显著(因肌肉松弛剂与麻醉药物共同作用所致),个别患者需托下颌联合安置口咽通气道尚可使上呼吸道面罩通气好转,一旦喉镜置入咽腔显露声门困难而致气管插管难度倍增或首次插管失败时,则可引起麻醉医师紧张心理倍增,因长时间气管插管未能成功,意味着患者低氧血症与高碳酸血症逐渐加重,麻醉风险或意外即将来临,必须想办法使患者转危为安。

【提示与注意】对打鼾患者,特别是严重打鼾患者,务必提高警惕,应采取呼吸道评估方法,尤其是客观评估法,即麻醉前先给予患者咽喉部1%丁卡因连续喷雾数次,以达到咽喉表面麻醉作用,然后再将喉镜置入咽腔观察是否能窥见会厌,只要会厌能显露,气管插管一般无困难,一旦会厌观察不清或无法窥视,不要盲目采取全麻诱导,尤其谨慎或禁用非去极化肌肉松弛药,以防发生不测。必要时采用环甲膜穿刺行气管内表面麻醉,以保持患者自主呼吸且神志清醒条件下经鼻腔盲探气管插管或借助纤维支气管镜引导气管插管。

244. 心功能测定如何分级且与麻醉有何关系?

【术语与解答】①凡实施手术患者,其心功能也常不一致,通常临床可粗略分为:正常、基本正常、异常或严重异常;②由于麻醉药大多抑制循环系统功能,尤其对合并心血管疾病的老年患者,故临床麻醉与心功能关系极为密切;③在非心脏手术患者中,心血管系统常见的异常病变有高血压、冠心病、心律失常及心功能不全与大血管疾病等,而且该类疾病常相互并存且互为因果。因此,麻醉医师只有通过访视、检诊及测定后,才能了解患者心功能是否正常或损害程度,以评估能否耐受麻醉与手术;④心功能测定分级与临床意义:临床心功能测定方法较多,通常简便且实用者则是根据患者活动量的耐受程度分为以下4级:

1. 心功能 Ⅰ 级 屏气试验 >30s,通常能适应各种体力活动,且活动后无心慌、无气短以及无任何不适感,该现象可评估心功能正常。

2. 心功能Ⅱ级 屏气时间为20~30s,患者虽能胜任普通体力劳动,且日常活动也不受限制,但不能耐受重体力活动,否则可出现心慌、气短,此种征象可评估其心功能较差。

3. 心功能Ⅲ级 屏气时间通常在10~20s,患者必须静坐或卧床休息,如较轻微活动即出现明显不适,且心悸、气促,提示心功能不全。

4. 心功能Ⅳ级 屏气时间一般<10s,患者通常处于端坐呼吸,肺底有湿性啰音,不能耐受任何体力活动,静息状态下即有心悸、气促等表现,说明该患者心功能已处于衰竭。

【麻醉与实践】 心功能与麻醉关系:①心功能Ⅰ级患者能耐受任何麻醉与手术;②心功能Ⅱ级患者如麻醉处理正确、适宜,且手术创伤不大,患者也能很好的耐受麻醉与手术;③患者心功能Ⅲ级者,麻醉前应做好各种充分准备,麻醉术中尽可能避免增加心肺负担,且加强围麻醉期管理和监测,以保障患者安全;④心功能Ⅳ级患者麻醉耐受力极差,择期手术必须推迟,因麻醉与手术可直接威胁其生命安全。

【提示与注意】 上述心功能分级虽传统且并非全面,但临床应用较为简便。需要强调的是,如果患者合并其他系统疾病者,务必结合其他相关检测及实验,尤其将心血管功能评估及心功能评估与相关测定相结合,以便做出切合实际的综合性评估。此外,心力衰竭患者不宜实施择期手术,但急症手术必须另有考虑,如合并心力衰竭症状的妊娠孕妇,终止妊娠是控制心力衰竭的必要措施之一。

245. 麻醉手术患者呼吸功能如何评估与测定?

【术语与解答】 ①需要实施麻醉与手术的患者,尤其伴有呼吸系统疾病者,对其呼吸功能评估与测定则是主要内容之一,因麻醉与呼吸功能的关系颇为重要;②呼吸功能评估可为术前准备与术中以及术后呼吸管理提供可靠的依据;③临床简便、实用的呼吸功能评估指标如:肺活量低于预计值的60%或通气储量百分比<70%以及第1秒用力呼出气量与用力肺活量的百分比($FEV_1/FVC\%$)<60%,患者术后有发生呼吸功能不全的可能。此外,肺功能测定虽不能对患者风险作出定量评估,但可作为麻醉手术患者的参考指标(如表22-3),当然还必须结合临床综合性判断更为实际。

表22-3 肺功能测定结果与预计术后肺功能不全的危险指标

肺功能检测项目	正常值	危险指标
肺活量(VC)	2.44~3.47L	<1.0L
最大通气量(MVV)	82.5~104L/min	<50L/min
动脉血氧分压(PaO_2)	75~100mmHg	<55mmHg
第1秒时间肺活量(FEV_1)	2.83L	<0.5L
动脉血二氧化碳分压($PaCO_2$)	35~45mmHg	>50mmHg

【麻醉与实践】 ①患者术前存在急性呼吸系统感染者,尤其小儿与老年患者,全麻术后很易发生肺部并发症,甚至致命性并发症,故择期手术必须推迟;②慢性阻塞性肺部疾病患者,其小呼吸道阻力增大,常存在有效通气面积减少与肺泡通气/血流比值失调,围麻醉期患者极易产生二氧化碳蓄积和低氧血症;③哮喘是一种常见呼吸系统疾病,术前若有哮喘病史者,其呼吸道反应性显著增高,全麻术中很易诱发细小支气管平滑肌痉挛性收缩,导致下呼吸道(尤其

细小呼吸道)阻力倍增,麻醉风险颇高;④如需临时测试肺功能,其简易方法即床旁屏气试验:让患者深呼吸数次,然后深吸气后憋气,记录屏气时间,若屏气时间超过 30 秒钟以上,提示肺功能良好;如屏气时间在 20 秒以上,麻醉一般无特殊困难。当屏气时间少于 20 秒钟,可认为肺功能不全。一旦低于 10 秒,则说明患者心肺储备能力很差,常不能耐受麻醉与手术;⑤动脉血气分析简便易行,可用于间接了解患者的肺通气和肺换气功能。此外,让患者尽量深吸一口气后,再做最大呼气,当呼气时间短于 3 秒,提示用力肺活量基本正常。如呼气时间超过 5 秒,则表明存在阻塞性通气功能障碍。

【提示与注意】①实施肺功能检查和运动试验可判断患者是否可进行一侧全肺切除术;②观察患者胸廓与脊柱是否畸形,可评估麻醉术中能否影响呼吸功能,而麻醉术后是否存在限制性通气功能障碍等。另外,心肺功能综合测试检验更能说明心肺储备能力,如登楼梯运动试验:当患者以正常速度持续登上三层楼后,若能在 10 分钟内心率与呼吸频率完全恢复至登楼前水平,且无心律失常,表明心、肺功能正常。需要强调的是,如患者已发展至肺心双重病变明显者,则较单纯呼吸系统病变更为严重,尤其已经右心衰竭者,麻醉实施与麻醉管理颇为棘手。

246. 改良 ASA 综合性分级是怎样的?

【术语与解答】目前国际上较普遍采用美国麻醉医师协会(ASA)的体格分级方法,该 ASA 分级可对术前患者的全身状况作出粗略的评估,尽管此分级存在其局限性,但目前临床上仍在应用,如加以改良与补充,则更为实际与实用。

1 级　患者主要为中青年年龄段,通常身体健康,除某一组织或器官属外科系统病变外,无其他任何疾病,故能很好地接受麻醉与手术。

2 级　患者除存在外科系统病变外,尚存在轻度的内科系统疾病,但日常活动不受限制,故也能很好的耐受麻醉与手术。

3 级　患者具有的外科系统疾病已经影响其他器官的功能,并伴有或不伴有内科系统疾病,通常致使日常活动受限,有可能对一般麻醉与手术的耐受力较差或很差,但如麻醉平稳、管理到位,一般可渡过麻醉手术期。

4 级　患者外科系统疾病严重,丧失活动能力,并已威胁其生命安全,实施麻醉与手术需冒很大风险。

5 级　患者病情危重,机体几乎已无代偿能力,随时面临死亡威胁,很难期望麻醉与手术挽救其生命。

上述分级患者若为急诊手术,分级后则加 E 来表示,其身体状况也随分级而加重,麻醉与手术风险也明显增加。

【麻醉与实践】①需要麻醉与手术的患者,麻醉医师通过查看病史、体格检查、实验室和诊断性检测结果,以及手术类型、大小、难易程度与手术时间而对患者进行 ASA 综合评估分级;②上述 ASA 分级是对患者全身状况与病情进行的综合性粗略分级,而非精确评估麻醉术中的危险;③麻醉前实施 ASA 分级,能帮助麻醉医生判断患者是否处于麻醉与手术的较佳时机或理想状态,有利于制定合理的麻醉方案,同时预测麻醉术后恢复情况;④对 3 级手术患者应做好各项准备,并对围麻醉期可能出现的并发症做好预测,并具有防范措施;⑤对 4 级患者的麻醉必须慎重,首先向其亲属讲明麻醉风险极大,随时可能发生呼吸心搏停止,让其家属理解且应有承受的能力和心理准备。

【提示与注意】尽管麻醉医生的技术、技能,乃至经验与判断能力颇有具备,但临床上没有最安全的麻醉方法,必须依照 ASA 分级预先作出评估,即使 ASA 分级中 1～3 级手术患者的麻醉也不能大意和掉以轻心,因为意外性突发事件无法预测。

(王世泉　毕燕琳　袁　莉)

第二节　麻醉风险与防范

围麻醉期相关风险除患者自身问题与手术因素外,麻醉直接风险占主要方面,主要来自麻醉方法选择失误、麻醉前准备不足、麻醉用药不当、麻醉相关设备条件欠缺,以及还与麻醉医师自身素质密切相关(如责任心、基础知识、业务能力、临床经验、技术水平等)。

247. 临床实际麻醉风险是指哪些方面?

【术语与解答】需实施麻醉的患者其自身的病理生理特点与全身状况是麻醉医师首先考虑的问题,尤其突发性意外,因处理不当常导致麻醉风险倍增,麻醉医师必须引起高度重视,并且很有必要将可知的和未知的麻醉风险向患者亲属告知,以免事后难以澄清。

【麻醉与实践】一般而言,临床上实际麻醉风险容易看得到,故可做出评估和备好相关措施以及做到相关防范。

1. 疾病所致风险　①患者除手术疾病外,若合并较严重的心、脑血管与呼吸系统疾病,以及肝、肾功能不全,乃至糖尿病与感染性疾病,其麻醉风险可显著增加;②未经系统治疗的高血压患者,其麻醉与手术期间血流动力学可急剧变化,很易发生心、脑血管意外;③缺血性心脏病患者其麻醉风险在于突发性心肌梗死;④呼吸系统疾病,如哮喘症、慢性阻塞性肺疾病,肥胖症合并肺功能下降等,则使麻醉风险增大;⑤肝、肾功能不全失代偿时,全麻用药大都在肝、肾脏代谢、排泄,患者对麻醉及手术的耐受力显著减退,麻醉风险可显著上升。

2. 特殊年龄段因素　①高龄患者其脏器功能呈老化性衰退,伴有手术疾病往往身体极度虚弱,其耐受麻醉与手术的潜能极差,尤其心血管系统异常患者,麻醉稍有不当其风险可倍增,甚至呼吸心搏停止;②小儿麻醉,特别是新生儿和婴儿,其年龄越小,手术越复杂,其麻醉风险也越大。

3. 不同麻醉阶段的风险　虽整个围麻醉期均存在着风险,但尤其麻醉诱导期间与术毕拔除气管插管后两个阶段如同飞机"起飞"与"降落",是很容易发生问题(风险)的阶段,如就呼吸道管理而言:①患者全麻诱导完毕,实施气管插管时才发现上呼吸道内在的解剖结构异常,造成人工呼吸道建立(气管插管)非常困难,但中、长效肌松药已注入体内,只能依靠面罩通气人工辅助呼吸。如果患者属上呼吸道软组织结构异常,出现上呼吸道梗阻而面罩通气不理想,甚至不能保障上呼吸道的通畅,麻醉风险已经来临;②如患者实施大部分下颌骨切除术后,上呼吸道已失去骨架支撑,术后拔除气管内插管,一旦口、咽腔软组织松弛、塌陷,上呼吸道即刻出现梗阻,若发现不及时,且处理不到位,患者生命可受到严重威胁。

4. 患者术前不合理用药与麻醉药相结合　如单胺氧化酶抑制药优降宁、异烟肼、苯乙肼等,是治疗精神抑郁症的药物,其主要的药理作用是抑制机体的单胺氧化酶,从而使多巴胺、5-羟色胺、去甲肾上腺素等在组织内积聚,致使儿茶酚胺类药物代谢缓慢。当患者麻醉期间误用儿茶酚胺药物,其循环系统增压反应可倍增,甚至出现高血压危象、脑出血,乃至死亡。因此,服用单胺氧化酶抑制药治疗的患者,必须在术前 2～3 周停药,尤其急诊手术患者务必提高警惕。

【提示与注意】总之,不论实际的麻醉风险独立存在或与潜在的麻醉风险并存,麻醉医师在医疗工作中首先针对患者所存在的实际麻醉风险作出评估,并采取相关的预防措施,以便在整个围麻醉期中基本能使存在实际麻醉风险的手术患者安全度过。

248. 临床潜在麻醉风险是指哪些方面?

【术语与解答】一般认为全身情况差、危重疑难、高龄患者、低龄患儿等虽对麻醉与手术的耐受很低,但往往会引起麻醉医师的高度重视,因此麻醉准备通常完善且充分,处理方法和过程基本及时且得当,从而使得实际麻醉风险显著降低。反之,有时患者全身状况虽然良好,但却容易导致麻醉医师的疏忽,常致使各项准备工作欠完善、不充分,从而可导致出现麻醉失误,甚至引起严重后果。

【麻醉与实践】临床上潜在的麻醉风险大致如下:

1. 麻醉前评估失误 如麻醉前访视期间对患者自身的隐患未能检诊出,导致针对性防治措施未能到位,一旦患者出现麻醉风险,又不能及时补救,以致造成无法挽回的失误。

2. 麻醉术中责任心不强 外科手术与麻醉专业有着本质的区别,手术期间手术医师一般离不开患者,且贯穿手术始终。而麻醉医师在麻醉维持阶段,当患者处于平稳期间而暂时离开患者,一旦此时患者出现突发性意外(如全麻机械通气中连接管脱开而中断通气时间过长等),由于未能及时处理和有效救治而发生并发症或死亡,麻醉医师是不能原谅的。

3. 缺乏麻醉经验与技术 临床麻醉经验与技术是长期的理论知识的积累与验证,以及长期从事临床实践的经验总结。而刚走出校门踏入临床工作的本科生、研究生,尽管基础理论较扎实,但临床经验欠缺,相关操作技能尚未熟练,如无上级医师的带教、指导,往往由于自信,甚至自负而引发麻醉风险,甚至造成不良后果。此外,麻醉专业逐步趋向细化,专科麻醉医师与非专科麻醉医师又有着较大的区别,如长期从事成年人麻醉的医师若实施小儿麻醉,就远不如小儿专职麻醉医师得心应手、处理有序,对未曾遇见的突发性异常情况就难以做到及时与恰当的处理,容易导致并发症或意外发生。

4. 急诊手术患者麻醉失误 急诊手术患者往往病情危重,且时间紧迫,须尽快实施麻醉与手术,由于缺乏了解病情和充足的术前准备,因此,急诊手术患者的麻醉并发症及死亡率较择期手术者高约2~3倍。

5. 相关设备及药品准备不足 ①如麻醉前对麻醉机未能详细检查或对初次使用新麻醉机不太了解、不熟悉就拿来使用,当全麻诱导后患者自主呼吸消失,才发现麻醉机失灵或无法通气,跟随其后的麻醉风险则是有效通气中断所导致的机体缺氧、低氧血症,乃至窒息等;②如小儿简便小手术,因患儿哭闹不予配合而无法建立静脉通路,尤其是在手术室门口外若肌肉注射氯胺酮,偶可导致喉痉挛,而严重喉痉挛必须在短时间内予以解决,这必然造成麻醉医师非常被动和棘手,因小儿极易窒息而死亡;③通常麻醉诱导期间很少用到吸引设备,但若未能提前备好吸引管与吸引器而实施麻醉,一旦出现胃液以及胃内容物反流或误吸,再寻找吸引管和安置、连接吸引器,必然延误抢救时间;④抢救药物尚未准备或未能备齐就已经将麻醉诱导药物注入患者体内(如麻醉诱导期间或之后),一旦患者心率突发降至30次/分以下或成人收缩压降至50mmHg或更低,而身边又无备好的阿托品与麻黄碱等药物,此时患者心搏停止的可能性会迅速出现,加之循环功能已"虚脱",如两者并存则会加快心搏骤停。

6. 麻醉医师与手术医生配合欠佳 如果麻醉医师与手术医生技术水平均较低,且双方都对对方的业务技能缺乏了解,一旦术中出现问题双方配合难以协调、默契,更不能及时、有效的处理突发事件,即使配合有序,但结果常欠佳,甚至失误。

【提示与注意】 由于围麻醉期潜在的麻醉风险时有存在。故常言道"大江、大河均能过得去,有时却在小河沟里翻了船",此言道出了即使具有临床经验的高年资麻醉医师也有可能出现或发生麻醉失误。因此,临床麻醉决不能掉以轻心。

(王世泉 袁 莉 毕燕琳)

主要参考文献与推荐读物

1. 王世泉主编.临床麻醉学精要.北京:人民卫生出版社,2007,22-29.
2. 王吉耀主编.内科学.第 2 版.北京:人民卫生出版社,2011,579-612.
3. 盛卓人,王俊科主编.实用临床麻醉学.第 4 版.北京:科学出版社,2009,17-75.
4. 邓小明,曾因明主编.2011 麻醉学新进展.北京:人民卫生出版社,2011,416-424.

第二十三章 麻醉期间体温管理
与人工控制性降温

体温同呼吸、血压、心率一样也是人体重要的生命体征之一。正常人体温度是由大脑皮层和体温调节中枢(下丘脑)所调控,基本保持产热与散热处于动态平衡。而正常的体温变化和体温相对稳定则是机体进行新陈代谢和生命活动的必须条件,故人体通过自主性与行为性体温调节功能以维持体温的恒定。但麻醉期间患者的行为性体温调节能力丧失,单纯依靠体温调节中枢控制机体的产热和散热难以维持体温的恒定,因此围麻醉期普遍存在着体温失衡现象。由于无论体温升高还是降低,都会对人体的内环境、正常的生理功能和药物代谢速率造成影响。因此,围麻醉期强化体温管理,维持体温相对恒定至关重要。全身麻醉下利用物理降温的方法使患者体温降至预定范围内,则可降低组织代谢、减少组织氧耗,提高机体对缺氧的耐受能力和增强对重要器官(心、脑、肝、肾)功能的保护,达到治疗与手术上的需要,这就是麻醉术中应用人工控制性降温的主要目的。然而,事物总是一分为二的,虽然麻醉期间采用低温技术可为手术治疗提供许多益处,但务必高度警惕低温也对机体产生不良影响,乃至引起并发症及意外。

第一节　麻醉期间体温变化的因素以及对机体的影响

麻醉术中患者体温是经常变化的,如机体大面积裸露状态可导致体温逐渐下降,尤其麻醉状态机体大多处于血管扩张状态,从而易使机体热量由中心区域转移至外周、乃至体表。故麻醉期间约50%~70%的患者体温可处在34.5℃~36℃之间的轻度低温状态,尤其全身麻醉患者,因此麻醉是导致机体温度失衡的主要因素之一。了解与认识麻醉术中体温变化对机体生理功能的影响,则对提高麻醉水平,减少麻醉手术患者并发症以及意外则具有重要意义。

249. 生理体温有何特点? 麻醉术中体温如何变化?

【术语与解答】①生理体温是机体生命体征之一,通常包括产热、散热与热分布三个方面;②体温主要由头颅和躯干(属核心体温)产生,四肢(外周体温)的热量则属被动体温,前者(头颅和躯干)各部分温度相对平衡(温差一般不超过1℃),而后者(四肢)各部分温度则不一致与不恒定,易受环境温度的影响,尽管周围环境的温度和机体在代谢活动中的产热可有较大变化,但机体通过产热与散热的平衡仍能维持其核心温度在36~38℃之间;③正常情况下外周体温较核心体温低2~4℃;④体温调节的主要中枢位于高级中枢神经系统的下丘脑。

【麻醉与实践】除疾病对体温产生影响外,临床麻醉与手术方式以及其他因素都可使体温产生变化,而体温过高或过低均对机体造成负面影响,所以麻醉与手术期间应密切关注体温的变化。一般而言,麻醉手术期间患者出现交感神经兴奋而心率增快、血压升高,其机体容量血管收缩可使体温有所上升;而交感神经抑制所致机体心率减慢、血压下降,其机体容量血管舒张而使体温有所降低,但麻醉术中以体温降低远多于体温升高。

【提示与注意】需要指出的是,随着麻醉与手术时间的延长,机体散热超过产热,尤其中心体温则逐渐下降,一旦两者(散热与产热)达到平衡,体温则可不再发生变化。但麻醉术后寒战的发生率增高,而寒战则可增加机体的耗氧量,并升高眼内压和颅内压等,是麻醉术后常见并发症之一。近年来由于术中保温措施的重视和阿片类药物的应用,从而致使麻醉术后寒战的发生率有所降低。

250. 如何评价麻醉术中低温对机体代谢的利弊关系?

【术语与解答】机体代谢与体温的高低直接相关,如人体的代谢率随体温的降低而下降。一般情况下:①体温每降低1℃,基础代谢率下降6%~7%。如体温降至30~28℃时,耗氧量可减少30%~45%,体温继续降低,机体耗氧量减少更多。由此可见,低温状态机体可更好地耐受缺氧;②低温时组织耗氧量(VO_2)和二氧化碳生成量(VCO_2)均降低,温度每降低1℃,VO_2降低约5%,VCO_2则降低5%~9%;③动物实验发现体温低于20℃时,机体耗氧量仅是常温时的15%;④机体多数生理、生化反应都在酶的促反应下进行,酶促反应随体温降低而受到抑制。此外,机体相关器官的酶促反应对温度的要求也不一。

【麻醉与实践】围麻醉期低体温其利、弊并存:①由于低温对机体代谢产生一定影响,因此,麻醉术中实施低温时应常规在全身麻醉并配合肌肉松弛条件下进行,以防止降温过程中的寒战反应;②低温其优点在于,如某些手术患者(心脏、大血管高难度手术等)低温麻醉术中可因降低机体代谢率和减少氧需从而对高级中枢神经系统(脑)低灌注则有保护作用。此外,低温用于脑复苏患者颇有裨益;③中心温度每下降2℃,则可使肌肉松弛药维库溴铵的作用延长

2 倍以上,主要是药代动力学的改变而不是药效动力学的变化。而阿曲库铵则对中心温度的依赖较少,如中心温度下降 3℃,其作用时效仅增加 60%;④控制性低温可治疗与处理麻醉术中意常因素引起的体温增高,如甲亢危象、恶性高热等;⑤低体温可增加丙泊酚的血浆浓度,由于体温降低可使药物代谢减慢,故全麻手术患者往往苏醒延迟,从而致使患者在麻醉恢复室的停留时间延长。

【提示与注意】①麻醉术中低体温可使麻醉药代谢显著减缓,尤其全身麻醉患者其术毕神志恢复明显延迟。在低龄小儿(新生儿、婴儿)低体温则可引起严重并发症;②椎管内脊神经阻滞患者因麻醉术中意识常处于清醒状态,且很少监测其体温,因此该手术患者的体温降低而不被麻醉医师所觉察则是很常见的,故需注意;③低温过程中如发生寒战,机体耗氧量不但不降低,反而增高,甚至可超过耗氧基础值的 300%。因此麻醉术中或麻醉术后以及人工控制性降温期间务必防止寒战的发生。

251. 低温对机体生理功能有何影响及麻醉术中有何危害?

【术语与解答】低温对机体综合性影响取决于体温降低的程度。

1. 轻度低温(35~32℃)　可表现为中枢神经系统抑制、基础代谢率降低、心动过缓或寒战,同时患者可能出现语言障碍、记忆不清、共济失调、情感淡漠等。

2. 中度低温(32~27℃)　临床表现为意识水平进一步抑制,而生命体征处于中等抑制,同时可出现心律失常等。

3. 重度低温(低于27℃)　患者各生命体征可出现严重抑制,呼吸停止、昏迷,甚至心搏停止。

【麻醉与实践】麻醉术中哪些患者容易存在低体温的危险:①新生儿、婴儿由于体表面积与体重之比较大,从而容易导致低温;②老年患者其自主神经调节功能降低,加之下丘脑体温调节中枢功能退变,故容易引起低温;③脊髓损伤患者由于自主神经系统与内分泌系统功能可出现紊乱,因此也容易引发低温。

【提示与注意】①低温可使外周血管收缩,且组织灌注减少,从而致使脉搏血氧饱和度(SpO$_2$)监测可靠性降低;②低温引发的寒战,从而使机体耗氧量倍增;③低温可使高级中枢神经抑制显著,故全麻患者术毕苏醒可明显延迟;④处于低温状态的机体由于代谢缓慢,全麻患者除全麻药物作用延长外,辅助用药肌肉松弛剂作用同样延长,因术毕肌力恢复缓慢,故患者机械通气时间则延长,而且患者滞留在麻醉恢复监护室的时间也延长。

252. 麻醉术中患者体温下降的因素有哪些?

【术语与解答】低体温的定义为机体温度低于 36℃,而低温则是机体中心温度低于 35℃。低体温或低温这在麻醉与手术患者中常见,其主要因素有以下几方面:

1. 年龄　小儿与老年其体温调节中枢功能较差,较低环境温度下更容易引起体温下降,尤其新生儿、婴儿体温调节功能发育尚不健全,且皮下脂肪少、产热低,而体表面积相对较大,故容易散热。

2. 环境温度　如手术室温度在 18~21℃,处于此环境的患者一般 1~2 小时后其中心体温可降至 36℃或以下。

3. 手术操作　之所以胸腔与腹腔手术容易产生低体温,是因为较长时间的胸腔或腹腔开放,尤其给予大量 36℃以下液体冲洗,均能使体温明显下降。

4. 静脉补液、输血　室内环境中的液体其温度一般较体温低,尤其输注未加温的库血,更易使体温降低。

【麻醉与实践】麻醉术中除上述因素引起体温下降外,麻醉本身又可加重体温降低:

1. 全身麻醉　①全麻药物本身所致意识丧失和机体处于松弛状态,则意味着行为性体温调节机制被抑制,故可使体温下降。此外,此时的体温随环境温度的变化而变化;②抑制高级中枢神经系统的全麻药可同时抑制位于下丘脑的体温调节中枢,加之全麻药大都不同程度的直接扩张血管,故使机体产热减少,散热增加,从而全麻患者均存在不同程度的体温下降。此外,全身麻醉大都辅助肌肉松弛药的应用,而骨骼肌松弛则减少了肌肉热量的产生,同时增加机体热量的丧失。

2. 椎管内脊神经阻滞　无论硬脊膜外隙脊神经干阻滞,还是蛛网膜下腔脊神经根阻滞,均可使阻滞区域内的交感神经抑制,使得约占整个机体 1/2(患者下半身)的骨骼肌松弛与容量血管扩张,从而双下肢及部分躯干热量迅速弥散,并致使核心体温重新分布(核心热量向双下肢转移),故机体生理性温度逐渐降低。因此,临床椎管内脊神经阻滞所致低体温并非少见,尤其选择椎管内脊神经阻滞实施大手术与长时间的手术患者,甚至可出现显著的低体温。

3. 全麻复合硬脊膜外隙脊神经干阻滞　两者麻醉方法复合,较单纯全麻或单纯硬脊膜外隙脊神经干阻滞更早出现体温下降。

总之,临床上麻醉手术患者出现低体温颇为常见,主要由麻醉药物应用与体表裸露面积过大以及手术室环境温度降低所致。

【提示与注意】①临床上椎管内脊神经阻滞所引起的体温降低常不被认识,容易被麻醉医师所忽视,而且单凭患者临床表现也难以及时发现。因此,为保障患者安全,体温监测应纳入所有麻醉患者为妥;②由于适宜的温度和湿度是维持患者正常体温的基本保障,故手术室环境温度应调控在 21～25℃为宜,相对湿度为 50%～60%。如手术室环境温度在 21℃以下,患者在麻醉状态则容易出现体温过低,尤其小儿与老年患者;③甲状腺功能减退或下丘脑疾病患者麻醉术中容易出现低体温。

253. 麻醉术中患者保温方法与措施有哪些?

【术语与解答】围麻醉期体温降低的发生率颇高,往往对机体生理功能产生一定的影响,尤其全身情况差的患者(包括小儿和老年患者),当体温过低甚至危及生命。故围麻醉期提倡或积极给予适宜的保温,则对维持麻醉手术患者体温平衡和减少体温过低所引起的并发症及意外均有着重要意义。

【麻醉与实践】如无手术或临床特殊要求,麻醉术中患者其中心体温应维持在 36～37℃。此外,临床具体保温措施有:①根据年龄调制好手术室适宜温度,尤其小儿和老年患者其手术室环境温度不宜过低;②根据室内温度决定是否给予体表加盖敷料;③术中冲洗腹腔或胸腔应将冲洗液加温,以 38℃为适宜;④库血温度较低,应以加温后输注为妥;⑤必要时可采用变温毯、空气加热器等;⑥早产儿与低体重新生儿麻醉与手术应直接在保温床上实施为宜。

【提示与注意】麻醉术中虽应有相关保温措施外,但保温期间需注意矫枉过正。

254. 麻醉术中患者体温监测的部位有哪些?

【术语与解答】麻醉术中体温监测是生命体征监测之一,首先需正确选择体温的监测部位,方能准确地反映机体的中心温度。用于体温监测的部位包括以下几方面:

1. 皮肤　只能监测一般体温,因不能准确反映机体中心温度,因此有可能低于中心温度 $2 \sim 3\,^{\circ}\!C$ 。

2. 腋窝　由于腋动脉处于此处,且腋窝临近躯干,故一般较中心温度低 $1\,^{\circ}\!C$ 左右。

3. 鼻咽　因离颈总动脉较近,则能较准确地反映颅脑的温度(包括中心温度)。

4. 食管　监测探头置于食管下 1/3 处,所测得的参数能准确反映机体中心的温度。

5. 直肠　通常不能快速反映机体温度的变化。

6. 膀胱　尿量较多时膀胱温度接近于中心温度。

7. 鼓膜　因鼓膜更接近颈总动脉,所以鼓膜温度可准确地反映机体的中心温度,但置入探头时应避免鼓膜穿孔。

8. 肺动脉　肺动脉漂浮导管能准确地测定机体中心温度,但价格昂贵,而且为有创性,故临床应用较少。

综上所述,皮肤与腋窝温度通常体现机体的基本体温,而鼻咽与食管温度可评估颈总动脉与脑的温度,以及心脏大血管的温度。此外,体温监测除有利于及时发现体温降低或升高外,更有意义的是可帮助提早发现和诊断恶性高热。

【麻醉与实践】①一般而言,患者麻醉时间超过 30 分钟或手术超过 1 小时以上就应给予体温监测,尤其小儿与老年患者;②患者进入手术室时其体温大都基本正常,但经过麻醉与手术后体温则可发生变化,通常以低体温为多见,一般较基础体温低 $0.5 \sim 2\,^{\circ}\!C$,尤其低龄小儿和老年患者麻醉术中更易发生体温下降;③无论采取何种麻醉方法,凡手术时间超过 1 小时者,均应实施体温监测为妥;④体温监测不应仅仅局限于麻醉术中,术后患者在麻醉恢复室恢复期间仍需监测体温。

【提示与注意】麻醉术中监测体温颇为重要,因体温较低或过低易致全麻过深和术毕苏醒延迟,而体温增高则使机体代谢增高,乃至惊厥,以及一些其他并发症发生。由于腋窝温度测量简便易行,当鼻咽、食管、直肠、膀胱以及鼓膜和肺动脉温度不能测量时,可以替代之。

(王世泉　蒋丽丽　于同仁)

第二节　人工控制性降温麻醉

由于适度低温有利于机体组织器官的保护,一些重要器官手术则需要人工控制性降温,以降低机体代谢和减少组织器官灌注和氧耗,从而保护重要组织器官避免缺血、缺氧性损害,并创造手术创造条件。人工控制性降温是以物理的方法降低全麻患者的体温称为人工控制性降温麻醉。一般温度低至 $28\,^{\circ}\!C$ 时机体代谢率可降低 50% 。而实施人工低温,一方面能降低器官的氧需和氧耗,稳定细胞膜,减少毒性产物的产生,有利于器官的保护;另一方面,当低温引起器官血流量的明显减少,亦会产生一些无氧代谢的产物,如乳酸等而造成机体不利影响。

255. 如何调控麻醉手术患者较为理想的降温幅度?

【术语与解答】传统的低温治疗观念认为:①低温的主要机制是低温导致的代谢功能抑制。因此,通常较过分的强调低温要足够低,并维持时间较长。然而,中度低温乃至深度低温均存在许多风险,尤其可导致患者室颤等严重性心律失常的发生;②低温可增加血液粘稠度,引起凝血功能障碍,易发生出血或梗死;③低温能引起全身性免疫功能低下,可造成术后肺部感染等并发症。正因为上述原因而限制了其临床应用。近些年来研究发现,脑低温的保护效果并非与脑温成线性关系,而轻度的脑低温可获得超出预料的脑保护作用。因此,亚低温治疗成为现代低温治疗中被普遍接受的观点。此外,国内外实验室和临床研究证明,认为33℃低温是机体脏器缺血性损伤保护效果较为合理或较为理想的温度。

【麻醉与实践】麻醉术中应根据患者病情与手术操作的需求,尽可能使人工控制性降温因个体需要而降至较为合理或较理想的程度。

【提示与注意】术毕麻醉恢复期复温也应合理化、理想化。

256. 人工控制性降温有哪些方法?

【术语与解答】人工控制性降温主要包括两方面:即降温原则与降温方法。

【麻醉与实践】人工控制性降温必须在全麻达到一定深度方可开始降温。

1. 降温原则　麻醉期间控制性降温的基本原则为:①避免产生寒战反应;②给予充分的肌肉松弛药;③适当应用外周血管扩张药(末梢血管扩张良好);④避免应用易引起心律失常的麻醉药物;⑤低温的划分有许多指标或标准,人们习惯认为35~32℃为次常温,32~28℃为浅低温,28~20℃为深低温,20~15℃为超深低温。

2. 降温方法　目前较为推崇的是亚低温,该温度按其原理分为药物降温和物理降温,后者根据其途径又分为:体表降温、体腔降温与血液降温三类。

(1)药物降温:一般通过服用各种退热药物来控制体温。常用的药物有乙酰氨基酚、阿司匹林、氯丙嗪等。特点是使用简便,但降温效果有限,通常用于发热患者退烧或用于其他低温技术的辅助降温措施。

(2)物理降温:根据其途径又分为以下几种:①冰水浴降温法:如全麻诱导气管插管完成后,将事先铺垫在患者身下的水袋四周提起,倒入带有冰屑的冰水,维持水温0~4℃,小儿4~6℃,使整个人体或身体的部分浸泡在冰水中,患者冰浴时间约10~15分钟,以便使机体中心温度(鼻咽或食管温度)降至33±1℃,当撤掉冰水浴后将患者体表水分用毛巾擦干,停止降温后体温仍继续下降,可达2~5℃不等。此种方法也可用于深低温停循环技术,将患者浸泡冰浴时间延长,中心温度可降至更低(如20℃),但安全性存在争议。此外,该种降温法需将耳廓、手指、足趾、会阴等保护好,以防止冻伤;②冰袋、冰帽降温法:将冰袋安放至全麻手术患者躯干根部的大动脉血管处(如颈部、腋窝、腹股沟等处),并将冰帽固定头颅处,该方法降温缓慢,且一般很难使体温降至31℃以下,但很少发生寒战反应。停止降温后,体温续降较少,一般在1~2℃;③体腔降温法:采用冷却的无菌生理盐水(0~4℃)灌入胸腔或腹腔进行灌洗降温,此法操作上有一定难度,而且冰水直接接触心脏会发生心室颤动或其他严重心律失常;④变温毯降温法:将变温毯预先置于手术台上,患者仰卧于变温毯上,变温毯具有降温和升温作用,主要适用于浅低温或低温的维持。

(3)血液降温:静脉输注冰冷液体,即输注4~6℃的乳酸钠林格氏液,以20ml(kg·h)速度从中心静脉输注,一小时后中心温度可降至33℃±1℃。此技术操作简便,温度容易控制,效果较为可靠,但有些手术患者受输液量的限制,其降温程度受限。

(4)体外循环降温:该种技术是利用体外循环机中的变温器进行血液流动降温,能迅速且较准确地达到所需求的温度,降温期间不必担心室颤和心搏停止,且心脏复苏容易并有保证,以及复温时间明显缩短。但该技术应用较复杂,主要适应于心脏直视手术。

【提示与注意】麻醉术中降温期间和低温维持期间务必保障三点:①避免寒战反应;②使骨骼肌完全松弛;③组织末梢血管扩张良好。

257. 人工控制性降温的适应证有哪些?

【术语与解答】麻醉中实施人工控制性降温,其主要目的是降低机体的代谢率,提高机体重要器官对缺血、缺氧的耐受能力,减少麻醉与手术并发症,保障围麻醉期患者安全,这就需要选择人工控制性降温的适应证。

【麻醉与实践】临床麻醉期间实施人工控制性降温主要用于以下手术患者。

1. 心血管手术 ①控制性低温广泛应用于心血管手术,主要降低机体耗氧量,延长循环暂停时间,以不致损害脑与其他重要脏器的功能,有利于心脏及大血管手术;②低温与体外循环相结合扩大了心血管手术的范围,某些大血管手术常温下侧支循环的血运可能不足以供给组织的需要,而低温后则能满足氧供需的平衡,如降主动脉狭窄、颈动脉狭窄修补术等。

2. 神经外科手术 低温能降低脑代谢、脑氧耗,减轻脑水肿,降低脑血流量及颅内压,有利于颅内手术。

3. 其他 ①肝、肾手术:肝与肾耐缺氧较差,常温下一般阻断肝血流时间不超过20分钟,阻断肾血流时间则不超过40分钟,尤其在肝、肾功能异常时,耐受缺血、缺氧能力更差。若要延长阻断时间,则需要采用低温;②创伤大、出血多的手术:如用于切除大动脉瘤或进行大血管手术及移植等;③控制患者高温:适用于麻醉期间各种因素引起的体温增高,如甲亢危象、恶性高热等;④心、肺、脑复苏术:当呼吸心搏骤停后,采用物理性浅低温,尤其是应用冰帽,可降低脑耗氧量、减轻脑水肿、降低颅内压、抑制氧自由基的产生及脂质过氧化等,有利于脑功能的保护。

【提示与注意】由于人工控制性降温有利有弊,故除合理性选择适应证外,务必防范低温所引起的各种异常症状和并发症。

258. 为何人工控制性降温必须实施监测?

【术语与解答】人工控制性降温期间必须实施生理功能监测,以避免相关并发症发生。

【麻醉与实践】生命体征监测在人工控制性降温期间颇为重要,就人工控制性降温麻醉而言,其相关监测有:①体温监测:由于低温期间机体各部位温度下降程度不同,有时需要同时监测几个部位的温度,如利用专用的探头放置鼻咽、食管、直肠等处,以持续监测中心体温;②心血管功能监测:包括心率、心律、动脉压、中心静脉压、肺动脉压、脉搏血氧饱和度(SpO_2)等;③其他:如呼气末二氧化碳($P_{ET}CO_2$)、尿量、电解质以及血气分析等。

【提示与注意】机体皮肤温度与中心体温之间温差变异大,且难以预测,而口腔及腋窝测温往往受限,因此,临床较为常用的是鼻咽和食管温度的监测。

259. 人工控制性降温终止后复温方法有几种?

【术语与解答】当手术操作已不再需要低温时,复温即可开始。

【麻醉与实践】临床上一般常用的复温方法有以下两类。

1. 缓慢复温方法 若术中曾有组织、器官的血流灌注量不足或曾有缺氧,复温的速度应酌情减慢,该复温方法所需时间较长,如:①使低温患者安置在较高温度的室内环境中使其缓慢复温;②将敷料或毛毯以及棉被包裹患者逐渐复温等。

2. 快速复温方法 一般情况下,如患者循环功能健全,脉搏强而有力,实施快速复温是安全的。①电热毯或变温毯:术前将电热毯或变温毯铺在手术台上,复温时接通电源,温度控制在45℃以下,有利于机体低温的恢复;②加温液体:将输入体内的液体通过变温器,使液体温度达 36～37℃时滴注;③血液转流法:心内直视手术结束后,血液通过变温器(40～42℃)后转流;④高频电透热法:患者周围安置红外线暖风机,使体表和中心温度同时升高。

【提示与注意】 ①复温过快、过高也易出现不良反应,通常以升至 34～35℃可停止复温,后期让机体自身自然回升。但小儿复温以回升至 36～36.5℃为宜;②深低温患者复温更不能过快,以 0.5℃/h 为妥;③复温期间仍需密切监测心电图,注意有无房、室传导阻滞或室颤的发生。此外,血流动力学监测、中心静脉压、血气分析及尿量的监测同样重要,应调控在正常范围。

(王世泉　蒋丽丽　于同仁)

第三节　人工控制性降温常见并发症

人工控制性降温其主要优点是增强机体对缺氧的耐受力,对重要器官有保护作用,但操作不当或存在失误则可引起严重不良反应或并发症,常见并发症有:①御寒反应:当体温在较短时间内降低时,机体为保持恒温而发生应激反应,一般以交感神经兴奋为主,此时机体耗氧量可剧增。其防范措施可加深麻醉和提前应用肌肉松弛药;②心律失常:如心动过缓或心动过速以及频发性室性早搏,甚至室颤等均可发生,应对症予以处理;③酸中毒:应根据血气分析予以纠正;④避免组织损伤:如机体组织末梢血运不丰富,很容易引起冻伤,故人工控制性降温期间应保护好耳廓、手指、足趾、会阴。上述并发症可由人工控制性降温直接造成,通常容易防范。而由人工控制性降温间接引起的并发症往往容易忽视,故需予以注意。

以下回顾早年三例人工控制性降温而产生的相关并发症案例,以供临床参考。

260. 人工控制性降温期间为何能发生室颤?

【案例与回顾】 ①患儿男,11 岁,36kg。术前诊断臀部巨大神经纤维瘤,拟在控制性低血压和低温全麻下行纤维瘤切除术;②术前手术台上置冰浴袋和电热毯,实施冬眠麻醉技术,术中监测有创动脉压、中心静脉压和鼻咽部体温;③全麻诱导后行机械通气、控制呼吸,冰浴袋内加 0～4℃冰水,20 分钟内体温由 36.4℃降至 31.8℃。停止冰浴后体温继续下降,15 分钟后体温降至 29.1℃,此时患儿心率减慢,心电图显示:多元性室性早搏,血压降低,静脉注射适量阿托品、麻黄素和多巴胺后无明显效果,考虑为体温过低引起,故立即开始复温,随后心电图显示为室颤。急行胸外心脏按压,静脉注射肾上腺素 1mg,并体外除颤(200J×3 次)后,恢复窦性心律;④该患儿以电热毯复温达 31℃时停止复温,手术继续进行,且麻醉手术顺利;⑤患儿术后恢复良好,间断随访半年无神经、精神并发症。

【讨论与分析】 ①巨大神经纤维瘤切除术出血多,控制性低血压是减少出血的重要措施,在控制性降压的同时配合低温,可防止低血压所导致的重要脏器损伤,提高麻醉手术的安全性。但实施低温时需要防止体温降得过快、过低,尤其对于小儿或体重轻的患者更应警惕;②本例患儿体重 36kg,冰浴降温比较容易,虽然体温降到 31.8℃时停止降温,但降温之后的体温续降时体温达 29.1℃,已经接近心脏的室颤值,在出现多元性室性早搏后易发生室颤。因此,对于低体重和小儿患者,体温下降不宜过低,同时应防止停止降温后大幅度的体温续降。

【防范与处理】 ①心律失常是低温时常见的并发症,室颤是低温时最严重并发症;②低温时室颤不仅容易发生,而且一旦发生处理比较困难。因此,在实施控制低温麻醉时应适可而止;③在考虑到低温的益处时,更要想到低温的不良反应,不可一味地降低体温;④低温麻醉时一旦发生室颤,应立即除颤,在除颤的同时应进行复温,以纠正酸碱失衡和电解质紊乱,维持血流动力学稳定,改善冠状动脉血流。一般当体温升高到30℃时,除颤效果容易成功。若体温过低,除颤不易成功;⑤降温同时应准备复温的措施,此例患者发现体温过低时用电热毯复温,显然复温速度太慢。若同时应用周身适度热水充浴,体温可能恢复较快,则可避免发生室颤。

需要提出的是,低温麻醉时有许多原因可引起室颤,在纠正室颤时应综合分析,尤其注意以下几个方面:①密切监测体温:室颤的发生与体温本身有密切关系。体温在30℃以上时极少发生室颤,28~26℃时易发生室颤,低于20℃时基本无例外地发生室颤。此外,体温越低,室颤的性质越顽固,纠正越困难;②纠正酸碱平衡失调:低温麻醉时无论酸中毒还是碱中毒,都可引起室颤,此时维持酸碱平衡是防止室颤的重要措施;③纠正电解质紊乱:低温时心肌细胞对于钙离子尤为敏感,补充外源性钙离子时应慎重,低温时低血钾和高血钙均易导致室颤;④外周神经异常:低温时过度出现的迷走神经抑制或交感神经兴奋均有可能促发心律失常,低温麻醉时应确保二者之间的平衡;⑤麻醉药的作用:低温时巴比妥类麻醉药易诱发室颤,氟烷和甲氧氟烷较恩氟烷和异氟烷更易引起室颤。

261. 人工控制性降温术后拔管过早为何能导致呼吸抑制?

【案例与回顾】　①患儿女,5岁,21kg。术前诊断为肝脏巨大血管瘤(12cm×14cm×15cm),拟在低温全麻下行肿瘤切除术;②患儿入手术室后常规静脉全麻诱导气管内插管,控制呼吸15次/分,术中间断以潘库溴铵维持肌肉松弛。术中监测有创动、静脉压和体温,输注4℃5%葡萄糖生理盐水400ml用以降温,体温由37.1℃逐渐降至34.6℃;③术中出血约750ml,输血800ml;④术后测鼻咽温度34.3℃,此时静脉注射新斯的明与阿托品混合液拮抗残余肌松药作用,用以减浅麻醉深度,但患儿无自主呼吸动作。由于估计为低体温所致,故给予热水袋复温,3小时后鼻咽温度达36.3℃,患儿出现微弱的自主呼吸动作,但不能耐受气管插管刺激,应用适量呼吸兴奋剂(氨茶碱)后自主呼吸无明显改善,且患儿烦躁。拔除气管插管后患儿安静,但自主呼吸逐渐消失,即刻再次气管内插管,控制呼吸。测量直肠温度为35.1℃,应用电热毯继续复温。2小时后鼻咽温度37.7℃、直肠温度36.4℃时,患儿自主呼吸恢复正常,气管插管拔除后护送回病房。

【讨论与分析】　①本例患儿体重低,采用的麻醉降温技术是较为正确的,应用4℃5%葡萄糖生理盐水400ml降温效果也比较理想。术后测鼻咽温34.3℃时患者无自主呼吸,麻醉医师采取继续复温的策略是得当的,继续复温至鼻咽温达36.3℃时患儿有微弱自主呼吸,应用呼吸兴奋剂后不仅没有达到兴奋呼吸的作用,反而导致小儿烦躁,在没有观察自主呼吸的情况下拔除气管插管,导致拔管后的呼吸再度抑制。此种情况下应该给予小剂量镇静药,待患儿安静后根据自主呼吸的情况决定是否拔管;②虽然术后复温至鼻咽温度为36.3℃,但直肠温度为35.1℃,说明小儿的中心温度仍处于较低状态,加之较低体温其体内残留麻醉药仍发挥一定作用,故导致了拔管后呼吸再度抑制。当鼻咽温37.7℃,直肠温36.4℃时自主呼吸正常,提示必要时术中监测体温时应同时监测鼻咽温和直肠温,复温后应以较低的中心温度作为标准为妥(如直肠温度),以避免中心温度相对较低的情况下过早的拔除气管插管。

【防范与处理】　①低温麻醉时自主呼吸的恢复时间比常温麻醉延长,其原因是多方面的,首先低温时肌松剂的半衰期延长。研究发现体温降低2℃时维库溴铵的作用时间延长2倍,阿曲库铵延长60%。提示低温麻醉时宜适当减少肌松剂的用量,拔除气管插管后应严密观察残余肌松作用;②低温同时增强吸入麻醉药和静脉麻醉药的药效,致使麻醉作用时间延长。而体温每降低1℃,氟烷和异氟烷的最低肺泡有效浓度(MAC)降低5%,当大脑温度在20℃时,不需应用任何麻醉药其患者即处于深度麻醉状态(MAC=0);③条件允许可将患儿转送至麻醉恢复室继续行机械通气呼吸支持,以等待拔管时机。

262. 人工控制性降温恢复期发生躁动与寒战为何能引起严重心肌缺血?

【案例与回顾】①患者男,67岁,65kg,术前诊断为腹膜后巨大肿瘤,拟在低温全身麻醉下实施手术治疗;②患者术前合并冠心病,曾有多次心绞痛病史,心电图显示多导联ST-T缺血性改变;③患者入手术室后常规全麻诱导气管内插管,实施机械控制通气,以静-吸复合全麻维持。术中继续应用保护心脏功能的药物,并监测有创动脉压、中心静脉压、心电图和鼻咽温度;④降温措施则采用冰浴降温联合输注冰液体降温技术,鼻咽温度从36.1℃逐渐降至33.4℃停止降温;⑤手术历时8小时,术后护送回ICU后采取电热毯和热水袋复温,术后3小时鼻咽温达35.5℃,患者苏醒,但不能耐受气管插管的刺激,出现烦躁和寒战。拔出气管插管后患者仍烦躁,且伴有严重的寒战反应,此时血压高、心率快,心电图显示心率126次/分,伴有房性和室性早搏,ST段较术前明显降低。继续复温,且应用镇静、镇痛药,静脉滴注硝酸甘油,4分钟后患者安静,1小时后温度达36.2℃,寒战反应逐渐减弱,2小时后温度达36.8℃,寒战反应逐渐消失,血压和心率则恢复正常,心律失常消失,ST段恢复到术前水平,10天后患者痊愈出院。

【讨论与分析】①低温麻醉苏醒期出现寒战反应,主要表现为肌肉紧张且间断性颤抖,皮肤血管强烈收缩、血压升高、心率增快、机体耗氧量急剧升高;②本例患者术后回ICU继续实施复温,鼻咽温度在35.5℃时麻醉转浅,患者苏醒,同时寒战反应可引起肌肉收缩,并牵拉刀口诱发剧烈疼痛,加之强烈的气管插管刺激,从而易导致患者烦躁,两者(寒战和烦躁)并存可使血压升高、心率增快,心肌耗氧量增多,其结果造成心肌缺血性损伤,故心电图ST段进一步降低;③该例患者的烦躁也可能是心绞痛发作所致。经充分镇静、镇痛和静脉滴注硝酸甘油后患者安静,提示低温麻醉时温度未恢复到生理水平时应该继续保持足够的镇静深度,可防止低体温苏醒后患者出现剧烈的寒战反应。复温到36.8℃寒战反应消失,血流动力学稳定,说明维持正常生理体温是预防寒战反应的主要措施;④寒战反应时心电图显示房性或室性早搏和ST段改变,待寒战反应消失后该心律失常消失,ST段恢复满意,表明寒战反应能增加心肌耗氧量,若处理不及时往往导致心肌进一步缺血,甚至诱发心肌梗死。

【防范与处理】低温麻醉恢复期仍是麻醉管理的关键时期,该患者寒战反应多由于麻醉减浅,中心体温尚未恢复至正常生理体温而产生,故处理的主要措施可临时加深麻醉且继续复温,或应用逆转寒战的药物与升高体温同步进行,而治疗寒战的相关药物有:①哌替啶:一般成人静脉注射20~30mg或0.35mg/kg;②曲马多:通常以1~1.5mg/kg与生理盐水稀释至10ml静脉注射,患者多在5分钟内寒战消失;③镁离子是钙通道生理性拮抗剂,能阻止钙离子内流而阻止体温下降,静脉给于镁制剂(硫酸镁25~30mg/kg)后可刺激体温调节中枢,以降低寒战反应阈值,从而抑制寒战的发生。此外,可乐定或毒扁豆碱也可用于预防寒战反应,但其抑制寒战反应的机制仍不清楚,有可能是抑制血管床突发性剧烈收缩而降低寒战的阈值所致。

(王世泉　于同仁)

主要参考文献与推荐读物

1. 吴新民主编. 麻醉学高级教程. 北京:人民军医出版社,2009,552-558.
2. 吴安石,岳云主译. 成人围手术期麻醉学. 北京:人民卫生出版社,2007,96-99.
3. 王世泉,王明山主编. 麻醉意外. 第2版. 北京:人民卫生出版社,2010,395-402.
4. 罗自强,谭秀娟主编. 麻醉生理学. 第3版. 北京:人民卫生出版社,2011,150-157.
5. 邓小明,曾因明主编.2009麻醉学新进展. 北京:人民卫生出版社,2009,623-629.

第二十四章　麻醉术中控制性降低动脉血压

　　所谓麻醉术中控制性降低动脉血压(简称控制性降压)是指麻醉术中在保障重要脏器供血、供氧的前提下,采用相关药物或/与麻醉技术等,有计划、有目的地将手术患者的平均动脉压降低,至于降至何种程度与持续多长时间则应根据实际情况来决定。控制性降压的主要目的是为了减少手术部位的渗、出血,以保持清晰的术野,从而提供和改善手术操作条件,并减少异体血的输入。当终止控制性降压后,患者血压可以自行迅速回复至正常水平或麻醉前状态,且不产生永久性器官损害。近年来关于输入异体血易感染相关疾病,以及血液自身保护的观念已被普遍接受,因此使得控制性降压技术的应用比过去备受重视。

第一节　控制性降压技术的应用问题

　　麻醉术中控制性降压通常以血管活性药和麻醉药物为主,并结合相关麻醉方式及其他辅助方法,以合理的互补性措施方能达到确切的降压效果。因此,了解和熟悉各种降压方法有利于控制性降压的实施与合理化应用。

263. 控制性降压理论基础是什么？

　　【术语与解答】①维持机体血压的基本要素包括:心输出量(CO)、总外周血管阻力(TS-VR)、血液容量、血管壁弹性,以及血液的粘稠度;②机体在相对稳定的情况下其平均动脉压

（MAP）可用心输出量乘总外周血管阻力（TSVR）表示：即 MAP = CO × TSVR。依照此理论，在将总外周血管阻力降低而保持心输出量不变的情况下可达到降压的目的；③机体组织灌流量主要随血压和血管内径的变化而改变，如血压降低，其灌流量也减少，其公式如下：

$$机体组织灌注量 = \frac{\pi \times 血压 \times (血管半径)^4}{8 \times 血液粘稠度 \times 血管长度}$$

由于机体血液粘度与血管长度一般不会改变，因此，可认为组织器官的血流灌注量随血压和血管半径的变化而增减。从上述公式可估计血压每增加 1 倍，血流量也可提升 1 倍。但血管半径增加 1 倍，其血流量则可增加 16 倍。所以，尽管血压有较显著的下降，只要血管半径增大，则能保障组织器官血流灌注量不变，甚至有所增加。这一理论为麻醉术中实施控制性降压提供了安全依据。

【麻醉与实践】临床上控制性降压是麻醉医师使用相关药物与技术，将全身状况正常的手术患者的收缩压人为地降低至 90 ~ 80mmHg 或者使其 MAP 减低至 65 ~ 55mmHg。如此降低血压虽对循环系统存在一定抑制，但在所限定的时间内一般不至于使机体重要器官（心、脑、肾、肝）出现缺血、缺氧性损害（尤其麻醉术中脑代谢率降低，且供给纯氧情况下脑耐受低血压的能力增加）。当终止控制性降低血压后，其血压可迅速恢复至正常范围或降压前状态，而且不产生相关并发症及其他不良后果。

【提示与注意】目前认为，控制性降压安全限度其 MAP 为 55 ~ 65mmHg，其依据是此时脑血流量自主调节能力仍能保持。一旦 MAP 低于该限度，脑血流量就会随动脉血压的降低而减少，有可能产生脑缺血、缺氧而影响脑功能。

264. 控制性降压有何临床意义？

【术语与解答】现今之所以控制性降压技术临床应用较为广泛，是因为该技术有着许多优点，其临床意义在于：①可降低机体失血，减少异体输血或使输血量明显降低（包括降低输血费用）；②血液丰富的组织或器官的手术，通过控制性降压，可降低血管壁张力，以减少手术操作可能导致的血管壁破裂，尤其创造清晰的手术视野，从而明显的缩短手术时间和提高手术质量。

【麻醉与实践】麻醉期间人为地降低手术患者的动脉血压，并能随意性控制降压的程度和持续时间，这对临床大多数手术患者与手术医师术中操作而言颇有意义。而对麻醉医师而言，除做好麻醉管理外，还要根据手术进程与患者的具体情况至始至终的调控患者的血流动力学，尽可能的使血流动力学控制在合理的、乃至较为理想的状态。

【提示与注意】尽管控制性降压有着许多优点，但控制性降压并非机体正常的生理状态，故控制性降压的低限标准与精确的持续时间还有待于今后进一步研究确定。

265. 何谓生理调节控制性降压？

【术语与解答】①利用体位的改变、机械通气的血流动力学效应，以及心率和体循环血容量的变化等生理性方法，配合使用相关血管扩张药物，以使控制性降压更为合理，而这些简单而有效的生理性调节方法有助于减少单纯依靠降压药物可能引起的负面影响；②将手术部位安置高于心脏水平，可使流入操作部位血管床的灌注压有所降低、血流量有所减少；③通过改变患者的呼吸通气情况以影响静脉血回流，如机械控制通气时 $PaCO_2$ 的降低可引起循环血中儿茶酚胺浓度的减少；④降低体温，如应用冷生理盐水静脉输入可使微循环血管收缩，以减少创面渗、出血;⑤高度精神紧张患者进入手术室其血压可反射性显著增高,此种麻醉或手术恐惧症心理性高血压则需要良好且耐心的思想疏导,并结合适宜剂量的镇静药,以及结合血管舒张药和β受体阻滞剂,以便将血压调控至适宜程度。

【麻醉与实践】临床麻醉实践中,控制性降压实际上有三层目的,其一,是为手术操作创造条件;其二是为减少患者失血;其三则是调控患者交感神经过度兴奋以及各种原因所致的缩血管反应。而生理性调节控制性降压则是麻醉医师临床应用措施之一。

【提示与注意】围麻醉期患者实施控制性降压需具体情况具体对待,且因人而异,既不能"僵化",又要灵活;既要具备相关技术,又要具有相关技巧。其总的目的是合理性降压、理想化降压。

266. 控制性降压对生理功能有何影响?

【术语与解答】动脉血压是血液流动的驱动力,若动脉血压降低至某一临界水平时,即使动-静脉压差依然存在,但血管内血流基本停止,故这一临界压力值称临界闭合压,其数值约为20mmHg。因此,只有维持一定高度的动脉血压以推动血液正常的流动,并维持血管开放,才能保障全身各脏器、组织的血液供应,维持机体正常的新陈代谢。当动脉血压显著降低时,组织、器官供血可明显减少,其缺氧也逐渐加重,一旦血压消失,则是机体死亡的前兆。所以,维持机体可允许的血压低限,对保障机体重要器官有效灌流量具有极其重要的生理学意义。

【麻醉与实践】麻醉术中控制性降压对机体重要器官生理功能的影响:

1. 中枢神经系统　①由于脑是机体代谢率最高的器官,静息状态脑组织平均耗氧量约占全身耗氧量的20%,而脑组织对血液中氧的摄取率远高于其他器官,故机体缺血、缺氧时脑首先受到损害。加之脑的能量储备十分有限,故对缺血、缺氧耐受性极差。如循环停止后,机体氧和葡萄糖的供给中断,原已储存的ATP和糖原在数分钟内即可耗尽,致使脑组织很快丧失其功能,从而易导致不可逆性脑损害。因此,控制性降压期间,最大的顾虑是脑供血不足和脑缺氧;②当MAP低于55mmHg时,脑血管的自动调节功能可能消失,有发生脑缺血、缺氧的危险。但全麻期间脑代谢降低,若保障呼吸道通畅,吸入氧浓度增加,脑氧供需平衡,即使MAP短时间低于55mmHg时,也可提高脑对低血压的耐受力。

2. 心血管系统　①心肌的血液供给来自左、右冠状动脉,冠状动脉主要在心室舒张期供血,正常冠状动脉在心室舒张期其血流量可达70%;②控制性降压时,因动脉压下降,心排血量减少,虽可影响冠状动脉血流量,但冠状动脉有自身的调节能力,在灌注压降低的情况下,心肌可按代谢需要改变血管阻力。此外,外周血管扩张和阻力降低,可减轻心脏负荷,从而减少心肌耗氧量;③随着动脉压下降,可反射性引起心动过速,从而使心室舒张时间缩短,冠状动脉血流进一步减少,此种氧供下降与氧耗增加的结局对冠状动脉有病变的患者则不利,甚至十分有害,故患有冠心病者应尽量避免控制性降压或将血压控制在允许范围为妥。

3. 肝、肾功能　①正常肝血流灌注量的20%来自肝动脉,80%则来自门静脉,而肝脏为非自主调节性器官或自身调节功能有限,控制性降压期间肝血流减慢则容易出现灌注不足,从而易使肝细胞缺氧,尤其肝功能不良患者;②肾血流量具有良好的自身调节能力,通常MAP不低于75mmHg时或处于75mmHg时,肾小球滤过率基本保持不变,其肾血流灌注仍可满足肾功能代谢需要,虽尿量可能暂时减少,但血容量正常者停止降压后其尿量可迅速恢复。

4. 其他　如对眼的影响,MAP下降至一定程度且维持一定时间,则可引起眼内压降低,个别患者麻醉术后出现视力模糊,偶可发生失明。

【提示与注意】实施控制性降压,保障机体内足够的有效循环血量,是维持重要器官灌注的必要条件。

267. 控制性降压适应证与禁忌证有哪些?

【术语与解答】为保障手术患者的安全,临床上应根据患者全身情况、病情特点、基础血压程度以及手术要求全面权衡,必须严格把握控制性降压的适应证与禁忌证。

1. 适应证　近些年来随着知识的更新,麻醉技术与技巧以及手术熟练程度的提高,控制性降压适应证也有所扩展,临床应用更为广泛。①大血管手术:如动脉导管未闭、主动脉瘤、主动脉缩窄切除术等临近心脏的大血管手术(以便降低血管壁张力),以及其他各种血管瘤(如颅内血管瘤、脑血管畸形等);②出血多与止血困难手术:如头颈部、骨盆、脊柱侧弯矫正手术、巨大肿瘤、脑膜瘤与全髋关节成形术,以及复杂的眶内肿瘤手术等。又如骨科脊柱肿瘤、骶骨肿瘤或骨盆病变手术渗出血较多,而术野止血较有难度,尤其复杂手术失血量颇多,甚至渗出血可达 3000~6000ml,乃至上万毫升;③要求术野清晰的手术:如显微外科手术、中耳手术、鼻内窥镜手术及颌面部整形手术等;④其他情况:如宗教信仰者或拒绝输血的患者,以及大量输血有困难或血源紧张,甚至存在输血禁忌证的患者。此外,嗜铬细胞瘤手术切除前也需控制性降压。

2. 禁忌证　由于临床上是根据病情特点和全身状况而实施控制性降压,故目前临床认为控制性降压一般无绝对禁忌证,只是控制性降压的程度不同而已。此外,若麻醉医师对控制性降压技术应用不熟悉,则应视为绝对禁忌。但从全方位考虑仍将以下患者列为相对禁忌证或禁忌证:①伴有重要脏器功能损害的患者,如严重心脏病、严重高血压冠心病患者、严重肝肾功能损害、脑血管疾病等;②全身情况很差的患者,如晚期肿瘤、严重贫血、严重糖尿病、低血容量、休克,以及严重呼吸功能不全患者;③患有哮喘患者实施控制性降压避免使用 β-受体阻滞药。总之,临床麻醉中上述患者血压应控制在允许范围内即可,且保持持续性稳定为宜。

【麻醉与实践】由于麻醉药本身具有循环抑制作用,所以实施控制性降血压务必根据患者全身状况、病情特点与手术要求综合性考虑,首先应掌握控制性降压的适应证。此外,因麻醉药本身可使血压不同程度的降低,故临床麻醉中上述列为相对禁忌证或禁忌证的手术患者即使不采取控制性降压,其动脉血压也往往下降,尤其复合性麻醉用药甚至有时因动脉压过低还需使用缩血管药物予以纠正。

【提示与注意】如控制性降压适应证与禁忌证掌握不严、降压措施管理不善,则易引起相关并发症,甚至出现意外,务必予以关注。

(王世泉　董　河　薛　峰)

第二节　控制性降压临床常用方法

临床上用于控制性降压方法主要有三种,即扩血管药物应用、全麻药物本身对循环功能的抑制,以及硬脊膜外隙神经干阻滞使其麻醉平面过高。因后者(硬脊膜外隙脊神经干阻滞)用于控制性降压范围较窄,且可控性差,故临床主要采取前两种方法为主。

268. 怎样应用扩血管性药物控制性降压?

【术语与解答】扩血管药物能直接作用于血管平滑肌,致使血管平滑肌松弛而产生血管舒张作用：

1. 硝普钠 ①该药为强效、速效血管扩张药，对阻力血管（小动脉）与容量血管（静脉）平滑肌均有直接松弛作用，故能迅速降低血压；②静脉用药其降压速度直接与注射速度呈正比，由于该药作用时间短暂，故停止用药后约 5 分钟其降压作用则消失；③降压时需调整剂量与速度，使血压降至所需水平即可，通常采取微量泵输注方法用于控制血压达到需要水平；④该药也可产生快速耐药性，但降压期间可伴有反射性心率增快；⑤硝普钠大剂量、长时间应用可使其代谢产生的氰化物蓄积，其浓度与硝普钠的用量呈正相关，氰化物与细胞色素氧化酶结合，则干扰细胞电子传递，可导致组织缺氧，称氰化物中毒，严重者危及生命。如果出现恶心、呕吐、肌肉痉挛或抽搐，血压不易恢复正常等症状，应立即停药，并给予纯氧吸入，同时使用 50% 硫代硫酸钠 25ml 或维生素 B_{12} 进行治疗。

2. 硝酸甘油 ①此药能直接松弛各种平滑肌，尤以血管平滑肌为主，故扩张容量血管作用突出，静脉血管扩张后则使回心血量降低，心排血量减少、动脉压下降；②硝酸甘油虽不产生毒性产物，但降压效果个体差异较大，对部分患者效果不理想，控制降压效果较硝普钠差；③硝酸甘油通常稀释后分次注射或静脉滴注，以及微量泵持续泵入。

3. 三磷酸腺苷（ATP） ①ATP 是人体内一种生理性代谢物质，主要为机体提供能量；②腺苷则是其代谢产物，ATP 的降压作用也是通过腺苷来实现，腺苷降压作用较 ATP 强，目前临床上多主张直接应用腺苷来替代 ATP；③腺苷具有扩张外周血管作用，以扩张小动脉为主，可使心脏后负荷明显降低，一般不影响心脏前负荷及心室充盈，并可增加冠状动脉和脑血流量。

4. 艾司洛尔 ①可选择性阻滞 β_1 肾上腺素能受体，为速效、超短效 β 受体阻滞剂，其药理作用主要是抑制窦房结与房室结的自律性、传导性，而对心肌则无明显作用，故对室上性心动过速的治疗效果较好；②对房颤患者可减慢房室传导，延长不应期，降低心室率；③艾司洛尔在体内起效迅速，作用持续时间短暂，能明显降低心率，然而降低血压并不显著。但与硝酸甘油等扩血管药物搭配应用可降低扩血管药物所致的心率增快；④由于部分患者对艾司洛尔存在着明显心动过缓作用，故严重房-室传导阻滞、心源性休克、失代偿充血性心力衰竭患者禁用。此外，尚未得到控制的哮喘症或慢性阻塞性肺部疾病患者禁用，以及勿与碳酸氢钠等碱性溶液配伍。

5. 镁制剂应用 如镁离子可阻断钙离子通道，抑制钙离子进入血管内皮细胞，从而使血管扩张。此外，镁离子同时降低血管对交感-肾上腺素能物质反应的敏感性，致使交感神经节冲动传递障碍，从而使血管扩张。

6. 其他药物的应用 如前列腺素 E_1、酚妥拉明、尼莫地平等，都可用于控制性降压，尤其相互搭配应用可起到互补作用。此外，有文献报道，钙通道阻滞剂尼卡地平也可用于控制性降压，而该药能在降压的同时还具有脏器保护作用，即增强脏器耐缺血的能力，减少低血压期间脏器损害的发生率，以及抑制血小板聚集和血栓素分泌的特点。

【麻醉与实践】控制性降压大都在气管插管全身麻醉下进行，由于全麻药均存在着不同程度的心血管功能的抑制，故麻醉术中控制性降压结合上述药物的应用，一般则能产生满意的控制性降压。此外，因气管插管全麻以纯氧机械控制通气，体内氧分压（PaO_2）较呼吸空气可提高 3~5 倍，即使出现一过性、严重性低血压（如收缩压短暂达 55mmHg），也不会产生重要脏器损害，故较为安全。此外，扩血管性药物用于术野范围较清楚的大血管手术，以及能采用止血钳或电凝止血的手术为宜。

【提示与注意】麻醉术中采用扩血管药物实施控制性降压需要注意的是：①硝普钠用于控制性降压其水溶液极不稳定，应用时注意避光。如用量大于 $5.0\mu g/(kg \cdot min)$ 者，应监测动脉血气，以防止代谢性酸中毒。此外，肝功能明显障碍患者不宜选择硝普钠控制性降压，以避免氰化物中毒；②硝酸甘油具有扩张脑血管以及增加颅内压的作用，故对颅压增高患者慎用；③由于硝普钠与硝酸甘油用于控制性降压均存在不同程度的心率增快效应，故结合超短时效 β-受体阻滞剂艾司洛尔应用效果更佳；④扩血管药物不适宜用于管状视野或弥漫性渗出血手术患者的控制性降压，如鼻内窥镜手术、中耳手术、脊柱手术等，因尽管收缩压下降满意，但术野微细血管扩张仍渗出血不止，故采用吸入性全麻药七氟烷控制性降压为妥。

269. 怎样采取麻醉药物实施控制性降压？

【术语与解答】由于许多麻醉药均存在剂量相关性血压下降，该降压效应主要因其对心肌收缩力的抑制与对动脉血管平滑肌的松弛而产生血管扩张作用所致。因此，临床经常选择相关麻醉药物用于控制性降压。

【麻醉与实践】①麻醉术中控制性降压是麻醉医师基本操作技能之一。为便于循环管理与降低手术出血，现今临床主要以静-吸复合全麻为基础，采取吸入麻醉剂七氟烷以加深麻醉来达到允许性、适宜性循环抑制，从而降低外周血管阻力而实现控制性降压，故静-吸复合全麻则是较理想的麻醉选择；②无论是静脉复合全麻，还是静-吸复合全麻，手术患者全麻诱导后均产生不同程度的血压下降，甚至血压下降颇为显著，如不给予切皮刺激，其低血压可持续较长时间。因此，麻醉术中选择性应用麻醉药物可用于控制性降压。

1. 静脉全麻药 丙泊酚具有较强的循环功能抑制作用，可直接通过抑制心肌收缩与扩张外周血管双重作用而致使血压明显降低，尤其在增加输注剂量时以及对年老体弱或有效循环血量不足的患者时更为显著。故将该药单纯用于麻醉术中控制性降压不适宜，但该药与吸入全麻药搭配复合应用，则显示出其互补优越性。特别是多种药物相互组合，如丙泊酚与吸入全麻药、麻醉性镇痛药及肌肉松弛药四种构成，随着麻醉深度的递增，则可产生控制性降压作用。

2. 吸入全麻药 该类药物用于控制性降压优于扩血管药物，主要特点有：操作简便、降压迅速、可控性强，且基本无"血压反弹"现象，临床通常采取以下吸入全麻药用于控制性降压。

(1)异氟烷：对循环系统的抑制低于恩氟烷与氟烷，通常麻醉不深时其血压往往稳定。但增加其浓度则能松弛血管平滑肌，降低外周血管阻力，从而使血压下降，故临床上可用于手术患者的控制性降压。其降低血压程度与麻醉深度呈正比，但单纯以异氟烷作为控制性降压，较难使血压控制在预期水平，因此一般需与其他麻醉用药相结合(如丙泊酚、麻醉性镇痛药以及肌肉松弛药或钙通道阻滞剂等)。此外，异氟烷一般不引起心输出量明显下降，也能维护良好的脑代谢率。

(2)七氟烷：由于该药血/气分配系数低，故较异氟烷诱导迅速而降压作用更快，可控性更佳。目前七氟烷作为吸入性全麻药用于控制性降压，较其他吸入性全麻药以及扩血管药物均理想。临床主要以静-吸复合全麻为基础，采取吸入麻醉剂七氟烷加深麻醉来达到允许性、适宜性循环抑制，从而达到控制性降压，最终致使手术野动、静脉小血管压力下降，以减少渗出血，并创造手术操作条件。此外，增加吸入七氟烷的浓度加深麻醉而达到控制性降压的方法优于单纯应用扩血管药物(硝普钠、硝酸甘油等)控制性降压,因后者(扩血管药物)所致细小血管弥漫性扩张仍可使手术野明显渗血,从而使控制创面出血和改善手术条件不佳。

(3)地氟烷:降压作用也类似于异氟烷与七氟烷。

3. 局麻药用于硬脊膜外隙脊神经干阻滞　该麻醉方法可使阻滞平面内的血管扩张,从而产生一定程度的血压下降。如下腹部以上平面的硬脊膜外隙脊神经干阻滞可使交感神经阻滞,可引起腹腔血管扩张,下半身回心血量减少而使平均动脉压有所下降。此外,应用硬脊膜外隙脊神经干阻滞技术与血管扩张药物结合,可用于控制性降压,适宜于腹部以下及盆腔手术,以减少失血量。

【提示与注意】①静脉全麻配合七氟烷应用(即静-吸复合全麻)可作为现今临床某些手术患者术中控制性降压的适宜用药。如鼻窦镜手术是在腔隙内操作,属管状视野,对于该手术渗出血实施止血颇为困难,而硝酸甘油或硝普钠虽能控制性降压,但外周小血管扩张作用往往使渗出血更多;而静脉全麻加用七氟烷吸入,则可使平均动脉压顺利降至适宜程度,即采用加深七氟烷麻醉深度用以降低鼻腔黏膜渗出血,尤其体现出七氟烷在控制性降压中减少腔隙术野创面渗出血优于扩血管药物。如需快速达到血压控制,则可通过提高吸入全麻药浓度和增加氧流量;②自体血液稀释也是减少出血的有效方法之一,由于术前禁饮食可使血液浓缩,而血液稀释(手术前先输入一定量液体)可将血液黏滞度降低,术中可明显减少血液有形成分的丢失(如红细胞、血小板等)。临床已证实,血液稀释与控制性降压结合搭配应用,比采取单一技术更能减少出血;③若有必要可采取综合性措施,即麻醉方法、控制性降压(扩血管药物)、自体血液稀释、降低温度与止血药物相结合;④无论全身麻醉还是硬脊膜外隙脊神经干阻滞,均可产生不同程度的降压作用,在此基础上可与血管扩张药物联合应用,不但能减少降压药的使用剂量,还可使降压作用更为平稳。另外,麻醉医师除应具备熟练的麻醉技术和正确处理血流动力学急剧改变的能力外,还应与手术医师充分配合,合理地进行控制性降压。

(王世泉　董　河　薛　峰)

第三节　控制性降压安全问题

术中实施控制性降压其安全必须放在首位,故安全限度是原则。尽管全身状况及体温正常患者平均动脉压(MAP)的安全低限为 65～55mmHg 或基础血压的 1/2 以上,但个体差异或突发性不测难以防范,故不能以此作为降压程度的安全标准。实施控制性降压并非机体自身生理性调节,加之存在年龄、全身状况、病情不同,以及个体差异等问题,使得控制性降压是有一定限度的,不能为满足手术条件而不顾患者的安全,应牢记患者安全必须放在首位。

270. 控制性降压原则是什么?

【术语与解答】控制性降压对机体脏器功能的影响较为复杂,而且常与降压的方法、降压的程度以及降压的持续时间密切相关。此外,当 MAP 低于机体器官自身调节血流灌注能力最低限度时,该器官血流灌注会随血压的下降而减少。因此,一般降压的程度应以维持心、脑、肾等重要脏器得到基本有效灌注为原则。如 MAP 低于 60mmHg 时,血管自主调节能力则开始丧失。所以,在临床应用中,降压限度仍以 MAP 保持在 70～60mmHg 较适宜,且降压期间必须实施全程、持续性血流动力学监测,以便予及时调控。尤其对伴有心、脑血管疾病者,降压安全范围更小,给此类患者实施控制性降压,应权衡应用该技术的利弊关系,并必须明确安全界限(其安全界限应提高),以保障患者安全。

【麻醉与实践】全麻术中实施控制性降压,其限度应以维持心、脑、肾等重要脏器得到基本有效的灌注血流为原则。

1. 脑 因低血压对脑循环血量及灌注压影响很大,故脑缺血是控制性降压的主要危险,尤其对伴随糖尿病脑血管疾病的患者。

2. 心脏 正常的冠状动脉血流循环有一定的自身调节能力,通常冠状动脉血流通过心肌代谢活动进行调节,故冠状动脉正常的患者应用控制性降压很少发生心肌缺血,除非舒张压降至 40mmHg 或以下。但已存在心肌缺血患者其冠状动脉自身调节能力减弱或受损,而冠状动脉血流与灌注量又直接依赖灌注压的改变,所以理论上讲心肌缺血患者不宜实施控制性降压,但有选择的控制性降压可使其血压较基础值稍有所下降并不影响心肌代谢功能,因全麻术中纯氧通气可使冠状动脉血氧含量提高 4~5 倍。

3. 肾脏 正常的肾血流量可使肾脏具有良好的自身调节能力,一般平均动脉压在 75mmHg 或以上可维持正常的肾小球滤过率,当 MAP 在 75~55mmHg 虽可出现少尿或无尿,但血流灌注量仍能基本满足肾脏的代谢功能,如停止控制性降压,可很快恢复其尿量。

总之,在临床麻醉术中,控制性降压限度仍以 MAP 保持在 70~60mmHg 折中程度较适宜,且降压期间必须全程实施持续性血流动力学监测,以便予及时调整控制性降压。

【提示与注意】①控制性降压标准以渗出血明显减少或大血管张力显著减低为妥,不宜非得将 MAP 降至 65~55mmHg;②采用扩血管药物降压应使血压逐渐下降为宜,切勿骤然降低;③无论采取扩血管药物控制性降压,还是采用麻醉药物控制性降压,其降压与低血压回升均应缓慢或逐渐进行,以便使机体脏器均有一个适应的过程,以防止血压骤降或骤升可能导致的不测;④控制性降压持续时间越短越好,一般以 30~60 分钟较安全;⑤停止控制性降压后,当血压恢复升高时应注意再出血倾向;⑥加强病情监测,预防可能发生术后反弹性出血,以及肾功能损害,乃至冠状动脉或脑动脉血栓等并发症。

271. 如何关注控制性降压中血容量的问题?

【术语与解答】控制性降压期间,血容量丢失过多必须及时补充,若通过减少血容量而达到控制性降压则是极其危险的,可能会导致机体组织、器官血液灌流量严重不足,甚至产生不可逆性器官功能损害。因此,控制性降压期间,首先需要在手术过程中保障患者足够的有效循环血量,以维持组织、器官功能的正常。此外,还应尽量精确估计失血量,以便及时应用晶体与胶体溶液进行等量或稍过量的补充,可有利于防止控制性低血压期间出现低血容量。

【麻醉与实践】全麻术中控制性降压患者应根据机体需要补充血容量(如晶体液、胶体液或浓缩红细胞等),以维持机体重要脏器的有效灌注,因在有效循环血量不足的情况下实施控制性降压,可造成动脉血压骤降和组织、器官灌注不足,从而易发生相关并发症。

【提示与注意】①控制性降压期间若出现低血容量,将加重组织、器官的灌流量不足,必须予以注意;②适宜程度的补液可使粘稠度高的血液轻度稀释,可防止控制性低血压期间血流缓慢而容易形成血栓;③当出现血压急骤下降时,应及时查找原因,一般与单位时间内扩血管药物过量有关,还应充分考虑有效循环血量不足的可能性。

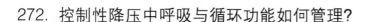

272. 控制性降压中呼吸与循环功能如何管理?

【术语与解答】在控制性降压期间,肺内分流量和无效腔量均有可能增加。因此,供氧必须充分,潮气量和分钟通气量以机体正常的 $PaCO_2$ 而定,因 $PaCO_2$ 过高或过低均可造成脑缺血、缺氧。当 $PaCO_2$ 过高,脑血管可扩张,颅内压则增高,脑灌注压则降低;若 $PaCO_2$ 过低,脑血管可收缩,脑血流量减少。此外,降压后毛细血管动-静脉直接通道分流,微循环内的血流量降低,容易引起组织细胞缺氧。另一方面,对长时间、大剂量应用硝普钠降压期间,可能产生氰化物蓄积,有可能使组织对氧的摄取能力下降。所以,控制性降压期间应增加吸入氧浓度,提高动脉血氧分压,以保障组织、器官充分氧供。

【麻醉与实践】①全麻术中控制性降压期间,需给予机体充分供氧,并维持 $P_{ET}CO_2$ 或 $PaCO_2$ 在正常范围;②患者重要脏器存在功能性损害者若需控制性降压,应把握降压的幅度,除缓慢、平稳、逐步的降压外,不宜直接将 MAP 降至 65～55mmHg 或 55～50mmHg,应先降至 85～70mmHg 观察是否满足手术需要,如有不足,再继续降压;③即使未合并心、脑、肾、肝、肺功能异常的患者,其控制性降压时间也不宜过长,必要时可稍给予提升,以免加重脏器功能的损害,从而造成不良后果;④老年患者、高血压患者、血管硬化患者控制性降压幅度不应超过原收缩压水平的35%(通常降低约30%～33%左右),在满足手术要求的前提下尽可能维持较高且适宜的血压水平。

【提示与注意】①冠心病患者其冠状动脉扩张能力降低,加之冠状动脉斑块形成及狭窄,采取控制性降压可直接减少心肌的血流灌注,尽管硝酸甘油可通过扩张冠状血管而改善心肌血流灌注,仍易导致心肌缺血、缺氧;②一般而言,伴有缺血性心血管疾病患者原则上不宜采取控制性降压,但可考虑使血压调控在允许范围内或采用其他减少出血的方法。

273. 麻醉术中控制性降压需要哪些监测?

【术语与解答】临床上无论何种控制性降压方法都是非生理性的,必须具备相关监测措施,以便保障患者安全。通常使用的监测手段包括:有创动脉压、心电图、脉搏血氧饱和度(SpO_2)、呼气末二氧化碳($P_{ET}CO_2$)、尿量与血气分析,对出血较多的手术患者还应监测中心静脉压(CVP)、电解质、体温与血球压积等。①有创动脉血压监测可持续性了解血流动力学的动态变化,随时指导血管扩张药物的增减以及麻醉药物的用量;②心电图可提示降压期间心肌灌注与缺血情况;③尿量是简单而重要的控制性降压监测指标,对评估术中及术后患者血容量有重要帮助,降压期间不可长时间内无尿,至少应保持尿量 1ml/(kg·h)。

【麻醉与实践】①采用控制性降压技术大都或必须实施有创动、静脉监测,以便随时能观察血流动力学的变化;②需控制性降压患者术前应了解病情与血压状况,以便决定麻醉术中降压的程度及合理低限,并在麻醉前使用抗焦虑及镇静药物,以减少术前精神紧张而引起的儿茶酚胺释放所致的血压增高。同时需要连续动态生命体征监测(如血压、ECG、SpO_2、$P_{ET}CO_2$、尿量等);③麻醉术中进行控制性降压前,首先做到麻醉平顺,无血流动力学剧烈波动,静脉输液通畅,患者血容量正常,且机体供氧充分,无二氧化碳蓄积。

【提示与注意】为保障全麻术中患者生命安全,在控制性降压期间必须且全程进行全面监测。

(王世泉　董　河　薛　峰)

主要参考文献与推荐读物

1. 徐启明主编. 临床麻醉学. 第 2 版. 北京:人民卫生出版社,2008,153-162.

2. 王世泉,王明山主编. 麻醉意外. 第 2 版. 北京:人民卫生出版社,2010,384-394.

3. 邓小明,姚尚龙,于布为,等主编. 现代麻醉学. 第 4 版. 北京:人民卫生出版社,2014,1788-1802.

第五篇　临床麻醉与手术疾病

　　不同年龄、不同疾病、不同部位的手术以及伴有不同内科疾病均存在不同的病理生理,而非住院手术患者麻醉术后须离开医院。因此,临床麻醉除围绕其专科手术的特点与患者的全身状况以及病理生理而实施麻醉与管理外,还应关注以下问题。

　　1. 专科手术有着各自的专业特点,故存在各自麻醉的特殊性。

　　2. 小儿年龄越小其呼吸道解剖结构及脏器功能相对发育不良且脆弱,尤其新生儿、婴儿年龄段,因此,该年龄段围麻醉期注意力应聚焦在呼吸道通畅与呼吸功能以及体温变化方面。

　　3. 老年患者全身各器功能随年龄递增而逐步衰退,尤其心血管功能对麻醉药的耐受能力显著降低,围麻醉期很易发生心律失常与血流动力学急剧变化,故临床麻醉应加强循环系统功能的监测。

　　4. 危重疑难患者与特殊患者其本身病情特点的复杂性、严重性,从而承受麻醉的刺激能力明显下降,其实施麻醉难度与麻醉风险并存。

　　5. 非住院手术患者麻醉术后必须掌握离院标准,否则患者安全存在严重隐患。

　　总之,只要麻醉医师对各专科手术患者的病理生理、手术特点、全身状况以及注意事项均做到了全面地了解和熟悉,才能提高临床麻醉质量和保障手术患者的安全。

第二十五章　临床麻醉方法

　　临床上通过不同途径给予麻醉药,机体可产生不同的麻醉作用和麻醉范围。一般而言,将全麻药通过静脉注射或呼吸道吸入以及肌肉注射而抑制高级中枢神经系统,从而使人的意识丧失,则称为全身麻醉。如经椎管内注射局麻药可作用于发自脊髓的外周神经根或神经干,分别称之为蛛网膜下腔脊神经根阻滞与硬脊膜外隙脊神经干阻滞。而机体深部组织定位或定点注射局麻药,以阻滞外周神经干的延续部分神经丛(如经神经丛或臂神经丛),则称为颈神经丛阻滞或臂神经丛阻滞等。通常皮下组织注射局麻药临床上称为局部麻醉。上述也是麻醉方法的分类,尽管麻醉方法不同,但其目的是使手术区域无痛。

第一节　全身麻醉

　　将全麻药经呼吸道吸入或静脉注射以及肌肉注射途径给予后,经吸收、分布透过血-脑屏障而作用于高级中枢神经系统,致使患者意识在所规定的时间内丧失,达到手术或治疗目的时停止全麻药使用,以便使患者能在短时间内苏醒,恢复到手术前或治疗前的状态,且不遗留以高级中枢神经(脑功能)为主的后遗症,这一麻醉方法过程和状态称为全身麻醉。全身麻醉过程包括诱导、维持与苏醒三个阶段。全身麻醉适用于各种手术患者,也常用于接受某些有创性或刺激性检查的患者等,因此全身麻醉是临床上最为常用的一种麻醉方法。全身麻醉效果的确切必须具备无意识、记忆缺失、躯体无活动以及自律性反射减退。全身麻醉又有多种方法,通常根据患者病情、年龄、手术特点及麻醉医师操作熟练程度而决定。

274. 静脉全麻、吸入全麻、肌肉全麻各有何特点?

【术语与解答】静脉全麻、吸入全麻与肌肉全麻各特点简述如下:

1. 静脉全身麻醉　①是指完全依靠静脉麻醉药而达到全麻目的的一种麻醉方法(简称静脉全麻,也称全凭静脉全麻);②静脉全麻是将所选择的全麻药注入静脉系统,经血液循环透过血-脑屏障作用于高级中枢神经系统(脑组织),从而产生意识丧失的麻醉方法;③静脉全麻的成熟及临床应用得益于静脉超短效药物的开发和基于药代动力学和药效学研究而进步的静脉给药技术;④静脉全麻诱导后,采用一种或多种短效静脉麻醉药复合应用,以间断或连续静脉输注法维持麻醉,以创造手术条件,达到手术要求;⑤临床上静脉全麻一般是复合用药,若对于一种麻醉药物的使用情况较为简单(如单纯丙泊酚静脉全麻),可以较为准确地预计其药效与作用时间,但对于复合用药而言则较难以预测,因复合用药可产生协同、相加或拮抗等药效学改变;⑥虽单纯应用一种静脉全麻药能解决部分小手术或表浅手术,但不可能满足中等以上的所有手术需要,故临床上通常将静脉全麻药与阿片类镇痛药以及肌松药复合应用,但至少有一种是抑制脑功能的全麻药,即静脉全麻其基本组合有全麻药(如丙泊酚、咪达唑仑等)、麻醉性镇痛药(主要为芬太尼类)和肌肉松弛药(以非去极化类为主),该麻醉方法则能解决所有手术问题,因此,是目前临床上使用颇为广泛的全麻方法;⑦静脉全麻其理想程度则是以最小剂量的静脉全麻药确保患者术中意识消失(无知晓),再辅以足够剂量的镇痛药以及肌肉松弛药减弱或消除患者对手术创伤的应激反应,以便为手术操作创造条件。临床上静脉复合全麻的优、缺点表现如下:

(1)优点:①麻醉效能强、起效迅速:如静脉快速诱导,经过极短暂的臂-脑循环时间基本能达到全麻效应;②静脉全麻无刺激感:除丙泊酚存在一定的血管刺激性疼痛外(但可被少量利多卡因抑制),其他静脉用药患者均易于接受,而且较其他麻醉方法舒适;③操作较简便:该麻醉方法不需要任何特殊麻醉装置,故应用较为简单;④麻醉效果确切:采用不同的麻醉药搭配组合,则可获得优良的麻醉效果,如全麻药(丙泊酚、咪达唑仑等)可使意识完全消失;阿片类药(芬太尼类)能充分镇痛;而肌肉松弛剂则可创造满意的手术条件;⑤全麻结束基本具有相关拮抗药:如氟马西尼可特异性拮抗咪达唑仑,而纳洛酮则能拮抗阿片类镇痛药,新斯的明则可逆转非去极化类肌松药的残余作用;⑥静脉全麻与吸入全麻比较无任何环境污染。

(2)缺点:①静脉全麻较吸入全麻繁琐,且临床应用可控性差,尤其全麻复合用药静脉注射快速诱导,短时间内即可增加给药速率和剂量,故对呼吸、循环系统均能产生不同程度的抑制作用,特别年老体弱患者尤为显著;②单纯使用一种全麻药既不能防止创伤性应激反应,也不能创造良好的手术条件;③全麻复合用药的相互作用有可能引起药动学和药效学发生变化,从而导致麻醉深度预测难度增大,以及术毕患者苏醒延迟者增多;④静脉全麻药主要经肝肾代谢消除,除对肝肾功能影响外,患者术毕苏醒延迟者较吸入全麻为多。

2. 吸入全身麻醉　①该方法简称吸入全麻,是指挥发性全麻药通过呼吸道吸入,经血液循环透过血-脑屏障作用于高级中枢神经系统,并抑制其神经冲动传导,从而导致患者的意识丧失;②吸入全麻药在体内代谢、分解很少,大部分以原形从肺泡排除体外,故患者术毕苏醒较快;③由于吸入全麻具有较好的可控性,因此麻醉平稳性及安全性比静脉全麻高;④现今临床上常用的吸入麻醉剂为恩氟烷、异氟烷、七氟烷、氧化亚氮及地氟烷。吸入全麻方法基本有以下两种。

（1）开放吸入法:①通常采用网状金属丝面罩,其上覆盖 4 ~ 6 层纱布,将该面罩扣入人体口鼻处,吸入全麻药(液体)滴入面罩纱布上立即挥发成气体,通过人体每次吸气而进入肺泡;②该方法吸入浓度与滴入速度成正比,滴入速度越快、吸气频率越高,肺泡气药物浓度则越大,意识消失越快。此法也称开放滴醚(烷),由于污染环境、浪费过多、使用繁琐以及不能同时辅助呼吸等,因此该麻醉方法临床早已弃用。

（2）密闭吸入法:该法必须采用麻醉机并通过其挥发罐将纯氧和吸入性全麻药一同经呼吸道吸入,经肺泡吸收入血,当机体血液达到一定血药浓度,高级中枢神经系统则产生抑制,而患者则处于意识消失状态,临床上密闭吸入法有两种方式:①面罩封闭吸入:将密闭面罩紧扣于患者口鼻处,将麻醉机挥发罐开关开至最大,高浓度的吸入麻醉剂随每次吸气可迅速抵达肺泡,再通过肺循环和体循环不断透过血-脑屏障而提高脑组织的药物分压,致使患者短时间内进入意识消失状态;②人工呼吸道吸入:该方法主要用于全麻维持期,全麻诱导后建立人工呼吸道(如气管插管、双腔支气管插管、喉罩等),通过麻醉机循环紧闭装置,将挥发罐开关打开且调节适宜浓度,从而使吸入麻醉剂与纯氧混合直接进入肺泡。

3. 肌肉注射全身麻醉　简称肌肉全麻,是将全麻药经肌内注射,经血液吸收,最终作用于高级中枢神经系统,从而产生意识丧失的麻醉方法(也称基础全麻)。目前可用于肌肉注射的全麻药主要是氯胺酮,可选择性满足部分患儿短小手术的需要,而氯胺酮的优点是静脉、肌肉均可使用。

【麻醉与实践】三种麻醉方法临床应用。

1. 静脉全麻　临床上静脉全麻基本分为单次给药法、间断分次给药法和持续性给药法,以及靶控静脉输注法。①单次注药法:指一次注入较大剂量的静脉全麻药(如负荷量),致使患者意识迅速消失并达到适宜的麻醉深度。该方法主要用于全麻诱导或短小、表浅手术。此方法操作简单方便,但因用药集中且剂量相对较大(包括注射速度),常致使机体相对过量,容易产生循环、呼吸抑制等副作用;②分次注药法:是指先静脉注入较大剂量(负荷剂量)的静脉全麻药,使患者达到适宜的全麻深度后,再根据机体的反应与生命体征变化(呼吸、心率、血压等)以及手术需要,按时、分次的追加麻醉药维持量,以便使手术患者能持续耐受手术创伤刺激的全麻深度。该法具有起效快、作用迅速及给药方便等特点,但体内的血药浓度会出现"锯齿样"波动,患者麻醉深浅也会因此而波动,难以满足麻醉平稳要求;③持续注药法:是指患者在全麻诱导完成后(如先单次较大剂量注入全麻诱导量),再将麻醉药采用不同速度经静脉持续滴入或泵入,以使麻醉全程基本处于平稳状态,从而满足不同手术的需要,该方法避免了分次注入给药后所致的血药浓度忽高忽低的波动;④靶控输注(TCI):是指在输注静脉全麻药时,以药代动力学和药效动力学原理为基础,通过调节目标或靶位(血浆或效应室)的药物浓度来控制给药速率,从而增加全麻的可控性,以便维持较为理想的全麻深度,以满足临床全麻的一种静脉给药方法。

2. 吸入全麻　①现今临床单纯采用吸入全麻完成手术者极少,尤其中等以上手术与疑难复杂手术更不可能,故大都与静脉全麻相复合(即静-吸复合全麻);②吸入全麻主要用于术中麻醉维持,一般维持吸入浓度为2%～3%;③其次用于患儿全麻诱导,因患儿哭闹及四肢活动而无法建立静脉通路,如将麻醉面罩扣于患儿口鼻处高浓度吸入(如7%～8%七氟烷),短时间内可使其安静不动,故有利于建立静脉通路后再给予静脉全麻药诱导,如此可优化全麻诱导,完善气管插管。

3. 肌肉全麻 氯胺酮肌肉注射全麻主要用于小儿,其用药简便,效果确切,但用量较静脉多,需按4～6mg/kg肌肉注射。现今该方法主要用于哭闹且不予合作的小儿,以便待患儿安静后有利于建立静脉通路,实施静脉复合全麻。此外,此法也常用于不予配合相关特殊检查的小儿或门诊小手术。

【提示与注意】

1. 静脉全麻 ①实施静脉全麻应了解其基本原理及正确使用方法,该法与吸入性全麻相比,静脉全麻可控性较差,一旦出现循环与呼吸系统的负性效应,即使停止全麻用药,也不能迅速减浅麻醉,故应引起注意;②静脉全麻药基本无肌肉松弛作用,需要肌肉松弛条件的手术必须搭配肌肉松弛剂使用。

2. 吸入全麻 ①由于吸入全麻药种类较多,选择使用时务必了解其性能特点,以利安全;②所有挥发性全麻药均会使颅内压不同程度的升高,尤其是快速提高吸入全麻药的浓度时更为显著,所以眼内手术或颅脑手术如采取吸入全麻需予以注意。

3. 肌肉全麻 单纯应用氯胺酮肌肉注射全麻偶可诱发喉痉挛,需予以警惕。

275. 何谓全身麻醉诱导期、维持期及苏醒期?

【术语与解答】临床全身麻醉可分为以下三期:

1. 全身麻醉诱导期 简称全麻诱导,是指无论实施静脉全麻或吸入全麻,均有一个使患者从神志清醒达到意识消失,而且可以接受气管插管或手术操作的状态,这一过程称为全麻诱导期。①全麻药进入人体至达到抑制高级中枢神经系统(意识消失)所需药物的浓度或分压需要一定的时间,而该时间的长短则与所选择的全麻药起效快慢、用药浓度、注入剂量、注射速度,以及患者耐受程度有关;故全麻诱导所需时间不一,一般几分钟至十多分钟或更长,也可在一分钟内完成(如静脉全麻药快速注射),但不必要,也充满风险;②由于各全麻药的起效时间不一,且不同药物组合应用也存在差异,加之用药浓度、剂量与注射速度或挥发性全麻药吸入时间均可由麻醉医师人为调控,因此,临床上有快诱导和慢诱导之分,前者(快诱导)可使患者在短时间内即可进入全麻状态,后者(慢诱导)则需要缓慢、逐渐的使患者意识消失,而两者的选择,主要根据麻醉医师操作的熟练程度及患者全身情况和病情而决定。

2. 全身麻醉维持期 是指全麻诱导完成后即进入全麻维持期,直至手术即将结束停止全麻用药这段时间(简称全麻维持期)。①全麻诱导与维持两者之间无明显界限,但全麻维持期则需持续性全麻用药,以维持连续性适宜的全麻深度,全麻术中既要保障患者的生命安全,又要创造良好的手术条件;②由于各种麻醉药的作用特点与时效不同,故有些全麻药需持续性应用(如丙泊酚持续性静脉泵注,挥发性全麻药则需持续性吸入),而全麻辅助药则通常采取间断静脉注射法(如麻醉性镇痛药和非去极化类肌松药等),但也可采取持续性给药(如麻醉性镇痛药瑞芬太尼或淡浓度肌肉松弛药持续性泵注);③全麻维持就是使患者持续处于能接受手术创伤刺激的全麻深度与状态。

3. 全身麻醉苏醒期 是指停止全麻用药后至患者意识完全清醒的这段时间或过程(简称

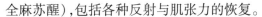

全麻苏醒),包括各种反射与肌张力的恢复。

【麻醉与实践】

1. 全麻诱导期 ①全身麻醉必须先进行全麻诱导,现今临床全麻诱导用药一般包括全麻药、镇痛药和肌松药三类组合,前者有丙泊酚、咪达唑仑、依托咪酯等;中者主要为阿片类镇痛药(如芬太尼、舒芬太尼、瑞芬太尼等);后者则包括去极化或非去极化类肌松药;②按上述组合用药全麻诱导完毕,必须建立人工呼吸道(即气管内插管或安置喉罩等),实施机械或人工通气,以便进行呼吸管理和保障患者全麻术中安全。此方法基本属于静脉快速诱导,整个过程大致在十分钟内完成;而静脉全麻慢速诱导,也称为保持自主呼吸诱导,主要用于呼吸道通气不畅或估计气管插管困难者,通常不使用肌肉松弛药,以使患者意识逐渐消失,但自主呼吸并无明显抑制;此外,对张口困难且无法经口腔气管插管的患者,则需实施环甲膜穿刺行气管内表面麻醉,以使患者神志清醒且镇静状况下经鼻腔盲探或在纤维支气管镜引导下气管插管,完成插管后再行静脉全麻快速诱导;③患者实施快速全麻诱导前应给予面罩预先充分吸氧,主要是将患者功能残气量中的氮气驱除且替换成氧气,以便在全麻诱导完成后中断给氧通气时有利于实施喉镜显露声门和气管插管操作(这期间患者处于无通气阶段),此时机体内充分的氧储备可满足组织、器官的代谢需要,尤其伴有心、肺疾病的患者氧储备较正常者减少,而机体氧耗又快,故应提前且充分提高动脉血氧合,以便降低突发性麻醉不良事件。

2. 全麻维持期 ①该时间段内主要采用相关麻醉药尽可能的使患者始终处于适宜、稳定的麻醉状态,通常根据患者的呼吸、心率、血压作为基础指标,既不能使全麻过深,又要消除患者手术疼痛和避免全麻过浅而术中出现知晓,还要为手术操作创造条件;②全麻维持期间应关注手术操作进程,务必使全麻深度与手术创伤刺激的强弱相适应,即全麻当深则深,应浅则浅,不宜过深或过浅,既要避免患者术中知晓,又要防止患者术毕苏醒延迟。

3. 全麻苏醒期 一般而言,全麻苏醒是全麻诱导的逆过程,全麻术毕患者及早苏醒有利于器官功能自主调节能力的恢复,并有利于病情观察和术后护理。

【提示与注意】 ①全麻诱导期:该时间段用药较集中,诱导过程较短暂,往往患者生命体征变化快(即患者能从自我保护的神志清醒状态迅速进入意识消失且伴随呼吸抑制或呼吸肌麻痹状态),还易出现其他异常症状,甚至出现心搏骤停,故全麻诱导风险颇大,必须谨慎行事,以防范可能出现的各种不测,以避免发生不良后果。由于存在着明显个体差异,诱导期静脉全麻药不宜均按常规 mg/kg(公斤/体重)静脉注射,应先注入小剂量,观察患者反应,不足可缓慢追加,不可一次给足,尤其是年老体弱或(和)危重疑难患者,需随时监测血流动力学变化。此外,全麻诱导前均应给予面罩纯氧吸入,诱导期间一般手法扶助通气,以达到机体去氮储氧,当全身肌肉松弛完善,机体氧储备充足后,再实施气管内插管;②全麻维持期:此期麻醉药物给予剂量的多少应根据患者的血流动力学变化与手术刺激情况,以及手术进程决定,防止用药不足或过量而造成的负面影响;③全麻苏醒期:全麻术毕很易发生各种异常症状,如上呼吸道梗阻、呼吸抑制、低氧血症、高碳酸血症、高血压、低血压、呼吸功能不全、误吸等。因此,全麻苏醒期务必提高警惕,加强监测,以防止并发症发生。

276. 何谓静-吸复合全身麻醉?

【术语与解答】 所谓静-吸复合全身麻醉是指对患者先后或同时实施静脉全麻技术和吸入全麻技术,将两者麻醉方法结合应用,简称静-吸复合全麻。

【麻醉与实践】 静-吸复合全麻具有许多优点:①临床上静-吸复合全麻方法多种多样,如静脉全麻诱导,再以吸入全麻维持为主,静脉全麻维持为辅;或以吸入全麻诱导,静脉全麻维持;以及静-吸复合诱导,且静-吸复合维持等;②由于静脉全麻起效快,诱导平顺;而吸入全麻易于术中管理,加之麻醉深浅容易调控,因此,临床上基本采取静脉全麻诱导后再采取吸入全麻维持为主或静-吸复合全麻同步维持;③静-吸复合全麻主要特点是利用两者各自的优缺点取长补短,以减少各自全麻药的用量,降低各自的副作用和不良反应,促使麻醉过程更为平稳理想,以及术毕患者意识尽早迅速清醒等;④静-吸复合全麻可用于某些手术患者控制性降压,如鼻腔内窥镜手术(狭窄腔隙手术)止血颇为困难,静-吸复合全麻期间将七氟烷吸入浓度同时增大,则可使平均动脉压顺利降至 80～70mmHg,其特点较扩血管药物(如硝酸甘油或硝普钠等)降压简便、平顺,又能避免扩血管药物所致外周小血管扩张而渗血增多,造成术野模糊而影响手术操作;⑤由于七氟烷诱导迅速、苏醒快捷,因此可与短效、速效静脉全麻药丙泊酚,以及超短时效麻醉性镇痛药瑞芬太尼搭配,从而构成"快通道复合全麻",这就是临床所需要的优化静-吸复合全麻;⑥静脉全麻药和吸入全麻药均作用于高级中枢神经系统(脑),而两者麻醉术中持续应用则可杜绝患者术中知晓。因此,现今临床上静-吸复合全麻应用趋势逐渐增多。

【提示与注意】①由于吸入全麻药本身具有一定的肌肉松弛作用,故可增强静脉全麻辅助药肌肉松弛剂,致使静-吸复合全麻中应用非去极化肌松药的时效延长,因此手术结束后应警惕肌松药的残余作用;②静-吸复合全麻患者术中如主要以肌松药来维持骨骼肌的松弛,而再使用高浓度的吸入全麻药显然不够合理。此外,如静脉全麻药用量不足,而过分地依赖肌松药以消除骨骼肌的张力也是不可取的,因全麻知晓可能被过多的肌松药产生的骨骼肌抑制作用所掩盖。

277. 何谓靶控输注静脉全身麻醉?

【术语与解答】①靶控输注静脉全麻(TCI)也称静脉全麻药设定浓度输注或靶控输注系统,是借助计算机的帮助来控制注入体内的全麻药物,从而提高全身麻醉的可控性,以达到适宜或预期的全麻深度;②TCI 是以药代动力学和药效动力学原理为基础,以血浆或效应室的药物浓度为指标而编入计算机程序,由计算机控制的电子输液泵设定输注速率给药,以维持机体适宜且稳定的血药浓度,实现血浆浓度或效应部位浓度稳定于预期值(靶浓度值),从而达到按患者需要调节全麻深度为目的的类似智能化药物输注的方法,以便维持较为理想的全麻深度;③靶控输注使用简便、精确、可控性好,能迅速达到并稳定于靶浓度,从而使诱导期血流动力学较为稳定,麻醉维持期血流动力学基本平稳,还可以大致预测患者苏醒和恢复时间;④计算机的临床应用,则使复杂的运算变得较为简单,如给予麻醉药的同时可以显示目标血浆药物浓度、效应室药物浓度、给药时间和累计用药剂量等;⑤采用 TCI 给药实施静脉全麻,类似在挥发性全麻药蒸发器上选定吸入浓度一样,在静脉全麻中选定患者所需要的麻醉药血药浓度,因此又被称为"静脉蒸发器";⑥临床上通常采用静脉全麻药维持,其主要缺点是间断静脉注射或持续静脉滴注极易造成机体血药浓度不均衡,致使麻醉"忽深忽浅",而实施 TCI,则使得静脉全麻深度控制简便易行,基本能达到较为理想的全麻维持;⑦全麻起效时间和消退时间均很短的药物则非常适合用于 TCI;⑧虽 TCI 诱导与维持十分简便,但麻醉医生需要的是确定适合患者的个体全麻药靶浓度。此外,由于药代学模型的误差、个体变异性的影响、输注泵的精确度以及药效学的相互作用也会影响 TCI 的全麻效果;⑨为使全麻的可控性更好,必须明确复合用药后的药物效能,TCI 技术给我们提供了进行复合药效研究的有力手段,如利用 TCI 可以方便地达到和维持药物在血浆或效应室的浓度恒定,这是其他方法不能做到的;⑩虽然靶浓度与实际测定浓度之间存在误差,但毕竟存在高度的平行关系,误差就可以忽略不计。

【麻醉与实践】TCI 有如下特点:①可以快速达到临床要求的全麻深度(血浆靶浓度或效应室靶浓度),并能恒定地维持或根据需要调整这个浓度;②可以选择以血浆浓度或效应室浓度为目标进行靶控输注,全麻效果类似,但后者的诱导和清醒速度一般快于前者;③因群体参数用在个体,靶控浓度与血浆实际浓度存在个体偏差,但这个偏差比个体的药效学反应差异要小的多,因此不会明显受到影响;④TCI 其靶浓度与血浆实际浓度成正比关系,这非常有利于指导控制全麻的深度;⑤TCI 方法使用简便,只要确定所使用药物、所需靶控浓度,以及输入患者的年龄、性别、体重后,一切都由电脑泵完成,只需根据患者的反应调整靶浓度即可;⑥采取TCI 进行全麻诱导的优点在于诱导时血液动力学平稳,对于一般情况差的患者,还可以采用阶梯浓度诱导,虽然诱导时间延长,但血流动力学更加平稳;⑦TCI 维持全麻可以根据手术刺激强度调节给药量,从而加深或减浅麻醉,基本可以做到心中有数,从根本上改变了静脉给药凭经验和感觉的局面。

【提示与注意】尽管 TCI 模拟的预期浓度接近于实测浓度,但许多因素可影响 TCI,从而致使其出现一定的偏差,这些因素包括药代动力学参数、显著个体差异,以及麻醉术中各种干扰因素等。由于药代学模型的误差、个体变异性的影响、输注泵的精确度以及药效学的相互作用也会影响 TCI 的全麻效果。此外:①一定要选择适合 TCI 的患者和手术;②尽量选择代谢、排泄快的麻醉药物,如丙泊酚,而其他药物并非是 TCI 首选药物;③要结合患者的具体情况选择 TCI 模式(血浆靶控或效应室靶控);④手术过程中不应仅以单一靶浓度维持,而应根据手术刺激强度和患者的反应来及时调节靶控浓度;⑤一定要从麻醉开始就使用靶控输注,而不要中途加用靶控输注(由于靶控输注具有负荷量);⑥靶控装置具有自动补偿功能(即换药后可以自动补充换药期间的药量),不需要手动追加或增大靶浓度;⑦手术结束前根据手术进程选择停止输注的时机,不宜过早。

278. 为何中等以上手术大都采取复合全身麻醉?

【术语与解答】①因目前没有一种全麻药能解决所有患者的手术问题,故临床上所采取的全身麻醉是按患者的实际情况和手术特点大都需要选择两种以上的麻醉药复合,方能达到全身麻醉,这种方法称之为复合全身麻醉;②所谓复合全身麻醉除意识消失外,还具有镇痛,以及肌肉松弛作用;③现今临床上中等以上的全麻手术至少采取三种药物复合,即全麻药、镇痛药和肌松药;④该麻醉方法是先将全麻药(如丙泊酚、咪达唑仑、硫喷妥钠等或吸入性全麻药)注射或吸入进入机体,通过吸收、分布作用于高级中枢神经系统,致使患者意识丧失,继之静脉注射麻醉性镇痛药(阿片类)与肌肉松弛剂,其目的具备三条:即患者术中无知晓和抑制伤害性刺激(主要控制创伤疼痛)以及创造手术操作条件;⑤复合全身麻醉后的患者在接受各种伤害性刺激时均无任何反应,在停止复合全身麻醉后,患者神志能逐渐清醒,意识恢复后无持久性麻醉并发症或后遗症等。

【麻醉与实践】现今临床全身麻醉实践发现,没有一种全麻药能与早年使用的乙醚那样具有完善的全麻三大功能,即意识消失、疼痛消除与肌肉松弛,而且尚无任何一种全麻药又像乙醚那样具有清晰、明显的麻醉深度分期。由于现今临床上所使用的全麻药(包括各种静脉全麻药和吸入全麻药)主要以意识消失为主,基本无镇痛与肌松作用或镇痛、肌松作用微弱(除氯胺酮镇痛强,但无肌松作用),故单独依靠全麻药不可能创造手术条件(人工流产术等小手术除外)。因此,许多全身麻醉除使用全麻药外,还必须加用麻醉性镇痛药与肌肉松弛药,但后两种并非全麻药。所以,事实上的复合全身麻醉必须包括意识消失、镇痛完善、肌松满意三个条件,三者的结合则能解决所有手术患者的问题。

【提示与注意】全身麻醉与复合全身麻醉是两个不同的麻醉概念,但两者的共性是意识丧失,而不同点在于:前者虽单纯采用一种全麻药则可达到全麻目的(注:不需要肌肉松弛作用的小手术或体表手术),如单独使用氯胺酮常用于小儿短小、表皮手术(成人也可),而丙泊酚则能单独用于无痛人工流产术、拔牙以及一些刺激性检查等;而后者则是在使用一种全麻药的基础上附加其他麻醉辅助用药(两种或两种以上不同类药),通常复合的是麻醉性镇痛药与肌肉松弛药,主要用于解决各种复杂手术患者和创造绝大部分大、中、小手术条件的一种麻醉方法,因此后者称之为复合全身麻醉。此外,复合全身麻醉又分为静-吸复合全麻与全凭静脉全麻。

279. 全身麻醉与硬脊膜外隙脊神经干阻滞联合应用有何优点?

【术语与解答】临床上的麻醉方法有若干种,由于麻醉药均具有毒性,而任何麻醉方法均有利有弊,加之患者病情状况与年龄特点,以及手术大小不同及时间长短不一,若选择单纯全身麻醉(主要指复合全身麻醉)或单纯硬脊膜外隙神经干阻滞(简称脊神经干阻滞)解决上述问题则很难理想化,故少数特殊患者则可采取全身麻醉与脊神经干阻滞联合应用,其目的是保障患者安全、创造手术条件、优化麻醉质量和术毕使患者尽早恢复。

【麻醉与实践】就全身麻醉与脊神经干阻滞两种麻醉技术而言各有优、缺点,若将两者麻醉技术联合应用,其目的是体现出优势互补,减少弊端。

1. 优点 ①全身麻醉可使者高级中枢神经系统抑制而意识消失,故能消除单纯脊神经干阻滞所致的精神紧张和心理恐惧,又可避免对手术不良刺激的记忆和内脏牵拉反应。此外,全麻亦可减少局麻药用量,故能防止局麻药中毒,还可弥补脊神经干阻滞不全的缺陷;②脊神经干阻滞期间其镇痛作用满意,肌肉松弛效果良好,故可明显降低全麻药与阿片类药物以及肌松药的用量;③全身麻醉与脊神经干阻滞联合应用,不仅能使患者术毕神志及时清醒,脊神经干阻滞还可延缓术后疼痛,必要时实施硬脊膜外隙注入相关药物镇痛,尤其开胸、开腹手术患者;④对年老体弱、全身状况差的患者,术后需保障镇痛作用的连续性,但又担心静脉应用阿片受体镇痛药的呼吸抑制作用,如采用全身麻醉与脊神经干阻滞联合则是较理想的选择;⑤由于两者麻醉方法各自用药均减少,故对生理功能的影响轻微,不良反应可降至很低,如年老体弱、心功能不全或心肌缺血患者,适宜程度的脊神经干阻滞后其交感神经可被适度阻滞,从而减轻心脏负荷、缓解心肌缺血,且提高了对手术的耐受力;⑥新生儿下腹部及会阴手术,实施骶管脊神经阻滞与小剂量氯胺酮等静脉全麻,术后能使低龄患儿早期苏醒,并能提高术中、术后的安全;⑦单纯全身麻醉可引起少数患者术毕清醒后因导尿管刺激而出现躁动(尤其成年男性),而该联合麻醉方法则可因腰骶段脊神经干术毕仍处于阻滞状态,故能阻断麻醉平面之内的任何不适感,包括导尿管所致的膀胱刺激症状。

2. 实施方法 ①根据手术部位选择相关椎间隙先行硬脊膜外隙穿刺置管(胸椎或腰椎),经局麻药试验量(一般2%利多卡因3ml)5分钟无蛛网膜下腔脊神经根阻滞(腰麻)征象,然后给予适宜浓度和较低剂量(诱导用量)的局麻药,待脊神经干阻滞平面出现,再实施静脉全麻快速诱导气管插管及麻醉维持(基本模式为适宜的全麻药与麻醉性镇痛药及肌肉松弛药相复合);②麻醉维持期间硬脊膜外隙局麻药用量与静脉全麻维持用药均应减少,在主要手术步骤完成后,则可考虑停止全麻用药,通常手术完毕,患者基本能按时恢复意识,并能提早、安全拔出气管插管,并根据患者需要是否给予硬脊膜外隙注药镇痛。

【提示与注意】①由于目前临床上还没有哪一种麻醉药物或麻醉方法能单独解决所有手术患者的诸多问题,而全身麻醉与脊神经干阻滞联合应用在某些手术患者(如年老体弱等)中则有着明显优点;②选择全麻与脊神经干阻滞联合应用,必须要求麻醉医师既能熟练掌控脊神经干阻滞技术,又能精通全身麻醉的实施,并能做好麻醉术中的管理,方能体现出两者麻醉的优势互补。

(王世泉 于春生 刘海静)

第二节 椎管内脊神经阻滞

椎管内脊神经阻滞从其解剖学和用药部位而言,可分为硬脊膜外隙脊神经干阻滞与蛛网膜下腔脊神经根阻滞,前者是将局麻药注入硬脊膜外隙(即椎管内壁与硬脊膜囊之间的腔隙内),以阻滞该隙左右两侧的若干对椎间孔处的脊神经干;后者则将局麻药注入 L_2 椎间隙以下($L_{3\sim4}$ 椎间隙)的蛛网膜下腔的脑脊液中,以阻滞腰、骶段浸泡在脑脊液中的脊神经根。因两者均是将局麻药注射于椎管内而产生麻醉作用,故临床上将两者统称为椎管内脊神经阻滞。同为椎管内脊神经阻滞,"奇怪"的是虽注入硬脊膜外隙局麻药剂量比蛛网膜下腔多若干倍,然而蛛网膜下腔脊神经根阻滞其效果却比硬脊膜外隙脊神经干阻滞更加完善。此外,还需要说明的是,注入蛛网膜下腔阻滞脊神经根的局麻药可通过脑脊液进入颅内,而注入硬脊膜外隙阻滞脊神经干的局麻药则可经椎管内静脉抵达颅内,两者的危险均为脑神经和(或)高级中枢神经中毒症状,甚至危象。

椎管内脊神经阻滞以局麻药注入椎管内水平段高低而言,胸、腰部硬脊膜外隙需要注入较大剂量、较高浓度的局麻药,终池内蛛网膜下腔只需很小剂量的局麻药,而骶管腔内则需要一次性注入更大剂量的局麻药,上述局麻药用量和浓度是根据生理学和药理学以及对机体的影响所决定。此外,硬脊膜外隙和蛛网膜下腔同时穿刺和分次注入局麻药(脊神经干与脊神经根联合阻滞)属于椎管内脊神经阻滞联合技术,该麻醉方法增加了临床麻醉管理的灵活性。

总之,不同的椎管内脊神经阻滞方法可引起不同的躯体感觉和运动功能缺失,以及不同程度的交感神经阻滞。还需要提示的是,椎管内脊神经阻滞的焦点是麻醉医师先进行椎管内盲探性和有创性穿刺,然后注入局麻药液,而穿刺与注药均存在潜在的有害性并发症或不测,前者为创伤性所致,后者为中毒性引起。鉴于这些原因,尽管椎管内脊神经阻滞非常成熟,且优点较多,但极少数患者或麻醉医师仍然担心该麻醉方法所造成的永久性外周神经损害或术后长时间的感觉和运动不适而放弃该麻醉方法。

280. 注入椎管内局麻药是怎样与脊神经接触而产生药理作用的?

【术语与解答】①局麻药对任何神经组织(脑、脊髓、外周神经)都有阻滞作用,均可使其兴奋阈增高、动作电位降低、传导速度减慢,直至完全丧失兴奋性与传导性;②局麻药必须与神经组织接触才能发挥作用,其作用强度则与其浓度、剂量,以及接触神经的面积呈正比;③局麻药在椎管内的效应则与椎管内不同部位的外周神经直径以及神经组织的解剖结构和特点有关,尤其细神经纤维比粗神经纤维更容易被阻滞;④由于处于蛛网膜下腔的脊神经根与脊髓之间的根丝最细,其前、后脊神经根次之,且两者浸泡在脑脊液中无任何屏障,所以蛛网膜下腔脊神经根阻滞应用很少局麻药即可达到完善的麻醉效果;而处于硬脊膜外隙椎间孔处的脊神干,则是由脊神经前、后根合二为一所形成,较粗大,又被髓鞘所包裹,因此,即使应用较高浓度和较大剂量的局麻药其阻滞效应也明显滞后于蛛网膜下腔脊神经根阻滞;⑤椎管内应用局麻药是以穿刺部位注射为中心,此时一般规律是以中心部位的药物浓度与容量最大,并向四周扩散、渗透,其边缘药物浓度与容量则降低,这在硬脊膜外隙脊神经干阻滞中表现尤为突出。

【麻醉与实践】基于上述椎管内局麻药的药理作用,现对椎管内脊神经阻滞产生的过程阐述如下:

1. 硬脊膜外隙脊神经干阻滞　①该麻醉方法是将局麻药由脊柱背部某一椎间隙注入硬脊膜外隙,其试验量加诱导量(健康成年人2%利多卡因一般15~20ml)经硬脊膜外隙穿刺中心向四周扩散分布,只有扩散抵达至各椎间孔处,并逐渐渗透至包裹在脊神经干外的鞘膜,才能接触脊神经干,从而使局麻药分子抵达该神经膜上的受体部位;②一般而言,局麻药浓度越高、剂量越大,则在硬脊膜外隙分布的面积就越广泛,且跨越的椎间孔也越多,而渗透接触椎间孔处的脊神经干就越多,其所产生的阻滞区域范围就越宽,表现的麻醉效果则越完善。当然麻醉效果还和局麻药的分子结构、脂溶性、作用强度明显相关,如丁卡因、布比卡因其脂溶性、蛋白结合率与作用强度均较其他局麻药高,故是椎管内脊神经阻滞的强效阻滞药;③由于硬脊膜外隙注入的局麻药其中心穿刺点处的浓度、容量总是比四周边缘处高(实际是置入导管前端的开口处浓度和容量最高),体现出由中心向四周呈浓度、容量梯度性降低,因此麻醉平面完善程度表现在躯体方面则是中心处最强,其边缘最弱;④因硬脊膜是一种质硬、坚韧的纤维结缔组织,其厚度不一,自上而下逐渐变薄,在寰枕段最厚,约2~2.5mm;颈、胸段次之,分别为1.5mm和1.0mm;腰段较薄,约0.33~0.66mm。所以,注入硬脊膜外隙的局麻药基本不可能经硬脊膜渗透入蛛网膜下腔,而各椎间孔处包裹脊神经干的鞘膜,则是来自硬脊膜和蛛网膜的延续部分,但已非常薄弱,容易被局麻药缓慢渗透,这就是为什么硬脊膜外隙脊神经干阻滞时虽局麻药用量很大、且浓度又高,然而远不如蛛网膜下腔脊神经根阻滞时应用极少局麻药用量所达到麻醉效果理想程度的理论依据之一。

2. 蛛网膜下腔脊神经根阻滞　①此麻醉方法必须将很少剂量的局麻药液注入L_2以下($L_{3~4}$或$L_{4~5}$)椎间隙的蛛网膜下腔,因该处(终池)是大量无髓鞘包裹的脊神经前、后根和其根丝所在地,它们呈束状集中形似"马尾",而注入此处脑脊液中的局麻药尽管很少,且又被脑脊液稀释,但脊神经前、后根长轴的面积却很大,容易与局麻药分子充分结合;②终池内这些细长的脊神经根丝和前、后根极其脆弱,浸泡在脑脊液中无任何屏障,极易吸附局麻药分子,其感觉与运动纤维功能(兴奋性与传导性)可立即被局麻药分别或同时阻断,故蛛网膜下腔脊神经根阻滞起效速度快,麻醉效果确切。

【提示与注意】综上所述,虽硬脊膜外隙与蛛网膜下腔同在一椎管内,且注入前者(硬脊膜外隙)局麻药尽管浓度大、用量多,但麻醉起效缓慢,甚至存在阻滞不全现象,这主要因为椎间孔处的混合性脊神经干是由单纯性脊神经前根(运动性)与后根(感觉性)合二为一而形成,既粗大,又被鞘膜所包裹(鞘膜则来自硬脊膜与蛛网膜的延续部分),加之硬脊膜外隙和椎间孔处具有脂肪组织、血管丛、疏松纤维结缔组织填充,这些都是阻碍局麻药渗透的屏障。

281. 何谓硬脊膜外隙脊神经干阻滞? 如何进行操作?

【术语与解答】①硬脊膜外隙脊神经干阻滞(简称脊神经干阻滞,临床上也称硬膜外阻滞或硬膜外麻醉)是将局麻药通过置入该隙中的软质导管,以间断、分次地注射于硬脊膜外隙,局麻药液经"放射性"扩散而抵达硬脊膜外隙左右两侧的椎间孔处,通过渗透至椎管内上下多对椎间孔内包裹脊神经干的鞘膜,并与脊神经干接触,甚至部分局麻药穿出椎间孔外与脊神经分支(即前支、后支、脊膜支与交通支)相接触,从而阻断其所支配区域的躯干和肢体的感觉与运动神经功能而产生麻醉作用;②该麻醉方法有连续性脊神经干阻滞与单次脊神经干阻滞两种方法,前者是将硬膜外穿刺针前端先刺入硬脊膜外隙,然后选择适宜的专用软质导管经穿刺针置入硬脊膜外隙暂时留置,拔出穿刺针后再通过该软导管将局麻药液分次、间断性注入硬脊膜外隙,以阻滞该隙中椎间孔处脊神经干的传导。后者穿刺成功后直接将所选择的局麻药液全量一次性注入硬脊膜外隙,以达到快速麻醉作用,因该法用量大而可控性差,易发生严重并发症,故临床已停用。现今临床上从安全角度考虑,大都采用连续性脊神经干阻滞;③根据局麻药所阻滞脊神经干的不同部位,可将其分为四类:高位($C_5 \sim T_6$)、中位($T_{6 \sim 12}$)、低位($L_{1 \sim 5}$)及骶管阻滞,由于高位脊神经干阻滞风险颇大,临床极少应用;④临床上选择脊神经干阻滞主要用于上、中、下腹部手术(如腹腔、盆腔)以及下肢手术。

【麻醉与实践】脊神经干阻滞是临床麻醉主要方法之一,临床应用较脊神经根阻滞显著为多,尤其在国内城镇中小医院应用颇为广泛。

1. 脊神经干解剖及特点　①脊神经干是由脊神经前、后根进入硬脊膜外隙后合二为一而形成,并贯穿于整个椎间孔,穿出椎间孔后分为四支;②合并后的脊神经干较脊神经根显著为粗,并具有四种神经纤维成分,即躯体运动与内脏运动纤维,以及躯体感觉和内脏感觉纤维,故脊神经干是外周神经最为粗大的混合性脊神经;③处在硬脊膜外隙和椎间孔内的脊神经干被自内向外分布的蛛网膜(蛛网膜的延续)和硬脊膜(硬脊膜的延续)分别紧密包裹,该两层膜并呈"漏斗"型或"套袖"状逐渐变薄而基本终止于椎管内左右两侧椎间孔的外侧缘,临床上将延续至硬脊膜外隙及椎间孔处较为薄弱的蛛网膜与硬脊膜统称之为鞘膜;④硬脊膜外隙与椎间孔处充满软组织,且包绕着脊神经干。

2. 局麻药阻滞作用　注入硬脊膜外隙的局麻药逐渐向上下、左右(四边)扩散、渗透,其中大部分局麻药仍停留在硬脊膜外隙的脂肪中被缓慢吸收(未能发挥麻醉作用),只有少部分局麻药液抵达处于分段间隔在左右两侧的椎间孔内,再逐步透过鞘膜,与脊神经干、乃至椎间孔外的脊神经分支相接触,从而阻断其传导,使其所支配的区域产生麻醉作用。

3. 局麻药选择　①脊神经干阻滞常用的局麻药为利多卡因(常用浓度 0.5% ~2%)、布比卡因(0.25% ~0.75%)、左旋布比卡因(0.25% ~0.75%)、罗哌卡因(0.2% ~0.75%)、氯普鲁卡因(2% ~3%)等;②不同局麻药其阻滞作用达峰值的时间不一致,短效局麻药达峰值时间约 15 ~20 分钟,而长效局麻药则需要 20 ~25 分钟。但增加局麻药剂量,可加快感觉神经和运动神经阻滞的起效时间。

4. 穿刺点选择　①根据病变部位与手术切口范围选择所需棘突间隙。一般认为,颈部手术选择 $C_{5 \sim 7}$ 间隙、上肢手术则选用 C_7 至 T_1 间隙、乳腺手术选择 $T_{4 \sim 5}$ 间隙、上腹部选择 $T_{8 \sim 9}$ 间隙、中腹部选 $T_{9 \sim 10}$ 间隙、下腹部选择 $T_{11 \sim 12}$ 间隙、盆腔为 $L_{1 \sim 2}$ 间隙,下肢则选择 $L_{2 \sim 3}$ 或 $L_{3 \sim 4}$ 间隙等;②通常穿刺选点定位以脊柱体表解剖特点为标志,如颈椎棘突在颈部突出最高者为 C_7 棘突;两侧肩胛冈连线为 T_3 棘突;两侧髂嵴最高点连线为 L_4 棘突或 L_3 与 L_4 棘突间隙,并且根据其特征选择其他椎间隙,如由头端向尾端顺数或从尾端向头端逆数均可,反复核实则可确定所选定的椎间隙。

5. 穿刺操作方法　临床一般分为以下几个步骤:

(1)患者体位:一般取患者侧卧弯曲位,即头颅向胸部弯曲,而双膝则向腹部靠拢,以便使腰背部凸出,有利于选择椎间隙定位和棘突间隙的拓宽。

(2)穿刺入路:硬脊膜外隙有直入和侧入两种穿刺方法,因前者穿刺较后者容易,故临床应用较多。①直入法:先在选择的椎间隙沿途行浸润局麻,以避免穿刺针创伤疼痛所致棘间韧带与周边肌肉收缩而增加进针困难,然后右手握持穿刺针垂直经皮肤穿过棘上韧带、棘间韧带,估计接近黄韧带时应将穿刺针尾端衔接无阻力注射器,即玻璃针管(内含 1~2ml 生理盐水),并缓慢继续进针,且不断轻轻推进注射器针栓,以检验进针阻力是否消失,若阻力消失或双手感觉有突破特点(落空感),说明穿破黄韧带,应停止进针,提示针尖已进入硬脊膜外隙,再通过注射器回抽无血液或脑脊液,并注入无菌生理盐水试验仍无阻力,证明穿刺针尖确在硬脊膜外隙;②侧入法:该法是在棘突间隙中点旁开 1.5~2cm 处进针,可避开棘上韧带和棘间韧带,针尖直接经黄韧带处刺入硬脊膜外隙,尤其棘上韧带、棘间韧带钙化实施直入法困难者,改侧入法穿刺则容易。此外,由于胸椎中、下段棘突呈"叠瓦状",其途径长,且间隙较狭窄,如穿刺困难,也可选择侧入法。

(3)穿刺成功的确定:通常穿刺针抵达黄韧带时阻力增大,并有韧性感,此时可将针芯取出,连接带有生理盐水的注射器,轻微推动针栓,如有回弹感觉,液体不能顺利注入,表明针尖已在黄韧带处,此时可继续缓慢进针,并反复轻微推动针栓,一旦刺破黄韧带,顿时出现阻力消失,甚至双手体会"落空感",注射器内液体可顺利注入,证明穿刺针尖已进入硬脊膜外隙。故阻力消失感是确定硬脊膜外隙穿刺成功的重要标志。

(4)置入导管:①穿刺成功后先确定皮肤至硬脊膜外隙的间距,以便计算置入硬脊膜外隙导管的长度;②根据置管方向将穿刺针尾端缺口与脊柱中线(头向或尾向)平行对齐,再将专用硬脊膜外隙导管(特制软管)经穿刺针置入硬脊膜外隙内 2.5~3cm 留置,然后一手外拔穿刺针(退针),另一手固定导管并向穿刺针同步"送管",以防止不慎将导管退出硬脊膜外隙;③退针时,其针尖斜口应与导管顺行,以避免被针尖锐利端割断导管;④确定导管在硬脊膜外隙内留置 2.5~3cm,最后将导管固定于背部正中皮肤处,以备借助此导管将所选用的局麻药液分次、间断注入硬脊膜外隙;⑤硬脊膜外隙置入导管期间应保持正中位,且缓慢、轻柔置入,以防止或避免与脊神经干硬性接触或摩擦而导致一侧下体突发性"触电感"或"麻痛",甚至造成损伤。

(5)局麻药试验量:实施脊神经干阻滞必须进行局麻药试验(原则为 2% 利多卡因 3ml),其目的有两个原因:①防止全脊麻:即使试验药量误入蛛网膜下腔,则可产生脊神经根阻滞(腰麻征象出现),但一般不会发生全脊麻;②避免局麻药中毒:该试验剂量若误入椎管内静脉,其产生的脑神经毒性反应或高级中枢神经中毒症状也较轻,如口舌麻木、耳鸣眩晕、多语、烦躁等,很少引起躯体抽搐或意识消失症状。

6. 麻醉管理 脊神经干阻滞效果是否完善除了与穿刺部位是否准确以及置入导管是否到位有关外,其管理也至关重要:①一般而言,硬脊膜外隙注入局麻药速度越快、浓度越大、容量越多则阻滞平面越广、起效越早、麻醉效果越佳,反之阻滞平面越窄,起效越晚、麻醉效果则差。临床可根据此特点并结合患者全身状况、病情、年龄等决定注射速度、浓度与容量,不可盲目应用局麻药;②老年患者、小儿、全身情况差、脱水、血容量不足、严重贫血及重度腹水等患者,局麻药应酌情减量,否则易出现呼吸抑制、循环虚脱等,需注意用药技巧;③硬脊膜外隙注入局麻药之前必须先建立通畅的静脉通路,以便患者在出现血压骤降和心动过缓时可及时静脉注射麻黄碱或阿托品,并且给予快速输液;④脊神经干阻滞患者应持续面罩供氧吸入,并监测神志、呼吸、血压、心率等生命体征;⑤术中手术医师牵拉内脏时应密切观察患者变化,及时处理恶心、呕吐等应激性反射症状;⑥胸段脊神经干阻滞发生血压明显下降者较多,主要为脊神经干阻滞后,致使整个腹腔血管扩张,回心血量减少,同时副交感神经功能相对增强所致,此变化主要在硬脊膜外隙注入局麻药后约20分钟出现,应提前输液补充血容量,必要时静脉注射麻黄碱10~20mg,血压多在短时间内恢复;⑦麻醉期间出现呼吸抑制主要发生在上胸部及颈部脊神经干阻滞,是由于肋间肌与膈肌不同程度麻痹而引起,严重者可导致呼吸停止。故术中务必实施生命体征监测和做好呼吸支持准备。

7. 脊神经干阻滞不全或失败因素 脊神经干阻滞可出现阻滞不全,甚至失败,所致原因较多,根据多年的麻醉实践与经验推测,基本有以下几种因素:①由于脊神经干在硬脊膜外隙和椎间孔处被蛛网膜和硬脊膜"套袖"状逐层包裹,从而致使脊神经干表面具有了完整的"保护膜"(鞘膜),加之硬脊膜外隙容积较椎间孔明显增大,且又有内容物填充(脂肪组织、血管丛、疏松结缔组织),而每一椎间孔又独立存在,椎间孔与椎间孔之间相隔较远,尽管脊神经干阻滞所使用的局麻药液是脊神经根阻滞(腰麻)的十几倍,但大多局麻药液分布扩散于硬脊膜外隙的前、后隙中,真正渗透至椎间孔内的局麻药则很少;②少数患者椎间孔硬化缩窄,注入硬脊膜外隙的局麻药液不易迅速渗透椎间孔内,致使大部分局麻药停留在硬脊膜外隙缓慢被吸收,最终只有少部分局麻药尚能阻滞椎间孔处的脊神经干,故造成脊神经干阻滞不全;③脊神经干阻滞是局麻药从椎管后壁的硬脊膜外隙注入,然后"单面"(经后隙)上下、左右扩散、渗透,需越过该隙中的脂肪、疏松结缔组织、淋巴管与硬脊膜外隙静脉丛,再与被分段隔离开的每一对椎间孔处的脊神经干相接触,因此,即使若干倍于腰麻的局麻药(如临床上常规试验量加诱导量)也难以与粗大、且被"鞘膜"包裹的各脊神经干广泛接触,所以导致该麻醉方法的诱导时间明显延长(即起效时间明显滞后);④极少数人椎间孔扩大且周边组织疏松,注入硬脊膜外隙的局麻药液容易经椎间孔扩散、渗透至椎管外,被双侧椎旁组织逐渐吸收;⑤置入的导管若偏离中线,且置入过长,导管经一侧椎间孔穿出,其导管尖端则处在椎管外组织中,从而导致脊神经干阻滞失败;⑥硬脊膜外隙穿刺成功后,反复注入空气试验,可导致较多的空气在硬脊膜外隙中不易被吸收,从而可阻碍注入的局麻药液均匀扩散,使得各椎间孔内的脊神经干接触局麻药不能同步或遗漏;⑦如发生脊神经干阻滞不全现象,甚至阻滞失败而影响手术进程或患者难以耐受疼痛时,应立即改换全身麻醉为宜,若不宜全麻,则可另换椎间隙重新穿刺,继续实施脊神经干阻滞。

8. 脊神经干阻滞优点 ①可用于颈部以下躯干与下肢的各种手术(如颈、胸、腹、腰、骶、下肢);②术中镇痛与肌肉松弛尚满意,能满足不同时间的相关手术;③麻醉期间低血压发生率比脊神经根阻滞少,其表现程度也轻,故适合于年老体弱患者;④该麻醉方法能实施术后优良的镇痛;⑤如伴有二尖瓣口和主动脉瓣口狭窄以及重度先兆子痫孕产妇,选择脊神经干阻滞比脊神经根阻滞更为合理。

9. 脊神经干阻滞缺点 ①该麻醉方法起效缓慢,且需用大剂量局麻药诱导(即用量是脊神经根阻滞患者的若干倍);②麻醉术中阻滞不全或失败发生率较脊神经根阻滞高;③长时间手术患者其术中经常需使用镇静、镇痛药予以辅助。

10. 小结 理论上脊神经干阻滞可满足所有脊神经所支配的手术区域,因此以前是临床应用非常广泛的麻醉方法,几乎涉及颈部到足底,以及上至老人,下为婴幼儿均可使用该麻醉方法。但随着临床实践经验的积累和全麻技术的发展,以及麻醉整体水平的提高,现今单纯选用脊神经干阻滞的适应证也相应地发生变化,如颈部甲状腺手术及胸部乳腺癌根治术过去曾较多选用脊神经干阻滞,由于高位脊神经干阻滞对呼吸、循环功能的影响较为突出,并在麻醉管理上具有一定难度,加之临床实践证明,单纯脊神经干阻滞效果在一定程度上也远不如腰麻和全麻,并且还容易引起局麻药中毒。因此,颈、胸部以及上腹部的一些手术现已逐渐被全身麻醉方法所替代。此外,脊神经干阻滞行腹腔内手术并不能阻滞迷走神经反射,以致在探查上腹部脏器或牵拉内脏时常出现不适、恶心或呕吐,以及心血管功能等异常变化,故现今一些腹腔内手术选择全身麻醉的比例也逐渐增多,有时还可选用脊神经干阻滞与全麻联合。总之,从临床麻醉实际出发,是否单纯选择脊神经干阻滞,应根据全身状况、患者是否接受(或愿意)、手术部位与特点,以及麻醉医师所掌握各种麻醉方法的熟练程度权衡其利、弊而决定。

【提示与注意】脊神经干阻滞虽是临床主要麻醉方法之一,但相关并发症也时常发生,包括全脊麻、异常广泛地脊神经阻滞、相关异常症状、局麻药毒性反应,以及技术操作(穿刺与置管)损伤等。

1. 禁忌证 ①患者不能合作或拒绝脊神经干阻滞者;②穿刺部位存在感染病灶或有严重脊柱病变及畸形者;③出凝血功能障碍性疾病或正在应用抗凝剂治疗者(如肝素、阿司匹林等)、血小板显著减少、血液性疾病等,均应禁忌选择该麻醉方法;④严重休克与呼吸困难患者;⑤患者术前存在外周神经感觉异常者也应尽量避免应用;⑥全身脓毒血症(如败血症、菌血症)也属禁忌。

2. 硬脊膜穿破 ①若硬脊膜外隙穿刺不慎或用力过大,则可穿破硬脊膜,必然造成脑脊液外漏,临床上通常称为硬脊膜"打穿",通常必须放弃此法或改换其他椎间隙重新穿刺,但术后患者多可引起低颅压性头痛。需要提示的是,硬脊膜属纤维结缔组织,其纤维结构是沿着硬脊膜纵轴分布,故穿刺针刺破黄韧带之前应将针头开口斜面与脊柱轴线平行,即使不慎刺破硬脊膜,则对硬脊膜纤维是"分离性穿透",而不是与硬脊膜纤维垂直性"切割",如此对硬脊膜损伤相对轻微,脑脊液外渗相对减少,而术后头痛发生率及严重程度也相对降低。但另有文献认为硬脊膜纤维是随机排列的,上述说法并非成立;②实施硬脊膜外隙直入法穿刺,由于棘间韧带较薄,故通常可大多感觉棘上韧带和黄韧带存在穿透阻力感,但少部分人体黄韧带弹性阻力并不明显,因此,年轻医师或初学者在穿刺期间每进针1~2mm就应不断采用注射器测试有无阻力,不宜盲目追求黄韧带阻力"突破感",以防止穿刺针不慎刺破硬脊膜。此外,由于黄韧带中间位置有一潜在缝隙,正中位直入法穿刺,尤其穿刺针"月牙形"前端与黄韧带纤维平行进针(即穿刺针开口朝向椎管的左或右侧),有时穿刺针恰好在该缝隙通过,操作者手感无法体会黄韧带阻力穿透感,如不注意或未能间断测试负压,常使的穿刺过程中可突发脑脊液流出,即硬脊膜打穿。

3. 腰背痛及不适感 ①穿刺性损伤:硬脊膜外隙穿刺针较粗,又是盲探性和有创性穿刺及置管,容易引起创伤性并发症等,其穿刺所引起的术后腰背痛则是其中之一,如经脊神经干阻滞患者,其术后有部分患者可长期出现腰背痛或穿刺部位不适,此现象多见于中年女性,该腰背痛及不适感主要来自椎间隙穿刺性创伤;②尽量减少对黄韧带的损伤:黄韧带是脊柱中连接椎体间的重要纤维结缔组织,穿刺损伤修复后易形成纤维瘢痕,该纤维瘢痕增厚且失去弹性,常引起患者术后因腰部活动而产生腰背痛与不适感,此现象可持续很长时间。因此,穿刺针在刺入黄韧带前,其前端斜面侧口应与黄韧带纤维平行刺入,进入硬脊膜外隙后再向椎管的头端或尾端旋转90度,从理论上讲穿刺针斜面侧口应顺着黄韧带纤维走向将其分离开刺入,而不是横向将其割断,如此可减少对黄韧带的损伤。

4. 置入的导管被折断 是指置入硬脊膜外隙的软导管因不慎折断而留在硬脊膜外隙,其引起的原因:当穿刺完成后,置入的导管虽已伸出穿刺针前端开口0.5~1.0cm,但继续置入则受阻或非常困难,因置入硬脊膜外隙导管过短(0.5~1.0cm),常担心不慎脱出硬脊膜外隙,故设想拔出导管重新置入,由于穿刺针前端开口很锐利,只允许单向送入导管,一旦导管穿出穿刺针,则禁忌再单独回拔导管,只能将导管与穿刺针同步拔出或先拔出穿刺针后,再拔出导管,如单独拔出导管,锐利的穿刺针前端开口极有可能将导管割断。

5. **交感神经系统阻滞** 脊神经干阻滞期间,颇为常见的生理性异常改变主要为交感神经系统被阻滞,由此而引起阻滞区域的静脉血管扩张,继之大量血液滞留于容量血管中,从而致使回心血量明显减少,同时心脏前负荷降低,加之副交感神经兴奋所致心动过缓,最终因心排血量显著不足与外周血管阻力下降而产生低血压。但与蛛网膜下腔脊神经根阻滞(腰麻)比较,其交感神经系统阻滞要缓慢些,故相对腰麻而言较少出现突发性、严重性低血压。

6. **硬脊膜外隙导管拔出困难** 极个别患者手术完毕出现拔管困难:①由于导管属塑料性质,加之棘突间隙狭窄,已将导管夹住,如强行拔管,有可能将导管拔断。此时可让患者过度弓背,以便使棘突间隙增宽,再尝试拔管。也可继续保留导管 2 天,然后再拔管;②导管在硬脊膜外隙折叠或盘绕成结,如遇此情况,则很难顺利拔出,且很容易将其拔断。处理方法是由外科医师持刀沿导管途径逐层切开各层组织,以利于完整取出导管。

7. **容易出现的脊神经干刺激症状** ①硬脊膜外隙内主要有脂肪、疏松结缔组织与椎管内静脉丛填充,硬脊膜外隙穿刺成功后,虽硬膜外导管经穿刺针引导下置入硬脊膜外隙,但导管前端穿出穿刺针后易被上述组织阻碍,有时不可能沿硬脊膜外隙(后隙)正中线(矢状线)延伸,而很易造成向左或向右偏离方向,当导管置入 0.5~1.5cm 时,其管尖就容易抵达硬脊膜外隙的两侧边缘处而触及椎间孔处的脊神经干,故引起患者一侧下肢突发性"触电感"或"麻痛感",严重者易引起患者一侧下肢突发性、触电样反射性剧烈抽动(临床经常遇到),这说明置入的导管尖端偏离硬脊膜外隙中线(椎管中线),而向硬脊膜外隙的一侧(或左或右边)延伸,触及脊神经干所致,从而导致患者出现反射性脊神经干刺激症状;②硬脊膜外隙置入导管时容易触及脊神经干的原因在于,穿刺针虽穿刺成功,并已确定针尖开口端处在硬脊膜外隙,但针尖开口未能与椎管纵向中线平行(或一致),而角度稍偏离中线,从而致使置入的导管也跟随偏离方向,置入越长,偏离中线也越大,也就容易触及一侧的脊神经干。此外,整个硬脊膜外隙呈圆筒状,就局部而言并非平面,呈弧形,所以置入导管时容易向两边延伸,尤其容易向侧卧位的手术床侧延伸。

8. **剖宫产体位对循环功能的影响** 足月妊娠末期膨大的子宫易压迫下腔静脉,而在椎管内脊神经阻滞期间更易引起,继之可诱发下腔静脉压迫综合征或仰卧位低血压综合征(也称妊娠末期仰卧位循环系统虚脱或体位性体循环休克),故硬脊膜外隙穿刺操作宜选择左侧卧位为妥,以缓解下腔静脉受压。此外,完成硬脊膜外隙穿刺操作,孕产妇由左侧卧位改换仰卧位时仍须向左侧倾斜 20°~30°,以便使子宫偏向左侧,因注入硬脊膜外隙的局麻药起效后所致的腹部肌肉松弛和交感神经抑制,更容易造成下腔静脉压迫综合征。该综合征主要发生于妊娠末期孕产妇仰卧位时所表现出的以循环功能突发性虚脱为主的一组临床症候群,但如迅速将其改换为左侧倾斜卧位或将膨大的子宫推向左侧后,循环系统虚脱症状可缓解或恢复正常。

9. **对呼吸、循环功能的严重影响(如全脊麻)** 脊神经干阻滞应首先警惕"全脊麻"的发生,即导管误入蛛网膜下腔未被提早发现,或远超过蛛网膜下腔脊神经根阻滞剂量的局麻药误注入蛛网膜下腔,从而产生近乎全部脊神经根阻滞,患者即刻出现说话无力、呼吸困难或停止、血压骤降,继之神志丧失,甚至心跳停止等。此种情况发生时必须迅速、及时抢救,如快速面罩供氧给予辅助或加压通气呼吸,必要时紧急气管插管,同时进行循环支持(包括纠正低血压、处理心动过缓和实施胸外心脏按压等)以及其他抢救措施。

10. 其他相关潜在的问题 ①该麻醉方法可怕问题之一则是硬脊膜外隙血肿,尤其手术前使用过抗血小板药或正在实施抗凝治疗的患者,因可显著增加硬脊膜外隙血肿形成的危险;②硬脊膜外隙静脉血管较蛛网膜下腔密布,经血液发生局麻药全身性中毒者较脊神经根阻滞明显增高,故临床上必须采取试验量和递增方式注入局麻药,可有效预防严重局麻药中毒,甚至心脏毒性的发生;③存在发生全脊麻的概率。

282. 何谓蛛网膜下腔脊神经根阻滞? 如何实施操作?

【术语与解答】①蛛网膜下腔脊神经根阻滞(简称脊神经根阻滞或腰麻)是指将小剂量的局麻药液(约 $1 \sim 1.5ml$)注入 L_2 以下(即 $L_3 \sim L_4$ 或 $L_4 \sim L_5$)腰段椎管内蛛网膜下腔的脑脊液中(即终池内),直接作用于腰、骶段发自脊髓的脊神经前、后根(实际上作用于马尾脊神经根,包括连接脊髓与脊神经根之间的根丝),以分别且同时阻断其感觉支(后根)和运动支(前根)冲动功能的传导,从而致使躯干下部及双下肢暂时处于完全性麻痹状态;②由于脊神经根阻滞必须在 L_2 以下的椎间隙实施,故一般常选择腰部的 $L_{3\sim4}$ 椎间隙或 $L_{4\sim5}$ 椎间隙进行穿刺并注入局麻药液,因此,临床上将蛛网膜下腔脊神经根阻滞俗称为"腰麻";③脊神经根阻滞操作简便,麻醉效果确切,尤其用于剖宫产手术,被公认为比硬脊膜外隙脊神经干阻滞更为理想和完善;④脊神经根阻滞主要适用于下腹部、盆腔、肛门、会阴及下肢手术(如 $2 \sim 3$ 小时以内完成的手术)。

【麻醉与实践】脊神经根阻滞是临床上经常采用的麻醉方法之一,临床麻醉实践必须熟悉腰、骶段脊神经根的解剖与功能特点,以及局麻药的作用机制、药理作用、临床应用,乃至相关优、缺点以及并发症等。

1. 腰骶段脊神经根解剖及特点 ①由于脊髓末端终止于第 2 腰椎(L_2),故发自腰、骶段脊髓的脊神经根在穿出相对应的椎间孔和骶前、后孔之前在椎管内先近乎与脊髓平行,形成较为密集的一束脊神经根,又因其较颈、胸段脊神经根明显细长,且集中浸泡在终池内脑脊液中形似马尾状,所以临床上称之为马尾神经(实际上应称为马尾脊神经根更为合理);②马尾脊神经根是由 L_2 至尾椎节的共 20 对(40 根)脊神经根组成,故所谓腰麻实际上是局麻药主要阻滞的是腰、骶段蛛网膜下腔中的脊神经前、后根(即马尾脊神经根)以及根丝,从而使其支配的区域即:中、下腹部或会阴与双下肢的感觉、运动均消失。

2. 脑脊液比重 ①脑脊液的比重为 $1.003 \sim 1.008$(且存在着个体差异),只有局麻药液的比重较脑脊液有显著差异时,才能体现出比重的实际影响,因此临床实施脊神经根阻滞采用重比重局麻药液较多,即局麻药中加入 10% 葡萄糖液,以使局麻药液的比重大于 1.008(一般在 1.020 以上);②由于脊柱存在着四个生理性弯曲段,仰卧位第 3 腰椎(L_3)最高,如选择腰部的 $L_{3\sim4}$ 椎间隙或 $L_{4\sim5}$ 椎间隙穿刺,注入蛛网膜下腔重比重局麻药后,患者由侧卧位改换仰卧位时,大部分药液易沿着脊柱(椎管)的坡度流向骶尾部,而向胸段流动非常少,故主要阻滞支配下腹部、会阴部及双下肢的脊神经根,由于麻醉平面偏低,因此通常情况下对呼吸、循环功能的影响不明显。

3. 局麻药作用机制 重比重局麻药液在马尾脊神经根(丛)中扩散较慢,加之脊神经前、后根较细长且无髓鞘,尤其根丝更细,从而致使呈束状集中分布且足够长的神经长轴纤维与局麻药充分接触,促成局麻药分子极易均匀地渗透至神经细胞膜,并作用于膜的电压门控钠离子通道,直接抑制 Na^+ 的内流,从而阻断动作电位的产生。

4. 局麻药在脑脊液中的药理作用 脊神经根的阻滞作用是与注入蛛网膜下腔的局麻药剂量、浓度,以及"马尾"脊神经纤维的粗细特点明显有关,尤其处于脑脊液中直接发自脊髓且无髓鞘的细神经纤维无保护性屏障,远较硬脊膜外隙有髓鞘且又有周围组织包裹的粗神经纤维更容易被阻滞。所以,临床上实施硬脊膜外隙脊神经干阻滞即使局麻药用量大、浓度高,但其阻滞速度、阻滞范围、阻滞效果均不如蛛网膜下腔脊神经根阻滞。

5. 局麻药的选择 ①丁卡因是传统、经典的脊神经根阻滞用药,常用剂量为10mg(1%浓度1ml),即1%丁卡因1ml与10%葡萄糖液1ml及3%麻黄素1ml配制成1:1:1溶液,此为丁卡因的重比重配方;②现今临床实施脊神经根阻滞,主要应用布比卡因或罗哌卡因,前者一般采取0.5%~0.75%浓度等比重或重比重溶液(其布比卡因剂量为6~12mg或0.75%浓度1~1.5ml),后者(罗哌卡因)通常直接采用0.75%浓度1~1.5ml。此外,也可将上述局麻药配成轻比重溶液。

6. 操作方法 该麻醉方法操作基本与硬脊膜外隙脊神经干阻滞相似,区别主要为腰麻穿刺针尖进入蛛网膜下腔则另有其特点:

(1)穿刺部位与椎间隙选择:①患者常取侧卧弯曲位,腰部尽量弓成弧形,以便使棘突间隙伸展,有利于穿刺针通过棘突间隙;②成人常选择$L_{3\sim4}$棘突间隙穿刺(小儿通常选用$L_{4\sim5}$棘突间隙穿刺),因成人脊髓一般终止于L_2,故成人选择$L_{3\sim4}$棘突间隙穿刺而伤及脊髓的概率几乎为零。

(2)严格无菌技术:穿刺部位操作前必须消毒,且敷料为无菌洞巾覆盖穿刺部位周边,因蛛网膜下腔与颅内直接相通,必须避免颅内感染。

(3)穿刺方法:首先自皮肤至棘间韧带沿途给予1%利多卡因逐层注射浸润,以减少穿刺部位疼痛。①传统腰穿针法:早期临床上使用的腰穿针较为细长,且容易弯曲,故麻醉医师应左手拇、食指固定穿刺点皮肤,而右拇、食指捏住穿刺针前端,将穿刺针在棘突间隙中点与皮肤垂直刺入,然后双手拇、食指持针仔细体会针尖经过皮下组织、棘上韧带、棘间韧带、黄韧带各处阻力变化,当针尖穿过黄韧带后可有阻力突然消失感,提示针尖已进入硬脊膜外隙(如注水试验无阻力)。当继续缓慢进针,常有穿刺针透过"纸张感觉",此时穿刺针尖已穿透硬脊膜而进入蛛网膜下腔,此时拔出腰穿针针芯稍等片刻,可有脑脊液从穿刺针尾端缓慢流出,说明穿刺成功,可将提前备好的局麻药液缓慢注入。若估计穿刺针前端已进入蛛网膜下腔,但未见脑脊液流出,此时可试用让患者屏气或咳嗽等措施,以促使脑脊液的流出,也可旋转穿刺针180°或连接注射器抽吸,经上述处理仍无脑脊液流出,则可继续缓慢进针,并再次确定;②应用联合穿刺针法:该方法其前期操作与硬脊膜外隙脊神经干阻滞穿刺完全类同,只是腰穿针直接通过硬脊膜外隙穿刺针最后穿破硬脊膜与蛛网膜,由于该腰穿针更细,脑脊液从穿刺针尾端流出也相对缓慢,见到脑脊液流出,证明穿刺成功。此外,当穿刺针刺入蛛网膜下腔而患者出现感觉异常时(如疼痛等),则不宜注入局麻药液,一旦出现感觉异常应立即退出穿刺针。

7. 麻醉管理 ①注入终池内的局麻药在未能接触、渗透至马尾脊神经根之前,可在蛛网膜下腔脑脊液中自由流动,故脊神经根阻滞平面可随时发生变化,若麻醉平面过高则可直接危及生命,过低则影响麻醉效果或麻醉失败,因此,除根据患者情况与手术要求调整麻醉平面外,还必须关注突发性异常症状的出现,以便进行提早处理;②加强生命体征监测,脊神经根阻滞期间密切观察患者生命体征变化,及时面罩供氧吸入,并保障静脉输液通畅;③重比重局麻药可随患者的体位而调控麻醉平面,但体位调控有一定的时间限制,一般在5~8分钟内起作用,超过此限,药物可与若干对马尾脊神经根相结合,再调节体位往往效果不明显;④注药速度应稍缓慢为宜,因注射过快其药物扩散也广泛,易向头端扩散几率高,有可能引起呼吸抑制或停止。而注射过慢,药液在蛛网膜下腔较为集中,麻醉平面则较窄,尤其穿刺针侧口方向与注药速度关系密切,如侧口朝向头端,当注药速度过快,麻醉平面明显升高,加之局麻药一般属重比重溶液,致使注药完毕,当患者由侧卧位改换仰卧位后,由于脊柱存在着生理性弯曲段,局麻药有可能立即阻滞胸段的脊神经根,从而易导致患者呼吸心搏骤停。

8. 脊神经根阻滞优点 ①该麻醉方法应用极少剂量局麻药则可满足相关手术;②注入局麻药后立即起效,尤其腰、骶段脊神经根阻滞非常充分,表现为感觉神经与运动神经阻滞较脊神经干阻滞更为完善;③由于镇痛良好,术中一般无需辅助应用镇静、镇痛药;④由于该麻醉方法起效非常迅速,这为提早手术带来方便,尤其适合于剖宫产术;⑤可提供优良的肌肉松弛条件,故深受手术医师的青睐;⑥只要控制住脊神经根阻滞范围,即使局麻药误入血管内,也不会引起中枢性或(和)心脏性局麻药中毒,因为注射剂量很少。

9. 脊神经根阻滞缺点 与脊神经干阻滞比较:①上界阻滞平面不易控制;②难以满足长时间的手术操作且手术范围选择受到限制;③低血压发生率明显偏高,且严重程度也显著;④如穿刺针进入蛛网膜下腔过深或穿刺针刺入虽不深,但马尾脊神经根紧贴硬脊膜后壁,均有可能造成马尾脊神经根损伤;⑤有文献报道,少部分患者术后可发生听觉敏感度下降,通常为暂时性(1~3天),且女性发生率较男性高,其发生听觉敏感度下降的机制尚不清楚。

10. 麻醉效果的体现 ①由于脊神经后根属内脏感觉和躯体感觉传入型神经纤维,而前根则属内脏运动和躯体运动传出型神经纤维,注入蛛网膜下腔的局麻药则是分别阻滞前、后根,加之脊神经根比硬脊膜外隙的脊神经干明显细且无鞘膜,尤其浸泡在脑脊液中无任何阻挡,因此很容易被极少量的局麻药所阻滞,所以脊神经根阻滞比硬脊膜外隙脊神经干阻滞(又称硬膜外麻醉)用药少,然而麻醉效果却非常满意;②椎管内脑脊液的多少存在个体差异,同等剂量和浓度的局麻药液注入脑脊液多的蛛网膜下腔,其局麻药浓度相对较低(因被脑脊液过多稀释),且阻滞时效也较短。而蛛网膜下腔脑脊液少者,注入的局麻药浓度相对较高(因被脑脊液稀释较少),其阻滞时效则较长。

【提示与注意】脊神经根阻滞对生理功能的影响、禁忌证及并发症简述如下:

1. 对循环呼吸功能的影响 ①循环功能抑制:当阻滞平面超过 T_4 时,常出现心率减慢、血压骤降,严重者常伴有恶心、呕吐、面色苍白、躁动不安等症状,遇此情况应及时、快速补充血容量,同时面罩充分供氧吸入,必要时静脉注射麻黄碱 15~30mg,心率回升不明显者,可静脉注射阿托品 0.3~0.5mg;②呼吸功能抑制:若阻滞平面过高(T_4 以上),常因胸段脊神经根阻滞而出现肋间肌和膈肌麻痹,从而导致呼吸抑制,严重者呼吸停止、口唇发绀,甚至心搏骤停,此时应进行抢救处理(包括气管插管与心肺复苏)。上述循环呼吸抑制主要是在侧卧位时注入腰骶段终池内的局麻药尚未充分接触马尾脊神经根,就立即由侧卧位改为仰卧位,致使部分局麻药顺着脑脊液流向胸段,从而阻滞了支配胸部及上腹部的脊神经根所致。

2. 禁忌证 ①脊柱外伤或脊柱畸形患者,乃至疑有脊髓或脊神经根病变患者,因该类患者麻醉后可能发生长期的感觉、运动功能障碍或麻痹,故属禁忌;②中枢神经系统疾病,如脑膜炎、严重颅内压增高等;③休克(应绝对禁忌)与血容量严重不足者、全身情况差、年老体弱、循环与呼吸功能不全患者,以及严重高血压患者;④全身性感染或穿刺部位存在炎症者应禁忌,因存在穿刺后致病菌被带入蛛网膜下腔,易引起颅内炎症;⑤凝血功能明显异常患者不宜实施该麻醉;⑥腹腔内压明显增高者(如严重腹水)或腹腔巨大肿瘤患者若采用该麻醉方法,其阻滞平面不易调控,一旦腹压骤降,则对循环功能影响剧烈,故应列为禁忌;⑦精神病患者或小儿

(不能配合者)不宜选择脊神经根阻滞。

3. 并发症　主要有:①麻醉术后头痛:发生率较高,多发生于术后1~3天,尤其抬头或坐立时加重,平卧安静时减轻,一般多在4天后逐渐消失(注:穿刺针越细,头痛发生率相对越低);②尿潴留:为脊神经根阻滞常见并发症,主要因其膀胱平滑肌张力丧失所致,恢复须有一定时间,当脊神经根阻滞作用完全消失后可自行复原;③低血压:脊神经根阻滞患者发生低血压者较多,且收缩压下降显著,并伴有心动过缓,其原因主要是自主神经系统的交感神经被阻滞,从而造成容量血管扩张而血液滞留,静脉回心血量减少,心排出量下降;另一方面,脊神经前根(运动支)被阻滞,双下肢骨骼肌充分松弛(麻痹),其该部位的动、静脉血管因肌张力消失而相对扩张,故可使躯干以下部位的血管阻力明显降低,因此易发生严重低血压;④马尾脊神经综合征:患者主要表现为直肠功能失调、会阴感觉消失、足下垂与尿潴留等,其恢复则非常缓慢;⑤呼吸循环骤停:当注入蛛网膜下腔的局麻药向头端扩散较广,则可导致胸段甚至颈段的脊神经根被阻滞,尤其支配心脏的交感神经被阻断,特别是布比卡因,可直接造成心脏毒性,该药致使心脏复苏极为困难;⑥中枢神经系统中毒:若注入蛛网膜下腔脑脊液中的局麻药经枕骨大孔流入颅内,可即刻发生意识消失,甚至呼吸心搏骤停。

4. 脊神经根阻滞失败　临床上实施脊神经根阻滞成功率相对较高,但却有报道脊神经根阻滞失败案例,分析原因可能为:蛛网膜紧密附着在硬脊膜内面,虽然蛛网膜远比硬脊膜薄,且易碎,但该膜是阻止药物进入蛛网膜下腔的屏障,通常穿刺针刺破硬脊膜的同时,也穿破蛛网膜,然而,偶可出现药物经穿刺针侧孔进入硬脊膜下隙(即蛛网膜外隙),从而导致脊神经根阻滞失败,这是蛛网膜对局麻药的屏障作用所致。

283. 何谓骶管脊神经干(丛)阻滞? 如何进行操作?

【术语与解答】①骶管是由5个骶椎融合而成的管腔,其上端与腰椎管相通,下端则是骶骨裂孔;②骶骨裂孔是由第4~5骶椎的椎弓板缺如或未能融合而形成,并被坚实的骶尾韧带所封闭;③第1~4骶脊神经通过相对应的骶前、后孔穿出,其第5骶脊神经和尾脊神经则由骶裂孔穿出,而椎管内的硬脊膜囊终止于相当第2骶椎的水平;④骶管脊神经干(丛)阻滞是经骶骨裂孔穿刺,将一定浓度和剂量的局麻药液注入骶管腔内,以达到阻滞骶脊神经干(丛)的麻醉方法称为骶管脊神经干(丛)阻滞,简称骶管脊神经阻滞或骶管麻醉;⑤骶管脊神经阻滞实际也是硬脊膜外隙脊神经干阻滞,只是该方法在硬脊膜外隙的最底端实施而已,所以在低龄小儿骶管脊神经阻滞可以替代硬脊膜外隙脊神经干阻滞;⑥临床上骶管脊神经阻滞主要适用于直肠、肛门及会阴部手术;⑦尤其小儿(新生儿、婴幼儿)实施骶管脊神经阻滞操作简便且安全,常与全麻联合应用(如肌注或静脉给予适宜剂量的氯胺酮或咪达唑仑),可替代中、低位硬脊膜外隙脊神经干阻滞,因此,临床上经常选择该麻醉方法用于低龄小儿腹部、髋部及下肢手术。

【麻醉与实践】骶管脊神经阻滞首先需选择骶管腔穿刺,其骶裂孔则是骶管腔的"门户",正常骶骨裂孔呈"V"或"U"型凹陷,该凹陷约在两侧骶骨角之间,只有穿刺针进入骶裂孔,而针尖开口抵达骶管腔内,且注入适宜剂量的局麻药液后骶管脊神经阻滞才能成功。

1. 解剖定位方法　①将患者安置侧卧或俯卧位,侧卧位时应使其双膝屈向腹部,以便腰背部弓曲。而俯卧位则应在双髋前部垫一厚枕,有利于抬高骨盆,两者体位安置目的是尽量显露骶骨裂孔;②麻醉医师手指先触及尾骨尖,再沿中线向头端滑摸,约在4~5cm处(成人)可触及一类似菱形的凹陷,此点即为骶骨裂孔,而在骶骨裂孔的两侧可触及突起的骶骨角,故可证实中间凹陷即是骶骨裂孔,因骶骨角是临床上进行骶骨裂孔穿刺的重要骨性标志;③骶骨裂孔中点则是骶管脊神经阻滞穿刺点。

2. 实施操作方法 ①骶管脊神经阻滞实际也是硬脊膜外隙脊神经干阻滞的一种,但其操作方法与硬脊膜外隙脊神经干阻滞不同,如患者摆好体位且骶管区域显露良好后,首先寻找骶裂孔的凹陷处,左手绷紧穿刺点皮肤,右手握持注射针先垂直刺入皮下,当刺破骶尾韧带时可稍有阻力消失感觉,此时再将注射针向头端倾斜,与局部皮肤呈30°~45°角继续进针,一般再推进约1.5~2cm即可到达骶管腔;②当穿刺针通过骶裂孔且抵达骶管内时,再连接装有局麻药的注射器,回抽无脑脊液或血液,先注入2~3ml局麻药试验量,如无阻力,也无皮肤隆起,应继续观察3~5分钟为妥,证实无蛛网膜下腔脊神经根阻滞(腰麻)现象后,即可缓慢注入所需剂量(如成人1.5%~2%利多卡因15~20ml,小儿可采用0.125%~0.25%罗哌卡因,按0.5~1ml/kg给药);③骶管裂孔穿刺成功的要点在于掌握好穿刺针的方向,如进针方向与皮肤角度过小,针尖可在骶管后壁受阻;若角度过大,其针尖常可抵达骶管前壁;④与成人骶管脊神经阻滞相比,小儿骶骨裂孔更容易穿刺,给予基础全麻后可使患儿安静,再将患儿置于侧卧位进行骶管穿刺;⑤骶管脊神经阻滞可选择单次注射局麻药,也可置入导管实施间断持续给药。

【提示与注意】①骶骨裂孔穿刺时不必行皮下浸润麻醉,否则局部组织肿胀可使骶骨裂孔解剖标志不清;②髂后上嵴连线在第二骶椎平面是硬脊膜囊的终止部位,骶管穿刺针如果越过此连线,则有误穿蛛网膜下腔而发生全脊麻的危险;③骶管内的静脉丛较为丰富,因骶管脊神经阻滞一次性用药量过大,如遇穿刺损伤血管,可产生局麻药吸收速度过快,容易引起不同程度的局麻药中毒症状,若注射器回抽有血,应放弃骶管脊神经阻滞为妥;④约有少部分正常人其骶骨裂孔解剖结构变异,出现骶骨裂孔畸形或闭锁(约占10%),致使骶管穿刺困难,若反复几次仍未成功,则可另选其他麻醉方法;⑤有学者对国人骶管进行解剖学研究发现,自第2~4骶椎(S_2至S_4)均可裂开,故骶管脊神经阻滞可以在第2骶椎(S_2)以下穿刺,自后正中线垂直进针,与腰椎硬脊膜外隙穿刺法相同,此种穿刺法失败率较少,其并发症发生率也降低,但操作不熟则更加困难。

284. 何谓蛛网膜下腔脊神经根与硬脊膜外隙脊神经干联合阻滞?

【术语与解答】 所谓蛛网膜下腔脊神经根与硬脊膜外隙脊神经干联合阻滞(简称腰-硬联合阻滞)是指将两者麻醉方法合二为一。腰-硬联合阻滞主要用于中、下腹部与盆腔手术。虽腰-硬联合阻滞较各自单一麻醉方法操作稍复杂,但最大优点是将两者的优势互补,其优点在于:①腰-硬联合阻滞既达到了脊神经根阻滞(腰麻)起效迅速以及镇痛与肌肉松弛完善的特点,也便于调节脊神经干阻滞的平面,防止阻滞平面过高;②经硬脊膜外隙导管间断、分次、定时追加局麻药,可弥补单纯腰麻作用时间短的缺点,故能完成长时间的手术。此外,由于硬脊膜留有腰穿针穿透的细针孔,注入硬脊膜外隙的局麻药液可能有很少部分渗透入蛛网膜下腔,故后期的脊神经干阻滞效果一般更为满意;③腰-硬联合阻滞完成后,还可以术后经硬脊膜外隙导管注入相关药物,以便实施脊神经干阻滞镇痛;④腰-硬联合阻滞其术后头疼发生率也明显减少,该方法目前国内较为认可,其临床开展应用逐渐增多。

【麻醉与实践】 即采用特制的腰-硬联合阻滞穿刺针,一般选择$L_{3~4}$椎间隙完成硬脊膜外隙穿刺成功后,再使用腰麻穿刺针刺破硬脊膜,如见脑脊液缓慢流出后,可将已备好的局麻药液(1~1.5ml)注入蛛网膜下腔,以首先达到脊神经根阻滞(腰麻),即腰、骶、尾段的马尾脊神经根被阻滞,然后退出腰麻穿刺针,再将硬脊膜外隙导管经穿刺针向头侧端置入2.5~3cm留置,置管完成后将硬脊膜外隙穿刺针退出,并将硬脊膜外隙导管与背部皮肤固定牢靠,以备实施脊神经干阻滞。此外,腰-硬联合阻滞也可实施两点椎间隙穿刺,即先选择 $T_{12} \sim L_1$ 或 $L_1 \sim L_2$ 椎间隙行硬脊膜外隙穿刺,置入硬脊膜外隙导管留置,再采取 $L_{3\sim 4}$ 或 $L_{4\sim 5}$ 椎间隙实施蛛网膜下腔穿刺,操作成功后注入蛛网膜下腔所需剂量局麻药,预先达到脊神经根阻滞效果,术中随脊神经根阻滞作用即将结束,再启动脊神经干阻滞。

【提示与注意】 当两种麻醉方法合二为一,其麻醉并发症与相关风险也相对增加,出现并发症较难分析因果关系,不易确定是由脊神经干阻滞所引起,还是因腰麻而造成。

285. 实施蛛网膜下腔脊神经根阻滞局麻药比重与脑脊液有何关系?

【术语与解答】 ①由于脑脊液的比重在 1.003 ~ 1.008 之间,加之脊柱存在 4 个生理性弯曲,故局麻药注入蛛网膜下腔后,患者仰卧位时药液向何处流动与比重有明显关系;②重比重局麻药是将局麻药中加入适量 5% ~ 10% 葡萄糖溶液配制,可使混合后的局麻药的比重升至 1.015 以上;③等比重(中比重)局麻药因配制麻烦且有一定难度(通常临床上将 2% 利多卡因或 0.5% 的布比卡因可作为等比重药液),以及麻醉平面存在不确定性,故现今临床较少应用;④轻比重局麻药则是将局麻药中加入注射用水稀释,使其比重降至 0.998 以下而成,该药液较等比重药液优点稍多。

【麻醉与实践】 ①实施蛛网膜下腔脊神经根阻滞(腰麻),临床上最为常用的是重比重局麻药液,因重比重溶液阻滞范围易于调控,麻醉效果确切;②一般而言,当侧卧位选择 $L_{3\sim 4}$ 椎间隙行蛛网膜下腔穿刺成功后,注入重比重局麻药液首先使靠近手术台侧的下肢出现发热、发麻等异感,由侧卧位恢复正常仰卧位时,下腹部及双下肢的感觉与运动功能立即麻痹,证明局麻药液为重比重。

【提示与注意】 由于蛛网膜下腔脊神经根阻滞平面波动早期与体位关系较大,故局麻药比重配制在控制其麻醉平面不影响呼吸和循环功能的前提下,有利于达到患者无不适感及无疼痛,以创造理想的手术条件。

286. 如何评价椎管内脊神经阻滞的利与弊?

【术语与解答】 椎管内脊神经阻滞临床应用已有 100 多年的历史,经过不断总结、改良与逐步完善,至今仍是临床麻醉主要方法之一,尤其在国内基层医院临床麻醉中仍是主流。说明尽管该麻醉方法对机体存在着创伤性以及与局麻药毒副作用有关的隐患,但临床仍因其存在着许多优点而加以肯定。

【麻醉与实践】 现就椎管内脊神经阻滞利与弊阐述如下。

1. **硬脊膜外隙脊神经干阻滞** 是将局麻药液注入硬脊膜外隙,以阻断发自脊髓而进入硬脊膜外隙和椎间孔处的脊神经干。

(1)优点(利):①可用于颈部以下躯干与下肢的各种手术(如颈、胸、腹、腰、骶、下肢);②能满足不同时间的相关手术;③适合于年老体弱手术患者;④除麻醉外还可用于术后镇痛。

(2)缺点(弊):具有机械性创伤与局麻药毒性危害。①机械性损伤与潜在性风险:硬脊膜外隙穿刺针较粗,又是盲探性刺入,沿途创伤性穿刺必然造成纤维结缔组织(黄韧带等)损伤。其潜在性风险在于,如穿刺不当或置管不慎,则可导致硬脊膜穿破或静脉血管破损出血,前者(硬脊膜穿破)可引起术后长时间的头疼,后者(硬脊膜外隙血肿)则可压迫脊神经根或脊髓而造成损伤,其结果可出现感觉、运动障碍等并发症,甚至截瘫。此外,硬脊膜外隙置管如偏离中线,容易触及一侧脊神经干,造成患者一侧下肢一过性"触电感"或"麻痛感",严重者引起下肢反射性抽动。一旦操作不慎穿刺针刺破硬脊膜,则可导致术后头疼,乃至恶心呕吐;②局麻药毒性危害:存在着局麻药中毒所致的呼吸、循环抑制、脑神经和高级中枢神经中毒症状以及全脊麻,甚至呼吸心搏停止等;③脊神经干阻滞不全:麻醉医师临床上大都遭遇过硬膜外隙脊神经干阻滞不全或失败,导致患者疼痛难忍,肌肉松弛欠佳,外科医师手术无法进行,此时若大剂量使用局麻药则担心中毒,无奈之下常改换全身麻醉或重新更换一个椎间隙穿刺实施硬脊膜外隙脊神经干阻滞。

2. 蛛网膜下腔脊神经根阻滞　是将局麻药液注入蛛网膜下腔,直接阻断发自脊髓的脊神经根。

(1)优点(利):①局麻药用量很少;②麻醉起效非常迅速;③感觉与运动功能同时阻滞;④麻醉效果确切;⑤创造手术创造条件理想。

(2)缺点(弊):①术后容易引起尿潴留;②低血压发生率明显偏高,且严重程度也显著;③如穿刺针进入蛛网膜下腔过深或穿刺针刺入虽不深,但马尾脊神经根紧贴硬脊膜后壁,均有可能造成马尾脊神经根损伤;④如发生马尾脊神经综合征,则可引起所支配区域的组织、器官出现感觉、痛觉、温觉异常以及运动功能障碍,严重者可导致下肢瘫痪以及脊髓炎;⑤少部分患者术后有可能发生短时间、暂时性听觉敏感度下降。

【提示与注意】椎管内脊神经阻滞虽有许多特点,但毕竟是盲探性和有创性操作,其潜在风险也主要来自盲探性和有创性所造成的相关并发症。因此,至今临床上由椎管内脊神经阻滞引起下肢不适、疼痛、功能障碍,甚至截瘫者仍有发生,故也很难避免。众所周知,创伤容易,修复困难,即一旦脊神经或其他组织受到损伤,即使恢复也不可能恢复至"原生态"。

287. 椎管内脊神经阻滞与全身麻醉比较哪种方法更占优势?

【术语与解答】椎管内脊神经阻滞与全身麻醉均存有利弊,两者在临床麻醉中比较如下(表25-1):

表25-1　椎管内脊神经阻滞与全身麻醉比较

名称	椎管内脊神经阻滞	全身麻醉
适应证	部分(主要腹部以下手术)	全部(全身各部位)
禁忌证	有	基本无
并发症	相对较多(严重者甚至截瘫)	相对较少(无截瘫并发症)
临床应用	基层医院应用较多	大型医院应用较多
诱导速度	脊神经根阻滞诱导快,脊神经干阻滞诱导慢	全麻诱导速度快
术中意识	清醒	消失
肌肉松弛	脊神经根阻滞肌肉松弛完善,脊神经干阻滞肌肉松弛良好	复合应用肌松药肌肉松弛完善
术中疼痛	脊神经干或脊神经根阻滞不全时可出现疼痛	全麻术中无疼痛
术中舒适度	较差	满意
麻醉药中毒	可有局麻药中毒而产生的神经系统异常症状或并发症	全麻药可存在呼吸循环骤停

续表

名称	椎管内脊神经阻滞	全身麻醉
麻醉失败率	椎管内脊神经阻滞可存在阻滞不全现象或失败	存在一定比例的全麻知晓
临床麻醉意外	用量过大可致呼吸心搏骤停	用量过大也可呼吸心搏骤停
术中精神刺激	不同程度的存在	消失
手术医师满意度	大多满意(如少数患者喊痛或肌肉松弛不够等)	基本完全满意
患者选择麻醉方法	一般选择椎管内脊神经阻滞较少	通常选择全身麻醉较多
肥胖与大体重患者	硬脊膜外隙脊神经干阻滞效果常较差	麻醉效果良好
术后自控镇痛(PCA)	可经硬脊膜外隙自控镇痛	可行静脉自控镇痛
术中、术毕患者意识	术中与术毕均完全清醒	术中消失,术毕逐渐清醒
机械创伤与操作性质	均为盲探性和有创性穿刺且操作较全麻复杂	无创伤损害,且操作简便
在麻醉恢复室停留时间	明显缩短	延长或显著延迟
麻醉费用	少	多(约2~4倍)
两者麻醉方法综合评价	明显低	显著高

【**麻醉与实践**】通过表25-1两者麻醉方法综合评价比较可看出,全身麻醉优点明显多于椎管内脊神经阻滞,因此,现今临床上全身麻醉数量在逐渐增加。此外,由于两者麻醉方法利弊并存,临床有时选择全麻与硬脊膜外隙脊神经干阻滞联合应用,其目的是优势互补。

【**提示与注意**】一般而言,临床麻醉方法的选择应根据患者的全身状况与病情,手术特点和要求,以及麻醉医师自身操作熟练程度决定,总之,患者安全放于首位(注:椎管内脊神经阻滞所花费用较全身麻醉者明显减少,目前仍符合国情,故在基层医疗单位,尤其农、牧、矿区等医院至今仍是主流)。

(王世泉)

第三节　区 域 麻 醉

所谓区域麻醉是将局麻药注射至外周神经干(丛)处或其周边,从而暂时性、可逆地阻滞该神经的传导功能,致使其所支配的区域产生麻痹作用(感觉功能消失及运动功能减退),以达到手术部位及区域的无痛,同时创造手术操作条件。外周神经干(丛)均来自脊神经,且大都位于组织深处,但由于人体神经解剖位置常存在不同程度的变异与分布差别,以及经验不足的麻醉医师定点偏差、技术欠佳,甚至操作失误,加之实施神经干(丛)阻滞其本身则是一种盲探性和有创性操作,故时常出现外周神经干(丛)阻滞不全或引发相关并发症以及异常症状。此外,外周神经干(丛)阻滞是否成功也与患者感受有无"异感"或"触电感"有关,尤其对初学者而言,有无"异感"是判断该麻醉方法是否成功所必需的(即穿刺针必须接触或接近神经组织注射局麻药)。然而,明显异感或异感非常强烈则意味着神经细胞被刺伤,当出现持续性异感时,不宜注射局麻药,因神经内注射可出现剧烈疼痛,并很有可能引起暂时性或长期性乃至永久性局部神经损害。

288. 何谓颈神经干(丛)阻滞? 如何操作?

【术语与解答】①将选定的局麻药液注入颈神经干(丛)处或周围,致使局麻药接触和渗透至该神经组织,将其传导、兴奋作用暂时性中断,使其支配的部位产生无痛与麻痹作用称为颈神经干(丛)阻滞;②颈神经干(丛)来自颈部脊神经(干)的延续,是由 C_1 ~ C_4 脊神经的前支组成,除 C_1 脊神经以运动方式为主外,C_2 ~ C_4 均为混合性神经,它们(C_1 ~ C_4)主要支配颈部组织、器官的感觉和运动;③每对脊神经穿出椎间孔后,从后方越过椎动、静脉,在各自椎体横突间连接成束并抵达横突尖端,然后分为升支和降支,这些分支与上下相邻的颈神经分支在胸锁乳突肌后连接成网状,故称颈神经丛;④颈神经干(丛)又分为颈神经深丛与颈神经浅丛,颈神经深丛主要支配颈前部及颈侧部的深层组织,而颈神经浅丛则在胸锁乳突肌后缘中点处形成放射状分布,支配颌下与锁骨以上整个颈部的皮肤和浅丛组织;⑤临床上选择颈神经干(丛)阻滞,主要用于颈部手术,如甲状腺腺瘤切除、甲状腺次全切、颈部肿物切除、颈内动脉内膜剥脱术等。

【麻醉与实践】由于颈神经深丛和颈神经浅丛所支配颈部的组织有所不同,故临床上为使获得理想的麻醉效果,通常将两者先后同时进行。

1. 颈神经深丛阻滞方法　①患者仰卧去枕,头偏向对侧,使穿刺侧颈部伸展,在乳突尖下方约1.5cm与胸锁乳突肌后缘处做一标记(相当于 C_2 横突尖位置),并在胸锁乳突肌后缘中点再做标记(相当于 C_4 横突尖位置),两者之间中点即为 C_3 横突尖;②常规消毒皮肤后,以较细穿刺针分别刺入 C_2、C_3、C_4 横突尖部,若针尖触及骨质,且患者自诉有"异感",提示定点正确,当再次确定针尖位置确实处于横突尖部方可注入局麻药,但注药前必须先回抽无血液与脑脊液;③每处定点部位(C_2、C_3、C_4)以注射 2 ~ 3ml 混合局麻药液(如利多卡因与罗哌卡因)为宜,如手术范围在颈前部,C_2 横突处可不必注药;④现今临床上大都采用改良颈神经深丛阻滞方法,即以 C_4 横突尖部为穿刺点,针尖抵达 C_4 横突尖后一次性注入局麻药 8 ~ 12ml,基本能满足颈部手术要求。需要提示的是:由于一次性注药量较大,为避免误入硬脊膜外隙或蛛网膜下腔,注射针尖抵达 C_4 横突后,再向头侧、足侧与外侧进行试穿,若针尖均落空,说明先前定点部位准确,即恰好处在 C_4 横突尖处。

2. 颈神经浅丛阻滞方法　患者仰卧去枕,头偏向对侧,注射针以胸锁乳突肌后缘中点深面刺入,缓慢进针遇有刺破"纸张样"手感,提示针尖已透过肌膜,将配好的混合局麻药液放射状浸润注射。此外,注入局麻药的配方、浓度、剂量应根据患者全身状况、体重、手术范围与麻醉医师自身经验决定。

【提示与注意】颈神经干(丛)阻滞容易引起的相关并发症有:①局麻药毒性反应:主要由于穿刺时针尖不慎误入血管内,而未能及时识别、发现,使注入的局麻药迅速吸收引起中毒;②局麻药误入椎管内:穿刺针偏离方向,且进针过深,针尖易经椎间孔进入硬脊膜外隙或蛛网膜下腔;③喉返神经阻滞:穿刺针刺入较深,距喉返神经较近,且注药压力较大,喉返神经接触局麻药过多而被阻滞,从而产生声音嘶哑;④膈神经阻滞:颈神经深丛阻滞累及膈神经而出现麻痹;⑤霍纳综合征:主要因颈部星状神经节被阻滞所致。

289. 何谓臂神经干(丛)阻滞? 如何操作?

【术语与解答】将局麻药注射至臂神经干(丛)处及周围,阻断该神经传导而产生所支配的上肢绝大部分的感觉及运动功能消失称为臂神经干(丛)阻滞。临床上采用该麻醉方法主要适用于患者上肢及肩关节手术或上肢关节复位术。

【麻醉与实践】臂神经干(丛)阻滞通常根据局麻药注射部位的不同一般分为肌间沟阻滞、腋路阻滞与锁骨上路阻滞三种方法。

1. 肌间沟阻滞法　①解剖特点:臂神经干(丛)来自颈部的脊神经(干),主要由 $C_5 \sim C_8$ 及 T_1 脊神经前支组成,个别患者的 C_4 及 T_2 脊神经前支分出的小分支也参入,臂神经干(丛)是支配整个手、臂感觉和运动的混合型神经;②操作方法:使患者处于仰卧去枕位,头偏向对侧,手臂贴近躯干,使选择的左侧或右侧颈部平展,以充分显露操作部位,继之再令患者抬头,以显露胸锁乳突肌锁骨头端,且沿环状软骨水平处寻找胸锁乳突肌后缘(环状软骨水平外延线在 C_6 横突水平与肌间沟相交附近),操作者手指由此向外侧滑动可隐约触摸到一凹陷处,此凹陷即为肌间沟(前中斜角肌间隙),手指向该沟内重压,患者可出现手臂稍麻木感,此为正确定位征象之一,当穿刺针刺入 1~1.5cm,若有"异感"(如麻木、酸胀感等)向前臂传导或神经刺激器诱发上肢运动反应,其穿刺针抵达位置正确,即可注射所备好的局麻药液(一般 15~20ml),从而可完成肌间沟臂神经干(丛)阻滞。

2. 锁骨上路阻滞法　①臂神经干(丛)在锁骨上中点后方比较集中,位置较表浅,试探穿刺容易出现"异感",故该点通常做为锁骨上神经阻滞法的部位;②患者平卧,患侧肩下垫一薄枕,头转向对侧,定点标志为锁骨中点上方 1~1.5cm 处,进针方向其针尖向内、向后、向下缓慢推进,遇有"异感"提示定点正确,然后注入适当剂量局麻药,以达到锁骨上神经阻滞。

3. 腋路阻滞法　①患者取仰卧去枕位,头偏向对侧,患侧上肢外展90°,且手掌枕于头下,以充分暴露腋窝;②操作者手指触摸到腋动脉波动最明显处,在其旁侧为穿刺点,穿刺针缓慢刺入,如出现筋膜突破感或患者自述"异感"(并非或不推荐寻找异感),且注射针头随腋动脉搏动而波动,表明针头已刺入腋鞘内,注入适宜浓度与适宜剂量(如根据体重、年龄采用1.5%~2%利多卡因 20~25ml)局麻药后,其前臂不能抬起,表明腋路神经阻滞完善;③该麻醉方法远离胸腔和脊柱,只要避免注入周边血管内,其穿刺操作相对安全。

【提示与注意】①因臂神经干(丛)损伤易引起上肢功能障碍,所以臂神经干(丛)阻滞无论采取何种方法其穿刺操作均应轻柔,虽出现"异感"可作为判断针尖接触臂神经干(丛)的一项关键指征,但不要认为"异感"越强烈越好,越强烈则意味着针尖刺入神经鞘膜已达一定深度,容易引起术后神经的损伤。此外,有"异感"也可能针尖接触臂神经干的细小分支,因该分支相距臂神经干较远,注入局麻药后并非能完全阻滞其主干,甚至出现阻滞不全,故注药不必在原点一次性注入,可以"异感"为中心,进行放射性小剂量注射局麻药,以求得注射部位大多臂神经干(丛)的阻滞,从而完善患侧上肢得到充分的麻痹;②在穿刺期间不应反复寻找"异感",如有较明显的筋膜突破感即可,局麻药只要进入臂神经干(丛)周围,一般靠渗透作用则可达到阻滞目的;③局麻药中无需加用肾上腺素,还须警惕相关并发症或意外的发生,以下则是容易产生并发症和意外的方面:

1. 肌间沟阻滞并发症或意外　①该麻醉方法易引起星状神经节与喉返神经阻滞,可出现与其相对应的并发症,如声音嘶哑等,尤其双侧喉返神经阻滞,可致双侧声带麻痹而急性喉梗阻,应予以警惕;②膈神经被阻滞概率极高,虽然静息状态时健康人单侧膈神经阻滞可无任何症状,但呼吸功能不全以及双侧膈肌麻痹者则有可能不能耐受,需予以注意;③穿刺针刺入过深有可能误入椎动脉(该动脉由锁骨下动脉第一段发出,左右各一,经枕骨大孔上升至颅内),注药后(甚至0.5~1.0ml)可立即发生抽搐和(或)意识消失,因局麻药随椎动脉血立即进入颅内而透过血-脑屏障,故注药期间应间断回抽,以便及时发现有无回血。

2. 锁骨上阻滞并发症 因穿刺点与肌间沟阻滞法径路较近,其并发症也类似于肌间沟阻滞法。此外,穿刺针过深容易刺破胸膜而引起气胸,这是锁骨上阻滞常见严重并发症,任何使穿刺针朝向肺尖方向进入都有可能发生气胸的危险,其发生后即刻表现为咳嗽、胸痛及呼吸困难,严重张力性气胸可引起生命体征快速恶化,必须高度警惕。

3. 腋路阻滞并发症 该麻醉方法主要与周围血管关系密切,因腋鞘内有腋动脉与腋静脉,局麻药容易过多吸收入血而中毒。

290. 神经刺激仪用于外周神经干(丛)阻滞中的定位有何优点?

【术语与解答】临床上外周神经干(丛)阻滞时其穿刺部位定点属盲探性,故准确定位常有一定难度,如借助神经刺激仪定位,则可使颈神经干(丛)或臂神经干(丛)及腰神经(丛)等外周神经阻滞成功率提高,且麻醉也相对完善。

1. 神经刺激仪原理 该仪器通过小电流脉冲经外周神经穿刺针的传导(该穿刺针具有独特的绝缘外套,仅在针尖放电,借助刺激仪产生单个刺激波,以刺激周围神经干,诱发该神经的运动分支所支配的肌纤维发生收缩),进而确定针尖附近的神经具体位置,当带有电流的针尖接近神经干(丛)时,该神经所支配的肌群即产生有节律的收缩运动,以此作为定位的标志,不必通过穿刺针接触神经组织产生异感来判断,因此不会损伤神经细胞。

2. 结构组成 神经刺激仪主要包括电刺激器、穿刺针、电极及连接导线等。

3. 操作使用 将神经刺激仪正极与心电图电极片连接,粘贴于患者肩或臀部(应距穿刺点较近为宜),负极连接穿刺针的导线上,穿刺针应选用带绝缘鞘的为妥,因仅在尖端有电流通过,电流集中,以增强神经肌肉收缩定位的准确性。另外,通常借助一般穿刺针亦可应用,使用前务必消毒,并将神经刺激仪初始电流设定在1.0mA,频率为0.5~1.0Hz。

4. 定位方法 按神经解剖走向进行穿刺,并适当调节穿刺针方向、深度,使针头逐渐接近所阻滞的神经干(丛),直至该神经所支配的肌群出现有节律的收缩,说明穿刺针已接近神经干(丛),此时停止进针,回吸无血液或其他液体(如脑脊液)后可先注入2ml局麻药,若肌颤抽反应减弱或消失,即得到进一步证实,然后将余量局麻药缓慢注入。

5. 适用范围 神经刺激器可用于混合神经干定位,除可用于一般患者外,更适用于那些不能合作及反应迟钝的患者,但操作者仍须掌握局部解剖及操作技巧,以确定穿刺部位及穿刺方向,只有在穿刺针接近外周神经时神经刺激仪才能帮助定位。

【麻醉与实践】临床上有些手术及术后镇痛需要实施外周神经阻滞,由于手法寻找神经干(丛)定位属盲探性,往往因准确率受限而阻滞不够理想,甚至存在一定比例的并发症,而借助神经刺激仪定位,则能显著提高麻醉成功率。因此,该刺激仪可适用于各种外周神经阻滞和封闭,如:颈神经干(丛)、臂神经干(丛)以及腰神经(丛)、椎旁神经、闭孔神经等阻滞以及相关部位封闭。

【提示与注意】神经刺激仪定位准确,比盲探法穿刺定位安全性明显提高,并发症发生率减少,尤其直接神经损伤明显低于传统寻找异感定位法。但穿刺针入路毕竟是有创性操作,仍不能杜绝其他相关并发症。

(王世泉　于春生)

主要参考文献与推荐读物

1. 高秀来,于恩华主编. 人体解剖学. 北京:北京大学医学出版社,2004,243-269.

2. 朱涛,左云霞主译.麻醉学基础.北京:人民卫生出版社,2011,172-217.

3. 王世泉主编.临床麻醉学精要.北京:人民卫生出版社,2007,148-149,281-284.

4. 吴新民主编.麻醉学高级教程.北京:人民卫生出版社,2009,51-66,437-445.

5. 徐启明主编.临床麻醉学.第2版.北京:人民卫生出版社,2008,102-145.199-207.

6. 郭建荣,贾东林主译.临床知识要点解析.第2版.北京:北京大学医学出版社,2009,229-236.

7. 邓小明,姚尚龙,于布为,等,主编.现代麻醉学.第4版.北京:人民卫生出版社,2014,1052-1086.

第二十六章　围麻醉期患者体位

291. 围麻醉期患者体位如何安置较为合理？

292. 围麻醉期患者头高足低仰卧位有何优点？

293. 头低足高位适合何种手术以及麻醉如何管理？

294. 水平仰卧位适合何种麻醉方法与哪些手术操作？

295. 患者麻醉术中头颅过度后仰平卧位利与弊以及如何调控？

296. 为何口腔颌面部手术患者术后水平仰卧位易引起急性上呼吸道梗阻？

人体自然睡眠状态下通常会无意识的调整不同的睡态体位，即使神志清醒卧位休息也会不断地变换体位，因长时间处于一种体位除存在不适感外，还有可能影响机体相关功能，甚至引起并发症发生。临床上患者不同部位的手术通常采取不同的体位，而不同的体位对其生理功能是否干扰、术中操作是否方便，以及机体是否受到损伤等各方面又有着程度不同的影响。但围麻醉期任何体位对生理功能的影响不能超越患者自身的代偿能力，否则就有可能带来与体位相关的意外或并发症，而且一种体位维持时间越长，其潜在风险也相对越大。一般情况下，不同的体位在非麻醉状态下，其机体可通过自身的保护性功能不断地进行调整，但在麻醉状态下，由于患者的躯体部分知觉（如椎管内脊神经阻滞）或全身知觉消失（全麻），各种自身保护性反射减弱或丧失，故失去自身保护性功能和调节体位的能力。此外，某几种手术体位可限制胸廓或膈肌的活动，从而相对减少潮气量和肺活量，并逐渐引起机体通气/血流比值失衡。因此，围麻醉期由体位不当引起的生理功能改变而带来的危害则更加凸显。

291. 围麻醉期患者体位如何安置较为合理？

【术语与解答】围麻醉期安置患者体位时，应权衡利弊，既要使手术野部位显露达到合理或理想状态，以利于手术顺利操作，又要降低因体位变化而对患者生理功能产生的影响（如体位安置不良可使静脉血液回流受阻而导致相关脏器低灌注量，或通气/血流比值失衡而使机体氧合功能下降等）。故围麻醉期合理安置手术患者体位则是将不适感或危害性减少至最低程度。

【麻醉与实践】一般情况下，麻醉手术患者的体位是由外科医师根据手术需要来选择的，并由手术医师和手术室护士共同安置，但麻醉医师应对体位的改变而可能存在的潜在隐患务必应有充分的认识，并应具备判断患者对某种体位的耐受性，以便使患者的体位既有利于麻醉管理，又有利于手术操作。此外，围麻醉期还应密切观察因体位改变而引起的机体相关生理功能出现的异常变化，以便及时采取有效的防治措施，确保患者的生理功能正常，从而保障患者的生命安全。

围麻醉期由麻醉医师根据麻醉操作或需要而调节与安置患者的体位有：①全麻诱导患者

一般安置仰卧位,因该体位有利于喉镜窥喉显露声门与实施气管插管;②椎管内脊神经阻滞行椎间隙穿刺时,通常安置患者为侧卧弓腰位,以利于穿刺针抵达硬脊膜外隙或蛛网膜下腔;③选择骶管脊神经干(丛)阻滞患者实施骶裂孔穿刺期间,则需安置俯卧位或侧卧弓腰位;④选择蛛网膜下腔脊神经根阻滞患者,当蛛网膜下腔注入适量局麻药后,可根据局麻药液的比重或阻滞平面而稍微调节不同的体位,以利于手术需求;⑤麻醉诱导时或手术操作期间,如患者发生反流与呕吐,麻醉医师通常可快速将仰卧位患者的头颅转向一侧,以利于口腔中的胃内容物引流出口外或给予吸引清除。此外,对于反流误吸患者,如需吸引出左支气管内胃内容物则需安置左侧卧位,若需吸引出右支气管内胃内容物则需安置右侧卧位,以便经气管插管将吸引管置入左支气管内或置入右支气管内分别进行吸引;⑥麻醉术后患者通常大都安置仰卧位。

【提示与注意】由上述得知,围麻醉期患者需要何种体位,是根据手术部位与麻醉操作而安置,特殊情况下需要临时变换体位。

292. 围麻醉期患者头高足低仰卧位有何优点?

【术语与解答】围麻醉期头高足低仰卧位(实际上根据情况将头胸部抬高 15°～30°)可提高胸-肺顺应性(通常胸-肺顺应性与通气量呈正比),从而可致使横膈下移、胸腔容积增大、肺通气量增多,尤其自主呼吸期间,吸气是由胸腔负压所致,为负压呼吸,如患者麻醉术后安置头高足低仰卧位,更能缓冲麻醉药物残余作用与手术创伤疼痛刺激所引起的外周性呼吸抑制和限制性呼吸抑制而导致的机体慢性缺氧或低氧血症以及二氧化碳蓄积,特别是肥胖、体重大以及老年患者。

【麻醉与实践】①全麻药物及辅助药物和胸、腹部手术创伤疼痛刺激均可导致机体自主呼吸期间潮气量不同程度的下降,尤其是麻醉结束、手术完毕,患者体内的麻醉药物残留作用还不同程度的存在,而其自主呼吸刚开始恢复,这期间潮气量与分钟通气量是否达到机体最低需求,是关系到患者缺氧和二氧化碳蓄积的安全基准,此时,水平仰卧位可相对降低胸-肺顺应性,而潮气量与分钟通气量均可减少。麻醉术后患者若采取头高足低仰卧位,则能使潮气量增加约 20～80ml,分钟通气量则可增加约 200～800ml,甚至更多,这对于肥胖、体重过大以及老年患者,安置头高足低仰卧体位则可避免腹腔内容物通过膈肌压向胸腔,从而能改善患者的自主呼吸和通气不足;②全麻术后清醒患者去头枕水平仰卧位可使其非常不舒适,而过早的给予垫头枕可使头颅有所前屈,从而上呼吸道有一定程度的弯曲而影响通畅(尤其颈部粗短者),若调至头高足低仰卧位,既能使患者舒适,又能保障上呼吸道通畅,还能增加肺通气量。此外,头高足低仰卧位可减轻胸、腹部手术切口张力,故能降低疼痛,因此全麻术后安置头高足低仰卧位较水平仰卧体位为优;③如头颈部手术患者术后安置水平仰卧位,其头颈部静脉血液回流欠佳,加之手术创面软组织水肿、肿胀,长时间的水平仰卧位更易使头颈部和口咽腔软组织水肿(包括眼睑、口咽腔软组织、面颊部组织等),而颅内压也有所增高,特别是颈部淋巴结清扫加一侧颈内静脉结扎术后患者,若麻醉术后安置患者处于头高足低仰卧位,可明显改善头颈部静脉血液回流通畅,缓冲或降低头颈部手术创面水肿与肿胀。此外,如患者因颌面部与颈部手术而引起上呼吸道水肿,其潜在的慢性上呼吸道梗阻与通气不畅则非常危险,尤其全麻拔管后返回病房患者,床边往往无医护人员看护,其上呼吸道慢性梗阻不易早期发现,当出现 SpO_2 下降显著而造成严重低氧血症时,再给予纠正处理则颇为棘手和困难,甚至引起窒息死亡。

【提示与注意】①硬脊膜外隙脊神经干阻滞患者如不慎穿破硬脊膜而流出大量脑脊液,患者术后返回病房不宜安置头高足低仰卧位,以防止脑室中脑脊液过多的流向椎管内蛛网膜下腔而出现低颅压性头痛。而无脑脊液丢失的椎管内脊神经阻滞患者术毕返回病房后可安置头胸部抬高15°~30°为宜。即使蛛网膜下腔脊神经根阻滞(也称腰麻)患者术后也应安置头高足低仰卧位,因蛛网膜下腔穿刺针非常细,且属锥形笔尖样,对硬脊膜损伤很小,致使脑脊液外漏显著减少,故不会引起脑脊液降低所致的低颅压性头痛。此外,蛛网膜下腔脊神经根阻滞基本是采取重比重局麻药液,术后安置头高足低仰卧位更不必担心残留局麻药向头胸段流动;②围麻醉期低血压患者不宜头高足低仰卧位,尤其原已存在高血压病患者,因头高足低仰卧位可引起脑灌注量不足,以防止麻醉术后出现脑功能障碍等;③麻醉术后清醒患者采取头高足低仰卧位不必担心反流与误吸,因择期手术患者术前均已禁饮食6~8小时或以上,其胃肠道基本排空,尤其麻醉术后胃肠排空时间更长。另一方面,患者神志清醒状态其吞咽反射已完全恢复正常,即使对存在口咽腔中的少量分泌物或很少反流胃液可咽下或吐出口外。此外,若带气管插管患者术后送至麻醉术后监护室或需转送 ICU 者,更不必担心头高足低仰卧位其反流与误吸(如饱胃患者)以及口咽腔内分泌物增多问题,因气管插管气囊已封闭下呼吸道。

293. 头低足高位适合何种手术以及麻醉如何管理?

【术语与解答】麻醉术中手术医师时常需改变患者体位,以满足手术操作需要,如将水平仰卧位患者改变为头低足高位,该体位通常应用于下腹部手术或盆腔及腹腔镜手术等。

1. 优点　①当患者低血压时有利于双下肢静脉血液回流,以增加回心血量。如当机体处于严重低血压时,可将患者调至头低位,并抬高其双下肢,以便于脑血管的有效灌注,尤其患有高血压患者;②有利于盆腔或下腹部手术时更好的显露手术野;③中心静脉穿刺或置管既有利于穿刺成功,又可防止空气栓塞。

2. 缺点　①采取硬脊膜外隙脊神经干阻滞患者该头低足高位不舒适,容易引起烦躁;②头低足高位可增加胸内压、眼内压、颅内压,还可增加中心静脉压等。

【麻醉与实践】①腹腔镜手术患者通常选择气管插管全身麻醉,也可采取硬脊膜外隙脊神经干阻滞,但以前者更为理想和可靠,一般不提倡后者。尤其年老体弱、肥胖患者与手术时间较长的复杂手术,以及患有心、肺疾病者选择气管插管全麻实施控制呼吸更为安全;②因下腹部腹腔镜手术患者术中处于头低足高位,尤其在二氧化碳气腹下可导致膈肌明显向胸腔移位,加之腹腔内压力可达 20~40mmHg,除胸腔压力间接被动增加致使肺容量减少外,还容易引起上腔静脉回流受阻,颅内静脉淤血,从而易引起颅内压及眼内压增高,伴有青光眼或脑血管疾病者容易出现不测;③全身麻醉肌肉松弛后,尤其肥胖患者腹腔内脏器显著压向膈肌(或二氧化碳气腹行腹腔镜手术患者),膈肌则向胸腔移位,致使肺容量明显降低,从而肺功能残气量(FRC)可进一步减少,FRC 下降可使肺弹性回缩力增大。因此,应关注手术期间体位、麻醉、"气腹"(如腹腔镜手术)等所引起 FRC 的变化。

【提示与注意】①当术中采取头低足高体位时,患者易出现外源性肺容量减少与气腹所致的 $PaCO_2$ 增高,选择气管插管全身麻醉可根据呼吸道压力(cmH_2O)与呼气末二氧化碳($P_{ET}CO_2$)监测结果予以调节机械正压通气的潮气量及呼吸频率,以便缓冲二氧化碳气腹对呼吸功能的影响;②若选择硬脊膜外隙脊神经干阻滞,尤其下腹部手术(包括妇科盆腔手术)采取头低足高位时,如同时给予二氧化碳气腹,所致腹腔内压一般在 20~40mmHg,该体位与气腹高压双重作用可致膈肌明显上移,且胸廓运动受限,患者呼吸幅度降低、肺容量减少,从而加重对呼吸功能的影响,易导致医源性、限制性通气不足,临床主要表现为 $PaCO_2$ 上升、SpO_2 下降,务必引起注意。因此,麻醉管理与术中监测应由具有丰富临床经验的麻醉医师实施为好,以防不测;③肥胖或肺顺应性降低的患者一般情况下不宜长时间处于头低足高位,尤其合并阻塞性睡眠呼吸暂停综合征或伴有慢性阻塞性肺部疾患患者,因该体位除使膈肌上移而导致肺容量显著减少外,头颈部静脉血液回流受阻还可造成口咽腔软组织肿胀而加重上呼吸道梗阻与通气不畅。此外,该类患者功能残气量降低可引起末梢小支气管塌陷、远端肺泡膨胀不全,从而导致通气/血流比值失衡。

294. 水平仰卧位适合何种麻醉方法与哪些手术操作?

【术语与解答】 ①水平仰卧位是最为常见的手术体位,是患者自然地仰身平卧于手术台上,通常头部或垫一薄枕或去枕,这有利于保持头颅和颈椎与躯干一致,以避免垫头枕过高而头颈前屈致使上呼吸道夹角小于90°(口轴线与咽轴线小于90°),从而可使非气管插管患者的上呼吸道处于通畅状态;②水平仰卧位双臂靠近躯体自然伸直,以辅料包裹固定,或单臂固定,而另一手臂平行伸展75°~90°,以利于建立上肢静脉输液通路,甚至双臂均平展75°~90°;③水平仰卧位是最基本且最常用的手术体位,该体位一般对机体影响较小,但仰卧位时腹腔内容物可向四周"延伸",尤其肥胖患者可将隔肌压向胸腔约2~6cm,从而使得机体每次潮气量可降低肺容量约0.01~0.05L,体重越大、体态越肥胖,其肺容量降低相对也越多。

【麻醉与实践】 麻醉期间水平仰卧位对机体的影响(如对呼吸、循环功能干扰)一般较其他体位均小,但与手术时间成正比,一般手术时间越长者,其对机体的影响也相对增大,当全麻自主呼吸或上腹部手术行硬脊膜外隙脊神经干阻滞期间,其肺容量通常可进一步减少,其潜在的隐患则来自呼吸抑制所致的慢性通气不足。

1. 全身麻醉 ①患者已意识丧失,加之肌松药应用所致全身骨骼肌处于松弛状态,这期间实施机械通气控制呼吸,完全能满足机体氧的需要和二氧化碳的排出。但手术完毕、麻醉结束,患者肌张力不可能迅速恢复至麻醉前状态,加之持续性水平仰卧位,其肺容量与肺功能残气量均减少,尤其手术创伤疼痛刺激,往往限制了患者正常的自主呼吸,若返回病房后仍处于水平仰卧位,则很容易引起机体慢性缺氧与缓慢性二氧化碳蓄积,如发现不及时,严重者甚至造成呼吸心搏骤停,此类案例时有报道;②全麻患者术毕虽神志清醒,且呼吸、循环功能基本正常,但护送病房后仍安置去枕水平仰卧位,可使患者颅内压不同程度的增高,从而易引起头疼和恶心等;③全麻头颈部手术患者其术后创面均存在不同程度的水肿或肿胀,若返回病房后仍安置水平仰卧位,往往因头颈部静脉血液回流不畅或受阻而使创面及周边组织更加肿胀,尤其创面处于呼吸道入口或咽喉腔处,极易导致急性上呼吸道梗阻而引发窒息。

2. 椎管内脊神经阻滞 ①无论硬脊膜外隙脊神经干阻滞还是蛛网膜下腔脊神经根阻滞,两者麻醉方法均可使躯干腹部以下部位的运动功能明显减弱或丧失,甚至波及胸部,患者虽神志清醒,但仰卧位所致的肺容量减少,容易引起机体缓慢性缺氧与二氧化碳蓄积。为改善该麻醉方法对呼吸功能的缓慢影响,可单纯将头胸部较腹部稍调高10°~20°,以便使横膈下移,肺容量有所增加,并持续给予面罩供氧;此外,椎管内脊神经阻滞完善患者术中无法自行调整臀部及下肢的不适状态,手术时间越长,麻醉医师越应关注臀部及下肢功能状况,尤其受压部位。另一方面,脊神经阻滞平面范围越宽,越有可能影响呼吸肌,这更是麻醉医师术中所应该想到的;②硬脊膜外隙脊神经干阻滞患者如穿刺操作不慎穿破硬脊膜而流出大量脑脊液,该患者术中或术毕返回病房后均应安置水平仰卧位,以防止头高足低位或在病床上坐立时,致使脑室中的脑脊液过多的流向椎管内蛛网膜下腔而出现低颅压性头痛;③传统观念认为,凡椎管内脊神经阻滞(包括蛛网膜下腔脊神经根阻滞和硬脊膜外隙脊神经干阻滞)患者术后返回病房均应安置去枕平卧,且持续6小时,这不仅造成患者不适感,而且使得腹部创口张力增大而增加疼痛。此外,只要不是由硬脊膜外隙穿刺针穿破硬脊膜(因该穿刺针粗,穿破硬脊膜后流出脑脊液较多),凡椎管内脊神经阻滞患者术毕护送病房后,均应将病床头端抬高,以使患者头胸部高于腹部,一方面可改善患者去枕水平仰卧位的不适感;另一方面可增加患者的潮气量,从而减少机体慢性缺氧和二氧化碳蓄积。

【提示与注意】①一般情况下水平仰卧位较其他体位对机体影响相对较小,但有些手术或手术时间越长其不良影响则逐渐显现出来。如头颈部手术可影响上呼吸道通畅;胸部或上腹部手术则可引起限制性呼吸抑制。因此,返回病房的麻醉手术患者,如无特殊情况,均应安置头胸部高于腹部为妥;②椎管内脊神经阻滞患者与全身麻醉术后患者长时间处于水平仰卧位可影响胸肺顺应性,常存在着不同程度的限制性呼吸抑制,故在不影响手术操作的前提下或返回病房后,应按时予以调整头胸抬高位,以利于膈肌(横膈)下移,增加肺容量,以减轻限制性呼吸功能抑制。尤其体重大且肥胖患者术毕返回病房者,在条件允许情况下,头胸应抬高30°～35°,以防止和避免机体因通气不足所致的低氧血症和高碳酸血症,甚至呼吸功能危象;③水平仰卧位术后出现背痛主要由于腰部曲线拉平、手术时间相对过长,以及全麻期间骨骼肌松弛引起,故患者返回病房后根据情况调整体位;④妊娠末期孕产妇水平仰卧位可使膨大的子宫压迫下腔静脉,常致使下肢和部分躯干的血液回流受阻,从而影响心输出量,需行剖宫产孕产妇应将体位调至左侧倾斜位,并臀部垫一厚枕为宜。此外,体胖或大体重而处于水平仰卧位的麻醉患者当手术时间较长,术中其臀部与下肢足跟部则受压明显,容易出现缺血、缺氧,加之术后仍处于该体位,受压部位皮肤易发生缺血性坏死,因此长时间手术患者应在臀部与足跟处垫一软气圈或软垫,以缓冲受压。需要提出的是,消瘦与营养不良或合并糖尿病患者更应实施保护性措施。

295. 患者麻醉术中头颅过度后仰平卧位利与弊以及如何调控?

【术语与解答】头颅过度后仰平卧位主要用于颈部手术和口咽腔手术,以利于创造手术条件。

1. 颈部手术 如甲状腺疾病、舌骨囊肿以及喉部肿瘤(如喉癌等)手术患者,大都采取头颅过度后仰位,即首先在双肩下部垫一高度适宜的头枕,主要使头顶下垂而颜面尽量后仰,以便使颈部皮肤充分平展伸直,从而术中可充分显露病变和手术野。若采取颈神经丛阻滞清醒状态下手术,长时间保持头颅过度后仰平卧位的患者常感到不适或难受,乃至自感"憋气难忍",往往难以接受,尤其是甲状腺弥漫性肿大或颈部肿物较大且对气管存在压迫者。因此,凡是非全麻清醒状态安置该种体位的手术患者其术前大都需反复训练体验,以便手术期间适应这种头颅过度后仰平卧位。而喉癌患者手术创伤大、操作时间长,基本在全麻下接受手术治疗,该患者术中因意识消失而无任何不适感与刺激。

2. 口咽腔手术 临床上实施扁桃体摘除、腺样体刮除、腭裂矫治、声带小结或息肉切除等手术,也都采取头颅过度后仰平卧位,但均是在气管插管全身麻醉下进行:①如扁桃体与腭裂矫治及鼾症腭咽成形术,头颅过度后仰平卧位以便于开口器的安放,口腔开大既有利于手术医师肉眼观察咽腔,又有利于管腔视野中进行操作;②声带息肉、声带小结、喉乳头状瘤等手术是在支撑喉镜条件下实施摘除或激光治疗,而支撑喉镜造成的头颅过度后仰更为严重,极易引起心血管应激性副反应(心率增快、血压升高)。

【麻醉与实践】头颅过度后仰平卧位患者的手术通常采取的麻醉方法主要为颈神经丛阻

滞或全身麻醉,而麻醉术中造成机体相关不良影响有:①颈神经丛阻滞虽能使患者术中无痛,但神志处于清醒状态,如患者存在焦虑、紧张或性情急躁等,术中过度牵拉甲状腺或牵拉气管时可引起不适、憋气,从而引起恐惧,加之此时引发的心率增快、血压升高,可使机体耗氧增加,尤其伴有心、脑血管疾病者,则可导致心、脑血管不测,故术中需给予镇静药与β受体阻滞药以及扩血管药物予以平抑;②颈部手术患者术中所用敷料至少铺盖至下颌处,麻醉医师只能接触头面部,如术中给予苯二氮䓬类药物(咪达唑仑、地西泮具有中枢性肌肉松弛作用)镇静,患者很易引起舌后坠而导致上呼吸道梗阻,继之出现通气不畅或通气受阻,尤其肥胖、头大颈短以及上呼吸道结构异常患者,若不采取托下颌或安置口咽通气道,很快发生缺氧、低氧血症与高碳酸血症,乃至呼吸危象;③该头颅过度后仰平卧位患者若选择全身麻醉,优点较颈神经丛阻滞为多,患者意识消失则可避免非全麻术中的不适、憋气及恐惧。此外,建立气管插管可使呼吸道管理变得简单,除能保障呼吸道通畅外,不必担心呼吸道梗阻、气管受压及移位所致的通气障碍、通气不足、二氧化碳蓄积等相关风险。

【提示与注意】①采取颈神经丛阻滞患者,术中应加强对上呼吸道的管理,可面罩给氧持续吸入,同时在不影响呼吸功能的情况下,尽量给予充分镇静,以降低头颅过度后仰平卧位不适性的刺激,但避免使用苯二氮䓬类药物镇静。若手术时间较长或术前有气管压迫症状者,应在气管插管全麻下手术。此外,肥胖患者或通常睡眠状态易出现打鼾者,如选择局部麻醉或颈神经丛阻滞,术中应慎用一切镇静、催眠药,以避免引起上呼吸道梗阻而通气不足,也易造成上呼吸道管理难度增加;②长时间头颅过度后仰位(如喉癌手术患者),可致使颅面部静脉回流不畅,容易引起面部、眼睑及球结膜水肿,少部分患者因颅内压增高而导致术后头痛,尤其颈淋巴清扫且一侧颈内静脉结扎术患者,更容易引发术后颜面部与口咽腔水肿。因此,术中在不影响手术操作的情况下,尽量减缓头颅过度后仰,必要时可采取头枕部垫一薄枕或头圈。

296. 为何口腔颌面部手术患者术后水平仰卧位易引起急性上呼吸道梗阻?

口腔颌面部手术并发症及意外大都由急性上呼吸道梗阻引起,如未能及早发现,且及时纠正处理,最终可演变为呼吸危象,甚至窒息死亡。将相关案例回顾分析,可告诫麻醉同仁和读者,防范意识除应着重强化上呼吸道管理外,其他相关因素也务必需要清楚。本文以临床实例来解释为何口腔颌面部手术患者术后水平仰卧位易引起急性上呼吸道梗阻?

【案例与回顾】病例男,65岁,70kg,入院诊断左侧下颌骨恶性肿瘤,限期在气管插管全身麻醉下行左侧下颌骨切除并行钛金属板固定术,以及同时实施左侧颈淋巴结清扫与颈内静脉结扎术。①术前访视患者全身情况尚可,张口度及各项化验检查无异常,其心电图显示大致正常;②患者麻醉前30分钟肌注东莨菪碱0.3mg,入手术室后测心率71次/分、血压136/85mmHg、SpO$_2$为98%;③该患者采取静脉全麻快速诱导,经右侧鼻腔实施气管插管,术中采用静-吸复合麻醉维持;④患者术中麻醉平稳,血流动力学基本稳定,无异常情况发生;⑤手术历时约4小时,术毕静脉注射地塞米松10mg,手术医师给予患者颈部与下颌处敷料贴包扎,待患者自主呼吸恢复满意后带气管插管护送至麻醉恢复室监测苏醒,在麻醉恢复室监测期间,患者安置头高足低位,在患者神志清醒前先给予口咽腔血性分泌物及痰液充分吸引,当患者呼之睁眼后拔出气管插管,改换面罩给氧吸入;⑥经麻醉术后恢复室继续观察监测30分钟,其心率基本维持在62~75次/分、血压130/76~155/89mmHg,面罩吸氧SpO$_2$为100%,撤离面罩呼吸室内空气10分钟SpO$_2$为97%;⑦患者护送病房后由护士安置其水平仰卧位,交接患者完毕测心率78次/分、血压152/88mmHg、面罩吸氧SpO$_2$为100%,呼唤患者可睁眼,并能做点头和摇头动作;⑧患者返回病房后约 1.5 小时开始出现打鼾症状,约 20 分钟后病房护士打电话通知麻醉科医师前去紧急气管插管,麻醉医师抵达病房后发现患者呼吸费力、"三凹"征明显、头面部多汗、口唇发绀、SpO_2 为 49%、心率显示 176 次/分、血压 82/50mmHg,即刻行气管插管,但喉镜直视下发现整个咽腔组织水肿严重,且喉镜显露声门困难,经反复试探气管插管均未能成功,此时患者因窒息而呼吸心搏骤停,最终抢救无效死亡。

【讨论与分析】①该患者手术创伤较大、波及范围较广(颌面部延续至颈部),且手术时间较长;②术毕观察患者口唇与舌体虽有所增厚,但不至于引起严重上呼吸道梗阻;③患者在麻醉术后监护室清醒拔管后 30 分钟无打鼾症状,说明上呼吸道通畅。即使撤离面罩停止吸氧 10 分钟,患者呼吸室内空气 SpO_2 仍为 97%,可提示上呼吸道无梗阻;④患者返回病房后约 1.5 小时内其生命体征均正常(如心率、血压、呼吸、SpO_2、意识等),可证实上呼吸道仍通畅;⑤据家属告之,患者回病房后约 1.5 小时开始出现轻度打呼噜,其鼾声逐渐加重,并间断呼吸暂停,故通知医生前去观察,医生发现后立即呼叫护士电话通知麻醉医师前去插管,此时患者返回病房接近 2 小时。

通过该病例回顾分析如下:①此患者属一侧颈淋巴结清扫与颈内静脉结扎术,该手术可引起头颈部血液回流受阻和不畅,加之颌面部与口咽腔软组织疏松,当患者处于水平仰卧位时间较长时,则可导致头颈部软组织水肿或肿胀加重,尤其口咽腔软组织肿胀后只能向咽腔中心移位,故可直接造成上呼吸道梗阻与通气不畅;②因口咽腔属不规则呼吸道,口腔颌面部手术后很易引起软组织水肿或肿胀,从而引发慢性或急性上呼吸道梗阻,尤其颈部粗短患者更易引起;③由于该患者发生急性上呼吸道梗阻是在返回病房约 1.5 小时后,说明上呼吸道软组织水肿和肿胀是逐渐形成的,已处于慢性呼吸道梗阻,当患者出现打鼾时其上呼吸道梗阻已达到严重程度;④之所以患者术毕在麻醉术后监护室拔管观察 30 多分钟无上呼吸道软组织水肿和肿胀,是因为安置患者处于头高足低位,该体位有利于头颈部血液回流通畅,故可防止急性上呼吸道梗阻;⑤由于一侧下颌骨大部分切除,尽管给予钛合金板连接固定,但口腔内软组织无完整支架支撑,舌及其他软组织容易下垂、塌陷与后坠,尤其水肿后更易阻塞咽喉腔,故致使抢救时喉镜无法显露声门,从而反复几次气管插管均失败,最终导致患者窒息死亡。

【防范与处理】①凡头颈部手术患者其术后均应安置头胸部抬高 20°~35°(即头高足低位)为宜,尤其一侧颈内静脉接扎后,头颈部抬高可有利于静脉血液回流,以减少软组织肿胀;②若术前患者上呼吸道解剖结构有所改变,全麻诱导后而喉镜显露声门不全或无法显露者,即使术毕患者完全清醒,心率、血压及自主呼吸均正常,也不应过早的拔除气管插管,应继续带管护送 ICU 持续观察 24 小时,待口咽腔组织肿胀完全消退后,再考虑拔管。此外,术毕给予较大剂量糖皮质激素,这对术后消除咽腔组织水肿颇有裨益;③必要时术毕拔管前先行预防性气管切开,以策安全。

(王世泉　逄春霞　牛健妮　张　希)

主要参考文献与推荐读物

1. 岳云主译. 麻醉并发症. 北京:人民卫生出版社,2009,641-656.

2. 吴新民主编. 麻醉学高级教程. 北京:人民卫生出版社,2009,51-66.

3. 王世泉,王明山主编. 麻醉意外. 第 2 版. 北京:人民卫生出版社,2010,159-190.

第二十七章　神经外科手术临床麻醉相关问题

神经外科手术大多为颅内占位性病变的切除、颅内血肿的清除与颅脑外伤的清创缝合,以及血管性疾病的处理(如颅内动脉瘤的夹闭)等。高级中枢神经(脑器官)是维持生命和意识的重要器官,麻醉期间如何予以保护则显得至关重要,尤其应了解麻醉对脑血流、脑代谢、颅内压的影响,以及麻醉管理要点等问题。

第一节　脑血流、脑代谢及颅内压与麻醉之间的关系

由于颅腔的解剖结构特点与脑组织的脆弱性,从而发生颅内病变及颅脑外伤患者常伴有不同程度的脑代谢、脑血流及颅内压的改变或紊乱,因此,麻醉的实施与相关操作务必考虑三者之间的关系,以及麻醉对三者的影响,尤其应重视颅内高压对脑功能的损害,以防止麻醉负面影响而引起的相关并发症或意外。

297. 脑脊液及脑代谢与麻醉存在何种关系?

【术语与解答】

1. 脑脊液　①脑脊液主要由脑室脉络丛产生,并充满各脑室、脊髓中央管与蛛网膜下腔;

②脑脊液是一种无色透明液体,比重为 1.003～1.008,含有无机离子、葡萄糖及少量蛋白质等,成人脑脊液总量约为 130～150ml;③正常人脑脊液的主要功能是为脑、脊髓、脊神经根与其骨壁之间形成"水垫",以起到缓冲与保护作用,且对脑和脊髓又起着营养,并能运输代谢产物以及维持正常的颅内压;④若脑脊液循环途径出现阻塞,则可引起脑积水和导致颅内压增高,以致造成脑组织受压、移位,严重者甚至形成脑疝(颇为常见者有小脑幕切迹疝和枕骨大孔疝);⑤脑脊液的性状和压力受多种因素的影响,当中枢神经发生病变时,可抽取脑脊液进行检测,以获取相关参数,有利于辅助临床诊断。

2. 脑代谢 ①脑是机体代谢率最高的器官,由于脑的能量消耗相对恒定,静息状态下脑组织耗氧量约占全身总耗氧量的 20%,而脑组织对血液中氧的摄取率远高于机体其他器官,故机体缺氧时脑首先受到损害;②脑组织的能量来源几乎完全依赖于有氧氧化(即脑代谢需依赖脑循环供给充分的氧和葡萄糖),而有氧氧化产生的三磷酸腺苷(ATP)则是脑的主要能量来源;③由于脑代谢率高,其能量储备十分有限,故对缺氧耐受性极差,如循环停止后,机体氧和葡萄糖的供给中断,原已储存的 ATP 和糖原在数分钟内即可耗尽,致使脑组织很快丧失其功能,从而易导致不可逆性脑功能损害。

麻醉与脑脊液及脑代谢的关系较为密切,临床阐述如下。

【麻醉与实践】一般而言,麻醉对脑脊液及脑代谢可产生一定影响。

1. 麻醉对脑脊液的影响

(1)全身麻醉:①气管插管、气管插管拔出、术中麻醉减浅等相关刺激,均可引发患者呛咳,此时其脑脊液压力可随静脉压上升而增高,尤其颅内病变已存在颅内压增高者,相关刺激可造成颅内压倍增;②围麻醉期各种因素所致的机体二氧化碳蓄积,可间接的促使脑脊液压升高。

(2)椎管内脊神经阻滞:包括蛛网膜下腔脊神经根阻滞(通常称腰麻)和硬脊膜外隙脊神经干阻滞(通常称硬膜外麻醉),两者均与脑脊液存在关系。①选择蛛网膜下腔脊神经根阻滞:目前临床上采用蛛网膜下腔脊神经根阻滞而配制的局麻药大都为重比重,即明显 >1.008,因重比重局麻药液麻醉平面易于调控,且麻醉效果确切。由于椎管内脑脊液容量存在差异,故同等剂量和浓度的局麻药液,脑脊液多者,其阻滞时效相对较短(作用时间较短),而脑脊液少者,其阻滞时效相对较长(作用时间较长);②选择硬脊膜外隙脊神经干阻滞:用于该麻醉方法的穿刺针明显为粗,若穿刺不慎而刺破硬脊膜,可造成脑脊液外漏显著,导致脑脊液的丢失大于其产生,颅腔内脑脊液压力可明显下降,从而易引起患者术后低颅压性头痛。

2. 麻醉对脑代谢的影响 ①围麻醉期相关麻醉药均可影响脑代谢,如静脉复合全身麻醉所致的脑功能抑制则可使脑氧耗量减少;②丙泊酚可明显降低脑代谢,是目前神经外科麻醉较为理想的静脉全麻药;③咪达唑仑对脑代谢呈剂量依赖性降低,临床应用剂量既可使颅内压降低,也不影响脑血管自动调节功能;④阿片类药物(如芬太尼、舒芬太尼、瑞芬太尼、阿芬太尼)可中度降低脑代谢,从而间接降低颅内压,并且不影响脑血流自身调节功能;⑤氟哌利多可促使脑灌注压降低,脑代谢相应减少,宜适用于神经外科手术患者的麻醉;⑥利多卡因可产生与剂量相关的降低脑代谢率作用,必要时为控制和防止急性颅内压增高,可缓慢静脉注射利多卡因(1.5mg/kg);⑦由于体温与脑代谢成正比关系,虽麻醉可使体温有所降低外,但特殊性手术必要时麻醉术中还可通过降低体温来进一步减少脑代谢。

【提示与注意】①临床上无论选择硬脊膜外隙脊神经干阻滞,还是采用蛛网膜下腔脊神经根阻滞,务必严格无菌操作,因脑脊液感染很易引起中枢神经的感染;②全身麻醉药除氯胺酮外,大都对脑代谢无明显影响,尤其静脉全麻药可不同程度的降低脑代谢,只有氯胺酮不适宜颅脑手术患者的麻醉。

298. 哪些麻醉药物容易透过脑屏障?

【术语与解答】高级中枢神经组织其神经元的正常活动需要保持恒定的微环境,而该环境(如氧、有机物及无机离子浓度)的轻微变化都会影响神经元的活动,加之中枢神经系统内有相应的结构对物质在毛细血管或脑脊液与脑组织间转运过程中进行一定的限制或选择,该结构称为脑屏障。脑屏障由 3 部分构成(即血-脑屏障、血-脑脊液屏障与脑脊液-脑屏障):

1. 血-脑屏障 该屏障位于血液与脑组织之间,其结构基础是:①血液中多种溶质可从脑毛细血管内壁不同程度的透入脑组织,有难有易,有的很快通过,有的则较慢,还有的则完全不能通过,脑毛细血管与脑组织之间这种有选择性的通透现象称为血-脑屏障;②血-脑屏障通过脑毛细血管内壁的特殊功能可阻止某些物质(多半是有害的)经血液进入脑组织,但水和某些离子却能通过;③血-脑屏障可使脑组织少受甚至不受循环血液中有害物质的损害,从而保障脑组织处于基本恒定的内环境,这对维持高级中枢神经系统正常生理状态具有重要的生物学意义,如脂溶性物质氧、二氧化碳与某些麻醉药,以及乙醇等都可很容易通过血-脑屏障。因此,血液中的溶质其脂溶性高低决定其通过血-脑屏障的难易和快慢。

2. 血-脑脊液屏障 位于脑室脉络丛的血液与脑脊液之间,该结构基础主要是脉络丛上皮细胞之间有闭锁小带(属紧密连接)相连,但脉络丛的毛细血管内皮细胞有窗孔,因而其有一定的通透性。正常情况下血液中的各种化学成分只能选择性地进入脑脊液中,这种功能称为血-脑脊液屏障。

3. 脑脊液-脑屏障 该屏障位于脑室和蛛网膜下腔的脑脊液与脑、脊髓的神经细胞之间,其结构基础是室管膜上皮、软脑膜和软膜下胶质膜。但脉络膜上皮之间主要为缝隙连接,不能有效地限制大分子通过,软脑膜的屏障作用也很低。因此,脑脊液的化学成分与脑组织细胞外液的成分大致相同。

【麻醉与实践】①通常大分子或极性高的药物很难进入中枢神经系统,只有脂溶性高的非解离物质才容易通过血-脑屏障或血-脑脊液屏障,而全身麻醉药大都脂溶性高,故血液吸收、分布后可通过血-脑屏障或脑脊液-脑屏障而抑制高级中枢神经系统;②由于脂溶性越高的溶质通过血-脑屏障进入脑组织的速度也越快,故早年临床全麻常采用超短时效的硫喷妥钠作为全麻诱导药,因该药脂溶性颇高,静脉注射后一次臂-脑循环(约 10 多秒钟)即可透过血-脑屏障进入脑组织,患者意识迅速丧失,且无兴奋期。此外,严重性局麻药中毒产生的癫痫样抽搐则需要立即逆转,因此常选择硫喷妥钠静脉注射制止,就是因为该药极易透过血-脑屏障而发挥高级中枢神经抑制作用;③有关全麻药作用机制学说很多,其重要学说之一则是脂溶性学说,因是各种学说的基础。如挥发性全麻药的作用与其脂溶性之间存在着鲜明的相关性,而且脂溶性越高越易透过血-脑屏障,其全麻作用也越强。

【提示与注意】脑屏障的存在可保障中枢神经周围有一个相对稳定的微环境,以便使脑组织不致受到内、外环境各种化学或物理因素变化的影响,以保障高级中枢神经细胞的功能得以正常进行。但特殊情况下脑屏障容易受到干扰或影响,如延髓催吐化学感受区及下丘脑处血-脑脊液屏障薄弱,易受一些药物的影响,如不少药物(阿片类药物等)的不良反应(如恶心、呕吐)则与此有关。

299. 麻醉对颅内压有哪些影响?

【术语与解答】①颅内压是指颅腔内容物对颅骨内壁所产生的压力,由于脑脊液介于颅腔内壁与脑组织之间(蛛网膜下腔与脑室互通),因此,临床上通常以机体水平侧卧位与身体松弛的状态下,经腰椎穿刺接上一定内径的专用测压所测得压力,因而又确切地称之为脑脊液压力;②颅内压其成年人正常值约为 5 ~ 15mmHg(约相当于 80 ~ 200mmH$_2$O),儿童 5 ~ 10mmHg。颅内压 >200mmH$_2$O 提示颅内压增高,<80mmH$_2$O 说明颅内压降低。

1. 颅内压的形成 正常颅腔内容物分为三类:脑组织约占总容量的 80% ~ 84%,脑脊液约占 10%,而脑血流量约占 2% ~ 11%(变动大),通常情况下三者的容量与颅腔的容积相适应,从而维持颅内压的相对恒定。由于颅腔壁由坚硬的骨性组织构成,无任何伸缩性,当上述任何一种内容物容量的改变都可使颅内压同步发生变化。此外,颅腔内出现占位性病变(如肿瘤或血肿),更会使颅腔内容积逐渐增多或急剧膨胀而颅内压不同程度的升高。

2. 颅内压增高的危害 显著增高的颅内压可引起脑血流量迅速减少、脑灌注压急剧降低,从而可使脑组织供氧明显不足,严重颅内压增高甚至引起脑疝发生的危险,而后者(脑疝)可直接导致死亡。脑疝临床主要表现高血压、心动过缓与呼吸不规律三联症。

【麻醉与实践】高级神经中枢是生命和意识得以维持的最为重要器官,颅脑占位性疾病或颅脑外伤大都存在着不同程度的颅内高压增高,严重者颅内高压甚至危及生命,这类患者大都在全身麻醉下实施手术治疗,而麻醉与手术又可间接或直接的导致对患者的双重打击,尤其麻醉实施不当或(和)手术操作失误或失败时,则可进一步加重脑功能的损伤或紊乱。

麻醉相关因素可直接影响颅内压的变化:①如全麻气管插管导致的交感神经过度兴奋,可使心率、血压明显增快和升高,而高血压可使原已存在的颅内压增高进一步上升;②一般而言,体内二氧化碳分压(PaCO$_2$)降低有利于脑血管收缩而脑血流量减少,可使颅内压下降。当PaCO$_2$增高则使脑血管扩张而脑血流量增多,可造成颅内压升高。因此,全麻气管插管完成后应当设置适宜的潮气量和呼吸频率,以便将呼气末二氧化碳分压(P$_{ET}$CO$_2$)维持在 30 ~ 35mmHg 为宜。此外,虽全麻术中 PaCO$_2$降低有利于颅内压下降,但没有证据表明呼气末二氧化碳分压低于 30mmHg 会有更好的效果;③由于呼吸末正压(PEEP)则会影响颅内静脉血回流,进而可增加颅内压,故无特殊需要不宜选择 PEEP,必要时可通过头颅抬高 10 ~ 15cm 以抵消静脉血回流受阻影响;④吸入性全麻药虽会增高颅内压,但低浓度的七氟烷用于全麻维持则对颅内压的影响很小,尤其是给予合理的过度通气情况下;⑤静脉全麻药氯胺酮则可增加脑血流量而扩张脑血管,间接使颅内压升高;⑥麻醉术中利用扩血管药物(硝酸甘油、硝普钠、钙通道阻滞剂等)尽管可降低体循环阻力而使血压下降,但脑血管扩张和增加脑血流不会降低颅内压,甚至使颅内压有所增加。因此,临床不建议使用扩血管药物,尤其是在硬脑膜切开之前。

【提示与注意】临床上颅内压增高并且已存在脑组织明显受压的患者,由于呼吸道梗阻、气管内插管刺激、躁动、呛咳、血压增高,以及搬动患者头部或使患者头颈扭曲等,均可导致患者颅内容积增大引起颅压急剧上升,甚至患者突然昏迷,乃至呼吸停止,故须全面考虑。而临床上降低颅内压的措施有:脱水治疗与激素的应用以及控制性过度通气等。

300. 麻醉对脑血流量有哪些影响?

【术语与解答】①脑组织血液供给非常丰富,成人脑组织的重量约占体重的 2%,而正常静息状态下流经脑组织的血液每分钟可达 750 ~ 1000ml,即脑血流量约等于心输出量的 15% ~

20%;②通常情况下,正常人平均动脉压会有一定范围的变化,但脑血流量几乎是恒定不变的,主要是脑的自动调节机制调控脑血管阻力来维持脑血流量的相对恒定,即脑血流量＝脑灌注压/脑血管阻力;③一般情况下,血压对脑血流量的影响很小,当平均动脉压上升时,脑血管阻力也相应增加,而随着平均动脉压的下降,其脑血管阻力也降低,脑自身的调节功能主要用以调控脑血流量的稳定;④脑血流量可受化学性调节机制的影响而变化。一般而言,脑血流量与动脉血氧分压成反比,与二氧化碳分压成正比,故二氧化碳是脑血管的强力扩张剂,当 $PaCO_2$ 在 20~60mmHg 之间急剧变化时,正常脑血流量的改变与二氧化碳分压呈线性关系,即脑血流量随二氧化碳分压的增高而增加,如 $PaCO_2$ 从 40mmHg 上升至 60mmHg 时,脑血流量几乎倍增;⑤机体血液粘度高低也可影响脑血流量,如血细胞比容为 33%~45% 时,其脑血流量改变轻微,一旦超过限度则变化明显,如红细胞增多症患者其脑血流量较正常人约减少一半,而贫血患者脑血流量则增多。此外,当血液粘度较高患者给予血液稀释,可使脑组织局部缺血区域脑血流量增多,故存在脑缺血患者其红细胞比容维持在 30%~35% 之间较为适宜,此范围可具有较佳的携氧能力;⑥老年人脑血管常见的变化为动脉粥样硬化,有研究报道老年人因脑动脉硬化,其脑血流量减少约 10%~20%,故引起脑灌注降低。

【麻醉与实践】麻醉用药与麻醉操作以及其他因素对脑血流量的影响:

1. 麻醉药物对脑血流的影响

(1)挥发性全麻药:①几乎所有挥发性(吸入性)全麻药均会不同程度的增加脑血流量,主要是引起脑血管扩张而导致颅内压不同程度的上升。此外,吸入性全麻药可抑制脑血管的自动调节机制,从而间接的干扰了脑血流量的相对恒定;②临床常规剂量的吸入性全麻药所致脑血管扩张作用强度依次为:氟烷＞恩氟烷＞异氟烷＞地氟烷,而七氟烷对颅内压的影响较轻微,通常可采取过度通气与吸入麻醉药同步进行,以抵消或降低吸入全麻药对脑血流量的影响。目前认为对脑血流量自身调节功能干扰较小的吸入性全麻药应属七氟烷,该药可适用于神经外科某些手术的麻醉。

(2)静脉全麻药:氯胺酮是静脉全麻药中唯一可增加脑血流和脑代谢的药物,该药主要通过脑血管扩张、脑血流量增多且二氧化碳反应性增加而引起颅内压明显升高,故氯胺酮不适宜用于神经外科手术患者的麻醉,尤其对于颅内压已经升高的患者应禁用氯胺酮。

(3)麻醉辅助用药:①肌肉松弛药几乎是颅脑手术必用麻醉辅助药,因不能透过血-脑屏障,一般对脑血管无直接影响作用,但应用去极化肌松药琥珀胆碱全麻诱导则能产生肌肉收缩性震颤,可间接引起颅内压增高,故通常不宜使用神经外科手术患者的全麻诱导。而非去极化肌松药箭毒可释放组胺,存在直接或间接的扩张脑血管作用,增加脑血流量。其他非去极化肌松药均可用于颅脑手术的麻醉;②血管扩张药是颅脑手术麻醉中控制性降压常用的辅助药物,但该类药如硝普钠和硝酸甘油有增加脑血流量的作用,当脑血流量自身调节功能受损时,此类药物可明显增加脑血流量,从而促使颅内压增高。

2. 麻醉操作对脑血流的影响

(1)喉镜显露声门:全麻诱导后需喉镜显露声门,金属喉镜片对喉压迫性刺激虽短暂,但非常强烈,可反射性引起心血管应激反应,其心率明显增快与血压显著升高必然导致脑血流量增速、增多,故能导致颅内压增高。

(2)气管内插管:声带与气管黏膜均为感受性器官,对相关刺激尤为敏感,当气管导管经声门置入气管内,其应激反应常导致患者心率、血压剧增,继之脑血流量增速而使脑血管扩张,间接性脑容积增多则造成颅内压增高。

（3）暂时性带管刺激：颅脑全麻术后有时患者仍需继续带管观察，由于麻醉结束，患者处于恢复期，但对于气管内存在的导管却不能耐受，尤其导管气囊充气过多压迫气管内壁，往往易引起刺激性呛咳，而呛咳必然导致脑血管扩张和脑室中的脑脊液冲击性波动，故带管刺激反应除引起颅内压增高外，还易引起脑组织创面出血，容易造成"新的"颅内血肿。

3. 其他因素对脑血流的影响

（1）呼吸道分泌物吸引刺激：手术结束后有些患者呼吸道分泌物增多，尤其应用抗胆碱酯酶药（新斯的明），可使呼吸道分泌物倍增，此时须将吸痰管置入咽腔或气管内进行分泌物吸引，由于吸痰管可刺激咽腔黏膜或气管内壁，易诱发患者持续性呛咳（尤其气管内吸引），从而致使颅内压显著性升高，严重者会造成颅内创面重新出血，直接影响手术效果，甚至导致手术失败。

（2）缺氧与二氧化碳蓄积：由于脑血流量与动脉血氧分压成反比，与二氧化碳分压成正比，因此，颅脑手术务必防止机体缺氧与二氧化碳蓄积。

【提示与注意】①颅脑全麻手术患者由于存在各种机械性操作刺激，任何不良操作均能造成机体出现应激性反射，从而引起血流动力学急剧波动（血压升高、心率增快），促使脑血流量（增多）及颅内压（增高）也迅速随之改变，既不利于手术操作，也有损于病情的改善与康复；②全麻术中应用降低脑氧耗的药物对快速调控脑血流量与颅内压是有益的，其相关药物有丙泊酚、咪达唑仑、阿片类镇痛药、硫喷妥钠，以及利多卡因等。

301. 围麻醉期脑保护措施有哪些？

【术语与解答】①脑保护是指存在脑缺血、缺氧的因素时（如神经外科手术或心脏手术、主动脉弓手术以及颈动脉内膜剥脱术）应在脑缺血、缺氧出现之前提早采取预防性措施，以限制和减少脑组织神经细胞的损伤或死亡，防止病情进一步恶化，保障脑功能质量；②一般而言，凡在发生脑缺血、缺氧前应用药物（也包括麻醉药物）和措施（如实施低温）提早预防脑缺血、缺氧性损害，则称为脑保护（但发生心搏骤停后患者其脑血流已中断，如采取相关药物和有效措施以预防或治疗急性脑缺血、缺氧性损害，称之为脑复苏，两者有一定的区别）；③高级中枢神经（脑）是维持生命和意识的最重要器官，如何予以保护则显得至关重要，脑保护措施主要包括：保障脑供氧、改善脑供血、抑制脑代谢、控制血压过高、调控血糖水平，以及降低颅内压或采取控制性低温等，上述均可提高手术患者效果与提高其生存质量。

【麻醉与实践】围麻醉期应重视手术患者的脑保护，尤其神经外科或心脏及大血管手术患者。

1. 一般保护措施　①维持有效脑灌注，如颅脑损伤患者较长时间低血压、低氧血症及高碳酸血症易产生异常神经系统症状后果，若围麻醉期采取足够的脑灌注则对脑缺血患者的预后颇有益处；②建立人工呼吸道（如气管内插管或安置喉罩），实施机械供氧通气，则可保障充分氧供，有利于使机体动脉氧分压（PaO_2）至少在95mmHg以上，二氧化碳分压（$PaCO_2$）可控制在≤35～40mmHg，过度通气则主要用于颅内压升高的患者。

2. 麻醉药的选用　除静脉全麻药氯胺酮外，其他静脉全麻药大都具有不同程度的降低脑血流量和降低脑代谢而间接产生脑保护作用：①巴比妥类药均可产生与剂量相关的降低脑代谢率与减少脑血流量的作用，是目前已知对脑代谢抑制作用颇强的麻醉药，甚至在意识消失前就可使脑代谢明显降低，同时还具有增强脑血管阻力的作用，如硫喷妥钠可使脑血管收缩、脑血流量下降而使颅内压降低，通常主要用于颅脑手术的全麻诱导。动物实验表明，严重低血压和(或)低氧血症时,应用该类药物麻醉,对缺血、缺氧脑组织可有保护作用,能减轻中枢神经后遗症或延长动物的存活时间;②丙泊酚与巴比妥药物相似,呈剂量相关性抑制脑血流和脑氧耗,不影响脑血管对二氧化碳的反应性。另一方面,丙泊酚可降低或不改变颅内压,但可减少平均动脉压或脑灌注压。此外,丙泊酚还可抑制兴奋性氨基酸的释放,减少钙离子内流和清除氧自由基,从而降低兴奋性氨基酸的神经毒性,并对脑缺血再灌注性损伤有保护作用,故丙泊酚是目前神经外科麻醉较为理想的静脉全麻药;③γ-羟基丁酸钠可使脑血管收缩,降低脑血流和颅内压作用,尤其适用于颅内压升高或脑顺应性降低的外伤患者;④咪达唑仑属苯二氮䓬类药物,对脑血流、脑代谢呈剂量依赖性降低,临床应用剂量既可使颅内压有所降低,也不影响脑血管自身调节功能,适合于颅脑手术;⑤麻醉性镇痛药一般对脑血流、脑代谢及颅内压影响不大,尤其芬太尼类可中度降低脑血流和脑代谢,从而间接降低颅内压,并且不影响脑血流自身调节和脑血流对二氧化碳的反应。

3. 肌肉松弛药 几乎是颅脑手术必用全麻辅助药,因不能透过血-脑屏障,一般对脑血管无直接影响作用。但去极化肌松药琥珀胆碱全麻诱导能产生肌肉震颤,可间接引起颅内压增高,故通常不宜使用神经外科手术的全麻诱导。而非去极化肌松药箭毒可释放组胺,存在直接或间接的扩张脑血管作用,增加脑血流量。其他非去极化肌松药则对脑血流与脑代谢无明显影响,可安全作为颅脑手术患者的全麻辅助用药。此外,患者呛咳、躁动可使颅内压倍增,肌松药则可使全身骨骼肌麻痹,故能消除呛咳和躁动,从而能间接辅助全麻药起到脑保护作用。

4. 其他用药 氟哌利多可促使脑灌注压降低,脑血流相应减少,宜适用于神经外科手术患者的麻醉。而利多卡因则可产生与剂量相关的降低脑代谢率作用,必要时为控制和防止急性颅内压增高,可缓慢静脉注射利多卡因(1.5mg/kg)。

5. 体温 通常机体中心温度每升降1℃,脑血流量则增减约7%,颅内压也相应变化。若体温降低1℃,脑耗氧量降低约5%,脑代谢与脑血流量也同步减少,从而可使脑容积减少、颅内压下降,所以低体温可使颅内压降低。

总之,上述用药和措施均可体现出不同程度的脑保护作用。

【提示与注意】有资料表明,高血糖对脑卒中患者预后可产生不良影响,因高血糖可显著增加大脑半球和局灶性缺血损害,即使血糖中度升高也可产生不良后果。当不完全缺血时,氧供不足而使得有氧代谢转为无氧代谢时,脑内乳酸含量增加,pH降低,缓冲能力受限,游离氧自由基生成,细胞膜破裂,组织坏死。伴有血糖升高的大脑半球缺血和局灶性缺血的预后均差,糖过量可加重脑损伤,如果在完全性脑缺血以前即使给予中等量的葡萄糖(相当于5%葡萄糖1000ml静脉滴注),也会显著加重神经功能障碍。故目前认为存在神经损伤的手术患者应避免使用葡萄糖。

302. 围麻醉期颅内压增高常见原因有哪些?

【术语与解答】①人体颅腔是一坚硬且容积恒定的骨腔,其内含有三种可压缩的物质,即脑组织、脑脊液与脑血管,正常情况下颅腔内容物与颅腔总容积是相适应的,因此,颅腔内压力始终保持基本恒定,但颅腔内容物若增多,则可出现不同程度的颅内压增高;②人体处于平卧时,蛛网膜下腔或脑室穿刺所测得脑脊液的压力基本能反映出颅内压的变化,根据颅内压的正常值(5~15mmHg),临床上以颅内压持续超过15mmHg时称为颅内压增高;③引起颅内压升高的因素一般可分为两大类,一类与颅腔内容物有关,主要包括脑组织、脑脊液及脑血流量的变化。另一类为颅脑病变致使颅内空间或颅腔容积缩小。颅内压升高常见原因如下:

1. 缺氧　当 PaO_2 低于 50mmHg 时,脑血流量可迅速增加,颅内压也同时上升。如果低氧时间较长,由于脑水肿开始出现,颅内压也自然更高。

2. 体位　如头低位可使颅内静脉血液回流不畅,静脉血管增粗,造成脑容积相对增加而颅内压升高。

3. 输液　过量的液体输入,尤其葡萄糖溶液,因能很快的分布于全身,且血液中葡萄糖浓度比脑细胞中的葡萄糖降低的快,细胞外液水分可透过血-脑屏障引起脑水肿,而且高血糖则会增加神经细胞内乳酸的生成而加重缺血性神经细胞损伤。

4. 麻醉药物　除吸入性全麻药外,静脉全麻药氯胺酮可增加脑血流量、扩张脑血管,间接使颅内压升高。

5. 麻醉操作　气管插管、气管内分泌物吸引、术毕气管插管保留期间所造成的刺激(患者呛咳),麻醉减浅而出现体动等,均可引起一过性颅内压倍增。

6. 颅腔狭小　如先天性狭颅症、颅底陷入症。

7. 颅内占位性病变　如颅内血肿、肿瘤、脓肿等。

8. 脑组织体积增加　各种原因引起的脑组织水肿,如脑损伤、炎症、中毒、缺氧等。

9. 脑脊液分泌和吸收失调　如脑积水、良性颅内压升高等。

10. 脑血流量或静脉压持续增加　如颅内动、静脉畸形、恶性高血压、输血输液过量、胸腔内正压升高等。

11. 二氧化碳分压($PaCO_2$)增高　由于脑血管对 $PaCO_2$ 非常敏感,如过度通气时 $PaCO_2$ 降低、脑血管收缩、脑血流量减少。当上呼吸道梗阻或通气不足时,则出现 $PaCO_2$ 增高,从而脑血管扩张,脑血流量增加引起颅内压升高。

【麻醉与实践】围术期从麻醉角度降低颅内压的基本措施有:①全麻诱导力求平稳,避免喉镜显露声门与气管插管刺激引起的心血管应激反应;②术中维持合适的麻醉深度,选择不影响或能降低颅内压的麻醉药物,仍以全凭静脉全麻为宜;③保持呼吸道通畅,避免缺氧和二氧化碳蓄积;④合理应用肌松药可减少机械通气阻力,可间接降低患者颅内压增高;⑤手术结束带管期间(气管内插管)避免刺激性呛咳和躁动,因会引发创面出血和脑水肿,而两者均可造成显著的颅内压增高;⑥颅内手术患者静脉输液应适宜,晶体液以生理盐水或乳酸钠林格液为妥,尤其生理盐水具有稍高的渗透压,更应值得提倡。此外,采用患者头高足低位以利于脑静脉血液回流通畅,因脑静脉压减少则可降低颅内压。

【提示与注意】①由于引起颅内压增高的因素颇多,若每一环节都能考虑到,并尽量予以避免,则可有利于手术的成功与术后患者的早期康复,以及为脑功能质量恢复创造条件;②在原有颅内压增高的基础上,不良的麻醉因素可进一步使其增高,故需予以预防。

303. 围麻醉期颅内压增高的危害有哪些?

【术语与解答】颅内压增高患者主要临床症状是头痛、恶心和视神经乳头水肿。

1. 头痛　是患者经常自诉的一种症状,其原因可能是脑膜、脑血管或脑神经受压及牵拉所致。

2. 恶心　常发生于剧烈头痛期间,有时伴有喷射性呕吐,但在颅内压增高患者中发生比例并不高。

3. 视神经乳头水肿　是颅内压增高的客观体征之一,长时间严重颅内高压患者其视力可急剧下降。

4. 其他症状 患者可出现单侧瞳孔扩大,动眼或外展神经麻痹等。颅内压极度增高时,可出现神志模糊、瞳孔散大、对光反射消失。后颅凹病变导致颅内压升高时,可出现心动过缓、呼吸变慢等。

5. 颅内压增高所致的脑功能损害 ①颅内压增高达到危险水平,其脑血管受压缩窄,脑血流量明显减少,从而导致脑组织出现缺血、缺氧性改变;②天幕疝或枕骨大孔疝可造成脑干受压、移位与缺血,临床常表现为颈强直、强迫头位,甚至出现呼吸停止等;③急性颅内高压比慢性颅内压升高危害性更大。

【麻醉与实践】 颅内高压及危象(脑疝)患者常需立即手术,实施麻醉务必围绕降低颅内压而进行,尤其防止和避免颅内压进一步升高。该手术患者通常采取快速全麻诱导,诱导用药以硫喷妥钠或丙泊酚、芬太尼类及非去极化肌肉松弛药(如维库溴铵、哌库溴铵等)复合为宜,全麻维持仍以全凭静脉麻醉为佳,必要时结合静脉快速滴注甘露醇溶液。

【提示与注意】 ①已存在颅内压增高患者全麻诱导应平稳,气管内插管应在诱导药效应处于高峰时进行为好(如血压有所下降、心率出现缓慢);②若气管插管前给予咽喉充分表麻,待表麻发挥作用后再行气管内插管更佳,可显著降低气管插管所致的心血管应激反应(即血压升高、心率增快等),可防止颅内压进一步上升;③气管插管完成其套囊充气应适宜,过度充气可使气管膨胀,尤其麻醉稍浅或麻醉恢复期易引起刺激性呛咳,导致颅内压突发性增高;④麻醉术中机械通气与控制呼吸应适用患者的需要,给予适宜的过度通气可使颅内压有所降低,若在呼气末二氧化碳($P_{ET}CO_2$)监测下以调节潮气量与呼吸频率,则可较理想的控制二氧化碳浓度来缓解颅内高压更佳。

304. 围麻醉期如何降低颅内高压?

【术语与解答】 临床上颅内压增高的原因与发病机制各不相同,其降低颅内压的措施也各有差异,实施降颅压措施应首先明确其原因,针对原发病因进行处理,即在麻醉与手术过程中,权衡每种降颅压措施的利与弊,以便合理化选择应用。

【麻醉与实践】 围麻醉期降低颅内高压主要从以下几方面入手:

1. 适当过度通气 ①动脉血二氧化碳分压($PaCO_2$)对脑血管有调节作用,可通过麻醉机或呼吸机实施合理过度通气,以降低 $PaCO_2$ 而使脑血管收缩与脑血流量减少,从而使颅内压下降;②颅内高压患者手术时应维持 $PaCO_2$ 在 25~30mmHg 范围。此外,当长时间持续过度通气或 $PaCO_2$ 低于 25mmHg 时,则可使脑血管过度收缩,脑血流量明显减少,严重时可造成脑组织缺血、缺氧,机体乳酸增多有可能引起脑水肿。

2. 低温疗法 低温可降低脑代谢率而减少脑氧耗,同时脑血流量也减少,脑容积缩小可降低颅内压。低温还降低脑细胞膜的通透性,从而减轻脑水肿。临床上用于降低颅内压增高的温度不宜过低,以 35℃~32℃为妥。①低温非常适宜用于严重脑外伤与心肺复苏后脑缺氧患者,因低温可增加脑细胞对缺氧的耐受力,能显著降低脑血流量及脑代谢率;②低温疗法应防止患者寒战发生,避免寒战所致全身耗氧增加而升高颅内压。

3. 麻醉管理 ①麻醉诱导力求平稳,避免喉镜显露声门与气管插管引起的心血管应激反应;②术中维持合适的麻醉深度,选择不影响或能降低颅内压的麻醉药物,仍以全凭静脉全麻为主;③保持呼吸道通畅,避免缺氧和二氧化碳蓄积;④合理应用肌松药可减少机械通气阻力,间接降低患者颅内压增高;⑤手术结束带管期间(气管内插管)避免刺激性呛咳。此外,采用患者头高足低位以利于脑静脉血回流通畅,脑静脉压减少也可降低颅内压。

4. 脱水与利尿　①甘露醇是降低颅内压的常用药物,利用其高渗作用提高血浆渗透压,使脑组织细胞内水分转移至血管内,然后通过肾脏排出体外,通常用量为 0.25～1.0g/kg 快速静脉滴注。甘露醇可引起一过性血容量增加,心功能低下的患者应慎用;②亦可选用异山梨醇200ml 静脉滴注;③呋塞米(速尿)则通过快速利尿,使脑组织脱水,并减少脑脊液形成,减轻脑水肿,从而达到降低颅内压,呋塞米用量为 20～40mg 静脉注射;④20% 人体白蛋白 20～40ml 静脉注射,有助于降低颅内压,减轻脑水肿,通常与利尿药交替使用。

5. 液体输入管理　颅脑手术患者控制液体输入至关重要,因大量输液可使颅内压增高及心脏负荷增加,而输液过少易引起血容量不足。临床一般根据患者病情、血压、出血量、尿量变化等调整输液速度与输入量,有条件者可监测中心静脉压,以及时调整输液速率和种类。此外,3%～7.2% 的高渗盐水均可降低颅内压。

6. 肾上腺皮质激素　可降低毛细血管通透性,以减轻脑水肿而降低颅内压,其作用机制为脱水、修复血-脑屏障、稳定溶酶体膜、改善脑代谢,以及促进脑细胞水、电解质的代谢。常用剂量为每天静滴地塞米松 10～20mg 或氢化可的松 100～200mg。

7. 加强麻醉期间监测　除常规监测血压、心电图、SpO_2、体温外,$P_{ET}CO_2$ 监测对颅脑手术期间指导通气、调节合适的呼吸参数、维持理想的动脉血 CO_2 分压有特殊意义,应作为常规监测项目。

【提示与注意】过度通气降低颅内压的作用取决于脑血管对二氧化碳的敏感性,当血管麻痹时,过度通气降低颅内压效应已消失。另有文献报道,过度通气可使脑血流量减少而暂时性降低颅内压,对颅脑外伤患者的治疗效果可能存在负面影响,认为该类患者降低颅内压时可静脉使用冲击剂量的甘露醇为宜(0.5～1.0mg/kg)。

(王世泉　于文刚　韩　昆　蔡恩源)

第二节　神经外科手术患者的麻醉

临床上神经外科手术主要分为三大部分,即颅脑外伤手术、颅内肿瘤手术和脑血管手术,而颅内压增高则是颅脑手术的核心问题,尤其以颅内肿瘤与颅脑外伤以及颅内出血者颇为多见。通常除幕上肿瘤易引起颅内高压外,幕下肿瘤易影响脑干生命中枢,而颅脑外伤患者则因突发性颅内高压可引起脑疝。由于麻醉与颅内压的关系非常密切,因此,神经外科手术患者麻醉管理至关重要。

305. 颅脑手术患者呼吸道管理有何意义?

【术语与解答】呼吸道处理是神经外科手术患者麻醉期间保障气道通畅的重要内容之一,由于颅脑重度外伤与脑疝患者大都处于昏迷状态,呼吸道存在不同程度的梗阻,如舌后坠、分泌物增多、胃内容物反流误吸等,只有保障呼吸道通畅,才能防止机体缺氧与二氧化碳蓄积,且有利于缓冲颅内压增高,以创造手术条件。

【麻醉与实践】①如颅脑外伤昏迷患者入手术室后大都存在不同程度的舌后坠,而舌后坠则是上呼吸道梗阻之一,其临床表现为"打鼾",尤其体重大且肥胖患者"打鼾"显著,故全麻诱导前应首先将患者头后仰、托下颌,并给予面罩吸氧。若呼吸道梗阻无改善,可安放口咽通气道,以缓解上呼吸道通气不畅;②呼吸道分泌物增多,但不严重者,可先行全麻诱导,当肌肉松弛剂发挥效能后再给予吸引清理,以防止刺激性呛咳导致颅内压一过性倍增;③对饱胃且存在胃内容物反流患者,务必先给予口咽腔中呕吐物初步吸引清理,以避免面罩加压通气将呕吐物"冲入"下呼吸道,待全麻诱导完善,行喉镜直视下观察咽喉情况,以便决定是否继续吸引或先行气管插管,然后再彻底清洗气管、支气管内分泌物或胃反流物。

【提示与注意】 清理呼吸道分泌物或胃反流物应掌握相关操作技巧:①痰性分泌物采取适宜粗细吸痰管即可,对颗粒大的固体胃反流物直接采用粗吸引管(无需连接吸痰管),以增加吸引效果;②对误吸患者,待气管插管建立后,再行下呼吸道彻底清洗处理,以防止肺部并发症(吸入性肺炎);③呼吸道梗阻患者存在不同程度的缺氧和二氧化碳蓄积,不应持续、长时间的进行呼吸道吸引,避免只顾清理分泌物,而中断给氧通气,造成机体缺氧和碳酸血症加重,致使颅内压进一步升高。

306. 颅脑手术患者麻醉基本管理是什么?

【术语与解答】 由于颅腔是不能伸缩的骨性"容器",原已存在颅内压增高的患者(如颅内占位性病变、颅内血肿等),在颅腔打开之前其脑组织、脑脊液及脑血流量三者内容物均维持现状,但全麻诱导后若喉镜显露声门与气管内插管则可引起脑血流量的显著变化,从而导致其他两者内容物(脑组织、脑脊液)与脑血管自身也同步受压。因此,降低喉镜显露声门与气管内插管所致的心血管应激反应,则是防止全麻诱导时颅内压进一步增高的前提。

【麻醉与实践】 全麻诱导药应充足,且面罩加压过度纯氧通气,以排除体内过多的二氧化碳,当麻醉诱导深度达高峰时(心率、血压有一定程度的下降)先以喉镜轻柔显露声门实施声带与气管内充分表面麻醉(1%丁卡因喷雾),然后继续面罩供氧辅助呼吸,1~2分钟后待表面麻醉起效,再进行气管内插管,目的减少喉镜显露声门与气管内插管引起的心血管应激副反应,防止和避免颅内压进一步增高。

【提示与注意】 ①气管内插管不应过深,以免导管尖端触及气管隆突;②麻醉减浅时易引起刺激性呛咳,故麻醉宜深不宜浅;③导管气囊充气也不宜过多,防止气囊压力过大压迫气管内壁,而使患者麻醉恢复期出现刺激性呛咳,因呛咳能造成颅内压一过性剧增。

307. 颅脑创伤手术患者麻醉要点有哪些?

【术语与解答】 交通肇事、工伤事故等意外伤害越来越多,故脑损伤(急慢性硬膜外或硬膜下血肿、颅组织内血肿及脑实质挫裂伤等)手术的比例剧增,严重患者大都处于昏迷状态,丘脑、脑干和边缘系统损伤及脑疝患者常伴有生命体征不稳,随时可能出现呼吸心搏骤停。另有些患者可能同时合并多器官损伤,甚至致命伤害来自其他脏器损伤。故该类患者必须紧急手术,因此,麻醉医师应在短时间内了解患者全身状况,以便作出较全面的伤情判断。

【麻醉与实践】 ①所有颅脑创伤手术患者均应按饱胃处理,需实施快速全麻诱导气管插管;②对单纯颅脑创伤且有明显颅内高压患者,先面罩供氧通气,调整头高足低位,必要时同步给予甘露醇或速尿制剂,以缓冲颅内高压;③对失血性休克患者在库血尚未到达前应尽快输入晶、胶液体,以保持基本的血容量,甚至应用缩血管药物;④采用静脉全麻药快速诱导,除氯胺酮外,其他诱导用药的选择均可,诱导完善后建立气管内插管,以保障足够的通气,避免缺氧及二氧化碳蓄积,并防止过度低血压或高血压;⑤严重颅脑创伤患者麻醉术中液体输注至关重要,实施中心静脉压(CVP)监测可指导液体合理"复苏"。此外,禁忌使用含糖液体,除非患者处于低血糖,因颅脑创伤患者高糖血症其预后差,故需严格控制血糖,必要时应用胰岛素;⑥颅脑创伤患者输血应将血红蛋白维持在80g/L以上为宜,同时积极纠正凝血异常;⑦围麻醉期积极控制颅内高压;⑧严重患者术后需继续带管机械通气,可采取镇静与肌松药的应用,以防止人-机对抗所致的反射性呛咳而造成颅内压急剧升高,乃至引起脑血管破裂出血或手术创面渗出血而导致手术失败,甚至引起患者发生脑疝。

【提示与注意】在清除巨大血肿时,应警惕由于颅内压力突然下降所致的低血压或心搏停止。此外,对反流误吸的患者应持续观察吸入性肺炎是否发生。

308. 后颅凹手术患者麻醉应关注哪几方面?

【术语与解答】①后颅凹的病变主要来自小脑蚓部肿瘤、小脑半球肿瘤、脑桥小脑角肿瘤、第四脑室肿瘤及脑干部肿瘤。而后颅凹临近脑干,其呼吸与循环中枢、运动与感觉传导通路、上行网状激活系统等均处于此部位,故该处的病灶可引起生命体征不稳定;②由于后颅凹的特殊部位,其手术操作时间较长、难度较大、并发症多,死亡率较高,同时麻醉风险也相对增大。

【麻醉与实践】①后颅凹手术根据手术医师的需求或保留自主呼吸或实施控制通气,前者以便在分离肿瘤和脑干粘连时及时发现是否干扰呼吸中枢,避免造成脑干损伤,若在麻醉平稳状态,如患者自主呼吸突然异常变化,应迅速告知手术医师;②术中应监测自主呼吸患者的潮气量、呼吸频率、呼气末二氧化碳分压;③后颅凹手术的麻醉必须保持平稳,尤其防止患者术中呛咳,以避免手术器械操作时误伤脑干;④非麻醉因素下,患者心率/心律术中突变(如显著缓慢等),提示手术医师先暂停操作,以鉴别是否与术野操作有关,因手术刺激三叉神经可出现血压突升,牵拉迷走神经则引起心动过缓、血压下降;⑤后颅凹手术为充分显露手术野,往往将头颅过度弯曲,如侧卧或俯卧位头颅过度弯曲可使静脉血回流受阻,易引发上呼吸道水肿。

【提示与注意】①术中若呼气末二氧化碳分压出现突然下降,心前区听诊有特殊的"磨轮音"或压迫颈静脉时手术野开放的血管有泡沫溢出,则是气栓形成的可靠表现。针对所形成的气栓,首先应封闭术野开放的血管断端,适当加快输液,以提高静脉压力,尽量将患者改左侧卧位,除保障氧供外,必要时可尝试从右心房抽出气泡;②术前若脑干被肿瘤压迫移位,在固定头位或搬动患者过程中如头颈部活动幅度过大,有可能导致脑干移位而呼吸心搏停止。

309. 脑膜瘤手术患者麻醉管理应注重什么?

【术语与解答】①脑膜瘤是常见的一种良性肿瘤,在颅内肿瘤中仅次于脑胶质瘤,其显著特点是质硬、血运丰富,肿瘤大者可对邻近脑组织、颅神经压迫显著,并产生颅内压增高;②该手术切除难度大、出血多,其麻醉需要全面考虑。

【麻醉与实践】①麻醉管理:由于巨大脑膜瘤切除手术操作时间长、出血明显多,故全身麻醉除达一定深度外,必要时采取控制性降压措施,甚至配合低体温(35℃~32℃),并给予直接动脉测压与中心静脉压监测(CVP),以及出入量监测,并及时补充血容量,维持麻醉平稳,保障血流动力学稳定,防止低血容量性休克;②麻醉用药:静脉全麻药采取丙泊酚、硫喷托钠、咪达唑仑、依托咪酯及r-羟丁酸钠均可,并复合麻醉性镇痛药(芬太尼类)以及非去极化肌肉松弛剂(如维库溴铵、哌库溴铵等)。

【提示与注意】①术中出血量过多,应给予备血和输血,以避免大量输注晶体液引起脑组织水肿,以及血液过分稀释导致贫血性缺氧;②手术后患者一般需带气管插管在 PACU 或 ICU 继续观察,故应防止气管插管刺激性呛咳(如气管内滴注 2% 利多卡因 3~4ml 或 1% 丁卡因经气管插管喷入,以及将气管导管气囊放出少许气体,以减轻对气管内壁的压迫,乃至镇静药的应用等）；③术后调整床头抬高 30°，以利于头颈部静脉血回流，减缓颅内容量压力。

310. 脑干肿瘤手术患者麻醉要点是什么？

【术语与解答】①脑干由中脑、脑桥和延髓构成，脑干除具有诸多的神经核团外，还是上、下行传导束与网状结构，以及呼吸、循环、内脏活动乃至内分泌功能调节中枢，故脑干是生命中枢。此外，除嗅觉和视觉以外的各种感觉信息均由脑干上传至大脑半球，大脑半球各运动指令也均通过脑干下传至各相关区域。而其他十对脑神经均发自脑干；②脑干肿瘤由于其生长占位不同又分为中脑肿瘤、脑桥肿瘤或延髓肿瘤。

1. 中脑肿瘤 临床通常表现为病变侧动眼神经与滑车神经麻痹，由于肿瘤多向背侧发展，故常引起第四脑室或中脑导水管狭窄或闭锁，其早期表现为颅内压增高，以及头疼、眩晕、恶心与呕吐等症状。

2. 脑桥肿瘤 通常累及病变侧面神经、展神经、三叉神经及前庭蜗神经，从而表现出相对应的运动以及感觉障碍。

3. 延髓肿瘤 一般表现为所在延髓处受压的舌下神经、迷走神经、舌咽神经以及副神经功能的病变，如咽反射障碍或咽反射消失、吞咽困难，且容易引起吸入性肺炎等。此外，如呼吸中枢、心血管调节中枢或呕吐中枢受累，则可出现呼吸困难、呼吸抑制、循环不稳、恶心与呕吐等症状。

【麻醉与实践】因脑干是生命中枢，故脑干肿瘤死亡率极高，加之手术难度颇大，以往被视为手术"禁区"。近年来，随着显微手术技术的发展与操作技巧的提高，脑干肿瘤切除手术也逐渐增多，尤其麻醉方法的改进与监测手段的完善，以及脑干功能保护措施的全面，乃至术中、术后并发症的防治，使得脑干肿瘤患者的生存率显著延长，甚至治愈。

1. 麻醉前准备 ①降低颅内压：作为生命中枢的脑干当肿瘤占位时已经被挤压，此时颅内压再升高则可进一步压迫脑干，从而影响和干扰呼吸功能及血流动力学变化，甚至引起呼吸、心搏停止，因此控制或降低颅内压至关重要；②防止胃反流物误吸：由于位于脑干延髓部位的肿瘤可累及迷走神经、舌咽神经及舌下神经，患者常存在吞咽功能不良或饮水呛咳现象，尤其麻醉诱导期间如出现胃反流物时，则容易引起误吸或吸入性肺炎，故术前 6~8 小时务必禁饮食；③麻醉前用药：根据患者情况尽量小剂量用药，慎用或禁忌应用阿片类镇痛剂（芬太尼、舒芬太尼以及哌替啶、吗啡等）；④麻醉前做好细想工作：因该患者术中多保持自主呼吸，甚至术中需意识恢复而被唤醒，这就需要向患者讲明密切配合的必要性和重要性。而唤醒试验的实施必须术前先由手术医师将整个手术过程向患者详细讲解清楚，并当场给予训练和练习，以使全麻术中唤醒后能够配合且准确，麻醉医师术前访视中再向患者告之唤醒试验的步骤，且让患者重复演练唤醒试验，并在患者进入手术室后且在全麻诱导前再演练一次。

2. 麻醉方法选择 ①为让患者麻醉术中既能耐受气管插管，又能保持自主呼吸，还要防止和避免气管插管所致应激性反射而导致的一过性颅内压增高，就得给予充分且有效的呼吸道表面麻醉，而 1% 丁卡因与 2% 利多卡因混合液面罩雾化持续吸入 15~20 分钟，则能使整个呼吸道黏膜达到麻醉作用，从而避免环甲膜穿刺注射局麻药表麻刺激所产生的呛咳而导致的颅内压迅速且一过性增高；②患者静脉滴注适宜剂量的右旋美托咪啶或氟哌利多予以充分镇静，以便实施慢诱导气管插管；③选择一侧通畅的鼻腔放置血管收缩剂的棉棒实施鼻腔黏膜充分收缩，以利于经鼻腔气管插管，因鼻腔盲探插管或纤维支气管镜引导插管不但可防止经口腔插管所致头颅过度后仰可能造成的脑干损伤（尤其延髓）和颅内压增高，更能使得患者耐受长时间带管和"舒适",也有利于患者术中唤醒;④手术开始前应给予头皮组织切口及周边局麻药阻滞,则可显著减少术中全麻药用量;⑤术中以丙泊酚持续泵注以保持浅全麻状态,以利于术中随时唤醒;⑥如患者术前呼吸已处于抑制状态或术中不需要自主呼吸,则可采用中短效的非去极化类肌松药复合静脉全麻药丙泊酚持续泵注静脉全麻,气管插管完成后实施机械通气控制呼吸即可。

3. 麻醉术中管理 ①脑干肿瘤手术患者的麻醉应根据占位病变所在的部位(中脑、脑桥、延髓)以及手术医师的要求而进行;②术中应安置患者头高足低体位,尤其保持自主呼吸患者,特别是肥胖患者,该体位一方面有利于头颈部静脉血液回流而减轻颅内压,另一方面横膈下移可增加肺容量而增加潮气量,可避免二氧化碳逐渐蓄积和慢性脑水肿的形成;③保持自主呼吸患者气管插管前应将导管前端及整个气囊涂抹固体局麻药(如1%丁卡因或4%利多卡因),以增加患者带管与耐管时间。此外,气管导管气囊充气不宜过足,以便压迫气管内壁导致自主呼吸清醒患者自感"憋气";④右美托咪定是高选择性 α_2 肾上腺素能受体激动剂,具有中枢性抗交感神经兴奋作用,能产生近似自然睡眠的镇静效应,同时具有轻微的镇痛和抗焦虑,且对呼吸无抑制作用,故非常适合用于全麻术中唤醒的患者;⑤若手术医师不要求患者术中自主呼吸,全麻维持则可应用静脉全麻药复合非去极化类肌松药行机械通气控制呼吸,条件允许可采用脑干诱发电位或脑电图监测脑干功能;⑥麻醉术中应加强生命体征监测,如 SpO_2、$P_{ET}CO_2$ 以及有创动、静脉压监测等,以便及时发现生命体征异常变化。

【提示与注意】①麻醉诱导后患者安置体位或术后搬动患者,应保持其头颅不宜过分转动,以免脑干移位导致的呼吸、循环功能急剧变化;②唤醒试验是否能顺利进行则与全麻用药密切相关,因中长效静脉全麻药(如r-羟丁酸钠、依托咪酯)不利于患者短时间内其意识完全恢复,只有选择短效静脉全麻药(如丙泊酚)或应用咪达唑仑需要清醒时再采取氟马西尼逆转,更容易完成唤醒试验,并能在意识清醒后的情况下接受指令,作出相关动作,手术医师可了解手术操作情况以及患者术后转归的依据;③唤醒试验后由于麻醉减浅,患者心率和血压则可同步增高,必要时应给予血管活性药物平抑;④如脑干手术中牵拉、剥离肿瘤可严重干扰生命中枢功能,保持自主呼吸患者可能出现呼吸异常,甚至停止,以及心血管功能失常,此时应通知手术医师暂停操作,必要时给予辅助呼吸支持和应用血管活性药物;⑤术毕咽反射消失且吞咽困难患者,必要时行气管切开造口插管,以防止吸入性肺炎等并发症。

311. 脑血管疾病手术麻醉管理主要关注哪几方面?

【术语与解答】①脑血管疾病是一类病死率高、后遗症多且严重危害人体健康的常见病;②出血性脑血管疾病主要有高血压脑出血、颅内动脉瘤及颅内血管畸形;③脑血管疾病外科基本治疗原则:凡因颅内出血而形成血肿所致脑组织显著受压者,则应紧急手术,以便早期实施血肿清除。此外,为预防颅内动脉瘤及颅内血管畸形破裂出血,临床通常实施颅内动脉瘤夹闭或切除畸形血管,其目的是提前消除潜在隐患,避免破裂出血而危及生命。

1. 高血压脑出血 ①该病是长期高血压患者容易产生的病因,多见于45~65岁患者,男性发病率稍高,当各种原因引起血压急剧波动时,就有可能因某段薄弱血管破裂而发生颅内出血,严重者所形成的血肿可造成并发症,甚至死亡;②临床主要表现为突发性剧烈头痛、呕吐及不同程度的意识障碍,意识障碍的程度与出血量及出血部位有关,若出血量多或出血位于脑干部位,患者则可迅速处于昏迷状态,甚至数小时内则可死亡;③对条件适合的高血压脑出血病例一般主张早期手术,其目的是清除血肿、降低颅内压、解除脑疝,防止和减轻出血后所致的一系列继发性病理改变。

2. 颅内动脉瘤 ①该病是指脑的某一动脉血管壁脆弱异常,经血流长期的"冲击"而局部血管壁变薄且逐渐膨出,致使该动脉血管壁呈现囊性扩张,而颅内动脉瘤破裂出血是脑血管疾病颇为常见原因之一,发病年龄多为 50~60 岁;②颅内动脉瘤在发生破裂之前可无任何症状,但约有半数患者在动脉瘤发生破裂出血之前有警兆症状,其中颇为常见的症状是由动脉瘤小量漏血所造成的突发性剧烈头痛与恶心、呕吐,尤其动脉瘤破裂出血,患者头痛剧烈加重,则可出现意识减退或丧失,更为严重者可短时间内死亡;③颅内动脉瘤一旦诊断明确,大多需实施动脉夹闭术或瘤体切除术。

3. 颅内血管畸形 ①该病是一种先天性非肿瘤性血管结构异常,发病年龄一般在 20~30 岁之间,通常大都在 40 岁前发病;②该病主要危险是血管破裂出血;③临床症状常见于抽搐、癫痫、头痛、智力减退等;④手术治疗既可防止出血,又能改善脑组织血供。如该病变发生在脑的重要部位而不宜实施手术时,则可采取血管内栓塞术。

【麻醉与实践】脑血管手术的麻醉除保障生命体征平稳外,围麻醉期血流动力学调控是其要点:

1. 麻醉诱导 ①临床基本采取静脉全麻诱导,一般以丙泊酚、阿片类镇痛药与非去极化肌松药复合应用以完成气管插管术,而全身情况差者则采用依托咪酯或咪达唑仑替代丙泊酚全麻诱导;②为避免喉镜显露声门与气管插管所致的应激性心血管反应(血压明显增高、心率显著增快)造成的脑血管破裂出血,全麻诱导应稍深,尤其高血压患者当血压较入室所测基础值低 4/1~3/1 时再喉镜显露声门,同时给予 1% 丁卡因反复多次喷雾声门及气管内行黏膜表面麻醉,以抑制喉与气管感受器刺激性反射,降低和避免气管插管引起的应激性心血管反应;③备好艾司洛尔与硝酸甘油合剂,必要时平抑应激性血压增高、心率增快。

2. 麻醉维持 通常以全凭静脉全麻为主,配合非去极化肌松药应用除可创造良好手术操作条件外,也有利于全麻平稳,以及保障机体氧供和调控体内二氧化碳分压。

3. 麻醉管理 临床根据各脑血管疾病特点分别实施麻醉管理。

(1)高血压脑出血:①高血压动脉硬化脑出血患者通常病情急且危重,常伴有意识障碍,甚至昏迷状态,对于饱食患者全麻诱导应防范胃内容物反流误吸;②该患者手术前血压大都偏高,麻醉前是否控制血压应根据情况而定,一般认为,收缩压不高于 180~200mmHg 可暂不进行降压处理,否则,可能因为血压下降而引起正常的脑组织因低灌注而缺血、缺氧,甚至因显著降压引起颅内压明显降低而加重出血;③术中尽量维持血压平稳,一般不主张过于控制性降压,如因手术需要必须实施降压,也不应使血压降的过低,并尽量缩短低血压的时间,因必须维持一定的脑灌注压,防止血管回缩或血管痉挛而导致脑缺血、缺氧。

(2)颅内动脉瘤:①麻醉术中为防止动脉瘤破裂,其血流动力学控制至关重要,故通常采取控制性降压方法来降低动脉瘤破裂的风险,并为阻断钳夹毕动脉瘤提供条件。但现今观点认为,控制性降压对动脉瘤非但意义不大,而且全身性体循环降压可造成其他重要脏器缺血的风险,如合并冠状动脉粥样硬化者。因此,采用正常血压或使血压稍有所增高的方式来加强侧支循环的脑灌注为宜;②颅内动脉瘤术中其收缩压维持在 110~130 即可,夹闭瘤体也不必刻意降低血压,若临时钳夹动脉瘤时,应维持正常或稍升高体循环血压,以避免周围脑组织缺血性灌注;③术毕可采用罂粟碱、尼莫地平等扩张血管的药物,以防止脑血管痉挛。此外,术后维持正常血压或稍高的体循环血压;④该手术除了出现严重的脑神经损伤外,一般手术完成后均应较早的拔出气管插管,同时采取措施维持适宜的脑灌注压,以预防脑血管痉挛和避免癫痫发作。

（3）颅内血管畸形：复杂性脑血管畸形患者术中出血严重，需做好各项准备：①开放2条静脉通路，以保障输液通畅；②实施中心静脉压与有创动脉压监测，以了解血流动力学状况和指导输血、输液，以及纠正水、电解质紊乱；③静-吸复合全麻（如丙泊酚与七氟烷等）能很好的控制动脉压，可减少术中出血；④开颅术中采用含有肾上腺素的生理盐水冲洗创面，能使局部血管收缩，可降低出血；⑤必要时可采取自体血回输或血液稀释技术。

4. 脑血管疾病患者术毕苏醒期管理 ①手术结束前20分钟应经气管插管持续喷入1%丁卡因实施气管黏膜麻醉，以防止术毕不耐受气管插管而出现持续性呛咳；②术毕苏醒期维持血压、心率稳定，尽量保持患者安静，避免呛咳与躁动，必要时给予血管活性药物或镇静药物。

【提示与注意】①高血压动脉硬化脑出血患者在降压过程中如出现神经系统症状或原有症状加重，应慎重考虑是否降压速度过快或血压降低太多；②颅内动脉瘤或颅内血管畸形患者术中有可能发生大出血，为减少出血和术野清晰，有时可能暂时阻断部分全脑血液供应，此时除配合实施控制性降压外，还可能进行人工低温，以降低脑代谢，但尽量缩短脑缺血时间，避免缺血性脑损害。此外，脑血管手术中务必控制血流动力学剧烈波动，以平稳为适宜。

（王世泉　于文刚　贺昭忠　张文德）

主要参考文献与推荐读物

1. 王国林主编．老年麻醉．北京：人民卫生出版社，2009，14-15.

2. 王世泉主编．临床麻醉学精要．北京：人民卫生出版社，2007，105-119.

3. 高秀来，于恩华主编．人体解剖学．北京大学医学出版社，2003，333-335.

4. 曾因明，邓小明主编．麻醉学新进展．北京：人民卫生出版社，2006，364-371.

5. 和喜格．创伤性脑和脊髓损伤病人的评估与监测．中华麻醉学杂志，2002，（22）703-704.

6. 杭燕南，王祥瑞，薛张钢，等主编．当代麻醉学．第2版．上海：上海科学技术出版社，2013，345-371.

7. 邓小明，姚尚龙，于布为，等主编．现代麻醉学．第4版．北京：人民卫生出版社，2014，1167-1215.

第二十八章　眼科手术患者与麻醉

312. 眼内压与麻醉有何关系？

313. 如何保障眼科手术患儿的上呼吸道通畅？

314. 小儿斜视矫正术麻醉应注意的问题是什么？

315. 小儿青光眼、白内障手术麻醉要点是什么？

316. 为何小儿眼科手术全麻期间应关注呼吸与心搏变化？

眼科手术大多较为简单,时间短暂,但眼眶区域血管、神经分布较丰富,且结构复杂,以及眼球感觉灵敏,故眼科手术操作非常精细,要求患者术中平稳、眼肌松弛、眼球固定。眼科手术的麻醉虽不复杂,但有其显著的专业特点,了解与熟悉其手术特点,则能为实施手术、保障患者安全提供良好的操作条件。眼科疾病本身一般不会危及患者生命,但与麻醉关系密切的相关问题则有以下几方面。

312. 眼内压与麻醉有何关系？

【术语与解答】眼内压是指眼球内容物(房水、晶状体和玻璃体)对眼球内壁产生的压力。通常测定眼球外壁的张力程度为眼压,其压力比大气压约高 $10 \sim 22$ mmHg,眼内压可随血压和呼吸动度存在轻微变化。眼内压过高则可导致视力丧失,一旦眼球开放,有可能引起眼内容物(虹膜、晶状体或玻璃体)脱出;若眼内压过低,则可影响手术操作,甚至眼球塌陷。

【麻醉与实践】通常除自身因素可对眼内压产生影响外,麻醉药与肌肉松弛药也可影响眼内压的变化,故麻醉期间应控制眼压过高。

1. 青光眼　该患者其病情特点主要为眼内压增高,这是导致失明的主要因素,如术中眼内压过高可影响眼内血供,并存在压迫视神经和发生眼内容物脱出的危险,故麻醉期间控制眼压是眼科手术的重点之一。

2. 麻醉用药与眼内压　围麻醉期避免应用促使眼压增高的麻醉药与相关辅助用药,如:①静脉全麻药氯胺酮可提高眼外肌张力而固缩眼球,甚至引起眼球震颤,可间接促使眼内压升高,并非显著,但对已存在眼内压增高的患者应禁用,尤其眼球开放手术或开放性眼外伤者;②全麻辅助药若应用琥珀胆碱(去极化肌肉松弛药),可引起眼外肌收缩,故可直接压缩眼球,从而导致眼内压显著升高,对开放眼球手术的患者应禁用该药,以避免眼内容物凸出;③胆碱能受体阻断药(阿托品)可使瞳孔扩大,致使虹膜退向周边,引起前房角间隙变窄,房水回流入巩膜静脉窦受阻,从而造成眼内压增高,故术前药以采用东莨菪碱为妥。

3. 麻醉操作与眼内压　①气管内插管应激反应所致的血压增高,可间接引起眼内压有所上升;②术毕清醒患者不能耐受气管内插管,易引起刺激性呛咳,从而可造成收缩压、眼内压同步升高;③浅麻醉期间行口咽腔及气管内吸引,可导致咽腔黏膜与气管内壁刺激,常造成患者剧烈呛咳,应激性反射必然引起心血管反应与眼内压增高;④全麻术后患者躁动可使全身肌肉张力增强,并促使眼内压也上升。因此,眼内压增高患者围麻醉期务必防止或避免上述不良操作反应。

【提示与注意】麻醉期间控制眼压过高主要针对已存在眼内压升高的手术患者,如青光眼或眼球内异物,以及眼球开放手术等患者。

313. 如何保障眼科手术患儿的上呼吸道通畅?

【术语与解答】小儿眼部手术操作时间一般较短,其全麻方法既可采用气管内插管(包括喉罩的安置),也可选择非气管内插管,但后者必须维持上呼吸道的通畅,以确保患儿安全。

【麻醉与实践】①眼科手术期间,由于患者整个头颅被手术医师所占据,其呼吸道入口(鼻腔与口腔)又被敷料所遮盖,若选择非气管内插管全麻,麻醉医师不能近距离控制患者的上呼吸道,故难以保障呼吸道通畅,一旦出现上呼吸道梗阻,恶心呕吐、分泌物增多,甚至喉痉挛,麻醉医师进行处理颇为被动且棘手。因此,非人工呼吸道的建立(非气管内插管)必须重视上呼吸道的管理,以防不测;②尽管大多数小儿眼部手术并非复杂,且手术时间短暂,但全麻建立气管内插管能有效控制其呼吸道,可避免术中突发性意外(如呼吸抑制、喉痉挛、窒息等),故气管内插管全麻较非插管全麻安全;③目前喉罩在临床上的应用较为广泛,主要用于常规全麻手术患者,尤其适合短小手术者与门诊手术患者。喉罩对血流动力学及眼内压的影响均较气管内插管小,故非常适合眼科全麻手术患者,尽管喉罩用于开放性眼内手术尚存在争议,但应用于眼外手术的效果是肯定的(如斜视矫正手术等),即使实施较浅的全麻,保留自主呼吸,也可保障麻醉平稳,呼吸道通畅。因此,现今眼科全麻手术多主张采用喉罩通气,尤其在维护呼吸道通畅方面,既避免了建立气管插管的较复杂性,又可防止非气管插管可能引起的上呼吸道梗阻与呼吸抑制,手术结束,拔除喉罩一般不会引起呛咳,且血流动力学平稳,眼内压稳定,远较气管内插管拔除期间理想。

【提示与注意】眼科患儿手术对生命无任何威胁,但全身麻醉风险之一则是呼吸道梗阻所致的呼吸危象,因此,眼科患儿手术虽小,但务必提高警惕。

314. 小儿斜视矫正术麻醉应注意的问题是什么?

【术语与解答】小儿斜视则可伴有复视、弱视,由于斜视不可能自愈,故小儿斜视手术治疗一般越早越好。斜视矫正手术的患儿大多年龄较小(2~8岁),故均在全身麻醉下实施。

【麻醉与实践】无论单眼斜视或是双眼斜视,其手术时间大都在一小时内,故该手术的麻醉并不复杂,但呼吸道管理与防治眼-心反射则是重点:①较久以前国内通常采用单纯氯胺酮静脉或肌肉注射全麻,此法简便易行,但上呼吸道管理受限,一旦出现喉痉挛或分泌物引起咽喉阻塞,以及恶心、呕吐等处理颇为被动,极易出现呼吸危象,故并不可取;②近些年来多采用全凭静脉全麻或静-吸复合全麻,配合短、中时效肌松药可在较浅麻醉下则可完成手术,如静脉全麻药常以丙泊酚或咪达唑仑为主,吸入全麻药则以七氟烷等为主,加用适宜剂量的阿片类镇痛药(瑞芬太尼或芬太尼)与短、中时效的肌松药,配合喉罩安置通气控制呼吸,其麻醉较为理想,术毕患儿苏醒也快。

【提示与注意】①斜视患儿较其他眼科疾病更有可能合并其他先天性遗传疾病,尤其潜在着恶性高热颇为危险,一旦应用去极化肌松剂琥珀胆碱或强效吸入麻醉剂,则极易诱发恶性高热。因此,为警惕恶性高热的发生,小儿斜视矫正术尽量避免使用琥珀胆碱或(和)吸入挥

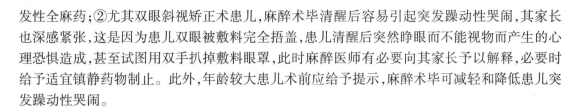

发性全麻药;②尤其双眼斜视矫正术患儿,麻醉术毕清醒后容易引起突发躁动性哭闹,其家长也深感紧张,这是因为患儿双眼被敷料完全捂盖,患儿清醒后突然睁眼而不能视物而产生的心理恐惧造成,甚至试图用双手扒掉敷料眼罩,此时麻醉医师有必要向其家长予以解释,必要时给予适宜镇静药物制止。此外,年龄较大患儿术前应给予提示,麻醉术毕可减轻和降低患儿突发躁动性哭闹。

315. 小儿青光眼、白内障手术麻醉要点是什么?

【术语与解答】青光眼其病情特点为眼内压增高,这是导致失明的主要因素。而先天性白内障的特点则为晶体混浊而视物不清,两者均为眼内手术,故操作非常精细,若要达到手术条件,必须避免患儿头部活动与咳嗽,由于小儿不可能配合,因此,全身麻醉是首要条件。

【麻醉与实践】①先天性青光眼、白内障手术大多为婴幼儿,婴儿尚不懂事,脱离父母时一般不宜哭闹,基础麻醉应在手术室内进行,以利于安全。而对不愿离开父母的幼儿,常因哭闹、挣扎则可引起眼压有所升高,应肌肉注射适量咪达唑仑,先使其安静入睡,然后护送手术室,以便开放静脉实施全麻诱导;②青光眼患儿术前药不宜采用阿托品或东莨菪碱,因两者均可使瞳孔扩大,导致前房角间隙变窄,阻碍房水回流而导致眼内压增高。此外,瞳孔扩大可直接影响手术操作;③选择气管插管或置入喉罩全麻,无论静-吸复合全麻,还是全凭静脉复合全麻,其全程务必使小儿平稳,以创造手术条件。通常采用丙泊酚与麻醉镇痛药(如芬太尼类)及中、短效肌肉松弛药(如维库溴铵、罗库溴铵)搭配,麻醉诱导与维持既平稳,术毕苏醒又迅速;④若气管插管全麻,则必须搭配肌肉松弛药,可避免诱导后插管或术中带管刺激所引起的呛咳,以防止眼内压一过性急剧升高,甚至术中呛咳致使眼内容物从切口处凸出眼外(如玻璃体与虹膜)。如选用喉罩通气,也可不用肌肉松弛药,保留自主呼吸全麻,但麻醉应达足够深度,以避免体动与呛咳。

【提示与注意】①青光眼与白内障手术均为眼球开放性操作,若术中出现恶心、呛咳、头部活动,既可导致眼内压升高,又可影响手术操作,一旦眼内压过高则可将眼内容物挤出眼外,严重者则引起眼球萎缩(如玻璃体流出过多),甚至永久性失明,故全麻务必达到一定深度,避免负面影响发生;②琥珀胆碱具有眼内压升高作用,全麻需复合使用肌肉松弛药者,应选择中、短效非去极化类维库溴铵或罗库溴铵,使麻醉深度与肌松程度达理想要求,则能避免喉镜显露声门与气管插管导致的刺激性反射,还可使术中麻醉维持平稳;③氯胺酮可使眼内压轻度升高,青光眼手术尽量避免应用;④一般而言,全麻手术大都需要麻醉性镇痛药芬太尼类,需要指出的是,阿片类镇痛药均有瞳孔缩小作用,为创造手术操作条件,青光眼全麻手术可配合使用芬太尼类药物;然而,白内障手术则不宜选用阿片类镇痛药,因瞳孔缩小直接影响手术操作。

316. 为何小儿眼科手术全麻期间应关注呼吸与心搏变化?

【术语与解答】采用非气管内插管全麻患儿,由于术中敷料遮盖整个头面部,且手术医师又占据小儿头颈位置,而麻醉医师则不能近距离控制口咽腔,致使上呼吸道管理非常受限,一旦呼吸抑制或上呼吸道梗阻,处理颇为被动,若需托起下颌,必然掀起无菌敷料而影响手术,故需持续密切观察呼吸动度及上呼吸道通畅情况,以便及时调整纠正。此外,眼肌手术易发生恶心呕吐,可能与眼-胃迷走神经反射有关,非气管插管全麻容易引起胃肠道内容物反流误吸,应加强防范(止吐药物及氟哌利多有预防恶心、呕吐作用)。

【麻醉与实践】①小儿非气管插管全麻必须给于面罩吸氧,以脉搏血氧饱和度仪(SpO$_2$)

监测呼吸功能变化，通常面罩吸氧时 SpO_2 一般大都在 98% ~ 100%，当 SpO_2 下降至 95% 时就应予以注意，并查找相关因素，若 SpO_2 下降为 90%，则必须停止手术操作，掀起敷料察看上呼吸道是否通畅，以便及时纠正并予以处理。一旦出现呼吸抑制，口唇发绀，应立即进行面罩纯氧正压控制通气或气管内插管辅助呼吸；②术中牵拉眼球肌肉很易引起眼-心反射，造成心率突发性骤降或心律失常，严重者导致心脏停搏。因此，术前应将阿托品备好，必要时静脉注射予以拮抗。此外，麻醉医师术中应提示手术医师应用 2% 利多卡因 0.5 ~ 1ml 局部封闭，可减轻或避免眼-心反射；③去极化类肌肉松弛药（琥珀胆碱）除能增加眼内压外，还可能诱发恶性高热，患先天性眼肌异常者不宜选用琥珀胆碱（因斜视患者发生恶性高热比例较高），以选择非去极化类肌松药为妥，如中短效肌松药维库溴铵或罗库溴铵等；④先天性青光眼、白内障手术大多为婴幼儿，两者均为眼内开放性手术，若术中患儿出现头部活动或呛咳，均可导致眼内压升高，眼内压增高可将眼内容物挤出眼外（如玻璃体与虹膜），严重者可引起眼球萎缩（如玻璃体流出过多），甚至永久性失明。由于小儿不易配合手术，因此，全身麻醉是首要条件，若建立人工呼吸道全麻（气管插管或置入喉罩），无论选择静-吸复合全麻，还是采用全凭静脉复合全麻，即使麻醉过深，也不必担心呼吸抑制，远较非建立人工呼吸道者安全；⑤氯胺酮可使眼压轻度升高，青光眼手术尽量避免应用；⑥若气管内插管全麻，务必搭配肌肉松弛药应用，以防止插管或术中带管刺激而引起呛咳，导致眼压一过性急剧升高，甚至术中呛咳致使眼内容物从切口处突出眼外。如选用喉罩通气，也可不用肌肉松弛药，保留自主呼吸全麻，但麻醉应达足够深度，以避免体动与呛咳。

【提示与注意】眼科小儿手术均采取全身麻醉，就全麻风险而言远大于手术，因手术一般不会让患儿付出生命代价，但麻醉如果失误，轻者引起生命危象，重者可导致死亡。故眼科手术实施麻醉务必提高警惕，决不能因手术小、时间短而掉以轻心。①不予配合且哭闹严重的小儿一般慎用氯胺酮肌肉注射，以免哭闹状态下喉部肌肉张力增高而引发喉痉挛，尤其麻醉器具准备不完善，一旦发生常致紧急处理颇为棘手，甚至易发生不测；②斜视矫正手术时间大都较短，尤其单眼一条肌肉矫正者虽非气管插管全麻下则可很快完成，但小儿同时患有扁桃体、腺样体肥大者务必慎重，因麻醉药使用后很易产生上呼吸道梗阻，加之术中头颈部敷料覆盖，致使麻醉医师难以维持其上呼吸道通畅，即使安置口咽通气道也未必得到改善。因此，麻醉前应及时咨询家长，如患儿通常睡眠状态"打鼾"严重，则提示患儿上呼吸道狭窄（如扁桃体、腺样体肥大），非气管插管全麻手术风险颇大，仍以气管插管或安置喉罩安全；③眼科小儿手术大都时间不长，一般 1 小时内则可完成，而术前应用镇静药（如苯巴比妥常作为麻醉前用药）有利有弊，其缺点（弊）在于该药和全麻药相互作用而增强效能，即使全麻药用量较少，术毕小儿苏醒往往延迟；此外，该缺点（弊）在另一方面则是优点，如术后较长时间的镇静，可使小儿不至于术毕立即清醒而惊恐、哭闹，以及双手迅速将覆盖双眼的敷料（眼罩）摘掉，因小儿双眼包扎而突然看不见自身与周边环境，则可立即表现出惊恐万状，反射性做出摘眼罩反应。

（王世泉　王　恒）

主要参考文献与推荐读物

1. 王世泉主编. 临床麻醉学精要. 北京:人民卫生出版社,2007,120-122.

2. 王世泉,王明山主编. 麻醉意外. 第 2 版. 北京:人民卫生出版社,2010,154-158.

第二十九章　耳鼻咽喉科手术麻醉

317. 鼻出血患者的麻醉如何实施?

318. 如何实施全喉或半喉切除手术患者的麻醉?

319. 如何掌控小儿喉乳头状瘤手术的麻醉与管理?

320. 小儿扁桃体、腺样体肥大手术麻醉要点有哪些?

321. 如何掌控小儿下呼吸道异物取出术的风险与麻醉管理?

322. 显微支撑喉镜手术患者的麻醉要点及管理应注重哪几方面?

323. 显微支撑喉镜二氧化碳激光手术患者麻醉应关注何种问题?

324. 如何保障咽喉腔占位性病变患者全麻诱导期间上呼吸道通畅?

　　耳鼻咽喉科手术患者的病变大都累及呼吸道,其手术部位多腔多隙,除颈部手术视野较大外,鼻腔、咽腔、喉腔、中耳腔术野均狭窄,且操作也较为困难,因此,手术大多以全身麻醉为主。耳鼻咽喉科患者的麻醉与手术的特点在于手术医师与麻醉医师常共占用上呼吸道,前者(手术医师)必须独自占据鼻腔和咽喉腔或在其周边进行手术操作,从而迫使后者(麻醉医师)不能近距离控制上呼吸道。故麻醉医师除实施麻醉外,还必须远距离保障患者呼吸道的通畅和有效通气,这就要求麻醉医师既要熟悉正常呼吸道的解剖特点,还要了解病变所致呼吸道异常结构的改变,更要清楚手术完毕拔出气管插管后有可能引起的上呼吸道梗阻。因此,耳鼻咽喉科手术患者的麻醉其呼吸道管理尤为关键及重要。

317. 鼻出血患者的麻醉如何实施?

　　【术语与解答】①鼻出血是指鼻腔某一处或多处病变以及血管损伤破裂所导致流血不止;②鼻出血既可由鼻腔局部疾病所致(如鼻外伤、黏膜炎症、糜烂、肿瘤),也可为全身疾病在鼻腔的表现(如肝功能异常、血液病、高血压病、动脉硬化等),从而造成血液经鼻腔流出或从后鼻孔流入口腔;③鼻出血多从患侧鼻腔的前鼻孔流出,当出血量较多,且出血部位邻近鼻后孔时,血液则流向咽腔,流入咽腔的血液大多经口腔吐出,少量血液也可被咽进胃内;④少数情况下鼻出血也可经鼻泪管由泪小点处流出,这多发生在鼻腔填塞不完全时;⑤鼻出血可表现为涕中带血,鼻孔滴血、流血,甚至血流如"柱",其出血程度一般与出血原因和部位有关;⑥头颅外伤后若伴有视力急剧减退的严重鼻出血可来自颅底骨折;⑦较为简单的鼻出血患者多可在非麻醉或仅在鼻腔黏膜表面麻醉下实施鼻腔填塞或同时后鼻孔堵塞术,但较为复杂的鼻出血患者则应实施全身麻醉在鼻内窥镜直视下给予全面检查并止血,这是目前临床常用且十分有效的止血方法。

　　【麻醉与实践】全身麻醉下实施鼻腔内窥镜手术容易发现出血部位,对治疗鼻出血具有明显的优点:①例如不予合作的小儿则能安静不动(全麻)下配合治疗,可为手术医师在腔隙中发现出血点,并为精细操作创造良好条件;②严重鼻出血患者往往精神高度紧张和心理恐惧,若手术医师未能在短时间内填塞止血成功,则会加重患者紧张、恐惧心理,而实施全麻可完全消除此种不良精神刺激与心理伤害;③全麻条件能使手术医师迅速准确的寻找其出血的部位,可以避免盲目鼻腔填塞止血;④伴有高血压的患者非全麻下给予鼻腔止血与填塞较有难度或需要二次填塞止血,若在全麻下进行操作,麻醉医师可同时将其血压调控至适宜程度或实施控制性降压,手术医师则可按部就班地进行止血与填塞操作,无后顾之忧。

1. 麻醉方法 鼻出血患者的麻醉并无特殊,均实施气管插管全麻,因该手术刺激不显著,故麻醉深度适中或稍偏浅即可,至于选择全凭静脉全麻或静-吸复合全麻均可。

2. 麻醉药物 ①全麻药:临床常用为丙泊酚(诱导与维持)、咪达唑仑或(和)吸入全麻药(如七氟烷、地氟烷、异氟烷等);②麻醉性镇痛药:主要为芬太尼、舒芬太尼、瑞芬太尼;③肌肉松弛药:临床常用为非去极化肌肉松弛药,如罗库溴铵、维库溴铵、顺苯阿曲库铵等。

3. 麻醉管理 ①全麻诱导完善先喉镜直视下观察有无鼻腔出血流入咽喉部而形成的血凝块,如存在血凝块应及时将其吸出;②如需术中控制性降压者,以采取静-吸复合全麻为妥,因吸入性全麻药(如七氟烷等)作为麻醉术中控制降压比血管活性药物(硝酸甘油、硝普钠等)降压明显为好,后者(血管活性药物)虽可使动脉血压降至适宜程度,但造成的心率增快与外周细小血管扩张,常致使手术野渗出血改善不明显或无改善;③术前已存在贫血患者,加之鼻出血严重者,应考虑输注浓缩红细胞,必要时输注血浆或全血;④手术完毕前10分钟,可经气管插管向气管内反复喷入数次1%丁卡因局麻药,患者术毕清醒后可耐受气管插管,主要目的是预防和避免带管刺激引起的呛咳,从而导致鼻腔出血部位压力增高而重新出血。

【提示与注意】①对中老年人鼻出血且合并高血压、动脉硬化、肺心病等患者,麻醉术前更应注意患者全身状况、有无贫血、休克等,以便及时纠正处理;②手术完毕,气管插管拔出之前,应预先喉镜直视下再次观察咽喉腔有无血凝块存在(有可能术中由鼻腔出血流至下咽腔后形成的血凝块),以便及时吸出,防止拔出气管插管后阻塞声门而造成喉痉挛或窒息。

318. 如何实施全喉或半喉切除手术患者的麻醉?

【术语与解答】①喉癌患者实施手术治疗是其主要手段,通常根据病变范围决定部分(半喉)或全喉切除术,喉切除创伤大,刺激强度高,并且下呼吸道分泌物渗出多,尤其全喉切除患者术毕失音,故麻醉应全方位考虑;②鳞状细胞癌占全部喉癌的93%~99%,喉癌中以声带癌居多,其次为下咽癌;③喉癌症状主要为声嘶、咳嗽、吞咽困难、颈部淋巴结转移等,其早期症状多为声音嘶哑,晚期则出现上呼吸道梗阻而呼吸困难。因此,喉癌患者大多接受手术治疗。

【麻醉与实践】喉癌患者与其他外科手术不同,该患者不能经口腔或鼻腔插入气管导管完成手术,而是首先局麻下行颈部气管切开造口插入气管导管,然后再进行全麻诱导与维持。喉癌患者行半喉或全喉切除术麻醉方法与管理如下:

1. 全身麻醉 该手术时间较长,尤其半喉或全喉切除术合并颈淋巴结清扫术,其操作时间大都在3小时以上,故主要以全麻为主,而采取全凭静脉全麻或静-吸复合全麻均可,但麻醉需达足够深度,以避免喉部刺激引起频繁吞咽而影响手术操作。

(1)全凭静脉全麻:通常选择静脉全麻药有咪达唑仑、丙泊酚、依托咪酯、硫喷妥钠、γ-羟丁酸钠等,上述选择1~2种全麻药与麻醉性镇痛药(芬太尼类),以及非去极化肌肉松弛药复合搭配,以完成全麻诱导与维持。如选择γ-羟丁酸钠,因该药时效长,术毕苏醒慢,一般在诱导或手术前段时间应用,以利于术后患者苏醒。全麻维持主要以微量泵静脉持续泵注丙泊酚,以及间断给予麻醉性镇痛药(舒芬太尼、芬太尼等)与非去极化类肌松药。

(2)静-吸复合全麻:通常静脉全麻诱导完成后,则以微量泵静脉持续泵注丙泊酚和间断给予麻醉性镇痛药(舒芬太尼、芬太尼等)及非去极化肌松药,同时结合挥发性全麻药(七氟烷等)低浓度持续吸入,以达到全麻维持,并使静脉、吸入各自用药量均相对减少,从而有利于麻醉平稳和全麻术毕早期苏醒。

(3)喉罩通气改良全麻诱导方法:由于该手术传统方法均需先局麻下行气管切开造口气管插管,故需患者肩部垫头枕,以便头颅处于过度后仰下垂而使颈部伸展,有利于气管切开操作,但此体位对于清醒患者坚持10~20分钟均较难忍受。此外,该方法气管切开后注入气管内局麻药和插入气管导管所致的刺激性呛咳,除造成患者心血管剧烈应激反应外(如心率增快、血压升高),呛咳导致的血性分泌物可"飞溅"和污染周边环境,甚至喷射至手术医师颜面部,还对患者精神及心理产生不利影响。因此,笔者为减轻或消除清醒状态下对患者的不良刺激和改善气管切开造口手术操作条件,则直接采取丙泊酚、阿片类镇痛药及非去极化类肌松药静脉注射,待全麻诱导完善后先经口腔插入喉罩(建立临时性人工呼吸道通气),实施暂时性机械控制呼吸,然后手术医师再进行气管切开造口术,待从气管造口处插入气管导管后,麻醉医师可将喉罩撤离(拔出),然后再将麻醉机螺纹管连接气管造口处的气管插管,继续实施机械控制通气。此改良全麻诱导方法既避免了患者较难忍受的不适感和恐惧感,又满足和创造了手术医师的操作条件,同时也提供了麻醉质量。但需要说明和提示的是,如喉癌或下咽癌晚期,有可能喉腔非常狭窄,全麻诱导后置入喉罩通气可出现通气严重受阻,务必提前查看影像学(如CT等)图像或电子喉镜图像,提前了解患者喉部情况,不可盲目实施全麻快速诱导,以防范医源性(麻醉性)所致急性上呼吸道梗阻。故对喉腔严重占位性病变而阻塞声门显著者,仍以患者自主呼吸条件下先局麻实施气管切开为安全。

2. 颈神经丛阻滞与全身麻醉复合　采取颈神经丛阻滞,可阻断支配喉部神经的传导,除能显著减少全麻药用量外,还可抑制术中喉反射,故有一定的优点。但应避免在颈淋巴结转移侧实施颈神经丛阻滞,因有可能注射针将癌细胞带入颈神经周围种植。此外,该麻醉方法术中采取保持患者自主呼吸或应用机械控制通气均可,但实施机械控制呼吸更佳。

总之,虽半喉或全喉切除术患者的麻醉并非复杂,但只要选择自己所熟悉的麻醉方法均能解决,尤其选择改良的全麻方法更为理想。

【提示与注意】①晚期喉癌患者可因喉梗阻而引起呼吸困难、低氧血症,甚至需紧急气管切开置管,以先缓解病情;②严重缺氧患者在气管切开前不必冒险使用镇静与麻醉药物,应面罩高流量纯氧通气,当局麻下建立人工呼吸道后(气管切开插入气管导管),再实施全麻诱导,必要时也可先缓解通气,以延期手术为妥;③喉癌患者存在不同程度的喉狭窄,由于气管切开前预先头颅颜面部被敷料遮盖,加之手术刺激,常致使局麻气管切开期间呼吸道通气不畅,憋气严重者易体动而影响手术操作,此时若给予镇静、催眠药很易使呼吸抑制或停止,致使麻醉管理非常棘手,甚至发生意外。处理方法是提早面罩高流量纯氧吸入,一旦患者出现呼吸危象或窒息,应紧急选择细气管导管先经口腔插入气管内,并给予人工通气呼吸,当气管切开完成后再退出气管插管,经气管切开造口再插入粗细适宜的气管导管,以保障患者安全。此外,若具备喉罩,全麻诱导安置喉罩暂时通气则更佳,但喉腔必须无明显狭窄;④气管切开造口均在环状软骨下第2至第3气管环实施"U"形切开,而此切口至隆突距离显著短于声门至隆突间距,故经气管切开造口插入气管导管很容易插深,如插入稍深则可使气管导管尖端触及隆突,甚至管尖进入右侧支气管,从而使下呼吸道内压增高,此时即使听诊双肺,两侧呼吸音也基本相同。尤其管尖触及隆突处,术中麻醉稍浅则可引起吞咽,乃至轻度呛咳而影响手术。因此,提前通知手术医师,以气管导管气囊根部刚好进入气管造口内为宜,避免相关不良因素影响;⑤术中麻醉维持应达足够深度,以避免出现吞咽反射所致喉部跟随上、下移动而影响手术操作与进程,故及时给予肌肉松弛剂则能完全抑制此反射;⑥喉切除无论全凭静脉全麻,还是静-吸复合全麻均可,但采用颈神经丛阻滞与全身麻醉复合时应切记,若患者已存在颈部淋巴结转移,颈神经丛阻滞时穿刺针很易将颈部癌细胞带到深部或周边组织中,易致使颈部淋巴组织清扫难以彻底;⑦手术完毕需将气管切开处的气管插管拔除,以更换金属气管切开套管或专用气管切开导管,此时务必使患者自主呼吸恢复,且潮气量满意后尚可拔除气管插管,再更换金属或专用气管切开导管,以便保障患者安全。需要提示的是,更换金属气管切开套管后则不能与麻醉机螺纹管相衔接,因此,更换前务必使患者自主呼吸恢复正常,避免发生慢性低氧血症而产生不良后果。

319. 如何掌控小儿喉乳头状瘤手术的麻醉与管理?

【术语与解答】①小儿喉乳头状瘤为喉腔常见良性肿瘤,可能与乳头状瘤病毒感染有关,且切除后容易复发;②该肿瘤好发于 10 岁以下儿童,主要在声带处或其周边呈菜花状生长,且向声门下蔓延,严重者侵犯整个声门区,并引起喉梗阻;③小儿喉乳头状瘤临床表现为声音嘶哑或失声,以及吸气性呼吸困难与吸气性喉鸣,甚至出现"三凹征";④目前对于小儿喉乳头状瘤尚无根治方法,临床上手术切除则是主要治疗手段,而显微喉镜下行二氧化碳激光摘除该肿瘤往往是首选方法。

【麻醉与实践】①小儿显微喉镜二氧化碳激光手术常用于声门区的喉乳头状瘤,由于小儿喉腔本身较小,加之瘤体占据声门空间,常致使声门更为狭窄,或仅有很小缝隙,即使插入很细气管导管也可直接遮挡病灶,从而干扰手术操作,甚至无法插入相匹配的气管导管。因此,临床上严重喉阻塞小儿多采用保留自主呼吸非气管插管全麻,虽能达到息肉钳一次次咬切乳头状瘤而逐步扩大声门的目的,但经口腔喉镜直视下手术完整切除该肿瘤很难,也使得实施麻醉方法与呼吸道管理的难度倍增,迫使全身麻醉必须保持自主呼吸和维护呼吸道的通畅,才能保障患儿安全。而小剂量咪达唑仑与七氟烷吸入麻醉以及咽喉腔局麻药喷雾表面麻醉则是重点,必要时息肉钳咬切部分乳头状瘤先使声门扩大后再行气管插管,然后实施常规全麻继续摘除其他残余乳头状瘤;②由于小儿严重喉乳头状瘤可占据绝大部分声门空间,故使得麻醉与手术期间呼吸管理往往受到困扰。因此,麻醉医师务必掌握麻醉深度,避免麻醉过深抑制呼吸,麻醉过浅而影响手术。此外,小儿喉乳头状瘤若行激光手术,虽手术短暂,也必须气管插管方安全,可避免非插管下激光切割期间的"炭化"组织毒性烟雾被吸入肺内而窒息(因作者曾遇有一例非插管患儿因毒性烟雾被吸入肺内而喉痉挛且窒息,由于抢救及时而脱离危险,并恢复正常)。

【提示与注意】高频喷射通气方式应用于小儿显微喉镜手术已取得了满意的效果,但喷射导管在口腔内安置固定问题往往受到一定限制,有时喷射气流不能理想的喷射到气管内,曾有导致急性胃扩张致死的报道,同时还可能将手术切割下的组织碎片吹入肺内而致肺部炎症。若经环甲膜穿刺置管实施高频通气,如导管固定不牢,易造成喉黏膜或颈部皮下气肿。此外,高频喷射通气属专用设备,尤其在应用肌肉松弛药的情况下,一旦发生故障,很易发生不测,需引起注意。另一方面,该手术抗胆碱药物阿托品需用足,以减少呼吸道分泌物,既有利于手术操作,又有利于呼吸道管理。

320. 小儿扁桃体、腺样体肥大手术麻醉要点有哪些?

【术语与解答】①扁桃体位于口咽腔交界处的扁桃体窝内,左右各一,是由淋巴组织与上皮紧密联结构成的淋巴器官,当Ⅱ~Ⅲ度肥大时,两侧扁桃体则相互靠拢,可显著阻塞咽腔;②腺样体位于鼻咽部后壁,是鼻咽腔中的淋巴组织之一,在幼儿时期容易增生肥大,故容易阻塞鼻后孔。因此,该类患儿病理生理特点是扁桃体肥大可阻塞口咽腔,而腺样体肥大则阻塞鼻腔,两者同时肥大,则可造成整个上呼吸道通气不畅或梗阻,所以该类患儿临床主要表现为睡眠状态时"打鼾"尤为突出,且间断或频繁性出现呼吸暂停。当上呼吸道感染(感冒)时甚至呼吸困难,日久则可出现腺样体面容,以及鸡胸、漏斗胸,甚至发育不良、精神萎靡等症状,少数严重患儿由此而并发肺心病,而且常被临床所忽视;③目前唯一有效的治疗方法是扁桃体、腺样体同时切除术;④需实施扁桃体、腺样体切除术患儿,由于涉及到止血困难问题,故术前务必检测血红蛋白含量,以及了解出、凝血功能是否正常;⑤小儿单纯扁桃体摘除术早年大都在非麻醉下采用快速"挤切"技术,此方法虽切除扁桃体速度快捷,但痛苦颇大,且含有"野蛮行医"之嫌,故极易造成小儿强烈的恐惧心理,甚至不予再次配合手术或出现精神症状等。此外,该手术方法时常存在残留扁桃体组织,以及一旦扁桃体创面出血,再予止血则非常困难等。鉴于"挤切"手术方法存在以上弊端,现今逐渐被气管插管全麻实施规范化扁桃体摘除术所替代;⑥现今腺样体与扁桃体切除可采取微创低温射频等离子消融术方法实施,该方法可使局部创面出血与残留组织均少,优于传统的腺样体刮除术与扁桃体切除术,也有利于麻醉术毕拔管后上呼吸道管理。

【麻醉与实践】扁桃体、腺样体肥大多发生于小儿,其病变特点主要是阻塞上呼吸道,从而致使麻醉的风险显著增大,而全麻的关键则在于上呼吸道的维护与管理。

1. 麻醉前准备 ①术前除应用抗胆碱药外,一般情况下麻醉前不宜使用镇静或催眠药,因镇静、催眠药用后更容易引起睡眠"打鼾",严重患儿可频繁出现呼吸暂停而致使上呼吸道阻塞进一步加重,极易造成患儿缺氧或低氧血症,故应避免使用。此外,也造成尚未实施麻醉诱导而预先处理其呼吸道不畅和机体缺氧问题,这给麻醉诱导带来困难;②患儿只有安静状态下容易建立静脉通路,由于3~4岁小儿大多不予配合,在手术室门口难以离开父母陪同或哭闹不止。为实施全麻诱导做好准备,遇此情况麻醉医师可临时肌肉注射适宜剂量的咪达唑仑或氯胺酮,使患儿深度镇静或进入睡眠,并持续跟随观察小儿呼吸情况,当小儿哭闹稍停止或刚进入睡意状态,应立即将其抱入或护送入手术间的手术台上,先托起下颌并给予面罩纯氧吸入辅助通气,以避免药物性("医源性")所致的急性上呼吸道梗阻。也可将哭闹不予配合的患儿直接抱入手术室,将面罩紧扣患儿口鼻周围,以高流量氧与大浓度(8%)七氟醚吸入,短时间内可使患儿安静不动,以便建立静脉通路,实施静脉全麻诱导和气管插管;③唐氏综合征扁桃体、腺样体肥大患儿可能并存舌体大而宽厚,应更需关注该患儿围麻醉期上呼吸的通畅问题。

2. 麻醉方法 ①静脉全麻诱导及维持:小儿入手术室后通过静脉注射全麻药实施快速诱导,其常用药物多为咪达唑仑或丙泊酚与麻醉性镇痛药(如瑞芬太尼或芬太尼等)以及肌肉松弛药(如罗库溴铵、维库溴铵等)相复合,人工呼吸道建立(气管插管)后,则以丙泊酚(微量泵持续泵入)为主实施全凭静脉麻醉维持,而麻醉镇痛药与肌松药则间断或按需给予;②吸入全麻药与静脉全麻药结合诱导与维持:对未用镇静剂患儿,由于入手术室后哭闹,常致使不易建立静脉通道,故可采取面罩大流量应用吸入全麻药(如氟烷、七氟烷等),短时间内麻醉药则可起效,患儿安静后再进行静脉穿刺,以便实施静脉快速诱导气管插管,术中则以静-吸复合全麻维持,该麻醉方法术毕患儿苏醒较全凭静脉麻醉迅速。

3. 麻醉术中呼吸道管理难度与操作处理技巧 扁桃体、腺样体肥大患儿的麻醉并无特殊,但关键在于上呼吸道的管理。

(1)全麻诱导期间极易发生急性上呼吸道阻塞:由于扁桃体、腺样体肥大本身则可导致上呼吸道狭窄、梗阻,故无论静脉全麻诱导,还是吸入全麻诱导,均能造成口咽腔软组织张力降低,且向咽中心塌陷、堆积,尤其应用肌肉松弛药后,更易引起"医源性"上呼吸道急性阻塞,而严重扁桃体、腺样体肥大患儿诱导后可立即出现呼吸费力,"三凹征"明显,甚至面罩正压通气也遭遇困难,若短时间不能改善,口唇则出现发绀,其低氧血症迅速发生。如对此类疾病的病理生理特点认识不清,往往造成被动,甚至紧张而不知所措。解决方法是立即托起下颌,并快速安放适宜的口咽通气道,使口咽通气道前端越过肥大扁桃体阻塞段而进入下咽腔,可立即改善上呼吸道通气,面罩辅助呼吸则非常通畅,当麻醉诱导完善后拔出口咽通气道再行气管插管。

(2)麻醉术中容易脱管:扁桃体、腺样体切除术均在口腔内进行,由手术医师独自占据口腔,从而妨碍和限制了麻醉医师对上呼吸道的控制,致使麻醉医师不能近距离掌控上呼吸道。如由于手术医师在口咽腔内进行,往往只注意手术的精细操作、步骤实施与相关进程,而对气管插管在口内是否发生移位或脱出则往往忽视,如手术医师口腔内消毒或安置开口器与置入压舌板,以及术毕退出开口器和压舌板稍有不慎,则容易将气管插管拖带出声门(尤其插管过浅者更易发生),此时既显著增加了患儿的风险,又使麻醉医师紧急处理显得非常被动。因此,口咽腔内手术即使已建立了人工呼吸道(经口气管插管),也会出现气管插管脱出声门,一旦麻醉医师观察不周或未能提早发现,则可导致严重低氧血症,甚至窒息死亡。因此,为避免气管插管不慎脱出声门,可提示手术医师用大小适宜的湿润纱布条塞入咽腔,将气管插管塞住固定,使导管的小弯侧紧贴舌体,以不使导管悬空及内外移动,则能防止脱管(注:术中容易脱管现象主要采用旧式开口器所致,现今临床上所采用的开口器压舌板带有凹槽,可将气管插管固定在凹槽内,故术中一般不会脱管)。

(3)口咽腔软组织容易水肿:该手术必须使用金属开口器将口腔开大方能显露术野和进行口内操作,但开口器压舌板长时间、悬吊式压迫舌体,可导致舌体静脉血液回流受阻,加之头颅过度后仰下垂,当手术完毕,退出压舌板后,舌体可出现不同程度的肿胀,一旦拔除气管插管,上呼吸道可形成潜在的半梗阻状态,容易出现过渡性上呼吸道通气不畅,甚至一过性呼吸困难发生,偶可出现"三凹"征。其解决方法应立即安放口咽通气道,其急性上呼吸道梗阻则可迅速解除,同时面罩吸氧,并将体位调至头高足低,以利于头颈部静脉血液回流而减轻舌体水肿。此外,术中提早应用激素(如地塞米松等)对消除口咽腔组织水肿颇有帮助。

(4)术毕咽腔内可能存在血凝块或碎小组织残体:腺样体位于鼻后孔处,由于被软腭完全遮盖,若手术医师采取传统方式刮除腺样体,则不能直视下进行,且常需金属刮除刀反复3~5次方能将腺样体刮除干净,故有可能使碎小组织残体存留在鼻咽部或脱落在下咽腔周围。此外,该手术出血容易流向梨状窝或食管上口周围,陈旧性的血液可形成血凝块,而手术医师经口腔又不易发现血凝块和碎小残留组织,当手术结束,患儿自主呼吸恢复且神志苏醒,一旦拔除气管插管,血凝块或碎小残留组织可被吸附在声门口,直接造成喉阻塞或窒息,其表现为吸气极度困难,"三凹"征明显,口唇显著发绀,喉镜直视下紧急再插管时,可发现血凝块或碎小残留组织阻塞在声门口处,如迅速使用血管钳将其夹出后,小儿可转危为安。此现象作者曾遇两例约 3 岁小儿扁桃体、腺样体手术病例,故在此加以提醒。防范措施:①手术完毕采用注射器(去掉针头)经双侧鼻孔注入生理盐水,使可能存留在后鼻孔处的血凝块或碎小残留组织冲入下咽腔,然后使用较粗吸痰管再将其一同吸出。也可采用吸痰管经鼻腔缓慢将其吸净;②麻醉医师拔管前应预先喉镜直视下观察咽喉处有无血凝块或碎小残留组织及其他异常,以便提早发现及时处理,两者双层把关则能防止上述拔管后呼吸危象,尤其可避免拔管后返回病房发生不测。

总之,若上述现象不及时发现、提早处理,则很易造成机体缺氧、低氧血症,甚至窒息死亡。因此,该手术的麻醉务必注重上呼吸道的管理。

4. 唐氏综合征 也称21-三体综合征:①该类患儿常伴有扁桃体肥大与腺样体增生,给该类患儿实施麻醉需有爱心和耐心;②唐氏综合征患儿如怀疑合并甲状腺功能低下者,麻醉程度不宜过深,因对麻醉耐受性差,麻醉术中易产生低血压,且对升压药物敏感性减弱,故应予以注意;③唐氏综合征患儿其体内乙酰胆碱神经递质受体常减少,故胆碱能受体阻断药应少用或试探性用药,不够可追加,但不宜一次给足,尤其 N_2 胆碱能受体阻断药(如各种肌肉松弛剂);④部分唐氏综合征患儿常合并先天性心脏病,患有心脏疾患者往往生存率低,而合并先天性心脏病者常使麻醉变得较为复杂,故需全面加以考虑。

5. 术毕拔管 ①手术完毕,自主呼吸恢复满意,患儿神志清醒,各项监测指标正常,方可考虑拔除气管插管,但拔管前应先将鼻腔、咽腔血性分泌物吸净,防止拔管后误吸;②尤其腺样体切除后有可能仍有慢性渗血,当细吸痰管从鼻腔吸出少量新鲜血液时,可经双侧鼻孔向鼻腔内滴入呋麻滴鼻液(一种收缩鼻腔黏膜的药物),以减少腺样体创面渗血;③如建立了麻醉术后恢复室,为患儿安全,也为减少鼻咽腔创面渗血,可使患儿稍延迟苏醒,因患儿安静一段时间有利于创面微血管的凝固,待缓慢清醒后再清除呼吸道分泌物,同时拔出气管插管,并应在恢复室继续观察半小时更佳。

【提示与注意】除上述呼吸道管理问题外,以下几方面仍需注意:①由于该类患儿上呼吸道梗阻特点为扁桃体肥大阻塞口咽腔,腺样体肥大阻塞鼻后孔,因此全麻诱导期间面罩辅助呼吸或加压通气时,应使患儿口腔适当张开,主要防范鼻后孔被肥大腺样体阻塞严重时手控辅助通气可经口腔进入肺内。一旦鼻腔、口腔均阻塞严重,可直接安放口咽通气道;②如果使用带有凹槽压舌板开口器,2~3 岁患儿气管插管应尽量使导管气囊的根部刚好处于声门之下为妥,因为安置好开口器撑开口腔后其压舌板可将舌体压向口底,从而导致气管插管前端(管尖)可向气管隆突移位约 0.8~1.5cm,由于小儿气管长度较短,若原先导管插入较深,安置开口器撑开口腔后其插管尖端则接近隆突或进入右侧支气管,故造成呼吸道阻力迅速增大与呼气末二氧化碳($P_{ET}CO_2$)立即增高;③扁桃体摘除后其止血较为困难,有时止血时间接近手术时间,甚至超过手术时间。因此,麻醉医师术中应将患儿动脉血压调控至适宜程度为佳,因血压过高容易渗血,血压过低可能掩盖渗出血,一旦术毕患儿苏醒期心率增快、血压升高,可能再出血,尤其拔管后出血常带来风险;④手术结束,退出开口器,应先将牙垫或口咽通气道置于口腔内,既有利于吸痰管置入清理口、咽腔血性分泌物,还可防止小儿过早苏醒后将气管插管咬瘪,导致带管呼吸道梗阻,甚至窒息(若金属弹簧圈气管导管一般可防止咬瘪)。此外,拔管后均应继续面罩给氧吸入,以缓解机体慢性乏氧。

321. 如何掌控小儿下呼吸道异物取出术的风险与麻醉管理?

【术语与解答】①小儿下呼吸道异物也称气管或支气管异物,两者均属下呼吸道阻塞,其机体缺氧程度与风险大小取决于异物阻塞的部位、阻塞的程度以及异物性质与形状,如异物阻塞声门或阻塞气管非常严重者,通常来不及抢救或抢救期间常因窒息而死亡,即死亡率与下呼吸道阻塞严重程度明显相关;②由于下呼吸道异物其主要临床表现为呛咳、肺炎、气喘、缺氧、肺不张,甚至重度呼吸困难、低氧血症、发绀、代偿性心率增快等,故该患儿大多急诊入院急症手术。

1. 异物种类 ①国内胶东半岛气管或支气管异物多为花生仁,其次为瓜子、豆类、玉米等,这些异物大多发生于 1~3 岁小儿;②学龄前儿童或小学生支气管异物多为非食物类,如笔帽等。

2. 异物性质 ①食物类异物在夹取过程中容易碎成小块(如花生仁、玉米等),碎小异物则易进入远端小支气管,再夹取碎小异物往往较为困难;②生的豆类异物则易湿化膨胀增大,除非常难以夹取外,更容易嵌顿支气管或气管,从而导致一侧支气管完全阻塞,甚至造成整个气管阻塞,因极易造成即刻窒息死亡,因此是最为危险的异物;③笔帽类异物大都为圆形,往往嵌顿于一侧支气管内,如笔帽头端中心无透气孔,则可造成阻塞侧肺不张,患儿只能依赖另一侧肺脏进行呼吸交换。

3. 异物所处位置的危害

(1)异物卡在声门或阻塞气管内最为危险:①由于声门与气管是上、下呼吸道之间唯一进出气体的总通道,如异物卡在声门处,说明该异物较大,很容易直接引起窒息死亡;②如处在气管中的异物时间较长,提示该异物也较大,不容易进入一侧支气管内,常随呼气和吸气而在气管内上下活动。当异物随呼吸气流使其位置活动发生改变时,有可能因刺激性呛咳将异物"冲击"至声门而被卡在声门处,此时极易因吸入气不能经气管进入肺泡而出现呼吸危象,甚至窒息死亡。

(2)异物性质或形状及位置决定危险程度:①如未经加工或煮熟的豆类异物,吸入气管内后可逐渐湿化膨胀,当其直径接近气管内径时,除夹取颇为困难外,还可直接阻断气体进入肺泡;②如一半花生米在气管内处于纵向状态其危险程度较低(此时其横截面积类似"D"形),若活动后或呛咳而使其处于横向位置时,其危险程度颇大,可接近完全阻塞气管,严重者可出现重度呼吸困难与急性呼吸衰竭;③如多发异物处于双侧支气管内其危险颇高,同样与异物的大小或阻塞支气管的位置呈正相关。

(3)异物处在一侧支气管内:临床上异物大都处在支气管内,时间较长者多在一侧支气管内嵌顿,从而造成患侧肺通气受阻和患侧肺不张,若临床误诊而长时间阻塞一侧支气管,其细小支气管炎性症状产生,而健侧肺出现代偿性呼吸增快,以及其他相关异常反应。如一侧支气管内较多碎小异物散在阻塞,患儿呛咳或体位活动可使零碎小异物进入健侧支气管内,从而易导致呼吸窘迫,甚至出现呼吸危象。

4. 主要病理生理 异物吸入气管、支气管的病理性改变主要为机械性阻塞与异物所致的损伤性刺激,以及继发性感染等:①异物引起下呼吸道的病变可分为机械性与化学性,前者主要以下呼吸道黏膜直接受到损伤为主,后者系异物中的游离脂肪酸(如花生、豆类)刺激气管黏膜,可致使气管、支气管发生一系列病理性改变,如黏膜充血、水肿、肿胀、分泌物增多及细小支气管痉挛等;②活动性异物刺激气管、支气管黏膜,则可引起频繁性呛咳,而频繁性呛咳可导致呼吸频率代偿性增快与持续性有效通气量下降,以及机体氧耗增加而氧供不足,其结果可先表现为机体缺氧、低氧血症、心动过速、血压升高,后表现为心率、血压下降与心力衰竭,甚至窒息而心搏骤停;③气管、支气管异物患儿麻醉术中呼吸指标监测显示,氧分压(PaO_2)与 SpO_2 均不同程度下降,而二氧化碳分压($PaCO_2$)与呼气末二氧化碳($P_{ET}CO_2$)均不同程度的上升。

5. **手术难度与风险**　目前临床上救治气管、支气管异物患儿仍是将硬质金属支气管镜(简称硬支气管镜)经口腔、咽腔、声门置入气管或支气管内,通过该硬支气管镜可发现、观察异物性质、形状与所处位置,以及评估夹取方法,但由于小儿硬支气管镜内径细窄,当置入异物夹取钳后可完全遮挡术野,手术医师在长距离的管状视野中操作只能盲探或半盲探下实施异物取出术,从而面临的问题是:手术操作是否顺利、异物钳夹取异物是否牢靠、夹取异物能否一次成功,这期间患儿生命安全能否保障等。这些问题除与相关手术器具、设备及手术医师操作技术、技巧、经验外,更重要的还有赖于麻醉医师的麻醉技术、麻醉技巧、麻醉用药与麻醉深度,以及创造手术操作条件与呼吸道管理等综合性因素有关。因此,国内下呼吸道异物患儿的麻醉与手术主要在部分三级甲等医院中实施。

【麻醉与实践】小儿气管、支气管异物临床麻醉与实践探讨如下。

1. **麻醉难度与术中风险**　之所以气管、支气管异物患儿的麻醉非常特殊、十分棘手,且风险颇大,是因为该手术与其他任何手术的不同点是:①麻醉医师完成全麻诱导后,却不能建立人工呼吸道(不能气管插管),因气管插管可占据下呼吸道空间,而硬支气管镜无法穿过气管插管,故麻醉医师将患儿整个呼吸道让给手术医师,并由手术医师在下呼吸道(气管、支气管)内进行操作;②术中麻醉医师既要实施全麻维持,又要保持患儿自主呼吸良好(如无高频呼吸机通气),还要创造手术操作条件,更要保障麻醉术中有效通气。因此气管、支气管异物患儿的麻醉难度与"远距离"呼吸道管理的困难以及术中呼吸功能的调控,乃至有效的供氧问题等均颇为棘手,且风险倍增。

(1)呼吸功能异常:无论何种异物阻塞下呼吸道(一般支气管异物为多),随阻塞程度轻重可造成机体缺氧→肺不张→炎性反应→呼吸困难→呼吸衰竭→呼吸危象(窒息)→心搏骤停。由于下呼吸道异物患儿其本身临床死亡率颇高,故麻醉难度及风险与异物阻塞下呼吸道严重程度呈正比。

(2)呼吸管理困难:由于气管、支气管异物取出术是全身麻醉中唯一不允许气管插管的麻醉方法,加之手术操作期间患儿上、下呼吸道均被手术医师完全占据,麻醉医师又不能直接给予有效呼吸调控与管理,如:①采取保留自主呼吸的麻醉方法,往往硬支气管镜置入下呼吸道内极易引起屏气、呛咳或呼吸暂停,甚至促发细小支气管痉挛性收缩或喉痉挛,从而致使低氧血症进一步加重,临床表现为SpO_2急速下降;②应用肌松药控制呼吸麻醉方法,往往需要高频呼吸机通气或其他有效通气措施,但术中夹取异物取出过程延长期间患儿仍可出现SpO_2下降,但危险较保留自主呼吸低。

(3)麻醉与手术互为干扰:①麻醉既要为手术医师夹取异物创造条件,又要保持患儿呼吸功能正常或接近正常。但硬质支气管镜置入下呼吸道后,还需再将异物夹取钳穿过硬质支气管镜,加之异物在硬质支气管镜前端开口处夹住,故可造成呼吸气流通过硬质支气管镜显著减少或无法通过,进而致使原已缺氧的机体缺氧更为严重;②由于手术医师与麻醉医师共用下呼吸道,尤其当硬质支气管镜插入下呼吸道时,手术医师独自在这一狭小细长的空间内近乎盲探操作,从而致使麻醉医师不能单方面控制患儿呼吸道和维持有效通气,只能通过硬质气管镜侧孔给氧持续吸入方法来缓冲术中低氧血症加重的发生;③当患儿术中SpO_2显著下降时,经硬质气管镜侧孔给氧持续吸入往往改善不佳,直接阻碍和限制了麻醉医师控制呼吸和管理呼吸道的主动性,一旦出现严重低氧血症,甚至发生呼吸危象,此时小儿自身代偿能力被显著削弱,从而极易造成患儿呼吸心搏骤停。

（4）术中随时出现急性缺氧：支气管异物一般阻塞一侧主支气管较多（右主支气管多见），往往造成一侧肺通气障碍（极少数异物阻塞双侧肺），手术操作期间硬质支气管镜进入患侧支气管夹取异物或吸引患侧支气管内分泌物时，而硬质支气管镜其镜体本身则可直接阻挡健侧支气管口，又人为造成健侧肺呈"医源性"阻塞，此时可造成双侧肺通气均受影响，甚至双肺通气部分受阻或通气完全受阻，机体继之则发生严重低氧血症，SpO_2可出现急剧下降，严重时SpO_2可降至70%～30%，很易因严重急性缺氧与高碳酸血症而呼吸心搏骤停。

（5）麻醉与呼吸管理难度明显增大：①气管、支气管异物患儿其麻醉与呼吸管理既是难题，又是关键；②若保留自主呼吸，当麻醉深度不够（麻醉过浅），术中很易引起屏气、呛咳与体动而影响手术操作。如麻醉过深，患儿呼吸抑制或呼吸暂停，致使手术无法进行，需先给予面罩供氧辅助通气，尤其前者（麻醉过浅）危险更大，容易引起缺氧显著而发绀，以及心率缓慢和血压下降，甚至因严重缺氧而心搏骤停。因此，两者（麻醉过浅或过深）均影响手术操作，故麻醉适度又难以掌握；③如全麻辅助肌肉松弛药控制呼吸，则必须使用高频喷射通气技术，但大多医疗单位不具备该仪器，也并非所有麻醉医师都能掌握，故现今临床上仍以全身麻醉保持自主呼吸方法为多。

（6）手术医师要求：麻醉需达足够深度，以便使患儿下颌松弛，咽、喉、声门及气管内反射降低或消失，避免术中喉痉挛或细小支气管痉挛，以利于气管内置入硬质支气管镜进行操作。因此，保持患儿自主呼吸条件下，既要保障达到手术操作的满意程度，又要保障患儿自主通气良好的麻醉深度往往较难或很难。

2. 临床麻醉方法 小儿气管、支气管异物由于术中不能实施气管插管，甚至麻醉与呼吸管理非常棘手，尤其麻醉诱导后手术医师将硬质支气管镜插入气管、支气管内操作期间，麻醉医师与手术医师两者之间既不能彼此争夺有限的下呼吸道，又要创造手术操作条件，还要使患儿术中安全，这就需要：①麻醉应达一定深度，目的使下颌松弛，声带静止、声门开大、制止呛咳，以利于手术操作与异物的取出；②麻醉用药既不能抑制呼吸（应用高频喷射通气除外），术中管理又要保障有效通气；③只有双方密切合作，才能保障患儿安全。现今气管、支气管异物患儿的麻醉主要有以下四种方法。

（1）全身麻醉保留自主呼吸：该方法是全凭静脉复合麻醉，利用相关麻醉药物的各自特点互补性来达到较为理想的麻醉作用，如：①静脉全麻药咪达唑仑具有抗惊厥和中枢性肌肉松弛作用，而γ-羟丁酸钠可使副交感神经亢进，从而产生降低心率作用，并抑制咽喉反射，两者同时具备下颌松弛特点，且两药对呼吸抑制作用均较轻微，故两药配伍全麻诱导很适合小儿气管、支气管异物取出术；②麻醉性镇痛药芬太尼则对心血管系统基本无影响，小剂量应用对呼吸影响轻微，而且可强化咪达唑仑与γ-羟丁酸钠的作用；③丙泊酚作为静脉全麻药起效快、维持时间短，苏醒迅速，故可用于术中全麻维持。因此，上述药物合理搭配应用可优化全麻的作用和质量，增加麻醉深度，有利于呼吸道松弛，若联合使用咽喉及气管内黏膜充分表面麻醉，则能提供理想的手术操作条件；④通常情况下，该类患儿全麻诱导用药一般以咪达唑仑0.15～0.25mg/kg、γ-羟丁酸钠60～80mg/kg、芬太尼1.5～2μg/kg静脉注射，丙泊酚则以5～8mg/kg/h静脉持续泵入，手术时间延长者术中可追加少量咪达唑仑与芬太尼；⑤该麻醉方法虽平稳，但术后苏醒缓慢，主要与γ-羟丁酸钠的作用有关，为使患儿术毕尽早苏醒，也可减少γ-羟丁酸钠的用量或不用，以增加咪达唑仑的用量或（和）吸入七氟烷替代也可满足。

（2）全麻实施高频喷射通气：该方法用于临床以来，尤其在小儿气管、支气管异物取出术中，其呼吸道控制与呼吸管理问题已得到较好的解决，其优点在于：①该通气技术，尤其前端的喷射导管只占据下呼吸道很小的空间,患儿无自主呼吸的情况下,既能满足机体气体交换,又不影响手术操作;②静脉全麻药加用短效肌肉松弛剂可使全身与整个呼吸道处于松弛状态,消除了患儿呼吸道刺激性呛咳、屏气、咬肌紧张,避免了喉与细小支气管反射性痉挛,这为支气管异物手术操作创造了理想的条件,尤其便于异物的夹取和取出声门;③肌松药的应用显著减少了全麻用药量,即使全麻深度不足,也不会产生刺激性呛咳而影响手术操作,特别声带肌松弛可使声门开大,非常有利于将异物夹出声门。此外,该麻醉方法可明显缩短手术时间,而且小儿术毕可提早苏醒;④术中肌松药所致的呼吸肌麻痹则由高频喷射通气替代,在保障充分氧供与排除二氧化碳的前提下,不必担心患儿缺氧问题,从而解决了该手术呼吸道管理的难题,并使气管内吸引时间不再受限。但值得提醒的是,采用该方法必须了解和掌握高频通气技术的性能、使用方法及注意事项,避免出现意外。

(3)全麻与短效肌松药复合:如手术医师夹取异物非常熟练且有经验,并能在短时间内将异物取出,麻醉医师则可应用适宜剂量的丙泊酚或(和)吸入七氟烷与去极化肌松药琥珀胆碱相结合,在给予患儿面罩供氧充分且氧储备的情况下注射琥珀胆碱,并同时面罩适度加压供氧通气,骨骼肌开始松弛时手术医师可将硬质支气管镜置入气管或支气管内夹取异物,麻醉医师同时将面罩供氧改换为连接硬质支气管镜的供氧管加压辅助通气或机械呼吸通气(类似于高频通气),一般2~3分钟内取出异物后立即重新面罩给氧辅助呼吸,因琥珀胆碱的肌松作用很快消失,当SpO_2在正常范围内时,等待患儿自主呼吸的恢复即可。

(4)改良喉罩通气麻醉方法:通过改良的喉罩,连接"三通"衔接管,则可实施全麻辅助应用肌肉松弛剂,以达到类似全麻实施高频喷射通气的麻醉方法。

3. 麻醉基本处理要点 小儿气管、支气管异物取出术,只要选择合理的麻醉方法与相关用药,全麻深度适宜,做好有效的呼吸道控制与管理,维持充足的氧供与通气,基本能保障患儿围术期的生命安全。

4. 呼吸道黏膜表面麻醉的重要性 临床实践证明,单靠全身麻醉很难抑制下呼吸道应激性反射(如硬质支气管镜反复在气管、支气管内进出、摩擦和金属吸引管在支气管内反复吸引等),而且过深的全身麻醉还可直接抑制呼吸,既影响手术操作,又加重机体缺氧,故呼吸道黏膜表面麻醉应用于气管、支气管异物取出术尤为重要。由于喉及气管黏膜下存在着丰富的神经末梢感受器,当硬质支气管镜置入下呼吸道期间,其强烈的机械性刺激,可致使交感神经-肾上腺髓质过度兴奋,体内大量儿茶酚胺分泌,促使心肌收缩力增大、心肌作功倍增、耗氧显著增加,加之伴随心率急剧加快、血压明显升高,可促使心肺负担加重,从而很易造成心肌缺血、缺氧和引发心律失常,进而易导致心力衰竭,甚至发生心搏骤停。若将局麻药作用于呼吸道黏膜组织,则能有效的阻滞呼吸道神经末梢各种反射,降低或避免由硬质支气管镜刺激所致的全身性不良反应。因此,临床上常采用呼吸道充分表面麻醉与全麻药配合来优化气管、支气管异物取出术的全身麻醉,避免相关并发症发生。另一方面,全麻药物很难使声带张力降低,而表面麻醉则能使声带肌肉松弛,声门开大且静止,既能避免喉痉挛发生,又有利于较大异物夹出声门,还可防止声带肌收缩从而造成异物夹出声门时脱落致使首次夹取异物失败。但反复喷雾表麻需防范局麻药中毒,尤其是1%丁卡因喷雾表麻虽效果理想,但其毒性也强,故可将每次声门喷雾表麻流至食管上口周围处的局麻药液吸净,以防止吸收中毒。

5. 激素的应用 小儿支气管异物与术中硬质支气管镜反复进出声门,可导致喉水肿,以及气管、支气管炎性反应,致使术中、术后呼吸道阻力增加,从而加重呼吸困难,临床表现为撤出硬质支气管镜后出现喘鸣和机体缺氧,故及早或足量应用激素可预防和降低呼吸道水肿以

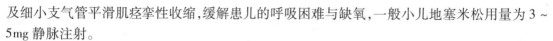
及细小支气管平滑肌痉挛性收缩,缓解患儿的呼吸困难与缺氧,一般小儿地塞米松用量为 3 ~ 5mg 静脉注射。

【提示与注意】小儿气管、支气管异物围麻醉期应密切关注以下方面:

1. 保障机体供氧　小儿下呼吸道异物是耳鼻咽喉科常见急症,由于通气受限或障碍而直接影响呼吸功能,故多为入院后即刻手术,因此患儿入手术室后首先给予面罩吸氧,以提高机体血氧浓度,缓解机体氧耗与氧供的失衡,氧供充分储备有利于缓冲麻醉与手术中的缺氧。此外,麻醉术中患儿往往心动过速(心率常在 130 ~ 160 次/分),为缓冲心肌氧耗,可给予较少稀释剂量的 β-受体阻滞剂艾司洛尔。

2. 避免严重低氧血症　对于危重气管、支气管异物患儿(即重度呼吸困难或严重低氧血症者),若不宜实施全身麻醉,可以深度镇静,如在静脉注射适量的咪达唑仑或吸入适量七氟烷条件下再结合咽喉完善的表面麻醉为主,而且需双人固定患儿双肩、四肢、躯干及头颅,防止患儿术中过度活动而机体耗氧增高,并保障有效纯氧通气(大剂量吹氧),以加快手术进程,挽救其生命。如情况非常紧急时,可先面罩供氧或插入喉罩纯氧辅助呼吸,以先缓解呼吸危象,择机拔出喉罩再插入硬质支气管镜实施手术。值得提出的是:静脉输注高氧溶液很适宜应用于气管、支气管异物患儿,可缓解机体严重缺氧或降低重度低氧血症的发生,因该溶液是利用光化学和物理相结合的技术溶解氧,致使高浓度的氧被快速溶解于医用溶液中,当静脉输注高氧溶液后,可直接提高血液溶解氧的浓度,溶解后的氧分子立即与血红蛋白相结合,从而机体氧合血红蛋白可增加,继之血液氧分压(PaO_2)和血氧饱和度(SpO_2)则提高,故能及早缓解机体持续性缺氧状态。

3. 麻醉宜深而不宜过浅　该类患儿应在保障自主呼吸的前提下,尽可能的加深麻醉,以创造良好的手术条件,并使呼吸道通气平稳,避免因麻醉过浅而频繁呛咳导致的机体氧耗倍增,并影响手术操作。临床实践认为,保持自主呼吸患儿如麻醉过浅其危险更高,尤其术中硬质支气管镜极易引发刺激性频繁呛咳、屏气、喉痉挛、细小支气管痉挛以及心血管应激反应,从而导致严重低氧血症发生。

4. 手术期间应使患儿处于适度胸高足低平卧位　该体位可使膈肌下移而相对增加肺容量,可缓解平卧位或胸低足高位所致的胃肠脏器挤压膈肌上移而致肺容量减少。此外,手术医师喜欢胸低足高位未必使手术操作方便,而且随手术进程延长,往往致使患儿呼吸系统顺应性下降,直接干扰其呼吸功能。而平卧适度胸高足低位,既有利于手术操作,又能增加胸肺顺应性,尤其对于异物取出存在困难的患儿则能增加一定的通气量,这对提高术中安全可有一定帮助。

5. 围手术期间应自始至终给予较大的氧流量吸入　尤其硬质支气管镜置入下呼吸道期间,应将流量氧衔接管连接至硬质支气管镜尾端侧方的氧气输入管,以保障持续不断的氧供,避免加重术中缺氧。此外,硬质支气管镜长时间在阻塞侧(患侧)支气管内操作,往往易引起机体随时间进程呈递减性缺氧,当 SpO_2 降至 90% 以下时,估计异物不能迅速取出,应先将硬质支气管镜由患侧支气管退至总气管内,以便改善健侧肺通气量,甚至手法辅助呼吸,以便使机体氧合得以改善和氧储备,当 SpO_2 上升至 95% 以上时再重新将硬质支气管镜进入患侧支气管内,以利于患儿生命安全。

6. 尽可能给予喉与下呼吸道黏膜表面麻醉　由于喉、气管与支气管黏膜下神经末梢丰富且敏感,加之气管、支气管内异物取出术刺激强烈,尽管实施全身麻醉,仍易引起屏气、呛咳,甚至喉或细小支气管痉挛,从而直接影响手术操作,严重时手术无法进行,甚至造成患儿危险。

因此,务必给予下呼吸道黏膜充分表面麻醉。此外,若在充分呼吸道喷雾表面麻醉的前提下,再将4%利多卡因软膏涂擦在硬质支气管镜管外壁四周,手术操作时既能减少硬质支气管镜进出声门的阻力,又可将局麻药涂擦在整个下呼吸道沿途的黏膜(如声门、气管、支气管),此法不但使麻醉平稳,减少全麻药用量,而且使手术操作更加顺利。

7. 吸引下呼吸道分泌物应掌握时机与时间　夹取异物期间,需经常使用金属吸引管经硬质支气管镜内伸入气管或支气管内吸出分泌物,分泌物吸净后有利于观察异物所在位置,且便于夹取异物。但在健侧肺通气不良情况下,较长时间地进行患侧支气管内吸引,往往很易导致机体缺氧,通过脉搏血氧饱和度仪观察得知,其吸引时间越长,SpO_2下降越显著,超过5秒钟SpO_2往往易下降至90%以下,考虑到SpO_2下降至90%时,肺毛细血管的血氧饱和度可能更低,故建议手术医师持续吸引时间不应超过5秒。

8. 麻醉术中加强呼吸功能监测　一般来讲,麻醉术中SpO_2<91%可认为低氧血症开始发生,当SpO_2降至80%以下,小儿可出现口唇发绀,尤其严重低氧血症则是气管、支气管异物患儿常见死亡原因,而麻醉术中硬质支气管镜操作期间往往出现通气障碍和氧供受限,此时极易使机体原已低氧血症的患儿可进一步加重缺氧。而脉搏血氧饱和度仪可监测患儿瞬时SpO_2变化,能提早帮助发现低氧血症,有利于预先提示采取加强呼吸管理的相应措施,当异物尚未取出而患儿已出现严重低氧血症时(如SpO_2已下降至75%或更低),应立即退出硬质支气管镜,先给予面罩辅助或加压供氧通气,若缺氧改善欠佳,则可紧急气管插管。需要指出的是,面罩辅助呼吸或加压供氧通气,很易致使过多的氧气进入胃内,而胃过度膨胀则可压迫膈肌,横膈向胸腔移位则引起肺容量减少,加之患侧肺不张必然导致严重低氧血症很难改善,即使插入气管导管加压供氧呼吸,手感下呼吸道压力明显增高,而且SpO_2很难提升,患儿仍处于急性缺氧状态。故此时应迅速托下颌、头后仰、张开口,同时手掌压迫胃部,以快速挤压胃体排出胃内积气,缓解或解除对胸腔的压迫。此外,需要警惕的是:胃内严重积气导致的胃扩张,可反射性引起胃部迷走神经过度兴奋而导致心率骤降,甚至发生心搏停止。

9. 高频通气设备的使用　若采用高频喷射通气技术,必须安置好喷射导管,根据患儿的体重调整适宜的驱动压,以防止相关气压伤,如果操作不慎可引发张力性气胸。

10. 相关应急处理措施　如异物过大则在夹取过程中有可能脱落而嵌顿于声门处,此时可造成患儿窒息,若不能在几秒钟内迅速夹出声门,应立即喉镜直视下将异物再推入气管内,待患儿呼吸功能改善后再继续夹取异物。此外,当异物嵌顿在一侧支气管内滞留时间较长的患儿,其患侧肺可存在肺不张,异物取出后有可能发生负压性肺水肿,即下呼吸道梗阻解除后仍存在呼吸困难与缺氧,同时心动过速,严重者可伴有粉红色泡沫样痰,必要时气管插管实施持续呼吸道正压通气,甚至给予呋塞米(速尿)0.1~0.2mg/kg和激素治疗。

11. 值得提醒的是　在婴、幼儿施行咽喉喷雾表面麻醉时,应将每次表麻后流至食管上口周围的局麻药液及时吸出,尤其1%丁卡因,以避免药物吸收过量而中毒,因使用咪达唑仑后可掩盖局麻药中毒所致的抽搐表现,从而不易提早发现中毒症状。

12. 取出异物后仍需保障上呼吸道通畅　手术完毕,若小儿存在咽喉水肿或舌后坠,应及时安放口咽通气道,除改善通气外,还有利于通过口咽通气道置入吸痰管,以便于吸出咽喉腔处分泌物。

总之,除上述外,小儿气管、支气管异物取出术的麻醉既要保障患儿安全,又要创造手术条件,两者往往需要手术医师与麻醉医师具有密切合作的团队精神。

322. 显微支撑喉镜手术患者的麻醉要点及管理应注重哪几方面?

【术语与解答】显微支撑喉镜手术是指利用"杠杆式"直型喉镜经口腔置入,以使该喉镜前端直接从会厌的后面(喉面)抵达声门前联合处,以便充分暴露声门全部结构,从而有利于经口外显微镜下管状视野内长距离进行声带病变的精细切除。

1. 显微支撑喉镜手术适应证　如声带息肉、声带小结、喉乳头状瘤,以及喉原位癌切除与喉部肿瘤活体组织检查等。

2. 手术要求　术中患者头颅需过度后仰,置入支撑喉镜显露声带良好,声门充分开大,且声带处于静止,此条件下既有利于显微镜下精细操作切除病变,又能避免误伤正常声带组织。

3. 不利因素与并发症　由于支撑喉镜置入喉腔需充分显露声门,故其"杠杆式"机械性支撑压迫喉部颇为强烈,其压力或压强甚至可高达30～40kg,因此该刺激极易导致喉应激性反射或喉-心反射,前者可导致血流动力学急剧改变(如心率显著增快、血压明显升高等),后者可引起突发性心率速降、心律失常,甚至心搏停止。此外,如实施二氧化碳激光手术,若操作不慎很易使激光束击穿气管导管气囊,造成机械控制呼吸显著漏气而影响呼吸支持。因此,该手术的麻醉方法选择与呼吸道管理、心血管功能监测,以及血流动力学剧烈波动的处理则显得尤为重要。

【麻醉与实践】目前国内外显微支撑喉镜手术大都采用气管插管全身麻醉。

1. 麻醉准备　①由于病灶多在声门处,气管插管后可不同程度的影响病灶充分的显露和影响手术操作,故气管导管的选择应较通常小2～3个型号,如成人男性以6.5mm(ID)为妥,女性以6.0mm(ID)为宜,气管插管偏细其目的既能解决通气,又不遮挡声带病灶,还要为手术医师操作创造条件;②咬肌充分松弛才能满足开口度,且利于声门显露,因此该手术务必辅助应用肌肉松弛剂;③支撑喉镜反射性所致心血管应激反应或喉-心反射,可促发心血管功能危象,尤其合并心血管疾病患者,故应加强监测,时刻关注循环系统的异常变化;④显微支撑喉镜手术虽创伤小、操作时间较短,但操作部位处在呼吸道的"要塞"处(声门),故麻醉方式的选择与呼吸道的管理,以及血流动力学剧烈波动的调控均应全盘考虑。

2. 麻醉方法　该手术既可在气管插管全麻下实施,也能在非气管插管全麻下进行,但前者优点明显多于后者,故现今临床广泛应用。

(1)气管插管全麻:由于显微支撑喉镜手术操作时间较短,且术毕要求尽早清醒,故通常选用短效静脉全麻药与相关辅助药物搭配应用。①方法一:以丙泊酚、芬太尼或瑞芬太尼与非去极化肌肉松弛药(如罗库溴铵或维库溴铵等)搭配麻醉诱导,气管插管后则以丙泊酚5～9mg/(kg·h)持续泵入静脉麻醉维持或"靶控"输注,术毕以新斯的明拮抗非去极化肌肉松弛药残余作用,患者苏醒也很迅速,此法临床应用较多;②方法二:采用丙泊酚与芬太尼或瑞芬太尼以及去极化肌肉松弛药琥珀胆碱复合快速全麻诱导,气管插管完成后行全麻维持则以丙泊酚5～9mg/(kg·h)泵入,复合静脉滴注0.08%～0.1%琥珀胆碱与1%普鲁卡因复合液(以普鲁卡因1mg/kg/min静脉滴注),一般手术结束前约2分钟停药,术毕患者自主呼吸短时间内自然恢复,同时意识随之清醒;③方法三:采用丙泊酚与瑞芬太尼或阿芬太尼及中短效非去极化类肌松药麻醉诱导,再以吸入氧-氧化亚氮或七氟烷挥发性麻醉药维持,尤其大流量吸入七氟烷,可行阶段性控制性降压,以调控血流动力学剧烈波动(如血压骤升),手术结束也能使患者很快清醒;④为创造手术条件,既可选择口腔气管插管,也可采用鼻腔气管插管,因前者(口腔插管)其导管位置易贴近前联合而有利于声带后联合处病灶的手术切除,后者(鼻腔插管)

其导管易贴近后联合而有利于声带前联合处病灶的切除。此外,经口腔气管插管后,如左侧声带病变,气管插管应固定在右口角处为宜。若右侧声带病变,气管插管则固定在左口角处为妥。其目的使气管插管在声门处尽量离开病灶,以扩大术野,有利于手术操作;⑤气管插管全麻优点在于:气管插管安置后其气囊在声带下缘,充足气后可间接使声门撑开扩大,有利于暴露病灶。另一方面,由于气囊封闭下呼吸道,声带手术出血不会流入气管内;⑥若该手术复合肌肉松弛药应用,不仅可使下颌与咬肌松弛,其声带静止不动有利于显微手术进程,还使得全麻药用量大为减少,患者术后苏醒明显提前。

(2)非气管插管全麻:该麻醉方法存在以下问题。①若术中呼吸管理采用高频喷射通气方式,既可采用全麻辅助肌肉松弛剂,又可避免气管插管。如无高频喷射通气条件,由于非气管插管全麻患者需保持自主呼吸,其上呼吸道又被手术医师所占据,致使麻醉医师"远距离"实施呼吸管理则存在风险,若麻醉深度不够,则使下颌松弛欠佳与声带活动,除影响手术操作外,加之支撑喉镜导致的应激性心血管反应剧烈,还易引起心、脑血管意外。如果加深麻醉,还易使呼吸抑制,甚至导致呼吸暂停,术中呼吸道控制通气受到干扰,有时处理非常被动或棘手;②如果病灶为声带息肉,且根蒂细小,估计5~6分钟内完成手术,可采取全麻辅助去极化肌肉松弛剂琥珀胆碱,即全麻诱导完善后,给予面罩纯氧加压过度通气,使患者体内氧储备充分,停止呼吸支持,再令手术医师抓紧时间操作,麻醉医师通过监测SpO_2实施呼吸管理,如SpO_2下降至90%,而手术尚未完成,则可暂停手术,重新面罩纯氧加压过度通气,当SpO_2上升至100%,继续手术。总之,非气管插管全麻实施该手术其难度较大或颇大,需全方位综合考虑。

3. 喉部黏膜表面麻醉的重要性 显微支撑喉镜手术患者其喉黏膜表面麻醉至关重要,尤其小儿喉乳头状瘤手术,表麻完善,可使声带固定、声门开大且静止,保持自主呼吸者无喉痉挛之虑,除有利于手术医师精细操作外,还可使呼吸道通畅与呼吸平稳。此外,表面麻醉完善除可减少全麻药用量外,还可阻断喉黏膜神经纤维的传导功能,可明显抑制喉应激性反射与喉-心反射,有利于降低支撑喉镜对喉产生的高强压力所造成的血流动力学急剧改变,并能降低或预防反射性心率骤降,甚至心搏停止。尤其成人非气管插管全麻实施环甲膜穿刺表麻,可使整个喉腔阻滞完善。

【提示与注意】由于喉是机体重要器官之一,因受神经支配较多,故其功能也较为复杂,除喉上神经与喉返神经双层支配外(均来自迷走神经),也来自交感神经的影响,当来自外界刺激后,则可引起不同程度的应激性心血管反应或喉-心反射,尤其支撑喉镜对喉机械性刺激颇大,因此很容易导致心血管功能过度反应。

1. 喉应激性心血管反应 是指喉对各种机械性刺激均可引起交感神经过度兴奋,其主要表现特点为心率增快、血压骤升等。特别是支撑喉镜"杠杆式作用"所致喉压迫力度颇大(甚至可高达30~40kg),其结果可造成心率倍增和血压骤升,这对伴有心血管疾病患者很易引起心、脑血管并发症或意外。因此,除加深麻醉外,应采取β-受体阻滞剂和相关血管扩张药搭配用于抑制应激性心血管反应。

2. 喉-心反射 ①该反射是指金属支撑喉镜过度机械性压迫会厌喉面(后面)与挤压声带前联合处,以及杠杆式支撑点过度压迫胸骨下1/3处(即心脏的躯体表面),从而反射性引起心率急剧下降,甚至心搏停止;②喉-心反射传入神经为迷走神经分支喉上神经,传出神经则是舌咽神经与迷走神经的分支,该中枢在延髓;③喉-心反射主要以迷走神经或副交感神经过度兴奋为主,从而促发心肌传导阻滞,临床表现为心率速降,严重者心脏停搏;④出现喉-心反射应立即通知手术医师,一般放松支撑喉镜旋钮,解除对喉及心脏的重度压力,患者心率则可迅速恢复正常,且稍待 1~2 分钟再拧紧支撑喉镜旋钮以充分显露声门时,则可不再发生喉-心反射。如喉-心反射导致心率下降至 30~20 次/分时,除放松支撑喉镜外,应立即静脉注射阿托品 0.5mg,以防止心搏停止;⑤临床上由支撑喉镜压迫造成喉-心反射大都在支撑喉镜置入并拧紧旋钮时或扭紧后不久,从心率迅速下降,直至心搏停止之间时间非常短暂,故此时麻醉医师决不能离开患者,以便及早给予处理,避免发生心搏停止。作者单位曾遇有 2 例喉-心反射患者,当全麻诱导气管插管完成后,手术医师刚安置好支撑喉镜不久,即发生心率骤降,继之心搏停止,经放松支撑喉镜且快速扣击心前区,并静脉注射阿托品 1mg,患者心率(律)恢复,术后无相关并发症发生。因此,抑制喉应激性心血管反应或喉-心反射,一方面需达到足够的麻醉深度,另一方面应给予咽喉与声门 1% 丁卡因或 4% 利多卡因充分表面麻醉。

323. 显微支撑喉镜二氧化碳激光手术患者麻醉应关注何种问题?

【术语与解答】 ①显微支撑喉镜二氧化碳激光手术与显微支撑喉镜机械手术不同点在于,前者是利用激光聚焦后能量密度高、功率大的特点而对喉部病变组织进行烧灼、"气化"或"炭化",以达到手术治疗目的。而后者则是采取常规手术切除的方法;②二氧化碳激光射出的激光束可准确地将喉部或声带处的病变"气化"而消除掉,并且可减少局部出血和水肿,以保护周围组织,并加快伤口愈合;③临床上显微支撑喉镜二氧化碳激光手术均在气管插管全麻下实施。

【麻醉与实践】 该手术的麻醉方法与显微支撑喉镜机械手术无区别,只是麻醉术中呼吸道管理有所不同:①尽量选择气管导管细 1~2 个型号,且气囊壁较厚的气管导管。此外,气管插管应较深一些,以使导管气囊既远离声门(如气囊根部距声门约 2cm),又不使导管尖端抵达气管隆突为宜,其目的保护气管导管气囊不被激光击穿而漏气;②气管插管完成后气囊充气应完全封闭下呼吸道为妥,以避免麻醉机正压通气时进入下呼吸道内的氧反流出声门,而与激光束相接触而引起燃烧;③如条件允许一般将吸入气氧浓度控制在 30%(空气与氧混合气体)为宜,若无混合性气体,也可将麻醉机控制通气与激光切割交替进行,即停止机械通气与激光切割各为 2~3 分钟,并在 SpO_2 和呼气末二氧化碳($P_{ET}CO_2$)监测下以正常值的低限为准;④如术中气管导管气囊被激光击穿,应暂停手术,立即更换气管导管重新插入。

【提示与注意】 若发生气管导管因激光束而着火,必须立即暂时关闭气源(切断氧通气),根据具体情况决定是否迅速拔出气管插管,必要时应用生理盐水给予呼吸道冲洗。

324. 如何保障咽喉腔占位性病变患者全麻诱导期间上呼吸道通畅?

【术语与解答】 ①所谓咽喉腔占位性病变主要是指咽腔肿物、囊肿、肿瘤或会厌囊肿,以及声带息肉、乳头状瘤等;②因咽喉腔是鼻腔和口腔在上呼吸道的延续部分,也是鼻腔和口腔通向下呼吸道的共同通道,进入上呼吸道的气体必须经过咽喉腔才能进入声门、气管、支气管及肺泡;③一旦咽喉腔存在较大以上的占位性病变,必然引起咽喉腔狭窄或梗阻,甚至吞咽困难或进饮食时憋气。其病理生理特点主要在于外界气体通过声门受限或受阻,患者表现为呼吸费力或困难。因此,临床上严重咽喉腔占位性病变患者大都存在不同程度的通气不畅或憋气,严重者可引起窒息。而该类患者必须在气管插管全身麻醉下或气管切开造口插管全麻下方能实施咽喉腔占位性病变切除术。

【麻醉与实践】 一般情况下,咽喉腔占位性病变较小者不会造成喉梗阻,故其麻醉也无特殊困难,但较大以上的肿物则不然,除造成气管插管具有难度或非常困难外,甚至导致面罩通气也无法进行,因此该类患者麻醉关键首先在于怎样预先建立人工呼吸道(气管插管)或保障有效通气。

1. 预先"侦查" 成年患者或能配合的大龄患儿入手术室后先安置仰卧位,并令患者张口深吸气,麻醉医师同时将1%丁卡因喷雾器经口腔向咽腔内连续喷雾数次,尽量使局麻药喷至下咽腔或喉部,待0.5～1分钟再让患者咽下,如此反复2～3次咽腔表面麻醉,则可消除咽腔刺激性恶心,然后将喉镜置入口腔并尽量使镜片延伸,可有利于显露会厌或声门,通常咽喉部肿物越大,会厌和声门显露越困难,当患者突发恶心时更得抓紧时间观察,因恶心这一瞬间其口咽腔开放最大,非常有利于观察咽喉腔深部,此时已大体了解咽喉腔情况,以便决定下一步措施和选择麻醉方法。

2. 电子喉镜检查 成年患者或能配合的大龄儿童可在术前先行电子喉镜检查,以了解占位性病变(如肿物、囊肿、息肉、乳头状瘤、肿瘤等)的大小、形状、位置以及与声门之间的关系,尤其是否阻塞声门。麻醉医师可通过观察电子喉镜图像记录回放而决定麻醉用药与气管插管方法,以及评估相关风险和做好其他相关准备或急救措施。

3. 麻醉方法与临时发挥 通过预先"侦查"和电子喉镜图像可作出评估和选择麻醉实施方案:①如整个会厌能显露清楚,即使未能显露声门,也可认为该类患者并非插管困难,则可选择全麻快速诱导(即全麻药、阿片类药与肌松药复合),因肌肉松弛条件下更有利于喉镜显露声门和气管插管。但会厌囊肿巨大,尤其会厌后面(喉面)囊肿,禁忌采取全麻快速诱导,因"宽厚变形"的会厌可完全遮盖住声门,除插管极为困难外,面罩加压通气可挤压会厌囊肿而阻塞声门,极有可能造成窒息。如果会厌囊肿处于前面(舌面),紧急状况下(如既插管困难,又不能面罩通气且出现窒息危象)可直接采用粗穿刺针刺破囊肿,并同时将囊液吸出,囊肿消失则使会厌恢复原位,通气可立即改善;②若会厌只能显露1/3或更小,麻醉医师需要根据自己的经验和插管熟练程度以及身边的插管用具决定麻醉诱导方法,如肌松药选择琥珀胆碱,一旦插管失败,只要面罩通气良好,患者约5分钟则可恢复自主呼吸,然后另选麻醉方法和插管方式;③当会厌无法显露或下咽腔结构复杂,应放弃全麻诱导,改用环甲膜穿刺表面麻醉(成人局麻药为1%丁卡因2ml+2%利多卡因1ml共3ml),保持患者自主呼吸且神志清醒条件下经鼻腔盲探气管插管或在纤维支气管镜引导下气管插管。此外,一旦咽喉腔阻塞严重,很有可能鼻腔盲探气管插管或纤维支气管镜引导下气管插管均难以成功,则可直接局麻下气管切开造口气管插管或急速将环甲膜切开采用血管钳撑开环甲膜则可通气,甚至使用较细气管导管经环甲膜切口置入气管内而建立人工呼吸道;④如咽喉腔肿物为实性,若麻醉后突发喉梗阻或窒息,则说明肿物盖住声门或恰在声门之间,麻醉医师应左手持喉镜迅速置入咽喉腔,右手握持"艾力斯"钳或扁桃体抓钳快速夹住肿物提起,先缓解对声门的压迫,再决定是否气管插管或采取其他有效措施等。

【提示与注意】①遇到咽喉腔肿物患者不宜盲目应用麻醉药,尤其通常睡眠情况下打鼾严重患者或突然憋醒患者,可提示肿物半阻塞,甚至全阻塞声门,如该类患者应用全麻药物,甚至给予镇静药物,即可出现急性上呼吸道梗阻,从而引起上呼吸道管理十分棘手,一旦遭遇气管插管失败,甚至面罩通气困难,则使麻醉医师非常被动,而且可使紧张心理倍增,此时相关不测或意外可随时发生(因窒息而迅速呼吸心搏骤停);②对咽喉部占位性病变患者,应询问睡眠时何种体位影响呼吸轻微,以便全麻诱导时安置适宜体位(如左侧卧位或右侧卧位)。若小儿咽喉部肿物应咨询其父母,是否患儿在吞咽、喂奶或饮水时出现憋气以及口唇发绀,出现此现象提示肿物根部较细,瘤体可活动,吞咽或吸气时肿物可压迫声门或阻塞声门,麻醉医师可给予面罩适度吸入挥发性全麻药镇静,实施喉镜直视下利用"艾力斯"钳夹住肿物提起,使肿物离开声门,再急行气管插管。需要切记的是:对咽喉部活动性肿物或会厌巨大囊肿禁忌实施快速全麻诱导和加用肌肉松弛剂,尤其面罩供氧加压辅助通气,因可使肿物或会厌巨大囊肿直接阻塞声门造成窒息;③对处于声门间或声门下肿物及巨大息肉,应通过电子喉镜检查与影像学(CT等)定位以决定麻醉方法和相关措施,如能行气管插管,可选择较细的气管导管,以防止将肿物或巨大息肉碰掉而形成气管异物。

（王世泉　陈志俊　张念凯　于海玲）

主要参考文献与推荐读物

1. 王世泉主编.临床麻醉学精要.北京:人民卫生出版社,2007,120-147.
2. 王世泉,王明山主编.麻醉意外.第2版.北京:人民卫生出版社,2010,159-182.
3. 杭燕南,王祥瑞,薛张纲,等主编.当代麻醉学.第2版.上海:上海科学技术出版社,2013,694-703.

第三十章 口腔颌面外科手术麻醉

325. 口腔颌面部手术的麻醉需关注和重视的问题有哪些？

326. 小儿埋伏牙拔除术麻醉要点是什么？

327. 小儿唇裂修复术麻醉管理要点有哪些？

328. 小儿腭裂修复术麻醉管理要点有哪些？

329. 舌、颌、颈联合手术麻醉要点有哪些？

330. 下颌骨切除手术麻醉管理应注重哪几方面？

331. 腮腺肿瘤手术患者麻醉管理需掌握的问题是什么？

332. 如何实施口腔颌面部间隙重度感染手术的麻醉管理？

333. 为何颞下颌关节强直手术保持自主呼吸气管插管为安全？

　　口腔颌面部手术的操作部位大都在口唇、舌体、腭部、上下颌骨、腺体、颞颌关节与颈部，上述组织与器官主要起支撑上呼吸道的作用，尤其上、下颌骨与颈椎是维持上呼吸道通畅的支架。而口腔颌面部手术中肿瘤占绝大部分，其次是唇腭裂手术，颌骨骨折复位术等相对较少，无论是肿瘤、唇腭裂，还是颌骨骨折复位等手术，其操作大都在上呼吸道入口或其周围实施，从而易使患者整个围手术期均有可能出现不同程度的上呼吸道梗阻，因此，口腔颌面部手术的临床麻醉应主要围绕保障上呼吸道的通畅而进行。

325. 口腔颌面部手术的麻醉需关注和重视的问题有哪些？

　　【术语与解答】口腔颌面部患者手术期间，操作者（手术医师）占据整个头颈部，甚至占据整个躯体（如新生儿、婴儿唇腭裂手术），而麻醉医师则不能近距离管理上呼吸道，致使麻醉医师与手术医师为"共用"患者的上呼吸道而相互干扰，这就要求麻醉医师首先应围绕上呼吸道通畅而进行，因保障患者上呼吸道通畅，维护机体正常通气，这是口腔颌面部手术麻醉的关键。

　　1. 手术前上呼吸道解剖结构基本正常　上颌骨与下颌骨是上呼吸道的支架，正常状况下上、下颌骨牵拉着软腭、舌体、扁桃体、咽侧壁与咽后壁软组织，可支撑着口、咽腔段不规则的"肌性管道"通畅，即使上、下颌骨病理情况下仍能维持上呼吸道的通畅，故手术前基本能保障上呼吸道的畅通。

　　2. 手术后上呼吸道解剖结构发生改变　由于上、下颌骨部分或全部切除，乃至舌体手术功能再造，以及腭裂修复术后，均可使上呼吸道失去上、下颌骨的有效支撑或使上呼吸道结构失去原始状态，并造成口咽腔软组织水肿、肿胀等。因此，全麻术毕拔管后，患者上呼吸道则可出现塌陷、半梗阻或完全阻塞，严重者甚至因急性缺氧窒息而死亡。

　　【麻醉与实践】麻醉医师实施口腔颌面部手术的麻醉务必将上述问题作为重点。

　　1. 小儿口腔颌面部手术　①唇、腭裂患儿经查体全身情况良好，体重应大于5kg，其血常规(尤其血红蛋白应大于100g/L)及胸部X线检查,以及经心、肺听诊无异常者方可手术,有呼吸道感染者应暂缓手术;②唇、腭裂患儿其术前上呼吸道特点为口裂大、口腔容积宽敞,通气良好,但术后则相反,其口唇、软硬腭闭合,容易引发上呼吸道梗阻,甚至拔除气管内插管后引起患儿窒息;③唇、腭裂是小儿常见的先天性畸形,在小儿口腔颌面部手术中所占比例颇多,故该患儿全麻的忧虑在于手术操作恰在呼吸道入口处进行,尤其是低龄患儿腭裂修复术,围麻醉期必须保障上呼吸道的通畅方能保障安全,一旦围麻醉期发生喉痉挛、误吸、梗阻性低氧血症,乃至缺氧窒息等呼吸危象,再给予紧急处理颇为被动与困难;④婴幼儿气管较短,腭裂修复术全麻患儿,如气管插管稍浅,术中容易脱管,气管插管稍深,其管尖容易抵达隆突处或进入一侧支气管。前者(脱管)易导致呼吸危象,甚至造成严重不良后果,后者(插深)则易引起单肺通气或术毕清醒期引起刺激性呛咳,乃至低氧血症的发生。

2. 成人口腔颌面部手术　①舌、颌、颈联合根治手术范围大、术时长,患者术毕口腔及颌面部组织容易水肿、肿胀,且容易塌陷,从而可引起口、咽腔不同程度的缩窄,术毕气管内插管拔出后常导致上呼吸道梗阻而致通气不畅,严重者甚至出现缺氧窒息,再次插管可能较为困难;②某些肿瘤患者术后因颌面部与颈部组织或骨骼出现缺损,从而失去对上呼吸道的有效支撑,因此易产生上呼吸道的塌陷、梗阻,术毕拔管后极易引起通气受阻;③颞颌关节强直且不能张口患者,需经鼻腔盲探气管插管或借助纤维支气管镜引导鼻腔插管,而经鼻腔插管常较口腔插管存在一定难度;④口腔颌面部手术经鼻腔气管插管较多,尽管两侧鼻腔均可选择气管插管,但同种状况下仍以选择左侧鼻腔插管较右侧为佳,因为气管导管前端斜口面向左侧,而管尖则在导管右侧,当导管经左鼻腔插入咽腔后,其管尖离左侧咽侧壁较远,而距声门较近,故容易盲探插管成功。若选择右侧鼻腔插管,其管尖往往贴近右咽侧壁延伸,除管尖不易对准声门外,如咽侧壁存在咽旁间隙,则在咽腔形成黏膜下“假道”,有时导管斜面管尖可巧合插入此间隙中,当喉镜经口腔直视下观察咽腔,可发现右侧咽后壁与右侧咽侧壁黏膜隆起,从鼻外牵拉气管导管,可见黏膜下导管移动,此现象多经右鼻腔插入产生,遇此情况应立即拔出,再经左鼻腔插入;⑤口腔内手术操作完毕后,手术医师有可能遗留于咽腔中异物(如止血用纱布条或止血海绵以及血凝块等),患者术毕清醒拔除气管插管后,咽腔异物则可阻塞声门而出现急性上呼吸道梗阻,往往造成紧急处理颇为被动。因此,口腔颌面部手术患者其整个围麻醉期上呼吸道的维护与管理则是重要与关键问题,务必予以重视。

【提示与注意】口腔颌面部手术患者围麻醉期主要注意事项:①下颌骨部分或全部切除后,其正常的上呼吸道结构则已改变(主要口腔段),尽管移植其他骨骼及钛合金替代(如肋骨或髂骨及金属钛板等),但总不是“原装”下颌骨,其形状与功能较下颌骨相差甚远,由于肌肉附着点的改变或缺失,从而容易使舌体后缩、塌陷,术毕拔管后很易导致急性上呼吸道阻塞;②舌癌及口底癌等是口腔肿瘤之一,其手术操作复杂,涉及范围面广(如舌、颌、颈联合手术),术后上呼吸道结构变化较大,上呼吸道自然支撑能力下降,加之处于上呼吸道中的软组织容易下垂,并且手术后显著水肿,致使术毕拔管后上呼吸道是否通畅难以预料,故不宜过早的拔出气管插管;③手术后应先观察患者整个上呼吸道结构发生哪些变化,若呼吸道肿胀明显,不应盲目拔除气管插管,尤其术前插管困难者更应慎重。此外,如舌、颌、颈联合手术患者,由于术毕上呼吸道结构明显改变,加之转移皮瓣的建立,尽管术毕患者神志清醒、自主呼吸恢复正常,也不宜拔出气管插管,甚至建议手术医师拔管前先行气管切开建立气管造口插管。总之,全麻术毕上呼吸道结构变化显著患者为保障术后安全,可根据情况继续保留气管插管12～24小时,并转送ICU行呼吸支持暂时过渡,待口咽腔软组织消肿后,麻醉药物残余影响完全代谢消失,再拔出气管插管返回病房为妥。

326. 小儿埋伏牙拔除术麻醉要点是什么?

【术语与解答】①埋伏牙是指处于颌骨内未能长出的牙齿,尤其小儿上颌埋伏牙较常见,由于埋伏牙可引起牙齿之间出现间隙过宽或牙列不齐,以及阻碍恒牙萌出而影响美观,乃至引起疼痛而就诊;②通常成人表浅埋伏牙可在局部麻醉下予以拔出即可,但小儿(尤其幼儿或不予配合儿童)往往则需在全麻下进行。

【麻醉与实践】①尽管小儿埋伏牙拔除手术时间较短(多颗埋伏牙手术稍长),且全麻用药较单纯,但仍需在气管插管下实施方安全,因术中出血容易流至咽喉部,从而易引起误吸或喉痉挛,而两者均可导致呼吸危象,故必须予以防范;②临床一般选择具有起效快、较平稳、无刺激、易被小儿接受的全麻方法,如采用全麻药七氟烷、丙泊酚或咪达唑仑与短效镇痛药瑞芬太尼以及小剂量肌肉松弛剂顺式阿曲库铵搭配复合,以适宜的复合剂量完成埋伏牙拔除术。

【提示与注意】小儿埋伏牙需拔出者其凝血机制大都正常,流至咽喉部的血液有可能形成血凝块,而较细吸痰管有时不易将其吸出,为防止术毕拔管后出现误吸而导致呼吸危象,必要时拔管前先行喉镜直视下观察有无血凝块存留,以避免拔管后导致阻塞声门而窒息。此外,自闭症或智障患儿拔除埋伏牙以及治疗牙齿时,仍以全麻为宜,因正常情况下与自闭症或智障患儿交流颇为困难,而采取强制性手段治疗口腔疾病,乃至出现的疼痛与恐惧可对该类儿童身心造成伤害,故选择全身麻醉除可避免不必要的精神刺激外,且给治疗医生创造了良好条件,从而提高了治疗质量。

327. 小儿唇裂修复术麻醉管理要点有哪些?

【术语与解答】①唇裂是指上唇不同程度的裂隙,是口腔颌面部最为常见的先天性畸形(占口腔手术相当大的比例),Ⅲ度唇裂常与腭裂伴发;②唇裂有单侧和双侧之分,其严重程度又以Ⅰ度、Ⅱ度、Ⅲ度命名;③外科修复手术是治疗唇裂的唯一手段,而唇裂修复术年龄大都在婴幼儿时期,极少在新生儿或少年两个年龄段,通常应在婴儿期3~6个月实施为理想,而且血红蛋白>100g/L为宜;④由于小儿唇裂修复术必须在全麻下进行,且手术操作部位又在上呼吸道入口处,因此,年龄越小其麻醉管理与相关风险也越大。

【麻醉与实践】小儿唇裂修复术的麻醉应从以下几方面考虑。

1. 麻醉前准备 ①唇裂患儿经查体全身情况良好,体重应大于5kg,血常规、胸部X线检查,以及心、肺听诊均无异常者方可手术,存在呼吸道感染者应暂缓手术,以策安全;②通常术前应禁饮食4~5小时,且在麻醉前半小时肌注阿托品0.02mg/kg或东莨菪碱0.02~0.04mg/kg。

2. 麻醉方法 全身麻醉是小儿唇裂修复术的主要麻醉方法,为保障患儿安全,全麻诱导后务必建立人工呼吸道(气管插管),至于术中通气方式的选择可根据其年龄、麻醉设备条件与麻醉医师自行掌握的熟练程度而定。

(1)全凭静脉全麻:患儿入手术室后先建立静脉通路,以便实施静脉全麻诱导。①慢诱导保持自主呼吸:由于接受此类手术的患儿年龄较小,宜选择适量咪达唑仑和氯胺酮复合缓慢静脉注射,3分钟后2%~4%利多卡因或1%丁卡因实施咽喉喷雾表麻,待表麻完善后经口腔置入喉镜观察声门大小,以便选择粗细适宜的气管导管插入气管内。新生儿、低龄婴儿可在带管的基础上保留自主呼吸,接"T"型管气囊装置持续吸入湿化氧2~3L/min,再视呼吸情况决定是否需要辅助通气。手术开始前 2min 静脉缓慢注射氯胺酮 1～1.5mg/kg，以不抑制呼吸为宜。术中若小儿手脚稍微活动且伴有心率增快，为麻醉减浅，可追加氯胺酮 1mg/kg 和小剂量芬太尼以维持适宜麻醉深度，使其处于四肢无活动的静止状态，同时密切观察呼吸、心率、体温等生命体征，以及术中输液情况；②慢诱导保持自主呼吸的优点在于：操作简便，镇痛效果较好，呼吸易于管理，麻醉期间始终保持自主呼吸，无须优良麻醉机。如遭遇气管插管困难者或术中气管插管脱出声门，仍能维持患儿其呼吸道较为通畅，且呼吸道较容易控制与管理；③2岁以上小儿入手术室后常哭闹严重，不易离开父母，此时可肌注咪达唑仑 0.3mg/kg 以产生催眠作用，入睡后再开放上肢或下肢静脉通路，以利于静脉用药。此外，通常临床采用肌肉注射氯胺酮 4～5mg/kg 作为基础麻醉者较多，但哭闹严重小儿采用该药后可偶发喉痉挛，必须予以注意；④快诱导实施控制通气：常选用静脉全麻药（如咪达唑仑、丙泊酚等）与麻醉性镇痛药（芬太尼），以及肌肉松弛药（如维库溴铵、罗库溴铵等）相复合，面罩给氧辅助呼吸，待诱导完善后行气管插管机械控制呼吸，麻醉术中则以静脉泵注用药维持。该方法麻醉诱导快，术中维持平稳，术后患儿苏醒迅速等。

（2）静-吸复合全麻：可将入室哭闹、不予配合患儿直接扣入面罩实施大流量、高浓度吸入全麻药诱导（如七氟烷、异氟烷、氟烷等），哭闹停止后再建立静脉通路实施静脉全麻诱导，由于面罩吸入全麻可很快使小儿进入睡眠状态，甚至意识消失，深麻醉下可直接气管插管，也可中度麻醉下再通过静脉麻醉用药与肌松药结合，可行快速气管插管。该全麻方法术中实施机械控制通气，然后以静-吸复合全麻维持或改用全凭静脉全麻均可。

3. 气管插管的固定　唇裂修复术气管插管应固定于下唇正中，不宜固定于左侧或右侧口角，以免造成上唇牵拉移位而影响手术修复的质量与对称性。

【提示与注意】严重低氧血症通常是小儿麻醉常见死亡原因，尤其低龄小儿呼吸道入口手术必须保障呼吸道通畅：①唇裂患儿全麻的忧虑在于手术操作恰在呼吸道入口进行，非气管插管下很难维持上呼吸道的通畅，一旦术中发生呼吸危象（如喉痉挛、误吸、呼吸暂停、低氧血症，乃至窒息），处理颇为被动与困难，因此必须气管插管全麻才安全；②新生儿、婴幼儿唇裂修复术中容易使体热大量丧失，全麻术中更易受环境温度的影响，尤其手术室内温度降低，往往致使术后苏醒显著延迟。因此，保持手术室温度恒定，以及多层敷料裹体，甚至使用保温毯保暖（如冬季），均可避免体温过低而引起一系列负面影响；③全麻复合肌松药应用可显著减少全麻药的用量，因此，术毕患儿苏醒明显较早；④由于患儿年龄较小（3～6 个月），唇裂修复成功后，其口裂比术前明显缩小（尤其Ⅲ度唇裂），加之鼻腔狭窄、颈项软，且口腔无牙齿支撑，拔管后舌体可紧贴上腭，部分患儿上下牙弓及双唇闭合，致使上呼吸道处于通气不良或无通气状态，尤其新生儿术后难以适应这一"突发"性上呼吸道的"改变"，常因通气受限、不足或暂时阻塞而引起缺氧（如 SpO_2 迅速下降），严重者口唇明显发绀，若此时再重新插管除口裂小致插管困难外，仓促下喉镜置入口腔显露声门操作极易将缝合后的上唇撑裂，导致手术失败。遇此情况，应即刻面罩高流量氧辅助人工呼吸，短时间内 SpO_2 可回升正常，且呼吸逐渐恢复平稳，但必须做好再插管准备，以防不测；⑤虽有学者提出小儿唇裂手术行全身麻醉期间无须气管插管，但为防止意外，仍以气管插管方法安全。其主要依据：手术操作在呼吸道入口处进行，手术医师几乎占据小儿整个躯体，加之敷料遮盖整个头面部，麻醉医师不能有效控制呼吸道，一旦小儿呼吸抑制，或渗出血流入咽喉引起喉痉挛、误吸、窒息，处理颇为被动、棘手，甚至可发生不测。另外值得提出的是，脉搏血氧饱和度仪（SpO_2）作为呼吸监测指标尤为重要，可及时提示机体是否缺氧与心率明显的变化，有利于查找原因与及时处理，可防止低氧血症的发生；⑥如先天性唇腭部畸形(单纯唇裂或腭裂与唇腭裂等)同时合并睑下垂或斜视,临床麻醉尽量避免使用挥发性全麻药与琥珀胆碱,因有可能存在潜在的遗传性骨骼肌病变,一旦发生恶性高热,救治非常棘手。

328. 小儿腭裂修复术麻醉管理要点有哪些?

【术语与解答】①腭裂是发生在软、硬腭处的裂隙,可单独出现,也可与唇裂同时存在,通常单独存在者多为软组织(软腭)或(和)部分硬组织裂隙,往往畸形程度较小(Ⅰ~Ⅱ度),而与唇裂同时伴发者,其软、硬腭均裂开,腭裂畸形严重(即鼻腔与口腔合二为一),由于软硬腭均缺损,故术前上呼吸道口腔鼻腔段颇为通畅;②与唇裂同样,腭裂治疗的唯一措施是手术矫正。近年来从手术角度讲,大多学者认为腭裂修复术患儿应在1~1.5岁进行为佳(主要为发音考虑)。但从临床麻醉而言,实施小儿口腔内手术(呼吸道入口手术),年龄越小,其麻醉风险越大,且呼吸道管理难度越高,其原因主要来自口腔内手术操作与上呼吸道通畅相互干扰。因此,小儿腭裂修复术除重视全麻的实施外,整个围麻醉期务必关注上呼吸道的通畅情况。

【麻醉与实践】小儿腭裂修复术的麻醉应着重关注以下几方面问题。

1. 呼吸道维护的难度　①腭裂患儿可存在多发畸形,尤其喉腔较正常儿童相对狭窄(如声门与环状软骨内径),往往致使全麻诱导完善后需选择偏细一号的气管导管方能插入气管内,甚至更细;②手术修复前患儿口腔与鼻腔"合二为一"(如Ⅲ度腭裂),其口腔、鼻腔均宽敞,上呼吸道通气良好。但手术后上腭的闭合,致使口腔、鼻腔相对狭窄。此外,术前患儿已习惯于口腔与鼻腔"合二为一"的通气,而对于术后"一分为二"的上呼吸道往往不适应。因此,术毕患儿自主呼吸恢复拔管后,一段时间仍存在受上呼吸道通气的影响,乃至梗阻;③婴幼儿气管较短,气管插管稍浅,术中容易脱管。气管插管稍深,其管尖容易抵达隆突处或进入一侧支气管。前者(脱管)易导致呼吸危象,甚至引发严重不良后果,后者(插深)易引起呛咳或缺氧,乃至低氧血症发生;④腭裂患儿术前口咽腔宽敞,术毕裂隙缝合后而口咽腔明显缩窄,加之口咽腔软组织脆弱(软腭、舌体等),术后容易水肿或肿胀,致使口咽腔较术前显著缩小,术毕过早拔除气管插管很易引起急性上呼吸道梗阻,导致呼吸管理难度倍增,对此应提前作出评估,防止出现不测;⑤低龄患儿腭裂修复术后,若拔管指征存在,可预先插入适宜口咽通气道,待气管插管拔除后,可通过口咽通气道进行面罩高流量氧吹入或加压给氧,防止拔管后反射性屏气或呼吸暂停而缺氧。此外,可通过口咽通气道吸出咽腔处血性分泌物。

2. 人工呼吸道(气管插管)建立后的管理　①腭裂修复术均采用全身麻醉气管插管,人工呼吸道的建立可保障上呼吸道的通畅,避免术中血液及腺体分泌物流入气管内引起误吸;②腭裂修复术既可经口腔气管插管,也可从鼻腔气管插管,但临床上以前者明显为多。但鼻腔插管优点在于固定插管牢靠(不易脱管),又不影响口内手术操作,但对于实施咽后壁组织瓣转移手术方法则不利,则应口腔插管为佳;③经口腔气管插管后,插管可固定于一侧口角。如采用的开口器压舌板具有凹槽,也可将气管插管固定于下唇正中,即处于开口器的压舌板之下,但需根据条件决定。若开口器无凹槽压舌板,则可选用钢丝气管导管,仍可将其固定在下唇正中,因该导管不会被压舌板压瘪;④气管插管完成后需行心率、SpO_2与$P_{ET}CO_2$以及呼吸道内压监测,以便提早发现有无异常。

3. 麻醉方法　腭裂修复术的麻醉类同于唇裂修复术,一般无麻醉药禁忌,至于选择何种全麻药、镇痛药与肌松药,以及采用全凭静脉麻醉,还是实施静-吸复合全麻,应根据相关情况及掌握的熟练程度而定,不宜盲目追求不熟悉的麻醉方法。

【提示与注意】①气管插管完成,且胶布固定牢靠,甚至口唇加用缝合线双层固定,有时术中仍能脱管,究其原因:一方面插管过浅,术中摆动患儿头颅致使插管前端滑出声门,以及安放或撤离开口器与压舌板致使插管脱出声门。另一方面虽插管深度适宜,但手术医师在操作中不慎将插管带出声门。另外,若选择钢丝导管插管,如未能使用凹槽压舌板将其压住固定,由于钢丝导管具有明显弹性,术中更易滑出声门。为防止术中脱管,最好使用专用开口器压舌板,因该压舌板带有凹槽,可使口腔段的气管插管嵌入凹槽中,并与舌体固定在一起,从而极少发生脱管。此外,如果使用带有凹槽压舌板开口器,0.5~3岁患儿气管插管应尽量使导管气囊的根部刚好处于声门之下为宜,因为安置好开口器撑开口腔后其压舌板可将舌体压向口底,从而导致气管插管前端(管尖)可向气管隆突移位约0.6~1.5cm,由于小儿气管长度较短,若原先导管插入较深,安置开口器撑开口腔后其插管尖端则接近隆突或进入右侧支气管,故造成呼吸道阻力迅速增大与呼气末二氧化碳($P_{ET}CO_2$)立即增高;②腭裂患儿其环状软骨内径较正常小儿相对狭窄,通常所选择的气管导管虽能插入声门,但不能越过环状软骨,因此,插管前应备好2~3根不同型号的气管导管,一旦不能越过环状软骨,可及时更换小一型号的气管导管;③还应警惕的是,腭裂修复术中常采用纱布条填塞术腔,以压迫切口止血,而术毕偶有遗忘取出,从而造成术毕拔管后纱布条移位抵达声门处,患儿可出现急性上呼吸道梗阻,严重者甚至窒息。因此,拔管前喉镜直视下察看咽腔很有必要,以避免意外;④腭裂修复术一般不需输血,若术前血红蛋白与红细胞压积较低,且术中出血较多者,方可考虑输血,通常情况以补充平衡液与血浆代用品即可满足机体需要。

作者顺便介绍2012年10月曾遇一例特殊呼吸道狭窄腭裂患儿全麻术毕拔管后导致二氧化碳麻醉案例:①患儿男性,4.5岁,体重15kg,诊断先天性腭裂(Ⅱ度),曾因先天性心脏病于3个月时行室间隔缺损矫治术;②2011年3月患儿3岁12kg时曾入院拟在全麻下行腭裂修复术,由于全麻诱导后喉镜显露声门未发现明显异常,故选择4.5号气管导管进行插管,但导管前端刚好插入声门下则受阻,另换4.0与3.5号气管导管仍未能越过环状软骨处,只好改用3.0号气管导管,但仍无法通过声门下狭窄处,因再试插2.5号导管无法满足该患儿呼吸功能需要,故放弃麻醉与手术,并将呼吸道狭窄情况告知患儿父母,另嘱咐家长等几年后再行腭裂修复术为宜。由于其家长担心孩子上学发音不清等问题,因此4.5岁时再次入院行腭裂修复术;③患儿术前查体除体型较同龄儿童明显偏小外,其各项化验及心电图检查均无异常,询问家长得知通常频繁活动后可有胸骨上窝随吸气凹陷现象,经胸片检查发现环状软骨下缘与第1气管环处明显狭窄;④患儿入手术室常规监护,采用适量咪达唑仑、芬太尼与罗库溴铵全麻诱导,气管插管前喉镜显露声门行1%丁卡因喉腔表面麻醉,先试行4.5号气管导管进行插管失败而改用4.0号导管,由于反复几次未能将4.0号导管插入气管内,只好选择3.5号导管,初次插入仍在声门下受阻,拔出后将该3.5号导管前端涂抹润滑剂后继续在声门下反复旋转试插,刚好插入气管内,但外拔导管感觉很紧,故未将导管气囊充气;⑤麻醉术中以丙泊酚与芬太尼及罗库溴铵维持,麻醉手术顺利,约1小时完成腭裂修复术,术中SpO_2、$P_{ET}CO_2$以及心率、血压均在正常范围;⑥因考虑到呼吸道狭窄问题,故术毕未将其护送麻醉恢复室苏醒,而是在患儿自主呼吸恢复正常后且意识清醒在手术室拔管,拔管前患儿胸骨上窝随自主呼吸存在明显凹陷,说明3.5号导管内径明显偏细,无法满足该患儿生理需要量,故患儿睁眼后拔出气管插管,拔管后约2分钟患儿出现喉鸣且呼吸困难症状,此时置入喉镜抬起会厌发现声门紧闭(喉痉挛),监测SpO_2为91%、心率132次/分、血压121/68mmHg,实施安放口咽通气道面罩加压供氧,并给予琥珀胆碱30mg和甲强龙40mg,症状无改善,喉镜下观察声门处于闭合状态,立即行 1%丁卡因声门处表麻,同时再次静脉注射琥珀胆碱 30mg 并面罩手控辅助呼吸,第三次喉镜抬起会厌观察声门略开,继续给予 1%丁卡因喉部喷雾表麻数次,声门缝隙有所增大,考虑到声门及狭窄环状软骨处黏膜轻度水肿,如继续重新插入 3.5 号导管可能非常困难,甚至可加重喉水肿,而插入 3.0 号导管则明显偏细,因此继续面罩纯氧辅助通气,由于 $P_{ET}CO_2$ 不能测出,故采集股动脉血查血气,结果显示:pH 值 6.8、PaO_2 为 106mmHg、血糖 20.9mmol/L,而 $PaCO_2$ 未能测出,此阶段患儿无意识,瞳孔中度散大,体温 38.1℃;⑦经小儿内科医师与麻醉医师紧急会诊后,初步诊断急性高碳酸血症转化为二氧化碳麻醉,故决定重新气管插管护送至 ICU 实施呼吸机治疗,但又考虑到呼吸机治疗后仍可能出现拔管后通气明显不足或下呼吸道通气不畅,以及难以脱离呼吸机等问题,因此决定先安置 2 号小儿喉罩进行机械通气观察,同时静脉泵注丙泊酚和间断静脉注射罗库溴铵维持患儿深度镇静状态,实施适宜潮气量、呼吸次数与吸呼比,20 分钟后查血气 pH 值 7.31、PaO_2 为 286mmHg、血糖 20.8mmol/L,而 $PaCO_2$ 为 88mmHg;⑧继续麻醉机适宜调控维持治疗,约 50 分钟再次查血气,各项指标大致在正常范围,停止静脉泵注丙泊酚和其他用药,约半小时后患儿睁眼、神志清醒,安置喉罩下其自主呼吸恢复正常,心率、血压也在正常范围,拔出喉罩改换面罩供氧未再出现呼吸困难症状,而且患儿可与医护人员相互配合,护送麻醉恢复室继续观察,无特殊后返回病房,四天后患儿痊愈出院。

329. 舌、颌、颈联合手术麻醉要点有哪些?

【术语与解答】①舌癌是口腔颌面部常见肿瘤之一,因大多数舌癌患者伴有下颌骨受累及颈部淋巴结转移,故其治疗需行舌、颌、颈联合根治手术;②该手术时间长、波及范围广、出血多,且多需要实施游离前手臂皮瓣转移修复术,故是口腔颌面部复杂手术之一;③该手术以中老年男性居多,部分患者常伴有心血管疾病。

【麻醉与实践】①该手术均需采取经鼻腔气管插管全身麻醉,至于选择全凭静脉全麻或是静-吸复合全麻均可,其后者(静-吸复合全麻)可行七氟烷吸入控制性降压,以减少术中失血,而七氟烷控制性降压较血管活性药物(硝酸甘油、硝普钠等)理想;②舌、颌、颈联合手术全程累积出血或失血较多,故需选择性、阶段性给予控制性降压与调控血容量平衡,以减少红细胞的丢失;③需要游离前手臂带有血管皮瓣转移修复术的患者,为使术中舌体动、静脉吻合后的血管持续通畅,防止皮瓣组织缺血坏死,应禁忌使用止血药,因止血药一般通过收缩小动脉和细小血管以及增强血小板功能或增加血液凝固过程等来达到止血目的,故该药物性能对该手术极为不利,必要时给予扩血管处理或适宜抗凝治疗;④术毕搬动患者尽可能使其颈部"制动",以防止移植后的皮瓣血管受压影响再通或形成血栓等;⑤由于手术时间长,故需定时检测血气,以了解电解质与酸碱平衡情况,必要时给予调整和纠正;⑥术中需监测心率、血压、SpO_2、$P_{ET}CO_2$、尿量等,以便保持血流动力学稳定。此外,由于手术时间长达 6~8 小时,甚至更长,因此应建立有创动脉监测,可定时间断给予血气分析,以了解更多情况;⑦伴有心血管疾病者围麻醉期需监测心肌氧供需的平衡,以防止冠状动脉缺血以及心律失常的发生;⑧手术完毕后需带管或行气管切开造口护送至 ICU 继续呼吸机支持通气观察,如经鼻腔气管插管患者,可在 24~48 小时后再考虑拔管,因 1~2 天后口咽腔软组织水肿或肿胀基本消除,一般不会发生急性上呼吸道梗阻,但拔管后仍需观察 30 分钟,如无异常情况再返回病房。

【提示与注意】①行一侧颈淋巴结清扫手术,尤其双侧颈淋巴结清扫术,由于同时行一侧或两侧颈内静脉结扎切除,头颅静脉血液回流受限或受阻,加之其他相关静脉侧支循环建立延迟,故可引起口咽腔软组织肿胀与眼睑水肿、面颊部发绀,以及颅内压增高等。因此,全麻术后应调整头高足低体位（实际上将头胸抬高仰卧体位），以便于血液经侧支循环和椎静脉回流，有利于改善和减少头面部及上呼吸道肿胀；②对双侧颈内静脉结扎切除患者，全麻术后仍应给予适宜程度的降温、降压与氧疗为妥，可减少脑血流以及颅内压的增高，对心血管功能及脑保护作用颇有益处；③对双侧颈内静脉结扎切除的患者其术后有可能发生上呼吸道严重水肿和喉水肿，必要时应提早实施预防性气管切开造口插管，避免拔除气管插管后发生急性喉阻塞，甚至窒息；④该手术操作时间颇长，经鼻腔气管插管者还需注意保护鼻翼，避免气管导管对鼻翼长时间的压迫而术后造成缺血性溃疡或挛缩。

330. 下颌骨切除手术麻醉管理应注重哪几方面？

【术语与解答】①下颌骨主要功能：作为特殊形状的骨骼支架，其支撑着口底和咽腔周围的软组织结构，不使口、咽腔不规则的的肌性管道塌陷，从而保障上呼吸道的通畅。此外，下颌骨参与咀嚼、吞咽、语言与面容等功能；②下颌骨恶性肿瘤患者的手术治疗往往需实施下颌骨部分切除，乃至大部分截除术，再取以肋骨或髂骨以及金属板造型替代缺损的下颌骨，因此，除手术范围大、出血较多外，由于口咽腔的解剖关系重新构建，很易干扰或影响麻醉术后患者的上呼吸道通畅。

【麻醉与实践】①下颌骨部分切除或大部截除的患者主要在全身麻醉气管插管下实施手术，就麻醉本身并不复杂，采用全凭静脉全麻或静-吸复合全麻均可，搭配非去极化肌肉松弛药应用则便于实施机械控制通气和有利于手术操作；②无论选择经口腔气管插管，还是采取经鼻腔气管插管，必须保障呼吸道的畅通。若经口腔气管插管，务必将插管固定牢靠，防止手术操作不慎将插管带出声门；③麻醉医师不但应对患者实施全面管理，还应持续观察手术步骤和进程，尤其评估上呼吸道结构的变化可能对患者术后造成的不利影响，故需做到心中有数，以便术后备有防范措施，以保障上呼吸道的通畅；④手术结束前应提早停用肌肉松弛药，使术毕时咽腔肌肉张力得以尽快恢复，以利于拔管后上呼吸道的维护；⑤术毕即使患者意识清醒，但咽腔反射与保护性功能未必恢复的满意，尤其是下颌骨结构改变后的患者（如腓骨、肋骨或金属钛板替换等），不宜过早的拔除气管插管，可通过及时清理、吸引咽腔血性分泌物，观察吞咽反射恢复情况，再决定气管插管拔除时机；⑥下颌骨切除后咽腔结构复杂患者仍以延期拔管为宜，或护送 ICU 继续观察。

【提示与注意】①下颌骨是支撑上呼吸道的主要支架之一，当下颌骨部分切除或大部分截除后，则改变了正常的上呼吸道结构（即下颌骨对舌体失去部分牵拉与支撑，必然使舌体容易后退、塌陷），尽管移植其他骨骼或金属替代，但总不是"原装货"（下颌骨），由于术中人工呼吸道的建立（气管插管），通气则不受任何影响，一旦术后过早的拔除气管插管，其支撑上呼吸道通畅的能力下降，则易出现舌体后坠，咽腔组织塌陷，很易导致急性上呼吸道阻塞，若处理不当，严重者可发生梗阻窒息，甚至死亡，务必予以警惕；②该手术的麻醉处理重点务必放在上呼吸道维护方面，尤其术毕拔管后这一阶段。因此，术后应先观察患者舌体有无变化，若后坠显著，肿胀明显，不应过早盲目拔除气管插管，尤其术前插管困难者更应慎重，必要时可建议手术医师行气管切开造口插管，以保障术后患者安全。也可继续保持气管插管（带管）12～24 小时，待咽腔软组织消肿后再考虑拔管；③即使已拔除气管插管，且患者上呼吸道通畅情况良好，也不应放松警惕，部分患者咽腔组织可在术后 1～2 小时尚处于水肿高峰，故应加强防范；④地塞米松治疗呼吸道组织水肿较为有效，一般可常规使用，这对呼吸道手术患者颇有裨益；⑤由于该手术出血较多，故应注意血容量的补充；⑥术后加强呼吸、循环功能监测，尤其应关注

SpO_2的变化,防止上呼吸道急性梗阻所致严重低氧血症的发生。

331. 腮腺肿瘤手术患者麻醉管理需掌握的问题是什么?

【术语与解答】①腮腺是上呼吸道中最大一对涎腺体,共分为深、浅两叶,其中80%肿瘤发生于浅叶;②腮腺手术主要包括腮腺混合瘤切除术与腮腺恶性肿瘤切除术,现今临床上对腮腺肿瘤手术大都采取全身麻醉;③患有腮腺肿瘤的老年患者多伴有基础性疾病(高血压、冠心病、糖尿病等),围麻醉期需综合性考虑。

【麻醉与实践】该手术麻醉难度虽不高,但需明确和掌握以下几点:①全麻明显优于局麻,因全麻除了可使患者术中舒适、无痛外,还可为手术医师创造良好的操作条件,如头颅静止不动、术野清晰,从而有利于解剖和游离面神经,根治切除肿瘤组织;②该手术大都采取经口腔气管插管全麻,如肿瘤侵蚀颞下颌关节,有可能导致牙关紧闭而出现张口困难,此时需经鼻腔盲探气管插管或借助纤维支气管镜引导气管插管;③部分腮腺肿瘤为老年患者,甚至处于高龄阶段(80岁以上),且常伴有心血管疾病、高血压、糖尿病等,该类患者麻醉诱导与术毕恢复期血流动力学往往波动剧烈,麻醉风险颇高,如全麻诱导后血压骤降,而术毕拔出气管插管则血压骤升,有时处理非常棘手,故此两个阶段务必加以防范,尽量予以提前防范,并给予对因对症处理,避免心律失常或严重并发症发生。

【提示与注意】①气管插管务必牢靠,其衔接处必须固定结实,以避免术中脱管或衔接处脱开;②手术完毕拔出气管插管前应反复吸引口咽腔分泌物,因术中操作刺激腺体可分泌大量粘液滞留在咽喉腔,如清除不净,拔管后可引起误吸;③高龄患者术毕应在麻醉恢复室较长时间给予观察,必要时可将患者护送至ICU实施相关治疗。

332. 如何实施口腔颌面部间隙重度感染手术的麻醉管理?

【术语与解答】①口腔颌面部与颈部深层具有致密的筋膜组织包绕,根据其解剖结构和临床感染部位及特点,常将其分为不同的间隙,如下颌下间隙、咬肌间隙、咽旁间隙、颊部间隙、口底间隙等,故一旦感染,其炎症则可局限于一个间隙内,也容易波及相邻的其他间隙,从而形成弥散性蜂窝织炎或脓肿,严重者整个面颊部及颈部显著肿胀,甚至压迫上呼吸道而出现呼吸困难和张口受限;②口腔颌面部间隙感染其共性特点是红、肿、热、痛与功能障碍,其治疗手段主要是抗炎,严重患者则需实施切开引流术,压迫呼吸道而影响呼吸或呼吸困难者,则需紧急气管插管或给予气管切开造口插管。

【麻醉与实践】①由于口腔颌面部间隙重度感染患者面颊部及颈部显著肿胀,故可压迫上呼吸道,除存在着不同程度的上呼吸道梗阻与张口受限,以及头颅后仰受阻外,也致使上呼吸道明显缩窄,因此实施全麻气管插管颇为困难,若行全身麻醉,必须对能否快速建立人工呼吸道(气管插管)做出评估;②严重患者给予局部麻醉下切开引流为妥,若不适合局部麻醉成年患者,则可采取呼吸道黏膜充分表面麻醉,然后借助纤维支气管镜引导气管插管,建立人工呼吸道后再实施全身麻醉;③小儿口腔颌面部间隙感染,可面罩封闭供氧,吸入高浓度挥发性全麻药(如七氟烷等),在适宜全麻深度条件下实施脓肿切开引流术,以减轻脓液和组织肿胀对上呼吸道的压迫;④对于压迫呼吸道而影响呼吸或呼吸困难严重者,若紧急气管插管风险更大,则可面罩吸氧下需紧急气管切开行气管插管,或先行局麻切开引流减压,再根据情况决定是否气管插管。

【提示与注意】对需要全麻的颌面部间隙感染患者,务必了解和准确评估上呼吸道通畅程度,以避免盲目应用全麻药物所造成的上呼吸道管理危险。

333. 为何颞下颌关节强直手术保持自主呼吸气管插管为安全?

【术语与解答】①颞下颌关节强直:是由于一侧或两侧颞下颌关节内发生器质性病变,从而引起关节内的纤维性或骨性粘连,其结果可造成该关节固定且张口运动功能逐渐丧失,进而完全不能开口;②病理特点:颞下颌关节主要为纤维性强直和骨性强直,而后者(骨性强直)则是纤维性强直进一步骨化所致;③颞下颌关节强直主要临床表现:该病大多发生在低于15岁的儿童或少年,因张口受限或完全无法开口而导致饮食困难,故患者大都营养不良。此外其下颌骨发育极差(即下颌内陷、后缩,而正常上颌却显著前突,症状呈小颌畸形,形似鸟嘴面容),且下颌牙弓变小而狭窄,上、下颌关系明显错位,并伴有发声受限、语言不清;④颞下颌关节强直患者大都采取全身麻醉下行外科手术治疗,而全麻的难题主要在于患者无法开口和经鼻腔困难性气管插管所存在的风险。

【麻醉与实践】颞下颌关节强直患者必须全麻下实施手术治疗,而张口困难或完全不能开口又是麻醉的难点和风险所在,故临床麻醉的重点也应放在上呼吸道的控制与管理方面。

1. 麻醉前评估 该病变除造成张口困难或无法开口外,下颌骨显著后移还使舌体"压迫性"后坠,使其与咽后壁靠拢,如麻醉状态下舌体张力降低或松弛则可引起舌体进一步后坠,而舌根后坠则可压迫会厌下垂而半遮盖声门,从而造成上呼吸道明显梗阻。此外,患者通常睡眠状态时就容易打鼾(即上呼吸道半梗阻),严重打鼾甚至形成阻塞性睡眠呼吸暂停综合征,其结果可直接影响呼吸和通气,常导致机体处于慢性缺氧和低碳酸血症状态。所以不适宜或禁忌全麻快速诱导,因全麻后一旦上呼吸道处于完全梗阻,此时又无法快速建立人工呼吸道(如鼻腔气管插管),极易导致呼吸危象。因此,麻醉前务必做好充分的评估和准备,根据患者年龄、张口困难程度、手术范围及全身情况合理制定麻醉方案,以确保患者安全。

2. 做好术前准备 ①对于颞下颌关节强直患者应首先观察其张口度,了解双侧鼻腔通畅情况,以便选择适宜粗细经鼻腔插入的气管导管;②向患者说明病情特点与麻醉的关系,解除其焦虑与恐惧感,以便使患者最大程度的与麻醉医师配合,以利于完成人工呼吸道的建立(经鼻盲探或纤维支气管镜引导气管插管);③如估计手术范围小、时间短,患者又能配合者,则可考虑应用局部麻醉辅以适当镇静实施手术;④若手术较为复杂,应采取轻微的安静镇痛术,以保持神志清醒,且在保留自主呼吸状态下实施呼吸道充分表面麻醉,当建立气管插管后再全麻快速诱导可明显提高安全;⑤鉴于上呼吸道解剖结构异常,麻醉前用药一般情况下慎用或禁用催眠药与麻醉性镇痛类药物,但应常规应用抗胆碱类药,如阿托品或东莨菪碱。

3. 麻醉实施方案 ①全麻患者必须采用经鼻腔气管插管,由于不能快速建立人工呼吸道,为保障安全,仍应采取清醒安静镇痛术(如氟哌利多与芬太尼合剂1/3或1/2剂量,即前者2~2.5mg后者0.03~0.05mg),在保留自主呼吸条件下主要侧重于呼吸道表面麻醉,尤其环甲膜穿刺予以气管、喉腔充分表麻,既减轻鼻腔插管的不适感与疼痛,又避免患者因不适、疼痛及插管反应而不予配合,以有利于提高鼻腔盲探气管插管质量;②无论完全清醒状态,还是镇静条件下,均应辅助应用呼吸道黏膜充分表面麻醉为主;③对不易合作的高度紧张患者,则应采取安静镇痛术,以使患者配合经鼻腔盲探气管插管;④如具备理想的插管条件(如备有纤维支气管镜),则可在纤维支气管镜引导下快速行鼻腔气管插管;⑤当建立气管插管后,应立即给予全麻快速诱导,以解除患者的恐惧与不安,使患者迅速进入全麻状态;⑥该手术的麻醉维持通常采用全凭静脉全麻或静-吸复合全麻均可,但两者必须使用肌肉松弛剂,有利于松解强直性的颞下颌关节,以便于手术操作。

4. 术毕拔管过程 ①手术完毕,并非开口度都能达到正常,即使开口度理想,也未必能经口腔显露声门或气管插管,因小下颌尚未解决,仍可能属插管困难患者。因此,患者必须意识完全清醒,其自主呼吸恢复完全正常,口腔、咽喉分泌物清除干净,方可考虑拔除气管插管;②严格掌握术后拔管指征则是防止术后呼吸道危象的重要原则,若考虑不周,提前盲目拔管,当患者出现上呼吸道急性梗阻,需紧急重新插管时,一旦经口腔仍无法插入,往往非常被动与棘手,甚至可因插管困难而引起患者窒息死亡。

【提示与注意】①经鼻腔盲探气管插管容易引起鼻腔黏膜损伤出血,插管前除鼻腔黏膜表面麻醉外,还应采取鼻腔血管收缩剂,一来扩大鼻腔,二来减少出血;②鼻腔盲探气管插管务必将气管导管涂抹润滑剂(尤其导管气囊周围),操作时将导管前端沿着下鼻道缓慢旋转推进,不可暴力操作,防止鼻咽腔黏膜损伤出血过多而流向喉腔,一旦引起误吸可造成窒息;③由于鼻腔盲探插管有一定难度,故应选择最为宽松的一侧鼻腔为佳,即鼻腔越宽松,插管阻力越小,在鼻腔外调节导管的角度越大,而在咽腔内的导管尖端也越容易改变方向,且有利于管尖对准声门。另外,当两侧鼻腔同等宽松情况下,选择左侧鼻腔较右侧鼻腔更容易插入气管内,因气管导管的管尖在右侧,由于鼻中隔的存在,气管导管前端穿出后鼻孔往往沿着咽腔左侧壁延伸,虽插管轨迹稍偏离声门,但其管尖可接近声门,因此,容易插入成功。而选择右侧鼻腔则不然,进入咽腔后的导管则沿着右侧壁伸入,其管尖往往对准右侧梨状窝处,这就需要在鼻腔外将导管逆时针旋转,以调整管尖使其向声门靠拢;④手术期间往往需多层敷料遮盖头颈,随手术时间进程,容易将气管插管后端弯折压瘪,造成通气不畅、呼吸道阻力增大,这对于呼吸管理极为不利,还易引起二氧化碳蓄积,故该手术患者应选择专用鼻腔气管导管或带有钢丝圈的导管为好;⑤手术结束,需拔出气管插管时,应备好口咽或鼻咽通气道,必要时甚至备好气管切开包,以防拔除气管插管后出现急性、严重性呼吸道梗阻,且再插管困难时,以便实施紧急气管切开造口插管;⑥如估计拔管后难以维持上呼吸道通畅,为保障患者安全,可预防性行气管切开造口后再拔出气管插管。

(王世泉 尚 伟 杨学财 卜令学)

主要参考文献与推荐读物

1. 王世泉,王明山主编. 麻醉意外. 第2版. 北京:人民卫生出版社,2010,159-182.

2. 邱蔚六主编. 口腔颌面外科学. 第6版. 北京:人民卫生出版社,2008,336-346.

3. 王世泉,金志勤. 新生儿和婴儿唇、腭裂全麻一次性修复术的呼吸道管理. 中华麻醉学杂志,2003,23:850-851.

第三十一章　胸外科手术麻醉相关问题

胸腔开放手术创伤大，对心、肺及大血管可造成直接影响，加之麻醉与手术对呼吸、循环功能的干扰，致使围术期患者很易发生呼吸、循环功能异常，甚至生命安全受到威胁。随着对胸腔开放后机体病理生理的认识与麻醉方法的改进、肺通气技术的提高，以及肌肉松弛药物的应用，胸腔开放手术的麻醉风险也显著降低，患者安全可进一步得到保障。尽管如此，若患者伴有呼吸系统内科疾病或患有心血管疾病而实施胸腔手术，其临床麻醉仍具有一定的复杂性与风险性。此外，胸腔开放手术患者麻醉与其他专科麻醉显著不同点在于非生理性人工呼吸，即单肺通气，而单肺通气则涉及肺隔离技术，即采取特殊设计的气管导管将手术侧肺脏停止通气，而非手术侧肺脏持续通气。因此，熟悉胸腔开放前、后患者相关病理生理变化，采取相适应的肺隔离技术与适宜的呼吸管理方法，方能提高胸腔开放手术患者的麻醉质量，更有利于保障患者围麻醉期的安全。

第一节　胸腔开放与肺隔离技术的关系以及对生理功能影响

人体正常的呼吸功能依赖于呼吸肌的动力、呼吸道的通畅、肺通气与肺换气的顺应性等，如患者实施胸腔开放手术，其呼吸功能除上述依赖因素受到影响外，还增加麻醉、手术创伤以及体位变化与肺隔离技术的影响与干扰。

334. 开胸手术患者术前呼吸功能怎样测定?

【术语与解答】对肺部疾患需要开胸手术的患者，术前务必实施呼吸功能测定，尤其肺功能较差或行一侧全肺切除者，必须做呼吸、循环功能全面测定，包括血气分析，以作为预测术后余下的肺组织能否维持机体基本正常通气的参考。

1. 简易肺功能试验　①屏气试验：先使测试者(如患者)做数次深呼吸，然后深吸一口气，立即屏住呼吸，并记录屏气的时间，正常者可持续 30 秒以上，20 秒以上者麻醉及手术尚能耐受，如低于 10 秒，可提示患者心肺贮备能力很差，则不能耐受麻醉与手术；②吹火柴试验：将点燃的火柴置于患者口前 15cm 处，患者安静后先深吸气，然后张口快速呼气，能将火柴吹灭者，可认为其肺功能储备良好，否则提示储备功能减少或明显降低。

2. 实验室肺功能测定　一般认为：①如肺活量(VC) < 80% ，可考虑是否存在肺功能疾病；②当用力肺活量(FVC) < 50% ，第一秒用力呼气量(FEV_1)/FVC < 50% ，行肺切除术后患者预后差；若 FEV_1/FVC < 60% ，其术后并发症发生率高；③对患者的肺动力功能还可通过测定最大自主通气量来了解，即以最快速度进行最大用力深呼气和深吸气，坚持 12 秒(简称MVV)，该测试(MVV)患者常不能耐受，故采用 FEV_1/FVC × 35 ≌ MVV 作为参考，而通常健康成人 MVV 可达 100 ~ 120L/min，最低限度为 80L/min；④由于 FEV_1/FVC 比值对于鉴别诊断限制性(限制性肺疾患该比值正常，因两者成比例降低)或阻塞性肺疾病(阻塞性肺疾病该比值通常降低，因 FEV_1 明显减少) 非常有用。如术前 FEV_1/FVC < 50% 、FEV_1 < 2L 及 $PaCO_2$ > 45mmHg，临床行一侧胸腔全肺切除其术后风险增加，若结合血气分析更能准确判断。

【麻醉与实践】围麻醉期耐受一侧全肺切除的基本标准：①一侧全肺切除不但麻醉医师十分重视，而手术医师同样非常关注，因一旦判断失误和估计不足，一侧全肺切除后有可能出现通气明显不足、肺动脉高压，以及致命性呼吸困难等严重情况而难以脱离呼吸机支持，故应高度关注；②临床一般认为实施一侧胸腔全肺切除，其术前肺功能测试指标最低限度应达到的基本条件：如 FEV_1 > 2L，而 FEV_1/FVC > 50% ；MVV > 80L/min 或 > 50% 预计值；残气量/肺总容量 < 50% ；③手术患者预计术后 FEV_1 应 > 0.8L，如患者 70kg 其 FEV_1 若 < 0.8L，则是肺切除术禁忌证；④患者平均肺动脉压 < 35mmHg 和运动后 PaO_2 应 > 45mmHg。而行肺叶切除者则要求稍低。

【提示与注意】由于 FEV_1 测试的准确性并非理想，现今认为测定运动时的最大氧摄取量比 FEV_1 与单侧肺功能测定更能较准确的判断麻醉术后患者是否出现并发症。如患者最大氧摄取量 > 20ml/(kg · min)，患者术后可较为平顺；若最大氧摄取量 < 15ml/(kg · min)，麻醉术后多发生严重并发症。此外，有些患者若根据 FEV_1 不适于手术，但若其最大氧摄取量较高，则能耐受手术。

335. 胸腔开放对机体生理功能有哪些影响?

【术语与解答】①胸腔开放是指任何原因引起(包括人为切开)的胸膜破损,从而导致外界气体进入胸膜腔;②胸腔开放通常简称开胸,就胸腔开放本身而言,必然导致呼吸功能障碍,同时对循环功能也产生不利影响。熟悉人体胸腔开放前、后机体相关病理生理变化,则是胸腔开放手术患者麻醉的关键之一。

1. 侧卧位对呼吸生理的影响 ①通常仰卧位时双侧肺通气量基本一致,且分布到左肺和右肺组织的血流量分别为45%与55%。从仰卧位改为侧卧位后,靠床侧(下侧)的横膈与肋软骨相对向同侧胸腔移位,致使该侧肺脏相对压缩,从而该侧肺功能残气量(FRC)的降低较上侧肺为多;在自主呼吸时其下侧膈肌收缩较上侧膈肌更为有力,从而致使下侧肺通气量大于上侧肺;而由于重力的影响,肺血流量也相对较多的分布于下侧肺;②理论上认为,如患者采取右侧卧位,其右肺血流量和左肺血流量分别占肺总血流量的65%与35%;若采取左侧卧位,则左肺血流量占55%,而右肺血流量占45%;一般情况下,侧卧位时下侧肺血流量平均为60%,上侧肺平均为40%;由于术中开胸侧(上侧)肺脏充分塌陷且压缩,其血流量较上述可能更少;③与仰卧位比较,侧卧位肺通气/血流比值(V/Q)基本无明显变化;④经胸腔开放实施食管切除术,由于双侧肺脏正常,在术毕关胸前需膨胀胸腔开放侧(上侧)塌陷肺,该肺膨胀后其通气量则大于未胸腔开放侧(下侧)肺,致使膨胀后的胸腔开放侧肺V/Q比值增大,而下侧肺V/Q比值减少,关闭胸腔后由侧卧位改仰卧位,左右肺V/Q比值则基本正常。

2. 胸腔开放侧肺组织塌陷 正常状态下胸腔呈负压,一旦开放,空气即刻进入胸腔,致使原有的胸腔负压瞬间消失。由于大气压的存在,肺泡气体充盈受限,肺组织弹性回缩而不同程度的塌陷,从而使肺通气面积锐减,并且肺循环阻力增加,若无外界呼吸通气支持,必然引起机体缺氧并逐渐造成低氧血症。

3. 纵隔移位与摆动 正常情况下两侧胸内压相等,纵隔位于胸腔中间,双肺呼吸运动均衡,由于患侧胸腔开放后其压力发生改变(该侧胸腔呈正压),其肺内压与大气压相同,而健侧仍保持负压,致使健、患两侧胸腔出现压力差,纵隔在大气压的作用下向健侧移位,即吸气时健侧胸腔负压增大,纵隔则向健侧移位;呼气时健侧肺内压呈正压,而胸腔内压负值降低,致使纵隔又向患侧移位,如此随呼吸周期而左右交替摆动称为"纵隔摆动",若呼吸动作增大、增快,纵隔摆动则更显著,且对循环的影响也相对增加。此外,纵隔摆动也形成反常呼吸,可直接影响健侧正常肺通气。

4. 开胸对呼吸功能的影响 开胸后可使呼吸功能产生一系列影响:①胸腔手术患者一般均安置侧卧位,在重力作用下,纵隔向健侧胸腔移位,致使健侧肺不能充分扩张(肺膨胀受限)且肺容量减少,从而造成健侧肺通气不足,若不给予呼吸支持则引起机体缺氧及低氧血症;②侧卧位患侧胸腔开放后,该胸腔负压消失,空气进入,部分肺泡萎陷,致使患侧肺泡有效通气面积显著减少,肺脏功能残气量(FRC)明显降低。加之手术医师在胸腔内操作可不同程度的压迫肺组织,更加引起患侧肺(开胸侧)通气明显不足。若术中实施单肺通气(肺隔离技术)或全肺切除,机体通气量至少降低50%;③开胸手术大多需实施肺隔离技术(单肺通气),侧卧位单肺正压通气时,患侧肺脏全部萎陷,而由健侧肺担负整个机体氧的供给和二氧化碳的排出,由于受重力的影响,以及通气不足等因素,术中患者常出现缺氧和二氧化碳蓄积,其严重程度取决于健侧肺的功能与双腔支气管导管安置是否到位、正确,以及相关通气是否理想;④单肺通气期间低氧血症发生率为9%~21%,其氧合不良的主要原因包括双腔支气管导管安置不当,健侧肺本身功能的缺陷,侧卧位时 V/Q 失衡,以及术中血液、血凝块或组织碎屑堵塞小支气管管道等。因此,单肺通气很易因氧合不良或通气不足而发生缺氧或低氧血症。

5. 对循环功能的影响　正常情况下呼吸功能与循环功能关系极为密切,且相互影响。如胸腔开放、正压形成、肺脏萎陷,从而致使肺内分流增加,主要表现为回心血量降低,结果造成心排血量减少,其原因有:①正常胸腔内负压有利于静脉血回流,但胸腔开放后形成胸内正压,而负压消失,故在一定程度上减少了腔静脉的回心血量;②开胸后患侧肺脏萎陷,肺血管受压,肺循环阻力增加,致使流向左心房的肺静脉血量减少。加之手术操作可直接或间接的压迫心脏和大血管,从而引起心排血量降低,体循环血压下降,严重时还可出现心律失常或心搏骤停;③开胸后通气功能紊乱与 V/Q 失调可引起 PaO_2 降低及 $PaCO_2$ 增高,在伴有心血管疾病患者中可诱发心律失常。

【麻醉与实践】对开胸手术患者实施麻醉,应首先了解和熟悉开胸后患者的病理生理特点以及对呼吸、循环功能的影响。主要有以下三方面:①全麻侧卧位一侧胸腔开放,必然导致两侧胸腔内压力不均衡,侧卧位单肺正压通气时,开胸侧(上侧肺)为创造手术操作条件,人为使肺脏全部萎陷,而由健侧肺(下侧肺)担负整个机体氧的供给和二氧化碳的排出。但由于受重力的影响、V/Q 的改变,以及通气不足等因素,术中患者常出现缺氧和二氧化碳蓄积,其严重程度取决于健侧肺的功能,以及双腔支气管插管的到位率与麻醉期间的相关处理;②开胸手术大都需实施双肺隔离技术,即实施单肺通气,麻醉手术中单肺通气期间缺氧比高碳酸血症更容易发生,因为二氧化碳弥散速度是氧的 20 倍,而 $PaCO_2$ 主要依赖通气,PaO_2 更依赖于有效肺血流灌注。因此,单肺通气很容易因氧合不良或通气不足而引发机体缺氧或低氧血症;③胸科手术必然存在开胸切口,故伴有潜在的术后疼痛所致的心肺生理功能的负面影响。

【提示与注意】开胸手术可不同程度影响机体生理功能,若患者术前合并慢性阻塞性呼吸系统疾病与心血管系统疾病,其麻醉难度与风险并存且倍增,故麻醉前务必对患者的全身状况进行全面评估,并完善各项术前准备,其目的是提高手术患者围麻醉期安全。

336. 何谓开胸手术患者双肺隔离技术?

【术语与解答】胸科疾病无论实施肺脏手术,还是食管手术,乃至某种纵隔手术,一旦胸腔开放,手术医师则要求开胸侧肺脏充分塌陷,以利于扩大操作视野,创造手术条件,这就需要建立双肺隔离技术,实施单肺通气,以维持机体基本氧合的需求,而双肺隔离技术是否到位、完善,直接关系到单肺通气效果与建立手术操作的条件。因此,双肺隔离技术在开胸手术患者中显得至关重要。

【麻醉与实践】①建立双肺隔离技术是麻醉医师的基本操作技术之一,而双腔支气管导管或带有支气管阻塞器(15 岁以下患者选择性单肺通气使用)的单腔气管导管则能实现双肺有效隔离,其中前者是目前临床麻醉应用最为广泛的隔离双肺而实施单肺通气的方法;②双肺隔离技术是在全身麻醉诱导后将双腔支气管导管的一端插入患者的一侧支气管(左支气管或右支气管),而双腔管的另一端开口则需对准处于隆突处的右或左支气管口,只有双腔管的各开口对准所需要的各支气管开口(包括右支气管上叶开口),双肺隔离技术方可建立完善,单肺通气则可理想;③当患侧胸腔开放后,通过健侧单肺通气,可使患侧肺处于无通气状态而充分塌陷,此时整个机体氧的供给与二氧化碳的排出则由健侧肺承担,其目的是:既有利于开放整个胸腔视野和创造手术操作条件,又能基本满足机体正常的氧供和二氧化碳的排出;③实施双肺隔离技术,如果无纤维支气管镜引导双腔支气管导管安置定位,应借助手术医师开胸后手指直接触摸双腔管将其安置于正确位置。

【提示与注意】建立双肺隔离技术期间呼吸管理基本要求与低氧血症、高碳酸血症的预防及处理:

1. 呼吸管理基本要求　①双腔支气管导管务必安置到位,尤其健侧肺(包括各肺叶)必须封闭严密,且保障通畅;②手术全程使用纯氧通气,单肺通气期间健侧肺潮气量范围以 8 ~ 14ml/kg 为适宜,如能满足机体最低有效通气,可采用 8 ~ 10ml/kg 潮气量。若不能满足机体氧供,则可提高潮气量至 11 ~ 14ml/kg。此外,也可降低潮气量,而增加呼吸频率来维持分钟通气量,以保持 $PaCO_2$ 在 40mmHg 水平为妥;③完善呼吸功能监测,单肺通气期间需连续监测 SpO_2、$P_{ET}CO_2$、潮气量及下呼吸道压力,必要时进行血气分析;④尽可能缩短单肺通气时间,在不影响手术操作的情况下,必要时可间断进行双肺通气;⑤及时清理(吸引)健侧支气管内分泌物,充分、合理达到健侧肺通气;⑥应定时膨胀患侧肺,以防止长时间肺萎陷导致的术后肺不张;⑦关胸前应逐步、缓慢、充分膨胀患侧肺,但最大下呼吸道内压不应大于 30cmH₂O,关胸完毕须再次膨胀患肺,直至"水封瓶"逐渐呈负压状态。

2. 低氧血症与高碳酸血症的预防及处理　由于双肺隔离期间诸多因素均能引起机体氧合不良而导致缺氧或低氧血症,据统计约有 9% ~ 21% 患者可发生严重的低氧血症[SpO_2 < 93% 或(和)PaO_2 < 70mmHg]与高碳酸血症,故麻醉医师除实施麻醉外,术中应及时采取以下预防和处理措施:①手术操作可使原已安置到位的双腔支气管导管出现移位,需及时采用纤维支气管镜检查双腔支气管导管各管口的位置,以便予以纠正;②在手术操作许可情况下,定时恢复双肺通气,以使 SpO_2 恢复正常;③经双腔支气管导管的开胸侧(患侧)支气管导管尾端置入细软导管,以便采用吸氧瓶给予流量纯氧吹入(2 ~ 3L/min),对提高萎陷肺(患侧肺)的氧合能力有一定帮助,可缓解术中机体氧合不足;④必要时健侧肺实施呼气末正压通气(PEEP),以增加功能残气量(FRC),改善 V/Q 比值异常;⑤术中 SpO_2 下降的同时如使用了氧化亚氮(N₂O),应停止使用 N₂O;⑥条件允许,也可实施高频喷射通气,以改善患侧萎陷肺无通气状态,并减少肺内分流;⑦提示手术医师尽早结扎肺动脉,一旦肺动脉结扎,SpO_2 也可升高;⑧15 岁以下患者开胸常选择支气管阻塞器,因阻塞气囊需要较高的膨胀压力,而该气囊膨胀后非常容易从支气管位置移出到气管内,从而失去肺隔离技术的意义,故需注意。

337. 肺隔离技术的目的与适应证及禁忌证有哪些?

【术语与解答】肺隔离技术的目的与适应证及禁忌证如下:

1. 应用目的　①插入双腔支气管导管可将双肺隔离开,能按需要选择性进行单肺通气或双肺通气;②实施单肺通气是人为将患病侧肺脏萎陷、缩小,以充分显露手术侧胸腔,从而使术野扩大、清晰,以便给手术医师操作创造有利条件;③将健侧肺与患侧肺隔开,可防止病变播散,减少或避免患侧肺残留组织、血液或脓性分泌物进入健侧肺而引起的阻塞、继发感染,以及损害性种植等。

2. 适应证　实施双腔支气管导管插入建立肺隔离技术,一般可分为绝对适应证和相对适应证,对于手术患者,是否选择建立肺隔离技术,应根据手术要求与麻醉医师的操作熟练程度来决定。①绝对适应证:严重的单肺感染,一侧肺大咯血、肺脓肿、支气管扩张痰量过多,以及

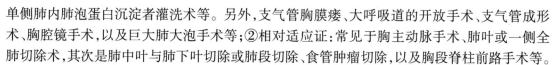

单侧肺内肺泡蛋白沉淀者灌洗术等。另外，支气管胸膜瘘、大呼吸道的开放手术、支气管成形术、胸腔镜手术，以及巨大肺大泡手术等；②相对适应证：常见于胸主动脉手术、肺叶或一侧全肺切除术，其次是肺中叶与肺下叶切除或肺段切除、食管肿瘤切除，以及胸段脊柱前路手术等。

3. 禁忌证　气管、支气管沿途病变，如气管肿瘤、气管狭窄与断裂，以及主动脉弓动脉瘤等。

【麻醉与实践】麻醉医师通过对肺隔离技术的目的与适应证及禁忌证的了解，可避免人为性肺隔离技术中的一些操作不当或失误，降低由操作性所致的并发症或意外。

【提示与注意】尽管手术患者属绝对适应证，但有时可遇到插管困难者，由于双腔支气管导管中段和后段均较粗较硬，如反复应用双腔支气管导管试插，有可能引起杓状软骨脱位或喉水肿，一旦严重喉水肿发生，甚至可导致上呼吸道梗阻而引发上呼吸道管理困难，遇此情况仍需插入普通气管导管，只是借助纤维支气管镜将该导管插入过深，使其进入所需要的一侧支气管内作为临时替代。但插入右侧支气管有可能阻塞右肺上叶支气管开口（因右侧支气管短，且右肺上叶开口常变异，甚至其开口可接近隆突处），麻醉术中单靠右肺中、下两叶通气很难达到机体所需氧合。

（王世泉　沈　毅）

第二节　双腔支气管导管选择、插入方法与定位

现今临床上开胸手术大多选择双腔支气管导管插管，但将双腔支气管导管插入后使各管口与支气管各入口相吻合并不容易，除与患者下呼吸道的解剖变异、麻醉医师的操作习惯和熟练程度有关外，还与双腔支气管导管的结构特点及选择密切相关。

338. 开胸手术患者左、右侧双腔支气管导管如何选择？

【术语与解答】在双腔支气管导管选择方面，临床上一般根据肺脏病变的部位，原则上大都选择相反方向的双腔支气管导管，即右侧开胸手术应选择左侧双腔支气管导管，而左侧开胸手术则选择右侧双腔支气管导管。由于人体右肺三叶，且右侧支气管显著短于左侧支气管，甚至个别患者右肺上叶支气管入口（开口）处接近隆突或与隆突平齐，而厂家生产的左或右侧双腔支气管导管各开口间距是固定不变的。因此，在右肺上叶支气管开口变化大的情况下，当左侧开胸手术不涉及左侧支气管时也可选用左侧双腔支气管导管。此外，双腔支气管导管的选择很大程度上还取决于麻醉医师对各种双腔管构型的了解、手术的部位与范围，以及对患者下呼吸道解剖的熟悉情况。

【麻醉与实践】①临床麻醉实践发现，选择右侧双腔支气管导管插管的难度常因右肺上叶支气管入口与双腔支气管导管侧壁的开口不能理想的吻合而致通气不良或双肺有效隔离欠佳，故左侧开胸手术在不影响操作的前提下和无纤维支气管镜的情况下，则可选择左侧双腔支气管导管插管。有时即使涉及左侧支气管，如行左侧全肺切除，仍可选择左侧双腔支气管导管插管，只是手术医师在切断左侧支气管时，需通知麻醉医师将双腔支气管导管后退至主气管内，这对手术操作基本无大碍；②非肺脏手术通常选择左侧双腔支气管导管插管，如食管手术或胸段脊柱前路手术，因插入左侧双腔支气管导管更容易到位，以解除插右侧双腔支气管导管容易阻塞右肺上叶支气管入口的疑虑；③右侧支气管比左侧支气管显著为短（约2cm），有时右侧支气管短于2.0cm，甚至个别患者右侧支气管入口直接从

气管分权处(隆突)分出,致使右侧双腔支气管导管插入后而不阻塞右肺上叶支气管口出现困难。而成人左侧支气管长约4.8cm(图31-1),且变异性很少,其较长的空间有利于安置左侧双腔支气管导管,故使得插入左侧双腔支气管导管到位率明显高于插入右侧双腔支气管导管。因此,近些年来较多基层医院的麻醉医师主张选用左侧双腔支气管导管插管;④当然,若每次实施右侧双腔支气管导管插管较为熟练,且安置到位率高,右侧双腔支气管导管才是较理想的选择。此外,若常规应用纤维支气管镜引导双腔支气管导管安置定位则更佳。

【提示与注意】①由于右肺三叶,尤其右肺上叶支气管入口相距中、下叶入口较远,故目前临床上所使用的右侧双腔支气管导管基本有两种,一种其右侧支气管端有两个小气囊(图31-2),两小气囊之间的管壁上设有侧口,是用来对准右肺上叶支气管入口的。而另一种右侧支气管端侧口具有一个类似"腰果"状的气囊,其凹陷处设有侧壁开口(图31-3),也是用来对准右肺上叶支气管入口的。需要说明的是,这两种双腔导管的支气管端除气囊多少与形状不同外,若将两种双腔管侧壁开口的上缘对齐,其两者管尖至侧壁开口上缘的长度也存在差距,相差约1.8cm(图31-4)。正因为如此,若同一患者如果分别插入这两种双腔管,当两者侧壁开口对准右肺上叶入口时,两种双腔管插入的总长度不同,带"腰果"气囊的双腔管则短于带有两个小气囊的双腔管约1.8cm。这就告诫临床,若选择右侧双腔管插管,两种双腔管插入安置到位后,两者管尖距上切牙(门齿)的距离(总长度)是不同的,带有两个小气囊的双腔管插入总长度较带"腰果"气囊的双腔管长1.8cm;②支气管端带有两个小气囊的双腔支气管导管其两个小气囊相距约1.2cm(图31-2),只有两气囊分别处于右肺上叶支气管口两端,才能恰好使双腔导管侧壁的开口与右肺上叶支气管入口相吻合。如插入稍深(多1cm),其后端的小气囊直接阻塞右肺上叶支气管入口,而该双腔导管的左侧支气管开口几乎接近或顶在隆突上(图31-5);若插入较浅(少1cm),其前端的小气囊可阻塞右肺上叶支气管口,而后端的小气囊又恰处在隆突与左侧支气管入口之间(图31-6),故该种双腔导管无论插管稍深或稍浅,均不能将双肺隔离完善,从而使得带有两小气囊的双腔导管插入右侧支气管后安置到位率显著低于具有"腰果"状气囊的双腔支气管导管。因此,现今临床插入右侧双腔支气管导管建立双肺隔离技术大多选择"腰果"状气囊的双腔支气管导管(图31-3)。

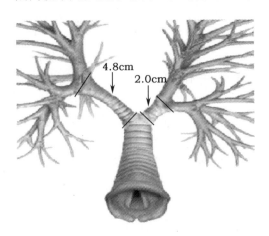

图31-1　喉-气管全图

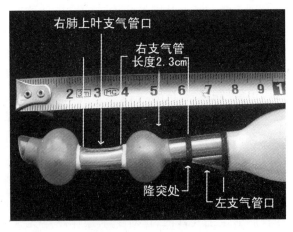

图31-2　右侧双腔导管其支气管端设有两个小气囊

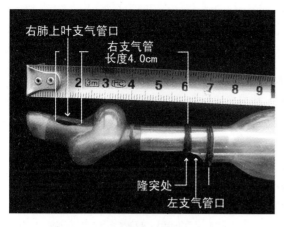

图 31-3　右双腔导管其支气管端设有一个"腰果"状气囊

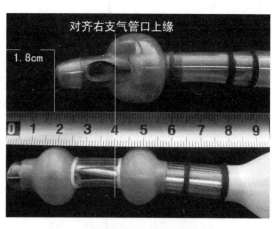

图 31-4　两种右侧双腔导管支气管端长度、气囊及侧口不同

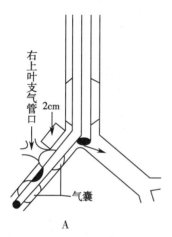

A

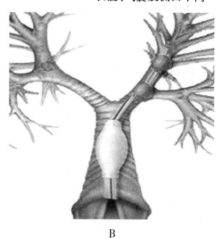

B

图 31-5　带有双小气囊右侧双腔支气管导管插深，其后端的小气囊阻塞右肺上叶支气管入口，而其左侧支气管开口可接近或顶在隆突处

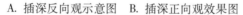

A. 插深反向观示意图　B. 插深正向观效果图

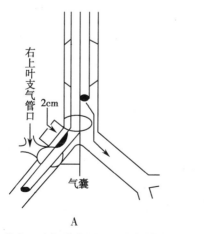

A

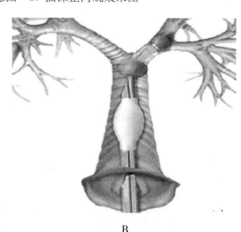

B

图 31-6　带有双小气囊右侧双腔支气管导管插浅，其前端小气囊阻塞右肺上叶支气管入口，而后端小气囊可半阻塞左支气管入口

A. 插浅反向观示意图　B. 插浅正向观效果图

339. 开胸手术患者双腔支气管导管型号大小怎样选择?

【术语与解答】目前临床上常用的双腔支气管导管只有35F、37F、39F与41F四种型号,双腔支气管导管大小的选择一般根据患者的年龄、身高、体重而决定。

【麻醉与实践】①由于不同厂家的产品略有差异,其材料及制作工艺也不尽相同。如管壁厚者,其内径也较小,若选择型号过小,一旦需要纤维支气管镜引导定位,其镜体则难以通过双腔支气管导管,甚至粗吸痰管通过也较有难度。故应选择既能顺利插入支气管内,又容易安置到位的较大管径的双腔支气管导管为宜,以利于降低肺通气阻力和吸引支气管内分泌物;②一般认为,成年男性选用39F双腔支气管导管为宜,身材高大者可选择41F。若身材较矮小的男性或正常身高女性则以37F双腔支气管导管为妥,弱小成年女性可考虑选用35F双腔支气管导管;③插管前应选择不同型号的两根双腔支气管导管备用,以便与患者的声门、气管直径相吻合,避免过细而密封不严,导致通气不足,或过粗造成气管黏膜损伤及安置难以到位;④因胸部影像学平片中颈部、胸骨端水平的气管内径测量值与选用适宜的双腔支气管导管型号有明显关系,故有学者经过上千例次双腔支气管导管临床应用认为:X线测得气管内径≤10mm者,无法顺利插入35F双腔支气管导管;气管内径≤13mm者,无法置入37F双腔支气管导管;如气管内径≤15mm者,无法插入39F双腔支气管导管。因此,当测得气管内径为11~13mm者,可选择35F双腔支气管导管;若气管内径在14~15mm时,可选择37F双腔支气管导管;如气管内径为16~18mm时,则可选用39F双腔支气管导管;当气管直径在19mm以上者,则选用41F双腔支气管导管;⑤若双腔支气管导管选择偏细,则容易置管过深,其前端也容易在气管、支气管内扭转,而致到位率偏低;当双腔支气管导管选择偏粗时,其前端则不易向支气管内延伸,且置入阻力较大,容易置管较浅,也不易安置到位。

【提示与注意】①选择双腔支气管导管型号后,在使用前还应检查双腔支气管导管各气囊是否漏气、有无老化或软化现象,老化常伴有弹性差,且对气管壁刺激性大。而双腔支气管导管软化,尤其支气管端插入气管、支气管内则容易扭曲,需予以注意;②预先将双腔支气管导管、连接管与麻醉机螺纹管对接,查看有无衔接不良现象,以便提早予以纠正,防止双腔支气管导管插入后造成被动。

340. 双腔支气管导管插入气管内操作方法如何实施?

【术语与解答】由于人体上呼吸道存在生理性弯曲段,即从口腔的上切牙(门齿)至喉腔的声门存在约80°~90°前、后方向的弯曲段(即口轴线与咽轴线夹角约80°~90°),而下呼吸道气管与左、右支气管之间也存在左、右方向的角度,故双腔支气管导管是根据上、下呼吸道不同弯曲方向而设计。因此双腔支气管导管其前端(支气管段)为左、右方向小弯曲,后端(口腔与咽腔段)为前、后方向大弯曲,以便插入支气管后双腔支气管导管两个弯曲段与上、下呼吸道解剖结构相对吻合,但更重要的是双腔支气管导管前端各开口应对准左、右支气管各入口。

【麻醉与实践】全麻诱导完善且喉镜充分显露声门后,双腔支气管导管插入有两种方法:

1. 双腔支气管导管插入旋转法 ①左侧双腔支气管导管插入法:先将金属管芯顺着双腔支气管导管前端(支气管段)弯曲置入,左手先持喉镜显露声门,右手握持双腔支气管导管,为使前端管尖容易插入声门,需将双腔支气管导管先顺时针旋转90°(即向右旋转90°),使双腔支气管导管前端弯曲变为向上(指向会厌),喉镜直视下将导管前端经声门插入气管内3～5cm,此时右手可暂时固定双腔支气管导管,并让助手拔出管芯,然后再将双腔支气管导管逆时针旋转90°(回转90°),使双腔支气管导管前端小弯曲向左(指向左侧支气管),此时管尖则"顶"在气管左侧壁上,继续将双腔支气管导管推进,直至遇有阻力,说明双腔支气管导管前端(支气管端)完全进入左支气管;②右侧双腔支气管导管插入法:右侧双腔支气管导管插管操作与左侧双腔支气管导管方向相反,其他基本相同。

2. 双腔支气管导管插入非旋转法　无论左侧或是右侧双腔支气管导管,插入前均先置入金属管芯,直接将双腔支气管导管前端塑成弯曲状,按常规单腔气管导管插入法进行,喉镜直视下将双腔支气管导管前端经声门插入气管内后,拔出管芯,双腔支气管导管前端(支气管段)则恢复其原来的弯曲状,即左侧双腔支气管导管向左弯曲,右侧双腔支气管导管向右侧弯曲,然后将双腔支气管导管轻柔推进,其左侧双腔支气管导管前端可进入左侧支气管内,而右侧双腔支气管导管则进入右侧支气管内。

【提示与注意】上述两种插入方法无论采取何种,切记务必使双腔支气管导管弯曲的前端(即支气管段)进入所对应的支气管内。

341. 双腔支气管导管插入支气管后怎样听诊定位?

【术语与解答】①双腔支气管导管经声门插入气管容易,而使双腔支气管导管插入后定位却较难,是因为不能肉眼直视下将双腔支气管导管前端的各开口准确与左、右支气管各入口相吻合。现今临床上大多仍采取盲探性插入,然后依靠听诊器听诊法来确定其位置(尤其是县级市基层医院);②双腔支气管导管盲探插入安置定位法是指将双腔支气管导管先插入估计深度,再依靠听诊器听诊双肺呼吸音,以便调整并确定其位置,有时需反复听诊调整,与纤维支气管镜引导定位虽有误差,但听诊满意即可。当没有纤维支气管镜引导定位时,临床大都采用该方法。

【麻醉与实践】通常听诊定位时先将双腔支气管导管后端"Y"型的一侧支气管腔用钳夹阻断,人工通气时其阻断侧肺部呼吸音应消失,且该侧胸壁应无起伏,而通气一侧肺呼吸音及胸壁起伏则正常,反之也同样。听诊是确定双腔支气管导管插入是否到位的一种基本方法。

1. 左侧双腔支气管导管插入后听诊确定方法　①左侧双腔支气管导管插入后先将气管腔气囊充气(白色大气囊),听诊双肺呼吸音与插管前比较有无异常,插入到位后一般双侧肺呼吸音与插管前相同;②再将支气管端小气囊(蓝色小气囊)充气,听诊双肺与插管前有无变化,若闻及右侧肺呼吸音明显低于左肺,一般有两种可能,其一:插入过浅,双腔支气管导管的支气管端的小气囊未能进入左肺支气管,而阻塞在右侧肺支气管入口;其二:插入过深,双腔支气管导管的右支气管端的侧壁开口抵达气管隆突处或进入左支气管入口。当出现上述两种情况可将双腔支气管导管大、小气囊均先放气,估计插入过浅者可将双腔支气管导管继续推进2～3cm后重新将大小气囊充气,再继续听诊,若右侧肺呼吸音明显改善,提示先前插入过浅。若估计插入太深者可将大小气囊放气后再使双腔支气管导管推进测试,一般推进受阻,因双腔支气管导管的左支气管前端已抵达左支气管末端,此时应将双腔支气管导管回拔后退约1.5～2cm,再将大小气囊充气后听诊右侧呼吸音是否恢复正常,若右侧呼吸音明显好转,说明先前插管过深;③听诊时应交替夹闭左或右双腔支气管导管后端的"Y"型连接管,以核实单侧肺通气情况,听诊每侧肺呼吸音是否与插管前听诊相符合,以便决定是否给予调整。

2. 右侧双腔支气管导管插入后听诊确定方法 其确定方法基本与左侧双腔支气管导管插入相同,但由于右侧支气管显著短于左侧支气管,故更需关注右肺上叶支气管口通气状况:

(1)如选择带有两小气囊的右侧双腔支气管导管插管:①插入右侧支气管后先将两个蓝色小气囊充气,再阻断左侧支气管端通气,主要听诊右肺上叶呼吸音有无异常,如右肺上叶无呼吸音,提示双腔支气管导管要么插深,要么插浅。如插深则是后端(近侧端)小气囊阻塞右肺上叶支气管入口(图31-5);插浅则是前端(远侧端)小气囊阻塞右肺上叶支气管入口(图31-6),而且左侧支气管入口也被后端的小气囊部分阻塞(图31-6)。当调整后听诊右肺上叶呼吸音良好,说明该双腔支气管导管前端的两小气囊分别处于右肺上叶入口的上、下两边,其双腔支气管导管的右支气管端侧壁的开口基本对准右肺上叶支气管入口(图31-7);②再将该双腔支气管导管的大气囊充气,听诊左肺与插管前呼吸音相比较,且交替夹闭双腔管左或右侧后端的"Y"型通气连接管,再次确认双侧呼吸音。

(2)若选择"腰果"状单气囊右侧双腔支气管导管插管:①由于该双腔支气管导管的支气管端"腰果"状单气囊凹陷处设有管壁侧口,是用来对准右肺上叶支气管入口,当该双腔支气管导管插入过深,处于气管端的大气囊与处于右支气管端的"腰果"小气囊同时充气后听诊,一般除右肺上叶呼吸音显著降低或无呼吸音外(图31-8),通常整个左肺呼吸音与右肺中、下叶呼吸音大致同插管前,此时可将双腔支气管导管后退1~2cm,然后再听诊右肺上叶呼吸音,如有明显改善,说明插入(安置)到位(图31-9),也提示先前插管过深。另外,虽该双腔支气管导管安置到位后其左侧开口距左支气管入口约2cm,但左侧肺通气良好(图31-9);②"腰果"状单气囊双腔支气管导管插入较浅者较少,即使插入较浅,一般右肺三叶均有通气,只是右肺上叶封闭不良后其整个右侧全肺封闭欠佳,术中钳夹左侧后端"Y"型通气连接管,致使进入右肺的氧可部分反流进入左侧肺,且不能使左侧肺充分萎陷而影响手术操作,故可将双腔支气管导管推进1~2cm再次给予听诊确定。

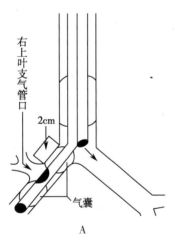
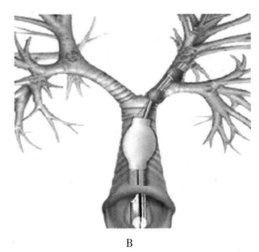

图31-7 带有双小气囊右侧双腔支气管导管插入到位,其双小气囊恰好处在右肺上叶支气管入口两边,而双腔支气管导管的左侧开口则可对准左支气管入口

A. 插入到位反向观示意图　B. 插入到位正向观效果图

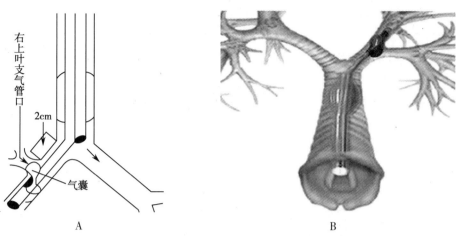

图 31-8　具有"腰果"状单气囊右侧双腔支气管导管插入过深,其"腰果"单气囊可阻塞右肺上叶支气管入口

A. 插入过深反向观示意图　B. 插入过深正向观效果图

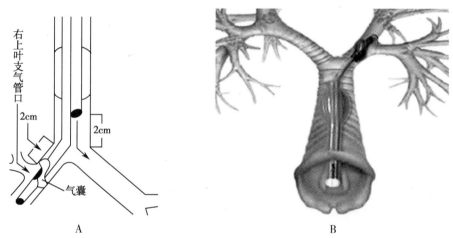

图 31-9　具有"腰果"状单气囊右侧双腔支气管导管插入到位,只是该双腔支气管导管左侧开口距左支气管入口约 2cm

A. 插入到位反向观示意图　B. 插入到位正向观效果图

【提示与注意】右侧双腔支气管导管插入定位相关问题:①由于右肺三叶,且右侧支气管明显较短(约 2cm),加之右肺上叶支气管入口变异大,因此临床上听诊确定右侧双腔支气管导管到位率明显低于左侧双腔支气管导管,故需仔细听诊。此外,在临床实践中发现,靠听诊确定右侧双腔支气管导管安置位置正确的患者仍有约 50% 被纤维支气管镜检查发现并非到位,说明依靠听诊法确定右侧双腔支气管导管插入安置到位率很低;②通过临床实践得知,选择带有"腰果"状单气囊的右侧双腔支气管导管插管安置到位率显著高于选择右侧双腔支气管导管的支气管端带有两气囊者。因此目前临床上应将带有"腰果"状单气囊的右侧双腔支气管导管作为肺隔离技术或实施单肺通气的首选。

342. 如何实施双腔支气管导管插入计算定位方法?

【术语与解答】所谓双腔支气管导管插入计算定位方法主要是根据上、下呼吸道的测量长度而确定的,尤其选择右侧双腔支气管导管插入行双肺隔离技术,其临床操作则是结合两种不同右侧双腔支气管导管的结构特点而分别计算插入。

【麻醉与实践】　笔者临床实施双腔支气管导管插入计算定位操作方法如下：

1. 左侧双腔支气管导管插管以左侧支气管末端至上切牙间距计算法定位

（1）成年男性双腔支气管导管插入计算法：①国人（北方）成年男性声门至上切牙（门齿）弧线距离平均约为 15.6cm（可参阅第五十六章第二节 742. 成人上中切牙至声门弧线间距是怎样测量出的？），而男性气管长度按 12cm 计算，上切牙至气管隆突间距应为 15.6cm + 12cm = 27.6cm（约 27cm），即插管前先在左侧双腔导管侧壁开口处（相当气管隆突处）至后端测出 27cm，测量后约在该双腔导管的 31cm 处（图 31-10），使双腔导管插入后将 31cm 定点处与上切牙对齐，一般可插入到位，即双腔支气管导管前端开口约在左侧上、下两叶肺支气管入口处；②因为成人左侧支气管长度约 4.8cm，因此，成年男性左侧双腔支气管导管插入总长度约为 15.6cm（门齿至声门间距） + 12cm（气管长度） + 4.8cm（支气管长度） = 32.4cm（门齿至左侧支气管末端距离），但以 32.4cm 计算值插入可能其管尖直接顶在左侧支气管末端的上、下肺叶开口处，故需采用折中长度 31cm 为妥（理论值），即男性插入左侧双腔支气管导管总长度应为 31cm。

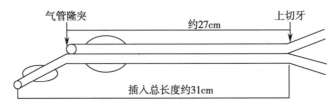

图 31-10A　示意图

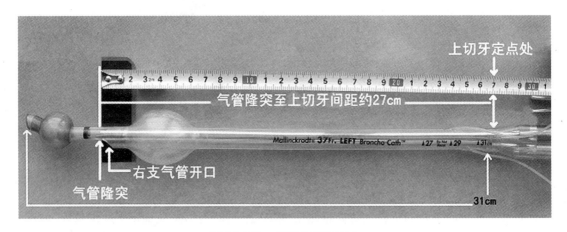

图 31-10B　实际计算效果图

成年男性选择左侧双腔导管，以该导管气管隆突为插入计算定点至上切牙间距约 27cm，但插入总长度约在双腔导管的 31cm 处

（2）成年女性双腔支气管导管插入计算法：①国人（北方）成年女性声门至上切牙弧线距离平均约为 14.17cm，而气管长度按 11cm 计算，上切牙至气管隆突间距应为 14.17cm + 11cm = 25.17cm（约 25cm），插管前先在左侧双腔支气管导管侧壁开口处（相当气管隆突处）至后端测出 25cm，测量后约在该双腔导管的 29cm 处（图 31-11），使双腔导管插入后将 29cm 定点处与上切牙对齐，一般可插入到位；②之所以成年女性选择左侧双腔支气管导管插入总长度约为

29cm,是因为成年女性左支气管较男性稍短(即成年女性左支气管短于4.8cm),所以插入总长度为14.17cm(门齿至声门间距)+11cm(气管长度)+4.8cm(左支气管长度)=29.97cm(门齿至左侧支气管末端距离),故折中后总长度约为29cm(图31-11)。

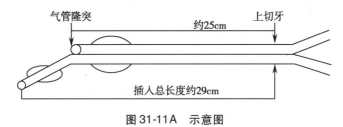

图31-11A　示意图

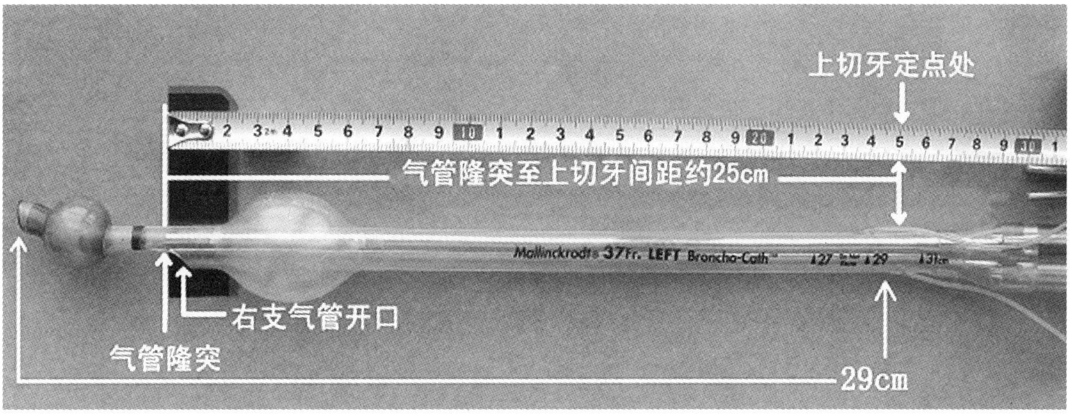

图31-11B　实际计算效果图

成年女性选择左侧双腔导管,以该导管气管隆突为插入计算定点至上切牙间距约25cm,但插入总长度约在双腔导管的29cm处

　　总之,临床插入左侧双腔支气管导管时男性先插入总长度31cm(因所有双腔管均标有刻度),女性可先插入总长度29cm,然后再根据双肺听诊鉴别,决定是否推进或退出1cm作为调整(注:国人南方成年男女平均身高较北方稍矮,以双腔支气管导管后退1～1.5cm或1.5～2cm为宜)。

　　2. 右侧双腔支气管导管插入以右侧支气管上叶开口至上切牙间距计算定位法　因右肺3叶,且右支气管长度约为2cm,而右侧双腔支气管导管前端(支气管端)自上而下设有3个开口,其中最前端的开口是与右肺中、下叶入口相吻合,其中间侧壁的开口则用来与右肺上叶支气管入口相对接,而双腔支气管导管左侧支气管端斜面开口(即大气囊与小气囊之间的斜面开口)则需要用来对准左支气管入口处。由此可见,若想使右侧双腔支气管导管不同位置的3个开口分别与左、右支气管的3个入口对应安置到位,不借助纤维支气管镜直视下平衡调整则很难,尤其对准右肺上叶支气管入口更难(因该入口常变异)。

　　(1)选择右侧双腔支气管导管前端带有双小气囊者(图31-2)建立双肺隔离技术:①要想不借助纤维支气管镜直视下将双腔支气管导管前端侧壁开口上、下2个小气囊分别安置在右肺上叶入口的上、下两端则非常困难。因此,右肺上叶支气管入口至上切牙间距计算安置定位法则显得至关重要;②国人(北方)成年男性使用带有双小气囊的右侧双腔支气管导管插入总长度应以29cm计算为妥,即上切牙至声门间距的15.6cm与声门至气管隆突间距的12cm以及右侧支气管长度的2cm相加,三者之和为29.6cm。因此插入该双腔支气管导管前先用平尺测量好其前端侧壁开口上缘至该双腔支气管导管后端间距也为29cm(图31-12),而在该双腔导管作好标记约是33cm处(图31-12),即插入该双腔支气管导管总长度应是33cm,当该标记点(33cm处)与上切牙平齐,则可使该双腔支气管导管前端侧壁的开口与右肺上叶入口相吻合,而该双腔支气管导管前端的2个蓝色小气囊基本分别处在右肺上叶入口的两边,2个蓝色小气囊充气后,其后端的小气囊可封闭右主支气管,而最前端的小气囊则封闭右肺中、下叶入口的支气管,以使进入右肺中、下叶的氧流量不能反流至右肺上叶或左侧肺中。然后再给予双腔支气管导管大气囊充气,以便封闭气管,如此方能建立双肺隔离技术;③而国人(北方)成年女性右侧双腔支气管导管插入安置则以27cm计算为妥,上切牙至声门间距14.17cm,声门至气管隆突间距11cm,而右支气管长度约2cm,三者相加为27.17cm,故应从双腔管右支气管端侧壁的开口上缘计算,测量至双腔导管后端27cm为定点(图31-13),即插入该双腔管总长度应为31cm(图31-13),该双腔导管31cm处与上切牙平齐即可。

总之,若选择带有双小气囊的双腔支气管导管插入右支气管内,其插入总长度在国人(北方)成年男性约为33cm,由于该双腔导管存在设计问题,未能在其管壁上标记出33cm(图31-12),故该双腔导管插入安置后,其刻度上的31cm处已进入口内,而与上切牙平齐的则是空白处,只要在该31cm处后延2cm即可。而国人(北方)成年女性如采用带有双小气囊的双腔支气管导管插入右支气管内,其插入总长度约为31cm,即该双腔管刻度上的31cm处应与上切牙平齐(图31-13)。

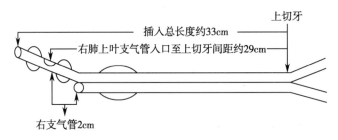

图 31-12A 示意图

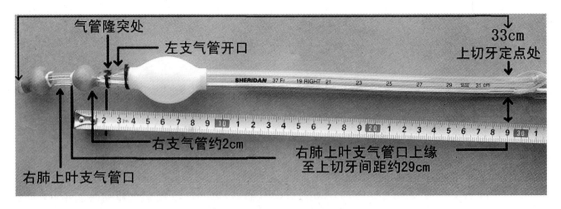

图 31-12B 实际计算效果图

成年男性选择右侧双腔支气管导管前端带有双小气囊者,应以右肺上叶支气管开口上缘至上切牙间距29cm为定点,但该双腔支气管导管插入总长度约33cm为宜

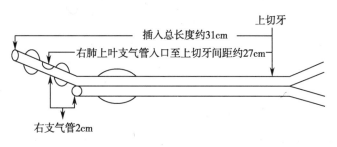

图 31-13A　示意图

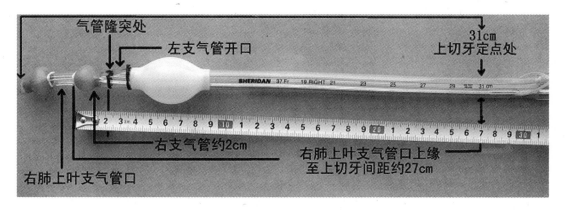

图 31-13B　实际计算效果图

成年女性选择右侧双腔支气管导管前端带有双气囊者,应以右肺上叶支气管开口上缘至上切牙间距27cm 为定点,但该双腔支气管导管插入总长度约 31cm 为宜

（2）选择右侧双腔支气管导管前端带有"腰果"状单气囊者(图 31-3)建立双肺隔离技术:①虽该双腔导管插入计算方法基本同双小气囊双腔导管,但因两种右侧双腔导管结构不同,两者分别插入后其总长度也不同。其一,该"腰果"状单气囊双腔导管用于国人(北方)成年男性,插入总长度应为 31cm(图 31-14),而国人(北方)成年女性插入总长度应为 29cm,男、女性插入总长度均比双小气囊双腔导管短 2cm,这是因为两者支气管端侧壁开口上缘至管尖距离不等,双小气囊双腔导管长于"腰果"气囊双腔导管 1.8cm(图 31-4)。其二,虽男、女性插入"腰果"状气囊双腔导管总长度(31cm 和 29cm)比插入双小气囊双腔导管总长度(33cm 和 31cm)均短 2cm,但"腰果"状气囊双腔导管插入后其支气管端侧壁开口上缘至该导管后端的总长度(31cm 和 29cm)仍与右支气管入口上缘至上切牙的间距相等,即男性 29cm,女性 27cm(图 31-12、图 31-13 与图 31-14、图 31-15);②一般而言,只要记住国人(北方)成人上切牙至右支气管的距离(男约 29cm,女约 27cm),无论选择何种类型右侧双腔支气管导管,插管前测量双腔导管侧壁右支气管端开口上缘至后端 29cm(男性)或 27cm(女性),且插入后则以该定点与上切牙对齐即可。

【提示与注意】①采用计算法插入双腔管定位只是理论值,插入后仍需要修正(如听诊或纤维支气管镜察看),因存在身高与个体差异。此外,由于双腔支气管导管的硬度(弹性)均较单腔普通气管导管大,故双腔导管插入后并非沿着普通单腔气管导管在口咽腔径路的轨迹定位,而是在口咽腔的自然弧度小(普通单腔气管导管在口咽腔中的自然弧度大),从而缩短了在口咽腔中的距离,使得上述理论值与实际插入总长度出现一定偏差。因此,将上述男女插入左侧支气管双腔导管总长度 31cm 与 29cm,以及插入右支气管双小气囊双腔导管总长度 33cm

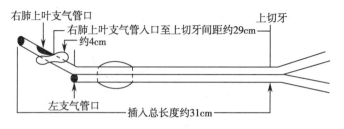

图 31-14A 示意图

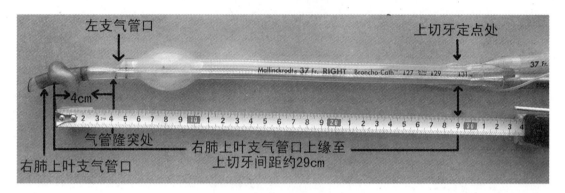

图 31-14B 实际计算效果图

成年男性选择右侧双腔支气管导管前端具有"腰果"气囊者,应以右肺上叶支气管开口上缘至上切牙间距 29cm 为定点,但双腔支气管导管插入总长度约为 31cm 为妥

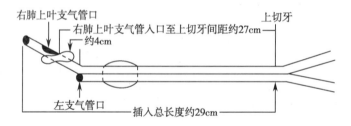

图 31-15A 示意图

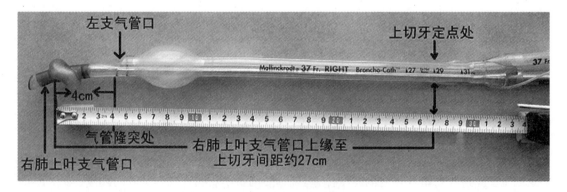

图 31-15B 实际计算效果图

成年女性选择右侧双腔支气管导管前端具有"腰果"气囊者,应以右肺上叶支气管开口上缘至上切牙间距 27cm 为定点,但双腔支气管导管插入总长度约 29cm 为妥

与31cm,乃至插入右支气管"腰果"气囊双腔导管插入总长度31cm与29cm均应给予修正,即按计算法插入双腔支气管导管后先通过听诊校对,若听诊呼吸音与插管前相同,可不必调试,如稍有差别或一侧肺呼吸音明显降低,则先以0.5～1.5cm的间距后退,身高矮小者可回拔2cm,然后重新听诊核实。如身材高大患者,则可继续推进0.5～1cm为调整间距;②虽计算法插入双腔管定位改变了凭感觉或经验插入法,但由于双腔导管存在两个弯曲段,以及不同年龄气管与支气管的长度、内径也存在差异,即使同年龄、同身高,其气管、支气管长度也不一定相同,因此,按计算法插入双腔导管后一般以上、下移动0.5cm～2cm做为调整范围为宜;③当双腔导管插入期间遇有显著阻力,可能双腔导管插入过深,使其近侧端开口(即双腔导管隆突处开口)进入支气管,可缓慢边回拔、边听诊,以便确定导管位置,然后交替夹闭左或右"Y"型连接管,核实单侧肺通气情况,听诊各肺叶呼吸音是否与插管前一致,以便决定是否给予继续调整,必要时或有条件采用纤维支气管镜直视下定位修正更佳。

343. 纤维支气管镜引导双腔支气管导管插入定位有何特点?

【术语与解答】临床上通常情况下双腔支气管导管插入后大多依靠听诊法来定位,尤其右侧双腔支气管导管听诊定位存在着相当局限性,即使听诊确定位置良好,但患者转体改侧卧体位后则出现位置变动。若采用纤维支气管镜(纤支镜)对双腔支气管导管各管口定位检测,则可纠正许多明显的错位,这是因为借助听诊器是依靠听觉间接定位,而纤维支气管镜是靠视觉直接观察定位,故目前临床上将纤支镜用于双腔支气管导管安置定位最为理想。

【麻醉与实践】一般临床上双腔支气管导管插入后各管口错位的因素主要有以下两方面:

1. 右支气管解剖结构改变　①人体右侧支气管长度变异者不少,故右肺上叶支气管开口变异也多,而双腔支气管导管各管口则是固定不变的。此外,若经纤维支气管镜发现右肺上叶支气管开口与气管隆突平齐,应放弃选择右侧双腔管插管,以改换支气管阻塞器导管或采取左双腔支气管导管为妥,因相对而言有可能好一些;②若存在右肺占位性病变(如肿瘤较大),可使纵隔向左侧偏移,右支气管与气管夹角显著降低,插左侧双腔管有时容易滑入右侧支气管内;③气管、支气管过粗或过细,往往使原已选择较为适宜的双腔管插入后相对过细或过粗,致使双腔管各管口与气管、支气管各口不易吻合理想。

2. 双腔导管安置后发生移动　①平卧位双腔管安置即使到位,一旦翻身(侧卧位)容易出现错位;②如右侧肺中、下叶病变,若替代左侧双腔管而插入右侧肺双腔管,即使在纤维支气管镜下定位,手术操作与牵拉肺脏也易使右肺上叶支气管口发生移动。

综上所述,在安置双腔管中单靠听诊很难到位,更不能个体化。而借助纤维支气管镜则能直视下将双腔导管平衡调整为理想位置。有学者在应用纤维支气管镜检测听诊法定位中发现平卧体位错位率占85.3%,侧卧体位错位率占48.5%。说明双腔管安置后尽管听诊到位,但错位率仍相当高,这是因为气流的传导可误导听诊。此外,即使平卧位双腔管安置到位,当由平卧体位改侧卧体位时,往往翻身期间致使气管拉长,可使原先安置到位的双腔管重新错位。因此,侧卧体位更需要纤维支气管镜给予重新定位。

【提示与注意】正是上述两大方面问题所致,要想使双腔导管安置后各管口与支气管各管口吻合理想化就得借助纤维支气管镜定位。

(王世泉)

第三节　常见胸科手术麻醉处理

由于开胸手术较为复杂,临床麻醉需建立双肺隔离技术,尤其术前患者肺功能欠佳或明显减退患者,更使得麻醉与手术风险相对增大。此外,基于开胸手术后疼痛剧烈,故患者术后镇痛也显得至关重要。

344. 开胸手术如何进行麻醉前评估与术前准备及术中管理?

【术语与解答】由于开胸手术患者的病理生理变化与麻醉风险以及并发症发生率相对较高,尤其合并慢性肺部疾病与心血管疾患患者,常伴有不同程度的肺功能与心功能减退,加之麻醉药对呼吸、循环功能的抑制,围术期将加重对机体生理功能的干扰。这就需要:①术前应充分了解患者全身状况与相关检查数据,做好术前准备;②术中密切监测呼吸、循环功能的病理生理变化,维持呼吸道通畅;③若有异常及时予以调整,避免发生低氧血症和高二氧化碳血症。

1. 访视与评估　麻醉前应首先了解患者的全身状况与病情,评价患者对手术与麻醉的承受能力,以便制定较为完善的麻醉方案。通过对患者各生理系统病史采集,了解年龄大小与呼吸、循环功能以及其他脏器功能的状况,并结合各项相关检查数据(如影像学、心电图、实验室检查以及肺功能测定等),评估术中机体氧合情况与术后是否需呼吸支持及支持时间,以便为制定麻醉方案提供较为可靠的依据。

2. 计划与准备　如患者全身状况较差者应提前予以调整、治疗与处理:①纠正严重贫血或电解质紊乱;②进食困难者应行静脉营养疗法(如食管肿瘤患者),以改善全身营养状况;③长期吸烟患者其碳氧血红蛋白较高,携氧能力降低,以及呼吸道黏膜纤维绒毛受损而排痰能力下降,加之呼吸道分泌物增多,术后肺部并发症较非吸烟者倍增,故术前最好戒烟数天,甚至1~2周;④合并高血压、冠心病、糖尿病者,应对病情、病因进行综合治疗或纠正,以提高对麻醉与手术的耐受能力;⑤术前药应根据患者实际情况决定。

【麻醉与实践】开胸手术患者整个围麻醉期管理至关重要:

1. 麻醉诱导与维持　开胸手术创伤大且呼吸、循环功能干扰显著,故大都实施气管插管全身麻醉且辅助肌肉松弛剂进行控制呼吸。①全麻诱导:根据年龄、心功能特点以及全身状况选择麻醉药种类(如丙泊酚、依托咪酯、咪达唑仑、舒芬太尼或芬太尼及相关肌肉松弛剂等)与复合用药剂量,以便达到全麻诱导平稳;②建立人工呼吸道:全麻诱导完善后,根据体重及呼吸道情况插入适宜型号的双腔支气管导管,实施双肺隔离技术;③全麻维持:可选择全凭静脉麻醉维持,也可采取静吸复合麻醉维持,以达到适宜的麻醉维持深度,有利于抑制术中各种不良反射及异常症状;④联合麻醉方法:必要时可采用全麻联合硬脊膜外隙脊神经干阻滞,该麻醉方法可提供术后良好的镇痛,以改善呼吸功能,减少术后肺部并发症。

2. 肺隔离技术(单肺通气)　胸科疾病无论来自肺脏、还是食管或是纵隔,一旦胸腔开放,手术医师则要求肺脏充分萎陷,以利于扩大操作视野,创造手术条件。这就需要单肺通气来维持全身氧合的需求,而在单肺通气期间诸多因素均能引起机体氧合不良而导致缺氧或低氧血症,故麻醉医师除实施麻醉外,还必须作好呼吸管理。单肺通气期间呼吸管理要求:①双腔支气管导管务必安置到位,尤其健侧肺(各肺叶)必须保障通畅;②手术全程一般使用纯氧通气为宜,单肺通气期间避免设定大潮气量,以防止健侧肺损伤,通常潮气量以10ml/kg为妥,也可降低潮气量,而增加呼吸频率来维持分钟通气量,以保持 $PaCO_2$ 在 40～45mmHg 水平即可。此外,尽量缩短非生理性单肺通气时间,在手术操作许可情况下,可定时短时间恢复双肺通气,除提高机体 PaO_2 外,还有一定的肺保护作用;③完善呼吸功能监测,单肺通气期间需连续监测 SpO_2、$P_{ET}CO_2$、潮气量以及下呼吸道压力;④如健侧肺存在分泌物或由患侧肺流入的血液,应及时吸引清除;⑤应定时膨胀患侧肺,防止长时间肺萎陷导致的术后肺不张。

3. 麻醉术中监测　①呼吸功能监测:单肺通气期间患者常因通气不足与氧合不佳而发生低氧血症和高碳酸血症,故围术期基本呼吸功能监测尤为重要,如 SpO_2 和 $P_{ET}CO_2$ 监测,前者可提示血液在一定的氧分压下,氧合血红蛋白(HbO_2)占全部血红蛋白(Hb)的百分比值,了解机体的氧合功能,为早期发现低氧血症提供有价值的信息;后者可监测整个呼吸道与呼吸回路的通畅情况,此外,还可通过 $P_{ET}CO_2$ 数据了解通气不足或过度,并能及时发现呼吸回路的机械故障,如接头脱落、回路漏气、导管扭曲、呼吸道阻塞,以及麻醉机活瓣失灵等。必要时还需行动脉血气分析;②循环功能监测:心电图与无创血压是术中基本监测,可随时提示麻醉对循环功能的影响,以及手术操作刺激或探查纵隔、肺门出现的反射性心律失常及血压下降,必要时建立中心静脉压和直接动脉压监测;③其他监测:如病情严重患者还可采取肺动脉漂浮导管测定肺动脉压、中心静脉压与心排血量等。

4. 围麻醉期其他管理　围麻醉期管理贯穿术前、术中与术后。

(1)术前:①全麻诱导后尽量使插入的双腔支气管导管安置到位,以保障双肺隔离完善;②双腔管插入完成且固定完毕,患者由仰卧位改为侧卧位后,应再次核实双腔导管有无移位或呼吸道压力是否变化,必要时采用纤维支气管镜检查双腔支气管导管各管口的吻合位置,以便予以纠正。此外,观察全麻诱导后血流动力学是否存在剧烈改变,如呼吸与循环功能均无异常再实施手术。

(2)术中:①在不影响手术操作情况下,使水平侧卧位患者头胸端稍抬高 10°～15°,以缓解腹腔内容物通过横膈压向健侧胸腔(靠手术台侧胸腔),从而可相对增加健肺通气量,以提高机体 PaO_2;②若术中 SpO_2 下降的同时如使用了氧化亚氮(N_2O),应停止使用 N_2O;③为满足机体最低有效灌注血容量,避免肺充血或肺溶液过度而致肺损伤,可适当给予液体控制;④胸腔开放时间越长,体温下降越显著,尤其小儿与老年患者,故术中给予保温措施;⑤关胸前应逐步、缓慢、充分膨胀患侧肺,但最大呼吸道内压不应大于 $30cmH_2O$。此外,在缝合胸壁期间实施肺膨胀时,麻醉医师应观察术野切口处,以避免缝合针刺破肺组织,关胸完毕一般需再次膨胀患肺,直至水封瓶逐渐呈负压为宜;⑥手术完毕,若将双腔支气管导管退至总气管内,可经双腔管连续喷入气管内 1% 丁卡因,有利于麻醉气管黏膜,以减轻患者清醒后对双腔导管的不适感,也可降低拔出双腔导管时的刺激性。

(3)术后:①手术结束患者处于麻醉恢复期,待其神志清醒、血流动力学基本正常且稳定、潮气量恢复满意、$SpO_2 > 94\%$ 以上,则可考虑拔出双腔导管,拔管后继续实施面罩给氧吸入,并持续观察呼吸、循环有无异常变化,有条件者可护送麻醉术后监护室,特殊情况患者可带管转送 ICU;②开胸手术恢复期间创口疼痛往往剧烈,不仅增加患者痛苦,同时影响呼吸功能,也对心血管功能产生影响,故术后镇痛是围麻醉期重要内容之一,包括:自控静脉镇痛(镇痛泵)、胸段硬脊膜外隙注入适量局麻药或复用药或硬脊膜外隙自控镇痛、肋间神经阻滞,以及非甾体药物应用,乃至多模式镇痛等。

【提示与注意】如开胸患者合并慢性阻塞性肺部疾患或伴有哮喘症,以及限制性肺疾病等,更应严加注意,因围麻醉期极易发生低氧血症与高碳酸血症。此外,需要提示的是:①开胸后切除肺病变组织时不可避免地要切除一部分正常的肺组织,故能过多的减少一部分有效通气面积;②手术创伤也易使保留的肺组织出现渗血、水肿、小肺段不张等,从而影响肺通气/血流比值;③术后可因创伤疼痛影响患者深呼吸和排痰无力而导致肺不张或下呼吸道分泌物增多。上述种种因素均是导致并发症发生的原因。因此,务必重视麻醉前评估,充分做好术前准备,以及加强围麻醉期全程监测与呼吸管理,防止和避免并发症与不测。

345. 食管肿瘤手术患者麻醉要点是什么?

【术语与解答】食管肿瘤患者老年人居多,由于吞咽困难与疾病消耗,机体营养欠佳、体质往往较差,加之贫血、水电解质紊乱、低蛋白血症、心肺功能储备差,以及胸段食管开胸手术对呼吸功能的干扰,患者对麻醉与手术的耐受力明显下降,故临床麻醉应全方位考虑。择期手术患者可先调整全身状况,纠正严重贫血与低蛋白血症,以及酸碱失衡等,然后再决定麻醉与手术时间。

【麻醉与实践】食管肿瘤根治术的麻醉诱导与维持同其他胸腔手术,通常采用全身麻醉或实施硬脊膜外隙脊神经干阻滞与全麻联合。此外,为方便手术操作也常选择双腔支气管导管插管,由于左侧存在主动脉弓干扰,临床上常采用右侧开胸,并且置入左侧双腔支气管导管行单肺通气。除外麻醉管理还应关注以下三方面:①由于年龄较大与全身情况差,麻醉并发症容易发生在全麻诱导期间或术毕恢复期拔出双腔导管后,这两者时间段应重点观察,以防突发事件;②若选择双腔支气管导管插管,应作好单肺通气的呼吸管理;③关注手术操作所致的心血管应激反应,如术中牵拉纵隔或压迫周边重要脏器所引起的血流动力学剧烈变化及相关反射,以便及时处理。

【提示与注意】①术中分离食管时可因心脏受压或迷走神经兴奋致使血压下降、心动过缓、心律失常,甚至心脏停搏,应高度注意,出现此情况应暂停手术操作并给予对症处理;②分离周围黏膜时可能引起对侧胸膜破损,不及时察觉可致对侧张力性气胸,术中可出现持续SpO_2下降,必要时提醒手术医师应当排出气体后再予以修补;③手术切口范围大者应注意失血量,必要时及时输血、补液;④食管手术患者术后拔管也有反流误吸可能,故应严格掌握拔管指征,以患者神志完全清醒,吞咽与咳嗽反射功能恢复正常为佳,且备好吸引管等;⑤给予充分的术后镇痛。若做到以上各方面,则可减少相关并发症的发生率。

346. 纵隔肿瘤切除术患者如何实施麻醉?

【术语与解答】①纵隔位于两侧胸膜腔之间,纵隔前邻胸骨,后靠胸椎,上与颈部相连,下与膈肌融合,而左右两侧则是纵隔胸腔侧的胸膜,故纵隔并非是一个器官,实际是两胸腔间的一个解剖区域;②纵隔内包含心脏、重要大血管、气管、食管、胸腺等;③纵隔肿瘤是一组起源于纵隔的占位性病变,包括胸腺瘤、胸内甲状腺肿、支气管囊肿、皮样囊肿、畸胎瘤、淋巴肉瘤、恶性淋巴瘤、心包囊肿、脂肪瘤、神经原性肿瘤等,较大肿瘤可刺激胸膜而出现胸痛、胸闷、咳嗽,也可因压迫周围器官而引起其他症状,如肿瘤压迫气管、支气管,患者可伴有不同程度的咳嗽与呼吸费力,当变动体位时偶有呼吸困难加重等,若患者伴有肌无力常为胸腺瘤或胸腺增生所致;④纵隔肿瘤或其他占位性病变主要治疗方法为手术切除。

【麻醉与实践】临床上纵隔肿瘤切除术的麻醉一般来讲与其他胸腔手术大致相同,但更为重要的应重视肿瘤的大小、性质,而且需明确肿瘤位置,以及是否压迫气管、支气管等,故麻醉前评估务必关注肿瘤与呼吸功能及循环系统的关系,以便合理选择麻醉方法与麻醉用药:

①术前访视患者与麻醉评估重点应放在呼吸功能与循环系统方面,如术前患者已存在被动体位(如平卧位出现呼吸费力),说明呼吸功能受到影响,肿瘤可能压迫下呼吸道,其安全方法仍以选择呼吸道充分表面麻醉(包括经环甲膜穿刺局麻药注射),保持自主呼吸,采取安定镇痛(如应用右旋美托咪啶或适量氟哌利多与芬太尼合剂)条件下清醒气管插管为妥,且气管插管深度应越过受压与狭窄段方安全;②如肿瘤与肌无力相关,使用肌肉松弛药应慎重;③当肿瘤侵蚀支气管,以安置双腔支气管导管为宜,单肺通气可解决支气管离断后无法控制有效通气问题;④若纵隔肿瘤较小,性质无特殊,且并非影响呼吸功能者,可常规全麻诱导,至于全麻维持用药一般无特殊要求;⑤肿瘤压迫心脏或大血管时,往往心排血量减少,术中维持循环系统稳定是麻醉的重要内容;⑥对纵隔肿瘤较大、边界不清、粘连严重、分离困难且可能存在大出血者,应提前建立2~3条静脉通路,以便输液、输血顺利;⑦胸腺瘤合并重症肌无力患者的麻醉常较复杂,因可使临床常规麻醉用药发生改变,若累及呼吸肌则可导致呼吸困难、咳嗽无力和吞咽困难,可直接影响术毕拔管后呼吸幅度与呼吸道通畅问题,故尽可能选择患者生理功能与运动状态处于较好水平再进行手术为妥。

【提示与注意】 由于纵隔肿瘤所处的位置及性质,对该患者实施麻醉管理应全面考虑:①若肿瘤位置与心脏、大血管关系密切,术中分离肿瘤时常因刺激或压迫大血管及心脏,可反射性引起血流动力学剧烈波动或心律失常,须严密观察,及时对症处理;②如肿瘤与肌无力相关,使用肌肉松弛药应慎重;③当肿瘤存在压迫气管,应根据影像学显示的压迫程度选择适宜直径(粗细)的气管导管,且气管插管深度尽量越过其受压或狭窄部位;④若肿瘤侵蚀支气管,估计肿瘤切除后可能影响支气管或支气管缺损,则以安置双腔支气管导管为佳,实施单肺通气以解决术中无法控制的有效通气问题。

347. 全肺切除手术患者麻醉管理要点是什么?

【术语与解答】 ①目前肺恶性肿瘤主要治疗手段为外科手术,临床上常见的开胸手术以肺叶切除居多(早期肿瘤),其次为肺段或全肺切除。开胸手术本身可干扰呼吸功能,无论肺脏切除大小,均影响患者术后的呼吸功能,只是影响程度轻重不同而已。若合并心血管疾病患者行全肺切除,可显著增加呼吸与循环的管理难度,务必加强监测;②通常肺叶切除术后对呼吸、循环功能影响较小,全肺切除术则不同,因一侧肺组织全部切除后,剩余肺换气面积只有原先的1/2,但肺血流量可能倍增,因此V/Q(通气血流比值)明显下降,从而可严重影响肺血的氧含量。此外,患者手术后患侧胸腔内空洞无物,纵隔与健侧肺可同时向患侧移位,尤其吸气时可增加移位,从而干扰心、肺功能。

【麻醉与实践】 ①全肺切除大都在全身麻醉下进行,以气管内或支气管内插管实施人工或机械控制呼吸较为安全,为便于手术操作,一般采用肺隔离技术较多;②临床上通常所用的静脉全麻药均可用于该手术麻醉诱导,如硫喷妥钠、丙泊酚与咪达唑仑等,并与麻醉性镇痛药芬太尼类,以及肌肉松弛药搭配,麻醉维持采用全凭静脉全麻或静-吸复合全麻均可;③开胸手术期间,切皮、剔除肋骨、剖开胸腔与肺门探察刺激颇为强烈,麻醉均应加深,尤其肺门探查时,更不宜麻醉过浅,以便引起血流动力学剧烈波动,甚至诱发心律失常;④全肺手术切除务必监测手段完备,包括持续性心电、脉搏血氧饱和度、呼气末二氧化碳分压以及中心静脉压与动脉压监测,必要时行血气分析;⑤术毕应在患者自主呼吸完全恢复且潮气量达到机体生理基本需要,意识清醒、肌肉松弛作用完全消失、血流动力学基本正常且稳定时方可考虑拔除气管插管。但拔管前还应充分清理呼吸道内血性分泌物,拔管后仍需观察10~15分钟,如无异常再护送麻醉恢复室(PACU)。

【提示与注意】①如左肺患病须行全肺切除,若置入左侧双腔支气管导管,应在切除全肺前将双腔支气管导管退至总气管内,防止或避免缝扎支气管断端时一起将双腔支气管导管前端缝合,造成术后拔除双腔支气管导管困难,或强行拔除可能导致缝合口断面出血,甚至其他并发症;②需全肺切除患者,全肺切除后输血、输液应适宜控制,应在中心静脉压(CVP)监测下进行更为稳妥。

348. 肺灌洗术患者麻醉处理应关注哪些问题?

【术语与解答】①肺泡蛋白沉积症与尘肺以及肺内脓液积存等疾病常致使患者肺通气与肺换气功能受到严重影响,同时肺弥散功能下降与肺顺应性降低;②患有该疾病者其主要临床表现为气短、咳嗽、咳痰等,患者常有明显的缺氧症状,而且心肺功能代偿也较差;③肺功能监测常表现为轻度限制性通气功能障碍与肺弥散障碍,动脉血气分析可呈现 PaO_2 与 SaO_2 的降低;④目前认为肺泡蛋白沉积症或尘肺等疾病的主要治疗措施为肺灌洗术。肺灌洗术是将温度(37℃)适宜的等渗无菌生理盐水经"人工呼吸道"(双腔支气管插管)交替灌洗双肺细小支气管内,冲洗出小支气管或末梢支气管乃至肺泡内的沉积蛋白质、粉尘、脓液等相关有害物质,经肺灌洗治疗后,大多患者呼吸困难与肺功能不全显著改善或恢复接近正常;⑤肺灌洗术是目前治疗肺泡蛋白沉积症与尘肺等疾病的唯一有效方法,但必须在全身麻醉下建立人工呼吸道,实施呼吸管理条件下方可进行;⑥肺灌洗术属无创伤手术,患者术前大都合并肺功能不全,术中则需要一侧肺先处于无通气状态,另一侧肺需依赖单肺通气以维持机体氧合,若双肺隔离技术不良或封闭存在缺陷,尽管纯氧通气,机体仍可出现缺氧或低氧血症,这就需要呼吸管理技术与麻醉质量的提高。

【麻醉与实践】肺泡蛋白沉积症与尘肺及脓液灌洗术患者的麻醉实施与管理如下:

1. 术前用药　该手术操作虽属无创伤,刺激也较轻微,但患者术前多伴有不同程度缺氧,乃至肺功能储备不足或肺功能不全,除个别患者高度紧张外,一般术前不需应用镇静药,可根据情况应用抗胆碱药。

2. 麻醉方法　该手术一般采用全凭静脉全麻,麻醉用药的选择一般无特殊要求,主要以丙泊酚与非去极化肌松药为主,复合小剂量芬太尼类镇痛药即可,一般丙泊酚与罗库溴铵或顺式阿曲库铵以及瑞芬太尼复合较为理想。由于该手术刺激性较低,术中不必麻醉过深,但麻醉维持力求平稳,要求肌肉松弛较完善,且术中充分供氧。

3. 实施单肺通气技术　①成人肺灌洗术必须建立双肺隔离技术,以防止灌洗期间双肺贯通,致使灌洗液流至对侧肺内。此外,有利于分别、交替实施肺灌洗术,即一侧肺进行灌洗,而另一侧肺继续通气;②通常根据患者体重、身高,尽量采用相匹配的双腔支气管导管,尤以选择左侧双腔支气管导管插管为宜,因为左侧双腔支气管导管插入安置到位率高,双侧肺容易隔离完善,必要时可借助纤维支气管镜直视下定位;③一般确定病变严重的一侧肺先进行灌洗术,如双侧肺病变相等,通常先实施左侧肺灌洗,因为右肺三叶,其总通气量较左肺高;④术中全程纯氧通气,尽量维持双肺平衡通气,并保障循环功能稳定;⑤为使灌洗液不流向对侧肺内和尽量将灌洗侧肺内每一薄弱环节灌洗彻底,应将手术台倾斜一定角度或安置患者侧卧位;⑥全麻术中必须监测脉搏血氧饱和度(SpO_2)与呼气末二氧化碳分压($P_{ET}CO_2$)以及心电图与无创血压监测,主要观察患者麻醉术中、肺功能的变化。

4. 实施不完全双肺通气技术　如患者矮小且体重较轻,无相关匹配双腔支气管导管插入,即全麻诱导完成后可采取临床通常用的普通气管导管(单腔)插管,使用带有三通性质且具有松紧口的连接管将气管导管与麻醉机螺纹管相连接,并实施双肺通气。再安置患者侧卧位,使预先确定好的一侧灌洗肺处于下方,且使头高足低位,然后将纤维支气管镜通过三通性质且具有松紧口的连接管置入需灌洗肺的支气管内,借助纤维支气管镜的吸引管注入灌洗液,并通过麻醉机机械通气(呼吸频率)将灌洗液在小支气管或末梢支气管内摆动,从而冲刷沉积的蛋白质、粉尘、脓液等相关有害物质,再利用纤维支气管镜吸出灌洗液。如此反复几次灌洗即可达到灌洗治疗目的,同法用于对侧肺灌洗术。所谓实施不完全双肺通气技术,实际上通气时灌洗侧肺因灌洗液的存在,其通气量少,而主要通过非灌洗侧肺通气氧合。此外,侧卧位或半侧卧位,处于低位肺内的灌洗液不会流向处于高位的非灌洗侧肺内。

需要特别指出的是,笔者曾使用喉罩替代气管插管,用于小儿(4~8岁)肺泡蛋白沉积症灌洗术多例,效果良好,术毕患儿清醒后且自主呼吸恢复满意拔出喉罩,患儿自主呼吸情况下其SpO_2均在97%~100%。

5. 术中管理　①若术中灌洗液渗漏严重,且经引流、吸引、双腔管气囊充气、调整双腔支气管插管位置等处理后,机体氧合仍未改善者,应终止灌洗,并同时改换双肺通气,甚至更换普通气管导管通气,或给予PEEP通气支持;②计算灌洗液量与引流量差值,且结合患者全身情况决定是否酌情给予利尿剂;③术中出现呼吸道压力明显升高、肺顺应性显著降低,而非灌洗侧肺内出现水泡音,且SpO_2伴随同步下降,$P_{ET}CO_2$出现上升,常提示双肺隔离不良,灌洗液已流入对侧肺内,应立即改换患者体位,以利于液体的排除,或彻底采用吸痰管予以吸引,然后增大潮气量促进肺膨胀,当缺氧改善后再调整双腔支气管导管位置,以便双肺隔离完善继续灌洗。

6. 术毕拔管　术毕患者神志清醒、自主呼吸恢复、SpO_2维持正常且肺顺应性达到术前水平,以及生命体征无异常,则可考虑拔除双腔支气管插管(因大多数患者均能在手术室内拔管),但还需护送至麻醉恢复室面罩吸氧观察半小时,如无异常情况可护送病房。

【提示与注意】①术前应给予抗感染治疗,加强呼吸功能锻炼,改善机体状况,以提高肺储备能力;②如术前患者PaO_2低于50mmHg,麻醉术中则具有高风险性,若吸氧后PaO_2能明显升高,一般可耐受灌洗术;③术中输液量应相对控制,以防止增加循环负荷;④单肺通气期间如PaO_2或SpO_2基本能保持正常值的低限,可继续实施单肺灌洗术;⑤禁忌证:合并活动性肺结核、严重肺大泡、重度肺功能不全、凝血机制异常、年老体弱,以及合并心、脑严重疾病等;⑥特殊患者可分次实施肺灌洗术,即先行一侧肺灌洗,一周后再行另一侧肺灌洗。

349. 肺大泡手术患者麻醉管理应关注哪几方面?

【术语与解答】①肺大泡是指肺局部组织病变后致使相关肺泡逐渐膨胀,已膨胀的肺泡组织变薄并失去弹性,加之薄弱肺泡内的气体不易排出,而相邻的多个膨胀肺泡之间的间隔又可被逐渐增大的气压所冲破,致使膨胀后的中、小肺泡则容易破裂融合,从而形成肺大泡或巨型肺大泡;②肺大泡是病变肺组织其有形结构受到破坏,该病变肺组织内充满气体,由肺泡形成无功能的"囊气泡"("囊气泡"可呈单发或多发性存在),从而导致相邻的正常肺组织受压、萎陷而功能丧失;③肺大泡形成后肉眼可见局部肺组织是充满气体的单个或多个无弹性的肺大泡,这些肺大泡实际是一种局限性肺气肿,是由局部肺泡内压力增高而膨胀,致使肺泡壁破裂并相互融合而形成巨大的含气囊腔,故临床上称之为肺大泡;④通常严重肺大泡患者常因肺功能储备不足,甚至呼吸费力而丧失劳动力;⑤当相邻的几个肺大泡高度膨胀,其间隔最薄弱处破损而相互融合形成更大的含气肺泡后,一旦处于肺组织表层的肺大泡破裂,其泡内气体则可进入胸腔,继之发生张力性气胸,直接影响呼吸与循环功能。

1. 病因 ①肺大泡一般继发于细小支气管炎性病变,如肺炎、肺气肿或肺结核,临床上常与肺气肿并存,一般是由末梢小支气管的活瓣性阻塞所引起或肺组织结构不良而造成;②通常继发于肺结核者多为单发,一般不与肺气肿并存。而继发于肺气肿者,常为多发性,除有肺大泡之外,常伴有许多肺小泡;③肺大泡患者常伴有慢性阻塞性肺部疾患。

2. 病理生理 ①肺组织局限性气体膨胀导致受累或受损的肺组织有形结构异常改变,当病变肺组织内充满气体而膨胀后,还可进一步致使周边薄弱的肺泡壁破裂,群体无功能的大、中、小肺泡相互挤压、融合,从而形成更大的废用性囊气泡,同时也导致相邻正常的肺组织受压、萎陷、破坏及功能丧失;②通常吸入的空气进入肺大泡后不易排出,当肺大泡内气体压力逐渐增高而膨胀破裂形成多个或巨大的肺大泡后,一旦剧烈呛咳或提托重物以及体育运动时,可因肺大泡内压力突然增加而破裂,气体自肺内进入胸腔则形成自发性气胸,此时可出现胸痛、呼吸困难,以及心慌、脉率增快等。气胸使胸腔负压消失,胸腔气体逐渐增多而压缩肺组织,造成肺脏逐步向肺门部萎陷,其萎陷的程度取决于进入胸腔内气体的多少,如进入胸腔的气体量越大,其肺组织则急速压缩,患者症状也越严重,甚至出现发绀。

3. 临床表现 ①较小的肺大泡其本身不会引起相关症状,尤其单纯性肺大泡患者常无症状,当肺大泡明显增大或在其他部位又出现新的肺大泡时,则形成区域性肺大泡,此时可引起肺功能发生障碍,并逐渐出现临床症状;②巨大肺大泡患者可自感胸闷、气短,可出现类似心绞痛性胸痛,严重患者常因肺功能储备不足而出现临床症状;③若肺大泡突然破裂,则可产生自发性气胸,从而引起较严重的呼吸困难。

4. 临床治疗 ①肺大泡患者如出现临床症状,而且影响生活质量者可考虑手术治疗;②手术切除肺大泡可使周受压肺组织复张,呼吸面积增加、肺内分流消失、动脉血氧分压提高、呼吸道阻力与功能残气量降低、肺泡死腔量减少、通气量增加。术后患者胸闷、气短等呼吸困难症状则可明显改善,还可避免潜在的张力性气胸危险。

【麻醉与实践】患有肺大泡患者,大多需手术治疗方可痊愈或明显好转,但该疾病其病理生理特点往往与麻醉中呼吸管理以及正压通气关系密切,因此,麻醉管理与肺通气问题则显得尤为重要。

1. 麻醉准备 ①了解病情特点及肺大泡严重程度,以及是否伴有慢性阻塞性肺部疾患,以便选择适宜的麻醉方法与通气方式,有利于保障麻醉诱导与维持平稳;②患者入手术室后先面罩给纯氧吸入,以供机体充分氧储备,可缓解全麻诱导期间的负面影响;③术前已出现肺大泡破裂而发生气胸者,麻醉前必须先行胸腔闭式引流,以避免呼吸危象;④该手术选择全身麻醉行双腔支气管导管插管通气为佳,因建立双肺隔离技术,既有利于为患侧肺脏手术操作创造良好条件,又便于健侧肺实施正压通气。

2. 全麻诱导 ①该患者开胸之前要求全麻诱导平稳。如诱导复合用药选择舒芬太尼,为避免舒芬太尼静脉注射后所致的突发性、一过性呛咳(因严重呛咳可致肺大泡破裂),故应在肌肉松弛剂充分起效后再给予舒芬太尼;②全麻诱导期间,实施面罩手控加压辅助呼吸时应改用小贮气囊,因小贮气囊限制了潮气量,可避免大贮气囊(成人用)手控辅助呼吸所致的大潮气量可能引起的肺大泡进一步扩张,甚至造成肺大泡积气过多破裂而突发张力性气胸;③全麻诱导完成后插入双腔支气管导管实施正压机械通气时,也应设定小潮气量,通气不足可通过提高呼吸频率弥补潮气量的减少,其目的是防止操作不慎因潮气量过大所导致医源性肺大泡破裂而引发张力性气胸;④全麻诱导完成插入双腔支气管导管后需要翻身安置侧卧位,这期间很容易意外性增加下呼吸道内压而导致张力性气胸(有文献报道翻身后出现气胸),因此,应先临时脱开与麻醉机衔接的螺纹管,麻醉医师托好患者头颅和固定气管插管,与其他医护人员共同且同步协助患者转体,以防止双腔支气管导管在支气管内扭转、摩擦刺激导致呛咳等而产生过高的肺内压。

3. 麻醉管理　①麻醉维持采用全凭静脉全麻或静-吸复合全麻均可,无论面罩辅助呼吸,还是气管插管后机械控制通气,在开放胸腔之前,均应设定小潮气量,而使分钟呼吸频率略增加即可,以使呼吸道压力不宜过高,尤其双侧肺同时患肺大泡者,其目的避免张力性气胸发生。此外,当双侧肺同患肺大泡时,如选择右侧双腔支气管导管插入,因右肺上叶支气管开口变异性大,故应借助纤维支气管镜引导下插管为宜,只有双腔管各开口安置吻合到位,则有利于机体有效氧合;②高频通气技术用于肺大泡患者有一定优点,也有报道应用高频通气完成双侧肺大泡切除术者;③若麻醉前已出现不明显张力性气胸,一般主张保留自主呼吸浅静脉全麻诱导与呼吸道充分表面麻醉相结合,以消除咽喉反射后再建立人工呼吸道(即插入单腔气管导管或双腔支气管导管插管),但必须同时密切监测呼吸功能;④肺大泡结扎切除后,虽可使肺大泡周围不能进行气体交换的肺组织得到利用,但其呼吸功能充分改善尚需有一段时间,故手术后有时需要将双腔支气管导管退至总气管内或改换单腔普通气管导管通气,甚至需实施适宜的 PEEP 通气;⑤手术结束前,应经双腔支气管插管将局麻药(如1%丁卡因2ml或2%利多卡因4ml)喷入或滴入气管内,防止术毕双腔支气管插管拔出时引起刺激性呛咳,以避免残余的肺大泡破裂出血,以及意外性颈、胸部皮下气肿。

【提示与注意】　①为防止全麻诱导期间巨型肺大泡破裂而产生张力性气胸,麻醉医师可在手术医师消毒完毕且敷料铺好以及暴露手术切口后再进行全麻诱导,一旦麻醉诱导期间发生肺大泡破裂,手术医师可迅速开胸,以减低胸腔压力;②由于吸入性麻醉药氧化亚氮(N_2O)具有扩大闭合腔体容量的作用,可使气体空间膨胀,故肺大泡手术患者不宜使用 N_2O;③胸部双肺听诊用以鉴别诊断气胸至关重要,一旦患侧肺呼吸音明显减弱或消失,且出现下呼吸道压力增高、口唇发绀、血压下降、呼吸困难等,说明张力性气胸产生,应立即置入胸腔引流管或立即开放胸腔。另外,此时还应防止皮下气肿而影响通气;④双侧肺大泡患者,应先对肺大泡严重且肺功能较差的一侧肺脏实施手术,将功能较好的一侧肺脏用于气体交换,以利于保障较好的另一侧肺功能维持机体基本生理的需要。而且全麻诱导更应控制潮气量,实施双腔支气管导管插管后每侧肺通气量可采用不同的通气方式;⑤当一侧肺大泡切除后,还可分别适宜加压通气,以检测缝合口处是否漏气,以及是否存在另外的肺大泡;⑥肺大泡且伴有慢性阻塞性肺疾患者,若需术后数天继续行呼吸机辅助通气者,术毕应将双腔支气管插管更换为单腔气管导管,同时应控制通气量,降低呼吸道内压,避免肺组织缝合线断开或其他残留的不太严重的肺大泡破裂。

350. 气管、支气管切除重建手术如何实施麻醉?

【术语与解答】　①气管或支气管肿瘤患者随占位性病变发展可逐渐出现下呼吸道通气受限和梗阻,临床表现为渐进性气促及呼吸困难,严重患者甚至窒息。而气管、支气管病变或狭窄部位切除,实施下呼吸道(气管、支气管)重建是该患者主要治疗手段之一;②气管、支气管或隆突病变部位切除并重建手术难度较高,患者围麻醉期管理(主要采用何种方法通气)及风险也随之增加。

【麻醉与实践】麻醉术中需要解决的问题和麻醉管理要点。

1. 需要解决的问题　首先应明确以下相关问题:①占位性病变(肿瘤或狭窄)是位于气管,还是位于支气管或位于气管隆突处,以便制定麻醉方法与麻醉术中怎样建立人工呼吸道通气问题;②了解术前患者肺功能状况与呼吸困难程度,尤其随体位改变是否出现病变移位(如气管内壁瘤体移动)而导致下呼吸道梗阻加重现象,以便为全麻诱导期间如何预防做好准备;③详细查看 CT 等影像学资料,了解病变位置、范围大小、阻塞程度等,有利于帮助气管导管的选择、气管插管的深度和怎样插入更合理以及更安全问题;④预先规划好病变切除前人工呼吸道的建立(如怎样插入气管导管和气管插管后其管尖应处的位置)与如何通气问题,或病变切除后是否人工呼吸道重新建立,乃至如何实施呼吸支持问题,以及如需要短暂停止呼吸期间不至于出现严重低氧血症等;⑤病变切除后是否建立两套呼吸支持设备等;⑥为患者安全,对异常复杂的病例是否采取使用体外循环下手术问题;⑦麻醉诱导选择和麻醉用药问题;⑧气管插管后其导管前端定位问题,以及是否借助纤维支气管镜问题。此外,还存在着病变或狭窄部位切除前(气管或支气管横断前)如何气管插管与通气问题,以及病变或狭窄部位切除后(气管或支气管横断后)重新建立人工呼吸道与通气问题;⑨同时伴有呼吸与心血管疾病问题等。总之,气管或支气管切除重建相关问题颇多,需要熟练地麻醉技术和麻醉操作技巧,以及麻醉医师与手术医师的相互配合等,这既是手术成功与安全的关键,又是手术的难点。

2. 麻醉管理要点　①根据上述问题应提前备好所需要的一切器具、设备、药品等,甚至两台麻醉机,还需为术中备好相关无菌各型气管导管、延长导管以及螺纹管等,以便于气管、支气管离断后衔接之用;②全麻术中自始至终应给予纯氧吸入,以供机体氧储备,可减少术中气管切除而临时性或短暂性通气中断所出现的缺氧或低氧血症的发生;③麻醉诱导应根据病情特点选择,如肿瘤较小且对下呼吸道阻塞轻微,可常规静脉快速诱导。若患者头颅后仰受限,且声门显露困难者,仍以保持自主呼吸,呼吸道充分表面麻醉,并给予镇静条件下借助纤维支气管镜行气管插管;④当肿瘤处于气管的上端,如在声门下 1~3cm 处,且阻塞气管严重,则可在局麻下行气管切开造口气管插管,然后全麻诱导。若肿瘤处在气管中下段,应通过影像学(如CT 等)测量距离声门长度,以使气管导管插入后其管尖处在病变(肿瘤)之上,防止插入过深将肿瘤碰掉而造成人为气管异物和出血等;⑤当病变所致气管狭窄,若估计选择较细气管导管则可越过病变狭窄部位,只要安置细气管插管通气尚能满足患者机体需要,则可采用。同时为避免通气反流漏气,可在咽喉腔周围填塞纱布条阻塞;⑥当病变位于气管下端或隆突处,可常规安置适宜气管导管插管,既要使导管气囊刚好处于声门之下,又要使导管前端(管尖)不能接触肿瘤;⑦支气管肿瘤则可建立双肺隔离技术,术中采取单肺通气;⑧术中给予激素,以减轻气管或支气管吻合口水肿及肿胀,有利于改善术后通气;⑨气管重建后应保持患者头颈前屈曲位置,以减轻气管吻合口缝线张力。此外,应给予患者术后充分镇痛;⑩麻醉手术完毕,可将患者护送 ICU 继续呼吸支持观察。总之,气管、支气管切除重建手术的麻醉管理,需要麻醉医师的灵活机动、随机应变、提前决策、与手术医生沟通与多想一些困难,决不能思维僵化。

3. 围麻醉期通气　根据病变位置、麻醉诱导期或维持期、手术进程、气管插管部位等,即不同的时间段可能需要不同的通气方式,如自主呼吸、辅助呼吸、机械通气或双肺分别通气,以及高频通气等,特殊情况甚至建立体外循环。

4. 生命体征监测 需要有:①SpO_2监测与呼气末二氧化碳($P_{ET}CO_2$)监测;②心电图监测;③有创动脉压监测应选择左侧桡动脉直接测压,以便术中操作无名动脉受压期间仍可持续监测;④中心静脉压监测(CVP)有助于静脉给药与指导术中输液。

【提示与注意】 气管、支气管切除重建手术的麻醉管理既是对麻醉医师非常棘手的问题,又存在着突如其来的风险,这需要麻醉医师与手术医师的密切合作、相互配合,提前想到困难和提前想出解决的方法。

351. 肺减容手术患者麻醉选择与管理要点是什么?

【术语与解答】 ①一些慢性终末期肺阻塞性疾病可通过肺减容手术治疗,其手术目的是切除患有严重肺部病变组织的废用性肺容量,以缓解严重肺气肿患者的呼吸功能不全,从而提高机体生活质量;②近些年来临床上经常开展肺减容手术,由于肺气肿可导致机体出现低氧血症和高碳酸血症,患者往往呼吸短浅、费力,耗功增加而失去劳动能力。而实施肺减容手术主要针对肺气肿患者已经缺乏弹性和收缩功能以及重度膨胀且处于气化的病变肺组织进行切除,以减少废用性肺容量、重建细小呼吸道弹性、降低下呼吸道阻力,改善呼吸做功和右心功能。而实施该手术必须在气管插管全身麻醉下进行。

【麻醉与实践】 阻塞性肺气肿患者实施肺减容术麻醉管理如下:

1. 病例选择 目前认为具备下列条件的患者可考虑接受肺减容术:①进行性肺气肿,内科保守治疗无效,且存在较严重呼吸功能不全,不良肺组织过度膨胀,以及影像学证实呈弥漫性肺气肿患者;②无开胸手术史,其心血管功能基本良好,估计能耐受麻醉与手术;③年龄应小于75岁,全身状况较好者;④FEV_1小于预计值的30%~50%且PaO_2大于55mmHg,其$PaCO_2$为45~49mmHg(大于50mmHg必须引起注意)。

2. 麻醉前用药 ①支气管扩张剂可继续应用至手术当日;②抗胆碱药可解除迷走神经反射,减少呼吸道分泌物,但可增加呼吸道分泌物的粘稠性,不利于痰液的排出,故将抗胆碱药作为全麻诱导前稀释后静脉用药;③阿片类药、镇静催眠药应慎重用于阻塞性肺气肿患者。

3. 麻醉方法选择 由于单纯全身麻醉对阻塞性肺气肿患者并非合理,尤其麻醉术后容易出现各种并发症,因此选择全麻复合硬脊膜外隙脊神经干阻滞较为理想,可减少全麻用药对术后呼吸功能的抑制,并能通过硬脊膜外隙用药实施术后镇痛而改善创口疼痛对呼吸功能的影响。此外,即使胸段硬脊膜外隙穿刺或置管困难,也可采取T_{12}~L_1椎间隙穿刺,以增加适量、淡浓度局麻药达到或接近应有的硬脊膜外隙脊神经干阻滞和术后镇痛。

4. 麻醉管理要点 ①全麻诱导期间,尤其肌肉松弛药注射后,避免面罩加压过度通气,尤其伴有肺大泡患者,以避免医源性张力性气胸;②由于肺气肿患者呼吸功能储备差,全麻诱导完善后建立双肺隔离技术务必安置双腔支气管插管到位,因此只有借助纤维支气管镜引导,才能确定其准确位置,有利于理想通气;③麻醉术中机械呼吸支持不应过多、过度的正压通气,应调整适宜的通气量,避免呼吸道峰压大于$25cmH_2O$,并调节吸/呼比例,以延长呼气时间,以利于患者耐受较长时间的单肺通气,又可防止低氧血症与高碳酸血症;④停止单肺通气并同时进行患侧肺复胀期间,务必使肺复胀过程缓慢、轻柔,不宜一次到位,以避免复张性肺水肿;⑤肺减容手术失血少,应根据情况限制液体输入量;⑥该手术患者肺功能往往较差,术毕拔管后应继续面罩给氧辅助通气,以保障适宜的气体交换。最好术毕护送麻醉恢复室或ICU继续观察,以防不测;⑦手术完毕应给予有效的术后镇痛,有利于及早拔出气管插管与早期下床活动,对患者术后康复颇为有利,尤其硬脊膜外隙用药镇痛更为适宜。

【提示与注意】 ①$PaCO_2$大于50mmHg应慎重或禁忌手术;②肺高压、严重矽肺、哮喘症患者等属禁忌证;③麻醉结束、手术完毕,为防止和避免患者清醒后发生严重呛咳而导致的肺气压伤,可在手术结束前经气管插管注入气管内适量1%丁卡因,实施气管、支气管表面麻醉,可显著抑制呛咳。

352. 胸腺肿瘤手术患者如何进行麻醉前准备与麻醉管理?

【术语与解答】 ①胸腺是人体重要的免疫器官,是淋巴系统的一部分,其功能是将部分淋巴细胞分化成T淋巴细胞;②胸腺和人体其他器官一样,可发生良性或恶性肿瘤,最常见的是胸腺瘤,该肿瘤为常见且与自身免疫相关的纵隔肿瘤,常伴发重症肌无力(约40%)或免疫缺陷;③尽管胸腺是重要的免疫器官,但在成人前已基本退化,胸腺切除术后,在成人及儿童并未观察到免疫功能改变;④胸腺瘤主要发生在成人,儿童极少见,平均诊断年龄在45~52岁,女性稍多见;⑤重症肌无力是胸腺瘤最为常见的并发症,约1/3的胸腺瘤患者并发重症肌无力,相反,重症肌无力患者中约10%~15%伴胸腺瘤;⑥手术切除为胸腺瘤首选治疗方案,临床发现即应行手术为佳。该手术均在气管插管全身麻醉下实施。

【麻醉与实践】 胸腺瘤手术患者麻醉管理如下:

1. 术前评估与准备 ①选择患者全身状况理想时期实施手术;②了解患者目前所用药物及药物之间的相互作用;③如患者患有呼吸系统疾病或运动功能受累,术前应进行呼吸功能检查,必要时实施呼吸功能锻炼或使用呼吸刺激器;④应告知患者手术后可能或有必要继续带气管插管行呼吸机辅助通气治疗;⑤伴有肌无力的胸腺瘤手术应安排当天第一台进行,有利于全方位观察患者。

2. 麻醉管理要点 ①影响呼吸肌功能的手术患者全麻诱导尽量采用丙泊酚和辅助吸入强效挥发性全麻药(如七氟烷等)以及咽喉充分表面麻醉后实施气管插管。存在肌无力患者对非去极化肌松药非常敏感,一般可按1/10至1/20试探性用药为妥,甚至以静脉滴注为宜,以便麻醉术毕不至于肌无力症状明显延迟。此外,肌松药的选择仍以阿曲库铵或顺式阿曲库铵为合理,因该类药清除半衰期短,基本无蓄积作用;②存在气管受压明显者,可采用带螺旋金属丝的气管导管插入并越过受压部位,则可解除术中可能出现的气管梗阻。此外,存在气管受压者有时麻醉诱导后往往需要试插不同管径(递减性)的气管导管尚能成功;③围麻醉期需密切观察和监测血流动力学及呼吸功能指标,以便及早发现异常变化给予及时处理;④胸腺切除后的患者其肌无力现象常有明显改变,如全麻术后呼之睁眼,自主呼吸满意,其他指标正常,清除呼吸道分泌物后则可拔出气管插管,拔管后应继续在麻醉恢复室观察,无异常后再护送病房;⑤不适于在手术室或麻醉恢复室拔出气管插管患者可带管转送ICU,继续实施呼吸机支持治疗,待适合拔管指征再拔出气管插管。

【提示与注意】 伴有肌无力胸腺肿瘤患者其阿片类药物可提供良好的术后镇痛,但必须减小剂量,以防止呼吸抑制叠加作用。

(王世泉 沈 毅)

主要参考文献与推荐读物

1. 王世泉主编. 临床麻醉学精要,北京:人民卫生出版社,2007,592-607.

2. 王世泉,王明山主编. 麻醉意外. 第2版. 北京:人民卫生出版社,2010,191-200.

3. 王世泉编著. 麻醉与抢救中气管插管学,北京:人民军医出版社,2005,26-28.103-115.

4. 杭燕南,王祥瑞,薛张钢等主编. 当代麻醉学. 第2版. 上海:上海科学技术出版社,2013,397-407.

5. 李锦成,赵洪伟,周鹏. 纤维支气管镜在双腔支气管导管定位中的应用. 中华麻醉学杂志,2003,23:
　 863-864.

6. 邓小明,姚尚龙,于布为,黄宇光主编. 现代麻醉学. 第4版. 北京:人民卫生出版社,2014,1276-1293.

7. 欧阳葆怡. 胸科手术麻醉行肺隔离术时双腔支气管导管的选择和管端定位. 国外医学·麻醉与复苏分
　 册,1999,20:309-312.

第三十二章　心血管手术患者麻醉

心脏与大血管病变可大致分为先天性和后天性两大类,部分心脏与大血管疾病需手术治疗方可改善或治愈,但手术死亡率往往明显高于非心血管疾病患者。因此,麻醉医师必须了解和熟悉心脏与大血管病变的病理生理、手术方式、监测手段以及体外循环技术,以便创造手术操作条件和保障患者安全。

第一节　先天性心血管疾病与麻醉

先天性心脏与心血管疾病是指胎儿的心脏及大血管(肺动脉和主动脉)在母体子宫内由于发育缺陷或发育异常而造成的缺损和畸形。心脏及心血管缺损与畸形为临床常见先天性疾病,现今大多数先天性心血管疾病患者经外科手术可以治愈,但该类患者心脏及大血管畸形种类较多,对血流动力学与呼吸功能所造成的影响差别悬殊,严重者多存在心功能减退或心力衰竭,甚至合并其他慢性疾病。临床上先天性心血管疾病患者通常实施心脏缺损修补术或(和)大动脉血管畸形矫治,亦可进行非心血管疾病的手术。此外,先天性心血管疾病有的较为简单(如单纯小室间隔缺损、小房间隔缺损及动脉导管未闭),有的颇为复杂(如法洛氏四联症和大动脉转位等),因后者(法洛氏四联症)属右向左分流型先心病,故其麻醉难度及风险也同步升高。

353. 何谓心与大血管血液分流?

【术语与解答】①正常心脏与大血管系统其体循环血流与肺循环血流互不混合,但当心脏或大血管解剖结构出现生理缺陷时,体循环血流与肺循环血流则可互为分流;②心腔内血液分流发生于房间隔或室间隔缺损,而心腔外血液分流主要来自主动脉与肺动脉的异常通道;③血液分流可以是限制性或非限制性,如心腔内缺损较小,常表现为限制性;若缺损很大则表现为非限制性,即分流不受限制。

1. 左向右分流 ①左心腔的部分肺静脉血(来自肺的部分氧合血)通过心腔内异常通道折返于(分流至)右心腔的体静脉血(如房缺、室缺),从而致使右心腔流出道的总血流量多于左心腔流出道的总血流量;②主动脉的部分血液(主要是来自肺的氧合血)经过未闭合的动脉导管折返于(流入)肺动脉,与肺动脉中的体静脉血混合后重新进入肺循环血流;③左向右分流则可造成有效体循环血流量低于肺循环总量,其结果是有效体循环血流量较少而出现外周阻力较低(如相对低血压或低血压);④由于存在长期的左向右分流,肺血流总量可逐渐增高,从而易引起肺血管阻力升高、肺水肿,以及右心腔逐步扩大。

2. 右向左分流 ①右心腔的部分体静脉血(来自机体的部分还原血)未经肺循环氧合则直接通过心腔内异常通道融合于左心腔的体动脉血,致使左心腔流出道的总血流量多于右心腔流出道的总血流量;②肺动脉的部分血液(来自机体的部分还原血)经过未闭合的动脉导管进入主动脉,又进入体循环血流;③右向左分流的病理生理特征是机体组织、器官接受的是动、静脉混合血,由于氧合血所占比例减少,其动脉血氧饱和度明显降低,机体组织、器官始终处于低氧状态,故该类患者其临床主要表现为发绀。

3. 体循环与肺循环血流的关系 一般而言,体循环与肺循环两者血流量越接近平衡,心脏与大血管的生理性缺陷对机体生理功能的影响越小。由于体循环血流与肺循环血流的比例取决于各自循环的相对血流阻力,因此,如外周体循环血管阻力 > 肺血管阻力,则肺循环血流相对 > 体循环血流;而肺血管阻力 > 外周血管阻力,其体循环血流则 > 肺循环血流。

【麻醉与实践】临床麻醉可直接影响先天性心脏病患者的肺循环血流与体循环血流。如对室间隔缺损患者保持相对增高的肺血管阻力,则可减少左心室分流至肺动脉的血流量,致使肺循环血流/体循环血流更接近 1:1,此概念是将分流性病变区分为限制性或非限制性的基础。①增加外周血管阻力的因素:如浅麻醉、交感神经系统兴奋、给予 α 受体激动剂等;②降低外周血管阻力的因素:深麻醉、给予血管扩张药物等;③增加肺血管阻力的因素:高碳酸血症、浅麻醉、肺泡低氧血症等。

【提示与注意】①心脏或大血管分流性病变是指心腔内或大血管中血液未能全部沿着各自正常的通道流动,而是一部分血液在心内或心外产生了分流,其分流方向则取决于分流通道的大小和远端对分流血液的阻抗(其两侧的相对阻力);②对于右向左分流患者如使用 NO_2 务必要慎重，因复合应用NO_2和吸入全麻药可能会使体循环阻力降低而加重右向左分流。

354. 如何实施先天性心脏病手术的麻醉？

【术语与解答】先天性心脏病（简称先心病）是临床常见心及心血管畸形疾病,系指胎儿在母体宫内时期其心脏和心周边血管发育异常或缺陷,以及出生后应该退化的组织未能退化,从而造成心脏结构不同程度的缺损或（和）心周边大动脉畸形。

1. 先心病分类 先心病种类很多,并且可有两种及以上的畸形并存,临床根据血流动力学特点,结合其病理生理改变,可简单分为以下三类。

（1）左向右分流型（潜在发绀型）：该类型有动脉导管未闭、房间隔缺损和室间隔缺损,由于正常情况下体循环压力高于肺循环,通常心腔或主动脉血流方向是经左向右分流,因此不出现发绀。若剧烈活动、严重哭闹或屏气,以及在其他病理状况下则可致使右心腔压力或肺动脉压力增高,当超过左心腔压力或主动脉压力时,则可使心腔血流发生逆转,即右向左分流,从而机体出现一过性或暂时性发绀。

（2）右向左分流型（发绀型）：此类型主要有法洛氏四联症和大动脉错位,该类患者基本是右心腔血流压力高于左心腔,其血液自右向左分流,或因大动脉起源异常、畸形、错位而致使大量静脉血液流入体循环,此类型表现为机体持续性发绀。

（3）无分流型（无发绀型）：如肺动脉瓣口狭窄与主动脉瓣口狭窄以及主动脉缩窄,心脏左右两腔之间或心周边大血管之间无异常通道和分流,机体无发绀。

2. 左右心腔血液分流特点 ①虽先心病其病变及程度可多样化,但病理生理存在共性特点,即心内或（和）心外大动脉血液均存在异常分流和（或）血流梗阻（如肺动脉瓣口狭窄或闭锁）,严重者可直接导致肺动脉与主动脉血流匹配失衡,致使肺循环阻力与体循环阻力异常改变,最终机体组织、器官出现血液灌注不足,甚至组织、器官发生严重缺血、缺氧；②临床通常根据先心病其心内分流（房间隔缺损、室间隔缺损、法洛四联症等）或（和）心外分流（如动脉导管未闭、大动脉转位及法洛四联症）的方向分为非发绀型与发绀型先心病,前者（非发绀型）又称为左向右分流先心病,而后者则称为右向左分流先心病；③先心病其心内分流或（和）心外分流并非一成不变,如病变发展,其左向右分流可出现双向分流,甚至演变为右向左分流,此时常表明病情已严重,如艾森曼格综合征；④先心病从简单到复杂,其关键在于左、右两心腔及肺动脉与主动脉之间血液分流的特点,即分流方向与分流量,这直接关系到机体组织器官低氧严重程度,以及是否存在心力衰竭。以下则是先心病分流特点：

（1）心内分流：由于左、右心腔之间存在异常通道,故可引起血液在两心腔之间相互流动,至于左向右分流,还是右向左分流,取决于两心房或两心室的压力差。但室间隔或房间隔缺损很大时（如大房缺或大室缺）,其两侧压力基本相等,属非限制（阻力）性分流,此时两心房或两心室的分流量主要取决于肺血管阻力（PVR）与全身血管阻力（SVR）的比率（PVR/SVR）。①心内左向右分流：主要见于房间隔缺损（简称房缺）与室间隔缺损（简称室缺）患者,由于左心腔压力大于右心腔,故左心腔部分血液经缺损通道流入右侧心腔；②心内右向左分流：当房缺或室缺患者病情发展处于晚期,往往右心腔压力大于左心腔,心内分流出现倒置,可由原先的左向右分流,发展、演变为双向分流,最终形成右向左分流,即形成艾森曼格综合征。

（2）心外分流：主要是指连接心脏左心腔的两大动脉血管,即主动脉与肺动脉之间存在未能关闭的通道（动脉导管未闭或错位连接如大动脉转位）,出生后通常主动脉压力大于肺动脉压,故主动脉中的血液经未闭导管持续不断地进入肺动脉,但当肺动脉压力逐渐增高,并与主动脉持平,甚至高于主动脉,则出现肺动脉血液进入主动脉,即分流出现逆转,发展为右向左分流(如艾森曼格综合征)。

(3)复合分流:如法洛四联症则属复合分流,也称复杂分流,是因为:①由于室间隔缺损,加之右心流出道梗阻,故存在右向左分流;②由于主动脉骑跨,主动脉除了接受左心室的血液外,主要接受右心室的血液(因右心室压力大于左心室),也属右向左分流;③在动脉导管未闭合之前,因为肺循环血液减少程度较轻,小龄患儿发绀可不明显;随着动脉导管的闭合,以及右室流出道漏斗部狭窄的加重,进入肺循环进行氧合的血液减少,发绀会逐步加重。

综上所述,先心病无论是心内分流或心外分流,还是复合分流,只要心脏及大血管存在着右向左分流,则输送给全身组织器官的血液含氧量就降低,从而致使机体动脉血氧饱和度明显下降,体表必然表现为发绀症状。

【麻醉与实践】对先心病患者的临床麻醉如做到合理化,甚至理想化,应首先了解其病理生理变化与血流动力学特点以及机体有无缺氧表现。

1. 先心病患者实施心与心血管手术的麻醉　该类手术主要以小儿居多,其麻醉处理如下:

(1)麻醉评估与药物选择:①小儿心血管功能较好者对全身麻醉耐受性强,但心血管功能不良或血流动力学不稳定的患儿应用强效麻醉药可能出现显著的低血压,甚至增加其右向左分流;故这类患儿全身麻醉一般以阿片类镇痛药为主(因阿片药物对心肌抑制作用非常微弱,且基本没有肺循环与体循环血管扩张作用),结合较为温和的全麻药为辅(如氯胺酮、依托咪酯、咪达唑仑、羟丁酸钠、七氟醚等药物的选择与调配应用),并结合相关肌肉松弛剂搭配较为合理;②对于发绀先心病患儿,氯胺酮是较好的诱导药物,因其能增加心输出量以及体循环阻力,从而能减少右向左分流。

(2)麻醉诱导:①心与心血管畸形矫治手术均在全身麻醉下进行,由于患儿哭闹不易配合,进入手术室后为建立静脉通路和实施全麻诱导,往往先行肌肉注射氯胺酮(4～8mg/kg)基础麻醉,一般4～6分钟患儿即可入睡,此时应提早给予面罩纯氧吸入,如有呼吸抑制、SpO_2下降,应适当加压辅助通气供氧,并继续追加其他适宜麻醉用药(即根据病情选择吸入全麻药和其他静脉全麻药及肌松药),以便完成气管插管术;此外,尚未建立静脉通路的清醒患儿也常采用吸入全麻药诱导,由于七氟烷没有刺激性气味,且对呼吸道无明显刺激作用,以及不增加心脏对儿茶酚胺的敏感性,故现今临床颇为常用;②一般而言,对心功能良好的先心病患者其麻醉药选择范围宽,大多麻醉药均可采用,而对心血管功能差的患者则应选择对血流动力学影响轻微的麻醉药为妥(如硫喷妥钠、丙泊酚等不宜常规用于心血管功能差的小儿麻醉诱导),以维持心血管功能的稳定,避免血流动力学剧烈波动。此外,血压与心率同步明显升高、增快的患者一般不宜应用氯胺酮。

(3)麻醉维持:先心病患者临床常用的麻醉维持方法有静脉复合全麻或静-吸复合全麻。一般情况下,在心肺转流之前,通常采用阿片类药物、吸入性全麻药与非去极化肌松药复合维持麻醉深度;此外,根据病情术中可以大剂量应用芬太尼类药物(如芬太尼50～100μg/kg静脉注射),也可以小剂量应用芬太尼(如芬太尼<20μg/kg),而后者(小剂量应用)主要用于单纯性先心病(如房间隔缺损、室间隔缺损、动脉导管未闭)且心血管功能良好者,以便于术毕可提早拔出气管插管,减少住院天数。

(4)麻醉管理:①麻醉诱导时需要考虑肺血管阻力与外周血管阻力的平衡关系,避免两者向加重异常分流的方向发展;②麻醉诱导期尽量避免血流动力学明显波动;③因麻醉诱导期肺通气可影响肺血管阻力,故选择通气方法应尽可能不影响其分流量,或尽量维持体循环与肺循环血流量比例的平衡;④术中合理进行通气至关重要,尤其对肺血流量过高患儿,应适宜提高呼吸道内压,以改善肺泡通气;对肺动脉高压者可适当过度通气;而对肺血流减少者实施过高的正压通气或采取呼气末正压(PEEP)均不适宜,如法洛四联症因肺血流量显著减少,其高碳酸血症往往难以通过人为过度通气获得改善,此时不应持续过度通气,以免肺血流量进一步降低,而应提早实施心肺转流。

2. 先心病患者实施非心脏手术的麻醉 先心病患者实施非心脏手术,往往可加重先心病病情,故应考虑以下几方面:①应按照先心病的种类、病理生理特点、手术部位、手术时间而选择麻醉与围麻醉期管理方法,即无论采用何种麻醉方法与麻醉用药,其麻醉处理原则都是防止和避免血流动力学剧烈波动,以维持心血管功能的稳定与机体组织器官的有效氧合;②椎管内脊神经阻滞包括蛛网膜下腔脊神经根阻滞和硬脊膜外隙脊神经干阻滞,前者常导致血流动力学剧烈波动,一般不提倡。而后者(硬脊膜外隙脊神经干阻滞)则适用于无肺动脉高压的非发绀型先心病,尤其单纯下腹部或下肢手术的患者;③对手术时间长、手术复杂且病情严重的先心病(如肺动脉高压并充血性心力衰竭的发绀型先心病),应从患者安全角度考虑,以选择气管插管或放置喉罩实施全身麻醉较为理想。

3. 先心病患者手术后再实施非心脏手术的麻醉 先心病患者在施行心、血管畸形矫治手术后,其病变往往得到明显治愈,其临床症状显著缓解,心血管功能得到充分改善,故基本可耐受各种或各类非心脏手术的麻醉和手术,但仍需根据其全身状况决定麻醉方法和麻醉用药。

4. 围麻醉期监测 先心病患者无论实施心脏手术还是非心脏手术,其围麻醉期都必须进行生命体征监测,以保障患者安全。①无创性监测:包括心电、血压、经皮脉搏血氧饱和度(SpO_2)、呼气末二氧化碳($P_{ET}CO_2$)监测等;②有创性监测:实施中心静脉压(CVP)、直接动脉压监测以及血气与电解质监测等,其中监测血气与电解质可纠正酸碱失衡及电解质紊乱等。

【提示与注意】①伴有发绀型或充血性心力衰竭的先心病患者虽可应用氯胺酮作为麻醉诱导用药,但对该药耐受性较低,静脉注射速度过快或肌肉注射用量过大,很易引起呼吸抑制,需予以注意;②心功能差的患者应用硫喷妥钠、丙泊酚等实施全麻诱导,则能引起严重性低血压,故不主张心功能差的先心病患者在实施心脏手术或非心脏手术时应用对循环功能抑制显著的麻醉药进行全麻诱导;③先心病可使肺循环产生异常血流和肺动脉高压,随着肺血管阻力逐渐增加导致的肺动脉高压,即使潜在的血流动力学影响得到纠正,肺血管仍可发生重构改变,当肺动脉高压不可逆时,部分血流则直接进入体循环,分流方向(如室间隔缺损)则从左向右改变为右向左,即艾森曼格综合征;④先心病患者除存在分流和混合循环外,还存在外周动脉栓塞风险,故在静脉给药时避免意外注入空气,这是尤为重要的。

355. 如何实施发绀型先天性心脏病手术的麻醉?

【术语与解答】发绀型先天性心与心血管疾病包括:法洛四联症、埃布斯坦畸形、艾森曼格综合征、大动脉转位、三尖瓣闭锁、完全性肺静脉畸形引流、主动脉干永存合并肺动脉高压等。

1. 主要病理生理特点 ①由于该类型先心病是因心与心血管严重畸形或病情发展,致使右心腔或肺动脉压力大于左心腔或主动脉压力,从而引起右心腔或肺动脉中的部分血液进入到左心腔或主动脉,并出现肺循环血流不足现象,即表现为以右向左分流为主的病理生理特点,其结果是来源于体循环中的部分回心静脉血液未经肺循环氧合,即通过畸形缺损处(异常通道）"短路"直接进入了左心腔与/或体动脉，造成体循环动脉血液中去氧血红蛋白（还原血红蛋白）明显增多，即肺静脉血与体静脉血在左心腔内混合或体动脉中的氧合血掺入了未经肺循环氧合的体静脉血，故机体动脉血氧含量及氧分压（PaO_2）显著降低；②发绀型先心病其病理特点与非发绀型先心病之所以不同，是因为前者体循环血液中的动脉系统始终含有还原血红蛋白（去氧血红蛋白），即部分体静脉血总是围绕体循环流动，从而导致体动脉中自始至终有一部分含还原血红蛋白的静脉血，因此造成该类患者体循环氧合血明显不足。由于机体组织细胞得不到充分氧供，患者可出现缺氧或低氧血症，其临床表现为口唇与机体组织末梢明显发绀。此外，其低氧血症的程度与右向左分流血量的多少呈正比。

2. **主要临床表现与体征**　胎儿出生后即存在发绀症状或非发绀型先心病发展、演变为发绀型，患者通常表现出呼吸异常及呼吸困难，以及心血管功能的异常变化。

3. **治疗**　发绀型先心病通常必须实施手术矫正方可使病情明显改善或治愈，如不经手术治疗，大多发绀型先心病患儿无法生存到成年。

【**麻醉与实践**】所有发绀型先心病患者的麻醉处理原则大致相同，但全麻诱导与维持同非发绀型先心病则有差异，以下主要讨论房缺、室缺及动脉导管未闭晚期由左向右分流发展、演变为右向左分流，即艾森曼格综合征的麻醉处理。

1. **全麻诱导与维持**　由于心腔内血液流动与非发绀型先心病相反，即自右向左分流，故肺循环血流量必然减少，从而导致麻醉诱导与维持具有以下特点。

（1）吸入全麻药：①麻醉诱导：吸入全麻药经肺泡吸收后通过肺静脉进入左心腔，而左心腔的动脉血（氧合血）已被来自右心腔或肺动脉的静脉血稀释，故进入体循环的吸入全麻药其血药浓度（或药物分压）虽被稀释而降低，但未分流，其原血药总量不变，因此较左向右分流非发绀型先心病患者的总的血药浓度（或药物分压）相对增加，从而致使透过中枢神经血-脑屏障的药物分压（或药物浓度）升高，故吸入全麻诱导则相对增快；②麻醉维持：吸入全麻维持药经肺泡、肺静脉进入了左心腔及体循环，由于右心腔或肺动脉的压力大于左心腔或主动脉，加之来自于体循环（即体静脉回心血量）含有少量吸入全麻药的血液未经肺循环排泄，又通过异常通道（右向左分流通道）直接"短路"返回了左心腔与体动脉，从而使体循环中的吸入全麻药分压（或药物浓度）有所增高，因此，吸入全麻药维持深度相对偏深，即总有少部分含有吸入全麻药的血液在体循环内流动。此外，由于右向左分流，其术毕经过肺循环的吸入全麻药相对减少（因分流中的部分吸入全麻药又重新进入了体循环），从而减缓了药物经肺泡的排泄，故可能引起患者苏醒延迟。

（2）静脉全麻药：①麻醉诱导：静脉全麻药均是通过腔静脉抵达右心腔，由于右向左分流，从而致使部分全麻药未经肺循环而"短路"（经异常通道）直接进入了左心腔与体循环，故加快了通过血-脑屏障作用于中枢神经的速度，所以静脉全麻诱导可提前出现（即诱导时间缩短）或静脉全麻诱导速度加快；②麻醉维持：因来自回心血量中的部分静脉全麻药经异常通道分流而进入到左心腔或主动脉（正常情况下这部分全麻药应该进入肺循环），从而通过肺循环的全麻药减少，而体循环中的血药浓度相对增加，如此静脉全麻药维持作用相对偏长或全麻深度增大，因此术毕患者苏醒可能出现延迟。

上述只是根据发绀型先心病其病理生理特点进行的血药浓度理论推测，而该类患者临床麻醉诱导与维持用药，务必综合性考虑，并与患者实际情况、个体差异，以及其他相关因素密切结合。

2. **麻醉术中管理**　①临床麻醉期间，虽给予纯氧通气，但由于部分体静脉血液未经肺循环进行气体交换,而直接进入了体循环,从而体循环血 $PaCO_2$ 相对较高,麻醉术中通过适宜的增加通气量,使经肺循环进行气体交换的血液过多的排除 CO_2,则可平衡机体 $PaCO_2$;②麻醉术中必须防止低血压发生,否则因肺循环血流量进一步降低而加重低氧血症、酸中毒、心肌抑制、肺血管收缩等,易形成恶性循环;③麻醉术中避免过度通气和慎用扩血管类药物。

【提示与注意】①通过发绀型先心病全麻用药理论推测,无论应用吸入全麻药或使用静脉全麻药,其结果是两者均为麻醉诱导迅速、麻醉维持相对较深、术毕苏醒延迟;②由于左、右心腔间隔存在缺损,加之右向左分流,一旦体静脉回心血液含有气体,就很有可能沿心腔缺损通道进入体循环的动脉系统,因不经肺滤过而直接进入体循环,从而易造成重要器官的空气栓塞等严重后果,故麻醉术中输液及给药务必注意静脉管道的疏漏,以防止空气的进入。

356. 如何实施非发绀型先天性心脏病手术的麻醉?

【术语与解答】非发绀型先天性心脏病包括无分流和左向右分流两类心脏及心血管畸形,前者如单纯肺动脉瓣口狭窄、主动脉瓣口狭窄、主动脉缩窄等;后者为体循环与肺循环之间存在异常通道,如室间隔缺损与房间隔缺损,以及动脉导管未闭患者。

1. 主要病理生理特点　①正常情况下左心腔血液压力大于右心腔,由于体循环与肺循环之间存在异常通路,从而致使体循环(左心腔或主动脉)部分动脉血液经异常通道分流进入了肺循环的静脉血中(即进入右心腔和(或)肺动脉),并造成右心容量过重和肺循环血量增加,虽可增加肺循环动脉端(静脉血)氧合血红蛋白的浓度,但不影响体循环中的血氧含量(如室间隔缺损与房间隔缺损,以及动脉导管未闭患者);②一般情况下,左向右分流无论其畸形部位如何,其结果都是肺血流逐渐增加而导致肺动脉压也同步增高,由于右心室与肺动脉容量负荷过重,严重患者甚至因右心室肥厚、肺血流显著增加而肺静脉淤血,并出现充血性心力衰竭;③非发绀型先心病其体循环压力均高于肺循环,加之左心腔血液压力大于右心腔,故每一心动周期总有一部分血液可经异常通道从左向右分流(即从左心腔或主动脉流入右心腔或肺动脉),因不影响体循环血氧含量,因此机体不发生低氧血症,临床也无发绀症状。

2. 主要临床表现与体征　该类型先心病其临床症状多不一致,主要与异常通道缺损大小及分流量多少有关,缺损大者,症状出现较早;缺损小者,则长期无症状,甚至可一直延续至老年,多数病例在小儿时期常无任何症状,通常在体格检查时被发现;一般到了青年期后,即21~40岁之间症状开始显现,主要为劳累后气急、咳嗽、心悸或呼吸道感染,乃至心力衰竭、呼吸困难等;晚期病例(即发展为右向左分流)可发生右心衰竭,出现颈静脉怒张、肝肿大和坠积性水肿等体征。

3. 治疗　大多非发绀型先天性心脏病患者均可经手术治疗。

【麻醉与实践】非发绀型先心病其病理生理特点是血液由左向右分流,从而肺循环血量超过正常,因此,临床麻醉与处理一般无特殊困难,但全麻药诱导及维持与发绀型先心病则有所不同。

1. 吸入全麻药　①麻醉诱导:吸入全麻药经肺泡吸收后通过肺静脉进入左心腔,由于右心腔压力明显低于左心腔,致使来自左心腔的含有部分血药浓度的肺静脉血分流进入了右心腔,继续参与肺循环,而左心腔与体循环动脉系统中的血药浓度则下降,从而导致透过中枢神经血-脑屏障的药物浓度降低,因此,吸入全麻诱导则缓慢或滞后;②麻醉维持:由于右心腔或肺动脉持续不断地"接受"来自左心腔或主动脉(动脉导管未闭)含有吸入全麻药的部分血液(即肺静脉与左心腔中一定数量的高血药浓度的吸入全麻药经右心腔直接进入到肺动脉,并持续性参与肺循环),从而致使体循环中的血药浓度减少,故全麻维持相对较浅。此外,左向右分流先心病在每一心动周期中,都会有部分分流血液流经肺循环,虽增加了肺循环血量,但肺循环中总有部分吸入全麻药不能进入体循环,从而增加了吸入全麻药的排除速率,因此可造成吸入全麻维持深度减浅,其患者全麻术后苏醒可能提前。

2. 静脉全麻药 ①麻醉诱导:静脉全麻药经腔静脉抵达右心腔或肺动脉后,则被来自左心腔(如房间隔和室间隔缺损)或主动脉(动脉导管未闭)的血液稀释,血药浓度下降的右心腔血液通过肺循环(肺动脉、肺毛细血管及肺静脉)进入左心腔,其含有静脉全麻药的一部分肺静脉血又重新返回了右心腔,并持续不断的在肺循环中总是存在一定数量来自左心腔的静脉全麻药,因此通过左心腔与体动脉而抵达高级中枢神经的血药浓度在诱导开始阶段则降低,所以,静脉全麻诱导与吸入全麻诱导比较基本相同(即相对缓慢或滞后);②麻醉维持:由于部分来自左心腔或主动脉分流的含有静脉全麻药的血液总是围绕肺循环流动,故可能导致患者术中麻醉维持深度偏浅。但体内残留静脉全麻药相对较多,是因为围绕肺循环的静脉全麻药需通过体循环才能缓慢、逐渐被肝、肾代谢和排泄,从而导致患者术毕苏醒时间延长。

以上只是根据非发绀型先心病其左向右分流的病理生理特点进行的理论推测,由于存在着个体差异,加之其血液分流量不同,以及其他相关因素等,因此,全麻实践中有无实际临床意义尚需进一步探讨。

【提示与注意】根据非发绀型先天性心与心血管畸形(如房间隔或室间隔缺损及动脉导管未闭)患者其左向右分流的病理生理,临床麻醉应重视以下几方面:①采用吸入全麻药可能存在全麻诱导缓慢,而全麻维持深度则减浅;②应用静脉全麻药其全麻诱导开始阶段则滞后或延迟,而术毕麻醉苏醒可相对延长。此外,因静脉全麻诱导滞后则容易发生静脉用药过量;③麻醉术中应维持血流动力学的稳定,如体循环阻力增高,则可增加左向右分流,而体循环阻力降低(如动脉血压明显下降),则可出现双向分流,甚至右向左分流,从而致使肺循环血量减少,继之体循环动脉氧分压(PaO_2)下降,机体易引起低氧血症等。

357. 动脉导管未闭手术麻醉要点是什么?

【术语与解答】①由于宫内胎儿不具备呼吸功能,故其肺泡均处于闭合状态,而来自右心室的肺动脉血则不通过胎儿肺脏,可"短路"经动脉导管(即肺动脉主干与降主动脉之间的正常血流通道)直接进入主动脉,然后通过母体胎盘进行氧合;②宫内胎儿必须依赖生理性动脉导管中的血流来达到机体的氧合需求,因动脉导管中的血流来自肺动脉,故宫内胎儿心血管大动脉血液循环特点是肺动脉压高于主动脉压,因此,来自右心室的肺动脉血流可源源不断的经动脉导管进入主动脉,而左心室的血液则正常进入主动脉;③动脉导管原本为胎儿宫内时期肺动脉与主动脉之间的正常血流通道,这是胎儿宫内时期一种特殊的血流循环方式。但胎儿出生后脐带被结扎离断,肺则正常膨胀,其肺功能开始承担机体的气体交换,机体则建立起独立的肺循环和体循环。此外,足月胎儿其动脉导管则在出生后 24~48 小时内因废用而自行闭合,一般在数月内都可闭塞,如出生后长时期不能自发闭合,则构成病态(即心血管畸形),即称之为动脉导管未闭;④胎儿宫内时期动脉导管未闭是正常的生理现象,而在胎儿出生后其动脉导管未闭呈长期开放性状态,则属病理现象;⑤胎儿宫内时期肺动脉压大于主动脉压,故存在生理性右向左分流;而胎儿出生后则相反,整个心动周期主动脉压大于肺动脉压,主动脉的血液通过未闭的动脉导管持续性注入肺动脉,因此形成心外左向右分流;⑥动脉导管未闭是临床上常见的左向右分流型先天性心血管畸形之一,约占先天性心脏病的 12%~15%,女性约两倍于男性,且约有10%的病例并存其他心血管畸形;⑦实施动脉导管未闭手术的目的就是中断其血流,即结扎或切断缝闭动脉导管。近年来,由于心血管介入技术的进展,使得部分具备该治疗条件的患者通过微创介入治疗,达到了封闭动脉导管的目的。

1. 主要病理生理 ①由于连接肺动脉与主动脉之间的动脉导管持续性开放,加之主动脉压高于肺动脉压,故大动脉血液自然由左向右分流,致使肺循环血流量明显增多,可超过正常者2~4倍;②由于左向右分流致使进入体循环的血量减少,故左心室代偿性做功,加之经肺循环回心血量的增多,因此左心室容量负荷增加,久之左心室肌肥厚、左心腔增大,严重者甚至出现左心衰竭(如动脉导管未闭晚期);③由于主动脉压高于肺动脉压,若动脉导管较粗,则分流到肺动脉的血量可更多,从而引起肺动脉压力逐渐增高,当肺动脉压接近或超过主动脉压时,则可导致双向分流或右向左分流。

2. 动脉导管未闭特点 ①未闭的动脉导管可呈管型、窗型或漏斗型,其中管型约占80%以上;②动脉导管的长度不一(约2~30mm)、直径不等(可达5~10mm),尤其窗型几乎无长度,而漏斗型其肺动脉端较细,而主动脉端则较粗;③动脉导管未闭也常与其他先心病并存。

3. 临床表现 ①动脉导管未闭患者其临床症状随病变发展程度而有所不同,轻型者可无症状,重者则有乏力、劳累后心悸、气喘、胸闷、咳嗽等,甚至表现为口唇、甲床发绀及右心室增大;②少数患者可存在发育不良,未经治疗的患者晚期可出现重度肺动脉高压、呼吸急促、肝脏肿大、心力衰竭等,严重者甚至发生肺动脉或未闭的动脉导管破裂出血;③动脉导管未闭颇具有特点性的临床体征是心脏杂音,即胸骨左缘第二肋间(个别病儿杂音最响位置可在左侧第一肋间或第三肋间)可听到响亮的连续性机器声样杂音,几乎占据整个收缩期与舒张期,并可触及震颤,且向左上胸及背部传导;④临床结合影像学、超声心动图,必要时心血管造影则可做出诊断,并明确动脉导管的长短、粗细及形状。

4. 治疗 除禁忌证外,均可实施动脉导管未闭结扎手术,以及介入治疗。

【麻醉与实践】因动脉导管未闭而实施动脉导管结扎术者,一般均未发展至重度肺动脉高压状态,也无心力衰竭表现,通常该类患者的麻醉与一般胸内手术基本类似,所不同的是在结扎动脉导管期间应及时降低体循环阻力(降低动脉压),使左向右分流显著减少,以利于动脉导管结扎操作,且能避免其破裂出血。

1. 动脉导管未闭手术的麻醉 动脉导管结扎术首先应了解和掌握以下几方面:

(1)麻醉要求:①麻醉前了解动脉导管未闭患者的病理生理改变,明确动脉导管的粗细、长短与形状,以及肺动脉压力的高低,以便制定适宜的麻醉方案;②麻醉诱导与维持期间为避免体循环血流过多的进入肺循环,故麻醉用药不宜选择氯胺酮;③术中麻醉需达一定深度,结扎动脉导管时必须采取控制性降低动脉血压,尤其粗而短的动脉导管(窗型)应与手术医师商榷,以便使平均动脉压控制在理想程度;④存在肺动脉高压的患者,在保证供氧和维持足够麻醉深度的前提下,麻醉的重点是降低肺动脉与主动脉的压力,并维护血流动力学的合理性稳定。

(2)麻醉方法:①该手术选择全凭静脉全麻或静-吸复合全麻均可,一般临床上所使用的麻醉类药物大都可应用(如丙泊酚、咪达唑仑、七氟烷、芬太尼类与肌松药等),只是应与相关降压药合理化搭配,并根据患者的实际情况使用;②由于控制性降压是该手术必须实施的措施,至于降压药物的选择,通常采用三磷酸腺苷(ATP)或硝普钠,以及其他相关降压药物(降压药物稀释后多以微量泵输注);③也可加深麻醉降压,如静-吸复合全麻中以增加七氟烷的吸入浓度降压为宜,吸入麻醉药七氟烷既能降低外周血管阻力,使左向右分流减少,还可增加全身的血流灌注。

（3）术中监测：低龄儿可实施无创性监测，大龄者尽可能实施有创动、静脉压监测，尤其窗型动脉导管或复杂病情者。

2. 动脉导管未闭患者实施非心脏手术的麻醉　①其全身麻醉方法与上述相同，只是控制性降压不需像动脉导管未闭手术那样严谨，但尽量避免增加外周血管阻力，以防止左向右分流增加；②术前应用抗生素以预防感染性心内膜炎。

【提示与注意】　①适当增加静脉麻醉诱导用药剂量，因部分药物经动脉导管进入肺循环，致使体循环药物浓度相对降低，同时需注意大剂量麻醉诱导药对心肌的抑制作用；②患者体位多采取右侧卧位，手术切口往往较小，加之其术野深、且狭窄，尤其相关手术步骤操作，如游离、结扎和处理动脉导管时一旦发生出血，后果严重。故麻醉医师务必创造良好的手术条件，在结扎与处理动脉导管期间，使麻醉深度维持在适宜的情况下，务必采取有效的控制性降压（如应用三磷酸腺苷、硝酸甘油或硝普钠等），特别对于年龄较大、动脉导管粗而短的患者；③手术操作期间，心脏、肺脏因操作性受压，有时可出现血压下降、心律失常与通气不足，须引起注意，以便及时予以纠正、处理。此外，术中各种监测设备必须处于良好状态；④由于肺循环血流量增加，麻醉期间应适当控制液体入量；⑤术前存在肺动脉高压者，麻醉与手术期间维持动脉血二氧化碳略低于正常，可降低肺血管阻力；⑥即使术中采用控制性降压技术，由于个别操作困难仍有可能引起动脉导管破裂，故必须提前建立良好的快速静脉输液通道；⑦在分离迷走神经周围组织时可能出现心动过缓，故需严密监测心电变化；⑧对年龄大、动脉导管粗短（如窗型）、分流量大，且伴有重度肺动脉高压患者或并发假性动脉瘤者，若采用单纯结扎手术，则存在动脉导管破裂而大出血的危险，通常应在体外循环下完成该手术。

358. 如何实施心房间隔缺损手术的麻醉？

【术语与解答】　①心房间隔缺损（简称房缺）是指左、右心腔心房之间的隔断因发育不全而遗留下的缺损；②房缺是先心病中颇为常见的一种病变，其不论缺损部位与大小如何，血液分流总是由心房到心房；③通常房缺为单纯性心内左向右分流型先心病，也可合并其他心血管畸形，其分流量大小和方向取决于房缺的大小以及肺循环和体循环各自阻力的高低；④房缺的大小以及病史的长短则决定患者病情的轻重程度，如房缺很小可无任何临床症状，而缺损大者，若单心房患者很早则可出现症状，如不及时手术矫治，难以活到成年；⑤房缺的发病率占成人先心病约1/3，而女性约为男性的2～3倍；⑥房缺其治疗手段是外科手术矫正和介入封堵疗法，而外科手术大都在体外循环下进行。

1. 主要病理生理特点　①房缺一般分为原发孔缺损和继发孔缺损两种，两者具有相同的病理生理改变；②通常在整个心动周期左房压力均高于右房压力，一般左房的氧合血经缺损处分流至右房，其分流量多少取决于缺损部位的大小和左、右心房的压力差；③由于存在心内左向右分流，故体循环血流量减少，从而可引起患儿发育迟缓，其体力活动受到一定限制；④左房的氧合血长期分流进入肺循环，则可逐渐引起肺动脉血管内膜增生以及中层组织增厚等病变，从而导致肺动脉压与肺血管阻力升高，但其发展、进程较缓慢，多出现于成年患者；⑤当病变发展为右心房压力升高而接近或大于左心房时，两心房血液可出现双向分流或右向左分流，临床上患者则表现为发绀症状，说明其病变已发展为晚期阶段，甚至演变为艾森曼格综合征；⑥由于肺动脉高压形成，右心室负荷增加，加之右心室和右心房逐渐扩大，最终引起右心衰竭。

2. 临床表现　①单纯房缺其病情轻者多发育正常，一般也无临床症状，通常查体时可发现胸骨左缘第2、3肋间有收缩期杂音,如缺损大且分流量多,则患者其生长发育较差,易患呼吸道感染或肺炎。此外,患者活动后心悸、气短、疲劳是其常见临床症状,若发展至肺动脉高压而引起右向左分流,则表现为发绀症状;②心电图常表现为不完全性或完全性右束支传导阻滞及右心室肥大。而超声心动图不仅可确诊,而且可测量缺损的大小等,对评估心脏功能则有指导意义。

3. 治疗 具有手术适应证者应尽早实施手术矫正治疗。

【麻醉与实践】 ①房缺患者体外循环下直视修补手术是常用治疗手段,而麻醉实施则围绕房缺的病理生理特点而进行,以便使手术顺利进行,患者安全得到保障。一般而言,房缺伴左向右分流者较其他先心病的麻醉相对简单,因多数房缺患者心功能相对较好,能适应多种麻醉药物,故麻醉诱导和维持多无困难,患儿术后多能早期拔出气管插管,很少需要应用正性肌力药物;②成人或房间隔缺损较大者多存在不同程度肺动脉高压,左心发育不良,心功能可显著降低,对麻醉与手术耐受性差,故麻醉诱导与术中管理更应力求平稳,既要镇痛确切,又要肌肉松弛完全,尤其须避免气管插管、切皮、劈胸骨等强烈刺激所引起的心血管应激反应,还需保证供氧,减少肺动脉压力剧烈波动,以预防心力衰竭;③房间隔缺损修补后易出现左心功能不全或心排血量降低,需应用血管扩张药物与正性肌力药物纠正,此外,应根据左房压补充血容量,防止急性左心衰竭与肺水肿;④体外循环心脏复跳后需控制液体入量,防止左房压明显升高,必要时保留左房测压管监测指导输液;⑤房缺修补后可能出现各种心律失常,颇为常见的是房-室传导阻滞,若出现Ⅲ°房-室传导阻滞则需安装临时起搏器。药物治疗可选择异丙基肾上腺素持续泵入,同时使用激素(如地塞米松)及利尿剂有一定治疗效果;⑥左心发育差者,房缺修补后易出现心排血量降低,需应用扩血管药物以减少心脏后负荷,同时应用正性肌力药物如多巴胺5~10μg/(kg·min)持续泵入,以增加心肌收缩力,提高心输出量,降低体、肺循环阻力,改善心、肺功能。此外,务必根据左房压补充血容量,补液速度过快或过多易造成急性左心衰、肺水肿,应予避免。

【提示与注意】 ①尽管房缺为左向右分流,也应避免静脉气栓;②麻醉术中正压控制通气应避免呼吸道内压过高而致使一过性右房压大于左房压,从而引起血液分流发生短暂性逆转;③房缺患者麻醉术中务必关注体循环阻力的变化,应避免体循环阻力持续性增高;④体外循环结束后如需追加阿片类镇痛药,则应考虑术后拔出气管插管后该药物对呼吸功能的影响。

359. 如何实施心室间隔缺损手术的麻醉?

【术语与解答】 ①心室间隔缺损(简称室缺)是指左、右心腔心室之间的隔断因发育不全而遗留下的缺损(即左右心室存在异常通道);②室缺可单独存在,也可是某种复杂的心与心血管畸形的组成部分;③室缺是临床上最为常见的先天性心脏病之一,部分符合条件的患者可选择介入治疗,但对缺损较大且合并肺动脉高压者,在体外循环直视下实施修补手术仍是主要的治疗方法。

1. 主要病理生理特点 ①由于左、右心室直接相通,血液易引起单向或双向分流,由此而产生一系列体循环与肺循环继发性改变;②在体循环阻力与肺循环阻力正常的情况下,左心室收缩期压力明显高于右心室;心室间隔缺损患者其心室收缩期血液则通过缺损处产生左向右分流,而左、右心室分流的方向与分流容量的多少则取决于缺损口径的大小,以及左、右心室各自的压力,即缺损小者分流少,对生理功能影响也小;若缺损大,两心室压力可大致相等,此时体循环与肺循环的血流量取决于两者血管阻力的大小,通常体循环阻力大于肺循环,故室缺一般以左向右分流为主;③室间隔缺损大者则分流量多,早期左、右心室容量负荷均明显增加,并引起左、右心室肥大,且右心室、肺循环及左心房压力升高,肺静脉回流受阻,肺血明显增多,患者容易反复发生肺部感染,并影响其发育;④随病情发展,其肺循环阻力可逐渐升高,而左向右分流则逐渐减少,当肺循环阻力达到体循环水平或高于体循环阻力,则可使左向右分流演变为双向分流,若进一步发展则逆转为右向左分流(即艾森曼格综合征),患者可出现发绀症状、低氧血症及代偿性红细胞增多症;⑤当病情发展至晚期,肺循环阻力等于体循环阻力时,肺动脉舒张压也升高,易出现充血性心力衰竭;⑥当双向分流发展为右向左分流时,其肺循环血流量减低,而左室与体循环血液则掺有还原血红蛋白的静脉血,机体可出现低氧血症及发绀症状;⑦室缺患者其肺小动脉的肌层和弹力层在出生后 6 个月退化并非完全,故肺血管阻力下降也不明显,而肺动脉仍保持高压状态,左、右心室压力阶差不大,尽管缺损较大,但分流量不多,所以很少出现充血性心力衰竭,一旦病情发展为艾森曼格综合征,往往失去手术矫正的机会。因此,室间隔缺损手术宜早,不宜晚。

2. 临床表现　①该类患者临床症状取决于室间隔缺损严重程度,小缺损者多无症状,体检时可于胸骨左缘第 3、4 肋间闻及粗糙全收缩期杂音;②缺损较大患者多影响生长发育,胸前可闻及收缩期杂音,并触及震颤,且易患肺部感染,易导致心力衰竭;③合并重度肺动脉高压者可出现发绀症状,并闻及肺动脉第二心音亢进。

3. 治疗　具有手术适应证者均可手术治疗。

【麻醉与实践】室缺患者实施麻醉要点:①室缺患者的麻醉关键是对其病理生理、肺血流及心功能状态的了解与认识;②室间隔缺损患者一般发育较差,因存在不同程度肺动脉高压,术前容易反复发生肺部感染,甚至充血性心力衰竭,此时致使麻醉与手术的风险更大,极容易因右心衰竭而死亡;③术前充分控制肺部感染,通过强心、利尿、扩血管等治疗措施,以改善心功能,并间断吸氧。具有反复呼吸道感染患者其麻醉术中分泌物可能较多,必要时应给予吸引,以保障呼吸道通畅;④如室缺患者行非心脏手术,应给予预防性感染心内膜炎的治疗;⑤小室缺其限制性分流与大室缺合并肺动脉高压者其麻醉处理及管理不尽相同,应予以区别对待;⑥不合作的患儿全麻诱导前可肌注氯胺酮(4~6mg/kg),除使患儿处于基础全麻外,还可使其心率及血压适当增快、升高,有利于增加心排血量,从而可维持循环相对稳定;⑦麻醉术中大剂量芬太尼或舒芬太尼复合静脉与吸入麻醉,可明显降低手术刺激所致的肺血管阻力增高,既能维持血流动力学稳定,又可增加麻醉调节的灵活性;⑧室缺患者可能伴有右室漏斗部肥厚,此种改变对患者有利,可增加右室射血阻力,减少左向右分流。但术中必须避免诱发漏斗部痉挛(如心室收缩力增加以及低血容量而加重右室流出道梗阻);⑨麻醉应维持适当高的前负荷,降低后负荷,围术期加强循环管理措施,减少肺动脉压力剧烈波动。此外,手术有可能造成不同程度的房室传导阻滞,较严重者可采用微量泵持续泵注异丙肾上腺素,以提高窦房结兴奋性而加快房室传导,维持较快的心率,增加心排血量。若出现完全性房室传导阻滞,可考虑手术操作所致,应提醒外科医生,必要时安装临时起搏器。

【提示与注意】①营养发育不良患儿对麻醉药耐受性差,应注意药物用量,通常选择芬太尼-氯胺酮复合应用是该麻醉方法之一;②患儿入室后应充分供氧,适当过度通气,必要时实施呼气末正压通气,以避免低氧血症发生;③由于缺损的分流量与分流方向主要取决于肺血管阻力(PVR)与全身血管阻力(SVR)的比率(PVR/SVR),故麻醉术中既要防止 PVR/SVR 比率明显下降,又要避免 PVR/SVR 比率显著增高;④体外循环期间静态膨肺,并应用膜肺为宜;⑤麻醉术中应用激素可减轻组织器官水肿,减少炎症介质释放;⑥在升主动脉开放前 5~10 分钟可给予多巴胺3~10μg/(kg·min)、硝普钠0.5~1μg/(kg·min),以扩张肺动脉,解除肺动脉痉挛,改善肺循环阻力,减轻心脏前、后负荷;⑦室缺伴有右室漏斗部肥厚者,麻醉术中必须防止漏斗部痉挛,因心室收缩力增加以及低血容量,易加重右室流出道梗阻;⑧手术后右心衰竭是肺动脉高压患儿常见死亡原因,选择性控制肺血管阻力,降低右心后负荷是治疗关键。应用一氧化氮(NO)吸入可有效降低肺血管阻力,而不影响体循环阻力;⑨术中应及时补充失血量。

360. 如何实施法洛四联症手术的综合性麻醉管理?

【术语与解答】 法洛四联症是心脏缺损与心血管畸形并存性疾病,两者结合主要形成四种病变:即室间隔缺损、肺动脉狭窄(右心室流出道梗阻)、右心室肥厚与主动脉骑跨。

1. 解剖结构缺陷 ①室间隔缺损:多属膜部高位缺损,均为大缺损,缺损越大则类似两心室合二为一,即类似形成单心室;②肺动脉狭窄:大多数患者右心室流出道梗阻是由于漏斗部狭窄且伴有肺动脉瓣狭窄所致;③右心室肥厚:为肺动脉狭窄后右心室负荷增加的结果,主要继发于肺动脉狭窄;④主动脉骑跨:主动脉骑跨于左、右两心室之上,主动脉除了接受左心室的血液外,还接受右心室的血液。以上4种病变主要以肺动脉狭窄与室间隔缺损最为关键,因对患者的病理生理和临床表现有重要影响,故部分法洛四联症在婴儿时期即可存在发绀症状,严重者出生后即显发绀。

2. 主要病理生理特点 法洛四联症所致的全身组织器官缺氧是该病理生理变化的重要基础:①由于肺动脉狭窄而血液进入肺循环受阻,从而引起右心室压力代偿性增高,并导致右心室壁代偿性增厚,加之两心室相通(室间隔缺损),此时的右心室压力与左心室相等或增高,心内分流则出现双向或右向左(左右心室不稳定分流是法洛四联症的个性特点),部分体静脉血通过室间隔缺损注入主动脉,致使混合动、静脉血(低含氧量血)输送给全身组织器官;②主动脉骑跨则使主动脉除接受左心室的血液外,还接受来自右心室的部分还原血红蛋白血液,主动脉中的氧合血与非氧合血混合输送机体组织、器官,从而组织、器官处于低氧灌注,故表现为动脉血氧饱和度显著降低,并出现发绀症状,且形成继发性红细胞增多与代偿性血红蛋白增高,以及杵状指(趾)等;③法洛四联症其室间隔缺损大,早期其左右两侧基本不存在压力差(相当于一个心室既向体循环排血,又向肺循环排血),如存在双向或微弱左向右分流可无明显发绀;而幼儿时期,因右室流出道狭窄继发右心室壁肥厚并逐渐加重,分流逐渐转为右向左,同时肺循环血流量进一步减少,体循环还原血红蛋白增多,加之血液粘稠,氧输送出现障碍,从而加重低氧血症,故1岁后发绀者显著增多;④肺动脉狭窄越严重,右心室阻力越大,其右向左分流量也越多,进而将加重机体缺氧及代谢性酸中毒,最终导致右心衰竭;⑤如机体存在侧支循环建立,且合并动脉导管未闭,这对肺部氧合血的减少有可能起到部分代偿作用。总之,法洛四联症属复合分流型(或复杂分流型)先心病,患者全身组织器官始终处于低氧灌注是其病理生理特点的重要基础,从而导致机体在不同的年龄段及不同情况下存在不同程度的低氧血症。

3. 临床表现 法洛四联症是临床颇为常见的发绀型先天性心脏病,患者病死率高:①法洛四联症患者自幼表现为进行性发绀与呼吸急促,其轻重程度和出现症状的早晚与右心室流出道梗阻的程度有关;②该患者体质发育差,活动耐力明显不足,劳累后常有蹲踞现象,且有呼吸困难症状,常伴有杵状指;如缺氧加重可出现昏厥、抽搐、脑血管意外,甚至发生猝死;③该类患者在胸骨左缘第2~4肋间可闻及Ⅱ~Ⅲ级喷射性收缩期杂音(主要是血流通过狭窄的肺动脉瓣所致),肺动脉瓣第二心音减弱或消失;④法洛四联症患者常见并发症为红细胞增多症、出凝血功能异常、脑血栓、脑脓肿以及亚急性细菌性心内膜炎等。

4. 诊断　根据上述临床表现和以下相关检查基本可确定诊断,如:①血常规检查为红细胞、血红蛋白及血细胞比容均明显增高;②心电图表现为心电轴右偏,且右心室肥厚;③超声心动则显示右心室壁肥厚、室间隔缺损及右心室流出道狭窄。

5. 治疗　手术治疗是唯一手段,但该手术需在中度低温或深低温体外循环麻醉下进行。

【麻醉与实践】法洛四联症患者的麻醉管理应从以下几方面考虑:

1. 麻醉前访视与准备　①麻醉医师应首先了解患者的通常活动情况,在新生儿或婴幼儿年龄段,应咨询其喂养的难易,观察其生长发育状况,以便评估其病情严重程度;②如有晕厥发作,说明肺动脉及右心室流出道严重狭窄,通常患者常喜蹲踞,且多伴有发绀病史,同时还应了解静息期间的心率、血压及呼吸频率等;③麻醉前6～8小时应禁饮食,婴幼儿体内含水量相对较多,体液易于丢失,加之术前禁食,易引起脱水、血液浓缩而加重缺氧,故对重症患儿术前禁水不应超过4小时。此外,接台手术应尽量在术前静脉补液,新生儿和哺乳儿可给予饮水,直至麻醉诱导前2～3小时;④新生儿和婴儿麻醉前一般不需要镇静剂,以免影响呼吸功能,但麻醉前半小时常单纯肌注抗胆碱药即可,如阿托品0.01mg/kg或东莨菪碱0.006mg/kg;2岁以上的患儿也可联合应用麻醉性镇痛药,如吗啡0.2mg/kg;青少年可口服咪达唑仑0.2～0.3mg/kg,以代替吗啡,该药有催眠、抗焦虑及顺行性遗忘作用。如选择应用吗啡者,用药后应加强监护,且给予吸氧;⑤法洛氏四联症患儿给予术前药后必须紧密观察,并给以面罩吸氧,以免出现过度低氧血症;⑥β-受体阻滞药能较好地治疗及预防法洛氏四联症流出道痉挛导致的缺氧加重,可持续使用至麻醉诱导之前。

2. 全麻诱导　①入手术室后患儿不予合作者,尤其未能建立静脉通路时,可肌肉注射氯胺酮3～5mg/kg,如已建立静脉输液者可静脉给予1～2mg/kg,其效果较理想,因氯胺酮能通过增加全身血管阻力来减少右向左分流,故能维持肺血流量和动脉氧合;②静脉麻醉诱导方法常用药物为氯胺酮(1～2mg/kg)、r-羟丁酸钠(50～80mg/kg)、依托咪酯(0.2～0.4mg/kg)、咪达唑仑(0.05～0.1mg/kg)与芬太尼(5～20μg/kg),因该类患者主要病理特点是右向左分流,故部分静脉用药可绕过肺循环而直接进入体循环,致使静脉麻醉诱导起效时间缩短,因此,应减慢注药速度,尤其循环抑制的药物更应小心谨慎,可先小剂量给予观察,不够可追加,但不宜一次给足,当肌松剂完全发挥作用,且肌肉充分松弛后再进行气管插管;③对于不合作或静脉穿刺困难,且心脏储备良好的患儿,可选择强效麻醉药进行诱导;④七氟烷、地氟烷血气分配系数低,诱导速度快,是吸入诱导常用的全麻药物;⑤麻醉诱导的原则是防止诱导期间低血压的发生,由于多数法洛四联症患儿对麻醉药物耐受能力差,若采用氯胺酮和芬太尼搭配诱导则颇有裨益。

3. 全麻维持　①法洛四联症患儿的麻醉维持常采用氯胺酮与氧化亚氮复合应用,两者搭配可维持体循环阻力相对稳定,虽氧化亚氮也能增加肺循环阻力,但氯胺酮所增加的体循环阻力,则可抵消氧化亚氮的此种不利影响;②麻醉性镇痛药如芬太尼、舒芬太尼、阿芬太尼、瑞芬太尼等均无明显的心肌抑制与血压下降等副作用,且具有强效、速效等优点,通常为心血管手术的麻醉常规用药,一般芬太尼总量为20～50μg/kg,静脉分次注射或持续输入,也可复合地西泮(0.2～0.3mg/kg)、咪达唑仑(0.1～0.2mg/kg)、氟哌利多(0.1～0.2mg/kg)或氯胺酮(1～2mg/kg)等药物;③术中可持续泵入咪达唑仑0.1mg/(kg·h),或适宜的靶控输入丙泊酚;④如采用吸入麻醉药维持,则可提供不同的血流动力学效应,基本能满足不同麻醉深度的要求,术毕还可通过肺脏快速排出麻醉药。

4. 麻醉管理　熟知麻醉术中血流动力学变化和处理方法,可显著降低围麻醉期严重并发症的发生率和死亡率,这是手术成功的关键一环:①麻醉术中维持适宜的体循环阻力,降低肺血管阻力,避免心率过快以及右心室流出道痉挛和高呼吸道阻力,并维持充足的有效循环血量,以防止缺氧危象的发生;②术前已存在重度低氧血症(如重度发绀患者),且机体代偿性红细胞增多,以及红细胞压积 >60% 时,易出现脱水或脑、肾血栓形成等,同时影响凝血机制,加之红细胞脆性增高,心肺转流中增加红细胞的破坏率,从而易产生血红蛋白尿。故大龄儿童和成人在肝素化前可实施适宜的血液稀释,即放血与输入晶体液和胶体液同步;通常放血量是根据血红蛋白的浓度为指标,其简易计算方式:如 Hb 为 150 ~ 200g/L,其放血 15 ~ 20ml/kg;若 Hb >200g/L,可放血 20 ~ 25ml/kg,所放出得血液应保存于室温下,待体外循环后再回输其体内;③因患者多有凝血机制异常和血小板功能障碍,术中需注意血液保护,体外循环后酌情补充血浆、凝血因子或血小板;④术中及时输液以维持正常血容量,因急性低血容量可增加右向左分流;⑤法洛四联症患儿通常伴有红细胞增多症,如术中失血不超过全身血容量的 20%,则可不必输血。

【提示与注意】①法洛四联症患者无论实施何种手术,均应使用抗生素,以利于预防心内膜炎;②采取各种措施以减少体外循环前缺氧发作,缺氧严重时应及时给予有效处理,如实施纯氧适宜过度通气,苯肾上腺素 0.5 ~ 1μg/kg 单次静脉注射或 2 ~ 5μg(kg·min)泵入,以及应用 β-受体阻断剂艾司洛尔可舒张漏斗部痉挛,以增加肺血流。此外,尽快建立体外循环;③法洛四联症患者中心静脉压(CVP)不能准确反映容量状态,必要时可测量左心房压力;④麻醉术中应提前备好相关药物,如去氧肾上腺素等,一旦体循环阻力降低导致低血压发生,则可用其随时纠正;⑤静脉输液期间避免空气输入,因其可导致体循环空气栓塞;⑥Ⅲ度房室传导阻滞是法洛四联症术后常见并发症,但绝大多数为一过性,通常经复温、利尿或拔除腔静脉引流管,以及激素治疗后,即可恢复窦性心律,无效时可使用异丙肾上腺素逆转或安装临时起搏器;⑦按时检测血气,以纠正酸碱失衡及电解质紊乱;⑧肺部并发症是法洛四联症患者术后早期死亡的主要原因之一,为防止肺部并发症发生,在体外循环预充时,其血细胞比容不应低于 20%,胶体渗透压不低于 10mmHg,以防止肺内渗出。深低温、低流量则可减少侧支循环对肺的灌注。此外,降温及复温的温差不应超过 10℃,防止灌注不全。转流中应持续静态膨肺及间歇正压膨肺,术后呼吸机支持治疗,且维持呼气末正压通气为 4 ~ 10mmHg 为妥,呼吸道分泌物增多者应及时吸痰。

(王世泉　褚海辰　陈作雷　梁永新)

第二节　心脏瓣膜疾病与麻醉

心脏的心腔流出道具有四个"闸门式的开关装置",称之为心脏瓣膜,即二尖瓣、三尖瓣、肺动脉瓣与主动脉瓣。而心脏瓣膜疾病则是指心脏四个瓣膜之一或多个瓣膜病变,以及一个瓣膜两种病变:①心脏瓣膜病其共性特点都是通过瓣膜口端的血流发生异常,即任一瓣膜"机械性"障碍病变均可引起心腔血液流动出现异常;②心脏瓣膜疾病无论是瓣膜口狭窄还是关闭不全或两者并存,甚至多个瓣膜同时病变,其病理生理共性特点均为心腔血流及容量负荷异常所导致的有效心排血量降低;③心脏瓣膜疾病又有轻、中、重程度之分,此外也常伴有心律失常及血栓形成等;④心脏瓣膜疾病多由炎症、粘液样变性、退行性改变、先天性畸形、缺血性坏死、创伤等原因引起单个或多个瓣膜的结构及功能异常,从而造成瓣膜口狭窄和(或)关闭不全,继而导致心血管动力学发生显著变化,其临床则表现为一系列心血管功能异常症候群;⑤心脏瓣膜疾病手术的麻醉要点在于围麻醉期尽量保障循环功能稳定,以维持有效心排血量;⑥单纯一个瓣膜单一病变手术的麻醉并非复杂,而一个瓣膜两种病变(如二尖瓣口狭窄及关闭不全)或多个瓣膜病变并存者,其麻醉处理较有难度;⑦临床常见的心脏瓣膜病类型可造成左心室压力负荷过重(如二尖瓣口、主动脉瓣口狭窄)或容量负荷过度(如二尖瓣口血液反流与主动脉瓣口血液反流)。

总之,心脏瓣膜病的因果关系是该病变直接干扰从心脏流向全身的顺向血流或直接影响心脏射血功能,因此,麻醉医师只有全面了解和认识心脏瓣膜疾病的病理生理,以及围术期影响心血管功能的麻醉因素,才能有效的稳定机体血流动力学的剧烈改变,调控机体重要组织器官的灌注。

361. 如何实施肺动脉狭窄患者的麻醉?

【术语与解答】①单纯肺动脉狭窄是指右心室与肺动脉的通道因先天性畸形或继发于其他疾病而产生的狭窄,但室间隔完整;②肺动脉狭窄可发生于从瓣膜到肺动脉分支各个不同部位,常见肺动脉狭窄类型有瓣膜口狭窄、漏斗部狭窄、肺动脉狭窄,其狭窄可各自单独存在,也可并存,还可伴随其他先天性心血管畸形(如房间隔缺损、室间隔缺损、动脉导管未闭以及法洛四联症);③据文献报道,90%肺动脉狭窄为瓣膜性右心室流出道梗阻。

1. 病因 肺动脉狭窄主要因胚胎发育异常或不良等,致使流经肺动脉的血流量减少或显著低于正常的肺动脉血流量。

2. 主要病理生理 ①无论何种类型的肺动脉狭窄,均可因右心腔流出道排血量受阻而导致右心室压力增高,其右心室压力大小与肺动脉狭窄程度呈正比;②随病情发展及右心室压力逐渐增高,其右心室壁增厚且右心室腔增大,从而引起三尖瓣环扩大,故可产生三尖瓣口相对关闭不全,继之右心房压力逐渐增高且心室壁增厚,长期右心腔负荷增高最终可由代偿性发展为失代偿,从而导致右心衰竭,并伴有全身静脉淤血、颈静脉怒张、肝肿大、腹水、双下肢水肿等;③如肺动脉狭窄合并房、室间隔缺损,当右心腔压力等于或大于左心腔时,则可造成双向分流或右向左分流,此时患者表现为发绀及杵状指。

3. 主要临床表现 ①肺动脉狭窄轻度者可无症状,重度狭窄患者其临床症状出现早,如合并房、室间隔缺损,可逐渐发展为右向左分流,临床可表现为发绀及杵状指;②患者主要临床表现症状为易疲劳、心悸、气促或劳力性呼吸困难,最终发展为右心衰竭伴外周性水肿及腹水。

4. 治疗 ①无临床症状肺动脉狭窄患者一般不需手术治疗,存在临床症状的中度肺动脉狭窄患者可考虑手术治疗,因随年龄增长其病情必然加重,可导致右心腔负荷过重而丧失劳动与生活能力,甚至发展为重度肺动脉狭窄,并出现右心衰竭;②该手术常规在体外循环直视下实施矫正治疗。此外,单纯肺动脉狭窄者也可经球囊导管扩张治疗。

【麻醉与实践】①肺动脉狭窄患者的麻醉处理应首先防止心动过速与高血压,以避免增加右心氧耗;②由于多存在肺动脉瓣持续性梗阻,肺血管阻力通常变化不大,因此,术中机械正压通气所致的肺血管阻力升高不会导致右心室后负荷和耗氧量明显增加。

【提示与注意】肺动脉狭窄患者如发生呼吸心搏骤停,复苏将极为困难,因为实施胸外心脏按压基本不足以驱动血液通过狭窄的肺动脉瓣或肺动脉狭窄处,故体循环低血压应使用拟交感类药物及时纠正。此外,如出现影响血流动力学的心源性心律失常或心动过速,也应及时予以处理,如利多卡因、艾司洛尔等,并备好电除颤仪。

362. 二尖瓣口狭窄手术如何实施麻醉与管理?

【术语与解答】正常成人二尖瓣口面积为 $4\sim6cm^2$,当二尖瓣产生病变或功能障碍而致瓣膜口缩窄时,其血液流经该瓣膜口的截面积则减少,从而导致左心房血液进入左心室受阻,并造成左心房压力逐渐增高,当患者出现临床症状时,则说明二尖瓣膜口截面积基本缩窄为 $2.6cm^2$ 以下。

1. 病因　主要原因:①二尖瓣组织受炎性侵蚀、黏液样变性、退行性改变、先天性畸形、缺血性坏死或钙化以及赘生物形成等,从而引起该瓣膜机械性功能改变或结构异常,最终导致二尖瓣口狭窄;②由于二尖瓣组织产生纤维化或(和)钙质沉着,常致使该瓣膜增厚、粘连、瓣膜僵硬,以及腱索融合、缩短等,从而逐渐导致该瓣膜口端变形且狭窄。

2. 主要病理生理　①因左心腔二尖瓣"机械性"、"障碍性"病变,从而导致左心房容量负荷呈逐渐性、持续性增高,而左心室则长期容量负荷不足,其结果造成左心腔输出血流明显减少,即心排血量受限或降低;②由于二尖瓣口进行性缩窄,从而逐渐限制了舒张期血液进入左心室,同时左心室舒张期充盈受限,故左心房压则逐渐升高,并影响肺静脉血回流,当左心房压力缓慢升至超过 25mmHg 时,整个肺血管床阻力明显升高;③由于左心房与肺静脉之间无瓣膜,故长时期的左心房压力增高可因肺静脉压跟随升高而并发肺循环高压,甚至引发急性肺水肿;④二尖瓣口狭窄患者如发生心动过速,则心输出量可明显下降,从而严重影响血流动力学;⑤晚期或重症肺循环高压患者还可继发右心衰竭。

3. 二尖瓣口狭窄特点　引起左心腔血流异常改变的大小取决于二尖瓣瓣膜口狭窄的程度。

(1)瓣膜口轻度狭窄($2.5\sim1.5cm^2$):患者安静休息状态其左房压、肺静脉压及心排血量大致在正常范围,而活动期间可出现异常。

(2)瓣膜口中度狭窄($1.5\sim1.1cm^2$):安静休息状态其左房压与肺静脉压即存在轻度增高,但能维持心排血量在正常范围的低限;如运动时可使左房压及肺静脉压显著上升,当左房压升至 18mmHg,则可出现肺淤血,若升至 $25\sim30mmHg$ 时,则可发生肺水肿及心力衰竭。

(3)瓣膜口重度狭窄($1.0\sim0.6cm^2$):即使在安静休息状态,其左房压与肺静脉压亦显著升高,并且使肺血管阻力明显增加。

4. 主要临床表现　因二尖瓣口狭窄而出现临床症状大都为病情发展、演变的结果:①早期活动后其呼吸困难为最常见临床症状之一;②随病情发展其夜间阵发性气喘或呼吸困难可逐渐发展为时常端坐呼吸,严重患者咳痰带血,甚至咳粉红色泡沫样痰,更严重者可产生急性肺水肿;③一般该类患者口唇可轻度发绀,而重度二尖瓣口狭窄患者常伴有"二尖瓣病变面容",即其双颧部绀红。

5. 手术治疗　其方法有:经皮二尖瓣球囊成形术(是一种介入性心导管治疗技术)、二尖瓣分离术与人工瓣膜置换术。

【麻醉与实践】二尖瓣口狭窄患者其临床麻醉原则首先要求麻醉诱导与维持期间血流动力学平稳:①避免心动过速:否则心舒张期缩短,左心室血液充盈更加减少,心排血量将进一步下降;②防止心动过缓:因心排血量需依赖一定的心率来代偿每搏量的不足,如心动过缓,血压可严重下降;③既要维持适宜充足的血容量(因较难耐受过多的液体负荷),又要严加控制过多输入量及输注速度,以避免引起肺循环高压进一步加重。

1. 麻醉前准备　①术前用药:使用洋地黄控制心率的患者应继续使用该药至手术前,此外,需根据患者全身状况决定给予适当术前用药,如心率不快患者抗胆碱能药以东莨菪碱为宜;吗啡则以 0.1~0.2mg/kg 给予为妥;②麻醉术中监测:如心电、脉搏血氧饱和度(SpO_2)、呼气末二氧化碳($P_{ET}CO_2$)、有创动脉内测压、中心静脉测压,甚至漂浮导管监测。

2. 麻醉诱导及维持　临床麻醉通常对轻度二尖瓣口狭窄患者影响很小,而中、重度狭窄患者则较难适应麻醉术中血流动力学的剧烈波动,也难耐受过多的液体负荷。

(1)麻醉诱导:①心功能受损且存在明显血流动力学改变的患者,麻醉诱导药的选择及应用必须谨慎进行,因诱导期间血压、心率及心律是否平稳关系到术中与术后心功能良好的恢复;②中、重度狭窄患者麻醉诱导应缓慢,一般应用较大剂量的芬太尼与咪达唑仑以及非去极化类肌松药(如维库溴铵、哌库溴铵等,而潘库溴铵则不适合二尖瓣口狭窄患者)诱导较安全;病情重且心功能Ⅲ~Ⅳ级患者,可采用 r-羟丁酸钠与芬太尼复合诱导,可避免动脉压过度下降;此外,诱导完善后加用充分的咽喉、气管内喷雾表面局麻,可有效避免气管插管应激性心血管反应;③氯胺酮因增加心率,故避免使用该药;④麻醉诱导期间密切观察心血管反应(通过直接有创动脉测压及心电监测,严密观察心率、血压的改变)以及呼吸功能(如 SpO_2)变化,一旦出现异常应及时停药或改换用药,并及时处理;⑤麻醉诱导后不宜急于气管插管,应等待麻醉药物起效高峰或充分发挥作用时再进行,尽量避免引起显著的心血管应激反应;⑥房颤伴心室率过快时宜选用洋地黄制剂控制心率。

(2)麻醉维持:①根据用药习惯和应用熟练程度选择麻醉维持药,在保障镇痛完善的前提下,或以吸入全麻为主,或采取全凭静脉复合麻醉,以及采用静-吸复合全麻均可;②在体外循环转流前、中、后应适宜加深麻醉,以防止术中知晓。

3. 麻醉术中管理　①二尖瓣口狭窄患者应避免使用引起心动过速、增加肺血管阻力、降低前负荷或抑制心肌收缩力的药物;②对于多瓣膜病变,应以一个瓣膜为主,但另一个瓣膜病变也不能忽视,尤其合并心房纤颤时,因心房起着辅助泵作用,每搏量的约 25% 由心房收缩而完成,其影响较大,故需重视;③重症患者术前预先置入肺动脉漂浮导管,用以监测肺动脉压、肺毛细血管楔压(PCWP)与心输出量;④麻醉术中以维持 $P_{ET}CO_2$ 在 30~35mmHg 为妥,有利于降低肺动脉压力;⑤术中根据心率、血压、中心静脉压(CVP)、PCWP、尿量变化,以调控输入量,因该患者对液体过负荷较为敏感,容易引发肺间质水肿;⑥心力衰竭患者以及重度肺循环高压者需应用适宜剂量的肺动脉扩张药,如硝酸甘油、硝普钠、酚妥拉明,甚至吸入一氧化氮(NO),以降低右心后负荷。而采用多巴胺、多巴酚丁胺以及肾上腺素等,则可增强心肌收缩力,两者的配合、互补,可增加心排血量,有利于维持体、肺循环的稳定和易于脱离心肺机;⑦术中实施血气与电解质检测,以便调控酸碱失衡或电解质紊乱。

【提示与注意】①左心房增大易引起房颤,故容易导致血流停滞或血栓形成,以及机体其他部位的栓塞,故围麻醉期应予以关注,而长期应用抗凝剂则可缓解或降低栓塞发生的风险;②麻醉术中既要避免心动过速,尤其应避免房颤患者的心室率过快;又要防止心动过缓,因两者均可引起心排血量减少而血压下降;③防止输液过多或头颈过低位而引起的中心静脉压明显升高,因该类患者容易引起容量负荷过重,从而发展为肺水肿及心力衰竭;④避免肺动脉高压与诱发右心衰竭;⑤还应避免相关药物所致的全身性外周血管阻力降低;⑥一般心房纤颤伴心室率过快患者应选用洋地黄药物控制心率为妥;⑦二尖瓣口狭窄患者通常麻醉术中不常规采用正性肌力药物,除非血压严重下降,否则反而有害;⑧伴有房颤者如麻醉术中心室率突发性增快,可先静脉注射毛花苷丙,若无疗效可酌情谨慎试用 β-受体阻滞剂(如艾司洛尔等),对于窦性心动过速可小剂量应用艾司洛尔;⑨二尖瓣口狭窄患者通常接受利尿剂治疗,围麻醉期应监测血钾浓度。而合并糖尿病者则应间断监测血糖;⑩麻醉术后通常需要继续一段时间应用呼吸机辅助通气,因术毕从正压通气到自主呼吸,从断开机械通气至拔出气管插管,这期间的转换,可引起静脉回流增多和 CVP 增加,往往会引起或加重心力衰竭。

363. 二尖瓣口关闭不全手术如何实施麻醉与管理?

【术语与解答】 二尖瓣口关闭不全是指该瓣膜因病变随心动周期(左心房舒张期)的每搏量因闭合密封不严(封闭不良),从而导致已泵入左心室的血液中的一部分又反流回左心房,以及左心室收缩期除向主动脉射血外,同时部分血液又反流回左心房。

1. 病因 二尖瓣是由瓣膜、瓣环、腱索及乳头肌构成,如任一结构出现异常、功能失调或相关受累等,均可导致二尖瓣口关闭不全。

2. 主要病理生理 ①由于左心室每搏输出量的一部分血液又反流回了左心房,从而致使左心房容量负荷过大而压力增高,继之左心室则因容量充盈不足而向主动脉射出的每搏出量则减少(即左心室排血量降低);②其反流量的多少取决于左心腔房-室两者间的压力差与二尖瓣口闭合不全的面积,以及左心室射血时间,甚至主动脉的阻力等;③左心室收缩时其血流顺向、反向同时存在(即向两个方向射血),其搏出量与反流量则取决于主动脉与左心房的阻力;④随病变发展其左心房逐渐扩张,而心肌收缩力则逐渐减弱,一旦反流量过多,除左心室每搏量显著降低外,还直接逆向影响肺循环,并造成肺淤血,最终可使肺动脉压升高,甚至导致右心衰竭。

3. 二尖瓣口关闭不全特点 二尖瓣口关闭不全可分为急性关闭不全与慢性关闭不全,其前者与后者的病理生理又存在明显差异,前者(急性二尖瓣口关闭不全)是因左房压明显增高而导致肺静脉压、肺动脉压均升高,以及右心室负荷过重,肺循环淤血,故极易引起肺水肿和右心衰竭。后者(慢性二尖瓣口关闭不全)轻度代偿期二尖瓣口关闭不全患者通常无症状,严重反流时心排血量减少,可出现疲乏无力,肺淤血导致的呼吸困难出现较晚。

4. 主要临床表现 其早期临床症状类似二尖瓣口狭窄,晚期右心衰竭时可出现肝脏淤血肿大,且伴有腹水或胸水,严重急性患者则发生左心衰竭或肺水肿等。

5. 手术治疗 即使合并心力衰竭或心房颤动的二尖瓣口关闭不全患者,其手术治疗的效果也明显优于药物治疗,其手术方法临床通常采用体外循环下实施二尖瓣修复术或人工瓣膜置换术。

【麻醉与实践】 临床麻醉应从以下方面考虑:

1. 关注血流动力学变化及时予以调控 ①心率:如轻度或适宜的心率增快可使反流量减少,故对二尖瓣口关闭不全患者有益,但心率不宜超过 110 次/分。而伴有冠心病患者或继发于二尖瓣脱垂的二尖瓣口关闭不全患者则不适宜使心率增快。而心率太慢可因左心室舒张期延长致使反流量增加而输出量减少;②血压:维持相对较低的体循环阻力可降低二尖瓣口的反流,但应避免血压过低。为适当的降低外周血管阻力,必要时可适量应用血管扩张药(如硝普钠或硝酸甘油)。此外,可能需要应用正性肌力药物(以非苷类正性肌力药物多巴酚丁胺为首选)维持左心室功能,有时扩血管药与正性肌力药物的配合应用常能减少麻醉管理难度的问题。

2. 麻醉诱导及维持 ①该类患者麻醉诱导与维持类似二尖瓣口狭窄患者,但肌松药则以泮库溴铵为宜,因该药有轻度解除迷走神经作用和儿茶酚胺释放作用,可导致心率有所增快;②心肌收缩力明显受损患者对麻醉药物极为敏感,尽量避免使用强效吸入全麻药或静脉全麻药,尤其射血分数在40%以下者,仍以阿片类镇痛药为主(芬太尼类)较为理想。

3. 麻醉术中管理　①左心室功能正常的急性二尖瓣口关闭不全患者在二尖瓣置换术后只需较低的左房压即可维持适宜的心输出量。而慢性二尖瓣口关闭不全患者术前已存在心肌收缩力下降者,其二尖瓣置换术后心肌收缩力不可能迅速恢复正常,因前负荷降低而致射血分数与每搏心输出量减少,故仍需维持较高的左室舒张末期压(LVEDP)才能维持适当的心输出量,因此需维持较高的左房压。此外,该手术患者直接动脉测压可及时监测血流动力学变化,而对重症患者尽量采取肺动脉漂浮导管监测;②二尖瓣置换术后很易发生心室功能衰竭,如果降低后负荷由于血压下降可使冠状动脉血流进一步减少反而加重心肌损害,此时血管扩张药难以奏效,常需应用正性肌力药物和主动脉内反搏泵球囊反搏以降低左室后负荷,并可提高冠状动脉灌注。

【提示与注意】　二尖瓣口关闭不全患者围麻醉期应密切关注以下几方面:①防止高血压,避免二尖瓣口血液反流增加,必要时应用扩血管药物以降低外周阻力;②避免心动过缓,否则左心室舒张期延长而血液反流增多;③需保障适宜的血容量;④必要时应用正性肌力药物维持左心室功能。

364. 主动脉瓣口狭窄手术如何实施麻醉与管理?

【术语与解答】　①正常成人主动脉瓣口面积为 $2.6cm^2 \sim 3.5cm^2$;②主动脉瓣口狭窄是由于先天性或后天性心及心血管病变所导致的主动脉瓣在左心室收缩期不能完全开全,即瓣膜口面积显著 $<2.6cm^2$;③一般情况下,主动脉瓣口 $<1.5 \sim 1.0cm^2$ 时才出现临床症状和体征;④主动脉瓣口狭窄是限制了血液通过该瓣膜口流出的固定障碍,从而其特征是需要增加左心室收缩压以维持通过狭窄的主动脉瓣口的搏出量。

1. 病因　①主动脉瓣口狭窄主要为机体风湿病侵蚀或先天畸形,以及瓣膜钙化等原因所造成的瓣膜病变,从而造成主动脉瓣口开放受限;②主动脉瓣口狭窄多为慢性疾病所致,单纯性主动脉瓣口狭窄多继发于先天性瓣膜异常,而风湿性主动脉瓣口狭窄通常与主动脉瓣口关闭不全及二尖瓣病变合并存在。

2. 主要病理生理　①由于该瓣膜交界处纤维化或粘连以及钙质沉着等,必然导致主动脉瓣膜变形而受损,从而引起该瓣膜口缩窄;②主动脉瓣口狭窄可使左心室射血受阻,并导致左心室长期处于容量负荷过重状态,左心室壁张力逐渐增加而逐步形成向心性肥厚,其左心室舒张功能降低且顺应性下降,机体则表现为左室舒张末期压力增高;③随着该瓣膜口狭窄加重,左心室与主动脉压差则增大,尤其左心室收缩压增高而动脉舒张压降低,可影响冠状动脉供血,严重者可因心肌缺血而发生心绞痛;④左心室壁肥厚则可增加心肌氧耗,故容易加重心肌缺氧;⑤一旦主动脉瓣口发生狭窄,心脏搏出血液明显受阻,尽管心肌加强收缩能力,但左心室搏出的血液仍减少,必然引起全身组织器官供血不足,因此临床上有相当部分主动脉瓣口狭窄患者伴有头晕、眼花、乏力及心绞痛等。

3. 主要临床表现　①早期静息状态时体循环排血量尚属正常,但体力活动期间心排血量则明显不足;②心输出量减少时除可引起心肌血供与氧供不足外,其导致的机体低血压还可引起脑供血降低而突发晕厥,冠状动脉供血不足或痉挛而致心律失常,甚至猝死;③随着病变的进展患者可出现主动脉瓣口狭窄临床三联症:即劳累性呼吸困难、心绞痛和晕厥。

4. 手术治疗　该病变治疗的关键是解除主动脉瓣口狭窄,而临床常采用的手术方法有:①经皮穿刺实施主动脉瓣球囊分离术;②直视下主动脉瓣交界分离术;③人工瓣膜替换术;

④介入瓣膜置换。

【麻醉与实践】主动脉瓣口狭窄患者围麻醉期相关问题:

1. 麻醉诱导与维持　①麻醉诱导:通常以较大剂量的麻醉性镇痛药芬太尼类为主,此作用可不直接抑制心肌,如搭配适宜剂量的咪达唑仑或依托咪酯以及相关肌松药,且结合咽喉充分地喷雾表面麻醉,则能显著降低气管插管所致的应激性心血管副反应;②麻醉维持:由于麻醉维持用药缓慢,其用药剂量与浓度较麻醉诱导明显减少,故药物选择范围较宽,根据全身状况多数麻醉药大都可采用,但务必与其病理生理特点为出发点。

2. 麻醉管理　①麻醉术中应以维持正常的窦性节律,避免心率与全身血管阻力较长时间大幅度波动为关键,如心率增快 >100 次/分,左心室充盈和射血时间可减少,而心动过速还可能诱发心肌缺血和心室功能不全;然而,心动过缓(心率 <60 次/分)则可导致左心室过度膨胀;②防止后负荷过重且避免过度的心肌抑制;③如麻醉诱导前出现心绞痛,可主要采取面罩纯氧充分吸入,因硝酸甘油对解除本病其心内膜下缺血的效果并非理想;④当低血压心排血量减少时,除考虑有无低血容量外,还可能是体循环阻力降低所致,可选用去氧肾上腺素纠正;若由心肌收缩无力引起,则应给予正性肌力药物;⑤麻醉术中出现高血压,尤其同时伴有肺动脉高压时,以选择适当的硝酸甘油为宜,因该药可降低肺毛细血管楔压而不至于引起动脉压的急剧下降,也可慎重使用其他扩血管药(如硝普钠);⑥主动脉瓣口狭窄患者麻醉管理至关重要的则是有创动脉压监测,可随时监测血流动力学变化,以避免低血压发生。此外,如出现心动过速,也必须立即处理(即使血压正常者),可应用小剂量 β-受体阻滞剂(如美托洛尔、艾司洛尔);若为室上性心动过速,可静脉缓慢注射钙通道阻滞剂维拉帕米或普罗帕酮(心律平)治疗,无效时,尤其心电图显示 ST 段改变的情况下,应考虑电复律治疗;当出现室性心动过速,此时血压急剧下降,在静注利多卡因的同时,立即实施心脏按压或准备电击复律。

【提示与注意】主动脉口狭窄患者围麻醉期需密切关注的是:①血压下降时可应用血管收缩药以维持安全的血压水平;②麻醉术中避免应用正性肌力药物,除非血压过于下降;③需维持适当的窦性心率,既要防止心动过缓,又要避免心动过速,前者(心动过缓)可减少射血次数,使心排血量锐减,直接影响冠状动脉灌注;后者(心动过速)可降低舒张期充盈时间和缩短左室射血时间,从而增加心肌氧耗;因此,维持正常的心率至关重要;④既要保障机体足够的血容量,又要避免液体输注过量;⑤心排血量降低时如应用扩血管药则非常危险,因周围血管扩张,可降低左室舒张末压(LVEDV),致使每搏量明显下降,可产生急剧而严重的低血压,从而损害脑血管及冠状血流灌注;⑥避免全身血管阻力急剧下降,尤其全麻诱导期间;⑦主动脉瓣口狭窄患者麻醉术中应准备除颤器,因一旦心搏骤停,若依靠胸外心脏按压使心腔血液通过狭窄的主动脉瓣口而射出足够的每搏量基本不可能。

365. 主动脉瓣口关闭不全手术如何实施麻醉与管理?

【术语与解答】主动脉瓣口关闭不全是指该瓣膜因病变随心动周期(左心室舒张期)每次均因闭合不严(封闭不紧),导致已泵入主动脉内的血液其中一部分又反流回左心室,从而造成体循环每搏量均降低。

1. 病因　①可因主动脉瓣病变以及细菌性心内膜炎、风湿病甚至长期高血压等均能造成;②主动脉瓣口关闭不全患者以男性多见,约占 70%;③由风湿病所致主动脉瓣口关闭不全者约占三分之二;④先天性者则多伴有其他心及心血管畸形;⑤急性患者多由细菌性心内膜炎、外伤、主动脉瓣本身病变所引起。此外,多数患者合并主动脉瓣口狭窄。

2. 主要病理生理　①主要因主动脉瓣膜炎症或纤维化而引起瓣叶结构异常（如变硬、缩短、变形等），最终导致该瓣膜在收缩期开放和舒张期关闭出现异常；②由于左心室舒张期压力显著低于主动脉，致使部分血液从主动脉又返回至左心室，从而造成左心室舒张期负荷加重（即正常左心房流入和每次主动脉反流并存）；③急性主动脉瓣口关闭不全可因相当容量的血液突发性返回左心室，致使左室容量突然超负荷，而心搏出量又不能相应增加，继之左室舒张末压突然增高，为维持体循环血流而产生代偿性交感神经刺激出现心动过速及周围血管收缩，继而促使有效心排血量减少而致急性左心功能不全，故很快可发展为急性左室衰竭或出现肺水肿；④慢性主动脉瓣口关闭不全可以形成左室偏心性肥厚，表现为收缩压升高及舒张压下降，脉压增宽。

3. 主要临床表现　轻度主动脉瓣口关闭不全患者可无明显临床症状，随着病情发展，通常可出现心悸、胸痛、气喘、呼吸困难、晕厥等，病情加重则可发生心力衰竭。临床体征可见颈静脉怒张、肝脏肿大、双下肢水肿等，以及肺动脉高压。

4. 手术治疗　①人工瓣膜置换术是治疗主动脉瓣口关闭不全者的主要手段，但通常在心力衰竭症状出现前实施，因该类患者在心功能失代偿前期一般无明显临床症状，因此若患者无明显症状且左心室功能正常期间不必急于手术；②患者可每半年复查超声心动图一次，一旦出现相关临床症状或左心室功能不全，或者心脏明显增大时即应采取手术治疗。

【麻醉与实践】　主动脉瓣关闭不全患者的麻醉应关注以下几方面：

1. 麻醉前准备　①麻醉医生术前应访视患者，了解患者的一般情况、心肺功能、化验检查、心电图、超声心动图及其他物理检查，评估病情严重程度；②麻醉前用药原则是在不影响患者呼吸循环功能的前提下，给予患者充分镇静；③术前肌注吗啡 0.1~0.2mg/kg 及东莨菪碱 0.006mg/kg，如病情较重用量可减半；对危重或急性主动脉瓣口关闭不全患者可停用术前药；④急性主动脉瓣口关闭不全患者术前通常应用扩血管药治疗，手术当日不应停药，麻醉术中可适度应用。

2. 麻醉管理重点　①麻醉期间应避免左心室后负荷过重，尽量使外周血管阻力维持在较低水平，以便增加体循环血流，从而降低反流；②主动脉瓣口关闭不全患者既不能耐受心率过快，又不能耐受心率过慢，心率过快可导致冠状动脉灌流减少，过慢又限制心输出量，故任何抑制心肌、导致血压下降和心动过速或过缓，以及其他心律失常的麻醉药均应小心使用。此外，还应保持体循环具有足够的容量；③心功能较好的患者可耐受适宜剂量的吸入麻醉药，如恩氟烷、异氟烷两者均有一定的扩血管且增加心率作用，适量应用对该种患者有一定益处；但对心功能不全患者则应考虑以大剂量麻醉性镇痛药芬太尼类为主的麻醉方法；④急性主动脉瓣口关闭不全患者麻醉术中通常将血管活性药物与正性肌力药物联合应用，既维持灌注压，又减少舒张期的反流。

3. 术中监测　①中心静脉压监测（CVP）：因操作简单、应用方便，且对右心功能不全的监测有肯定价值，故可常规作为主动脉瓣口关闭不全患者心脏前负荷的监测指标；②肺动脉置管监测：有条件者应插入 Swan-Ganz 漂浮导管，既可测定中心静脉压、又可监测肺动脉压及肺毛细血管楔压；③其他监测如 SpO_2、$P_{ET}CO_2$、动脉压、心电等则属基本监测。

【提示与注意】　主动脉瓣关闭不全患者围麻醉期应密切关注以下几点：①控制血压增高，防止增加反流；②避免心动过缓，否则反流增加。此外，有时可发生阿托品用后其心动过缓仍不改善，此时可给予微量异丙肾上腺素处理（如心包已切开，也可考虑心房起搏，以提高心室率）；③体外循环开始则血流降温，由于心动过缓或心室纤颤，心室可急性扩张，而心室扩张可损伤心肌,必须予以预防,可在转流前放置左心引流管或尽早阻断升主动脉,以避免心室的扩张。

(王世泉　褚海辰　梁永新　陈作雷)

第三节　心脏周边及大血管疾病与麻醉

许多心脏周边与大血管疾病也需要手术治疗方可治愈,而该类疾病患者的麻醉难度与风险大小主要取决于其心脏周边和大血管本身的病变性质、严重程度以及心功能状态,还与呼吸功能、肝肾功能,以及麻醉药物影响有关。

366. 冠心病患者手术如何实施麻醉与管理?

【术语与解答】①冠状动脉心脏病简称冠心病,是指因冠状动脉内膜病变,致使冠状动脉血管内壁粥样硬化且斑块形成,从而引起冠状动脉管腔狭窄(甚至完全堵塞)且血流通过受阻,进而导致心肌缺血、缺氧改变;②冠心病轻者临床可无任何症状,中度者通常可产生心绞痛,严重者则可促发心肌梗死,甚至心搏骤停。此外,临床上也将冠心病称为缺血性心脏病。

1. 病因　冠心病真正病因尚未完全明了,但与高血压、高血脂、糖尿病、遗传、年龄增大、饮食习惯、活动减少以及动脉血管退变等因素有关。

2. 分类　①无症状性心肌缺血型:是指存在心肌缺血的客观依据(如心电活动、左室功能、心肌血流灌注及心肌代谢等异常),但缺乏胸痛或与心肌缺血相关的主观症状;②心绞痛型:是指由冠状动脉突发痉挛而供血明显不足,致使心肌急剧、暂时或一过性缺血、缺氧而引起以发作性胸痛或胸部不适为主要表现的一组临床综合征;③心肌梗塞(死)型:是因冠状动脉粥样硬化斑块或在此基础上血栓形成,从而导致冠状动脉血流急剧减少或中断,以致相应的心肌出现严重而持久地急性缺血,最终造成缺血心肌坏死(属冠心病的严重类型);④猝死型:在冠状动脉粥样硬化的基础上,如患者出现急性冠状动脉痉挛或栓塞,则可引发心肌急性缺血,直接造成心肌电生理紊乱,可突发严重心律失常而心搏骤停。

3. 主要病理生理　①由于冠状动脉粥样硬化且斑块形成,从而导致冠状动脉管腔内径缩小,并呈不规则狭窄(甚至完全堵塞),因此造成冠状动脉血流不同程度的减少或受阻,继之引起心脏一系列病理性改变,其结果心肌长期供血不足、氧供需失衡,最终导致心肌功能运动障碍和(或)器质性病变;②由于长时期心肌能量储备不足,一旦心脏负荷加重或整个冠状动脉痉挛,以及血流中断,其心肌做功增加而耗氧量则超过狭窄病变端的冠状动脉血流供给能力,必然引起心肌缺血、缺氧,氧供需失衡的心肌则失去正常的舒缩功能,患者就会产生心绞痛,甚至心肌梗死或猝死。

4. 临床症状及体征　冠心病患者由于冠状动脉狭窄的分支数与堵塞的程度不同,其临床症状也存在差异,通常表现为胸前区压榨性疼痛,并可迁延或放射至左肩、左臂、手臂、后背及胃部,一般疼痛持续 1~5 分钟不等,可自行缓解。而发作时其他可能性症状则有头晕、气促、出汗、寒颤、恶心及昏厥,严重患者可因心力衰竭而死亡或突发性猝死。

5. 治疗　冠心病其治疗方法基本有三种:①药物治疗:是冠心病患者治疗的基础,如硝酸酯类药、钙离子拮抗剂、β受体阻滞剂、调节血脂以及相关抗凝药物等;②介入治疗:经皮冠状动脉血管腔内成形术或冠状动脉血管腔内支架植入术等;③手术治疗:冠状动脉旁路移植手术(即冠状动脉搭桥术)。

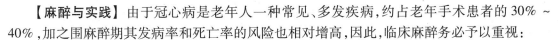

【麻醉与实践】由于冠心病是老年人一种常见、多发疾病,约占老年手术患者的30% ~ 40%,加之围麻醉期其发病率和死亡率的风险也相对增高,因此,临床麻醉务必予以重视:

1. 麻醉前访视与评估　①术前访视患者:首先应给予患者精神鼓励和安慰,可减少其焦虑与恐惧心态,有利于防止心率增快、血压升高而诱发的心肌缺血;②查看心脏储备功能:通常该患者可上2 ~3 层楼而无症状,表明其心脏储备功能尚可以;③术前心电图检查:有可能发现心肌缺血或先前发生的陈旧性心肌梗死等;④术前药物治疗:麻醉前应用相关镇静药物以及β受体阻滞剂尤为重要,有助于镇静和抗焦虑,可降低心肌缺血的发生率,如该药应用禁忌,可使用可乐定代替。

2. 麻醉管理　①麻醉管理基本原则:麻醉诱导与维持以及术毕整个围麻醉期均应调控血流动力学的稳定,其目的以保障心肌氧供需的平衡,即将心率和血压的波动控制在最小范围是其关键,一般认为两者的波动范围不宜超过其清醒状态时基础值的20% 为妥;②麻醉诱导用药:药物选择应合理,用量应适当,以避免气管插管所致的明显心血管应激反应,如依托咪酯对血流动力学影响轻微,可作为常规静脉麻醉诱导药,并复合适宜剂量芬太尼类以及非去极化肌松药;丙泊酚也可用于该类患者全麻诱导,但需减少用量,以免引起低血压。此外,咪达唑仑与阿片类镇痛药搭配,同时复合非去极化肌松药也可用于全麻诱导;③建立人工呼吸道:喉镜显露声门与气管插管均可导致显著的心动过速和血压急剧增高,此时极易造成心肌缺血,故必须予以制止,因此咽喉给予1% 丁卡因反复喷雾表面麻醉,以及静脉注射利多卡因1mg/kg 或短效β受体阻滞剂(艾司洛尔),尤其置入喉罩则能避免气管插管所致的心血管应激反应;④麻醉维持:以静吸复合麻醉维持为妥;⑤术后镇痛:各种方法术后镇痛均可防止创口疼痛所致的交感神经系统兴奋而诱发的心肌耗氧增高。

3. 麻醉术中监测　①加强血流动力学监测,可随时用药调控所出现的异常症状;②全麻患者5 导联心电图监测可反映心肌氧耗与氧供是否平衡,其依据则是ST 段较基线水平下移至少0.1mV;③心前区 V_5 导联可反映左心室心肌缺血引起的特征性ST 段改变;④有创动脉血压监测能迅速反映血流动力学的变化。

4. 基本药物治疗　如心电图所显示心肌缺血与心率或血压有关,艾司洛尔复合阿片类药物可抑制心动过速,血管扩张药(硝酸甘油等)与加深麻醉可控制血压显著增高。

【提示与注意】①有些冠心病患者在无心绞痛发作时静息状态其心电图可能是正常的;②冠心病患者的基本麻醉原则是保障心肌氧供与氧耗之间的动态平衡,其目的以避免心肌缺血,以及心肌梗死。

367. 主动脉瘤手术患者如何选择麻醉与术中管理?

【术语与解答】①主动脉瘤不是一种单一病变,而是由于机体各种因素作用于主动脉管壁,致使主动脉壁的结构发生病理性改变,并在外周阻力(动脉压力)的作用下促使该主动脉管壁的局部呈弥漫性、异常性逐步扩张,从而形成主动脉瘤;②主动脉瘤通常发生在升主动脉、主动脉弓、胸降主动脉、胸腹主动脉和腹主动脉,临床以腹主动脉发生最多;③绝大部分患者伴有高血压,且多数患者并存动脉粥样硬化;④约5% 的患者其腹主动脉瘤可延伸至肾动脉;⑤夹层动脉瘤是主动脉内膜撕裂后血液进入并贯穿动脉壁之间,形成血管壁间血肿,其瘤壁无主动脉壁的全层结构。

1. 病因　①动脉粥样硬化是颇为常见的基础原因,主要以主动脉管壁上的粥样斑块侵蚀管壁的弹力纤维层,从而破坏该动脉中层管壁的成分与结构,使其弹力纤维断裂,动脉壁失去

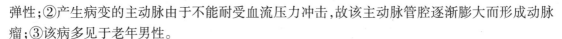

弹性;②产生病变的主动脉由于不能耐受血流压力冲击,故该主动脉管腔逐渐膨大而形成动脉瘤;③该病多见于老年男性。

2. 主要病理生理　由于主动脉壁局部病变呈弥漫性、异常性扩张、膨大,除可压迫周围组织、器官外,瘤体直径越大,破裂的可能性就越高,一旦瘤体发生破裂则可导致致命,患者往往因大出血而死亡。

3. 主动脉瘤分类　①按解剖部位可分为:升主动脉瘤、主动脉弓瘤、胸降主动脉瘤及腹主动脉瘤;②按病理学可分为:真性主动脉瘤、假性主动脉瘤与夹层主动脉瘤。

4. 主要临床表现　①胸降主动脉瘤多为持续性钝痛,如瘤体压迫气管或支气管,可能出现咳嗽、气促等;②腹主动脉瘤患者多数可无症状或症状不明显;③夹层动脉瘤患者往往起病急,其主要症状为突发前胸、颈部、肩部、后背剧烈疼痛,而慢性发病者其症状常不明显。

5. 主动脉瘤预后　主动脉瘤其管壁病变可因外周阻力增高呈进行性膨大,长期发展可使其管壁愈加薄弱,最终结果可导致动脉瘤破裂而大出血致死。此外,主动脉瘤体积越大,破裂的可能性越高。

6. 临床治疗与处理　主动脉瘤如任其发展,其结果必然因破裂大出血而致死,因此存在手术指征者多应及早手术,因手术是治疗主动脉瘤的有效手段。一般瘤体直径超过 5cm 时,其自发性破裂的几率则显著增加,故临床通常考虑择期实施动脉瘤切除术、并人造血管或同种血管移植术,以及动脉瘤包裹术等。

【麻醉与实践】　主动脉瘤手术患者,其充分的麻醉前准备与术中完善的麻醉管理尤为重要。

1. 麻醉前评估　①主动脉瘤手术患者以老年为多,且多伴有高血压、冠心病、动脉硬化等,属心脏病患者行非心脏手术,故实施麻醉的难度及风险倍增。尤其同时伴有冠状动脉狭窄者,是麻醉与手术期间引起死亡的重要因素,务必予以高度重视;②主动脉瘤患者除伴有心血管疾病外,也常合并内分泌、呼吸、神经系统疾病,以及肝、肾功能不良等;③如患者既往曾患有脑卒中,则需术前行头颈部动脉造影,以排除颈总动脉或颈内动脉狭窄,以避免麻醉术中发生颅脑供血不足而出现偏瘫、神志模糊及昏迷等并发症;④若患者近期经常出现不稳定性心绞痛或变异性心绞痛,原则上应暂缓主动脉瘤切除术,先实施冠状动脉搭桥术或支架植入术为宜。

2. 麻醉准备　该手术麻醉前准备至关重要:①临床研究发现,主动脉瘤患者手术前后应用 β 受体阻滞剂可使围术期死亡率明显降低;②了解患者桡动脉、足背动脉波动情况,为术中动脉有创监测做准备;③如升主动脉病变,术中可能需要阻断无名动脉,应选择左侧桡动脉测压。此外,根据病情和手术的特点及需要,有时需两侧桡动脉与股动脉同时测压,以便及时了解上下躯体的压差大小,以避免脑损伤;④主动脉瘤手术一般出血较多,麻醉前应选择备好两条畅通静脉通路,以保障快速输血、输液;⑤估计出血量较多的患者,术前至少备好 10 个单位浓缩红细胞,以及足量冰冻血浆与血小板,条件允许者可应用血液回收机,以减少库血用量;⑥术前充分地给予镇静颇为重要,因紧张或恐惧可引发心动过速、血压增高,从而致使心脏做功增加而心肌耗氧增多,故容易诱发心绞痛,甚至心肌梗死。此外,血压增高极易造成瘤体压力增大而增加破裂危险。

3. 麻醉选择　由于主动脉分为三大段,即升主动脉、主动脉弓及降主动脉(降主动脉又分为胸主动脉和腹主动脉),加之动脉瘤所处的位置不同,以及手术方法的各异,故麻醉的选择也并非统一模式,一般有三种选择,即全身麻醉、硬脊膜外隙脊神经干阻滞或两者联合应用

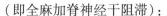

（即全麻加脊神经干阻滞）：

（1）全身麻醉：主动脉瘤患者手术主要以全麻为主，多采取静-吸复合全麻或全凭静脉全麻。①常温全麻：如降主动脉段简单的胸腹主动脉瘤或腹主动脉瘤手术一般大都采用常温下全身麻醉；②低温全麻：主要用于胸主动脉瘤切除，甚至需要实施双腔支气管导管插管，因单肺通气有利于创造手术操作条件。其低温目的是降低重要脏器的氧耗，如保护脊髓、肾脏功能等；③深低温停循环全麻：近心端的主动脉瘤（如主动脉根部、升主动脉及主动脉弓部）手术均需全身麻醉且在体外循环低温条件下实施，以达到脑功能保护作用。此外，如手术复杂的其他部位的主动脉瘤也可考虑在体外循环下进行（因体外循环下实施手术更为安全）。

（2）硬脊膜外隙脊神经干阻滞：主要适用于腹腔段主动脉瘤手术，该麻醉方法可降低外周阻力，减轻主动脉阻断后对后负荷的影响，因部分交感神经阻滞可减弱反射性血管收缩，保护心肌氧供需平衡，增加下肢或移植血管的血流量，改善术后高凝状态而降低血栓栓塞发生率，以及术后实施镇痛治疗，以减轻创伤性疼痛刺激引起的高血压。

（3）硬脊膜外隙脊神经干阻滞复合全身麻醉（联合麻醉）：主动脉瘤手术以老年患者为多，且常伴有多种慢性疾病，尤其心肺功能欠佳或手术难度较复杂的腹主动脉瘤患者可考虑该麻醉方法，因联合麻醉可发挥两者各自的优点，特别是减少全麻药的用量，以利于术毕提早苏醒与早期拔除气管插管，还可降低术后多种并发症的发生率。

4. 术中血流动力学及代谢的变化常给机体造成的影响 由于该手术特点往往需阻断主动脉，而主动脉阻断则造成剧烈而复杂的血流动力学改变与再灌注所致的代谢性紊乱。

（1）血流动力学变化：主动脉阻断部位越接近其根部，机体阻断后的血流动力学变化也越显著，通常临床表现为上半身高血压，而下半身低血压。此外，主动脉阻断的部位对血流动力学的变化有着重要的临床意义。①肾上动脉阻断：其近端动脉压增加，外周血管阻力上升显著，左室后负荷增加，心排血量则降低，其程度与主动脉阻断速度、血管内容量、心肌功能、主动脉瘤上下部位的侧支循环状况、麻醉深浅等有关。而阻断部位的远端则血流量明显降低，静脉回心血量则减少；此外，即使收缩压接近 180～200mmHg，如患者无颅内出血等禁忌证，该血压也可以接受，因能保障阻断后远端器官的灌注；若运用血管扩张剂也应斟酌，以防止血压骤降而导致脏器缺血、缺氧；②肾下动脉阻断：阻断肾动脉以下的主动脉，相对于肾动脉以上水平段的阻断而言，机体平均动脉压、左室舒张末压、射血分数等变化不甚明显；③主动脉开放后：其动脉血流已恢复，由于外周血流量重新分布而外周血管阻力则降低，左室后负荷减轻，原先缺血的脏器及组织由于多种因素而出现相对反应性充血，静脉回心血量减少，心输出量降低，从而血压下降。

（2）再灌注代谢性紊乱：主动脉阻断或开放后，体内不同的代谢性活性物质（乳酸、氧自由基等）均有释放，可能直接影响机体相关生理功能，血气监测可指导纠正酸碱失衡和电解质紊乱，而常规应用碳酸氢盐静脉滴注并非有益，应综合考虑为宜。

5. 麻醉管理 麻醉术中血流动力学急剧变化是主动脉瘤患者的主要特点，也是危险倍增的集中体现，因此，麻醉术中综合性管理则显得尤为重要：

（1）麻醉诱导与维持：无论诱导用药还是维持用药，以及全凭静脉全麻或是静-吸复合全麻，或者硬脊膜外隙脊神经干阻滞复合全麻，在药物的选择与使用方面均应遵循个体化的原则，其目的力求麻醉平稳，避免血流动力学剧烈波动，既要防止主动脉阻断前其血压的骤升（因易引发瘤体破裂），又要避免阻断后重要脏器的缺血。

（2）监测：除常规血流动力学监测外，根据不同手术的要求还需监测不同部位的动脉压，有条件者应监测颈动、静脉血氧饱和度、血气、脑诱发电位,甚至脊髓诱发电位。

（3）器官保护:一般而言,主动脉重建手术时间与主动脉阻断时间越短越好,麻醉处理及管理越精细越佳,以利于重要脏器的保护。①脑保护:主要依靠低温、大剂量激素以及缩短停循环的时间等;②心肌保护:则需要维持和调控血流动力学的稳定,如主动脉阻断前血管活性药物(硝酸甘油、硝普钠、α-受体阻滞剂等)的合理应用等;而主动脉开放前则应相对加快输液,提示手术医师缓慢开放阻断钳,必要时给予缩血管药物(如去氧肾上腺素);③肾脏保护:主动脉阻断的高低关系对肾功能的影响有所不同,如胸主动脉以上水平的阻断,则可使肾血流量明显下降,为防止肾功能衰竭,务必考虑肾脏的保护,术中应保持尿量大于 $0.5ml/(kg \cdot h)$,实施低温与应用甘露醇、呋塞米或小剂量多巴胺,或者大剂量激素冲击应用等。一般而言,主动脉阻断时间在 30 分钟以内者,肾功能衰竭发生率较低;④脊髓保护:截瘫是主动脉瘤手术后最为严重并发症之一,主要原因为脊髓缺血,脊髓保护主要应减少主动脉阻断时间和大剂量应用激素,以及主动脉阻断之前应间断预阻断,有利于脊髓对缺血产生适应性;⑤肺保护:如术中短时间内大量输血、输液,有可能造成肺损伤,因此,术中实施中心静脉压(CVP)监测至关重要。

【提示与注意】①对于胸主动脉瘤或夹层动脉瘤患者麻醉前应观察影像学(如 CT、MRI)检查,以了解左支气管是否受压,因左支气管受压易使安置左侧双腔气管导管发生困难;②胸主动脉瘤患者若术前合并肾功能不全,其术后肾功能衰竭发生率明显增加,故围麻醉期保持体液平衡,防止低血钾、避免低血压,维持心排血量和酸碱平衡,以防止肾衰的发生;③如合并严重心律失常患者存在重度房-室传导阻滞,则应延缓手术为宜;④如采用单纯硬脊膜外隙脊神经干阻滞或与全身麻醉联合,虽有优点或存在优点互补,但由于多数患者术中需要应用肝素,甚至应用血液回收技术中也要应用肝素,由此可增加硬脊膜外隙血肿的发生率,故该手术往往限制了硬脊膜外隙脊神经干阻滞的应用;⑤对需要阻断左锁骨下动脉的主动脉手术,应选择右侧桡动脉穿刺测压(如胸主动脉弓部体);⑥如主动脉阻断位置较高,为术中及时了解脊髓灌注情况,可同时测定下肢动脉压;⑦如合并冠心病者,在夹毕腹主动脉瘤后极有可能出现肺动脉压增高以及心肌缺血表现,可采用相关药物(去氧肾上腺素、硝酸甘油、硝普钠等)干预体循环阻力,以及应用 β-受体阻滞剂降低心率而改善心肌缺血。

368. 心包腔积液手术患者麻醉与术中管理要点是什么?

【术语与解答】①正常心包腔内含有少量浆液(约 $10 \sim 40ml$ 不等),主要起润滑作用,以减少心脏搏动周期的摩擦阻力。然而,一旦心包腔内积液明显增多(远超过正常),则形成心包腔积液;②心包腔积液过多又名心包腔填塞(也称心脏压缩),主要是指心包腔积液或积血所致心包腔压力增高;③如心包腔积液属缓慢积累增加,心包可随之呈代偿性扩张,心包腔可容纳若干倍的液体而不出现压力增高,患者无临床症状或临床症状不明显。然而,若心包腔积液在短时间内显著增多,如外伤性心脏破裂或心包内血管损伤,则可造成心包腔内血液急剧积存,直接造成心脏压塞或心包腔填塞,从而引起心包腔内压骤升,临床主要表现为严重性血流动力学异常改变,即动脉血压骤降。

1. 病因　①心包腔积液临床常见病因可分为感染性与非感染性两类,前者(感染性)包括结核、病毒或细菌等感染所致;后者(非感染性)则包含心脏周边肿瘤或风湿病、系统性红斑狼疮以及心脏周边或大血管病变等;②若心脏以及大血管创伤所致心包腔内存血,则称为心包腔积血,还称为血心包。

2. 病理生理　由于心包的弹力纤维有限,当心包腔积液致使压力迅速增高时,心脏功能则出现以下状况:①心脏舒张功能受阻而心腔充盈受限,其结果心排血量显著减少;②心腔被压缩,回心血量进入心腔明显不足,因此中心静脉压升高而心室每搏输出量显著下降;③体循环血管压力降低而收缩压迅速下降;④机体交感神经兴奋而代偿性心率增快;⑤心脏压塞其血流动力学异常改变类似缩窄性心包炎。

3. 临床症状　①急性心包腔积液:可造成急性循环衰竭,患者则出现血压迅速下降、心率明显增快、呼吸急促且困难、口唇发绀、面色苍白、皮肤出汗、颈静脉怒张,以及中心静脉压升高等;②慢性心包腔积液:虽存在心包腔积液而无压力增高者,一般无临床症状,当存在大量心包腔积液时,则可压迫邻近组织和器官,从而出现受累器官相应症状,如食管受压可表现吞咽困难,气管或支气管受压则出现咳嗽,若肺脏受压则可因肺不张而引起呼吸困难,以及其他相关症状出现。

4. 临床诊断　超声心电图对心包腔积液检查简便易行、迅速可靠,其特征为右心房及右心室舒张期塌陷,吸气时右心室内径增大,左心室内径减少,室间隔左移等。心包腔积液超过300ml 时,心影可增大,呈"烧瓶形"。此外,奇脉的出现对心脏压缩具有决定性诊断作用,即患者吸气时可触及的动脉搏动全然消失。

5. 主要致死原因　成人急性心包腔积血或积液如达 150ml,即可阻碍静脉血液返回心腔和限制心脏搏动,心包腔积血或积液继续增加,可迅速引起急性循环衰竭,进而导致心搏骤停。

【麻醉与实践】通过对心包腔积液的上述病因、病理生理、临床表现以及致死原因则可看出,该类患者的麻醉颇为棘手。

1. 麻醉难度及风险　急性患者病情常发作紧急、情况危重,麻醉难度与风险并存,因不论实施全身麻醉,还是机械正压通气,均可影响、干扰或加重循环抑制,尤其可导致机体严重的低血压,主要因为前者(全身麻醉)麻醉诱导所用药物尽管减少,但仍可扩张外周阻力血管,同时其心肌收缩力也得到抑制;而后者建立气管插管正压通气,既增加胸腔内压,又减少回心血量,故两者均对患者不利,且风险倍增,甚至引起心搏骤停发生。

2. 麻醉方法与麻醉用药　严重心包腔积液患者较为合理的麻醉是面罩纯氧吸入,先局麻下行心包腔穿刺缓慢抽出积液或积血,以减轻对心脏的压迫。对不予配合患者可先静脉给予适宜剂量的氯胺酮镇静、镇痛,保持自主呼吸供氧通气,结合局部麻醉后再实施心包腔穿刺。如需进一步手术,待心包腔内压明显降低后且患者血流动力学改善,再给予麻醉诱导和机械通气。麻醉用药可选择适宜剂量的氯胺酮、咪达唑仑、芬太尼与肌肉松弛药泮库溴铵,该组合用药可增加心率,对血流动力学稳定有利。但有经验的麻醉医师也可根据患者实际情况,选择麻醉方法和用药。

3. 麻醉术中监测　如该类患者时间允许,尽可能建立有创动脉压和中心静脉压监测,因麻醉诱导与麻醉术中维持必须密切监测有创动脉压与中心静脉压,以及脉搏血氧饱和度与心电图变化,并备好各种儿茶酚胺类药物(去甲肾上腺素、异丙肾上腺素、多巴胺、多巴酚丁胺)与相关输液或输血等,一旦心包引流减压后,静脉血液回流与血流动力学可逐渐恢复正常。

【提示与注意】①奇脉:是指吸气时脉搏明显减弱或消失(也称吸气脉停),故是诊断心包腔积液的指标之一;②奇脉的产生:是由于心包腔内压力升高,整个心脏受压,致使心室舒张充盈受限,吸气时上、下腔静脉血液回流受阻,右心室排入肺循环血量减少,而肺循环受呼吸负压影响,肺血管扩张,从而导致肺静脉回流至左心腔的血流量减少,故造成左心室输出量下降,以致脉搏减弱或消失;③奇脉主要见于心包腔积液和缩窄性心包炎。

369. 缩窄性心包炎手术患者麻醉与术中管理要点是什么?

【术语与解答】 ①缩窄性心包炎是指心脏被致密、坚实、厚薄不一且纤维化或钙化的"硬壳"心包所包裹,致使心脏及大血管根部受压,尤其心室舒张期充盈受限,从而产生一系列与呼吸、循环系统相关的病理生理改变;②缩窄性心包炎通常继发于急性心包炎。

1. **病因**　缩窄性心包炎是由各种原因所致心包脏、壁层炎症或渗出物沉积,而逐渐引起心包壁变性、增厚、挛缩、钙化等所致,其常见病因多为结核等炎症引起,部分患者其病因不明。

2. **主要病理生理**　①急性心包炎后,其心包积液逐渐吸收而出现纤维组织增生、心包粘连增厚,其壁层与脏层纤维化融合钙化,心包腔内径缩小,故致使整个心脏扩张受限,而心室舒张期充盈明显不足,最终导致心搏出量下降;②由于心室每搏输出量均受限,且几乎固定不变,而机体为维持体循环血量,只能代偿性地增快心率;③因心包缩窄而致心脏舒张受限,尤其右心房舒张受限,则不能完全容纳上、下腔静脉血液回流,继之上、下腔静脉压力增高,机体静脉系统血液则逐渐淤滞在各脏器中,其结果易产生颈静脉怒张、肝大、腹水、胸水,以及下肢浮肿等。

3. **临床表现**　①胸、腹腔积液可直接影响呼吸运动,加之肺血增多,其通气与换气功能均受干扰,因此,患者往往存在活动性呼吸困难明显,有时由于代偿性每分钟通气量增加而呼气末二氧化碳浓度和分压有所降低;②静脉系统血液回流受阻则引起肝脏阻塞性充血与肝肿大,且致使肝细胞缺氧、萎缩,因而肝功能受损;③胸、腹水产生又丢失大量血浆蛋白,故患者通常伴有低蛋白血症;④通常患者临床表现为消瘦,全身无力、慢性病容、面部浮肿、口唇发绀、腹部膨隆、腹胀、下肢凹陷性水肿等;⑤查体心音遥远,但无杂音。脉搏细速、血压偏低、脉压缩小,如脉压低于20mmHg以下,则心脏代偿功能极差;⑥超声心动图显示非特异性改变,可见心包增厚、心室壁活动受限、下腔静脉及肝静脉增宽等征象;⑦心电图存在异常变化等。

4. **治疗**　心包剥离术是治疗缩窄性心包炎的有效手段,一旦确诊应及早考虑手术。

【麻醉与实践】 临床麻醉则要求全程呼吸、循环系统的稳定。

1. **麻醉前准备**　①应充分重视术前病情评估:缩窄性心包炎往往病程较长,且涉及重要内脏器官,多伴有多脏器功能受损,通常可从口唇发绀程度、脉压差大小,胸、腹水多少,是否端坐呼吸和日常活动能力等来评判患者的心、肺功能程度,以评估患者对麻醉与手术的耐受性;②术前尽可能改善全身状况:平日应给予营养支持,纠正低钾血症与低蛋白血症等,应用利尿剂有利于减少胸、腹水,补充白蛋白可增加血浆胶体渗透压,以降低胸、腹水的产生。严重胸、腹水患者术前可适当抽水减压,以缓解对呼吸功能的限制;③术前用药应合理:该类患者心率往往偏快,麻醉前用药以东莨菪碱为宜;④密切观察心律失常性质:慢性缩窄性心包炎患者房颤发生率比较高,且手术剥离粘连心包时极易发生室性心律失常,除备好血管活性药物外,务必准备抗心律失常的药物。

2. **麻醉处理**　麻醉药物的选择应以避免循环抑制为原则,全麻诱导与术中维持力求平稳。

(1)麻醉诱导:①因外周血液循环延长,故静脉全麻诱导可能延缓,故应警惕用药相对过量,仍以小剂量、慢速度用药为宜,不可一次性用足;②临床一般采用依托咪酯或氯胺酮、芬太尼与肌松药泮库溴铵复合诱导为妥,严重患者可采用以麻醉性镇痛药(芬太尼类)为主的方法;③此类患者麻醉耐受性差,且外周循环时间延长,务必保持麻醉诱导深浅适度,以防止循环不稳(如麻醉过浅患者易呛咳、挣扎、屏气,心脏负荷突然增加,极易引起心律紊乱,导致心跳骤停。麻醉稍深易引起心血管系统过度抑制,从而造成机体重要脏器缺血、缺氧等);④依托咪酯、地西泮、咪达唑仑、芬太尼等对循环系统干扰轻微,氯胺酮与肌松药泮库溴铵的循环兴奋效应能够预防可能出现的心动过缓或低血压,因而可作为静脉麻醉诱导和维持的常规药物;⑤全麻诱导期间多数危重患者不能平卧,需在半坐或半卧位下进行气管内插管,此情况下以神志清醒、适宜镇静、镇痛与呼吸道充分表面麻醉下温柔气管插管较为安全,但须注意循环的稳定;⑥该类患者麻醉诱导中易发心动过缓和低血压,使麻醉用药具有一定难度,应提倡少量、慢速、观察给药方法为宜。

(2)麻醉维持:因单纯吸入麻醉很难达到理想的麻醉深度,故一般采取静-吸复合麻醉可获得较为满意的效果,一般可选择吸入低浓度异氟烷、地氟烷或七氟烷,同时配合使用对循环抑制轻微的麻醉性镇痛药如芬太尼为主,或采用舒芬太尼等。

3. 术中管理 ①术中控制输血、输液,心包剥脱前以等量输血、输液为宜,心包剥离期间与剥离后应限量输注为妥;②术中一般不必输血,如失血过多可根据情况补充;③患者术中应采取头胸部抬高位,以防止心包大部分切除后静脉血回流骤增,致使心肌不能立即适应而出现心律失常或衰竭等;④术中及时处理血流动力学异常波动,纠正各种心律失常,根据患者情况决定是否给予强心、利尿,以及调控酸碱失衡或电解质紊乱等;⑤术毕不宜早期拔管,应待患者意识完全清醒,潮气量大于 6ml/kg,且血流动力学稳定后方可拔除气管插管,有条件者术后最好护送 ICU 更为稳妥。

4. 麻醉监测 缩窄性心包炎其循环功能十分脆弱,麻醉处理不当很易引起不测,故必须实施严密监测:①术中需采取有创动、静脉监测,尤其中心静脉压(CVP)监测可了解上、下腔静脉根部在缩窄心包切除前后的 CVP 变化,此时 CVP 监测的主要意义在于对心功能的观察,而并非单纯用于对血容量的评估,其先后数值的对比,较其绝对数值更具有临床意义,以避免发生肺水肿,当心包剥离后 CVP 可显著下降;②做好呼吸管理,避免缺氧和二氧化碳潴留,术中应分次进行血气检测分析,以掌握机体酸碱与电解质动态变化。

【提示与注意】①如心率代偿性增快、血压偏低、机体慢性缺血缺氧,并出现胸、腹腔积水等,同时呼吸系统受到波及且存在呼吸困难者,常致使麻醉难度与麻醉风险并存,因此,麻醉期间应避免心肌抑制、心率减慢、血压下降,尤其麻醉诱导期,故无论选择何种麻醉方法,必须维持循环功能不受明显抑制,并备好相关血管活性药物;②硫喷妥钠对心肌抑制作用较强,多不主张使用;③吸入全麻药恩氟烷尽可能不用;④麻醉医师应密切观察手术过程,提示手术医师避免过分撑拉胸骨而使心包绷紧或使心脏明显移位、受压,而加重循环受阻,胸骨撑开的程度应以不影响手术操作和血压稳定为宜;⑤手术刺激心脏易致室性心律失常,应严密监测心电图,预防和及时处理心律失常;⑥如严重低蛋白血症患者术前未能得到纠正,麻醉期间血液中游离的麻醉药物浓度相对增高,麻醉药用量应适当控制;⑦术中心力衰竭的预防与处理:强心剂与利尿剂的使用应及时,在解除下腔静脉根部缩窄的心包前 15 分钟,静脉给予洋地黄类制剂作为预防措施(如西地兰 0.2mg 静脉推注),以增强心肌收缩力、增加心排血量,对防止术后心排血量降低具有重要作用。但应注意,此类患者心肌萎缩和纤维变性,对强心药耐受量降低,使用时注意减量。但可以使用利尿药,以减少血容量,降低心脏前负荷;⑧术后急性肺水肿的预防和处理:缩窄性心包炎患者均伴有不同程度胸、腹水,术前虽经强心、利尿处理,但胸腔积液未必完全消失,手术完毕易发生急性复张性肺水肿。因此,在剥脱左、右心室心包后,除用强心、利尿药外,还可使用山莨菪碱 10~20mg,以促使肺微小动、静脉扩张,降低血管内静水压,改善微循环,促进液体回流,有助于预防急性肺水肿的发生。

370. 如何实施冠状动脉旁路血管移植手术的麻醉与管理?

【术语与解答】①冠状动脉旁路血管移植手术(英文缩写 CABG,也称冠状动脉搭桥术)即用取自患者自身的一段正常的血管(如乳内动脉、下肢的大隐静脉等)或血管替代品,连接原已狭窄的冠状动脉远端和主动脉,让来自主动脉的血液绕过冠状动脉狭窄、梗阻的部分,到达缺血的心肌部位,以改善心肌缺血、缺氧状态,恢复心肌舒缩功能,进而达到缓解心绞痛症状、改善心脏功能、防止心力衰竭以及心肌梗死等严重并发症,预防猝死为目的,从而提高患者的生活质量与延长其寿命;②该手术是在充满动脉血的主动脉根部和缺血心肌之间建立起一条畅通的血运路径,因此,有人形象地称其为心脏搭桥术;③CABG 是目前公认的治疗冠心病颇为有效的方法之一;④常规 CABG 是在低温体外循环下与心脏停搏后进行血管吻合术。近年来随着手术技术的进步与医疗器械的发展,常温下非体外循环及心脏不停跳下实施 CABG 得到迅速发展,一方面减少了体外循环对生理功能的负面影响,另一方面可使手术创伤减小,降低医疗费用且加快患者的术后恢复,但这种微创心脏 CABG 目前仅适用于特定且病变较少、血管钙化不严重、肺功能允许过于负荷等有条件的冠心病患者。

【麻醉与实践】CABG 可分为体外循环与非体外循环下手术两种,其中非体外循环较体外循环手术麻醉难度大、风险高,其两者麻醉管理阐述如下:

1. 体外循环下 CABG 麻醉 一般在安置完善必要的监测措施后再开始麻醉诱导。①诱导:由于该类手术多为老年患者,故麻醉诱导用药极易对血流动力学产生显著影响,故药物的选择与应用剂量取决于患者的心功能,以及冠状动脉病变的部位与阻塞程度,全身状况差者应避免选用强效麻醉药,通常以依托咪酯、咪达唑仑与芬太尼类麻醉性镇痛药(尤其舒芬太尼具有镇痛作用强、时效长、血浆浓度稳定、无蓄积作用等优点,非常适合心脏手术麻醉)以及非去极化肌松药(如维库溴铵、哌库溴铵等)复合应用;②维持:仍以静-吸复合麻醉为适宜,由于在体外循环下实施 CABG,故可应用较大剂量的麻醉性镇痛药(如芬太尼 20～40μg/kg 或舒芬太尼),结合调控丙泊酚微量泵持续注入,以及适宜浓度的七氟烷吸入等,术中以创伤刺激的程度调控麻醉深度,若难以奏效(如血流动力学仍处于较高水平),可考虑应用 β-受体阻滞剂(艾司洛尔等)或(和)钙通道阻滞剂(尼卡地平等)纠正。此外,随着体外转流时间的延长,往往血压也可逐渐升高,此时可经心肺机或中心静脉注入相关用药予以处理;③麻醉术后:与术前、术中心肌缺血的发病率比较,术后心肌缺血发病率相对增高,其原因可能与心率增快有关。因此,麻醉术后恢复期为避免心肌缺血,可采取的方法是:保持患者完善的镇静与镇痛,维持循环稳定和防止心动过速;充分供氧且保障良好通气;加强监测且及时处理血流动力学急剧改变。

2. 非体外循环 CABG 麻醉 采用非体外循环下实施 CABG 则要求麻醉技术与外科手术比较严格:

(1)手术与麻醉难度:①因手术操作是在心脏跳动的情况下外科医师在心脏上缝合血管,故手术难度比体外循环下心脏静止状态明显增大;②手术操作对心脏的搬动刺激可对心电传导和心率(律)及血压造成严重影响,不可避免的干扰心脏的排血功能,故容易产生心律失常,甚至心搏暂停或心跳停止等现象。因此,患者能否顺利经受手术、能否从围术期中脱离危险和康复,不仅取决于外科医师的手术技巧和技术娴熟程度,麻醉医师也担负着极大的风险和责任,尤其患者的病情越严重,麻醉风险也越高,故要求麻醉医师既要及时纠正术中出现的各种心律失常,又要维持血流动力学持续性稳定,还要提高麻醉安全性。

(2)麻醉诱导与维持:非体外循环下 CABG 的麻醉诱导与维持基本类似体外循环下

CABG。此外,麻醉医师也可根据自己的经验和习惯实施。

（3）术中麻醉管理:①术中暂时钳闭冠状动脉分支难免引起局部心肌缺血,故需加强监测,除 ECG 外有条件者可采用漂浮导管与经食管超声心动图监测;②为预防血管吻合口血块凝集,即使非体外循环下也应给予部分肝素化,甚至全部肝素化,一般按 1mg/kg 静脉给药或根据情况增减剂量;③保持内环境与电解质稳定,因低碳酸血症可使冠状动脉痉挛,而血钾降低可引起心律失常,故应维持 $PaCO_2$ 在 38～45mmHg,血钾在 4～4.5mmol/L 为宜;④对非体外循环 CABG 患者而言,体温监测颇为重要,体温过低可能引起冠状动脉或移植后的血管痉挛,而且影响凝血功能,因此围术期患者体温应保持在 36～36.5℃ 为妥;⑤非体外循环下 CABG 有可能因估计不足而出现意外,如乳内动脉显露不良、冠状动脉病变特殊,以及血流动力学显著不稳定等,为保障手术顺利和患者安全,则需要改换体外循环下实施 CABG,故应提前备好体外循环设备。

3. 临床监测与其他准备　①CABG 患者常规监测有 ECG、SpO_2、$P_{ET}CO_2$,尤其 ECG 的 II 导联和 V5 导联监测,对及时发现心肌缺血颇为重要,而经食管超声心动图监测也有助于早期发现心肌缺血;②留置动脉插管(如桡动脉穿刺置管)可持续不间断动脉测压;开放粗大的外周静脉与中心静脉通路可解决液体量输入;③应备好起搏和除颤设备,一旦需要立即启用。

【提示与注意】①若冠心病合并颈动脉狭窄患者(如该动脉粥样硬化、斑块形成),通常会导致进入颅内的血流量减少,从而易引起脑缺血、缺氧症状,故麻醉术中应尽可能避免血压过低及心动过缓,尤其全麻诱导后至手术切皮前这段时间内,由于无任何不适和疼痛刺激,血压与心率容易下降,为防止高级中枢神经系统的损害,降低患者脑卒中及其他并发症的发生,低血压时适当补充液体,应用少剂量去氧肾上腺素,但切忌血压陡升。此外,麻醉术中机械控制呼吸应避免过度通气,以调控二氧化碳分压在正常范围为妥,因高碳酸血症或低碳酸血症均可影响脑血流量,从而影响脑血流灌注;②术中加强相关监测(直接有创动脉测压、中心静脉压、SpO_2、$P_{ET}CO_2$ 及相关脑功能监测等),如患者术中出现血压过高,可选用适量硝酸甘油、尼卡地平及 β-受体阻滞剂予以调控。而在冠状动脉吻合期间,其血压一般均有所下降,如下降显著且出现心律失常(颇为常见者室性期前收缩)或 ST 段异常改变,常提示心肌缺血加重,须即刻给予处理;③有学者采用硬脊膜外隙脊神经干阻滞联合全身麻醉,认为可阻断心胸段交感神经的兴奋,有利于降低心血管应激副反应,既减少全麻药用量,还可实施术后镇痛,但需注意,肝素化手术患者有发生硬脊膜外隙血肿的可能。

总之,CABG 麻醉实施与术中管理基本原则是:①避免增加心肌耗氧;②预防心动过速;③防止平均动脉压/心率比值小于 1.0,否则严重影响心肌氧供;④术前、术中发现心肌缺血明显均应及时处理。

371. 冠心病患者行非心脏手术的麻醉应关注的问题有哪些?

【术语与解答】冠心病患者行非心脏手术其围术期病死率为一般患者的 2～3 倍,最为常见原因为心肌梗死,其次是严重的心律失常和心力衰竭。

【麻醉与实践】临床上冠心病患者行非心脏手术最为多见,因此,该类患者的麻醉应全方位考虑。

1. 麻醉前评估　由于已知或可疑性冠心病患者围术期心肌梗死的风险约为正常者 2 倍以上,故麻醉前评估至关重要:①术前访视患者除了解全身一般情况外,还应重点了解冠状动脉狭窄的范围及严重程度,因麻醉的危险性主要决定于冠状动脉阻塞的部位、分支数量及侧支循环是否建立,如阻塞左冠状动脉主干,则靠其供血的左心室大部分将出现大面积心肌梗死及心源性休克,甚至猝死。如阻塞右冠状动脉,可产生急性右心室功能紊乱,也可能导致不同程度的传导阻滞。此外,心肌梗死后还能产生室壁瘤,增加心肌需氧量,更易导致心绞痛或心律失常;②以往认为发生心肌梗死后患者6个月内不宜进行非心脏手术,但近年来临床资料发现即使以往或6个月内曾有过心肌梗死病史,围术期心脏并发症与病死率未必明显增高。现今一般认为心肌梗死后存在下列情况者较为严重,务必予以重视:a. 发生过多次心肌梗死;b. 已存在心力衰竭症状与体征;c. 左心室舒张末压 >18mmHg;d. 左心室射血分数 <40%。一般而言,如急诊手术患者,应实施全面血流动力学监测下,采用硬脊膜外隙脊神经干阻滞联合全身麻醉为宜,两者互补既使患者麻醉术中血流动力学较为稳定,又能避免心血管应激反应,而人工呼吸道的建立(如安置喉罩纯氧通气)则可保障心肌氧供需的平衡。此外,恶性肿瘤患者如属一般低危心肌梗死后,其6~8周也可考虑外科手术,但需无其他有影响的相关合并症。而中、高危心肌梗死患者则需极为慎重,应考虑先进行冠状动脉旁路血管移植术或介入治疗后再决定行其他手术。

2. 麻醉前准备 冠心病患者对麻醉与手术的焦虑或恐惧会导致交感神经系统兴奋,从而增加心率和血压,其后者(心率增快、血压升高)则易引起心肌缺血、缺氧,而心肌梗死又与心肌缺血、缺氧的严重程度有明显关系,因此,冠心病患者入手术室后应呈嗜睡状态,无焦虑和无紧张感,表情稍淡漠,其心率低于70次/分钟,血压较在病房时低5%~10%,且无胸痛、胸闷等任何心血管方面的主观症状为理想。为达到上述要求,除应用适量的镇静、镇痛药外(如东莨菪碱和吗啡肌肉注射),还应参考术前心率、血压的变化情况以及与心绞痛之间的关系,决定是否适量应用β-受体阻滞药和(或)钙通道阻滞药。

3. 全麻诱导 全麻诱导主要为建立气管插管,而气管插管必然引起心血管应激反应,即血压与心率明显升高、增快,故需要合理应用全麻诱导药。目前认为"四合一"用药可减轻或避免气管插管所致的心血管应激反应,"四合一"用药即:①全麻药:如咪达唑仑、依托咪酯与丙泊酚等;②麻醉性镇痛药:主要为芬太尼、舒芬太尼、瑞芬太尼等;③肌肉松弛药:如罗库溴铵、维库溴铵、顺式阿曲库铵等;④局麻药:全麻诱导后采用1%丁卡因或2%~4%利多卡因给予咽喉部及声门下充分表面麻醉(注:表面麻醉后面罩继续通气,待表麻作用完善时再气管插管),上述四合一药物合理搭配复合则能抑制气管插管所致的血流动力学剧烈波动。此外,若选择置入喉罩通气,即使全麻诱导欠完善,也可明显降低心血管应激反应。

4. 全麻维持 全麻维持仍要求循环系统稳定,无论采取静-吸复合麻醉,还是全凭静脉复合麻醉,其目的是避免心率和血压持续或过度变化,尽量维持血压和心率变化范围在患者通常清醒状态时的20%以内。如采用静-吸复合麻醉时,吸入性麻醉药以异氟烷、七氟烷及地氟烷为宜。

5. 麻醉管理 冠心病患者其基本要求是维持正常的心功能,而氧供需平衡则可使心肌得到保护,故麻醉术中应避免血流动力学剧烈波动和血氧含量下降,以保障机体组织、器官良好的灌注。

6. 麻醉术中心肌缺血的防治 当心电图显示ST段改变 >0.1mV时,患者即有高风险心肌缺血,如此时心率快、血压高,则需应用β-受体阻滞药(如艾司洛尔)治疗,其血压增高则使用硝酸甘油。而低血压时则需应用拟交感神经药物治疗,以迅速恢复冠状动脉血流灌注,常选择增强心肌收缩力和体循环血管阻力而升高血压的药物(如麻黄碱等)。此外,血容量不足所致低血压,补充血容量也非常重要。

【提示与注意】①冠心病患者无症状型心肌缺血:较多患者有着广泛的冠状动脉阻塞却无心绞痛症状,甚至有些患者在心肌梗死时也未感到心绞痛,部分患者在发生了心脏性猝死后其常规体检也未能发现。此外,另有部分患者由于心电图有缺血表现,并出现了心律失常,或因为运动试验阳性而做冠状动脉造影才被发现,这类患者发生心脏性猝死和心肌梗死的几率与伴有心绞痛的患者一样,故围麻醉期务必注意,因麻醉术中如出现心肌缺血,可能就是这种无症状型心肌缺血患者;②心脏猝死时也常发生在某些貌似健康的人身上,这里主要说的是冠心病中的一种类型,叫做不稳定斑块,因为冠状动脉粥样硬化斑块很小,没有堵塞血管,所以平时没有任何症状,但是斑块会突然断裂,断裂后则会在局部或周边形成血栓,而且容易同时引起冠状动脉痉挛性缩窄,继之出现严重的心肌缺血,致使大面积心肌梗死而导致患者猝死。

(王世泉　褚海辰　梁永新　陈作雷)

主要参考文献与推荐读物

1. 姚泰主编.生理学.北京:人民卫生出版社,2008,161-169.

2. 王世泉主编.临床麻醉学精要.北京:人民卫生出版社,2007,263-280.

3. 吴新民主编.麻醉学高级教程.北京:人民军医出版社,2009,220-267.

4. 佘守章,岳云主编.临床监测学.北京:人民卫生出版社,2005,26-79.

5. 徐启明主编.临床麻醉学.第2版.北京:人民卫生出版社,2008,213-238.

6. 陈煜,连庆泉.当代小儿麻醉学.北京:人民卫生出版社,2011,534-573.

7. 叶铁虎,吴新民主编.疑难合并症与麻醉.北京:人民卫生出版社,2008,28-46.

8. 王世泉,王明山主编.麻醉意外.第2版.北京:人民卫生出版社,2010,287-304.

9. 罗自强,谭秀娟主编.麻醉生理学.第3版.北京:人民卫生出版社,2011,66-103.

10. 盛卓人,王俊科主编.实用临床麻醉学.第4版.北京:科学出版社,2009,556-585.

11. 朱涛,左云霞主译.麻醉学基础.第5版.北京:人民卫生出版社,2011,261-286.

12. 杭燕南,王祥瑞,薛张纲,等主编.当代麻醉学.第2版.上海:上海科学技术出版社,2013,495-526.

13. 王凤学,王昕,陈兴华主编.围手术期临床症状鉴别与处理.北京:人民军医出版社,2008,394-464.

第三十三章　腹部外科手术患者麻醉相关问题

372. 乳腺癌手术患者如何实施麻醉？

373. 胃肠手术患者如何选择麻醉方法？

374. 胰腺手术患者如何实施麻醉管理？

375. 急腹症手术患者的麻醉要点是什么？

376. 肝脏手术患者的麻醉应关注哪些问题？

377. 腹膜后肿瘤患者的麻醉应关注哪些问题？

378. 胆道梗阻手术患者麻醉与管理要点有哪些？

379. 门静脉高压症手术患者如何实施麻醉管理？

380. 肝硬化患者手术如何选择麻醉方法与麻醉用药？

　　腹部外科手术临床最为常见，主要以消化系统为主，包括胃、肠道、肝、胆道、阑尾、脾脏、胰腺等，上述器官均在腹腔内。消化系统疾病往往不同程度的引起全身营养状况下降和相关脏器功能减退(如消化、吸收、排毒、代谢、免疫、出血等)，随着病情的发展，可造成机体水、电解质丢失、紊乱，酸碱平衡失调，凝血功能异常等，若严重电解质紊乱且酸碱失衡及凝血功能障碍患者需手术治疗时，常致使麻醉的难度与风险增高。因此，麻醉医师必须了解和明确相关疾病的病理生理、患者的全身状况，以及相应的手术方式和特点，以便尽可能合理化实施麻醉，以提高麻醉质量。腹部外科手术患者通常采取硬脊膜外隙脊神经干阻滞即可满足手术需要，但近些年来，随着麻醉观念的更新，以及手术医师与患者对麻醉质量要求的提高，全身麻醉的比例在逐年上升，但无论选择何种麻醉方法，其安全与质量必须放在首位。

372. 乳腺癌手术患者如何实施麻醉？

　　【术语与解答】①乳腺癌是女性颇为常见的恶性肿瘤之一，其病因尚不清楚，20 岁前发病者少见，20 岁后发病率迅速上升，尤其 45～50 岁年龄段高发，即使绝经后其发病率仍较多；②正常成年女性乳房类似于两个半球形性征器官，位于胸大肌前面，约在第 2 和第 6 肋骨水平的浅筋膜的浅、深层之间，其外上方形成的乳腺腋尾部伸向腋窝，而乳头则位于乳房中心；③该病早期表现是患侧乳房出现单发小肿块，通常于无意中发现，晚期可侵润周边组织，甚至发生淋巴系统转移；④外科手术切除是乳腺癌主要治疗方法之一，而且也是首选。

　　【麻醉与实践】通常乳腺癌早期(如很小肿块)可在局部麻醉下稍扩大切除即可，而乳腺癌根治手术一般需要切除整个乳房、胸大肌、胸小肌，以及腋窝或锁骨下淋巴结清除，该根治手术一般需要全身麻醉，其麻醉方法与围麻醉期管理如下：①该手术麻醉方法与术中管理较简便，选择全凭静脉全麻或静-吸复合全麻均可，但该手术操作涉及胸大肌和腋窝淋巴组织的切除，这需要肌肉松弛方能达到手术要求，因此全麻辅助肌肉松弛剂则可满足该手术操作；②由于全麻辅助肌肉松弛剂,故需建立人工呼吸道进行机械通气方安全,而安置喉罩较实施气管插管更能避免对喉及气管的刺激而产生的心血管应激反应;③现今乳腺癌手术多为电刀切割,为尽量避免电刺激所致肌肉颤动,全麻术中应用肌肉松弛药必不可缺少,以便创造手术条件;④该手术操作一般不超过 2 小时,故术毕拮抗肌肉松弛药残余作用务必完全,以保障患者术后恢复期呼吸功能无隐患。

【提示与注意】该患者围麻醉期需注意是否合并高血压、动脉硬化症、糖尿病、肥胖症等,以便采取合理化的应对措施。

373. 胃肠手术患者如何选择麻醉方法?

【术语与解答】胃肠器官的主要生理功能是消化与吸收,当胃肠出现疾病时,其功能则下降,从而易引起机体细胞内、外液的改变,可产生不同程度的水、电解质紊乱,以及酸碱平衡失调。通常胃肠道疾病患者临床症状表现为体重下降、全身营养不良、机体免疫功能降低与抵抗应激能力减弱。而严重胃溃疡或胃肠道肿瘤患者可有呕血、便血,乃至并发贫血、低蛋白血症、营养状况恶化、恶病质等。幽门梗阻患者则胃内压力增高,其较频繁的呕吐可致代谢性碱中毒。胃肠损伤急诊手术患者往往易出现失血性休克等。此外,胃肠道手术患者除胃肠功能减弱外(如胃肠排空减慢等),还常存在:①急诊手术者还存在着饱胃、反流及误吸等风险;②长期胃肠道肿瘤患者多合并贫血、营养不良,如同时伴有血浆白蛋白明显降低,实施麻醉时可使麻醉药游离的血浆药物浓度增加;③食管-胃底静脉曲张患者可继发大出血。因此,胃肠手术患者麻醉方法选择和麻醉用药应权衡利弊,以合理搭配应用为佳。

【麻醉与实践】临床上胃肠道疾病手术患者颇多,通常麻醉方法要么选择硬脊膜外隙脊神经干阻滞,要么采用全身麻醉,手术创伤大者有时也实施全麻联合硬脊膜外隙脊神经干阻滞。国内基层医院仍以硬脊膜外隙脊神经干阻滞为主,而全身麻醉大都集中在条件优越的大型医疗单位,两者麻醉方法各有优、缺点,但目前全身麻醉的比例在逐年上升。

1. 硬脊膜外隙脊神经干阻滞　该麻醉方法为腹部手术常用的麻醉方法之一:①该法可使痛觉阻滞完善,腹部肌肉松弛良好,且对呼吸、循环功能影响较小,一般不影响肝、肾功能;②因交感神经被部分阻滞,且胃肠松弛,从而使手术野显露较好;③硬脊膜外隙脊神经干阻滞不受手术时间限制,还可用于术后镇痛,故是胃肠道手术较为满意的麻醉方法之一;④硬脊膜外隙脊神经干阻滞是否成功与其椎间隙穿刺选点有一定关系,临床上通常根据手术部位及要求选择穿刺点。

(1)胃十二指肠手术:①该手术一般选择 $T_{8\sim9}$ 或 $T_{9\sim10}$ 椎间隙穿刺,向头侧置管,阻滞范围以 $T_4 \sim L_1$ 为宜。为消除内脏牵拉反应,进腹腔探查前可给予适量氟-芬合剂或氟-哌合剂(即氟哌利多与芬太尼或氟哌利多与哌替啶)以及单纯静脉注射哌替啶 20 ~ 30mg;②上腹部手术的阻滞范围不宜超过 T_3,否则胸式呼吸被抑制,且膈肌代偿性活动增强,直接影响手术操作。此时,如再使用较大剂量镇痛、镇静药,可显著影响呼吸功能而发生缺氧和二氧化碳蓄积,甚至发生意外。因此,该麻醉方法除应严格控制阻滞范围外,应加强呼吸、循环功能的监测和管理。

(2)结肠手术:左或右半结肠切除术常采用连续性硬脊膜外隙脊神经干阻滞,其椎间隙穿刺点一般选泽 $T_{11\sim12}$,穿刺成功后向头侧置管,阻滞范围应控制在 $T_6 \sim L_2$ 平面为宜。

(3)直肠癌根治术:①该手术操作大都取截石位,经腹-会阴联合切口,若选用连续性硬脊膜外隙脊神经干阻滞,宜采用双点双管法,上点取 $T_{12} \sim L_1$ 椎间隙穿刺,向头侧置管,下点经 $L_{3\sim4}$ 椎间隙穿刺,向足侧置管。通常先经低位管给药以阻滞骶脊神经干(丛),再经高位管给药,以使阻滞范围达 $T_6 \sim S_4$,麻醉术中适量应用辅助药即可满足手术要求;②麻醉与手术期间应注意体位改变对呼吸、循环功能的影响,如游离乙状结肠时多需采用头低臀高位,以利于显露盆腔,而此体位可降低胸-肺顺应性,应注意呼吸通气情况,并常规面罩吸氧;③该手术可能出血较多,应随时计算失血量,必要时给予补偿。

2. 全身麻醉 随着麻醉设备条件的改善,全身麻醉在腹部手术中的应用日益广泛,尤其某些上腹部手术与特殊情况患者,如:①全胃切除、腹腔镜手术以及胸-腹联合切口手术;②高龄、合并心血管疾病、危重疑难及休克患者手术;③当硬脊膜外隙脊神经干阻滞不全或失败,则必须以全麻来替代;④硬脊膜外隙脊神经干阻滞行胃肠手术,当牵拉内脏时容易发生腹肌紧张、肠管膨出腹壁,不但影响手术操作,也增加麻醉医师管理难度,还易导致血流动力学急剧变化和患者痛苦,而选择全身麻醉则无上述缺点;⑤由于患者情况不同,其重要器官损害程度及代偿能力也存在差异,全麻药物的应用与组合以及全麻方法的选择也应因人而异,如目前临床常用方法有:静-吸复合全麻、全凭静脉复合全麻,以及硬脊膜外隙脊神经干阻滞与全麻联合等;⑥麻醉诱导方式需根据患者有无饱胃及气管插管难易程度而定,对急症饱胃者(如已进食、上消化道出血、肠梗阻等),为防止胃内容物反流误吸,可预先安置胃肠减压管,也可选用清醒表面麻醉后再气管插管;⑦患有肝功能损害患者或三个月内曾用过吸入麻醉剂氟烷麻醉者,应禁用氟烷;⑧结肠手术选择全麻使用肌松药时,应注意与链霉素、新霉素、卡那霉素或多粘菌素等协同不良反应(如呼吸延迟恢复)。此外,结肠手术前常需多次清洁肠道,还应注意血容量和血钾的变化,因严重低钾血症可导致心律失常,故术前应复查血钾,且麻醉术中仍需行心电图与电解质监测;⑨直肠癌根治术患者一般无需安置胃管,故可实施安置喉罩全麻呼吸管理。

【提示与注意】①消化道手术易引起胃肠蠕动异常(如胃肠排空减慢),尤其幽门或肠道梗阻者应提前给予胃肠减压,其目的是防止麻醉诱导期间反流与误吸(因反流物误吸可导致急性呼吸道梗阻、吸入性肺炎或肺不张等严重并发症,甚至引起死亡);②食管-胃底静脉曲张患者可继发大出血,全麻诱导气管插管应力求平稳,避免应激反应所致动脉血压急剧上升与心率增快,以防止血管压力过高而破裂出血,并作好紧急或大量输血的准备。此外,还应防止将气管导管误插入食管内,以免造成曲张的食管静脉血管破裂出血;③伴有肝、肾功能损害患者,若选择全身麻醉,应尽可能使用对肝、肾功能影响较小的药物;④如患者存在大量腹水或巨大肿瘤时,当腹膜切开后会引起腹内压突然骤降,常导致血流动力学异常改变,故应予以注意,以提前采取应对措施,必要时实施有创动、静脉穿刺置管,有利于监测血流动力学瞬时变化和指导输血、补液;⑤极少数胃肠道恶性肿瘤患者可合并类癌组织细胞增生,而这类患者麻醉术中可引起类癌综合征发作,如全麻患者手术医师探查腹腔内肿瘤或切除胃及肠道肿瘤期间,则可挤压和刺激其周边的类癌组织细胞或类癌病变区域,从而可诱发类癌综合征发作(即类癌组织细胞分泌、释放过量的 5-羟色胺、缓激肽、组胺等生物活性物质),常致使麻醉医师难以判断其突发性出现的异常症状,如头颅与面颊部以及颈部突发潮红,甚至血流动力学急剧改变(心率增快、血压下降或升高),用手触摸患者额部、颜面及颈部皮肤温度增高,乃至下呼吸道内压稍增大等,如同时伴有肝功能不良,其所释放的生物活性物质灭活延迟,上述异常症状持续时间也相对延长,该种头颈部潮红症状一般可持续十多分钟或半小时以上,甚至可达两小时不等,往往误导麻醉医师认为患者发生过敏反应。

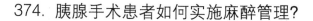

374. 胰腺手术患者如何实施麻醉管理?

【术语与解答】 ①胰腺是人体第 2 大腺体,分为胰头、颈、体、尾 4 部分,各部分无明显界限;②由于胰腺大部分位于腹腔后壁,故其病变表现也往往较为隐蔽;③急性胰腺炎渗出或局部组织坏死继发感染而行引流术以及胰腺癌治疗,大都是外科手术适应证,尤其后者(胰腺癌)常需行胰腺、十二指肠切除术。

【麻醉与实践】 ①由于胰腺、十二指肠切除术创伤范围较大、手术时间较长、术野渗出血较多等,故临床多选择全身麻醉或全麻联合硬脊膜外隙脊神经干阻滞;②为提高患者对麻醉与手术的耐受力,术前结合机体情况应给予高蛋白、高糖、低脂膳食,并纠正水、电解质紊乱与酸碱失衡;③胰腺位于腹腔深部,手术操作较为困难,故要求腹部肌肉松弛完善,以便充分显露术野,而选择气管插管全麻辅助应用肌肉松弛剂则能满足该手术条件;④该手术患者麻醉术中应监测血压、心率(律)、SpO_2、$P_{ET}CO_2$,必要时监测中心静脉压(CVP)、有创动脉压、尿量与体温等;⑤该患者体内胰腺酶可将脂肪分解成脂肪酸,且与血中的钙离子起皂化作用,致使患者可发生低钙血症,需根据情况补充钙剂。

【提示与注意】 急性出血坏死性胰腺炎患者麻醉术后可护送 ICU 行呼吸机通气治疗,以预防急性呼吸窘迫综合征。此外,还应注意继续静脉补充营养成分和纠正水、电解质紊乱与酸碱失衡,并保护肝、肾等重要器官功能。

375. 急腹症手术患者的麻醉要点是什么?

【术语与解答】 ①急腹症是一类以急性腹部疼痛为突出表现,且需尽早诊断并及时予以治疗处理的疾病;②该病特点发病急促、进展迅速、变化多样、病情严重,一旦误诊误治,将会给患者带来严重威胁,甚至造成死亡;③临床常见急腹症有上消化道出血、胃肠穿孔、肠梗阻、肝或脾破裂、急性阑尾炎、宫外孕破裂出血等,有些急腹症其病情紧急且危重复杂,需立即手术治疗或手术探查,常使得麻醉医师术前无充足的时间了解病情和进行全身检查以及做好麻醉前准备,故该手术患者麻醉风险大、并发症发生率高。

【麻醉与实践】 ①麻醉前准备:急腹症患者术前多伴有失液、脱水、血容量不足等,麻醉医师应抓紧时间了解患者全身状况,如神志、体温、心率、血压与心、肺、肝、肾等重要器官功能,以及是否饱胃、休克,乃至水、电解质、酸碱有无紊乱或失衡,并作出临床评估,必要时急查血气分析,乃至检测血糖、尿糖及尿酮体等;②麻醉选择:应根据患者全身状况与手术方式选择麻醉方法,急腹症手术一般采取气管插管全身麻醉较多,而采用硬脊膜外隙脊神经干阻滞较少,无论采取何种麻醉方法,应根据全身状况及生命体征的严重程度决定使用麻醉药量,不可盲目用药;③休克患者一般先行休克症状的改善,再实施麻醉,但有时因病情发展迅速而不得不边纠正休克,边同时麻醉与手术,故此类患者麻醉风险颇大,且麻醉并发症发生率也高,遇此情况首先应重视循环系统与呼吸功能的变化,做好复苏准备工作;④麻醉术中尽量保障患者血流动力学接近或处于正常范围,如出现异常及早给予调控。

【提示与注意】 麻醉医师对待急腹症患者应预先评估和预测麻醉术中可能发生的并发症或意外,以便尽可能做好相关准备工作,只有进行全方位防范,才能基本做到保障急腹症患者的安全。

376. 肝脏手术患者的麻醉应关注哪些问题?

【术语与解答】①肝脏是人体最重要的实质性器官之一,为机体三大生理代谢(糖、脂肪、蛋白质代谢)和若干药物生物转化及解毒的器官,除给机体提供营养且在禁食期间供给能量外,大多麻醉药物作用的消除均依赖肝脏的清除功能;②肝脏其血运供应极为丰富,而肝组织质软脆弱,故肝脏手术出血多且较严重,尤其肝脏巨大肿瘤切除或肝破裂急诊手术患者失血更多;③肝脏手术主要为肝肿瘤,该手术患者的麻醉应以病理生理特点与手术操作要求为重点。此外,肝功能障碍患者围术期并发症发生率也很高;④针对肝脏手术患者的麻醉特点,麻醉医师应熟悉肝脏功能、肝脏疾病、手术创伤与麻醉之间的相互作用关系。

【麻醉与实践】肝脏大部分位于上腹部的右肋弓深面,手术操作需要良好的肌肉松弛才能使肝门及大部分肝脏显露充分,故该手术一般大都采取全身麻醉。

1. 术前准备　①肝脏手术患者并非都伴有肝功能异常,故麻醉药物选择与术中管理需从实际出发,肝功能良好患者麻醉用药一般无限制,若存在肝功能损害者,则应考虑改善肝功能,避免应用干扰肝脏功能的药物;②肝功能不良患者应完善术前准备,积极予以保肝治疗,包括给予高蛋白质、高糖与低脂饮食,并加强营养,纠正贫血与低蛋白血症以及电解质紊乱等,存在凝血功能障碍者应予术前 1~2 周补充维生素 K,根据情况也可输注新鲜冰冻血浆,以补充凝血因子;③伴有血浆白蛋白明显下降者应补充白蛋白,纠正低蛋白血症,因血浆白蛋白减少可使体内游离的麻醉药物作用时间明显延长,尤其是反复多次给药或持续输注给药。

2. 麻醉选择　①肝脏手术临床一般多选择全凭静脉全身麻醉或静-吸复合全麻,肝功能受损严重者可采取全身麻醉联合硬脊膜外隙脊神经干阻滞,以减少全麻用药剂量;②由于绝大多数麻醉药物的消除均依赖肝脏的代谢与清除功能,为尽量保护肝功能免受麻醉药物的损害,既要实施麻醉安全与顺利,又要创造良好的手术操作条件,故需根据肝功能受损轻重情况而选择麻醉方法与用药,如肝功能受损明显者,全麻诱导与维持期既要降低麻醉药的用量,又要充分供氧和防止显著的低血压。

3. 麻醉诱导　绝大多数肝病患者其心血管功能良好,基本无肺动脉高压,故全麻诱导用药范围显著较宽,原则上以静脉麻醉药诱导为主,如丙泊酚、咪达唑仑、硫喷妥钠等,以及阿片类药物与各种短中效非去极化肌松药均可用于全麻诱导。

4. 麻醉维持　①肝功能不良患者全麻维持一般以吸入性全麻药为主,静脉全麻药丙泊酚为辅,因其他静脉麻醉药毕竟大都在肝脏代谢,而除氟烷外其他现今所用的吸入性全麻药都可用于肝脏疾病手术患者,尤其七氟烷优于其他氟类吸入麻醉剂,七氟烷增加浓度虽可使心输出量有所减少和动脉压下降,但对肝血流几乎无影响,适量持续吸入更适宜于肝脏手术患者的麻醉维持;②阿片类药(如瑞芬太尼、芬太尼、舒芬太尼)与非去极化类肌肉松弛剂则适合麻醉维持中的镇痛与创造良好的肌肉松弛条件,而阿曲库铵或顺式阿曲库铵的代谢不经肝、肾途径(其消除以 Hofmann 降解为主),应是首选,特别是顺式阿曲库铵基本无组胺释放作用,故更为适合。此外,瑞芬太尼与丙泊酚搭配,或瑞芬太尼与七氟烷复合用于全麻维持,则有利于肝功能不良患者全麻术毕的早期苏醒。

5. 麻醉管理　①严重肝脏疾病其白蛋白合成显著减少,能与药物结合的白蛋白明显不足,麻醉术中可导致药物的活性效应增加,从而术毕易引起患者苏醒显著延迟,因此麻醉维持期的全麻药用量应适当减少;②肝脏肿瘤及肝血管瘤患者的手术一般为部分或大部肝叶切除,由于肝脏质软脆弱,故肝组织切除渗、出血多,尤其右半肝切除术,术中务必注意血容量的变化,必要时实施有创动脉压和中心静脉压监测,术中除维持麻醉平稳外,还需保障血流动力学的稳定;③估计该手术可能出现大量失血问题,应术前确保足够可备用的浓缩红细胞,以及凝血因子、血小板、冰冻新鲜血浆,甚至采取术前预存式自体输血或术中采用血细胞回输技术。此外,患者入室后至切皮开腹这段时间(即肝门阻断前)应输注一定容量的晶体和胶体溶液,以便使体内禁饮食后已浓缩的血液充分稀释,这有利于肝组织切除期间大量失血而有形成分(红细胞等)不易过多的丢失,如肝门阻断前输注胶体液 $500 \sim 1000ml$,可使机体血容量预充,以保护血液和预防肝门阻断后血压严重下降;④肝脏手术的麻醉无论采取全身麻醉,还是选择全麻联合硬脊膜外隙脊神经干阻滞,均应尽量保障机体血流动力学的平稳;⑤现今临床上肝脏手术大多采用气管插管全身麻醉,其吸入性全麻药除氟烷外,目前临床上所使用的氧化亚氮、异氟烷、地氟烷对肝脏毒性均较低,尤其七氟烷对肝功能一般无明显影响,故应是肝脏疾病手术全麻维持药的首选;⑥对术前已存在明显肝功能损害的患者,若血浆蛋白含量低或白蛋白与球蛋白比例明显倒置者,麻醉术后有可能加重肝功能障碍,严重者还可导致急性肝功能衰竭或肝-肾综合征,因此术前应对各种麻醉药与麻醉方法进行权衡,尽量选用经肝内代谢少的麻醉药物和对肝血流影响小的麻醉方法;⑦肝脏巨大肿瘤切除或肝破裂急诊手术患者其术中失血较多,甚至大量失血,为降低术中出血,往往实施全肝或部分肝门阻断,肝门阻断后则会导致机体有效血容量突然减少,甚至引起低血压,通常在阻断前需及时补充液体,降低肝门阻断所造成的干扰,必要时应用升压药物。而肝门阻断开放后,有可能使过多的液体回流至心脏,致使心脏前负荷过重,此时应根据情况决定是否应用利尿药;⑧有文献报道,采取控制性或人为降低中心静脉压技术用于肝切除术可明显减少术中出血,即麻醉术中控制液体输入量与应用适量扩血管药物,以便将中心静脉压(CVP)调控低于 $5cmH_2O$ 以下,从而使肝窦内和肝静脉的压力降低,同时也缩小该静脉血管半径,以达到术中肝实质横断时减少出血,甚至选择硬脊膜外隙脊神经干阻滞复合全身麻醉以辅助降低 CVP。但需要说明的是,应用该技术若术中突发大出血,由于此时机体处于明显低血容量,一旦需要紧急输血与补液,则显得颇为被动和棘手,甚至造成机体重要器官严重低灌注而威胁生命。

【提示与注意】①有些肝硬化患者术前肝功能可无特殊改变,但在麻醉与手术应激下,潜在的肝功能不全则显现出来,其表现之一则是代谢性酸中毒;②短效巴比妥、吗啡等药物主要在肝脏代谢,肝功能受损患者则应减量或尽量避免使用;③一般认为,通常临床剂量的咪达唑仑、地西泮、哌替啶作为麻醉用药比较安全,但伴有肝性脑病患者上述药物应慎用或禁用;④如选择全身麻醉联合硬脊膜外隙脊神经干阻滞,若术中收缩压维持 $\geq 90 \sim 100mmHg$,则不会显著影响肝血流。但循环功能差,如门静脉高压食管下段静脉曲张伴有出血性休克患者,应禁用硬脊膜外隙脊神经干阻滞;⑤肝硬化或肝功能受损严重者应用非去极化肌松药维库溴铵、罗库溴铵等其消除缓慢、时效延长,反复多次给药或长时间持续输注更为显著,故应选择阿曲库铵或顺式阿曲库铵,即使肝脏终末期患者也可使用;⑥若术中需阻断门静脉和肝动脉血流,常温下阻断时间不宜超过 20 分钟,必要时可提醒手术医师。此外,肝门阻断前预防性应用地塞米松,可减轻肝缺血再灌注损伤。当开放肝门阻断时,应逐渐缓慢松开阻断钳,以防止突然开放致使过量的血液回流而增加心脏负担,甚至引发心力衰竭;⑦若同时伴有急性酒精中毒患者,术中所需麻醉深度应较浅,因酒精与麻醉药之间存在着协同抑制作用;⑧嗜好饮酒的肝病手术患者,其麻醉术后有可能出现严重戒酒综合征,即震颤性谵妄以及发抖或幻觉,麻醉术后应予以注意;⑨该患者如存在严重代谢性酸中毒时,机体 Hofmann(霍夫曼效应)降解速度下降,阿曲库铵或顺式阿曲库铵的消除半衰期则延长,应需注意。另外,在胆汁淤积和梗阻性黄疸时,许多肌松剂的药代动力学发生改变,其作用时间均延长;⑩肝功能不全患者可因交感神经兴奋表现为出汗、高热、心动过速及高血压等,甚至癫痫大发作或出现震颤性谵妄等,则需要给予积极处理,其治疗手段可静脉注射苯二氮䓬类药物,而β受体阻滞剂则用来控制心动过速。还需要提醒的是,术中还需关注气栓的诊断和治疗处理,因肝脏手术可通过肝静脉进入空气。

377. 腹膜后肿瘤患者的麻醉应关注哪些问题?

【术语与解答】①原发性腹膜后肿瘤是指发生在腹膜后间隙的肿瘤,该肿瘤主要来自腹膜后间隙的脂肪、疏松结缔组织、肌肉、筋膜、血管、神经、淋巴组织等,是一种临床较少见的肿瘤;②该肿瘤以恶性居多,约占70%。一般而言,腹膜后肿瘤囊性者常为良性,实性者多为恶性;③腹膜后肿瘤其特点为生长部位深,组织学来源繁多,周围解剖关系复杂,临床症状隐匿,且早期多无症状。随着肿瘤的发展,可出现腹腔脏器被推移和被压迫症状,因此诊断与治疗均较有难度;④腹膜后肿瘤患者常合并贫血、低血钾、急性腹膜炎或低血容量等;⑤腹膜后肿瘤实施外科手术是主要治疗方法,若该肿瘤已经包绕或侵蚀到腹腔内其他重要脏器或血管和神经时,其手术操作则非常困难,尤其体积较大、血液循环丰富且和周边大血管关系密切时,很有可能损伤大血管,甚至需同时切除与肿瘤难以分离的脏器和大血管等;⑥该手术操作位于腹腔深部,其肿瘤后缘往往紧贴脊柱,除手术操作棘手、困难外,一般术中出血也很多,甚至大量失血,故围术期死亡率也同步增高。

【麻醉与实践】由于腹膜后肿瘤处于腹腔深部,且常与周围脏器及大血管关系密切(如相互粘连、侵蚀等),除手术风险高外,也显著增加麻醉管理难度。因此,临床麻醉必须全方位考虑:①全面熟悉病情,了解全身状况、肿瘤大小以及肿瘤与周边脏器的关系,以便充分做好麻醉前准备;②腹膜后肿瘤术中很易造成周边大静脉血管破损出血,加之术野深且操作受限,致使止血颇有难度,故出血可能很多,甚至持续或大量出血,故应备足血源与血浆,以防术中急剧失血。此外,该手术患者麻醉前至少需建立两条静脉通路,其中一条为中心静脉,有利于快速输血、补液;③该手术患者选择气管插管全身麻醉为宜,其一可创造手术操作条件,其二也便于术中呼吸与循环功能的管理;④围麻醉期除实施常规生命体征监测外(如血压、心电图、SpO_2、$P_{ET}CO_2$),还应建立有创动脉压与中心静脉压监测,全面监测既能掌握生命体征瞬时变化,又可指导输血、补液;⑤术中定时检测电解质,以防电解质紊乱和酸碱失衡;⑥提前备好各种血管活性药物,必要时迅速给予;⑦根据手术难易程度与出血情况决定是否实施控制性降压,一般控制性降压以90/55mmHg左右为适宜;⑧手术完毕,麻醉结束,患者生命体征正常且稳定,自主呼吸恢复满意,神志完全清醒,方可考虑拔出气管插管或护送麻醉恢复室继续观察,特殊情况或危重患者可护送ICU。

【提示与注意】由于腹膜后间隙是一潜在且范围广阔的区域,其上达横膈,下至盆底,而且手术操作部位深、解剖关系复杂,加之腹膜后肿瘤术中可出现难以预料的突发情况,所以选择气管插管全身麻醉较硬脊膜外隙脊神经干阻滞相对安全,已有多例报道,腹膜后肿瘤患者选择硬脊膜外隙脊神经干阻滞术中出现心搏骤停。

需要提醒的是,临床上存在由于误诊而术前诊断为"腹膜后肿瘤",从而当做腹膜后肿瘤实施手术治疗。笔者曾遇2例患者麻醉术中突发血压骤升且伴随心率倍增,其动脉血压已高达254/121mmHg以上,而且应用各种抗高血压药物与加深麻醉仍难以控制其持续性高血压危象,怀疑该"腹膜后肿瘤"病变实为嗜铬细胞瘤,故应用小剂量酚妥拉明试验性治疗,果然患者血压迅速降低。说明术中对该肿瘤(嗜铬细胞瘤)的触摸、挤压、操作等均可造成大量儿茶酚胺"量子式"释放,从而引起血压急剧增高,因此引发高血压危象。一旦确定嗜铬细胞瘤病变,麻醉期间需慎用一些可能造成血流动力学迅速变化的药物,如吗啡、琥珀胆碱、阿曲库铵、泮库溴铵、曲马多、氯丙嗪、氟哌利多、氯胺酮、阿托品、麻黄碱、纳洛酮、肾上腺素等。

378. 胆道梗阻手术患者麻醉与管理要点有哪些?

【术语与解答】①左、右肝管以及胆管发生完全或不完全梗阻可致使胆汁排泄不畅,从而整个胆道系统内压力因胆汁淤积而显著增高,临床称为胆道梗阻;②胆道疾病往往伴有黄疸升高与肝功能同步受损,而阻塞性黄疸可导致胆盐、胆固醇代谢异常;③机体维生素 K 吸收障碍可致使依赖性凝血因子合成减少,并伴随凝血酶原时间延长,故可引起出、凝血功能异常,因此麻醉术前尽量给予维生素 K 治疗,以使凝血酶原时间恢复正常;④该疾病临床主要症状为梗阻性黄疸,合并感染时可表现为发热、寒颤,其消化道症状为恶心及呕吐。当胆汁淤积而不能正常进入肠道时,则可反流入血而致黄疸,其皮肤内游离胆汁酸增高时,则可发生皮肤黄染与瘙痒;⑤对于胆道手术患者,在判断、评估胆道感染、黄疸程度与肝功能损害的同时,还应密切关注心、肺、肾功能有无变化,尤其应明确是否伴有高血压、冠心病、呼吸系统疾病及糖尿病等,以便采取相应措施,以使麻醉平稳过度,顺利完成手术。

【麻醉与实践】对胆道梗阻手术患者的麻醉需要关注的是:①胆道疾病除营养不良外,常伴有黄疸升高、肝功能损害与水、电解质紊乱,以及酸碱失衡、凝血功能异常等;②阻塞性黄疸患者其迷走神经张力较高,通常伴有心动过缓,麻醉术中易引起胆-心反射;③该类患者血浆白蛋白下降可使游离血浆蛋白结合麻醉药物浓度增高,从而使麻醉药物时效延长。因此,临床麻醉方法的选择与麻醉药物的采用应从上述特点考虑。

1. 麻醉选择 ①全身麻醉:胆道梗阻手术应首选全身麻醉,尤其肥胖患者或难度增加的再次胆道手术,以及高龄、高危、体弱、伴有心血管疾病、心肺功能不全等患者,因气管插管全身麻醉较为安全、可靠,除无牵拉反应与疼痛外,术中能够充分供氧通气,便于呼吸、循环管理;②硬脊膜外隙脊神经干阻滞:该麻醉方法一般行 $T_8 \sim T_9$ 或 $T_9 \sim T_{10}$ 椎间隙穿刺置管,阻滞范围应控制在 T_4 以下。术中为减轻内脏牵拉反应,消除患者紧张心理,可辅助应用麻醉性镇痛药与相关镇静药,如给予适宜剂量氟-哌合剂或氟-芬合剂(即氟哌利多与哌替啶或氟哌利多与芬太尼)。也可要求手术医师提前在病变周围行局麻药神经丛封闭,以增强麻醉效果;③全麻联合硬脊膜外隙脊神经干阻滞:根据胆道疾病的病理生理特点与手术要求,现今临床上常采取全麻与硬脊膜外隙脊神经干阻滞联合应用,以便达到两者优势互补,既可获得良好的镇痛,又能得到充分的肌肉松弛,还有利于术中呼吸管理和处理突发性事件,更适合于手术时间长且复杂的胆道手术,以及年老体弱或伴有心肺疾病的患者。此外,该麻醉方法可显著减少全身麻醉药物对肝功能的影响,有利于患者术后较快苏醒,并且提供可靠的术后经硬脊膜外隙用药镇痛。

2. 麻醉管理 ①阻塞性黄疸患者其自主神经功能失调,多表现为迷走神经张力增高,通常易引起心动过缓,而麻醉与手术期间更易发生胆-心反射、心律失常与低血压,甚至心搏停止,故麻醉术中应密切观察心率(律)与血流动力学的变化;②胆道梗阻疾病可导致纤维蛋白溶酶活性增强,尤其纤维蛋白溶解可发生异常出血,故术中应观察出、凝血是否异常,若有异常渗出血,应及时检测纤维蛋白原、血小板等;③危重胆道梗阻患者或处于感染性中毒休克尚未脱离危险期的患者,麻醉术后应护送 ICU 继续严密观察治疗处理。

【提示与注意】①该类患者术中易发生胆-心反射或单纯性迷走神经兴奋所致心动过缓,出现时应暂停手术操作和(或)及时静脉注射阿托品予以逆转;②凝血功能异常患者术中可应用维生素K,必要时补充新鲜血浆、血小板。需要提出的是:凝血功能异常患者选择硬脊膜外隙脊神经干阻滞其血肿发生率可明显增高,仍以采取全凭静脉全麻或静-吸复合全麻为妥;③严重黄疸患者麻醉术中应保持循环功能的稳定,并密切关注血生化检测,以避免发生肝-肾综合征;④如患者发生休克,可按感染性休克治疗与处理;⑤由胆道蛔虫所致胆道梗阻者,有可能出现恶心、呕吐,甚至呕吐出蛔虫,应考虑到单纯采取硬脊膜外隙脊神经干阻滞或全麻诱导期间以及术毕拔出气管插管后仍可能存在蛔虫吐出,应防止巧合阻塞喉入口或进入气管内而引起窒息,需引起警惕;⑥临床上肝-肾综合征是梗阻性黄疸患者术后死亡的重要因素,务必引起重视,特别术前血清胆红素大于171μmol/L(10mg/dl)时其手术死亡率与急性肾功能不全的发生率增高,若患者术前血清胆红素大于342μmol/L(20mg/dl),则术后很可能会发生急性肾功能衰竭。此外,梗阻性黄疸手术后死亡患者中约50%是死于急性肾功能衰竭这一并发症,故有急性活动期黄疸性肝炎患者,除非是抢救生命而手术,否则均应在急性黄疸控制后方可考虑择期手术,因在这期间任何外在伤害性刺激都会导致或加重肝功能急剧恶化,即便是局麻下手术,也可能加重肝功能损害。

379. 门静脉高压症手术患者如何实施麻醉管理?

【术语与解答】门静脉高压症(门静脉压力大于17.6mmHg或24cmH$_2$O)是由于门静脉血流受阻且发生淤滞,从而引起门静脉压力持续增高所致。

1. 主要病理生理 ①肝实质变化:机体已存在肝硬变与肝损害;②机体出现高动力型血流动力学改变:如容量负荷及心脏负荷增加,动-静脉血氧分压差降低,肺内动-静脉短路和门-肺静脉间分流;③出凝血机制异常:如患者已有出血倾向或(和)凝血障碍,其原因为纤维蛋白原与第v因子缺乏、血小板减少、凝血酶原时间延长、血浆纤溶蛋白活性增强等;④低蛋白血症:患者还可同时存在贫血、腹水与电解质紊乱,以及钠、水潴留,乃至低钾血症等;⑤可有脾功能亢进;⑥可出现氮质血症、少尿、稀释性低钠与代谢性酸中毒,甚至出现肝-肾综合征。

2. 临床主要症状 门静脉高压症患者全身情况差,且多合并肝硬化、腹水、脾脏肿大且功能亢进,以及食管-胃底静脉曲张、低蛋白血症、贫血、凝血功能障碍、上消化道出血等。手术主要目的是治疗或预防食管-胃底静脉曲张破裂大出血。因此,临床麻醉应从患者上述病理特点和临床症状综合考虑,以提高麻醉质量,避免发生相关并发症或意外。

【麻醉与实践】①有出血倾向者可给予维生素K等止血药,以纠正出凝血异常。如因肝细胞合成第v因子功能低下所致,术前应输注新鲜全血或血浆。凡伴有水、电解质、酸碱平衡紊乱患者,术前应逐步纠正,以提高麻醉与手术耐受力;②患者腹水量可直接反映肝脏损害的严重程度,大量腹水还可直接影响呼吸、循环和肾功能,应在纠正低蛋白血症的基础上采取利尿、补钾措施,并限制入水量。若存在大量腹水的患者,麻醉手术前应分次、间断少量排放腹水,禁忌一次性大量排放。此外,输注新鲜全血或血浆,以防止发生休克及低盐综合征或肝昏迷;③麻醉方法原则上选择全身麻醉或硬脊膜外隙脊神经干阻滞均可,但以前者较适宜,尤其对失血性休克患者,既能确保患者术中安静,防止肢体活动,又便于术中呼吸、循环管理,还为手术医师提供良好的操作条件。但麻醉药物的选择应尽量以较少且有效剂量来达到满意的麻醉效果为原则;④根据患者情况有针对性适量输入新鲜全血、血浆及血小板。

【提示与注意】门静脉高压症患者手术期间,其出血量在2000ml以上者并非少见,必要时可采用血液回收技术与成分输血,适量给予血浆代用品,输血、补液应注意机体出入量平衡,既要补充细胞外液,又要纠正代谢性酸中毒,并给予充分供氧,以及适量补充钙剂等。

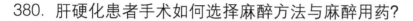

380. 肝硬化患者手术如何选择麻醉方法与麻醉用药?

【术语与解答】①肝硬化为肝实质细胞变性、坏死,其细胞出现结节性再生且广泛纤维化形成,从而导致肝脏结构变形、变硬,最终逐渐造成肝脏结构不可逆性改变,即肝硬化是各种肝功能损害的终末阶段;②失代偿性肝硬化可与腹水、门静脉高压、食管静脉曲张、肝性脑病、肝脏合成功能障碍等互为影响;③肝硬化几乎可影响机体每一器官的功能,约10%肝硬化患者可发生肝-肾综合征;④严重肝硬化患者可存在食管静脉曲张,而约有1/3的食管静脉曲张可发生出血;⑤肝硬化患者常伴有肌肉组织消耗、腹水与低白蛋白症等营养不良的临床表现。

【麻醉与实践】基于上述肝硬化患者不同程度的病理变化,手术治疗通常包括两种情况,即与肝脏病变无关的外科疾病及肝脏疾病本身继发的合并症。而肝硬化患者的麻醉评估与麻醉方法选择以及基本术中管理措施一般如下:

1. 麻醉术前评估　因肝硬化患者几乎每一器官功能均可受到不同程度影响,故肝硬化患者的麻醉及手术风险也与肝硬化的严重程度明显相关。因此,麻醉前应给予全身状况综合性评估,如心血管功能、呼吸系统、凝血功能、肾功能以及代谢等问题。

2. 麻醉方法选择　由于各种麻醉方法均有利有弊,选择时应根据手术方式、时间长短、肝功能损害情况、全身状况以及其他合并症程度等决定。

(1)硬脊膜外隙脊神经干阻滞:该麻醉方法可用于腹部以下手术,可明显减少选择单纯全身麻醉而使用的各种麻醉药物所加重的肝功能影响,但需避免阻滞平面过广所致低血压而对肝血流的影响。此外,对凝血机制异常或凝血功能障碍者禁忌采取硬脊膜外隙脊神经干阻滞。

(2)全身麻醉:①挥发性全麻药:目前该类药物用于肝脏手术的麻醉仍存在不同观点,除氟烷肝脏毒性外显著外,其他挥发性全麻药存在一定程度的肝血流减少,尤其动脉压降低的情况下。故异氟烷、地氟烷与七氟烷临床使用应降低吸入浓度,或采取静-吸复合全麻,以减少两者(静脉与吸入用药)的用量;②静脉全麻药:静脉泵注丙泊酚全麻维持较其他全麻药更适合肝硬化患者的麻醉,但复合应用麻醉性镇痛药和肌肉松弛剂需考虑肝脏对其代谢的影响,因此麻醉性镇痛药以持续泵注瑞芬太尼和非去极化类肌松药顺式阿曲库铵或阿曲库铵较为适宜。

(3)全身麻醉联合硬脊膜外隙脊神经干阻滞:肝硬化患者选择该麻醉方法主要取自两者的优点,并降低各自的缺点,既有利于术后及早苏醒,又有利于术后经硬脊膜外隙用药镇痛。

3. 麻醉术中管理　①必要时给予有创动脉压与中心静脉压监测,以利于保障血流动力学的稳定,间接调控和维持适宜的肝血流,减少对肝功能的进一步损害;②维持适宜且良好的正压通气,以防止低氧血症,尤其伴有胸水、腹水患者;③麻醉术中输注晶体液、胶体液与血液制品应匹配,必要时输注浓缩红细胞或血浆等。

【提示与注意】①肝硬化患者的胆碱酯酶活性减弱,使用琥珀胆碱时,其肌肉松弛作用可增强,机体易蓄积,术毕患者易发生呼吸恢复延迟,故不可大剂量长时间使用;②镇静、镇痛药物因肝脏分解、代谢降低而作用时间延长,复合麻醉时须减量。此外,该类患者禁忌应用苯二氮䓬类药物,因可诱发肝性脑病;③酯类局麻药由血浆胆碱酯酶降解,酰胺类局麻药也都在肝内代谢,由于血浆内胆碱酯酶均来自肝脏,肝硬化患者应用局麻药可因其降解延缓而易于蓄积,因此禁忌大剂量使用;④腹水和胸水能导致机体低氧血症和限制性肺功能障碍,故需注意;⑤如合并食管静脉曲张患者需麻醉术中安置胃管,胃管插入前应涂抹润滑剂,并轻柔、小心操作,避免损伤脆弱血管而造成出血;⑥各种麻醉操作均应轻柔,包括喉镜显露声门、气管插管、各种穿刺等;⑦肝硬化患者对枸橼酸代谢能力降低,如大量快速输血易引起枸橼酸中毒,术中应检测钙离子浓度,根据情况决定是否补充钙剂。

需要提醒的是,中度以上肝硬化患者其肝功能均差,该类患者麻醉术后有可能引起肝性脑病,严重者甚至昏迷。麻醉医师应了解肝性脑病一般发病机制和临床主要表现,以便于及时作出诊断。

1. 肝性脑病　是指肝功能处于衰竭期时容易引起以中枢神经系统为主的神经-精神综合征。

2. 发病机制　目前认为肝性脑病是多种因素共同作用的结果:①肠道中的氨具有神经毒性,当肝脏降解功能明显减退时氨可绕过肝血流直接进入体循环,并通过血-脑屏障抵达中枢神经系统;②γ-氨基丁酸(GABA)是脑中重要的抑制性神经递质,而血浆中的 GABA 由谷氨酸经肠道细菌谷氨酸脱羧酶作用衍生而来,由于肝功能衰竭而清除 GABA 明显降低,加之 GABA 不通过肝血流经体循环进入脑循环,故致使脑脊液与脑组织 GABA 的浓度显著增加,并作用于脑中的 GABA 受体而引起肝性脑病。此外,脑内 GABA 受体与苯二氮䓬(BZ)受体以及巴比妥受体紧密相连,可组成 GABA/BZ 受体复合体,共同调节氯离子通道,而肝功能失代偿患者脑中的 GABA/BZ 受体复合体数目与内源性 BZ 含量增加,各种 BZ 均为脂溶性,可迅速透过血-脑屏障而促成肝性脑病;③肝硬化患者血浆与脑中锰离子的含量增高,并在大脑苍白球沉积,也可能是影响因素;④地西泮或咪达唑仑及巴比妥类药物可激活脑内的相关受体而诱发肝性脑病。

3. 临床主要表现　肝性脑病症状可以从人格变化、行为异常、神经肌肉障碍等迅速发展、演变为精神异常、嗜睡、昏迷(昏迷前可无前驱症状),甚至死亡。

(王世泉　周岩冰　李世宽)

主要参考文献与推荐读物

1. 王世泉主编. 临床麻醉学精要. 北京:人民卫生出版社,2007,160-168.

2. 王吉耀主编. 内科学. 第 2 版. 北京:人民卫生出版社,2012,520-546.

3. 徐启明主编. 临床麻醉学. 第 2 版. 北京:人民卫生出版社,2008,266-275.

4. 杭燕南,王祥瑞,薛张钢等主编. 当代麻醉学. 第 2 版. 上海:上海科学技术出版社,2013,601-617.

第三十四章　泌尿外科手术麻醉相关问题

381. 肾脏手术患者如何实施麻醉管理？

382. 前列腺手术患者的麻醉应关注哪些问题？

383. 经尿道行前列腺切除手术患者的麻醉如何选择与管理？

384. 膀胱全切回、结肠替代成型手术患者麻醉处理要点是什么？

　　泌尿系统手术主要包括膀胱、前列腺、肾、输尿管、尿道、外生殖器及肾上腺等病变,各年龄组均可发病,但以老年患病居多。常规泌尿外科手术患者的麻醉并不复杂,但肾脏疾病往往并发水、电解质的紊乱,以及酸碱的失衡,常给麻醉处理造成一定困难。此外,临床麻醉期间应尽量减少或避免麻醉药物及麻醉方法对肾功能的影响。

381. 肾脏手术患者如何实施麻醉管理?

　　【术语与解答】①肾脏是机体调节水、电解质、酸碱平衡以及维持内环境相对稳定的重要器官;②肾脏肿瘤、肾脏结核、多囊肾与多发性肾脏结石等疾病,大都需实施肾脏区域病灶或一侧肾全切术,部分患者术前可能合并不同程度的肾功能下降,对此类手术患者应选择适宜的麻醉方法,如既要满足手术条件,又要有效保护肾脏功能;③肾脏手术的麻醉应了解病情特点,根据手术要求与操作范围选择麻醉方法,术中应关注右侧卧位时腔静脉受压所致的血压下降,以及侧卧位对呼吸、循环功能的干扰。此外,肾功能不全患者若采用全身麻醉,应减少或避免使用对肾功能有影响的麻醉药物,慎用依赖肾脏排泄的相关药物;④肾脏疾病引起的病理性改变往往伴有不同程度的肾功能损害,甚至循环系统、造血系统与代谢功能出现异常,肾功能不全者可继发高血压、贫血、低蛋白血症、尿毒症,以及水、电解质与酸碱失衡等。因此,麻醉医师应熟悉和掌握各种麻醉药物对肾功能的影响,择期手术患者还应预先纠正其全身不良状况。

　　【麻醉与实践】①肾脏手术类型较多,常规的肾脏手术在地、县级医疗单位仍以硬脊膜外隙脊神经干阻滞为首选,通常选择 $T_{9\sim10}$ 或 $T_{10\sim11}$ 椎间隙为穿刺点,麻醉范围大致控制在 $T_4 \sim L_1$ 之间。若巨大肾脏肿瘤或肾脏病变与周围组织粘连过重,甚至累及膈肌者易选择全身麻醉或全麻复合硬脊膜外隙脊神经干阻滞;②常规的肾脏手术虽麻醉方法并不太复杂,但应重视麻醉管理,因肾脏区域手术患者大都处于侧卧位,且腰部被手术台"腰桥"向上顶起,此体位降低了患者的胸肺顺应性,除使患者感觉不适外,也影响其呼吸幅度和潮气量,若患者采用硬脊膜外隙脊神经干阻滞,务必做好呼吸管理(如面罩持续吸氧等),并密切实施呼吸与循环功能监测。为减轻牵拉肾脏或肾蒂的应激反应,需提前应用适量镇静、镇痛药,以弥补硬脊膜外隙脊神经干阻滞的不足。如选择全身麻醉,必须实施气管插管控制呼吸管理,以充分镇痛与肌肉松弛方可满足手术需求。而全身麻醉方法的选择即可采用全凭静脉全麻,也可采取静-吸复合全麻,但麻醉药物的选择应以不明显影响肾功能为准。

【提示与注意】 ①右侧卧位患者手术台"腰桥"抬高可引起腔静脉压迫而使血液回流不畅,常致使回心血容量相对不足而出现血压下降,故麻醉管理期间应予以注意;②该手术患者膈肌不同程度受压而活动受限,故可致使呼吸动度与潮气量受到一定影响,尤其采用硬脊膜外隙脊神经干阻滞患者给予镇静、镇痛药后,更易引起通气障碍,因此呼吸管理至关重要;③巨大肾肿瘤或肾肿瘤与周围组织粘连严重者,其手术操作也较为复杂,通常出血也较多,个别患者可发生胸膜损伤而造成气胸或下腔静脉、肾动脉意外性撕裂导致机体大出血,应提前建立 2～3 条静脉通路备用(其中包含一条中心静脉),并做好大量输血、输液准备,必要时实施有创血流动力学监测;④如硬脊膜外隙脊神经干阻滞患者术中突发呛咳、胸闷以及进行性呼吸急促且呼吸困难,可能由于手术操作不慎损伤膈肌与胸膜而引发气胸,当明确诊断后应立即决定是否建立人工呼吸道(气管插管等),以便保障患者安全;⑤肾功能不全患者行一侧肾切除术而选择全身麻醉者,除慎用依赖肾脏代谢、排泄的药物外,还应维持术中血流动力学平稳,以保障另一侧肾血流量与灌注量的恒定,并充分供氧,避免肾功能进一步受损;⑥肾癌术中癌栓脱落可导致肺栓塞等严重并发症,也可出现原因不明的持续性低血压,甚至突发心跳骤停,应提高警惕。

382. 前列腺手术患者的麻醉应关注哪些问题?

【术语与解答】 ①前列腺疾病多见于 60 岁以上老年患者,主要为前列腺肥大或前列腺肿瘤,通常临床表现为尿频、排尿困难及尿潴留等;②前列腺病变其病理学表现为细胞增生,主要是前列腺尿道周围移行带的腺体、结缔组织和平滑肌的增生,过度增生的前列腺可造成膀胱出口梗阻,其梗阻程度与前列腺增生的体积大小并不成比例,而与腺体增生的位置和形态有直接关系。如腺体向膀胱内突出,则可造成膀胱出口堵塞,从而产生膀胱内高压;③老年前列腺手术患者多伴有高血压、冠心病及糖尿病,全身状况一般较差,这对麻醉与手术的耐受性往往较低,该患者无论选择椎管内脊神经阻滞或是全身麻醉,术中均应防止血流动力学急剧变化;④现今前列腺手术大都采用经尿道行前列腺电切术,该电切术基本取代了经腹腔前列腺切除术,由于该技术具有创伤小、出血少、安全范围大与术后恢复快等优点,也显著降低了麻醉处理的难度及风险。但随着前列腺疾病高龄化上升的趋势(如 75 岁以上),加之常合并心、脑血管病变与糖尿病等内科基础性疾病,故麻醉处理与管理需全方位考虑。此外,还应注意经尿道前列腺电切术中持续性灌注液冲洗可能引起的寒战、水中毒,以及失血量评估困难等。

【麻醉与实践】 前列腺手术患者麻醉处理如下:

1. 麻醉前准备　高龄患者且合并心血管疾病、糖尿病或慢性阻塞性肺部疾病者,应在全身状况最佳时决定手术时间。此类患者一般先期行内科相关治疗,待全身状况改善后再予以麻醉与手术,以便提高患者对麻醉及手术的耐受力。

2. 麻醉方法选择与管理　①该手术通常情况下可采取硬脊膜外隙脊神经干阻滞,其椎间隙穿刺点可选择 $L_{2～3}$ 或 $L_{3～4}$,且头部方向置管。高龄患者硬脊膜外隙注入局麻药以分次、小剂量为宜,麻醉平面应控制在 T_{10} 以下为妥,尽量减少对患者生理功能的干扰,尤其对呼吸功能的抑制。如患者合并循环与呼吸功能不全,或存在椎管内脊神经阻滞禁忌,则应选择全身麻醉;②由于经尿道前列腺电切术的创伤与疼痛刺激较开腹手术显著轻微,且手术体位均为截石位,若采取全麻可选用喉罩置入建立人工呼吸道,实施控制通气,以丙泊酚 3～6mg/kg/h 持续泵入,间断复合适量芬太尼类镇痛药与肌肉松弛药(如顺式阿曲库铵、维库溴铵)则能维持满意的麻醉,术毕患者清醒也迅速,是该手术较为理想的全麻方法之一。

【提示与注意】①经尿道前列腺电切术中,持续性灌洗液冲洗,常致使渗出血容量难以估计,应密切观察,合理作出评估,尤其对于贫血患者,可根据患者睑结膜是否苍白、血流动力学是否稳定以及红细胞比容与血红蛋白检测来判断是否需输血;②若持续性膀胱内低渗性灌洗液冲洗,尤其手术时间过长,更容易使灌洗液应用过多,可能出现大量非电解质溶液吸收体内,促使血容量剧增,其左心前负荷增高,从而易导致左心衰竭。此外,机体灌洗液吸收过多易引起低钠血症,而机体低渗透压状态除可导致肺水肿外,若水分通过血-脑屏障进入脑组织,还可出现不同程度的脑水肿。因此,术中应密切观察生命体征的变化,除常规监测血压、心率及SpO_2外,间断给予红细胞比容及电解质检测,做到及时准确地估计循环血容量是否异常,以便及时处理。通常处理非电解质溶液过度吸收的方法可给予高渗盐水静脉滴注与利尿剂脱水,以及糖皮质激素的应用;③经尿道前列腺电切术需要大剂量灌洗液持续冲洗,故容易导致患者体温下降,尤其室内环境温度降低时,更易发生低体温,而低温对老年患者生理影响较大,易发生寒战及心律失常等并发症,若将灌洗液加温或体表给予保温措施,则是预防该并发症之一。当患者发生寒战时,可静脉注射适量曲马多或哌替啶等对症处理;④若前列腺癌患者术前已出现腰、腿痛,应考虑可能是癌细胞脊柱转移,应放弃椎管内脊神经阻滞为妥,以防止穿刺时意外性脊髓或脊神经受损;⑤对伴有心血管疾病与慢性阻塞性肺疾病患者,若采用硬脊膜外隙脊神经干阻滞,应减少或避免辅助药物的用量,以防止对呼吸与循环功能的抑制;⑥经开腹行前列腺摘除术,其手术操作相对较深,创伤、创面较大,因前列腺血运丰富且常与周围组织粘连,前列腺切除后短时间内可能存在大量快速失血,易造成血压迅速下降,遇此情况应及时输血、补液。

383. 经尿道行前列腺切除手术患者的麻醉如何选择与管理?

【术语与解答】①经尿道行前列腺电切除术(英文缩写 TURP)是采用"高频电切与电凝"的方法在显示器直视下切除前列腺组织或膀胱病变,TURP 是目前临床上治疗前列腺增生或前列腺肿瘤等疾病的常用方法,通常以 60 岁以上老年患者居多;②该手术临床上选择全身麻醉或硬脊膜外隙脊神经干阻滞均可,但也各有利弊。

【麻醉与实践】麻醉选择与术中管理:

1. 麻醉选择　根据患者全身状况及麻醉方法掌握的熟练程度予以选择。从麻醉角度而言,采用浅全麻安置喉罩控制通气较为适宜,因其血流动力学与呼吸控制管理相对平稳。但从观察患者神态变化着想,采用硬脊膜外隙脊神经干阻滞可保持患者神志清醒,有利于观察、评估 TURP 综合征所致中枢神经系统(脑功能)异常症状的严重程度。此外,该手术也可选择蛛网膜下腔脊神经根阻滞或骶管脊神经干阻滞。

2. 麻醉术中管理　由于手术医师术中将注意力集中在电切与电凝病变组织上,很难关注并发症的发生,故麻醉医师术中除维持麻醉与血流动力学平稳外,还需关注的是:①TURP 综合征;②膀胱穿孔;③失血性休克;④体温过低与寒战;⑤溶血等。

【提示与注意】该手术患者更需要注意的是 TURP 综合征,该综合征是指术中所用大量的灌注液原本是为了扩张尿道和膀胱,并冲洗局部出血和冲洗出切除的前列腺组织碎片,以创造手术操作条件,但灌注液可经手术创面及切断的微细静脉血管或静脉窦迅速吸收而进入血液循环,从而导致机体血容量急剧增加,继之患者则表现出一系列心血管系统与高级中枢神经系统的异常症状群,即 TURP 综合征。

384. 膀胱全切回、结肠替代成型手术患者麻醉处理要点是什么?

【术语与解答】①膀胱全切回、结肠替代成形手术是膀胱癌治疗措施之一。患膀胱恶性肿瘤患者若全身状况较好者一般需做膀胱全切术,然后以回肠或结肠成型替代膀胱,由于该术式创伤大、时间长、出血多是其特点,尤其手术后期有可能出现严重低血容量,甚至引起出血性休克,故临床除维持麻醉平稳外,还应加强术中监测,以保障输血、补液与呼吸、循环系统的稳定,避免并发症发生;②该患者可能已多次反复行部分膀胱切除术,故常因多次复发最终行膀胱全切术,由于多次手术患者其全身状况往往较差,因此术前应给予患者全身支持疗法,以提高麻醉与手术的耐受力。

【麻醉与实践】①该手术麻醉若采用硬脊膜外隙脊神经干阻滞,一般选择椎间隙双点穿刺置管法尚能达到手术要求的麻醉范围,故通常以 $T_{11\sim12}$ 或 $T_{12}\sim L_1$ 椎间隙为穿刺点头端方向置管和 $L_{2\sim3}$ 或 $L_{3\sim4}$ 椎间隙为穿刺点尾端方向置管。对先期经历过 $1\sim2$ 次硬脊膜外隙脊神经干阻滞下行部分膀胱切除术的患者,若再次行膀胱全切术,则以选择全身麻醉或全麻与硬脊膜外隙脊神经干阻滞联合为妥,尤其后者的互补特点,可明显减少全麻药用量,又能显著减轻患者的生理功能干扰,术毕又可进行硬脊膜外隙注药实施术后镇痛;②由于该手术创伤大、时间长,故无论采取单纯硬脊膜外隙脊神经干阻滞或是选择全身麻醉,还是采用两者联合麻醉,术中均应做好呼吸管理,以保障机体充分氧供,防止缺氧和二氧化碳蓄积。此外,还应保持血流动力学稳定;③估计出血严重者应给予动、静脉穿刺,实施有创血流动力学监测,以利于指导术中血容量的管理。

【提示与注意】①膀胱全切手术患者,其术前需多次进行肠道准备,易引起术前血容量不足,加之术中创伤大、体液蒸发与失血多,从而可加重血容量不足、贫血与水、电解质失衡,因此,应早期予以纠正;②若选择单纯硬脊膜外隙脊神经干阻滞,由于该麻醉方法属区域麻醉性质,术中患者神志处于持续清醒状态,长时间的固定手术体位与不适,常使患者难以忍受。此外,手术时间长,则需同步维持广泛地阻滞范围,这对老年患者生理功能有所影响,尤其对呼吸功能的削弱,故需关注呼吸幅度及潮气量,同时自始至终的面罩持续供氧吸入。虽该患者术中应用适宜的镇静与催眠药可使患者安静或入睡,但疏忽术中管理则易引发意外,必须加强监测与管理;③若选择全麻与硬脊膜外隙脊神经干阻滞联合麻醉,由于全麻用药相对减少,故应保障静脉全麻药或吸入全麻药的最低有效血药浓度,以防止患者术中知晓(患者觉醒);④由于手术创伤大、内脏显露时间久,体腔液体蒸发或隐性失水较多,尤其输尿管阻断,尿量无法监测,术中失血或血容量评估常较困难,因此术中监测中心静脉压(CVP)用以指导输血、补液实属必要;⑤手术完毕待患者呼吸、循环功能稳定,全麻患者意识恢复,拔除气管插管后仍需观察 $20\sim30$ 分钟,若生命体征无异常后方可护送回病房,有条件者送至麻醉恢复室则更有保障。

(王世泉　李　涛)

主要参考文献与推荐读物

1. 王国林主编. 老年麻醉. 北京:人民卫生出版社,2009,219-225.
2. 王世泉主编. 临床麻醉学精要. 北京:人民卫生出版社,2007,169-176.

第三十五章　骨科手术与麻醉实践

　　骨科手术治疗的目的主要是切除病变、解除病痛,重建、改善或恢复相关运动器官的功能,预防或矫正由先天或后天因素造成的运动器官的畸形等,其手术范围大致包括四肢、骨关节、脊柱、外周神经与相关肌肉等。骨科手术其主要特点为:①随着对运动器官功能研究的进展与手术技能及器械的改进,其手术范围不断扩大,操作技术与技巧也越来越精细,故对麻醉的要求也越来越高;②随着社会老龄化的凸出,临床老年患者逐渐增多,该群体常伴有心血管疾病、糖尿病等合并症;③脊柱、骶骨及骨盆手术可出血显著,甚至失血严重且剧烈;④四肢及关节手术涉及任何年龄段,主要在于解除疼痛、恢复或改善其运动功能;⑤骨科手术涉及范围大,从颈椎直至足趾,其不同部位手术常致使患者体位改变也显著;⑥虽通常骨科手术的麻醉方法选择椎管内脊神经阻滞与部位神经阻滞较多,但较复杂的手术,以及出血严重的手术仍以气管插管全身麻醉为主。根据上述骨科手术的特点,而麻醉医师必须掌握的是合并心血管疾病、糖尿病等高龄手术患者的麻醉处理,以及麻醉术中严重性出血患者的控制性低血压、自体输血、急性等容性血液稀释、术中红细胞回收技术,乃至有创性血流动力学监测等,这些技术对保障骨科复杂手术患者的安全极为重要。此外,骨科手术的麻醉无论选择区域性外周神经阻滞,还是采取椎管内脊神经阻滞,乃至实施全身麻醉,都必须围绕其病情特点与全身状况以及手术要求综合后决定,以便强化麻醉质量,创造手术条件,保障患者安全。总之,骨科手术患者麻醉前务必访视患者,详细了解病情与手术特点,只有做出准确地评估与充分的准备,方能使麻醉与手术顺利进行。

第一节 骨科手术患者麻醉相关问题

骨科手术其部位广泛,从指(趾)端手术至关节置换,乃至脊柱矫正与骨盆手术,加之伴有合并症的老年患者增多,围麻醉期可出现诸多相关问题,如术中不同体位对机体的影响、颈椎骨折患者其颈髓的稳定、出血多的患者控制性降压与血液保护,以及深静脉血栓、止血带反应、空气栓塞、脂肪栓塞或骨水泥植入综合征等。故麻醉医师麻醉术前应全面了解病情,如全身状况、手术特点、术中体位、出血多少,以及是否伴有合并症,既往有无麻醉手术史,同时观察术前实验室各项检验、监测指标,以便充分做好麻醉前病情评估,以有利于制定较为完善的麻醉计划和术中管理。

385. 骨科手术麻醉前病情如何评估?

【术语与解答】由于骨科手术患者年龄段跨度大、范围广,小至新生儿、婴幼儿,上到百岁老人,临床上一般中青年骨折与择期矫形手术患者其全身状况大多较好,麻醉与手术耐受力亦较强。但现今骨科手术老年患者明显增多,且常伴有心血管、糖尿病等合并症,故手术患者个体情况差异较大,牵涉的问题也较多,加之脊柱、髋关节、骨盆以及骶骨病变者其手术特点则是出血显著增多,甚至失血严重且剧烈等,因此,麻醉医师除做好麻醉处理外,还必须做好麻醉前病情全面评估,以便使麻醉与手术顺利实施且安全。

【麻醉与实践】由于麻醉本身对人体则可产生有害影响,尤其对麻醉与手术耐受欠佳患者,故麻醉前病情评估应着重从以下几方面考虑:

1. 年龄 主要指老年患者,尤其高龄患者,该类人群其机体器官功能可存在不同程度的变化,脏器贮备功能逐渐衰减,甚至衰竭。而该群体常伴有心、脑血管疾病及糖尿病等,其高年龄段已经具备高麻醉风险,加之各相关合并症并存,因此,老年患者对麻醉与手术的耐受力显著降低,对此类患者的评估主要是麻醉术中减少并发症,降低死亡率等。

2. 心、脑血管疾病 除老年人常伴有该类疾病外,部分中年人也常合并该疾病,对同时患有心、脑血管疾病手术患者其麻醉前评估的重要性在于了解心电图的变化、心肌缺血的状况、近期有无心绞痛等。此外,高血压患者还应了解其通常血压情况,以及常用那些扩血管药物与抗凝药物,用药是否规律等。

3. 肥胖患者 需考虑外周静脉是否容易建立、标准无创血压袖带能否适合、麻醉术中上呼吸道是否能得到控制,以及选择颈神经丛阻滞或椎管内脊神经阻滞是否安全等。

4. 术中出血预测 骨科手术患者术中创面渗出血较多,尤其脊柱、骶骨及骨盆手术又不易止血,其失血量可达上千或数千毫升,术时越长出血越多,甚至失血量上万毫升,因此,麻醉前务必对此应有充分的准备。

5. 颈椎手术问题 由于颈椎手术关系到人工呼吸道(如气管插管)的建立,麻醉前主要评估颈椎是否强直、活动是否受限、脊髓损伤严重程度,而全麻快速诱导后能否有效控制上呼吸道,以及能否迅速建立人工呼吸道问题。

【提示与注意】麻醉前给予全方位的评估,其目的就是避免可能存在着的某些遗漏,而这些或某一遗漏恰恰正是麻醉术中造成麻醉处理或管理的棘手问题,甚至可能由此而产生并发症或不测等。

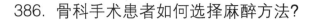

386. 骨科手术患者如何选择麻醉方法?

【术语与解答】临床上骨科手术一般根据全身状况、手术部位、体位、病变大小和手术难易程度,以及操作时间长短选择麻醉方法。

【麻醉与实践】①上肢手术通常选用臂神经丛阻滞,下肢或髋关节手术多采取硬脊膜外隙脊神经干阻滞或蛛网膜下腔脊神经根阻滞,而部分患者或不予配合患者则采取全身麻醉。老年患者若脊柱骨质增生、椎间隙钙化显著者其硬脊膜外隙穿刺也常困难,故可改用全麻;②颈椎与胸椎手术大都在全麻下进行,尤其手术操作复杂与全身状况欠佳者更是其首选;③颈椎骨折或颈髓损伤患者,其并发症发生率也较高,若选择全身麻醉,应预先保持患者清醒状态下摆好自然体位,以避免颈髓进一步损伤,尤其气管插管操作应尽量避免患者头颅后仰或前屈以及左右扭曲,防止病变部位压迫或加重脊髓损伤而引起呼吸肌麻痹,甚至死亡。因此颈椎损伤手术患者一般采取呼吸道充分表面麻醉,使其神志清醒状态下借助纤维支气管镜引导气管插管,或经鼻腔盲探气管插管。此外,少数颈椎手术可能导致四肢瘫痪与呼吸功能障碍,如果手术医师选择局部浸润麻醉,麻醉医师也应注意呼吸道管理,如防止上呼吸道梗阻,保持呼吸道通畅,避免呼吸功能意外;④脊髓损伤或压迫而致截瘫或神经干损伤造成肌肉麻痹者,全麻诱导禁用琥珀胆碱,以免引起血钾增高而导致心律失常,甚至心搏骤停;⑤如胸椎手术采取气管插管全麻,若术中不慎损伤胸膜而造成气胸,则较选择硬脊膜外隙脊神经干阻滞则有利于呼吸管理;⑥由于骶骨肿瘤和骨盆肿瘤手术创伤大、术时长、出血很多,必须气管插管全麻下进行方安全。

【提示与注意】临床上无论选择何种麻醉方法均有利有弊,选择应用后需多注意其缺点和不利因素,以防止和避免由麻醉所致的并发症或意外。

387. 如何对待麻醉术中骨黏合剂应用问题?

【术语与解答】①临床上常用的骨黏合剂(也称骨水泥)是一种用于骨科手术的有机高分子化学医用材料,其主要成分是单体甲基丙烯酸甲酯与聚甲基丙烯酸甲酯聚合反应而成,由于其部分物理性质和凝固后外观及形状类似建筑所用的"白水泥",故通俗名称则为骨水泥;②骨黏合剂临床主要用于人工关节置换手术中的固定和连接;③由于骨黏合剂中的单体具有细胞毒性,吸收进入血液则有直接扩血管作用和心肌抑制效应,因此可引起血压下降、心率增快等心血管应激反应,严重患者可出现心律失常、休克,甚至心搏骤停。此外,骨黏合剂进入骨髓腔后在凝固过程中释放出大量的热量可引起骨髓腔内的血液与脂肪受热后迅速膨胀,继之导致骨髓腔内压力增高,从而极易造成脂肪颗粒进入血管内流动而致循环与呼吸系统等一系列并发症或症状群,该并发症或症状群亦称之为人工关节(骨黏合剂)植入综合征。

【麻醉与实践】麻醉术中骨黏合剂对机体的危害以及防范处理:

1. 对机体的危害　人工关节置换手术患者无论选择椎管内脊神经阻滞还是采用全身麻醉,骨黏合剂填充于骨髓腔后均会迅速引起机体不同程度的生理功能应激反应(人工关节黏合剂植入综合征),如:①血流动力学剧烈波动:主要表现在血压迅速下降,尤其患者同时存在血容量不足情况时其症状更加明显,严重者可出现休克,乃至心搏骤停;②呼吸功能异常表现:骨黏合剂置入骨髓腔后所致的压力升高,有可能发生空气、脂肪或骨髓颗粒以及脂肪颗粒进入静脉血管,从而导致不同程度的肺栓塞,严重者可出现肺不张和肺通气量不足所致的低氧血症,更甚者直接促发呼吸心搏骤停。

2. 临床防范处理　针对骨黏合剂所致的呼吸、循环异常症状或并发症等,麻醉医师应提前做好防范措施,如:①使用骨黏合剂前可静脉应用激素(地塞米松)以缓冲骨黏合剂所致的机体应激反应;②麻醉术中补足血容量,保障机体充分氧供,可减少或减轻应激反应症状的发生率和严重程度,如出现严重低血压时,可及时应用麻黄碱等,若发生心搏骤停则立即按心肺复苏抢救;③如采用硬脊膜外隙脊神经干阻滞患者突发 SpO_2 下降、面色苍白或口唇发绀、胸闷、烦躁,以及血压突降,甚至意识消失,应立即采取对症处理,先面罩供氧辅助呼吸,同时给予相关用药,必要时紧急气管插管,以保障机体重要器官(脑、心、肾)的血液灌注与氧供。

【提示与注意】麻醉医师需要关注以下两方面:

1. 骨黏合剂负面影响　①提示手术医师正确掌握骨黏合剂调制方法:首先应严格聚合体(如20g)与单体(10ml)的调配比例,如果单体过多,则会使凝固时间延长,增加单体进入血液的几率;②掌握骨黏合剂调制与填充时机:如室温在25℃时聚合体与单体混合搅拌2~3分钟即可使骨黏合剂表面光滑,且成为软不沾手的面团状,此时操作应用颇为合理,因提前填塞(如形成面团状之前应用)其聚合前的单体分子可渗透入血液循环,致使血液中的单体分子相应增多,从而增加引起毒性反应的概率;③预防脂肪栓塞:在填塞骨黏合剂时,为降低骨髓腔内压力,可临时安放一根引流管,有利于脂肪颗粒及血液顺利流出,如配合生理盐水外部冲洗降温,其效果更佳。

2. 血流动力学变化　①需应用骨水泥患者,术前应建立两条静脉通路,以便应付突发性循环虚脱,并加强血流动力学监测;②当术中填充黏合剂时应密切观察血压与心率(律)的变化,如填充骨黏合剂前需维持收缩压在90mmHg以上,必要时应用升压药物;③避免低血容量;④严密观察非全麻患者的神志、呼吸及循环情况;⑤术中持续吸入纯氧;⑥出现心动过缓时分次静脉注射阿托品。

388. 如何对待骨科患者麻醉术中出血多问题?

【术语与解答】骨科手术创伤大、渗出血多,甚至很多,尤其复杂性大手术失血量可达5000~6000ml,甚至万余毫升。如骶骨肿瘤与脊柱侧弯畸形等手术,由于术中出血迅猛且止血困难,即使输血、输液及时、充分,而顽固性低血压也在所难免。因此,骨科创伤大手术其大量失血除对麻醉实施与管理带来困难外,还对患者生命安全造成威胁。

【麻醉与实践】麻醉术前估计手术出血多或很严重的患者除做好相关准备外,还应选择适宜的麻醉方法和做好术中管理。

1. 了解病情且做好术前准备　①估计术中出血量较多或颇多的患者,如术前血红蛋白低于80g/L,则应输注库血,以使血红蛋白至少达到100g/L或以上方可考虑手术;②如血小板少于 100×10^9/L,对术中出血量大的手术,术前需准备血小板;③估计输血量超过3000~4000ml者,除备好库血外,还应准备新鲜血浆、纤维蛋白原以及凝血酶原复合物,以防凝血功能障碍或 DIC。

2. 麻醉选择　①估计术中出血多患者仍以采取气管插管全身麻醉为妥,以利于循环与呼吸管理。如选择硬脊膜外隙脊神经干阻滞,常因阻滞区域血管扩张渗出血增多而止血困难,尤其术中患者处于低血压期间又需要补充硬脊膜外隙局麻药,两者的矛盾使得麻醉医师颇为棘手,故硬脊膜外隙脊神经干阻滞不是出血多的骨科手术患者的理想选择;②选择全凭静脉全麻或静-吸复合全麻均可,但后者较前者更有优点,因吸入性全麻药七氟烷可用于控制性降压,以利于减少出血。

3. 术中监测 为能提早了解创伤大、出血多手术患者各生命体征及病情发展变化，及时发现异常症状，以便尽快做出正确判断，并给予有效的治疗与处理，则能预防和减少患者的不良反应与并发症的发生，而行之有效且颇为理想的手段则是对机体各生理功能的相关监测，如：①中心静脉压（CVP）监测是临床观察血流动力学的主要指标之一，对了解循环血量与右心室功能具有意义，尤其需接受大剂量、快速输血、补液患者，可根据情况随时予以调节输入量和输注速度等；②有创动脉压监测适用于休克、重症疾病，以及出血多且创伤大的手术或存在生命危险的手术患者血流动力学监测；③心电监测通常主要用于麻醉术中观察心率变化和心律失常等；④血气监测可术中随时给予血气分析，有利于纠正酸碱失衡；⑤电解质监测可在大失血手术患者中实施血钾、血钙监测必不可缺少，虽理论上认为大量输注库血易引起高钾血症，但临床上仍以低钾血症更为多见，故大量输血后不可过于重视高钾血症而忽视低钾血症的存在，以免造成治疗与处理的失误；⑥尿量监测是反映肾血流灌注情况的重要指标之一，而麻醉术中应保持尿量不低于每小时 1ml/kg 为宜，如尿量少于每小时 0.5ml/kg，有可能存在显著的低血容量或低血压，提示机体组织重要器官灌注不足；⑦体温监测应作为麻醉术中快速、大量输注冷库血（4℃以上）的常规，因麻醉术中体温降低可引起各种并发症，包括肌肉松弛的时间延长、血小板功能障碍、术毕苏醒延迟、苏醒期氧耗增多，以及术后伤口愈合不良等。

4. 术中管理 ①建立通畅的输血、输液通道：除应有充分的血源准备外，还应至少建立 2~3 条顺畅的静脉通路和中心静脉通路，以保障术中急性大出血时快速加压输血和大量补液，有利于维持有效循环血量和血流动力学的稳定；②强化血流动力学监测：大量失血可导致严重低血压，乃至失血性休克，术前给予动、静脉穿刺置管，建立有创动、静脉监测，既可有效指导术中输血、补液，又能持续性、瞬间性监测血流动力学变化，以便于及时调控心血管功能；③其他控制出血措施：为进一步减少手术出血，并创造手术操作条件，可采取控制性降压技术、自体输血、急性血液稀释，以及血液回输技术等。此外，对骶骨肿瘤或骨盆肿瘤切除患者，术中暂时阻断一侧髂内动脉，也是减少出血的有效措施；④保护重要脏器：麻醉术中大量失血可导致全身脏器低灌注，故低血压期间重要脏器维护则是麻醉医师术中管理之一；⑤自体血回收技术：估计存在大量出血者，而非恶性肿瘤患者，则可采用自体血回收技术。

【提示与注意】 ①大剂量输注库血易引起枸橼酸中毒，应及时补钙，临床一般每输注 1000ml 库血，需补充 10% 葡萄糖酸钙 10ml，应用钙剂不能将其直接加入库血内，应稀释后于另外静脉血管缓慢注射；②术中发现术野渗血不止或血液不凝，以及注射部位或穿刺部位持续性渗出血，应首先考虑 DIC 的可能，且需快速行血凝分析检测，如血小板低于 $100 \times 10^9/L$ 或进行性减少，凝血酶原时间延长正常值高限 3 秒以上，纤维蛋白原降至 1.5g/L 或逐渐下降等，基本可诊断为 DIC。此时应及时输注新鲜血液、血小板与新鲜血浆以及凝血酶原复合物等。

389. 估计骨科手术出血多如何实施控制性降压？

【术语与解答】 ①骨科手术渗出血较多，而术野止血较有难度，尤其复杂手术失血量颇多，如脊柱肿瘤、骶骨肿瘤或骨盆病变，其渗出血可达 3000~6000ml 不等，甚至上万毫升。因此，估计手术出血较多患者其术前除应有充分的血源准备和建立多条顺畅静脉通路外，为进一步减少手术出血，并创造手术操作条件，还可采取控制性降压技术；②控制性降压是人为的将平均动脉血压（MAP）减低至 65~55mmHg，以使手术野渗出血随血压降低而减少，且又不致机体重要器官因暂时性缺血、缺氧而受损害，当终止控制性降压后，血压可以迅速回复至正常或接近正常水平。

【麻醉与实践】①麻醉术中控制性降压是麻醉医师基本操作技能之一。为便于循环管理与降低手术出血,现今临床主要以静-吸复合全麻为基础,采取吸入麻醉剂七氟烷以加深麻醉来达到允许性、适宜性循环抑制,从而降低外周血管阻力而实现控制性降压,故静-吸复合全麻则是较理想的麻醉选择。若选择硬脊膜外隙脊神经干阻滞,往往被阻滞区域的血管扩张则可增加出血和止血难度。因此骨科创伤大、出血多的手术一般不推荐采取椎管内脊神经阻滞;②控制性降压的目的是使手术创面动、静脉小血管压力降低,以减少渗出血,并创造手术操作条件。此外,有文献报道,钙通道阻滞剂尼卡地平也可用于控制性降压,而该药能在降压的同时还具有脏器保护作用,即增强脏器耐缺血的能力,减少低血压期间脏器损害的发生率,以及抑制血小板聚集和血栓素分泌的特点;③骶骨肿瘤是骨科患者出血最多的手术之一,除应采取全麻控制性降压外,可建议手术医师暂时实施一侧髂内动脉阻断,这对减少术中出血颇有益处。

【提示与注意】①以增加吸入七氟烷的浓度加深麻醉而达到控制性降压的方法优于单纯应用扩血管药物(硝普钠、硝酸甘油等)控制性降压,因后者(扩血管药物)所致小血管弥漫性扩张仍可使手术野渗血,从而使控制创面出血和改善手术条件不佳;②采用控制性降压技术必须实施有创动、静脉监测,以便每一瞬间均能观察血流动力学的变化;③除控制性降压外,有条件者还可搭配自体输血、急性等容性血液稀释、术中红细胞回收技术等,因综合性措施更能合理的减少失血量;④采用控制性降压务必明确控制性降压的原则,以便保障患者安全。

390. 如何警惕麻醉术中脂肪栓塞综合征及肺栓塞?

【术语与解答】骨科手术患者容易引发脂肪栓塞综合征及肺栓塞,故围麻醉期应高度警惕。

1. 脂肪栓塞综合征　①该综合征是指严重创伤患者,尤其是长骨骨折或骨盆外伤后出现以急性呼吸系统功能障碍为主要临床特征的病变或症候群;②脂肪栓塞综合征除骨性创伤所致外,如肥胖症抽脂手术也可引起;③该综合征发生率与骨性创伤严重程度及例数基本呈正比,而且创伤愈严重,一旦发生脂肪栓塞综合征,其表现症状也愈严重,全身各脏器均可被累及,主要表现为呼吸困难、低氧血症、发绀、心动过速、意识改变,以及前额、结膜、腋下与上胸部出现瘀点等;④脂肪栓塞综合征死亡率较高,现今仍是威胁创伤性骨折后患者生命安全的严重并发症之一;⑤脂肪栓塞综合征产生原因主要为下肢骨骨折或骨盆外伤后、人工关节置换术、骨折固定术、脂肪增多抽脂手术等所致,以及大面积软组织挤压伤等,此外,如上述创伤、手术、大面积挤压伤后同时合并长时间的低血压或休克者,更容易促发脂肪栓塞综合征。

2. 肺栓塞　①肺栓塞是肺动脉栓塞的简称,是因肺动脉主干或其分支被来自内源性或外源性的各种栓子突发性堵塞,从而引起以肺循环与呼吸功能异常为主的急性病理性过程,继之导致机体迅速出现严重性呼吸与循环功能同时降低,其临床表现呈多样化,且变化范围非常大,轻者可无明显表现或轻微不适,重者呼吸困难、低氧血症,且可伴有心源性休克,甚至直接导致呼吸循环功能危象或猝死;②肺栓塞病因主要来自深静脉血栓形成,即血栓相当于埋藏在体内中一颗不定时"炸弹",当静脉血管扩张、血液粘稠度降低或下肢由于长时间静止状态而过度活动,则易使局部静脉血液流速增快,从而容易引起血栓脱落而形成栓子,流动的栓子可随回心血液通过腔静脉,如流经右心房、右心室至肺动脉期间,一旦栓子阻塞三尖瓣口及肺动脉干或在肺动脉末端处嵌顿、受阻,则可直接造成肺循环血流中断,最终肺毛细血管网无血液来源而无法与肺泡进行有效的气体交换;③肺栓塞易发人群之一则是骨科手术老年患者,如股

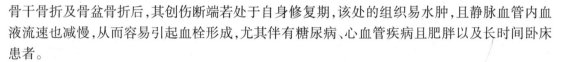

骨干骨折及骨盆骨折后,其创伤断端若处于自身修复期,该处的组织易水肿,且静脉血管内血液流速也减慢,从而容易引起血栓形成,尤其伴有糖尿病、心血管疾病且肥胖以及长时间卧床患者。

【麻醉与实践】围麻醉期脂肪栓塞综合征与肺栓塞均有可能发生,务必予以高度警惕。

1. 脂肪栓塞 麻醉术中对于脂肪栓塞临床异常症状,应首先与麻醉诱发的细小支气管平滑肌痉挛性收缩(急性哮喘发作)以及过敏反应相鉴别,尤其骨科手术患者若排除急性哮喘发作和急性过敏反应以及其他并发症,则可高度怀疑脂肪栓塞综合征。

2. 肺栓塞 如股骨干骨折或骨盆骨折后老年患者,当麻醉完成后,其肌肉组织松弛,血管也大都处于舒张状态,加之静脉快速输液,血液逐渐稀释,又可促使血流增速,而早先已形成的深静脉血栓就容易脱离血管壁形成脱落的栓子,一旦游动的栓子随血液循环流向肺动脉,则可导致肺栓塞。

【提示与注意】脂肪栓塞综合征与肺栓塞有着类似的临床表现,两者需鉴别诊断,以便采取有针对性的治疗和处理措施。有关脂肪栓塞综合征和肺栓塞详解可参阅第五十二章(685. 何谓脂肪栓塞综合征以及麻醉术中如何诊断)与第六十七章围麻醉期急性肺动脉栓塞症(肺栓塞)。

(王世泉)

第二节 骨科相关手术与麻醉

骨科手术疾病包括四肢、骨关节、脊柱、骶骨、外周神经与相关肌肉等。骨科患者年龄段分布广,小至婴幼儿,老到百岁高龄。此外,骨科手术患者个体情况差异较大,如一般性骨折与择期矫形手术患者全身状况大多较好,对麻醉与手术耐受力亦较强,而脊柱、髋关节以及骶骨病变者多为长期卧床患者,尤其伴有合并症者对麻醉与手术的耐受力相对较差,风险亦较高。

391. 如何实施上肢与肩部手术患者的麻醉?

【术语与解答】①上肢与肩部手术常见于外伤性骨折复位固定、相关神经松解、畸形矫治、断肢(指)再植等,一般选择区域性麻醉,特殊者则采用全身麻醉或两者结合。因上肢与肩部手术患者多为健康者,故麻醉方法也主要以臂神经丛阻滞为主;②骨折患者均有明显的疼痛及功能障碍,影像学则可确诊;③支配上肢与肩部的外周神经"卡压"损伤患者多有"爪形"手、肌肉萎缩、手指麻木、运动功能障碍等症状;④先天畸形者以多指、并指居多,且多为小儿;⑤断肢(指)再植者大都为车祸、工伤、灾害伤等意外情况所致,轻者疼痛明显,功能受限或丧失,重者可伴有失血性、创伤性休克等状况。

【麻醉与实践】上肢与肩部手术的麻醉处理如下。

1. 术前访视与准备 ①骨折、外伤、断肢(指)再植患者多为急症,创伤疼痛可导致胃排空延迟,急诊手术应视为饱胃患者;②合并严重创伤及休克者应在准备麻醉与手术的同时,首先输液与面罩吸氧等,并尽快备好库血,尽早纠正其生理功能的紊乱。此外,如情况允许应多了解其既往病史;③神经松解、畸形纠正的患者多为择期手术,大多为全身状况较好的健康患者,麻醉前应详细了解病史,是否伴有其他疾病,以及既往麻醉手术史和家族史;④伴有蜘蛛指(趾)需行矫形手术的小儿,应注意有无心血管畸形,如马方综合征常并存蜘蛛指(趾)与心血管病变。

2. 麻醉选择与管理　臂神经丛阻滞操作简便、效果可靠,对生理干扰轻微,故上肢与肩部手术一般都能在臂神经丛阻滞下圆满完成,只是根据不同手术部位而选择不同的臂神经丛阻滞径路:①肩部及上臂手术应选择肌间沟入路方法,由于该区域皮肤、肌肉组织感觉是由 C_5、C_6 脊神经支配,故单独经肌间沟臂神经丛阻滞大都可满足肩关节及上臂手术操作条件;②前臂、手腕及手指的手术多选择腋窝入路方式(腋路臂神经丛阻滞),因手部与前臂内侧为 $C_{7~8}$ 和 T_1 支配;③肘部手术既可采用肌间沟径路,也可选择腋路臂神经丛阻滞。采用腋路臂神经丛阻滞若同时在腋下阻滞 $T_{1~2}$ 支配的肋间臂内侧皮神经,可使麻醉效果更为完善;④锁骨上入路常因气胸发生率高而较少使用。此外,因为有可能出现膈神经及喉返神经被阻滞,应避免同时行双侧肌间沟臂神经丛阻滞;⑤双侧上肢同时手术的患者应选择全身麻醉或颈胸段硬脊膜外隙脊神经干阻滞,但颈胸段硬脊膜外隙脊神经干阻滞与术中管理要求很高,一旦平面扩散过广,很容易出现呼吸、循环抑制,故必须慎用。该麻醉方法一般穿刺点选择 $C_7 \sim T_1$ 或 $T_{1~2}$ 椎间隙,局部麻醉药浓度须降低,一般使用 1% ~1.5% 利多卡因、0.25% 布比卡因或 0.25% 罗哌卡因,上述药液先注入 2~3ml 试验剂量后,如无异常情况,再分次注入全量 8~12ml;⑥手腕以下的小手术也可选用周围神经阻滞或局部浸润麻醉,但不适用于需要应用止血带的手术;⑦小儿及不能合作的患者不宜实施臂神经丛阻滞,则可改用全身麻醉为宜。此外,臂神经丛损伤的患者目前也不主张选用臂神经丛阻滞,大都选择全身麻醉;⑧近年来临床上将神经刺激器用于外周神经阻滞,从而对臂神经丛阻滞的选点与定位更加准确,同时也减少了相关并发症的发生,值得临床推广。

3. 断肢(指)再植麻醉管理　断肢(指)再植手术特点是操作时间长,而且要求患肢的血管扩张,以及止痛必须完全,因大多数患者为急诊,若术前无禁食准备,一般不适宜施行全身麻醉。如采取颈段高位硬脊膜外隙脊神经干阻滞虽可满足此手术要求,但高位椎管穿刺技术要求较高,而且此段脊神经干阻滞后则对生理功能影响较大,甚至存在高危险性。如采取单次臂神经丛阻滞因其作用时间有限,即使选用长效局麻药有时也因作用时间不够而行二次阻滞,甚至多次阻滞,而多次行臂神经丛阻滞操作繁琐,并增加其穿刺成功的难度,且发生并发症的机会相对增多。故可选择连续性臂神经丛阻滞方法,即穿刺成功后在腋鞘内留置导管,施行持续局麻药阻滞,此方法优点是操作相对简便,阻滞时间长且阻滞效果可靠,也无需特殊设备,其术后还可经留置导管实施止痛泵镇痛,既有利于持续保持局部吻合血管扩张,促进断肢(指)的血液循环,也有利于断肢(指)再植后的存活。

【提示与注意】麻醉实施中应注意臂神经丛阻滞入路的选择与臂神经丛阻滞后并发症的防治,以及止血带的正确使用等问题:

1. 气胸　该并发症常见于锁骨上入路臂神经丛阻滞,而肌间沟入路法也时有发生,多因穿刺针方向偏离且进针过深穿破胸膜或肺尖,致使肺内气体进入胸膜腔引起。由于刺破伤口直径小,气胸多进展缓慢,穿刺数小时后患者方出现症状,胸部影像学检查可确诊。如气胸后肺压缩 <20%,可继续观察,并给予吸氧,待其自然闭合恢复吸收。若气胸所致肺压缩 >20%,并有明显异常呼吸症状时,则应及时实施胸腔闭式引流术。

2. 膈神经麻痹　可发生于肌间沟与锁骨上入路法,患者可出现胸闷、气短,严重者需吸氧及辅助呼吸。

3. 霍纳综合征　多见于肌间沟入路法,主要为患侧星状神经节被阻滞所致,表现为阻滞侧出现眼睑下垂、瞳孔缩小与面部无汗等症状,一般不需特殊处理,可随时间自行恢复。

4. 喉返神经麻痹　常见于肌间沟及锁骨上入路法,患者表现为声嘶,检查可发现阻滞侧声带麻痹,若影响通气时应给予氧疗或辅助呼吸,局麻药作用消失后则可恢复。

5. 局麻药毒性反应　主要因局麻药用量过大或误入血管所致,因此注药前及注药期间应不断反复回抽针栓,防止误注入血管内,以便降低其发生率。一旦发生局麻药中毒,应立即给予治疗处理。

6. 出血及血肿形成　由于臂神经丛周围血管较丰富,无论何种入路方法均有可能损伤血管。此外,因周围组织疏松,一旦出血可形成较大血肿,如穿刺期间回抽有血,应拔出穿刺针,并在局部压迫止血后再改变方向重新穿刺。若选择腋窝入路法也可继续进针,使穿刺针穿过血管区,再次回抽无血,即可注药,注射过程中仍须反复回抽,以防止局麻药再次误入血管。

7. 高位硬脊膜外隙脊神经干阻滞或全脊麻　当肌间沟入路法出现失误,如穿刺针刺入过深,进入硬膜外隙或蛛网膜下腔,注入的局麻药立即产生高平面的脊神经干充分阻滞或全部脊神经根阻滞所致,患者可较快或迅速发生意识丧失,甚至呼吸心跳停止,一旦发生应立即抢救(如气管插管与行心肺复苏术等)。

392. 如何实施下肢及髋部手术患者的麻醉?

【术语与解答】①下肢及髋部手术(包括股骨颈骨折及髋关节、膝关节置换,以及肿瘤或糖尿病坏疽等原因导致的截肢术等)患者多为老年患者,且长期卧床或伴有合并症较多,故应重视访视患者和做好术前准备,以防止围麻醉期并发症与不良后果的发生;②老年患者常伴有较多基础性疾病或合并症,尤其多年的慢性疾病史以及长期卧床,常使其心肺功能储备下降,且对麻醉和手术的耐受能力降低;③恶性肿瘤患者多伴低血容量、贫血和低蛋白血症,全身情况较差;④股骨头坏死者多有长时间的激素应用史,有可能导致肾上腺皮质功能受损。此外,患糖尿病者则免疫力降低,容易发生感染,若伴有代谢障碍与蛋白质合成减少,则不利于术后的恢复。上述问题麻醉医师均应全面了解并做到心中有数。

【麻醉与实践】下肢与髋部手术均较上肢及肩部手术复杂,且出血多,并以老年患者居多,加之老年人活动不便和长期卧床,容易引起下肢静脉血栓形成,增加术中及术后发生肺栓塞的几率。另一方面,老年患者常伴有内科基础性疾病(如高血压、冠心病、糖尿病及呼吸系统慢性疾病等),既给麻醉实施带来困难,又使麻醉术中管理感到棘手。因此,围麻醉期应全面予以考虑。

1. 麻醉前准备　①老年人患高血压、糖尿病、冠心病、慢性阻塞性肺部疾病较其他年龄段高,故术前应详细询问病史,全面体检并评估其心肺等重要脏器功能,尽量调整好患者的全身状况,使之能耐受麻醉和手术;②伴有高血压患者其抗高血压药物的使用应持续至手术日晨。合并病窦综合征或Ⅱ度以上房-室传导阻滞的患者应安装临时起搏器。6个月以内发生心肌梗死的择期手术患者尽可能推迟手术。严重心律失常且患有肺部感染的患者应控制症状好转后再行手术;③股骨头坏死的患者多有长期服用激素病史,激素长时期使用可导致肾上腺皮质功能受损,可造成术中顽固性低血压,以及术毕苏醒延迟或呼吸抑制延长等表现,尤其术中低血压的原因常因合并失血过多而难以确定,故术前应检查其肾上腺皮质功能是否正常,必要时在术前和术中使用皮质激素以提高患者的应激能力;④关节置换患者多有长期卧床史,下肢深静脉血栓形成概率高,术中及术后深静脉血栓脱落易导致肺栓塞,严重者可造成患者猝死。据美国外科医师协会报道,骨科大手术后深静脉血栓形成总发生率:人工髋关节置换术为42% ~ 57%、人工膝关节置换术为41% ~ 85%、髋部骨折手术为46% ~ 60%。而肺栓塞总发生率:人工髋关节置换术为0.9% ~ 28.0%、人工膝关节置换术为1.5% ~ 10.0%、髋部骨折手术为

3.0% ~ 11.0% 。围术期抗凝药物的使用有助于减少此种并发症的发生,但抗凝药物的使用会对硬脊膜外隙脊神经干阻滞造成顾虑(担心椎管内血肿),使用时应权衡其利弊。对于长期服用抗凝药物的患者应避免选择硬脊膜外隙脊神经干阻滞;⑤长期卧床的患者心肺功能难以准确评估,加之手术失血量较多,术中发生心血管意外的几率明显增加,故加强术中监测十分重要;⑥恶性肿瘤患者多伴低血容量、贫血及低蛋白血症,术前须给予适量输血,补充蛋白、葡萄糖和维生素,纠正酸碱失衡与电解质紊乱;⑦糖尿病患者手术前血糖一般不要求控制到完全正常水平,以免发生低血糖,一般认为择期手术患者术前空腹血糖应控制在 8.5mmol/L 以下,其高限不应超过 11mmol/L 为妥,或餐后血糖不超过 14mmol/L,尿糖、尿酮体阴性。此外,术中定时监测血糖,及时调控,同时避免低血糖反应。

2. 麻醉方式的选择 ①下肢及髋部手术需镇痛完善,肌肉松弛,以满足手术操作需求,虽麻醉方法选择全麻或椎管内脊神经阻滞均可,也可采取硬脊膜外隙脊神经干与蛛网膜下腔脊神经根联合阻滞,但临床仍较多采取连续硬脊膜外隙脊神经干阻滞,因有文献报道与全麻比较,硬脊膜外隙脊神经干阻滞有着降低深静脉血栓形成和肺栓塞发生率的优点,故麻醉方式多选择硬脊膜外隙脊神经干阻滞。但全身麻醉舒适,能迅速达到手术所要求的麻醉深度和肌肉松弛,而且麻醉术中对呼吸、循环管理容易调控等,因此也是临床经常选择的原因;②长期卧床的患者肺功能多较差,常可合并肺部感染,如实施气管插管全麻,其术后有可能加重肺部并发症,故硬脊膜外隙脊神经干阻滞则是合理选择。此外,硬脊膜外隙留置导管也有利于术后镇痛。若患者同时长期服用抗凝药,常致使全麻与椎管内脊神经阻滞难以抉择,加之一般情况较差的老年人常不能耐受手术时间过长和长时间处于侧卧体位,则可考虑使用喉罩通气全身麻醉;③通常临床一般根据患者全身状况、手术时间长短、操作复杂程度及术中出血多少选择麻醉方法,如硬脊膜外隙脊神经干阻滞、蛛网膜下腔脊神经根阻滞(或两者联合阻滞)或全身麻,以及硬脊膜外隙脊神经干阻滞加浅全麻,上述麻醉方法各有优、缺点,权衡利弊予以选择。总之,患者安全放在第一位。

【提示与注意】围麻醉期下肢及髋部手术还需考虑以下几方面:

1. 体位 髋部手术主要取侧卧位,需要关注的是:①对潜在肺功能障碍患者易产生体位性通气/血流失调而引起的不同程度的低氧血症,如采用硬脊膜外隙脊神经干阻滞,则需给予面罩供氧持续吸入;②侧卧位肩部受压可能影响腋动脉和臂丛神经,健侧髋部受压则对股部及下肢的神经、血管产生影响,尤其在控制性降压患者容易发生,故需注意保护,应放置适宜软垫和周边固定架,以减轻和避免对神经、血管的压迫。

2. 骨黏合剂 ①临床上常用的骨黏合剂其主要成分是甲基丙烯酸甲酯,而该物质有直接的血管扩张作用和心肌抑制作用,骨黏合剂进入骨髓腔可迅速引起低血压及心率增快等类过敏反应症状,部分患者可出现心律失常,极少数患者甚至心搏骤停。若同时存在血容量不足的情况时循环异常症状更加明显,严重者可出现休克,故应及时使用缩血管药物处理;②骨黏合剂植入骨髓腔后,骨髓腔内压力迅速升高,从而易发生空气、脂肪或骨髓颗粒通过破损血管进入静脉系统,容易造成脂肪栓塞综合征或肺栓塞。因此,使用骨黏合剂前静脉可应用抗过敏药物以及补足血容量,且保障充分氧供,以减少和减轻此种症状的发生率和严重程度。此外,采用骨髓腔冲洗的方法也可降低栓塞的发生。如一旦出现休克,甚至呼吸循环骤停应立即进行抢救。

3. 围术期血液保护 ①血液保护的主要内容是术中尽量减少出血和降低输血,如必须输血时应首先考虑自体输血;②具体措施包括严格掌握输血指征、自体血储备、血液稀释、血液回收、控制性降压等;③由于骨组织的血运丰富,创面渗血较多且难以止血,手术时间愈长出血愈多,术后创面还可能继续渗血,因此术前对此应有充分的准备;④预计失血较多的手术,手术开始前应作好深静脉穿刺及有创动脉压监测,开放两条以上的静脉通路,手术开始后密切观察手术进程,出血多者及时补充血容量,必要时应用血管活性药物维持血压;⑤控制性降压、血液回收及血液稀释技术的应用可以减少有形成分的丢失,降低血液制品的使用量,维持胶体渗透压;⑥自体血液回收常见的并发症为低蛋白血症和凝血障碍,主要发生于失血量较大患者,应及时补充血浆及凝血因子,肿瘤、感染部位手术应禁忌自体血液回收,防止炎症、肿瘤扩散;⑦尤其是髋关节置换的患者,其术中及术后发生静脉血栓的几率相对较高,加之术中失血量较多,该患者应在手术开始前进行必要的血液稀释,从而可降低或预防血栓形成的发生率,并减少失血量。但对于贫血、凝血功能不全等患者应避免实施血液稀释;⑧大量输血患者应行血气分析与血生化监测,补充钙离子以及纠正酸中毒,调节电解质和酸碱失衡。

4. 髋关节置换术 有文献报道,肺栓塞可发生于 0.1% ~0.8% 的其他择期全麻手术患者,而 2% ~3% 则发生于择期髋关节置换术患者。由此看出,髋关节置换术较其他手术患者发生肺栓塞的概率明显增高。此外,4% ~7% 又可发生于未行预防性抗凝治疗的髋部或股骨干骨折修复手术患者中。

5. 手术后实施镇痛 关节置换尤其是膝关节置换患者术后疼痛明显,可采用硬脊膜外隙脊神经干阻滞和股神经、坐骨神经阻滞或鞘内注射吗啡的方法进行术后镇痛。术后镇痛有利于患者早日活动,并有利于患者的康复。

393. 脊髓损伤患者如何实施麻醉以及如何管理?

【术语与解答】①根据脊髓损伤部位的不同,通常颈段脊髓损伤常伴有颅脑受损,胸段脊髓损伤可累及呼吸与心血管功能,而腰段脊髓损伤则可波及腹部与下肢运动功能障碍;②脊髓损伤约 1/2 发生在颈髓,而外伤性颈髓损伤患者其颈椎稳定性差,头颈活动受限,临床常见致死因素则是严重呼吸衰竭,同时血流动力学失稳(主要动脉压下降)还会使脊髓血流量和脊髓动脉灌注压进一步降低;③脊髓损伤部位越高,呼吸功能受损越严重,越需要机械通气呼吸支持;④脊髓损伤患者治疗措施之一则是手术,而该手术大都采取气管插管全身麻醉。

【麻醉与实践】围麻醉期对脊髓损伤且需脊柱固定的手术患者,应首先关注其呼吸与循环两大生命系统是否异常,因患者血流动力学不稳定性与呼吸功能下降以及呼吸道控制难易程度取决于脊髓损伤的水平节段。此外,如急性脊髓休克,还可导致损伤平面以下的脊髓功能完全丧失。故该患者麻醉处理过程是否合理直接关系到术后效果和预后,因此围麻醉期处理的要点和操作重点则在于以下几方面:

1. 观察有无呼吸功能异常变化 ①应观察脊髓损伤的部位:一般而言,脊髓损伤部位越高,其呼吸功能受损越严重,尤其颈$_4$(C_4)脊髓完全损伤,则可出现严重呼吸衰竭,需紧急建立人工呼吸道(气管插管)实施持续性机械通气,方能避免患者因窒息而死亡;②若颈$_5$ ~胸$_7$(C_5 ~ T_7)节段脊髓严重损伤,由于失去了腹式呼吸与肋间呼吸肌的支持,则可致使患者肺活量减少约 40% ~60%,乃至患者咳嗽无力,以及不能有效地清除上呼吸道分泌物,甚至可导致肺不张和肺部感染;③颈椎骨折错位损伤脊髓:如该患者头颅伸屈均会造成颈髓进一步损伤,故上呼吸通畅与呼吸功能支持以及呼吸道综合管理则则显得至关重要,尤其对清醒患者可采取呼吸道表面麻醉后借助纤维支气管镜引导建立人工呼吸道(气管内插管)或经鼻腔盲探气管内插管;④当患者因脊髓损伤而处于非常紧急情况时(如患者已窒息),则可经口腔直接在喉镜直视下进行气管插管(但操作手法务必轻柔,尽量不使头颅后仰),以确保机体呼吸道通畅与氧供,以及体内二氧化碳的排除。

2. 观察循环功能是否出现异常 ①如脊髓严重损伤导致的脊髓休克,其血流动力学急剧改变类似于神经源性休克,其临床表现为外周血管阻力降低,致使大量血液淤积于微循环中,从而造成回心血量急剧减少,继之动脉血压迅速下降。若此时给予麻醉用药,则可加重循环不稳,甚至循环虚脱而心搏停止。因此,麻醉医师应首先将患者的血压和血容量调控至接近正常范围,以保障脊髓应有足够的血液灌注量;②静脉输注晶体和胶体溶液以及升压药物的应用,有利于稳定血流动力学,以便维持平均动脉压(MAP)在 85～90mmHg 为宜,这对于改善脊髓的血流颇为有益。此外,还应避免过度通气,因低碳酸血症可减少脊髓的灌流量。

3. 选择适宜的麻醉方法与气管插管方式 脊髓损伤患者选择气管插管全身麻醉方为安全,因为人工呼吸道的建立(气管插管)实施机械通气,可避免呼吸道梗阻和呼吸抑制,但颈髓损伤患者气管插管需禁忌头颅后仰和颈椎活动,因此,给予呼吸道局麻药充分表麻条件下借助纤维支气管镜引导气管插管或经鼻腔盲探气管插管,这对颈髓损伤的保护尤为重要,以防止颈椎不稳定性而加重颈髓继发性损伤。

4. 麻醉术中防止自主神经亢进 如脊髓损伤在胸$_5$(T_5)上下水平完全横断,一旦脊髓休克恢复后,大多数患者可出现自主神经亢进,其临床特点是伴有心动过缓的阵发性高血压、心律失常,以及脊髓损伤平面以下的皮肤血管收缩,而脊髓损伤平面以上的血管则扩张。尤其自主神经亢进所致的高血压,乃至高血压危象,可促发脑卒中、心肌梗死等。当麻醉术中出现自主神经亢进时,其处理方法有:除去相关刺激,加深麻醉,结合应用扩血管药物等。

5. 麻醉术中管理 ①脊髓横断导致的肋间肌与腹肌的麻痹,加之气管插管全身麻醉作用,务必调制好潮气量与呼吸频率,以保障合理有效的机械通气;②该类患者手术区域疼痛刺激基本消失,故临床浅全麻即可完成,但考虑到术中知晓问题,应保持低浓度吸入行全麻药或适宜剂量的丙泊酚持续维持即可。

6. 神经生理功能监测 如躯体感觉诱发电位、运动诱发电位、肌电图等均有助于快速诊断神经功能的变化,还可以采取唤醒试验以证实是否神经功能障碍。此外,糖皮质激素的应用则对术后恢复颇有益处。

7. 麻醉术中唤醒试验 ①麻醉术中唤醒试验是为了观察脊柱内固定后肢体(上肢和下肢)的活动状况,但麻醉较深或肌松药残余作用均可影响唤醒试验。因此,为使得全麻术中唤醒试验提早实现,麻醉术中维持用药以氧化亚氮或吸入七氟烷与阿片类镇痛药复合为宜,因阿片类镇痛药使患者清醒后可耐受气管插管。此外,也可在唤醒试验前20分钟经气管插管充分喷入1%丁卡因,唤醒试验患者清醒后也能耐受气管插管;②唤醒试验期间可有一段全麻术中知晓的过程,患者对术中的唤醒是否被视为今后不愉快的记忆也很难预测。还存在着唤醒后患者出现恐慌,甚至产生躁动,应加以防范;③唤醒试验也可能有假阴性结果,即唤醒期间神经功能尚存在,但手术结束后却出现了神经功能障碍。此外,唤醒试验还存在着全麻术中知晓与知晓后创口疼痛等;④神经生理功能监测可替代唤醒试验,也可以将两者结合进行。

【提示与注意】①麻醉与手术期间影响脊髓损伤或脊髓休克的因素,如体位变换、正压通气、相对低血容量,以及麻醉药物等均有可能加剧循环虚脱。故麻醉术中务必监测血流动力学变化,包括中心静脉压、有创动脉压,甚至肺动脉导管监测;②在安排手术体位时,要保护感觉消失的躯干和四肢免受意外伤害;③颈椎损伤患者实施气管插管,必须保障颈椎的稳定性,仍以借助纤维支气管镜引导气管插管为理想,其次经鼻腔盲探气管插管;④手术前必须检测血钾的水平,有高钾血症应予处理,以免发生心血管的意外。此外,该类患者全麻需使用肌肉松弛剂者,应以非去极化类肌松药为宜,脊髓损伤超过20小时禁忌应用去极化肌松药琥珀胆碱,因20小时以内使用琥珀胆碱一般不会诱发钾离子过度释放,但20小时以内仍以不使用琥珀胆碱为宜,除非损伤后紧急手术且需要快速而短暂的肌肉松弛作用,通常以罗库溴铵替代琥珀胆碱为佳;⑤麻醉术后仍需对呼吸、循环功能实施监测,当通气不足时,应继续给予机械通气支持。

394. 颈椎手术患者如何选择麻醉方法及术中管理?

【术语与解答】①颈椎病主要包括颈椎间盘突出症、颈部椎管狭窄症及颈椎损伤或脱位等,上述病变因压迫脊神经根或脊髓而需手术治疗;②颈椎手术入路途径可分颈前路和颈后路两种方法。

【麻醉与实践】颈椎手术患者麻醉方法各有优缺点,主要根据病情特点和手术体位而选择。

1. 局部麻醉 颈椎后路手术以采用局部麻醉实施椎板切除术较为适宜。如果患者能合作,低位颈前路手术选择局麻或颈神经丛阻滞均可。如果要进行椎管探查或椎间孔开大减压术,局麻则不能获得充分的麻醉效果,仍以全麻为宜。

2. 颈神经丛阻滞 通常低位颈椎前路手术可采用颈神经丛阻滞,但有喉返神经受到阻滞的可能,术中难以与喉返神经损伤鉴别为其缺点。

3. 气管插管全身麻醉 ①如颈前入路手术,因仰卧体位,通常选择普通气管导管即可;②若颈后入路手术,患者须俯卧体位,故采用包埋钢丝圈的气管导管为宜,可避免术中气管导管被压瘪或阻塞。

4. 术中麻醉管理 ①颈椎损伤病变手术患者经口腔气管插管大都须头颅过度后仰,而颈椎过伸或过屈,均可导致脊髓或脊神经根医源性损伤,故麻醉期间保护颈椎中立位的稳定尤为重要;②若条件允许,可借助纤维支气管镜引导经口腔进行气管插管。如无纤维支气管镜者,且必须保持颈椎稳定性,则可选择经鼻腔盲探气管插管;③如非气管插管困难患者,且头颈稍活动不影响颈椎的稳定性(如颈椎管狭窄症),则可按普通气管插管方法操作,但喉镜显露声门必须轻柔,并防止头颅过度后仰;④颈后路手术患者气管插管完成后,由仰卧位翻转俯卧位时,务必将气管插管固定牢靠,以免翻身过程中脱管;⑤气管插管、术中带管及术毕拔管期间,均应防止和避免患者刺激性呛咳而影响颈椎的稳定性;⑥全麻术毕,待患者完全清醒后,且自主呼吸恢复正常方可拔出气管插管。

【提示与注意】①颈椎手术围麻醉期除保障颈椎的稳定性外,务必保证呼吸道的通畅,两者同等重要;②颈椎损伤且伴有高位截瘫患者,选择全麻不宜采用肌肉松弛剂琥珀胆碱;③脊髓损伤部位越高,其呼吸功能受损越严重,如颈$_4$(C_4)脊髓完全损伤,则可出现严重呼吸衰竭,此时除非实施持续性机械通气,否则患者可因窒息死亡。若颈$_5$~胸$_7$(C_5~T_7)节段脊髓严重损伤,由于失去了腹式呼吸与肋间呼吸肌的支持,则可致使患者肺活量减少约60%,乃至患者咳嗽无力,以及不能有效地清除呼吸道分泌物,从而可导致肺不张和肺部感染。此外,如高位截瘫(如颈部以下截瘫)患者而实施胸、腹腔手术或会阴部以及双下肢手术,麻醉用药量应明显减少,因该区域的感觉与运动功能已基本消失,临床浅全麻即可完成手术,但考虑到全麻术中知晓问题,应保持有效低浓度挥发性全麻药或适宜剂量的丙泊酚持续静脉泵注维持即可。

395. 如何选择脊柱手术患者的麻醉方法及术中管理?

【术语与解答】脊柱手术创伤较大,手术难度较高,加之椎体及椎管内血运丰富,术中创面渗、出血较多,且难以止血,故麻醉前应充分评估患者血液质与量以及全身情况,明确病灶部位和了解手术方案,以及手术体位,并做好充分相关准备。临床上脊柱手术为颈椎病、胸椎病变与腰椎病变,主要有腰椎间盘突出症、颈椎管狭窄、椎体结核、椎管内肿瘤、脊髓损伤与脊柱畸形等。

1. 颈椎病变 ①中老年人多见,病变有椎管狭窄、颈椎损伤、肿瘤、结核、骨折与脱位等,都有其相对应的病理生理,其共性大都有神经压迫症状而引起的感觉与运动功能障碍;②通常患者可表现为颈痛、上肢无力或麻木,手部精细运动功能减弱、下肢踩棉花感等。

2. 胸椎病变 主要有胸椎骨折、畸形(如脊柱侧弯等)、肿瘤等,有着脊柱共同的病理生理改变,即感觉运动障碍。

3. 腰椎病变 ①腰椎病变以椎间盘突出症多见,中青年居多,其病理改变为椎间盘某一区域的纤维环破裂,髓核变性突出,从而对脊髓产生压迫症状;②腰椎管狭窄症多见于老年人,病理改变起始于腰椎间盘退变,椎间隙变窄,出现了椎板、椎体、黄韧带等退变,组织肥厚,中央椎管与椎间孔有效容积减少,继而引起处于腰骶段的脊神经干或脊神经根乃至马尾神经相应的压迫症状和体征;③椎体结核是骨与关节结核中颇常见的一种,腰椎是好发部位,胸椎次之,这与椎体负重大,易于劳损,肌肉附着少和血液供应差有关。

4. 脊髓损伤 ①脊髓损伤多由脊柱骨折、脱位所致,尤其交通事故、运动及坠落伤、暴力损伤是常见原因,通常发生在颈部中段和胸腰段部位,青壮年男性多见;②完全脊髓损伤后患者呈现弛缓性瘫痪,损伤平面以下的感觉、运动及脊髓反射完全丧失,同时伴有血压下降、心动过缓及心电图异常,往往需急诊行骨折手术复位,以解除脊髓压迫,改善恢复脊髓功能和保持脊柱的稳定。

5. 脊柱病变主要临床表现 ①脊柱外伤:如骨折多为闭合性,有时可引起血胸、腹膜后血肿等;②脊髓损伤:低位损伤常致截瘫。高位损伤轻者呼吸肌麻痹,呼吸困难,重者导致死亡;③椎管狭窄:一般相应椎体节段出现前屈、后伸、旋转时神经系统异常症状;④椎间盘突出症:该患者多表现为腰痛伴单侧或双侧下肢至膝以下的放射痛、麻木感等;⑤椎体结核:患者可出现病变部位疼痛,食欲不振、消瘦、午后潮热、盗汗等全身症状,椎体破坏塌陷后可形成角状后突畸形。

【麻醉与实践】通常麻醉的选择以全身麻醉为主,较简便手术方式则可采取硬脊膜外隙脊神经干阻滞或局部浸润麻醉。麻醉实施期间应注意特殊体位及手术方式对生理功能的影响,做好血液保护,维护呼吸道通畅,预防脊髓损伤。

1. 麻醉前准备 ①脊柱手术可见于各年龄段,患者间个体差异较大,应详细询问病史,注意合并症的治疗;②强直性脊柱炎、颈椎病、颈椎损伤等患者头颈部活动受限,可导致全麻气管插管困难,术前访视应仔细评估患者情况并做好应对方案;③脊柱手术老年患者较多,且多伴有合并症,如高血压、冠心病、糖尿病、肥胖、截瘫等,故需关注这些方面的情况;④长期卧床患者应了解是否存在肺部感染,是否有深静脉血栓形成等;⑤对截瘫患者麻醉诱导药应避免使用琥珀胆碱和硫喷妥钠;⑥椎体及椎管内肿瘤、脊柱侧弯矫正手术可能会大量出血,应考虑采用术前自体血储备、术中血液稀释、异体输血、控制性降压及红细胞回收技术等血液保护措施,以及手术开始前应做好有创动脉压和中心静脉压监测。

2. 麻醉方式的选择 应根据患者自身情况及手术需要选择麻醉方式,一般认为:①颈椎前路手术患者若全身情况较好,且能够合作者,可选择颈神经丛阻滞,在意识清醒、镇静状态下则可完成手术;②颈椎后路手术若俯卧位操作,为便利呼吸管理,仍以全麻气管插管控制呼吸为宜;③颈椎骨折、颈髓损伤患者则应在保护好颈椎的情况下,选择呼吸道充分表面麻醉、保持自主呼吸与神志清醒条件下完成气管插管;④胸椎手术创伤大、出血多,且大多处于俯卧位,故应采取全麻气管插管,以利于呼吸管理。需要开胸实施椎管手术操作者,应选择双腔支气管插管;⑤实施腰椎手术时,若手术时间较短、一般情况较好的患者可选择硬脊膜外隙脊神经干阻滞。如手术时间较长,且为特殊老年人或肥胖症,以及不能耐受较长时间俯卧位患者,也应选择全身麻醉;⑥脊柱侧弯矫形手术创伤大、手术时间长、出血量多,该患者以选择全身麻醉方安全。

3. 麻醉术中管理　①脊柱肿瘤患者多呈慢性消耗病容,部分患者呈恶液质状态,实验室检查多呈低蛋白血症和贫血等,术前应给予支持治疗,以便纠正贫血和低蛋白血症,这对提高该患者耐受麻醉与手术尤为重要;②预计出血量较多的复杂脊柱手术,需实施有创动、静脉监测,以便于术中给予控制性降压和行血气分析,以及指导输血、补液;③对术中输血量多者,应提前作好血液保护措施,备好充足血源,并保障输血途径通畅,以及采取自体血预存、急性血液稀释与自体血回收技术等措施;④长期卧床老年患者血液流速减慢,血液容易浓缩且容易形成附壁血栓和静脉栓塞,乃至肺栓塞,必要时可预防性应用抗凝药或小剂量肝素;⑤高位截瘫患者,尤其颈椎水平段截瘫,快速全麻诱导后行气管插管,其头颅过度后仰可能加重颈段脊髓损伤,故需注意。此外,截瘫患者常伴有高钾血症,在应用硫喷妥钠和琥珀胆碱快速诱导时可引起心搏骤停,因此,这两种药物禁忌使用;⑥颈椎脊髓损伤可出现脊髓休克,而血流动力学异常可继发于脊髓休克,并对药物治疗反应异常,故麻醉术中应保持平均动脉压在 60mmHg 以上,且避免静脉应用含葡萄糖的液体;⑦有报道脊髓损伤后 8 小时以内给予大剂量激素可改善最终的脊髓功能,不方可使用。

【提示与注意】不同水平段脊柱手术患者麻醉术中相关问题如下:

1. 颈神经丛阻滞　该麻醉方法用于颈椎手术,其相关并发症包括穿刺针误入蛛网膜下腔、局麻药中毒、膈神经阻滞、喉返神经阻滞、霍纳综合征以及出血或血肿形成等。①由于颈神经丛阻滞位置较高,局麻药一旦误入蛛网膜下腔可即刻发生严重后果;②一般禁用双侧颈神经丛阻滞,如产生膈神经或(和)喉返神经阻滞可影响呼吸;③颈神经丛阻滞多用于颈椎前路手术,术中需患者神志清醒,此麻醉方法需要患者合作;④因颈神经丛阻滞可抑制颈动脉窦及迷走神经的活性,常致使交感神经兴奋,从而可导致血压升高、心率增快等心血管副反应,尤其高血压患者尤为明显,故高血压患者应列为相对禁忌;⑤颈神经丛阻滞患者术中辅助药应少用为宜,上呼吸道容易梗阻患者尽量不用,以使患者保持清醒的状态,主要有利于上呼吸道的通畅及管理。需要提醒的是:避免应用苯二氮䓬类药(咪达唑仑与地西泮),因该类药具有中枢性肌肉松弛作用,可引起舌后坠,尤其上呼吸道结构异常者容易导致上呼吸道梗阻,从而致使上呼吸道管理困难。

2. 气管插管困难　多见于颈椎疾病、强直性脊柱炎、脊柱外伤、脊柱畸形等患者。主要为患者头颅后仰受限,致使喉镜显露声门困难,从而易导致气管插管失败。故对术前评估气管插管困难患者,应采取呼吸道表面麻醉,保持意识清醒,经口腔或经鼻腔盲探气管插管,如借助纤维支气管镜引导插管更佳。在处理颈椎病变插管困难患者时,确保患者的自主呼吸非常重要,其目的防止呼吸道管理突发危象。此外,对于颈部活动受限的患者,不能强行搬动及活动颈椎,应在患者颈部安置颈托,以便保护颈椎。

3. 椎管内穿刺困难　如脊柱侧弯畸形、强直性脊柱炎与骨折造成的椎体结构的变化,均有可能导致椎管内穿刺困难,甚至穿刺失败,尤其曾有过脊柱手术史的患者再次进行脊柱手术时,相应部位椎管内脊神经阻滞应属于禁忌,是因为患者的椎管结构已发生改变,除穿刺困难外,其脊髓损伤的危险也同步增加,即使穿刺成功,效果也难以保证。此外,脊柱侧弯畸形与强直性脊柱炎患者麻醉术中其呼吸功能调控较有难度,因此,该手术患者应选择气管插管全身麻醉为妥。

4. 俯卧体位影响呼吸功能问题　腰椎或胸椎手术操作多采取俯卧体位,俯卧位可使胸廓及肺的顺应性下降,患者通气量明显减少,选择硬脊膜外隙脊神经干阻滞时若平面过高还可干扰通气功能,手术时间过长影响更为显著,若伴有呼吸系统慢性疾病者甚至可导致缺氧及二氧化碳蓄积,故手术前应详细评估患者的全身情况及手术持续时间,以便采取相关解决的措施。此外,为减轻该体位所致的不良影响,体位摆放应体现头高足低位,以改善胸廓及肺的顺应性,必要时选择全麻气管插管。近些年来全身麻醉在骨科手术患者中的应用明显增多,也与相关因素有关。

5. 评估术中失血量　椎体及椎管内血运丰富,术中创面渗出血较多,且难以止血,术前应了解手术方法和评估患者血液质与量的状况,并做好充分相关准备。如胸椎肿瘤、脊柱侧弯矫正等手术失血量较多,甚至失血可达数千毫升,故应提前作好血液保护措施,并备好充足血源,保障输液途径通畅,术中连续监测动脉血压、中心静脉压(CVP)和尿量,以指导输血、输液。

6. 脊髓功能监测　脊髓损伤是脊柱手术严重并发症之一,其发生原因主要为手术过程中脊髓牵拉过度造成的机械性或缺血性损伤,严重者可以造成患者下肢瘫痪。尽管这一并发症的发生率不高,但其造成的后果却非常严重。为避免或及时发现术中脊髓损伤,多采用唤醒试验或应用诱发电位监测神经功能的变化,以减少脊髓损伤风险,但这些手段均存在一定局限性。

(1)全麻术中唤醒试验:该试验因不需要特殊设备,结果相对可靠,而短效静脉全麻药或吸入全麻药有助于唤醒试验的实施,如停止静脉或吸入用药,可使患者在较短时间内恢复意识,并能在清醒后的情况下接受指令,作出相关动作,手术医师可判断是否脊髓或脊神经根受损。但唤醒试验也存在一定局限性,当脊髓损伤未累及与运动功能有关的传导径路时,唤醒试验可能无异常发现。对迟发性神经损伤在术中也不能及时作出识别。另外,该试验实施过程中如在术前未能向患者告之或训练,有可能存在术中知晓或产生焦虑、恐惧影响。再者,少部分患者唤醒后不但不按指令行事,而且有可能出现烦躁不安,乃至躁动,从而影响手术,或因此而产生其他并发症。

(2)诱发电位监测技术:该监测灵敏度高,操作简便,近年来在脊柱外科手术中的应用日渐增多,包括体感诱发电位(SEP)和运动诱发电位(MEP),其中以体感诱发电位颇为常用,而体感诱发电位的影响因素较多,且对脊髓功能进行判定时可能会出现假阴性或假阳性结果,如吸入性麻醉药则可降低诱发电位的幅度;严重低血压和休克则能明显干扰体感诱发电位,使其可靠性受到影响。此外,由于体感诱发电位是基于躯体感觉系统的检测指标,对于脊髓运动功能的反映并不敏感。而运动诱发电位可以对运动通道进行监测,在观察脊髓损伤时较体感诱发电位更为敏感,但需要在硬脊膜外隙安置电极,操作较为繁琐,其结果受全麻和肌松药的影响比体感诱发电位大,故有人建议二者联合应用可提高准确率。

7. 胸椎手术问题　实施双腔支气管导管插管全麻行单肺通气技术为胸椎手术经胸腔入路提供了便利和操作条件,而选择该麻醉方法前应详细评估患者的呼吸功能,判断患者能否耐受单肺通气。另外,除手术进行到关键步骤时应减少潮气量或暂停呼吸支持以满足手术特殊要求外,手术过程中应尽量减少单肺通气时间为宜。

8. 颈椎手术问题　尤其颈椎前路手术,其术腔离喉部(喉腔)较近,长时间操作与组织牵拉刺激可间接致使喉腔黏膜组织肿胀、水肿,或术后术腔积血而压迫喉腔,从而易引起术毕拔除气管插管后逐渐出现上呼吸道梗阻,因此,拔管后患者仍需观察上呼吸道是否通畅。为防止颈椎前路手术患者咽喉腔组织水肿,拔管前可常规应用激素,对消除或减轻喉腔黏膜组织肿胀或水肿有一定裨益。

9. 脊髓损伤患者问题　①脊髓损伤患者心血管代偿能力明显下降,全麻诱导药应根据病情适当减小,麻醉开始前可适当扩容,以避免诱导后出现低血压;②预先给予阿托品可提高交感神经张力,防止心动过缓;③脊髓损伤引起的感觉、运动缺失的患者甚至可以在无麻醉的状态下接受手术,若实施全身麻醉,诱导后可不必追加麻醉性镇痛药,因无疼痛刺激,术中一般不能激发心血管反应,此阶段患者血压往往偏低,如全身状况较佳者,也不必使用升压药物,可适当加快输液速度,继续观察,短时间内血压可逐渐恢复正常。

396. 强直性脊柱炎手术患者的麻醉与管理难度是什么?

【术语与解答】①强直性脊柱炎是一种累及整个脊柱关节和周边肌肉组织的慢性、进展性疾病,病因不明,主要侵犯脊柱,该炎症一般从骶髂关节开始发病,逐渐向颈椎发展,最终波及脊柱所有关节,其颇为显著的变化为各骨关节钙化和骨性强直;②受累或病变的脊柱其生理性弯曲消失,一般呈前屈型弯曲(严重驼背)或呈"大虾"状,也可像"柱子"样呈直立状而无法弯腰,两者脊柱均强直性硬化;③该病临床主要表现为体重减轻,甚至整个脊柱向心性弯曲,以及肋软骨硬化而肋间隙缩窄,从而可发展为胸廓变异,造成胸肺顺应性显著下降,肺活量明显减少;④该病主要发病年龄为青年男性,尤其20～30岁年轻男性容易患该病,40岁以上发病者少见;⑤强直性脊柱炎也可继发于类风湿性关节炎。

【麻醉与实践】由于强直性脊柱炎可累及整个脊柱(颈椎、胸椎和腰椎),整个躯干失去正常的生理形态,无论实施骨科手术,还是进行其他外科手术,均可致使麻醉难度与风险同步倍增,其主要原因在于呼吸系统较难控制与椎管内穿刺十分困难。

1. 围麻醉期呼吸系统管理困难　①如患者躯干过度强直性弯曲(驼背或大虾状),则不能正常处于仰卧位,其仰卧时头颈部需垫"特高"头枕,以维持仰卧位的平衡。而直立型头颈与躯干,其仰卧位同样受限制;②因颈椎关节强直、硬化,其头颅不能后仰与左右旋转,加之该患者其口轴线与咽轴线小于90°,患者虽张口度正常,但致使普通喉镜无法显露声门,故导致全麻气管插管颇为困难;③该类患者胸椎硬化弯曲,胸廓缩窄且容量缩小(胸廓功能性扩张明显减退)、双肺结构逐渐异常,从而易使胸肺顺应性降低,肺容量减少,加之胸壁僵硬及腹式呼吸特点,围麻醉期可引起不同程度的限制性肺通气障碍,甚至出现明显的限制性呼吸抑制,故该患者围麻醉期呼吸管理至关重要;④麻醉管理务必全面考虑,尤其头、颈、颌面部与躯干部手术,以选择气管插管全身麻醉为妥,而全麻必须保障呼吸道通畅与呼吸功能的稳定,由于全麻诱导后不容易快速建立人工呼吸道(是因为颈椎强直而气管插管非常困难所致),故无理想插管条件情况下(如无纤维支气管镜及其他特殊插管用具)禁忌全麻快速诱导,应以保留患者自主呼吸且神志清醒,并采取适宜镇静、镇痛以及联合实施呼吸道充分表面麻醉下,经鼻腔盲探气管插管或经口腔试探性气管插管为适宜,其目的是防止插管失败而发生呼吸危象;⑤全麻术后务必待患者神志完全清醒,且呼吸功能恢复正常,潮气量满足机体需要,血流动力学稳定,方可拔出气管插管。

2. 椎管内穿刺十分困难　会阴部以及下肢手术可采取硬脊膜外隙脊神经干阻滞,由于强直性脊柱炎患者脊柱完全硬化,椎间隙大都骨化,且已失去正常的解剖标志,因此椎管内穿刺操作非常困难,但可尝试侧入法穿刺,无论直入法还是侧入法穿刺成功,硬脊膜外隙注入局麻药液务必减少剂量,避免麻醉平面稍高而影响呼吸功能,乃至呼吸抑制或暂停,加之气管插管困难,呼吸支持难以到位,很容易出现不测。

【提示与注意】强直性脊柱炎手术患者的麻醉,无论选择全麻,还是采取硬脊膜外隙脊神经干阻滞,均应正确评估气管插管的困难程度,以及椎管内穿刺的可行性,因保障安全必须放在首位。

397. 脊柱侧弯畸形手术患者如何实施麻醉以及管理要点是什么?

【术语与解答】①正常脊柱存在着生理结构形态和稳定性,其脊柱矢状面存在四个生理性弯曲,而冠状面不应有任何左右方向的侧弯(侧凸),一旦脊柱某一节段持久性向左或向右偏离中线而出现侧弯或"S"型,临床称之为脊柱侧弯或脊柱侧后凸;②脊柱一个或多个椎体节段在冠状面偏离侧方,从而形成具有弧度的畸形,此发育缺陷和畸形可同时伴有胸廓及肋骨左右高低不一,以及椎旁韧带与骨骼肌肉异常等,甚至骨盆也跟随倾斜或变化;③脊柱侧弯通常可发生于颈椎、胸椎与腰椎,如侧弯向一侧凸出,侧呈"C"型,若分别向左右两侧凸出,可呈"S"型;④脊柱侧弯畸形明显者可压迫胸腔和肺组织,从而不同程度的影响心肺功能。此外,无论脊柱单纯侧凸,还是后侧凸,轻者胸-肺顺应性降低和肺活量减少,以及呼吸幅度受限而呼吸频率增多。重者可继发胸廓严重畸形、胸腔容积缩小、肺脏发育不良,并出现限制性呼吸功能障碍或肺不张,患者活动状态可导致呼吸困难,甚至引起肺心病等病理性表现;⑤脊柱侧弯患者其心血管功能也常跟随受到影响,有学者发现该患者可存在右心室肥厚和肺动脉高压性血管变化,其心肺功能可同步下降,且互为影响;⑥由神经肌肉疾病所致的脊柱侧弯比特发性脊柱侧弯预后更差,该患者麻醉术后通常需要长时间的呼吸支持;⑦脊柱侧弯是儿童或青少年较为常见的脊柱畸形,必要时需行手术矫正方能改善姿势与防止脊柱侧弯进一步发展以及加重肺功能限制性障碍;⑧脊柱侧弯畸形在女性发病率高于男性,目前治疗该疾病的主要方法之一则是全麻下实施脊柱侧弯或后侧凸矫正手术。

【麻醉与实践】脊柱侧弯或后侧凸矫正术必须在气管插管全身麻醉下实施方安全。该患者麻醉前评估、术前准备与麻醉管理要点如下:

1. 了解病情与麻醉前评估　①查看脊柱侧弯严重程度,尤其重视是否影响心肺功能;②了解是否存在神经、肌肉病变;③查看全身状况以及是否合并心、肺功能异常与严重程度,了解呼吸、循环功能储备能力;④参考各项化验监测指标,尤其呼吸与心血管功能检查,通过运动耐量、肺活量、动脉血气、心电图等,预测能否耐受麻醉与手术以及术后恢复情况。

2. 充分做好麻醉前准备　①该手术一般切口范围大、创伤刺激重、手术时间长,加之该患者呼吸、循环功能常受到不同程度的影响,从而给麻醉实施与围术期管理带来难度,故应全方位考虑;②由于该手术出血较多或失血严重,故术前应根据患者自身情况决定是否储存自体血或备好足够库血,乃至结合麻醉术中实施血液稀释,以及控制性降压技术,甚至采取自体血回收技术等。

3. 麻醉方法与麻醉用药　①麻醉方法选择:无论采取全凭静脉全麻或静-吸复合全麻均可,尤其后者更有利于该手术,因吸入性全麻药(如七氟烷等)用于控制性降压可减少出血,且全麻术后有利于患者苏醒。此外,静-吸复合全麻可维持呼吸与循环功能的稳定;②全身麻醉用药:静脉全麻药可采用丙泊酚、咪达唑仑与吸入全麻药(七氟烷、地氟烷、异氟烷、氧化亚氮)

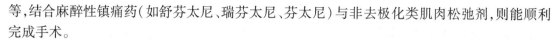

等,结合麻醉性镇痛药(如舒芬太尼、瑞芬太尼、芬太尼)与非去极化类肌肉松弛剂,则能顺利完成手术。

4. 全麻诱导与体位安置　①如患者无声门显露困难,则可直接采取快速诱导气管插管;②该手术需安置俯卧体位,故选择带有金属圈的气管导管插管为妥,可避免气管插管的压瘪或过度弯曲而影响通气;③调整患者适宜的俯卧位,尽量使胸腹部符合其顺应性,以利于麻醉术中合理通气;④安置好体位后还应妥善保护患者的眼、鼻、耳等突出部位,以防止压伤。

5. 临床麻醉管理要点

(1)实施动、静脉监测:①建立通畅的静脉通路对保障有效麻醉管理颇为重要,因该手术出血多且迅速,故应至少建立两条以上的静脉通路为妥,其中包括中心静脉通路,以便给予中心静脉压监测(CVP);②桡动脉置管可直接测量动脉血压,还可定时监测动脉血气。因该手术需俯卧体位,故翻身前应将颈内静脉与桡动脉置管完成,以便麻醉术中监测血流动力学变化与指导输血、补液。

(2)采取相关措施减少术中出血:①因该手术出血较多,除自体血保护与备好库血外,必要时实施血液稀释或(和)应用控制性降压等手段,严重失血可采取自体血回收技术,以减少失血量;②术中适度采用控制性降压,除可减少出血外,还可使术野清晰,以利于手术操作。但为保障脊髓血液灌注量,防止可能存在的脊髓缺血性损伤,控制性降压不宜降至过低。此外,控制性降压以较高浓度的七氟烷吸入为妥,因实施血管活性药硝酸甘油或硝普钠等降压,均可使小血管扩张而术野仍有渗出血。

(3)密切观察手术进程:术中脊柱器械操作与过度脊柱牵引有可能引起脊髓损伤,从而导致术后下肢运动功能障碍,甚至截瘫。由于躯体感觉皮层诱发电位不能反映脊髓前角的功能状态,故手术医师为了解脊髓功能状况,有时需要麻醉医师术中采取唤醒试验,这就需要临时性减浅麻醉,并停止使用肌松药,以便使患者恢复意识和肌力功能,因患者神志清醒才能按指令握拳和活动双脚。但需术前与患者沟通,争取给予积极配合,以避免唤醒期间出现恐慌和躁动。

(4)围麻醉期呼吸功能支持:由于限制性通气障碍和肺动脉高压所导致的肺心病是严重脊柱侧弯畸形者围术期主要致死原因,故该患者麻醉术后很易出现限制性呼吸抑制,所以术毕不宜早期拔除气管插管,以防不测,必要时护送 ICU 继续实施呼吸支持。

(5)术中体温调控:有条件者可采用变温毯等,以便使患者中心体温处于适宜水平。

(6)术后给予镇痛:由于该手术创伤大,术后不适感与疼痛较为明显,故应给予镇痛,乃至多模式镇痛。

(7)术后监护:为使患者术后安全,最好带气管插管转运至 ICU 继续行呼吸支持一段时间。

6. 麻醉术中监测　①该手术切口范围大、创伤重、手术时间长,除采取一般生理功能与心电指标监测外,SpO_2 与呼气末二氧化碳($P_{ET}CO_2$)监测,以及 CVP 与有创动脉压监测必须具备,并间断给予血气分析;②截瘫是脊柱侧弯矫正手术最为严重并发症之一,而躯体感觉皮层诱发电位可监测脊髓后角功能状况,故临床常用来监测脊髓是否损伤,但该躯体感觉皮层诱发电位存在其局限性,因此唤醒试验仍是监测脊髓功能的客观指标之一;③术前与麻醉术后通过动脉血气分析比较,还可了解和判断呼吸功能状况。

【提示与注意】①肺活量大小是手术期间呼吸储备功能的指标,如肺活量较正常降低60%以上者预示术后需行呼吸支持;②该类手术患者发生恶性高热的概率较高,除合理选择麻醉药外,术中应加强呼吸循环功能与体温监测,尤其 $P_{ET}CO_2$ 的监测;③脊柱侧弯患者其呼吸功能的改变主要为通气/血流比值失衡,围麻醉期易导致低氧血症,尤其随着年龄的增长,其代偿功能下降,慢性低氧血症及高碳酸血症致使肺血管收缩,容易导致肺动脉高压;④唤醒试验有时不易成功或需要时间较长,或患者唤醒后有可能躁动,而此时患者躁动有利有弊,其优点在于上下肢活动可证实脊髓功能良好,其缺点则是焦虑、恐惧以及血流动力学急剧改变(如心率增快、血压升高等);⑤需要提示的是,如选择全麻联合硬脊膜外隙脊神经干阻滞,一旦术后患者出现下肢运动功能障碍,乃至截瘫,其采取的硬脊膜外隙脊神经干阻滞则受到相关嫌疑;⑥有文献报道,一例伴有脊柱侧弯术后且合并多关节挛缩、斜视与右侧斜颈、双侧上睑下垂患儿,在全麻下实施右侧胸锁乳突肌离断术与双侧腘绳肌松解术中,因发生恶性高热救治无效死亡,可能与术中应用吸入性麻醉剂异氟烷有关。因此提醒,患有骨骼肌多发异常的患者如需全身麻醉,务必以全凭静脉麻醉为宜,吸入麻醉剂与去极化肌松药琥珀胆碱应禁忌。此外,发生恶性高热患者如出现高血钾时禁用钙剂,纠正室速和室颤时可用普鲁卡因胺,禁用利多卡因;⑦脊柱侧弯手术由于创伤大,有可能出现严重并发症,如静脉气体栓塞,因有相关文献报道,故需警惕。

(王世泉　华　震　宋锡发　马世龙)

主要参考文献与推荐读物

1. 王世泉主编. 临床麻醉学精要. 北京:人民卫生出版社,2007,189-200.
2. 徐启明主编. 临床麻醉学. 第2版. 北京:人民卫生出版社,2008,283-292.
3. 曾因明,邓小明主编. 麻醉学新进展. 北京:人民卫生出版社,2006,371-396.
4. 万绪娟,吴嘉伟. 术中恶性高热一例. 临床麻醉学杂志,2012,(28)11,1144.
5. 邓小明,曾因明主译. 米勒麻醉学. 第7版. 北京:北京大学医学出版社,2011,1043.

第三十六章　孕产妇与妇科手术患者麻醉

第一节　孕产妇与临床麻醉

　　孕产妇麻醉多在围产期内进行，而麻醉可直接关系到母体、宫内胎儿与出生后新生儿的安危，故麻醉用药及相关技术操作都需随妊娠期孕产妇的生理功能或（和）病理性特点而进行，尤其特殊孕产妇更需全方位考虑，因任何麻醉用药不慎及处理不当都有可能引起严重后果。此外，孕产妇行急诊剖宫产较多，麻醉医师难以全面了解孕产妇的病史及病理生理特点，从而致使麻醉方法选择和麻醉用药较为棘手，加之缺乏足够的时间进行充分准备，故容易出现相关风险，因此对于急诊孕产妇的麻醉应在术前较短的时间内尽可能做到全身状况的了解，以便作好各种相关准备，避免失误，即使出现问题也能及时做出较正确且有效的处理，有利于将不利因素或损害程度降到最低。

　　妇科手术患者以中老年为多，患者常伴有高血压、冠心病、糖尿病等，而中青年妇科急症则常见于宫外孕破裂，前者属择期手术，其突发事件较少，而后者麻醉前需对患者的失血量和全身状况迅速做出判断，因麻醉与抢救措施主要取决于休克的严重程度与时间长短。

第一节　孕产妇与临床麻醉

　　妊娠是女性专有的生理现象，虽妊娠所致的生理性变化不属于疾病范围，但机体中一些特殊生理性改变可与麻醉互为影响，加之麻醉对母体及胎儿不同程度的干扰，故麻醉医师必须充分熟悉孕产妇各生理功能的变化及其特点，并据此制定出合理的麻醉方法与相关措施，既要保障母子安全，又要满足手术操作条件。因此，实施孕产妇的麻醉主要难度在于子宫腔内的胎儿

511

和孕产妇的特殊状况,尤其高危孕产妇合并心、肺疾病与肝肾功能不良以及神经、精神等疾病,更需全方位考虑。

398. 孕产妇剖宫产术麻醉方法如何选择?

【术语与解答】 剖宫产孕产妇的麻醉方法基本有以下几种:①硬脊膜外隙脊神经干阻滞(简称脊神经干阻滞);②蛛网膜下腔脊神经根阻滞(简称脊神经根阻滞或腰麻);③脊神经根阻滞联合脊神经干阻滞(简称腰-硬联合阻滞);④全身麻醉;⑤局部浸润麻醉。至于选择或采取何种麻醉方法主要根据孕产妇状况和麻醉医师所掌握各种麻醉方法的熟练程度而决定。虽各种麻醉方法均可用于剖宫产孕产妇,但临床最为常用的则是椎管内脊神经阻滞[即脊神经干阻滞或(和)脊神经根阻滞],通常只有特殊情况下则采取局部麻醉或全身麻醉,国内后两者选择比例均很小。此外,剖宫产术无论选择何种麻醉方法,均有利有弊,因此,麻醉医师应选择对母体和胎儿影响小且麻醉医师掌握最为熟练的麻醉方法为宜。

【麻醉与实践】 临床剖宫产术麻醉方法阐述如下:

1. 脊神经干阻滞　 该麻醉方法仍为剖宫产术首选,因脊神经干阻滞对孕产妇及胎儿两者生命体征影响均较小,故国内采用该方法也最多。

(1)主要优点:①脊神经干阻滞其低血压发生率较脊神经根阻滞低,且低血压表现程度也较轻;②由于阻滞平面(范围)相对可控,故对母子的生命体征干扰较小;③脊神经干阻滞可满足不同时间的剖宫产手术,并能实施术后优良的镇痛,且价格便宜等,故是国内基层医院主要选择的麻醉方法。此外,如伴有二尖瓣口和主动脉瓣口狭窄以及重度先兆子痫孕产妇,选择脊神经干阻滞比脊神经根阻滞更为合理。

(2)主要缺点:①该麻醉方法起效缓慢,且需用较大剂量的局麻药(即局麻药用量是脊神经根阻滞患者的若干倍)才能起到应有的阻滞作用,而且有可能出现脊神经干阻滞不全现象,故约有 10% 以上的孕产妇术中可因不同程度的疼痛而不得不辅助应用镇痛、镇静药或全身麻醉药;②脊神经干阻滞起效慢对于紧急行剖宫产手术而言往往不容等待而着急,常常提前手术切皮也是导致阻滞不完善的原因之一;③实施硬脊膜外隙穿刺与置入导管均在盲探下进行,故容易损伤硬脊膜外隙怒张且菲薄的静脉血管丛,从而导致出血,这些问题在孕产妇剖宫产麻醉期间较为多见,尤其是硬脊膜外隙出血,甚至存在血肿形成或局麻药中毒的危险,这也是该麻醉方法不安全因素之一。

(3)操作方法:①椎间隙穿刺点可选择 $L_{1\sim2}$ 或 $L_{2\sim3}$。据临床观察,选择 $L_{1\sim2}$ 较 $L_{2\sim3}$ 阻滞效果较满意,主要阻滞平面较宽一些;②该麻醉方法其局麻药供选择的较多,如利多卡因、罗哌卡因、布比卡因、氯普鲁卡因等,也可相互搭配复合应用。通常局麻药一般采用 1.8%~2% 利多卡因或 0.75% 罗哌卡因与 2% 利多卡因对半混合;③如需取得剖宫产术孕产妇脊神经干阻滞效果,硬脊膜外隙局麻药诱导量不应因孕产妇生理变化而减少,应较非妊娠女性常规用量稍偏多为宜,以解决剖宫产术脊神经干阻滞不全发生率高的现象。

2. 脊神经根阻滞(腰麻)　 脊神经根阻滞也是剖宫产术常用麻醉方法之一,其优点和缺点也都非常突出。

(1)主要优点:①该麻醉方法起效非常迅速(即麻醉诱导时间明显缩短),而且躯体感觉与躯体运动功能可同步阻滞,故对于紧急剖宫产手术非常适用;②麻醉用药量较脊神经干阻滞可减少若干倍,如调控好阻滞平面,极少发生呼吸抑制或局麻药中毒;③单次脊神经根阻滞其硬脊膜外隙静脉血管损伤发生率极低,故可基本避免椎管内损伤出血;④镇痛、肌松作用满意,麻醉成功率显著高于脊神经干阻滞,其良好的麻醉效果提高了手术质量和效率,且很少因阻滞不全而补充使用镇静、镇痛药,大多数剖宫产手术可在 40～50 分钟内顺利完成,因此深受手术医师的青睐;⑤术中与术后寒战发生率较脊神经干阻滞明显为少。因此,现今剖宫产术选择脊神经根阻滞有显著增加的趋势。

(2)主要缺点:①麻醉后仰卧位低血压综合征发生率较高;②术后恶心、呕吐症状较脊神经干阻滞多且明显,少部分患者术后可出现头痛,由于现今应用的穿刺针均较细,其头痛发生率也已显著降低;③脊神经根阻滞较脊神经干阻滞麻醉平面可控性差,有相当比例的孕产妇麻醉平面可达 T_3 以上,由于孕产妇呼吸几乎全依赖胸式呼吸代偿,阻滞平面过高必然发生呼吸肌麻痹而呼吸困难,加之交感神经抑制显著,故发生心动过缓与严重低血压者明显增高;④单次脊神经根阻滞其作用时间有限。

3. 脊神经根与脊神经干联合阻滞(也称腰-硬联合阻滞或椎管内联合阻滞)　近几年来许多学者对椎管内联合阻滞技术进行了深入细致的研究,现今临床大多认为椎管内联合阻滞可作为剖宫产术的麻醉方法之一,因它结合了两者的优点,又相对避免了两者的缺点:①该麻醉方法减少了单纯单次实施脊神经干阻滞的用药量,且使麻醉平面可控性明显增大,如应用 0.5% 布比卡因 0.5～1ml 单纯脊神经根阻滞其平面一般不会高于 T_8,大多数在 $T_{8～10}$ 水平,如果麻醉平面不足,可经硬脊膜外隙再注入 2ml/次局麻药或注入生理盐水升高蛛网膜下腔的压力来调节麻醉平面而达到预期目的,有经验的麻醉医师采用椎管内联合阻滞其成功率几乎可达 100%;②椎管内联合阻滞方法低血压发生率可少于单纯单次脊神经根阻滞或单纯单次脊神经干阻滞;③硬脊膜外隙保留置入的导管还可用于术后镇痛;④椎管内联合阻滞还能减少术后头痛发生率;⑤该麻醉方法其完善的阻滞效果则可避免术中辅助应用镇静药和使用全麻药。

4. 全身麻醉　①由于有些全麻药和阿片类镇痛药易透过胎盘屏障,故在胎儿娩出之前阿片类药物应控制在最小有效剂量或以氯胺酮替代,以避免胎儿娩出后出现的呼吸抑制;②全身麻醉时,麻醉诱导前应先让手术医师备好消毒与铺巾,并做好立即切皮准备,以尽量缩短和降低麻醉药物通过胎盘循环进入胎儿体内,娩出胎儿前应备好新生儿复苏与相关抢救事项,若胎儿娩出后呼吸功能异常必须立即处理;③全麻诱导避免过度正压通气,并施行环状软骨压迫以闭锁食管,以防止胃内容物反流误吸;④术后待孕产妇完全清醒后再拔除气管插管或喉罩。

5. 局部麻醉　因阻滞不全临床使用概率很少,只用于特殊情况剖宫产孕产妇,如血小板明显减少以及再生障碍性贫血患者等。

【提示与注意】各种麻醉方法对剖宫产孕产妇的负面影响:

1. 脊神经干阻滞　①该阻滞方法生效后下腔静脉受压率可达 30%～50%,故下腔静脉压迫综合征发生率较多见,其所致严重低血压发生率约占 11%～32%;②妊娠末期硬脊膜外隙静脉丛怒张,血管壁很薄,硬脊膜外隙穿刺或置入导管容易损伤血管壁而出血,极少数人甚至发生硬脊膜外隙不同程度的血肿,而较大以上的血肿则可压迫脊神经根和脊髓,从而易造成截瘫;③如硬脊膜外隙穿刺不慎穿透硬脊膜,可导致长时间的脑脊液外流而引起术后低颅压性头痛,乃至反复恶心、呕吐;④如采用脊神经干阻滞实施自然分娩镇痛,有可能引起轻度的呼吸抑制、低血压、胃排空延迟、恶心呕吐、产程延长及产力降低,从而增加器械助产的机率等。

2. 脊神经根阻滞　①由于该方法致使传出性运动神经阻滞显著,故术毕其双下肢运动、感觉恢复较慢,因双下肢活动受限而不适感延长;②因 $S_{2～4}$ 脊神经根阻滞,故可使膀胱平滑肌张力消失,从而引起尿潴留;③该麻醉方法可引起马尾神经综合征;④容易出现严重性低血压,且发生率较高。

3. **椎管内联合阻滞** 如术中需硬脊膜外隙追加用药,应首先采取 2% 利多卡因 3ml 试验剂量,然后根据阻滞平面或有无异常症状决定是否继续用药或复合用药,以防止局麻药意外性进入蛛网膜下腔。

4. **全身麻醉** 选择全麻一般多为特殊情况孕产妇,由于部分全麻药或辅助用药容易透过胎-盘屏障,以及妊娠高血压综合征孕产妇上呼吸道管理困难等,故应提前做好母婴双方的抢救工作。

5. **局部麻醉** 由于局部麻醉达不到手术要求,故应根据手术进程合理且适宜的给予镇静药或全麻药辅助。此外,无论采取何种麻醉方法,术前务必预充较大剂量的晶体或(和)胶体液扩容,一旦出现严重性低血压,除应用麻黄碱升压外,还应充分供氧和加快输液,以使血流动力学维持在正常范围。

6. **需要提出的是** 再生障碍性贫血(简称再障)孕产妇麻醉风险相关问题:①再障是由多种病因引起的骨髓造血干细胞或(和)造血微环境损伤以及免疫因素异常等所致的骨髓功能病变,也属一种获得性骨髓衰竭综合征;②再障主要病理特点为全血细胞减少;③再障临床表现为三大特点,即严重贫血、出血与感染,尤其再障孕产妇母婴死亡率极高,特别是重度再障患者;④由于孕产妇胎盘剥离后出血和产后感染是威胁再障患者生命安全的主要因素,故重度再障不允许怀孕或已经受孕者必须终止妊娠,但临床上可遇到再障孕产妇;⑤对于再障孕产妇,如无条件或不具备成熟诊疗技术的医疗单位应按三级转诊制度行事,转诊至具有解决再障能力的医院为宜;⑥对于再障孕产妇需剖宫产者,术前务必制定周全的方案,尤其血液科、妇产科与麻醉科医师必须谨慎行事,全程密切监护;⑦再障孕产妇行剖宫产术临床麻醉风险颇大,其棘手问题主要是出血和感染,故禁忌实施椎管内脊神经阻滞,若采取全身麻醉,喉镜显露声门与气管插管极易造成呼吸道出血,甚至血液误吸导致窒息。因此可采用局部麻醉和静脉或吸入全麻相复合,面罩充分供氧保持自主呼吸即可,必要时安置喉罩通气,特殊情况或紧急时刻实施气管插管;⑧再障孕产妇因严重贫血往往导致胎盘供氧不足所致胎儿宫内缺氧,故麻醉术中务必使母体供氧充足。此外,由于长期胎盘供氧不足,胎儿宫内生长缓慢而呈低体重儿或属早产儿,临产时胎儿呼吸窘迫、娩出后窒息等危象发生率极高,务必提前做好相关准备。

399. 剖宫产孕产妇麻醉术中如何管理?

【**术语与解答**】①虽然说自然顺产是孕产妇最为理想的"生产"方式,但有些孕产妇必须实施剖宫产才能保证母体和胎儿的安全;②孕产妇剖宫产术的麻醉方法与麻醉用药既作用于孕产妇本身,又可通过胎-盘屏障作用于胎儿,故剖宫产术的麻醉虽不复杂,但其风险相对较高;③妊娠末期机体生理功能已发生明显改变,实施麻醉则会直接或间接地对孕产妇和胎儿产生不同程度的影响,尤其妊娠期间合并其他疾病,其麻醉风险倍增。因此,麻醉医师必须了解妊娠期相关生理变化与合并疾病对机体的影响,以及自身的临床操作技能等,只有全方位评估与周全的麻醉管理,才能确保孕产妇与胎儿的安全。

【**麻醉与实践**】①因剖宫产术是创伤性分娩方式,故必须实施麻醉,而麻醉唯一与其他手术不同的则是需同时考虑母体与胎儿两个生命问题,因此麻醉的选择除根据孕产妇的全身状况、凝血功能、是否伴有其他疾病或合并症以及孕产妇的意愿等而决定外,还必须考虑麻醉对胎儿的影响;②孕产妇麻醉需严格禁饮食 6 小时,以防止椎管内脊神经阻滞或全麻诱导后发生胃反流物呕吐与误吸;③孕产妇入室后常规调整左侧倾斜体位 20°~30°或垫高右髋部,有利于预防仰卧位低血压综合征;④无论采取何种麻醉方法,麻醉与手术全程均应密切监测生命体征变化,避免血流动力学急剧改变;⑤麻醉术中保障孕产妇呼吸道通畅与持续不断地充分供氧。

【提示与注意】①剖宫产孕产妇麻醉术中关系到母、子安危,故应注意的是各种麻醉方法的负面影响和麻醉管理中的相关问题;②硬脊膜外隙穿刺成功置入硬脊膜外隙导管后,其导管仍有可能出现移位,注入局麻药前务必先回抽注射器,观察有无血液或脑脊液回流,以排除误入血管或进入蛛网膜下腔,防止局麻药中毒或全脊麻;③如选择脊神经干阻滞术中出现阻滞不全,需使用氯胺酮或丙泊酚补充时,需关注上呼吸道的通畅,因妊娠末期孕产妇上呼吸道均存在不同程度的水肿,应用全麻药后易引起上呼吸道梗阻,甚至严重阻塞。

400. 如何实施孕产妇剖宫产术全身麻醉?

【术语与解答】剖宫产孕产妇采取全身麻醉其主要担心在于:①围麻醉期容易发生胃内容物反流与误吸;②气管插管困难或失败;③上呼吸道控制或管理存在难度(困难气道);④担心胎儿娩出后出现呼吸抑制等。故现今剖宫产孕产妇选择全身麻醉者很少,但一些特殊情况下仍需采取全身麻醉。

【麻醉与实践】剖宫产孕产妇全身麻醉与管理如下:

1. 全身麻醉适应证 ①如精神病患者、严重心脏病、休克、严重失血(胎盘早剥等)、子宫破裂、重度胎心过缓、凝血机制显著异常以及孕产妇特殊要求等;②腰段脊柱畸形或感染灶而不能实施椎管内脊神经阻滞者;③孕产妇心动过缓且阿托品试验阳性者实施椎管内脊神经阻滞可产生交感神经抑制,从而易加重心动过缓及低血压,故可选择全身麻醉;④对于正在出血或液体容量明显不足的患者选择全麻则适宜;⑤伴有严重心肺疾病,如严重主动脉瓣口狭窄或艾森曼格综合征患者,尤其急诊剖宫产时,全麻更有利于稳定血流动力学和呼吸支持;⑥如胎儿宫内情况迅速恶化(胎儿循环严重窘迫),需将胎儿立即从不良的子宫环境内娩出,因全麻诱导迅速,故是该情况较为合理或理想的选择。

2. 全身麻醉要点 ①全麻诱导前半小时肌肉注射东莨菪碱0.3mg或阿托品0.5mg,以降低呼吸道腺体分泌;②孕产妇采取全麻方式与其他手术全麻基本相同,但必须考虑所用麻醉药物可能产生的对胎儿影响;③禁饮食6~8小时孕产妇一般可选择静脉快速诱导,临床常用静脉诱导药为剂量较低的咪达唑仑、依托咪酯或丙泊酚与芬太尼类(如瑞芬太尼药效消失快,持续输注较其他阿片镇痛药理想)以及中时效肌松药(罗库溴铵、顺式阿曲库铵等)复合搭配。存在低血压者,也可采取静脉注射氯胺酮(≤1mg/kg)与非去极化类肌松药替代。当诱导完善后实施经口腔气管插管或安置带有食管引流结构的喉罩,而麻醉维持常用氧化亚氮,现今也常用适量七氟烷吸入与小剂量丙泊酚维持,手术结束前5~10分钟停用麻醉维持药,且采取较高流量氧用以"冲洗"肺泡内的七氟烷,以利于加快术毕孕产妇的苏醒;④饱胃孕产妇行急症剖宫产,全麻诱导应避免过度正压通气,并施行按压环状软骨,致使环状软骨后缘压迫而闭锁食管,防止胃内容物反流,并提前备好最粗的吸引管,一旦胃内容物反流或呕吐,吸引时可防止较大固体物与食物残渣堵塞吸引管。此外,饱胃孕产妇全麻诱导完善后插入气管导管比安置喉罩更为安全;⑤由于阿片类镇痛药易透过胎盘屏障,故在胎儿娩出之前阿片类药物应控制在最小有效剂量或以氯胺酮替代为妥,以避免意外性透过胎盘-屏障而对胎儿产生呼吸抑制作用;⑥全身麻醉时,麻醉诱导前应先让手术医师备好消毒与铺巾,并做好立即切皮准备,以尽量降低麻醉药物通过胎盘循环进入胎儿体内。如果提前在腹壁切口处给予局麻药充分浸润封闭,除可显著减少全麻用药量外,术毕还可减轻手术切口疼痛;⑦取出胎儿前应做好新生儿复苏与相关抢救事项,当胎儿娩出后若呼吸功能抑制或屏气,可立即面罩供氧辅助呼吸支持和给予其他相关处理,必要时气管插管;⑧全麻术毕待孕产妇意识完全清醒,而且潮气量恢复正常后再拔除气管插管或喉罩。

3. 全麻主要优点 ①可以消除孕产妇的紧张、恐惧心理;②麻醉诱导迅速,术中低血压发生率相对较低,机械通气呼吸支持能充分供给机体组织氧合,尤其对不能采取椎管内脊神经阻滞的孕产妇和精神过度紧张者特别适用。此外,全麻还可用于产后大出血休克的抢救、产钳助产以及子宫内倒转术等。

4. 全麻主要缺点 ①孕产妇全麻诱导时或胎儿娩出子宫期间容易发生反流与误吸,故饱食者禁忌全身麻醉;②妊娠高血压综合征孕产妇大多肥胖、水肿,而且上呼吸道容易梗阻,全麻诱导后易发生面罩加压通气不畅或气管插管困难,而严重插管困难者容易导致孕产妇呼吸心搏停止和胎儿宫内窒息死亡;③多数脂溶性强的小分子全麻药可以通过胎盘屏障进入胎儿体内,且容易对胎儿造成呼吸、循环抑制;④单纯浅全麻行剖宫产术孕产妇术中知晓的发生率相对增加。因此,临床为降低深全麻可能存在对胎儿的影响,一般在胎儿娩出之前可采取较浅的全麻并结合辅助局麻药局部浸润更为合理,因两者结合可显著减少全麻复合药的用量,当胎儿娩出之后再适度加深麻醉。

【提示与注意】尽管全身麻醉对孕产妇无绝对禁忌证,但实施全身麻醉的潜在问题或风险在于:①孕产妇上呼吸道控制与管理存在一定难度,尤其妊娠高血压综合征孕产妇可因上呼吸道水肿而导致气管插管失败;②孕产妇全麻术中容易出现知晓,多因浅全麻所致,需引起注意;③尽管麻醉医师尽量选择不易透过胎盘屏障的药物使用,但孕产妇仍可能存在着个体差异或胎盘屏障差异,致使胎儿娩出后出现呼吸抑制,尤其早产儿。此外,也有可能并非全麻相关药物所致胎儿呼吸抑制,因通常选择椎管内脊神经阻滞孕产妇剖宫产娩出的胎儿也常有呼吸抑制或较长时间屏气等。故凡胎儿娩出后出现呼吸抑制,均应面罩供氧辅助呼吸,必要时行气管插管;④全身麻醉较难防范胃内容物反流与误吸,尤其胃内容物误吸入小支气管内,更容易造成母体与胎儿致命性后果,因此必须加强防范。此外,病情危重孕产妇选择全身麻醉,应有产科医师、麻醉医师和新生儿科医师共同做好母婴的抢救措施为妥。

401. 孕产妇胎儿宫内窘迫如何麻醉管理?

【术语与解答】①胎儿在宫内出现缺氧征象并危及胎儿健康与生命安全称为胎儿宫内窘迫;②胎儿宫内窘迫主要发生在临产期间,也可发生于妊娠后期,故胎儿宫内窘迫是围产期胎儿死亡的常见原因;③由于现今对胎儿宫内窘迫尚未有一种完善而可靠地诊断方法,因此急性胎儿宫内窘迫主要以胎心异常变化为主要指标,即胎心减慢,如胎心降至<120 次/分,甚至少于100 次/分,此时提示胎儿处于严重缺氧状态;④胎儿宫内窘迫主要与母体、子宫、脐带、胎盘以及胎儿本身相关因素有关,而麻醉有可能加重胎儿宫内窘迫。

【麻醉与实践】①对已确诊胎儿宫内窘迫且拟准备剖宫产术的孕产妇,入室后应立即给予面罩纯氧吸入,通过提高母体血氧含量以改善胎儿血氧的供给,同时调整孕产妇左侧倾斜仰卧体位或将膨胀的子宫推向左侧,防止仰卧位低血压,观察5~10 分钟,若胎儿心率开始增快或变为正常,则可有序进行麻醉操作。若因使用催产素宫缩过强造成胎儿心率异常减缓者,应立即停止静脉滴注催产素,并继续观察是否能转为正常。如胎儿病情紧迫或经上述处理无效者,应立即行剖宫产术尽早结束分娩;②胎儿宫内窘迫孕产妇多在椎管内脊神经阻滞下行剖宫产术,如选择椎管内脊神经阻滞,实施椎间隙穿刺时应采取左侧卧位,以免下腔静脉受压。此外,无论采取脊神经干阻滞还是脊神经根阻滞,均应防止麻醉平面过高而产生严重性低血压。若选择全身麻醉,则应尽量减少麻醉药物通过胎盘屏障进入胎儿体内;③对于胎儿宫内窘迫,麻醉术中应避免应用呼吸抑制药,还应做好胎儿娩出后窒息的复苏与相关抢救准备(包括吸痰、面罩加压呼吸支持、甚至气管插管等),胎儿娩出后如出现呼吸抑制或暂停,可给予面罩供氧辅助通气,若缺氧未改善且有加重表现,应迅速气管插管纯氧稍加压通气与辅助呼吸;④对于严重胎儿宫内窘迫,如来不及实施常规麻醉,可根据情况面罩供氧先行局部麻醉,同时面罩吸入适量七氟烷或给予适宜剂量氯胺酮,以便尽快娩出胎儿;⑤无论采取何种麻醉方法,当胎儿尚未娩出之前应尽量避免母体血压下降,因低血压又可加重胎儿宫内窘迫。

【提示与注意】①选择椎管内脊神经阻滞行椎管内穿刺应安置孕产妇左侧卧位,以避免下腔静脉压迫所致回心血量减少;②严重胎儿宫内窘迫且伴有饱胃孕产妇,禁忌使用全麻药,并备好粗吸引管(注:主要用于吸固体物),一旦术中呕吐,迅速给予吸引,防止误吸;③除基本备好抢救措施外,还应做好新生儿复苏准备。

402. 患有心脏病孕产妇剖宫产术如何实施麻醉及管理?

【术语与解答】①妊娠中末期心脏做功与心肌耗氧同步增加,当孕产妇患有心脏病时,有可能发生肺水肿或(和)心力衰竭,尤其在胎儿娩出期间对患有心脏病孕产妇则是最危险时刻;②患有心脏病孕产妇主要以风湿性心脏病与先天性心脏病为多,前者由于二尖瓣狭窄与妊娠生理性变化并存易使肺水肿、房性心动过速、心力衰竭发生率增高;而后者通常情况下其左心腔压力高于右心腔(左向右分流),心功能较好者一般可耐受麻醉与手术,若发展为肺动脉高压而出现右向左分流(艾森门格综合征),麻醉与手术危险颇高,孕产妇及胎儿生命受到威胁。

【麻醉与实践】①选择麻醉前应了解心脏病的类型、病史、严重程度与全身状况以及治疗效果,以便制定出个体化的麻醉方案和相关监测措施;②一般而言,患有心脏病孕产妇剖宫产术应根据全身状况选择麻醉方法,即全身麻醉与硬脊膜外隙脊神经干阻滞均可,因两者麻醉方法对患有心脏病孕产妇各有利弊,应综合考虑。但关键应保障麻醉与手术期间血流动力学稳定与机体氧合充分;③非发绀型先天性心脏病(如中小型房间隔或室间隔缺损与动脉导管未闭)若心功能较好且无明显的心律失常及肺动脉高压,剖宫产手术的麻醉无特殊,采取硬脊膜外隙脊神经干阻滞是适宜的选择;④麻醉术中严密监测血流动力学变化与心电图有无异常以及血气分析和其他监测指标,以便及时纠正、处理。

【提示与注意】①对已经存在右向左分流(艾森曼格综合征)的先心病患者,原则上应禁止妊娠,因病死率可高达50%以上;②患有心脏病孕产妇剖宫产术如选择全身麻醉,实施稍浅全麻较为稳妥。

403. 妊娠末期孕产妇气管插管困难的主要原因是什么?

【术语与解答】妊娠末期孕产妇气管插管困难的主要原因:①妊娠末期孕产妇体重明显增加、躯体倾向肥胖,而且颈部较粗短,尤其颈后部组织显著增厚,从而致使头颅后仰受限;②妊娠中末期机体毛细血管开始充盈,且通透性逐渐增加,故致使细胞外液增多,其结果可造成肢端水肿,尤其口咽腔软组织松弛,更容易引起不同程度的肿胀(如妊娠高血压综合征可伴有咽腔黏膜组织广泛性水肿),从而导致口咽腔明显狭窄,因此上呼吸道容易出现通气不畅(许多孕产妇主诉用鼻腔呼吸较困难);③具有高危妊娠因素的孕产妇(如妊娠高血压综合征患者),其全身性水肿可更加造成上呼吸道软组织同步肿胀或水肿显著,其口咽腔较常人明显缩窄,容易引起上呼吸道梗阻,甚至造成喉镜显露声门不清或困难,一旦需要气管插管,可很易引起气管插管失败;④水平仰卧位或头颈垂低位可引起头颈部血液回流不畅,从而可加重咽喉腔软组织肿胀或水肿。总之,上述单一因素或多因素叠加则是导致妊娠末期孕产妇较非孕期女性患者气管插管困难的主要原因。

【麻醉与实践】明确妊娠末期孕产妇气管插管困难的主要原因,临床上实施剖宫产术无论采取何种麻醉方法,为降低上呼吸道软组织肿胀和避免紧急气管插管时出现喉镜显露声门困难,均应提前做好相关防范措施:①实施硬脊膜外隙穿刺,操作前先安置孕产妇左侧卧位,且头部垫一适宜高度的头枕,以利于头颅静脉血液回流;②硬脊膜外隙穿刺成功且置入导管完成及固定或蛛网膜下腔注入适宜剂量重比重局麻药后,孕产妇由左侧卧位转为仰卧位时,可将手术台头侧端稍抬高 10°~15°,以减轻头颈部静脉血管扩张;③术中补充胶体溶液可提高血浆渗透压,以使组织间液进入血管内。上述措施主要是降低上腔静脉阻力,以利于头颈部静脉血液回流通畅,从而减轻上呼吸道软组织水肿或肿胀,以扩大口咽腔空间。其目的是:一旦需要面罩加压辅助呼吸或紧急建立人工呼吸道,除可使面罩通气阻力降低外,还可使喉镜显露声门与气管插管的难度明显降低。

【提示与注意】值得提出的是:先兆子痫或子痫实施全身麻醉风险颇大,其因素之一则是全麻诱导后气管插管困难,甚至面罩供氧通气受阻,若气管插管困难与面罩通气受阻并存,继之可发生呼吸危象。此外,尤其是妊娠高血压综合征孕产妇即使建立了人工呼吸道(气管插管),其术毕拔管也充满风险,因拔管后极易出现急性上呼吸道梗阻而窒息死亡。因此,如大体重且肥胖孕产妇合并妊娠高血压综合征者建立了人工呼吸道,其术毕不宜及早拔出气管插管,应带管护送 ICU 持续 24 小时以上为宜,待上呼吸道水肿或肿胀消退后再给予拔管,以策安全。

404. 何谓妊娠末期椎管内静脉高压症? 与麻醉有何关系?

【术语与解答】①妊娠末期椎管内静脉高压症是指由于下腔静脉长时间受膨大的子宫压迫,从而导致下腔静脉远端细小静脉分支的血液回流受阻,尤其椎管内静脉血液回流不畅而压力逐渐增高,可致妊娠末期出现椎管内静脉高压症;②因妊娠末期下腔静脉受到子宫压迫,首先致使椎旁静脉(椎外静脉)血流汇入下腔静脉受阻,椎外静脉压力增高可直接影响椎管内静脉血液回流不畅或受阻,从而逐渐造成该静脉出现淤血、怒张、血管壁菲薄。

【麻醉与实践】妊娠末期椎管内静脉高压症与麻醉的关系:

1. 椎管内解剖变化　妊娠末期椎管内静脉高压症首先引起椎管内解剖发生改变。

(1)硬脊膜外隙:①由于椎管内静脉主要集中在硬脊膜外隙,故又称为硬脊膜外隙静脉,又因该静脉在硬脊膜外隙呈网状分布,因此还称之为硬脊膜外隙静脉丛,而硬脊膜外隙静脉高压所致的血管内淤血,则可引起该血管显著扩张变粗,其直径明显增大且血管壁则菲薄,所以硬脊膜外隙空间大部分被该静脉丛血管所占据,从而血管分支之间其距离则拉近;②通常硬脊膜外隙组织较为疏松,而妊娠末期由于硬脊膜外隙静脉丛高压,其内在的脂肪组织、疏松结缔组织等则被挤压,故硬脊膜外隙软组织(内容物)相对致密;③由于几乎整个硬脊膜外隙静脉丛淤血、扩张,从而向内挤压硬脊膜,致使硬脊膜外隙相对稍有增宽;④因椎管内静脉无静脉瓣,而该静脉又与颅底静脉及颅内静脉窦相通,血液逆流可引起颅内静脉充盈,从而易导致孕产妇血管性头痛或颅压增高性头痛。更重要的是:硬脊膜外隙脊神经干阻滞期间注入硬脊膜外隙的局麻药容易透入菲薄的静脉血管壁而逆流进入颅底静脉,直接通过血脑屏障而引起脑神经中毒(如口舌麻木、眩晕耳鸣、视力模糊、舌尖金属味等)或(和)高级中枢神经毒性反应(如一过性意识丧失等)。

(2)蛛网膜下腔:由于硬脊膜外隙静脉丛因血液回流受阻,也引起蛛网膜下腔中的细小静脉也出现扩张、充盈,从而蛛网膜下腔脑脊液压力有所增高,而颅内压有所增高则间接来自椎管内蛛网膜下腔脑脊液压力的上升。此外,由于蛛网膜下腔脑脊液压力有所增高,故硬脊膜外隙穿刺针(该穿刺针较粗)一旦不慎穿破硬脊膜,脑脊液容易过多的外渗至硬脊膜外隙,麻醉术后引起低颅压性头痛或脑血管扩张性头痛概率增加。

2. 椎管内脊神经阻滞　由于妊娠末期椎管内静脉出现高压,临床椎管内穿刺、置管与麻醉用药等也相应出现一系列异常变化。

(1)硬脊膜外隙脊神经干阻滞:①正是因为妊娠末期硬脊膜外隙解剖出现生理性变化,尤其是硬脊膜外隙静脉丛高压,所以常致使剖宫产孕产妇硬脊膜外隙穿刺特别置入导管时容易损伤血管而出血;②由于硬脊膜外隙静脉丛淤血,致使硬脊膜外隙血管容积明显增大且扩张占位,周边脂肪容积受挤压而缩小,同样腰段各椎间孔处软组织受压而"致密",加之硬脊膜囊受压而向心性相对移位,腰段硬脊膜外隙也相对稍有所增宽,因此,如临床按传统理论或传统观念注入局麻药较非孕期的 1/3 或 2/3 剂量,则远远不足,必须与常人同等用量,甚至稍高方可达到硬脊膜外隙脊神经干阻滞。这是因为中小剂量局麻药(如 1/3 或 2/3 剂量)在硬脊膜外隙较致密的软组织中扩散缓慢,加之扩张的静脉丛血管"阻挡",故局麻药扩散、渗透至椎间孔处时间较长,而在硬脊膜外隙缓慢吸收相对增多,致使抵达椎间孔处的局麻药量很少,不足以透过包裹脊神经干外的鞘膜(即硬脊膜与蛛网膜的延续部分),所以在剖宫产孕产妇实施硬脊膜外隙脊神经干阻滞,临床应用非孕期的 1/3 或 2/3 剂量局麻药则很难使脊神经干阻滞完善。

(2)蛛网膜下腔脊神经根阻滞(腰麻):①由于腰段硬脊膜外隙内容物增多(即硬脊膜外隙静脉丛血管明显扩张)而硬脊膜外隙相对稍有所增宽,若增宽明显者选择脊神经根阻滞,有时硬膜外穿刺针已进入硬脊膜外隙,而腰穿针的针尖也刺破硬脊膜,但腰穿针的微细侧口仍处在硬脊膜外隙或夹在硬脊膜之间,故无脑脊液流出,这也可能是蛛网膜下腔脊神经根阻滞失败原因之一;②在实施硬脊膜外隙穿刺如不慎刺破硬脊膜,由于椎管内静脉高压症所致蛛网膜下腔压力增高而常致脑脊液外流过多,故剖宫产孕产妇硬脊膜"打穿",其术后极易引起低颅压性头痛,甚至恶心呕吐;③由于腰段硬脊膜外隙压力增高而致硬脊膜外隙相对稍有所增宽,同时硬脊膜囊稍向蛛网膜下腔移位,故蛛网膜下腔相对稍缩窄(单位容积相对缩小),注入腰骶段蛛网膜下腔(终池内)中的局麻药尽管很少(1~1.5ml)且又被脑脊液稀释,但较非妊娠者用药浓度和剂量相对稍偏高,因此,剖宫产孕产妇选择蛛网膜下腔脊神经根阻滞,其麻醉效果颇为理想和满意。

【提示与注意】椎管内静脉高压症选择硬脊膜外隙脊神经干阻滞应注意的问题:①术前应用抗凝药物治疗或凝血功能异常,则是硬脊膜外隙血肿形成的危险因素,因盲探下椎管内穿刺与置入导管很难做到不损伤已处于扩张、菲薄且网状分布的静脉血管丛;②剖宫产者行椎管内穿刺,其体位均应处于左侧卧位为妥,以利于减轻下腔静脉受压,从而缓解椎管内静脉高压。

405. 前置胎盘与胎盘早剥孕产妇如何实施麻醉与术中管理?

【术语与解答】围产期出血是孕产妇较为常见的并发症,若出血过多可使孕产妇陷入失血性休克,也是导致孕产妇死亡的原因之一,而前置胎盘或胎盘早剥孕产妇则需产科医师与麻醉医师密切配合,采取有效的相关急救措施,方能使孕产妇转危为安。

1. 前置胎盘 ①因胎盘附着位置异常,当子宫下段不断伸展,胎盘与宫颈之间逐渐发生错位而出血,尤以完全性前置胎盘病情较为严重,而且出血频繁、出血量较多;②前置胎盘多发生于经产妇。

2. 胎盘早剥 ①妊娠20周后或分娩期或在胎儿娩出之前,正常位置的胎盘已开始从子宫壁剥离称胎盘早剥,又称产前出血或妊娠晚期出血,是严重危害母体与胎儿安全的妊娠晚期并发症。临床上胎盘早剥一旦确诊后应立即终止妊娠,重症胎盘早剥均须尽快实施剖宫产术;②胎盘早剥主要病理变化为底蜕膜出血,形成胎盘后血肿,致使胎盘与子宫壁附着处剥离,若胎盘早剥面积大且出血量多,则可发生出血性休克,胎儿可因缺血、缺氧而死亡;③胎盘早剥是妊娠期发生凝血障碍最常见的原因,尤其是胎儿宫内死亡,很可能发生弥漫性血管内凝血(DIC)与凝血功能障碍,尤其DIC可在发病后几小时内,甚至几分钟内发生,而失血过多、休克及DIC均严重影响肾血流量,故还应警惕急性肾功能衰竭的发生。

【麻醉与实践】①前置胎盘或胎盘早剥孕产妇麻醉前应全面评估循环功能状态与全身情况,而麻醉的选择取决于失血的严重程度以及有无DIC的发生,临床一般依据孕产妇病情轻重与胎儿宫内情况综合性考虑,然后做出麻醉选择,如病情轻、胎盘剥离面积不大且出血较少,以及无凝血功能异常者,可选择硬脊膜外隙脊神经干阻滞。当孕产妇出现失血性休克,尤其母体有活动性出血或有明确的凝血功能异常者以及可能已发生DIC危象,适宜程度的全身麻醉则是首选;②采用硬脊膜外隙脊神经干阻滞局麻药用量应减少,麻醉管理应面罩持续给氧吸入,同时防止一过性低血压和下腔静脉压迫综合征;③根据孕产妇全身状况决定是否实施中心静脉压监测和建立有创动脉压监测,以便麻醉术中及早给予止血与抗休克治疗,因尽早尽快地补充血容量是扭转失血性休克的关键问题之一,必要时立即给予大量输血以及补充凝血因子和血小板。此外,麻醉术中保持体温正常,纠正电解质紊乱,维持内环境的稳定,在确保孕产妇安全的前提下,务必采取措施保障胎儿安全。

【提示与注意】①若采取全身麻醉,需警惕气管插管困难,急诊剖宫产均应按饱胃患者处理,预防反流与误吸;②全程应防治DIC和预防急性肾功能衰竭,密切监测凝血功能和肾功能变化;③失血性休克孕产妇剖宫产不宜选择椎管内脊神经阻滞,因交感神经抑制与肌肉松弛可引起外周阻力下降,回心血量减少,从而加重休克;④对失血性休克且伴有意识消失孕产妇,可直接喉镜下行局麻药喷雾表面麻醉,并立即实施气管内插管,以保障呼吸道通畅,确保重要脏器氧供,术中仍需预防大出血。此外,应警惕术中急性肾功能衰竭的发生。

(王世泉 彭 伟 王言奎)

第二节 妇科手术患者与麻醉实践

妇科手术以盆腔内器官为主要对象,操作部位大都在下腹部与盆腔,故麻醉方法也大都以椎管内神经阻滞为多。由于妇科手术并不要求过高的麻醉平面,因此对呼吸、循环功能的影响相对较小,而且术后与麻醉相关的并发症少。但对于盆腔巨大肿瘤或大量腹水患者,选择椎管内脊神经阻滞有可能影响呼吸、循环功能,应采取气管插管全身麻醉为宜。近年来妇科手术选择全身麻醉的比例也逐年增多。

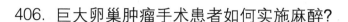

406. 巨大卵巢肿瘤手术患者如何实施麻醉?

【术语与解答】 巨大卵巢肿瘤无论是良性或恶性均可引起机体一系列病理改变,如:①盆腔巨大肿瘤可挤压腹腔其他实质器官,严重者间接致使膈肌上升而压迫肺脏,肺容积缩小导致通气量下降,故该类患者容易引起低氧和二氧化碳蓄积;②长时间肺脏受压而舒缩受限,从而易并发呼吸道感染或(和)慢性支气管炎;③肿瘤过大还可压迫下腔静脉与腹主动脉,致使回心血量减少,下肢淤血浮肿,心脏前、后负荷均受影响;④巨大肿瘤可压迫胃肠道,常引起患者营养不良及消瘦虚弱,可继发贫血、低蛋白血症和水、电解质代谢紊乱。尤其盆腔巨大肿瘤且伴有大量腹水患者,既给实施麻醉带来难度,又增加麻醉相关风险,故术前除作好麻醉评估外,麻醉方法的选择与术中管理则显得至关重要。

【麻醉与实践】 巨大卵巢肿瘤手术患者麻醉方法选择与术中管理如下:

1. 麻醉方法选择　①麻醉方法和药物的选择应根据患者心、肺功能代偿能力全面权衡,凡有呼吸、循环功能代偿不全,而手术切口在脐部以下的中等大肿瘤,可采用连续硬脊膜外隙脊神经干阻滞(简称脊神经干阻滞),穿刺点可选择 $L_{2\sim3}$ 椎间隙,并向头侧置管,阻滞范围可达 $T_8 \sim S_4$,一般可满足手术要求;②对脊神经干阻滞属禁忌或巨大肿瘤伴大量腹水难使患者平卧位以及手术较有难度患者,可选用气管插管全身麻醉,通常临床所用的静脉全麻药、麻醉性镇痛药,乃至吸入性麻醉药和肌肉松弛药均可用于该类手术患者,但需根据全身情况及手术特点合理选择搭配,尤其需注意对呼吸、循环功能的抑制。

2. 麻醉术中管理　①正因为巨大卵巢肿瘤患者上述一系列病理改变,故无论选择硬脊膜外隙脊神经干阻滞还是采取全身麻醉,一旦麻醉诱导后同时骨骼肌充分松弛,则可引起肿瘤压迫腹腔脏器"加重",尤其伴有大量腹水患者甚至出现严重仰卧位低血压综合征;②麻醉与手术期间密切观察血流动力学变化,既要防止腹腔内压骤然下降所致的右心回心血量突然增加而诱发的急性肺水肿,又要避免可能引起的腹主动脉受压突然解除而导致的血压骤降;③若该类患者选择脊神经干阻滞,由于下腔静脉受压可致硬脊膜外隙血管丛扩张、淤血,硬脊膜外隙穿刺、置管应谨防血管损伤,若置入的导管稍有回血,经生理盐水冲洗后不再回血,局麻药试验量(如1.8%~2%利多卡因)因先给予 2~3ml,以观察有无局麻药中毒现象。此外,局麻药诱导量后还应关注麻醉平面过高所致的呼吸、循环抑制;④全身麻醉应选择对循环抑制较轻的药物,以避免循环功能异常下降;⑤术中探查与搬动肿瘤或开放囊内液体等操作过程,应严密监测患者变化,必要时提示手术医师吸引囊内液体速度应缓慢或从腹腔搬出肿瘤后应立即给于腹部加压,防止血流动力学剧烈变化,同时注意有效循环容量的补充;⑥病情严重者麻醉前应行颈内静脉或锁骨下静脉穿刺置管,实施中心静脉压监测,以指导输血、补液。

【提示与注意】 ①该类手术患者麻醉前除了解机体一系列病理变化外,还需检测肺功能与动脉血气分析,以及心电图与超声心动图检查,有助于了解、评估肺功能与心功能代偿程度;②术前尽可能的纠正患者营养不良、继发性贫血、低蛋白血症以及水、电解质紊乱,有利于使麻醉全程平稳,避免相关并发症发生;③麻醉术中还应注意体位变化对呼吸、循环功能的影响。

407. 子宫及附件切除手术患者麻醉方法如何选择及处理?

【术语与解答】 ①子宫及附件切除术是妇科常规手术之一,操作并非复杂,故麻醉方法大都采取硬脊膜外隙脊神经干阻滞(简称脊神经干阻滞);②由于手术患者以中、老年居多,而此年龄段常合并多种疾病(如糖尿病、高血压、冠心病、贫血等),故麻醉前应对患者全身情况作出评估,以利于围麻醉期的平稳度过;③该类手术患者除与疾病相关的病理生理变化外,还可继发贫血、低蛋白血症或电解质紊乱,术前应关注全身情况与麻醉的关系。

【麻醉与实践】 ①麻醉方法可采用连续脊神经干阻滞或蛛网膜下腔脊神经根阻滞(简称脊神经根阻滞)与脊神经干阻滞联合(即脊神经根-脊神经干联合阻滞);②连续脊神经干阻滞可选择 L_{1-2} 或 L_{2-3} 椎间隙穿刺,向头侧置管,手术阻滞范围一般可达 $T_8 \sim S_4$;③特殊情况(如连续脊神经干阻滞不全或阻滞失败等)或对脊神经干阻滞有禁忌者,可改选全身麻醉;④老年且伴有慢性呼吸系统疾病或心血管疾病患者应加强术中监测,防止意外情况发生;⑤贫血患者且术中失血较多者,应及时输血、补液,若采取椎管内脊神经阻滞患者应面罩持续给氧吸入。

【提示与注意】 ①子宫及附件切除术通常采用连续脊神经干阻滞即可达到镇痛与肌肉松弛,但该麻醉方法阻滞若出现阻滞不全或失败,可直接影响手术进程,甚至无法手术,必要时需要改换全身麻醉。故麻醉医师必须掌握各种麻醉技术,方能满足手术要求;②对于年老体弱并伴有心血管疾病患者,若选择连续脊神经干阻滞,其局麻药用量应减少,并在用药前先开放静脉通路,适当输液扩容;③为避免手术中牵拉内脏反应,可静脉辅助应用小剂量氟-哌合剂(即氟哌利多与哌替啶)或氟-芬合剂(氟哌利多与芬太尼);④全身麻醉采用全凭静脉全麻或静-吸复合全麻均可,术中保持适宜的通气量(人工呼吸道的建立选择气管插管或喉罩均可),以维持正常的 PaO_2 和 $PaCO_2$。

408. 为何异位妊娠(宫外孕)孕产妇选择全身麻醉为适宜?

【术语与解答】 ①异位妊娠(宫外孕)为妇科常见急症,由于异位妊娠的部位不同,其临床表现也存在明显差异,尤其输卵管妊娠破裂可导致致命性腹腔内出血,麻醉医师应首先密切关注循环与呼吸功能的变化;②异位妊娠的病理生理主要为失血引起相关器官功能的改变。如休克前期通常估计失血量约为 $400 \sim 600ml$;若已达轻度休克时,失血量约为 $800 \sim 1000ml$;中度休克失血约在 $1200 \sim 1600ml$;而重度休克可达 $2000ml$ 左右;③出血严重患者接诊时呈休克面容。

【麻醉与实践】 麻醉前应对患者失血量和全身状况做出迅速评估,并做好大量输血准备,以便抢救重度失血性休克。此外,虽部分异位妊娠患者出现失血性休克,但仍有可能神志清醒,常影响麻醉医师对病情的判断。总之,临床麻醉的选择主要取决于失血程度,但现今临床选择全身麻醉居多:①对休克前期或轻度休克患者可在充分输液基础上选择连续硬脊膜外隙脊神经干阻滞,但局麻药用量应减少;②中度或重度休克患者经综合性治疗其休克无改善者,应继续输血与补液,并做好循环、呼吸功能监测和抗休克措施,以酌情选用气管插管全麻或局部麻醉复合浅全麻,但麻醉药量必须控制;③若选择连续硬脊膜外隙脊神经干阻滞或局部麻醉患者,全程必须面罩纯氧持续吸入。此外,术中根据情况予以对症处理。

【提示与注意】 ①该类患者行硬脊膜外隙脊神经干阻滞期间应小剂量用药,避免阻滞平面过高引起呼吸抑制与血压骤降;②若选择气管插管全麻,宜选用对心血管抑制较轻的依托咪酯、羟丁酸钠、咪达唑仑、氯胺酮与非去极化肌松药维库溴铵、顺式阿曲库铵等复合诱导,诱导期间应严防呕吐与误吸;③麻醉术中根据失血量补充红细胞、血浆与胶体液及晶体液,并纠正代谢性酸中毒和保护肾功能;④严重异位妊娠者接诊时血压常不能测知,且面色苍白、四肢发凉,此类患者腹腔内出血往往在 $1000 \sim 2000ml$ 左右,故需急诊手术,麻醉医师应重点关注患者循环及呼吸功能的变化。

(王世泉 王言奎 彭 伟)

主要参考文献与推荐读物

1. 黄宇光主译 . 实用产科麻醉 . 北京:人民卫生出版社,2010,3-13.

2. 王世泉主编 . 临床麻醉学精要 . 北京:人民卫生出版社,2007,177-188.

3. 徐启明主编 . 临床麻醉学 . 第2版 . 北京:人民卫生出版社,2008,125-126.

4. 邓小明,曾因明主编 . 2009 麻醉学新进展 . 北京:人民卫生出版社,2009,539-543.

5. 王世泉,王明山主编 . 麻醉意外 . 第2版 . 北京:人民卫生出版社,2010,201-214.

第三十七章　小儿与麻醉

435. 为何小儿呼吸系统并发症颇为常见?

436. 为何应重视小儿麻醉术中低体温?

437. 为何应严防小儿围麻醉期喉水肿?

438. 为何小儿围麻醉期容易引起喉痉挛?

439. 小儿围麻醉期上呼吸道梗阻常见原因有哪些?

　　小儿并非成人的缩影,与成人比较,无论从解剖结构与生理功能特点而言,还是从临床医疗与麻醉风险而论,均存在差别,而且年龄越小,差异越明显,尤其新生儿、婴幼儿年龄段,不但实施麻醉难度大,而且麻醉风险也显著增高,许多异常症状、并发症及意外也大都在这一年龄段发生。因此,从事小儿麻醉务必熟悉其全身状况特点与麻醉的关系,其目的是确保小儿围麻醉期生命安全,这对于从事小儿临床麻醉医师来讲至关重要。

第一节　小儿解剖及生理功能特点

　　小儿(尤其新生儿及婴儿)是一个尚未发育完善的机体,根据小儿解剖与生理特点而言,不同年龄段其特点可显著不同。因此,从事小儿麻醉必须熟悉各年龄段与麻醉相关的解剖及生理特点,结合不同疾病的病理生理及全身状况,以便做出稳妥而正确的麻醉选择与处理。

409. 不同小儿年龄段有何特点? 与麻醉有何关系?

　　【术语与解答】小儿发育是一个持续渐进的动态过程,临床根据小儿的解剖、生理、心理及病理特点,人为地将小儿按年龄划分为几个不同阶段:

　　1. 胎儿期　是指从宫内发育至出生,且脐带刚好剪断者为胎儿期,如自然生产或剖宫产娩出的胎儿剪断脐带后,其胎儿循环立即过渡到新生儿循环,而自主呼吸也已开始建立,即呼吸器官必须在 1～2 分钟内替代胎盘功能。

　　2. 新生儿　胎儿娩出断脐后至 28 天或 1 个月以内者称新生儿期(未满月的小儿),新生儿由宫内环境逐渐适应宫外环境变化,但生理调节功能与适应能力还不够成熟,故新生儿发病率和死亡率均较高。此外,早产儿则指胎龄在 37 周以内出生的活产小儿(也称未成熟儿),其出生后体重常小于 2500g。

　　3. 婴儿期　是指 1 个月至 1 岁内的小儿。

　　4. 幼儿期　为 1～3 岁为小儿,该时期已能独立行走,其生长发育较迅速,但识别危险的能力远不足,容易发生意外性伤害。

　　5. 学龄前期　为 4～6 岁儿童,也称学龄前期。

　　6. 学龄期　则指 7～12 岁少年,则称为学龄期。

　　【麻醉与实践】围麻醉期不同年龄段的小儿可表现出不同的特点:①胎儿期:如胎儿宫内窘迫,娩出后可出现胎儿窒息或娩出后咽喉腔分泌物增多,以及羊水阻塞呼吸道所致的呼吸危象,常需麻醉医师紧急抢救(包括面罩给氧加压通气或气管插管呼吸支持等);此外,如剖宫产孕产妇应用易透过胎盘屏障而影响胎儿呼吸功能的药物,则容易引起胎儿娩出后其呼吸抑制而产生低氧血症;②新生儿:该年龄段其生理功能发育尚未完善,生理调节与各种适应能力还远不够成熟,加之先天性疾病较多,故新生儿麻醉多为急症手术,加之新生儿麻醉耐受能力很差,围麻醉期死亡率相对很高;③婴儿期:通常 6 个月时体内胎儿血红蛋白基本变为成人血红蛋白,而血红蛋白也可降至110g/L,其血红蛋白的携氧能力则显著下降,故婴儿麻醉术中较容易引起缺氧;④幼儿期:此年龄段小儿容易患呼吸系统疾病,而先天性唇、腭裂手术或其他先天性疾病(如先心病等)的手术也大都在此年龄段进行,扁桃体、腺样体肥大切除术也在3岁左右实施,尤其小儿气管、支气管异物是高发年龄段,幼儿期实施口腔与咽腔手术以及气管与支气管异物手术,务必保障呼吸道的通畅,否则任何呼吸道的梗阻均可造成机体严重缺氧;⑤学龄前期与学龄期:该年龄段的生理特点大致接近成年人,故麻醉用药及方法也类似于成年。

综上所述,可以看出,小儿临床麻醉保障呼吸道通畅,做好呼吸功能管理是其关键,务必将注意力关注在呼吸系统方面。

【提示与注意】由于小儿发育及生理功能存在着明显个体差异,即使同年龄段也存在显著不同,因此,临床上小儿麻醉风险一般与年龄成反比,即年龄越小、发育越差、患病越重,其麻醉风险也越大。

410. 小儿呼吸道解剖有何特点? 与呼吸道管理有何关系?

【术语与解答】小儿呼吸道解剖与成人差别甚大,尤以新生儿、婴幼儿年龄段,主要表现在呼吸系统解剖结构特点与人工呼吸道的建立(气管插管等),以及呼吸道的维护与管理,故小儿较成人更容易引起舌后坠、呼吸道分泌物增多、喉痉挛、喉水肿、喉梗阻等,以致随时都可发生机体缺氧与二氧化碳蓄积。

【麻醉与实践】围麻醉期小儿呼吸系统解剖与人工呼吸道建立(气管插管)之间的关系:

1. 头颈　①与成人相比,新生儿头软、颈细,且颈部支撑差,麻醉医师实施气管插管有力用不上,必须具有娴熟的技术加技巧方能迅速且理想的建立人工呼吸道。此外,喉镜显露声门较婴儿、幼儿有一定的难度;②婴儿头颅及舌体相对较大,加之其颈部较短且柔软,在正中仰卧位时,颈项容易屈曲,头颅容易歪向一侧,非气管插管麻醉术中容易引起上呼吸道梗阻。

2. 鼻腔　新生儿及婴儿鼻道狭窄,鼻黏膜菲薄柔嫩,血管丰富,如果分泌物过多或黏膜组织水肿,极易引起鼻腔通气受阻,如麻醉术后口咽腔稍水肿,则易引起呼吸困难。

3. 口咽腔　在幼儿及小龄儿童年龄段,其扁桃体与腺样体常肥大,前者(扁桃体)肥大阻塞口咽,后者(腺样体)肥大可阻塞鼻咽,两者同时肥大患儿通常睡眠状态则表现出上呼吸道梗阻,乃至呼吸暂停,醒后其上呼吸道梗阻则解除,临床一般诊断为阻塞性睡眠呼吸暂停综合征。严重扁桃体、腺样体同时肥大患儿,一旦应用镇静药,尤其全麻诱导后,很容易引起医源性上呼吸道严重梗阻,可明显表现出"三凹"征象,甚至个别患儿面罩给氧加压通气也发生困难,常迫使麻醉医师立即气管插管或安放口咽通气道。

4. 喉部　①新生儿除颈细且柔软外,其会厌、声门均小而短,喉镜置入喉部视野小,致使寻找会厌和声门有一定难度,且声门显露往往不清,尤其紧急气管插管时很难一步到位,需反复观察尚能寻找到会厌标志,常导致气管插管时间明显延长,尤其出生后不久的新生儿;②婴儿喉部呈漏斗型,加之小婴儿会厌常呈倒U或倒V字形,喉镜在舌根-会厌交界处抬起会厌后,倒U或倒V字形会厌则呈"对折状",从而挡住大部分声门,故可妨碍气管插管。遇此情况若影响插管时,可改换使用直喉镜片将会厌直接挑起而显露声门;③婴儿与幼儿其喉部肌肉张力较高,相关刺激性因素极易引起喉痉挛;④由于婴儿年龄段其上呼吸道最狭窄处常位于环状软骨平面,有时选择的气管导管插入声门后,但不能穿过环状软骨,只有另换小一型号的导管方能插入气管内。此外,在早产儿和新生儿由于牙槽突(门齿尚未萌出部位)至声门间距很短,故直喉镜片显露声门比弯喉镜片更好用。

5. 气管　新生儿、婴儿气管短而细,长度约为 3.5~4.5cm,而气管直径约 3.5~4.5mm,气管导管插入稍深,易使管尖触及隆突或进入一侧支气管(尤其容易进入右支气管),若插入较浅术中又易脱出声门,故插入适宜深度较有难度。此外,如气管导管选择稍粗,虽管尖进入声门,但不易越过环状软骨。当气管导管选择较细,虽能穿过环状软骨而进入气管内,但气管导管内径更细,从而致使呼吸道内压增高,又容易被分泌物所阻塞。因此,低龄小儿需仔细挑选粗细适中的气管导管。

6. 呼吸道黏膜　幼儿以下年龄呼吸道黏膜疏松、脆弱,且极易水肿,尤其咽喉腔部位的组织非常脆弱,实施暴力喉镜显露声门和蛮力气管插管或反复气管插管,以及长时间吸痰刺激,很容易引起咽喉部黏膜组织水肿,因此临床上常导致上呼吸道梗阻且通气不畅,严重者可导致呼吸费力或呼吸困难。一旦口咽腔存在占位性病变,甚至可造成窒息。

综上所述,正是小儿呼吸道解剖结构与生理功能所致,在小儿麻醉期间其关键是呼吸系统的管理,而临床麻醉实践证明,掌握了小儿呼吸道的畅通,并保障机体有效通气,则可基本保障了小儿的生命安全。

【提示与注意】也正是上述小儿呼吸道解剖特点,决定了围麻醉期保障患儿上呼吸道的通畅与正确管理上呼吸道的重要性。此外,3 岁以下小儿气管插管后也可不需将气管导管套囊充气,当然,既然导管已具备充气性能,作者认为注入少量气体为佳,以缓冲套囊皱褶对气管黏膜的摩擦。而 3~6 岁以上的患儿气管插管后以适量充气为妥,而 6 岁以上儿童则需正常充气为宜。

411. 小儿体温调节功能与临床麻醉存在何种关系?

【术语与解答】新生儿、婴儿体温调节功能较成人差,调节范围显著为窄,尤其易受周围环境因素的影响。其原因在于体表面积相对增大,皮下脂肪少,单位面积的散热量约是成人的4 倍,加之机体产热不足、传导增快、代谢旺盛、散热容易,故体温易受周围环境温度而改变,尤其在较低温度环境下,极易造成低体温(如刚出生的胎儿,因子宫内温度与环境温度差异显著)。当体温下降至 35℃以下,除对中枢神经系统及循环功能抑制外,还可因外周血管收缩影响组织氧供,从而易导致呼吸抑制、组织细胞缺氧、代谢性酸中毒以及低氧血症等。此外,若环境温度较高,麻醉术中多层敷料覆盖,体温则容易升高。

1. 体温降低对小儿的影响　①体温下降易使麻醉过深,且麻醉药代谢、消除缓慢,常导致小儿术毕苏醒明显延迟;②低体温氧解离曲线左移,氧合血红蛋白释放氧降低,若伴有呼吸抑制,吸入氧浓度不够,以及心排血量不足等因素,则可加重组织、器官缺氧,乃至低氧血症发生,并易导致酸中毒。

2. 体温升高对小儿的影响　①机体代谢与氧耗增加:体温升高患儿麻醉期间氧耗大于氧供,机体易出现缺氧,同时二氧化碳也易增多,从而引发代谢性酸中毒;②脑组织氧耗倍增:体温增高机体易出现中枢神经系统症状,临床表现为烦躁、淡漠、嗜睡,甚至惊厥、昏迷。

【麻醉与实践】一般而言,年龄越小,其体温越容易下降(如上述年龄段),而年龄较大者,其体温则容易上升。由于新生儿与婴儿麻醉后对低体温尤为敏感,故小儿麻醉维持期与手术期间很易受环境温度与大面积皮肤裸露、皮肤消毒、胸腔或腹腔冲洗、输血、输液等因素影响而发生体温显著降低。围麻醉期体温变化的常见因素:

1. 体温下降　①新生儿:由于新生儿中枢体温调节机制发育尚不健全,其基础代谢率低,体表面积与体重之比相对较大,分钟通气量与体重之比相对较高,因此,麻醉期间更容易产生体温下降或过低,并导致麻醉加深、呼吸与循环抑制,而且术后苏醒延迟,还易发生硬肿症。所以,新生儿麻醉期间应注意保温;②麻醉药物:全身麻醉可明显影响机体自主神经对体温的调解,如扩张皮肤血管,而增加散热,体温降低后对静脉全麻药与吸入全麻药的药动学及药效学均有影响,可使吸入全麻药的 MAC 值降低,静脉全麻药及非去极化肌松药的作用延长,致使全麻术后苏醒明显延迟;③环境温度:小儿麻醉后,如室温较低情况下,尤其体表裸露消毒、清创植皮或胸、腹腔探查手术及胸、腹腔冲洗等,更易使体温下降;④输血输液:如寒冷季节,输入较多的库血及凉液体等。根据上述情况,小儿麻醉术中应采取保温措施,尤其新生儿及婴幼儿。

2. 体温上升　①环境温度:如夏季无空调设备,而室温过高,加之患儿术中多层敷料覆盖、灯光照射以及手术时间较长,均可使体温升高;②呼吸道欠通畅:小儿气管插管内径较细,带管自主呼吸易被分泌物阻塞,常造成通气不畅,致使患儿呼吸费力、频率增快,从而产热增加而致二氧化碳蓄积。因此,体温容易引起升高;③恶性高热:尽管恶性高热较罕见,但必须高度警惕,尤其应用琥珀胆碱或吸入性全麻醉药。

【提示与注意】小儿体温监测是临床麻醉管理中的重要一环,因关系到麻醉质量与相关风险,必须予以重视。应针对麻醉期间小儿体温易升降的因素进行预防,出现体温异常变化,务必采取及时、有效的处理措施,以防止或避免并发症及意外发生。

（王世泉　王元青　刘陕岭）

第二节　小儿麻醉相关问题

小儿并非成人的缩影,与成人比较,无论是解剖、生理、药理特点,还是临床麻醉操作各方面,均存在一定差异,尤以新生儿、婴幼儿年龄段与成人差别甚大,主要表现在呼吸系统解剖结构与相关生理功能特点两大方面,前者与人工呼吸道的建立、维护有关,后者则与麻醉用药及体温调节等有关,通常应用于成人的麻醉技术与方法,以及相关用药和输液必须经过适当的调整、筛选、改进、缩减,且精确计算,方可使用于不同年龄段的小儿,其目的就是确保小儿围麻醉期生命安全。所以小儿呼吸道解剖结构以及机体生理特点与麻醉的关系非常密切。

412. 为何应重视小儿麻醉前用药?

【术语与解答】传统理论认为,小儿麻醉前必须应用抗胆碱药(阿托品或东莨菪碱)与相关镇静药(苯巴比妥、复方冬眠灵或咪达唑仑等),其目的减少呼吸道分泌物、预防迷走神经反射以及缓解小儿恐惧与紧张心理。但长期的临床实践使得麻醉医师对麻醉前用药产生质疑,即麻醉前常规应用相关药物是否合理、是否有用、有无临床意义等。

理想的麻醉前用药应具备以下优特点:①应用简便(如口服、黏膜或敷贴吸收)、起效迅速、作用可靠;②无创伤途径给药,即无注射疼痛刺激,小儿容易接受;③无恶心与头晕症状,既可减少呼吸道分泌物,又不感觉口干舌燥等不适感和副作用;④既能达到适宜的镇静,又不抑制呼吸、循环功能;⑤药物具备安全性与舒适性;⑥药物作用时间适宜,又不与术中麻醉维持用药起协同作用而导致患儿术毕苏醒延迟。

【麻醉与实践】由于目前临床尚无理想的麻醉前用药,因此,对于现今小儿麻醉前用药既不要全盘肯定,又不能全面否定,应以患儿实际需要或有选择性较为合理:①1.5 岁以内小儿一般不需要镇静药,因该年龄段还未形成焦虑与紧张的精神状况;②急诊患儿也无需应用镇静药(如苯巴比妥或(和)东莨菪碱等),因用药后可能提前出现意识淡漠或"昏睡"状态,致使麻醉诱导、术中麻醉维持以及术毕不易判断苏醒时间及其他问题;③麻醉前用药多为肌肉注射,小儿对突如其来的注射痛本身就是一种恐惧刺激,使得患儿更不敢离开父母而进入手术室;④肥胖患儿、扁桃体与腺样体肥大患儿以及头颈部与上呼吸道结构异常患儿也不宜使用镇静药,因对药物敏感者可能产生舌后坠显著,故可加重原本形成的上呼吸道狭窄而出现梗阻(如咪达唑仑或地西泮具有中枢性肌肉松弛作用,可引起梗阻性通气不畅或完全阻塞),尤其术前30分钟或更长时间应用后,患儿尚未进入手术室,均由家长看护,此时则是危险阶段,容易出现不测;⑤麻醉前半小时应用抗胆碱药物(阿托品、东莨菪碱),患儿进入手术室后正是药物处于高峰期,而咽腔存在分泌物者,则干燥、凝结,全麻诱导完善后,喉镜直视下发现黏稠、干燥的分泌物半遮盖声门或经咽后壁连接在会厌上而遮挡声门视线,又因黏稠、干燥分泌物给予吸引较有难度,如不给予吸引,气管插管容易将这些分泌物带进气管内;⑥复方冬眠灵镇静效应显著,且与全麻用药起协同作用,使得全麻术毕患儿苏醒明显延迟,应斟酌使用。

【提示与注意】综上所述,是否使用术前药及如何使用,应由实施该患儿麻醉的那位医师在访视患儿后决定为宜,或患儿进入手术室建立静脉通路后由麻醉医师直接静脉给予,若患儿不予配合,则可面罩高浓度吸入七氟烷等,短时间内可使其安静,然后再按步就班的将术前药与麻醉诱导药先后应用,或根据患儿全身状况以及心电监测指标判断后再决定是否追加麻醉前用药(如阿托品等)或无需提前应用该药。总之,麻醉前药物应用应灵活、不僵化。

413. 小儿呼吸道特点与气管插管关系有哪些?

【术语与解答】小儿呼吸道特点与气管插管关系颇为密切。

1. 新生儿 ①口腔、咽腔空间狭小:气管内插管时必须选择细而短的喉镜片,方能显露出相对较大的口咽腔空间,不至于过多的阻碍视野,从而有利于观察会厌和声门;②新生儿会厌短、声门窄:麻醉医师首次操作新生儿气管内插管,往往喉镜片前端很容易越过会厌和声门,从而将两者遮挡而失去解剖标志,故致使寻找声门困难,只有将喉镜片顺着舌体弧度抵达咽腔适宜深度,才能充分抬起会厌与显露声门;③气管短而细:新生儿气管长度仅4cm,气管短很容易造成气管导管插入过深,使管尖抵达隆突处或进入一侧支气管。新生儿气管内径小(约3.5mm),尤其体重小者只有选择3.0ID,甚至2.5ID气管导管方能插入气管内。此外,气管细不利于气管内吸引分泌物,带管时间过长气管导管前端容易被分泌物所阻塞。总之,新生儿整个呼吸道均狭小,常致使气管插管操作与呼吸管理难度倍增。

2. 婴儿 头颅及舌体相对较大,其颈部则细短,头颅容易偏向一侧,容易引起颈段呼吸道扭曲,尤其全麻状态时上呼吸道容易受阻,因此非建立人工呼吸道(如气管插管或喉罩)期间可引起上呼吸道通气不畅。

3. 幼儿 此年龄段小儿易患扁桃体、腺样体增生、肥大,该病情特点则是口咽腔与鼻咽腔明显缩窄,从而导致上呼吸道通气障碍,通常睡眠状态下打鼾显著,严重时可出现一过性呼吸暂停(即阻塞性睡眠呼吸通气障碍综合征)。

【麻醉与实践】正是新生儿、婴儿与幼儿的呼吸道解剖结构特点所致,因此全麻实施气管插管与呼吸道管理必须全方位考虑:①小儿气管插管更需小心、仔细、轻柔,既不能插深,也不能插浅。如插管较深,易致使管尖触及隆突,易引起交感神经反射性兴奋而呛咳与心率过度增快。若插管过深,其管尖则进入支气管,从而易导致一侧肺不张,并造成通气不足。然而,插管较浅或过浅,麻醉术中稍不慎,即引起脱管;②小儿呼吸道腺体分泌旺盛,加之气管插管内径细,分泌物很容易阻塞气管插管前端,尤其术后带管苏醒期间,分泌物逐渐增多,且易形成痰痂,吸痰管很难将痰痂吸出,从而导致气管内插管阻塞。临床表现为患儿自主呼吸困难,心率增快、全身大汗、SpO$_2$逐渐下降,若不尽快拔除气管插管,患儿往往因严重低氧血症,乃至窒息而死亡;③由于该年龄段整个呼吸道黏膜组织脆弱、疏松,较长时间给予咽腔刺激(如反复气管插管、频繁吸引咽喉腔分泌物、口腔内手术使用开口器压舌板时间过长或口腔手术操作时间过久等)可引起黏膜组织水肿、肿胀,手术完毕,拔出气管内插管后,患儿可出现上呼吸道通气不畅或受阻,甚至一过性喉痉挛,严重者可发生呼吸困难及窒息。因此,实施幼儿以下年龄段喉镜显露声门与气管插管,应注重轻柔、轻巧,避免暴力、莽撞操作。

【提示与注意】 之所以小儿气管插管过深其导管前端容易进入右侧支气管,而不容易进入左侧支气管,是因为气管导管的管尖在右侧,其导管斜面开口在左侧,当导管前端抵达隆突时,其管尖在隆突的右侧,首先滑进右侧支气管,而导管斜面开口则对准左支气管开口,继之跟随滑入右侧支气管。当气管插管进一步过深,其导管前端则可阻塞右肺上叶支气管开口(因右支气管显著短于左支气管),除左侧全肺可出现肺通气障碍或肺不张外,其右肺上叶也可出现通气不足或引起该肺叶肺不张,此时机体5叶肺只有右肺中、下2叶通气良好,故远达不到机体氧合的需要,必须予以注意。

414. 为何应重视小儿麻醉术中生理功能监测?

【术语与解答】 麻醉与手术期间,小儿生命体征可随时发生变化,麻醉医师单靠肉眼观察和听诊器监听很难得到早期异常信息。而现代化的监测仪器则能直接显示各生命体征的瞬时变化,若肉眼观察和听诊器监听同各监测仪器相结合,则能全面掌握生命体征信息,故保障患儿生命安全。

【麻醉与实践】 人体在不同的环境、不同时刻、不同状态时其生理功能的各项指标或参数变化并非完全一致,尤其在疾病、麻醉、手术,以及病情危重情况下其病理生理的变化特点更为凸显和迅速。为能提前了解围麻醉期各生命体征及病情发展变化,及时发现异常症状,尽快做出正确判断,且及早实施合理、有效的治疗与处理,则能减少患儿的不良反应与并发症以及意外的发生,而行之有效且颇为理想的手段则是生理功能和生命体征相关监测。

1. 呼吸功能监测 ①常规在心前区胸壁放置听诊器监听呼吸音、呼吸频率,同时可监听心率和心音的强弱;②肉眼可观察呼吸运动模式、呼吸囊的动态、口唇黏膜与手术野渗出血的颜色;③脉搏血氧饱和度(SpO$_2$)与呼气末二氧化碳(P$_{ET}$CO$_2$)则可监测机体是否缺氧或二氧化碳蓄积;④呼吸道压力监测则能明确呼吸道是否通畅;⑤血气分析可了解电解质与酸碱平衡的变化。

2. 循环功能监测 ①临床常规监测有心电图、血压,心率(律)以及监听心音,以准确评估循环功能状态,以及有无心律失常;②如患儿术前并存心、肺疾病或进行复杂手术,还应监测直接有创动脉压、中心静脉压(CVP)和尿量。

3. 体温监测 ①新生儿的体温调节中枢发育尚未成熟,散热过快或散热障碍可能随时出现。因此,麻醉期间的体温变化很大,体温降低或升高都有可能发生。此外,室内或环境温度、输液,乃至输入库血,均可引起体温变化;②小儿麻醉期间应常规监测体温,通常监测鼻咽温或肛温。

4. 脑电双频指数(BIS) 全麻患儿可通过所测 BIS 读数(0~100),可基本明确患儿是否处于清醒、镇静、睡眠及意识消失状态。

【提示与注意】 值得提出的是:①呼吸功能指标 SpO$_2$ 监测的临床应用,是小儿临床麻醉监测的一大进展,可及时监测患儿的血液氧合状况,为呼吸功能多变的儿科手术麻醉提供了安全保障。但在新生儿使用时应选择适合新生儿的传感器探头,由于低龄小体重患儿其手指或耳垂放置探头困难且容易脱落或移位,必要时可放置于手掌或脚掌处易固定牢靠;②麻醉与手术期间,患儿可因药物、麻醉操作、手术创伤及体位变动等诸多因素而影响或干扰正常的生命活动,时常发生突如其来的生命体征异常变化,严重者常威胁着患儿安全,而麻醉手术患儿出现异常症状或相关并发症早期,必然伴随着器官生理或功能上的前期变化,这些早期异常信息,并非麻醉医师都能靠眼睛、感觉及经验就能发现。因此,临床各种监测仪器的应用,可使麻醉医师提早发现患儿的异常症状变化,尤其呼吸与心血管功能的早期改变,以便提前给予治疗和处理,这对于减少并发症,保障患儿安全,提高医疗质量,促进术后早期康复起到了积极推动作用。由此可见,小儿围麻醉期生命体征监测是保障其生命安全的重要一环。

415. 为何小儿术前上呼吸道感染实施麻醉风险颇高?

【术语与解答】 临床上麻醉医师经常遇到两难境地的问题,即小儿入院后准备择期手术的前一两天则发生了上呼吸道感染,由于上呼吸道感染的程度不同,往往致使麻醉医师难以定夺,因此,该问题则对麻醉医师确实是一个"挑战"。

【麻醉与实践】 无论理论上认为,还是临床经验认为,原则上术前患有上呼吸道感染其择期手术必须停止或延期,但临床上有时常与手术医师产生矛盾:如手术医师认为该患儿流涕不多、咳嗽不明显、体温不很高(如37.1~37.3℃)、精神较充足,只是一点小感冒,麻醉术中不会发生相关问题。麻醉医师对手术医师所提问题必须全面了解、综合分析,方能做出正确判断:①首先与患儿父母详细交谈,咨询患儿病史,如鼻流涕颜色(清水样、粘液样或黄脓涕等)、夜间睡眠有无打鼾或打鼾程度、有无鼻塞和咽喉痛及头痛、咳嗽是否严重与咳痰是否增多、患儿讲话有无嘶哑、听诊双肺呼吸音是否粗糙或有无啰音,以及是否给予口服消炎药或肌注乃至静脉应用抗生素等,若上述情况存在则应延期手术;②如患儿因单纯过敏性鼻炎而流少量清水样鼻涕,但不伴有发热、咳嗽等,其麻醉手术一般无风险;③如患儿为上呼吸道感染初期,手术医师因手术治疗心情迫切,往往积极给予消炎药和抗生素治疗,致使患儿上呼吸道感染症状已被掩盖或消失,对此麻醉医师也不应妥协而实施麻醉,因仍存在潜在风险,甚至高度风险。这是因为上呼吸道感染后其呼吸道分泌物必然增多,而整个呼吸道应激性或敏感性增强,麻醉期间极易出现或产生呛咳、屏气、喉痉挛、细小支气管平滑肌痉挛性收缩与心律失常等,一旦发生不测,则因小失大,后悔莫及。

【提示与注意】 笔者曾遇到一例5岁因扁桃体、腺样体肥大择期全麻下行扁桃体、腺样体摘除术患儿,该患儿入院后因上呼吸道感染经抗生素治疗2天其临床症状消失或被掩盖,全麻诱导后患儿突发呛咳,紧接出现窒息(口唇即刻发绀),SpO_2由入室98%迅速下降至75%,面罩加压给氧通气受阻,立即紧急喉镜直视下行气管插管,但声门不能窥见,喉腔被黄色脓性分泌物完全遮盖,立即给予吸引,此时SpO_2已下降至16%,让助手按压胸廓给予辅助人工呼吸时,喉镜直视下隐约发现声门处黄色脓性分泌物随每次胸廓按压由内向外流,快速将气管导管插入后,连接呼吸贮气囊,纯氧加压通气呼吸,约一分钟时SpO_2上升至78%。暂停人工纯氧通气,再次经气管插管给予气管内吸引,吸出大量黄脓色分泌物,继续给予纯氧辅助呼吸时,患儿情况好转,SpO_2上升至98%。静脉注射地塞米松5mg,以后经过顺利,暂停手术,待患儿完全清醒拔出气管插管,护送病房后继续抗生素治疗,一个月后患儿再次入院,其麻醉与手术期间无特殊情况。

416. 为何胎儿、新生儿、婴幼儿围麻醉期最易突发紫绀(发绀)?

【术语与解答】 胎儿、新生儿、婴幼儿(该年龄段)围麻醉期最为常见的紧急情况则是突发紫绀(发绀),即口唇、面容及四肢甲床发绀。这是麻醉医师最为忌讳的呼吸危象,因短时间若不能逆转,继之可发生心搏骤停。①胎儿与新生儿:经剖宫产娩出的胎儿或出生后的新生儿,其脏器功能尚未发育完善,尤其功能残气量低,而且氧储备差,任何影响肺功能的因素或引起呼吸道梗阻的原因均可在很短的时间内出现发绀;②婴幼儿:该年龄段进入发育生长迅猛期,机体氧耗量显著增大,若出现呼吸抑制、呼吸动力不足、呼吸暂停或呼吸道障碍,同样可在短时间内引发口唇及面色发绀;③发绀危象时循环功能变化:机体出现发绀,均同时伴随心动过速,如发绀未能及时改善,心率迅速由代偿性增快转化为失代偿性心动过缓,一旦发绀仍未逆转,则可即刻发生心搏骤停。围麻醉期小儿突发紫绀,即使对富有临床经验的儿科麻醉医师也是一种严峻挑战。

【麻醉与实践】 围麻醉期引起胎儿、新生儿及婴幼儿产生发绀的主要原因有:

1. 胎儿 ①孕妇伴有相关疾病,如心脏病、肺心病或严重贫血,以及严重低血压等,经自然生产或剖宫产后的胎儿容易引起发绀;②孕产妇应用过多的缩宫药物易引起子宫剧烈性、持续性收缩,而娩出的胎儿也易出现发绀;③如给予孕产妇使用过多的麻醉药,麻醉药可通过胎盘屏障致使胎儿的呼吸中枢受到抑制,娩出的胎儿同样可存在发绀;④脐带受压、脐带脱垂或脐带绕颈,以及胎盘过早脱落,导致围产期胎儿缺氧;⑤分娩时脑出血或早产儿呼吸中枢功能不全,致使呼吸功能减弱或障碍;⑥早产儿和剖宫产胎儿的肺扩张不全(肺不张);⑦分娩前或在分娩过程中,胎儿吸入了羊水或胎粪;⑧胎儿心脏存在严重先天性畸形,其静脉血液进入动脉系统;⑨胎儿急性失血过多。

2. 新生儿 头颅大颈细软,加之无牙齿支撑的口腔,围麻醉期容易出现屏气、呼吸抑制、喉痉挛或窒息。

3. 婴儿 耗氧量高,围麻醉期如未给予面罩供氧实施氧储备情况下,即使气管插管时间稍长一点,也可能引起 SpO_2 明显下降,其发绀症状立即显现。

4. 幼儿 该年龄段围麻醉期清醒状态往往不易配合,常致使麻醉诱导时或术毕恢复期上呼吸道管理有一定难度,一旦呼吸道如有异常情况,很易引起发绀。

此外,如上述胎儿、新生儿、婴幼儿发生紫绀,紧急行面罩控制通气或实施气管插管均较成人有所棘手,也容易将气管导管插入过深进入一侧支气管,或插入过浅导管气囊处于声门之间,患儿头颈稍活动可使气管插管脱出声门。尤其麻醉术中采取非气管插管患儿,其上呼吸道自始至终的保持通畅则颇有难度。

【提示与注意】 无论何种原因所致胎儿、新生儿、婴幼儿呼吸抑制、屏气、上呼吸道梗阻,乃至窒息,只要出现发绀,首先应立即给予有效人工通气,若在纯氧条件下实施面罩加压呼吸支持效果更佳,必要时应迅速建立人工呼吸道(如气管插管等),进行人工手控呼吸支持或机械供氧通气,其目的是将机体急性重度缺氧迅速改善,以使 PaO_2 和 $PaCO_2$ 尽快回复至正常范围。当喉痉挛所致急性发绀出现,首先快速面罩供氧加压通气,同时呼喊其他同事紧急注射适宜剂量琥珀胆碱,再根据缺氧情况决定是否给予气管插管。

(王世泉 王元青 刘陕岭)

第三节　小儿临床麻醉方法

从事小儿麻醉务必熟悉两方面问题,其一,熟悉小儿的呼吸道解剖与呼吸功能生理特性;其二,熟悉各麻醉药物的作用特点,以及搭配复合应用的利与弊。小儿临床麻醉应根据不同年龄、全身状况、手术部位、手术范围,以及创伤刺激强度等而确定相匹配的麻醉方法。此外,通常应用于成人的麻醉技术与方法,以及相关用药必须经过适当的调整、筛选、改进、缩减,且精确计算,方可使用于不同年龄段的小儿,其目的是确保小儿围麻醉期安全。

417. 如何实施小儿硬脊膜外隙脊神经干阻滞?

【术语与解答】①临床上实施小儿硬脊膜外隙脊神经干阻滞(简称脊神经干阻滞或硬膜外阻滞)主要用于腹部以下手术,但何种年龄段小儿选择脊神经干阻滞为宜或应用该麻醉方法的指征有哪些,目前尚未统一,各医疗单位(医院)以及麻醉医师往往根据传统观念或(和)个人操作熟练程度选择;②小儿脊柱较成人显著为短,且硬脊膜外隙至体表距离很浅,故年龄越小其穿刺与注药以及其他相关风险也越大,故年龄在 5~6 岁以下多采取骶管硬脊膜外隙脊神经阻滞(骶管脊神经阻滞)替代,而 7 岁以上患儿以采用脊神经干阻滞较适宜;③由于小儿背部皮肤至硬脊膜外隙间距较短,且黄韧带较薄,穿刺针进入硬脊膜外隙突破感与负压均不明显,故该麻醉方法多由临床经验较为丰富的麻醉医师操作;④在小儿腹腔以下各手术中,由于骶管脊神经阻滞操作方法简便,且麻醉风险较低,因此临床应用较脊神经干阻滞或蛛网膜下腔脊神经根阻滞(简称脊神经根阻滞或腰麻)广泛。

【麻醉与实践】①在大龄儿童(7 岁以上)选择腰段脊神经干阻滞较为普及,而选择胸段脊神经干阻滞应相当谨慎;②麻醉医师实施成人硬脊膜外隙穿刺已相当熟练,但在小儿,尽管给予腰段硬脊膜外隙穿刺,仍必须熟练和慎重;③该麻醉方法其腰段椎间隙穿刺点一般选择 $L_{3\sim4}$ 或 $L_{4\sim5}$ 较安全;④常用局麻药为 0.125%~0.25% 的罗哌卡因或 0.125%~0.25% 的布比卡因,一般按 0.3~0.5ml/kg 缓慢注入。

【提示与注意】大龄儿童选择脊神经干阻滞,当完成穿刺或置入导管后,注药前除回抽查看有无血液或脑脊液外,还务必先给予 0.5~1ml 局麻药试验量观察 5 分钟是否出现蛛网膜下腔脊神经根阻滞(腰麻)征象,以防范全脊麻。此外,为安全起见,小儿腹部以下手术尽量选择骶管脊神经阻滞为妥,若腹腔脏器阻滞不全,可采取全麻(气管插管或安置喉罩)联合骶管脊神经阻滞,两者互补可优于单纯实施脊神经干阻滞(实际该麻醉方法也需要应用适宜剂量的全麻药,以解决椎间隙穿刺操作时以及术中的不配合),而且全麻联合骶管脊神经阻滞不仅可使全麻用药量显著减少,又可抑制内脏牵拉不适感和相关应激反应,还可避免单纯脊神经干阻滞有可能引起的呼吸抑制风险。另外术毕也较容易苏醒。

418. 如何实施小儿蛛网膜下腔脊神经根阻滞?

【术语与解答】①蛛网膜下腔脊神经根阻滞(简称脊神经根阻滞或腰麻)多用于全身情况较好的儿童,尤其患有呼吸系统相关疾病且大于 6 岁的小儿较为安全,因单纯实施气管插管全麻容易引起术后呼吸系统并发症,而脊神经根阻滞可减少呼吸并发症;②该麻醉方法适应证为小儿腹部、会阴部和下肢手术。

【麻醉与实践】①该麻醉方法先行基础浅全麻,该条件下可使不予配合的儿童安静状态以便处于侧卧穿刺体位,有利于椎间隙穿刺部位定点,一般选择 $L_{4\sim5}$ 较为安全;②当穿刺针经硬脊膜外隙刺破硬脊膜后,可有脑脊液缓慢流出,说明针尖已进入蛛网膜下腔,轻轻回抽仍通畅,则可缓慢注入已备好的局麻药;③注射完毕局麻药后,拔出穿刺针并将患儿安置平卧位,同时面罩给氧持续吸入;④局麻药通常将 0.75% 布比卡因或 0.75% 罗哌卡因加入 10% 或 25% 的葡萄糖液,稀释成 0.5% 的重比重溶液,一般按 0.3~0.5mg/kg 给药,以达到脊神经根阻滞。

【提示与注意】小儿注入基础全麻药(如适量氯胺酮或咪达唑仑)后,安置侧卧穿刺体位时,不宜使患儿头颅过度前屈,以免影响上呼吸道的通畅,同时需有 SpO_2 监测。需要提醒的是,为患儿围麻醉期安全,仍以骶管脊神经阻滞替代脊神经根阻滞为妥,因脊神经根阻滞的范围其骶管脊神经阻滞基本均能达到,尤其低年龄段小儿。若高年龄段小儿存在阻滞稍不全,可给予适量全麻药或(和)辅助相关药物弥补即可。

419. 小儿骶管脊神经阻滞有何特点? 如何实施?

【术语与解答】①小儿骶管硬脊膜外隙脊神经阻滞(简称骶管脊神经阻滞)较腰椎以上硬脊膜外隙脊神经干阻滞相对安全,之所以能解决中、下腹部相关手术,是因为新生儿、婴幼儿脊柱短、椎管容量少、脊柱生理性弯曲尚未形成,注入骶管内的局麻药液较容易扩散。此外,此年龄段硬脊膜薄且脊神经纤维细,局麻药容易与较集中的脊神经充分接触而阻滞完善,故采取基础全麻复合骶管脊神经阻滞用于新生儿、婴幼儿相关中腹部以下手术则是一种较理想的麻醉方法;②小儿骶裂孔解剖较成人清楚,容易辨认,穿刺成功率高,故骶管脊神经阻滞在小儿为最常用区域麻醉,如一旦明确了穿刺定位标记,则是一种容易掌握和操作的麻醉技术,该麻醉方法通常与较浅的基础全麻相复合,可取代单纯依靠全身麻醉用于腹部和会阴部以及下肢手术,术毕还具有一定的术后镇痛作用;③骶管脊神经阻滞具有许多优点,尤其较硬脊膜外隙脊神经干阻滞与蛛网膜下腔脊神经根阻滞操作简便、应用安全,故是新生儿、婴儿及幼儿腹部以下部位麻醉应用最为广泛的操作技术之一;④在低龄小儿,尤其新生儿、婴儿年龄段采用骶管脊神经阻滞极少引起血流动力学影响,且麻醉效果满意,因此,新生儿、婴儿以及幼儿年龄段腹部以下手术均可采取此麻醉技术;⑤由于小儿生理特点很难合作,故小儿骶管脊神经阻滞均需结合浅程度的全身麻醉而实施,以保障麻醉术中无体动,且有利于呼吸功能管理。

【麻醉与实践】小儿骶管脊神经阻滞务必熟悉和掌握以下几方面:

1. 骶管解剖结构　①小儿硬脊膜囊末端距骶管腔较近,同样皮肤距离骶管腔也较近,故新生儿骶裂孔与蛛网膜下腔间距则缩短,因此年龄越小,骶管穿刺误入蛛网膜下腔的风险也越大;②小儿骶管腔容积较小,骶管脊神经阻滞应用局麻药,可向腰段乃至低位胸段硬脊膜外隙扩散、渗透,这就是婴儿以下年龄段部位麻醉应用最为广泛的操作技术之一的原因。

2. 适应证　主要用于小儿腹部、会阴部和下肢手术。单次注射骶管阻滞也常用于低龄新生儿,可防止因全身麻醉或应用麻醉性镇痛药而导致的呼吸抑制或呼吸停止。此外,小儿术后疼痛评分优于单纯全身麻醉。

3. 禁忌证　①骶骨与骶裂孔解剖结构缺陷或异常,以及穿刺部位皮肤感染、凝血功能异常、血容量显著减少等患儿属禁忌证;②脊髓脊膜膨出则属绝对禁忌证;③其他禁忌证同成年人。

4. 穿刺方法　①基础麻醉:由于患儿不予配合,可给予面罩吸入全麻药(如七氟烷等)或肌注或静脉注射适宜剂量静脉全麻药(如氯胺酮、咪达唑仑等),以便使患儿安静不动;②定位操作:使患儿左侧卧位或俯卧位(臀部需垫高,清醒年长儿适用),定位标记是位于两骶骨角之间和尾椎相交的骶裂孔;③经穿刺部位充分消毒后,食指自尾骨尖向上触摸骶裂孔,选用头皮针或套管针(便于连续骶管脊神经阻滞或留置术后镇痛)在骶裂孔中央凹陷处与皮肤呈35°~45°角向头端进针,当针尖穿过骶尾韧带后,可感觉稍有"突破感",此时针尖进入骶管腔内(即骶部硬脊膜外隙),也可再稍微进针1~2mm,然后固定针芯,当注射生理盐水试验无阻力时,且反复回抽无血液或脑脊液回流,即可连接已备好的局麻药注射器注入试验剂量局麻药(阻力消失试验),以防局麻药误入血管内或蛛网膜下腔,如无异常,可将余量注入骶管腔内。

5. 用药配方 ①利多卡因:>10岁为1%~1.5%浓度,5~10岁为0.8%~1%浓度,3~5岁为0.5%~0.75%浓度,<3岁为0.3%~0.5%浓度,剂量则按0.5~0.8ml/kg;②布比卡因:>10岁为0.25%浓度,5~10岁为0.2%~0.25%浓度,3~5岁为0.15%~0.175%浓度,<3岁为0.125%~0.15%浓度,应用剂量则按0.5~1ml/kg。如选择左旋布比卡因同布比卡因;③罗哌卡因:现今该局麻药已广泛用于小儿骶管脊神经阻滞,其起效时间、镇痛效果与持续时间均与布比卡因类似,只是运动阻滞稍欠佳,其应用浓度为0.1%~0.2%,剂量则按0.5~1ml/kg给药;④也可将上述局麻药按比例混合应用;⑤经骶管腔注入局麻药,其阻滞范围可达L_1~L_4,甚至还高。所以新生儿、婴幼儿采取骶管脊神经阻滞,完全可满足腹部以及下肢手术要求,尤其合并浅程度的全身麻醉,基本可解决新生儿、婴儿的整个腹部手术范围,在该年龄段这种麻醉方法比单纯应用全身麻醉相对安全。

【提示与注意】①小儿骶管穿刺操作,其进针不宜超过髂后上棘连线,以免刺破硬脊膜而进入蛛网膜下腔;②在向骶管腔内注射局麻药时,可将一手指放置注射针旁皮肤处,以感觉是否将药液注入了皮下组织;③由于小儿骶管内血运较丰富,穿刺后遇有回血应放弃该方法为宜,以防止局麻药吸收过快、过多引起中毒,尤其单次注药量大者;④穿刺成功后如回抽有清亮液体时,提示穿刺针已进入蛛网膜下腔,应放弃注入局麻药液;⑤进行阻力消失试验不宜注入空气,因注入气体有可能引起气栓;⑥穿刺针经骶管刺入过深则可误入蛛网膜下腔,尤其新生儿皮肤至骶管腔距离短,甚至针尖接近脊髓或刺伤脊髓;⑦小儿骶管脊神经阻滞失败的主要原因是骶裂孔定位有误或局麻药容量不足;⑧复合全麻时其局麻药中毒症状常被掩盖,心率与心律的异常改变或心搏停止则是被首先发现的征象;⑨由于骶裂孔距离肛门太近,被污染或病菌感染几率明显增高,因此不主张置入导管连续行骶管脊神经阻滞或自控镇痛。

420. 小儿全身麻醉方法有几种? 需要重视的问题有哪些?

【术语与解答】现今临床小儿手术大都采取全身麻醉(因非全麻患儿很难予以配合),其方法包括肌肉注射全麻、静脉注射全麻与呼吸道吸入性全麻,上述方法或单独实施,或先后进行,或同步复合性全麻。

【麻醉与实践】因为小儿大都不予配合,因此临床上基本采取全身麻醉。①非建立人工呼吸道全麻:由于该麻醉方法不能确保呼吸道通畅,故必须保持患儿自主呼吸,该方法主要用于患儿体表短小手术,通常临床应用较少;②建立人工呼吸道全麻:因气管内插管或安置喉罩实施机械控制呼吸,既能保障呼吸道通畅,又能确保机体有效通气,故该方法是临床小儿麻醉的主流,适合于任何手术操作。

1. 肌肉注射全麻 ①肌肉注射全麻是将全麻药经肌内注射,通过血液吸收,最终作用于高级中枢神经系统,从而产生意识丧失的麻醉方法(也称基础全麻);②目前可用于肌肉注射的全麻药主要是氯胺酮,其次是咪达唑仑,两者药物静脉与肌肉注射均可,可选择性满足部分小儿体表手术的需要。

2. 静脉注射全麻　①静脉注射全麻(简称静脉全麻,也称全凭静脉全麻)是指完全依靠静脉应用全麻药而达到意识消失为目的的一种麻醉方法;②静脉全麻是将所选择的全麻药注入静脉系统,经血液循环透过血-脑屏障作用于高级中枢神经系统(脑组织),从而产生意识丧失的麻醉方法。

3. 呼吸道吸入性全麻　将挥发性全麻药经蒸发器流出道抵达呼吸道入口(鼻腔与口腔),通过自主呼吸或人工通气的方法使该气体经呼吸道吸入或压入肺泡内,再通肺泡-毛细血管气体交换,并在血液内达到一定分压浓度而透过血-脑屏障,从而产生高级中枢神经系统抑制(即全身麻醉),最终致使吸入者(人体)其感觉、意识均消失,称为呼吸道吸入性全麻。

上述三种全麻方法也可先后或重叠实施,有利于互补,从而产生较为理想的麻醉作用。

【提示与注意】由于上述三种全麻方法均存在诱导期、维持期和恢复期,故需密切重视各时段的相关问题,尤其呼吸道通畅与呼吸功能问题:

1. 全麻诱导期　此阶段务必保证患儿上呼吸道通畅,以便顺利完成气管插管或置入喉罩。①新生儿整个上呼吸道松软,麻醉后上呼吸道容易"闭锁",应提前选择适宜的面罩,全麻诱导期有利于封闭口鼻周围实施有效呼吸支持或适度加压通气;②低龄婴儿头大颈细,虽年龄稍大于新生儿,但上呼吸道结构仍类似新生儿;③幼儿上呼吸道较新生儿及婴儿容易控制,故上呼吸道管理难度明显改观,但需关注扁桃体或腺样体肥大造成的急性上呼吸道梗阻;④全麻诱导期大龄小儿其上呼吸道较容易控制。

2. 全麻维持期　此时段着重关注呼吸道内压,如呼吸道内压消失,应查看是否脱管。若呼吸道内压显著增高,说明上呼吸道或下呼吸道出现梗阻,应寻找产生原因,以便及时排除和纠正。

3. 全麻恢复期　即使全麻术后患儿意识恢复,睁眼苏醒,自主呼吸满意,但绝不能掉以轻心,因小儿术毕拔管后很易引发急性呼吸道梗阻,甚至窒息,尤其低龄小儿。故有学者提示,全麻诱导期与全麻恢复期如同飞机起飞与降落,该两个阶段最容易发生并发症及意外。

421. 为何小儿麻醉术后护送 PACU 暂时管理为妥?

【术语与解答】小儿无论选择何种麻醉方法,一但麻醉术后,如成人一样均存在一段恢复过程,而恢复过程期间较成人更易发生想到或想不到的突发事件,尤其呼吸系统异常症状可随时发生,这就需要将麻醉术后患儿送至具备生理功能监测设施齐全,且又能治疗处理突发性呼吸、循环异常症状的场所,而麻醉术后监护室(英文缩写 PACU)就是这样一个麻醉术后集中管理的场所。

【麻醉与实践】PACU 大都位于麻醉科或手术室较近的范围内,以便术后患儿出现紧急情况则能及早处理,或迅速重返手术室抢救。当患儿在 PACU 恢复良好或满意后,经麻醉医师签字决定,患儿则可转出 PACU,直接护送至病房,若很小手术或直接让其家属护送回家。

【提示与注意】对于任何麻醉手术患儿,其术后 1 小时内则是充满风险的时间段,而将麻醉术后患儿送至 PACU,就是使患儿安全渡过危险期。

(王世泉　王元青　刘陕岭)

第四节　小儿手术与麻醉实践

从事小儿各专科手术麻醉实践,必须熟悉与麻醉相关的小儿解剖、病理生理、药理特点等,

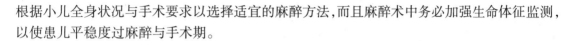

根据小儿全身状况与手术要求以选择适宜的麻醉方法,而且麻醉术中务必加强生命体征监测,以使患儿平稳度过麻醉与手术期。

422. 小儿膈疝手术如何实施麻醉与管理?

【术语与解答】①先天性膈疝属于膈肌畸形,是开始于妊娠早期胎儿的膈肌缺损或薄弱,从而导致腹腔内脏器疝入胸腔;②该病多发生于左侧胸腔,由于腹腔内脏器通过缺损或薄弱处疝入胸腔内,并存留于胸腔,同时占据了胸腔一定的空间,其结果直接影响和限制了胎儿肺组织的发育,严重者可导致肺发育不良、不全,直接造成胎儿出生后不能维持机体正常的氧合,甚至产生低氧血症;③先天性膈疝的严重程度取决于腹腔内脏器疝入胸腔的时间与容积大小,以及纵隔移位的程度;④约30%患儿可合并先天性心脏病等。

1. 病理生理 由于疝囊中的脏器压迫肺组织,造成患侧胸腔内压力增加,严重者纵隔被压向健侧而移位,故引起双侧肺脏均受压,直接影响气体交换而出生后表现为呼吸困难,以及低氧血症与高碳酸血症。此外,受波及的肺静脉回流受阻而导致肺动脉高压,从而动脉导管持续开放(胎儿循环),机体缺氧又使肺血管进一步收缩,且阻力增加,最终则导致循环衰竭。胎儿在发育早期若有膈疝形成,则会影响同侧及对侧肺脏的发育,因此肺组织发育不良、不全是导致新生儿早期死亡的主要原因。

2. 临床主要症状 该病多在出生后不久逐渐或很快出现呼吸窘迫,主要表现为呼吸急促、低氧血症与发绀,以及患侧呼吸音缺失,包括舟状腹(提示腹腔内器官移位)和桶状胸。

3. 临床主要治疗 先天性膈疝一旦明确诊断,则应尽早施行手术治疗,以免日久形成粘连或并发肠梗阻或肠绞窄。通常膈疝修补术可采用经腹切口,但也可经胸或经胸-腹联合切口。

【麻醉与实践】麻醉与术中管理要点:①膈疝患儿术前应放置胃肠减压管,以免胃肠胀气导致麻醉和手术过程中肺脏进一步受压而造成严重通气功能障碍,尤其全麻诱导加压过度通气可使潮气量明显增加,常致使过多的气体分流进入胃内,胃膨胀可将横膈压向胸腔以及腹腔脏器经疝囊挤入胸腔,从而更易造成肺容量显著下降,甚至出现呼吸危象,故全麻诱导面罩供氧辅助呼吸应小潮气量且增加呼吸频率为宜;②新生儿膈疝多有呼吸窘迫,入手术室后立即面罩吸入纯氧或轻度辅助呼吸,但避免正压通气,以防胃内积气增加腹腔内压。此外,对严重呼吸困难且存在发绀患儿,可吸入七氟烷诱导后直接行气管插管。症状较轻者也可辅助应用小剂量非去极化类肌松药和小剂量芬太尼进行气管内插管,插管后采用小潮气量与增加呼吸频率实施机械通气;③麻醉与术中主要致力于避免低氧血症和高碳酸血症的发生,以及由此而引起的恶性循环;④麻醉术中加强监测(如心电图、体温、动脉压、$P_{ET}CO_2$、SpO_2),并建立两条静脉通道。如果情况允许,可试做右侧桡动脉和颈内静脉穿刺置管,实施有创动脉测压和中心静脉压监测(CVP),间断抽查动脉血气,以便纠正电解质紊乱和酸碱失衡;⑤呼吸窘迫状态下多伴有低血容量,可根据情况输注血浆加以纠正;⑥如术中已将疝入胸腔内的脏器送回腹腔后,麻醉医师应轻柔缓慢稍过度膨胀肺,不宜立即将受压且不张的肺脏迅速复张,因部分发育不良的肺组织和肺泡不同于正常萎陷的肺组织,如加压通气快速膨肺,有可能引起其他正常肺组织因过度膨胀而促发气压伤,乃至气胸危险;⑦疝入胸腔内的脏器返回腹腔后,可使腹腔内压增高,有可能影响下腔静脉回流以及肾脏的血液灌注,故麻醉前静脉通路应建立在上肢为妥;⑧由于先天性膈疝患儿术后仍需要机械通气支持,故麻醉术毕无需拮抗麻醉性镇痛药和肌肉松弛药,可直接带气管插管护送至ICU继续呼吸机支持治疗和相关后续处理。

【提示与注意】①如麻醉术中出现氧合与血流动力学突然恶化,应迅速鉴别是因肺动脉高压所致,还是对侧气胸引起,因两者的治疗方法不同,前者(肺动脉高压)的治疗则需适宜过度通气;而后者(气胸)则需要给予胸腔穿刺或胸腔闭式引流;②吸入性麻醉药氧化亚氮可加重胃肠道胀气,从而可增加腹腔内压,故膈疝患儿禁用氧化亚氮实施麻醉。

423. 小儿肠梗阻手术如何实施麻醉与管理?

【术语与解答】①肠梗阻是小儿常见病、多发病,由于梗阻的原因、部位、程度以及发病缓急不同其病理特点与临床症状也各异;②小儿肠梗阻原因常见的有肠扭转、肠套叠、肠粘连、胎粪梗阻及肛门闭锁等,其梗阻部位可自十二指肠至肛门之间的任何肠段;③高位肠梗阻是指发生于十二指肠至小肠段的梗阻,其低位肠梗阻则指发生于整个结肠段的梗阻,而肛门闭锁则是出生后肛门狭窄、肛门膜状闭锁、肛门发育不全、直肠发育不全或直肠闭锁;④高位肠梗阻呕吐症状出现早,低位肠梗阻呕吐症状出现晚,但肠管扩张可出现腹部膨胀程度严重;⑤高位肠梗阻常因胃液与钾离子丢失易发生代谢性碱中毒,而低位性肠梗阻则因碱性肠液丢失可产生代谢性酸中毒;⑥急性肠梗阻通常可发生脱水、电解质紊乱与酸碱失衡。有肠管血运障碍、腹膜炎患儿应尽早手术,否则可发生肠坏死、出血、休克,甚至死亡。

【麻醉与实践】临床麻醉与管理要点:①对高位肠梗阻患儿应视为饱胃者,全麻诱导时有可能促发反流误吸,故备好吸引器与吸痰管后,可面罩供氧给予高浓度七氟烷吸入,当达一定麻醉程度,直接进行气管插管;②低位肠梗阻可基本按常规麻醉即可;③通常术中麻醉维持可选用静-吸全麻方法,且麻醉术中应有良好的镇痛和肌松作用。

【提示与注意】①一旦明确诊断,则应开始胃肠减压,并采取补液和纠正电解质紊乱等治疗措施,以增强耐受麻醉的能力;②该患儿麻醉术中避免使用氧化亚氮吸入维持。

424. 小儿睾丸固定手术如何实施麻醉与管理?

【术语与解答】①隐睾也称睾丸未降或睾丸下降不全,是指睾丸未能下降进入阴囊内;②睾丸固定是将处于阴囊外的睾丸经手术方法使之下降至阴囊内,并给予人工固定,以使其恢复功能。

【麻醉与实践】睾丸固定手术麻醉与管理如下:

1. 麻醉方法之一　①该手术多为婴幼儿年龄段,故临床一般先采取基础全麻(如肌注或静脉注射适量氯胺酮致使患儿安静不动),然后使患儿侧卧位实施骶管内穿刺,以达到骶管硬脊膜外隙脊神经阻滞。该麻醉方法除能达到手术条件外,而且术后镇痛满意;②麻醉术中可保持患儿自主呼吸,面罩给氧吸入,并行微量泵注射丙泊酚镇静。

2. 麻醉方法之二　建立静脉输液通路后,静脉注射适量丙泊酚与短效非去极化类肌松药以及芬太尼或瑞芬太尼等,全麻诱导完善后置入喉罩实施机械通气控制呼吸,上述药物再以小剂量静脉维持麻醉,并由手术医师在局部给予适量局麻药,则可顺利完成手术。

3. 麻醉术中监测　术中加强心电图与血压以及 SpO_2 监测,必要时实施呼气末二氧化碳($P_{ET}CO_2$)监测,以防突发性隐睾牵拉反射所致心搏骤降与急性呼吸危象。

【提示与注意】①睾丸固定手术虽单纯应用氯胺酮镇痛也可完成手术,但不是理想的麻醉选择,因不能抑制睾丸牵拉所致的迷走神经反射,甚至还可反射性引起喉痉挛或心搏停止,务必高度警惕;②术中睾丸牵拉还可能引发反射性恶心与呕吐,需引起注意。

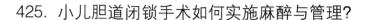

425. 小儿胆道闭锁手术如何实施麻醉与管理？

【术语与解答】①小儿胆道发育不良或畸形为消化系统先天性疾病,小儿胆道闭锁是指肝内外胆管部分或全部发生闭锁,从而可导致肝脏功能衰竭的一种疾病;②该病多因胚胎时期肝胆发育障碍所致,其临床共性症状表现为不同程度的阻塞性黄疸;③目前胆道闭锁的治疗仍需采取手术矫正的方法。

【麻醉与实践】①临床麻醉用药影响:既要考虑对患儿呼吸、循环功能的影响,又要考虑对肝脏功能的影响;②麻醉方法选择:由于该手术时间较长(通常 3~4 小时),创面波及较大,且术中出血较多(但一般不需要输血),因此,大都采取气管插管全身麻醉;③可选择的麻醉用药:如全麻药丙泊酚、咪达唑仑、七氟烷等,麻醉性镇痛药为瑞芬太尼、芬太尼,而肌肉松弛剂则是顺式阿曲库铵或阿曲库铵;④麻醉术中生命体征监测:常规有心电图、血压、SpO_2 与 $P_{ET}CO_2$ 以及体温与尿量监测;⑤麻醉术毕将患儿护送麻醉术后恢复室(PACU),必要时直接护送 ICU 继续相关治疗。

【提示与注意】由于肝脏是药物生物转化的主要器官,而肝功能损害程度及药物与血浆蛋白结合的能力是决定肝病患儿药代动力学参数的主要因素,故麻醉诱导药与麻醉维持药以不对肝脏造成负面影响为原则。

426. 小儿纵隔肿瘤手术如何实施麻醉与管理？

【术语与解答】①小儿纵隔肿瘤或占位性病变可发生在纵隔任何部位,常见者为畸胎瘤、淋巴瘤、胸腺瘤等;②小儿纵隔肿瘤或占位性病变的手术治疗或活检大都在全麻下进行,由于纵隔肿瘤或占位性病变与呼吸道、心脏、大血管以及肺脏较近,故四者均有可能受到压迫,一旦受压迫,其麻醉术中风险明显增大。

【麻醉与实践】①麻醉前应详细了解肿瘤或占位性病变在纵隔中所处的位置,以及与周边脏器的关系,尤其呼吸道、心脏、大血管以及肺脏是否存在受压情况,以便制定合理的麻醉方法与人工呼吸道的建立(气管插管);②麻醉用药应根据术前访视情况及相关检查而选择,如气管受压,可采用弹簧式气管导管,插入气管后以扩张受压气管处,甚至插入健侧支气管先行单肺通气,以尽快手术解除患侧支气管相关压迫。此外,对下呼吸道压迫严重且影响心脏及大血管者,可在体外循环麻醉下实施手术;③如患儿下呼吸道受压明显,应咨询其父母,平时何种体位可减轻呼吸困难,以便安置于适宜体位;④全麻诱导期间手术医师务必在场,以备处理紧急相关问题;⑤由于气体可通过食管-气管瘘直接进入胃内可导致胃扩张而挤压胸腔和肺脏,故全麻诱导时不宜给予面罩加压辅助呼吸,尤其严重患儿可只采取七氟烷吸入全麻且保留自主呼吸则可建立气管插管,术中再根据患儿情况适当应用静脉麻醉药;⑥麻醉术中应实施心电图、体温、血压、$P_{ET}CO_2$、SpO_2 监测,必要时进行有创动脉测压和中心静脉压监测(CVP);⑦麻醉术后护送 ICU,继续相关后续治疗与处理。

【提示与注意】对麻醉医师而言,胸腔与纵隔内重要脏器压迫越重,麻醉风险也越高,因此,该手术的麻醉必须准备完善方可实施。

427. 新生儿食管-气管瘘手术如何实施麻醉与管理？

【术语与解答】①在胚胎发育期间,机体可自然将食管与气管分隔开来,当食管与气管未能完全分开,导致两者管腔相通,则形成食管-气管瘘;②食管-气管瘘患儿常伴有其他先天性畸形,如先天性心脏疾病等;③小儿食管-气管瘘有多种类型,多数表现为食管闭锁而导致吞咽无效致使分泌物积存于口咽腔中,并经声门引起误吸。此外,胃液也可通过食管-气管瘘进入肺内。因此,食管-气管瘘患儿均存在不同程度的吸入性肺炎;④食管-气管瘘可通过影像学作出诊断;⑤食管-气管瘘的矫治术通常在出生后数日内即可进行。

【麻醉与实践】小儿食管-气管瘘的麻醉难度与麻醉管理在于:

1. 麻醉难度　①患儿体重过小、全身情况差,进入手术室内很易导致低体温,尤其是早产儿;②患儿麻醉前已存在误吸所致的吸入性肺炎,甚至存在呼吸窘迫;③该患儿可存在气管插管困难与气管插管深度定位困难;④行下呼吸道吸引困难;⑤上、下呼吸道均容易梗阻;⑥术中人工辅助呼吸或机械通气颇有难度;⑦术中麻醉管理与麻醉用药颇为棘手等。

2. 麻醉管理　临床麻醉与术中管理均应围绕上述特点进行:①患儿进入手术室前应提供适宜的室内温度和备好相关保温措施,必要时可直接在带有辐射加热灯的新生儿保温床上实施麻醉与手术,以避免低体温所致的负面影响;②因患儿食管闭锁,故口腔腺体分泌物可存留口内或通过声门以及食管-气管瘘进入气管内,因此全麻诱导前务必备好适宜粗细的吸痰管,全麻诱导完善后喉镜显露声门时及时清除潴留物,以利于直视气管插管;③该患儿全麻诱导不宜过深,仍以面罩供氧吸入适宜浓度的七氟烷,保留自主呼吸条件下行气管插管。因面罩加压通气可将食管内分泌物或胃液挤压进入支气管内或末梢小支气管内而引起肺不张。此外,过度通气还可使气体经食管-气管瘘进入胃内,而胃膨胀又可压迫横膈,其结果可导致肺容量减少,最终造成通气与换气障碍而致严重低氧血症;④由于该患儿气管、支气管发育不良而细小,或存在支气管多发畸形,使得吸引远端细小支气管内分泌物较为困难,故应提早备好早产儿专用吸引管;⑤气管插管前应详细了解食管-气管瘘的位置,如瘘管在气管隆突以上,插入气管导管后应使其前端越过该瘘管,并使导管壁阻塞瘘管,以不使术中通气经瘘管进入胃内。若瘘管在气管隆突以下,插入气管导管后应使插管前端位于气管隆突以上为宜,人工辅助呼吸或机械通气期间,气体既可进入双肺,又可经位于隆突以下的瘘管进入胃内,但由于潮气量较小,每次进入胃内的气体随呼气可部分反流回气管,因手术医师开胸后首先结扎食管-气管瘘,其次再实施食管闭锁修补再通术;⑥如食管-气管瘘在气管端,麻醉诱导后可先将气管导管有意插入右支气管内,然后边听诊左肺呼吸音,边缓慢回拔气管插管,直至听到左肺呼吸音为止,说明管尖刚好处在隆突之上,此法既可使导管尖端越过瘘管的开口,以防止术中胃内充气增加而过度膨胀,又可使双肺得到有效通气;⑦建立气管插管后,实施机械通气或辅助呼吸,以较小潮气量并增加呼吸频率次数为妥,必要时在食管-气管瘘结扎之前尽量保持自主呼吸或稍给予辅助呼吸,避免正压通气致气流经食管-气管瘘进入胃内而造成胃扩张,而胃过度膨胀又可挤压横膈引起肺通气量降低,还可使胃液通过食管-气管瘘反流至细小支气管内;⑧全麻诱导药与维持用药均不宜使用过量,因用量过大易使麻醉管理困难,且干扰相关生理功能,故辅助部分局麻药较为合理,并以吸入适宜七氟烷维持全麻,必要时可辅助少剂量肌肉松弛药与少量镇痛药;⑨术毕关闭胸腔时,应直视观察手术侧肺复张程度,以防止和避免术后肺不张;⑩围麻醉期应加强生命体征监测,提早处理异常情况。此外,术毕带气管插管护送ICU继续后续治疗与处理。

【提示与注意】①需要警惕的是,气管插管决不能将导管前端斜面开口对准食管-气管瘘口或插入食管内,以防造成胃过度膨胀,甚至胃扩张破裂;②由于食管、气管畸形而导致呼吸道发育差与呼吸道狭窄,以及呼吸道分泌物增多且潴留而使呼吸道阻力增加,肺顺应性差,肺血管阻力上升,以致低氧血症发生率高;③该手术通常取侧卧位进入胸腔,由于手术部位接近纵隔,在结扎食管-气管瘘和重建食管期间,开胸侧肺脏常被挤压,手术操作也有可能压迫气管或心脏,因此需要密切观察和监测患儿的氧合情况及心电图变化,如出现SpO_2下降或心律失常,

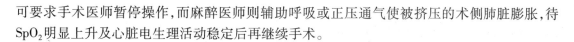

可要求手术医师暂停操作,而麻醉医师则辅助呼吸或正压通气使被挤压的术侧肺脏膨胀,待SpO_2明显上升及心脏电生理活动稳定后再继续手术。

428. 小儿尿道下裂修补手术如何实施麻醉与管理?

【术语与解答】①尿道下裂是小儿泌尿系统常见生殖器先天性畸形,通常需进行尿道下裂修补术;②此类患儿一般全身情况较好,能耐受麻醉与手术。

【麻醉与实践】①该类患儿手术操作主要在阴茎处进行,手术时间一般约2小时;②由于阴茎属海绵体且含有部分平滑肌组织,故单纯采取静脉复合全麻或静-吸复合全麻即使合并使用肌肉松弛剂,也不能阻断阴茎的勃起,从而影响手术操作。因此,不予配合的婴幼儿或儿童可在静脉复合全麻或静-吸复合全麻的基础上实施骶管脊神经阻滞(也称骶管麻醉),后者(骶管脊神经阻滞)不但可阻断阴茎的勃起,还能提供满意的术后镇痛。此外,对于能配合的大龄儿童或少年可选择单纯骶管脊神经阻滞则能完成尿道下裂修补术;③麻醉术中管理应根据患儿年龄与全身状况决定,如选择静脉复合全麻或静-吸复合全麻与实施骶管脊神经阻滞的低龄患儿,可安置喉罩或气管插管行机械控制通气。而采用单纯骶管脊神经阻滞的大龄患儿可给予面罩持续吸氧,并给予适宜程度的镇静为妥。

【提示与注意】需要提出的是,大龄儿童或少年进入手术室后,医护人员之间讲话需注意"敏感词句",以避免对患儿心理或心身健康造成影响。

429. 小儿幽门肥厚性狭窄手术如何实施麻醉与管理?

【术语与解答】①小儿幽门肥厚性狭窄主要是指新生儿因幽门部位组织肥厚而导致胃流出道口发生不同程度的梗阻,从而致使胃内容物排空延迟或淤滞;②该病因至今尚未完全明了,其病理特点系幽门环形肌肥厚、痉挛或(和)水肿而导致幽门狭窄,最终造成幽门通过受阻;③幽门肥厚性狭窄是新生儿时期常见病,其发生率约3‰,男孩约占3/4;④幽门狭窄通常是新生儿急症,最早可在出生后36小时确诊,但发病一般在出生后第2~10周开始。

1. 临床主要症状 ①患儿上腹部幽门区可触及包块,而消化道反流与喷射状呕吐物(非胆汁性)则是其特征性表现;②随症状持续数天与病情渐进性发展,患儿因液体摄入不足而逐步出现脱水、体重下降,且伴有电解质紊乱与酸碱失衡。此外,由于持续性呕吐,则可引起低钠、低钾血症、低氯血症和代谢性碱中毒。

2. 临床治疗 幽门肥厚性狭窄外科治疗主要为幽门环形肌切开术,该手术时间较短,通常30分钟则可完成,故麻醉用药不必过多和复杂。

【麻醉与实践】幽门肥厚性狭窄手术麻醉与管理要点:①该病一旦确诊且准备手术治疗,就应开始做好相关术前准备,包括纠正脱水、电解质紊乱与酸碱失衡,并纠正贫血与营养不良,以及通过置入较粗胃管充分引流或吸引胃内容物,防止反流误吸;②尽管术前患儿已经安置胃管进行胃肠减压,但麻醉前还应尽量地吸尽胃液,即使吸引后,对幽门狭窄患儿仍应看作胃尚未排空者;③该手术必须选择气管插管全身麻醉,以防止术中仍有反流误吸危险;④该手术虽全麻用药无特殊,但麻醉性镇痛药与肌肉松弛药应用过多或相对过量,常使得麻醉术后呼吸抑制延长,故可选用七氟烷吸入全麻药维持。此外,如患儿情况很差,其麻醉诱导也可先采用吸入麻醉药抑制其体动,再直接行气管插管;⑤麻醉术后患儿可出现呼吸恢复及苏醒延迟,有可能与术前水、电解质紊乱有关。此外,麻醉过度通气、麻醉药残留、低体温等均可使苏醒延迟,处理时应考虑以上因素;⑥麻醉术后必须待患儿自主呼吸恢复良好、神志完全清醒、咳嗽反射满意,且吸入空气 5 分钟 SpO_2 仍大于 95%后方可拔出气管插管。

【提示与注意】①非急症手术只有在水、电解质紊乱和血容量进行必要的纠正和补充之后,才可实施手术;②由于该手术时间较短,麻醉维持应选择短效麻醉性镇痛药(如瑞芬太尼)与肌肉松弛药(如罗库溴铵诱导用药后术中可不再追加肌松药)。

430. 喉罩通气用于小儿肺泡蛋白沉积症双肺灌洗术有何特点?

【术语与解答】小儿肺泡蛋白沉积症是一种原因尚未明了的少见型肺泡腔内弥漫性蛋白沉积疾病,其主要特点是肺泡腔内存有不可溶性富磷脂蛋白沉积;肺泡蛋白沉积症分为原发性和继发性两种类型,前者好发于婴幼儿和儿童。

1. 主要病理生理　肺泡蛋白沉积症可使肺通气与肺换气功能受到严重影响,肺弥散功能显著下降,肺顺应性降低,同时其心、肺功能代偿也较差,肺功能检测常表现为轻度限制性通气功能障碍与肺弥散性障碍,动脉血气分析可呈现 PaO_2 与 SaO_2 降低。

2. 主要临床表现　肺泡蛋白沉积症起病十分隐匿,通常在体检中发现,其主要临床表现为渐进性气短、咳嗽、咳痰等,且伴有渐进性呼吸费力或呼吸困难,以及缺氧症状。

3. 治疗与处理　①肺泡蛋白沉积症主要治疗措施为清除肺泡内蛋白样物质,目前认为实施全肺灌洗术是较为有效的方法,但该灌洗术必须在全麻且建立人工呼吸道(如安置双腔支气管导管或气管插管以及喉罩)后进行方为安全;②成人实施肺灌洗术需插入双腔支气管导管以建立双肺隔离技术,由于小儿气管细小,无法插入双腔支气管导管,故小儿实施肺灌洗术可安置喉罩替代双腔支气管导管通气;③肺灌洗术是指将温度适宜的等渗生理盐水通过人工呼吸道(双腔支气管插管或气管插管以及喉罩)灌至细小支气管和肺泡内,以便冲洗出小支气管和末梢支气管以及肺泡内沉积的粉尘、蛋白质、脓液等有害物质,从而达到治疗或改善由尘肺及肺泡蛋白沉积症等所导致的呼吸功能异常症状。

【麻醉与实践】小儿肺泡蛋白沉积症灌洗术麻醉与管理要点如下:

1. 术前用药　该灌洗术操作虽无任何创伤,且刺激轻微,但患儿灌洗前多伴有不同程度的缺氧,乃至心肺储备不足,故一般灌洗前不需应用镇静药,可根据情况应用抗胆碱药(如阿托品)或麻醉诱导时给予。

2. 麻醉方法　①该灌洗术一般采用全凭静脉全麻或静-吸复合全麻均可,至于麻醉用药的选择一般以短时效为宜;②由于灌洗术刺激性较低,故全身麻醉不必过深,但应达到适宜深度的肌肉松弛,以避免灌洗期间而引起呛咳反射;③因灌洗术无疼痛刺激,故麻醉术中血流动力学易维持平稳;④静脉全麻主要以丙泊酚与小剂量中短效非去极化肌松药为主,并复合小剂量芬太尼或瑞芬太尼即可,因此全麻毕患儿苏醒迅速。

3. 麻醉术中喉罩通气　肺灌洗术虽属非创伤性操作,但肺泡蛋白沉积症患儿术前大都合并轻度肺功能不全,而术中则需要一侧肺处于灌洗状态,这期间主要依靠另一侧肺通气以维持整个机体的氧合,由于无小儿双腔支气管导管,故可采用喉罩通气借助纤维支气管镜实施单肺灌洗术(注:笔者麻醉术中采用喉罩通气用于解决小儿肺泡蛋白沉积症的肺灌洗术)。

4. 麻醉术中通气技术与肺灌洗操作　①小儿实施肺灌洗术,实际上是交替性进行人工肺"误吸",加之患儿术前大都合并肺通气/换气功能障碍或轻度肺功能不全,而术中又需造成一侧肺暂时处于无通气状态,因此必须保障另一侧肺有效通气,以避免机体缺氧或低氧血症发生;②由于无小儿双腔支气管导管,故不能建立双肺隔离技术,因此可采用喉罩通气实施纤维支气管镜单肺灌洗术,此法可防止双肺同时灌洗所导致的严重低氧血症与高碳酸血症;③全麻诱导后先插入适宜型号小儿喉罩,将喉罩尾端连接"L"型呼吸回路延长管(图37-1),该连接管优点在于通气与灌洗术可同步进行,互不干扰(图37-2)。由于"L"型呼吸回路连接管类似一个"三通"装置,其前端开口与喉罩衔接,后端弹性缩口可通过纤维支气管镜(注:该弹性缩口不漏气),而侧端延长管连接麻醉机螺纹管直接机械控制呼吸,故可实施双肺持续通气。同时将纤维支气管镜通过"L"型呼吸回路延长管后端细小弹性缩口,直接穿过喉罩而抵达一侧肺支气管内,灌洗液可借助纤维支气管镜中的吸引管注射至一侧支气管、细小支气管甚至肺泡内,然后抽吸,如此进行反复多次单侧肺灌洗术。一侧肺灌洗完毕后,可将纤维支气管镜退出再置入另一侧肺支气管内进行肺灌洗,通过双肺交替灌洗,则可达到治疗小儿肺泡蛋白沉积症的目的。

5. 麻醉术中监测 ①SpO_2:患有肺泡蛋白沉积症小儿其麻醉术前 SpO_2 一般在 92% ~ 96%,麻醉术中纯氧通气期间 SpO_2 为 94% ~ 98%,术毕 SpO_2 为 97% ~ 99%,术后恢复自主呼吸拔除喉罩给予面罩吸氧,SpO_2 一般在 97% ~ 100%;②呼吸末二氧化碳($P_{ET}CO_2$):术中实施机械通气,其 $P_{ET}CO_2$ 基本调控在 40 ~ 45mmHg;③心率:因灌洗术无明显刺激,故较浅全麻状态其心率基本在正常范围。

【提示与注意】由于喉罩属于双肺同时通气,为避免灌洗侧肺内灌洗液进入非灌洗侧肺内,每次灌洗时可将患儿体位调至或左或右仰卧倾斜位,即灌洗侧肺稍偏下,非灌洗侧肺稍偏上即可。

需要指出的是,如小儿实施气管插管替代喉罩进行肺灌洗术,由于小儿气管导管内径与带有吸引管的纤维支气管镜的外径几乎相等,即使两者之间存在一定的间隙,操作时纤维支气管镜进、出气管插管摩擦阻力很大,甚至纤维支气管镜不可能穿过气管导管,并且直接影响肺通气(注:这也是笔者选择喉罩通气以解决小儿肺泡蛋白沉积症灌洗的目的)。而喉罩整个导管端其内径远大于纤维支气管镜的外径,故纤维支气管镜不仅进出喉罩通畅,而且通过喉罩进出左、右支气管也非常灵活、方便。此外,因纤维支气管镜与喉罩导管内壁之间存在较大的间隙(空间),因此不影响肺通气(如图37-1 和图37-2)。

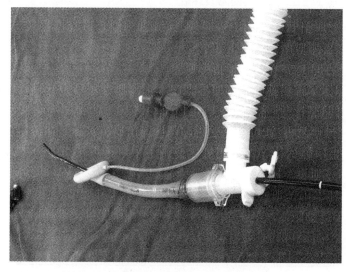

图37-1 喉罩与呼吸回路延长管连接其纤维
支气管镜从延长管后端开口进入

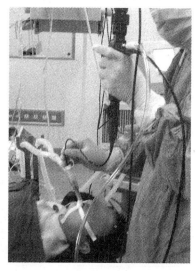

图37-2 通气与灌洗同步进行
且互不干扰

(王世泉 杨传民 李生德)

第五节　小儿麻醉术中补液与输血

通常情况下,低体重早产儿、足月新生儿、婴幼儿、儿童以及学龄期不同阶段的小儿具有不同的体液生理特点,故每日所需的液体量也显著不同,其差异主要在于:①新陈代谢和生长发育的速率不同;②体表面积与体重的比值不同;③肾脏功能完善性与储备能力不同;④不同年龄段其机体体液总量不同。此外,小儿代谢速度较快,按单位体重计算,对水的需要量较成人为多。水的生理消耗主要通过呼吸、皮肤蒸发、出汗、肾排泄及粪便五个途径。由于小儿细胞外液占体重的比例较成人多,通常成人细胞外液约占体重的20%,小儿则占30%左右,而新生儿更多,为35%~40%,加之小儿体液转换率快,新陈代谢率高,耗氧量也同步增多,因此,小儿容易脱水。此外,小儿体内糖原与脂肪储备很少,尤其新生儿肝脏酶系统发育不全,一般不能通过糖原异生而产生葡萄糖,故新生儿、婴儿较长时间禁饮食易引起低血糖,以及易产生代谢性酸中毒倾向,早产儿更易发生。所以新生儿、婴儿术前禁食时间应适当缩短,围麻醉期应适量输注葡萄糖溶液,但也应避免血糖过高。

431. 小儿术前失液状况如何评估?

【术语与解答】①不同年龄段与不同疾病以及不同禁饮食时间的不同个体,其术前失液量的变化颇大,尤其低龄新生儿、婴儿;②严重创伤、肠梗阻或伴有胸、腹水的患儿可能存在进行性血容量丢失和第三间隙容量的转移;③术前合并发热、呕吐及腹泻患儿可存在不同程度的脱水。因此,术前应对小儿失液状况给予综合性全面评估。

【麻醉与实践】由于低龄小儿(新生儿、婴儿)更容易存在摄入量不足或失液过多而脱水,故对于麻醉术前低龄小儿更应做出评估(见表37-1),以有利于麻醉术中液体补充和容量纠正。

表 37-1　新生儿与婴儿脱水程度评估

症状与体征	脱水轻度	脱水中度	脱水重度
呼吸	正常	深、快	深、快
脉搏	正常	较快和(或)较细弱	快且细弱
囟门	正常	凹陷	凹陷显著
眼睛	正常	较凹陷或干燥	凹陷明显
尿量	正常	减少且颜色暗	少尿或无尿
动脉血压	正常	正常或降低	降低或较难测定
全身状况	不安或烦躁	口渴明显或嗜睡	虚弱、精神萎靡
皮肤黏膜	潮湿	干燥	显著干燥
失水量占体重比例	3%~5%	6%~9%	>10%
综合性评估失水量	30~50ml/kg	60~90ml/kg	100ml/kg

【提示与注意】根据水和电解质(主要为钠)的丢失比例不同而导致体液渗透压的改变,临床将脱水分为等渗、低渗与高渗性脱水三种类型:

1. 等渗性脱水　①水与钠成比例的丢失,细胞内外无渗透压梯度,其血浆渗透压正常,血清钠一般为 130～150mmol/L,该类型是临床最为常见的脱水;②等渗性脱水特点以细胞外液减少为主,其较典型临床表现常见于婴幼儿急性腹泻。

2. 低渗性脱水　①失钠多于失水,其血浆渗透压降低,血清钠 <130mmol/L;②由于细胞外液水分进入细胞内,细胞外液呈低渗状态,而细胞内则水肿(包括神经细胞);③该类型常见于血容量下降,脱水严重,易发生血压降低,甚至休克,临床表现为尿量减少,头疼、嗜睡、惊厥、昏迷。常见于呕吐、腹泻时间较久,且营养不良或(和)单纯补水过多的小儿。

3. 高渗性脱水　①失水多于失钠,其血浆渗透压增高,细胞内水转移至细胞外,血清钠检测常 >150mmol/L;②临床表现为口渴明显,皮肤黏膜显著干燥,而皮肤弹性尚可,肌张力增高,其精神症状较明显,如烦躁不安、甚至发生惊厥。通常多见于频繁呕吐、腹泻伴高热,且多汗而饮水少且补钠过多的患儿。

432. 小儿麻醉术中输血相关问题有哪些?

【术语与解答】对于小儿术中是否输血应考虑失血量占总血容量的比例。通常小儿血容量的初步估计:①早产儿约为 100～110ml/kg;②足月新生儿一般为 90ml/kg;③婴儿通常80ml/kg;④1 岁以后则与成人接近,约 70～75ml/kg。一般认为小儿术中可容许出血量约占总血容量的 10%～15% 为宜。临床上血细胞压积的安全范围:系指能为儿童和婴儿所耐受而不必输血的红细胞比积,可为临床决定输液或输血时提供参考(表 37-2)。

表 37-2　红细胞比容(Hct)安全范围

年龄	Hct 范围	平均值	Hct 可接受值
未成熟儿	40%～45%	45%	35%
新生儿	45%～65%	54%	30%～35%
3 个月	30%～42%	36%	25%～30%
1 岁	34%～42%	38%	25%～30%
6 岁	35%～43%	38%	20%～30%

临床上通常认为30%的血细胞比容是可接受的下限,但红细胞比容随小儿的病理情况和年龄而有所变化。出生时正常血细胞比容为60%,血红蛋白为 18～19g/dl,但其中 60%～90%属胎儿型血红蛋白(HbF)。HbF 与氧的亲和力大于成人型血红蛋白(HbA),因此向组织释放氧比较困难。新生儿氧离曲线(P_{50})为 2.67kPa,分别低于成人的 3.6kPa 和婴儿的 4kPa。新生儿 P_{50} 明显左移,说明同样运送足够氧至组织所需要的血红蛋白浓度要比较大儿童更高。因此我们可以接受新生儿血红蛋白的下限为 12g/dl、血细胞比积为 35%。然而血红蛋白和血细胞比容在出生后逐渐下降,婴儿的这种生理性贫血在 2～3 个月达到高峰,大量的 HbF 被HbA 所代替,P_{50} 为4kPa,氧离曲线明显右移,从而使组织供氧大为改善。在这个年龄组的健康儿童,血红蛋白 8g/dl 和红细胞比积 25% 是可以接受的。应该注意如果小儿有呼吸系统或心血管系统的疾病,心输出量下降或氧合血红蛋白的能力受限,血红蛋白应维持在高值。如发绀型先天性心脏病的患儿,25%的红细胞比容是难以耐受的。所以患有心脏或肺脏病变的儿童,其血红蛋白至少应为 11～12g/dl 和血细胞比积为 32%～35%,估计可接受失血量一般的手术。

【麻醉与实践】小儿围麻醉期输血的目的主要针对三种需要:①改善氧的运输;②维持血

容量;③纠正失血量。如果患儿的血红蛋白和(或)血细胞比容低于同年龄组安全范围下限时,则会影响氧的运输,这种贫血必须给予纠正。输入 3ml/kg 的浓缩红细胞可使血红蛋白增加 1g/dl。输入 1ml/kg 的浓缩红细胞可使红细胞比容增加 1 个百分点(按浓缩红细胞的红细胞比容为 66% 计算)。如果婴幼儿的红细胞比容大于 25%,手术短小,则术前可不必输血。反之,如果红细胞比容小于 25% 或预计术中失血较多,则应该在术前或手术开始时给予输血。此外,手术中应尽可能准确的计算出失血量。同时,是否输血还要结合临床情况综合性判断,而不是单纯依靠血细胞比容和血红蛋白数据作为输血指征。原则上出血量小于 10ml/kg,可以输入 2~3 倍于出血量的晶体液维持血容量,亦可输入适量的胶体液以避免水肿。如果出血量在 10~20ml/kg 时,则应使用等量的胶体、血浆或 4% 白蛋白进行补偿。如果出血量超过 20ml/kg 时,必须进行输血,最有效的输入是新鲜血液。通常临床上把输血量超过小儿自身的血容量或在 30 分钟内输入全身血容量的 1/3,认定为大量输血。

【提示与注意】 小儿麻醉术中大量输血应注意以下几点:

1. 输注红细胞相关事项 ①当贫血引起心功能不全时,输注红细胞则是抢救措施;②对长期慢性贫血患儿,如代偿功能良好,术中出血又很少,则可不必输注浓缩红细胞,若必须输注时应注意速度和入量,因贫血越严重,一次输注量应减少,且输注速度宜慢;③输注浓缩红细胞时一般以 5~10ml/kg 为宜,速度不宜过快,以免引起心力衰竭和肺水肿;④对于贫血合并肺炎的患儿,更易引起输血相关性肺损伤,故每次输注浓缩红细胞更应减少,而且速度务必减慢。

2. 高血钾 储存库血中的血清钾随储存时间而逐渐增加,因此对小儿一般不宜使用库存 5 天以上的血液。如果快速输入库存血时,易导致高钾血症。因此当患儿输入库存全血超过 1.5ml/(kg·min)时就必须严密监测心电图,如果出现室性心律时伴高尖 T 波,则应立即进行高血钾处理。

3. 低血钙 小儿输入含枸橼酸盐的血液制剂时,枸橼酸与钙离子结合,可导致钙离子降低(少于 1mmol/L),从而易引起循环抑制。此外,每毫升新鲜血浆比同容积的全血含有更多的枸橼酸。有研究证明,快速输入冰冻血浆 1~2.5ml/(kg·min)时,4~5 分钟就会出现低血钙,认为动用钙储备缓慢和肝脏对枸橼酸盐的代谢减慢,可能是这种低血钙的原因。如果以超过 2ml/(kg·min)的快速度输入全血的同时,每 100ml 给予 100mg 葡萄糖酸钙则可避免血钙降低。而氯化钙的效用强于葡萄糖酸钙的三倍。

4. 血凝障碍 大量输血导致的凝血功能障碍主要与凝血因子及血小板的稀释有关。稀释性血小板减少低于 $50 \times 10^9/L$ 时,则会导致机体出血,就应输注浓缩血小板。如原来血小板计数越少,越应提早输注。小儿患者最初输注剂量宜在 0.3u/kg。如输血量超过血液总量或凝血酶原时间(PT)或活化部分凝血酶时间(APTT)之一若 >正常值的 1.5 倍,则可加用冰冻新鲜血浆。

5. 酸碱平衡 严重创伤失血性休克多伴有代谢性酸中毒,酸中毒可能会损害凝血机制,因此输血的同时可采用小剂量碳酸氢钠纠正酸中毒。而手术中输血一般均可避免严重的血容量下降,故很少发生代谢性酸中毒。然而,术后数小时常可发生代谢性碱中毒,原因是来自血中大量枸橼酸盐和乳酸盐在血液中的蓄积与在肝脏中的代谢。

6. 低体温 可引起氧耗增加,氧离曲线左移,对血小板功能及凝血机制也有很大的影响。因此,在输入 4℃ 库存血时应注意体温过低对心血管系统的有害作用,故可通过温水(37~38℃)加温方法则可解决。

需要提示的是,血液及其血液制品是一种特殊的液体,不能理解为营养补品,它不仅和其他药物一样具有不良作用,同时也有严格的适应证和量的限制。故从血液保护的义务上来讲也应该尽量避免不必要的输血,以保证患儿的安全。

433. 小儿围麻醉期液体正常需求量与如何补液?

【术语与解答】①由于小儿不同年龄段具有不同的生理特点,尤其新生儿生理功能发育尚未完善,加之肾功能发育也未健全,故对体液的调节能力很差,从而机体摄入量减少或失液增多则容易产生脱水,而补液速度过快或补液稍过多,又可产生血容量负荷过重,甚至肺水肿。因此,掌握小儿麻醉术中体液正常需求量与平衡调节至关重要;②通常情况下小儿水的需要量与机体代谢率基本成正比,基于体重考虑,各年龄段每天液体维持量有所不同,故小儿每小时或每天液体需要量见表 37-3 与表 37-4,但该需要量随体重增加而有所减少,如 10kg 以下的以 4ml/(kg·h)降至 50kg 的儿童 1ml/(kg·h)。

表 37-3　小儿液体需要量

体重(kg)	每小时液体需要量 ml/(kg·h)	每天液体需要量
1~9	4ml×个位数/(kg·h)	100ml/kg
10~19	40ml+2ml×个位数/(kg·h)	1000ml+50ml×个位数/kg
20~29	60ml+1ml×个位数/(kg·h)	1500ml+25ml×个位数/kg
30~39	70ml+1ml×个位数/(kg·h)	1750ml+25ml×个位数/kg
40~49	80ml+1ml×个位数/(kg·h)	2000ml+25ml×个位数/kg

举例:小儿 15kg,其每小时液体需要量 = 40ml + 2ml×5 = 50ml/h

每天液体需要量 = 1000ml + 50ml×5 = 1250ml/24h

表 37-4　小儿液体需要量

体重(kg)	每小时液体需要量 ml/(kg·h)	每天液体需要量
1~10kg	4ml/(kg·h)×体重	100ml/kg×体重
11~20kg	40ml+2ml/(kg·h)×(体重−10)	1000ml+50ml/kg×(体重−10)
20kg 以上	60ml+1ml/(kg·h)×(体重−20)	1500ml+25ml/kg×(体重−20)

举例:小儿 15kg,其每小时液体需要量 = (4×10) + (2×5) = 50ml/h

每天液体需要量 = (100×10) + (50×5) = 1250ml/24h

【麻醉与实践】静脉输液与麻醉关系:①不同年龄段小儿除体液生理特点不同外,还容易受疾病与环境因素变化的影响,尤其是围麻醉期禁饮食以及麻醉与手术更易引起水、电解质的紊乱。因此,小儿麻醉术中补液较有难度。一方面,围麻醉期补液是保障小儿生命安全的重要一环;另一方面,如不恰当的输液在小儿比成人更容易引起危险,如足月新生儿超量输注 100ml 液体,一般相当于成人多输入 1000~2000ml 液体;②通常麻醉术中输注等渗液可对麻醉药物所致血管扩张和术中及术后体液的丢失产生代偿作用,故应使用等渗液体补充术前缺失量;③通常禁食时间乘以每小时生理需要量即为术前禁食导致的体液缺失量,一般将计算值的 50% 在第 1 小时内补充,剩余的在其后 2 小时内均匀补充完;④对于相对短小手术,可按 4ml/kg 补充等渗液体即可。如急诊手术患儿因发热、呕吐、水肿或出血而导致过多的体液丢失,一般应及早给予较快速度的液体补充,当小儿出现尿量每小时达 1.5~2ml/kg 时,再给予生理维持量;⑤除了考虑非显性失水和代谢需要量外,还应考虑手术创面蒸发、失血以及第三间隙的体液转移造成的体液丢失。

1. 基础补液　①由于小儿麻醉术前禁饮食,故麻醉术中必须补充术前丢失量;②必须补充正常的生理需要量,以提供机体能量;③补充小儿不显性失水量,如呼吸道丢失与汗液蒸发量;④补充术中创面蒸发和失血量;⑤补充麻醉所致血管扩张而引起的相对低血容量。此外,新生儿、婴儿对禁饮食耐受性差,围麻醉期静脉补液是安全措施的重要部分。

2. 根据机体情况补液　除围麻醉期间补充机体生理需要量外,还需补充额外丢失的体液,此目的在于补偿不正常的失水量,主要包括消化道失水,如呕吐、腹泻、胃肠引流,以及手术创口导致的第三间隙失液或失血、蒸发(如呼吸、出汗等)乃至排泄(如尿、粪便失水)等。

3. 做为能量代谢补液　术中是否输注葡萄糖液,存在不同意见。有学者认为手术麻醉的应激反应可使血糖增高,故主张术中只输平衡液即可。另有学者认为小儿术前禁饮食有发生低血糖的可能,严重低血糖可引起呼吸暂停、抽搐,甚至持久性脑损害,尽管发生率不高,但存在潜在风险,故主张应输注适量的葡萄糖。临床实践多倾向于后一种观点。

4. 补液方法与补液种类　麻醉术中液体的选择(补什么),有时选择最合适的液体并非容易,对此应注意机体液体渗透压以及葡萄糖情况。小儿麻醉术中所用的各种液体中,按其成分基本分为两种类型:①轻度低张液,如葡萄糖(5%)氯化钠(2g/L)液,可用于维持液;②另一类是更为"生理性"的溶液,如生理盐水和乳酸盐林格氏液,通常用来补偿机体额外的失液。此外,在术中亦可以同时使用不同用量的两种类型的液体。

5. 临床麻醉与补液　实际上大多数麻醉医师都认为在所有麻醉期间开放静脉通路是必需的,麻醉实施应在静脉开放稳妥后开始,一旦情况紧急,静脉用药快捷。维持性液体多为补充机体不显性水分蒸发,一般按照以前儿科专业的观点,小儿维持性液体应选择低张性钠液或不含钠的葡萄糖溶液。但是由于专业的不同,麻醉医师还应该考虑以下因素:①手术过程中的渗血,间质液渗出以及体液蒸发,这些丢失的体液都是等张性的;②麻醉作用下致使血管张力降低而相对血容量下降,为维持血压平衡必须进行一定程度的扩容,如使用低张液扩容显然效果很差;③小儿围手术期输液包括术前生理需要量、禁饮食所致的体液缺失、纠正术中贫血与低血容量,以及术中造成的丢失量与生理维持量补充,其目的是维持血压、心率的稳定,保障良好的组织器官灌注,以及尿量达到 1~2ml/kg(kg·h)。

【提示与注意】麻醉术中小儿大量补充乳酸林格液或生理盐水均会造成不良后果,因乳酸林格液为低渗性,大量补充则会导致血浆渗透压降低且组织水肿,而大量输注生理盐水则可造成稀释性和高氯性酸中毒。

(王世泉　杨传民　李生德)

第六节　小儿围麻醉期常见并发症

由于小儿病理生理特点较成人变化迅速,故围麻醉期相关并发症较多,且程度也各异,轻者一般对机体无明显影响并很快恢复,重者可导致严重后果,甚至危及生命。因此,提高小儿麻醉安全,防止和避免各种并发症发生是临床麻醉中的重要一环。

434. 何谓新生儿窒息?

【术语与解答】①胎儿娩出剪断脐带后,一般在 20 秒内仍无呼吸和哭声,仅有心跳,即使强烈刺激胎儿双足底,哭声及呼吸还未出现,同时伴有面部及全身发绀(紫绀)或皮肤苍白,肌肉松弛无力,心率下降至 100 次/分或以下,称之为新生儿窒息。其生命体征指标表现为:短时间内 PaO_2 与 SpO_2 急剧下降,且 $PaCO_2$ 迅速上升,患儿已出现呼吸功能危象;②由于胎儿通过母体胎盘进入体内的氧储备很少,剪断脐带后机体耗氧非常之快,很短时间内即被用尽。若胎儿肺脏仍不膨胀、自主呼吸仍未恢复,低氧血症可迅速达到严重程度,并继之酸中毒、心动过缓、心排血量下降;③新生儿窒息说明新生儿已处于呼吸功能危象状态,是出生后最常见的死亡原因之一,必须尽快、及时地进行抢救,以降低其死亡率,并避免后遗症。

【麻醉与实践】 剖宫产麻醉术中,经常遇到胎儿宫内窘迫或其他原因所致胎儿娩出后出现窒息,其抢救措施主要有以下几项:①托起胎儿肩部,使其头颅后仰、口张开,给予面罩且较高流量吸氧加压人工呼吸;②给氧人工呼吸的同时,间断行咽喉腔内分泌物吸引,以防止上呼吸道梗阻和误吸;③如面罩供氧加压通气机体氧合无改善,且心率明显下降者,应紧急行气管插管纯氧人工辅助呼吸,并给予阿托品肌肉注射和实施拇指胸外心脏按压;④如因窒息而导致呼吸心搏骤停,可立即进行心肺复苏术,抢救必须迅速有效。

【提示与注意】 从麻醉角度防范新生儿窒息的相关措施:①孕产妇术中面罩给纯氧持续吸入,保证母体氧供充足,母体血氧浓度提高,有利于较高浓度氧通过胎盘以增高胎儿血液的氧分压,从而使胎儿得到充足的氧储备,以缓解脐带剪断后可能出现的不测;②对硬脊膜外隙脊神经干阻滞不全的剖宫产者,静脉全麻药(如氯胺酮)不宜给足,可按 0.5mg/kg 给予即可,以减少通过胎盘屏障的血药浓度;③需使用麻醉性镇痛药时,尽可能待胎儿娩出后再给予;④提前备好新生儿复苏设备及相关药物,以备急用。

435. 为何小儿呼吸系统并发症颇为常见?

【术语与解答】 呼吸系统并发症在小儿麻醉中最为常见,临床主要表现为上呼吸道梗阻和(或)呼吸抑制,两者均可造成低氧血症和高碳酸血症,甚至窒息或呼吸心搏停止。因此,围麻醉期更应加以重视。

1. 上呼吸道梗阻 由于小儿上呼吸道的解剖特点所致,尤其低龄小儿(新生儿与婴幼儿)围麻醉期很易引起上呼吸道梗阻。

(1)原因:舌后坠、口咽腔软组织结构病变(如扁桃体与腺样体肥大)、分泌物增多、误吸、气管插管扭曲或阻塞,不同程度喉水肿,以及喉痉挛等。

(2)处理:①未行气管插管患儿应严密观察呼吸运动,简便方法可使患儿头颅后仰或提下颌,必要时放置口咽通气道;②及时清除口腔内分泌物;③对饱食或肠梗阻患儿术前应胃肠减压,且在气管插管前放置胃管,并吸出胃内容物,以减少呕吐与反流,避免误吸;④对气管插管患儿应及时检查并固定好气管插管的位置,监测呼吸道压力,发现异常及时处理;⑤拔管前应充分吸出口咽腔分泌物,如气管内存在分泌物也应及时吸净,拔管后立即给予面罩供氧吸入,可避免因吸引所致的缺氧;⑥口咽腔手术完毕则需吸净存留在咽腔中的陈旧血液或血凝块;⑦发现轻度喉水肿或喉痉挛,除面罩给氧吸入外,应尽早使用激素治疗。重度喉水肿或喉痉挛除相关处理外,立即插入适宜粗细的气管导管。

2. 下呼吸道通气不畅或梗阻 主要原因与处理如下:

(1)原因:①由于新生儿、婴儿气管短,气管内插管既容易插深,也容易插浅,插深其管尖易进入一侧支气管,引起单肺通气和单侧肺不张。插浅则容易导致气管插管脱出声门;②小儿插入的气管导管其内径较细,手术时间长者容易被分泌物堵塞,尤其术后带管时间过长,分泌物形成痰痂后难以吸出。

（2）处理：①插入的气管导管应与声门大小相匹配（粗细适宜），防止导管过粗损伤声带及气管黏膜，导管过细易引起通气不畅或导管前端被分泌物阻塞；②气管导管插入气管内深度不宜过深，也不应过浅，一般带气囊的气管导管其气囊根部刚好处于声门之下为宜，既可防止插入过深导管前端触及隆突，甚至进入一侧支气管，又可避免插入过浅而麻醉术中脱出声门。

总之，小儿麻醉期间因呼吸道结构特点而引起呼吸功能危象占相当比例，因此，对小儿手术的麻醉，其呼吸道管理应综合性考虑，一旦出现呼吸异常症状，应针对上述原因逐一排查，以便达到及时、有效处理。

3. 呼吸抑制　麻醉类药物均有不同程度的呼吸抑制作用，除中枢性或/外周性呼吸抑制外，少数患儿有可能还存在着限制性呼吸抑制。

（1）原因：①麻醉性镇痛药、基础麻醉用药以及其他强化镇静药都易引起中枢性呼吸抑制，尤其复合用药或剂量过大、注射速度过快，乃至术毕体内残留等；②术毕肌肉松弛剂残余作用则可引起外周性呼吸抑制；③小儿肥胖、呼吸道结构异常、慢性肺部疾病、手术创伤刺激等则可引起限制性呼吸抑制。

（2）处理：①必须根据小儿全身情况和耐受能力用药；②一过性呼吸抑制可以面罩供氧辅助呼吸；③严重呼吸抑制者应气管内插管行人工呼吸。

【麻醉与实践】　基于新生儿、婴儿与幼儿的呼吸道解剖结构与生理功能特点，临床麻醉实施与呼吸管理期间必须考虑与重视以下几方面：①气管内插管与维持呼吸道通畅的难度较成人倍增，因此，气管内插管更需小心、仔细，既不能插深，也不能插浅，插深易致一侧肺不张，造成通气不足；插浅术中稍不慎，即可引起脱管；②小儿呼吸道腺体分泌旺盛，分泌物很容易阻塞气管插管前端，尤其术后较长时间的带管，其分泌物逐渐增多且易粘稠或形成痰痂，吸痰管很难将粘稠分泌物或痰痂吸出，从而导致气管插管阻塞。临床表现为患儿自主呼吸困难，心率增快、全身大汗、SpO$_2$逐渐下降，若不尽快拔除气管内插管，患儿往往因窒息而死亡；③由于低龄小儿整个呼吸道黏膜组织脆弱、疏松，较长时间给予咽腔刺激（如反复插管、频繁吸引咽喉腔、压舌板开口器使用时间过长、口腔手术操作时间过久等）可引起黏膜组织水肿、肿胀，手术完毕，拔出气管内插管后，患儿可出现上呼吸道通气不畅或受阻，甚至一过性喉痉挛，严重者可发生呼吸困难及窒息。因此，实施幼儿以下年龄段咽喉腔操作，应注重轻柔、轻巧，避免暴力、莽撞操作。

【提示与注意】　小儿围麻醉期只要保障呼吸道通畅，避免呼吸抑制，则可基本保障患儿的生命安全。

436. 为何应重视小儿麻醉术中低体温？

【术语与解答】　由于新生儿、婴儿体温调节功能发育尚不健全，加之皮下脂肪少，产热量低，而体表面积相对较大，容易散热。因此，麻醉术中新生儿、婴儿体温很易受环境温度与手术以及麻醉因素的影响而体温降低。

【麻醉与实践】　麻醉术中引起低体温的原因，以及低体温对机体的影响，乃至相关处理：

1. 低体温产生原因　①新生儿：由于新生儿体温调节机制发育不健全，其基础代谢率低，体表面积与体重之比相对较大，分钟通气量与体重之比相对较高，因此，麻醉术中体温易降低；②环境温度：室温较低情况下，小儿麻醉后容量血管扩张而散温增强，尤其机体裸露消毒、清创植皮与胸、腹腔手术探查、冲洗等，更易使体温下降；③麻醉药物：可明显影响机体自主神经对体温的调解，如扩张皮肤血管，而增加散热；④输血输液：如寒冷季节，输入较多的库血及凉液体等。

2. 低体温对机体的影响 ①体温下降易使麻醉相对过深,且麻醉药代谢、消除缓慢,从而导致小儿全麻术毕苏醒明显延迟;②低体温氧解离曲线左移,氧合血红蛋白释放氧降低,若伴有呼吸抑制,吸入氧浓度不够,心排血量不足等因素,可加重组织、器官缺氧,乃至低氧血症发生,并易导致酸中毒。

3. 临床相关处理 ①保持室温在24℃～26℃为宜;②尤其低龄患儿需关注裹体保温;③较大量输注库血时应给予加温;④必要时应用保温毯保温。

【提示与注意】体温降低易使全麻加深,可引起呼吸、循环抑制,并导致术后苏醒明显延迟,术后肺部并发症增多,还易发生硬肿症。故新生儿、婴儿麻醉时应采取保温措施。

437. 为何应严防小儿围麻醉期喉水肿?

【术语与解答】①喉水肿是指喉腔内壁疏松的软组织以及黏膜炎性渗出而肿胀(主要以声门为中心,包括声带、杓会厌襞、会厌、环状软骨内壁等组织黏膜水肿);②喉腔内壁基本由疏松软组织与其黏膜构成,加之小儿喉腔狭小(最为狭窄处为声门与环状软骨内径),一旦最狭窄处形成水肿,其内径则向心性缩小,故造成喉梗阻而出现喘鸣、声嘶、呼吸费力和呼吸困难,以及低氧血症发生,此时自然通气量远不能满足机体耗氧量的需要,因此呼吸功能监测其SpO_2明显降低。此外,喉镜下所见喉黏膜呈弥漫性水肿、苍白、发亮,且会厌、声带正常结构标志消失,声门更加显著缩窄,其整个喉腔软组织呈松弛性肿胀,严重者可波及整个咽喉部;③喉水肿通常发病迅速,尤其小儿喉水肿,其急性重度发作甚至可导致窒息死亡;④喉水肿虽不是一种独立性疾病,但许多因素均可引起喉水肿,包括麻醉因素。

【麻醉与实践】麻醉期间发生喉水肿,除具有一般性喉功能障碍症状外,喉水肿严重者几乎可完全阻塞喉入口,与麻醉相关的原因主要来自暴力气管内插管或在短时间内反复多次气管插管,从而致使小儿咽喉黏膜组织损伤,继之造成创伤性喉水肿,或麻醉用药引起的过敏反应性喉水肿。此外,小儿咽喉部手术操作刺激也能引发喉水肿。其较详阐述如下:

1. 喉水肿诱发因素 大致有以下三方面。

(1)不正确气管插管操作:是麻醉期间造成创伤性喉水肿的主要因素,如:①插管技术不熟练,操作粗暴,甚至喉镜显露声门不清楚时就盲目、强行插入,以致造成喉部黏膜组织损伤水肿;②清醒患儿插管时,小儿不予配合而头颅反复活动,麻醉医师不容易一次插管成功,如反复试插则致使患儿频繁呛咳或声带频繁内收,导致局部毛细血管通透性增加,渗出液增多,故引起喉黏膜组织肿胀;③若小儿属气管插管困难者,则需要较长时间的反复、多次尝试插管,喉镜与气管导管机械性摩擦刺激喉黏膜,而致气管黏膜组织水肿;④气管插管过浅,而气囊处于声门之间,充气后气囊直接压迫声带与杓状软骨黏膜,手术完毕拔管后喉水肿则形成;⑤经鼻腔盲探气管插管时间过长,导管尖端反复、多次顶撞喉腔黏膜组织,也可造成其损伤而水肿;⑥选用气管导管型号偏大,导管外径过粗压迫声带和环状软骨内壁组织黏膜,术毕拔管后易形成压迫性喉水肿;⑦气管插管带管时间过久,喉部黏膜受压且摩擦时间过长,也是原因之一;⑧气管导管质量不佳,质地过硬或管壁含有对喉黏膜有害的成分,刺激喉黏膜所致。

(2)过敏反应性喉水肿:主要为Ⅰ型(IgE介导)过敏反应所致喉部组织毛细血管通透性增高,血管内液外渗而引起呼吸道黏膜弥漫性水肿或肿胀(主要喉水肿)。常见与过敏反应有关的麻醉用药及相关辅助药物有:如局麻药、全麻药(丙泊酚、氯胺酮等)、麻醉性镇痛药(吗啡等)、肌肉松弛药(琥珀胆碱、阿曲库铵)、鱼精蛋白,以及血液及血浆代用品等,其他常见易引起过敏反应的药物有,如青霉素针剂、碘化钾口服液等。

(3)手术操作刺激:主要由咽喉部手术操作或硬质支气管镜反复进出声门检查引起。①经直接喉镜实施小儿喉乳头状瘤手术,该病灶特点常为多发性、类似葡萄串,好发于声带与声门下黏膜处,而通常直接喉镜下实施手术不易完整切除,加之喉息肉钳反复夹取,易造成声门缩窄性喉水肿;②小儿气管、支气管异物发病率很高,大都在全麻下实施硬质支气管镜经声门进入下呼吸道夹取异物,尤其婴幼儿(1~3岁年龄段)喉黏膜脆弱、喉腔狭小,当硬质(金属)支气管镜夹取异物不顺,则需反复进出声门,若硬质支气管镜过频、过重的与声带磨擦,极易引发喉水肿,此现象通常与操作时间成正比。总之,喉水肿容易发生于小儿,因小儿喉腔面积狭小,即使轻度黏膜组织水肿即能引起喉梗阻。

2. 处理措施 ①面罩纯氧吸入,且使患儿处于头高足低位,以便使咽喉腔静脉血液回流通畅,有利于喉水肿快速消退;②静脉注射或滴注足量的糖皮质激素,以及咽喉部雾化喷入0.1%肾上腺素,以使水肿尽快消退;③喉水肿严重者可引起窒息死亡,如能插入较细气管导管者,可先建立人工呼吸道,以缓解呼吸危象,同时按上述治疗措施予以处理,并控制输液剂量。当喉镜直视下观察咽喉组织黏膜水肿消失后,再拔出气管插管;④如较大患儿喉水肿严重,若不能插入维持机体低限的很细气管导管者,为抢救生命可先行气管切开通气,以确保患儿生命安全为首选。此外,如条件允许可静脉滴注高氧溶液,该溶液可直接提高血液中溶解氧的浓度,溶解后的氧分子可立即与血红蛋白相结合,从而血液中氧合血红蛋白则增加,继之血液氧分压(PaO_2)和血氧饱和度(SpO_2)可提高,故能缓解机体严重低氧血症。

【提示与注意】①小儿喉水肿应首先与喉痉挛相鉴别,以便于针对病因与症状进行治疗处理;②严重喉水肿者行紧急气管插管常遭遇插管困难,主要是整个咽喉腔呈弥漫性水肿,其解剖标志不清,而声带水肿且显著增厚,声门呈一条小裂隙,故不易寻找声门,因此需予以注意。

438. 为何小儿围麻醉期容易引起喉痉挛?

【术语与解答】喉痉挛主要是指喉部肌肉反射性痉挛收缩,致使双侧声带肌持续内收,其结果声门或部分或完全关闭,从而引起外界气体(空气或供氧)经声门进入下呼吸道减少或受阻,导致机体出现不同程度的呼吸费力或呼吸困难,严重者甚至造成急性、完全性喉梗阻而出现窒息状态。①声带解剖:小儿声带处于喉腔中心,呈倒"∧"字型,其年龄越小,声带越短、声门越窄、呼吸气流通过越少;②喉生理:小儿声带肌明显短小,而越短越易引起痉挛性收缩,若声带肌收缩严重,其双侧声带则相互内收而紧闭,故喉痉挛发生。此外,由于喉对下呼吸道具有保护功能,而声带又是呼吸道重要的"闸门",故任何对喉及气管、支气管刺激,均可引起声门反射性不同程度的闭合,从而产生轻重不一的喉痉挛。

【麻醉与实践】小儿围麻醉期喉痉挛诱发因素、相关风险,以及预防与处理。

1. 诱发因素 主要为浅麻醉状态下各种相关刺激所致,由于浅全麻状态下咽喉处于应激性增高状态,若此时稍有咽喉刺激,则可诱发喉痉挛:①咽腔分泌物、异物或肿物刺激喉部;②胃内容物反流后被误吸;③吸入刺激性有害气体,如非气管内插管术中实施咽腔电刀、激光烧灼治疗,其产生的气雾被吸入下呼吸道,喉保护性反射而关闭声门;④麻醉过浅置入喉镜窥喉或做咽喉部检查,以及吸痰、放置口咽通气道或提前实施气管插管等;⑤浅全麻非气管内插管状态下行颈部手术、口腔与鼻腔手术、剥离骨膜、扩肛手术、睾丸手术、扩张尿道、牵拉内脏等,均有可能反射性引起喉痉挛;⑥浅麻醉下活动头颈部,以及咽腔分泌物增多时静脉注射氯

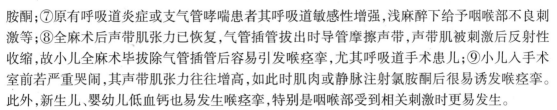

胺酮;⑦原有呼吸道炎症或支气管哮喘患者其呼吸道敏感性增强,浅麻醉下给予咽喉部不良刺激等;⑧全麻术后声带肌张力已恢复,气管插管拔出时导管摩擦声带,声带肌被刺激后反射性收缩,故小儿全麻术毕拔除气管插管后容易引发喉痉挛,尤其呼吸道手术患儿;⑨小儿入手术室前若严重哭闹,其声带肌张力往往增高,如此时肌肉或静脉注射氯胺酮后很易诱发喉痉挛。此外,新生儿、婴幼儿低血钙也易发生喉痉挛,特别是咽喉部受到相关刺激时更易发生。

2. 风险 喉痉挛风险在于进入下呼吸道的有效气体(空气或氧气)减少或中断,机体出现缺氧、低氧血症,甚至脑功能缺氧性损害,以及心肌细胞因氧合不足或中断而发生心搏骤停。

3. 预防 ①麻醉前应肌注足量的抗胆碱药(如阿托品等);②哭闹严重的小儿禁忌肌肉或静脉注射氯胺酮,非哭闹小儿单纯应用氯胺酮后应避免各种不良刺激(应在手术室内用药为宜,以防不测);③浅全麻状态非气管内插管下避免相关刺激性手术,如呼吸道手术、颈部手术、剥离骨膜、扩肛手术、睾丸手术、扩张尿道、牵拉内脏等;④防止或避免引起喉痉挛的其他相关因素。

4. 处理 患儿出现喉痉挛后,先停止一切操作,根据症状反应程度采取对症治疗处理。

(1)轻度喉痉挛:应正确有效的托起患儿下颌,防止舌体后坠,去除相关刺激,并面罩纯氧持续吸入,如麻醉期间发生,可加深麻醉,短时间内患儿则可自行缓解且恢复正常。

(2)中度喉痉挛:在轻度喉痉挛处理的基础上,实施面罩加压供氧持续辅助通气,同时静脉注射地塞米松 $2 \sim 5mg$,根据患儿当时缺氧情况决定是否静脉注射短效肌肉松弛剂,但需做好气管插管准备。若喉痉挛由咽喉分泌物、异物、血凝块引起,应立即予以清除,以保障呼吸道通畅。如麻醉医师自行处理棘手或困难,应立即呼求他人协助处理。

(3)重度喉痉挛:单人处理有困难时,先呼喊他人前来帮助,同时防止牙关紧闭咬伤舌尖,并在采取面罩加压供氧辅助通气的前提下,立即静脉注射短效肌肉松弛药(如琥珀胆碱、罗库溴铵等),以消除喉部肌肉痉挛性收缩,并控制通气,以先解除呼吸危象,然后视患儿缺氧严重程度及相关病情决定是否气管插管或安置喉罩行呼吸支持。如果呼吸支持与肌松条件不具备,可将粗针头实施环甲膜穿刺给氧通气。

【提示与注意】①小儿年龄越小,头颅相对越大,而且颈细短、口鼻腔狭窄,面罩加压通气或气管插管较大龄患儿难度大,需具备相关技术和技巧,方能在短时间内保障有效人工通气或建立人工呼吸道(气管插管);②如通气设备条件良好,尚未能建立静脉输液通路的患儿如发生重度喉痉挛,则可先快速肌肉注射琥珀胆碱,因肌肉注射琥珀胆碱同样有效,只是起效速度较静脉注射缓慢。

439. 小儿围麻醉期上呼吸道梗阻常见原因有哪些?

【术语与解答】基于小儿上呼吸道自身特点所致,麻醉与手术期间上呼吸道梗阻常见原因主要存在以下三大方面:

1. 人工呼吸道(气管插管)建立之前 由于人体上呼吸道呈"Y"型,其鼻腔阻塞可由口腔通气,口腔梗阻可由鼻腔通气,但咽腔和喉腔阻塞,通气则发生中断。而小儿头颅相对较大,其颈部细软,声门很小,此外,小儿口腔中的舌体易后坠,其舌根可阻塞咽腔,而扁桃体与腺样体又易肥大,其前者可阻塞口腔,后者可阻塞鼻腔,即使咽喉腔通畅,同样可造成上呼吸道梗阻。若咽腔和喉腔也因狭窄而梗阻,更易造成严重上呼吸道阻塞,因此,小儿上呼吸道狭窄与梗阻程度较成人明显严重。正因为上述小儿上呼吸道解剖结构特点所致,全麻诱导后在麻醉药物的作用和影响下,其上呼吸道更容易狭窄、梗阻而通气不畅,甚至完全堵塞。

2. 人工呼吸道(气管插管)建立之后 由于小儿下呼吸道(气管短小)较成人显著细而短,而插入气管内的气管导管前端很容易抵达气管隆突处,甚至插入一侧支气管内。此外,在麻醉术中由于气管插管直径细小,故容易扭曲、折瘪或压瘪,以及被分泌物所阻塞等,从而易造成下呼吸道通气受阻与呼吸道压力增高。

3. 人工呼吸道(气管插管)拔出之后 小儿全麻术毕如无异常症状或无特殊情况,一般意识清醒后且自主呼吸恢复满意,则可考虑拔管。但拔管后部分小儿可能出现上呼吸道梗阻,常见者如口咽腔手术所致的咽喉水肿、舌体肿胀、舌体后坠、分泌物阻塞等。

【麻醉与实践】麻醉医师根据小儿上述三大方面特点,在实施全麻诱导期间其精力主要关注上呼吸道的梗阻问题;而在全麻维持期间,注意力务必放在气管插管建立后是否通畅和下呼吸道内压是否增加,以及全麻术毕拔管后所出现的上呼吸道梗阻。

【提示与注意】如围麻醉期当上述三大方面或三阶段所出现的上呼吸道梗阻原因均能及时解决,其整个围麻醉期则能保障小儿的呼吸道通畅无阻,则能防止和避免机体潜在的缺氧、低氧血症与高碳酸血症风险。

(王世泉 杨传民 李生德)

主要参考文献与推荐读物

1. 沈晓明,王卫平主编. 儿科学. 北京:人民卫生出版社,2010,76-84.
2. 吴新民主编. 麻醉学高级教程. 北京:人民军医出版社,2009,325-357.
3. 王世泉主编. 临床麻醉学精要. 北京:人民卫生出版社,2007,201-246.
4. 姚尚龙,于布为主译. 小儿麻醉学. 北京:人民卫生出版社,2006,6-12. 17-99.
5. 王世泉编著. 麻醉与抢救中气管插管学. 北京:人民军医出版社,2005,317-334.
6. 王世泉,王明山主编. 麻醉意外. 第2版. 北京:人民卫生出版社,2010,215-235.
7. 叶铁虎,吴新民主编. 疑难合并症与麻醉. 北京:人民卫生出版社,2008,560-571.
8. 曾因明,邓小明主编. 麻醉学新进展. 北京:人民卫生出版社,2006,76-84. 501-512.
9. 陈煜,连庆泉主编. 当代小儿麻醉学. 北京:人民卫生出版社,2010,76-84. 501-512.

第三十八章　老年患者麻醉

随着人们生活质量的日益提高,以及医学不断的发展与进步,人类老龄化已日益凸显,但老年的年龄界限尚未取得一致,早年国人称 60 岁为"花甲",现认为 65 岁以上称为老年人较为合理。

现今临床上接受手术治疗的老年患者逐渐增加,随着医学的发展与进步,老年患者手术与麻醉的安全性也不断提高,即使高龄(80 岁以上)也不再是手术与麻醉的禁忌。但老年人,特别是高龄患者其各脏器的生理功能显著衰退已成事实,同时老年患者大都伴有不同程度的呼吸与循环以及内分泌等功能的改变,这使得老年手术患者的麻醉风险明显增高,尤其是突发性心、脑血管功能异常或意外随时都可发生,从而致使围麻醉期并发症及死亡率显著高于青壮年。此外,现今尚没有任何一种麻醉药或药物组合以及麻醉技术被证实更适合用于老年手术患者。因此,预防和避免老年患者麻醉并发症及意外,既是现实问题,又是复杂问题,更是风险问题,这就应针对老年患者的病理生理特点、全身状况与临床麻醉的关系给予全面地了解和认识。

第一节 老年人基本生理特点与麻醉

从医学角度认为,老年是指随年龄增长而致周身器官生理功能逐渐减退的不可逆性年龄段,该阶段机体产生的一系列生理、生化及解剖学方面的变化可使机体对内、外环境适应能力呈递减性降低。一方面,人体在衰老进程中重要脏器的改变主要表现为心、肺功能储备能力的下降,肝、肾功能的减退,自主神经功能失调,感受器功能与外周神经反射降低以及脑功能的退变等。另一方面,老年患者在药代动力学和药效动力学方面的变化也较年轻人明显不同,若同时合并心血管与呼吸系统以及肝、肾、脑等脏器病变,将加速其组织器官功能的衰退,从而使得药动学与药效学的变化更为复杂。因此,了解与熟悉老年患者基本生理功能特点,则有利于合理选择和使用相关麻醉药物,这对维持循环、呼吸功能的稳定,并能及时、有效的处理所出现的异常症状,乃至保障围麻醉期老年患者生命安全则显得至关重要。

440. 何谓老年人? 与麻醉存在何种关系?

【术语与解答】①由于现代老年人存在着年代年龄、生理年龄、心理年龄与社会年龄的区别,故老年人的年龄确定至今仍缺乏统一和公认的标准。我国早年从管理与流行病学考虑,是以 60 岁为花甲,而大多国家则以 65 岁称为老年,且大于 80 岁则为高龄;②由于年龄与衰老并非完全平行一致,故有些人虽未老则先衰,而少数人虽已 70～80 年龄,但体质、脏器功能、思维能力等仍未见明显衰退,其实际年龄与生理年龄差异较显著;③另有一些老年人往往合并一种或多种慢性内科疾病,需经常服用相关治疗性药物,若同时伴有外科手术指征疾病,则需实施手术治疗。因此,对老年患者的判断应具体情况具体分析为宜。

【麻醉与实践】①麻醉与年龄有着极为密切的关系,因老年人随着年龄的增长,机体各系统器官在功能和结构上都发生了不同程度的退行性变化,尤其神经、呼吸与心血管系统,以及肝肾功能等重要器官,对外环境各种刺激的应答及适应能力明显降低,故老年患者的择期和急诊手术的麻醉死亡率较中青年显著增高;②虽然同为老年阶段的患者其生理功能与全身状况可存在显著地差异,但无论全身状况较好的老年患者,还是衰老明显的老年患者,其对麻醉与手术的耐受力均显著不如健康年轻人,特别患有外科疾病同时合并其他内科疾病者(如高血压、冠心病、呼吸功能疾病、糖尿病等),既增加麻醉实施的难度,又增加了麻醉的风险;③一般而言,对于老年患者存在心肺功能不全者,若实行比较小的体表手术,应选用局部浸润麻醉;而下肢及盆腔乃至腹腔手术则应较多地选择硬脊膜外隙脊神经干阻滞为宜;如合并症较多、病情危重,病变性质未确定而需要剖腹探查者,应采取全身麻醉为妥,以便于围麻醉期得到理想的呼吸管理与循环功能稳定。

【提示与注意】①从临床麻醉角度而言,老年还是以其生理年龄为标准较适宜,因有些老年患者虽全身状况较好,但毕竟其脏器功能随年龄增长而衰减,麻醉医师务必考虑麻醉药物(注:麻醉药均为剧毒药)对重要脏器功能的影响;②老年患者外科手术的麻醉选择取决于其全身状况、手术大小、手术方式、时间长短等多种因素,其前提则是以安全为原则;③老年患者选用椎管内脊神经阻滞,虽引起呼吸抑制者较少,但发生低血压较多,需予以注意;④老年人整个神经系统功能逐渐出现退变,虽对疼痛的敏感性较中青年低,但无论选择何种麻醉方法,若镇痛不够充分,仍可导致心动过速与血压升高,甚至可加重心肌缺血、缺氧;⑤如采取全身麻醉,尽管全麻药用量较少或很少,但术后苏醒仍绝对或相对延迟。

441. 老年患者麻醉用药有何特点?

【术语与解答】老年人由于各脏器功能呈退行性变,麻醉药物在体内的吸收、分布、代谢以及排泄功能远不及年轻人,如并存慢性心、肝、肾功能不全,其药物代谢、排泄可严重受到影响。

【麻醉与实践】老年患者麻醉复合用药不能简单地按成人计量标准应用,因老年患者对麻醉药物更为敏感,通常施以较少的剂量就可达到所需要的麻醉效果,而且药效作用时间还会延长。因此,临床麻醉应根据年龄、体重、胖瘦及病理生理状况等作出相应综合性调整。

1. 静脉全麻药　静脉全麻药进入体内或多或少均会与血浆蛋白结合,而老年患者全麻用药与血浆蛋白结合率的改变可导致全麻药物的药理学效应发生明显变化。如随年龄递增,血浆白蛋白浓度有所降低,即使血浆白蛋白浓度正常,但其结构改变也会导致白蛋白结合率效能下降。同时由于许多老年患者长期服用多种药物,某些药物有可能与全麻药物竞争白蛋白的结合率,从而使得全麻药未能结合的部分增多。此外,即使长期服用的药物可能不与全麻药物产生作用,但有可能会通过干扰血浆蛋白而影响全麻药物的效能。

2. 吸入全麻药　临床上无论使用何种吸入性全麻药,使老年患者达到一定的全麻深度所需要的用量均较年轻人减少。而合并糖尿病的老年患者采用吸入全麻药可使得术毕神经肌肉阻滞恢复明显延迟。

3. 麻醉性镇痛药　由于绝大多数老年手术患者需使用阿片类药物,但芬太尼类药物的呼吸抑制与恶心呕吐等副作用则是老年患者的潜在危险,如麻醉术后恢复期存在呼吸抑制则可导致低氧血症与高碳酸血症,而恶心呕吐则有可能引起反流误吸。

4. 肌肉松弛剂　老年患者麻醉术后其肌肉松弛剂的残余作用通常延迟,这是术后恢复期潜在的风险。

总之,衰老可明显改变麻醉药物的药代动力学和药效动力学,其改变可随药物种类的不同而变化,加之上述药物存在着相互叠加作用,以及老年仍存在着个体差异。因此,麻醉用药需全面综合考虑,并应严加控制用量。

【提示与注意】①老年患者全麻诱导用药(静脉注射)很难准确把握,即使常规用量仍可出现循环抑制(如低血压),故一般从小剂量开始为宜,根据血流动力学变化而增减用量,以力求麻醉诱导平稳;②老年患者麻醉用药量应主要根据其年龄,而非体重。此外,麻醉用药方法有时比麻醉药物选择更为重要。

442. 麻醉对老年人脑血管病变有何影响?

【术语与解答】①老年人脑血管常见病变则是脑动脉粥样硬化和血-脑屏障退化,如脑血管管腔狭窄、脑血流阻力增加、脑循环血量减少、脑灌注不足以及脑代谢下降等,这些改变促使老年人不同程度的记忆减退、反射降低、感觉迟钝和行为迟缓,并易出现精神淡漠、记忆健忘以及性格改变或某些精神症状等;②高血压、高血糖、高血脂、吸烟、酗酒、高盐饮食等都可能增加和导致以及加重脑血管疾病,尤其老年人;③70岁以上的部分老年人其脑血管功能的改变除动脉硬化外,动脉壁的中膜萎缩及血管壁变簿,使得脑血管颇为脆弱,这些更是引起脑梗阻与脑出血的病理基础。因此伴有心、脑血管疾病的老年患者其本身就容易引起脑血管意外,而麻醉手术期间更易促发脑血管意外。

【麻醉与实践】①合并高血压老年患者其麻醉术中血流动力学极易引起剧烈波动,如动脉血压过高则容易导致脑血管破裂出血;而动脉压较长时间的过低,又可致使脑灌注显著不足,从而容易引发缺血性脑卒中;②伴有心房颤动的老年患者其小血管容易血流淤积,易形成附壁血栓,围麻醉期一旦脱落且在脑循环中栓塞,必然引起脑血管并发症。另据文献报道,心房颤动患者麻醉术中发生脑卒中者较常人可增加若干倍;③老年急诊手术其脑血管意外发生率高于择期手术;④60岁以上的老年且常年有吸烟、酗酒史者,通常发生脑卒中的概率则是不吸烟、不酗酒者的2~3倍,若同时患有"三高症"者(即高血压、高血糖、高血脂),因这类患者一般心、脑血管疾病发病率及死亡率均增高,故围麻醉期发生脑卒中的危险性可数倍增加。

【提示与注意】①麻醉前,当老年手术患者自述有头晕、头痛、手脚麻木、声音嘶哑、言语笨拙等症状者千万不要忽视,因围麻醉期很易引发脑卒中;②围麻醉期对存在危险因素的老年患者,应加强防范措施,既要控制高血压,又要防止低血压,因血压过高易引起脑血管破裂出血,而血压较长时间的过低则可造成脑缺血、缺氧性病变;③围麻醉期老年患者发生脑卒中,主要与患者先前存在着心、脑血管疾病,以及一种或多种诱发因素有关;④存在脑血管危险因素的老年患者麻醉术前无需停用抗凝治疗(如服用阿司匹林或法华林),因可有效预防围麻醉期各种血栓形成并发症,但持续服用抗凝剂患者禁忌选择椎管内脊神经阻滞;⑤术前控制糖尿病或适宜降低血糖,能使脑血管意外风险明显降低;⑥麻醉术中应维持血流动力学稳定,并减少血液粘稠度,从而可预防脑卒中;⑦如老年患者已存在相关脑血管意外诱发的因素,麻醉术中尽量不使用促凝血药物(如凝血酶等),若应用促凝药物,一旦麻醉术后出现脑卒中,极易产生医患纠纷。

443. 麻醉对老年人呼吸系统功能有何影响?

【术语与解答】老年呼吸系统功能随年龄增长而逐步减退,尤其呼吸储备功能与气体交换功能下降:

1. 呼吸系统的形态、结构和防御机制发生退变　①喉黏膜感觉减退,喉反射和咳嗽反射减弱可使痰液不易咳出;②咽喉肌群活动迟钝,往往使得胃内容物反流至咽腔后很容易引起误吸,而且老年吸入性肺炎是常见的致命性并发症;③随年龄递增其胸壁僵硬程度也逐渐加重,主要由于肋骨及其关节的老化所致,胸壁僵硬在一定程度上限制了肺脏的膨胀,因此老年患者须增加呼吸做功来改善通气的不足,但老年人对高二氧化碳和低氧通气的反应均降低,表现为潮气量增加不足,而通气频率仍维持原水平,且每分通气量无明显增加,故容易造成低氧血症;

④呼吸道组织弹力纤维减少,黏膜纤维化,气管、支气管管径变窄,肺泡和细小支气管扩张,同时肺泡数量减少,肺泡膜增厚而通透性降低,肺功能因肺组织弹性回缩力、胸壁顺应性和吸气肌效能减退而低下,故表现为肺活量、补吸气量、第一秒钟时间肺活量下降,并且小呼吸道阻力增加。上述多因素叠加从而产生呼吸功能明显不足。

2. 肺通气功能与气体弥散功能降低　①肺通气功能中的肺活量、潮气量、功能残气量等均降低;而换气功能功能中其呼吸膜厚度增加、呼吸交换面积减少、肺泡通气/血流比值失调等均造成肺功能储备下降。从而导致机体动脉血氧分压(PaO_2)、动脉血氧饱和度(SaO_2)以及动脉血氧含量均降低;②呼吸道对有害刺激的反应迟钝,气管内壁纤毛活动动力减弱,加之呼吸肌张力低,胸廓活动受限,以致不能有效排除下呼吸道痰液;③如伴有慢性阻塞性呼吸系统疾病,肺通气和气体弥散功能则可进一步降低。

【麻醉与实践】①基于老年人呼吸系统功能减退的变化,结合与麻醉的关系,可概括如下:咽喉反射迟钝、胸壁递增性僵硬、呼吸肌力变弱、肺脏弹性下降、通气交换明显不足等,皆是造成老年患者呼吸功能降低的因果关系。故老年患者气管插管全麻术毕拔管后常易引发低氧血症与高碳酸血症,以及酸中毒发生;②肺部感染是老年患者全麻术后常见并发症,多因为术后伤口疼痛,不敢咳嗽或咳嗽无力等,从而造成下呼吸道痰液清除困难所致;③硬脊膜外隙脊神经干阻滞或蛛网膜下腔脊神经根阻滞期间,若阻滞范围稍高,则容易引起呼吸抑制和通气不足。

【提示与注意】老年特别高龄患者,围麻醉期应加强呼吸功能监测,除保障呼吸道通畅外,尤其应防止低氧血症与高碳酸血症发生后且未能提早发现而发展演变为严重呼吸系统并发症或意外。

444. 为何老年患者容易引起深静脉血栓形成?

【术语与解答】深静脉血栓形成是老年患者围术期好发并发症之一,严重者易造成致命性急性肺栓塞,尤以骨科髋关节部位手术或长骨手术发生率高,是围麻醉期威胁老年患者生命安全的潜在隐患。

【麻醉与实践】预防术后深静脉血栓形成是避免致命性急性肺栓塞的关键。有文献报道,麻醉术后应用适宜剂量肝素皮下给药,可达到减少术后深静脉血栓的形成,能预防患者术后发生急性肺栓塞。此外,小剂量肝素的应用既能降低深静脉血栓形成,又不引起术后严重出血性并发症。

【提示与注意】无论选择全身麻醉,还是采用椎管内脊神经阻滞,术毕尽可能使患者双下肢尽早恢复活动,若护送病房患者其双下肢仍处于麻醉状态,应嘱咐护士或家属定时给予适宜按摩或稍活动双下肢,以促进局部静脉血液循环,减少或预防血液瘀积,尤其需术后较长期卧床的肥胖、老年或高龄患者。

445. 老年基本生理特点有哪些? 与麻醉关系如何?

【术语与解答】现今临床上任何麻醉用药与麻醉方法均对老年有一定影响,尤其老年患者心、肺、肝、肾等重要脏器功能减退,代偿能力显著下降,故对麻醉与手术的耐受力很差,加之老年患者通常多伴有一种或多种合并症,更易引发麻醉并发症或意外:①衰老是机体随着年龄增长而产生的一系列生理、生化及解剖学方面的退变,是机体对内、外环境适应能力和机体组织器官功能逐步衰减现象;②进入老年,机体细胞、组织、器官功能乃至整个机体则由退变逐渐转向衰老、衰竭,最终导致"老死",这与其他生物体一样,是自然界中的普遍规律;③机体在衰老进程中重要脏器的变化主要表现为心、肺功能储备能力下降,肝、肾功能减退,自主神经功能失调,感受器功能与神经反射降低等。正是老年人上述基本生理特点所决定,临床上在药物代谢动力学和药物效力动力学方面的变化较中青年有着显著的变化。因此,临床上对老年患者合理用药、个体用药、安全用药则显得至关重要。

【麻醉与实践】老年人由于各脏器功能退行性变,药物在体内的吸收、分布、代谢以及排泄远不及年轻人,如果并存慢性心、肺、肝、肾功能不全,其药物代谢、排泄可严重受到影响。①由于老年人的生理功能进行性退变、衰减,加之麻醉药物的药理特性,从而造成药效学和药动学在老年患者中发生明显变化,故老年患者的麻醉难度与风险同步增长,因此要求麻醉医师术前应充分了解与熟悉老年患者的病情,并结合其基本生理功能的特点合理选择麻醉方法和使用相关麻醉药物,这对维持其呼吸、循环功能的稳定,及时、有效的处理相关异常症状,保障围麻醉期生命安全则是关键;②老年患者按中青年临床常规剂量(如按公斤体重用药)使用麻醉药,其机体血药浓度相对迅速增高,可使机体立即出现各种不良反应,甚至引起生命危象。因此老年人麻醉诱导用药应"起点低、细观察、缓增量"为妥,即用量不够可逐渐增加,不宜或禁忌一次给足而造成突发性意外,尤其是高龄患者。

1. 麻醉药物在体内的分布　①老年人其体液、肌肉、脂肪及血浆蛋白含量均存在改变,可直接或间接的影响药物的分布,尤其脂溶性麻醉药物,如吗啡、苯二氮䓬类等在脂肪内分布增多,而血药浓度相对降低,致使药物在体内存留时间延长。而水溶性药物在细胞外液的分布容积减少,若同时肾功能降低,可致血药浓度增高,消除时间延长;②药物与血浆蛋白的结合将影响药物的分布和转运速度,以及作用强度与消除速度。由于血浆白蛋白减少,药物与其结合降低,血中游离药物浓度增加,如哌替啶血浆结合率在35岁时为75%,75岁时可为35%,致使血浆游离药物浓度增高一倍以上,故药效显著增强,且消除明显减慢,故容易引起药物相对逾量中毒。因此,老年患者药物给予不能简单地按成人计量标准应用,要根据年龄、体重、胖瘦及病理生理状况等作相应综合性调整。

2. 麻醉药物的代谢、排泄　麻醉药物主要通过肝脏和肾脏来完成其代谢与排泄,肝细胞含有多种酶系,能促使药物在体内转化,而老年人由于肝血流量减少、肝微粒体酶不足及肾血流量与肾小球滤过率降低,致使药物的代谢和灭活以及排泄功能同步下降,且在体内的清除率和消除半衰期均延长,甚至出现药物毒性反应。如老年人芬太尼在体内的消除半衰期可延长至1.5小时,哌替啶增至7.5小时,加之全身麻醉大都是复合用药,故老年患者术毕苏醒明显延迟。因此,高龄患者麻醉用药需全面考虑,尤其手术进程至2/3或4/5时,则可考虑麻醉维持量应逐渐减少。

【提示与注意】①老年手术患者的麻醉除具有青年人的共性外,尚有老年自身麻醉的特殊性,即全身脏器生理功能均降低,并可能伴有一种或多种其他基础性疾病,包括心、脑、肺、肾等重要器官的损害,这使得老年患者对麻醉及手术的耐受力显著降低,特别麻醉诱导期很易发生不测,故应时刻提高警惕;②由于复合麻醉用药可加重老年患者各生理功能的变化,围麻醉期易发生代谢性酸中毒与电解质紊乱等,常致使处理患者的异常症状复杂化、困难化,故需注意。

446. 老年人肝、肾功能逐渐降低与麻醉用药有何关系?

【术语与解答】随着增龄,老年人其肝、肾功能也不同程度的呈现下降趋势,临床表现为:

①肝实质萎缩与肝脏重量减轻,肝血流量可减少40%~50%,从而致使肝摄取、转运、代谢、排泄等功能均受到影响;②老年人泌尿系统的变化主要包括肾脏的退行性变、肾皮质萎缩、肾小球数目减少、肾脏体积显著缩小。80岁时肾小球的数目为年轻人的一半,肾小管功能减退,肾脏滤过率降低,尿液浓缩,且稀释功能下降,因此对电解质和酸碱平衡的调节能力明显降低。

【麻醉与实践】①70岁以上老年人的肝脏体积可减小至40%,肝细胞再生、储备、解毒能力以及蛋白合成能力均降低,麻醉期间对于经肝脏代谢的麻醉药物其生物转化减慢,使其作用时间明显延长,全身麻醉后苏醒延迟多与此有关;②由于老年人肝、肾功能降低,所以部分或全部依赖肝脏、肾脏代谢、排泄的麻醉药与肌肉松弛药的药效则增强,其作用及清除时间可延长,因此已存在肝、肾功能不全的老年人更需慎用、少用经肝、肾脏代谢和排泄的麻醉药物。

【提示与注意】①麻醉的选择应根据病情与手术大小、难易程度以及麻醉医师自身的技能、熟练程度和经验决定,通常局部麻醉、区域神经阻滞、腰骶段硬脊膜外隙脊神经干阻滞一般对肝、肾功影响轻微,其麻醉安全相对较高;②即使老年患者肝、肾功能正常,也未必说明其代谢、排泄能力正常,因临床实践中若采用全身麻醉,常表现出麻醉类药物代谢、排泄缓慢,从而致使老年患者术后苏醒会明显延迟。

447. 老年患者脊柱解剖与椎管内脊神经阻滞有何变化?

【术语与解答】①脊柱解剖:随年龄递增,老年人脊柱解剖结构也相应发生变化,由于椎间盘厚度因钙化而压缩,故老年人椎体之间相互靠近,致使棘突之间的间隙变窄,而处于椎体之间的韧带(棘上韧带、棘间韧带及黄韧带)也变硬或钙化;②硬脊膜外隙:因椎体之间相互靠近,其硬脊膜外隙和椎间孔也相对变窄,其容积变小;③蛛网膜下腔:老年人椎管普遍较缩窄,故蛛网膜下腔脑脊液容量也相对减少。

【麻醉与实践】由于老年脊柱解剖随年龄增长而改变,实施椎管内脊神经阻滞可存在以下问题:①由于老年人椎间隙变窄,韧带变硬或钙化,从而导致椎管内穿刺相对较为困难;②由于硬脊膜外隙和椎间孔相对缩窄(与青年人比较),如选择硬脊膜外隙脊神经干阻滞,注入硬脊膜外隙同剂量的局麻药,老年人就容易纵向扩散范围较大,阻滞平面则广,易出现循环系统抑制而血压下降、脉搏徐缓;其呼吸系统则容易导致呼吸肌麻痹而致呼吸困难或呼吸停止;③若采用蛛网膜下腔脊神经根阻滞(俗称腰麻),稍不慎也易造成阻滞平面过高而呼吸抑制,甚至呼吸心搏骤停。

【提示与注意】老年人除重要脏器衰退外(如心、肺、肝、肾功能等),其脊柱解剖结构也出现退变,故老年患者无论选择硬脊膜外隙脊神经干阻滞,还是采用蛛网膜下腔脊神经根阻滞,乃至骶管脊神经阻滞,所使用的局麻药浓度与剂量均应减少,其目的就是预防和避免麻醉平面过高而导致的呼吸功能抑制和循环功能虚脱。

448. 老年人有哪些神经系统功能下降? 与麻醉关系如何?

【术语与解答】老年人随增龄各中枢神经、外周神经与自主神经均可出现进行性衰减与功能下降。

1. 中枢神经系统衰减 ①随年龄增长中枢神经呈退行性改变,其功能性神经细胞逐渐减少、脑皮质进行性萎缩、脑沟回增大、脑体积变小且重量减轻、脑脊液代偿性增多,故中枢神经传导速度呈线性下降,并伴随脑功能减退;②脑功能减退主要与乙酰胆碱、多巴胺、去甲肾上腺素、酪氨酸、5-羟色胺等神经递质不足,以及神经递质与受体的亲和力降低有关,从而致使老年人麻醉手术后谵妄和认知功能低下发生率偏高,有认知功能损伤病史的患者麻醉术后进一步损伤的风险则更高;③中枢神经系统阿片受体逐渐减少则是痛觉降低的因素之一,从而致使疼痛阈值升高,故对吗啡及其他阿片类麻醉性镇痛药敏感性增强。

2. 外周神经系统退变 ①外周神经感觉与运动纤维数量减少,神经轴突数量降低,神经胶质增生,表现在电生理上则是信号传导速度减慢,相对年轻人而言其敏感性降低;②视神经、听神经功能减退,从而视觉和听觉灵敏度下降;③骨骼肌神经肌肉接头处乙酰胆碱递质减少,故可导致非去极化肌松药作用明显延长。

3. 自主神经功能失调 老年人随增龄其自主神经退行性改变,而神经元与神经纤维减少,其传导速度减慢,交感神经兴奋性降低,化学感受器和压力感受器反射减弱,以致心血管系统应激反应迟钝,应激时心率增加常不明显,缩血管反应显著不足,常不能有效稳定血压。

【麻醉与实践】①由于老年人高级中枢神经系统呈退行性改变,除临床表现为记忆力和智力下降外(尤其近期记忆受损较明显,以及对视听信号反应速度减慢),全麻术后容易出现认知功能障碍;②老年患者外周神经敏感性降低,通常临床剂量的1/2 或 1/3 局麻药则能满足某些镇痛要求;③老年患者不同程度的存在自主神经功能失调,故麻醉与手术期间老年患者不易维持血流动力学稳定;④老年患者选择全身麻醉,其全麻维持深度要适中,如脑电双频谱指数(BIS)以维持在 50~60 水平即可,而不要低于 45;⑤老年人易发生精神症状,应用东莨菪碱的老年患者若术中或术毕镇痛不全,以及术前已经存在疼痛,围麻醉期较容易引发中枢抗胆碱能综合征。

【提示与注意】①由于老年人神经系统功能综合性降低,故全麻用药或椎管内应用局麻药务必减少,以策安全;②围麻醉期吸入较高浓度的氧(80%~100%)则对老年患者中枢神经系统功能有利,如术中或术后吸入较高浓度氧可降低术后恶心、呕吐的发生率,减少术后心动过速以及心肌缺血,并可降低术后认知功能障碍等并发症;③术后良好的镇痛和充分休息可降低认知功能障碍并发症的发生率。

449. 老年人心血管功能储备有哪些不足? 与麻醉有何关系?

【术语与解答】老年人心血管功能储备不足主要表现为以下几方面:

1. 心脏功能下降 ①心脏体积随增龄可稍有缩小,其重量则逐年增加(约每年增加 1~1.5 克),心脏重量的改变主要与心肌结缔组织与胶原蛋白增加、类脂质沉积、心瓣膜和其他结构纤维化及钙化有关,导致心房、心室脂肪浸润、硬化和肥厚;②胶原蛋白的质量变化及心肌间质纤维化的结果,使心肌弹性与顺应性下降,僵硬度增加,故影响心脏的收缩与舒张功能;③胶原组织增加,心内膜增厚,心外膜脂肪浸润,使心肌营养物质转化为机械能的效率降低;④心肌内 ATP 酶活性下降及钙离子扩散减少,导致心肌收缩力减退,从而心肌的兴奋性和自律性均降低,其结果造成心脏储备能力不足,心功能减弱,最终心输出量减少;⑤心脏瓣膜钙化和纤维化,尤以二尖瓣和主动脉瓣为主,严重者常导致瓣膜口的狭窄和关闭不全;⑥心肌显著退行性改变可导致心肌传导系统异常,因此临床主要表现为心肌自律性、兴奋性、传导性降低和心律失常;⑦由于随增龄而心脏功能的递减,其最大心排量已出现"封顶"现象,同时也反映出老年人的最大心率反应降低和心脏舒缩所需时间延长,故随着老年人心功能受限、衰退,心脏难以承受麻醉术中强度较大的各种应激。

2. 血管壁变性 ①老年人主要表现为全身动脉系统血管壁明显增厚,动脉血管内膜下脂质浸润,管壁钙质沉着与胶原纤维增多,其硬化程度增高,从而致使血管壁弹性减弱,且导致收缩压、脉压增加,尤其冠状动脉硬化引起冠状动脉梗塞的发病率随年龄增长而上升,因此老年人心肌缺血、缺氧则容易发生;②老化的血管失去弹性,动脉硬化与血管壁弹性的改变造成外周血管阻力增大,其血压升高促使心脏后负荷增加,同时各重要脏器血流灌注减少。此外,老年人也常合并不同程度的肺动脉压力增高;③静脉血管壁弹性减退,易使血液淤积,从而回心血量不足,且循环时间延长。

3. 循环血流变化　循环血流量通常随衰老而减少,且使得相同的给药剂量的血浆药物初始浓度比预期更高,加之肝脏和肾脏血流量的逐渐下降促使药物的代谢降低,药物及药物代谢产物的排除延缓,因此,致使血浆药物浓度的降低更为迟缓,从而明显延长了麻醉药物的作用时程。

【麻醉与实践】①身体较健康的老年人在静息状态下其心脏功能可保持正常,但在麻醉与手术双层"打击"(负荷)下,必然不同程度的表现出其心、血管功能储备不足,应激能力降低,若伴有心、血管疾病患者,麻醉与术中血压可显著下降;②大多麻醉药均不同程度的抑制心血管功能,而老年患者对麻醉药物又极为敏感,尤其全麻诱导时,即使减少麻醉药用量且缓慢注射,血压仍可明显下降。虽气管插管引起应激性刺激可一过性或短时间抵消这种低血压,但置入喉罩因刺激性小其血压回升不明显,特别是全麻诱导后与手术开始前这段时间内,由于血压下降显著,有时只好给予缩血管药物予以提升;③老年人血黏度增高,麻醉术后易发生深静脉血栓形成,尤其术后卧床时间较长,以及盆腔与下肢长骨骨折患者,乃至肥胖患者尤为好发。此外,患有心房纤颤老年患者其心房丧失收缩功能,血液容易在心房内淤滞而形成血栓,一旦血栓脱落,则可随血液流至全身各处,易导致脑栓塞、肢体动脉栓塞(严重者甚至需要截肢)以及肺栓塞等。

【提示与注意】①心血管功能异常改变或储备功能不足则是老年患者的重要特征,尤其合并高血压、冠心病等本系统疾病,常致使麻醉难度与风险同步显著增高;②由于老年心血管功能下降,临床麻醉期间,乃至麻醉术后一段时间内,必须持续给予心血管功能监测,特别是有创动、静脉监测(如心电图、桡动脉或(和)中心静脉压监测),以防止突发性心律失常和血流动力学急剧改变。因此,麻醉医师对老年患者的麻醉务必首先重视其心血管功能储备。

450. 为何老年患者麻醉术后易引起精神症状(谵妄或认知功能障碍)?

【术语与解答】由于老年人高级中枢神经系统呈退行性改变,除临床表现为记忆力和智力下降外(尤其近期记忆受损较明显,以及对视听信号反应速度减慢),全麻术后容易出现异常性精神症状,临床上颇为常见的是谵妄与认知功能障碍。

1. 谵妄　是高级中枢神经系统出现急性、兴奋性精神功能障碍的一种异常症状,是以意识内容活动失调或异常为主的急性精神错乱状态,并对周围环境的认知及反应能力均下降,严重者甚至可有"冲击"或攻击行为,其病程可为几小时或几天或更长。

2. 认知功能障碍　首先需明确认知功能,认知功能是机体高级中枢神经认识和获取知识、信息的能力与过程,并转化成内在的心理活动,主要是指人脑认识和理解事物的心理过程,包括语言、学习、记忆、思维、精神、情感、行为、表达、分析判断能力与反应能力,以及自身与环境的确定,乃至与社会融合的能力等。而认知功能障碍是指大脑高级中枢对上述认知功能出现异常或减退的现象。

根据上述两者(谵妄与认知功能障碍)而言,均为高级中枢神经系统精神功能异常症状,只是前者较后者严重,主要表现在急性、兴奋性精神功能障碍和精神错乱。此外,由于脑的功能极为复杂,且谵妄与认知功能障碍其不同症状或类型也相互关联,如某一认知功能的异常,可引起另一认知功能或多个认知功能的异常或改变。加之不同学者对谵妄和认知功能障碍的认识与阐述有所不同,故直至目前临床上尚未有被公认的谵妄与认知功能障碍的定义或概念,还有待于今后由多学科专家、学者(如生理学、神经学、麻醉学专家、学者)共同研究确定。

【麻醉与实践】由于高级中枢神经系统是全身麻醉的主要"靶器官",而谵妄与认知功能障碍又属高级中枢神经系统(脑功能)范畴,故全麻术后恢复期谵妄与认知功能障碍更为常见。尽管目前尚无可靠的依据证明全麻患者术后出现谵妄或认知功能障碍与麻醉有关,但围麻醉期所使用的全麻药物及相关镇静、催眠辅助用药均作用于高级中枢神经系统(脑),这就难以否认与麻醉无关。此外,如老年患者术前已经存在高级中枢神经功能明显退化或隐匿性早期阿尔茨海默病(俗称老年性痴呆症),麻醉术后可能出现较为显著的异常精神症状,因围麻醉期可引起老年患者异常精神症状的因素较多,故临床麻醉必须考虑如下问题:

1. 脑功能退行性改变 ①老年人随增龄,其脑神经功能细胞逐步减少、脑皮质进行性萎缩、脑容积降低、脑沟加深、脑回增大、脑重量减轻、脑脊液代偿性增多,从而导致脑功能减退。加之糖尿病、高血压、动脉硬化等疾病,常致使脑血流减少,神经元功能降低,从而谵妄或认知功能障碍在老年群体中多见。此外,高级中枢神经系统是全身麻醉药的主要"靶器官",因此,在麻醉药的作用后与手术创伤的打击下,容易使老年患者术后产生谵妄与认知功能障碍;②中枢胆碱能神经元对学习、记忆、注意力等认知功能调节起关键作用,而衰老容易引起中枢胆碱能神经元退化,该现象有可能与老年认知功能障碍有关;③脑功能减退主要与乙酰胆碱、多巴胺、去甲肾上腺素、酪氨酸、5-羟色胺等神经递质不足,以及神经递质与受体的亲和力降低有关,从而致使老年人尤其麻醉手术后老年患者的谵妄和认知功能障碍的发生率偏高,如原有认知功能损伤病史的患者其麻醉手术后进一步损伤的风险则更高。此外,谵妄或认知功能障碍可叠加于阿尔茨海默病或其他认知功能低下的有关高级中枢神经系统疾病。

2. 代谢功能紊乱 如老年患者大多伴有糖尿病,而高血糖则与认知功能障碍存在相关性,尤其老年合并糖尿病者麻醉术后容易促发谵妄或认知功能障碍。

3. 麻醉药物影响 ①全麻药:如氯胺酮、苯二氮䓬类药(咪达唑仑或地西泮)用于老年患者,则会导致术后不同程度的异常精神症状(包括谵妄与认知功能障碍);②镇静、镇痛药物:如哌替啶也可引起谵妄和认知功能障碍。总之,凡可作用于高级中枢神经系统的相关药物均有可能引起异常精神症状,但多属这些药物的后遗效应,只是老年患者更容易产生。

4. 麻醉与手术共同的影响 麻醉与手术应激均可影响高级中枢神经系统功能。①有研究表明,全麻心脏手术患者发生认知功能障碍的概率高于非心脏手术患者,提出可能与手术应激乃至心肺分流有关;②有学者在对比麻醉方式和认知功能障碍的发生率时发现,非心脏手术患者采用硬脊膜外隙脊神经干阻滞或全身麻醉时认知功能障碍的发生率没有明显差异;③全麻深度与患者术后早期认知功能障碍的发生是否相关联,至今仍存在争议。一般而言,适宜深度的麻醉较偏浅的麻醉深度其术后早期认知功能障碍的发生率可降低,故老年患者不应片面地追求浅麻醉。

5. 中枢性抗胆碱能综合征 是由于应用抗胆碱能药物(东莨菪碱、阿托品)后阻断了中枢神经系统的毒蕈碱样胆碱能受体,从而造成机体出现一系列高级中枢神经系统异常症状,尤其老年患者可能是抗胆碱药物的敏感人群,故老年患者应用东莨菪碱或阿托品后容易诱发中枢性抗胆碱能综合征。该综合征其临床主要表现为高级中枢神经系统或兴奋或抑制,其症状可轻重不一,如意识模糊、定向障碍、瞳孔散大、谵妄、幻觉、震颤、木僵、烦躁不安、呼吸加深加快或麻醉后长时间嗜睡,甚至深睡不醒、乃至呼吸抑制、昏迷等,临床上将这种高级中枢神经系统毒性反应症状称作中枢性抗胆碱能综合征。

6. 其他相关因素　如老年患者麻醉术中较长时间或长时间的低血容量、贫血、缺氧、低血压以及高碳酸血症,乃至脑血流量低灌注等,在麻醉术后可能易促发谵妄或认知功能障碍。

7. 治疗与处理　由于麻醉术后出现谵妄与认知功能障碍的病因与发病机制仍不十分明了,故现今临床上尚无有针对性的治疗措施,一般采取间接治疗和对症处理,如营养支持、氧疗、镇静、控制血糖,保持水电解质平衡,乃至调控血流动力学稳定且使其接近正常范围,以及减少和避免各种相关不良刺激等。

【提示与注意】①由于全麻药物均作用于高级中枢神经系统(脑功能),因此,麻醉术后出现谵妄或认知功能障碍人们自然想到全麻药对脑功能的影响,故麻醉医师围麻醉期必须引起高度认识和关注;②围麻醉期凡可作用于高级中枢神经系统的相关药物与各种外界不良刺激均有可能引起老年患者的异常精神症状,因此,对谵妄与认知功能障碍等各种中枢神经系统异常症状的机制、危险因素、后遗症,以及预防与治疗措施的研究仍有许多工作要做。

(王世泉　王爱娟)

第二节　老年患者临床麻醉方法

熟悉老年患者生理性改变和老年患者对药动学、药效学的特点,是正确实施老年患者麻醉的前提与关键。老年患者的麻醉除重视其实际年龄外,还应根据其病史、体格检查、各项化验,甚至特殊检查等对全身情况详细了解,对个别老年患者个体差异显著以及年龄与自身生理状况并非相符者应作出全面、系统的评估。

现今临床上任何麻醉用药与麻醉方法均对机体产生一定的影响,尤其老年患者心、脑、肺、肝、肾等重要脏器功能减退,代偿能力显著下降,对麻醉与手术的耐受力很差,更易引发并发症或意外。此外,老年患者通常还多伴有一种或多种合并症,因此,麻醉可加重老年患者各生理功能的急剧变化,致使处理患者的安危显著复杂化,故麻醉风险倍增。

451. 老年手术患者麻醉方法如何选择?

【术语与解答】老年患者原则上尽量选用麻醉操作简便熟练、手术镇痛完全、满足手术条件、易于调控麻醉深浅或阻滞平面,且能保障生命安全的麻醉方法。但由于存在着身体状况与年龄的不同(老年或高龄)、病情的差异、手术范围大小与复杂性、是否伴有一种或多种合并症、麻醉设备与监护条件,以及麻醉医师个人技术和经验等诸多问题,故常致使麻醉的选择难以抉择。

【麻醉与实践】临床麻醉实践已证明,任何麻醉方法其优、缺点并存,利弊同在。老年患者麻醉方法的选择一般根据麻醉前评估后大致确定,其基本原则是:能用简单熟练的麻醉方法,就不采取复杂的、生疏的,能采用区域神经阻滞或椎管内脊神经阻滞方法解决的,就不选择全身麻醉,但前提是选择利大于弊者。

1. 区域神经阻滞　如颈神经丛与臂神经丛阻滞,可解决颈部和上肢范围的手术,与全身麻醉比较,其管理简便,麻醉风险相对小,但需做好呼吸管理,尤其颈部手术。

2. 椎管内脊神经阻滞　通常临床上对适合腰骶段椎管内脊神经阻滞的老年患者,要么选择硬脊膜外隙脊神经干阻滞,要么采用蛛网膜下腔脊神经根阻滞,但两者均应控制麻醉平面,

以不超过 T_6 为宜。另有文献显示,与全麻比较,椎管内脊神经阻滞手术后盆腔及下肢血栓栓塞并发症和认知功能障碍的发生率较低,并可减少入住麻醉恢复室(PACU)和 ICU 的时间。此外,还可减少全麻气管插管所致的呼吸道感染机率。

3. 全身麻醉 虽该麻醉方法能解决所有手术问题,但麻醉用药及相关辅助药物全身性吸收均不同程度的影响机体的生理功能,故全麻相关用药的选择则显得尤为重要。一般而言,较新的麻醉用药均可作为选择,如静脉全麻药丙泊酚,吸入全麻药七氟烷、地氟烷,麻醉性镇痛药瑞芬太尼(清除率不依肝肾功能,术毕作用迅速消失)以及肌肉松弛药顺式阿曲库铵等。此外,条件允许情况下建立人工呼吸道则以安置喉罩为宜,可避免气管插管所需要较深的全麻作用,同时也避免了气管插管和术毕拔管所致的应激性心血管副反应。

【提示与注意】 总之,老年患者麻醉方法的选择应综合分析,除上述基本原则外,麻醉医师根据自身操作技术熟练程度和经验,尽可能选择优点多、缺点少,利大弊小的麻醉方法为妥。

452. 老年手术患者麻醉与术中管理要点有哪些?

【术语与解答】 老年患者麻醉理想要求主要是指围麻醉期应激反应降低、血流动力学基本平稳、呼吸功能在正常范围、无中枢神经系统功能障碍。由于老年患者存在各脏器功能均衰减,其生理功能退变颇受麻醉与手术的影响,加之另有诸多相关因素的干扰,完全达到上述目的则有一定难度,但务必朝这一方向努力。

【麻醉与实践】 临床麻醉期间达到上述条件务必做到:

1. 全身麻醉 ①由于老年患者对所有麻醉药均非常敏感,故除选择毒性小、优点多的麻醉药物外,全麻诱导药种类与用量均要减少,全麻药静脉注射速度也要缓慢,即全麻诱导用药不宜按公斤体重一次给足,可先试探性给予总量的 1/3,甚至还少,不够可适量追加,以使全麻诱导过程延长(注:欲速则不达,慢就是"快"),当诱导药(即全麻药、阿片类药与肌肉松弛药)用后,其血流动力学可逐渐有所降低,当降低适宜程度,需气管插管的患者,可给予喉与声门下 1% 丁卡因充分喷雾表面麻醉(安置喉罩者无需表麻),然后继续面罩供氧通气,以使喉与声门下表麻时间充足,如此可减少或避免气管插管所致的应激性心血管副反应;②喉和气管是下呼吸道防御性感受器,来自任何外来刺激均可引起应激性反射,故喉镜显露声门与气管插管操作均应轻柔,以防止和避免心律失常及血流动力学剧烈变化。如适合安置喉罩者尽可能安置喉罩通气,因喉罩置入和拔出均对喉及气管无刺激作用,故不影响心血管功能变化。若进行气管插管,尽量不采用金属管芯,因带金属管芯可显著增加气管导管硬度,可明显增加对喉与气管的机械性刺激;③术中以保持最低且有效的全麻深度为妥,以便术毕尽可能提早苏醒;④手术结束前 20 分钟可经气管插管给予气管内 1% 丁卡因充分喷雾表麻,全麻术后恢复期间可耐受气管插管,同时可防止苏醒期拔出气管插管所致的应激性心血管副反应。

2. 椎管内脊神经阻滞 ①老年手术患者无论选择硬脊膜外隙脊神经干阻滞,还是采用蛛网膜下腔脊神经根阻滞,局麻药浓度及用量必须降低,以避免造成对呼吸循环功能的抑制;②在保障呼吸道通畅的情况下给予面罩持续供氧吸入,以满足机体氧耗的需要;③密切观察生命体征变化,以便及早纠正或处理。

3. 生命体征监测 老年手术患者无论选择何种麻醉方法,均应全程实施各种相关仪器监测,及时或提前给予调控血流动力学的异常变化,以维护循环系统与呼吸功能的稳定,必要时给予动、静脉穿刺置管进行血流动力学变化监测。

4. 麻醉术后恢复 ①术毕麻醉恢复期间不应立即护送病房,应在麻醉恢复室继续监测观察,特殊情况者应转送至 ICU;②尽可能保障整个围麻醉期无并发症发生。

【提示与注意】围麻醉期必须加强生命体征监测,尤其血流动力学与心率(心律)变化,因血压增高或降低,以及心律失常均可随时发生,故务必及时、提早纠正和处理各种异常症状,以便使老年患者平稳、安全度过围麻醉期。

453. 老年手术患者全麻优、缺点比较有哪些启示?

【术语与解答】现今临床上老年患者采用全身麻醉并非少见,尤其在大型医院(如国内三级甲等医院)应用较为普遍,说明该麻醉方法有着较多的优点,其优、缺点如何评价,只有麻醉医师长年的临床实践和所掌握的熟练程度才能得出结论。

【麻醉与实践】就老年患者全麻而言,优、缺点并存,通过优、缺点比较,若在麻醉管理上能否将全麻相关缺点逐一克服或避免,这是其关键所在,临床麻醉实践认为也是可行的。

1. 全麻优点　①全麻可解决所有手术问题(全部适应证,基本无禁忌证);②如果椎管内脊神经阻滞是老年患者禁忌证,其全麻在该问题上则成为优点;③全麻与椎管内脊神经阻滞比较,前者属无创性且操作简便(优点),后者则是有创性、盲探性且操作较复杂(缺点);前者(全麻)通过静脉或呼吸道吸入用药方法则可达到麻醉目的,而后者必须将穿刺针穿透椎管内壁进入硬脊膜外隙或抵达蛛网膜下腔方可实施;④就老年手术患者实施麻醉而言,全麻没有失败的可能,而椎管内脊神经阻滞则有阻滞不全,甚至存在失败的可能,因阻滞不全或失败而影响手术者,最终还得改换全麻;⑤全麻诱导时间较椎管内脊神经阻滞迅速(后者操作时间长);⑥全麻可消除精神紧张、恐惧心理等,且患者麻醉术中舒适(因意识消失);⑦手术部位肌肉松弛充分,手术医师操作理想,尤其腹部脂肪层肥厚者。

2. 全麻缺点　①所有全麻药均有不同程度的呼吸功能和循环系统抑制作用,尤其老年患者全麻诱导后更为显著;②喉镜显露声门和气管插管可导致心血管应激性副反应;③全麻诱导气管插管完成后,可出现显著的低血压,即使全麻药诱导量减少,仍容易发生;④术毕麻醉恢复慢,尤其意识往往苏醒延迟;⑤全麻术毕清醒后易出现创口疼痛,尤其开胸、开腹患者疼痛反应较强烈;⑥老年男性全麻术毕耐受导尿管刺激能力差,易引起膀胱刺激征而出现烦躁或躁动等。

3. 改善缺点　①全麻诱导期循环功能抑制改善措施:高龄患者选择适宜剂量且对循环功能抑制较轻的依托咪酯或咪达唑仑全麻诱导为妥,并通过降低注射速度而采取复合应用稍大或较大剂量的阿片类药物以及适宜剂量的肌肉松弛剂,待骨骼肌充分松弛后经喉镜显露声门进行喉与声门下充分表面麻醉(注:应用1%丁卡因或4%利多卡因喷雾麻醉),然后继续面罩通气辅助呼吸,待表面麻醉起效后再进行气管插管,以减少或避免应激性心率增快、血压升高。此外,与丙泊酚比较,单纯适宜浓度的七氟烷面罩诱导,安置喉罩通气,则可显著降低全麻诱导后低血压的发生率。非高龄老年患者若采用丙泊酚复合其他麻醉药诱导,可缓慢试探性静脉注射,如先应用常规剂量的1/3～1/5,根据能否睁眼和血流动力学变化决定是否继续给药,切记麻醉用药不足可缓慢、分次追加,不宜一次给足,以使血流动力学稳定性且逐渐下降至正常值的低限即可(应实施有创直接动脉压监测);②术毕呼吸抑制的改善方案:因全麻诱导与全麻维持期间需辅助呼吸或机械控制通气,故诱导期与维持期其呼吸抑制无需改善(呼吸消失是必须的),但在手术即将结束前30～50分钟则可考虑停用阿片类麻醉药(瑞芬太尼除外)和非去极化类肌松药,同时逐渐降低全麻药的用量(如丙泊酚)和吸入性麻醉剂的浓度,术毕根据情况决定是否给予适宜拮抗剂(如新斯的明拮抗外周性呼吸抑制,小剂量纳络酮逆转中枢性呼吸抑制);③术毕意识苏醒延迟的改善与逆转:苏醒延迟主要来自全麻药的作用,可根据老年人全身状况,手术结束前20~60分钟可逐渐停用静脉全麻药丙泊酚或以较低浓度的七氟烷维持麻醉(若应用地氟烷维持,术毕苏醒更快),或全麻维持药以适宜剂量的咪达唑仑替代丙泊酚为佳,因术毕可采用苯二氮䓬类特异性拮抗药(氟马西尼)逆转;④对术后镇痛效果差的改善:全麻术毕恢复期手术创口疼痛恢复快,可让手术医师先在手术切口周边注射适宜浓度和剂量局麻药,然后采取静脉自控镇痛泵(PCA)或多模式镇痛方法实施镇痛;⑤改善全麻恢复期导尿管所致膀胱刺激征:少部分老年男性常因术毕清醒后因导尿管膀胱刺激征而躁动,主要为导尿管前端注水囊压迫膀胱敏感三角区所致,从而引起显著的"尿意",如术前将导尿管刺激向患者讲清楚或提前将导尿管前端涂抹4%利多卡因凝胶则可改善。

【提示与注意】 围麻醉期做好各项生命体征监测,提前防范可能出现的各种相关异常症状,并及早纠正或处理刚已出现的各种异常症状。

454. 老年手术患者外周神经阻滞优、缺点比较有哪些启示?

【术语与解答】 老年患者外周神经干(丛)阻滞是临床麻醉常用方法之一,临床上常用的有颈神经丛与臂神经丛阻滞。

【麻醉与实践】 老年患者外周神经干(丛)阻滞优、缺点如下:

1. 优点 外周神经干(丛)阻滞操作较简便,且局麻药用量相对较少,一般对患者生理功能影响小,加之费用低,适合于某些颈部及上肢的中、小手术,尤其适用于全身情况差,实施全麻风险高的患者。

2. 缺点 临床实践证实,该麻醉方法应用范围局限,而且外周神经干(丛)解剖位置及走向不易经体表准确定位,而麻醉医师进行操作时往往通过反复穿刺寻找"异感",尤其是临床经验不足的年轻麻醉医师容易造成并发症发生。此外,如不慎穿刺损伤血管,可引起出血、血肿,可造成周围组织、器官受压,甚至局麻药中毒等严重并发症。若穿刺针刺破胸膜则可导致气胸或肺脏表层损伤。该麻醉方法若定点欠准确,容易产生阻滞不全或失败。

【提示与注意】 由于颈神经干(丛)靠近颈椎,且与颈部的血管、喉、气管临近,加之非直观性操作穿刺,临床实施颈神经干(丛)阻滞容易引发相关并发症及意外,故需注意。

455. 老年手术患者硬脊膜外隙脊神经干阻滞优、缺点比较有哪些启示?

【术语与解答】 老年患者实施硬脊膜外隙脊神经干阻滞是腹部以下手术最为常用的麻醉方法,对该麻醉方法的优、缺点需全面了解和认识,以便发挥其相关优点,克服相关缺点。

【麻醉与实践】 常年的临床麻醉实践得知,硬脊膜外隙脊神经干阻滞其主要优、缺点表现如下:

1. 优点 ①与全麻比较而言,该麻醉方法对患者全身的影响较小,可满足腹部以下长时间的手术操作,引起低血压的程度也较轻,而且花费经济;②该麻醉方法基本能解决腹部、盆腔、会阴部以及双下肢手术,尤其年老体弱、多器官功能低下,以及慢性阻塞性肺部疾病等,全身麻醉可能增加其危险,而硬脊膜外隙脊神经干阻滞则有利于术后恢复快,可降低呼吸系统及心血管功能并发症,以及缩短住院时间;③硬脊膜外隙脊神经干阻滞成功后可提供良好的术中或术后镇痛;④有助于开腹患者术后肠功能的恢复;⑤可避免全麻对机体所致的某种并发症或不良反应(如肺部并发症、心律失常、血流动力学急剧变化等);⑥可避免呼吸道操作(如气管插管)所致的心血管副反应和小支气管平滑肌痉挛性收缩(如哮喘患者);⑦术后恢复快,且精神性异常症状较少。

2. 缺点　①适应证范围较全麻明显窄且存在禁忌证;②硬脊膜外隙脊神经干阻滞有可能出现阻滞不全(常需要辅助药物强化)或失败;③硬脊膜外隙穿刺是一种有创伤性麻醉操作方法,加之盲探性穿刺,必然存在潜在的创伤性隐患,如神经根或神经干损伤以及椎管内血肿等;④可能存在着椎间隙穿刺困难或失败;⑤硬脊膜外隙需应用较大剂量的局麻药方能完善麻醉效果,而起效时间稍延长且麻醉诱导速度较慢;⑥主要缺点或并发症为阻滞范围过广或过高可抑制呼吸和循环,而且还存在着穿刺损伤、置管意外、局麻药毒性反应等;⑦可能发生硬脊膜"打穿"而出现低颅压性头痛、头晕、恶心等;⑧术毕双下肢肌力可能仍麻痹而深感沉重或双下肢无法随意活动等不适感;⑨术中未插导尿管者,术毕可能出现排尿困难等。上述某些缺点临床予以改善可相对棘手或困难。

【提示与注意】老年硬脊膜外隙脊神经干阻滞仍存在着全脊麻或异常广泛性硬脊膜外隙脊神经干阻滞的可能,故务必提高警惕。

456. 老年手术患者蛛网膜下腔脊神经根阻滞优、缺点比较有哪些启示?

【术语与解答】老年患者蛛网膜下腔脊神经根阻滞其优点虽麻醉确切,且失败率较硬脊膜外隙脊神经干阻滞明显降低,但其主要缺点之一是手术应用范围较后者及全麻明显为窄。

【麻醉与实践】老年患者蛛网膜下腔脊神经根阻滞优、缺点表现如下:

1. 优点　①局麻药用量非常少,故临床一般不会引起局麻药中毒;②虽蛛网膜下腔注入1~1.5ml局麻药,但起效颇为迅速(麻醉诱导快),注射后即可手术,且支配腰、骶部感觉与运动功能的脊神经根均被完全阻滞;③术中镇痛与肌肉松弛确切。

2. 缺点　①脊神经根阻滞平面较不易控制,循环与呼吸功能抑制较为严重,尤其显著性低血压发生率较高;②难以满足长时间的手术;③由于外周感觉与运动神经阻滞完善,故术毕一段时间内双下肢无感觉,且无法活动,双腿沉重不适感显著;④患者术后有可能发生头晕、头痛、恶心等症状。

【提示与注意】需注意局麻药液比重与患者体位之间变化对生命体征的影响。

(王世泉　王爱娟)

第三节　老年手术患者与临床麻醉实践

随着诊断医学的发展,越来越多的老年患者需要实施手术治疗,目前临床约4~5人次的外科手术患者就有一例65岁以上老年人,预期未来10~20年该比例则会更高。由于老年人各脏器生理功能的衰变与储备功能的降低,以及合并基础性疾病的影响,乃至手术创伤的刺激与麻醉药物对生理功能的干扰等,这对麻醉医师而言则是一种"考验",因此临床务必更加重视老年患者的麻醉。

457. 老年手术患者麻醉前如何评估?

【术语与解答】老年患者麻醉前病情评估应首先全面了解其全身状况,包括是否伴有内科基础性疾病、各系统器官功能是否正常,乃至精神和营养状况是否良好,以及麻醉术前所应用的药物是否能产生不良影响,以便制定合理的麻醉方案与做好各项准备措施,预防和避免可能由麻醉或手术所导致的并发症或意外。

【麻醉与实践】①老年手术患者通常患有多种疾病,如高血压、冠心病、慢性呼吸道疾病、糖尿病等。有学者据统计,患有 4 种以上疾病者约占 78%,患有 6 种以上疾病者约占 38%,患有 8 种以上疾病者约占 8%,合并的这些疾病对老年人已经减退的各个脏器功能有着广泛的影响,故增加麻醉的难度与风险;②随着老年手术患者的增多,麻醉医师经常与老年人一些共存性疾病"打交道",如高血压、冠心病、糖尿病、外周血管疾病、慢性阻塞性肺部疾病、亚临床性甲状腺功能低下、认知功能障碍等,加之老年人各器官功能呈退行性改变,其储备功能明显降低,往往难以承受麻醉与手术的应激,因此老年人围麻醉期并发症发生率和死亡率明显高于中青年。故全面了解老年人生理功能的衰退状况与并存疾病,综合评估对麻醉与手术的耐受能力,并做好麻醉前充分准备,这对老年患者安全度过麻醉与手术应激颇为重要;③为降低围麻醉期风险,首先对 ASA 分级、心功能分级、肝肾功能受损情况,以及高血压、冠心病、糖尿病严重程度,乃至呼吸功能等综合性做出评估,能否耐受急诊手术或择期手术,因麻醉评估较差以上的老年患者可通过延迟手术而做好充分的术前准备,且优化医疗条件。在基础性疾病与全身状况改善后再实施麻醉与手术,这可进一步提高老年患者的安全(因紧急手术治疗与高风险及高死亡率密切相关)。但延迟手术与紧急手术两者风险应相权衡,选择利大于弊者,以制定出适合于每一不同情况老年患者的较佳手术时机;④通过麻醉前综合性评估,以便选择麻醉方法和麻醉用药,并提前做好相关充分准备,以防突发不测。

【提示与注意】临床麻醉实践得知,年龄越大、伴有基础疾病越多、全身状况越差其麻醉风险越高,因此老年手术患者做好麻醉前评估至关重要。①老年人患有高血压、糖尿病、冠心病、脑梗塞、慢性阻塞性肺部疾病较其他年龄段显著增高,故术前应详细询问病史,全面体检并评估其心肺等重要脏器功能,尽量调整好患者的全身状况,使之能耐受麻醉和手术;②伴有高血压患者其抗高血压药物的使用应持续至手术日晨。若合并病窦综合征或Ⅱ度以上房-室传导阻滞的患者应提前安装临时起搏器。而 6 个月以内发生心肌梗死的择期手术患者尽可能推迟手术。严重心律失常以及患有肺部感染性疾病患者应控制症状好转后再行手术;③老年人对镇静药、镇痛药、催眠药的反应性增加,这些药物且与全麻药具有协同作用,易使神志丧失和呼吸抑制明显延迟,除减量应用外,较长时间以上的手术应递减性给药。此外,术前巴比妥类药物少用或不用为宜;④老年人迷走神经张力明显增强,麻醉前给予阿托品有利于麻醉实施和心率调整。

458. 如何实施老年妇科手术的麻醉与管理?

【术语与解答】①老年妇科病主要为子宫与其附件占位性病变,如子宫肌瘤、宫颈癌、子宫内膜癌、卵巢肿瘤及外阴癌等,病变部位主要局限于下腹部、盆腔或外阴部;②恶性肿瘤老年患者通常全身状况较差,常存在消瘦、贫血、营养不良、低蛋白血症及水、电解质紊乱等,对麻醉与手术耐受性差,需麻醉前尽量予以纠正和改善。

【麻醉与实践】①麻醉选择:老年妇科手术选择硬脊膜外隙脊神经干阻滞与全身麻醉均可,而全麻可安置喉罩通气,这对呼吸道刺激远低于气管内插管;②麻醉管理:尤其对于巨大卵巢肿瘤老年患者,以全身麻醉为安全,因肿瘤压迫所致膈肌上移可使胸腔容量减少,且使肺舒缩受限与通气量下降。此外,肿瘤过大可压迫下腔静脉与腹主动脉,从而可使双下肢与盆腔血管淤血,其结果引起回心血量降低,心脏后负荷增加,故全麻安置喉罩或气管插管则有利于呼吸、循环管理与调控。

【提示与注意】①关注麻醉术中呼吸、循环功能的异常变化,以便及早处理;②注意经阴道手术常伴有术中不显性较大量失血,应密切观察以便及时补充。

459. 老年开腹手术患者麻醉与管理要点有哪些?

【术语与解答】①老年患者腹部手术最为多见,主要集中在消化系统疾病,常见病种包括胃肠、肝胆、阑尾、胰腺病变及疝气等;②消化系统疾病往往不同程度的引起全身营养状况下降和相关脏器功能减退(如消化、吸收、排毒、代谢、免疫、出血等),尤其老年患者当病情发展严重,可造成机体水、电解质丢失、紊乱,酸碱平衡失调,凝血功能异常等,若需手术治疗时,致使麻醉的难度与风险也增高。因此,麻醉医师必须了解和明确患者的病理生理、全身状况以及手术特点,以便实施麻醉尽可能理想化,以提高麻醉质量,保障老年人围麻醉期安全。

【麻醉与实践】临床通常老年腹部外科的手术多数情况下采取硬脊膜外隙脊神经干阻滞即可满足手术需要和患者的镇痛条件,但近些年来,随着麻醉观念的更新,以及手术医师与患者对麻醉质量要求的提高,老年患者全身麻醉的比例在逐年上升,但无论选择何种麻醉方法,老年患者的安全必须放在首位。老年患者腹部手术麻醉管理如下:

1. 胃肠手术麻醉管理要点　其麻醉选择需根据老年患者的全身状况与是否合并内科系统疾病以及麻醉医师所掌握各麻醉方法的熟练程度,乃至麻醉条件而决定为妥。

(1)胃大部切除或全胃切除术:①老年胃部手术主要为胃癌根治术,由于全胃处于上腹部,虽硬脊膜外隙脊神经干阻滞也可满足手术需求,但胃实体牵拉与显露更需要上腹部肌肉松弛,故气管插管全麻或全麻与硬脊膜外隙脊神经干阻滞联合麻醉相对更优越,尤其合并心血管疾病与全身状况差者实施联合麻醉更适宜;②实施全麻安置喉罩行机械通气控制呼吸则对心血管应激反应非常轻微,可使全麻深度降低,故适合胃大部切除或全胃切除术的老年患者。但提前安置的胃管有可能使喉罩与喉入口吻合不严密而稍有漏气。此外,喉罩前端在食管上口挤压住胃管可使术中胃管继续延伸或外拔受到影响;③必要时也可采取全麻与硬脊膜外隙脊神经干阻滞联合麻醉,因两者均可各自使用小剂量和小浓度麻醉用药,则可弥补单纯全麻或单纯硬脊膜外隙脊神经干阻滞的不足,如可避免胃部牵拉不适感,防止呼吸抑制,又可使上腹部肌肉充分松弛,既能满足手术需求,术毕还可经硬脊膜外隙给药实施术后镇痛;④食管-胃底静脉曲张者可继发大出血,应采取全麻诱导气管插管为宜,以防止上消化道薄弱静脉血管破裂出血而引起误吸或窒息。但尽量避免插管应激反应所致的血压急剧升高与心率增快,以防止血管压力增高所致血管破裂出血。

(2)肠道切除术:①结肠手术:老年患者行左或右半结肠病变切除术采用硬脊膜外隙脊神经干阻滞或全麻安置喉罩及气管插管全麻均可,麻醉医师以自行掌握的麻醉方法熟练程度为主,并结合老年患者的全身情况为妥;②直肠手术:该手术操作大都取截石位,经下腹部-会阴联合切口,若选用硬脊膜外隙脊神经干阻滞,宜采取两点穿刺置管法较适宜,上点取 $T_{12} \sim L_1$ 椎间隙穿刺,头向置管。下点经 $L_{3 \sim 4}$ 椎间隙穿刺,尾向置管。主要充分阻滞骶神经,两点结合阻滞可使手术条件非常满意。但麻醉与手术期间应注意体位改变对呼吸、循环功能的影响,游离乙状结肠时多需采用头低臀高位,以利于显露盆腔,而此体位可降低胸肺顺应性,应注意呼吸通气情况,并常规面罩持续吸氧。若该手术采取全麻安置喉罩通气,则能避免硬脊膜外隙穿刺性损伤。此外,该手术出血较多,尤其贫血老年患者需要随时计算出血量,必要时及时给予补充。

2. 肝胆手术麻醉管理要点　肝胆病变在老年人发病率占一定比例,如肝脏肿瘤与胆管结石或胆道梗阻则为老年常见疾病。

（1）肝脏手术：①肝脏肿瘤及肝血管瘤患者的手术一般行肝叶或肝大部切除术，由于肝脏性质的特点，肝组织切除出血较多，尤其右叶肝脏位于肋骨深面，手术暴露受限，如切除范围较大，为便于麻醉术中管理，以选择气管插管管-吸复合全麻较适宜。若伴有肝肾功能不良，但全身状况尚可且实施左侧肝叶切除的老年患者，也可尝试硬脊膜外隙脊神经干阻滞，以利于麻醉术中及术毕意识始终处于清醒状态，必要时还可采取全麻与硬脊膜外隙脊神经干阻滞联合麻醉；②肝脏手术失血较多，甚至大量出血，尤其右侧肝脏巨大肿瘤切除术务必注意血容量的变化以及血流动力学的改变，并且术前应备足血源。另外，麻醉术中应实施中心静脉压与有创动脉压监测，以利于调控血流动力学的稳定；③由于老年患者自身特点，加之大多静脉用药均在肝脏代谢，因此，尽量选用经肝内代谢少的麻醉药物和对肝血流影响小的麻醉方法；④切除右肝肿瘤时需搬动肝脏，而肝脏活动可挤压下腔静脉或使下腔静脉扭曲，从而常引起回心血量暂时性显著不足而出现严重低血压，此时通知手术医师稍暂停操作，待血压回升再继续手术；⑤右肝切除有时需将相关动脉、静脉血流阻断，以使肝脏创面失血减少，而阻断和开放大血管期间可导致血压上、下波动，而开放血管后有可能出现酸中毒，故需予以关注。

（2）胆道手术：①胆道疾病除营养不良外，常伴有黄疸升高、肝功能损害与水、电解质紊乱，以及酸碱失衡、凝血功能异常等；②阻塞性黄疸患者其迷走神经张力较高，常伴心动过缓，尤其术中易引起胆-心反射等心律失常；③血浆蛋白下降则可增加游离血浆麻醉药物浓度。故胆道手术麻醉方法的选择与麻醉药物的采用应从上述特点考虑。但安置喉罩或行气管插管全身麻醉可有其优点，如较为安全与麻醉完善，除术中无牵拉反应及疼痛外，术中能够充分供氧，便于呼吸、循环管理，尤其适合于高龄、高危，以及合并心肺功能不全或复杂胆道手术患者。

3. 胰腺手术麻醉管理要点 ①老年患者胰腺手术多为恶性肿瘤，该手术操作复杂、术时较长、创伤较大，加之年老体弱，且常合并梗阻性黄疸及肝功能损害，故麻醉风险较大；②由于该病情特点与手术操作复杂，以及老年其各生理功能的衰减，为有利于麻醉术中呼吸、循环的管理与稳定，以选择静-吸复合全麻或全麻与硬脊膜外隙脊神经干阻滞联合为妥；③胰腺肿瘤老年患者一般大都处于营养不良、低蛋白血症、贫血等，而且术中渗出血量大，很易引起低血容量与低血压发生，甚至低血容量休克，故术中应实施中心静脉压及有创动脉压监测为好，以利于血流动力学的稳定。

4. 门静脉高压症手术麻醉管理要点 该手术老年患者往往全身情况差，且多合并肝硬化、腹水、食管静脉曲张、低蛋白血症、脾功能亢进、贫血、水电解质紊乱、酸碱失衡、凝血功能障碍等，麻醉用药与麻醉管理难度较高。因此，临床麻醉与术中管理应从患者上述病理型特点综合性考虑，以便提高麻醉质量，避免发生不测。

【提示与注意】①消化道器官大都有迷走神经分布，而极少数人其迷走神经功能支配变异或变种，如分离出的左、右喉返神经其部分功能有可能沿着迷走神经走向继续延伸至胃肠道或肝胆处等，故消化道疾病患者实施普通外科手术（包括胃、肝胆、结肠、脾脏、阑尾等切除术），其手术后有可能发生一侧声带麻痹而进饮食打呛，以及讲话存在声音嘶哑等。尤其手术患者采取气管插管全身麻醉，因此，外科医生可将声带麻痹并发症归结于麻醉造成。对于麻醉术后出现饮水呛咳与发声困难，首先需经耳鼻咽喉科资深医师给予诊断，以鉴别声带麻痹，还是杓状软骨脱位，后者（杓状软骨脱位）多因暴力气管插管引起，而前者（声带麻痹）则需要进一步探讨、分析，可参阅第三章第二节（15. 迷走神经或喉返神经与气管插管存在何种关系？）和第五十章（584. 为什么腹部外科手术患者引起声带麻痹者临床多见？）；②胃肠道手术患者如存在幽门梗阻者，应提前给予胃肠减压，以防止麻醉诱导期间呕吐、反流及误吸（因呕吐物误吸可导致老年人急性呼吸道梗阻,吸入性肺炎或肺不张等严重后果,甚至引起死亡)。此外,全麻诱导期间面罩加压通气可使部分气体由食管进入胃内,胃扩张不利于手术操作,故全麻诱导面罩加压通气时让助手按压剑突下胃部,以减少或避免气体进入胃内。此外,胃肠道手术通常术前需清洁灌肠,如老人术前存在脱水、贫血、低蛋白血症等,加之清洁灌肠所致的大量体液丢失,从而容易引起电解质紊乱和酸碱失衡,需予以注意;③胆道、胆囊迷走神经分布密集,术中牵拉胆道、胆囊容易促发胆-心反射,此时需防治心律失常。此外,肝胆手术老年患者往往全身状况较差,全麻术后大都存在着不同程度的苏醒延迟,故需注意麻醉药的用量;④胰腺恶性肿瘤手术创伤大、失血多,麻醉管理除维持循环系统功能稳定外,术中还应加强血糖和体温的监测,以及动、静脉压监测;⑤门静脉高压症老年患者腹水多少可直接反映肝脏损害的严重程度,大量腹水还可直接影响呼吸、循环和肾功能,应在纠正低蛋白血症的基础上采取利尿、补钾等措施,以纠正水、电解质紊乱与酸碱失衡。如存在大量腹水的患者,手术前或麻醉术中应多次、间断少量排放腹水,禁忌一次性大量排放。另外麻醉术中可输注新鲜库血或血浆,以防发生休克及低盐综合征或肝昏迷。

460. 老年开胸手术患者麻醉与管理要点有哪些?

【术语与解答】①胸腔手术创伤大,对呼吸功能的干扰显著且复杂,加之麻醉对呼吸功能的抑制,尤其伴有呼吸系统疾病与心血管疾病的老年患者实施胸腔手术与麻醉更具有一定的复杂性及风险性,故老年患者开胸手术围麻醉期则对生命安全颇有威胁;②胸腔开放必然导致术侧肺组织塌陷与纵隔移位或摆动,以及侧卧体位单肺通气而形成的通气/血流比值失调,这对心肺功能下降与储备功能不足的老年患者,可产生明显的负面作用,常致使老年人的生理功能受到显著的影响;③老年开胸手术主要有肺叶或一侧全肺切除术以及食管手术等,了解开胸手术与老年患者的病理生理特点关系,维持呼吸功能与呼吸道通畅,保障机体氧供与氧耗平衡,完善围麻醉期管理,则能达到机体各生理功能的相对稳定,以降低围麻醉期老年患者相关并发症与风险。

【麻醉与实践】开胸手术其麻醉风险较腹部手术明显为高,尤其合并慢性肺部疾病与心血管疾患老年患者,常伴有不同程度的心肺功能同步减退,这就需要访视患者时对其全身情况进行麻醉前综合性评估,确定对麻醉与手术的耐受能力。

1. 麻醉术前评估 ①有无呼吸费力及呼吸困难程度;②咳嗽、咳痰及咯血原因与程度;③吸烟史与吸烟程度;④是否颈短、体胖或桶状胸;⑤听诊有无干、湿啰音及哮鸣音;⑥是否合并高血压、冠心病、糖尿病等;⑦呼吸功能检测各指标异常程度;⑧动脉血气分析提示如何;⑨全身状况综合分析。

2. 麻醉术前准备 除一般麻醉准备外,重点应放在改善呼吸功能和心血管功能方面。

3. 开胸手术麻醉方法 主要有全凭静脉全麻或静-吸复合全麻以及全麻与硬脊膜外隙脊神经干阻滞联合麻醉三种方法。由于该手术创伤大,加之老年人其各生理功能减退与储备功能有限或不足,尤其合并内科基础性疾病患者,故现今临床上逐渐认可全麻与硬脊膜外隙脊神经干阻滞联合麻醉,利用两者麻醉方法的优点作为互补,而两者的缺点则可相互递减,其目的使开胸手术的老年患者其麻醉尽可能合理化、理想化,术后恢复平稳顺利。

4. 实施双肺隔离技术 ①开胸手术大都需实施双肺隔离技术(即建立双腔支气管插管分别控制通气或支气管阻塞器单肺通气),而单肺通气虽能提供良好的手术条件,但也增加其呼吸管理难度与风险,主要来自机体易引起缺氧或低氧血症。因此,双肺隔离技术是否到位至关重要;②老年患者全麻术中对不易改善的 SpO_2 缓慢持续下降或低氧血症,必须先采用纯氧双肺通气,待机体缺氧或低氧血症纠正后再继续单肺通气。

5. 肺叶或一侧全肺切除术麻醉管理要点　①目前肺恶性肿瘤主要治疗手段为外科手术,临床上常见的开胸手术以肺叶切除居多,其次为肺段或一侧全肺切除,无论肺脏切除大或小,均影响患者术后的呼吸功能,只是程度轻重不同而已,但都应加以重视,尤其合并心血管疾病和术前存在肺功能不良的老年患者;②通常肺叶切除术后对呼吸、循环功能影响较小,而一侧全肺切除术则不同,因一侧肺组织全部切除后,剩余一侧全肺其通气、换气面积只有机体原先的 1/2,但肺血流量可能增加一倍,因此 V/Q(通气血流比值)明显下降,严重影响肺血的氧含量。此外,患侧胸腔内空洞无物,纵隔可向患侧显著移位,从而可影响或干扰心、肺功能,故全麻术中与术毕或拔出双腔支气管插管后需密切观察和监测呼吸功能状况以及血流动力学变化。

6. 肺大泡手术麻醉管理要点　①老年患者患有肺大泡多需手术治疗尚可痊愈或明显好转,但该疾病生理病理特点往往与麻醉术中呼吸管理及正压通气密切相关,也与手术存在关系。因此,呼吸道的通气与呼吸功能监测等相关问题则显得尤为重要;②肺大泡很易破裂而发生张力性气胸,可直接影响呼吸与循环功能,故该手术患者要求全麻诱导与全麻维持应平稳,防止过度通气和避免呛咳,全麻术中辅助呼吸或机械通气务必控制潮气量与通气压力,防止脆弱的肺大泡进一步扩张或其他群体肺小泡相互融合而形成肺大泡,甚至肺大泡破裂而造成呼吸功能显著下降。

7. 食管手术麻醉管理要点　①食管肿瘤患者老年患者居多,由于吞咽困难与疾病消耗,机体营养欠佳,并常伴随水、电解质紊乱或贫血,以及低蛋白血症与心肺功能储备差等,加之胸段食管开胸手术对呼吸功能的干扰,老年患者对麻醉与手术的耐受力明显下降,故临床麻醉应全方位考虑;②食管肿瘤患者的麻醉管理类似其他开胸手术,还需关注术中操作常将全胃提至胸腔,有可能引发应激性心血管副反应,如出现应及时予以处理;③如术中失血较多且血容量不足者,可考虑输注浓缩红细胞与新鲜血浆。

8. 肺减容手术麻醉管理要点　①老年人一些慢性终末期肺阻塞性疾病可通过肺减容手术治疗,以缓解严重肺气肿患者的呼吸功能不全,从而提高机体生活质量;②由于单纯全身麻醉对阻塞性肺气肿患者并非合理,尤其麻醉术后容易出现各种并发症,因此选择全麻复合硬脊膜外隙脊神经干阻滞较为理想,可减少全麻用药量对术后呼吸功能的抑制,并能通过硬脊膜外隙用药实施术后镇痛而改善创口疼痛对呼吸功能的影响;③全麻诱导期间,尤其肌肉松弛药注射后,避免面罩加压过度通气,尤其伴有肺大泡患者,以防止医源性气胸;④由于肺气肿患者呼吸功能储备差或很差,全麻诱导完善后建立双肺隔离技术务必安置双腔支气管插管到位或支气管阻塞器到位,因此只有借助纤维支气管镜引导,才能确定其准确位置,以有利于麻醉术中理想通气;⑤麻醉术中机械呼吸支持不应过多、过度的正压通气,应调整适宜的通气量,避免呼吸道峰压大于 $25cmH_2O$,并调节吸/呼比例,以延长呼气时间,既有利于患者耐受较长时间的单肺通气,又可防止低氧血症与高碳酸血症;⑥停止单肺通气并同时进行患侧肺复胀期间,务必使肺复胀过程缓慢、轻柔,不宜一次到位,以避免复张性肺水肿;⑦肺减容手术失血少,应根据情况限制液体输入量;⑧该老年患者其肺功能往往很差,故术毕拔管后应继续面罩给氧辅助通气,以保障适宜的气体交换。最好术毕护送麻醉恢复室或 ICU 继续观察与呼吸支持,以防不测;⑨手术完毕应给予有效的术后镇痛,有利于及早拔出气管插管与早期下床活动,对患者术后康复颇为有利,尤其硬脊膜外隙用药镇痛更为适宜。

【提示与注意】①开胸手术本身则可干扰呼吸功能,尤其肺叶或一侧全肺切除术,加之老年患者所合并的心血管疾病与其他内科性疾病,围麻醉期可显著增加呼吸与循环的管理难度,故务必加强监测;②老年患者实施双肺隔离技术,其双腔支气管插管或支气管阻塞器到位率是其关键,因直接关系到术中机体氧合问题;③如一侧全肺切除术老年患者,全麻术中液体输注应注意,因患侧肺动脉结扎后,必然导致健侧肺动脉高压,若输液过快、且过量,很容易引起肺水肿;④肺大泡手术全麻应禁忌使用 N_2O,因 N_2O 可使带气空腔膨胀,易使肺大泡更加扩张;⑤食管肿瘤老年患者术中分离食管时可因心脏受压或迷走神经兴奋致使心动过缓、心律失常、血压下降,甚至偶有心脏停搏,故应高度警惕,出现此情况应暂停手术并对症处理。

461. 老年骨科手术患者麻醉与管理要点有哪些?

【术语与解答】①老年骨科部分疾病其手术治疗目的主要是解除病痛,改善或恢复相关运动器官的功能;②老年骨科手术范围大致包括四肢、关节、脊柱等,临床上以骨折为多见;③随着对运动器官功能研究的进展与手术技能以及器械的改进,其手术范围不断扩大,操作技巧也越来越精细,因此对老年骨科手术的麻醉要求也越来越高。

【麻醉与实践】通常骨科手术的麻醉方法选择椎管内脊神经阻滞与部位神经阻滞居多,但较复杂的手术,以及出血严重的手术仍以气管插管全身麻醉为主。

1. 访视与评估 ①老年行骨科手术多为骨折患者,尤其高龄者常见,且常伴有心血管疾病、慢性支气管炎、糖尿病、肥胖等合并症,以及长期卧床现象,故麻醉前访视患者应详细了解病情与全身状况以及手术特点,只有做出准确的评估与充分的术前准备,方能使麻醉与手术顺利平安的进行;②长期卧床老年人常伴有营养不良,水、电解质紊乱,其心、肺代偿功能减退,其全身状况对麻醉与手术的耐受力显著降低,因此麻醉风险也随之增高;③高龄患者一般血液黏稠度高,加之长期卧床可因血液浓缩及血流缓慢而引起下肢静脉或深部静脉血栓形成,故在其活动、搬运或输液期间可能引起血栓脱落而形成流动的栓子,若栓子阻塞肺动脉,则可导致致命后果,应予以警惕。

2. 麻醉前准备 ①经术前全面体检与评估,尽量调整好其全身状况,使之能耐受麻醉和手术;②伴有高血压老年人其抗高血压药物的长期服用可持续至手术日晨;③若患有病窦综合征或Ⅱ度以上的房室传导阻滞老年患者应安装临时起搏器,以备安全;④6个月以内发生心肌梗死的择期手术患者应推迟为妥;⑤严重心律失常、有肺部感染的老年患者应控制缓解后再考虑手术。

3. 体位安置 骨科手术体位常有仰卧位、侧卧位与俯卧位,无论采取何种体位,由于老年人动、静脉血运流动较差,故体位摆放应自然、稳妥,且垫铺平整、柔软,以防止相关部位压伤等潜在隐患。

4. 上肢手术麻醉方法 老年患者上肢外伤性骨折复位固定手术一般都能在臂神经丛阻滞下圆满完成,只是根据不同手术部位而选择不同的臂神经丛阻滞径路,如:肩部或上臂的手术通常选择肌间沟入路方法;前臂、手腕及手指的手术多选择腋窝入路方式(腋路法);而肘部手术既可采用肌间沟径路方法,也可选择腋路入径方法。

5. 下肢手术麻醉管理要点 ①临床常见的手术包括股骨干骨折以及髋关节、膝关节置换,乃至糖尿病坏疽等原因导致的截肢术等,该类手术的老年患者其合并症较多,多有明显的心肺功能障碍,且活动不便或长期卧床,故下肢静脉血栓形成概率显著增高,术中及术后深静脉血栓脱落而造成肺栓塞的几率相对增加,严重者可立即造成患者猝死。此外,高龄患者多年的慢性基础性疾病以及长期卧床,常致使其心肺功能储备下降,往往对麻醉和手术的耐受能力明显降低,因此,临床麻醉必须全方位考虑;②髋关节以下手术需镇痛完善,肌肉松弛,方可满足手术操作需求,而硬脊膜外隙脊神经干阻滞或蛛网膜下腔脊神经根阻滞均能达到其目的。但全身情况较差的老年人常不能耐受手术时间过长和长时间的处于侧卧体位,在硬脊膜外隙脊神经干阻滞期间辅助适宜剂量的镇静药或采取硬脊膜外隙脊神经干阻滞联合浅全麻,则可提高手术的安全性和患者的舒适性;③髋关节置换术失血量多,需综合运用相关血液保护性措施以减少出血和降低或避免异体血输入,如术前采集自体血储存备用与血液稀释以及控制性降压等技术。此外,若在手术开始前进行必要的血液稀释,可降低或预防血栓形成的发生率,并减少失血量;④长期服用抗凝药物的老年患者,则对采取椎管内脊神经阻滞造成威胁,选择时应权衡其利弊;⑤关节置换手术常用到骨黏合剂(骨水泥),而骨水泥进入骨髓腔可有直接血管扩张作用和心肌抑制作用,从而引起低血压及反应性心率增快等一系列类过敏反应症候群(也称人工关节黏合剂植入综合征),部分患者可出现心律失常,甚至心搏骤停。若同时存在血容量不足的情况其症状更加显著,严重者可出现休克,应及时使用缩血管药物对症处理。此外,骨水泥植入骨髓腔后可立即使腔内压力升高,易发生空气、脂肪粒或骨髓组织经破损静脉进入肺循环,从而导致肺栓塞或术中出现肺不张、肺通气量不足而并发出现低氧血症,严重者可发生心搏呼吸骤停。因此,应提前做好防范措施,如植入骨水泥前先将骨髓腔冲洗干净,清除脂肪粒和游离骨髓组织,排除腔内空气,以及静脉应用抗过敏药物与补足血容量,并保障充分氧供,从而则可减少、减轻或避免人工关节黏合剂植入综合征;⑥老年患者行髋关节或膝关节置换术必须实施全程血流动力学监测。

6. 脊柱手术麻醉选择与管理 ①脊柱手术创伤较大,手术难度较高,失血量也多,故麻醉前应充分评估患者全身情况,明确病灶部位,了解手术体位、方式、范围及出血量;②通常脊柱手术麻醉的选择以全身麻醉为主,较简便手术方式则可采取硬脊膜外隙脊神经干阻滞或局部浸润麻醉;③脊柱手术根据病变部位可分为颈椎手术、胸椎手术和腰椎手术,临床上常见老年手术为颈椎病、腰椎间盘突出、椎管狭窄、椎体结核、椎管内肿瘤、脊柱损伤等。

(1)颈椎手术:①手术一般分前路(仰卧头颅后仰位)和后路(俯卧位)两种,麻醉选择主要为气管插管全麻;②后路(俯卧位)往往胸廓及腹部受压较重,可引起通气受限。如腹部受压显著可使腹腔静脉回流受阻,则可迫使静脉血逆流至椎静脉丛,可导致硬脊膜外隙静脉充盈,容易加重脊柱手术创面渗出血,以致增加止血难度。因此,取俯卧体位时应尽量以上半胸廓或胸肩水平与髂骨作为支撑点为宜;③俯卧位全身麻醉患者除注意气管插管的扭曲、压瘪或移位过深或过浅外,还应关注辅助呼吸或控制通气时潮气量不宜过高,以免增加胸腔内压,影响静脉回心血量而引起低血压;④如疾病、创伤或手术引起截瘫,其截瘫平面越高,所遇困难越大、越多,尤其颈椎截瘫所致全麻诱导气管插管患者头颅过度活动可能加重颈髓损伤,以及麻醉术后患者呼吸功能障碍管理问题。

(2)胸椎手术:①主要有椎管内肿瘤、胸椎骨折等,有着脊柱共同的病理生理改变,即感觉与运动障碍;②对于胸椎前路手术,往往采取双肺隔离技术全麻,采取双腔支气管插管则是必需。

(3)腰椎手术:老年患者实施腰椎手术时,若手术时间较短、全身一般情况较好的患者可选择硬脊膜外隙脊神经干阻滞。如手术时间较长者,应选择全身麻醉为宜。

【提示与注意】①椎体及椎管内血运丰富,术中创面渗出血较多,且较难止血,术前应了解手术方案和评估患者血液质与量的状况,并做好充分相关准备;②预计出血量较多的复杂脊柱手术,需实施有创动、静脉监测,以便于术中给予控制性降压和行动脉血气分析,以指导输血、补液。同时提前作好血液保护措施,备好充足血源,保障输血、输液途径通畅,以及采取自体血预存、急性血液稀释与自体血回收技术等措施;③长期卧床老年患者,尤其合并高血压、冠心病、糖尿病患者,其血液流速减慢,容易形成附壁血栓和深静脉血栓,若麻醉术前检测到血浆D-二聚体或增高,均应高度怀疑深静脉血栓形成,再结合静脉造影则可诊断,除采用预防性抗凝药或小剂量肝素溶栓外,择期手术应暂停,以降低肺栓塞猝死的发生率;④高位截瘫老年患者,尤其颈椎截瘫,快速全麻诱导后行气管插管,其头颅后仰过度可能加重脊髓损伤,故需注意。此外,截瘫患者常伴有高钾血症,在应用硫喷妥钠和琥珀胆碱快速诱导时有可能引起心搏骤停,因此,这两种药物禁忌使用;⑤颈椎脊髓损伤可出现脊髓休克,而血流动力学异常可继发于脊髓休克,并对药物治疗反应异常,故麻醉术中应保持平均动脉压在 60mmHg 以上,且避免静脉应用含葡萄糖的液体;⑥有报道脊髓损伤后 8 小时以内给予大剂量激素可改善最终的脊髓功能。

462. 如何实施老年神经外科手术的麻醉与管理?

【术语与解答】①随着人口逐渐老龄化,老年神经外科手术患者也随之明显增加;②临床颅内肿瘤、动脉硬化性脑出血、颅内动脉瘤、外伤性硬膜下血肿等占比例较多;③老年颅内病理生理特点为脑功能退行性变、脑萎缩、颅内压不高等。

【麻醉与实践】①老年神经外科手术患者多采取全身麻醉,以便于呼吸、循环管理;②老年神经外科手术患者多伴有糖尿病与心血管疾病,围麻醉期务必考虑由内科基础性疾病所造成的影响;③麻醉术后生命体征稳定后可护送麻醉恢复室继续观察一段时间为妥,特殊患者可护送 ICU 治疗处理。

【提示与注意】需要给予关注的是,老年患者神经外科手术结束后在撤除手术头架与头部包扎敷料期间应尽量避免气管插管刺激所致呛咳而引起的颅内压升高和血压骤升所导致的颅内创面出血。

463. 老年急腹症手术患者麻醉与管理要点是什么?

【术语与解答】老年急腹症主要有:腹腔脏器急性炎症、急性胃肠穿孔、急性腹腔脏器阻塞与扭转、腹腔脏器破裂出血、急性胃扩张、腹部大血管病变等。由于老年人神经系统退行性变所致反应迟钝,从而对疼痛敏感性较差,其临床症状往往表现较轻、隐蔽、不典型、不能真实地反映出疾病的严重程度,有时临床诊断与处理有一定难度。

【麻醉与实践】老年急腹症是腹部外科中常见危重症,这对麻醉实施与管理提出了更高的要求。

1. 麻醉风险评估　①老年急腹症的麻醉风险主要取决于原发病的性质、急腹症的严重程度,以及重要脏器功能状况;②由于老年人各脏器生理功能均有不同程度衰退,一旦患有急腹症,病情发展迅速,往往全身多脏器受累,且常并发水、电解质紊乱与酸碱失衡,甚至导致休克。若同时伴有心血管与呼吸系统疾病,更使得麻醉与手术风险倍增,尤其令麻醉医师棘手的是,一方面病情紧急,即一旦延误手术时机患者可不治而亡。另一方面患者全身状况极差,麻醉风险颇大。因此,需以病情为中心而做出全面评估。

2. 麻醉与术前准备　①由于生理功能衰退,故老年急腹症死亡率较高。若全面了解病情,并采取积极有效的麻醉术前准备,及早调整重要脏器功能与水、电解质及酸碱平衡状况,合理选择麻醉方法与麻醉用药,则能显著降低其死亡率;②老年急腹症患者尽早地进行术前准备并早期实施手术治疗,是减少围术期并发症与降低手术死亡率的重要措施之一;③只要病情许可,一般可在数小时内完成必要的准备,如必要的辅助血液检查资料,重症患者必须急查心电图、电解质、血气分析等;④急腹症一般都要禁饮食,对饱胃、腹膜炎或肠腔有气液面者均应给予胃肠减压;⑤患者若存在低血容量、严重贫血、严重低蛋白血症,应在短时间内给予补充血容量,包括输血、血浆及白蛋白。若存在水、电解质和酸碱失衡,合并高血压、糖尿病、心肌缺血、严重心律失常、心力衰竭等情况应进行相应的预期处理。部分老年急腹症患者的病情危重,术前准备常存在短时间内上述情况不能纠正到理想水平,但仍然要争取时间积极地进行必要的处理,以增强患者对麻醉手术的耐受力。

3. 围麻醉期需关注的问题　①由于病情紧急,使得术前检查和准备受限,有时各化验与心电图检查尚未完成,患者已进入手术室,麻醉医师应首先快速给予面罩供氧,并同时连接多功能监护仪,通过生命体征监测与观察面部表情,以及结膜、口唇色泽等,可初步了解患者目前状况,以便相对合理地选择麻醉方法与麻醉用药;②严重血容量不足与合并心血管及呼吸系统病变的高龄患者,麻醉方法与用药剂量应严格掌握,为防止麻醉所致的循环功能干扰,应提前备好多巴胺(1mg/ml)、苯肾上腺素(0.1mg/ml)、阿托品等,一旦病情需要能即刻用药;③必要时进行动脉、深静脉穿刺置管,用以持续监测动脉压与中心静脉压(CVP)等,以便及时发现与治疗机体异常症状;④老年急腹症患者手术需麻醉医师与手术医师及手术护士紧密配合,各环节协同处理方能到位,并可使手术能顺利进行,以提高围麻醉期患者安全;⑤病情危重或施行较大以上手术的老年急腹症患者,全麻术毕苏醒恢复时间往往偏长,故不应急于拔除气管插管与催醒,应在麻醉恢复室逐步恢复,严重患者可送往 ICU 监护与治疗。

【提示与注意】①老年人急性肠梗阻临床可占相当比例,甚至出现肠坏死,故属急腹症,无论由结肠肿瘤所致,还是手术后肠粘连引起,尽管肠梗阻的部位不同,但水、电解质紊乱与体液失衡,以及肠道压力显著增高则是其主要的病理生理特点,故麻醉诱导前胃肠道减压则是有效降低麻醉术中呕吐和误吸的重要措施之一;②老年急性肠梗阻其全身状况较好者,若无继发中毒性休克,则可选择硬脊膜外隙脊神经干阻滞,如全身情况差者可采取气管插管全麻为安全,尤其已出现低血容量休克前期或感染性休克患者。

464. 如何实施老年耳鼻咽喉手术患者的麻醉与管理?

【术语与解答】①老年耳鼻喉手术多见于喉部占位性病变(如喉癌、下咽癌等);②晚期喉癌患者可引起呼吸困难、低氧血症,甚至须紧急气管切开造口插管,以先缓解病情;③喉癌患者手术治疗是其主要手段,通常根据病变范围决定半喉或全喉切除术,甚至外加颈部淋巴结清扫术;④喉切除创伤较大,刺激强度高,故主要在全身麻醉下进行。

【麻醉与实践】①喉癌患者全麻与其他外科手术不同,手术全程气管插管不能经口腔或鼻腔插入,而是经颈部先行气管切开造口建立人工呼吸道,故通常有三种方法:其一,先在患者清醒状态局部麻醉下行气管切开造口术,并从气管造口插入气管导管,然后连接麻醉机给氧通气,再进行全麻诱导。其二,直接全麻诱导经口腔气管插管,当气管切开后,再将气管插管拔出,然后另换气管导管经气管切开造口处插入气管导管。其三,全麻诱导后先插入喉罩通气,再经气管切开造口后直接插入气管导管。三者比较,后者(其三)方法患者最为舒适,也可避免清醒状态下气管切开插入气管导管所致剧烈的呛咳以及心血管应激性副反应(心率增快、血压升高);②该手术主要以全身麻醉为主,而采取全凭静脉全麻或静-吸复合全麻均可,但麻醉需达适宜深度和肌肉松弛,以避免喉部操作刺激所引起反复吞咽,从而导致喉随之上下移动而影响手术操作。

【提示与注意】①喉癌患者存在不同程度的喉狭窄,如采取患者清醒状态先局麻下行气管切开造口,由于肩下垫头枕与头颅后仰,以及颜面部敷料遮盖与颈部手术刺激,除患者精神紧张外,其体位非常不舒适,甚至难以忍受,而且常致使气管切开期间上呼吸道往往通气不畅,憋气较严重者容易体动而影响手术操作,此时若给予过度镇静药或催眠药,很易产生呼吸抑制或呼吸停止,致使呼吸管理非常棘手,甚至容易发生意外。因此,若心血管功能无异常患者可给予适宜剂量的右旋美托咪啶为妥。此外,将面罩预先安放患者口鼻处给氧吸入,还可支撑辅料遮面而产生的"憋气"(不适感)。需要提醒的是,插入喉罩全麻诱导需了解声门被肿瘤侵蚀情况,若声门阻塞较明显或严重者,则不宜实施喉罩全麻诱导,因使用肌肉松弛剂后声门阻塞更为显著,甚至无法通气而造成严重低氧血症;②手术完毕需将气管插管拔除,如更换金属气管切开套管,因该金属管不能与麻醉机或呼吸支持设备相连接,因此,更换前务必使患者自主呼吸恢复正常且潮气量满意后再更换,以免发生缺氧和二氧化碳蓄积而产生不良后果。

465. 如何实施老年口腔颌面部手术患者的麻醉与管理?

【术语与解答】老年患者行口腔手术以肿瘤为多见,如舌癌、腮腺癌、牙龈癌、颊癌、口底癌、唇癌以及良性肿瘤等,由于手术时间均较长或更长(如舌、颌、颈与皮瓣移植联合手术),故大都在全身麻醉下进行。

【麻醉与实践】①根据手术部位、手术大小决定行口腔气管插管或经鼻腔气管插管,特殊情况下直接行气管切开造口气管插管;②由于舌、颌、颈与皮瓣移植联合手术时间长,临床麻醉多以静-吸复合全麻为主;③估计出血多者,应备足库血,围麻醉期也可适当采取控制性降压和血液稀释等措施;④口腔手术以鼻腔气管插管多见,尤其张口困难患者,故需掌握经鼻腔盲探气管插管和经纤维支气管镜引导气管插管。

【提示与注意】①口腔是呼吸道入口,依靠下颌骨与上颌骨做支架达到支撑上呼吸道的通畅,如下颌骨部分切除,加之术后舌体水肿,术毕拔出气管插管后极易引起上呼吸道急性梗阻,尤其患者返回病房后颇为危险,必须加以注意;②部分患恶性肿瘤患者有时需先经放射治疗后再行手术切除,由于颈部放射治疗后机体正常组织结构及功能也受到辐射的影响与破坏,从而致使颈部肌肉组织萎缩、硬化,并失去弹性,其口咽腔空间可明显缩窄,加之颈椎关节僵化而致头颅后仰受限,因此很易造成全麻诱导后气管插管非常困难,务必予以警惕;③口腔手术其整个头颈部被敷料全部遮盖,气管插管与麻醉机螺纹管之间的衔接处很易脱开,一旦麻醉术中脱落,则可造成呼吸支持中断,若发现不及时,处理不到位,则可导致急性缺氧而心搏停止。

466. 老年泌尿外科手术患者麻醉需关注的问题是什么?

【术语与解答】老年泌尿外科手术包括膀胱、前列腺、肾、输尿管、尿道以及肾上腺疾病等,临床主要为男性前列腺增生,其次是结石与肿瘤。老年泌尿系统疾病的手术一般根据全身状况、手术时间、创伤大小等而选择麻醉方法。

【麻醉与实践】老年泌尿外科手术患者的麻醉并非复杂,通常采取硬脊膜外隙脊神经干阻滞则能满足上述手术操作。当合并心、肺功能不良以及水、电解质紊乱或酸碱失衡患者,常给麻醉管理带来一定困难,为使老年患者麻醉术中安全,也可考虑安置喉罩全身麻醉,特殊情况者则需实施气管插管全身麻醉。

1. 肾脏手术麻醉管理要点　如肾癌手术的麻醉应首先了解病情特点,根据手术要求与手术范围选择麻醉方法,术中应注意右侧卧位下腔静脉受压所致的血压下降,以及侧卧位对呼吸、循环功能的干扰。此外,肾功能不全患者若采用全身麻醉,应减少或避免使用对肾功能有影响的麻醉药物,并且慎用依赖肾脏排泄的相关药物。

2. 前列腺手术麻醉管理要点　老年人前列腺手术主要为经尿道前列腺电切术,而老年人多伴有高血压、冠心病及糖尿病,且全身状况差,故临床无论选择硬脊膜外隙脊神经干阻滞还是全身麻醉,术中均应防止血流动力学急剧变化。此外,还应注意经尿道前列腺电切术中灌注液的持续冲洗可能引起的寒战、水中毒,以及失血量评估困难等。

3. 膀胱部分切除或全切手术麻醉管理要点　患膀胱恶性肿瘤老年患者,如全身状况较好者一般需实施膀胱全切术,然后行回肠成型替代膀胱,由于该术式创伤大、时间长、出血多,手术后期有可能引起出血性休克,故麻醉处理需全方位考虑,除维持麻醉平稳外,麻醉术中应加强生理功能监测,以保障输血、补液与呼吸、循环系统的稳定,避免相关并发症的发生。

【提示与注意】①肾癌术中如癌栓脱落,有可能导致肺栓塞等严重并发症,以及可能出现原因不明的持续性低血压,甚至突发心搏骤停,故应提高警惕;②经尿道前列腺电切术由于手术期间大量的灌洗液经创面的微静脉断端持续性吸收后而致稀释性低钠综合征,临床表现为血压增高、脉率减慢、烦躁不安、恶心呕吐、呼吸急促,乃至抽搐、昏迷、脑水肿、肺水肿等一系列症状与体征,因此术中需密切观察,发现异常及早处理;③膀胱全切术由于手术创伤大、内脏显露时间久,体腔液体蒸发或隐性失水较多,尤其术中输尿管阻断时间较长,尿量无法监测,术中失血或血容量评估常较困难,故术中监测中心静脉压(CVP)以指导输血、补液实为必要。

467. 如何实施老年急性动脉栓塞手术患者的麻醉与管理?

【术语与解答】①老年急性动脉栓塞是指近心脏侧动脉管腔内血栓形成或血栓脱落后随血液流动而嵌顿或阻塞较远端或远端某一动脉,从而造成某一肢体或某器官的血流受阻或中断的一种急性脉管病变和病理过程。若脱落的栓子阻塞下肢动脉,则可导致下肢急性缺血、缺氧,严重者可造成肢体坏死;②急性肢体动脉栓塞患者临床表现为严重疼痛、感觉麻痹、动脉无搏动、远端皮肤发凉以及皮肤颜色改变,乃至坏死等;③老年急性动脉栓塞经保守治疗无效或病情严重,则需紧急施行取栓手术,甚至需做截肢术;④急性动脉栓塞患者中,以心源性血栓栓子所致约占90%,且老年人居多,并伴有严重的心脏病病史(如房颤患者);⑤该急性动脉栓塞常起病急骤,症状明显、进展迅速。此外,动脉栓塞部位范围越大其全身病理反应越重;⑥患有心脏病的急性动脉栓塞患者,如果心脏功能失代偿,其血流动力学变化明显,加之心脏负荷增大,继之可使心力衰竭加重,从而可出现血压显著下降或休克,甚至引起死亡;⑦受累肢体有可能发生大面积缺血性坏死,其结果可造成机体严重的代谢性障碍,如高血钾、肌红蛋白尿和代谢性酸中毒,最终导致肾功能衰竭及多器官衰竭而死亡。

【麻醉与实践】老年急性动脉栓塞手术临床麻醉与术中管理:

1. 麻醉风险评估　①急性动脉栓塞患者其麻醉风险取决于动脉栓塞的部位、时间和是否伴有心血管疾病,以及对全身状况的影响,若全身情况越差,麻醉风险越大;②合并代谢性酸中毒者可进一步降低心肌收缩力和减弱周围血管对儿茶酚胺的敏感性,这也是围麻醉期个别病情危重者因心脏不堪重负或麻醉处理不慎易引起的不测或心肺复苏失败的重要因素之一;

③尽管手术取栓后其动脉已再通,但围术期险情未必减轻,甚至有可能发生心室纤颤、循环骤停;④严重患者术前必须进行全面评估和充分相关准备,再考虑麻醉与手术。

2. 麻醉前准备　重视并了解心血管疾病的性质及严重程度,以及动脉栓塞对全身的影响,结合患者具体情况进行必要且充分的术前准备,则是此类患者安全度过围麻醉期的关键:①老年急性动脉栓塞患者根据全身情况以及心血管功能变化尽可能的争取时间给予调控和纠正,以降低麻醉风险。如合并高血压、冠心病、糖尿病等,尤其存在快速房颤(合并预激综合征的房颤除外)且合并心功能不全者,首选西地兰治疗,将心率控制在约 100 次/分,以增加对麻醉与手术的耐受性;②病情危重患者除对症积极治疗处理外,还应急查电解质和动脉血气,以便及时纠正电解质紊乱和代谢性酸中毒。

3. 麻醉选择　①根据病变部位和手术难易程度选择麻醉方法,如患者为单纯取出栓子,其手术创面则较小,可选用局部浸润麻醉或周围神经阻滞以及适宜镇静药复合局麻则能完成手术;②若实施血管重建术,则可采取硬脊膜外隙脊神经干阻滞或实施全身麻醉,但术前患者已接受抗凝治疗或溶栓处理患者,应禁忌选择椎管内脊神经阻滞;③如该患者情况允许,尽量选择硬脊膜外隙脊神经干阻滞为宜,而区域阻滞(如坐骨神经阻滞)则适合于高龄、病情重且椎间隙穿刺有困难者。

4. 术中管理要点　①该类患者麻醉术中务必加强生命体征监测,并备好急救药物和物品(包括心脏除颤仪),主要用于突发性意外,以便于急救与妥善处理;②无论采用何种麻醉方法,围术期均应密切观察病情与血流动力学变化,一旦异常及时给予处理;③局麻药中不可加入肾上腺素,以免引起血管进一步痉挛;④麻醉术中充分保障氧供,以供机体组织充分氧合;⑤麻醉术中避免血压过高或过低,防止心率过速或过缓;⑥术中栓子取出后,其阻断的动脉重新开放,而蓄积的酸性代谢产物集中释放,此时根据血气分析决定是否给予适量碳酸氢钠,以避免酸性代谢产物或酸中毒对机体的影响;⑦必要时术中应给予患侧肢体保温;⑧术毕不应直接护送回病房,而应留在麻醉恢复室继续观察 30~60 分钟,以防不测。

【提示与注意】①该手术大多为老年人,多伴有心血管疾病与代谢障碍,并且麻醉与手术期间患者易出现血流动力学急剧变化,务必密切观察与注意;②围麻醉期注意力需集中在以下时间段:麻醉诱导后、受累动脉重新开放时、术中体位急剧变动以及搬动运送患者过程中。有条件者运送途中也应配备小型监护仪,一旦发生心脏意外,可即刻进行心肺复苏术;③该手术患者麻醉应全方位考虑,认真实施监测,妥善进行处理,力求患者安全。

468. 如何实施合并高血压、冠心病老年手术患者的麻醉与管理?

【术语与解答】①我国老年手术患者以合并高血压、冠心病居多,即使通常应用相关药物控制血压在正常范围或改善心肌缺血,但任何有害性刺激仍能致使血流动力学急剧波动和心肌缺血,尤其麻醉与手术期间,甚至可导致严重心、脑血管并发症;②合并高血压、冠心病老年人其心脏功能均存在不同程度的下降,若潜在伴有左心功能不全,麻醉术中极易因血流动力学急剧改变而引起心肌严重缺血、急性左心衰竭、肺水肿、脑血管意外等严重并发症。因此,老年高血压、冠心病患者择期手术其术前血压应控制在适宜范围,抗高血压药物服用可持续手术当日,以便使围麻醉期血流动力学较为平稳,必要时选用扩血管药物调控血压和改善冠状动脉缺血。

【麻醉与实践】合并高血压、冠心病老年患者麻醉术中极易发生血流动力学剧烈波动,如血压迅速下降或血压急剧升高颇为常见,两者均会引起更为严重的并发症产生。

1. 麻醉风险评估 随着近年来新型降压药物的问世，从根本上改变了以往高血压、冠心病的治疗状况，可使大多数患者（包括老年患者）的血压得到应有控制和心肌缺血的改善。①患有轻度高血压、冠心病老年患者其麻醉危险性与非高血压老年患者基本相仿，术前经相关药物治疗，血压均能控制在正常范围，即使急症手术，也无需特殊准备；②中度高血压、冠心病老年患者其心血管功能均有不同程度的损害，故存在一定的麻醉风险，除紧急手术者，择期手术患者术前一般应将舒张压控制在≤100mmHg 为宜，且给予心肌改善治疗；③重度高血压、冠心病由于损伤的各器官功能已基本处于失代偿，因此麻醉风险倍增，其危险程度则与重要脏器受损程度直接相关，术中或术后有可能发生心、脑、肾等并发症或不良后果，除非急救手术，通常必须进行充分的术前准备，以减少其危险性。

2. 手术前准备 ①未经治疗或控制不理想的高血压患者，术前准备的重点在于稳定患者的情绪和继续控制血压，即根据患者的不同血压与心肌缺血情况，单独或联合选用 β-受体阻滞剂、钙离子拮抗剂、血管紧张素转换酶抑制剂等抗高血压药物，一般均能达到满意疗效。重度高血压患者即使几种降压药物联合使用，也不易使血压降至正常水平，此时不宜过分强求降压，否则患者常感觉不适，并有可能进一步导致脑、心、肾血供不足，乃至引起心、脑血管意外以及肾功能不全等；②手术前停用抗高血压药物，血压可明显升高。因此，凡常规服用抗高血压药物的患者手术当日清晨继续服药，以利于围麻醉期血压的调控；③对于急症手术的老年高血压患者，如血压严重升高，可在进行手术前准备的同时，给予静脉滴注或微量泵应用血管扩张剂，如硝普钠、硝酸甘油或硝酸异山梨酯、拉贝洛尔或尼卡地平等以控制血压。由于上述药物起效快，个体差异较大，治疗期间必须严密监测血压，及时调节药物剂量；④对于术前应用噻嗪类利尿剂或有肾功能不全者，应注意水、电解质失衡与纠正。

3. 麻醉管理要点 ①老年高血压、冠心病患者不论采用何种麻醉方法，其管理的基本原则是尽可能维持血压接近于平时可耐受的水平，通过调控麻醉深度，配合血管活性药物，以保障心、脑、肾等重要脏器的有效灌注，防止低血压或血压过高所致的并发症；②麻醉与手术期间应使血压波动范围尽量不超过原血压水平的 ±30% 为妥，一旦血压急剧变化，应针对原因采取相适宜的处理措施；③如果排除已知的血压下降或血压过高的因素，血压仍然不能维持在理想范围内，则需选择性应用血管活性药物加以调控；④术中应用血管活性药物调控血压过高或过低时，应严密监测血流动力学变化，注意观察有无心肌缺血与心律失常，防止严重心血管并发症；⑤高血压患者麻醉恢复期血压容易波动，尤其是气管插管拔除期间的刺激与相关药物催醒，从而可导致血压升高，且心率显著增快，常致使心肌氧耗明显增加，严重患者常因左心功能失代偿而出现急性左心衰竭、肺水肿，故需采取必要的措施，以减轻麻醉恢复期的心血管应激反应。

【提示与注意】合并高血压、冠心病老年患者围麻醉期其血流动力学急剧波动主要发生在以下四个时段：①麻醉诱导后：此时段麻醉用药集中，且均为负荷剂量，故可导致血压骤降；②气管插管期间：由于喉与气管是交感神经感受器，因此喉镜显露声门及气管插管均能造成心血管应激反应，从而出现血压显著升高、心率明显增快；③手术创伤刺激：术中切皮、腹腔探查、麻醉减浅等则可引起血压迅速增高；④麻醉术毕恢复期：患者神志清醒后，不耐受气管插管或气管插管拔出与手术创伤后疼痛以及其他不适感（如导尿管刺激）等均可促发血压增高、心率增快。因此，围麻醉期对于合并高血压、冠心病老年患者务必围绕上述四个时段采取对因、对症处理，以使血压尽量调控在合理范围。

（王世泉 王培戈 高 鹏）

主要参考文献与推荐读物

1. 王国林主编. 老年麻醉. 北京:人民卫生出版社,2009,1-33.

2. 王世泉主编. 临床麻醉精要. 北京:人民卫生出版社,2007,247-262.

3. 邓小明,曾因明主编. 2009 麻醉学新进展. 北京:人民卫生出版社,2009,576-581.

4. 曾因明,邓小明主编. 2006 麻醉学新进展. 北京:人民卫生出版社,2006,371-396.

5. 王世泉,王明山主编. 麻醉意外. 第 2 版. 北京:人民卫生出版社,2010,236-246.

6. 马武华,古妙宁主编. 围麻醉期风险与处理. 北京:人民卫生出版社,2008,263-266.

第三十九章　外周血管疾病手术患者与临床麻醉

469. 何谓雷诺病？与麻醉有何关系？

470. 何谓急性动脉栓塞？与麻醉有何关系？

471. 何谓深静脉血栓形成？与麻醉有何关系？

472. 下肢静脉曲张手术的麻醉方法如何选择？

473. 颈动脉内膜切除术的麻醉如何选择与术中如何管理？

外周血管疾病主要是指行走于躯干或四肢的动、静脉血管病变,在动脉血管主要为血液流动降低或阻塞,而在静脉血管主要是血液回流受阻。临床常见的外周血管疾病如动脉硬化性闭塞症与动、静脉病变或血栓形成,以及动脉瘤等。现今对外周血管疾病的治疗主要是改善血流,减缓疼痛,抑制病变的发展,预防或治疗溃疡和坏疽,防止心血管、呼吸系统并发症,乃至死亡。外周血管性疾病其发病率近年来有明显上升趋势,目前国内治疗外周血管性疾病的专业技术正在蓬勃发展之中,而传统手术技术在不断的完善,其新的治疗方法(如介入治疗等)也在临床中应用日趋广泛。

469. 何谓雷诺病？与麻醉有何关系？

【术语与解答】①雷诺病(又称肢端动脉痉挛病)是由法国学者首先描述,是一种因受寒冷或情绪紧张及刺激后,肢端细小动脉阵发性痉挛,从而致使局部组织出现相对缺血的现象。临床主要表现为手指、足趾皮肤颜色间歇性、对称性突发苍白,继之出现皮肤发红、发绀,且伴发凉及感觉异常等;②雷诺病常反复发作,可以是原发性的(即其中约半数患者病因不明),也可以是继发性的,即出现于其他已明确诊断的疾病患者,继发的则称为雷诺现象;③该病多见于中青年女性(20~40岁),男女约1:10,常因局部受冷或情绪激动后所激发,可伴有指(趾)疼痛。

1. 病因及发病机制　雷诺病其病因与发病机制仍不清楚,可能与以下因素有关。①末梢交感神经功能紊乱:多数学者认为患者四肢远端末梢神经 α-肾上腺素能受体的敏感性增高、受体密度增加及 β-突触前受体反应性增强。当受到寒冷或紧张刺激时,四肢末端(指和趾)血管痉挛性或功能性闭塞引起局部组织相对缺血;②血管敏感性因素:四肢末梢动脉失调,从而对冷刺激敏感性增加所致;③遗传因素:该患者家属也常有血管性痉挛现象。

2. 临床表现特点　①大多数患者仅累及手指,不到1/2 的患者足趾也同步表现,仅发生于足趾者极少;②有些患者可累及鼻尖、外耳、面颊、舌体、口唇等;③疾病早期仅1~2 个手指受累,后期则多个手指受累,并累及足趾,但拇指因血供丰富常不明显;④发作时肢端皮肤由苍白变为紫绀,而后转为潮红;⑤患者回到温暖环境或经温水浴及局部揉擦等可缓解。

【麻醉与实践】①临床麻醉可遇见该病患者,麻醉期间务必将其肢端(手指或足趾)发绀特点与麻醉中机体急性缺氧发绀(属中心性发绀)相鉴别;②雷诺病患者肢体手术,以选择臂神经丛或椎管内脊神经阻滞为宜,因交感神经阻滞后其血管扩张而血流通畅,对远端肢体血供颇有益处;③上肢或下肢远端手术(如手指或足趾),如采用局部麻醉,其局麻药中不宜加用肾上腺素,因局部血管收缩可加重指或趾端缺血、缺氧;④通常手术期间患者躯干被敷料全部遮盖,而肢端(手指或足趾)往往裸露,如环境温度较低时则容易引起雷诺现象发作,应予以保温;⑤库血温度低,以防止末梢血管痉挛,术中需输血者应加温后输注为宜;⑥血管扩张剂应用,如罂粟碱、酚妥拉明等。

【提示与注意】①雷诺病患者实施其他外科疾病手术,如通常为吸烟患者,必须令其提前停止吸烟,因尼古丁为血管收缩剂,能引起肢端血管的收缩;②麻醉术中由于患者指或趾端受冷环境后极易诱发血管痉挛性而致局部组织闭塞性缺血、缺氧,从而常致使监测呼吸指标的脉搏血氧饱和度仪的传感器失灵,出现 SpO_2 数值下降、波形失常,故应与机体缺氧和心律紊乱相鉴别;③雷诺病患者麻醉术中尽可能采用无创式测压装置(如袖带测压),以防止有创测压动脉置管对远端血管进一步刺激而引起指(趾)体缺血、缺氧;④术中慎用或禁忌 β-受体阻滞剂,因该类药可使血管收缩,诱发或加重该病症状。

总之,围麻醉期应对雷诺病患者指(趾)端予以保护,其目的是防止和避免指(趾)端因缺血、缺氧而可能出现的溃疡、坏疽等并发症。

470. 何谓急性动脉栓塞? 与麻醉有何关系?

【术语与解答】①命名:急性动脉栓塞是由动脉血管内形成的血栓脱落后被近心端的血流携带至远端动脉血管,从而嵌顿且阻塞相关动脉,并导致由该动脉供血受阻后的组织或器官发生缺血、缺氧,乃至坏死的一种急性病变(一般大的血栓常位于动脉分叉处,如腹主动脉远端、股动脉分支处);②病因:主要为心血管疾病所引起,如心源性疾病(如心瓣膜疾病、心肌梗塞、心房纤颤、左房粘液瘤等)与血管源性疾病(如动脉粥样硬化物质)以及医源性造成(如由于广泛开展心脏人工瓣膜转换和人造血管移植,安置心脏起搏器、动脉造影、血液透析所致动、静脉瘘或动脉内留置导管等,都有可能引起动脉栓塞);③对机体的影响:该类患者大都伴有心血管系统疾病,而动脉栓塞可不同程度地加重心脏负担,一般而言栓塞的动脉愈大,动脉阻塞和痉挛愈明显,对心脏的影响也愈大。此外,栓塞发生后,受累组织广泛,尤其取出血栓后血流迅速恢复,大量坏死组织里的代谢产物很快进入全身循环,从而短时间内可出现明显的代谢变化,即肌病-肾病-代谢性酸中毒综合征;④临床表现:周围动脉栓塞时,病情进展迅速,患侧肢体首先出现重度疼痛,如无侧支循环代偿其病情进展迅速,且患侧肢端表现为苍白、麻木、皮肤厥冷、运动障碍、动脉搏动减弱或消失等,这些均是急性动脉栓塞的典型表现,其症状的轻重取决于栓子阻塞的位置、程度、继发性血栓形成的多少,以前是否曾有动脉硬化性疾病引起的动脉狭窄,以及患侧肢体侧支循环情况等;⑤临床诊断:凡突然发生肢体疼痛且伴急性动脉缺血表现,局部相应动脉搏动消失者,且具有上述临床表现症状,临床诊断大致成立;⑥临床治疗:通常急性动脉栓塞发病后保守治疗处理2小时无效或失败,一般再考虑手术取出栓子,因治疗的早晚与肢体存活有密切关系。临床上急性肢体动脉栓塞是常见的血管外科急诊,如未能及时处理,常导致肢体坏疽或肢体残疾、全身中毒,以及重要器官的功能衰竭,甚至造成生命危险。

【麻醉与实践】①一般依据病情与手术部位及手术方式选择麻醉方法,如局麻加静脉镇静、硬脊膜外隙脊神经干阻滞或全身麻醉;②如患者术前已采用抗凝治疗或患者长期服用阿司匹林,且术前仍未停用者,则禁忌选择椎管内脊神经阻滞;③若属椎管内脊神经阻滞适应证,应避免局麻药中加入肾上腺素,以防止肢端血管进一步痉挛性收缩;④ASA 在 3 级以上患者以选择全身麻醉适宜;⑤术中密切观测血流动力学变化,并随时检测电解质及酸碱平衡状况,如有异常及早给予对因对症处理;⑥麻醉术后患者还需给予镇痛(如 PCA 镇痛泵等),因动脉再通后,已减轻或消失的患肢疼痛再次出现,主要为肌肉和肌间组织水肿,导致骨筋膜间隙张力逐渐增高,加之患肢水肿,进而压迫血管和神经,故引起疼痛,甚至疼痛较术前更为剧烈。

　　【提示与注意】①由于急性动脉血栓一般需急诊手术,而该类患者多合并糖尿病、高血压、心脏疾病等,术前上述伴有疾病往往控制不理想,很有可能造成围麻醉期出现相关并发症,故麻醉风险倍增,因此,实施麻醉前务必对患者全身状况全面予以评估,麻醉术中给予全面监测、适量补充液体,纠正电解质紊乱与酸碱失衡,以免发生不测;②肌病-肾病-代谢酸中毒综合征主要是由于血栓取出后的再灌注损伤所导致的严重酸碱平衡失调、电解质紊乱、肾功能衰竭、酶学变化等。这是因为肢体缺血、缺氧时所造成的无氧代谢可导致乳酸、丙酮酸等酸性代谢产物堆积,以及缺血造成的横纹肌细胞坏死、溶解,大量生化物质释放入血,其中主要包括肌红蛋白、肌酸激酶、乳酸脱氢酶、组胺、钾离子以及其他未知的毒性物质等。当血流再通后,上述代谢产物可随静脉血回流至全身,故可引起相关脏器功能损害,如通常临床表现为神志恍惚、高钾血症、肌红蛋白尿、少尿或无尿急性肾功能衰竭和酶学变化等。肌病-肾病-代谢酸中毒综合征患者麻醉术中预防措施:其一,在血管再通后,根据具体情况采用以下预防处理,如取出血栓后应放出适量远端的动脉血,有利于减少毒性与酸性代谢产物回流至全身;其二,必要时静脉注射适量 5% 碳酸氢钠溶液,以中和酸性代谢产物,也可以碱化尿液,防止肌红蛋白在肾小管沉积;其三,应用呋塞米(速尿)以促进代谢产物的排泄;其四,适量应用 20% 甘露醇,以对抗氧自由基的损害,也可减轻组织水肿,但已经存在肾功能损害患者不宜使用甘露醇;其六,其他抗氧自由基药物的应用。

471. 何谓深静脉血栓形成? 与麻醉有何关系?

　　【术语与解答】①命名:深静脉血栓形成是指血液在机体深静脉系统中异常凝结而形成血栓;②病因:深静脉血栓好发于下肢,故也称为下肢静脉回流障碍性疾病,临床多见于骨科手术、产后、各种手术后、盆腔手术、外伤与长期卧床患者,以及多种原因造成肢体活动受限的人群。因该类患者多处于血液黏度增高、血流较为缓慢、血管壁损伤或凝血功能亢进而发病,尤其在前者的基础上更容易发生于肢体制动状态,尤其骨科大手术患者(如人工全髋关节置换术、人工全膝关节置换术以及髋部周围骨折手术);③预后与危害:深静脉血栓是一种严重威胁患者生命的疾病和潜在隐患,一旦深静脉血栓脱落,则可引起肢体病残,严重者直接危及生命(如肺栓塞);④治疗与处理:临床一般行抗凝或手术取栓治疗。

　　【麻醉与实践】①从麻醉理论视角认为,采取椎管内脊神经阻滞可扩张骨盆与下肢静脉血管,从而可加快静脉血液回流,这对于深静脉血栓尚未形成者来讲颇为有利,即使术毕返回病房卧床,一段时间内双下肢静脉仍处于扩张状态,可预防血栓形成;然而,若麻醉术前患者深静脉血栓已经形成,如采取椎管内脊神经阻滞,有可能所阻滞部位的静脉血管扩张而使血栓脱落,从而可促发风险;②有学者认为,手术患者实施全身麻醉而引起深静脉血栓形成者较椎管内脊神经阻滞发病率高,但两者麻醉方法的远期并发血栓的发病概率则无显著差异;③患者深静脉血栓形成则是造成围麻醉期发生肺栓塞、脑卒中的独立性危险因素,如对患有高血压、冠心病、糖尿病以及长期卧床手术患者麻醉前制定深静脉血栓筛选流程,尤其麻醉术前检测血浆

D-二聚体,则可筛查出许多深静脉血栓患者,则可显著提高围麻醉期患者的安全,降低猝死发生率。

【提示与注意】①围麻醉期除上述病因易引起深静脉血栓形成外,麻醉医师更应关注伴有糖尿病与心血管疾病患者,因这些慢性疾病与促发条件并存,更容易形成深静脉血栓;②如怀疑患者有深静脉血栓形成,应尽早检测血浆 D-二聚体或 B 超探测深静脉,以便明确诊断,以使大部分的深静脉血栓形成病例可以得到早期诊断,从而降低围麻醉期风险;③患者近期有手术史、脑血管意外以及有凝血功能不良者,不宜使用或慎重使用抗凝治疗,这类患者如怀疑存在深静脉血栓形成而实施急诊手术,为防范血栓脱落而导致肺栓塞,应预先植入腔静脉滤器;④深静脉血栓形成与肺血栓栓塞症关系密切,二者是同一疾病病程的两个不同阶段,前者可引起后者而直接威胁患者安全。

472. 下肢静脉曲张手术的麻醉方法如何选择?

【术语与解答】①命名:下肢静脉曲张是临床一种常见的外周血管疾病,是指下肢表浅静脉血管发生扩张、延长、弯曲状态,晚期可因血运不良而并发局部组织溃疡;②病因:主要为静脉壁薄弱、静脉瓣膜缺陷、浅静脉内压力升高所致;③临床表现与诊断:表浅静脉血管像蚯蚓样曲张,显著凸出皮肤,明显者呈团状或结节状,尤以大隐静脉曲张多见,其患肢疼痛并水肿,运动时加剧,有时静止状态也疼痛,夜间加重,表皮温度升高,且有压痛感,严重者可出现溃疡或坏疽;④治疗:该疾病临床多为手术治疗,而围手术期则常需应用抗凝药物。

由上述下肢静脉曲张病情特点而言其手术的麻醉并不复杂,但围手术期需应用抗凝药物则使得麻醉方法的选择务必予以重视。

【麻醉与实践】①下肢静脉曲张手术患者选择硬脊膜外隙脊神经干阻滞或全身麻醉均可,但前者可受围手术期应用抗凝治疗的影响;②如患者术前抗凝药仍未停用,或手术后需立即使用抗凝药者,则不宜采取硬脊膜外隙脊神经干阻滞,因该麻醉方法有可能与应用抗凝药同步而引发硬脊膜外隙血肿风险;③如手术时间较短,可采用局部麻醉复合静脉基础全麻,且保持自主呼吸则能完成;④单侧下肢手术时间较长或双下肢静脉曲张同时手术患者则可选择全身麻醉安置喉罩实施机械通气为宜,只是该麻醉深度较开腹手术稍浅为妥,因该手术刺激较轻。至于全麻药与辅助药物的选择一般以丙泊酚与麻醉性镇痛药(芬太尼类)以及非去极化类肌松药互为搭配较为合理。

【提示与注意】临床已有实例表明,下肢静脉曲张患者选择硬脊膜外隙脊神经干阻滞,术后立即应用抗凝药而引起硬脊膜外隙血肿者,最终导致双下肢严重运动功能障碍。

473. 颈动脉内膜切除术的麻醉如何选择与术中如何管理?

【术语与解答】①颈动脉狭窄意味着该动脉血管腔变细,血流通道变窄,从而致使进入颅内的血流减少,其潜在不良后果易引起脑缺血、缺氧症状,严重颈动脉狭窄乃至造成脑卒中,甚至死亡;②颈动脉狭窄的外科治疗之一则是颈动脉内膜切除术;③有文献报道,在脑卒中患者中约有30%～40%是由颈动脉粥样硬化狭窄所致,而实施颈动脉内膜切除术作为治疗颈动脉粥样硬化狭窄的手段,则对预防脑卒中具有重要意义;④通常引起颈动脉狭窄最为常见的因素是该动脉粥样硬化并有斑块形成,该病变除导致颈动脉管腔狭窄或完全阻塞外,随时有可能发生脑卒中;⑤粥样硬化的颈动脉内膜斑块形成、变大,很容易破裂、脱落,而脱落后的斑块随血流可抵达远端较细的脑血管,一旦被小血管嵌顿,则引起局部脑组织供血中断,可发生脑梗死。

因此,实施颈动脉内膜切除术已成为颈动脉粥样硬化狭窄患者颇为有效的治疗手段之一。

1. 发病因素　①患者长期高血压则会导致血管壁损伤而形成动脉粥样硬化斑块;②颈动脉狭窄性病变多是由于颈动脉粥样斑块逐渐形成,且不同程度的阻塞该动脉管腔所致,其阻塞或狭窄部位多发生于颈总动脉分叉处和颈内动脉起始段;③糖尿病患者可因血液呈高凝状态而加速斑块形成过程;④血脂异常、肥胖症、长期吸烟等也是加快动脉粥样硬化斑块形成的主要原因。此外,外伤、颈部放射性治疗等也是病因之一。患有上述合并症(如糖尿病、血脂异常、肥胖症、长期吸烟等)的中、老年患者则是颈动脉狭窄的高发人群。

2. 临床表现　当中老年人感觉突发性头晕、头痛或一过性黑矇、单眼视物不清,乃至一侧手和手臂的肢体麻木、发沉或一侧肢体有震颤的感觉,肢体活动不灵、行走不便、口齿不清、吞咽困难,以及突然跌倒等。上述症状出现可持续几分钟不等,这种短暂的脑缺血、缺氧性发作,常提示可能是发生脑梗死、脑卒中的先兆和风险。

3. 临床诊断　根据上述病因、颈部血管超声与多普勒检查,以及影像学血管造影等可明确诊断。

4. 手术目的　①目前颈动脉粥样硬化狭窄较为公认的治疗方法之一是手术治疗,而颈动脉内膜切除术其目的是切除增厚的颈动脉内膜,并清除粥样硬化的斑块,从而"拓宽"已狭窄的颈内动脉,避免脑血管缺血、缺氧,降低因脑组织缺血、缺氧而发生的脑卒中和死亡率;②严重颈动脉粥样硬化狭窄患者可因脑卒中或心肌梗死而死亡,故颈动脉内膜切除术是预防闭塞性脑卒中的一种有效手段。

5. 手术难度与风险　①该病患者多为老年患者(70岁以上),且常伴有动脉硬化性高血压和糖尿病等,两者合并症均是麻醉与手术的高危因素;②此种手术方式是暴露颈总动脉、颈内动脉和颈外动脉,从动脉内(大多为颈内动脉)移除粥样硬化斑块,然后缝合动脉壁,但打开病变动脉血管,移除相关病灶,需要暂时阻断其供血动脉。然而,对于颈部尚未建立足够侧支血流循环的患者,术中其脑灌注可明显不足,致使颈动脉内膜切除术围手术期脑卒中的发生率可增加约5倍。此外,手术医师有可能先做颈动脉阻断试验,若阻断后患者出现神志异常或脑电图变化,则可实施分流或临时旁路手术,因形成临时旁路可降低脑缺血、缺氧风险;③颈动脉内膜切除术另一特殊性在于机体压力感受器恰位于颈动脉窦,它是机体血压生理调控的重要组成部分,可受手术操作、药物及麻醉等诸多因素的影响,尤其术中去除了此部位的硬化斑块后,易直接阻断压力感受器的活性,从而导致血压升高或血流动力学不稳定(血压上下波动),甚至这种波动可持续术后数小时至数天;④该病患者约65%合并高血压,而行颈动脉内膜切除术的患者术中血压较难控制,而血流动力学不稳定又可直接或间接的影响术后并发症的发病率和死亡率。

【麻醉与实践】颈动脉内膜切除术患者的麻醉与围麻醉期管理。

1. 术前评估与准备　考虑到颈动脉狭窄患者围麻醉期可促发脑卒中,甚至造成死亡,故需做好术前评估与相关准备:①对伴有高血压、糖尿病、血脂异常及肥胖的中老年等患者,尤其曾经有过短暂颈动脉狭窄临床症状者,麻醉前应行颈部血管超声与多普勒检查,以及影像学血管造影,以便了解颈动脉管腔狭窄的程度;②如选择全身麻醉的患者,其长期服用治疗药物,如抗血小板药阿司匹林等,术前不必停药;③手术前应预先调控高血压与高血糖,使两者症状有所改善,并尽可能调控至正常水平的上限,以提高患者耐受麻醉与手术的能力,降低围术期可能出现的相关并发症(如脑功能损害、脑卒中或心肌梗塞,乃至死亡)。

2. 麻醉方法　可根据患者全身情况与手术复杂程度选择麻醉方法,因局部麻醉、颈神经丛阻滞及全身麻醉各有利弊。

(1)局部麻醉:①优点:采用局部麻醉,患者术中神志清醒,手术医师可通过患者反应,容易观察、监测其脑功能的变化;②缺点:患者舒适度差,术中常有局部麻醉不全现象,尤其肥胖、颈短或颈椎退行性改变的中老年人术中较长时间处于头颈过伸且侧旋头位难以维持与配合,特别是精神紧张、高血压、糖尿病患者,易引起相关应激性并发症。此外,术中血流动力学波动显著,尤其颈动脉夹闭期间大多可出现高血压,这对冠心病患者易产生不良影响。

(2)颈神经丛阻滞:①病情稍复杂者可采用颈神经丛阻滞,该麻醉方法较局麻阻滞完善,可减少术中不适感,并使患者术中血流动力学相对稳定;②由于颈神经丛阻滞范围较广,基本无疼痛刺激,且患者术中神志持续性清醒,这有利于在患侧颈动脉阻断后对脑功能作出评估。但肥胖或存在阻塞性呼吸睡眠暂停综合征的患者其术中呼吸管理稍有难度。

(3)全身麻醉:全麻气管插管是该手术的主要麻醉方法。①优点:一方面患者术中舒适度好,尤其意识消失可避免患者紧张、焦虑与恐惧心理。另一方面,可保障呼吸道通畅。此外,机械通气供氧与静脉全麻药丙泊酚应用则具有脑保护作用,以及机械控制通气有利于调控呼出气二氧化碳分压,这对维持脑氧供需平衡颇为有益;②缺点:虽全麻不能直接观察患者术中脑功能变化状况,但采取全麻术中唤醒试验则可了解脑功能与意识情况。

3. 麻醉管理　无论采取何种麻醉方法,均应实施合理化管理,这对患者预后颇为重要和关键。

(1)局部麻醉:由于该麻醉方法易导致患者精神紧张、血压增高、心率加快且舒适度差等,故术中应给予适量镇静、镇痛药,以强化局麻作用,这有利于提高患者耐受手术不适和主动配合手术操作,以及减轻或避免上述不良反应。

(2)颈神经丛阻滞:麻醉术中除防止该颈神经丛阻滞所具有的并发症和不良反应外,保障上呼吸道通畅与面罩持续供氧吸入两者至关重要,同时还需调控血流动力学急剧变化。

(3)全身麻醉:①静脉全麻诱导仍以丙泊酚、硫喷妥钠为宜,因两者均可降低脑代谢率。而全麻维持则以丙泊酚、麻醉性镇痛药芬太尼类,以及非去极化肌肉松弛药(如罗库溴铵、维库溴铵、顺式阿曲库铵等)为主。而强效阿片类镇痛药舒芬太尼可降低应激性心血管反应,如与非去极化肌肉松弛药应用,结合丙泊酚静脉持续泵注,可使麻醉更加平稳。吸入全麻药则以七氟烷、地氟烷对麻醉术后认知功能的恢复较迅速,一般不影响预后,故该手术采取全凭静脉全麻或静-吸复合全麻均可;②全麻术中避免血流动力学急剧波动和维持循环功能相对稳定是其关键。如处于长期高血压状态的患者,仍以血压维持在正常值的上限或轻微偏高水平为宜,尤其防止和避免术中血压过低而影响脑灌注;③该手术患者实施直接动脉监测,可随时监测和调控血压变化,麻醉术中保障良好的脑和冠状动脉灌注压至关重要;④术中控制呼吸应避免过度通气,以调控二氧化碳分压在正常范围为妥,因高碳酸血症或低碳酸血症均可影响脑血流量,从而影响脑灌注及脑代谢;⑤由于颈动脉分叉处又是该病受累的主要病变区域,术中分离颈动脉病灶或按压乃至牵拉颈动脉窦,可引起反射性心动过缓、血压下降,故可造成脑血流减少,此时应通知手术医师暂停手术或应用抗胆碱药(阿托品),以及少量升压药对症处理,也可提前采用局麻药给予局部封闭;⑥如患者术中出现血压过高,可选用适量硝酸甘油、尼卡地平及 β-受体阻滞剂调控;⑦术中加强相关监测(如动脉直接测压、SpO_2、$P_{ET}CO_2$ 及相关脑功能监测等)。

【提示与注意】①颈动脉粥样硬化狭窄患者无论采取局部麻醉或是颈神经丛阻滞,还是选择全身麻醉,均可完成颈动脉内膜切除术,但该手术的成功关键在于血压的调控程度与范围,一般认为收缩压控制在<180mmHg、舒张压<100mmHg为适宜,必须强调血压调控应以个体化而定。目前认为颈动脉内膜切除术患者术中血压应控制在正常值上限到基础值之上的±20%较为合理;②麻醉术中尽可能避免血压过低与心动过缓,尤其全麻诱导后手术切皮前这段时间和术中颈动脉夹闭后,以防止高级中枢神经系统的损害,降低患者脑卒中与其他并发症的发生。低血压时适当补充液体,应用小剂量去甲肾上腺素,切忌血压陡升;③围术期务必控制血压急剧上升,因血压骤升易增加术中颈动脉部位出血,或术后吻合口出血,导致相关并发症发生,通常所采取的药物有硝酸甘油,或选用尼卡地平和短时效β-受体阻滞剂;④实施全麻患者术中应保持$P_{ET}CO_2$不宜过高或过低,因高碳酸血症与低碳酸血症均会影响脑灌注;⑤采用区域阻滞患者(如局麻或颈神经丛阻滞),可能因手术不适或难以耐受而不予配合,尤其术中出现上呼吸道梗阻,临时予以处理往往棘手,务必与手术医师协商、配合好,在保障患者安全的情况下,以便更换麻醉方法和建立人工呼吸道(如安置口咽通气道、喉罩或气管插管);⑥全身麻醉患者若条件允许,术中可采用脑功能监测,如脑电图、经颅脑动脉多普勒超声、颈动脉内压力监测以及全麻术中唤醒试验等;⑦颈动脉内膜切除术结束后,应注意手术切口周边是否有出血,因血肿形成可压迫颈段气管,从而易导致拔管后出现急性上呼吸道梗阻;⑧该手术患者术毕如苏醒延长,若排除相关苏醒延迟因素,仍长时间苏醒困难,可考虑是否出现脑卒中。

此外,还需要提示的是:颈动脉窦是颈总动脉末端分叉起始部至颈内动脉中段的"膨大部分",其窦壁的内膜较薄,而外膜相对较厚是其特征,其中含有许多舌咽神经的感觉神经末梢,故称压力感受器。当血压增高时,该窦壁扩张而刺激压力感受器,继之开启神经冲动反射性引起心跳减慢,同时全身末梢血管扩张,从而致使血压下降。由于颈内动脉是脑组织的主要供血动脉,因此,其动脉壁的舒张对血压的影响可通过颈动脉窦的压力感受器进行不间断的监测,并作出相应的调节。另外,颈动脉内膜切除术其目的是切除增厚的颈动脉内膜,并清除粥样硬化的斑块,而颈动脉窦压力感受器正处于颈总动脉起始部与颈内动脉端,故手术操作期间应密切关注心率及血流动力学的变化。

(王世泉 王春花)

主要参考文献与推荐读物

1. 叶铁虎,吴新民主编. 疑难合并症与麻醉. 北京:人民卫生出版社,2008,139-158.
2. 杭燕南,庄心良,蒋豪,等主编. 当代麻醉学. 上海:上海科学技术出版社,2002,503-508.
3. 崔益群,唐万忠主译. 脑神经功能及障碍. 第3版. 北京:人民卫生出版社,2012,133-149.

第四十章 严重创伤手术患者的麻醉

474. 严重创伤患者病情有何特点？与麻醉关系如何？

475. 严重创伤手术患者麻醉前如何评估？

476. 何谓严重创伤手术患者允许性低血压？

477. 严重创伤手术患者麻醉处理原则是什么？

478. 严重创伤手术患者麻醉处理要点有哪些？

479. 严重创伤手术患者麻醉前如何进行相关准备？

480. 严重创伤手术患者其他三大异常症状是什么？

各种意外性严重创伤主要来自交通事故、高空坠落、建筑损伤、自然灾害、暴力伤害等,既有局部或区域性单纯损伤,也有全身性复合伤。而入院救治患者中既有神志清醒者,又有严重昏迷者,还有不同程度的休克者。此外,创伤患者既有呼吸道通畅者,也有呼吸道明显梗阻者,还有严重呼吸困难者。加之严重创伤患者其病情复杂多变、乃至发展特点,因此,临床麻醉对上述情况必须迅速做出评估,以便及时给予正确的诊断和相关有效处理,以降低死亡率。

474. 严重创伤患者病情有何特点？与麻醉关系如何？

【术语与解答】严重创伤患者主要病情特点与病理生理变化:

1. 主要病情特点 ①病情紧急:严重创伤患者由于急性失血,机体有效循环血量锐减,当失血量超过全身血容量的20%时,可导致低血容量休克,出血迅猛者甚至来不及抢救而死亡。此外,有严重呼吸道损伤或急性呼吸道梗阻,以及呼吸功能受损者,可引起机体缺氧、高碳酸血症,甚至窒息;②病情复杂:严重创伤患者往往多器官损伤,且合并失血性休克或创伤性休克、急性肾功能衰竭、昏迷、呼吸道急性梗阻、饱胃后胃内容物反流误吸,以及疼痛、恐惧等诸多因素并存,致使临床处理颇为棘手;③病情严重:严重创伤患者死亡率非常高,主要为失血性休克与呼吸道急性阻塞所致机体缺血、缺氧、感染,当机体自身代偿机制耗尽后,最终衰竭死亡;④疼痛刺激:多处重度创伤患者均伴有严重疼痛,不仅增加患者的痛苦,而且还加重创伤性休克。

2. 主要病理生理 ①血容量锐减:如腹腔实质器官严重损伤或躯干与四肢动脉血管破裂等,均出血凶猛,短时间内即导致血容量锐减,机体组织器官严重缺血、缺氧,从而产生失血性休克;②循环功能降低:失血性休克早期,机体自身保护性反射出现,故交感神经兴奋与儿茶酚胺释放增加,继之引起心肌收缩力增强、心率加快,以代偿性维护机体急需。如未能及时处理或失血继续发展,休克进一步加重,故引起冠状动脉供血、供氧不足,致使心肌缺血、缺氧,从而导致心脏收缩力显著减弱与衰竭;③微循环障碍:休克时因血流量明显降低与组织器官灌注不足,机体细胞无氧代谢增加,从而引起酸性物质积聚。此外,毛细血管内滞留的红细胞与血小板凝聚后可形成微小血栓,甚至出现弥散性血管内凝血(DIC),更加重微循环障碍;④呼吸功能影响:由于心排血量降低与肺血灌注不足,加之呼吸道不畅或阻塞,机体氧供需平衡紊乱,同时二氧化碳弥散发生障碍,进而形成肺间质水肿,肺"泵"功能下降,并累及机体其他重要脏器严重缺氧;⑤肾脏功能:休克早期肾血流已开始减少,导致肾小球滤过率降低且尿量减少,严重肾脏缺血可使肾小管坏死,从而引起急性肾功能不全,甚至肾功能衰竭;⑥消化器官功能:胃黏膜因缺血严重可导致应激性溃疡,肠道缺血可使肠黏膜屏障破坏,而肝脏缺血则造成代谢、解毒功能下降,以及蛋白与凝血因子障碍,继之加重休克的发展;⑦颅脑功能受损:患者颅脑受损大多存在颅内压急性增高,此时脑灌注压不足,致使脑组织缺血、缺氧,由此引起脑功能障碍。此外,颅内压增高显著者可发生脑疝、昏迷,可引起呼吸抑制、停止与循环不稳,直至呼吸心搏骤停。

【麻醉与实践】 麻醉前熟悉病情特点与病理生理,有利于合理的选择麻醉方法与麻醉用药,以及实施相关保护性措施,以便稳定呼吸、循环功能,降低死亡率。

【提示与注意】 在严重创伤患者抢救中,麻醉医师既担负着抢救任务,又必须作好麻醉工作。由于严重创伤患者的特殊性、复杂性,其麻醉难度与麻醉风险并存。因此,当务之急是保障呼吸道通畅,改善呼吸与循环功能,然后根据全身状况快速进行麻醉评估,做出适宜的相关麻醉处理。

475. 严重创伤手术患者麻醉前如何评估?

【术语与解答】 由于严重创伤患者可随时发生生命垂危,加之病情复杂且变化多端,以及创伤前是否伴有基础性疾病(如高血压、冠心病、糖尿病等),乃至乙肝、丙肝、结核或艾滋病病毒携带者等均不清楚,故需要第一时间先迅速明确生命体征变化,并对全身状况做出初步评估。有时严重创伤者一般来不及进行评估,为降低麻醉与手术风险,在抢救患者的同时了解受伤史、伤情、受伤部位,以及潜在的致命性损伤,大都边抢救处理,边进行评估。

【麻醉与实践】 创伤患者入手术室后或实施现场救治,麻醉医师应首先快速(几分钟内)判断、鉴别生命体征如何与病情严重程度,以下三大系统则是重点:

1. 呼吸系统　①观察上呼吸道是否通畅,有无呼吸气流;②颌面部与口腔、鼻腔有无外伤,口腔、鼻腔有无出血或血凝块阻塞等;③存在自主呼吸患者其呼吸是否费力,口唇有无发绀等;④胸骨上窝、锁骨上窝随吸气是否凹陷,胸廓起伏有无异常等;⑤听诊双肺呼吸音是否对称,鉴别有无气胸或皮下气肿及捻发音等;⑥如有微型便携式脉搏血氧饱和度仪更佳,用以测试 SpO_2 更为直观。

2. 循环系统　①手法测试桡动脉或足背动脉有无搏动,搏动是否有力,脉率是增快还是徐缓,以便初步了解血流动力学变化;②快速测量动脉血压,了解循环功能情况,因创伤患者来院前其路途失血常难估计,一般通过进入手术室后经血压、心率等血流动力学监测,大致了解其血容量及心功能状况,通常失血量低于全身血容量的 10% 时,麻醉诱导或变动体位,血压不至于发生骤降;③观察口唇及睑结膜色泽,如苍白状说明失血过多呈贫血貌;④鉴别有无心搏停止。

3. 神经系统　①有无昏迷或昏迷严重程度等;②四肢能否活动,思维是否清楚,休克患者大多表现为表情淡漠,反应迟钝;③精神处于恐惧,还是烦躁或抑郁,如出现意识障碍常为颅脑损伤所致。

通过创伤者上述三大系统(呼吸、循环、神经系统)严重程度的评估,以便决定麻醉前如何处理,以及麻醉方法如何选择与麻醉相关用药。

【提示与注意】 上述快速检查与评估可为麻醉方法的选择与同时给予患者相关的治疗,以及进一步保障患者安全打好坚实的基础。此外,创伤患者是否伴有感染性或传染性疾病(如乙肝、丙肝、结核或梅毒、艾滋病病毒等携带者)而无法快速诊断,若需急诊救治时麻醉医师应做好自身防护。需要强调的是,危急、危重患者先抢救,然后待生命体征稍稳定后再作相关检查、麻醉评估与麻醉实施。

476. 何谓严重创伤手术患者允许性低血压?

【术语与解答】 近年来有学者提出"允许性低血压"的理念,该理念是指创伤后低血压患者只给予基本的与有效的溶液补充,以保障机体重要器官生理功能的低限灌注,而不是过于静脉快速补液、输血与积极地采用血管收缩药物提升动脉血压,因该治疗对仍存在活动性出血的患者是有害的,有可能提升动脉压后使接受外科手术治疗前患者刚被凝血机制或血凝块堵塞的损伤血管由于血压升高而重新开放,甚至加速出血,从而引起生命体征进一步恶化。此外,由于严重创伤患者失血过多,机体代偿功能已逐渐耗尽,患者可出现面色苍白、脉搏细快、血压骤降。而失血性低血容量造成的低血压或严重低血压,按常理认为或按传统理论,当血容量尚未补充或未能补充有效时,一般预先给予血管收缩剂,以保障重要脏器的灌注和功能,但不能解决循环系统实际容量严重不足问题。另外,允许性低血压需要低到何种程度,以及持续多长时间为标准等问题,都是需要进行深入探讨的,尤其血压很低或测不出时,同时又不能短时间内快速补充液体,为防止心搏骤停,不得不使用血管收缩剂用于提升血压,以维持心、脑、肾血流有效灌注。

【麻醉与实践】 麻醉医师对于严重创伤手术患者大都首先评估全身状况,尤其血流动力学改变则是重要内容之一,而更为关注的是低血压的严重程度,因低血容量性休克或失血性休克的前期治疗处理就是在刚建立静脉通路后,血容量尚未补充或开始补充时,往往首先应用血管收缩药物提升血压,一方面为维持重要脏器有效血流灌注和缓冲麻醉药物对循环系统的更加抑制;另一方面以辅助手术医师紧急制止创面继续出血、失液,其目的是保障患者安全。而"允许性低血压"理念则与创伤失血性休克临床基本治疗处理的原则相悖,因创伤失血性休克患者只给予有效溶液补充短时间或较短时间很难达到机体重要脏器的有效灌注,因输入机体的血容量基本是全身均衡分布。为此,是否采取折中方式,即给予小剂量或适宜剂量的血管收缩剂,以提升动脉血压在 75~90mmHg,而伴有心血管疾病的患者以使动脉压升至 90~110mmHg 为妥,因重要脏器(脑、心、肾)不能长时间得不到有效灌注。

"允许性低血压"理念的提出并非无科学依据,因事物总是一分为二的。但在临床实践中麻醉医师应根据严重创伤患者的具体状况具体分析为宜,是否采取折中的措施更为合理,即对严重创伤失血性低血压或休克患者初步治疗处理措施是:①将患者安置平卧且抬高双下肢 20°~30°,麻醉与手术前先给予面罩或鼻导管纯氧吸入,必要时气管插管呼吸支持;②建立静脉通路后,立即先快速输注人工胶体溶液和平衡盐溶液 500~1500ml,早期尤以前者(人工胶体溶液)为主,以维持胶体渗透压,失血过多患者同时积极准备浓缩红细胞,尽早采取适宜速度输注,以弥补创面继续性出血;③根据血流动力学监测的低血压程度与持续时间,决定是否调控血容量,以及是否适当应用或暂时不用血管收缩药物,当出血部位确定,并止住失血后再使用缩血管药物,以逐步提高和维持重要脏器的灌注压;④尽可能创造手术条件,以便尽快寻找到出血部位,及时止住失血;⑤加强各种生命体征相关监测,并采取保温措施,同时纠正电解质紊乱与酸碱失衡。

【提示与注意】值得提醒的是,虽人体存在着明显的个体差异,而机体重要脏器对低血压的耐受程度和耐受时间也不一致,但严重低血压可对重要脏器产生缺血性损害,如:①心脏:血压急剧下降且持续时间过长,可使冠状动脉血流显著减少而导致心肌缺血、缺氧,心肌除收缩无力外,甚至引起心肌局灶性梗死或心搏停止;②脑:严重低血压可使脑血流量降低、脑灌注压不足,从而易促发缺氧性脑水肿及颅内压增高,老年患者甚至发生脑卒中等;③肾脏:低血容量所致的低血压可造成肾血流量下降,并产生肾滤过率降低而尿量减少;④肝脏:低血流量性休克可引起肝缺血、缺氧性损伤,从而可破坏肝脏相关成分的合成与代谢功能的紊乱。

477. 严重创伤手术患者麻醉处理原则是什么?

【术语与解答】严重创伤患者多状况危重、病情紧急、失血较多、血流动力学多变、疼痛剧烈,甚至处于死亡前期,故不允许详细了解全身状况就得立即实施抢救与手术,因此紧急手术需掌控创伤患者临床麻醉的原则,以避免因失误或操作不当而加重病情或使患者安全进一步受到威胁。

【麻醉与实践】严重创伤患者死亡率高,绝大多数需紧急手术治疗,麻醉处理与管理既显得重要,又颇有难度。考虑到该患者运送、急救、抗休克、复苏等一系列治疗与处理的复杂性,且每一环节都直接或间接的影响其预后,因此,麻醉处理必须全方位考虑。

1. 生命体征观察　①观察神志是否清醒,有无昏迷状况;②有无呼吸动作、呼吸快慢,是否呼吸困难,有无发绀症状;③脉搏是否触摸到,搏动是否有力;④血压下降是否严重,能否测出;⑤测试体表温度,触摸皮肤是否发凉。通过上述生命体征观察与测试,可初步了解患者全身状况,以便决定采取相关措施。若患者自主呼吸微弱或消失,首先扣紧面罩纯氧辅助呼吸或正压通气(或直接气管插管),缺氧缓解后再根据病情决定是否予以建立人工呼吸道,实施呼吸功能支持。如患者脉搏微弱及血压严重降低,应快速建立多条静脉通道,紧急输血、补液,尽快恢复有效循环血量(包括血管活性药的应用)。

2. 急性呼吸道梗阻处理　①无论上呼吸道还是下呼吸道,只有保障整个呼吸道的通畅,才能进行有效通气,机体重要器官方可得到充分氧供;②口咽腔中的分泌物、胃内容物反流、陈旧性血凝块等必须清除,以防止喉梗阻或误吸;③下颌骨多发性骨折可使舌体后坠而阻塞喉入口,而喉阻塞可直接导致创伤患者窒息死亡,对该类患者需立即建立人工呼吸道,此时应根据患者上呼吸道梗阻程度、呼吸困难轻重情况决定是否紧急气管插管或预先安置口咽通气道暂时通气;④创造良好的呼吸道操作条件,以便及早进行气管插管,以保障呼吸道通畅。由于空气中的氧含量仅占21%,严重创伤患者若呼吸道发生不畅或梗阻,机体很易发生缺氧,随缺氧加重,机体重要脏器功能面临衰竭,甚至直接窒息死亡。改善或解除急性呼吸道梗阻,应建立人工呼吸道(如插入气管导管或置入喉罩等),只要能保障机体组织及器官的氧合,就有利于重要脏器(如脑、心、肾、肺、肝等)功能的恢复。

3. 饱胃患者处理措施　需急诊手术的严重创伤患者常合并饱胃,而麻醉医师控制呼吸道的紧迫性不允许有充足的时间治疗和处理来降低胃内容物,为防止和避免误吸,可采取以下措施:①如成人先给予充分的镇静与口咽腔喷雾表面麻醉,再选择7.5~8.0气管导管经口腔插入食管内并给予气囊充气,以封堵食管,当胃内压增大时胃内容物可通过气管导管流出口外。然后行环甲膜穿刺实施1%丁卡因(2~3ml)或4%利多卡因气管内表麻,呼吸道表面麻醉完善有利于清醒气管插管;②如患者上呼吸道无明显梗阻,且无胃内容物反流,可采取按压环状软骨以压瘪食管而间接封闭胃内容物的反流,实施静脉全麻快速诱导气管插管;③提前备好内径大于6mm的吸引管,以利于吸出口咽腔内的固体食物或血凝块等;④在未能建立人工呼吸道(气管插管完成前)前不宜面罩过度通气,以防止多余气体进入胃内而增加胃内压,从而容易导致胃内容物反流至咽腔引起误吸;⑤创伤饱胃患者胃排空缓慢,进食与受伤的间隔时间越短,其胃内容物存留越多,越容易引起反流误吸,因此该类患者不适宜使用喉罩建立人工呼吸道,因很难完全封闭食管入口,仍以气管插管封堵下呼吸道为安全。

4. 失血程度评估与初步处理　①创伤患者均存在不同程度的失血,尤其严重复合伤,往往入院救治时已失血颇多,可根据患者面色与睑结膜是否苍白、脉搏是否细速或触摸不清、表情是否淡漠或反应是否迟钝、呼吸频率是否增加、尿量是否减少,以及动脉血压与中心静脉压下降程度等,则可大致评估失血多少;②肉眼能观察到的出血部位可立即采取压迫止血或扎止血带止血并抬高患侧肢体(如四肢出血),以减轻或避免继续失血;③隐蔽性出血不易及时发现与诊断(如胸、腹腔内出血),当患者尚未得到有效止血而已处于休克状态者不宜应用缩血管药物,以免加速出血,应较快速补充血容量,同时做好开胸或开腹准备,以期尽快予以止血。此外,液体补充除晶体液外,应以胶体制品为主,以提高胶体渗透压。当出血部位明确,且止住失血后可使用缩血管药物以暂时提高和维持重要脏器灌注压,以便查验血型尽早输血;④估计失血过多而致休克患者应首先采取基本的有效止血措施,并立即建立两条以上的静脉通路以供补液输血,甚至颈内静脉穿刺实施中心静脉压监测,以便快速纠正低血容量;⑤置入导尿管保留尿液,观察每小时尿量。

5. 颈椎损伤保护措施　①颈椎损伤患者应限制其头颈部活动,条件允许可及早安置颈托,以避免进一步损伤而损害颈髓,因颈髓损伤可出现脊髓休克,血流动力学异常可继发于脊髓休克,且对相关缩血管药物治疗反应差,故应保持平均动脉压在60mmHg以上为宜;②该类患者搬动期间或全麻气管插管时必须最大限度减少颈椎的活动,以保障颈椎的稳定性;③颈椎损伤患者实施气管插管,为防止颈椎活动,应借助纤维支气管镜引导气管插管为理想。此外,"光索"(一种弯曲性可视光导喉镜)引导气管插管一般也无须患者头颅后仰,这对颈椎损伤患者建立人工呼吸道(气管插管)十分有利。

6. 心包压塞紧急处理　创伤所致心包压塞,其典型临床表现症状为心动过速、心音遥远、血压降低、呼吸费力等,应建立静脉通路适宜输液情况下,采取局部麻醉复合应用适量依托咪酯或咪达唑仑,应尽快地进行心包穿刺或手术清除心包积血,以缓解呼吸、循环危象。

7. 张力性气胸紧急处理　如确诊为张力性气胸患者,应立即采取患侧胸腔第2肋间穿刺,以排放胸腔气体,减轻胸腔内压,缓解呼吸困难,并行胸腔闭式引流。

8. 脊髓损伤患者麻醉处理　①所有脊柱损伤的患者均应视为脊髓损伤,从麻醉角度而言,保护和维持脊髓的完整性与功能是临床麻醉重要内容之一,故围麻醉期除稳定好脊柱外,还应保持脊髓的血流灌注,只有血容量和血压调控在接近正常值的低限或以上,才能保障脊髓血流灌注压正常,因持续性低血压可不同程度的加重脊髓的损害;②颈椎是脊柱最为薄弱环节,因此脊髓损伤多发生在颈椎水平;③低位脊髓损伤常致截瘫,高位脊髓损伤轻者呼吸肌麻痹、呼吸困难,重者脊髓休克,甚至可导致死亡,实施救治需全方位考虑;④脊髓损伤患者心血管代偿能力明显下降,全麻诱导用药应根据病情适当减小,麻醉开始前可适当扩容,以避免诱导后出现严重低血压;⑤脊髓损伤后可出现低血压与心动过缓,这主要与颈、胸段脊髓损伤后阻断了高级中枢神经对心脏及交感神经的支配有关,可给予阿托品以减少迷走神经张力,防止心动过缓;⑥脊髓损伤引起的感觉、运动缺失的患者甚至可以在单纯镇静状态下接受手术,若实施全身麻醉,诱导完成后可不必追加麻醉性镇痛药,因基本无疼痛刺激,术中不能激发心血管反应,此阶段患者血压往往偏低,如全身状况较佳者,不必使用升压药物,可适当加快输液速度,继续观察,一般短时间内血压可逐渐恢复正常;⑦脊髓损伤后还可发生神经源性肺水肿、肺充血,肺泡渗出液含大量蛋白质,此时输血补液须慎重,并详细记录出入量,监测中心静脉压和尿量,有条件者插入漂浮导管监测肺动脉压更佳;⑧急性脊髓损伤患者应给予大剂量激素"冲击"治疗,这对保护脊髓功能较为有利。

9. 挤压综合征患者抢救措施　四肢或躯干严重创伤可合并挤压综合征,主要为大块肌肉组织长时间受压而致缺血性坏死,故死亡率较高:①肢体缺血性坏死可引起严重性全身中毒,临床应尽快抗休克、抗感染,纠正酸中毒及电解质紊乱(如高血钾症),尽早防止急性肾功能衰竭,必要时及早进行血液透析治疗;②抗休克平稳后,尽快实施筋膜间隙切开减压,切除坏死组织,中毒严重者可考虑实施截肢术;③根据全身状况适当补液、输血以及应用血管活性药物,以维持患者血流动力学的稳定;④挤压综合征患者应留置导尿管,测量每小时尿量,观察尿液色泽;⑤定时监测肌酸激酶(CK)和电解质,以及持续监测中心静脉压和动脉血氧饱和度;⑥理论上含钾液体可能加重机体高钾血症,应避免使用,可采取生理盐水单独应用或与5% 葡萄糖溶液常规交替输注;⑦调控输液量应以尿量保持在 $1ml/(kg \cdot h)$ 为宜,必要时静脉注射利尿剂以保护肾脏功能。此外,对机体存在代谢性酸中毒患者可通过静脉滴注适量碳酸氢盐,以碱化尿液,使其 pH > 6.5,从而可增加肌红蛋白的溶解度而促进其排泄,以防止肌红蛋白沉积而阻塞肾小管。

【提示与注意】麻醉医师处理严重创伤患者应首先查看生命体征变化,尤其有无生命危象,按轻、重、危、急程序进行,首先处理急性呼吸道梗阻、严重呼吸困难、窒息,以及血流动力学显著下降、休克,如出现呼吸心搏骤停,应立即实施心肺复苏。

478. 严重创伤手术患者麻醉处理要点有哪些?

【术语与解答】由于创伤后患者其病情可多变,尤其小儿和年老体弱患者,其不确定因素更为复杂多变,既给麻醉实施带来难度,又使麻醉术中加重患者风险,这就需要麻醉技术、麻醉技巧与麻醉用药灵活性综合运用和调控,其目的以使患者两大生命体征(即呼吸与循环功能)平稳渡过围术期。

【麻醉与实践】创伤患者因其损伤的部位不同其麻醉处理要点也有差异,但务必严格按创伤患者麻醉处理原则行事。

1. 麻醉选择　①凡中度以上创伤患者其呼吸与循环功能均存在不同程度的影响,加之麻醉与手术可能更加影响乃至干扰呼吸与循环功能,故选择气管插管全麻较其他麻醉方法相对安全;②全麻诱导用药应综合性考虑,如严重创伤患者因显著低血容量,通常处于休克状态,其全麻诱导气管插管可只采用小剂量芬太尼复合小剂量肌肉松弛剂(如罗库溴铵、维库溴铵等)即可,甚至单独使用小剂量或适宜剂量肌肉松弛药则足够,以防止麻醉用药后所造成的血流动力学进一步降低,甚至心搏停止。中度低血容量患者麻醉诱导用药可选择适量氯胺酮或依托咪酯与芬太尼类以及肌松药复合。而轻度低血容量患者可应用适宜剂量的咪达唑仑或缓慢泵注丙泊酚复合芬太尼类麻醉性镇痛药与肌松药。总之,气管插管全麻可保障机体充分供氧,有利于呼吸管理,可使麻醉医师具有充分的时间用以处理血流动力学异常问题;③麻醉诱导与麻醉维持期间密切观察各生命体征变化,及时调控血流动力学异常波动;④多数严重创伤患者大都选择较浅、甚至很浅的全身麻醉,以减轻剧烈疼痛刺激、维护呼吸道通畅、保障机体重要脏器组织的氧供和维持基本的血流动力学。

2. 麻醉处理 严重创伤患者的麻醉不能肯定某一种麻醉方法或麻醉相关用药较其他方法或药物优越。麻醉方法选择与麻醉药物的选用取决于：①患者的全身状况；②创伤程度、创伤特点、手术方法及要求；③对某一麻醉药物是否存在禁忌；④麻醉医师的经验与技术水平，以及用药习惯与操作熟练程度；⑤严重创伤患者耐受麻醉与手术的能力极差，尤其存在血容量严重不足时，应将维持血流动力学平稳放在首位，即使选用对循环抑制轻微的全麻药如咪达唑仑、依托咪酯与麻醉性镇痛药芬太尼，也必须减量使用；⑥有时创伤性休克患者不需要任何麻醉药物即可完成气管插管，一般情况下，全身状况差者可在表面麻醉下实施气管插管，甚至依靠少量芬太尼与肌肉松弛药复合即能完成手术；⑦如果需全身麻醉，通常所用的静脉全麻药可经稀释后静脉缓慢注射或静脉滴注以及微量泵注入来完成麻醉诱导，如此可防止或避免稍不留意药物注射过快而引起循环抑制或骤降；⑧创伤患者一般常用麻醉诱导药物为小剂量咪达唑仑或依托咪酯与麻醉性镇痛药芬太尼以及肌松药组合，而通常麻醉维持药常用小剂量吸入麻醉药或小剂量丙泊酚微量泵注入与肌松药及芬太尼等复合。总之，应根据全身状况调控麻醉用药为妥（包括剂量、浓度、注入速度），因创伤患者对全麻用药极为敏感，尤其合并低血容量休克患者。

3. 麻醉术中监测 创伤患者尤其复合伤患者其呼吸、循环功能等变化颇大，故麻醉术中生命体征持续性监测尤为重要，包括 SpO_2、$P_{ET}CO_2$ 以及直接动脉压和中心静脉压监测，乃至体温与尿量监测，并且定时给予血气分析，以了解全身状况，以便采取有针对性的治疗与处理。

【提示与注意】①一般而言，中度以上创伤患者，尤其复合伤患者禁忌采取椎管内脊神经阻滞（如硬脊膜外隙脊神经干阻滞或蛛网膜下腔脊神经根阻滞），主要防止意外性心搏骤停危险；②创伤且伴有休克患者全麻期间应用肌松药，可减少依赖全麻药而对心血管功能的抑制，并有助于气管插管和创造手术操作条件，但去极化肌松药琥珀胆碱可促使钾离子自细胞内逸出，从而产生不同程度的血钾增高，这对于大面积组织损伤或大范围肌肉坏死，以及创伤合并肾功能不全手术患者，应警惕高钾血症，尤其已存在血钾增高的患者，为避免突发性心搏停止，应禁忌使用琥珀胆碱。此外，饱胃患者应用琥珀胆碱可使胃内压增高，可促发胃内容物反流误吸，故可选择非去极化类肌松药；③如严重创伤患者出现进行性呼吸困难，并同时伴随 SpO_2 逐渐下降，此时循环功能并非降低明显，可考虑存在其他并发症，尤其胸部外伤所致的血胸、气胸，以及肺损伤，还应考虑是否存在误吸等；④伴有气胸、低氧血症患者应避免使用吸入麻醉药氧化亚氮（N_2O）；⑤有些嵌顿或贯通身体重要脏器部位的致伤物（如刀、尖铁棍及其他凶器等）不能轻易拔除，以免加重损伤或引起难以控制的出血；⑥肌肉松弛剂是全身麻醉重要辅助药，但大面积烧伤与大面积软组织损伤及截瘫患者，不宜选择琥珀胆碱。若休克患者伴有代偿性儿茶酚胺释放所致的心动过速，不宜采用泮库溴铵；⑦多发性创伤患者抢救期间由于体表暴露广泛，输注库血和冷液体易出现低体温，而低体温可导致寒战及心律失常，寒战还可使机体耗氧量增加，组织器官缺氧加重，故输入体液应稍加温，环境温度应提高。

479. 严重创伤手术患者麻醉前如何进行相关准备？

【术语与解答】严重创伤患者其病情危重、危急，大多须争分夺秒地组织抢救。严重创伤多累及机体循环与呼吸系统，故该类患者死亡率相对颇高。由于病情特点与复杂程度不一，临床医师面对该患者常常无法获得完整的病史与难以预测的结果，因此，接触严重创伤患者首先查看生命体征变化，即循环系统、呼吸功能是否正常，创伤严重程度如何，以便决定救治的方式与采取的麻醉方法。首先根据患者创伤部位、病情特点、病理生理、手术方式等快速做出评估，同时做好麻醉前相关准备，必要时先给予麻醉前相关处理。

【麻醉与实践】①备好各种相关抢救设施、物品及药品；②严重创伤且低血容量休克患者需快速建立多条静脉通路，首先解决补液、输血问题，以便短时间内尽快恢复其有效循环血量，必要时进行动、静脉有创监测；③对于脉搏细弱、血压很低或血压无法测得的患者，若暂时不能及时大量补充血容量者，可先适量应用血管活性药物提升血压，以缓解心、脑、肾血流灌注不足，防止心搏骤停，但血管收缩性药物的应用决不能替代补充血容量；④伴有血胸、气胸患者，应在面罩充分供氧且辅助呼吸的情况下先行胸腔闭式引流，然后面罩辅助供氧通气，或直接气管插管实施机械控制呼吸，否则可因正压通气而加重胸腔积气与纵隔严重移位，很易造成患者死亡。

【提示与注意】切记对病情危重、危在旦夕患者当务之急首先确保呼吸道的通畅、呼吸功能的恢复与循环功能的稳定，然后再考虑决定麻醉方法与麻醉用药。

480. 严重创伤手术患者其他三大异常症状是什么？

【术语与解答】①严重创伤患者还可同时存在其他三大异常症状，即凝血功能障碍、酸中毒与低体温，三者是创伤患者常见并发症，也是严重创伤患者致死因素之一；②三大异常症状不仅反映了创伤的程度，而且相互促进，可形成不断加剧的恶性循环，甚至难以逆转；③酸中毒和低体温均与严重创伤的病理过程有关，两者又都可损害凝血功能，在凝血功能障碍与其他因素共同作用下，上述三大异常往往可导致难以控制的出血。

1. 凝血功能障碍 ①原因：中度以上的创伤可能引发机体高凝状态，而较短时间内出血量达到全身血容量约50%以上时，则可发生低凝状态。其原因包括：血液稀释、弥散性血管内凝血（DIC）、凝血因子消耗及纤维蛋白溶解等；②防治：严重创伤患者的凝血功能障碍取决于积极预防和有效的复苏术、机体氧合，以及凝血因子与血小板的输注等。

2. 酸中毒 ①原因：创伤后酸中毒通常是由于组织低灌注的结果，但通气不足以及过量输注等渗盐水也可能加重酸中毒。一般血液 pH 值低于 7.4 时则对凝血酶与血小板的激活可产生不良影响；②防治：目前尚不清楚临床所用的缓冲液或碱化液在减轻酸中毒诱发的止血功能障碍方面是否有效，但临床往往应用部分碳酸氢钠来纠正严重的酸中毒。

3. 低体温 ①原因：严重创伤患者低体温（低于 35℃）一般与环境温度和长时间身体裸露以及输注冷的库血等有关，而体温每降低 1℃，凝血因子功能约降低 10%，但标准实验室检查的凝血酶原时间（PT）和活化部分凝血活酶时间（APTT）并不能反映这种变化，因为血标本在测定前被预热至 37℃；②防治：对已经产生低体温的严重创伤患者，即使开始给予保温措施，低体温仍可继续下降，而且需要一定的时间才能逐渐恢复，故应提前予以保温，如保温毯、敷料覆盖以及补液、输血加温装置等。

【麻醉与实践】麻醉医师实施麻醉的同时，还需参与对严重创伤患者的抢救，除调控其生命体征等关键问题异常变化外，还需积极纠正凝血功能障碍以及酸中毒与低体温，其目的以降低严重创伤患者的死亡率。

【提示与注意】严重创伤手术患者麻醉术中生命体征监测是重点，除 SpO_2、$P_{ET}CO_2$ 以及直接动脉测压和中心静脉压监测外，还必须给予体温与尿量监测，并且定时实施血气分析及血常规检测，以便提早发现异常问题，有利于及时治疗处理。

（王世泉 王培戈 彭新刚 李元博）

主要参考文献与推荐读物

1. 王世泉主编. 临床麻醉学精要. 北京:人民卫生出版社,2007,340-344.

2. 曾因明,邓小明主编. 2007 麻醉学新进展. 北京:人民卫生出版社,2007,221-223.

3. 邓小明,姚尚龙,于布为,等主编. 现代麻醉学. 第 4 版. 北京:人民卫生出版社,2014,1392-1409.

第四十一章　烧伤手术患者麻醉处理

481. 烧伤患者病理生理变化有何特点？与麻醉关系如何？

482. 烧伤患者麻醉相关问题有哪些？

483. 烧伤患者临床麻醉方法如何选择？

484. 烧伤患者围麻醉期如何实施管理？

485. 烧伤患者麻醉术中液体治疗如何计算？

486. 烧伤合并创伤手术患者麻醉处理要点是什么？

烧伤是一种常见由物理性或化学性损害所致机体皮肤、皮下组织，乃至组织深层创伤，尤其烧伤面积大、损伤深度高且伴有休克者死亡率高。烧伤也是一种特殊性创伤，除损害皮肤、黏膜、深部组织外，还可导致循环、呼吸、代谢功能紊乱以及器官功能障碍等，特别大面积深度烧伤往往给麻醉处理与生命体征监测以及外科手术造成困难。此外，烧伤患者并非一次性手术就能挽救生命或恢复相关功能或改观其容貌，后期则需要植皮、器官功能重建与修复以及局部整形等来改观。因此，麻醉医师除应了解烧伤患者的生物学特点、病理生理改变外，还应熟悉烧伤后恢复期患者的相关器官功能与外观障碍，以利于麻醉的实施和麻醉术中管理。

481. 烧伤患者病理生理变化有何特点？与麻醉关系如何？

【术语与解答】烧伤患者机体局部与全身性病理生理改变因烧伤面积及组织损伤程度不同而各异，通常临床上以烧伤的程度、损伤的深度，以及烧伤的范围来划分：

1. 临床根据烧伤程度一般为 3 度　①Ⅰ度：皮肤轻度红、肿、热、痛，无水泡，损伤深度只在表皮；②Ⅱ度：又分浅Ⅱ度与深Ⅱ度，前者表现为皮肤剧痛、水疱形成、水肿明显，损伤深度主要在真皮浅层。后者主要为皮肤痛觉迟钝、水肿显著，创面干燥后表现为网状栓塞性血管，损伤深度已达真皮深层；③Ⅲ度：皮肤感觉消失且呈"皮革"样、腊白或焦黄状，存在"炭化树皮状"静脉栓塞，该损伤深度在全层皮肤，累及皮下组织或更深层。

2. 临床以烧伤面积程度分为 4 度　①轻度：Ⅱ度烧伤其总面积在 9% 以下；②中度：Ⅱ度烧伤总面积一般在 10% ~29% 之间或Ⅲ度烧伤面积在 10% 以下；③重度：Ⅱ度烧伤总面积在 30% ~49% 之间或Ⅲ度烧伤面积通常在 10% ~19% 之间，以及其面积虽未达到上述百分比，但已有休克或复合伤，如创伤、化学伤与呼吸道吸入性损伤；④特重度：烧伤总面积达 50% 以上或Ⅲ度烧伤面积在 20% 以上，以及存在着严重并发症者。

3. 烧伤临床分期　一般临床分为三个阶段。

（1）休克期：大面积烧伤后 48 小时内除早期可因疼痛发生休克外，主要是因大量血浆样体液从血管内渗出，此期体液丧失的速度通常以伤后 6 ~8 小时加快，36 ~48 小时基本可达峰值，因机体丢失的大部分是血浆，故容易发生低血容量性休克。此期临床表现为：烧伤局部或全身出现反应性水肿,创面上有大量的体液渗出,同时伴有尿少、心率快、血压降低、手足发凉、口渴、烦噪不安等,可出现血红蛋白尿、低蛋白血症、低钠血症及代谢性酸中毒等,严重者常合并急性肾功衰竭、肺部并发症(如肺水肿、急性肺功能不全等)、脑水肿与应激性溃疡等。

(2)急性感染期:烧伤面积越大、越深,其感染概率越高、程度也越重,即烧伤后细菌容易在创面繁殖而引起严重感染,因此又称创面脓毒症,为烧伤未愈之前始终存在的问题,此阶段细菌、毒素与其他有害物质往往同时被吸收。该期临床表现为高热、烦躁不安、谵妄等中毒症状,甚至发生感染性休克。

(3)修复期:一般在伤后 5~8 日开始,不同深度烧伤其愈合时间也不同。此期包括创面修复与功能恢复,深度创面愈合后往往产生不同程度的瘢痕增生、组织挛缩,以及功能障碍等,如烧伤时因大量蛋白质损耗、创面处理不当、反复感染,以及全身情况较差者,都可延迟创面的修复。

【麻醉与实践】①烧伤无论在平时火灾还是战火时期都是较为多见的一种创伤,尤其大面积烧伤伴有休克患者常合并器官功能障碍与内环境紊乱以及酸碱失衡,致使实施麻醉难度与呼吸管理困难并存,同时围麻醉期风险也明显增加。因此,麻醉前务必对其全身状况作出综合性评估;②对休克期患者应及早给予补液治疗,创面渗出血多者需进行输血处理,以纠正循环血量不足,如此处理目的主要是改善组织器官血液灌注与纠正机体缺血、缺氧;③烧伤患者麻醉方法的选择与麻醉药物的使用,一般需根据患者的全身情况与上呼吸道是否能保障通畅而决定。

【提示与注意】麻醉医师务必了解烧伤患者的全身状况与病理生理特点,以便选择合理的麻醉方法与麻醉用药,其目的是保障麻醉顺利与患者安全。

482. 烧伤患者麻醉相关问题有哪些?

【术语与解答】烧伤是一种特殊性人体伤害,尤其全身性大面积严重烧伤患者,麻醉医师实施麻醉前通常需解决以下三方面难题。①脉搏、血压监测困难:如四肢严重烧伤所致的广泛性创面,其无创血压与脉搏血氧饱和度(SpO_2)监测难以实现;②上呼吸道管理难度:对头、颈、颌面部烧伤患者,建立、维持和保障呼吸道通畅则有难度;③静脉通路建立难度:四肢烧伤面积越大,其表浅静脉及主要干支静脉损伤、破坏也越多,故静脉输液通路建立困难。

【麻醉与实践】对于烧伤面积广泛且病情严重患者,麻醉与抢救首先应加强生命体征监测,保障呼吸道通畅与体液出入管理。

1. 加强生命体征监测　严重烧伤患者其全身状况极差,生命体征波动剧烈,故需实施全面监测,以便维护正常的生命体征。①血流动力学监测:如四肢均存在烧伤者,可选择较轻的肢体以浸泡过淡浓度利多卡因的多层纱布包裹,其外再缠绕血压袖带,以便实施无创血压监测。四肢烧伤严重者,则必须建立有创动脉压和开放中心静脉压(CVP)监测,以及心电(心率与心律)监测;②呼吸功能监测:如患者四肢甲床烧焦或变黑,SpO_2 监测传感器可选择耳垂等。而呼气末二氧化碳($P_{ET}CO_2$)监测,则应在气管插管完成后进行,两者联合应用可防止低氧血症与高碳酸血症。此外,还需要监测体温和尿量。

2. 保障呼吸道通畅　以下情况务必保障呼吸道通畅:①面部与上呼吸道均存在损伤:如患者头面部与呼吸道烧伤严重,已出现口腔、鼻腔与上呼吸道黏膜水肿、充血或渗出血、坏死、糜烂,甚至严重喉水肿而促发呼吸危象;②热力或化学刺激所致下呼吸道吸入性损伤:如气管、支气管黏膜充血、肿胀,乃至黏膜表层剥脱或脱落,气管、支气管内径变窄,通气面积缩小与通气阻力增高等;③肺实质损伤变化:如出现肺水肿、肺充血、肺不张与肺部炎症以及呼吸困难等症状。总之,根据烧伤患者呼吸道是否通畅、呼吸功能变化特点决定呼吸管理方法,除因抢救而行紧急气管插管外,一般情况下,如需建立人工呼吸道(气管插管),实施呼吸功能支持,则可采取基础麻醉或实施安静镇痛术复合局麻药表面麻醉下进行气管插管。当上呼吸道因烧伤而明显肿胀者,必要时应经气管切开造口气管插管。

3. 建立深静脉通路　出现以下情况需建立深静脉通路:①烧伤性休克:主要是全身毛细血管壁通透性增强,大量血浆样体液渗出,部分体液存积于组织间隙,从而引起有效循环血量急剧减少,继之造成低血容量性休克;②四肢表浅静脉损伤、破坏:全身性烧伤尤其四肢皮下组织深度烧伤,其表浅静脉及主要干、支静脉损伤也越多,加之静脉血管变性、阻塞等,外周静脉穿刺、置管常无法建立。此外,即使选取一些表浅小静脉行输液治疗,往往出现药液流速减慢,循环回路不畅,从而局部血管中的药物浓度持续性偏高,容易增加对血管壁的刺激,除药液易渗出血管外,还可造成血管损伤。因此建立深静脉(中心静脉)通路进行补液、输血更安全可行,而选择颈内静脉或锁骨下静脉穿刺置管,一方面给予输血、补液,另一方面可监测中心静脉压(CVP)。

【提示与注意】烧伤患者围麻醉期只有健全上述基本监测,保障呼吸道通畅,实施体液复苏与静脉营养支持,才能有利于麻醉顺利的实施和保障患者生命安全。

483. 烧伤患者临床麻醉方法如何选择?

【术语与解答】烧伤患者手术的麻醉选择通常根据手术部位、患者年龄、手术范围以及手术创伤刺激严重程度等而进行。

【麻醉与实践】①清创植皮术:可采用0.2%淡浓度利多卡因溶液冲洗创面,同时静脉微量泵输注丙泊酚或静脉给予适量咪达唑仑,以使患者处于镇静、睡眠状态。如患者疼痛较明显,可加用适量麻醉性镇痛药;②切痂取皮手术:该手术疼痛剧烈,故麻醉镇痛要求高,且需有足够的麻醉深度,一般可采用丙泊酚与芬太尼以及适量氯胺酮复合,保持较浅的全身麻醉,但避免自主呼吸抑制;③长时间与较复杂手术:则可选择气管插管全身麻醉(情况允许可置入喉罩全麻),肌肉松弛药禁用琥珀胆碱,应选择非去极化类肌松药,实施机械通气控制呼吸,则能达到满意的手术条件;④头、颈、颌面部与呼吸道烧伤严重患者:该患者实施麻醉难度较高,应首先重视呼吸道的通畅与呼吸功能管理,麻醉仍以气管插管全麻为安全。如上呼吸道因烧伤而明显肿胀者,可考虑经气管切开造口气管插管,从而可防止经口腔或鼻腔插管术毕一旦拔管后极易发生急性上呼吸道梗阻而引起患者窒息。此外,口面部因烧伤而糜烂、渗血、剥脱、组织缺损患者需要气管插管全麻者,全麻诱导前可在口唇周围铺垫经过浸泡湿润的利多卡因纱布或生理盐水棉片,可减轻全麻诱导时面罩加压通气而出现的压迫性疼痛和表面组织脱落。

【提示与注意】烧伤患者手术麻醉的选择既要减轻其痛苦,又要创造手术条件,更要保障患者安全。

484. 烧伤患者围麻醉期如何实施管理?

【术语与解答】严重烧伤患者在整个治疗处理过程中需经多次手术,围绕烧伤患者围麻醉期管理应尽可能合理与综合性考虑。

【麻醉与实践】围麻醉期烧伤患者基本管理如下。①关注麻醉术中体位改变对机体的影响:大面积烧伤患者通常需要在不同部位切痂、取皮、植皮等,故术中需要安置不同体位,转换体位对年老体弱或极度衰弱患者常引起血流动力学急剧改变,尤其是体位性低血压和迷走神经反射所致的心率骤降或停搏,特别是应用麻醉药处于效应峰值时;②防止气管插管脱管:全麻气管插管完成后,如患者需过渡转体安置体位,若翻身时头颅与躯干未能同步,当插管固定不牢时,气管插管则可脱出声门,如未能及早发现,潜在危险随时发生;③维持机体有效血容量:因大面积烧伤患者切痂、削痂手术渗出血多,有时输血、补液难以与渗出血及失液的速度与容量同步,常导致血容量迅速下降,严重者还可产生低血容量性休克,因此,应及时采取措施,满足机体有效血容量;④实施水、电解质监测:严重烧伤患者很容易引起水、电解质紊乱与酸碱失衡,围麻醉期定时检测血气,如有异常可提早给予纠正;⑤麻醉术中维持足够麻醉深度:切痂、削痂疼痛刺激显著,调控适宜的麻醉深度可明显降低疼痛刺激所导致的交感神经过度兴奋;⑥呼吸道管理:存在呼吸道损伤者,气管导管应选择质地柔软且富有弹性,又不易随头颈部位置改变而压瘘的导管(可采取弹簧硅胶气管导管)。此外,气管导管插入气管内后其套囊充气不宜过多,因套囊压力增高可压迫气管黏膜,长时间可引起局部缺血、缺氧而坏死;⑦对烧伤后恢复期张口困难或口周瘢痕挛缩而口裂偏小患者实施全身麻醉与建立人工呼吸道者,则可先行呼吸道表面麻醉(包括环甲膜穿刺表麻),实行安静镇痛术条件下保持患者自主呼吸,经鼻腔盲探气管插管或采取纤维支气管镜引导插管方安全。

【提示与注意】①烧伤可间接或直接的损伤表浅肌肉组织,其热力和化学性刺激可导致骨骼肌"最小功能单位"神经-肌肉接头构型产生改变,骨骼肌神经-肌肉接头处的电压门控钾离子通道可发生失常,从而致使钾离子从细胞内外流,进而造成血浆内钾离子浓度增高。如全麻诱导应用去极化肌松药琥珀胆碱,有可能导致高钾血症,严重者可引起心律失常,甚至心搏骤停。虽有学者对琥珀胆碱应用各有主张,但从安全角度仍以不用为好,而且非去极化类肌松药品种较多,可根据情况任意选择;②对于口、咽腔肿胀显著或张口困难的烧伤患者,即使能插入气管导管,也应考虑术毕拔管后上呼吸道梗阻加重的问题,因此,术毕可带管较长时间观察,待咽喉腔软组织消肿后再考虑拔管,必要时早期行气管切开造口插管为宜;③下呼吸道烧伤患者,其气管壁黏膜坏死物易脱落而引起细小支气管阻塞,可致使肺叶或肺段阻塞而肺泡不张,必要时在气管插管条件下需及时给予气管内 0.5% 利多卡因 5~15ml 灌洗,然后给予吸出,甚至借助纤维支气管镜清除下呼吸道内较大坏死物。

485. 烧伤患者麻醉术中液体治疗如何计算?

【术语与解答】液体疗法是防止烧伤患者低血容量性休克的主要措施,这对于严重烧伤患者的早期救治尤为重要,也是围麻醉期关键内容之一。

【麻醉与实践】①需实施麻醉的烧伤患者其创面深度越严重、面积越大,其液体治疗难度也越高,加之输液方案及相关公式较多,使之合理输液越加复杂,故有条件者应建立中心静脉监测(CVP),并与循环功能监测相结合,且置入导尿管保留尿液与评估体表创面渗出量、体液蒸发量,以便综合性计算出机体失液总量,则能较合理的进行补液;②一般而言,烧伤面积中等以上的患者渗出血与失液较多,应首先建立 2~3 条静脉通道或建立"大口径"输液通道(如中心静脉),麻醉术中除使静脉输液足量外,还应备好充足的新鲜浓缩红细胞与凝血因子,而且补充晶体液与胶体液比例约为 2:1 或 1.5:1,同时也应防止液体过负荷,因过度补液可能会使病情恶化;③补液应与尿量相结合,成人尿量不应低于 0.6ml/(kg·h),儿童则应达到 1ml/(kg·h)以上,如尿量达不到上述指标,则应根据情况追加或加快补液量。

临床早期的补液方案是按照患者烧伤的面积和体重计算,如:①烧伤后第一个 24 小时,以每 1% 烧伤面积（Ⅱ°或Ⅲ°烧伤）每公斤体重应补充胶体液和电解质液（平衡盐液）共 1.5ml（小儿 2.0ml）。胶体液或血浆与平衡盐溶液的比例为 0.5∶1，而广泛深度烧伤患者与小儿烧伤，其比例可为 0.75∶0.75。此外，另加 5% 葡萄糖液补充水分 2000ml（小儿另按年龄、体重计算）总量的一半应于伤后 8 小时输入，另一半剩余时间均衡输入；②第二个 24 小时，胶体液与平衡盐溶液为第一个 24 小时的一半，水分补充仍为 2000ml；③举例说明：如成年患者烧伤面积为 60%，体重为 50kg，其第一个 24 小时补液总量为 60×50×1.5+2000=6500ml，其中胶体液 60×50×0.5=1500ml，平衡盐溶液为 60×50×1=3000ml，水分为 2000ml，输入速度先快后慢。第二个 24 小时，胶体液减半为 750ml，平衡盐液减半为 1500ml，水分仍为 2000ml，即 750+1500+2000=4250ml；④若紧急抢救期间无法获得血浆时，可以使用低分子量血浆代用品，利用其暂时性扩张血容量和溶质性利尿作用，但用量不宜超过 1000ml，并尽快以血浆取代。上述平衡盐液、胶体液与水分应交叉输入。

【提示与注意】鉴于严重烧伤后患者体内炎症介质大量释放，从而引起毛细血管壁通透性广泛增高（包括远离烧伤部位的组织器官），在大量补液的同时，可因血液充分稀释，其血管内胶体压下降，而静水压上升，往往可加剧渗出。而细胞间隙积液又将影响氧的弥散，且体腔内组织水肿和积液又可导致多个器官的功能障碍，乃至衰竭，近年来已屡见报道。因此，快速补液时不得不慎重，尤其是小儿。此外，广泛深度烧伤患者常伴有较严重的酸中毒和血红蛋白尿，为纠正酸中毒和避免血红蛋白降解产物在肾小管的沉积，在输液成分中可适当应用 1.25% 碳酸氢钠为宜。

486. 烧伤合并创伤手术患者麻醉处理要点是什么？

【术语与解答】①烧伤合并其他创伤可见于火药爆炸、锅炉爆炸、高空触电坠落等，该患者往往伤情严重，病死率高；②烧伤合并创伤患者往往需紧急手术抢救治疗，其救治一般先处理危及生命的创伤。

【麻醉与实践】烧伤合并创伤患者麻醉处理要点：

1. 麻醉术前快速评估病情　①神经系统：查看患者意识是否存在，有无颅脑外伤或颈椎严重性损伤；②循环系统：迅速诊断有无创伤性休克或失血性休克；③呼吸系统：观察自主呼吸是否存在，有无呼吸道损伤与梗阻，是否存在气胸或肺不张，以及呼吸困难严重程度。对以上三大系统情况应采取有针对性的处理。

2. 麻醉方法与麻醉用药选择　①一般而言，烧伤合并创伤患者大都选择气管插管全身麻醉，以利于生命安全；②通常麻醉用药与该患者的病情一般成反比，即病情越重麻醉用药相对越少，尤其休克患者且伴有意识消失者，甚至不需要麻醉药物则能建立人工呼吸道（气管插管）；③伴有严重颈椎损伤患者，应尽量保持颈椎的稳定性，气管插管需借助纤维支气管镜引导。

3. 麻醉术中管理　①维持循环功能稳定：烧伤后机体以失液占主要成分，而创伤则以失血为多，故烧伤合并创伤患者应初步评估失血、失液量，以便尽早予以补充，防止低血容量性休克发生；②保障呼吸道通畅：麻醉术中实施机械通气与控制呼吸，并监测呼吸道内压；③加强生命体征监测：整个围麻醉期需监测血压、心率（律）、SpO_2、$P_{ET}CO_2$、中心静脉压（CVP）、体温及尿量；④间断检测动脉血气：以纠正水、电解质紊乱与酸碱失衡。

4. 麻醉术后生命体征监测与烧伤后继续处理　麻醉结束、手术完毕，可根据患者情况决定是否拔管，严重患者可将其护送专属病房或 ICU 继续治疗处理。

【提示与注意】对烧伤合并创伤患者围麻醉期还需防范弥漫性血管内凝血（DIC）、急性呼吸窘迫综合征与急性肾功能衰竭。

（王世泉　祝　琳）

主要参考文献与推荐读物

1. 王世泉主编．临床麻醉学精要．北京：人民卫生出版社，2007，345-348.
2. 杭燕南，王祥瑞，薛张钢等主编．当代麻醉学．第 2 版．上海：上海科学技术出版社，2013，753-756.

第四十二章 整形与美容手术患者的麻醉处理

487. 整形及美容手术与麻醉存在哪些问题？

488. 巨乳症整形手术麻醉要点是什么？

489. 下颌角肥大整形手术如何实施麻醉与管理？

490. 脂肪抽吸手术麻醉与管理要点包括哪几方面？

491. 如何实施乳房假体填充（隆胸）手术的麻醉？

492. 中老年额部、颜面部大范围除皱手术如何麻醉与管理？

493. 上或下颌骨矫治术（正颌手术）麻醉与管理要点是什么？

整形与美容手术仍以头、颈、颌面部居多，而此位置邻近上呼吸道或在上呼吸道入口处进行（如口唇、口腔与鼻孔处），故手术操作与维持上呼吸道通畅之间易产生相互影响，或手术医师与麻醉医师为"抢占上呼吸道"而产生"矛盾"，因为手术期间患者整个头颈部被手术医师所占据，而麻醉医师只能远距离实施呼吸道管理，常致使一些相关隐患不容易及时发现。此外，颈部与颌面部以及口腔内（如颌骨、下颌角手术）整形手术后，其上呼吸道（口、咽腔）仍可能受到影响（如术后局部组织水肿或渗出血等），若未能引起注意，术毕拔管后很易发生上呼吸道梗阻，致使机体缺氧与二氧化碳蓄积，严重者甚至窒息。所以，头、颈、颌面部整形或美容手术患者保障上呼吸道通畅应成为整个围麻醉期管理的重点。本节主要讨论和阐述头、颈、颌面部整形或美容手术的麻醉处理。

487. 整形及美容手术与麻醉存在哪些问题？

【术语与解答】①整形外科手术涉及范围广泛，凡机体缺损或畸形均需要应用组织（或假体）移植或填补、填充的方法进行修复或再造；②整形手术以年龄范围分类可从新生儿到老年；若以躯体部位分可从头颈、躯干到四肢；③就手术操作而言，简单者往往在局麻下即可完成，而复杂手术则必须实施气管插管全身麻醉，尤以头、颈、颌面部综合性手术操作复杂且难度较高；④由于整形外科手术患者具有多样性，故病理生理改变及临床表现也不一，特别头、颈、颌面部整形手术与麻醉关系极为密切，其主要问题在于头、颈、颌面部与上呼吸道临近，维持呼吸道通畅，保障呼吸、循环稳定则是麻醉管理的重点与难点，尤其小儿头颈部先天性畸形和烧伤后张口困难患者麻醉风险倍增。

【麻醉与实践】①麻醉前需对头、颈、颌面部整形患者做出麻醉评估，确认是否存在影响上呼吸道通畅问题，明确是属于气管插管困难，还是上呼吸道管理（控制）困难，因后者比前者处理更有难度；②头、颈、颌面部整形手术大都需气管插管全身麻醉，其人工呼吸道的建立需经口腔插管或经鼻腔插管，甚至气管切开造口插管，上述插管径路的选择取决于病情与手术操作特点，以及术后上呼吸道可控情况；③小儿颌面部手术其呼吸道管理是麻醉的重要环节，由于手术医师占据整个小儿躯体(上呼吸道被手术医师所"包围"),致使麻醉医师只能远距离操作,故对呼吸道管理极为不利,即使气管插管完成后,还应关注气管插管是否扭曲或被压瘪阻塞,以及脱管等,以防止呼吸道危象发生;④张口困难患者且伴随颈部瘢痕组织形成者常致使头颅无法后仰,则需要实施整个呼吸道充分表面麻醉(即鼻腔、咽腔表麻与环甲膜穿刺表麻),保持患者自主呼吸且神志清醒条件下经鼻腔盲探插管或借助纤维支气管镜引导下气管插管为安全;⑤头、颈、颌面部整形手术大都需全身麻醉,通常麻醉用药无特殊,全凭静脉全麻或静吸复合全麻均可,可根据病情特点与呼吸道通畅情况,以及麻醉医师用药习惯与熟练程度而选择。

【提示与注意】①头、颈、颌面部整形手术邻近上呼吸道,手术操作与维持呼吸道通畅之间往往存在矛盾,尤其手术操作部位在口鼻周围,其渗出血往往易流入口咽腔存留,气管插管气囊封闭不严易流进气管内,需引起注意。另外,手术完毕,气管插管拔除之前应先将口咽腔存留积血吸引干净,预防拔管后误吸;②整形手术的麻醉并非都得需要复合肌肉松弛药,但手术时间长者复合应用有利于麻醉管理,尤其全麻快速诱导气管插管结合肌松药应用,除可使下颌充分松弛外,且能创造气管插管条件与降低应激反应。而大面积烧伤患者早期整形手术,若需应用肌肉松弛药,应避免使用去极化肌松药琥珀胆碱,以选择非去极化肌松药为安全;③口腔颌面部整形手术,其术后口咽腔黏膜组织常存在不同程度肿胀或水肿,术毕拔管后患者很易出现急性上呼吸道梗阻,严重者可发生窒息,故应引起警惕。

此外,接受美容手术者与疾病患者实施手术有所不同,故签订麻醉同意书期间,如讲明麻醉并发症或意外有可能发生,美容者或其家属一般不易接受,有些美容者容易放弃手术,若不讲明围麻醉期有可能出现并发症或意外,一旦果真发生,美容者或其家属则可利用法律讨个说法,直接造成麻醉医师与手术医师乃至美容医院非常被动,甚至受到法律制裁。因此,签订同意书与相关谈话需有一定技巧。由于美容手术大多在美容医院进行,而美容医院基本未建立麻醉术后恢复室,故手术完毕美容患者必须神志完全清醒且自主呼吸恢复正常及稳定,其血流动力学无异常后方可护送病房。而病房需有专职护士床边护理,且给予 12 ~ 24 小时监护,如有异常及时通知麻醉医师或手术医师,以便提早给予处理。

488. 巨乳症整形手术麻醉要点是什么?

【术语与解答】①巨乳症又称乳房肥大或巨乳房,是指女性乳房过度发育,其腺体及脂肪组织过度增生,从而导致乳房体积与躯体比例显著失调;②巨乳症由于乳房体积显著增大,甚至下垂可达脐部,故可压迫胸廓,通常仰卧位睡眠易导致呼吸费力,而座位或站立则可致使肩部酸痛,且时常引起乳房下部皱褶处皮肤糜烂、感染等;③该患者因心身压力和长期病情折磨而寻求手术治疗;④巨乳症治疗主要通过手术而缩小乳房组织,重塑乳房形态,并为乳房整体美观重新调整乳头位置。

【麻醉与实践】巨乳症实施麻醉要点如下:①巨乳症整形手术通常采取全身麻醉,因建立人工呼吸道(气管插管或安置喉罩)实施机械通气,可明显缓解术中仰卧位其巨乳对胸廓的压迫而影响呼吸功能;②该患者常伴有肥胖症,为防止气管插管困难,对颈部粗短与口咽腔软组织增厚者应给予上呼吸道通畅程度做出评估,以便决定是否采取快速全麻诱导;③巨乳症手术操作时间较长,故选择全凭静脉全麻或静-吸复合全麻均可,由于乳房组织本身松弛特点,故麻醉术中肌肉松弛剂无需给足,术中减少肌肉松弛剂用量可明显降低麻醉术后体内肌松药的残余作用,从而可避免外周性呼吸抑制,这对伴有肥胖症患者尤为重要;④术毕意识完全清醒,且呼吸频率与潮气量正常后再拔出气管插管或喉罩;⑤术后根据患者对疼痛敏感情况决定是否采取静脉自控镇痛技术(即 PCA 镇痛泵)止痛。

【提示与注意】①需注意该患者是否合并高血压、糖尿病、肥胖症等,以便围麻醉期关注相关问题;②术毕该患者需弹力绷带缠绕胸廓包扎双侧乳房组织,需注意是否影响呼吸功能;③术后护送麻醉恢复室或病房,应将病床头端抬高,以使患者处于头高足低位,因横膈下移可使胸腔容积增大、肺容量增多、胸肺顺应性增强,从而呼吸交换量提高,因此可明显降低缺氧与二氧化碳蓄积隐患。

489. 下颌角肥大整形手术如何实施麻醉与管理?

【术语与解答】①下颌角的形态、大小和位置对面部容貌的影响极为重要,虽下颌角非病理性肥大对人体功能无任何危害,但使"患者"心理感受不同程度的精神压力,尤其青年女性。随着经济物质生活水平的提高,要求手术矫治下颌角肥大,并塑造成类似"瓜子脸"或"椭圆脸"的"患者"日趋增多,因此现今对下颌角肥大截除手术已成为面部美容整形的一个重要组成部分;②该手术操作包括经口腔内切开双侧颊部黏膜,剥离包裹下颌角的松软肌肉组织,以显露出下颌角,从而按比例锯断肥大的下颌角,再经过打磨平整,最终形成小角度的下颌角。

【麻醉与实践】该手术既可在局部麻醉下进行,也可在气管插管全麻下实施。

1. 局部麻醉 该手术从口腔内两侧切口,如操作熟练此手术基本可在 50 分钟以内完成,故可采取局部麻醉。①优点:患者术中神志清醒则能按指令行事,可将口内存留的冲洗水与少量出血咽下或吐出,患者术毕恢复快捷,而且术后并发症少;②缺点:患者术中存在不适感,且心理紧张,甚至恐惧。此外,该手术最大隐患则是出血多而出现止血困难,可直接造成误吸,进而窒息死亡,国内已有此类死亡案例。

2. 气管插管全麻 ①就全麻用药而言一般无特殊,但术毕应先将咽腔内血性分泌物或血凝块吸出,待患者意识完全清醒后,再拔出气管插管,拔管后继续观察呼吸、循环功能有无异常,尤其口腔内有无渗出血,当均正常后方可护送患者返回病房;②气管插管全麻优点在于术中流入喉周围的陈旧性血液或血凝块不易引起误吸和窒息。此外,术中一旦出血过多可按部就班的给予止血,不必担心误吸、窒息危险。

【提示与注意】①接受下颌骨肥大截骨整形手术者应在前两周内勿服用阿司匹林等抗凝药物,因为阿司匹林等抗凝药物会使血小板凝固功能降低,易引起术中和术后渗出血增多;②由于该手术主要以年轻女性为多,故女性需避开月经期和妊娠期;③患者术毕返回病房应有专职护士床边监护 3 ~ 4 小时为妥,以防突发不测(主要为手术创面渗出血过多易引起误吸、窒息)。

490. 脂肪抽吸手术麻醉与管理要点包括哪几方面?

【术语与解答】①人体脂肪抽吸手术主要是利用负压吸引装置或其他物理化学的方法通过相关体表微创小切口置入适宜长度的金属抽吸管进行连续性"拉锯"式抽吸,从而将人体的某一局部或某一区域过多的脂肪组织去除,以使人体的局部或区域形态恢复理想的状态;②所谓的脂肪抽吸手术则是在人体脂肪堆积处预先注入一定容量的"肿胀液"(其配方各异,主要由低浓度的利多卡因与生理盐水以及微量的肾上腺素和少量的碳酸氢钠溶液等组成),以降低脂肪组织的黏滞度、减少金属抽吸管运动摩擦阻力、增加游离脂肪颗粒,从而既达到手术操作条件,又可增加抽吸游离脂肪的效率;③脂肪抽吸手术均在局麻或外周神经阻滞以及全身麻醉下进行。

【麻醉与实践】　脂肪抽吸手术的麻醉选择与术中管理要点如下。

1. 麻醉选择　临床通常根据手术部位、抽吸范围、操作时间以及患者要求而决定,如局部麻醉、硬脊膜外隙脊神经干阻滞或全身麻醉等。

2. 麻醉术中管理　其重点在于以下几方面:

(1)麻醉药物选择:①局部麻醉多以低浓度利多卡因为主,主要以稀释后的"肿胀液"注射在脂肪堆积处而产生麻醉作用;②全身麻醉则以静脉全麻药(丙泊酚、咪达唑仑)与麻醉性镇痛药(如芬太尼、瑞芬太尼、舒芬太尼等)及非去极化类肌松药(维库溴铵、罗库溴铵、顺式阿曲库铵等)相复合,或采取静-吸复合全麻。

(2)保障呼吸道通畅:①脂肪抽吸手术患者大都属不同程度的肥胖体态,故该患者上呼吸道可存在不同程度的狭窄,因此围麻醉期应防止上呼吸道梗阻而通气不畅或受阻;②对多面积、大容量脂肪抽吸患者仍以选择气管插管全身麻醉为宜,尤其躯体腹面和背面前后分次抽吸患者(如先俯卧位抽吸背面,完毕后再翻身安置仰卧位抽吸腹面);③麻醉术中需要仰卧位和俯卧位交替翻身脂肪抽吸患者,全身麻醉以采取金属弹簧圈气管导管插入为妥,可防止翻身或俯卧位期间气管插管被折瘪等;④肥胖患者全身麻醉安置喉罩通气有可能漏气或出现部分梗阻,以改换插入气管导管更为安全;⑤需要俯卧位脂肪抽吸患者选择全身麻醉,不宜安置喉罩通气,如俯卧位行喉罩呼吸支持而出现漏气或梗阻,不易调整或改善喉罩恢复其理想状态,故仍以气管插管更能保障呼吸道的通畅。

(3)维持循环系统稳定:麻醉术中进行大容量脂肪抽吸(大于5000ml)期间,应注意反复多次注入皮下脂肪层的"肿胀液"吸收过多,尤其脂肪抽吸的范围大于体表面积的30%,以及长时间的手术与静脉输液总量相对过量,有可能引起循环负荷过重而促发心肺功能障碍,特别是年龄较大患者,故应加强生命体征监测,必要时建立中心静脉压监测。

【提示与注意】　麻醉术中需密切关注两方面并发症,其一,是"肿胀液"过度吸收而导致的机体血容量急剧增加,继之患者则表现出一系列心血管系统与中枢神经系统的异常症状。其二,是脂肪栓塞综合征。

1. "肿胀液"过度吸收并发症　主要是皮下脂肪层注入的"肿胀液"总量过多,同时因金属吸引管摩擦性运动吸脂而损伤细小静脉血管,致使"肿胀液"可通过损伤的微细静脉血管而快速吸收。

(1)"肿胀液"吸收过量所导致的病理生理变化:"肿胀液"通常不含电解质,大量吸收后必然导致体内电解质稀释,进而出现稀释性低钠血症,若血清钠低于120mmol/L时血清呈低渗透性,患者可出现烦躁不安、神志恍惚等,一旦血清钠下降至110mmol/L,则可发生抽搐、休克,乃至心搏停止。此外,手术损伤还可促使钠离子向细胞内转移,致使血清钠进一步降低,而低钠血症的危害在于水分子能自由通过血-脑屏障,能渗透于脑细胞中而引发脑水肿,最终造成低渗透性高级中枢神经系统意识功能紊乱或损害,甚至引起其他代谢紊乱等。此外,心脏功能较差的患者可因急性循环血量超负荷而促发肺水肿。

(2)临床一般表现症状:通常患者多在手术接近完毕时表现出明显的异常症状。①循环系统异常:如血压与中心静脉压升高,以及机体血清钠逐渐降低可伴有心电图的改变,须注意观察;②高级中枢神经系统症状:清醒患者(如选择局麻或硬脊膜外隙脊神经干阻滞)可因不同程度脑水肿而表现为烦躁不安、谵妄、视力模糊、意识障碍、头痛头晕、恶心呕吐等症状,严重患者可发生惊厥或昏迷。一方面,"肿胀液"过多进入循环后造成高级中枢神经系统功能障碍的重要生理紊乱是血清低渗透性,而非低钠血症,因为血-脑屏障对钠不通透,而水则可自由通过,血清钠浓度通过影响血清渗透压而对高级中枢神经兴奋性起作用。另一方面,机体急性低渗性引起脑水肿必然使颅内压增高,并造成心动过缓和高血压,故需予以注意;③呼吸系统变化:若患者出现肺水肿,则有胸闷、呼吸急促、呼吸困难、SpO_2下降、口唇发绀、低氧血症,同时伴随粉红色泡沫样痰等;④发作时间:高级中枢神经系统症状或肺水肿一般可在术毕或手术后1~2小时发生,也可在术中出现,由于该并发症发生突然,如延误诊断,处理不当,则可危及患者生命;⑤其他相关合并症:如低钠血症、稀释性贫血、低渗透压、代谢性酸中毒,甚至肾功能衰竭等;⑥体温过低与寒战:接近手术完毕,患者可出现寒战、体温过低,主要与"肿胀液"多次大容量灌注及大面积体表裸露有关,应提前预热"肿胀液"(37℃),同时术中给予躯体保温,尤其室内环境温度较低的情况下。

(3)临床诊断:①如"肿胀液"吸收过量,并出现上述临床症状,则可予以诊断。但临床症状不明显时(早期表现),其诊断较为困难;②通常"肿胀液"吸收过量所致电解异常变化,可检测血清电解质浓度,尤其容易出现血清钠浓度降低,如该手术患者麻醉术中或术后出现不明原因的烦躁不安、头疼、谵妄、嗜睡、血压增高、恶心呕吐、抽搐,甚至昏迷和呼吸急促等,应高度怀疑"肿胀液"过量吸收可能。

(4)临床预防:①尽可能缩短手术操作时间,因"肿胀液"的吸收以及血清钠的降低程度均与手术操作时间密切相关;②该手术患者应输注平衡盐溶液,并控制输液速度,避免静脉输液过多,并加强血流动力学监测与尿量监测;③年龄大或心肺功能欠佳患者可建立中心静脉压监测。

(5)治疗与处理:①如发现"肿胀液"吸收过多而产生相关并发症,一旦诊断成立,应立即予以治疗处理,首先告知手术医师,以便尽可能地提早结束或暂停手术;②静脉注射利尿剂(如呋塞米),以使体内过多的水分从尿液中排出;③若出现高级中枢神经系统症状,静脉快速滴注甘露醇脱水治疗,以便降低颅内压,减轻脑水肿症状。如患者发生惊厥,可静脉注射适量咪达唑仑或硫喷妥钠予以抑制;④必要时应检测电解质,实施血气分析等,根据检测结果给予对因、对症进行相关治疗与处理;⑤如采取硬脊膜外隙脊神经干阻滞患者发生"肿胀液"吸收过多所致并发症,则应保障呼吸道通畅,面罩给氧充分吸入,必要时建立气管插管实施控制呼吸。

2. 脂肪栓塞综合征　脂肪抽吸手术所致脂肪栓塞综合征其机制尚不十分清楚,可能与手术中游离的脂肪颗粒通过损伤的静脉血管进入循环,从而导致一系列以急性呼吸系统功能障碍为主要临床特征的病变或症候群。脂肪栓塞综合征临床表现及质量与处理如下。

(1)临床表现:①患者主要表现为呼吸困难、低氧血症、发绀、心动过速、意识改变,以及前额、结膜、腋下与上胸部皮下出现瘀点等;②脂肪栓塞综合征死亡率较高,现今仍是威胁脂肪抽吸手术患者生命安全的严重并发症之一;③症状较轻的患者(亚临床型)经早期处理,其预后良好,若暴发型则预后不良。

(2)鉴别诊断:麻醉术中对于脂肪栓塞所致临床异常症状,应首先与麻醉诱发的细小支气管平滑肌痉挛性收缩(急性哮喘发作)以及严重过敏反应相鉴别,若排除急性哮喘发作和急性过敏反应以及其他并发症,则可高度怀疑脂肪栓塞综合征。

(3)治疗与处理:目前脂肪栓塞综合征临床尚无特效治疗方法,主要采用针对性或支持性治疗措施,如①呼吸支持治疗:建立人工呼吸道(气管插管)持续给氧通气用于纠正低氧血症,必要时采取吸气末正压呼吸(PEEP);②激素治疗:大剂量糖皮质激素3~5天持续应用,可防止脂肪栓子引起的一系列炎性介质释放所致的炎性渗出,并可降低肺水肿和脑水肿;③适当的镇静:应用镇静催眠药以减少机体应激反应和降低机体代谢及氧耗;④高压氧治疗:可减缓脑组织继发性损伤。此外,还需提高血液乳化脂肪的能力,以及应用降脂药物与抗生素等对症处理。

491. 如何实施乳房假体填充(隆胸)手术的麻醉?

【术语与解答】①乳房假体填充又称隆乳术或隆胸术,该手术是通过植入医用材料(假体)致使女性乳房体积增大、丰满、对称、形态美观,从而改善女性体型,因此是造就女性特有曲线美的一种手术;②目前隆胸手术切口基本有三种方法,即乳房下皱襞切口与乳晕缘切口以及腋窝处切口;③随着社会的进步,物质生活的提高,现今女性因乳房发育欠佳而要求实施隆胸术者有明显增多的趋势,但该手术必须在局部麻醉或全身麻醉下实施,而后者(全身麻醉)更能创造手术操作条件。

【麻醉与实践】全麻实施隆胸术优点与麻醉管理。

1. 全麻优点 ①现今乳房假体填充的医用材料主要有硅胶和"水囊"两种之分,而后者(水囊假体)当不需要时则可完整的将其取出,但该假体植入前需在乳房周边较隐蔽处做一小切口(3～5cm),尤其腋窝切口入路途径较长,只有在全身麻醉肌肉松弛条件下才能有利于分离胸大肌,游离出一个容纳假体的腔隙,以便将假体放置在乳腺后平面或胸大肌后平面之下;②由于胸大肌收缩功能较显著,加之周边皮肤实施小切口,故局部麻醉常致使水囊假体植入困难,甚至将假体挤破。而应用全麻辅助肌肉松弛剂,则能创造良好满意的手术条件,如胸大肌舒张松弛,分离时可减少渗出血。此外,肌肉松弛可使胸大肌与胸壁间的腔隙增大,分离后的腔隙大小适中,有利于假体顺利安置到位,从而解决局麻条件下水囊假体植入困难问题和假体容易挤破现象,以及患者紧张与局麻镇痛不全而引起的心率增快、血压增高所导致的创面渗出血增多等。

2. 麻醉药选择 临床一般采用短效静脉全麻药(如丙泊酚)与麻醉性镇痛药(如芬太尼或瑞芬太尼等)以及中短效非去极化类肌松药(罗库溴铵、阿曲库铵、维库溴铵等)搭配复合,实施全凭静脉全麻。如同时在皮肤切口处加用小剂量局麻药封闭,其麻醉效果更佳,可在稍浅的全麻状态下则可完成隆胸术,而且术毕女性苏醒迅速。

3. 围麻醉期管理 ①为保障麻醉术中呼吸道通畅,全麻诱导后以安置喉罩实施机械通气为宜,尤其采用带有弹簧圈型喉罩更佳(其管腔不怕折瘪),麻醉术中喉罩通气适合于乳房下皱襞切口与乳晕缘切口隆胸术。而腋窝处切口隆胸术实施期间,手术医师需站在患者两侧头肩位置操作,以利于内窥镜经腋窝切口置入乳房平面之下照明和分离乳房平面之下组织,此操作有可能影响喉罩与喉入口吻合的稳定性,尤其普通导管喉罩可能出现通气不良或漏气等,故可考虑采用金属弹簧圈型导管喉罩或金属弹簧圈型气管导管为妥;②麻醉术中需有基本监测条件,如心率、血压、SpO_2以及呼气末二氧化碳($P_{ET}CO_2$)监测;③全麻术毕隆胸者神志清醒且自主呼吸恢复正常或满意,先清除(吸引)口咽腔内分泌物后再拔出喉罩或气管插管,并观察生命体征无异常后方可护送至病房。隆胸术患者返回病房后需将病床头端抬高30度,以利于膈肌下移而肺容量增加,同时给予面罩或鼻导管持续吸氧;④如术后胸部创面疼痛明显患者,可给予静脉自控镇痛泵(PCA)镇痛。

【提示与注意】隆胸术的麻醉虽不复杂,但非医疗性手术的麻醉更需注意安全,因潜在隐患就是难以预料的突发性意外。

492. 中老年额部、颌面部大范围除皱手术如何麻醉与管理?

【术语与解答】 随着物质文化生活的提高,额部与颌面部大范围美容手术逐渐增多,尤其中老年(一般指 45 岁以上)额部与颌面部大范围(甚至包括全脸和颈部)综合性除皱手术,以及同时面部皮下脂肪人为性重新调整、分布(如多的切除,少的填补等),往往操作时间很长(约 4~5 小时或更长),加之手术操作精细,因此,中老年额部与颌面部大范围综合性除皱手术大都在气管插管全身麻醉下进行。

【麻醉与实践】 ①需接受美容手术者一般全身状况较好,均可耐受全身麻醉,而除皱美容手术者均为中老年人,该年龄段则有可能伴有糖尿病或(和)高血压等基础性疾病,其自身又往往无任何临床症状,故麻醉前应给予较系统的心血管功能与心电图检查以及血糖监测,以便了解合并症与麻醉之间的关系,有利于围麻醉期安全;②中老年额、颌面部大范围综合性除皱手术者采用全凭静脉全麻或静吸复合全麻均能满足该手术的需要;③一般而言,该手术患者大都行快速全麻诱导经口腔气管插管,并将气管插管固定于口唇正中,以使颌面部皮肤平整与对称,有利于术中观察除皱后的效果;④由于术中面部四周皮下脂肪选择性切除与调整,以及"多余"皮肤合理性剪掉(除皱),故术后需给予整个额、颌面部实施包扎性压迫,以利于渗出血引流及组织间相互愈合,但术后返回病房应将病床头侧调高 30°~40°,头颈部高于躯干可利于头颈部静脉血液回流,以防止头颈部水肿或肿胀而间接压迫上呼吸道。

【提示与注意】 ①全麻术毕将口咽腔内分泌物清除干净后方可拔出气管插管,拔管后观察张口度大小,舌体是否肿胀,上呼吸道有无通气不畅等,以便评估上呼吸道梗阻情况;②注意颏下脂肪切除与颏下松弛皮肤切除后变化情况,尤其患者返回病房后,因颏下淤血或血肿形成可明显压迫上呼吸道,严重压迫者可直接造成上呼吸道梗阻,加之额、面部与颏部环绕型包扎,极易导致急性上呼吸道阻塞而窒息,遇此情况应紧急将颏部环绕型包扎松解,必要时放置口咽通气道或鼻咽通气道,甚至重新气管插管;③中老年额部与颌面部以及颏下大范围综合性除皱手术患者术毕护送病房后,需有专职护士床边护理,乃至给予 12~24 小时监护(包括心电图、血压、心率及 SpO_2 监测),如有异常可及时通知麻醉医师或手术医师,以便提早给予有效处理。

493. 上或下颌骨矫治术(正颌手术)麻醉与管理要点是什么?

【术语与解答】 ①上颌骨或下颌骨前突、以及上颌骨或下颌骨后缩均影响面部容貌,人体牙颌面部畸形主要是指因颌骨发育异常引起的颌骨体积、形态以及上、下颌骨之间明显错位,且出现颌骨与其他颅面骨骼之间的比例关系异常,并同时伴随颌与牙齿咬合关系异常,乃至口颌系统功能变异与颜面形态改变。而正颌手术则是矫治上或下颌骨的各种先天及后天性畸形,其目的在于矫正错位牙齿的异常排列,调整不协调的牙弓与牙颌关系,矫治牙颌互为干扰,重新排齐牙列,消除牙齿代偿性倾斜,以使术中能将切开的骨段顺利移动至预先设计的矫正位置,并重新建立良好的牙颌关系与功能。此外,同时也使整个面容改观而获得满意的颌面美容效果;②由于正颌手术操作复杂,涉及上、下颌骨的切开、移位、复位与固定等,因此具有一定的风险;③术前应按预先设计的术式制备好牙合引导板和所需要的骨块移动后的固定装置,并根据手术计划预测治疗效果,同时应向患者充分说明可能存在或出现的问题,并取得患者及家属充分的理解和同意。

【麻醉与实践】 正颌手术麻醉实施与术中管理要点如下:

1. 麻醉实施 正颌手术必须在气管插管全身麻醉下进行,麻醉方法采用全凭静脉全麻或静-吸复合全麻均可,其前者(全凭静脉全麻)麻醉用药组合主要为咪达唑仑、丙泊酚、麻醉性镇痛药(如芬太尼、舒芬太尼、瑞芬太尼等)与非去极化类肌松药。而后者则是在前者的基础上复合应用挥发性全麻药(七氟烷、地氟烷或异氟烷),其优点可使得前者静脉组合用药明显减少,如术中需要控制性降压,则加大挥发性全麻药的吸入浓度即可,而且全麻术后苏醒迅速。

2. 人工呼吸道的建立　①由于正颌手术主要是调整上、下颌骨与上、下牙齿之间的正常对应关系,故该手术均应经鼻腔建立人工呼吸道(经鼻腔气管插管);②根据张口程度决定麻醉诱导方法,如开口度良好,可直接选择快速全麻诱导,麻醉诱导完善后,先将气管导管经鼻腔插入咽腔,再使用喉镜置入口腔,直视下将气管导管前端经声门插入气管内适宜深度,但必须使气管导管气囊充气后位于声门之下。若患者张口受限而无法采用喉镜显露声门者,可经环甲膜穿刺实施气管内表面麻醉,在保持自主呼吸且神志清醒条件下行盲探鼻腔气管插管或在纤维支气管镜引导下经鼻腔气管插管。

3. 术中管理要点　①正颌手术其操作时间较长(约3~6小时不等),经鼻腔气管插管容易压迫鼻翼,故应提前采取相关保护措施,以避免气管插管受力下垂而对鼻翼产生长时间的压迫,从而导致术后缺血性溃疡,而溃疡愈合后易造成鼻翼缺损或挛缩畸形,为此易产生医患纠纷;②一般而言,该手术渗出血较多,因上颌骨或下颌骨双侧需对应切开,骨块重新移位、吻合、固定,如估计术时长且出血多者,应提前备好库血或实施自体血液稀释,以保持满意的血容量,甚至需常规采取控制性降压,以减少术中渗出血;③由于手术医师需在术中观察两侧颌骨的对称性及咬合情况,故需频繁左右变换头位操作,因此需防止气管插管与麻醉机螺纹管衔接口脱开而中断通气所导致的急性缺氧危险;④术中或接近术毕可常规应用适量地塞米松,以减少术后口咽腔黏膜组织水肿,减少上呼吸道梗阻的发生;⑤尽管正颌手术患者大都为青年(18~30岁),且全身状况基本良好,但该手术操作较为复杂,且在口腔内进行,故容易发生不测,因此,全麻术毕即使各生命体征正常,且意识恢复良好,也不宜提早拔出气管插管,可提前将1%丁卡因经气管插管向气管内反复多次喷雾表麻,以使患者能耐受气管插管,然后护送麻醉恢复室继续观察1~2小时,如无异常情况后,方可考虑拔出气管插管,拔管前务必将口咽腔内血性分泌物或陈旧性血凝块吸引干净,以防拔管后误吸。拔管后仍需观察上呼吸道是否通畅或有无梗阻,如上呼吸道通畅且稳定后半小时以上,方可将患者护送回病房。此外,对创伤大、创面广泛、渗出血较多,且口咽腔软组织肿胀明显者,术毕可延迟其苏醒,带气管插管转送ICU继续呼吸支持,观察12~24小时,待上呼吸道软组织水肿明显减轻或完全消退,而且神志清醒、自主呼吸满意后,再拔出气管插管,无异常后可返回病房;⑥患者护送病房后仍需专职护士床前持续监护1~2小时,以免发生意外;⑦患者护送病房后应将病床头侧抬高30°~40°,以使患者头、颈、胸部高于腹部,因头颈、胸廓顺应性高于腹部,以有利于头颈部静脉血液回流,可减轻上呼吸道软组织水肿,有利于维持上呼吸道通畅。

【提示与注意】①由于全麻术中患者头颈部被敷料全面遮盖,术野只能显露口腔,而且气管插管与麻醉机螺纹管衔接处也完全被消毒敷料所覆盖,术中很易使衔接管处受力而脱开,如观察不周或未能提早发现,可因麻醉机机械性通气突然中断而出现机体缺氧或低氧血症,继之机体呈现代偿性心率增快,若仍未发现机械通气异常,且一再延误时间和未能及时处理,患者很有可能因严重低氧血症和高碳酸血症而发生心率、血压骤降,甚至导致心搏停止。著者单位曾遇到两例术中衔接管脱开,致使SpO₂由100%下降至75%左右,而年轻麻醉医师则将注意力集中在SpO₂传感器的探头上,造成较长时间的判断失误,致使患者心率出现代偿性显著增快,幸高年资麻醉医师发现及时而未能造成机体危害。因此,麻醉机与气管插管所有连接管处必须衔接牢固,以防不测。此外,该手术应有呼气末二氧化碳监测($P_{ET}CO_2$)为宜,如术中 $P_{ET}CO_2$ 波形突然消失,说明某衔接管已脱开,应立即予以查找,重新固定牢靠。也可观察麻醉机机械通气螺纹"风箱",一旦衔接管脱开,该螺纹式"风箱"充气明显不足,不能随机械通气而上下正常运动;②由于异型鼻腔气管导管尾部衔接管处接插件质硬,术中很容易压伤患者额部,故应给予棉垫或海绵等物品包裹固定,以避免意外性压伤;③在行上颌骨或下颌骨单颌手术或上、下颌骨同期双颌手术时,由于颌骨创面多,故渗出血也增多,因此,有可能发生口内组织血液淤积而形成血肿,其发生几率约为 12% ~20%,但绝大部分的血肿轻微,通常会自行吸收,只有极少数情况下血肿量可很多,表明手术部位有持续性渗出血可能,此时若是术后,则需要紧急返回手术室内予以止血。此外,需要拔出气管插管时,务必吸引干净鼻咽腔内陈旧血性分泌物,甚至血凝块,以避免拔管后引起误吸,乃至窒息;④即使正颌手术患者术毕意识清醒,且拔管后上呼吸道通畅,但术后 1~6 小时为上呼吸道软组织水肿的高峰期,尤其下颌骨矫正退缩后可因口咽腔相对狭窄以及舌体水肿而导致通气不畅,乃至呼吸困难,甚至窒息,尤其返回病房后更加危险。由于急性上呼吸道梗阻是最危险的并发症,故必须提早防范,因此仍以转送 ICU 维持 24 小时,待上呼吸道水肿消退后再拔出气管插管为宜;⑤正颌手术患者术后大都对自己的容貌感觉良好,甚至非常满意。但极少数患者需有一个适应的过程,即需要经历一个自我评价和他(她)人对自己评价的过程,这就是关于术后的心理恢复(因脸型改变后的心理问题),此问题有时需要半年以上才会恢复自信,可能的话应与手术医师进行咨询和沟通,必要时可咨询心理科医师。

(王世泉 孙 健 谢尚生 肖 斐)

主要参考文献与推荐读物

1. 王世泉,王明山主编. 麻醉意外. 第 2 版. 北京:人民卫生出版社,2010,183-190.
2. 戚可名,薛富善主编. 整形外科特色治疗技术. 北京:科学技术文献出版社,2004,209-273.

第四十三章　器官移植手术患者麻醉

494. 器官移植存在哪些相关问题？

495. 如何实施肾脏移植手术患者的麻醉？

496. 如何实施肝脏移植手术患者的麻醉？

　　同种异体器官移植主要是指摘取健康者（供者）的一个或多个器官移植到另一人（受者）体内替代一个或多个终末期器官，使受者严重衰竭的器官迅速恢复其生理功能的手术。对于已患有终末期器官疾病的患者来讲，实体器官移植已经成为被广泛接受的一种治疗方式，即同种异体器官移植是机体重要脏器功能衰竭的最终治疗手段。近年来，随着免疫学理论研究的日益深入，高效免疫抑制剂在临床上的广泛应用，器官分离保存技术及移植免疫学基础的发展，手术、麻醉与相关技术的不断改进，以及围手术期管理能力的加强和提高，致使器官移植手术的开展颇为广泛，现已涉及心、肺、肝、脾、肾、胰腺及大血管等多个重要生命脏器，其中，国内临床上开展较为广泛的是肾脏和肝脏移植。而器官移植手术的麻醉已成为临床麻醉重要组成部分之一，麻醉医师对可能进行器官移植的患者（受体）应进行全面的术前检查、评估和准备，重点是心血管、呼吸系统以及衰竭器官的功能状况。

494. 器官移植存在哪些相关问题？

　　【术语与解答】①对器官移植是否合法与是否道德等问题一直都有所争论，不同的民族文化、宗教信仰、宗教伦理等对此问题的看法也存在差异，目前许多国家承认其合法性，并制定了与之相关的法律、法规来规范器官移植的实施；②目前已达共识，在供体手术摘取器官之前，必须确认供体已经发生脑死亡，同时国家应尽快为脑死亡立法，以提高器官移植供体的数量和质量；③器官从供体取下后需要维持低温以降低细胞代谢，并浸泡在有特殊添加剂的保存液中，以维持组织细胞的完整性及减少低温引起的相关损伤；④移植后的器官功能与多种因素相关，如供体的特性、供体器官缺血的时间、供体死亡的原因及受体的医疗情况；⑤免疫抑制剂用法的改善和更佳的组织分型可极大的增加器官移植的成功率；⑥随着医学的发展，现今器官移植术的绝对或相对禁忌证已经明显减少，如肾脏移植受体的年龄已越来越大，而且常合并许多其他复杂的疾病；⑦急性感染患者在感染得到控制之前是绝对禁忌证；⑧在器官移植中，虽肾移植经常以急诊手术的方式进行，但供体肾脏长时间低温保存已被证明是可行的，这为受者进行更精细的术前准备提供了充足的时间，而且使麻醉医师术前能更好的纠正受者的电解质紊乱与维持容量平衡，如果有必要还可以在术前进行血液透析。

　　【麻醉与实践】①在器官移植中，麻醉医师不可避免地要面对包括医学伦理学、脑死亡诊断与器官移植免疫学等方面的诸多问题；②供体器官是否被受体安全移植成活，其关键之一在于麻醉医师是否熟悉器官移植手术过程的特点与受者的生理病理变化；③临床麻醉常面临着接受器官移植患者的全身状况低下和存在一个或多个器官功能的衰减,以及一系列病理生理紊乱等问题;④围麻醉期维持受者重要器官的血流灌注和氧供;⑤器官移植手术后患者实施非器官移植手术的麻醉问题,如由于长期使用免疫抑制剂而引起的感染(细菌、真菌、病毒)是移植术后受者死亡颇为常见的原因,因此,该患者麻醉与术中管理务必加强无菌观念和无菌操作。

【提示与注意】必须提出的是:活体器官移植是指医生摘取活人的器官,移植给其他(她)急需被救治的患者体内的过程,但必须征得被摘取活体器官贡献者的同意。只要医生摘取到人的器官不是为了治疗医生自身的疾病,而是为了用来救治他(她)人,因此不是刑法理论上所说的违法性(或无社会危害性)的"治疗行为",应是一种"治疗援助"行为。但为器官移植而摘取活体器官不构成犯罪的前提条件是:①必须向移植器官供者充分说明,摘取其器官可能对其身体健康带来风险性;②必须有移植器官供者基于真实意愿的承诺,即真诚同意捐献器官;③必须考虑移植器官供者自身的健康状况,只有在摘取器官后对其不会有生命危险的条件下才能实行。然而,如果采用欺骗、胁迫手段,使移植器官供者作出承诺,或者没有移植器官供者的承诺而摘取其器官,以及在对移植器官供者有重大生命危险的情况下摘取其器官,则有可能构成伤害罪,甚至杀人罪。此外,如果买卖人体器官或非法摘取人体器官则是刑事犯罪。

495. 如何实施肾脏移植手术患者的麻醉?

【术语与解答】①对于各种终末期肾功能衰竭的患者以手术方式将供体健康肾脏置入受体腹腔内,称为肾脏移植术;②接受肾移植者大都为长时间血液透析的终末期慢性肾功能衰竭患者,且多伴有高血压、糖尿病、低蛋白血症、严重贫血、凝血功能障碍以及水、电解质紊乱和酸碱失衡等多种并发症,甚至累及全身多个组织或系统,其病情较复杂,且内环境不稳定;③肾移植患者全身状况差,预先改善重要脏器功能,纠正水、电解质紊乱与酸碱失衡,缓解相关病情,防止低血压,维持循环稳定,保障移植肾脏的血液灌注,避免机体缺氧,加强麻醉管理,防范与处理各种异常症状及不良状况,是肾脏移植手术成功的关键;④供肾的保存是手术成败的前提条件,从尸体上摘取的肾脏可在低温灌注下保存长达48小时,这给受体肾衰竭患者提供了充足的术前准备时间,尽管如此,供肾应尽快植入受者体内,以减少缺血性损害;⑤供体与受体之间的人类白细胞抗原和ABO血型应尽量匹配;⑥目前由于肾移植手术方式与麻醉技术均已成熟,因此,肾脏移植是器官移植中存活率颇高的一种手术。

1. 主要病理生理特点　①贫血:尿毒症期患者可导致促红细胞生成素降低,其血红蛋白一般在80g/L以下,从而使得麻醉术中容易缺氧;②酸中毒:肾小球滤过率降低则不能正常排出 H^+ ,以及肾小管对 HCO_3^- 吸收障碍,故可引起代谢性酸中毒;③代谢障碍:肾脏衰竭晚期尿毒症患者已无排尿功能,极易出现水中毒,严重者可引起心力衰竭、脑水肿、肺水肿等,故患者术前须实施血液透析予以改善临床症状,同时麻醉术中还应严格调控输液量;④电解质紊乱:肾功能衰竭时肾小管对钠的重吸收减少,间断、频繁的透析治疗以及不定时的呕吐、腹泻可导致低钠血症,常致使神经肌肉兴奋性降低。此外,患者肾小管排钾功能障碍及感染引起的组织蛋白分解可产生高钾血症,若血钾浓度达到 $6.5 \sim 8.0 mmol/L$ 以上,则可发生严重心律失常,甚至室颤、心搏骤停;⑤低蛋白血症:患者长期恶心、呕吐,蛋白质摄入不足可出现低蛋白血症,麻醉期间则影响药物与血浆蛋白的结合;⑥肾性高血压:由于水盐排泄障碍,血浆容量增加,以及肾素-血管紧张素系统激活,从而引起高血压;⑦高血糖与低血糖:尿毒症患者血中存在胰岛素拮抗物质,而胰高血糖素升高易引起高血糖。此外,部分患者肾功能衰竭时肾脏无法有效地灭活体内胰岛素时,有些原本血糖较高的糖尿病患者就会出现低血糖症状。上述生理异常往往给麻醉实施带来困难。

2. 临床主要表现　需接受肾移植术的患者其病程大都相对较久,经长期保守治疗无明显效果(如血尿素氮持续在 35mmol/L 以上,血肌酐 800μmol/L 以上,肌酐清除率低于 5～10ml/min),并有长期的血液透析史,原则上肾脏衰竭已不可逆,患者临床主要表现为明显的贫血、低蛋白血症,水、电解质、酸碱平衡紊乱与营养不良,且常合并有高血压、动脉粥样硬化,严重者可累及心脏、脑或外周血管。

【麻醉与实践】为使肾脏移植的患者能耐受麻醉与手术,大都在术前实施相关的治疗与处理,一般将全身状况调整至较好状态,以提高患者术中安全。

1. 麻醉前相关准备　①接受肾脏移植术者大都为慢性肾功能衰竭患者,尤其是晚期尿毒症患者,其病情更为复杂,麻醉前应首先对患者全身状况做出评估,并进行 ASA 分级;②术前通过对患者的检查与评估,麻醉医生则对病情可有大致的了解和认识,这对麻醉与手术中可能出现的问题已有了充分的估计,从而可提前制定相关防治措施;③患者术前应常规进行透析治疗,以便纠正高血钾(减至 5.5mmol/L 以下),降低尿素氮(降至 7mmol/L)和血清肌酐浓度(低于 100μmol/L),以利于实施麻醉与术中管理;④晚期尿毒症患者血红蛋白低,术前可应用叶酸、多种维生素及促红细胞生成素以改善贫血,必要时可间断输注新鲜血液,尽量使血红蛋白提高至 70g/L 以上为宜;⑤控制高血压,改善心功能,并控制感染。

2. 麻醉选择　硬脊膜外隙脊神经干阻滞与全身麻醉均可用于肾移植手术患者。

(1)硬脊膜外隙脊神经干阻滞:①该麻醉方法不但对机体生理干扰相对较小,而且还可顺便经硬脊膜外隙注入相关药物用于术后镇痛,还可减少术后肺部并发症,故国内选择该麻醉方法相对较多,但不能保障麻醉效果,如遇意外情况或阻滞效果欠佳,易给麻醉管理造成被动。此外,患有凝血功能障碍和严重贫血以及血容量显著不足患者不宜选择硬脊膜外隙脊神经干阻滞;②该麻醉方法椎间隙穿刺点选择有两种,如一点穿刺法,其定点为 T_{12}～L_1 椎间隙,且向头端置管。而两点穿刺法,其上点定为 $T_{11\sim12}$ 椎间隙,下点则选择 $L_{2\sim3}$ 或 $L_{3\sim4}$ 椎间隙,上、下两定点分别向头、足端方向置管;③为满足手术要求,所采用的局麻药一般为利多卡因、罗哌卡因与布比卡因;④对于两点穿刺法患者,通常向头端置管者需注入较高浓度局麻药,以便达到腹部肌肉充分松弛与镇痛完全,而向足端方向置管者宜采用较低浓度局麻药,以满足镇痛即可,两者结合目的在于减少局麻药用量,防止局麻药中毒;⑤为避免患者过度紧张与术中不适,可适量辅助应用镇静催眠药物;⑥因未建立人工呼吸道(气管插管),故术中应给予面罩持续吸氧为妥,以便提高机体血氧浓度,避免重要脏器缺氧,尤其对供体肾移植后的成活至关重要;⑦如硬脊膜外隙脊神经干阻滞效果不佳或失败而影响手术,则应改为全身麻醉,但应尽量选择不经肾脏排泄或经肾脏排泄较少的麻醉药物。此外,对严重贫血、低血容量与高度精神紧张的患者也可改用全身麻醉。

(2)全身麻醉:该麻醉方法适合所有肾移植患者,尤其是术前应用肝素而存在凝血功能异常或血小板功能障碍者。全身麻醉其优点是效果确切,可充分满足手术条件,并消除患者术中紧张、恐惧心理,保障呼吸道通畅,供氧充分,而且血流动力学相对容易控制等,但存在全麻气管内插管容易引起的肺部感染,以及全麻所用药物对肾功能的影响等问题。故麻醉药物的选择原则与麻醉实施方法较为关键:①尽量选择不经肾脏代谢、排泄的药物,尤其对肾脏无直接毒性的药物;②全身麻醉一般采用静脉快速诱导,常用全麻诱导药为"三合一",即静脉全麻药(如丙泊酚、咪达唑仑等)与麻醉性镇痛药(芬太尼、瑞芬太尼、舒芬太尼等)以及肌肉松弛药

（如首选阿曲库铵、顺式阿曲库铵或维库溴铵等），全麻诱导尽量使血流动力学平稳；③麻醉维持则以吸入全麻药与静脉全麻药复合应用，前者采用七氟烷或地氟烷为宜，后者则选择丙泊酚或咪达唑仑为好，并加用适量镇痛药，如芬太尼类等，以使麻醉维持合适深度，将血流动力学控制在适宜范围。

3. 麻醉管理　①麻醉术中维持血流动力学稳定至关重要，如肾血管阻断前适当加深麻醉以抵消手术刺激所致的血压明显上升；②供体肾移植完毕且血管开放后应稍微减浅麻醉，以使血压维持在较高水平，有利于保障移植肾充分血液灌注，因此，通常使收缩压不低于 130～140mmHg 为宜；③如因硬脊膜外隙脊神经干阻滞所致的交感神经抑制而引起的低血压，可预先通过输液（晶体液）扩容适当纠正，必要时可静脉注射适量多巴胺，以使移植肾有足够的灌注压；④肾脏移植手术患者术中实施中心静脉监测可指导输血、补液，以加强容量控制，一般供体肾血管吻合完毕准备开放时，中心静脉压不低于 $10cmH_2O$ 为宜；⑤严重贫血患者术中输血有利于供体肾的成活，应输入新鲜血液；⑥有创动、静脉穿刺置管监测可直接监控血流动力学波动和指导输液，以及间断采集动脉血气，这对肾移植患者颇为重要；⑦麻醉与手术期间应高度重视高血钾的发生，尤其对糖尿病患者或术前血钾浓度已增高患者，术中应定时监测血糖和血钾浓度，并密切观察心电图有无异常，如遇高钾血症应立即给予葡萄糖酸钙等纠正处理；⑧移植肾血管吻合完毕开放前，需静脉输注适量甲基泼尼松龙，血管吻合口开放后应静脉注射呋塞米 100mg，并及时观察和记录肾移植后的尿量。

【提示与注意】①肾脏移植术禁忌证为顽固性心力衰竭、慢性呼吸衰竭、严重血管病变、全身严重感染、凝血功能紊乱、进行性肝脏功能不良、活动性结核病灶，以及精神病患者；②尿毒症患者本身免疫力低下，加之围术期应用免疫抑制剂，患者易发生各种感染，故所有麻醉操作必须严格遵守无菌技术；③对存在出血倾向但凝血常规及血小板正常患者选择硬脊膜外隙脊神经干阻滞，实施椎间隙穿刺操作过程中应轻柔，尽可能避免因反复穿刺导致的椎管内出血；④若选择硬脊膜外隙脊神经干阻滞，所使用的局麻药中禁忌加入肾上腺素，以免引起肾血管收缩而导致肾血流量减少和严重高血压；⑤肾功能衰竭患者机体呈酸性环境，对局麻药的作用时效较正常肾功能者明显缩短，故需使用较高浓度的局麻药，但必须防范或避免局麻药中毒；⑥慢性肾功能不全患者大都伴有高血压，术中既要控制高血压，又要防止和避免发生低血压，尤其尽量避免移植肾再灌注后低血压的发生，以防移植后的肾脏灌注不良；⑦测血压的袖带、以及动、静脉留置针不宜同透析造瘘管合用同一肢体上；⑧患者术中出现代谢性酸中毒时，可输入适量 5% 碳酸氢钠予以纠正；⑨患者术前一般血钾较高，术中慎用或禁用氯化钾；⑩术毕搬运患者应轻抬轻放，防止循环意外。

496. 如何实施肝脏移植手术患者的麻醉？

【术语与解答】①肝脏移植是治疗肝癌、终末期肝硬化、肝-肾综合征等肝性衰竭疾病唯一有效措施，是指通过手术植入一健康的肝脏到患者体内，以使不可逆性肝脏衰竭患者的肝功能得到良好恢复的一种外科治疗手段；②等候肝脏移植的患者常有多种不同的合并症，可从轻度黄疸、慢性肝病等发展至多器官功能衰竭，乃至昏迷；③接受肝脏移植患者其术前常伴有其他器官的功能失调或不全，加之严重的代谢紊乱综合征可显著增加麻醉难度；④肝功能障碍的严重程度及手术的紧迫性往往限制了对肝脏移植手术患者的术前全面评估和相关准备；⑤目前国内肝脏移植手术已经成为各种晚期肝病患者一种成熟的治疗方法，但患者在整个麻醉手术期间以及麻醉术后需经历复杂的病理生理变化，这包括患者术前病情的严重性与手术的复杂性,以及不可预知性,乃至麻醉的难度与围麻醉期管理诸多的棘手问题等。

1. **肝功能衰竭并发症**　①中枢神经系统:肝性脑病、颅内高压等;②循环系统:高动力循环、肝硬化性心肌病等;③呼吸系统:肝-肺综合征(低氧血症)、肺动脉高压等;④血液系统:贫血、血小板减少症、血浆纤维蛋白原减少、凝血时间延长等;⑤消化系统:腹水、上消化道出血、门静脉高压等;⑥其他:电解质紊乱、肝-肾综合征、营养不良、低血糖、代谢性酸中毒等。

2. **肝移植分期**　通常分为三期,①无肝前期:从手术开始至下腔静脉和门静脉阻断,该期松解粘连并游离肝脏。此期可能出现的问题有,如大出血、腹压突然降低引起的静脉扩张,手术牵引导致的静脉回流障碍,这些因素常致使血流动力学剧烈波动,还有可能出现高血钾、低血钙及酸中毒等;②无肝期:则指从阻断下腔静脉和门静脉至新肝循环开放,此期切除肝脏和植入供肝;无肝期一般先结扎肝动脉,有一些患者需要使用静脉-静脉转流系统以最大限度减少阻断下腔静脉和门静脉对前负荷及心排出量的影响,并阻止内脏充血,此期心排出量与血压有时需要依靠血管收缩药来维持。此外,无肝期快速输血更容易发生枸橼酸中毒,因为其完全不经过肝脏代谢。为防止低血钙的发生应快速输入钙剂;③新肝期:从移植肝门静脉开放至手术结束,此期吻合肝动脉与胆道,术中止血以及缝合伤口。此期在门静脉开放初期可能出现剧烈的血流动力学波动,临床称为再灌注后综合征。

3. **肝缺血再灌注损伤**　①肝再灌注损伤主因是阻断肝血流后由此引起的氧与养分供给不足和缺乏,而肝再灌注是恢复缺血肝组织的血供,一般早期再灌注对肝细胞的损伤程度最小,然而长时间的缺血后再灌注则会对肝细胞产生致命性损害,甚至造成不可逆性肝功能损害;②肝细胞在缺血、缺氧的情况下会造成坏死和凋亡,尽管肝缺血再灌注损伤的确切机制还不十分清楚,但已有很多依据证实多种细胞因子和介质参与了这一过程。

4. **肝脏再灌注综合征**　①肝移植过程中门静脉开放后的几分钟内,由于胃肠道、下肢以及供肝内大量的缺氧代谢产物、血管活性物质、低温保护液等快速进入循环系统,导致外周血管阻力迅速下降,心肌抑制、心输出量锐减等严重循环功能障碍,甚至心搏停止,此一系列临床不良反应称为再灌注综合征;②如门静脉开放后 5 分钟内平均动脉压下降30%,并维持 1 分钟以上,则可诊断再灌注综合征;③由于再灌注综合征是由多种因素而引起,紧急处理的关键首先是对症处理,如心率慢、血压低可应用适宜剂量阿托品、肾上腺素治疗,若心率快、血压低,可应用血管收缩剂治疗。而中心静脉压(CVP)明显增高者可使用速效强心药,血流动力学稳定后再采取对因处理。通常待新肝发挥作用后,其血流动力学和代谢功能可逐渐恢复稳定,此时血管活性药物的用量可以减少,甚至停用。

【麻醉与实践】①实施肝脏移植手术的麻醉医师其工作与任务颇为繁重,除实施麻醉与术中管理外,还需及时发现并处理可能出现的各种问题;②肝移植手术患者均采用气管插管全身麻醉。

1. **术前评估**　临床有以下几方面评估。

(1)脑功能评估:严重肝功能障碍可引起肝性脑病,主要以代谢性紊乱为特征的高级中枢神经系统功能失调,严重者可长时间昏迷,病死率较高。肝性脑病可分为 1～4 期,1～2 期患者术毕并非都是手术室内拔管禁忌证,但 3～4 期患者均需保留气管插管在 ICU 直至意识完全恢复后方可拔管。

(2)肺功能评估:了解患者有无哮喘症病史以及慢性阻塞性肺部疾病至关重要,尤其肺部感染则是增加肝移植术后并发症发生与病死率的主要因素。

(3)心功能评估:①该手术中其下腔静脉阻断与开放,以及大出血等可引起血流动力学急剧改变,加之新肝再灌注后对心肌的抑制作用,虽大部分受体患者可安全耐受相关变化,但合并冠心病者往往是危险因素,因肝脏疾病患者约3%合并冠心病,故术前心功能评估颇为重要;②肝硬化患者心脏往往呈高排低阻型动力改变,尤其在酒精性肝硬化患者,高动力循环时其心肌储备明显降低,故术前应做超声心电图检查,以便对心脏功能作出正确的判断;③极少数终末期肝病患者可发生肺动脉高压,对于难以逆转的肺动脉高压患者由于死亡率极高,故一般不宜实施肝脏移植术。

(4)肾功能评估:肾功能不良可影响肝移植患者的生存率,该评估是了解有无肾功能不全以及24小时尿量乃至使用利尿剂情况,可有助于预测机体对新肝再灌注后对利尿剂应用的反应。如有迹象表明终末期肝病患者存在不可逆性肾功能损害,可考虑行肝、肾联合移植术。

(5)年龄评估:高龄被认为是影响肝脏移植长期预后的危险因素,主要原因为各脏器处于退行性变,且常伴有多种疾病,故风险颇大。

(6)凝血功能评估:肝病患者通常合并静脉曲张、营养不良、脾肿大、贫血以及血小板减少等,临床表现为凝血功能异常或(和)伴有出血倾向,故需全方位考虑。

2. 麻醉方法 全凭静脉全麻或静-吸复合全麻均可,常用的静脉麻醉药如丙泊酚、咪达唑仑、芬太尼类(以瑞芬太尼为主)以及顺式阿曲库铵等,而吸入性全麻药则可选择地氟烷或七氟烷,因两者对肝脏的影响很小或无影响。此外,根据情况也可采取全身麻醉联合硬脊膜外隙脊神经干阻滞,以达到两者的互补。

3. 麻醉管理 ①做好各项麻醉前准备;②由于术中可能发生大出血或持续性严重出血,故除备好充足血制品、血源以及根据患者凝血状态准备新鲜冰冻血浆与血小板外,还必须建立两条以上的有效静脉通路;③虽然绝大多数麻醉药均在肝脏代谢(如供体肝移植后其功能的恢复使其所用药物还是能被安全代谢的),但氧化亚氮应避免使用;④麻醉性镇痛药瑞芬太尼则是肝移植术患者首选,因该药在血浆或组织中被酯酶分解,不受肝功能障碍的影响,又可持续性输注;⑤将麻醉管理的重点放在无肝前期、无肝期和血液再灌注新肝期三方面,尤其无肝期和血液再灌注新肝期,机体处于严重病理生理变化之中,肝功能暂时丧失或失代偿,此期间麻醉药物应酌情减量,主要以丙泊酚与硬脊膜外隙脊神经干阻滞维持,直至手术结束;⑥麻醉术后一般不需要患者长时间保留气管插管,尤其是术前无呼吸系统合并症患者;⑦术毕护送ICU继续进行密切观察,条件允许时再拔出气管插管;⑧无肝期常出现体温下降,麻醉期间需关注保温。

4. 术中监测 ①肝移植手术除常规监测外,还需给予有创动、静脉压监测,以及鼻咽温度监测,必要时经右侧颈内静脉置入漂浮导管给予肺动脉压监测;②其他监测包括,如尿量、血气、电解质、酸碱平衡及凝血功能等。以便了解全身状况,以利于综合性调控。

【提示与注意】①肝移植术中血流动力学剧烈波动可能使患者原有的并发症加重,务必予以调控;②一旦移植肝产生功能,则间接表现就是术中胆汁的产生、酸中毒的纠正与凝血功能的改善;③避免术中体温过低,因低体温可诱发心律失常、降低肾小球滤过率、降低药物代谢以及术后苏醒延迟与寒战等。

1. 活体肝脏移植术供体者的麻醉管理 ①供体者大都是无器质性疾病且全身状况良好的健康人,虽其麻醉实施无特殊性,其麻醉风险较小,但正因为供体者是贡献者且身体健康,更需要保障供体者绝对安全,决不能掉以轻心;②充分重视麻醉前访视与各项相关准备,并给予心理疏导和降低紧张焦虑情绪;③麻醉术中既要防止各种不良反应,又要避免术中知晓和术毕苏醒延迟;④术后给予有效的镇痛以及良好的护理措施。总之,活体肝移植手术首先要保障供

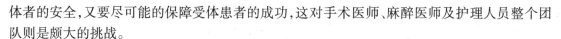

体者的安全,又要尽可能的保障受体患者的成功,这对手术医师、麻醉医师及护理人员整个团队则是颇大的挑战。

2. 活体肝脏移植术受体患者的麻醉管理　①受体患者接受的是供体者的右半肝脏移植,该活体肝除体积较全肝移植小外,其术中吻合的各血管也较细小,相对而言更容易形成血栓,故应给予多方面关注;②调控无肝期机体容量,注重血管活性药物维持血流动力学的稳定,避免新肝开放后容量过多;③虽肝移植后再灌注综合征发生率低,且肝功能恢复较全肝移植早,但新肝功能恢复早期应保持凝血功能处在可允许范围内为妥,不宜及早纠正至正常,以避免移植肝血管血栓形成。此外,活体肝脏移植术受体患者的麻醉管理可参考上述【麻醉与实践】。

3. 肝脏移植术后早期拔出气管插管探讨　①肝移植术后早期拔除气管插管存在较多优点,如可减少患者术后对带管而采取使用镇痛、镇静药的需求,降低带管所致肺部并发症的发生率,改善移植肝的静脉血回流而加快肝功能的恢复,以及术后早期拔管可减少在 ICU 停留的时间,乃至降低医疗费用和提高医疗资源的利用等。因此,若移植后的新肝脏功能良好,患者血流动力学稳定,其血气分析表明呼吸功能满意,而且其意识完全清醒,一般 24 小时内则可拔出气管插管。如果患者术前存在明显的全身状况差,术后气管插管拔出时间应推迟;②早期拔管同样也存在着风险,主要来自术后呼吸功能不全或(和)再插管;③拔管后出现轻、中度的呼吸功能不全可通过物理的方法以及无创通气的方法来治疗和纠正,但严重性呼吸功能不全或术后再出血则需要再次插管,由于再插管的主要原因多为术后出血,故拔管前预测患者是否需要再插管是非常困难的;④一般而言,目前临床上对大部分肝脏移植术患者术后早期拔管是安全的,但对是否早期拔管需有经验的麻醉医师先进行评估,以避免拔管后出现不必要的再插管。

（王世泉　袁　莉　董　河）

主要参考文献与推荐读物

1. 邓小明,曾因明主编.2011 麻醉学新进展.北京:人民卫生出版社,2011,167-171.

2. 朱涛,左云霞主译.第 5 版,麻醉学基础.北京:人民卫生出版社,2011,374-379.

3. 叶铁虎,吴新民主编.疑难合并症与麻醉.北京:人民卫生出版社,2008,259-261.298-301.

4. 杭燕南,王祥瑞,薛张纲,等主编.当代麻醉学.第 2 版.上海:上海科学技术出版社,2013,619-627.

第四十四章　腔镜手术与麻醉相关问题

随着高精度光学技术、高清影像系统与各种内窥镜手术器械的出现及应用,现今临床腔镜手术得到了迅猛发展,尤其腔镜手术具有创伤小、痛苦少、对机体内环境干扰轻,且疗效可靠、术后恢复快、住院时间短,以及符合人体美观等特点已得到现代外科学的普遍认可。

目前临床腔镜技术主要涉及耳鼻咽喉科、胸部外科、腹部外科、泌尿外科与妇科等各专业手术,上述各专科手术各有其特点,如:胸腔手术需要患侧肺脏萎陷;膀胱镜与宫腔镜手术则必须行灌洗液充盈;腹部与妇科手术大都在"气腹"条件进行;而鼻腔内窥镜手术则需要控制性降压以减少鼻腔出血。此外,就腔镜手术体位而言,上腹部腔镜手术需要头高足低位;下腹部与妇科腹腔镜手术则要求头低足高位;肾脏腔镜手术则需安置侧卧位且将腰部凸出;而膀胱镜与宫腔镜手术则需要安置患者截石位。虽腔镜手术创伤小,但不等于麻醉与手术风险也小。由于体位的改变、二氧化碳"气腹"压力的增高、肺隔离技术所致的肺萎陷与单侧肺通气、鼻腔内窥镜术中控制性降压与术后鼻腔的填塞,以及膀胱镜、宫腔镜术中大量灌洗液吸收入血等,均可影响或干扰患者的生理功能,加之麻醉药的负面作用,若稍有忽视,其并发症或意外很容易发生。

第一节　腔镜手术与麻醉实践

腔镜手术麻醉方法通常根据手术部位、操作特点而选择,如鼻腔、鼻窦和胸腔手术大都采取全身麻醉;腹腔与盆腔的腔镜手术以选择全身麻醉为多,也可采取硬脊膜外隙脊神经干阻滞;而腔镜诊断性检查与治疗也可采用局部麻醉。就腔镜手术的麻醉选择而言,总体以全身麻醉为主。由于大部分腔镜手术对机体创伤性刺激较小,因此临床麻醉深度适中则可达到手术操作条件。

497. 关节镜手术如何实施麻醉?

【术语与解答】①关节镜手术包括肩关节、肘关节、腕关节和膝关节镜手术,关节镜手术主要适用于关节损伤、关节相关病变等;②关节镜手术被认为是对关节病变较好的治疗手段,与传统的关节手术比较,后者则创伤大、出血多,且术后恢复慢,以及关节处皮肤有较大手术瘢痕等;而前者则具有创伤小、出血少、疗效确切、恢复快、并发症少,以及手术瘢痕小等优点;③无论何处关节部位的手术,必须给予麻醉,但麻醉的选择则有基本原则。

【麻醉与实践】麻醉是保证手术顺利完成的重要环节,而麻醉选择基本遵循简便、安全、有效的原则:①根据关节镜不同的用途、手术时间长短以及患者的身体状况等综合性考虑,通常关节镜诊断性检查可以在局部麻醉、区域阻滞麻醉下进行,有时也需要全身麻醉。而进行治疗性操作时,则可采用全身麻醉、椎管内脊神经阻滞、神经丛阻滞。复杂且手术时间较长者则多采取全身麻醉;②一般肘关节或腕关节镜手术主要采用臂神经丛阻滞;膝关节镜手术大部分采用椎管内脊神经阻滞;肩关节镜手术、颞颌关节镜手术多采用全身麻醉;③小儿则多选择全麻。

【提示与注意】无论选择何种麻醉方法,均应实施生命体征监测,以保障麻醉术中患者安全。

498. 鼻腔内窥镜手术麻醉方法如何选择与管理要点是什么?

【术语与解答】①自可视性鼻腔内窥镜(简称鼻腔内窥镜)用于临床以来,其优越性日趋显现;②由于鼻腔、鼻窦解剖结构复杂,且腔隙狭窄、孔小"洞"(窦腔)深,从而致使肉眼观察病变难度颇高,以至手术中难以获得良好的视野和完成精细的操作。因此,现今鼻腔、鼻窦疾病、乃至颅底病变大都在鼻腔内窥镜下进行;③鼻腔内窥镜能使弯曲的视线变为直视,窦腔视野显著改善(经显示屏观察),既有利于手术操作与病灶切除彻底,又使患者创伤减少,术后痛苦小,还不影响容颜,故采用鼻腔内窥镜实施鼻腔、鼻窦,乃至颅底病变手术则是耳鼻咽喉学科一重大进步和贡献;④尽管鼻腔内窥镜手术其方式优越,但由于鼻腔组织血运丰富,黏膜组织脆弱,术中极易出血,且局部止血尤为困难,从而使手术创面不清,甚至导致鼻腔内窥镜探头模糊,直接妨碍了手术医师观察病灶、判断病变的切除范围,以及是否损伤正常组织等。加之出血可流至咽喉部,非气管插管全麻甚至可造成误吸。因此,该手术可在局麻下或气管插管全麻下进行,而后者(全麻)且联合控制性降压技术,则能创造满意的手术条件,致使手术进程更加顺利,且生命安全则有保障,这是鼻腔内窥镜手术成功的关键。

【麻醉与实践】临床上鼻腔内窥镜手术一般采取局部麻醉或气管插管全身麻醉两种方法。

1. 局部麻醉优、缺点 ①术前手术医师预先在鼻腔内窥镜下将浸泡于1%丁卡因与1‰肾上腺素混合液中的棉絮片填塞入患者的中鼻道和总鼻道中,置留5~10分钟,以达到鼻腔黏膜的收缩和麻醉作用,然后取出鼻腔中的棉絮片,再进行鼻腔内窥镜手术;②由于大多鼻腔手术疼痛刺激均较轻微,所以患者也大多能接受局部麻醉,加之该麻醉方法实施简便、费用低,且可避免全身麻醉潜在的并发症和风险,因此,该麻醉方法在鼻腔手术中占有一定比例。但从人体舒适度,以及一些相关细节问题上不如全身麻醉,如长时间的手术操作所致的不适感往往较难忍受,尤其耐受差、性情急,且存在紧张与恐惧心理的患者不宜采取该方法。此外,由于手术在鼻腔进行,术中渗出的血性分泌物可反复流至咽腔,导致患者咽入胃中或经口腔吐出口外;③局部麻醉患者术中往往因交感神经兴奋,而出现心率增快、血压上升、血糖增高,并引起术野渗血增多,故可影响手术进程,也对患者造成不同程度的心理影响;④尤其再次行鼻腔内窥镜手术的患者,除手术难度高、出血多外,再次局部麻醉可能使患者紧张、焦虑与恐惧感倍增,尤其伴有高血压、冠心病、糖尿病等基础性疾病患者不利影响更为严重;⑤待手术完毕,以膨胀止血海绵或凡士林油纱条填塞鼻腔,因患者手术全程神志清醒,故可直接护送回病房。

2. 全身麻醉优、缺点　现今临床上鼻腔内窥镜手术采取全身麻醉显著增多,是因为该麻醉方法优点明显多于局部麻醉。

(1)单纯全身麻醉:①全麻用药一般包括丙泊酚、咪达唑仑、七氟烷等;麻醉性镇痛药则以瑞芬太尼或舒芬太尼等为主;肌肉松弛剂主要为非去极化类。上述药物适量组合应用可使患者麻醉诱导与术中维持平稳,术中镇痛效果优良、血流动力学波动轻微,且术毕苏醒较快;②该麻醉方法可使患者安静不动,生命体征由麻醉医师监控,既创造了手术操作条件,提高了患者安全,又解除了手术医师的后顾之忧;③由于全身麻醉建立了人工呼吸道(气管插管),除保障了呼吸道的通畅,还避免了流至咽腔的血性分泌物或血凝块误吸入气管内;④全身麻醉可抑制创伤性心血管应激反应综合征,使血流动力学波动不明显,降低可能由心率增快、血压增高所致的心脑血管意外;⑤当然全身麻醉必定存在着相关风险(如潜在的麻醉并发症或意外),但只要按常规行事,术中全程实施生命体征监测,发现异常情况及时纠正处理,全身麻醉无疑是鼻腔内窥镜手术较为理想的麻醉方法。

(2)全身麻醉联合控制性降压技术:①由于鼻腔、鼻窦血液丰富,加之在狭窄腔隙中手术止血颇为困难,而持续性渗出血又直接影响手术操作与进程,故鼻腔内窥镜手术大都需实施控制性降压,即控制性降压是该手术麻醉管理内容中的关键部分,直接关系到手术成功与否;②临床常规的控制性降压依赖降压药物和降压技术,而前者(降压药物)则不适宜用于该手术,因降压药物虽可显著降低动脉血压,但外周血管阻力降低则使鼻腔细小血管弥漫性扩张,常造成渗出血更为显著,故依靠后者(降压技术)实施控制性降压较为理想;③笔者主要采取静-吸复合全麻技术进行控制性降压,尤其以吸入性麻醉剂七氟烷为主,其降压作用温和,且降压效果明显,并可控性强,复合全麻药丙泊酚、麻醉镇痛药(如舒芬太尼)以及肌松药(维库溴铵、顺苯阿曲库铵等)应用,能体现出明显的优势互补,有利于控制性降压平稳、安全且理想;④一般而言,健康成人控制性降压期间需要收缩压降至 100～80mmHg 为妥,而心率调控在 75～60 次/分之间为宜;⑤右旋美托咪啶为新型高选择性 α_2 肾上腺素能受体激动剂,主要通过中枢和外周的机制产生抗交感神经作用而抑副交感神经兴奋,从而对循环系统的作用是降低心率,减少外周血管阻力,故可增强静脉全麻药、阿片类药以及吸入性全麻药的效应,作为辅助用药既可减少其他麻醉药的用量,又能优化麻醉质量,复合用药后很易出现心动过缓与血压稍有下降,这对术前、术中血压有所增高、心率有所增快的患者十分有利。

【提示与注意】①该手术结束时大都将患者双侧鼻腔填塞膨胀止血海绵或凡士林油纱条,而鼻腔完全阻塞后容易引起全麻术毕拔管后少数患者出现躁动,主要因为不习惯依靠口腔呼吸,这种显著的不适感是引起全麻术后躁动的原因之一,尤其是男性患者;②较长手术需在全麻诱导后为患者置入导尿管,而术毕全麻苏醒期,男性患者往往不适应导尿管刺激(即膀胱刺激征),故可导致术后躁动,特别是鼻腔填塞与尿管刺激双层不适感可加重术后躁动;③麻醉前对急性性格的患者应采取心理疏导,并将术后鼻腔阻塞与安置导尿管相关问题同患者说明,以免术后躁动期间给予提示难以接受;④麻醉前使用右旋美托咪啶,则可使全麻术后恢复期患者较少出现躁动;⑤无基础性疾病患者在麻醉术中其发生脑卒中一般与术中短时间低血压无明显关系,因有颈内动脉与椎动脉两条供血通道,尤其围麻醉期患者均给予充分供氧,脑供氧十分充足。但伴有高血压、糖尿病的中老年患者,若合并颈内动脉粥样硬化狭窄、脑动脉瘤等疾病,围麻醉期则容易发生脑卒中,尤其较长时间处于低血压状态,故需予以注意。

需要提示的是,部分鼻窦炎或鼻息肉患者近期可合并支气管哮喘或有哮喘症病史,给该患者实施全身麻醉需密切关注急性支气管哮喘发作,尤其麻醉术毕患者神志清醒后经气管插管给予下呼吸道分泌物吸引或拔出气管内插管,很易引起支气管哮喘急性发作,其发生因果关系在于:①支气管哮喘患者其呼吸道呈高反应状态,尤其支气管与细小支气管更为敏感,如浅麻醉下或患者恢复期进行气管内吸引,极易反射性导致哮喘病发作;②鼻腔创面出血可经鼻后孔流至咽喉部,如未能及时吸引干净,拔管后有可能被误吸而促发支气管哮喘;③鼻腔外侧壁凸凹不平,术毕鼻腔填塞膨胀止血海绵止血不易完善,从而可不同程度的慢性渗血而抵达咽喉部蓄积,而每次给予咽喉部吸引刺激也很易引起细小支气管平滑肌痉挛性收缩。因此,患有支气管哮喘病史而行鼻腔内窥镜手术的患者务必防范其支气管哮喘急性发作。

499. 胸腔镜手术对生理功能有何影响? 麻醉要点有哪些?

【术语与解答】①与开胸手术比较,胸腔镜手术具有创伤小、术后疼痛轻、恢复快等特点,尤其适用于年高体弱、心肺功能欠佳而不能耐受开胸手术的某些肺部疾患患者;②普通开胸手术由于切开胸壁肌肉与肋骨的牵拉或肋骨切断,从而可导致患者术后严重的胸痛与咳嗽受限,可不同程度的影响或干扰患者的呼吸功能;而胸腔镜手术由于创伤很小,故显著降低了相关生理功能的干扰,明显减少了术后并发症;③早期胸腔镜手术是在局部麻醉下实施操作,由于光源不足,视野狭小(如肺脏不能萎陷)而操作受限,使其阻碍了胸部外科手术的发展。现今胸腔镜技术已趋于完善,且能实施较为复杂的胸腔手术,主要得益于麻醉医师掌握的双肺隔离技术与胸科手术方法的改进、以及操作技术提高的结果,因此,现今胸腔镜手术大都采用双腔支气管导管插管全身麻醉,术中实施单肺通气促使手术侧肺脏完全萎陷;④胸腔镜手术与腹腔镜手术的不同特点在于:不需要胸腔内充入二氧化碳气体则能达到清晰的视野和术野,这主要来自麻醉医师术中采取的双肺隔离技术,并实施健侧单肺通气,从而创造了患侧全肺完全萎陷,最终提供胸腔镜在胸腔内操作所需要的理想手术条件。但胸腔镜手术患者常见并发症为低氧血症、复张性肺水肿及心律紊乱等。

【麻醉与实践】因胸腔镜手术麻醉与开胸手术大致相同,故术前患者评估与麻醉准备基本同常规开胸手术,另外,也是通过全麻诱导后建立双腔支气管插管,只是务必将双腔支气管导管插入到位,方能使双肺隔离完善,并通过健侧单肺通气致使手术侧全肺完全萎陷,这是胸腔镜手术成功的关键。

1. 麻醉方法　①由于胸腔镜手术创伤与操作刺激远低于开胸,故全麻用药无特殊,其麻醉深度适中即可,不必过深;②至于选择全凭静脉全麻或静-吸复合全麻均可,一般无特殊要求,但相关监测必须具备(如 ECG、BP、HR、SpO_2、$P_{ET}CO_2$ 等)。

2. 保障手术侧肺脏充分萎陷　①必须将双腔支气管导管安置到位,实施单肺通气,以使手术侧全肺得到充分萎陷,方能达到胸腔镜手术要求;②由于肺脏完全萎陷需要时间较长,故全麻诱导建立双肺隔离技术后则应实施单肺通气。

3. **防止低氧血症**　缺氧或低氧血症是胸腔镜麻醉术中单肺通气期间最为常见的并发症,原因除分流因素外,气管插管安置位置不当也是常见原因之一。其次在长时间手术过程中,可进一步引起肺泡气体交换失衡,其预防措施有:①健侧肺脏保障纯氧通气,患侧肺脏经开放侧的双腔导管(即患侧支气管腔置入细软管吸氧)持续吹入纯氧 $2 \sim 3L/min$ 或患侧支气管腔给予高频喷射通气(英文缩写 HFJV);②适当增加呼吸频率,而潮气量不应小于 $10ml/kg$;③加强术中监测,如 $SpO_2 < 90\%$ 应改换双肺通气。

4. **防治复张性肺水肿**　复张性肺水肿是继发于各种原因所致的肺萎陷,当肺迅速复张后易发生肺水肿。引起复张性肺水肿的原因可能与胸腔镜手术中持续性胸腔内吸引,致使胸腔内负压与肺泡内负压增高有关。此外,患侧肺萎陷后,因缺氧而血管扩张、肺渗透性增加、肺表面活性物质减少、淋巴回流障碍,以及回心血量增加造成肺循环血量增多等因素有关。

(1)临床表现:下呼吸道分泌物增多,可出现典型的粉红色泡沫样痰,呼吸道内压显著增高,心率增快,SpO_2 下降,双肺听诊有明显的湿性啰音,X线胸片显示肺渗出性改变。

(2)预防措施:①对术前存在胸腔积液或气胸的患者,术前应分次少量的放液、排气,以使肺脏缓慢性复张;②术毕经双腔支气管插管吸净患侧肺内血性分泌物,然后给予患侧肺脏低潮气量缓慢通气,且在胸腔镜直视下缓慢膨胀萎陷肺,防止出现肺不张;③术中胸腔内吸引时应保持胸腔与大气相通,避免胸腔内负压增加;④严密观察生命体征变化,及时作出诊断与治疗,主要包括控制呼吸,行 PEEP 正压通气,保持呼吸道通畅,以及强心、利尿、激素应用等治疗处理。

【提示与注意】①需要提示的是,应在手术开始前即行单肺通气,提前使肺萎陷可防止胸腔镜蛮力进入胸腔时而损伤肺组织;②胸腔镜手术后一般不置入胸腔引流管,故应注意气胸的危险,一旦出现张力性气胸,应立即采取措施保障健侧肺有效通气,并迅速进行患侧胸腔排气,以尽快改善病情。

500. 腹腔镜手术对生理功能有何影响？ 麻醉要点有哪些？

【术语与解答】腹腔镜手术其突出特点是将二氧化碳气体注入腹腔(称为人工气腹),致使腹壁与腹腔内脏器分隔开,以达到腹壁与脏器空间显著扩大,创造满意、清晰的视野,从而有利于手术精细操作。此外,由于腹腔镜手术切口很小,故患者术后疼痛轻、恢复快、住院时间短、术后肠粘连与肠梗阻少。虽腹腔镜手术比开腹创伤小、应激反应轻,但人工气腹的速度、压力、二氧化碳气体的吸收,以及体位的改变等均可对机体生理功能产生负面影响,因此麻醉医师除做好麻醉管理外,还必须关注气腹与体位变化所引起的生理功能紊乱。

1. **气腹对生理功能的影响**　气腹可引起多个系统功能的改变。

(1)对心血管功能的影响:随着气腹压力的增高,首先出现心血管系统的改变。①气腹压力在 $8 \sim 12mmHg$ 时可压迫内脏小静脉,致使腹腔脏器(肝、肾、胃、脾等)贮血量减少,静脉血回流量增多,中心静脉压升高,表明下腔静脉与内脏血管受压。当气腹压力上升为 $12 \sim 15mmHg$ 时,回心血量减少,心排血量降低。若气腹压达到 $16 \sim 20mmHg$ 或以上,其回血量明显减少,心排血量则显著下降;②随气腹压力增高,一方面可促发交感神经反射导致心动过速,从而增加心肌氧耗,这对冠心病患者则不利,需采取干预措施;另一方面,还可诱发迷走神经反射引起心率减慢、心律失常,严重者可发生窦性停搏,甚至心搏骤停。

(2)对呼吸功能的影响:①随气腹压力增高,可压迫膈肌向胸腔移位,胸腔容量缩小而使双肺膨胀受限,故肺容量减少、功能残气量降低、胸-肺顺应性下降、呼吸道内压上升而阻力增高,以及通气/血流比值(V/Q)失衡,其结果容易导致机体低氧血症和高碳酸血症的发生。因此,腹腔镜手术患者选择气管插管全麻较椎管内脊神经阻滞安全,上述则是理论依据;②若全麻患者气管插管稍深(如气管导管尖端接近隆突处),气腹后膈肌则向胸腔移位,可引起气管长度相对"缩短",则容易造成气管导管尖端触及隆突或进入一侧支气管,从而容易引起意外性单肺通气,致使呼吸道内压倍增。

(3)对颅内压和神经系统的影响:由于CO_2气腹期间极少监测颅内压,故高碳酸血症对颅内压的影响很容易被忽视,尤其存在脑血管疾病或颅内占位性病变,可因高碳酸血症而致颅内压在原基础上进一步增高。另有研究表明,CO_2气腹压力在10mmHg且2小时范围内,正常大鼠中枢神经系统无损害。因此,CO_2气腹在这一范围内应用对中枢神经系统是安全的。

(4)对肾功能的影响:当气腹压力达到20mmHg时,肾血管阻力增高,肾血流量减少,肾小球滤过率下降,肾功能开始受到影响(如尿量可能减少)。此外,肾血流及肾功能下降的程度与患者术前肾功能状态、CO_2气腹时间及压力有关。

(5)对肝功能的影响:CO_2气腹压力高于门静脉系统7~10mmHg时,易导致术后谷丙转氨酶、谷草转氨酶以及胆红素增高,但上述指标在72小时后可降至术前水平。

(6)高碳酸血症:CO_2吸收后对机体其他影响,由于气腹后腹腔压力增高,随手术时间可促进CO_2向腹膜内毛细血管渗透并吸收,腹腔压力越大,手术时间越长,CO_2吸收入血则越多,机体CO_2蓄积越多则易引起高碳酸血症,严重高碳酸血症可导致心律失常。此外,对于老年、肥胖和伴有阻塞性呼吸功能障碍患者影响更为显著。

2. 体位对生理功能的影响　在腹腔镜手术期间需改变患者体位,以满足手术操作需要,但也同时增加了对机体的不利影响:①上腹部腹腔镜手术常使头胸部处于高位,若体质较差且血容量不足患者该体位可减少回心血量,从而容易出现低血压,而低血压易使脑灌注受限或不足,尤其颈内动脉硬化狭窄患者,头胸处于高位同时伴低血压易促发脑卒中;②下腹部腹腔镜手术(如妇科腹腔镜手术)则使头低足高体位,尤其在二氧化碳气腹下则导致膈肌上移较明显,加之腹腔内压需达20~40mmHg,除胸腔压力增高致使肺容量减少外,还容易引起上腔静脉回流受阻,脑静脉淤血,从而易引起颅内压和眼内压增高。

3. 对软组织的影响　二氧化碳气腹可发生皮下软组织气肿,如头颈部、胸部突发性软组织肿胀,触诊可发出"捻发音",尤其颈部皮下气肿严重者可压迫气管,术毕拔管后易导致呼吸困难。

【麻醉与实践】腹腔镜手术患者的麻醉与管理。

1. 术前准备　①麻醉前评估:术前访视应了解病情,评估不同手术、不同体位对患者生理功能的影响。对于高龄、肥胖、高血压、冠心病等患者,术前应充分予以检查,并对合并症进行治疗,以调整至理想状态。若患者伴有较严重高血压、心功能不全、阻塞性肺部疾病障碍者,经术前治疗调整后再次行心电图与肺功能检查,以评估能否耐受二氧化碳气腹对心、肺功能的影响。肥胖患者及孕妇患者通常腹腔内压较高,当二氧化碳气腹后很容易引起恶心、呕吐与误吸,术前或术中可预防性应用止吐药或抗酸药以及其他防范措施;②麻醉前准备:一般情况下,腹腔镜手术大多需在全麻下实施,其准备及术前用药与开腹手术大致相同,但必须严格禁饮、禁食,以免腹腔内压增高致使胃内容物反流至咽腔,甚至误吸;③静脉通道建立:麻醉前建立静脉通路时应选择上肢静脉,因术中腹腔压力增高可影响下腔静脉回流。

2. 麻醉选择　腹腔镜手术的麻醉选择气管插管全身麻醉或采取硬脊膜外隙脊神经干阻滞均可,但以前者更为理想、可靠,一般不提倡后者,尤其年老体弱、肥胖患者与手术时间较长的复杂手术,以及患有心、肺疾病者选择气管插管全麻控制呼吸更为安全。

(1)气管插管全身麻醉:①气管插管可防止腹腔压力增高引起的胃内容物反流与误吸;②气管插管可保障呼吸道通畅,维持有效气体交换量,并可对抗膈肌向胸腔移位所致的肺容量减少,还可借助呼气末二氧化碳监测($P_{ET}CO_2$)调节呼吸参数,给予适宜的过度通气,以抵消体内过多的 CO_2,尽可能维持 $P_{ET}CO_2$ 或 $PaCO_2$ 在正常范围内或正常值上限;③至于全麻药物与辅助药物的选用,则根据患者全身状况和对药物的反应而定,通常以选用速效、短效静脉全麻药(如丙泊酚、咪达唑仑等)与麻醉性镇痛药(瑞芬太尼或芬太尼),以及肌肉松弛药(罗库溴铵、维库溴铵等)复合麻醉(即全凭静脉全麻)为佳,因术毕患者苏醒迅速。由于瑞芬太尼停药后可引起术毕疼痛快速恢复,可与手术医师协商,在手术切口处注射少量局麻药即可,或术毕给予 PCA 镇痛;④若采用喉罩建立人工呼吸道实施控制通气,可显著减少或避免由气管插管所致的心血管应激反应,其麻醉更加平稳,患者术毕清醒后舒适度明显提高,但术中有可能引起喉罩周边少量漏气(气腹所致呼吸道内压增高),常无大碍。

(2)硬脊膜外隙脊神经干阻滞:全身状况良好患者,且手术时间较短者,也可选择硬脊膜外隙脊神经干阻滞,但术前务必详细了解患者心、肺功能状况,心、肺功能代偿不良者不宜选用该方法,因二氧化碳气腹后可出现机体缺氧与高碳酸血症以及心排血量降低等一系列呼吸、循环功能的改变。此外,硬脊膜外隙脊神经干阻滞平面过高可抑制呼吸功能,并干扰循环的稳定,一般将平面控制在 $T_4 \sim T_{12}$ 之间为宜。

3. 术中监测 通常除循环功能(心率、血压、心电图)监测外,对二氧化碳气腹患者监测 SpO_2 与 $P_{ET}CO_2$ 至关重要,可随时了解机体是否缺氧与二氧化碳蓄积。通常术中一般采用适宜的过度通气,以排除体内过高的 CO_2,手术结束后应使腹腔内气体充分排除,待患者意识完全恢复,呼吸、循环功能稳定方可拔除气管插管,拔管后观察 20 分钟无异常情况后再护送病房。若术后患者出现呼吸异常,应行电解质与血气分析,根据情况给予针对性治疗与处理。

4. 悬吊式腹腔镜手术特点与麻醉选择 腹腔镜手术气腹并非必须,悬吊式腹腔镜手术则适合于不宜或不适合于二氧化碳气腹而又希望接受腹腔镜手术的患者。①优点:由于悬吊式腹腔镜手术无需二氧化碳气腹,故消除了持续性注入腹腔 CO_2 气体对机体呼吸、循环功能的影响,避免了由气腹而产生的皮下气肿与气栓等并发症,从而扩展了手术治疗的适应证;②缺点:术野显露较差且不均衡,故可增加手术操作的难度;③麻醉选择:由于悬吊式腹腔镜手术对呼吸、循环功能的影响轻微,因此选择全身麻醉或行硬脊膜外隙脊神经干阻滞均可,而麻醉管理相对也无特殊。

【提示与注意】①腹腔镜手术患者全麻诱导面罩加压通气期间,应让助手将手掌按压剑突下部,以便防止面罩过度通气而使氧气从上呼吸道进入胃内,致使胃体膨胀而阻碍肝胆手术操作视野。此外,面罩通气期间也可采取小潮气量与提高呼吸频率来解决过多的气体进入胃内;②全麻患者应根据呼吸道压力与呼气末二氧化碳分压变化,应随时调节机械通气的呼吸频率、潮气量及吸呼比等;③二氧化碳气腹可产生皮下气肿,出现颈胸部皮下气肿明显者,可限制胸廓的运动,加之过高的腹腔内压,可致使横膈上移,两者除导致肺容量减少与潮气量降低外,过多的二氧化碳吸收后易造成二氧化碳潴留,此种高碳酸血症可抑制大脑皮层,致使皮层兴奋性降低,从而影响全麻术后患者苏醒时间明显延长。故术毕如皮下气肿仍未消退,不宜提前拔出气管插管;④腹腔镜手术有可能引起不易提前发现的内脏损伤,如气胸、纵隔气肿等,须予以注意;⑤采用硬脊膜外隙脊神经干阻滞患者,人工气腹所致的腹内压上升、横膈上移,可导致术中长时间不适感,乃至对呼吸的抑制,故需予以注意。需要提示的是,二氧化碳气腹与硬脊膜外隙脊神经干阻滞平面过高,两者叠加可加重干扰呼吸、循环功能,故一般不主张采用硬脊膜外隙脊神经干阻滞,若选择此法,务必严密观察患者,并备好相关针对性预防措施,尤其肥胖患者。

501. 小儿腹腔镜手术对生理功能有何影响? 麻醉要点有哪些?

【术语与解答】 由于腹腔镜手术创伤小、术毕恢复快,且术后疤疤不明显,目前在小儿腹部外科迅速开展,临床应用日趋增多。但小儿各系统发育尚不完善,术中实施人工二氧化碳(CO_2)气腹对呼吸、循环功能的干扰远大于成人,因此,小儿腹腔镜手术的麻醉实施与麻醉管理至关重要。

【麻醉与实践】 小儿腹腔镜手术对生理功能的影响与麻醉管理要点阐述如下:

1. 麻醉方法选择　小儿腹腔镜手术以建立人工呼吸道(气管插管或安置喉罩)实施全身麻醉为适宜,如长时间腹腔镜手术应采取气管插管,短时间可置入喉罩。

2. 临床麻醉用药　①全身麻醉主要采用丙泊酚、咪达唑仑、芬太尼类、肌肉松弛剂或复合吸入全麻药(七氟烷等)为主;②麻醉术中使用肌松药其优点是便于控制呼吸,增加肺容量、保证足够的通气量,并使腹腔内压相应下降,创造更有利于术野暴露条件,以及减少气腹的不良反应。

3. 呼吸功能管理　①与成人比较,小儿腹腔内面积及容量明显为少,加之腹壁薄弱,故气腹压力在低龄小儿以不超过 6mmHg 为宜,而在幼儿以上年龄段患儿则不超过 12mmHg 为妥;②小儿腹腔镜手术所采取的头低足高体位则可影响或干扰患儿的呼吸功能,其原因是腹腔内压更易压向横膈,致使膈肌上抬,从而胸腔容量减少而压迫肺脏,以至造成肺顺应性降低、潮气量下降、功能残气量与肺容量减少,其结果不利于机体气体交换和氧合;③由于小儿吸收 CO_2 比成人明显,CO_2 弥散入血可使总外周阻力增加,通气/血流(V/Q)比值失调,心肺负荷增加,并导致高碳酸血症显著,当体内 $PaCO_2$ 急剧升高则可抑制呼吸功能,易出现呼吸中枢抑制而产生二氧化碳麻醉状态,故气腹期间应适当加深麻醉与适宜过度通气,以抵消体内过多的 CO_2,必要时可暂停 CO_2 气腹,待 $PaCO_2$ 或呼气末二氧化碳($P_{ET}CO_2$)恢复适宜程度,再开始手术;④小儿气管较成人明显为短,气管插管后将其套囊末端刚好处在声门下即可,以使导管尖端离气管隆突远一点,可防止气腹后横膈上抬和头低足高位肺脏压缩而导致气管相对缩短,从而导管尖端接触隆突,甚至进入一侧支气管。

4. 心血管功能管理　①由于气腹后腹腔内压可骤然上升,促使胸膜腔内压间接变为正压,故可引起回心血量减少,而心血管自身代偿反应可促使中心静脉压、肺动脉压及肺毛细血管楔压显著升高,同时血浆中儿茶酚胺含量上升,因此引起交感神经兴奋,外周血管阻力增加,其结果则导致血压上升、心率加快;②有文献报道,小儿气腹后如腹内压达 15mmHg 或更高时,存在心输出量明显减少的潜在危险。

5. 加强呼吸循环功能监测　①麻醉前备好心电仪、SpO_2、$P_{ET}CO_2$,必要时还需行血气分析;②全麻诱导建立人工呼吸道后(如完成气管插管或安置喉罩后),应记录呼吸道内压和 $P_{ET}CO_2$ 数值,以便与二氧化碳气腹后的呼吸道内压及 $P_{ET}CO_2$ 对照,有利于了解腹腔内压升高程度是否在允许范围内;③通常呼气末二氧化碳监测能够早期发现 $P_{ET}CO_2$ 上升程度,是监测呼吸功能有效手段之一;④血压、心率监测则有利于保障循环功能的稳定。

总之,虽然小儿腹腔镜手术增加麻醉管理难度和增加相关并发症的发生,但只要做好必要的麻醉前准备,围麻醉期做到合理用药,麻醉术中加强循环、呼吸功能监测,同时尽可能地减轻

或抵消 CO_2 气腹对患儿造成的不利影响,小儿腹腔镜手术的麻醉则可顺利完成。

【提示与注意】①小儿绝对禁忌证包括先天性心脏病,尤其患有肺动脉高压及发绀患儿,以及血凝异常、肠梗阻、明显腹水、小儿过度肥胖等;②同成人腹腔镜手术一样,全麻诱导面罩通气应适度,同时应让麻醉助手按压剑突下胃部,其目的防止面罩通气期间气体进入胃内,因胃扩张可占腹腔内容积,除术野缩小外,还可影响手术操作;③小儿选择喉罩正压通气期间,当气腹后,随腹腔内压增高有可能产生喉罩漏气,应尽量安置到位。

502. 宫腔镜手术对机体生理功能有何影响? 麻醉管理要点是什么?

【术语与解答】①宫腔镜手术是一种新型微创妇科诊疗技术,其实质上是一种纤维光源内窥镜诊疗手术,临床上通过该内窥镜将电刀或切割器经阴道置入子宫腔内进行操作的一种医疗技术;②宫腔镜可分为诊断型与手术型两种,而后者(宫腔镜手术)则以创伤小,不需要开腹手术,操作方法简便、安全、经济,以及效果满意,术后恢复快为优势,是目前治疗子宫内病变的一种方法,它替代了开腹实施部分子宫切除术,故临床应用越来越广泛。

【麻醉与实践】①宫腔镜手术的麻醉方案一般根据手术时间长短和操作难度,以及患者的健康状况来选择麻醉方法、麻醉用药与监测手段;②临床行宫腔镜检查因疼痛轻微可无需麻醉或给予宫颈处局部麻醉即可;若实施手术,而手术范围较小、时间较短,且疼痛程度可耐受,但患者害怕疼痛,则可选择局部麻醉复合静脉应用适量丙泊酚镇静即能完成手术;当手术时间较长,手术范围较广泛时,可根据全身状况而决定麻醉方法,如硬脊膜外隙脊神经干阻滞或蛛网膜下腔脊神经根阻滞,乃至全身麻醉;③由于宫腔镜手术创伤疼痛刺激较开腹显著降低,因此,选择静脉全麻保留自主呼吸面罩供氧或安置喉罩通气者较多,而全麻深度稍适中即可;④凡未建立人工呼吸道(气管插管或喉罩通气)实施静脉全麻者,必须保证呼吸道通畅,且避免呼吸抑制或通气不足;⑤该手术的麻醉监测至少应具备心电监测和 SpO_2 监测。

【提示与注意】宫腔镜手术严重并发症主要为空气栓塞和稀释性低钠血症,两者均可威胁患者生命,故麻醉术中务必予以警惕。

1. 空气栓塞　是宫腔镜手术中严重、罕见且致命性并发症,国内已有多例报道。

(1)发生原因可能有以下两方面:①空气栓塞的气体多来源于灌注膨宫液中的气体,或自动膨宫泵压力过高而将气体快速注入宫腔,加之子宫血运丰富,术中血窦开放,气体随外力进入静脉血管内,由此而产生;②患者术中采取头低臀高位,心脏低于子宫水平,子宫静脉压降低,加之术中子宫壁深层各静脉窦开放,手术创面破损静脉可与外界相通,子宫腔内的空气可被吸入静脉循环。

(2)空气栓塞临床表现:其临床症状与空气进入血液的容量有关。①非全麻患者:严重者表现为憋气、呛咳、呼吸困难、面色发绀,脉搏徐缓、血压下降,进而心肺功能衰竭,继之迅速发展为循环休克和突然死亡;②全麻患者:下呼吸道内压骤然增高、呼气末二氧化碳($P_{ET}CO_2$)压力突然降低或波形消失,SpO_2 与血压骤降,心率先出现代偿性增快,紧接出现心率迅速下降,继之心搏停止。该空气栓塞可突然发生,发展迅速,且难以治疗,常导患者猝死。

(3)紧急处理:①如空气栓塞一旦发生,应立即停止手术操作,快速使头低臀高位改成头高臀低位,且再安置左侧倾斜位,除呼吸道正压给氧通气外,中心静脉穿刺置管,使置管前端尽量抵达右心房处,其目的抽出混入血液中的空气;②静脉注射甲强龙 40~80mg 或地塞米松 10~20mg;③进行呼吸循环支持;④针对心肺功能衰竭进行复苏抢救;⑤病情缓解者可实施高压氧治疗,以降低病死率。

2. 稀释性严重低钠血症　是宫腔镜手术特有的并发症,其发生率约为 0.2% ~0.5% ,严重者可引起红细胞在非等渗液中溶解,以及中枢神经系统紊乱为主要特征,临床表现为精神意识改变(兴奋或抑制)、抽搐、脑水肿、昏迷、永久性脑损害,乃至死亡。

(1)发生原因:由于手术时间较长,可使灌注膨宫液经手术创面的毛细血管吸收逐渐增多,从而导致机体出现稀释性低钠血症和低渗透压,其结果可引发一系列生命体征危象。

(2)紧急处理:①利尿:应用利尿剂将体内过多的水分排出体外,以减轻心脏负荷。但大量利尿时可使钾离子从尿液中排出较多,易造成低血钾而促发心律失常,故需同时纠正电解质紊乱和酸碱失衡;②处理急性左心衰竭:临床通常应用洋地黄制剂治疗;③脑水肿处理:甘露醇是一种渗透性利尿剂,注射后可使血管内液的渗透压高于组织液的渗透压,水分可从水肿的脑组织中进入血管内,脑水肿可减轻。且应同时使用激素以稳定细胞膜,减少毛细血管通透性,从而减轻脑水肿;④治疗低钠血症:快速静脉滴注生理盐水或 3% ~10% 氯化钠液,并随时检测电解质。

503. 腔镜经尿道行前列腺电切术对生理功能有何影响? 麻醉要点是什么?

【术语与解答】近些年来腔镜手术在泌尿外科发展较为迅速,故该专业一部分手术可在腔镜下完成(如前列腺增生、膀胱肿瘤、输尿管结石等),尤其前列腺增生是老年男性常见病,但该类手术患者大多年高体弱,且多伴有心血管疾病、糖尿病或肺部疾病,其肾功能也可存在不同程度的损害,尽管经尿道腔镜行前列腺电切术安全性高、损伤较小、出血不多,且术后恢复快等优点,但术中相关并发症及意外仍可发生,尤其容易发生的前列腺电切综合征,其危害颇大。由于手术医师注意力主要集中于手术操作,很难关注患者的病情变化,这就要求麻醉医师务必清楚前列腺电切综合征的发生原因、临床症状、临床诊断及治疗处理措施。

1. 前列腺电切综合征　也称低钠综合征,主要表现为急性水中毒症状。

(1)发生原因:①主要是大剂量灌注液经尿道手术创面及切断的小静脉或静脉窦不断进入血液循环,加之手术时间长、灌洗压力高等,从而导致血容量稀释性急剧增加,继之逐渐造成血清钠浓度迅速降低、循环超负荷、急性肺水肿,并出现中枢神经系统症状;②前列腺电切综合征的发生及严重程度是与手术时间、灌洗液压力、术中前列腺静脉窦开放的数量以及血液吸收灌注液的容量呈正比。

(2)临床症状:①神经系统:主要表现为烦躁、恶心、呕吐、谵妄、昏睡、抽搐、脑水肿,甚至昏迷以及低体温;②循环系统:脉率增快、血压增高、心律失常等;③呼吸系统:呼吸急促或费力,以及发绀、肺水肿等症状及体征;④严重患者可导致大量红细胞溶血。

(3)临床诊断:①睑结膜苍白、水肿;②心率增快、血压升高、颈静脉怒张等;③检测血清钠 $<135mmol/L$ 、血浆渗透压 $<275mmol/L$ 、红细胞比积降低;④中心静脉压升高。

(4)防范措施:①经尿道腔镜行前列腺电切术应采用近似等渗的溶液,如甘露醇、甘氨酸、山梨醇与葡糖糖液等;②采用低压灌洗,如灌洗压力不应超过 $70cmH_2O$;③可行耻骨上膀胱造瘘术,安置引流管以减少灌洗液的吸收;④尽量缩短手术操作时间;⑤术中尽量避免损伤前列腺静脉窦,以降低灌洗液的吸收;⑥麻醉术中输液以胶体为主。

(5)治疗处理:①快速滴注 3% ~5% 高渗生理盐水;②静脉注射呋塞米(速尿)40 ~80mg;③应用强心药维持心功能;④应用激素;⑤应用 20% 甘露醇脱水、降低颅内压和脑水肿;⑥查血气分析与中心静脉监测,以指导纠正电解质紊乱、酸碱失衡,以及输液。

2. 组织穿孔　①经尿道腔镜手术存在膀胱或前列腺包膜穿孔可能,膀胱穿孔主要见于膀胱肿瘤电切术,而前列腺包膜穿孔多发生在前列腺电切过程中切除过深;②临床症状有,清醒患者主诉脐周、腹股沟、耻骨上区疼痛,可伴有面色苍白、大汗、腹壁强直、恶心呕吐、低血压等,故硬脊膜外隙脊神经干阻滞患者因神志清醒,有利于膀胱穿孔的早期发现。此外,术中可发现灌洗液回流减少。

3. 体温低与寒战 ①发生因素:体温降低主要与大量温度低的灌注液有关,尤其手术时间长、体表裸露多、环境温度低等因素易引起;②提前预防:术中注意保温,可预热灌注液至37℃;③临床处理:发生寒战时可静脉注射曲马多或适量哌替啶。

【麻醉与实践】随着人口老龄化,其前列腺增生发病率与手术治疗也同步增长,而经尿道腔镜行前列腺电切术以高龄者为多,且多伴有心血管疾病等,该手术的麻醉方法选择范围大,采用硬脊膜外隙脊神经干阻滞或蛛网膜下腔脊神经根阻滞,以及全麻均可,但各有优缺点,可根据患者全身状况、病情特点及麻醉医师自身操作熟练程度予以选择。但术中麻醉管理务必关注以下几方面:

1. 硬脊膜外隙脊神经干阻滞 ①临床一般选择 $L_{2\sim3}$ 椎间隙为穿刺点,头端置管或尾端置管均可。通常采用 1.6% ~ 1.8% 利多卡因,其试验量加诱导量为 10 ~ 16ml 则可达到该手术要求,并将麻醉平面控制在 T_{10} 以下;②由于该麻醉方法患者神志清醒,故术中如出现意识清醒转变为神志模糊或烦躁不安,以及视物不清,且伴有心率明显增快、血压先高后低、脉搏细弱等,可能患者已发生前列腺电切综合征,必须密切注意,并给予相关处理与治疗,避免其进一步发展而造成严重性并发症;③紧急处理措施:如患者出现谵妄、昏睡、抽搐、呼吸费力或急促等,应立即面罩给氧辅助呼吸或实施气管内插管控制通气,并给予针对性处理。

2. 全身麻醉 ①如患者存在椎管内脊神经阻滞禁忌或椎间隙穿刺颇为困难,或麻醉医师掌握全麻技术较椎管内脊神经阻滞更为成熟和更有经验,则应选择全麻;②选择全凭静脉全麻或静吸复合全麻均可,但其麻醉深度应较浅为宜,以安置喉罩控制呼吸为妥,特殊患者则可实施气管插管通气;③全麻术中出现前列腺电切综合征相关临床症状易被掩盖,需密切观察,尤其早期症状其血压有所增高,心率有所增快,常误认为麻醉减浅,故需给予鉴别诊断,必要时检测血清钠、血浆渗透压、红细胞比积、血红蛋白等。

【提示与注意】经尿道腔镜电切手术主要应警惕经低钠综合征的发生。

(王世泉 李 娜 付 涛 臧传善)

第二节 腔镜手术并发症易产生的因素

随着腔镜手术技术的改进、发展,以及麻醉监测与机体平衡调控水平的提高,腔镜手术并发症一般呈下降趋势,但临床腔镜手术范围的扩展或手术适应证不断拓宽以及手术难度的增加,致使相关并发症总是有所发生,尤其严重并发症应时刻警惕,以下主要阐述由腔镜手术所引发的气栓和气肿两种并发症。

504. 腔镜手术如何能产生气栓以及对机体有何危害?

【术语与解答】目前腹腔镜气腹的常规方法是向腹腔内充入二氧化碳气体,所谓气栓是指气体进入血管内的血液中,尽管临床上气栓发生率很少,而一旦发生致死性气栓,则是令手术医师最为紧张、害怕和最危险的腹腔镜手术并发症。

1. 气栓产生的途径与因素 气栓主要来自腹腔镜手术和宫腔镜手术。

（1）腹腔镜手术：如早期发生的气栓，多由腹壁静脉血管损伤后随腹腔充气过度，气体由穿刺针穿破腹壁的破损血管处进入静脉；而中晚期出现的气栓，主要是手术操作所致腹腔脏器创面的静脉小血管损伤后，被腹腔内压力增高的气体经脏器创面破损小血管处逐步渗透或直接进入血液中，从而产生气栓。

（2）宫腔镜手术：该手术气栓多来源于灌注膨宫液中的气体或自动膨宫泵压力过高，从而将宫腔内存留的气体经子宫内壁创面破损的小血管处进入或压入静脉内。

2. 气栓的性质　腹腔镜手术气栓主要来自二氧化碳气体；而宫腔镜手术气栓则是空气造成。

3. 气栓进入血液中的危害　①不论腹腔镜手术所致的气栓，还是宫腔镜手术产生的气栓，一旦过量均可造成生命危象，甚至发展为心肺衰竭、心搏停止而死亡；②气栓对机体的危害与气体进入静脉内的多少呈正比关系，即进入静脉内气体越多且进入速率越快，其死亡率也越高，反之越低；③由于气栓性质的不同，故所造成的危害也存在明显差异，如进入体内的气体是二氧化碳，该气体在血液中呈高溶解性，则可被血液较迅速的吸收，气栓的危害有所降低。而空气所致气栓，则因难以被血液吸收而危害颇大，死亡率显著高于二氧化碳气栓。有文献报道，致死量的二氧化碳气栓要比空气气栓显著增高，约高于空气的5倍，故应用二氧化碳气腹较空气明显安全。

4. 临床表现症状　①循环系统：心率先代偿性过速，继之心率徐缓，血压下降，从而心输出量急速减少；②呼吸系统：清醒患者可出现呛咳、呼吸急促或呼吸困难，以及口唇发绀、SpO_2迅速下降，而呼气末二氧化碳（$P_{ET}CO_2$）先迅速降低，随后由于CO_2吸收入血可出现$P_{ET}CO_2$增高；③如果气栓所导致的生命危象未能在短时间内缓解，则可迅速发展为心肺衰竭而心搏停止；④中枢系统：非全麻患者可有惊恐、濒死感，甚至意识消失；⑤如自中心静脉、右心腔或肺动脉内抽出气体样及泡沫样血液，则可确定为气栓。

5. 临床预防　①腹腔镜手术气腹压力尽量控制在15mmHg以内，且该手术患者选择全身麻醉为宜，因人工呼吸道的建立与机械控制性通气除可缓解气栓外，还可通过$P_{ET}CO_2$监测的波形和下降速度得知气栓严重程度；②腹腔镜手术也可采取无气腹方式操作，即腹壁提拉或支撑方式，该方法则可避免气栓发生；③术前、术中适量输液，以提高中心静脉压，降低气栓发生率和严重程度；④术中除心率、血压、SpO_2监测外，还应常规监测$P_{ET}CO_2$，有利于及早发现气栓形成。

【麻醉与实践】气栓早期突发性症状均由麻醉医师所发现，其处理与抢救也主要由麻醉医师实施：①麻醉医师应通知手术医师暂停手术，立即停止充气，并尽快放出腹腔内气体；②先使手术患者头胸部处于较低位，而且呈左侧倾斜位，有利于使气体悬浮在右心腔处，以防止阻塞肺动脉和减少气体进入肺循环；③减浅麻醉迅速实施抢救治疗；④非全麻患者如情况严重首先迅速建立人工呼吸道（气管插管），立即给予纯氧通气呼吸支持，并给予对症治疗处理。而全麻患者若已经建立了气管插管，当气栓发生后，则有利于提早抢救；⑤尽快实施右侧颈内静脉穿刺置管，将置管前端抵达右心腔，甚至还可置入肺动脉导管，以利于从右心腔或肺动脉中抽出气体，但真正从右心腔抽出气体者较少；⑥除循环、呼吸支持治疗外，如患者心搏骤停，应立即实施心肺复苏，胸外心脏按压可能将CO_2气栓"粉碎"成小气泡，加之CO_2在血液中的高溶解性，有利于被迅速吸收，有可能缓解气栓症状；⑦如患者气栓症状缓解后怀疑颅内存在气栓，可行影像学（CT）诊断，必要时可给予高压氧治疗。

【提示与注意】总之，腔镜手术所致严重气栓可直接威胁生命，且现今临床上尚未有确切有效的治疗措施,故预防是关键。

505. 腹腔镜手术如何能产生气肿以及对机体的危害有哪些?

【术语与解答】①腹腔镜手术所致气肿是指腹腔镜气腹期间,部分二氧化碳气体通过组织间隙或组织缺陷处进入其他部位,从而导致颈部、胸部、眼面部、纵隔、心包、阴囊等积气或气肿;②腹腔镜所致组织或器官气肿是一种意外性操作并发症,有时甚至无法避免。

1. 皮下气肿　二氧化碳气腹所致皮下气肿原因、临床症状、防范措施如下:

(1)发生原因:①肥胖患者:由于患者皮下脂肪较多,其皮下组织疏松,腹腔内高压力二氧化碳气体容易通过穿刺针周边进入组织间隙。此外,肥胖患者皮下组织较厚,套管穿刺针多次进出腹腔,其穿刺入口未能快速闭合,致使腹腔内气体逐渐进入皮下;②皮下组织疏松患者:如老年女性腹壁肌肉组织少,且腹膜弹性差,过高的腹腔内压易使二氧化碳气体通过穿刺创口进入皮下而蓄积;③套管穿刺器较粗且尖端锐利:容易使腹膜周边撕裂,过高的腹腔内压透过破损处进入组织间隙形成皮下气肿。

(2)临床症状:①患者一般情况下无自觉症状,颈部或胸部皮下气肿可表现为局部组织不同程度的隆起或肿胀,触之有海绵样感觉和捻发音,以及踏雪感声音,若气肿抵达颜面部,则可引起眼睑肿胀,直接影响患者睁眼;②可引起血压升高、心率增快,SpO_2逐渐下降,$P_{ET}CO_2$持续升高等;③导致皮下气肿有颈部皮下气肿、胸部皮下气肿、腹股沟处皮下气肿等。

(3)防范与处理:①穿刺针进入腹腔后充气不宜过快,充气期间穿刺针应固定,不宜上下活动,首次充气不可过高;②术中密切观察患者,若发现皮下气肿应立即停止充气,尽快先将腹腔内气体放尽,并采取双手从远端将皮下气体向穿刺口方向挤压排气,并实施过度通气,以降低血液吸收的CO_2浓度,并密切观察呼吸、循环功能变化;③采用12号针头消毒后刺入皮下排气。

2. 纵隔气肿或气胸及心包气肿　①发生原因:少数人体其腹腔、胸腔或心包腔之间存在潜在的腔隙,当腹腔镜手术气腹后,由于过高的腹腔内压可使气体通过潜在的腔隙或薄弱组织缺损处而进入胸腔或在纵隔内蓄积,乃至进入心包,从而引起气胸或纵隔气肿以及心包积气;②临床症状:如硬脊膜外隙脊神经干阻滞清醒患者,发生纵隔气肿或气胸,患者常诉胸闷或胸骨后疼痛,且有呼吸费力,也可出现声音嘶哑,严重纵隔气肿可影响静脉血液回流,并存在颈静脉扩张、心动过速及呼吸困难等表现。而心包气肿则表现为心率增快、血压下降、呼吸困难,甚至心力衰竭;③临床体征:气管插管全身麻醉患者其呼吸道内压、动脉$PaCO_2$及$P_{ET}CO_2$均突发性增高。而张力性气胸则出现心、肺功能明显障碍或异常。

3. 治疗与处理　①通常情况下对于轻度皮下气肿无需特殊治疗,一般短时间或几天内自行吸收而消失,如皮下气肿严重,甚至影响呼吸(如颈、胸部严重皮下气肿),则可给予粗穿刺针穿刺"引流"或挤压气肿周边皮肤将气体驱赶出;②若引起气胸而影响呼吸者,则实施胸腔小切口行闭式引流;③一旦纵隔气肿,且内在压力明显增高时,可出现呼吸困难症状,以及颈部静脉淤血表现,则应及时行纵隔切开术,紧急排出气体;④心包气肿需行心包穿刺置管抽出气体并引流。

【麻醉与实践】①腹腔镜手术无论选择何种麻醉方法,均有可能发生皮下气肿或气胸以及纵隔气肿,甚至心包气肿,其临床表现症状也不一致,轻者通常无症状,也无需治疗,重者需立即处理,尤其麻醉术中发生;②患者出现明显皮下气肿后可限制胸廓运动,加之过高的腹腔内压,可致使膈肌上移,从而肺容量减少,潮气量降低。此外,二氧化碳吸收后物理溶解则可造

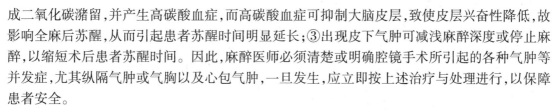

成二氧化碳潴留,并产生高碳酸血症,而高碳酸血症可抑制大脑皮层,致使皮层兴奋性降低,故影响全麻后苏醒,从而引起患者苏醒时间明显延长;③出现皮下气肿可减浅麻醉深度或停止麻醉,以缩短术后患者苏醒时间。因此,麻醉医师必须清楚或明确腔镜手术所引起的各种气肿等并发症,尤其纵隔气肿或气胸以及心包气肿,一旦发生,应立即按上述治疗与处理进行,以保障患者安全。

【提示与注意】临床上皮下气肿容易诊断,而纵隔气肿或心包气肿诊断较为困难,且后者(纵隔气肿或心包气肿)对生理功能影响或干扰显著,尤其未能提早发现的气胸或/与纵隔、心包积气,甚至可能危及生命,因此应学会快速诊断方法和应激状态下患者的治疗和处理,当出现呼吸道内压显著增高,血流动力学不稳定,以及脉搏血氧饱和度(SpO_2)明显下降,乃至不能解释的低氧血症和高碳酸血症,麻醉医师应考虑上述并发症的可能性。

506. 腹腔镜手术患者反流与误吸及恶心与呕吐是怎样产生的? 如何防范?

【术语与解答】①腹腔镜手术患者麻醉术中随着二氧化碳气腹后所致的腹内压增高,其胃体受压后则存在着胃内容物反流与误吸的风险,尤其禁饮食时间较短而部分未消化残留物仍存在胃内患者;②腹腔镜手术患者麻醉术后很容易出现恶心与呕吐,其呕吐物以胃液为多。

【麻醉与实践】围麻醉期上述并发症均可发生,故麻醉医师务必予以防范:①为防止反流与误吸,一方面需保障禁饮食时间,另一方面可安置胃管,前者禁饮食时间越长,胃排空越完全,其发生反流与误吸的可能性也越小。后者由于胃管的存在,可减轻胃内压力,故可减少或避免反流与误吸;②腹腔镜手术患者被二氧化碳气腹和阿片类镇痛药的使用,均可引起患者术后恶心与呕吐,为避免恶心与呕吐并发症,可静脉给予适量氟哌利多或昂丹司琼。

【提示与注意】围麻醉期,麻醉医师既要防止腹腔镜手术患者反流与误吸,又要预防及避免恶心与呕吐,因上述并发症均可引起患者不良影响,甚至造成不良后果。

507. 全身麻醉腹腔镜手术中引起气胸是怎样因果关系?

【案例与回顾】①患者女,58 岁,63kg,因诊断胆囊结石拟在全身麻醉腹腔镜下实施胆囊切除术;②查体患者全身情况一般,无其他基础性疾病,心电图检查大致正常。患者入手术室后采取全麻快速诱导(即咪达唑仑 3mg、丙泊酚 80mg、芬太尼 0.25mg、维库溴铵 8mg)气管内插管,术中以全凭静脉复合全麻维持。手术开始前测血压 116/68mmHg、心率 59 次/分、SpO_2为 100%、$P_{ET}CO_2$为 40mmHg、呼吸道内压 20cmH_2O,手术开始后约 20 分钟,患者出现非麻醉因素所致的血压升高(165/89mmHg)、心率增快(105 次/分),SpO_2逐渐下降至 86%,$P_{ET}CO_2$持续升高至 53mmHg、呼吸道内压 45cmH_2O;③患者胸部、颈部存在轻度皮下气肿,触诊有较明显捻发感,但听诊右肺呼吸音消失,初步诊断横膈损伤,二氧化碳气体经破损处进入右侧胸腔,从而造成患者张力性气胸;④停止手术、排除腹腔气体,立即行右侧胸腔穿刺且行闭式引流术,之后患者上述异常症状逐渐改善,血流动力学以及呼吸指标也处于正常及稳定;⑤事后该患者改为开腹手术切除胆囊并给予膈肌损伤修补术,术后患者无并发症发生。

【讨论与分析】①腹腔充入过多二氧化碳气体可造成腹腔内压显著增高,腹腔容积增大,横膈面积跟随增大,其膈肌张力也增高、肌纤维层变薄,加之胆囊临近横膈,腹腔镜手术稍不慎则可损伤膈肌(如电刀稍不留意触及膈肌),致使腹腔内的高压气体迅速经膈肌破损处进入右侧胸腔,从而右侧胸腔内压迅速增高而压缩右肺,同时部分二氧化碳气体沿破损膈肌组织间隙导致胸部、颈部皮下气肿;②由于并发症发现及时、诊断明确、治疗处理效果确切,故患者很快恢复正常。

　　【防范与处理】　①腹腔镜手术实施气腹期间,穿刺针应透过全层腹壁后再予以充气,充气期间穿刺针应固定,不可上下活动,充气时速度不必过快,首次充气使气腹压力也不必过高,以不影响手术操作为宜,上述情况麻醉医师应给于提示;②术中密切观察患者,若发现皮下气肿应立即停止充气,尽快将已注入腹腔内的气体放尽,并及时予以处理。此外,对于皮下气肿可采用双手从切口远端向穿刺口处挤压排气,同时更换钠石灰罐进行过度呼吸,促使吸收进入血液中的 CO_2 尽快降低,直至相关呼吸参数指标正常,并密切观察呼吸、循环功能的变化,避免发生严重并发症;③采取 12 号粗针头消毒后刺入皮下排气;④由于传统的腹腔镜手术存在着 CO_2 气腹所致的腹腔内高压与二氧化碳吸收入血所致的高碳酸血症,以及手术结束时腹腔内压突发性降低引发类似缺血再灌注损伤等缺陷,近年来临床兴起无充气腹腔镜手术,即采用腹壁牵引器牵拉腹壁悬吊式腹腔镜手术,该手术无需向腹腔内灌注 CO_2 气体,从而减少 CO_2 气体对机体的不良影响,增加了手术中的安全,值得提倡,但需要腹部肌肉充分松弛。

(王世泉　李　娜　付　涛　臧传善)

主要参考文献与推荐读物

1. 王世泉主编. 临床麻醉学精要. 北京:人民卫生出版社,2007,169-171.

2. 邓小明,曾因明主编. 2011 麻醉学新进展. 北京:人民卫生出版社,2011,416-424.

3. 邓小明,曾因明主编. 2009 麻醉学新进展. 北京:人民卫生出版社,2009,607-616.

4. 王世泉,王明山主编. 麻醉意外. 第 2 版. 北京:人民卫生出版社,2010,368-383.

第四十五章　内分泌系统疾病与麻醉

508. 何谓脑垂体瘤？临床麻醉要点是什么？

509. 甲状腺功能减退症手术的麻醉要点有哪些？

510. 甲状旁腺功能减退症手术的麻醉如何管理？

511. 何谓胰岛素瘤？围麻醉期应关注哪些问题？

512. 何谓原发性醛固酮增多症？如何麻醉及管理？

513. 甲状腺机能亢进手术的麻醉与管理要点有哪些？

514. 肢端肥大症或巨人症手术的麻醉应关注哪些问题？

515. 甲状腺占位性病变手术的麻醉如何选择及怎样管理？

516. 何谓肾上腺皮质醇增多症？麻醉如何选择与管理？

517. 肾上腺皮质功能减退症手术的麻醉应做好哪些管理？

518. 甲状旁腺功能亢进手术的麻醉如何选择？围麻醉期怎样管理？

519. 嗜铬细胞瘤病理生理变化有何特点？麻醉术中如何关注血流动力学改变？

520. 嗜铬细胞瘤患者手术其麻醉如何选择以及术中管理要点是什么？

由于内分泌疾病多表现为慢性过程,且逐渐导致全身性生理功能失常,从而致使机体对麻醉与手术的应激反应代偿能力降低或亢进。因此,麻醉医师应熟悉内分泌系统的主要生理功能特点与病理生理变化,了解麻醉与内分泌系统的相互影响,制定较为理想的麻醉方案,正确处理好围麻醉期各种内分泌功能紊乱,以便保障围手术期患者生命安全。

508. 何谓脑垂体瘤？临床麻醉要点是什么？

【术语与解答】①脑垂体瘤是一种起源于腺垂体或神经垂体的肿瘤,脑垂体瘤大多为良性颅内肿瘤,而腺垂体肿瘤又占大多数;②脑垂体腺瘤可分为功能性与非功能性腺瘤,主要治疗措施是手术切除腺瘤,以制止有功能的腺瘤分泌过多的激素所产生的症状或解除无功能的腺瘤压迫垂体所造成的垂体促激素不足;③临床上根据瘤体的部位及性质有两种手术入路方法,即开颅手术与经鼻腔蝶窦开放入路,因前者创伤大、出血多、操作复杂,现今多采取后者。

【麻醉与实践】脑垂体腺瘤切除术麻醉要点如下:

1. 麻醉前准备　①麻醉医师应对病情作全面地了解,注意患者基础代谢情况,了解术前电解质等生化指标,以及有无其他合并症,以便对患者作出准确评价;②如患者系肢端肥大症,常伴有下颌显著突出、舌体明显肥厚,需备好特大号喉镜片,并预防可能出现的气管插管困难。

2. 麻醉前用药　一般无相关禁忌,可常规应用巴比妥类药物与抗胆碱药物。

3. 麻醉方法　该手术无论采取何种入路方式,均需实施气管插管全身麻醉,至于选择静脉复合全身麻醉,还是采用静-吸复合全麻均可,由于吸入性全麻药对颅内压有一定影响,故应用静脉复合全身麻醉为多。麻醉维持用药通常静脉持续泵入丙泊酚或咪达唑仑,间断静脉注射麻醉性镇痛药(一般以阿片类为主)和肌松药(如罗库溴铵、维库溴铵或哌库溴铵,肝肾功能不良者可应用顺式阿曲库铵等)。

4. 麻醉管理　①经鼻腔蝶窦开放入路,其术野小、部位深、止血难,为防止出血而影响手术,可采取加深麻醉与适当的控制性降低血压相结合;②经鼻腔蝶窦开放入路手术,患者术毕恢复较快,若神志清醒,呼吸恢复满意,无其他异常症状,多主张术后早期拔除气管插管;③生长激素分泌型垂体瘤所致的肢端肥大症患者,其术毕拔出气管插管后易出现舌后坠而导致上呼吸道梗阻和通气不畅,必要时安放口咽通气道予以解决。

【提示与注意】①对鼻腔蝶窦开放入路手术患者,术中血液可流至咽喉部,术毕拔管之前应充分吸引,将下咽腔血性分泌物清除干净,再拔除气管插管,以防止拔管后可能出现的误吸;②脑垂体瘤手术可出现尿崩症,对存在多尿倾向的患者要注意纠正水、电解质紊乱。尿崩症者还可应用去氨加压素,一方面可止血,另一方面可降低血压,并有抗利尿的作用。

509. 甲状腺功能减退症手术的麻醉要点有哪些?

【术语与解答】①甲状腺功能减退症(简称甲减或甲低)是由各种原因引起的甲状腺激素合成与分泌减少或其生物效应不足,导致以全身新陈代谢降低为特征的内分泌疾病;②该病女性多于男性;③不同原因引起的甲减其症状基本相似。

1. 病因　①原发性:包括自身免疫、既往行碘治疗、颈部放射治疗、手术切除、桥本甲状腺炎、严重碘缺乏、相关药物所致(服用甲亢药物过量)、先天性腺体发育异常等;②继发性:垂体或下丘脑疾病。临床以原发性患者多见。

2. 临床主要症状　①代谢功能降低:患者表现为记忆力减退、各种反射迟钝、精神抑郁、疲倦、四肢无力、行为迟缓、体型异常、嗜睡、怕冷、低体温、心动过缓及咽喉可出现黏液性水肿等;②外周血管收缩:皮肤干燥、血压增高;③其他症状:如多项凝血功能异常、血小板黏附性下降、胃肠道出血,且多伴有贫血,严重者可出现通气不足、低血压、低钠血症,甚至昏迷(黏液性水肿昏迷);④成人发病多进展缓慢且隐匿,从而使明确诊断增加困难。

【麻醉与实践】①严重甲减患者必须延迟手术,直至甲状腺素替代治疗使患者基本恢复正常,否则麻醉术中易发生严重性心血管功能衰竭,以及引发黏液性水肿昏迷;②甲减患者对麻醉与手术的耐受力明显下降,尤其术前未经治疗的患者或无症状的患者其麻醉手术风险颇大,因对麻醉类药物较敏感,容易产生对心血管功能的抑制,故应根据全身状况减少术前药和全麻药用量,以策安全;③氯胺酮也可作为甲减患者的诱导药物;④麻醉术中监测项目应直接围绕低血压、充血性心力衰竭以及低体温的早期发现来进行;⑤麻醉术中除应用葡萄糖溶液外,静脉液体中还应含有钠离子,以防止低钠血症的发生;⑥通过提高手术室环境温度或应用加温装置为输入液体升温有助于维持体温;⑦术毕应用抗胆碱酯酶药(如新斯的明)联合抗胆碱药物(阿托品)拮抗神经肌肉阻滞剂不会对该患者形成危害。

【提示与注意】①黏液性水肿明显者可致上呼吸道梗阻,类似阻塞性睡眠呼吸暂停综合征特征,麻醉期间应确保上呼吸道通畅;②术中应给予保暖;③对发生昏迷者,可给予三碘甲状腺原氨酸和肾上腺皮质激素治疗;④术毕患者意识常恢复延迟,故术后需要长时间的观察,必要时延期拔出气管插管。若因其他疾病而麻醉术后出现长时间苏醒延迟和长时间机械通气不能脱离麻醉机支持者,有可能原先患有甲减而未被发现,需鉴别诊断,及时处理;⑤围麻醉期如出现顽固性低血压时,可考虑是否出现急性肾上腺功能不足;⑥甲状腺功能减退症患者有可能

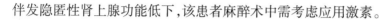

伴发隐匿性肾上腺功能低下,该患者麻醉术中需考虑应用激素。

510. 甲状旁腺功能减退症手术的麻醉如何管理?

【术语与解答】①甲状旁腺功能减退症是指由于甲状旁腺素(PTH)分泌过少或甲状旁腺功能障碍所致,从而引起机体一组临床症候群的一种疾病;②临床将该病分为特发性甲状旁腺功能减退症和继发性甲状旁腺功能减退症两种,前者可为遗传性或散发性,临床较罕见;后者多为甲状腺手术误将甲状旁腺切除或甲状腺周围手术损伤,以及颈部放射性治疗所致,临床较多见。此外,也可由机体靶细胞对 PTH 反应缺陷而引起,临床称之为假性甲状旁腺功能减退症;③甲状旁腺功能减退患者临床主要表现为低钙血症及高磷血症,其机体钙离子浓度降低可使神经细胞膜电位的稳定性发生变化,从而导致神经肌肉兴奋性增高,临床典型特点为手足搐搦、惊厥、癫痫样发作等;④PTH 释放需要镁离子的参与,低镁血症可引起 PTH 分泌降低,而补充镁离子后 PTH 分泌则增加;⑤甲状旁腺功能减退症的临床症状取决于低钙血症的程度与持续时间,但血清钙下降的速度也具有重要作用;⑥PTH 主要通过直接作用于骨骼吸收和远端肾小管钙离子的重吸收,以及间接通过对维生素 D 的合成来影响细胞外钙离子的浓度,而钙离子浓度在调节骨骼肌收缩、神经递质释放、激素分泌、凝血以及其他多种细胞功能中起着重要作用。此外,PTH 还受钙离子浓度的负反馈机制的调节,以及镁、磷酸盐和儿茶酚胺的影响。

【麻醉与实践】甲状旁腺功能减退症手术患者的麻醉管理:①由于甲状旁腺功能减退特发者较为罕见,且大多继发于颈部手术后,当甲状旁腺切除术或甲状腺手术失误损伤甲状旁腺的患者其麻醉管理取决于术中血钙的浓度,因严重低血钙,患者麻醉术毕其肢体肌肉可出现抽搐性痉挛或癫痫样发作,甚至拔出气管插管后发生喉痉挛。因此,遇此现象可静脉缓慢注射 10% 葡萄糖酸钙 10～20ml 予以纠正,必要时给予咪达唑仑或超短效肌肉松弛剂制止喉痉挛;②该患者如同时合并低镁,应给予补充镁剂(硫酸镁),低镁血症纠正后,低钙血症也随之好转;③必要时扩容并应用钠离子利尿剂(生理盐水、呋塞米)以纠正高磷血症。

【提示与注意】①血清钙离子浓度受温度和 pH 的影响,代谢性酸中毒时可降低蛋白结合(离子钙增加),而碱中毒则增加蛋白结合(离子钙减少);②由于高钙患者对肌松药的反应无法预期,故应谨慎使用肌松药;③麻醉术后出现喘鸣且逐渐发展为喉痉挛者,有可能是低钙血症的早期症状;④合并骨质疏松患者麻醉术中在摆放体位时须十分小心。

511. 何谓胰岛素瘤? 围麻醉期应关注哪些问题?

【术语与解答】①胰岛素瘤是临床较为常见的功能性胰岛细胞占位性病变,多为胰腺良性肿瘤,癌与胰岛母细胞瘤则少见;②胰岛素瘤患者其临床主要特点为反复发作性空腹低血糖与阵发性精神异常现象,而且临床症状复杂多变,故易于误诊;③该患者长期的低血糖可引起不可逆性脑功能损害,如智力减退、行为迟缓,严重者乃至生活不能自理等,因此常给患者带来很大的危害。

1. 病理生理特点　①胰岛素瘤是因胰腺 β 细胞瘤所致胰岛素分泌过多,以致引起机体以低血糖综合征为主要特征的一种疾病;②机体正常生理条件下,血糖浓度是由胰岛素和胰高血糖素相互调节而维持平衡,即血糖浓度降低时,胰高血糖素分泌则增加,而胰岛素分泌则受到抑制,当机体血糖降至 1.95mmol/L 时,胰岛素几乎完全停止分泌。但机体发生胰岛素瘤时,此种正常的生理反馈机制全部丧失,在瘤细胞刺激下胰岛素仍持续性分泌,故导致低血糖发生;③人体脑细胞代谢功能几乎只能依赖葡萄糖,而不能利用糖原供给能量,一旦机体血糖下降至异常范围,将首先影响脑细胞代谢,从而引起高级中枢神经系统异常症状,临床表现为情绪变化、意识障碍、嗜睡、神志恍惚,乃至昏迷等。

2. 临床主要特征　反复发作性空腹低血糖综合征(如头晕眼花、心悸、出汗、面色苍白、软弱无力、饥饿感等)与阵发性精神异常症状(如情绪变化、意识障碍等)。通常该患者禁食、运动、劳累、精神刺激可诱发其发作,严重者可引起低血糖休克、意识障碍及癫痫发作样症状,临床上多有 Whipple 三联症,即:①空腹时低血糖发作;②空腹或发病时血糖常低于 2.2 ~ 2.8mmol/L(40 ~50mg/dl);③采用升高血糖措施或静脉注射葡萄糖后,其症状可迅速缓解或立即见效。

3. 临床治疗　①临床一旦确诊胰岛素瘤,原则上应及早手术治疗,因手术切除是该病根治的唯一方法;②胰岛素瘤患病年龄大多在 20 ~50 岁,男性居多,可有家族史,病程呈进行性加重,但恶性胰岛素瘤其预后极差。

【麻醉与实践】胰岛素瘤手术的麻醉主要应关注麻醉术中患者血糖的剧烈波动,即肿瘤切除前易发生低血糖,而肿瘤切除后则可出现高血糖,故必要时应予以及时调控,即肿瘤切除前、后尽量使血糖浓度保持较为恒定的正常范围或接近正常范围。因此,术中除要求麻醉平稳外,还务必密切观察、监测血糖的变化,以便于及时纠正与处理,以保障患者围术期安全。

1. 麻醉前准备　已明确诊断的患者,术前主要针对预防低血糖的发生,通常采取以下措施:①内科饮食治疗,包括少量多餐与夜间加餐。也可选择药物治疗,如适量糖皮质激素,如手术日晨肌注醋酸可的松 100mg,以防止术中出现低血糖;②采用胰岛 B 细胞抑制剂,如氯苯甲噻二嗪 100 ~200mg 一日三次口服(该药可抑制胰岛素释放,刺激儿茶酚胺分泌,使胰岛素瘤患者血糖恢复正常),但应于术前 36 小时停药,以利于术中观察肿瘤切除术前、术后血糖的变化;③术前禁食期间可根据患者平时低血糖发作情况,决定是否静脉滴注 10% 葡萄糖溶液,但用量不宜过多,以免影响术中血糖监测;④麻醉前选用适量镇静药,且使患者意识保持完全清醒,以便主动告知低血糖发作前的自觉症状,有利于临床医师及时予以防范。

2. 麻醉方法　胰腺位于上腹部深处,加之胰岛素瘤均较小,手术期间不易寻找,故要求麻醉方式务必满足手术操作条件。

(1)硬脊膜外隙脊神经干阻滞:该麻醉方法优点在于,既能镇痛满意,又可达到较好的肌肉松弛,还可满足暴露术野,而且对血糖变化影响较小,尤其患者术中意识清醒有利于识别低血糖症状的反应,但目前临床多主张全身麻醉,以解决患者术中探查与操作的不适感。

(2)全身麻醉:①胰岛素瘤切除术无论选择全凭静脉全麻,还是采取静-吸复合全麻,均能创造良好的手术条件,尤其适用于胰岛素瘤定位困难需剖腹探查或精神过度紧张的患者;②全麻建立人工呼吸道(气管插管或安置喉罩)能使术中通气得到保障,但务必维持正常的 PaO_2 和 $P_{ET}CO_2$,以避免过度通气所致低碳酸血症而引起脑血管收缩,间接造成继发性脑血流下降,因低血糖合并脑血流量灌注不足可更加易引起脑功能缺氧性损害。

3. 手术期间血糖监测与调控　①无论采用何种麻醉方法,术中均应加强血糖监测和调控,目的是及时发现与处理肿瘤切除前的低血糖和肿瘤切除后的高血糖,以及判断肿瘤是否切除完全;②通常麻醉术中维持血糖不应低于 3.3mmoL/L(60mg/dl),既可防止严重低血糖对高级中枢神经系统的影响和损害,又便于观察肿瘤切除后高血糖反应,一般在麻醉诱导后和肿瘤切除前每 15 分钟、肿瘤切除后每 5 ~15 分钟测量一次血糖,直至血糖反应稳定且在正常范围后停止;③胰岛素瘤患者开腹探查或分离、挤压肿瘤,则可引起胰岛素显著释放而导致严重低血糖,若血糖低于 2.8mmol/L,应及时输注适宜剂量的 10% 葡萄糖;④如术中血糖不低于

3.3mmoL/L(60mg/dL),尽量避免输注外源性葡萄糖,以免引起血糖波动或干扰判断肿瘤切除干净与否。但对于手术时间过长或有低血糖休克反应患者,可根据术中血糖监测输注葡萄糖,并加以调控。若肿瘤切除后出现高血糖,可使用小剂量胰岛素控制。

【提示与注意】①若选择硬脊膜外隙脊神经干阻滞,应避免术中阻滞不全所引起的恶心、呕吐与肌肉松弛不佳,以及阻滞平面过高所致的呼吸抑制和血压下降;②如采取全身麻醉,由于患者意识暂时性丧失,对于术中低血糖综合征与精神症状不易早期发现,因此,应判断与识别低血糖昏迷;③术中输液以乳酸林格氏液为主,即使肿瘤切除后出现暂时性血糖增高,仍须在血糖监测下指导是否输注适宜剂量葡萄糖液,以避免血糖不稳定性过低或过高;④全麻机械控制呼吸应避免过度通气,以预防 $PaCO_2$ 过低导致脑血流下降而减少脑血糖的供给,因脑组织几乎无葡萄糖储备,完全依赖正常的脑血流以维持所需要的葡萄糖,若因 $PaCO_2$ 过低所致脑血管收缩而血流减少,脑组织往往因血糖来源不足而易引起损害;⑤术后患者可因创口疼痛应激所致血糖升高,必要时应给予术后镇痛;⑥少部分患者术后仍出现胰岛素瘤症状,可能为多发性肿瘤术中残留或术后肿瘤再生。

512. 何谓原发性醛固酮增多症? 如何麻醉及管理?

【术语与解答】原发性醛固酮增多症(简称原醛症)是由于肾上腺皮质球状带的增生或肿瘤致使醛固酮分泌增多,从而引起机体一系列病理生理变化和临床症状,属于不依赖肾素-血管紧张素的盐皮质激素分泌过多症。

1. 主要病理生理 分泌过量的醛固酮可导致体内 K^+ 过多排出,而 Na^+ 则潴留。过多的醛固酮作用于肾脏的远曲小管,增加钠及水的重吸收,同时由于存在 Na^+—K^+ 交换及 Na^+—H^+ 交换而使肾小管排 K^+、排 H^+ 增多,故容易出现以高血压、低血钾及酸碱平衡紊乱为主要特征的一系列临床症状。

2. 临床表现 原醛症其主要临床症状与体征表现为:

(1)高血压:原醛症是一种继发性高血压症,引起原因在于:①钠、水潴留使细胞外液及容量增加,外周阻力增高而致心脏负荷增大,从而导致高血压;②血管平滑肌细胞内钠离子含量增多与钾离子含量减少,促使其对血管活性物质的敏感性增强和反应性增加,加之交感活性增强,致使血压增高。通常血压一般为 150～230/90～130mmHg,舒张压上升相对较高,且为持续性渐进性升高;③过多的醛固酮和钠潴留还可影响去甲肾上腺素的代谢,促使交感神经兴奋而升高血压;④晚期高血压可引起心肌肥厚,甚至心力衰竭。若晚期患者继发肾小动脉硬化和慢性肾盂肾炎,即便原发性醛固酮增多症已治疗,高血压仍不易完全解除。

(2)低血钾:①肾上腺皮质分泌过多的醛固酮促使肾小管排钾增高而产生低血钾,血钾大量流失,不仅细胞内低钾,细胞外也缺钾。由于大量失钾,肾小管可产生退形性改变,引起肾小管上皮细胞的功能紊乱,造成低钾性肾病;②患者平时出现多饮,多尿,口渴,每日尿量可达3000ml 以上,当血钾低于 3mmol/L,临床上可出现心律失常,心肌缺血,神经肌肉功能障碍,典型患者则出现周期性肌肉软弱麻痹,甚至可发生呼吸、吞咽困难;③由于细胞内低钾,胰岛 B 细胞释放胰岛素受抑制,可出现糖耐量异常及糖尿病。

(3)酸碱平衡紊乱:①除醛固酮过多造成的潴钠排钾作用外,同时尿氨排出也增多,CL^- 和 HCO_3^- 吸收增加,机体为维持膜电位的平衡,H^+ 则向细胞内转移,形成细胞外 H^+ 浓度降低,pH值升高,从而导致细胞外低钾性碱中毒和细胞内高氯性酸中毒;②在过量醛固酮的作用下,细胞内 Na^+ 升高,CL^- 进入细胞内,使细胞内渗透压上升,造成细胞内水肿,发生细胞功能障碍;

③体内过量的醛固酮也促进尿镁的排出,可使血镁降低,因此易出现肢端麻木及手足抽搐。

(4)心电图变化:该患者可有 Q-T 间期延长、ST-T 改变及明显的 U 波。

(5)实验室检查:血浆醛固酮水平增高、肾素活性降低、血清钠增高、血清钾降低与碱血症。

3. 临床治疗　手术切除病变或相关药物治疗。

【麻醉与实践】原醛症手术患者的麻醉方法选择全麻或硬脊膜外隙脊神经干阻滞均可,但首先关注以下几方面问题:①体内分泌过高的醛固酮而导致的高血压、低血钾与酸碱平衡失常很易给麻醉实施带来难度与风险(即麻醉术中易出现心律失常、阵发性肌肉软弱、吞咽困难,甚至心搏停止),故原醛症患者务必做好充分的术前准备,尤其需纠正电解质紊乱,以使血钾尽可能恢复至正常或接近正常;②为有利于控制血压与呼吸管理,以及便于手术深部操作,应选择气管插管全身麻醉为妥,且多主张静吸复合全麻,而吸入麻醉剂恩氟烷可使醛固酮分泌增加,理论上不宜用于该类患者;③麻醉诱导与麻醉维持应平稳,术中加强相关监测,密切关注心电图的变化;④适当补充血容量以及合理使用血管活性药物,以防止血流动力学剧烈波动;⑤病灶切除后还应警惕肾上腺皮质功能危象;⑥麻醉术毕如患者出现肌无力、呼吸及吞咽困难者,应检测血钾是否过低。

【提示与注意】①伴有低血钾的高血压患者其病因应首先考虑原醛症,但需与皮质醇增多症相鉴别,因低血钾、高血压是两者的共同特点;②必须重视麻醉术前电解质紊乱的纠正,尤其是钾离子的补充,若此类患者低血钾状况在术前得以缓解,在麻醉与手术期间则会减少许多困难。值得强调的是:术中低血钾很容易引起心律失常,甚至导致突发性心跳停止,务必予以注意,这就要求麻醉医师围术期随时对血钾浓度实施监测,调控血钾在正常或接近正常范围;③麻醉期间,应严密监测患者的血流动力学及心脏电生理变化,若出现心电图异常时,应首先考虑电解质的紊乱,尤其是低钾性心电图异常变化,以及其他易产生的问题;④若肾上腺切除后,出现与低血容量、麻醉较深等常见原因无关的严重低血压时,应考虑肾上腺皮质功能危象的可能,应及时给予足量的皮质激素进行治疗;⑤如患者已存在低血钾及碱中毒,全身麻醉机械控制呼吸期间应防止过度通气;⑥低血钾和碱中毒容易使神经-肌肉接头处去极化受到抑制,从而致使肌肉松弛药物作用明显增强,故全麻术中使用肌肉松弛药应予以注意;⑦术前大剂量口服补钾,需注意监测血钾变化,以预防出现高血钾;⑧静脉麻醉药 r-羟丁酸钠可使血浆钾离子转入细胞内,此类患者不宜选用;⑨无论患者有无高血压、低血钾的临床表现,但诊断原醛症的依据是血浆醛固酮水平增高、肾素活性降低,而皮质醇水平正常。

513. 甲状腺机能亢进手术的麻醉与管理要点有哪些?

【术语与解答】①甲状腺功能亢进(简称甲亢)是指多种原因所致的甲状腺腺体自身产生或分泌甲状腺素过多,从而呈高功能状态或引起甲状腺"毒症"的一种常见内分泌疾病;②甲亢主要多见于女性,男女之比约为 1:4,各年龄均可发病,尤以中青年为多;③根据病因,甲状腺功能亢进分三类:原发性(多见于青年)、继发性(多见于中年以上人群)及高功能腺瘤。

1. 主要病理生理　①甲状腺分泌的甲状腺素主要用于促进蛋白质合成和机体产热等,但甲状腺素分泌过多则对机体代谢及生长发育带来负面影响;②甲亢的主要病情特点是以三碘甲状腺氨酸(T_3)或甲状腺素(T_4)增高,或两者兼而有之,而弥漫性甲状腺肿大、基础代谢增高与自主神经失调是甲亢颇为常见的表现形式。

2. 临床主要表现　甲状腺肿大、高代谢症状与交感神经兴奋性显著增高在 20～40 岁女

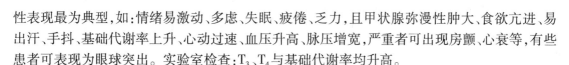

性表现最为典型,如:情绪易激动、多虑、失眠、疲倦、乏力,且甲状腺弥漫性肿大、食欲亢进、易出汗、手抖、基础代谢率上升、心动过速、血压升高、脉压增宽,严重者可出现房颤、心衰等,有些患者可表现为眼球突出。实验室检查:T_3、T_4 与基础代谢率均升高。

3. 临床治疗　目前甲亢治疗常用方法有药物控制与手术疗法,以及放射性碘治疗等。

【麻醉与实践】甲亢患者的麻醉关键之一是术前对甲亢病情的了解和认识,完善术前相关治疗与处理,为择期手术做好准备,以防止麻醉术中相关并发症的发生。

1. 病情评估　①通过影像学检查,可了解气管有无移位或是否受压或两者兼有,以便选择粗细适宜的气管导管和确定气管插管方法。通常无呼吸道结构异常者,可选择快速诱导气管插管全麻。若气管受压移位、变窄,应首先选择呼吸道充分表面麻醉下清醒气管插管,可适当的静脉注射小剂量镇静、镇痛药;②麻醉前还应考虑以下几方面问题:a. 甲状腺疾病的性质与手术范围;b. 近期甲状腺功能状态;c. 有无声音嘶哑、声带麻痹,气管、喉部受压对通气功能是否影响;d. 患者心血管功能状况,以及有无其他并发症;e. 精神状况与合作程度;f. 有无合并呼吸道感染。

2. 术前准备　择期手术患者术前应选择有针对性的药物以降低机体高基础代谢率,即使急症术前也需用药,以降低麻醉术中相关并发症的发生。通常药物控制方法为:①应用硫脲类药物降低甲状腺素的合成(如应用甲基硫氧嘧啶与丙基硫氧嘧啶);②服用碘剂治疗,甲亢患者术前基本常规口服碘剂,经持续应用后,甲亢症状可初步得到控制,且使甲状腺肿缩小、变硬,有利于手术操作,可减少手术并发症的发生;③服用 β-受体阻滞剂能控制甲状腺素分泌过多引起的亢进症状,还能抑制外周的 T_4 转化为颇为活跃的外周 T_3,如对于心率、心血管功能亢进者可服用普奈洛尔等;④一般使基础代谢率稳定在 ±20% 以内,以便于麻醉术中管理。然而,若术前准备不足,麻醉与手术的刺激则会增加甲亢危象的发生,甚至诱发心房纤颤及心力衰竭等严重并发症。

3. 麻醉前用药　麻醉前镇静药用量一般应加大,以消除基础代谢旺盛患者的紧张情绪,术前晚间服用安眠药,以保障患者良好的睡眠。麻醉前抗胆碱能药可采用东莨菪碱,而不用阿托品,以避免心率显著加快。患者入手术室后先静脉注射适量咪达唑仑或氟哌利多与芬太尼合剂等,以增强镇静、镇痛、催眠与抗呕吐作用,有利于全麻诱导平稳。对于存在呼吸道狭窄或梗阻患者,麻醉前镇静、镇痛药乃至全麻药应慎用或酌减。

4. 麻醉方法选择　①区域神经阻滞:对于轻度甲亢患者、轻度甲状腺腺肿患者或肿瘤不大且无呼吸道压迫症状,通常睡眠状态其上呼吸道可维持正常,并能主动配合手术的患者,可考虑采用局部浸润麻醉或实施颈神经丛阻滞,该麻醉方法配以适宜的镇静、镇痛药,则能取得良好的麻醉效果,但术中必须加强呼吸管理;②全身麻醉:目前甲亢手术多主张在气管内插管全麻下进行,尤其病情复杂、病变范围较大、手术时间长,且存在呼吸道压迫或伴有其他全身器质性病变者。

5. 气管内插管全麻优点在于　①适用于各种甲状腺手术患者,包括胸骨后甲状腺肿、伴有气管压迫症状的甲状腺肿瘤,以及精神极度紧张的甲状腺手术患者或甲状腺功能亢进其病情尚未完全控制而须紧急手术的患者;②全麻可完全消除手术、环境因素所致患者情绪的变化,以及区域神经阻滞不全所引起的镇痛不足或手术牵拉不适而导致的其他负面影响;③气管受压、移位者,全麻插管则能保障呼吸道通畅,增加患者术中安全,但估计或预测气管插管困难患者,应备好纤维支气管镜,必要时可借助来完成气管插管;④全身麻醉可提供足够的麻醉深度,能降低或避免手术刺激造成的交感神经过度兴奋。总之,甲亢手术的麻醉既可选择全凭静脉全麻,也可采用静-吸复合全麻,至于全麻药物的选择,应根据患者全身状况、病情特点、麻醉医师自身的经验及操作熟练程度决定。

6. 麻醉术中管理 ①由于甲亢手术邻近上呼吸道,故无论选择何种麻醉方法必须保障呼吸道通畅;②麻醉与手术期间维持血流动力学平稳,防止缺氧与二氧化碳蓄积,且术中应监测体温与电解质,以避免相关并发症及意外发生;③如采用全身麻醉,必须达到足够麻醉深度,以阻止手术刺激所引起的交感神经过度反应,同时避免使用兴奋交感神经的药物;④术中监测体温尤为重要,必要时静脉输注适宜低温度晶体溶液是降低体温的措施之一;⑤如术中出现低血压需要处理时,尽可能应用血管加压素,而不使用显著引起儿茶酚胺释放的药物,因应用拟交感神经药物需要考虑该患者对外源性儿茶酚胺类反应过度的可能性,故去氧肾上腺素较麻黄碱更可取,因麻黄碱可刺激内源性儿茶酚胺显著释放;⑥如术中患者心动过速或心律失常,可应用 β 受体阻滞剂(如间断或持续输注艾司洛尔)或利多卡因;⑦如患者存在明显疲倦或骨骼肌无力现象,全麻术中常规使用传统剂量的肌肉松弛药可能产生时效延长,故应减少肌松药的用量,条件允许可通过外周神经刺激仪监测神经-肌肉阻滞效应。

【提示与注意】①甲亢危象:甲亢患者麻醉术中最大的风险来自甲亢危象,该危象是甲亢病情极度增重且危及患者生命的一种严重并发症,虽不常见,但病死率很高,其主要诱因为相关因素刺激、感染及手术前甲亢症状控制不充分等。其临床主要表现为高热、基础代谢率高、心率显著增快、汗多、嗜睡、谵妄、昏迷等。麻醉医师对此务必高度警惕;②慢性呼吸道梗阻:如术毕拔管后创面出血可引起血肿而压迫气管,尤其患者回病房后无医护人员床边看管、护理,一旦出现突发性意外(下呼吸道梗阻而呼吸困难或窒息),往往处理不及时而发生严重不良后果,务必引起重视;③急性呼吸道梗阻:如果甲状腺肿物内血管破裂或有闭合性损伤可致压力骤增,引起急性呼吸道梗阻,患者首先表现为口唇、面部发绀、呼吸困难,血压先应激性剧增,继之下降,脉搏细弱,此时关键是迅速建立通畅的呼吸道,由于气管切开已"无路"可寻,因此,气管内插管是抢救患者的主要方法。此外,为防止气管软骨慢性软化塌陷,全麻术毕患者自主呼吸恢复后不应将气管插管全部拔出,可先使其气管插管前端退至声门下,如患者出现呼吸困难,提示可能存在气管软化塌陷,此时再将气管插管顺便推进越过气管塌陷处,必要时实施气管切开造口;④对眼球突出患者,全麻手术期间应注意保护眼角膜;⑤气管插管全麻的不足之处则是术中若出现喉返神经损伤不易早期发现;⑥低钾型周期性瘫痪(肌无力)在甲亢患者中有所增加,应引起注意,如检测血清钾低于 3.5mmol/L 以下,可静脉滴注氯化钾溶液;⑦全麻诱导不宜采用氯胺酮与潘库溴铵,因两者均可诱发心率增快;而全麻维持避免使用促使交感神经兴奋的药物;⑧全麻术毕拔除气管插管后出现声音嘶哑时,需注意鉴别是手术所致喉返神经损伤而引起声带麻痹,还是暴力气管插管造成的杓状软骨脱位;⑨甲亢患者应慎用麻醉性镇痛药哌替啶,因该药有可能引起烦躁不安、高热,甚至抽搐等;⑩术毕应用抗胆碱酯酶药联合抗胆碱药物用于拮抗神经肌肉阻滞剂时,应注意抗胆碱药(阿托品)引发的心动过速。此外,如手术不慎意外性切除甲状旁腺,可引发甲状旁腺功能低下,有可能术后出现低钙血症表现,由于喉部肌群对低钙十分敏感,术后注意观察有无吸气性喘鸣或喉痉挛发生。

514. 肢端肥大症或巨人症手术的麻醉应关注哪些问题?

【术语与解答】肢端肥大症(部分患者也称巨人症)患者是因腺垂体生长激素细胞腺瘤或增生,导致生长激素分泌过多,从而引起机体软组织、骨骼及内脏器官增生、肥大,以及内分泌代谢紊乱。此外,其结缔组织中的透明质酸和硫酸软骨素聚集,致使头面部与肢端呈现肥大状态。通常表现为头围增大、颅面改变、下颌骨增大前突、牙齿间隙增宽、咬合错位,以及手指与脚趾末端肥大、皮肤粗糙、骨关节活动障碍或僵硬等。伴随疾病有:①呼吸道受累而出现舌体肥厚、语音低沉、上呼吸道容易梗阻等,可有阻塞性睡眠呼吸暂停综合征;②垂体病变所致的头痛、视觉功能障碍及颅内压增高;③内分泌变化所引起的胰岛素抵抗、糖耐量减低,乃至继发糖尿病以及相关并发症;④心、脑血管系统受累促发的高血压、心肌肥厚、心脏扩大、心律不齐、心功能减退、动脉粥样硬化、冠心病、脑血栓形成,甚至脑出血等。

【麻醉与实践】肢端肥大症患者围麻醉期应关注以下问题:

1. 呼吸道结构变化　由于肢端肥大症患者其头颅显著增大,其上呼吸道解剖结构也随之扩展:①由于外鼻大、口唇厚、口裂宽,实施全麻诱导无适宜的相关面罩,而常规的成人面罩难以含盖整个口鼻外周,致使人工通气出现不良;②该类患者下颌骨增大前突,其上呼吸道上切牙(门齿)至声门间距也相应明显延长,通常临床上所使用的成年人喉镜片相对较短,常致使声门显露不良或不易显露,因此,应提前备好特大号喉镜片,以防止插管困难。另外,肢端肥大症患者其下颌骨前突(反咬合),如掌握喉镜显露声门技巧,实施气管插管基本无任何困难;③该患者声门、气管直径宽大,7.5 或 8.0 内径(ID)成人气管导管插入气管内仍可能偏细,有可能气囊封闭不严,一般选择8.5ID 甚至 9.0ID 气管导管为妥。而气管导管插入长度应距门齿在女性为23~24cm,男性为 24~25cm(注:因该类患者男、女身材通常高大);④由于口咽腔软组织肥厚松软,全麻诱导后舌体易后坠,其宽大的会厌还可下垂半遮盖或全遮盖声门,从而引起医源性急性呼吸道梗阻,处理不当可导致严重并发症,甚至窒息死亡;⑤该患者其门齿至声门间距明显延长,故气管插管深度应延伸,以避免插入过浅而术中脱出声门。

2. 麻醉处理　①肢端肥大症患者的麻醉一般无特殊之处,由于生长激素分泌过多,相关麻醉药量可相对偏大;②麻醉术中加强各种监测,避免血流动力学剧烈波动;③术毕待神志清醒、自主呼吸恢复良好、肌力恢复满意,各生理功能体征正常,方可拔出气管插管。

【提示与注意】①垂体腺瘤所致肢端肥大症患者大多经鼻腔入路颅底切开实施手术切除,由于渗出血与外流的脑脊液以及口咽腔腺体分泌物融合在一起,可流至声门上口和会厌周围,故术毕拔管前务必将其吸出干净,以避免拔管后经声门流入气管内引起误吸;②如肢端肥大症患者因消化系统疾病实施腹腔手术,若选择硬脊膜外隙脊神经干阻滞,术中应用镇静、镇痛药易引起患者睡眠,而睡眠状态可出现阻塞性睡眠呼吸暂停综合征表现,容易促发低氧血症和二氧化碳蓄积,需予以注意。

515. 甲状腺占位性病变手术的麻醉如何选择及怎样管理?

【术语与解答】甲状腺容易发生占位性病变,临床常见于甲状腺腺瘤和甲状腺癌,而两者的治疗大都需在麻醉下行手术切除术。

【麻醉与实践】甲状腺占位性病变的麻醉主要为颈神经丛阻滞和全身麻醉,其选择则根据病变大小、全身状况、患者耐受程度、手术复杂性以及是否压迫呼吸道而决定。

1. 病情评估　实施麻醉前应了解病变性质、部位、是否对周围组织器官侵害,尤其有无上呼吸道梗阻和气管受压现象,以及是否合并心肺系统慢性疾病等。

2. 麻醉选择　通常对于无气管压迫和上呼吸道梗阻的甲状腺腺瘤可选择颈神经丛阻滞,因该麻醉方法的优点在于患者术中神志清醒可随时检查声带发声,以避免喉返神经损伤。如存在以下情况者需选择气管插管全身麻醉:①巨大甲状腺腺瘤且存在气管受压或仰卧位可出现呼吸困难症状;②患者肥胖且颈部粗短者;③胸骨后甲状腺占位性病变;④疑有气管受侵软化现象;⑤不予合作或要求全身麻醉者等。

3. 麻醉用药　药物应用无特殊,一般根据患者实际情况而选择。

4. 麻醉管理　①估计患者存在气管插管困难者不宜贸然采取全麻快速诱导,以避免反复气管插管失败而促发呼吸功能危象,可采取镇静且在充分呼吸道表面麻醉下清醒气管插管或借助纤维支气管镜引导经口腔或鼻腔插管;②存在明显气管压迫者,气管插管后应使管尖越过气管受压段;③一般而言,绝大多数甲状腺占位性病变患者即使存在气管受压和移位,以及呼吸困难者,均可在全麻诱导下完成气管插管,但必须对呼吸道评估准确。

【提示与注意】甲状腺占位性病变无论采取何种麻醉方法,围麻醉期务必保障患者呼吸道的通畅,这是该手术患者麻醉与管理的重点。

516. 何谓肾上腺皮质醇增多症? 麻醉如何选择与管理?

【术语与解答】①皮质醇增多症又称库欣综合征,为肾上腺皮质疾病中颇为常见的一种,是由多种原因引起肾上腺皮质分泌过多的皮质醇所致;②皮质醇又名糖皮质激素(人工合成制剂为氢化可的松),主要具有调节糖、蛋白质以及脂肪的生物合成和代谢作用,还具有抗炎疗效等;③通常机体皮质醇每日分泌量为 $15\sim30mg$,且有明显的昼夜节律,其中90%以上与蛋白质结合,其半衰期为 $80\sim115$ 分钟,肝脏是灭活的主要场所;④皮质醇增多症病因可分为促肾上腺皮质激素(ACTH)依赖性与非 ACTH 依赖性两类,前者是指垂体或垂体以外的某些肿瘤组织分泌过量的 ACTH,从而引起双侧肾上腺皮质增生且分泌过量的皮质醇;后者是指肾上腺皮质自身肿瘤或增生,从而自主分泌过多的皮质醇。

1. 临床典型表现　该患者多呈鱼口嘴、向心性肥胖、满月脸、水牛背、多血质、皮肤紫纹等,并多见于 $20\sim40$ 岁中青年女性(女性较男性多 $2\sim3$ 倍)。

2. 临床主要体征与病理生理特点　①高血压与低血钾:是由钠潴留过剩、钾排出增多引起;②蛋白质分解增强:可导致皮肤菲薄和紫纹、肌肉萎缩无力、皮肤毛细血管脆性增加而致皮下瘀斑,骨质疏松严重者可存在病理性骨折;③糖尿病:因机体高皮质醇可使糖原异生作用加速,且对胰岛素不敏感,易造成机体细胞对葡萄糖的利用减少,因此,约20%患者患有糖尿病,约半数患者糖耐量降低;④性腺功能紊乱:女性出现月经紊乱或闭经;男性出现阳萎。此外,该类患者还可出现痤疮、多毛、脱发等。

3. 临床治疗　手术疗法或非手术疗法。

【麻醉与实践】皮质醇增多症手术患者临床麻醉管理要点。

1. 麻醉前准备　①纠正低血钾:低血钾除加重患者骨骼肌的软瘫外,还可引起心律失常,虽然皮质醇增多症患者的低血钾比原发性醛固酮增多症患者轻,但仍不容忽视,应适当补充钾;②纠正代谢紊乱:血糖增高或多年患有糖尿病者应作出相应的处理,如控制饮食或口服降糖药物等,必要时可采用胰岛素治疗。一些病情严重者,呈现体内氮的负平衡,常有严重的肌肉无力、骨质疏松,可考虑应用丙酸睾丸素或苯丙酸诺龙,以促进体内蛋白质的合成;③控制高血压:合并有高血压者应给予降压药,将血压控制在相对正常、稳定的水平;④控制感染:有感染者应积极治疗处理;⑤皮质激素治疗:此类患者体内皮质醇浓度在手术前、后将从高至低发生较大变化,如不及时补充,则会发生皮质功能低下或危象,因此,根据情况在术前、术中、术后均应适当补充肾上腺皮质激素。术前一日可肌注或口服醋酸可的松类药物,手术期间还可经静脉给予氢化可的松 100mg;⑥麻醉前用药:肾上腺皮质醇增多症患者虽身材肥胖,但属病理性(肥胖),不能按公斤体重常规剂量用药,使用时一般为正常人的 $1/3\sim1/2$,病情非常严重者可以不用术前药。

2. 麻醉选择 因硬脊膜外隙脊神经干阻滞或全身麻醉均存在优缺点,故选择需根据自身临床经验决定。

(1)硬脊膜外隙脊神经干阻滞:该麻醉方法也可满足此手术要求,其特点是:此方法较全身麻醉用药简单,能减少相关不良反应,对肾上腺皮质功能影响也较全身麻醉低,患者术后意识恢复较快(如术中采取镇静、催眠用药)。其不利因素有:①患者属病理性肥胖,可能出现椎管内穿刺困难;②患者硬脊膜外隙容积可能缩小,药液容易广泛扩散,致使麻醉平面不易控制,如用药量过少而平面过窄,则不能满足手术需求;若用药量较多而平面过高,则可影响呼吸功能,尤其在侧卧位腰部切口位置状态,易加重对呼吸的抑制。此外,这类患者因肥胖本身而耗氧增高,氧储备不足,同等条件下较常人更易引起缺氧或呼吸功能异常,手术中应给予重视;③由于患者对麻醉药物耐受差,术中辅助镇痛、镇静药物时,易引起呼吸抑制,故使用小剂量为宜。值得提示的是:对合并有精神症状的患者或硬脊膜外隙穿刺部位有感染者,以及合并严重心血管疾患与呼吸功能明显低下的患者,均不宜采取硬脊膜外隙脊神经干阻滞;④该手术不论使用何种麻醉方式,此类患者对失血的耐受性均很差,即使出血量不多,也常存在血压下降,当血容量不足或体位改变时,甚至会出现休克,因此,应及时补充血容量。

(2)全身麻醉:其优点在于:①适合于小儿或不宜合作的成年患者;②可消除患者在手术探查时及侧卧位腰部切口的不适感;③气管内插管可以保持呼吸道通畅,便于呼吸管理,增加麻醉术中安全性;④全麻与手术期间血流动力学较容易控制,血压降低也较硬脊膜外隙脊神经干阻滞为轻;⑤为保障患者围麻醉期安全,如有条件,全麻术后此类患者应转运至麻醉恢复室或 ICU,待机体完全恢复方可返回病房。

3. 麻醉管理 临床上肾上腺皮质醇增多症患者的手术,不论采用全身麻醉或硬膜外腔神经阻滞均能完成。由于此类患者应激能力差,因此对麻醉药物的用量较一般患者要少,尽可能将药物少量、分次使用,以减少对循环、呼吸功能的影响。对该患者目前常用于全身麻醉中的静脉药、吸入药、肌肉松弛药均没有绝对禁忌,但有些药物会对肾上腺皮质功能有一定影响,如吸入全麻药中的氟烷与甲氧氟烷则对肾上腺皮质功能有抑制作用,以氟烷最强,甲氧氟烷次之,而恩氟烷、异氟烷等对其基本没有影响。静脉麻醉药中除依托咪酯在长期使用时对肾上腺皮质功能产生抑制作用外,其他如咪达唑仑、地西泮、丙泊酚等影响均较小。另外,r-羟丁酸钠可使钾离子转入细胞内,该患者不宜选用。总之,麻醉期间短时间使用上述药物一般不会引起肾上腺皮质功能的明显变化,常用的复合麻醉方法均可用于皮质醇增多症的患者。

【提示与注意】①皮质醇增多症患者属病理性肥胖,颈部相对粗短,尤其口咽腔软组织疏松、张力差,全麻诱导后易松弛,且向咽中心靠拢,引起上呼吸道通气不畅,部分患者出现气管插管困难,因此,若估计人工呼吸道难以建立时,以保持自主呼吸麻醉下气管插管是安全策略之一。术毕气管插管拔除后容易出现上呼吸道梗阻、低氧,即使按正常手法托起下颌,有时也难以维持上呼吸道通畅,需准备并及时置入口咽通气道或鼻咽通气道来维持正常通气;②若选择硬脊膜外隙脊神经干阻滞,即使正常的硬膜外腔穿刺,也必须严格无菌操作,以减少和避免增加感染概率。如皮肤菲薄,皮下毛细血管壁变脆且薄,呈多血质并有出血倾向者,还应防止硬脊膜外隙血肿形成;③防治急性肾上腺皮质功能不全或危象:若双侧肾上腺切除或单侧切除而另一侧肾上腺失代偿时,可致体内肾上腺皮质激素突然下降,当术中出现原因不明的低血压、心动过速、休克、高热等,尤其低血压而采用去氧肾上腺素(苯肾上腺素)升压效果不佳时,应考虑为急性肾上腺皮质功能不全或危象可能,除抗休克外,可静脉补充氢化可的松100～300mg,并应在术后每8小时经肌肉注射醋酸可的松50～100mg,用量逐渐减少,根据病情可持续1～2周或更长时间;④晚期患者易患骨质疏松症,麻醉操作期间需注意保护肢体,搬动患者应轻柔,以免损伤造成病理性骨折;⑤皮质醇增多症患者抗感染能力差,应用肾上腺皮质激素后,更易使炎症反应抑制,围术期其呼吸系统或手术部位的感染症状常不明显,在临床上易给人以错觉,炎症容易扩散,故应合理使用抗生素,以及加强其他抗感染措施。

517. 肾上腺皮质功能减退症手术的麻醉应做好哪些管理?

【术语与解答】①肾上腺皮质功能减退症可引起糖皮质激素(皮质醇)或(和)盐皮质激素(醛固酮)分泌不足;②肾上腺皮质功能减退症按病因可分为原发性和继发性,根据病程又可分为急性和慢性;③原发性慢性肾上腺皮质功能减退症又称阿狄森氏病,是因双侧肾上腺皮质大部分破坏后其肾上腺糖皮质激素和盐皮质激素分泌双重缺乏引起;④继发性肾上腺功能减退症主要是下丘脑-垂体病变所致。

1. 病因 主要原因是肾上腺皮质萎缩(多与内分泌腺功能减退和自体免疫有关)或肾上腺结核所致,其他如双侧肾上腺切除,真菌感染、白血病细胞浸润和肿瘤转移等引起者少见。近些年来,由于肾上腺皮质激素在临床上被广泛应用,以及因肾上腺和垂体疾病而施行治疗性肾上腺和垂体切除术也越来越多,因此,患肾上腺皮质功能减退症的患者也在增长。

2. 临床表现 原发性和继发性肾上腺皮质减退症具有共同的临床表现。如皮质醇分泌不足可逐渐引起并加重全身不适、无精打采、发热、乏力、盗汗、淡漠、嗜睡、消化不良、体重减轻、恶心头晕、头昏眼花、神志模糊和体位性低血压等。当醛固酮缺乏则导致脱水明显、低血钠、高血钾及酸中毒等。

3. 诊断 原发性慢性肾上腺皮质功能减退症需根据实验室检查确诊:①血浆总皮质醇及24小时尿游离皮质醇明显降低或血浆促肾上腺皮质激素(ACTH)选择增高,比正常人高出5～50倍;②肾上腺结核在CT和B超检查时可发现肾上腺体积增大和钙化灶。

4. 治疗与处理 外源性皮质醇替代治疗与对因对症处理等。

【麻醉与实践】由于肾上腺皮质激素分泌不足或缺乏,肾上腺皮质功能减退症的患者对麻醉和手术的耐受性一般很差,故需做好相关麻醉管理:①如选择硬脊膜外隙脊神经干阻滞或区域外周神经丛阻滞(如颈神经丛或臂神经丛阻滞),局麻药用量应适宜,因稍有过量则会引起严重中毒反应;②全身麻醉大都为复合用药,虽麻醉用药的选择不受肾上腺皮质功能低下的影响,但复合性用药量应控制在最低而有效剂量为妥,因该患者多处于低代谢状态,对药物敏感性较强且耐受性较小,尤其用药集中容易产生心肌抑制,引起循环虚脱。此外,该患者通常伴有乏力,非去极化类肌松药用量应减少。如合并血钾增高患者,还应避免使用琥珀胆碱,以选用罗库溴铵或顺式阿曲库铵为宜;③无论选择何种麻醉方法,麻醉术中均应保持血流动力学稳定,且避免缺氧与二氧化碳蓄积;④肾上腺皮质功能减退症患者在麻醉、手术、感染、创伤、妊娠等应激状态下,容易发生肾上腺皮质功能危象(急性肾上腺皮质功能减退综合征),表现为患者突然出现原因不明的血压下降、心率加快、脉搏细弱、休克、神智模糊、昏迷,以及手术过程中虽出血不多或已逾量输血、输液,其低血压仍不能纠正,甚至对升压药物不敏感,但激素治疗有效,这表明皮质功能低下在其中所承担的作用;⑤肾上腺皮质功能危象通常发生在术中或术后,一旦发生,病情险恶,发展迅速,如不及时作出诊断和治疗,很快会导致死亡。

【提示与注意】①气管插管后,实施机械控制通气时,其潮气量的设置尽可能精确计算,切不可仅以体重来粗略估计而造成低碳酸血症或高碳酸血症;②麻醉术中应监测心脏功能与血流动力学变化,以监测结果指导输血、补液;③术中补液以平衡盐类溶液为主,以防止血糖波动,并给予血糖检测;④对重症患者应监测电解质,尤其血钾的监测,结合血流动力学监测综合判断水、电解质平衡状况;⑤术中如发生原因不明的低血压休克症状,除进行一般的抗休克治疗处理外,应考虑可能出现急性肾上腺皮质功能不全,应及时使用皮质激素。

518. 甲状旁腺功能亢进手术的麻醉如何选择? 围麻醉期怎样管理?

【术语与解答】 ①甲状旁腺功能:其主要的功能是通过增加或减少分泌甲状旁腺素(PTH)来维持机体血钙水平的相对稳定;②甲状旁腺功能亢进:是指甲状旁腺分泌超量的PTH,可直接造成钙离子从骨骼中逸出,且进入血液,从而导致高钙血症,并引起骨质疏松、骨痛,且极易发生骨折。

1. 甲状旁腺功能亢进病因　①甲状旁腺自身病变,如过度增生、腺瘤以及腺体癌变所致PTH分泌过多,临床称之为原发性甲状旁腺功能亢进;②机体存在其他疾病,如长期维生素D缺乏症、骨软化病、小肠吸收功能障碍或肾功能不全等,从而易引起血钙降低(低于正常值),机体反馈性的增加甲状旁腺激素的分泌来提高血钙水平,可认为是代偿性甲状旁腺功能亢进,故称为继发性甲状旁腺功能亢进;③甲状旁腺本身并无相关病变,但由于机体其他器官病变(如肿瘤)分泌类似甲状旁腺激素物质,同样与甲状旁腺激素分泌过量相同,临床医学则称为假性甲状旁腺功能亢进,但并非真正意义上的甲状旁腺功能亢进;④在长期继发性甲状旁腺亢进的基础上甲状旁腺又发生了增生或瘤体病变,自主性分泌超量的PTH,致使血钙由稍低或正常进而过量,称之为三发性甲状旁腺功能亢进。

2. 甲状旁腺功能亢进导致高钙血症的危害　①轻度高钙血症通常对机体无影响;而中、重度高钙血症则可对中枢神经系统、心血管功能以及肾脏产生影响,乃至损害,严重者(如甲状旁腺危象)甚至导致昏迷或心搏停止而危及生命;②由于高钙血症的存在,加之骨骼中的钙离子逸出与尿液酸碱度的改变,从而易造成反复尿路结石,而钙盐在肾实质内的不断沉积也使肾功能逐步下降,甚至肾功衰竭和尿毒症。

3. 高血钙危象　也称为甲状旁腺危象,是由于严重高血钙所致(如血钙>4.0mmol/L或16mg/dl),临床表现为严重脱水、高热、肌肉软弱无力、头痛、失眠、食欲减退、恶心、烦渴、多尿、心律失常、意识障碍或神志不清等。而心电图常显示Q-T时间缩短、ST-T改变,且伴有传导阻滞。当血中PTH明显增多与尿素氮持续性升高,患者易产生坏死性胰腺炎和肾功衰竭,乃至心搏骤停。

4. 甲状旁腺功能亢进的治疗　①一般认为并非所有甲状旁腺功能亢进患者均需要手术治疗,通常主要针对存在高钙血症临床表现者(如血钙>3.0mmol/L或12mg/dl);②根据肾功能情况决定静脉输注生理盐水,以稀释血钙浓度而增加尿量,有利于钙离子的排泄;③纠正电解质紊乱,低血钾者应补充钾盐;④实施降钙治疗,如应用降钙素、袢利尿剂(如呋塞米)、血液透析、糖皮质激素、普卡霉素等。

【麻醉与实践】甲状旁腺功能亢进手术患者的麻醉与管理:

1. 麻醉选择　如甲状旁腺切除术既可在颈神经丛阻滞下进行,也可选用气管插管全麻下实施,两者需根据患者全身状况以及上呼吸道是否异常所决定。一般认为,对严重肾功能不全、电解质紊乱、心功能不良患者,实施局麻或颈神经丛阻滞对其影响更小。而对探查性手术或多发性肿瘤,以及有气管压迫及恶心、呕吐患者,以选择气管插管全身麻醉为宜。

2. 围麻醉期管理　①由于该患者长时期厌食、恶心、呕吐及多尿等,机体可存在明显脱水、电解质紊乱和酸中毒,麻醉前应给予充分的纠正,且维持输注容量与尿量平衡;②长期高钙血症的存在,容易导致反复尿路结石,而钙盐在肾实质内不断的沉积也使得肾功能逐步下降,甚至肾功能衰竭,故术前须检查尿素氮、肌酐及尿比重,以了解脱水程度与肾功情况;③麻醉术中应维持足够的容量和尿量,慎用或禁用钙剂,同时防止低钾血症与低镁血症;④尤其术前患者已存在嗜睡症状者,应减少麻醉用药量,而存在精神异常者不宜使用氯胺酮;⑤对于可能存在骨质疏松者应预防病理性骨折,如围麻醉期安放患者、实施气管插管等应轻柔,避免蛮力,以防止造成意外性伤害;⑥如选择全身麻醉,非去极化肌松药初始量应试探性给予,以观察对该药敏感程度,因高钙血症可引起骨骼肌无力,若通过周围神经刺激器监测神经肌肉反应更佳;⑦麻醉术中应监测心血管功能,心电图连续监测可了解高钙血症对心肌的影响,以利于提早发现心律失常。

【提示与注意】①麻醉术中心电图 Q-T 时间与 ST-T 改变并不一定完全是血钙浓度增高所引起的,因其他因素也可造成,需予以鉴别;②手术后并非整个治疗措施的结束,如术前甲状旁腺功能亢进十分严重或合并严重的骨质损害,术后很容易导致阶段性低钙血症,患者可出现肢体麻木、抽搐、呼吸道痉挛,同样有生命危险,需予以注意;③全麻术毕拔管后如出现窒息,应首先鉴别是否双侧喉返神经损伤所致声带麻痹,一旦确认,应立即重新插入气管插管。

519. 嗜铬细胞瘤病理生理变化有何特点? 麻醉术中如何关注血流动力学改变?

【术语与解答】①嗜铬细胞瘤起源于机体肾上腺素系统的嗜铬细胞组织,其绝大部分(约90%)嗜铬细胞瘤发生于肾上腺髓质,10%则生长在肾上腺以外部位的嗜铬细胞(如自颈动脉体至盆腔的任何部位均可生长,而以胸、腹脊柱旁交感神经节处为多);②嗜铬细胞瘤能"量子式"(大量)分泌儿茶酚胺,继之导致机体交感神经系统兴奋与代谢紊乱,尤其可引起显著性高血压;③嗜铬细胞瘤各年龄段均可发生,但以青、中年为多,女性患病率略或稍高于男性;④儿童高血压中常多为嗜铬细胞瘤所致;⑤嗜铬细胞瘤大部分为良性肿瘤,恶性者一般不足 10%。

1. 病理生理变化特点　正常肾上腺髓质合成的儿茶酚胺是以肾上腺素为主,去甲肾上腺素仅占 15%,而肾上腺髓质嗜铬细胞瘤释放的儿茶酚胺中其去甲肾上腺素约占 3/4,与正常分泌之比则相反:①绝大多数嗜铬细胞瘤(约占 85%)主要分泌去甲肾上腺素,其次为肾上腺素和少量多巴胺。而很少部分嗜铬细胞瘤(约占 15% 肾上腺以外肿瘤多为此类)则以分泌肾上腺素及多巴胺为主;②嗜铬细胞瘤患者因过量的去甲肾上腺素进入血液循环,并立即与效应细胞膜上的肾上腺素能受体结合而产生剧烈的生理效应,机体 α-受体被显著激动,故外周血管平滑肌引起强烈收缩,从而引起机体收缩压和舒张压均升高等一系列心血管系统异常变化,患者可表现为阵发性或持续性乃至严重性高血压症状;③由于过量的肾上腺素作用于 β-受体,其正性肌力作用则使心率增快、心排血量增加;④嗜铬细胞瘤产生过量的儿茶酚胺还可抑制胰岛 B 细胞分泌胰岛素,从而易引起糖原分解,故常使机体血糖得以升高,这是使得一部分嗜铬细胞瘤患者同时合并糖尿病的原因;⑤病程长者可出现心、脑、肾等重要脏器的血管性损害,包括左心室肥厚、冠状动脉及视网膜动脉硬化且供血不足等。

2. 临床表现　①阵发性高血压:是该病特征性表现,发生率约占全部患者的1/3,通常因情绪激动、体位改变、体力劳动、吸烟、触压瘤体、大小便、麻醉应激等各种原因所诱发,也可无明显诱因而发作,发作时血压急骤升高,收缩压经常达210mmHg以上,舒张压也相应增高,通常其血压变化发作持续时间长短不一,随后血压可降至正常,故24小时动态血压监测有助于临床诊断;②持续性高血压:发生率约占该患者2/3,酷似高血压病,收缩压多在200mmHg以上,通常服用降压药一般无效。由于该肿瘤可间歇性分泌大量儿茶酚胺,在持续性高血压的基础上可阵发性加剧,收缩压则更高(230mmHg以上)。随病变发展,部分患者呈急进性高血压,甚至出现高血压危象。此外,该高血压可诱发脑血管意外,亦为本病重要死亡原因之一;③头痛、心悸、出汗三联症:高血压发作期间常伴有头痛(头痛较严重)、心悸(伴有胸闷、压榨感)与出汗(发作时可大汗淋漓、面色苍白、四肢发凉);④直立性低血压:持续性血管收缩导致血容量减少,而血细胞比容则升高(大于45%),因此易出现直立性低血压;⑤充血性心力衰竭与脑卒中:心肌梗死或颅内出血是该类患者死亡的常见原因。

【麻醉与实践】①由于嗜铬细胞瘤患者其病理生理较为复杂,为保障围手术期患者安全,麻醉医师必须熟悉嗜铬细胞瘤的病理生理特点及临床表现;②虽全身麻醉或硬脊膜外隙脊神经干阻滞均能满足该手术要求,但多数学者仍认为选择气管插管全身麻醉更为安全可靠,尤其肿瘤定位不确切,以及精神极度紧张患者乃至不予合作的儿童。也有人主张应用硬脊膜外隙脊神经干阻滞联合全身麻醉将更有利于术中血流动力学的调控;③近几年来腹腔镜手术治疗嗜铬细胞瘤已取得了较好的效果,克服了传统开腹手术所致时间长、创伤大、出血多、血流动力学波动剧烈、术后疼痛显著、康复缓慢等缺点,有望成为嗜铬细胞瘤切除术的首选手术方法。实施经腹腔镜切除嗜铬细胞瘤手术的麻醉时,除需合理选择麻醉用药和麻醉操作以及密切监测手术刺激对患者血流动力学方面的影响外,还应关注二氧化碳气腹可能对患者病理生理方面所造成的影响。

【提示与注意】针对嗜铬细胞瘤的病理生理变化特点,麻醉术中务必全方位考虑。

1. 麻醉术中血流动力学最易波动的阶段　①全麻诱导后气管内插管操作很容易引发心血管应激反应,致使应激反应与儿茶酚胺释放同步而加重心血管副反应,从而促发心率显著增快与血压急骤升高。故全麻诱导后降低患者咽喉与气管内刺激至关重要,即除采取复合麻醉用药外,还应结合咽喉及气管内黏膜充分表面麻醉,以便更有效的抑制心血管应激反应;②术中对肿瘤的触摸、挤压、操作等均可造成大量去甲肾上腺素与肾上腺素释放,极易引起血压急剧增高,甚至引发高血压危象(包括心力衰竭、脑出血等)。因此,除麻醉须达到一定深度外,应做好相关控制性降压等措施,务必使血压调控在允许值以内;③完成肿瘤血管结扎与瘤体切除后,其血浆内儿茶酚胺浓度骤降,而正常内源性儿茶酚胺分泌释放代偿功能尚未建立,故外周血管则扩张,血管阻力迅速降低,加之术前所应用的α-受体或(和)β-受体阻滞剂的残余作用,以及麻醉深度的存在,综合作用可导致严重的低血压或休克,因此务必予以提前防治;④麻醉期间需慎用一些可能造成血流动力学迅速变化的药物,如吗啡、氟烷、琥珀胆碱、阿曲库铵、泮库溴铵、曲马多、氯丙嗪、氟哌利多、氯胺酮、阿托品、麻黄碱、纳洛酮、肾上腺素等。

2. 麻醉术中血糖的变化　①嗜铬细胞瘤切除前可能存在高血糖:这是由于过量的儿茶酚胺可刺激胰岛α-受体,常致使胰岛素分泌降低,从而体内糖异生与糖原分解增加,且周围组织利用葡萄糖减少,故血糖明显升高;②嗜铬细胞瘤切除后低血糖:嗜铬细胞瘤切除后其儿茶酚胺分泌立即下降,机体肝糖原和脂肪组织的分解迅速降低,同时胰岛素分泌亦增多,故容易产生低血糖。

3. 其他　①由于多数嗜铬细胞瘤患者皆表现为典型的高儿茶酚胺症状,而少数患者可无任何临床表现,只是在麻醉与手术期间受到强烈刺激时出现难以解释的血压异常增高与剧烈波动,故临床上对未能及时发现且难以预料的嗜铬细胞瘤患者的麻醉与手术风险更高,所以更须引起警惕;②对患有不明原因的高血压患者,同时又合并糖尿病者,应考虑是否患有嗜铬细胞瘤;③据文献报道,临床未能发现的嗜铬细胞瘤患者的麻醉、手术或分娩以及剖宫产中死亡率颇高,约占 30% ~ 50% ,必须予以注意;④由于嗜铬细胞瘤患者的麻醉难度与麻醉风险并存,所以麻醉前应对病情应有正确的评估,并做好充分地准备,围麻醉期加强各种监测,及时应对突发性异常症状,以提高患者生命安全;⑤少数嗜铬细胞瘤患者心电图可出现 QT 间期延长,应密切关注。

520. 嗜铬细胞瘤患者手术其麻醉如何选择以及术中管理要点是什么?

【术语与解答】嗜铬细胞瘤最为有效的治疗手段是手术切除,但肿瘤切除前的显著性高血压,乃至高血压危象与肿瘤切除后的循环功能虚脱(严重低血压或休克)则是麻醉术中的最大风险,前者需要有效控制及拮抗内源性儿茶酚胺的过度分泌,后者则需要采用外源性儿茶酚胺类药物以维持血流动力学稳定与快速补充血容量。此外,肿瘤切除后体内儿茶酚胺突然减少而激发胰岛素分泌增高所导致的血糖下降,也需要及时给予纠正,以避免低血糖性生理紊乱。

【麻醉与实践】根据嗜铬细胞瘤的病理生理性特点其麻醉与术中管理如下:

1. 手术前准备　①积极控制高血压:术前适当控制高血压可减少麻醉术中血流动力学剧烈波动,还可降低麻醉与手术风险,并提高患者安全。现今临床上仍常规选用长效 α-受体阻滞药酚苄明(如口服用量 10 ~ 30mg/次,每日三次),一般血压控制后需稳定 3 ~ 5 天,由于用药后血管收缩现象消失,易产生体位性低血压,故应同时纠正血容量不足。而短效酚妥拉明则用于其诊断和控制突发性高血压或危象,如酚妥拉明 1 ~ 5mg 缓慢静脉注射或根据血压变化调节输注速度(如 50 ~ 300μg/min 输注)。此外,β-受体阻滞剂(如普萘洛尔、阿替洛尔、艾司洛尔)则主要用于控制心律失常和心动过速等,但应用时必须先使用 α-受体阻滞剂 1 ~ 3 天,当应用 α-受体阻滞剂后机体 β-受体兴奋而致心动过速及心肌收缩性增强且心肌耗氧量增加时,再使用 β-受体阻滞剂,不宜在未使用 α-受体阻滞剂的情况下单独应用 β-受体阻滞剂,否则可能导致严重的肺水肿、心力衰竭或诱发高血压危象。临床将 α、β-受体阻滞剂前后应用相互搭配则能调控心血管功能的相对平衡与稳定;②适宜补充血容量:嗜铬细胞瘤主要分泌去甲肾上腺素为主,长期的血压升高导致的外周血管收缩,既使循环血容量减少且血液浓缩,又使机体血细胞比容及血红蛋白相对增加,故在应用长效 α-受体阻滞药酚苄明控制血管过度收缩期间,其循环血量可明显不足,务必及时补充血容量,晶体溶液仅能短时间维持血容量,胶体溶液扩容效果更佳,以便为麻醉和手术的平稳、顺利创造条件。

2. 麻醉前用药　①抗胆碱药阿托品具有阻断迷走神经作用,但可使交感神经显著兴奋,故该患者一般不宜使用或禁忌;②东莨菪碱则对心率影响较少,且有中枢性镇静作用,可常规应用;③哌替啶、吗啡均可使血浆儿茶酚胺轻度升高,因而不宜使用;④具有镇静、抗焦虑的苯二氮䓬类药(地西泮、咪达唑仑)能抑制交感-肾上腺系统活动,而且具有轻度的扩张血管作用,对合并心脏疾患患者还具有扩张冠状动脉血管的特点,且能改善心肌缺血,降低心肌氧耗,应视为该病常用术前药;⑤右美托咪定通过兴奋脑蓝斑核内的 α_2 受体,抑制去甲肾上腺素的释

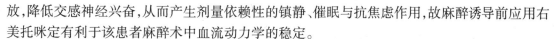

放,降低交感神经兴奋,从而产生剂量依赖性的镇静、催眠与抗焦虑作用,故麻醉诱导前应用右美托咪定有利于该患者麻醉术中血流动力学的稳定。

3. 麻醉前准备　①麻醉前应建立两条静脉通道,以保障容量输入迅速、畅通;②实施组织深部动、静脉穿刺置管,给予动、静脉直接测压,有利于麻醉术中患者安全;③备好各种即刻使用的急救药品,如硝普钠、酚妥拉明、去甲肾上腺素、艾司洛尔、利多卡因、氢化可的松、地塞米松等;④备足库血和相关液体,以及其他急救设备。

4. 麻醉方式与麻醉用药选择　嗜铬细胞瘤切除手术患者的麻醉方法及麻醉用药选择应尽量满足下列条件:①选择的麻醉方法应是容易调控循环功能的稳定,麻醉用药则对循环功能无明显的抑制作用;②麻醉剂应选用对迷走神经无抑制或无促使儿茶酚胺明显释放,不增加交感神经-肾上腺系统过度兴奋的药物,以减少严重心律失常的危险;③麻醉术中应使肌肉充分松弛,以创造手术操作条件;④选择起效快、效能强、消失迅速、便于调节的麻醉药物;⑤麻醉方法及麻醉用药应有利于术中控制性降压,而且有利于嗜铬细胞瘤切除后稳定心血管功能。

(1)全身麻醉:①全麻应为嗜铬细胞瘤患者首选方法,尤其是肿瘤位置不确切,以及精神紧张患者,全麻气管插管主要便于呼吸系统管理,消除焦虑与紧张心理;②静脉全麻常用药物有丙泊酚、咪达唑仑、舒芬太尼、维库溴铵等,若与吸入全麻药(七氟烷等)合理搭配(即静-吸复合全麻),可使术中血流动力学调控平顺;③全麻诱导力求平稳,可先静脉注射咪达唑仑0.1mg/kg,待患者安静入睡后再给予诱导剂量的丙泊酚、舒芬太尼以及非去极化肌松药维库溴铵等,且插管前1分钟静脉注射1mg/kg利多卡因,以加深麻醉和减轻操作性应激反应,待肌肉松弛完善后再实施气管插管。若插管前3分钟喉镜直视下再实施1%丁卡因咽喉与声门充分表麻效果更佳,则能显著防止气管插管应激反应;④全麻气管插管有利于麻醉与手术全程机体组织充分供氧,可避免缺氧和二氧化碳蓄积。

(2)硬脊膜外隙脊神经干阻滞:该麻醉方法虽能完成嗜铬细胞瘤切除手术,但由于对硬脊膜外隙穿刺与手术操作的恐惧等,可使患者紧张心理加重、精神刺激可倍增,加之麻醉术中呼吸管理受限等相关缺点较多,故该患者单纯应用硬脊膜外隙脊神经干阻滞者较少。

(3)全麻联合硬脊膜外隙脊神经干阻滞:该方法利用两者的优势互补,则可有效的防止术中交感神经过度反应,并可提供较稳定的血流动力学状态。

5. 加强麻醉术中监测　嗜铬细胞瘤患者在麻醉与手术期间除相关诱因可导致血流动力学急剧变化外,肿瘤切除后低血压与低血糖也可明显表现出来。因此,必须从全方位考虑问题,以保障患者安全。除常规心电、脉搏血氧饱和度、体温、尿量监测外,还需要:①动、静脉监测:嗜铬细胞瘤患者围麻醉期重点是防止和处理血流动力学急剧变化和由此造成的严重心、肺合并症,故麻醉诱导前应行桡动脉穿刺置管直接监测动脉血压,可持续观察血压瞬间的波动与变化,以便及时予以调控。而中心静脉穿刺置入导管也非常必要,一方面方便及时用药,另一方面可行中心静脉压监测,指导术中输血与补液。此外,动、静脉直接测压除能迅速反映循环变化外,还便于术中随时采集血液样本行血气分析及血生化等指标监测,以利于指导临床治疗;②血糖监测:因肿瘤切除后随着胰岛素分泌的升高,机体血糖可降低,血糖监测有利于防止低血糖的发生。此外,还应监测尿量。

6. 加强麻醉管理与及时调控血流动力学急剧变化　由于嗜铬细胞瘤患者麻醉术中其心血管功能明显处于不稳定状态,甚至引发心律失常、充血性心力衰竭、颅内出血,以及瘤体切除后出现的严重低血压或肺水肿等。因此,若处理不当,常危及生命,故麻醉医师应充分认识该病的病理特点,除减少高危因素的刺激外,而且及时调控血流动力学的急剧变化以及其他相关问题,如:①全麻气管插管刺激所致感受器应激反应可加重交感神经过度兴奋而血压升高、心率增快;②术中分离、挤压肿瘤时可引起儿茶酚胺分泌剧增(刺激嗜铬细胞组织所致反射),严重者可致高血压危象;③肿瘤血管结扎与瘤体切除后体内儿茶酚胺浓度骤降所致循环功能虚脱。上述三阶段患者体内血浆儿茶酚胺浓度波动颇为剧烈,前两个阶段以儿茶酚胺分泌明显增多为主要特点,后一阶段儿则以茶酚胺显著贫乏为主要特征,这三阶段则是麻醉过程中的最大风险,而前两阶段则需要有效控制和抑制内源性儿茶酚胺过度分泌,后一阶段则需要及时补充外源性儿茶酚胺及合理快速输注相关溶液以逆转严重低血压,以使血流动力学恢复至正常范围。此外,有学者认为,麻醉术中使用镁制剂对嗜铬细胞瘤患者的血流动力学有稳定作用。

7. 强化呼吸管理　尤其是实施二氧化碳"气腹"经腹腔镜手术切除嗜铬细胞瘤患者的麻醉,应监测呼气末二氧化碳,以保证机体充分供氧,避免二氧化碳蓄积等因素可能造成的儿茶酚胺分泌间接性增加。

总之,无论选择何种麻醉方法与何种用药,主要目的是保持血流动力学平稳,故除在麻醉过程需调控循环功能稳定外,尤其在术中分离肿瘤与肿瘤血管结扎,以及瘤体切除后三个阶段更应严加注意防范血流动力学剧烈波动。此外,嗜铬细胞瘤切除后机体儿茶酚胺突然减少,有可能激发胰岛素过度分泌而导致机体血糖迅速下降,通常在肿瘤切除后 3~4 小时血糖可达最低,故术后应定时监测血糖,以便及时发现低血糖后以补充葡萄糖液。

【提示与注意】针对嗜铬细胞瘤的病理生理特点应全方位考虑:

1. 高血压危象的处理　当收缩压高于 250mmHg 且持续 1 分钟以上即称为高血压危象,这在嗜铬细胞瘤患者麻醉术中时常遇到,常见于:①术前高血压控制不理想;②麻醉前用药不当;③入手术室后患者过度紧张与恐惧;④麻醉诱导后气管内插管刺激;⑤翻身摆体位时挤压肿瘤;⑥腹腔探查、牵拉肿瘤或触及肿瘤时。上述情况均可导致体内儿茶酚胺高浓度或"量子式"释放,从而易诱发高血压危象,若处理不当或治疗不及时,常引起心、脑血管并发症,甚至引起死亡。术中一旦发生高血压危象,麻醉医师应告知手术医师立即暂停手术操作,同时将手术台调至头高位(即头胸抬高约30°),以缓解脑血管张力倍增,并经中心静脉注射预先已配制好的降压药物,如酚妥拉明 0.2~2mg、硝酸甘油、尼卡地平等,再根据血压调控输注酚妥拉明、硝酸甘油。而硝普钠微量泵输注(1~10μg/kg/min)更为精确、有效,根据血流动力学变化调控非常简便。此外,β-受体阻滞药艾司洛尔降低心率起效快、作用时间短、安全性高而经常使用。值得提示的是,嗜铬细胞瘤患者对自身长期和阵发性高血压已基本适应,故纠正高血压不应以正常血压作为标准,调控血压以不低于术前水平的1/3为适宜,或以患者术前不出现异常症状的最低血压为基线,一般认为应维持在 120/80mmHg 以上且不太偏高即可。此外,需要注意的是,临床上个别"腹腔占位性病变"或"腹膜后肿瘤"因临床诊断失误而当做腹腔肿块或腹膜后肿瘤实施手术治疗,若该类患者麻醉术中突发血压骤升且伴随心率倍增,尤其动脉血压高达 250/120mmHg 以上,而且应用各种抗高血压药物与加深麻醉仍难以控制持续性高血压危象时,应怀疑该"腹腔占位性病变"或"腹膜后肿瘤"为嗜铬细胞瘤,故应使用小剂量酚妥拉明试探性治疗,若患者血压迅速降低,则可认为或诊断嗜铬细胞瘤,可按嗜铬细胞瘤治疗处理。

2. 忌用氟哌利多　因该药是一种强安定药,有轻度的 α-肾上腺素受体阻滞作用,静脉注射可使血压轻度下降,对低血容量的患者降压作用尤为显著,临床麻醉中常与芬太尼搭配实施神经安定镇痛术。值得提醒的是:此药对嗜铬细胞瘤患者反能引起血压过度提升,可能因素为氟哌利多诱发肾上腺髓质持续性释放儿茶酚胺有关。笔者早期曾遇一例 42 岁、体重 58kg 女性患者,因诊断腹腔肿瘤(性质不明),拟在全麻下行剖腹探查及肿瘤切除术(术后病理报告为嗜铬细胞瘤),患者入手术室时心率 83 次/min、血压 135/90mmHg,麻醉诱导前先静脉注射氟-芬合剂 2ml(氟哌利多 2.5mg、芬太尼 0.05mg),约 1 分钟时心率上升为 95 次/min、血压 165/98mmHg,继续静脉注射氟-芬合剂 2ml,约 40 秒时心率增快至 131 次/min,血压 221/117mmHg,即刻静注 2.5% 硫喷妥钠 14ml、芬太尼 0.3mg、维库溴铵 8mg 麻醉诱导,但血压(232/121mmHg)、心率(128 次/分)仍居高不下。经咽喉充分表麻后先行气管插管,然后酚妥拉明 1mg、硝酸甘油 0.1mg、艾司洛尔 30mg 分别静脉注射,约 2 分钟后心率逐渐下降为 87 次/min、血压则回降至 150/93mmHg,术中与术后无特殊异常情况发生。因此,嗜铬细胞瘤手术或可疑者禁忌使用氟哌利多,以免引起循环功能急剧变化而措手不及,甚至发生意外。

3. 严重低血压的防治 嗜铬细胞瘤血管结扎或肿瘤摘除以后,体内儿茶酚胺急速降低而引起外周血管扩张,加之麻醉药物作用及液体量不足等因素,极易发生低血压,甚至休克,这是该肿瘤摘除后颇为危险的并发症,也是术后患者死亡的主要原因。因此,应提前予以防范,如在嗜铬细胞瘤血管结扎前数分钟应停用扩血管药物和 β-受体阻滞药,以及减浅麻醉,同时加快补液或输血,必要时应用适量去甲肾上腺素或肾上腺素,以及给予糖皮质激素,以促使血压恢复正常或接近正常水平。如对升压药与补液后无效,仍持续性低血压者,还应考虑是否存在低血糖发生。

4. 急性肺水肿的防治 嗜铬细胞瘤患者在高血压期间体内释放大量去甲肾上腺素,致使外周血管阻力显著增加,从而加重左心负担,故容易产生左心衰竭而诱发肺水肿。由于嗜铬细胞瘤切除前大量儿茶酚胺释放进入血循环,促使肺血管收缩和肺毛细血管静水压急剧升高,当肿瘤切除后儿茶酚胺迅速减少,继之血压急剧下降时易引发急性肺水肿。临床上诱发和加重急性肺水肿的主要诱因有:①处理高血压危象欠佳,未能及时应用酚妥拉明、硝普钠等降压药物,或错误地应用非特异性和长效降压药物如利血平等;②未能在中心静脉压监测指导下输血、输液,导致盲目大量快速输血、输液;③对肺水肿的临床先兆及早期表现认识不足,且处理不够及时、准确、有效等。因此,对急性肺水肿的防治仍然以预防为主,一旦发生,应及早诊断,及时处理,在调控好血压的同时,应用强心、利尿剂以降低肺毛细血管静水压,必要时给予糖皮质激素改善肺毛细血管通透性,且充分镇静,纯氧通气,以及采取呼气末正压通气等。

5. 肿瘤切除后低血糖的防治 嗜铬细胞瘤分泌大量儿茶酚胺可引起糖原与脂肪分解,游离脂肪酸增加,并促使肝糖原分解,且抑制胰岛 B 细胞分泌胰岛素而导致血糖升高。当嗜铬细胞瘤切除后,儿茶酚胺急剧减少,糖原和脂肪分解随之下降,胰岛素的分泌却急剧增加,从而引起严重低血糖的发生。若能对可疑病例进行术中血糖监测,指导术中葡萄糖液的输入,则能防治术后低血糖,维持糖代谢内稳态的相对恒定。

6. 妊娠期嗜铬细胞瘤的发作 如女性妊娠期发生嗜铬细胞瘤症候群,若处理不当死亡率颇高,因孕期发病时常被误诊为妊娠高血压综合征,易在产程期间或剖宫产术中猝死,故需提高警惕。

(王世泉 宋建防 李欢妮 刘少艳)

主要参考文献与推荐读物

1. 王吉耀主编．内科学．第 2 版．北京:人民卫生出版社,2012,992-998.

2. 姚尚龙,王俊科主编．临床麻醉学．北京:人民卫生出版社,2004,406-425.

3. 王世泉,王明山主编．麻醉意外．第 2 版．北京:人民卫生出版社,2010,247-276.

4. 叶铁虎,吴新民主编．疑难合并症与麻醉．北京:人民卫生出版社,2008,322-375.

5. 盛卓人,王俊科主编．实用临床麻醉学．第 2 版．北京:科学出版社,2009,657-670.

6. 郭建荣,贾东林主译．麻醉知识要点解析．第 2 版．北京:人民卫生出版社,2009,194-206.

第四十六章　代谢性疾病与麻醉

第一节　糖尿病与麻醉

521. 何谓血糖与尿糖？与麻醉关系如何？

522. 糖尿病患者与麻醉存在何种关系？

523. 何谓低血糖？与麻醉存在何种关系？

524. 为何高渗性高血糖状态患者手术不宜实施麻醉？

525. 糖尿病合并脑血管疾病手术的麻醉存在何种风险？

526. 为何糖尿病酮症酸中毒患者手术其麻醉风险颇高？

527. 糖尿病合并心血管疾病患者麻醉与手术存在何种风险？

第二节　其他代谢性疾病与麻醉

528. 何谓痛风？如何实施麻醉处理？

529. 何谓卟啉症？与麻醉关系如何？

530. 肥胖症手术患者如何实施麻醉与管理？

代谢紊乱是机体许多疾病中的病理生理变化和过程，而代谢性疾病大都是遗传因素与环境因素相互作用的结果。此外，由于糖、脂肪、蛋白质、水及电解质即是机体中的能量，又是机体中的代谢产物，但两者（能量与代谢产物）必须处于相对衡态，一旦失衡则可发生病理性改变。

第一节　糖尿病与麻醉

糖尿病是机体内以葡萄糖、脂肪和蛋白质代谢紊乱以及血浆葡萄糖水平增高为特征的代谢性疾病，现今该病发病率颇高，在麻醉手术人群中占有相当比例，必须予以关注。糖尿病是外科手术患者最为常见的内分泌疾病，其糖尿病的严重程度个体差异显著，且临床表现也因患者对代谢应激反应的不同而不同。

521. 何谓血糖与尿糖？与麻醉关系如何？

【术语与解答】糖是机体的重要能源，其分解供能可分为有氧氧化和无氧酵解两种途径，在氧供充足的情况下，葡萄糖可经有氧氧化分解成二氧化碳和水，同时放出能量，一般 1mmol 葡萄糖完全氧化所释放的能量可合成约 38mmol 的 ATP。

1. 血糖　①血糖是指血液中所含的葡萄糖（血糖的主要来源是食物中的淀粉和糖类），正常数量的血糖对机体生理功能活动非常重要，因血糖必须保持一定的水平才能维持体内各器官和组织的需要；②正常人空腹时血糖浓度为 3.9~6.1mmol/L（70~110mg/dl）；如空腹血糖浓度 6.2~6.9mmol/L(112~125mg/dl)为血糖调节受损或血糖增高倾向,但尚未达到糖尿病的诊断标准;当空腹血糖浓度≥7.0mmol/L(126mg/dl)时,应诊断为糖尿病;而血糖浓度低于3.9mmol/L(76mg/dl),患者可处于低血糖状态;若血糖浓度低于2.8mmol/L(55mg/dl)时,则称为低血糖;③血糖既能转变成肝和肌肉中的糖原,也能转变为脂肪;④血糖是由体内的胰岛素和胰高血糖素所调节,以维持机体血糖处于动态平衡,当血糖低时,胰岛的 A 细胞会分泌胰高血糖素,并动员肝脏储备的糖原释放,使血糖升高;如血液中的血糖过高时,其胰岛的 B 细胞则会分泌胰岛素,以促进过多的血糖转变成肝糖原储备或促进血糖进入机体组织细胞。

(1)高血糖的危害:当机体血糖长时间的过高,则可引起糖尿病,并引发一系列相关生理功能障碍,如:①血液中红细胞和血小板容易聚集,可造成血液粘稠,加之血脂的升高,则可引起血液高凝状态,从而易逐渐形成血栓;②体内自由基使氧化加剧,在血液中产生大量的脂质过氧化物附着在血管壁上,易使血管变细,管腔内壁粗糙,血管弹性变弱、变脆,表现为血流不畅,甚至堵塞,致使整个机体的血氧供应出现异常,如眼底毛细血管堵塞,而造成视力下降,眼底病变;远端肢体微循环障碍则会出现四肢冰冷、麻木,乃至缺血坏死。以及造成心、脑、肾等重要脏器的损伤和功能的改变。

(2)低血糖的危害:由于脑组织细胞中贮存的糖原极少,而脑组织耗能颇多,其能量供给均来自葡萄糖的有氧氧化,故脑组织对缺氧非常敏感,从而致使脑功能对血糖水平的依赖很高,若血糖水平低于正常值的1/3~1/2,即可出现脑功能障碍,如神志模糊、头晕、烦躁、视物不清、各种反射降低或消失,甚至出现休克、昏迷,如仍得不到及时治疗和抢救,最终可导致死亡。

2. 尿糖 ①尿糖(糖尿)是指尿液测定出含有葡萄糖,且呈异常状态,即尿糖呈阳性;②糖尿病的病名就是因为尿糖的发现而命名,但尿糖阳性并非一定是糖尿病,而尿糖阴性也不能排除糖尿病;③正常人尿液中仅有微量葡萄糖,其含量约为0.17~0.52mmol(31~93mg),定性试验为阴性;④一般血糖量超过肾糖阈值(8.33~11.1mmol/L),即出现尿糖。每日尿糖>0.83mmol(150mg)且定性试验阳性者,即称尿糖(通常指葡萄糖尿);⑤血糖正常者而出现尿糖常见于肾性尿糖、妊娠期尿糖等。

【麻醉与实践】①麻醉与手术前患者均存在不同程度的精神紧张,乃至恐惧,而过度的心理、精神因素(心理应激状态)可促使交感神经兴奋,机体肾上腺素与去甲肾上腺素分泌增加,肝糖原分解释放血糖增多,而血液中过多的葡萄糖进入肌肉与脂肪组织细胞则受阻,其结果导致体内血糖升高;②麻醉性镇痛药吗啡及术前用药巴比妥类,可使机体血糖有所增高,可能与胰高血糖素分泌增多有关;③麻醉手术期间低体温时其胰腺功能受到抑制,胰岛素分泌减少,血糖及乳酸则增高;④通常手术应激所致的血糖升高主要原因并非是胰岛素分泌功能障碍,而是其他分解性代谢激素所致,如儿茶酚胺、胰高血糖素、皮质醇等浓度升高,从而抑制了胰岛素的释放;⑤麻醉与手术期间应用激素(包括肾上腺素)可致使血糖增高,此外全麻诱导期间喉镜显露声门与气管插管所致应激性心血管副反应也可导致血糖增高,故麻醉术中输液以输注非葡萄糖溶液为宜,避免输注葡萄糖液而导致机体血糖更高;⑥围麻醉期常见尿糖呈阳性患者(即尿糖出现),由于该患者可因渗透性利尿而致水、电解质大量丢失,从而易导致内环境紊乱。因此,需择期手术的糖尿病患者,尽量术前给予相关治疗与处理,以纠正尿糖转为阴性或阳性的低限,尤其尿酮体消失后,方可实施麻醉与手术,主要以利于患者围麻醉期安全。

【提示与注意】　①对于无糖尿病症状,仅一次测定血糖值所达到的糖尿病诊断标准者,必须在另一天复查核实,如复查结果尚未达到糖尿病诊断标准,则不能诊断为糖尿病,应追踪随访,定期复查;②麻醉与手术期间出现低血糖或高血糖均能对机体产生影响,故围麻醉期应对血糖异常的患者实施血糖检测,以便了解其血糖变化,随时纠正因血糖过度异常而引发的相关并发症;③为防范血糖过度异常所致相关并发症和提高医疗安全,糖尿病手术患者的麻醉务必全方位考虑,尽可能使血糖、尿糖控制在所允许的范围内。

522. 糖尿病患者与麻醉存在何种关系?

【术语与解答】　①糖尿病基本是由遗传和环境因素共同引起的以糖代谢紊乱为主要表现的一组临床症候群;②糖尿病是由于各种相关因素所致胰岛素绝对或相对分泌不足以及胰高血糖素活性增高所引起的代谢紊乱性疾病;③虽机体分泌胰岛素正常,但随着血糖来源的增加与血糖代谢的减少,可致使机体所分泌的胰岛素逐渐达到极限或处于饱和,只有依赖和增加外源性胰岛素或降糖药尚能降低机体过多血糖,此种现象称为糖尿病;④糖尿病是以胰岛素缺乏或胰岛素功能障碍以及两者或单独或同时作用而引起糖、脂肪、蛋白质、水和电解质等代谢紊乱,且以血糖增高和(或)糖尿出现为主要特征的慢性疾病。若此病未能早期诊治,则常引起全身性组织与器官病变,尤其易发生致残,乃至致命性心、脑血管并发症。此外,糖尿病患者最为严重性急性代谢并发症则是酮症酸中毒,乃至循环衰竭及昏迷;⑤据新近统计,糖尿病发病率高达 9.8%,其中约 95% 属于 2 型糖尿病。

1. 发病病因与机制　糖尿病其病因和发病机制极其复杂,至今尚未完全明了,但较明确的得知主要由胰岛 B 细胞分泌胰岛素功能减退或缺失,乃至逐渐性衰竭,从而致使机体胰岛素分泌相对或绝对不足(相对不足主要见于 2 型糖尿病;绝对不足常见于 1 型糖尿病),以及遗传因素、免疫功能紊乱、胰岛素抵抗、饮食结构失衡或其他内分泌激素干扰、精神因素等相互作用所致胰岛功能减退。

2. 主要病理生理　由于机体内源性胰岛素已失去正常调控血糖的能力,从而引发机体以糖代谢失衡为主的一系列代谢紊乱综合征。

(1)糖代谢异常:胰岛素是调节与维持血糖平衡的主要激素,因以胰岛素为主的调控血糖的能力降低,故机体利用葡萄糖的能力下降(如糖进入细胞内减少、糖原合成不足、糖酵解减少等),而肝糖释放相对增多(如糖原分解增多、糖异生作用增强、肝糖生成上升等)。

(2)脂肪代谢异常:①由于脂肪合成常减少,故患者多消瘦,但早期 2 型糖尿病患者因多食而肥胖;②由于肝糖原合成及贮藏降低,在腺垂体及肾上腺等所分泌激素调节下,脂肪入肝沉积,肝细胞变性,转化为脂肪肝;③无足够的胰岛素阻止脂肪代谢,脂肪大量分解而氧化不全,引起丙酮酸、乙酰乙酸、β-羟丁酸积聚,严重者发生酮症酸中毒。

(3)蛋白质代谢异常:肌肉及肝内蛋白合成减少,而分解代谢增高,呈负氮平衡。

(4)水、电解质及酸碱失衡:常引起各主要器官功能失常,尤其在酮症酸中毒时更严重。

(5)维生素代谢紊乱:尤其是维生素 B 族缺乏等。

3. 糖尿病的分类　①临床将糖尿病分为 1 型和 2 型两大类,前者又称胰岛素依赖性糖尿病(IDDM),而后者则以非胰岛素依赖性糖尿病(NIDDM)命名;②1 型糖尿病一般发生于儿童、青少年和年轻人,临床表现特点:发病急,多尿、多饮、多食,体重减轻明显,症状相对较重,可有酮症史,且必须依赖于胰岛素治疗;③2 型糖尿病多见于 40 岁以上中、老年患者,也可发生于年轻人。

4. 临床表现 ①糖尿病是一种慢性进行性疾病,大多患者起病"隐蔽"、缓慢,除 1 型糖尿病较急外,2 型糖尿病一般起病徐缓,且早期临床可无症状,确诊后常历时数年或十几年不等,有时查体后方发现;②出现糖尿病症状时则伴随多食、多饮、多尿、烦渴、饥饿、消瘦或肥胖以及疲乏无力等症候群;③久病患者常伴发心脑血管、肾、眼及外周神经等病变;④严重糖尿病患者或应激状态时可出现酮症酸中毒、高渗性昏迷、乳酸性酸中毒而威胁生命;⑤临床上以原发性糖尿病占大多数,继发性糖尿病主要见于胰腺手术后、垂体瘤、嗜铬细胞瘤与肾上腺皮质功能亢进,以及妊娠期糖尿病等;⑥临床其他表现:如代谢性酸中毒、高血糖(16.7 ~ 27.8mmol/L)、脱水、低钾、骨骼肌无力等。通常脱水表现是由于渗透性利尿和呕吐所致;低钾常发生于酸中毒纠正后;肌无力则是酸中毒纠正后的低磷血症所引起;⑦随着人口老龄化,该类患者日渐增多,且病情也复杂多样。

5. 实验室检查 主要检测血液和尿液。

(1)血液:①血糖:2 型糖尿病轻症患者空腹血糖可正常,但餐后血糖常超过 11.0mmol/L;2 型重症糖尿病与 1 型糖尿病患者其血糖可显著增高,通常在 11.1 ~ 22.0mmol/L 之间,有时可高达 33.0mmol/L 以上;②血脂:血糖未经良好控制者常伴有高脂血症和高脂蛋白血症,典型者主要是甘油三酯升高、低密度脂蛋白升高、高密度脂蛋白降低,尤以 2 型糖尿病肥胖患者为多,但有时消瘦患者也可发生;③血酮体:糖尿病酮症酸中毒其血酮体增高,多在 4.8mmol/L 以上。

(2)尿液:包括尿糖、尿酮体、尿蛋白、白细胞等多项指标,这些指标可以间接反映患者的血糖水平,明确是否存在酮症酸中毒、有无泌尿系感染等情况。如尿糖阳性与血糖增高是诊断糖尿病的重要指标,但尿糖阴性则不能排除糖尿病,尤其是 2 型糖尿病。此外,尿微量白蛋白定量测定则是早期发现糖尿病肾病的重要指标。

【麻醉与实践】①糖尿病患者尤其血糖控制欠佳者,围麻醉期引发并发症,甚至死亡率较非糖尿病者增高约 3 ~ 5 倍;②通常情况下血糖正常患者实施麻醉与手术,均能引起应激性一过性或暂时性血糖升高,若糖尿患者术前准备欠佳而进行麻醉与手术,应激状态下体内的儿茶酚胺、胰高血糖素以及糖皮质激素等分泌可迅速增高,这些高浓度的胰岛素拮抗激素从而抑制了胰岛素的分泌,并降低胰岛素的敏感性,其结果促进肝糖原分解与糖异生,以及脂肪与蛋白质分解增加,致使血糖控制更加棘手,甚至易发生不测。因此,糖尿病手术患者的麻醉关键并非麻醉本身,需充分评估病情,务必应有必要和充分的术前准备,妥善选择麻醉用药与操作方法,以及平抑交感神经过度兴奋,并且麻醉术中随时监测血糖,必要时监测尿糖与尿酮体,方能降低麻醉与手术中的风险。

1. 麻醉前访视 糖尿病患者行外科手术治疗时,麻醉与手术本身也能促使糖尿病病情恶化,故麻醉前了解患者糖尿病为何种类型,是否合并其他病变,有无严重水、电解质紊乱,以及酸碱失衡。

2. 术前病情控制 ①糖尿病择期手术患者应积极控制血糖和相关并发症,改善全身状况,以提高患者对麻醉与手术的耐受能力,同时制定麻醉及围术期管理方案;②术前血糖调控:患者空腹期间血糖如控制在 3.9 ~ 6.1mmol/L 为理想,若控制小于 7.2mmol/L 为较佳,通常一般控制小于 8.3mmol/L 为妥。而餐后 1h 血糖小于 8.9mmol/L 为宜(可接受值应小于 11.1mmol/L)。一般而言,如患者血糖已得到控制,其麻醉与手术危险性则较小,麻醉术中无须特殊处理,即使麻醉术中血糖暂时性增高,但小于 13mmol/L 或出现尿糖(+)也可按一般常规处理,通常不必使用胰岛素降血糖治疗,以防止低血糖出现;③纠正酮症与酸中毒:由于糖代谢紊乱可因各种原因加速脂肪分解,故酮体生成增加,从而形成酮血症,常致使神志淡漠,甚至昏迷。应采取相关措施纠正酸中毒及电解质紊乱,择期手术患者应待尿糖阴性或弱阳性,无酮血症,尿酮体转阴后进行。急诊合并酮症酸中毒者,应衡量手术的紧迫性与酮症酸中毒的严重性两者间的关系,如病情允许,应以 $5 \sim 7u/h$ 的速度静脉滴注胰岛素,总需要量一般为 $1 \sim 2u/kg$,通常约在 $8 \sim 12$ 小时其血内酮体即可消除,酮症酸中毒纠正后一般即可考虑手术。若外科病情不允许,则应根据血糖、钠离子、钾离子、碳酸氢根离子、pH 以及尿糖、尿酮体的检测结果,麻醉术中予以补充胰岛素,输液并纠正酸中毒。同时麻醉术中定时检测血糖、尿糖、尿酮体以及血气分析,以便指导治疗;④严重糖尿病患者其血糖调控适宜水平为妥 $(7.8 \sim 10.5mmol/L)$,且应尽量减少或避免血糖的波动;⑤控制相关感染:对合并感染的手术患者,应合理使用抗生素治疗,及时处理局部感染病灶。

3. 麻醉选择　根据糖尿病病情和并发症的严重程度,结合手术部位、范围,以及手术创伤对机体的刺激程度,尽可能选择对机体影响较小的麻醉方法。由于全身麻醉影响较大,若能达到手术要求,尽量选用局麻、外周神经丛阻滞或椎管内脊神经阻滞。

(1)椎管内脊神经阻滞:①该麻醉方法优点是手术期间可抑制交感神经兴奋,机体应激反应较小,这有利于血糖波动变化较少。但实施麻醉穿刺操作应严格无菌操作,防止术后感染;②有周围神经病变的患者其末梢感觉可出现异常,甚至运动功能不良或障碍,选择椎管内脊神经阻滞前应详细了解病变部位及程度,术中其体位应妥善安置与保护。此外,操作应仔细,预防不必要的损伤,而且选择的局麻药浓度不宜过高,以免损害神经组织;③伴有脱水、动脉硬化、高血压的患者,常因局麻药用量相对过大,除其阻滞平面稍广泛外,可能血压下降趋势较非糖尿病患者显著,故麻醉药量应分次追加为妥。此外,局麻药应适当降低浓度,硬脊膜外隙脊神经干阻滞时采用 1.5% 利多卡因为妥,且局麻药中不宜加用肾上腺素,以免局部缺血、缺氧加重而引起感觉、运动障碍并发症;④目前常用的各种局麻药对机体葡萄糖的利用无明显干扰,可安全使用;⑤麻醉术中患者出现心动过缓或显著低血压发生时,如给予阿托品或麻黄素治疗量无效,则需立即给予适宜剂量的肾上腺素治疗。

(2)全身麻醉:①全麻宜采用快速诱导气管内插管,尤其对已呈现胃肠道麻痹者,以防止反流和误吸,但气管插管应在全麻诱导处于峰值时进行(即血压、心率较基础值适度下降),以避免气管插管应激反应所致的胰高血糖素升高;②氯胺酮可增加肝糖原分解而释放葡萄糖,一般不宜使用;③患者疼痛、缺氧、二氧化碳蓄积可通过兴奋垂体-肾上腺系统使血糖升高,故应维持足够的麻醉深度;④全麻对机体的代谢影响较大,该患者全麻术后容易引起苏醒延迟;⑤糖尿病患者四个成串刺激中任何一个颤搐刺激的恢复时间均延长,其中 $T_1:T_0$ 比值可明显延长至 $80 \sim 100$ 分钟。

4. 麻醉与手术中血糖调控　①加强围麻醉期监测:对严重糖尿病患者术前、术中、术后均应实施监测,随时抽取血样进行检测,以便了解血糖变化,除血糖外,对血气、酮体、尿糖和电解质也应给予监测,一般情况下,根据空腹血糖异常变化的数值高低,以胰岛素 1 单位与葡萄糖 $2.5 \sim 5g$ 的比例配制输入,两者尽量匹配合理;②应激性血糖增高:麻醉术中应激反应时儿茶酚胺、皮质醇、胰高血糖素均明显上升,从而可进一步对抗和抑制胰岛素的释放和利用,常致使血糖短时间内倍增,但麻醉术中只要血糖小于 13mmol/L,且无酮尿,则可不做特殊处理,如术中血糖大于 14mmol/L,应静滴普通胰岛素 $5 \sim 10u$,$30 \sim 45$ 分钟测血糖,若仍大于 14mmol/L,可重复用药,当血糖降至 2.8mmol/L 时,即可出现低血糖症状,甚至休克或昏迷。故糖尿病患者术中出现原因不明的低血压,尤其舒张压明显降低且出汗、面色苍白、心率增快或呼之不应,则应急查血糖,如血糖小于 5.5mmol/L,应立即静注 25% 葡萄糖 50~100ml 或 50% 葡萄糖 20~40ml,30 分钟后再复查血糖;③胰岛素的应用:麻醉与手术期间应用胰岛素可不考虑糖尿病的分型,用量应个体化,根据手术应激强度、持续时间、麻醉类型、用药种类和不同体温加以调整;④纠正电解质紊乱和酸碱失衡:正常机体内约 2% 的钾离子在细胞外,所以血钾正常不表明机体细胞内外钾离子平衡。另外,一些代谢性因素也会影响血钾,如胰岛素水平升高,可使肝、肌肉、脂肪组织摄取钾离子增多。此外,血浆渗透压随脱水或高血糖而升高,可引起水和钾离子从细胞内转移至细胞外,控制较差的糖尿病患者(脱水、酸中毒等)可能血钾正常,但补充液体和应用胰岛素后可能会导致严重的低血钾,故应同时补钾,且可在胰岛素输入 6~8h 后测量血钾。而对肾功能正常的患者,血钾正常时,每升补液中需加入氯化钾 20mmol/L,其所有糖尿病患者应在术毕恢复期间应复查血糖和电解质;⑤术后注意神志的变化,警惕高渗性高血糖性昏迷或低血糖性昏迷。

5. **糖尿病患者麻醉相关特点**　①糖尿病合并高血压患者,如临床应用 β 受体阻滞药,当麻醉术中患者处于低血糖时,麻醉药物可增强 β 受体阻滞剂的作用,有可能引起出现严重的心动过缓;②合并冠心病和外周动脉粥样硬化患者,麻醉术中血流动力学波动显著,尤其老年患者麻醉术中风险剧增;③糖尿病合并周围神经病变是常见慢性并发症和主要致残因素,而区域神经阻滞其潜在并发症可能会对外周神经纤维造成暂时性或永久性损伤,其原因包括:穿刺针或置管产生的直接损伤,或穿刺损伤导致的出血或血肿形成,以及常规局麻药用量易产生局麻药毒性反应等;④糖尿病患者实施外周神经阻滞其成功率或效果更高,其原因可能在于该患者的神经纤维对区域阻滞更为敏感,因合并周围神经病变导致患者手术区域的知觉减弱。此外,与正常人比较,糖尿病患者对手术刺激的耐受性较好,故需考虑减少局麻药的用量、降低局麻药的浓度,以及避免局麻药中加入血管收缩剂;⑤麻醉期间要避免缺氧、二氧化碳蓄积、酸中毒和低血压的发生。

6. **糖尿病周围神经病变**　是糖尿病颇为常见的慢性并发症之一。①有研究发现,给予糖尿病患者实施外周神经阻滞时,其成功率更高,可能原因在于糖尿病患者的外周神经纤维对于局麻药尤为敏感。此外,糖尿病引起的外周神经病变可导致患者手术区域的感觉降低。故与正常人比较糖尿病患者对手术刺激的耐受性较好;②局麻药用于外周神经阻滞本身即存在着潜在并发症,而局麻药注射后可显著减少注射部位和其周围神经纤维的血供,这对于糖尿病周围神经病变患者其外周神经损伤的风险明显增加;③临床区域麻醉(颈神经丛或臂神经丛阻滞)和椎管内脊神经阻滞(硬脊膜外隙脊神经干阻滞或蛛网膜下腔脊神经根阻滞)其特点均是外周神经阻滞,而外周神经阻滞则表现为躯干或(和)四肢的感觉缺失及运动不适与障碍,其感觉缺失及运动不适和障碍可与糖尿病患者存在的周围神经病变相干扰或相重叠,可能麻醉术后其原有的外周神经病变有所变化或加重,甚至造成暂时性或永久性损伤,因为局麻药更加影响外周神经病变组织的生长和再生;④患有自主神经疾病的糖尿病患者麻醉术中更容易发生严重性低血压,致使呼吸心搏停止的风险倍增。此外,如糖尿病患者伴有自主神经疾病,其胃排空往往延迟,从而增加了胃内容物反流误吸的危险;⑤对于糖尿病周围神经病变患者实施区域麻醉或椎管内脊神经阻滞,应考虑减少局麻药的用量和降低局麻药的浓度为宜。

【提示与注意】①全身麻醉应防止置入喉镜与气管内插管所致的交感神经兴奋,避免应激性血糖升高,还须防止术中麻醉过浅而使手术应激增强,以致反应性血糖正性变化。而术中失血、缺氧也会使血糖发生改变,应加以避免和防范;②低血糖对患者危害颇大,应予以警惕,其临床通常表现为大汗、视力模糊、软弱无力、头痛头晕、反应迟钝、心动过速及血压下降。其原因是糖尿病患者体内糖原储备差,加之术前禁饮食,麻醉术中又未补充糖分,且术前胰岛素用量较大等综合性因素所引起,若患者肾功能不全,常致胰岛素和口服降糖药的作用时间延长,术中也易发生低血糖。此外,全身麻醉中患者低血糖引起的代偿性交感神经兴奋(如心率代偿性增快)常被误认为麻醉过浅,从而加深麻醉,除延误治疗且导致术后苏醒明显延迟外,还可能出现脑损害;③若术中给予含乳酸液体,在高糖状态下可能加重乳酸酸中毒;④若患者术前存在外周神经病变,在实施区域神经阻滞时,应预先检查其外周神经功能状况,以防止相应部位的神经损伤或加重原外周神经病变的感觉、运动障碍;⑤血糖严重升高与机体脱水可导致高渗非酮症性昏迷,多见于 2 型糖尿病患者,尤其是老年人;⑥糖尿病患者比非糖尿病患者的冠心病更为多见,并且发病年龄更小,部分患者由于缺少心前区疼痛(无症状性缺血)则难以检出,故需关注心电图变化;⑦通常糖尿病性昏迷则有三种主因:如严重低血糖可引起低血糖昏迷;严重糖尿病患者停用胰岛素或应用胰岛素减量过快,以及病情加重易导致酮症酸中毒性昏迷;而 60 岁以上老年糖尿病患者则可发生非酮症性高渗性昏迷;⑧未经控制的糖尿病患者的急症手术,其问题较多,尤其合并酮症酸中毒者,必须积极治疗处理后尽早手术,如立即补液、补钾与皮下或静脉应用适宜剂量的胰岛素,然后每隔 30 分钟至 2 小时监测一次血糖,根据结果决定是否再次应用胰岛素。同时监测血气、酮体、尿素氮、血清钾、钠离子,若 pH 值小于 7.2 可输注适量碳酸氢钠溶液;⑨在纠正高血糖与酸中毒后要注意监测血钾变化,血钾低时应及时补钾;⑩胰岛素治疗后血糖则下降,应避免低血糖发生,即宁可维持略高的血糖和尿糖(＋),而不可使血糖降至过低,因术后有时消除了手术刺激可突然发生低血糖性昏迷,故应加强观察和监测。

需要提出的是:有些糖尿病患者可能存在着早期轻微的周围神经病变,患者自身尚未知觉或感知其潜在的异常或不适及疼痛,一旦给这类患者采取区域麻醉或椎管内脊神经阻滞,麻醉术后有可能使其早期已存在的轻微性周围神经病变有所进展或加重,甚至术后出现肢体感觉或运动功能障碍,从而导致患者认为由麻醉因素所造成的并发症,该现象务必引起麻醉医师的注意,以便做好自身防范。

523. 何谓低血糖? 与麻醉存在何种关系?

【术语与解答】①低血糖是指以血浆中葡萄糖(血糖)浓度低于 2.8mmol/L(55mg/dl)作为低血糖的标准;②正常的血糖水平对平衡机体生理功能活动非常重要,但血糖过低将对机体产生损害;③低血糖时通常出现以交感神经兴奋和脑细胞缺糖为主要特征的病理性综合征。

1. 病理生理　①主要大脑皮层受抑制,继之波及皮层下中枢,包括基底节、下丘脑及自主神经中枢,最终累及延髓;②低血糖纠正后上述顺序逆向恢复。

2. 临床表现　①自主(交感)神经过度兴奋体征:心率增快、收缩压轻度升高、面色苍白、流泪、浑身出汗、紧张焦虑、四肢颤抖等;②脑功能障碍体征:葡萄糖是脑组织的主要能量来源,但脑细胞储存葡萄糖的能力十分有限,甚至仅能维持数分钟脑的功能活动,因此,较长时间的重度低血糖可严重损害脑组织。低血糖时中枢神经症状可轻可重,大脑皮层抑制时,患者精力不集中、思维及语言能力迟钝,且伴有头晕、嗜睡、躁动易怒、视物不清、行为怪异等。皮层下受抑制时,患者则出现躁动不安、神志不清或昏迷(低血糖昏迷常有体温下降)、瞳孔散大、各反射逐渐消失,如低血糖仍得不到纠正,可导致低血糖休克,呼吸微弱乃至停止,直至死亡。

3. 低血糖诊断　根据低血糖典型表现可确定。①低血糖症状；②发作时血糖低于 2.8mmol/L(55mg/dl)；③供糖后低血糖症状迅速缓解。

4. 预防及处理　①症状较轻者可饮用糖水,其症状则可缓解；②症状重或神志不清者,应立即静脉注射 50% 葡萄糖溶液 60～100ml,然后以 5%～10% 葡萄糖溶液静脉滴注,必要时可加用氢化可的松 100mg；③经上述处理,患者仍神志不清者,可能伴有脑水肿,应静脉滴注 20% 甘露醇 200ml 和(或)呋塞米实施脱水治疗；④无论患者出现不能解释的中枢神经系统症状,还是不能解释的交感神经症状,确诊时需要证据表明这些症状与低血糖异常有关,并且血糖升高后其症状好转。

【麻醉与实践】①围麻醉期未明确诊断的胰岛素瘤或糖尿病患者服用外源性降糖药及胰岛素过量,以及酒精性低血糖、肝源性低血糖患者容易引发低血糖,麻醉术中应引起重视,以便做到提前防范；②椎管内脊神经阻滞患者如出现低血糖,由于患者神志清醒,在明显的临床症状出现前患者能够将低血糖症状告之麻醉医师。但给予镇静、催眠药后,则容易使得麻醉医师忽略低血糖的发生；③全身麻醉患者发生低血糖,其临床症状常被掩盖,尤其机体儿茶酚胺反射性过度释放所致的交感神经兴奋,则可表现为心动过速、发汗、流泪及高血压,而这些症状通常被误认为麻醉不足或麻醉减浅,从而致使加深麻醉处理或应用 β-受体阻滞药治疗,然而,既延误了低血糖的诊断,又加重了低血糖病情,故需加以警惕。

【提示与注意】①低血糖患者在全麻状态下很难诊断,因此,麻醉术中以维持适宜的高血糖是合理的；②低血糖神志不清患者切忌进饮食,以避免下呼吸道误吸而窒息；③必须在糖尿病患者中鉴别低血糖昏迷与酮症酸中毒性昏迷以及非酮症糖尿病昏迷,如低血糖昏迷应用胰岛素,则是火上浇油；④生理性低血糖如饥饿或剧烈运动易产生。

524. 为何高渗性高血糖状态患者手术不宜实施麻醉?

【术语与解答】①高渗性高血糖状态(也称高渗性非酮症糖尿病昏迷)是糖尿病急性代谢紊乱的另一临床类型急症,是以严重高血糖引起的血浆高渗透压和严重脱水为特点的综合征,而无明显的酮症酸中毒,严重患者则伴有不同程度的意识障碍或昏迷；②高渗性非酮症高血糖危象(昏迷)多见于老年患者,且主要发生于 2 型糖尿病患者或无糖尿病史者,常发生于渴觉功能损伤的老年患者。

1. 诱发因素　如急性感染、严重创伤、手术应激、静脉高营养、使用糖皮质激素或利尿剂、大量输注高糖、严重脱水或摄水不足等。其发病率低于糖尿病酮症酸中毒。

2. 临床表现　发病前常有糖尿病逐渐加重的临床表现,如烦渴、多饮、多尿、乏力、头晕等,以致常被忽视,然后渐出现严重脱水和神经精神症状,患者反应迟钝、烦躁或淡漠、嗜睡,逐渐陷入昏迷或抽搐(因高渗所致脑细胞内含水量减少),晚期则出现尿少,甚至无尿。

3. 实验室检查　①严重高血糖,血糖达到或超过 33.3mmol/L(一般为 33.3～66mmol/L)；②有效血浆渗透压达到或超过 320mmol/L(一般为 320～430mmol/L)；③血钠正常或增高,尿酮体阴性或弱阳性,一般无明显酸中毒现象；④血尿素氮和肌酐常明显升高,出现肾前性氮质血症；⑤白细胞计数常增多,红细胞压积常升高,反映脱水或血液浓缩。

4. 治疗与处理　本症病情危重,并发症多,病死率高于高血糖危象,故颇为理想的治疗就是防止其发生。①强调早期诊断和治疗；②临床上凡遇原因不明的脱水、休克、意识障碍及昏迷者,均应想到本病的可能性,尤其是血压低而尿量多者,无论有无糖尿病史,均应进行相关检查,以肯定或排除本病；③补液至关重要,以纠正脱水,降低渗透压(24 小时补液量应 6000～

10000ml）。目前多主张治疗开始时采用等渗液,如 0.9% 生理盐水,因大量输入等渗液不会引起溶血,有利于恢复血容量,改善肾血流量,恢复肾脏调节功能;④患者无休克或休克已纠正,若血浆渗透压高于 350mmol/L、血钠高于 155mmol/L,可考虑输注适量低渗溶液,如 0.45% 或 0.6% 的氯化钠,但低渗溶液的输注不宜过快,以便引发由细胞内脱水迅速转变脑水肿危象,造成患者死亡;⑤当血糖下降至 16.7mmol/L 时,可开始输入 5% 葡萄糖液,并按每 2～4g 葡萄糖加入 1U 胰岛素。

【麻醉与实践】①高渗性非酮症高血糖危象(昏迷)麻醉风险极大,择期手术患者应延缓,急诊手术(非抢救手术)应先缓解症状治疗,全身状况稍有好转再予以麻醉和手术;②根据手术情况尽量选择局部麻醉,若必须采用区域麻醉时,局麻药中禁忌添加肾上腺素,且需要较低浓度,以免局部缺血而加重神经组织水肿损伤;③全麻手术风险大,虽大多麻醉药对血糖无明显影响,且术中保持有效浅麻醉,但复合性用药使其麻醉变的复杂,容易出现不测。

【提示与注意】①高渗性非酮症高血糖危象(昏迷)与高血糖危象主要鉴别诊断之一,前者一般无明显酸中毒症状(一般酸中毒轻微);②血浆渗透压显著增高,是高渗性非酮症高血糖危象(昏迷)重要特征与诊断依据;③在输注低渗溶液时,应防止过量而诱发脑水肿、低血容量和溶血危险;④本症易发生低血钾,应及时补充,且要补足,同时为避免高血钾,定时进行血钾测定;⑤围麻醉期加强监测,如尿量、血糖、电解质、血浆渗透压、血压、血气、颈静脉充盈度等,在血糖和循环容量接近正常时,应密切观察患者的意识变化;⑥必要时测量中心静脉压,以指导补液;⑦部分发生高渗性高血糖状态的患者无糖尿病病史,也不发生酮症酸中毒,昏迷苏醒后也不需要补充外源性胰岛素;⑧非胰岛素依赖性糖尿病患者存在高糖血症和胰岛素耐受性,该类患者在体外循环期间更易发生高渗性高血糖状态,可通过静脉补充胰岛素和通过含钠溶液恢复血管内液体容量来治疗这种病症。

525. 糖尿病合并脑血管疾病手术的麻醉存在何种风险?

【术语与解答】①糖尿病性脑血管疾病是指由糖尿病所并发的脑血管疾病,即所发生的颅内动脉血管和(或)微血管的病变。其临床表现特点为脑梗塞、脑血栓形成等缺血性病变多见,而脑出血者较少;②糖尿病性脑血管疾病的发生原因复杂,且诱发因素颇多,是糖尿病患者主要的并发症和致死原因之一;③糖尿病性脑血管疾病患者大都同时合并高血压、脂类代谢异常、胰岛素抵抗、血液高凝状态等;④糖尿病是脑血管病的主要危险因素之一,而脑血管病则是糖尿病患者死亡的重要原因,糖尿病患者并发脑血管疾病的比例是非糖尿病患者的约 2～3 倍,而因并发脑血管病死亡的糖尿病患者约占糖尿病患者总死亡率的 10%;⑤糖尿病患者病史越长,其脑血管疾病发病率也越高。

【麻醉与实践】①糖尿病患者围麻醉期则容易诱发脑血管疾病,如脑梗死或脑血栓等,故糖尿病患者是临床麻醉术中重要危险因素之一;②围麻醉期脑卒中的发病率较高,而糖尿病性脑血管疾病则是脑卒中颇为常见者,脑卒中约占全部脑血管疾病的 70%,存活者中约 75% 致残,其复发率也高,尤其同时伴有高血压、高血脂等老年人好发。

【提示与注意】由于体内血浆 D-二聚体增高可提示存在深静脉血栓形成,故伴有糖尿病患者,尤其老年人或长期卧床患者,以及合并高血压、高血脂患者,围麻醉期务必引起注意,可筛查检测 D-二聚体,如 D-二聚体增高,择期手术患者应延期为宜,除防止脑血管意外(如脑梗塞或脑血栓形成等),还应防止肺栓塞等严重并发症。

526. 为何糖尿病酮症酸中毒患者手术其麻醉风险颇高?

【术语与解答】①糖尿病酮症酸中毒是糖尿病患者急性并发症之一;②由于糖尿病患者体内胰岛素严重不足及升糖激素不适宜性增多,且在各种相关诱因作用下,致使血糖显著增高,从而造成机体糖、蛋白质、脂肪,以及水、电解质、酸碱等严重失调和紊乱,当脂肪供能分解加速,体内酮体生成则增多,即出现酮血症(多余的酮体经尿液排出时,尿酮检查则阳性,称为酮尿症),最终导致高血糖、高血酮、尿酮体、脱水等一系列的症候群;③酮体由 β-羟丁酸、乙酰乙酸和丙酮组成,均为酸性物质,酸性物质在体内堆积超过了机体代偿能力时,血的 pH 值则会下降(pH < 7.35),机体则出现了代谢性酸中毒,即糖尿病酮症酸中毒;④1 型糖尿病患者有自发酮症酸中毒倾向,也可因饮食不当或心理障碍反复发作;而 2 型糖尿病通常在某些诱因下促发引起。常见诱因有:感染、胰岛素治疗中断或不适宜减量、饮食不当、各种应激性创伤、手术、麻醉、妊娠和分娩等,有时也无明显诱因。

1. **糖尿病酮症酸中毒临床表现**　①酸中毒失代偿后病情迅速恶化,患者疲乏、食欲减退、恶心呕吐、多尿、口干、头痛、嗜睡。此外,呼吸深快,部分患者呼气中带有烂苹果味(丙酮气味);②后期严重失水,尿量减少、眼眶下陷、皮肤黏膜干燥、血压下降、心率加快、四肢厥冷;③晚期可出现不同程度的意识障碍,反应迟钝或消失,乃至昏迷,若出现中枢性神经症状时,又称为糖尿病酮症酸中毒昏迷;④少数患者可表现为腹痛,酷似急腹症;⑤糖尿病酮症酸中毒时肾功能多数都降低。

2. **实验室检查**　①尿液:尿糖、尿酮常呈强阳性,可有蛋白尿和管型尿;②血糖:显著增高,一般为 16.7 ~ 33.3mmol/L,有时可达 50mmol/L 以上(超过 33.3mmol/L 时多伴有高渗状态或有肾功能障碍);③血酮:酮体增高常 > 1.0mmol/L,当 > 3.0mmol/L 时,即提示酸中毒,多在 4.8mmol/L 以上;④血 β-羟丁酸升高;⑤血实际 HCO_3^- 和标准 HCO_3^- 均降低,CO_2 结合力降低,酸中毒失代偿后血 pH 下降;⑥剩余碱负值和阴离子间隙增大;⑦血钾初期正常或偏低,尿量减少后可偏高,治疗后补钾不足可严重降低;⑧血钠、血氯下降,血尿素氮和肌酐常偏高,血浆渗透压轻度上升。

3. **临床诊断**　详细询问病史和发病过程,结合查体(如意识障碍、呼吸深快、脱水、休克等)及实验室检查,根据出现在代谢性酸中毒中的高血糖与糖尿病病史,基本可考虑或诊断糖尿病酮症酸中毒。此外,如实验室检查尿糖、尿酮呈强阳性,同时血糖、血酮明显增高,且血 pH 和二氧化碳结合力降低,即使无糖尿病病史,诊断也成立。

4. **治疗原则**　主要防治措施有:①对早期酮症患者仅需给予足量短效胰岛素及口服补充液体即可,并严密观察病情,定时查验血糖、血酮,以便调整胰岛素应用剂量(胰岛素是治疗糖尿病酮症酸中毒的关键药物);②尽快补液以恢复血容量,并且应用胰岛素降低血糖(如一次性静脉缓慢注射 10 ~ 20 单位的胰岛素可以快速获得显著的效果),酮体水平下降后酸中毒可自行纠正,一般不必补碱(除非血 pH < 7.20);③糖尿病酮症酸中毒患者可有不同程度的失钾(补钾应根据血钾和尿量进行),及时纠正失水、电解质紊乱与酸碱失衡,以防治并发症,降低病死率;④糖尿病酮症酸中毒一旦诊断,应立即治疗,尤其对糖尿病酮症酸中毒昏迷患者必须立即抢救。

【麻醉与实践】①糖尿病酮症酸中毒患者除紧急手术外,均应延缓麻醉与手术,尽可能在术前纠正至适宜程度或控制病情后,方可考虑麻醉和手术;②麻醉前应对患者作出全面评估,并做好相关防范措施;③根据病情及全身状况,能采取区域麻醉解决的,就不选择全麻,无论采用何种麻醉,务必强化麻醉管理,围麻醉期严密监测生命体征变化(血压、心率、SpO_2、$P_{ET}CO_2$),以及血糖、酮体、血气、电解质、尿量等,尤其防止血糖过高或过低;④麻醉术中酮症酸中毒的改善缓慢,主要与酮体代谢较慢有关,该患者对酸血症的耐受程度较适应,碱性药物一般不用,胰岛素应用后酮体代谢可产生碳酸氢钠,可使 pH 得到部分纠正;⑤如处理糖尿病酮症酸中毒困难时,应通知专业医师协助治疗。

【提示与注意】①已存在血压下降,且伴有意识障碍的高血糖危象患者,禁忌选择椎管内脊神经阻滞;②由于酸中毒本身则使得全麻的实施复杂化,若需全麻手术者尽量提前将已存在的异常现象予以纠正,使其尽可能的接近正常;③麻醉与手术应激所致的儿茶酚胺及糖皮质激素分泌增加,也是诱发高血糖危象的诱因,务必予以警惕;④临床上应注意与高渗性非酮症高血糖危象(昏迷)相鉴别;⑤麻醉医师应提前将该麻醉的复杂性与高风险性向其家属阐明,以防止医患纠纷和不测;⑥糖尿病酮症酸中毒还要与酒精性酮症酸中毒相鉴别,因典型的酒精性酮症酸中毒常发生于营养不良的嗜酒患者急性中毒后。

527. 糖尿病合并心血管疾病患者麻醉与手术存在何种风险?

【术语与解答】①广义的糖尿病心血管疾病是指糖尿病患者所并发或伴发的心脏病,其中包括冠状动脉粥样硬化性心脏病(冠心病)、糖尿病性心肌病、微血管病变和自主神经功能紊乱所致的心律失常及心功能不良,如伴有高血压者还可包括高血压心脏病;②糖尿病性心血管疾病是糖尿病患者致死的主要原因之一,尤其是在 2 型糖尿病患者中占相当比例;③糖尿病性心血管疾病与非糖尿病患者比较常起病较早,糖尿病患者伴冠心病通常表现为无痛性心肌梗死,且梗死面积比较大,穿壁梗死多,病情多比较严重,预后也比较差,病死率较高。

1. 糖尿病合并心血管疾病　其原因极为复杂,目前主要认为与以下因素有关:①高血糖的不利影响:患者血糖(尤其是餐后血糖)若长期处于高水平,则会对机体组织器官产生毒害作用,从而促进心血管疾病的发生与发展;②脂代谢紊乱:糖尿病患者由于体内糖代谢紊乱,其结果可导致脂代谢紊乱,临床表现为甘油三酯明显升高,胆固醇、脂蛋白也增高,从而易促发动脉粥样硬化,因此引发冠心病、心肌病、自主神经病变及高血压等;③血小板功能异常:糖尿病患者常存在血小板功能亢进和凝血功能异常,从而促进血小板聚集和血栓形成。

2. 糖尿病性心肌病　是指发生于糖尿病患者的继发性心肌病。

(1)主要病理特点:①心肌细胞肥大、变性、灶性坏死;②血管病变主要累及心肌间细动脉、小动脉及毛细血管;③心肌间质的纤维化;④血流动力学改变表现为左心室舒张功能障碍。

(2)临床表现:心律失常、充血性心力衰竭与心绞痛是其表现特点,最终可导致心源性休克,重症患者甚至猝死。此外,糖尿病性心肌病患者心力衰竭发生率与性别相关,女性约是男性的 3 倍。

(3)临床诊断:目前尚无统一的诊断标准,一般认为已确定的糖尿病患者,且无冠状动脉病变,并除外其他原因的心肌病,具有心力衰竭症状(需排除高血压心脏病、冠心病及风湿性心脏瓣膜病等其他心脏病所引起的心衰),心脏扩大伴心脏收缩功能受损,心脏无扩大者则有舒张功能障碍。

【麻醉与实践】临床麻醉如遇手术患者患有糖尿病,务必详细了解是否合并冠心病、心肌病、微血管病变和自主神经功能紊乱,以及关注其近期血糖状况,脂代谢是否异常,以及血压变化、心电图如何等,以便选择适宜的麻醉方法和麻醉用药以及麻醉管理,尤其糖尿病性心肌病患者,临床上尚没有单一麻醉用药能显示出对该患者麻醉诱导的优良性,因麻醉诱导期易发生血流动力学显著波动,故应重视围麻醉期管理:①在维持血流动力学稳定的基础上应继续控制血糖;②由于糖尿病性心肌病患者存在左心室舒张功能障碍,有三种情况极易促发肺水肿,如快速且过量输液、心肌缺血而左心室顺应性降低以及心动过速影响了充盈时间;③麻醉术中持续正压通气可改善左室充盈压,对机体增加氧合有益。

【提示与注意】 ①糖尿病性心血管疾病患者围麻醉期死亡率较高,尤其老年患者,故务必引起注意;②由于手术医师可能对糖尿病性心血管疾病疏于重视,术前相应的治疗措施可能滞后,这就需要麻醉医师提高糖尿病的医学知识,必要时采取适当模式的胰岛素治疗,以改善患者围麻醉期的高血糖状态,降低相关并发症和死亡率;③麻醉术中避免过度液体治疗,防止诱发肺水肿;④糖尿病性心肌病合并贫血者有可能增加围术期死亡率,故应予以重视;⑤合并高血压的糖尿病患者除麻醉术中需调控血流动力学剧烈波动至关重要外,若使用了 β 受体阻滞剂,麻醉药物可能增强 β 受体阻滞剂的作用,一旦患者低血糖时有可能出现较严重的心动过缓。

(王世泉　周赞宫　申　荣)

第二节　其他代谢性疾病与麻醉

痛风、肥胖症与卟啉病也属代谢性疾病,这些疾病患者如伴有外科疾病,往往需手术治疗,而该类患者的病理生理特点与麻醉的关系则应是麻醉医师所关注的问题。

528. 何谓痛风? 如何实施麻醉处理?

【术语与解答】 ①痛风又称高尿酸血症,是人体一种嘌呤代谢紊乱而引起血尿酸增高症,其临床表现特点为尿酸盐在机体组织沉积所致的一种慢性代谢性疾病(如尿酸盐在关节、肾及结缔组织中析出结晶);②痛风的发病有着明显的特异性,临床除高尿酸血症外,还表现为反复发作特点的痛风性急性关节炎、慢性关节炎、慢性间质性肾炎,严重者可伴尿酸性尿路结石和关节畸形等。通常高尿酸症患者同时具备上述临床症状时,可称之为痛风;③痛风有原发性与继发性之分,前者多由遗传性嘌呤代谢异常引起尿酸产生过多所致,后者往往由某一系统疾病或相关药物造成,其中以原发性痛风占绝大多数;④原发性痛风多在 40 岁以上发病,常有家族史,且可伴有高血压、肥胖、缺血性心脏病、高脂血症及 2 型糖尿病等;⑤临床根据痛风自然病程可分为 4 个阶段:无症状期、急性关节炎期、间歇性和慢性关节炎期;⑥病程较长痛风患者约 1/3 具有肾脏受累,通常以三种形式所表现:痛风性肾病、尿酸性肾结石与急性肾衰竭。

【麻醉与实践】 ①痛风可伴随肾功能损害,麻醉前需对痛风患者肾功能做出评估。此外,治疗痛风的相关药物可影响肝肾功能,麻醉用药尽量选择对肝肾功能影响轻微或无影响的药物;②严重痛风可能累及下颌关节或颈椎,全麻诱导后实施喉镜显露声门及气管插管有可能出现困难,需提前了解和评估头颈与颌面部情况,以及上呼吸道通畅状况,尤其伴有肥胖的患者;③麻醉术中给予适宜且充分的输液,以利于尿酸的排泄。此外,还可应用适量碳酸氢钠碱化尿液,又可促进尿酸的排除。

【提示与注意】 ①尿酸水平的升高不仅会引发痛风,而且还与脑卒中有关。近年来大规模的临床研究提示,尿酸水平升高与动脉粥样硬化的发生密切相关。此外,尿酸水平高还是

2 型糖尿病患者脑卒中的前兆,这意味着 2 型糖尿病患者尿酸水平突发升高则有促发脑卒中的可能;②原发性痛风常伴随肥胖、高血压、2 型糖尿病、冠心病等,临床麻醉务必全面综合考虑。

529. 何谓卟啉症? 与麻醉关系如何?

【术语与解答】①卟啉症(又称紫质病)是由于血红素(血红蛋白)生物合成途径中特异酶缺陷而引起的一组卟啉代谢紊乱性疾病,所有卟啉症都是由血红素合成缺陷所引起;②卟啉为血红蛋白、肌红蛋白、过氧化物酶与细胞色素等在合成过程中的代谢产物,主要在红骨髓与肝内合成,其衍生物有卟胆原、尿卟啉原、尿卟啉、粪卟啉及原卟啉,其中原卟啉与亚铁(Fe^{2+})结合而生成亚铁血红蛋白;③参与合成血红蛋白的酶完全缺乏是无法生存的,而部分缺乏又可导致血红蛋白生成中的一种或多种分子中间产物的积累,这种"前体"的累积则因其卟啉症;④血红蛋白合成中卟啉的生成受多种酶的影响,不同部位酶的缺陷是导致某种卟啉的大量产生,并在体内蓄积,从而影响组织的结构和功能;⑤卟啉参与机体的生理功能,如氧的贮存和转运等,也是机体内源性光致敏剂,可引起光感性皮肤损伤;⑥正常情况下尿液中卟啉含量极少,若尿中出现大量卟啉,且在阳光下变为红色,即可诊断为卟啉病;⑦卟啉症又分为急性间歇型卟啉症、杂色卟啉症与遗传性卟啉症,它们均可涉及中枢、外周和自主神经系统,故可引起一种急性神经病学综合征;⑧临床上急性间歇型血卟啉症较为常见,是一种常染色体显性遗传性疾病,其特点:a. 周期性剧烈绞痛发作,常伴有恶心呕吐;b. 顽固性便秘;c. 神经过敏或精神异常、神经肌肉障碍、意识改变,死亡率高。由于该患者体内卟啉并不增高,故无光感性皮肤损害。

1. 临床主要表现　卟啉病具有皮炎、腹痛及神经精神三大症候群。①皮肤症状:皮肤显露部位(如颜面、耳、手等)在光照下出现红斑,进而形成疱疹、甚至溃疡,结痂后常遗有瘢痕和色素沉着等;②腹痛特征:患者急性腹痛时常伴有恶心呕吐,但无腹肌紧张与压痛;③神经精神症状:自主神经受累,可表现为高血压、腹痛、大汗。当脊神经受损时,则可引起四肢瘫或瘫痪。周围神经受累,常出现肢体疼痛、感觉异常且迟钝。大脑受累可导致吞咽困难、心动过速、声音嘶哑,以及延髓麻痹而发生呼吸停止等。

2. 临床诊断　凡可疑卟啉病患者,应予以相关检查。①尿卟啉检测:如尿中含有大量尿卟啉,其尿液在日光照射下可变成红棕色尿,粪便中还可检出大量粪卟啉;②红细胞卟啉检测:可从红细胞中检出尿卟啉、粪卟啉及原卟啉;③诊断标准:尿液中尿卟啉 >46nmol/d,且尿液在阳光照射下或酸化煮沸 30 分钟后变为红棕色,即诊断为卟啉病。

3. 治疗处理　①红细胞生成性血卟啉病:主要针对皮肤损害与溶血性贫血予以治疗处理;②肝性血卟啉病:应用激素、补充葡萄糖溶液等,并给予镇静止痛。

【麻醉与实践】①卟啉病患者虽临床上罕见,但麻醉与手术期间处理、管理复杂,若处理不当或失误,可造成严重后果,乃至死亡;②卟啉病其本身无需手术治疗,但当合并外科疾病需手术时应避免在急性发作期实施;③麻醉前应控制高血压,减轻神经精神症状,保肝治疗,以及纠正水、电解质失衡(低钠血症和低钾血症);④由于卟啉病可因相关药物而激发加重,甚至危及生命,故麻醉药物选择务必慎重,尽量选择局部麻醉;⑤全身麻醉药可采用丙泊酚(该药用于卟啉症倾向患者并无卟啉症发生),而镇痛药、镇静药可选择芬太尼类、氟哌利多,肌肉松弛药则可使用琥珀胆碱、顺式阿曲库铵、维库溴铵,以及抗胆碱药阿托品;⑥巴比妥类药物有可能引起急性间歇型卟啉症,故该类药物不宜用于该患者;⑦麻醉管理:全麻不宜过浅,加强呼吸调控,避免缺氧与二氧化碳蓄积,术中补充葡萄糖溶液。

【提示与注意】由于卟啉症为临床少见疾病,故许多麻醉药临床应用经验有限。而体外研究则提示某种麻醉方法或麻醉药物以及麻醉辅助用药可能是禁忌使用的,如:①区域神经丛阻滞或椎管内脊神经阻滞则可使局麻药与外周神经以及脊神经干或脊神经根、脊髓相接触,为防止和避免其术后产生的外周神经功能障碍相混淆,因此应避免选择区域神经丛阻滞或椎管内脊神经阻滞;②实施全身麻醉患者,存在促发性药物和有争议性药禁用或慎用,如全麻药(苯二氮䓬类、硫喷妥钠、依托咪酯、氯胺酮、恩氟烷、甲氧氟烷、异氟烷等),肌肉松弛药(阿曲库铵、泮库溴铵等),其他药物如(布比卡因、氨茶碱、硝苯地平、西咪替丁、雷尼替丁、硝普钠、乙醇等);③硫喷妥钠同其他巴比妥类药一样,由于酶诱导作用,可增加体内卟啉的生成,从而诱发急性发作;④术前禁饮食不宜过长,因饥饿可诱发该病发作,故可提前输注葡萄糖液。急性发作时应通过输注葡萄糖液予以处理,且需纠正低钠、低钾、低镁血症。此外,在一些情况下应用维生素 B_6 与正铁血红蛋白也是有效的;⑤对卟啉病急性发作者,尤其呼吸肌麻痹患者务必给予呼吸支持和监护,可使其死亡率大为降低。

530. 肥胖症手术患者如何实施麻醉与管理?

【术语与解答】肥胖症是一种慢性代谢性疾病,故又称肥胖病,是指构成身体成分的脂肪组织比率远超过正常范围,其表现为脂肪细胞增多和(或)细胞体积增大,脂肪组织与肌肉组织失去正常比例,且体重超过标准体重的20%以上者。

1. 肥胖症判断标准与方法　判断肥胖的标准与方法较多(人体测量法、物理测量法、化学测量法等):①判断标准:肥胖度(%)≥10%为超重;20%~29%为轻度肥胖;30%~49%为中度肥胖;≥50%为重度肥胖;②体质指数:是判定人体发育水平的标准之一,其公式为:体质指数=体重(kg)/[身高(m)]²,如体质指数>25%为超重或肥胖;③判断肥胖症的计算公式(身高标准体重法):肥胖度(%)=[实际体重(kg)-身高标准体重(kg)]/身高标准体重(kg)×100%;④另有较简便且实用的计算公式为:体重指数=体重(kg)/身高的平方(m²),考虑到国人的种属及体型,其诊断标准则指24为正常上限,24~28为过重,≥28为肥胖。

2. 肥胖症原因与分类　①遗传性肥胖:主要由于遗传基因所致;②继发性肥胖:则由于垂体-肾上腺病变、外伤或内分泌紊乱而引起;③单纯性肥胖:主要因营养过剩而导致全身脂肪递增积累。

3. 肥胖症的风险　单纯性肥胖是肥胖中颇为常见的一种,是多种严重危害健康疾病(如糖尿病、冠心病、脑血管疾病、高血压和高脂血症等)的危险因子,在其发病中起着或为病因、或为诱因、或为加重因素、或兼而有之的作用,尤其脑卒中与缺血性心脏病以及糖尿病的发生率是正常人的3~4倍,主要因身体脂肪的分布直接与肥胖者的发病率、死亡率相关,特别中心脂肪分布者较外周脂肪分布发病率与死亡率增高。

4. 肥胖症病理生理　肥胖症所造成的机体影响是多系统的。

(1)躯干与四肢:由于全身皮下脂肪积聚,体表解剖标志消失,而动、静脉血管距皮下很深,除自身活动受限外,也造成临床医疗困难。

(2)呼吸系统:①上呼吸道(主要口腔、咽腔及喉腔)周边组织解剖结构异常,比例不协调,从而造成上呼吸道明显狭窄,尤其睡眠状态时咽腔周围肌肉组织张力差,容易松弛、塌陷及下垂,故容易阻塞原已狭窄的咽喉腔,致使睡眠期间吸入气体在此处明显受阻(打鼾显著,特别酒后更为突出),严重者甚至频繁发生呼吸暂停,使得机体氧摄取量显著不足,致使患者长期处于周期性低氧血症与碳酸血症状态;②肥胖症其腹腔内容物明显增多、膨胀,加之胸、腹壁脂肪大量堆积增厚,且腹腔内压力增高,其胸腹部明显膨出,从而限制了胸廓与膈肌的运动,致使胸-肺-腹顺应性和呼吸效率降低,故增加呼吸做功来代偿机体耗氧需要;③胸腹部过度增厚的脂肪组织可造成限制性通气不足,从而致使机体慢性低氧与二氧化碳蓄积;④肥胖患者的体位变化对肺容量的影响更为严重,尤其仰卧位和俯卧位时腹腔内压显著高于胸腔,从而引起膈肌向胸腔移位,胸腔容积缩小导致肺容量压缩,最终造成分钟通气量降低而摄取氧容量的减少;⑤为降低呼吸额外做功,患者常以较低的肺容量呼吸,更使补呼气量及肺总量减少,功能残气量(FRC)也随之降低;⑥大多肥胖患者伴有阻塞性睡眠呼吸暂停综合征,长时间的通气不足与反复性呼吸暂停可引起机体慢性低氧血症与高碳酸血症等。

(3)循环系统:①体重大量增加,其机体代谢需求明显增高、氧耗量增大,从而心排血量随之上升,心肌做功加强而心脏负担则加重,其心排血量随着体重和耗氧量的增加而升高,主要依靠增加每搏量来实现;故心室壁逐渐增厚,血压与体重多呈正相关;②肥胖症其心血管功能的储备显著跟不上机体耗氧量的增加,致使心肌长时期处于慢性缺血、缺氧状态,最终则加重心肌病理性改变,如心肌肥厚、动脉粥样硬化,继之高血压、冠心病、肺动脉高压、糖尿病、高脂血症及脑血管疾病等,甚至突发性猝死;③现已公认肥胖症是缺血性心脏病重要的危险因素,也是临床上猝死的重要原因之一。

(4)血液系统:①肥胖患者可导致继发性红细胞增多症,机体可出现血细胞比容显著增高与血液粘度增加,从而引起血液流变学改变,当血细胞比容增高时,虽血液的氧含量也随之增加,但因血液粘度增大而使血流阻力增大和血液流动缓慢以及机体血流量下降,进而致使远端组织末梢循环灌注不足,因此影响组织、器官的氧供;②血细胞比容明显增高与血液黏度增加,可加速机体动脉粥样硬化的形成,其结果可使心、脑血管缺血与血栓性疾病的发生率倍增。

(5)内分泌代谢紊乱:肥胖症具有高胰岛素血症,同时又存在胰岛素抵抗,常引起糖耐量降低或糖尿病。

(6)对肝、肾功能的影响:①肥胖症大都有肝脂肪浸润(脂肪肝),脂肪肝的程度与肥胖时间长短密切相关,常是肝硬化的致病因素之一;②该类患者常因高血压、糖尿病等引起肾血管病变,从而对肾功能产生影响。

【麻醉与实践】 基于肥胖症的病理生理,致使临床麻醉与手术难度显著增高,其风险明显增大。

1. 麻醉难度 ①由于躯干脂肪堆积而致脊柱解剖标志不清或消失,从而导致实施颈神经丛、臂神经丛阻滞以及椎管内穿刺操作产生困难;②四肢粗胖而使外周动、静脉穿刺、置管难度增加,往往影响快速建立静脉通路,尤其需紧急用药、输血输液时,使得医护人员甚为棘手;③上呼吸道结构异常包括:颈部粗短、口裂相对狭小、舌体大而肥厚、舌根则易后坠;此外,头颅后仰受限、会厌厚小或会厌软骨软化,致使整个上呼吸道较正常人明显狭窄,尤其全麻诱导后极易引起口咽腔梗阻,从而造成面罩通气不良以及气管插管困难显著增高,甚至插管失败;④由于肥胖患者长时间处于低通气或通气不足状态,即嗜睡、舌后坠、上呼吸道梗阻、睡眠状态间断性发作呼吸暂停,机体长期存在着轻度、慢性低氧血症及高碳酸血症,加之机体重要脏器(如心、肺、肝、肾、脑等)功能减退,故耐受麻醉与手术能力差,麻醉术后恢复明显延迟;⑤有些肥胖症看似"强壮",但胸-肺-腹顺应性降低,而心脏储备功能有限,对麻醉药反应敏感,既容易引起呼吸抑制、又可导致呼吸道梗阻;⑥肥胖症常自服减肥药,该类药物除对机体可产生生理干扰外,也给麻醉造成不利影响,如减肥药芬氟拉明与右芬氟拉明均有儿茶酚胺耗竭作用,麻醉期间易产生持续性或延迟性低血压,使得应用麻黄碱常无反应,故血压下降时可选用去氧肾上腺素。

2. 麻醉风险:主要存在以下方面:①鉴于肥胖症手术患者日趋上升,且机体重要脏器生理功能明显下降,除给实施麻醉带来一定难度外,更易引起麻醉风险,尤其易发生麻醉危象与不测,故务必引起足够的重视;②肥胖的定义标准虽可量化,但作为评估的方法仍有其局限之处,肥胖症麻醉风险评估应从患者实际状况出发,主要侧重于潜在着呼吸与心、脑血管系统风险,以及对肝、肾功能的影响;③该类患者机体氧储备功能显著不足,耐缺氧能力明显低下,围麻醉期很容易引起缺氧、低氧血症与高碳酸血症,甚至出现呼吸危象;④其风险还在于,麻醉期间较正常体重患者发生并发症与麻醉危象的概率明显增高。

3. 麻醉前评估 肥胖症患者麻醉前评估与准备,以及麻醉管理至关重要。

(1)呼吸系统:①呼吸道评估:肥胖患者常伴有上呼吸道结构异常,致使全麻诱导后出现上呼吸道梗阻与气管插管困难,访视查体包括应头颅后仰程度、张口度大小、舌体是否肥厚等情况;②呼吸功能评估:通过肺功能检查与血气分析,可了解患者通气与换气功能是否存在障碍,是否存在低氧血症与高碳酸血症。

(2)循环系统:心电图与心功能检查则能判断是否患有较严重的心血管疾病。胸部影像学及心脏超声检查则能观察心脏的大小与肺血管情况,有助于术前麻醉评估。

(3)其他:肥胖患者也属 2 型糖尿病高发人群,故还应了解空腹血糖、尿糖、尿酮体及糖耐量,如果存在糖尿病或酮血症时,应该在手术前予以积极治疗。

4. 麻醉相关准备 ①肥胖患者都应视为可能存在气管插管困难,也可能无插管困难,但务必作为插管困难患者来认真对待,并将相关所需用具备齐全,如纤维喉镜、纤维支气管镜、喉罩,甚至气管切开包等;②肥胖患者麻醉与手术期间一旦出现呼吸、心血管异常情况,处理有一定难度,故任何潜在的风险必须尽可能早期发现,及时处理。此外,术中相关监测尤为重要,如心电监护、脉搏血氧饱和度(SpO2)与呼气末二氧化碳分压(PETCO2)监测等;③由于该患者上臂过粗,常规血压监测袖带明显过短,致使无创血压监测困难,遇此情况可采用特大号袖带,必要时采取有创直接动脉测压;④因多数肥胖患者其上呼吸道解剖结构存在异常,麻醉前禁用或慎用麻醉性镇痛药与镇静药,全身麻醉或需呼吸道表面麻醉行清醒气管内插管者,可应用阿托品或东莨菪碱,以减少呼吸道分泌物。

5. 麻醉处理要点 肥胖症患者的麻醉务必全面、综合考虑。

(1)区域神经阻滞:如神经干、神经丛阻滞对肥胖患者某些手术是理想选择,但因大量脂肪堆积及骨性标志不明显,使得区域阻滞定点操作常有难度,有条件者可借助周围神经刺激器辅助定位,以便提高外周神经丛阻滞成功率及麻醉效果。

(2)椎管内脊神经阻滞:①对于肥胖患者常遇到的难题则是椎间隙穿刺操作困难与仰卧位通气不足,一方面其背部组织肥厚致使脊柱正中线棘突位置不易定点,即使椎间隙选好,但有时 10cm 穿刺针还嫌过短;另一方面则因胸、腹部大量脂肪堆积,往往很难维持理想的侧卧屈曲体位,故穿刺操作常有一定难度,并且由于限制性体位,使得患者呼吸受限,致使肺容量减少而呼吸费力与通气不足;②肥胖患者其腹内压较高,常导致硬脊膜外隙静脉丛怒张,使得硬脊膜外间隙相对变窄,硬脊膜外隙脊神经干阻滞局麻药用量较正常体重者减少 20% ~25% ,故给药时应少量分次注入,且密切监测血流动力学变化,以便及时处理;③硬脊膜外隙脊神经干阻滞用于肥胖患者,应限于下肢、盆腔与下腹部的手术较为安全;④实施蛛网膜下腔脊神经根阻滞,务必控制麻醉平面,无把握者不宜选用。

(3)全身麻醉:不宜实施区域神经阻滞者或担心硬脊膜外隙脊神经干阻滞不全者,以及手术特殊要求等情况,均属全身麻醉应用范围。①估计或认定患者上呼吸道结构虽异常,但无气管内插管困难者,可直接采用全麻快速诱导,但诱导前预先面罩纯氧吸入,诱导期间加压通气,以便使机体得到充分氧储备,有利于在气管内插管无通气期间使机体组织耗氧延迟,缓冲机体缺氧。若不清楚上呼吸道是否气管插管困难,不宜贸然采取静脉快速诱导,以防止不测,或选择适当的镇静与呼吸道表面麻醉相结合,以便使患者在清醒状态下完成气管插管;②全身麻醉与硬脊膜外隙脊神经干阻滞联合麻醉,可减少阿片类镇痛药、吸入全麻药与肌肉松弛药的用量,术毕可缩短气管插管拔出时间,术后减少肺部并发症,并可提供有效的硬膜外镇痛;③也可选择全凭静脉全麻或静-吸复合全麻,但麻醉药物应合理搭配;④全麻术后应严格掌握拔管指征,不宜过早拔除气管插管,当患者意识完全清醒,阿片类药与肌松药无残余作用,呼吸与循环功能正常且稳定,方可拔管,拔管后情况允许尽早使患者处于半坐卧位(头颈胸部抬高35°~45°),以使横膈下移、功能残气量增加、肺通气量增多,有利于避免低氧血症发生;⑤肥胖症患者实施口咽腔手术者其术后务必延长拔管时间,因口咽腔软组织处于创伤后水肿期,提早拔管可出现急性上呼吸道梗阻,乃至窒息,再插管失败率颇高,甚至造成患者窒息、猝死。

【提示与注意】鉴于肥胖患者致使麻醉并发症倍增,务必关注以下几方面:①评估呼吸、循环功能有无严重异常,能否顺利建立气管内插管与耐受麻醉与手术;②麻醉前准备齐全、完善,方能减少或避免不测;③围麻醉期允许情况下,均应将体位调至头高足低位,以便使膈肌下移而增加肺容量;④肥胖患者全麻诱导面罩加压通气期间,应让助手按压剑突下的胃部,以防止过多的氧气经食管进入胃内,致使腹腔内压进一步增高而更加使膈肌向胸腔移位,导致肺容量进一步降低;⑤若采用椎管内阻滞,尽管患者存在自主呼吸,但俯卧位与仰卧位时均易使通气不足加重,尤其术中取头低足高位时,胸-肺--腹生理顺应性可进一步降低,故术中也易缺氧,甚至发生低氧血症,因此,必须提早面罩给氧通气吸入与 SpO_2 监测,若呼吸幅度与频率下降时,可及时面罩加压辅助通气,必要时行气管插管,以保障患者安全;⑥全身麻醉应防止呼吸道梗阻及气管插管困难,一旦诱导后出现气管插管困难,若再次插管仍未成功,可采用喉罩置入控制呼吸,一般可满足手术需要,尤其非头颈、颌面部手术患者更显示其优越性;⑦全麻患者术毕必须完全清醒后,其生命体征正常、稳定,且呼吸动度和潮气量满意方可考虑拔管,拔管后必须面罩吸氧,严密观察,并将体位处于头高足低位,以便使膈肌下移,改善胸廓-肺顺应性,增加肺容量,以改善通气不足,并备好口咽或鼻咽通气道,必要时安置。此外该患者不宜过早返回病房,需在麻醉恢复室观察较长时间为妥,必要时护送 ICU 行呼吸机通气支持一段时间;⑧肥胖症服用减肥药(芬氟拉明或右芬氟拉明)者,非急症患者麻醉前应停药至少一周,以防止麻醉术中持续性和延迟性低血压的发生。此外,芬氟拉明可增加机体摄取葡萄糖或降低肝糖原的产生,故对合并 1 型糖尿病患者可使麻醉前禁食后易产生低血糖。

(王世泉　周赞宫　申　荣)

主要参考文献与推荐读物

1. 姚泰主编 . 生理学 . 北京:人民卫生出版社,2008,317-318.

2. 王世泉主编. 临床麻醉学精要. 北京:人民卫生出版社,2007,327-330.

3. 王吉耀主编. 内科学. 第2版. 北京:人民卫生出版社,2012,1028-1086.

4. 邓小明,曾因明主编. 2011麻醉学新进展. 北京:人民卫生出版社,2011,342-346.

5. 邓小明,曾因明主编. 2009麻醉学新进展. 北京:人民卫生出版社,2009,464-467.

6. 陈灏珠,林果为主编. 实用内科学. 第13版. 北京:人民卫生出版社,2009,971-1070.

7. 王伟鹏,李立环主译. 临床麻醉学. 第4版. 北京:人民卫生出版社,2004,1016-1019.

8. 王凤学,李昕,陈兴华主编. 围手术期临床症状鉴别与处理. 北京:人民军医出版社,2008,576-594.

第四十七章　高原地区手术患者与麻醉

531. 高原气候对人体呼吸系统有何影响?

532. 高原气候对人体循环系统有何影响?

533. 高原气候对高级中枢神经系统有何影响?

534. 高原气候对人体血液及血液流变学有何影响?

535. 高原地区患者实施手术其麻醉如何选择及术中管理要点是什么?

从医学角度而言,之所以将海拔 3000 米以上的地区称为高原或高山,是因为该海拔高度的空气稀薄,大气压与氧分压明显低于平原地区,而由平原地区移居或短期逗留在高海拔地区的人体很不适应低氧环境,大多数人可出现或产生不同程度的高原反应,从而易引起以缺氧为突出表现的临床症状,即发生高原性疾病(该病又分为急性、亚急性和慢性三种类型)。随着高原、高山旅游业的发展,高原性疾病或高山疾病的发生率有逐年增多趋势,而人体完全适应高海拔环境一般需 1~3 个月,故这期间机体急性缺氧则是主要死亡原因。因此,实施高原地区手术患者的麻醉应首先了解低气压环境对人体可产生哪些病理生理影响,以及这些影响与麻醉之间的关系。

531. 高原气候对人体呼吸系统有何影响?

【术语与解答】海平面大气压为 760mmHg,人体吸入气氧分压为 160mmHg,而肺泡氧分压约 100mmHg。随着海拔升高,大气压与吸入气以及肺泡气氧分压均降低,故从平原地区抵达高原低氧环境,人体呼吸系统可出现适应性代偿变化:①由于动脉血氧分压降低,可刺激颈动脉体和主动脉体化学感受器反射性兴奋呼吸中枢,从而加深呼吸幅度和增加呼吸频率,以使肺泡通气面积扩大,其结果促使肺通气量增加,但 PaO_2 仍降低,由于呼吸频率增快所致 $PaCO_2$ 下降以及 pH 升高,导致机体产生了低氧和呼吸性碱中毒;②当机体突发急性缺氧时,可致交感神经兴奋,同时肺小动脉收缩、肺血管阻力增加与肺动脉压增高;③机体缺氧时肺血管收缩出现不均,可使局部血管床灌注压不同,致使肺毛细血管内皮损伤和通透性增加,血浆容易渗入肺间质和肺泡,从而易产生高原性肺水肿;④产生高原性肺水肿时双肺重量明显增加,其末梢小呼吸道与肺泡内可有纤维蛋白渗出,且透明膜形成,肺泡壁与肺毛细血管壁细胞膜变性,肺血管呈网状扩张和充血,故通透性增大;⑤低气压状态机体 2,3-DPG(2,3-二磷酸甘油酸)含量增加,此时氧离曲线右移,以使氧与血红蛋白的亲和力降低,从而增加机体对氧的摄取和利用,但同时也降低肺毛细血管中血红蛋白与氧的结合力,故机体缺氧时氧离曲线右移其利弊关系并存。

【麻醉与实践】由于高原地区大气氧分压降低,这对于短时期来自平原地区的手术患者围麻醉期缺氧则是考验,尤其需自主呼吸非建立人工呼吸道条件下实施椎管内脊神经阻滞更

675

容易导致机体低氧血症的发生。因此非高原地区患者在低气压环境下以选择全麻气管插管或安置喉罩为宜,因为机械通气供氧可防止患者麻醉术中缺氧与二氧化碳蓄积,特别术前已存在缺氧的急诊患者和严重创伤患者,建立人工呼吸道(气管插管或置入喉罩)后可控制患者呼吸以及调节吸入气的氧浓度,更能提高患者安全。

【提示与注意】非高原地区居民进入高海拔地区,由于低气压可使机体各生理功能迅速进入适应性调整期,如心率增快、呼吸频率增加、潮气量增多,尤其活动时可出现气促、心悸等,这种适应性生理功能变化一般需要 2~3 天,而机体完全适应高原环境通常需要 1~3 个月。适应高海拔后的一般健康人其麻醉与手术风险并非明显增加,但一些危重患者所表现出的缺氧症状较在平原地区显著,故需引起注意。

532. 高原气候对人体循环系统有何影响?

【术语与解答】①人体进入高海拔地区,因大气中低氧机体可反射性促使机体交感神经兴奋,继之血液儿茶酚胺浓度增高,加之心肌适应性代偿而心率增快,且血压也可轻度上升,从而心排血量增加,以便使机体组织器官得到有效灌注和氧合;②高原环境机体急性缺氧,可使心脏冠状血管扩张且血流量增加,但心肌代偿性舒缩而心率增快可使心肌耗氧增多,长时间的心肌做功与耗氧可使心肌劳损;③高原性缺氧还可使肺小动脉收缩而肺动脉压增高,此变化可使灌流不足的肺尖部与其他肺区域得到较多的血液供给。但持续性肺动脉高压可促发右心负荷过重而逐渐出现右心室肥大,在此基础上如机体过劳、感染等因素而使机体耗氧增多时,肺动脉压可进一步增高,而心功能有可能失代偿,甚至引起心力衰竭;④慢性缺氧引起的继发性红细胞增多症与血液黏滞度增高,可使心脏负荷增加。此外,还可使原先已关闭的肺毛细血管重新开放以及肺毛细血管扩张,从而改善肺血流灌注与肺泡气体弥散面积扩大,以利于机体氧的摄取与二氧化碳的排出。

【麻醉与实践】低气压环境导致的红细胞增多症与肺动脉高压以及右心肥大等均可给临床麻醉实施和术中麻醉管理带来一定困难,故麻醉前访视期间对患者全身状况应给予全面综合性评估,以利于选择麻醉方法,并做好麻醉前各项准备工作,以防止围麻醉期出现纰漏、失误,甚至出现不测。

【提示与注意】在高原环境中人体出现一系列病理生理性变化基本分为两类,一类是代偿适应性改变,一类是失代偿性改变,前者是人体为适应低氧环境下而出现肺动脉压增高,以利于肺血的运输与组织器官氧的供给;后者则是机体失代偿改变后,机体因长时间低氧血症而出现心室扩大、心肌变性等。

533. 高原气候对高级中枢神经系统有何影响?

【术语与解答】高级中枢神经系统对缺氧极为敏感,高原地区低气压可使刚入住或短期逗留的人体脑功能呈适应性、代偿性变化,即早期低氧环境可使脑血管扩张、脑血流量增多,虽这在一定程度上对脑组织具有保护作用,但脑血管通透性增加可使少量水分渗透至脑实质,形成轻度脑水肿与轻微性颅内压增高,从而可出现意识活动障碍,通常表现为注意力涣散、记忆力减退、精神劳累、工作效率降低等。脑水肿使颅内压增高时可出现头疼、恶心与呕吐。原已存在脑血管疾病患者极易促发反应迟钝、晕厥、嗜睡等,甚至发生脑卒中。

【麻醉与实践】在高原环境无论选择何种麻醉方法,尤其是高碳酸血症患者行颅脑手术,务必保障充分氧供,以避免缺氧性脑损害,必要时尽可能建立人工呼吸道(气管插管或安置喉罩),有利于确保肺通气与肺换气,从而可降低机体缺氧所导致的高级中枢神经系统相关并发症。

【提示与注意】一般认为,常温下脑组织缺氧不宜超过 4~5 分钟,否则必然引起缺氧性脑损伤,甚至产生不可逆性脑损害,尤其是低气压环境脑耐缺氧时间更短,务必引起注意。

534. 高原气候对人体血液及血液流变学有何影响?

【术语与解答】低气压环境机体氧分压降低可促使红细胞生成素代偿性增加,继之血液中红细胞与血红蛋白迅速增多,从而提高血氧含量及氧容量,以增加血液携氧能力,这对人体是有力的。但血液红细胞过度增生,可使血液黏滞度增高、血流阻力增大、血流速度减缓,以致组织器官血液灌流降低而摄取氧减少,反而加重组织器官缺氧,甚至增加了血栓形成的风险,而血栓形成易促发心肌梗死、脑卒中等心脑血管意外。

【麻醉与实践】①机体红细胞压积增大其血浆含量减少,故麻醉术中必须建立有效静脉通路,以保障体液供给;②麻醉术中适当的输液,一方面可使血液稀释,减少血栓形成,降低相关并发症;另一方面,由于机体血液稀释后,其血液粘度降低而致外周阻力下降,在同等血液灌注压力下血流速度增快,从而有利于血流均衡分布,故便于组织对氧的摄取和利用,以及代谢产物的排除;③自体血液稀释输血则是人为地先将患者较高红细胞浓度的血液采集出,同时补足胶体或晶体液,使其血液红细胞降至较适宜浓度,然后选择适当的时机再将所采集的血液回输给患者自身。血液稀释不仅节省了大量配血,减少或避免使用库血,而且还节约了血液资源,这对于高海拔地区尤其基层医院缓解血源紧张,减少并发症和降低医疗费用非常有益。

【提示与注意】①常住高海拔地区麻醉手术患者以自体血液稀释为宜,由于红细胞增多,一般术前稀释后以红细胞压积维持在约 30% 较为合理,尤其更适合自体输血的手术;②高原地区继发性红细胞增多症患者麻醉术中不宜或慎用控制性降压技术,因低血压血流缓慢更易促发血栓形成。

535. 高原地区患者实施手术其麻醉如何选择及术中管理要点是什么?

【术语与解答】①手术患者急性缺氧或危重患者低氧血症均是围麻醉期死亡主要因素之一,尤其高海拔环境更容易造成,故麻醉前准备工作务必充分;②虽低气压环境对人体呼吸、循环系统以及造血与血液流变学功能产生一定影响,但了解高原地区人体生理功能特点,则有利于调控围术期患者麻醉管理。

【麻醉与实践】①选择外周神经阻滞(如颈神经丛或臂神经丛阻滞,以及椎管内脊神经阻滞)的手术患者应给予面罩持续供氧吸入;②椎管内麻醉无论采取硬脊膜外隙脊神经干阻滞或是蛛网膜下腔脊神经根阻滞,麻醉平面不宜过高,尤其上腹部手术患者以选择建立人工呼吸道(气管插管或安置喉罩)实施全身麻醉为妥;③由于高海拔地区全麻术后患者更容易出现缺氧,尤其短期逗留或暂住的全麻手术患者,应严格掌握术毕拔管指征,如患者神志清醒后且潮气量满意,脱氧自主呼吸时其 $SpO_2 \geq 95\%$ 为宜,拔管后仍继续面罩供氧吸入,以防止低氧血症的发生。此外,鼓励患者按时吞咽,且尽量咳嗽排痰,以避免肺部并发症;④麻醉术毕患者如条件允许,均应先护送麻醉术后监护室持续观察 1 小时,如生命体征无异常变化,再将患者转回病房;⑤危重疑难麻醉手术患者术毕直接转送至 ICU,继续实施呼吸机通气支持与观察,以过渡 24~48 小时为妥,再根据全身状况决定是否拔出气管插管。

【提示与注意】①低气压地区麻醉术后患者恢复至术前状况均较高气压地区慢,其麻醉术后并发症发生率也相对增高,故应加强麻醉恢复期生命体征的监测,及早发现问题,以便及时处理;②原已患有高血压的患者麻醉术中不宜使血压降至过低,以缓解重要脏器缺血缺氧;③由于高海拔地区大气压低,吸入性全麻药容易挥发,故挥发罐输出的实际麻醉药气体浓度比挥发罐所标识的浓度为高,但吸入全麻药的气体分压一般不变,因此其麻醉效能可不受海拔高度的影响。需要提示的是,吸入全麻药氧化亚氮(N_2O)一般不宜选用,因不利于提高吸入气氧浓度,以免引起机体缺氧;④对全身状况差且病情复杂的择期手术患者,如医疗条件所限,必要时应尽可能护送至条件优越或海拔较低的平原地区医院麻醉与手术为妥。

(王世泉 刘少艳)

主要参考文献与推荐读物

1. 姚泰主编.生理学.北京:人民卫生出版社,2008,72-73.
2. 王吉耀主编.内科学.第2版.北京:人民卫生出版社,2012,1258-1263.

第四十八章　非住院(门诊)手术患者的麻醉

536. 门诊手术患者为麻醉安全其种类如何选择?

537. 门诊手术患者如何实施麻醉前评估与准备?

538. 门诊手术患者麻醉方法与麻醉用药如何选择?

539. 门诊手术患者麻醉术中监测与术后监护有哪些?

540. 门诊手术患者麻醉术后离院原则及标准是什么?

非住院患者手术(又称门诊手术或日间手术)具有许多优点:①可节省住院床位,缩短患者等候手术的时间;②消除了患者住院期间的焦虑、不适及与家人分离的孤独感;③降低院内感染的发生率;④患者在选择手术时间上具有更大的余地;⑤减少患者的费用,降低了医疗成本。随着医疗条件、技术的改善与提高,以及多种新型、短效麻醉药物的临床应用,故现今许多短小手术、诊断性检查、无明显渗、出血操作,且患者全身状况较好者均可在非住院(门诊)实施手术治疗,故门诊手术患者的比例有日益增多的趋势,其手术的种类和手术范围也不断扩展。虽然非住院手术患者主要是一些短小手术或特殊诊断性检查,但麻醉医师往往没有充足的时间进行全面地了解病情及完善其麻醉前准备,而且患者都为当日离院,因此,非住院患者手术适应证、麻醉选择、麻醉设备条件、临床麻醉经验、应急事件处理能力等均应综合性考虑,因患者安全是首要问题。

536. 门诊手术患者为麻醉安全其种类如何选择?

【术语与解答】门诊手术患者麻醉术后需当日离院,由于在医院内观察时间有限,其意料不到的风险可来自突发性或意外性,此现象既能在麻醉期间或术中及检查中发生,也可在患者恢复时或离院后出现。因此,对于非住院患者手术的麻醉,应特别强调术后患者清醒质量、离院后的标准以及其他安全问题,同时应对实施麻醉与手术的患者及手术种类有所选择,即综合考虑是否适合非住院手术与麻醉。

【麻醉与实践】非住院患者手术与麻醉的种类一般选择原则如下:

1. 患者选择　①患者年龄:因老年患者呈衰老性退变,且合并症较多,故通常以不超过65岁为妥;②ASA分级:患者Ⅰ~Ⅱ级为宜,且无心血管及呼吸系统合并症或内科疾病已经控制良好者(即全身状况基本达到满意);婴幼儿仅以体表手术为妥;③创伤小、出血少、生理干扰轻,且术后可早期下床活动者,如浅表手术、无痛性人工流产、特殊性诊断检查与宫腔镜手术等,以及脑血管、心血管造影等不合作患者;④手术操作时间短,一般少于2小时为宜;⑤预计患者术后并发症甚少或无,如术后不会再发生出血、无呼吸道梗阻及呼吸功能障碍、无排尿困难等,以及术后疼痛不剧烈且在家中可自行止痛等。

2. 手术种类选择　①外科手术:如拔牙、牙体修复、眼内与眼外检查及手术、鼓膜切开术、美容手术、活组织检查、刮宫术、人工流产、宫腔镜手术、痔疮切除、肛瘘根治、乳腺良性肿物切除、包皮环切、膀胱及尿路检查等；②内科诊断性检查：如气管、支气管镜、食管镜检查与乙状结肠镜检查；③影像学科：如 CT 扫描、MRI 与 ECT 检查，以及脑血管、心血管造影等不合作患者。

【提示与注意】 由于患者麻醉术后在医院内监护与观察的时间有限，故非住院患者的选择与麻醉方案的实施，以及相关保护性措施则显得至关重要，其目的就是以患者安全为前提。此外，儿童口腔疾病越来越引起人们的重视，然而，儿童对束缚乃至捆绑下进行牙齿治疗的恐惧感，以及不合作或哭闹则成为口腔医生最为头痛和棘手的问题，这不仅会引起小儿机体生理功能紊乱，有可能导致牙齿治疗后长时间的行为障碍或异常。而开展儿童日间（门诊）全麻手术，在避免麻醉意外或并发症的同时，可做到小儿身心零伤害。

537. 门诊手术患者如何实施麻醉前评估与准备？

【术语与解答】 通常对于住院患者手术前访视很容易进行，但接受门诊手术的患者术前访视则有些不便和急促，目前有许多医院已开设了麻醉科门诊，则能较为系统地了解患者的全身状况，以及进行必要的相关检查，并可作出麻醉前相关评估与准备。

【麻醉与实践】 麻醉前评估与准备内容如下：

1. 麻醉前评估 尽管门诊手术较为简单，操作时间短暂，但患者全身状况及相关合并症各不相同，甚至差异显著，若麻醉前能及时了解病情，进行针对性查体与化验，可对患者能否接受门诊手术、降低麻醉风险，以及减少并发症作出初步评估和判断：①呼吸、循环系统能否耐受麻醉与手术；②是否存在呼吸道结构异常与其他合并症；③手术创伤与麻醉方法是否影响患者早期恢复，以及是否符合离院标准。

2. 麻醉禁忌证 以下患者不适宜门诊手术：①高危婴幼儿，包括早产儿、新生儿、喂养困难、生长发育迟缓，以及呼吸道发育异常者；②ASA Ⅲ级以上患者或存在相关病情不稳定者；③病态或严重单纯性肥胖患者；④服用单胺氧化酶抑制剂治疗的患者或停药在 10 天以内者；⑤睡眠性呼吸暂停综合征患者；⑥未得到控制的癫痫以及怀疑有促发恶性高热者；⑦麻醉术后无家属陪护或回家无人看护者。

3. 麻醉前准备 ①确定手术日期后应向患者及其监护人说明麻醉特点与注意事项，乃至发生麻醉意外的可能性，并书面签定麻醉协议；②严格禁食 8～10 小时（婴幼儿 4～6 小时），禁饮则需 2 小时。门诊手术与住院手术有所不同，患者无医务人员监督，其禁食、禁饮情况不易了解清楚，所以麻醉前应反复向患者或家属讲明禁食、禁饮的重要性，以防止反流误吸并发症；③尽管手术简单、时间短暂，但麻醉医师除对相关器具、药品等准备完善外，还应具备处理和解决突发性事件的能力。

4. 麻醉前用药 门诊手术患者并非常规术前用药，如镇静药与麻醉性镇痛药，尤其小儿与 50 岁以上的患者，因上述药物可能延长麻醉术后恢复时间而影响当日离院，但全身麻醉或区域神经阻滞患者阿托品应选择性应用为妥，或根据实际情况应用为宜，以防止麻醉术中可能出现的迷走神经功能亢进。

【提示与注意】 对非住院患者只有评估准确，严格把握禁忌证，且麻醉前准备完善，方能减少和避免并发症发生。

538. 门诊手术患者麻醉方法与麻醉用药如何选择？

【术语与解答】 非住院患者手术的麻醉选择是以确保生命安全为首要条件。当外科医师确定手术的适应证后,麻醉医师就患者可能存在麻醉风险及术毕离院后潜在的问题作出判断,以便提前采取有效的防范措施。

【麻醉与实践】非住院患者手术的麻醉应根据病情、手术操作要求及全身状况选择合理的麻醉方法与麻醉用药,其目的使患者术后生理功能恢复快,无麻醉药物残余作用,尽早符合离院标准。至于采取何种麻醉方式与麻醉用药,主要以患者的全身状况、手术要求以及麻醉医师自身技术和操作熟练程度决定。

1. 麻醉方法的选择 因非住院患者手术后要求患者反应灵活、可行走、能进食,故采取何种麻醉方法主要以患者的全身状况及手术要求决定。

(1)局部麻醉:可用于患者容易接受的体表、简单、短小手术或简单内窥镜检查,以及成年患者。

(2)区域阻滞:各种区域阻滞为门诊手术较理想选择,其操作较为简便,且安全性较高,故是非住院患者手术常选择的麻醉方法之一,如:①颈丛神经阻滞主要用于颈部手术;②臂丛神经阻滞可用于较长时间的上肢手术;③下肢与会阴手术则可选择低位硬脊膜外隙脊神经干阻滞或骶管脊神经阻滞,该麻醉方法缺点是下肢运动神经阻滞后,其行走能力恢复较慢,故尽量采用短效且低浓度局麻药物为宜。此外,若选择硬脊膜外隙脊神经干阻滞或骶管脊神经阻滞,应尽量安排上午首台手术进行,以便术毕在下午则可基本恢复双下肢肌力,如无其他情况,则可在傍晚前返回家中。

(3)全身麻醉(包括气管插管或非插管全麻):一般高度紧张与局麻药过敏患者,痛苦难忍手术或不能耐受内窥镜检查的患者,以及小儿则需全身麻醉。非住院手术患者选择全身麻醉应首先考虑当日离院的特殊性,故全麻应首选安全、可靠、苏醒迅速、不良反应少与术后并发症发生率低的麻醉方法及麻醉药物,而且术中全麻不宜过深。

2. 麻醉药物的选择 非住院患者手术理想的麻醉药应具有以下特点:①静脉注射或局部注射无刺激;②药物起效快且平稳,作用时间短、无蓄积、可控性强;③术中镇静、镇痛作用满意,停药后能迅速降解,其降解产物无活性、毒性及副作用;④无呼吸及心血管抑制作用;⑤消除半衰期短;⑥亚麻醉下仍有一定的镇痛作用。

(1)局麻药:以选择短效或中效局麻药较为合理,如普鲁卡因、利多卡因、罗哌卡因及氯普鲁卡因等。

(2)全麻药:①静脉全麻药丙泊酚起效快、清除半衰期短、清醒迅速而完全、无蓄积、可控性好、术后副作用少(如恶心、呕吐等),既可用于全麻诱导,又能用于全麻维持,因此非常适用于非住院手术患者的全身麻醉;②氧化亚氮与含氟吸入全麻药七氟烷、地氟烷在非住院患者手术中得到了较广泛应用,尤其七氟烷与地氟烷,由于血/气溶解系数非常低,因而具有起效快且作用消除迅速和血流动力学较稳定的特点,故上述三种吸入麻醉剂用于全身麻醉患者术毕苏醒快;③短效、超短效阿片类麻醉镇痛药阿芬太尼、瑞芬太尼与静脉全麻药丙泊酚或吸入全麻药七氟烷、地氟烷复合应用,麻醉效果确切且术后恢复快,清醒迅速,是非住院手术麻醉中常用的阿片类镇痛药;④部分门诊手术患者全身麻醉需要用到肌肉松弛剂,而肌肉松弛剂用后必须进行呼吸控制和管理,一般选择短效去极化肌松药琥珀胆碱或非去极化肌松药罗库溴铵、维库溴铵等较为理想。但使用肌松药的患者应限制在2小时以内的手术为宜,以避免术时长的患者可能存在的药物残余作用。

总之,目前尚未有一种麻醉药能完全满足所有非住院患者手术的麻醉需要,一般常需选用两种,甚至三种药物小剂量联合应用,各取自其优点,以满足麻醉与手术的需求,并使生理功能干扰达到最低,且又不影响患者离院时间。

【提示与注意】 全身麻醉其呼吸道通畅与呼吸管理尤为重要,务必予以重视:①不影响呼吸道通畅的短小手术,也可采用面罩供氧通气,一旦出现呼吸抑制,可托起下颌,面罩加压给氧辅助通气;②若手术部位处于头颈部(如颅、面、口、鼻、颈处),或特殊体位,以及手术时间需1小时以上,仍以气管插管方安全。若采用吸入麻醉药维持,也应选择气管插管;③近年来国内临床上建立人工呼吸道采用喉罩通气博得了许多麻醉医师青睐,喉罩在咽腔中形成一个密封圈,罩住喉入口,无论患者自主呼吸,还是麻醉医师给予辅助或控制呼吸,均能通气良好。此外,安置喉罩对肌肉松弛要求不高,即使不使用肌松药,浅麻醉下也能耐受喉罩,采用喉罩通气,即能实施吸入麻醉,又可用于静脉全麻术中的呼吸管理,从而大为缩短了全身麻醉术后恢复的时间,故喉罩用于门诊手术患者的麻醉有着突出的优点。

539. 门诊手术患者麻醉术中监测与术后监护有哪些?

【术语与解答】 虽然非住院患者的手术短小、简便,但实施麻醉后则对患者正常的生理功能产生不同程度的影响或干扰,加之患者对麻醉药的反应特点与程度不同,故麻醉期间必须实施全程生命体征监测,尤其是内窥镜检查过程中更应进行监测,因内窥镜室设备及抢救条件远不如手术室,以便早期发现异常变化,尤其是呼吸与循环功能失常,则可予以提前治疗及处理。

【麻醉与实践】 ①通常门诊手术患者基本监测应具备:脉搏血氧饱和度(SpO_2)、呼气末二氧化碳($P_{ET}CO_2$)、心电图(心率或心律)及血压监测;②若在内窥镜检查室实施全麻,必须具备SpO_2与心电指标监测;③全麻术后患者意识清醒后仍需监测、监护一段时间(一般15~30分钟,特殊情况可延长),如观察患者卧床期间各项生理功能与反射活动无异常,且机体恢复满意,则可在麻醉医师监护下脱离病床,下床活动,如行走无明显眩晕、恶心,定向力正常,下肢感觉和肌张力恢复良好,则可停止监测、监护,并做离院准备。

【提示与注意】 需要提示的是,即使是很小手术或内窥镜检查短暂,只要给患者麻醉药物,就必须进行术中监测与术后监护,以防止发生意外。

540. 门诊手术患者麻醉术后离院原则及标准是什么?

【术语与解答】 为保障非住院患者麻醉术后安全,当日离开医院或尽早离院则必须按离院原则与标准行事,非住院手术患者麻醉术后离院原则及标准如下:

【麻醉与实践】 ①由于非住院患者麻醉手术完毕后并非都即刻清醒,但意识清醒又是首要前提条件,故全麻手术后患者必须完全清醒,其意识和定向力已恢复正常;②当患者各项生理功能与反射活动无异常,且呼吸、脉搏、血压与体温等生命体征无异常且稳定,并维持至少30分钟;③患者坐立和走动无眩晕、恶心及呕吐;④术后无手术或麻醉相关并发症,且术后疼痛轻微或无痛;⑤患者清醒后可在医护人员监护下脱离病床,并能轻度活动,停止活动闭眼站立无摇摆不稳现象;⑥接受椎管内脊神经阻滞患者虽其麻醉作用已完全消失,机体阻滞区域的感觉和肌张力完全恢复,尤其下肢感觉与肌张力已恢复正常,并具有自行排尿能力,虽已达到离院标准,但不应让患者单独自行回家,必须有陪伴人护送,并向其讲明回家后仍需卧床12~18小时为宜;⑦未能达到上述指标者应继续留在恢复室进行观察处理,同时注意静脉输液;⑧患者离院前应留下地址及电话号码,以便医务人员了解患者术后恢复情况及有无其他异常问题发生,同时也让患者记下相关医生电话,一旦出现异常情况,可随时请求帮助处理;⑨离院时需有家属或陪护人护送回家,并向家属和陪护人提示,若途中患者出现异常,应立刻返回医院,以便及时得到处理。达到上述要求和标准后,则可允许离院。

【提示与注意】值得强调的是:①麻醉药物存在着明显个体差异,非住院患者手术的麻醉首要任务是保障当日离院,这就要求麻醉医师务必掌握麻醉药物的合理搭配与应用,除按年龄、体重外,还应结合患者临床具体情况,以及个体化而有所区别;②非住院手术患者全麻术后苏醒的快慢决定离院的时间,若患者恢复缓慢,应分析原因,对症处理,必要时可对采用的镇静药、阿片类镇痛药、肌肉松弛药分别实施拮抗处理,消除药物残留,使患者尽早恢复。如氟马泽尼能迅速逆转咪达唑仑(咪唑安定)与地西泮(安定)的中枢性抑制,纳洛酮可拮抗麻醉性镇痛药,而抗胆碱酯酶药(如新斯的明等)则能对抗非去极化肌松药作用。值得提出的是:相关拮抗药并非常规应用,应综合考虑合理使用;③全麻术后即使患者神志立即清醒也不应即刻让其离院,仍需继续观察一段时间(如 20~30 分钟为妥),如一切恢复满意,方可让其离院;④若全身麻醉复合肌肉松弛药者,其肌肉松弛作用消失且拮抗完全,患者潮气量恢复满意,无药物残留作用,呼吸室内空气 20 分钟 SpO_2 仍大于 94% 则可放心;⑤若术后患者恢复期间仍未达到离院标准,或出现手术以及麻醉并发症,则需要继续留院观察与处理,甚至住院治疗;⑥患者麻醉术毕恢复后至少 24 小时不能驾车、骑车,也不应作出任何决策性决定,应在家休息;⑦可告知术后 5~6 小时可以进一些饮食。

(王世泉 范金鑫 韩佳南)

主要参考文献与推荐读物

1. 王世泉主编. 临床麻醉学精要. 北京:人民卫生出版社,2007,349-353.
2. 王世泉,王明山主编. 麻醉意外. 北京:人民卫生出版社,2010,305-312.
3. 曾因明,邓小明主编. 麻醉学新进展. 北京:人民卫生出版社,2006,563-576.

第四十九章　麻醉术后监护恢复室工作内容及特点

顾名思义,麻醉术后监护恢复室或麻醉术后监测治疗病房(Post Anesthesia Care Unit, PACU)是指麻醉手术后患者不能由手术室直接护送回病房,而是先护送至具有生命体征监测与治疗处理条件较完善的相关场所(PACU),直至机体各项生理功能基本恢复正常且稳定,其神志完全清醒后,再将患者护送返回病房。实际上 PACU 是手术室与病房之间具有保护功能的"中转站",是麻醉手术患者生命安全最后一道监护关口或保障屏障。现今 PACU 在对麻醉与手术后患者的监护、治疗、处理、恢复等方面日益发挥着重要作用,这也是现代医院麻醉学科的重要且不可缺少的组成部分。本章主要阐述建立 PACU 的意义、日常工作与 PACU 中常见并发症的处理,乃至相关注意事项,以便为 PACU 患者实施合理、有效的管理提供参考。

第一节　成立麻醉术后监护恢复室(PACU)的重要性和必要性

由于麻醉药物残余作用的影响和手术创伤对机体的干扰,术毕麻醉恢复期患者其各生理功能尚未达到术前状态,如直接护送回病房,极易引起患者生命危险,故需要加强监测和相关治疗处理,以保障患者安全度过麻醉术后潜在危险期,这就是成立麻醉术后监护恢复室(PACU)的重要性和必要性。

541. PACU 的任务及意义是什么?

【术语与解答】①任务:建立 PACU 就是将麻醉、手术后的患者暂时转运至 PACU 中,经过专业、专科训练的医护人员观察、监护、治疗、处理等,使其机体功能恢复至或接近麻醉及手术前水平,然后再将患者护送回相关病房。如病情危重患者,则需要进一步加强监测与治疗,还可直接转送 ICU;②意义:对所有的麻醉术后患者,尤其仍未苏醒的手术患者,以及呼吸与循环系统暂不稳定的患者,实施集中监护、管理,给予有针对性治疗与处理,直至神志清醒与生命体征稳定后再护送回普通病房,主要为防止和避免各种意外,乃至并发症的发生,其目的是确保医疗质量和患者生命安全。此外,PACU 一般紧邻手术室,以便于麻醉医师或(和)外科医师观察和共同处理术后患者的突发性异常情况,必要时也有利于在紧急情况下可短时间内将患者再转运回手术室处理。

【监护与实践】①由于麻醉和手术共同所导致的生理功能影响和干扰,患者并非随着麻醉与手术的结束而迅速恢复,尤其高龄患者与全身情况较差的患者,以及新生儿、婴幼儿等,其生理功能常处于不稳定状态,麻醉术毕必须在 PACU 继续接受医护人员的密切观察、评估,甚至给予相关并发症的前期治疗及处理,并进一步对生命体征予以确认,当各相关生理指标均达到正常范围时,最终经麻醉医师同意,方可将患者护送回病房;②PACU 是在麻醉科直接领导下开展工作的一个重要分支科室,主要担负着麻醉与手术后患者的恢复、监测与治疗任务。由于新生儿、婴幼儿、老年、高龄以及伴有基础性疾病乃至合并症患者的增多,麻醉术后恢复期间出现意外情况的比例也随之上升,若术后将患者先送至 PACU 监测、过渡、恢复或预防性治疗与处理等,则可避免直接返回病房所致的潜在威胁与不测。

【提示与注意】由于患者麻醉术后恢复期生命体征(主要为呼吸与循环系统功能)可瞬时改变,甚至急剧异常变化,故麻醉术后恢复期属不安全隐患期,因此,PACU 则是麻醉术后不安全隐患期的防范场所。

542. PACU 人员与设施配备有哪些?

【术语与解答】PACU 人员组成与相关设施配备:

1. 人员组成　①PACU 人员一般由麻醉医师与专职护士(麻醉护士)组成,由分管主治医师和护士长共同负责管理日常工作,并由相关护理人员具体负责执行监测与治疗;②专职护士需要有一定的基础医学和麻醉学方面的知识和比较丰富的临床经验,能较熟练地掌握各种监测和急救复苏等基本技术;③通常护理人员与患者的比例为 1:2,如有危重患者,则需增加护理人员,特殊情况下甚至需要每两名护士看管一例患者。此外,还需配备卫生员一名,负责勤杂卫生工作。

2. 设施配备　①PACU 应设在手术室的半限制区,距离手术室较近,即运送患者时间不宜超过一分钟;②PACU 一般规模应根据全麻手术量与危重疑难患者程度决定;③房间采取光线足并可集中分隔安排床位的大房间,其处在中心控制台的医护人员可观察到每一床位的患者,尤其各患者需要监测的呼吸(SpO_2)与循环(心率、心律及血压)指标(即监护仪显示的生命体征变化)应全部纳入医护人员的视野;④PACU 床位与手术台的比例约为 1:1.5～2,若按手术人次计算,24 小时内每 3 台手术应设恢复病床一张,以确保患者麻醉术后具有充分的恢复时间,并有利于手术台的高使用率;⑤每一病床可随意移动,病床两侧应有能升降的护栏并可调节体位高低;⑥设施配置基本与 ICU 相同,每张病床均须配置无创、有创动脉血压监测的心电监护仪,包括心电图、脉搏血氧饱和度仪(SpO_2)以及呼气末二氧化碳监测(P_{ET}CO_2);⑦每一床旁均应固定备有各种治疗或处理用具,如足够的电源插座、设有中心供氧装置、各种粗细吸痰管、大小吸氧面罩、口咽和鼻咽通气道、气管导管、喉镜、听诊器、体温监测传感器、各种引流管、简易呼吸器、负压吸引装置、注药泵等;⑧备好较为齐全的药品与相关抢救物品等,且排列有序,急用时便于拿取。此外,必须配备 1～2 台麻醉机,数台呼吸机以及 1～2 台心脏除颤仪等。

【监护与实践】①PACU 在麻醉科的领导下由专职主治医师和护士长共同负责管理,这有利于熟悉各人员的调配和各设施的使用及管理;②人员组成充分,设施配备齐全,则可防范麻醉术后患者各种突发性不良事件;③PACU 开放时间通常根据麻醉手术患者决定,一般 PACU 仅在白天开放,必要时可以 24 小时开放。

【提示与注意】PACU 的护士不同于专业病房的护士,必须具备多学科专业知识,且能提早发现、诊断,乃至处理临床麻醉常见的一般异常症状及并发症。

543. 为何手术后患者需先护送至 PACU?

【术语与解答】建立 PACU 与重症监护室(ICU)有所不同,PACU 主要将手术后患者、全身麻醉仍未清醒,且需等待气管插管拔出的患者,尤其是年老体弱与合并内科基础疾病的患者,以及小儿麻醉手术等,如条件允许,甚至所有接受麻醉手术后患者均应护送 PACU,将这些患者实施集中监护管理,以等待其各生理功能完全恢复正常且处于稳定。

【监护与实践】由于进入 PACU 麻醉术后患者存在着年龄不同、麻醉方法不同、全身状况不同、手术部位不同、手术大小不同,以及存在的基础疾病不同等。因此,监护也应根据实际情况选择侧重点:①最为多见是气管插管全麻患者术毕意识未醒,但自主呼吸恢复满意,全身状况基本良好,只是需要进一步观察待神志恢复拔出气管插管,这类患者主要监测心血管系统;②全麻患者未醒,且自主呼吸也未恢复,患者无特殊情况,因手术台周转(以准备下一台手术患者),直接带管送 PACU 是为连接呼吸机继续呼吸支持,以等待拔管时机;③一些危重疑难、年老体弱、新生儿、婴幼儿以及儿童,虽麻醉术中顺利,且麻醉术后其生命体征较满意,且尚稳定,但必须继续观察、监测一段时间方可放心,带气管插管护送 PACU 后应向 PACU 医护人员较详细交接,以便全方位关注该患者,即使拔出气管插管,也仍需要继续观察较长一段时间,以防不测;④一些手术较简便、麻醉前全身状况良好、全麻术毕意识清醒、呼吸功能正常,且拔出气管插管后无上呼吸道梗阻,因病房监测条件欠佳或患者无家属陪护,直接护送病房不适宜,则可在 PACU 留观 30 分钟;⑤呼吸道手术无论成人或小儿,在 PACU 拔管后均应关注上呼吸道是否通畅,有无急性梗阻;⑥选择硬脊膜外隙脊神经干阻滞患者因阻滞不全而改全身麻醉者则需送 PACU 观察;⑦伴有心肺疾病的相关手术患者,通常选择全身麻醉并非最佳,若采取硬脊膜外隙脊神经干阻滞完成手术者,麻醉术后仍需在 PACU 继续吸氧观察;⑧椎管内脊神经阻滞患者麻醉术中曾出现过异常症状,麻醉术中经纠正处理后好转,为患者安全需要,术毕可在

PACU 留观一段时间更为合理;⑨需在全麻下行特殊性检查或一些门诊全麻手术患者,必要时也应在 PACU 监测观察一段时间。

【提示与注意】 麻醉和手术对患者的生理干扰并不因手术、麻醉的结束而终止,虽然大多数患者实施麻醉和手术后其恢复过程顺利,但仍有少部分患者在麻醉恢复期间可能发生各种各样的意外或并发症,严重者甚至危及生命,是因为:①手术患者是由多专业相互作用的医疗行为,故很难将麻醉药的副作用、外科手术的创伤、护理过程的不良作用等区分开来,尤其患严重呼吸循环系统疾病并接受创伤手术的患者,其复杂性和风险性显得更为突出,必须在特殊监护下方能保障患者安全;②随着社会人口的老龄化,其伴有复杂内科合并症的高龄手术患者不断增加,该人群在麻醉术后恢复过程中出现意外情况的比例也随之上升;③新生儿、婴幼儿及学龄前儿童全麻手术后很易发生呼吸危象。故尽管医学在发展,各专业专科医师的技术不断提高,但突发性异常症状常难以避免,尤其麻醉术后恢复期甚至严重威胁着患者的安全,这就迫切需要具备能预防和解决各种意外及并发症发生的场所,而将麻醉术后患者送至这样一个场所(PACU),即能保障患者安全,又解除了麻醉医师的后顾之忧。此外,若需将加强监测与治疗处理的患者一旦术毕立即送往原先的普通病房,则有可能导致严重后果,如继续在手术室内观察或等待,则直接影响手术台的利用和周转率。因此,术毕将呼吸与循环暂不稳定的患者与其他需要观察的患者,集中于 PACU 由专人监护、治疗、管理,直至生命体征恢复稳定后再护送回普通病房,患者安全则有保障。总之,PACU 的建立既是确保麻醉手术后患者安全的需要,也使得医院卫生资源得到充分的利用,即提高手术台的利用率,也体现出现代麻醉学科发展和建设的需要。

544. 在 PACU 交接患者相关事项有哪些?

【术语与解答】 PACU 主要接收全麻术后无意识或尚未完全清醒的患者与硬脊膜外隙脊神经干阻滞范围较高或应用较大剂量的镇静剂而仍处于朦胧状态的患者,乃至术毕呼吸、循环暂不稳定的患者,以及预测可能存在发生意外与并发症的患者等,而这些患者因情况各自不同,故在 PACU 交接后应分别关注相关事项。

【监护与实践】 无论何种麻醉术后患者凡进入 PACU,在交接患者前,PACU 医护人员首先保障患者呼吸道通畅与供氧,再连接生命监护仪,以监测患者各项生命体征变化,需连接呼吸机患者需提前将呼吸机各参数调节好,一切相关工作就绪后,PACU 接诊医护人员再与主管麻醉医师认真履行交接程序,并由麻醉医师将患者病情、病史、手术名称、麻醉与手术情况以及麻醉术中所存在的问题等逐一向 PACU 负责管理的医护人员交代清楚,尤其患者的特殊情况以及呼吸、循环功能异常信息等更应详细说明,以便使 PACU 护士或医师全面了解该患者的全身状况。此外,特殊患者还需认真做好记录,以便实施有针对性治疗与处理。

【提示与注意】 患者交接过程中应注意以下几方面:①患者带有气管插管进入 PACU,且自主呼吸恢复良好者,可将中心供氧通过连接装置衔接气管插管吸氧。若自主呼吸恢复不良,并出现 SpO_2 逐渐下降者,则可连接呼吸机,行同步间歇呼吸支持通气模式(SIMV)或通过麻醉机实施辅助呼吸;②如进入 PACU 患者气管插管已经拔除者,交接后则须保障上呼吸道通畅,并给予面罩持续流量氧($3L \sim 5L/min$)吸入。且注意患者进入 PACU 时务必保证氧供在先,尤其是危重、高龄、冠心病、肥胖症等患者;③进入 PACU 患者均应安置不同程度的头高足低位,尤其肥胖且腹部明显隆起患者,抬高胸部可使肺容量增加、潮气量增多,从而可使分钟通气量上升,这有利于缓解机体慢性缺氧与高碳酸血症的形成;④麻醉医师应提供完整的麻醉术中记录,并将记录单交给 PACU 医护人员,并详细说明麻醉术中患者的各种情况,尤其特殊情况;⑤主管麻醉医师交接完成后待所监测的各项生命体征指标显示无明显异常时方可离开(有的医院规定由主管麻醉的医师直接负责该患者的麻醉后恢复,以有利于麻醉恢复期患者管理的连续性,而 PACU 护士属次要监管);⑥PACU 记录单所包括的内容均应进行详细记录,对于较危重患者、呼吸循环不稳定的患者,还需注意了解病史与麻醉术中情况,乃至术前和术中生命体征的变化、液体出入量、麻醉用药种类与剂量,以及当前的治疗情况等,并保持监测与处理的连贯性;⑦个别患者存在特殊情况者,如药物过敏、气管插管非常困难、耳聋、行为躁动或语言障碍,以及术中发生过相关并发症等,务必在交接时予以强调。

545. 在 PACU 患者气管插管拔出指征是什么?

【术语与解答】相当部分气管插管全身麻醉患者需在 PACU 拔除气管插管,由于病情与个体状况不同,故需掌握各种麻醉术后患者气管插管拔除的时机,通常下列指征可视为拔管指征或有助于评估拔除气管插管后患者是否需要辅助或控制呼吸通气。

【监护与实践】气管插管拔除指征:①患者血压、心率大致在正常范围或血压增高、心率增快是因患者不能耐受气管插管所致;②PaO_2 或 SpO_2 在正常范围上限;③呼吸功能正常,通气量足够,吞咽与咳嗽反射恢复;④神志清醒并能合作;⑤呼吸道分泌物清除干净;⑥骨骼肌张力恢复正常。

【提示与注意】①拔管前 PACU 医护人员应明确患者是否存在上呼吸道结构异常或曾有过气管插管困难现象,评估拔管后一旦出现呼吸异常或急性上呼吸道梗阻需要再次气管插管的难度与上呼吸道控制及管理;②拔管前先清除气管内、口腔内和咽喉腔内分泌物与异物(如胃反流物、血凝块等),并提前经气管插管喷入1%丁卡因数次,以防止或降低气管插管拔除后所致的心血管应激反应,然后充分吸氧3~5分钟,待机体氧储备后再拔管,拔管后仍须面罩高流量吸氧,观察是否存在上呼吸道梗阻或通气不足,以便及时处理;③由于头颈部与颌面部手术临近上呼吸道,而口腔、鼻、咽、喉等部位手术则是呼吸道入口,这些部位手术操作可不同程度引起局部软组织水肿或肿胀,拔管后患者有可能出现上呼吸道梗阻,严重通气不畅者其低氧血症迅速发生,务必予以警惕;④若患者拔管后一旦发生喉痉挛、喉水肿所致的急性上呼吸道梗阻或引起下呼吸道细小支气管平滑肌痉挛性收缩而导致的严重通气受阻等并发症,须即刻采取相应处理措施,延误治疗或处理不当将造成严重后果,甚至危及生命,必要时急速返回手术室处理。

546. PACU 患者应监测的相关指标包括哪几方面?

【术语与解答】护送至 PACU 麻醉术后患者先由麻醉医师向 PACU 医护人员提供相关生理功能信息,包括麻醉前心率(律)、血压、SpO_2 的变化,以及麻醉诱导、麻醉维持与术中其呼吸、循环指标的异常变化等,以便引起 PACU 医护人员对该患者相关监测指标的重视。

【监护与实践】①麻醉手术后患者多由麻醉医师护送至 PACU,而 PACU 医护人员对进入 PACU 后的患者首先给予纯氧通气,并同时连接各生命体征监测仪器,以对患者全身状况与生理功能进行全方位监测(包括心率(律)、血压、意识、SpO_2、呼吸频率、瞳孔、体温、输入量以及尿量、引流等指标),并通过多功能生命监测仪随时了解与患者生命体征相关的参数及其动态变化,然后 PACU 接诊医护人员与麻醉医师履行交接程序;②进入 PACU 的患者,首先保障其呼吸道通畅与供氧,通过各生命监护仪观察患者各项生命指标,尤其注重患者的呼吸、循环问题,然后详细记录相关参数,通过观察、监测、治疗、处理,直至患者意识完全清醒,并且全身情况与生理功能以及各反射恢复良好者,且持续性稳定,再将患者护送回病房;③若呼吸、循环功能不稳定患者,则需给予相关治疗与处理,直至其生命体征恢复正常且平稳后,再必须经主管医师认真评估,达到要求者方可护送回病房;④个别危重疑难、高龄、心肺功能不全患者,若术后短时间内难以恢复满意,且需继续观察、治疗者,可转往 ICU。

【提示与注意】　麻醉术后患者其体内全麻药、肌松药、外周神经阻滞药的作用尚未完全消失,自身保护性反射未必彻底恢复,仍有可能发生上呼吸道梗阻、呼吸抑制、通气不足、恶心呕吐及呼吸、循环功能不稳,乃至心律失常等异常情况,如将患者直接护送回病房,很易发生不测,即使非常完美的手术与麻醉都可能前功尽弃。若将麻醉与手术后患者送至 PACU 监护与处理,就可防止和避免许多突发性意外及并发症的发生。因此,为保障医疗质量与患者的安全,麻醉科建立 PACU 有着非常的重要性和必要性。

547. 麻醉术后监护恢复室监测程序及特点是什么?

【术语与解答】　PACU 监测程序一般包括无创血压、心率(律)、心电图、SpO_2,必要时监测呼气末二氧化碳($P_{ET}CO_2$)与有创动、静脉监测(MAP、CVP)等。

【监护与实践】　进入 PACU 患者通过上述监测,基本能提早或及时地发现潜在的隐患问题,以便迅速做出治疗处理。特殊患者有可能需要行血气分析,以监测患者的电解质紊乱与酸碱失衡等情况。

【提示与注意】　为确保患者顺利恢复,患者在监护期间应注意以下几方面:①监测设备虽能提供较精确的生命体征数据,但不能取代细致的临床观察与查体,尤其对于危重与老年患者,故监测指标务必结合病史、临床体征,以及必要的辅助检查进行综合性分析;②每一患者的手术种类、部位、性质不同,其麻醉方法、麻醉用药,以及年龄、体重也存在着个体差异,麻醉恢复期间的监护、治疗、处理既有个性,又有共性,甚至特殊要求,故 PACU 的医护人员务必熟悉不同专科的手术、麻醉与监护特点,以便有针对性进行处理;③监护期间需做好各种记录,保证麻醉记录过程的完整性;④监护期间遇有疑难、复杂患者,必要时邀请上级医师或相关科室会诊。

548. 哮喘症患者麻醉术后在 PACU 拔管问题有哪些?

【术语与解答】　哮喘症(支气管哮喘)患者其呼吸道高反应性与应激性增高是该疾病特有性征象,即使在无任何症状的患者,当机体或呼吸道受到某种相关因素刺激后,则可立即发生细小支气管平滑肌痉挛,而通常这些刺激因素对正常人体呼吸道则无任何影响。因此,患有哮喘症患者全麻术后在 PACU 拔出气管插管则需小心谨慎,以免引起细小支气管平滑肌痉挛性收缩。

【监护与实践】　一般而言,麻醉医师对患有哮喘症患者实施全身麻醉特别重视,因为全麻诱导后进行气管内插管非常容易引起支气管哮喘急性发作,所以该患者全麻诱导尽量达到一定的麻醉深度,以便抑制下呼吸道应激性反射。同样,全麻结束手术完毕,支气管哮喘患者为降低其呼吸道高反应性,仍以患者处于一定麻醉深度拔管为妥,以避免呼吸道高反应性所致细小支气管痉挛。但部分哮喘症患者全麻术后需在 PACU 恢复并拔出气管插管,而在 PACU 全麻术后患者大都神志清醒后拔管,这就容易促发哮喘症患者支气管哮喘急性发作。因此,对在 PACU 恢复的全麻术后哮喘症患者应提前给予相关防范措施,一旦引起支气管哮喘急性发作,

应及早给予治疗处理:

1. 相关防范措施 ①将4%利多卡因或1%丁卡因经气管插管反复多次喷入支气管内,其目的之一是阻断支气管黏膜神经末梢的传导,其二是使细小支气管平滑肌松弛而扩张;②沙丁胺醇(舒喘灵)为选择性β_2受体激动剂,能有效地防止细小支气管痉挛,且具有较强的细小支气管扩张作用,适用于支气管哮喘、细小支气管痉挛。因此,拔管前经气管插管喷入沙丁胺醇则是预防气管插管拔出刺激而诱发支气管哮喘的首选治疗药物;③由于哮喘症的病理基础是慢性非特异性炎症,故糖皮质激素是目前临床上控制哮喘发作的颇为有效药物之一,故可预防性应用;④不宜经气管插管给予下呼吸道吸痰刺激,如下呼吸道分泌物较多,应先给予下呼吸道局麻药(4%利多卡因或1%丁卡因经)充分喷雾表面麻醉,再缓慢、轻柔、分次进行吸引,以避免过度刺激下呼吸道;⑤如拔管后出现上呼吸道梗阻(如舌后坠),安放口咽通气道也应操作轻柔,包括口咽腔吸痰。

2. 治疗与处理 由于目前临床上尚无特效的治疗与处理方法,故主要为控制症状、减少发作、防止病情加重,甚至恶化。

(1)缓解哮喘发作:①及早应用沙丁胺醇喷雾剂;②必要时使用肾上腺素、异丙肾上腺素及麻黄碱,因其心血管不良反应多而已被高选择性的β_2受体激动剂所代替;③氨茶碱仍是目前治疗哮喘的有效药物,与糖皮质激素合用具有协同作用;④镁制剂应用可缓解小支气管平滑肌痉挛性收缩,从而可扩张细小支气管而改善肺功能;⑤阿托品可抑制呼吸道腺体分泌,减少呼吸道分泌物,从而可降低呼吸道阻力,提高有效通气;⑥必要时应用静脉全麻药氯胺酮。

(2)氧疗:一般吸入气氧浓度为26%~40%,并注意湿化。必要时给予纯氧,可面罩、气管内插管或气管切开造口插管,以便自主呼吸或实施机械控制通气。

【提示与注意】需要提示的是,患有哮喘症病史而实施鼻内窥镜手术的患者,全麻术后在PACU恢复期间,需密切关注急性支气管哮喘的发作,尤其患者神志清醒后经气管插管给予下呼吸道分泌物吸引或拔出气管内插管后,很易引起支气管哮喘急性发作。因哮喘症患者呼吸道呈高反应性,其支气管与细小支气管平滑肌更为敏感,如浅麻醉下或患者恢复期进行气管内吸引,极易反射性导致哮喘病发作。此外,鼻腔创面出血可经鼻后孔流至咽喉部,如未能及时吸引干净,拔管后则有可能被误吸而促发支气管哮喘。另一方面,鼻腔外侧壁凸凹不平,术毕鼻腔填塞膨胀止血海绵不易达到完善止血,往往可不同程度的慢性渗血而抵达咽喉部蓄积,而每次给予咽喉部吸引刺激也很易引起细小支气管平滑肌痉挛性收缩。因此,伴有哮喘病史而行鼻腔内窥镜手术的患者在PACU期间务必防范其支气管哮喘的急性发作。

549. 为何 PACU 对各专科手术患者的监护要点各有不同?

【术语与解答】在PACU恢复中的患者监护虽有其共性,但不同临床专科的手术与麻醉又有着各自的特点,故监护期间又有其个性或特殊性,熟悉与掌握各科专业手术与麻醉的特点,以便于有针对性进行监护及相关处理,这对于不同手术与麻醉的患者至关重要。

【监护与实践】由于病变部位的不同,而且存在着年龄及全身状况的差异,故其麻醉方法的选择与麻醉药物的采用,以及各专科患者麻醉术后的管理也各有特点和侧重。

1. 颅脑手术患者 由于颅腔的解剖结构特点与脑组织的脆弱性,颅脑占位性病变与脑血管异常以及颅脑外伤患者常伴有不同程度的颅内压增高和脑血流量及脑代谢的变化。因此,除麻醉的实施与相关操作务必考虑对颅内压和脑血流的影响外,而在PACU恢复的颅脑手术患者也应重视颅内压和脑血流问题,尤其需避免保留气管内插管患者呛咳性刺激,因刺激性呛咳可使颅内压一过性猛增,脑组织创面易引起出血,这是颅脑患者麻醉术后管理的重要环节之一,如必须给予气管内分泌物吸引,应预先经气管插管行1%丁卡因或4%利多卡因雾化吸入,以使支气管黏膜充分得到表面麻醉,或在患者自主呼吸尚未恢复,且体内肌肉松弛药仍发挥作用时给予气管内吸引,其目的就是避免刺激性呛咳。

2. 眼科手术患儿 若在PACU恢复者需注意小儿是否肥胖,或咨询家长晚间睡眠有无"打鼾",由此可评估小儿上呼吸道解剖结构是否异常,或交接班时向主管麻醉医师询问有无扁桃体、腺样体肥大以及气管插管情况,以便确定拔除气管插管或撤离喉罩前是否备好适宜的口咽通气道,以防止拔管后或撤离喉罩所致的上呼吸道梗阻与通气障碍。此外,还应避免气管插管拔除时引起的呛咳或屏气所致眼内压升高,以及苏醒后小儿强行将护眼罩摘掉等。

3. 耳鼻咽喉手术患者 该专科手术患者其病变大都累及呼吸道,如小儿扁桃体与腺样体摘除术,会厌脓肿与声带息肉或声带小结,以及鼻腔手术等,其手术部位腔隙多且术野小,通常术中、术后出血而使止血较困难,尤其在PACU拔管后如手术创面仍有渗出血,就容易引起误吸。此外,阻塞性睡眠呼吸暂停综合征患者术后在PACU拔出气管插管前务必了解患者上呼吸道梗阻情况和是否存在插管困难等,以便拔管后能否继续控制上呼吸道通畅。总之,凡病变或手术累及上呼吸道患者,在PACU恢复期间,尤其拔管后更需密切关注上呼吸道的通畅情况,故SpO_2监测必不可缺少。

4. 口腔颌面部手术患者 其操作部位大都在口唇、舌体、腭骨,以及上、下颌骨,乃至颞颌关节与颈部,上述组织与器官主要支撑着上呼吸道,是维持上呼吸道通畅的支架,而口腔颌面部手术常在呼吸道或临近呼吸道入口处进行。因此,口腔颌面部麻醉术后患者进入PACU,务必关注以下几方面:①口腔与颌面部手术后局部组织容易水肿或肿胀而压迫上呼吸道,以及腺体(如腮腺、颌下腺、舌下腺切除)手术后所致分泌液可积聚在咽喉部,从而可引起口腔、咽腔粘稠性分泌物增多,常致使全麻术后需长时间进行吸引,甚至在PACU恢复患者术毕气管插管拔出后常导致上呼吸道梗阻而通气不畅,严重者可缺氧窒息;②某些肿瘤患者术后可因颌面部骨骼以及颈部组织的缺损,而失去对上呼吸道的有效支撑,很易产生拔管后其上呼吸道通气不畅或梗阻;③口腔手术操作完毕后,手术医师可能偶有遗留于咽腔中纱布条或血凝块未能吸净等,如未能提早发现,患者清醒后给予拔除气管内插管可出现急性上呼吸道梗阻,甚至窒息,故在PACU拔管时务必予以警惕。

此外,为防止或避免上呼吸道手术后发生的呼吸道阻塞危象,可借鉴或采取以下几方面措施:①估计拔管后患者可能出现上呼吸道急性梗阻,其传统的方法是术终在舌体深部缝一根牵引粗线,拔管后必要时牵拉此线将舌体拉出口外,以维持上呼吸道的通畅;②拔管前预先备好适宜型号的口咽通气道,如拔管后出现上呼吸道梗阻,则可安置口咽通气道,以解决通气不畅;③若患者属呼吸道解剖结构异常(如颞颌关节强直等),且存在气管插管困难,而术毕仍张口有所受限,提醒拔管后一旦发生急性上呼吸道梗阻,处理相当棘手,为保障患者安全,术毕应延迟拔管,特殊情况者必要时给予预防性气管切开;④口咽腔黏膜组织疏松,术后很易产生水肿,造成上呼吸道狭窄,尤其小儿手术,故拔管前应用激素可对消除咽腔组织水肿颇有裨益,但拔管前仍需喉镜显露口咽腔,以便观察水肿程度供拔管参考;⑤口腔、咽腔部位手术患者术毕先将咽喉部积血与分泌物清除干净,且神志务必完全苏醒,呼吸道保护性反射恢复,方可拔除气管插管;⑥口腔颌面部手术后患者在PACU拔管后不应立即将患者护送病房,必须继续监测、观察30分钟,无呼吸道梗阻,意识清醒,生命体征平稳后再护送至病房。

5. 颈部手术患者 可分为软组织病变和骨性病变,前者主要为颈部肿块或甲状腺病变,后者主要是颈椎病变。尤其前者病变多临近气管,其严重病变多可压迫气管,如颈部肿瘤过大或甲状腺弥漫性肿大等常致使气管压迫性移位或受压而管腔变窄,甚至有可能气管壁长期压迫而软化,一旦术毕拔除气管插管后气管腔容易塌陷而阻塞下呼吸道,从而影响下呼吸道的通畅,严重者可引起窒息。正确的拔管操作是将气管插管前端先缓慢退至声门下观察,在退管过程中如发生气管塌陷而呼吸费力时,再将退至声门下的插管立刻重新插入气管内,继续保留气管插管观察或做预防性气管切开造口术。此外,由于颈部血管丰富,术毕有可能因引流不畅出现血肿而压迫气管,因此,颈部手术患者术毕在 PACU 拔出气管插管后更需关注呼吸道通畅问题。还需要提示的是:①甲状腺功能亢进患者手术,若术前准备不足、控制不佳,术中或术后易发生甲亢危象;②甲状腺手术容易引起喉返神经损伤,尤其双侧喉返神经损伤可直接造成双侧声带麻痹,若盲目拔除气管插管,可致使术毕拔管后出现呼吸困难,甚至窒息,需引起注意;③甲状旁腺手术患者可有全身钙磷代谢障碍,手术后如因甲状旁腺组织切除过多或发生甲状旁腺血运障碍,可出现甲状旁腺功能低下症状,发生手足抽搐。该患者在 PACU 恢复期间,应注意密切观察,对低钙血症可静脉输入葡萄糖酸钙或氯化钙溶液,以防止发生喉痉挛。

6. 胸腔手术患者　①开胸手术创伤大,可对心、肺功能影响显著,加之麻醉对呼吸、循环功能的干扰,特别是一侧胸腔全肺切除术,麻醉术后患者很易发生呼吸、循环功能异常,若患者术前已伴有慢性呼吸系统疾病或心血管功能异常,术中长时间的单肺通气,术后呼吸功能恢复可受到严重干扰,很易发生低氧血症和二氧化碳潴留,甚至生命安全受到威胁。故开胸手术患者在 PACU 需密切监测呼吸功能指标(SpO_2、PaO_2、$PaCO_2$)与循环功能变化,尤其老年患者;②患者在 PACU 恢复期间双腔支气管插管对呼吸道刺激强烈,术毕可将其回拔至隆突以上气管处,或更换为普通气管导管以及喉罩通气,以减轻应激性心血管反应;③开胸术后疼痛刺激显著,故在 PACU 慎用或少用中枢性催醒药或阿片类拮抗药,以免引起患者躁动;④放置胸腔引流管者,要注意妥善固定,保持引流管通畅,每隔 30 分钟挤压引流管一次,随时观察引流瓶水柱波动及气泡逸出情况,若无波动或波动幅度很小,应检查引流管是否受压、扭曲或被血凝块堵塞,以便通知手术医师及时处理。此外,还需掌握拔出双腔支气管导管指征和氧疗处理,以便使开胸手术患者的安全在 PACU 得到进一步保障。

7. 腹部外科手术患者　该类患者大多为消化系统疾病,而消化系统疾病往往不同程度的引起全身营养状况下降和相关脏器功能减退(如消化、吸收、排毒、代谢、免疫、出血等),当病情发展严重,可造成机体水、电解质丢失和紊乱,以及低蛋白血症、酸碱平衡失调、凝血功能异常或障碍等,尤其年老体弱患者或急症手术老年患者,其麻醉术后恢复期常存在不同程度的呼吸、循环及中枢神经系统功能障碍,常使得在 PACU 时间延长,特别苏醒延迟者相对较多,故需全面了解和明确该类麻醉术后患者的病理生理特点、全身状况,以及手术范围和麻醉用药等,以便使患者尽快的恢复至接近或达到术前的状况水平。

8. 骨科手术患者　①骨科手术范围大致包括四肢、骨关节、脊柱、外周神经与相关肌肉等部位;②通常骨科手术患者的麻醉方法选择椎管内脊神经阻滞与部位神经丛阻滞居多,但较复杂的手术,以及出血严重的手术仍以气管插管全身麻醉为主,如创伤性休克的紧急处理,以及大手术(如脊柱侧弯矫治或髋关节置换、脊柱肿瘤及骶骨手术等)还需自体输血或急性等容性血液稀释,甚至采取自体血回收技术,乃至控制性降压等,这些辅助技术对保障患者术中安全极为重要。因此,实施区域麻醉来完成(如外周神经丛阻滞或椎管内脊神经阻滞等)骨科疾病手术其麻醉术后一般状况较好,通常在 PACU 时间较短就可返回病房。而采取全身麻醉下行使的骨科手术大都为较复杂或失血量多的手术,这类患者麻醉术后在 PACU 的时间较长,往往需生命体征恢复正常且稳定后尚可护送回病房。

9. 妇科手术患者　大多妇科手术均可在硬脊膜外隙脊神经干阻滞下完成,术后一般无特殊情况者大都可直接护送回病房。但盆腔恶性肿瘤患者,常伴有腹水和广泛粘连,大量腹水或巨大卵巢肿瘤可挤压膈肌,致使胸腔缩窄而肺容量减少,以及子宫颈癌根治手术,乃至异位妊娠(宫外孕破裂)且伴有失血性休克患者,一般实施气管插管全身麻醉方安全,且全麻术后大都在 PACU 恢复,其主要监测指标为呼吸与循环功能,通常两者功能恢复正常者,则可护送病房。

10. 泌尿外科手术患者　泌尿系统疾病主要包括膀胱、前列腺、肾、输尿管、尿道、外生殖器及肾上腺病变等,各年龄组均可发病,但以老年患病者居多。常规泌尿外科手术患者的麻醉并非复杂,但肾上腺疾病往往伴发水、电解质的紊乱,以及酸碱的失衡,常给麻醉处理造成一定困难,如肾上腺皮质病变则有库欣综合征和醛固酮增多症,前者是因糖皮质激素过度分泌所致,后者则是盐皮质激素(醛固酮)分泌增多造成;而肾上腺髓质疾病主要为嗜铬细胞瘤,其病理特点是分泌过量的儿茶酚胺。由于三者的病理生理特点不同,其临床症状既有个性特点,又有共性表现(如均有高血压),故在 PACU 则应围绕其个性特点和共性症状分别予以处理为宜。此外,经尿道前列腺电切术需要大剂量灌洗液持续性冲洗,很容易引起经尿道前列腺电切除术(TURP)综合征。因此,在 PACU 需注意的是:①术后容易导致患者体温下降,尤其室内环境温度降低时,更易发生低体温,而低温对老年患者生理影响大,易发生寒战及心律失常等并发症,当患者发生寒战时,可静脉注射曲马多或哌替啶以及保温等对症处理;②由于术中大量持续性膀胱内低渗性灌洗液冲洗,尤其手术时间过长,更容易使灌洗液应用过多,可能出现大量非电解质溶液吸收体内,促使血容量剧增,致使左心前负荷增高,易导致肺水肿及左心衰竭;③灌洗液吸收过多易引起电解质紊乱,尤其是稀释性低钠血症,可出现烦躁不安、神志恍惚、恶心呕吐等,一旦血清钠下降至 110mmol/L,则可发生抽搐、休克,乃至心搏停止。此外,低钠血症的危害还在于水分子能自由通过血-脑屏障,渗透于脑细胞中易引发脑水肿,最终造成低渗透性高级中枢神经系统意识功能紊乱或损害。其低钠血症的基本治疗处理可给予高渗盐水静脉滴注与利尿剂脱水,以及糖皮质激素的应用等。

11. 小儿手术　该年龄段患儿手术大都采取全身麻醉,尽管小儿不同年龄段其生理功能特点不同,但在 PACU 管理麻醉术后小儿其重点则是呼吸功能的管理,因新生儿、婴幼儿呼吸系统非常脆弱,临床一般认为,如围麻醉期掌控了小儿的呼吸系统功能及上呼吸道通畅,基本可保障小儿的生命安全。由于小儿与成人比较,无论从解剖结构和生理功能而言,还是从临床医疗与麻醉风险而论,均存在其差别,且年龄越小,其差异越显著,尤其新生儿与婴儿,不但实施麻醉难度较大、风险较高,而在 PACU 许多异常症状、并发症及意外,也大都先由呼吸系统异常、发展、演变所致。因此,从事小儿 PACU 管理务必熟悉小儿呼吸道解剖与生理功能特点,通常应用于成人的管理技术与方法,必须经过适当的调整、筛选、改进,甚至精确计算,方可使用于不同年龄段的小儿,其目的就是确保小儿围麻醉期的安全。

12. 老年患者手术　随着社会老龄化,现今临床上接受手术治疗的老年患者不断增加,故老年患者麻醉术后的安全问题必须得到重视。由于老年人其各脏器的生理功能均呈显著性、递增性衰退,同时老年患者大都伴有不同程度的呼吸与循环等重要脏器功能的改变,乃至合并多种慢性疾病,这使得老年手术患者不但麻醉术中风险明显增高,而且麻醉术后也容易突发心血管功能异常和呼吸功能低下,甚至意外随时都可发生,故围麻醉期并发症及死亡率显著高于中青年。因此,即使老年患者麻醉术中平顺,麻醉术后也必须在 PACU 继续监测、观察,乃至给予相关治疗处理,尤其需密切关注其心血管功能与血流动力学的变化,提早发现与及时解决所出现的异常症状。需要提示的是:老年患者麻醉术后在 PACU 管理的重点应放在密切关注心律失常与血流动力学变化以及呼吸功能方面,以使三者在 PACU 期间调控至接近正常或达到正常后,方可将其护送返回病房,如此老年患者的安全则能基本得到保障。

13. 肥胖手术患者　肥胖是目前备受重视的公共健康问题之一,随着我国经济不断的发展和物质生活水平的迅速提高,肥胖症人数日趋上升。鉴于肥胖患者常伴有多种病理生理改变与并发相关疾病,一旦需手术治疗,除给麻醉的实施与管理造成一定难度和风险外,麻醉术后恢复期也存在一定难度和风险,其相关问题(在 PACU 管理难度和风险)主要来自病理性肥胖所伴有的重要脏器功能储备不足和功能低下,以及常合并有糖尿病、冠心病、脑血管疾病、高血压和高脂血症等,尤其脑卒中与缺血性心脏病的发生率则是正常人的 3～4 倍,而中心脂肪分布显著者又较外周脂肪分布明显者其脑卒中与缺血性心脏病发病率与死亡率增高。因此,肥胖症患者在 PACU 恢复期间其呼吸、循环功能应视为监测重点,并兼顾其他方面的变化。

14. 整形手术患者　整形手术中以头、颈、颌面部整形居多,而此位置邻近上呼吸道,其颈部与颌面部整形术后(包括下颌角肥大截除术),其口腔、咽腔通道仍可能受到影响,若未能引起注意,术毕在 PACU 拔出气管插管后很易引发上呼吸道梗阻,甚至误吸(血性分泌物经声门进入气管内),致使机体进行性缺氧,严重者直接造成窒息。因此,整形手术患者术毕在 PACU 期间,其保障上呼吸道通畅应成为监测重点。

15. 合并心血管疾病手术患者　心血管疾病是危害人类健康的严重疾病之一,也是造成猝死的主要因素,故合并心血管疾病的手术患者在 PACU 恢复期间,仍需要密切关注心血管功能变化,因 PACU 中老年手术患者心血管疾病加重或心血管并发症发生率明显高于中青年。因此,心电图监测及血流动力学监测应较中青年患者显著延长,甚至护送病房后仍需继续监测至第二天或第三天。

16. 合并慢性阻塞性呼吸系统疾病手术患者　该类患者呼吸系统功能障碍常见原因主要包括:支气管哮喘、慢性支气管炎、肺气肿及支气管扩张症等。上述疾病虽发病机制各有所不同,但其共同的病理生理特点是细小呼吸道狭窄而致下呼吸道阻力增高,致使通气/血流比值(V/Q)失调,从而影响和干扰肺通气与肺换气功能。若手术患者伴有上述疾病,麻醉术毕转运至 PACU 后,其首要任务之一则是呼吸管理,尤其 SpO_2、$P_{ET}CO_2$ 以及血气分析等,均是必须纳入的监测指标。

【提示与注意】综上所述,各专科的手术具有各专科的特点,而 PACU 医护人员必须了解和熟悉进入 PACU 各专科麻醉手术患者的病理生理、全身情况,以及脏器功能状况,围绕各专科的病情特点、手术部位及大小,以及麻醉与手术创伤的影响等方面予以实施监护,既要防止和避免各专科所具有的不同异常症状或并发症,又要防止和避免各专科所共有的异常症状或并发症。需要提出的是:凡进入 PACU 所有麻醉术后患者若无特殊情况,均应将体位调至头高足低位(约 30°～40°),以增加胸肺顺应性和肺通气量,尤其肥胖患者和老年患者以及开胸或开腹手术患者,其目的使膈肌下移、胸腔容积增大,从而增加肺容量,其结果改善肺通气与肺换气,以抵消或降低由手术创伤干扰和麻醉药物残余作用所致氧合功能不足。

550. 为何在 PACU 麻醉术后患者应安置头高足低仰卧位?

【术语与解答】转运至 PACU 麻醉术后患者应尽量安置头高足低仰卧位为妥(实际上根据情况将患者头胸部抬高 30°～40°),因该体位除舒适外,主要提高胸-肺顺应性(通常胸-肺顺

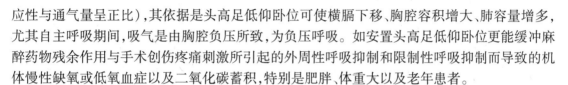

应性与通气量呈正比),其依据是头高足低仰卧位可使横膈下移、胸腔容积增大、肺容量增多,尤其自主呼吸期间,吸气是由胸腔负压所致,为负压呼吸。如安置头高足低仰卧位更能缓冲麻醉药物残余作用与手术创伤疼痛刺激所引起的外周性呼吸抑制和限制性呼吸抑制而导致的机体慢性缺氧或低氧血症以及二氧化碳蓄积,特别是肥胖、体重大以及老年患者。

【监护与实践】①转运至 PACU 麻醉术后患者其体内全麻药物及辅助药物残留作用和胸、腹部手术创伤疼痛刺激均可造成自主呼吸期间潮气量不同程度的下降,而这期间患者的自主呼吸刚开始恢复不久,其潮气量与分钟通气量有可能尚未达到机体最低需求,如此时安置水平仰卧位,则可降低胸-肺顺应性,使其潮气量与分钟通气量均可减少;②患者麻醉术毕在 PACU 恢复期间若采取头高足低仰卧位,则能使潮气量增加约 20ml~80ml,分钟通气量则可增加约 200ml~800ml,甚至更多。这对于肥胖、体重过大以及老年患者,头高足低仰卧位则可避免腹腔内容物通过膈肌(横膈)压向胸腔,从而能改善患者的自主呼吸和通气不足;③全麻术后清醒患者去头枕水平仰卧位可使其非常不舒适,甚至引起烦躁。而过早的给予垫头枕又可使头颅有所前屈,从而上呼吸道有一定程度的弯曲而影响通畅,尤其颈部粗短与通常睡眠状态打鼾患者,更容易出现上呼吸道通气不畅。若将患者调至头高足低仰卧位,既能使患者舒适,又能保障上呼吸道通畅,还能增加肺通气量,故在 PACU 恢复的麻醉术后患者如情况允许均应安置头高足低仰卧位;④如头颈部手术患者术后安置水平仰卧位,其头颈部静脉血液回流往往欠佳,加之手术创面软组织水肿、肿胀,长时间的水平仰卧位更易使头颈部和口咽腔软组织水肿(包括眼睑、口咽腔软组织、面颊部组织等),而颅内压也有所增高,特别是颈部淋巴结清扫加一侧颈内静脉结扎术后患者,若麻醉术后在 PACU 安置头高足低仰卧位,可明显改善头颈部静脉血液回流通畅,且缓冲或降低头颈部手术创面水肿与肿胀。此外,如患者因颌面部与颈部手术而引起上呼吸道水肿,其潜在的慢性上呼吸道梗阻与通气不畅则非常危险,尤其全麻术毕拔管后返回病房的患者,往往床边无医护人员看护,其上呼吸道慢性梗阻不易早期发现,当出现 SpO_2 下降显著而造成严重低氧血症时,再给予处理则颇为棘手和困难,甚至窒息死亡。

【提示与注意】①转运至 PACU 明显低血压的麻醉术后患者不宜安置头高足低仰卧位,尤其原已存在高血压病患者,因头高足低仰卧位可造成脑血流缓慢而脑灌注量不足,甚至出现术后脑功能障碍等;②全麻术后清醒患者采取头高足低仰卧位不必担心胃内容物反流与误吸,因择期手术患者术前均已禁饮食 6~8 小时,甚至禁饮食时间更长(如接台手术患者),其胃肠道内容物已基本排泄或完全排空。另一方面,患者神志清醒状态其吞咽反射已完全恢复正常,对口咽腔中存在的分泌物或少量反流胃液等可咽下或吐出口外。

551. 麻醉术后患者离开 PACU 的临床指征是什么?

【术语与解答】患者离开 PACU 被护送回相关病房之前,应由医护人员对该患者苏醒程度、呼吸循环状况作出综合性评估,通常大部分患者在 PACU 可顺利恢复,如患者神志完全清醒,呼吸、循环功能稳定,相关生命体征监测达标,则可得到麻醉医师的许可,并征得麻醉医师同意并签字后,方可由负责护士将患者护送专科病房。

【监护与实践】麻醉术后患者达到如下标准即可转出 PACU:①意识清醒,定向能力恢复,能辨认时间与地点,并能完成指令性动作,骨骼肌张力恢复接近正常,且无麻醉或手术所致的相关并发症,如上呼吸道梗阻与水肿、神经损伤、恶心呕吐及手术部位出血等;②呼吸系统正常,如上呼吸道通畅,不需要置入口咽或鼻咽通气道,呼吸频率与潮气量均在正常范围,吞咽、咳嗽反射恢复,并能自行咳痰和排除上呼吸道分泌物等,且 SpO_2 不低于 95%,PaO_2 在 76mmHg

以上,$PaCO_2$基本在正常范围;③血流动力学稳定,其血压、心率改变不超过术前基础值的20%,且维持稳定 30 分钟以上,其心电图较术前无明显改变;④尿量、引流量大致在正常范围,液体出入量基本平衡;⑤体温基本正常或接近正常。

【提示与注意】个别危重患者、高龄、心肺功能不全的患者,术后短时间内难以恢复满意,甚至需长时间监测、治疗、处理者,可直接转往 ICU。在患者离开 PACU 与转运期间需注意:①凡麻醉术后在 PACU 用过镇静、镇痛药的患者,用药后至少继续观察 30 分钟以上,方可转出PACU,并由 PACU 护士和工人一起护送患者返回原病房;②危重患者转运至 ICU 途中,应由主管麻醉医师和手术医师共同护送,必要时携带氧气与便携式生命体征监测仪,以及应急用药一同前往;③在转运 ICU 途中患者有可能会发生躁动、恶心呕吐、呼吸抑制,甚至坠床等,护送人员要加强防范。此外,途中对可能出现的电梯故障、转运车损坏等意外情况时,护送人员应安慰患者,保持其安静配合,以保障患者路途安全;④返回原病房或转运 ICU 后,应向病房值班护士或 ICU 医师与护士详细交代病情,并移交病历和麻醉记录单,包括 PACU 监护与治疗记录,最后签署交接时间与签名。

(王世泉 徐晓琳 于 芹 马春燕)

第二节 PACU 患者容易出现的异常症状与并发症

之所以 PACU 是手术室与病房之间的安全保障"转运站",是因为麻醉术后患者在恢复期仍有可能出现各种异常症状或发生各种并发症,而绝大多数异常症状和并发症是在 PACU 发现与解决,所以 PACU 是围麻醉期患者生命安全最后一道监护关口。在 PACU 恢复期患者常见异常症状与并发症处理要点是:寻找、分析、判断其发生的因素,针对原因作出及时、有效的处理,如果情况危急或原因一时难以判断,应首先立即采取对症处理措施,再通知主管麻醉医师或相关人员会诊,以确保患者安全为原则。由于 PACU 中的患者其生命体征处于良好的监护之中,一般麻醉恢复期常见的异常症状与并发症均能被及时发现,并能得到妥善的处理。通常 PACU 中常见并发症大致局限于以下几方面。

552. 全麻术后患者在 PACU 发生躁动如何实施处理?

【术语与解答】①躁动其特点是全麻患者术后恢复期突发不冷静行为,其临床主要表现为乱说乱动;②通常一些典型任性、倔强性格的患者,其全麻术后当其意识尚未完全清醒前期(如似醒非醒阶段),各种相关刺激性因素均有可能引起烦躁或躁动,严重躁动患者甚至多名医护人员都无法将其控制住,不得不紧急静脉注射适宜剂量的丙泊酚给予制动。

【监护与实践】全麻术后患者在 PACU 发生躁动几率虽不甚高,但体重大、身材高男性患者躁动,常使的医护人员短时间内将其制动颇为困难,因患者很易将静脉输液管拔掉,从而无法采用静脉给药快速制止躁动。

1. 躁动产生机制 ①中枢神经系统可能某种兴奋性神经性递质或体内某种激素相对增多是导致全麻术后烦躁或躁动的主因(但有待于今后进一步研究证实);②中枢神经系统某种兴奋性神经递质或体内相关激素增多者通常其性格多呈性情急躁、倔强、任性、疑虑多、易激怒、追求完美、遇事欠冷静,且情绪反应较强烈等(尤其中、青年男性为著)。临床上以 A 型血或 AB 型血患者全麻术后躁动发生率较 B 型血或 O 型血明显为高,而该类血型(A 或 AB 血型)患者多具备上述性格特点。因此,这类患者(具有躁动倾向者)遇有各种不良刺激均不能耐受,颇容易引起烦躁或躁动。

2. 躁动促发因素　如患者对手术的恐惧、手术切口疼痛、导尿管刺激、气管插管不适、口咽腔分泌物吸引等,均是躁动的促发原因。尤其导尿管刺激:由于男性尿道较女性明显为长,且相对狭窄,尿道夹住导尿管总感觉有十足的"尿意",而该"尿意"所致的长时间"尿不出"的不适感很容易引起通常具有性情急、倔强、任性、易激怒性格的患者导致躁动。此外,导尿管前端贮水囊可注入 10ml 生理盐水,用于防止导尿管脱出膀胱,而注水后的贮水囊可压迫尿道内口的膀胱三角区,该膀胱三角区极为敏感,稍有压迫则产生尿意。因此,男性患者全麻术后由导尿管刺激促发躁动者之多几乎可排列首位。而女性由于尿道短且松弛,故由导尿管刺激促发烦躁或躁动者非常少。

3. 躁动的促发条件　患者一般需具备两个条件,即具有躁动的促发机制和躁动的促发因素。

4. 躁动产生的危害　①患者因躁动而交感神经兴奋,故可导致心率增快、血压升高,尤其伴有高血压、冠心病患者,其收缩压可高达 180 ~ 200mmHg,乃至更高,很易发生心、脑血管意外;②严重躁动患者猛烈的体动与挣扎,可直接危及手术切口及创面缝线的固定,颇容易致使手术创面及结扎后的薄弱血管再度破裂出血,一旦造成切口开裂出血,有可能导致手术失败;③患者严重躁动极易发生意外性伤害,如坠床或自伤、挫伤、骨折、软组织损伤,以及对他(她)人造成意外性伤害等;④严重躁动患者可使已安置妥善的引流管、鼻饲管、导尿管、输液管,以及气管插管脱出,造成再次置入显著增加困难。

5. 躁动的预防及治疗　①由于任何不适感均可引起具有躁动倾向的全麻术后患者产生躁动,因此对估计具有躁动倾向的手术患者全麻诱导前务必向该患者告之麻醉术后可能存在的各种不适感(如手术切口疼痛、导尿管刺激、气管插管不适、口咽腔分泌物吸引等),以便使患者予以配合;②全麻术毕结束前 30 分钟可静脉滴注适量右美托咪啶,因该药具有镇静和抗交感神经兴奋,且对呼吸无抑制作用,搭配适度镇痛药(哌替啶)应用可明显降低全麻术后患者躁动;③由于全麻术后严重躁动对机体极为不利,甚至促发并发症或意外,因此对已经发生的严重躁动必须应用药物予以制动,通常在 PACU 制止全麻术后患者躁动一般先采取静脉注射丙泊酚 3 ~ 4ml(30 ~ 40mg)制动,为维持疗效继之静脉注射哌替啶 15 ~ 30mg,年轻男性大体重患者可给予哌替啶 30 ~ 50mg 或分次给予,哌替啶的镇痛与镇静作用可显著缓解丙泊酚的效应消失后再次躁动;④去除相关不适感因素。

【提示与注意】①全麻术后患者躁动往往是突发性,故防止患者坠床和避免自行拔出气管插管以及拔出各种引流管最为重要,严重躁动患者首次给予药物制动后应安置约束带,以免再次躁动而发生不测;②如老年患者全麻术后躁动给予制动时,丙泊酚静脉注射应缓慢,且1.5 ~ 3ml(15 ~ 30mg)为妥,用量不足可追加,不宜一次给足,因注射速度过快、剂量过大易引起呼吸抑制和血压骤降,甚至心搏停止。

553. 为何 PACU 患者是发生二氧化碳蓄积的高危人群?

【术语与解答】二氧化碳(CO_2)是一种无色、无味且比空气重的气体,虽是人体中的代谢产物,但不能完全排出体外,必须在体内保存一定的浓度,而且在体内需保持动态平衡。在PACU 中的麻醉术后患者,其中、后期大都已经拔出气管插管,而人工呼吸道(气管插管)的撤离,并非与机体各相关生理功能恢复同步,加之拔出气管插管后很少再监测呼气末二氧化碳($P_{ET}CO_2$)或无 $P_{ET}CO_2$ 监测条件,因此,少部分患者则可逐渐产生二氧化碳蓄积,这是主要因为存在四大潜在呼吸隐患：①麻醉药的残余作用可导致患者中枢性和（或）外周性不同程度的呼吸抑制；②手术创伤（如开胸与开腹患者术后疼痛等）可造成患者限制性呼吸抑制或通气障碍；③部分患者自身存在着呼吸功能受限（如肥胖、上呼吸道解剖结构异常、慢性阻塞性呼吸系统疾病、强直性脊柱炎等）；④由于患者刚从全麻中苏醒，其基础代谢率增加，以及伴随兴奋、寒战、低通气等现象，从而导致 CO_2 产生增多。尤其上述四大潜在隐患的两种或两种以上不同程度的存在，更易产生二氧化碳蓄积。

【监护与实践】 由于 PACU 中的患者主要存在上述四大潜在呼吸隐患，所以 PACU 中的患者则是二氧化碳蓄积的高危人群。

1. CO_2 过量的危害　①高级中枢神经系统：机体高 CO_2 可使脑血流量增加，进而颅内压升高，当体内 CO_2 蓄积高达一定程度，在 PACU 清醒后患者可再度出现神志恍惚，乃至昏睡等，但不一定伴有低氧血症，因为均给予吸氧（氧疗）；②心血管系统：体内高 CO_2 可使动脉血管收缩，心排血量增多，同时引起心率增快、血压升高，甚至可导致心律失常；③泌尿系统：CO_2 升高可使细胞内钾离子释放至细胞外，故可引起血钾增高。当机体二氧化碳分压（$PaCO_2$）达到很高水平时，肾小球入球小动脉收缩，肾小球滤过率则下降。

2. CO_2 蓄积的防范　如 PACU 中的麻醉术后患者一旦神志清醒、自主呼吸满意，而且不耐气管插管，一般表明可以拔出气管插管，但拔管后需要继续观察和纠正其呼吸系统早期异常症状。

（1）打鼾：拔管后患者出现打鼾，必然存在上呼吸道梗阻，此时应首先给予托下颌，观察上呼吸道通畅是否改善，如打鼾消失，说明存在舌后坠，可及时安放口咽通气道或鼻咽通气道，当通气流畅后，表明通气道安置到位。若置入通气道后患者打鼾仍未改善，应查找原因予以处理。

（2）肥胖患者：其腹壁明显增厚，由于腹腔内容物"增多"，该类患者水平仰卧位且呈"蛙状腹"，严重肥胖者其腹壁明显高于胸壁，此时腹腔内容物则压向膈肌，横膈向胸腔移位必然压缩肺脏，肺容量减少则导致潮气量与分钟通气量均降低，加之麻醉结束、手术完毕，患者体内的麻醉药物残留作用还不同程度的存在，而其自主呼吸刚开始恢复，这期间由于气管插管的存在，其潮气量与分钟通气量是否达到机体最低需求，是关系到患者缺氧和二氧化碳蓄积的安全基准，此时水平仰卧位可相对降低胸-肺顺应性，潮气量与分钟通气量均可减少。一旦拔出气管插管，尽管给予面罩高流量纯氧吸入，仍可引起慢性缺氧和较快速出现二氧化碳蓄积。若采取头高足低位（头胸部抬高 25°～35°）则能使潮气量增加约 20ml～80ml，分钟通气量则可增加约 200ml～800ml，甚至更多，这对于肥胖、体重过大患者采取头高足低体位则可避免腹腔内容物通过膈肌压向胸腔，从而能改善患者的自主呼吸和通气不足，进而则能缓解、甚至避免过高的二氧化碳蓄积。此外，除肥胖患者应将体位调至头高足低位外，其他进入 PACU 中的患者如情况允许都应安置该体位。

（3）麻醉药物残余作用：①全麻离不开麻醉性镇痛药，而术毕阿片类药物的残留作用仍存在一定程度的中枢性呼吸抑制效应；②全麻辅助药非去极化肌肉松弛剂尽管术毕给予拮抗，由于存在着个体差异，以及其他因素的影响，其外周性呼吸抑制仍可不同程度的干扰着呼吸功能。尤其两者残余作用并存，更容易加重术后二氧化碳蓄积。

（4）开胸、开腹术后疼痛：由于开胸或上腹部手术切口较大，术后呼吸运动时疼痛可加剧，常致使不敢正常呼吸，尤其开胸患者，加之肺叶切除，甚至一侧全肺切除，其本身肺通气与肺换气不足，故容易导致机体低氧和二氧化碳排出受阻，尽管给予高流量纯氧吸入，其限制性呼吸

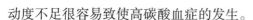

动度不足很容易致使高碳酸血症的发生。

总之,若上述因素的 2 ~ 4 项均集中在某一麻醉术后患者,除产生高碳酸血症外,甚至可出现二氧化碳麻醉,故需予以重视。

【提示与注意】由于进入 PACU 中的患者拔出气管插管后基本不再监测 $P_{ET}CO_2$ 或无 $P_{ET}CO_2$ 监测条件,因此需要 PACU 中的医护人员应从患者的其他临床数据和指标及早怀疑和判断高 CO_2 的出现,如心率开始增快、血压有所升高、呼吸动度有所降低、呼吸频率有所减少,甚至打鼾时间过长等。特别是上述四种情况(打鼾、肥胖、麻醉药物残余作用与开胸、开腹术后疼痛)并存或叠加时,更易产生二氧化碳蓄积。

554. 在 PACU 患者其呼吸道梗阻原因有哪些及如何处理?

【术语与解答】由于人体呼吸道解剖结构特点所致,PACU 患者最易受到麻醉和手术创伤的影响和干扰的是呼吸道梗阻,无论是上呼吸道梗阻还是下呼吸道梗阻,其对机体的危害轻者缺氧、低氧血症、高碳酸血症,重者直接引起窒息。这是因为麻醉术后患者其呼吸道应有的生理功能尚未立即恢复至术前水平,尤其呼吸系统尚存在安全隐患患者,只要气管插管存在,呼吸道基本可保障通畅,即使存在部分呼吸道阻塞,也容易纠正和改善。然而,若未按拔管指征行事,一旦提早拔出气管插管或拔管后未能提前给予防范措施,其呼吸道梗阻则可即刻出现或缓慢逐渐发生。

【监护与实践】麻醉术后呼吸道梗阻包括上呼吸道梗阻和下呼吸道梗阻。

(一)急性上呼吸道梗阻　是 PACU 最为常见并发症,究其原因主要有以下几种:

1. 舌后坠　舌为随意性器官,除其根部位于口底外,其舌尖、舌体处于游离状态,故活动度非常灵敏,加之舌为骨骼肌,因此松弛状态颇容易下垂而后坠。

(1)发生原因:①一方面全麻术毕拔管后患者体内全麻药与相关辅助用药残余作用尚未代谢、排除完全,致使舌体仍处于松弛状态;另一方面患者舌体肥厚或较长,通常睡眠情况下就容易因舌后坠而"打鼾",而全麻术后更容易引起或明显加重舌后坠;②全麻术后仰卧体位舌体容易下垂后坠,从而舌背易贴近咽后壁,其舌根可压向会厌,而会厌则处于半遮盖声门,因此上呼吸道梗阻主要是咽喉腔段通气受阻;③舌后坠的危害在于慢性通气不畅,而通气受阻可使机体慢性缺氧和二氧化碳蓄积,当严重舌后坠时,可因急性上呼吸道梗阻而窒息,通常一般多发生于拔出气管插管后半清醒状态患者,因半清醒患者自主保护性功能尚未完全恢复。

(2)紧急处理:托下颌,以及安放口咽或鼻咽通气道,同时给予面罩供氧持续吸入。

2. 上呼吸道结构异常或病变

(1)发生原因:如患者舌体宽大肥厚、下颌后移、会厌软骨软化、小儿扁桃体与腺样体肥大、成人鼻甲肥大伴鼻中隔偏曲、颈部放射性治疗术后等,上述患者全麻术毕拔管后均可引起不同程度的上呼吸道梗阻。

(2)紧急处理:安放口咽通气道,并给予吸氧。

3. 术后口咽腔软组织水肿或肿胀

(1)发生原因:如较长时间的上呼吸道手术,如腭裂修补术、扁桃体摘除及腺样体刮除术、腭咽成形术等,均可引起舌体、软腭、会厌及咽周围软组织水肿或肿胀,从而致使口咽腔狭窄,其结果进出上呼吸道的气流受限,故吸气与呼气均不畅,若不给予及时改善、处理,继之机体则出现氧合不足与二氧化碳排出困难,进而导致低氧血症与高碳酸血症,严重者发生窒息。

(2)紧急处理:其一,应用起效迅速的激素甲强龙有利于消除水肿;其二,使患者处于头高

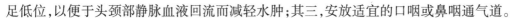

足低位,以便于头颈部静脉血液回流而减轻水肿;其三,安放适宜的口咽或鼻咽通气道。

4. 分泌物或血凝块阻塞

(1)发生原因:口咽腔或鼻腔手术后,其创面出血则容易流向咽喉部,并在咽喉部积血或形成血凝块,以及腮腺、舌下腺及颌下腺粘稠腺体分泌物存留在咽腔中,当拔出气管插管前未能吸出干净,拔管后则可阻塞声门或引起误吸。

(2)紧急处理:喉镜直视下观察咽喉腔,直接采用粗吸痰管将其吸出。

5. 异物阻塞喉腔

(1)发生原因:如腭裂修复术、腭部肿物切除术患者其术毕可能将碘仿纱条或其他止血材料填塞创面处,而手术医师术后未能向麻醉医师或 PACU 医护人员讲明,当患者清醒拔出气管插管后,其口咽腔填塞物可能脱落而阻塞喉部或声门,出现此种突发性急性上呼吸道梗阻,往往造成 PACU 医护人员措手不及。

(2)紧急处理:喉镜直视下借助血管钳或插管钳将其夹住取出。

6. 喉痉挛 是指位于喉部中心的声带肌突发刺激,从而反射引起痉挛性、持续性收缩,其临床表现为双侧声带肌同时向喉中心内收,其结果声门部分或完全性长时间的关闭,继之机体迅速出现不同程度的呼吸困难,严重者喉痉挛甚至导致急性、完全性下呼吸道梗阻而窒息(一种呼吸功能危象)。

(1)发生原因:喉痉挛也是麻醉并发症之一,尤其小儿多见。在 PACU 发生喉痉挛主要由拔出气管插管或拔管后给予咽喉吸痰刺激而引起声带肌反射性痉挛:①因小儿声带肌明显短小,且张力高,而声带越短、其张力越高,越易引起痉挛性收缩,尤其新生儿、婴幼儿年龄段更易出现,如声带肌收缩严重,其双侧声带可相互内收靠拢而紧闭,故喉痉挛发生;②由于喉对下呼吸道具有保护功能,而声门又是下呼吸道的"重要门户",故任何对咽喉部的刺激,均有可能引起声门反射性闭合,从而产生了轻重不一的喉痉挛;③如气管插管拔除时其套囊未能放气而压迫声带,咽腔分泌物、异物或肿物等刺激喉部,胃内容物反流后被误吸,放置口咽通气道过深刺激声门,以及全麻术后声带肌张力已恢复,气管插管拔出时导管摩擦声带,而声带被刺激后促发反射性收缩,尤其小儿扁桃体手术或腭裂修补手术拔管后。因此小儿全麻术毕在 PACU 拔除气管插管后很易引发喉痉挛。此外,新生儿、婴幼儿低血钙也易发生喉痉挛,特别是咽喉部受到刺激更易发生。

(2)临床表现:突发性呼吸费力或困难以及痉挛性喉鸣是其特征性表现。严重喉痉挛且伴有牙关紧闭、出汗与明显的"三凹"征,以及迅速出现口唇与面色发绀为主要特点的症状群,如声门较长时间(如小儿一般 1~2 分钟,成人 2~3 分钟)的不能开放,机体由低氧血症与高碳酸血症可发展为窒息,若短时间再不能解除呼吸危象,患者可因窒息而呼吸心搏骤停。①轻度喉痉挛:因声门处于半开放状态,自主呼吸期间可发出吸气性喉鸣,并伴发轻度的通气障碍和吸气费力;②中度喉痉挛:由于声门尚未完全关闭,其留有细窄缝隙,故气流通过可产生或发出尖锐性喉鸣,且吸气时出现明显的"三凹"征象(即锁骨上凹陷、胸骨上凹陷、肋间隙凹陷),吸气非常困难,胸-腹壁运动塌陷,口唇轻度或中度发绀;③重度喉痉挛:声门已完全紧闭,且伴有牙关紧闭,呼吸道处于完全梗阻,患者只有强烈的呼吸动作,但气体不能通过声门,即使面罩加压通气,手感呼吸道阻力极大,患者口唇及面部严重发绀,心率先代偿性增快,继之迅速下降(心肌缺氧),患者已处于窒息状态、心搏微弱、意识可丧失,若通气仍未能改善,患者则可发生呼吸心搏骤停。

(3)紧急处理:在 PACU 出现喉痉挛后,先停止一切咽喉部刺激性操作,根据症状反应程度采取对症治疗处理。①轻度喉痉挛:应正确有效的托起患者下颌,防止舌体后坠,去除相关刺激,并面罩给予大流量纯氧持续吸入,短时间内患者一般可自行缓解且恢复正常;②中度喉痉挛:在轻度喉痉挛处理的基础上,实施面罩加压供氧持续辅助通气,同时静脉注射地塞米松,根据患者当时缺氧情况决定是否静脉注射短效肌肉松弛剂,但需做好气管插管准备。若喉痉挛由咽喉分泌物、异物、血凝块引起,应立即喉镜直视下予以清除,以保障呼吸道通畅。如PACU医护人员自行处理棘手,应立即呼求其他麻醉医师协助处理;③重度喉痉挛:单人处理有困难时,先呼喊他人前来帮助,同时防止牙关紧闭咬伤舌尖,并在采取面罩加压供氧辅助通气的前提下,立即静脉注射短效、速效肌肉松弛药(如琥珀胆碱、罗库溴铵),以消除喉部肌肉痉挛性收缩,并控制通气,以先解除呼吸危象,然后视患儿缺氧严重程度及相关病情决定是否重新气管插管或安置喉罩行呼吸支持。如果呼吸支持与肌松条件不具备,则可粗针头实施环甲膜穿刺给氧通气。

7. 喉水肿　为喉部疏松组织黏膜下渗出液浸润,致使杓会厌襞、会厌与声带肌或周边组织水肿。

(1)喉水肿发生原因:与麻醉相关的原因主要来自蛮力气管插管或在短时间内反复多次气管插管,致使小儿咽喉黏膜组织损伤,从而造成创伤性喉水肿或(和)麻醉用药引起的过敏反应性喉水肿。此外,咽喉部手术操作刺激也能引发喉水肿。临床喉水肿诱发因素大致有以下三方面。

1)不良气管插管操作:是全麻诱导后建立人工呼吸道期间造成创伤性喉水肿的主要因素,如:①插管技术不熟练,操作粗暴,甚至喉镜显露声门不清时就盲目、强行插入,以致造成喉部黏膜组织损伤水肿;②小儿喉部黏膜组织脆弱,喉镜片置入喉腔和气管插管不能一次成功而反复插管时,则易引起喉水肿。此外,如非麻醉条件下给予小儿清醒气管插管,小儿往往不予配合而头颅反复活动,麻醉医师不容易一次插管成功,如反复试插则致使患儿频繁呛咳或声带频繁内收,导致局部毛细血管通透性增加,渗出液增多,故可引起喉黏膜组织水肿;③若小儿属气管插管困难者,则需要较长时间的反复、多次尝试插管,喉镜与气管导管机械性摩擦与刺激喉黏膜,可致喉腔黏膜逐渐性水肿;④气管插管过浅,导管气囊处于声门之间,充气后的气囊直接压迫声带与杓状软骨黏膜,手术完毕拔管后喉水肿则可形成;⑤经鼻腔盲探气管插管时间过长,导管尖端反复、多次顶撞喉腔黏膜组织,也可造成其损伤而水肿;⑥如选用气管导管型号偏大,其导管外径过粗而压迫声带和环状软骨内壁组织黏膜,术毕拔管后易形成压迫性喉水肿;⑦气管插管带管时间过久,尤其手术医师在口腔内操作,致使气管插管对喉部黏膜组织的压力与摩擦时间较长,也是原因之一;⑧气管导管质量不佳,其质地过硬或管壁含有对喉黏膜有害的成分,从而刺激喉腔黏膜所致;⑨新生儿、小婴儿其环状软骨内径较声门狭窄,加之整个喉部组织非常脆弱,更容易引起喉水肿,一旦喉水肿发生,喉腔通道更加狭窄,其呼吸困难颇为严重,甚至引发窒息,故低龄小儿喉水肿颇为危险。总之,上述单一因素可引起喉水肿,如上述多因素不同程度的存在更能导致喉水肿发生,一旦上述患者或患儿在PACU拔出气管插管,拔管后则可出现呼吸道梗阻、通气不畅、呼吸费力等一系列呼吸功能异常症状。

2)过敏反应性喉水肿:主要为Ⅰ型(IgE介导)过敏反应所致喉部组织毛细血管通透性增高,血管内液外渗,从而引起呼吸道黏膜弥漫性水肿或肿胀(主要喉水肿)。围麻醉期常见于过敏体质患者,主要与麻醉用药及相关辅助药物有关:如局麻药、全麻药(丙泊酚、氯胺酮等)、麻醉性镇痛药(吗啡等)、肌肉松弛药(琥珀胆碱、阿曲库铵)、鱼精蛋白,以及血液及血浆代用品等,该类患者如在PACU观察恢复期间,拔管前应先在喉镜直视下观察咽喉是否仍水肿明显,以便决定能否拔管。

3)手术操作与咽喉反复吸引刺激:喉水肿容易发生于小儿,是因为小儿喉腔通道狭小,喉部组织脆弱,即使轻度黏膜组织水肿即能引起喉梗阻,故小儿咽喉部手术操作或硬质金属支气管镜反复进出声门,以及反复给予咽喉腔吸引刺激等占主要因素。①如经直接喉镜实施小儿喉乳头状瘤手术,该病灶特点常为多发性,类似小"珍珠串",好发于声带与声门下黏膜,而通常直接喉镜下实施手术不易完整切除,加之喉息肉钳反复夹取,易造成声门缩窄性喉水肿;②小儿气管、支气管异物发病率很高,大都在全麻下实施硬质支气管镜经声门进入下呼吸道夹取异物,尤其婴幼儿(1~3岁年龄段)喉黏膜脆弱、喉腔狭小,当硬质(金属)支气管镜夹取异物不顺,尤其硬质支气管镜反复进出声门次数过多,常与声带、环状软骨内壁磨擦,从而很易引发喉水肿,其发生喉水肿的严重程度与手术操作时间及硬质支气管镜反复进出声门过频成正比;③如小儿腭裂修补术或扁桃体摘除术操作期间手术医师过多的刺激咽喉腔,加之术毕麻醉医师或PACU医护人员给予反复咽喉腔吸引血性分泌物,常容易引起不同程度的喉水肿。

(2)喉水肿临床症状:围麻醉期或围术期患者发生喉水肿,除具有一般性喉功能障碍症状外,小儿喉水肿严重者几乎可完全阻塞喉入口,其主要临床表现为急性上呼吸道梗阻而呼吸费力或困难,且伴有声音嘶哑,严重者可延伸为口唇水肿和舌水肿。喉镜直视下观察咽喉腔可发现会厌、杓会厌襞、声带以及咽周围黏膜、腭垂均呈苍白、光亮水肿状。如患者睑结膜水肿提示上呼吸道可能存在不同程度的水肿,但明显的口咽腔及喉水肿并非都伴有这些外在的可见现象(如睑结膜水肿)。

(3)紧急处理:检查水肿原因,针对病因、症状同时进行治疗、处理。①面罩纯氧吸入,且使患者处于头高足低位,以便使咽喉腔静脉血液回流通畅,有利于喉水肿快速减退;②静脉注射或滴注足量的糖皮质激素,以及咽喉部雾化喷入0.1%肾上腺素,以使喉水肿尽快消失;③喉水肿严重者可引起窒息死亡,如能插入较细气管导管者,可先建立人工呼吸道,以缓解呼吸危象,同时按上述治疗措施予以处理,并控制输液剂量,当喉镜直视下观察咽喉组织黏膜水肿消失后,再拔出气管插管;④由于小儿喉腔较成人明显狭窄,其喉水肿症状相对严重,故尽量插入能维持机体供氧低限的较细或很细的气管导管,必要时为抢救生命则可先行气管切开通气,以确保小儿的生命安全为首选;⑤严重喉水肿者行紧急气管插管常遭遇插管困难,主要是整个咽喉腔呈弥漫性水肿,其解剖标志不清,而声带水肿且显著增厚,声门呈一小裂隙,不易寻找,故需予以注意;⑥喉水肿造成急性上呼吸道梗阻,在充分供氧情况下,雾化吸入肾上腺素与激素合剂,或静脉注射甲强龙或地塞米松后,治疗无效或情况危急时,再行气管插管,如气管插管不能建立,可行紧急气管切开保障通气;⑦小儿喉水肿应首先与喉痉挛相鉴别,以便于针对病因与症状进行治疗处理,如将喉水肿误诊为急性喉痉挛而应用短效肌松药琥珀胆碱解除"喉痉挛",则可适得其反。

(二)急性下呼吸道梗阻　主要有以下几方面:

1.误吸　是指口咽腔中已存留的物质(如分泌物、血液等)或胃肠道中的饮食物、胃液反流至咽腔,患者自主呼吸期间,尤其吸气时,致使口咽腔中的上述物质经声门进入下呼吸道。①误吸的危害:可导致机体低氧血症、吸入性肺炎,甚至窒息;②高发人群:如小儿、老人、饱胃及酒后患者等。

(1)发生原因:麻醉术后患者在PACU发生的因素主要有:①由于小儿和老年人食管平滑肌松弛,加之小儿胃肠功能发育尚不健全,而老年人其胃肠功能减退,故存留于胃肠道中的饮食物容易反流至咽腔而误吸;②口咽腔手术中存留的血性分泌物未能及时吸引,在PACU拔出

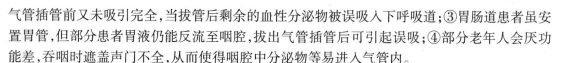

气管插管前又未吸引完全,当拔管后剩余的血性分泌物被误吸入下呼吸道;③胃肠道患者虽安置胃管,但部分患者胃液仍能反流至咽腔,拔出气管插管后可引起误吸;④部分老年人会厌功能差,吞咽时遮盖声门不全,从而使得咽腔中分泌物等易进入气管内。

(2)临床症状:误吸后可出现反射性呛咳、心率增快、呼吸暂停、SpO_2下降,乃至口唇发绀等。

(3)临床预防:①麻醉术后在 PACU 的患者均完全清醒后且吞咽功能恢复,才考虑给予拔管,此时给予拔出气管插管即使咽腔存留部分"口水"或其他存留物也可咽下或吐出口外;②气管插管拔出前应尽量将口咽腔内分泌物吸引干净,尤其口咽腔手术务必将陈旧血性分泌物或血凝块吸出;③拔出气管插管后尽量减少对口咽腔的吸引刺激,继续吸引容易引发恶心呕吐而反流误吸;④拔出气管插管前首先备好吸痰管,并使中心吸引或吸引器处于良好状态,以备急用。

(4)紧急处理:①对发生误吸患者将头颅偏向一侧,并立即先给予口咽腔内存在着的液体(如"口水"、分泌物、渗出陈旧血液、胃液等)或固体(如反流出的胃内容物等)吸出,如固体物难以吸出时,可直接采用粗吸引管给予吸出或用手指将其抠出;②如反流误吸较多患者,可出现严重低氧血症和吸入性肺炎,必要时紧急气管插管实施气管内吸引,并给予生理盐水反复冲洗吸引,以吸出的生理盐水为清澈为佳;③在吸引与处理误吸期间,务必观察患者缺氧情况,必要时吸引与供氧通气交替进行,避免机体严重缺氧而出现不测(如呼吸心搏骤停);④如因误吸而促发细小支气管痉挛者,则需同时处理细小支气管痉挛性收缩。

2. 细小支气管平滑肌痉挛或急性哮喘发作 两者是由各种相关刺激因素所致的细小支气管平滑肌痉挛性收缩,且伴有小支气管黏膜水肿,从而引起下呼吸道细小支气管弥漫性缩窄、缩短,从而引起机体下呼吸道呼吸梗阻与通气不畅,辅助通气阻力骤然增加,临床表现为呼气性呼吸困难,呼吸道分泌物增多,出现呼气时间延长并费力,心率加快,机体可出现严重缺氧和二氧化碳蓄积,如不及时予以解除,机体因不能进行有效通气与氧合而发生严重低氧血症,甚至心肌缺氧而引发心律失常,乃至心搏骤停,若处理不当可导致窒息死亡。

(1)发生原因:围麻醉期主要发生于呼吸道高反应性患者,如支气管哮喘、支气管炎症、呼吸道感染等。①呼吸道吸引:如咽喉部或气管内吸痰刺激;②气管插管:如浅麻醉下气管内插管极易引发下呼吸道应激反应;③气管拔管:麻醉减浅后呼吸道高反应恢复,此时气管插管拔出很易促发下呼吸道应激反应;④麻醉用药:如全麻诱导应用硫喷妥钠、r-羟丁酸钠、琥珀胆碱、阿曲库铵等。上述原因在 PACU 发生主要由呼吸道吸引与气管拔管引起。

(2)临床症状:主要表现为不同程度的呼气性呼吸困难,严重者口唇发绀、PaO_2与SpO_2及呼气末二氧化碳($P_{ET}CO_2$)同时下降,双肺听诊可有显著的哮鸣音或喘鸣,且造成下呼吸道通气阻力骤然增加(如挤压贮气囊辅助通气,手感气体难以压入气管内)。清醒患者一般常有焦虑、烦躁,迅速发展为危重症状则出现呼吸增快大于 30 次/分以上,心率可增速至 120 次/分以上,三凹征显著且伴明显发绀,还可大汗淋漓、嗜睡及意识模糊等。此外,清醒患者通常以讲话是否完整确定其哮喘发作的严重程度。①轻度:能够不费力地以整句语言方式说话;②中度:讲话之间时常有断续、停顿;③重度:只能用单音节说话;④危重:完全不能讲话。

(3)临床预防:①了解呼吸道高反应患者病理生理特点,以便予以预防;②避免不良或过度给予呼吸道刺激(包括吸痰、安放口咽通气道等);③保持室内适宜温度和患者保暖。

(4)紧急处理:①一般处理:在 PACU 发生细小支气管平滑肌痉挛性收缩患者应首先尽快缓解下呼吸道梗阻,纠正低氧血症,恢复正常呼吸功能;②充分氧疗:如立即采取鼻导管或面罩给予纯氧高流量持续吸入,必要时建立人工呼吸道(气管插管、喉罩或封闭面罩等)实施机械通气支持;③药物治疗:应用肾上腺素能 β_2 受体激动剂沙丁胺醇、特布他林;④氨茶碱与糖皮质激素联合应用;⑤条件允许可给予气管内注射2%利多卡因3~4ml,以起到扩张小支气管作用;⑥镁制剂可对细小支气管平滑肌痉挛性收缩也有治疗作用;⑦氯胺酮能使支气管平滑肌松弛,并且间接的通过增加内源性儿茶酚胺的释放,促使 β-受体兴奋而使细小支气管扩张,故可部分拮抗组胺、乙酰胆碱和5-羟色胺所致的细小支气管平滑肌痉挛性收缩,因此,氯胺酮是治疗支气管哮喘颇为满意的药物之一;⑧必要时应用非去极化肌松药"打掉"自主呼吸,再次气管插管,一方面实施机械(呼吸机或麻醉机)控制呼吸,另一方面可经气管插管吸引出下呼吸道过多的分泌物,可有利于明显改善肺通气。

【提示与注意】 在PACU最易常见的是呼吸系统异常症状与相关并发症,务必给予鉴别诊断,以便采取有针对性地治疗与处理。

555. 为何在 PACU 患者 SpO$_2$正常并不能保障其通气充足?

【术语与解答】 由于麻醉与手术的影响,患者呼吸功能异常或呼吸系统并发症是PACU中常见问题,故高达39%~86%的患者需给予吸氧,但单纯监测 SpO$_2$ 正常并不能保障机体通气充足。

【监护与实践】 护送PACU麻醉术后保持自主呼吸患者,通过面罩或鼻导管供氧吸入,一般其SpO$_2$大多可达96%以上。但患者自主呼吸时,面罩或鼻导管供氧其呼出的二氧化碳往往不易采集或不具备呼气末二氧化碳($P_{ET}CO_2$)监测的条件,如患者呼吸动力受限而通气不足,则易形成慢性缺氧,此慢性缺氧可被面罩或鼻导管纯氧吸入所暂时掩盖,故 SpO$_2$ 可基本在正常范围(94%以上),但随机体二氧化碳分压逐渐增高,患者呼吸动度与频率以及潮气量也不断的降低,此时可伴随代偿性心率增快,而 SpO$_2$ 可呈逐渐下降,当 SpO$_2$ 下降显著时,才引起PACU医护人员的注意,这时患者已处于低氧血症与高碳酸血症并存,从而医护人员给予紧急呼吸支持或抢救,因再延缓处理,则可引起心搏骤停。

【提示与注意】 需予以警惕的是:麻醉术后患者恢复自主呼吸后,其 SpO$_2$ 在正常范围,加之持续面罩或鼻导管供氧,一般不会引起机体缺氧,但在少数患者,上述这种由呼吸动力受限而通气不足所导致的慢性、隐蔽性缺氧尤为有害,因此,务必提高警惕。

556. 在 PACU 常见心血管系统并发症治疗与处理有哪些?

【术语与解答】 麻醉术后患者在PACU期间心血管系统常见并发症有:高血压、低血压、心律失常等,大多为术前已并存心血管疾病,加之麻醉与手术诱发因素较多,故容易引起血流动力学紊乱和心律失常,一旦诱发因素祛除,血流动力学便趋于平稳。因此,治疗处理麻醉术后心血管系统并发症的关键是针对其原因进行处理,必要时通过应用血管活性药物与抗心律失常药物,以维持心血管系统的稳定。

【监护与实践】 心血管系统常见并发症治疗与处理:①高血压:长期高血压患者若术前血压控制不理想,其血流动力学则不稳定,尤其苏醒期手术创口疼痛与气管插管拔除以及咽喉腔与气管内吸引等应激性刺激,均可促发血压与心率显著升高,从而致使心肌氧供与氧耗失衡,故应采取相应措施(包括镇痛、静脉应用扩血管药物以及减少各种相关刺激等),以防止发生心、脑血管严重性并发症;②低血压:常见原因为血容量不足或机体外周血管扩张,及时补充血容量或给予缩血管药物(多巴胺等)则可纠正。对高龄、危重以及患有心脏疾患的患者在及时补充容量之前,应首先确定心肺功能状况,其低血压、窦性心动过速是否与心功能有关,必要时应用正性肌力药物等,以便改善心功能;③心律失常:首先应明确其临床类型以及对血流动力学的影响,轻度心律失常一般对血流动力学无明显影响,一旦发生重度心律失常,须即刻处理,不得延误。通常临床上所用的血管活性药物、抗心律失常药物在防治循环系统并发症方面起着关键性的作用,务必了解与掌握相关药物的药理特性与临床应用。如出现窦性心动过速,为防止心肌缺血,可采用 β 受体阻滞剂艾司洛尔,以使心率降至 100 次/分以下。

【提示与注意】病情危重、术中失血多、心肺功能差,术毕循环不稳定的患者,如果术前未行中心静脉穿刺监测中心静脉压(CVP)者,在 PACU 期间如有必要可行深静脉穿刺,持续监测 CVP,则有利于指导输血、补液与维护心肺功能。

557. 护送至 PACU 患者 SpO$_2$ 降低的因素有哪些及如何处理?

【术语与解答】全麻术毕患者经新斯的明拮抗非去极化肌松药后,其自主呼吸恢复接近正常或已正常,吸氧监测脉搏血氧饱和度(SpO$_2$)一般大都在 98% ~ 100%,而转运至 PACU 后,即使带气管插管吸氧或拔出气管插管给予面罩吸氧,而部分患者 SpO$_2$ 可有所下降,一般在 97% ~ 90% 之间,甚至达不到 90%,其降低的因素有以下几方面。

【监护与实践】全麻术后自主呼吸患者在 PACU 出现 SpO$_2$ 降低原因分析。

1. 发生原因　①面罩供氧或经气管插管连接吸氧管供氧均不如直接衔接麻醉机供氧,因前两者属半开放吸氧,需有排放呼出气的开口,以便二氧化碳的排出,而同时被吸入的氧气则掺有室内空气,实际吸入的是混合气体,而并非纯氧;②手术完毕撤离覆盖体表的所有敷料,其肢体末梢温度容易降低,转运 PACU 后指(趾)端可发凉,放置手指(脚趾)甲床处的 SpO$_2$ 传感器敏感度欠佳,致使 SpO$_2$ 反映出的数值可降低;③患者出现寒战也可导致 SpO$_2$ 欠准确;④各种不同程度的呼吸抑制、上呼吸道梗阻、呼吸道分泌物增多,以及水平仰卧位或肥胖症其腹腔内容物压向膈肌,横膈向胸腔移位而使肺容量减少,该诸多因素均可不同程度致使 SpO$_2$ 有所降低;⑤如患者存在肺气肿、肺不张、肺间质病变、肺纤维化、原发性肺动脉高压等,都有可能在 PACU 中出现 SpO$_2$ 明显降低或发生低氧血症,故还需考虑患者术前的肺部情况。

总之,上述因素或多或少均存在,或相互叠加所致。因此,麻醉手术后患者在 PACU 出现 SpO$_2$ 下降,则需寻找可能发生的原因,如患者在 PACU 拔出气管插管后出现 SpO$_2$ 降低,应首先考虑拔管后上呼吸道梗阻和通气不畅问题。

2. 治疗与处理　①提高吸入氧浓度和氧流量,并使排出气开口缩小(因二氧化碳弥散快);②将患者置于头胸抬高约 40 度,以便使横膈下移而增加肺容量;③寻找 SpO$_2$ 下降的原因,以便对因处理,如舌后坠可安放口咽通气道;呼吸道分泌物增多给予及时吸出;而体温下降需给予保温;如存在肺不张,可实施面罩正压通气可有效处理肺不张等;④如 SpO$_2$ 下降至 86% 而常规氧疗不能改善,必要时再行气管插管,以连接麻醉机或呼吸机进行呼吸支持;⑤检测动脉血气,了解氧分压(PaO$_2$)和二氧化碳分压(PaCO$_2$)情况及其他。

【提示与注意】麻醉术后患者在 PACU 出现 SpO$_2$ 降低,除去相关原因外,氧疗是纠正 SpO$_2$ 降低的一种有效措施,给氧方法包括鼻导管、面罩、经气管插管供氧吸入等,当氧疗不能明显改善 SpO$_2$ 降低,应采取呼吸支持治疗,以患者安全为原则。

558. 在 PACU 患者其他常见相关并发症治疗与处理有哪些?

【术语与解答】在 PACU 其他常见相关并发症有恶心、呕吐、低体温与寒颤等,这些并发症大多发生在麻醉术后,一旦出现应立即给予治疗处理。

【监护与实践】恶心、呕吐、低体温与寒颤分别治疗处理如下:

1. 恶心与呕吐　首先排除副交感神经兴奋所致的心动过缓与低血压而产生的恶心或呕吐,然后可根据情况是否给予止吐药物。如气管插管拔出后患者一旦发生呕吐,应立即将患者头颅转向一侧,并彻底清除呕吐物,尽量避免被误吸入下呼吸道。若呕吐物及胃液反流、误吸进入下呼吸道,则有可能引起严重下呼吸道梗阻与细小支气管痉挛,严重者可出现窒息,甚至心搏骤停。出现误吸时,应紧急气管插管进行气管或支气管内吸引,必要时给予肺灌洗等相关处理。

2. 低体温　可以导致凝血物质活性下降、术后渗出血增多、肝代谢减慢、麻醉药物在体内消除延长,以及苏醒延迟等。此外,严重的低体温可使心血管系统抑制、血液粘稠度增加,血流缓慢,而且影响重要脏器的灌注。低体温还可使患者寒颤的发生率增高等。故麻醉术后应加强患者的体温监测与做好保温措施。

3. 麻醉术后寒颤　可显著增加机体的氧耗,也可出现血流动力学的波动,给予曲马多静脉注射可有明显疗效,如无效还可给予哌替啶 20～30mg,以及少量氟哌利多与芬太尼合剂处理。若寒颤与输血、输液不良反应有关,可给予异丙嗪或(和)地塞米松治疗。此外,同时给予保暖至关重要。

【提示与注意】上述并发症必须治疗处理后患者恢复正常,方可考虑护送回病房。

559. 在 PACU 患者出现呼吸抑制的原因是什么以及如何处理?

【术语与解答】①呼吸抑制是指由中枢原因或外周因素,以及胸廓或肺脏舒张受限所致的呼吸功能减弱或降低,从而引起患者基本呼吸功能或通气交换量不足,最终导致机体逐渐出现缺氧、低氧血症与二氧化碳蓄积,甚至呼吸暂停,严重者因呼吸持续性停止而心搏骤停;②PACU患者呼吸抑制主要因麻醉手术后其体内相关药物残余作用尚未完全代谢、排泄,仍发挥着部分呼吸抑制效应,加之胸、腹部手术创伤对呼吸功能的影响,从而致使患者在麻醉术后恢复期间通气不足,其结果则引起慢性低氧血症和高碳酸血症,但由于患者处在 PACU,故容易被提早发现,容易予以纠正,往往可杜绝此种呼吸隐患的发生。

【监护与实践】由手术室转运至 PACU 的麻醉术后患者其呼吸抑制发生原因与治疗处理如下。

1. 呼吸抑制发生原因　由于呼吸动作是在呼吸中枢调节下由呼吸肌的舒缩来实现,因此,临床上将呼吸抑制分为中枢性(如呼吸中枢抑制)和外周性(如呼吸肌麻痹)以及限制性(如呼吸容量减少)三类,前者主要以麻醉类药物作用于中枢神经(高级中枢)所致;中者则主要是术毕肌肉松弛药的残余作用仍能部分阻断外周神经-肌肉之间的兴奋传递而产生不同程度的呼吸肌麻痹,或局麻药对机体广泛的脊神经阻滞所造成;后者主要为胸腔、肺脏、腹腔自身的特殊情况限制了肺通气而引起。尤其前两者因作用机制及处理方法存在不同,所以还需加以鉴别。以下较详细地阐述呼吸抑制的因果关系。

(1)中枢性呼吸抑制:呼吸中枢分布在大脑皮层、间脑、脑桥、延髓和脊髓等各级部位(而延髓又是呼吸中枢),它们均参与呼吸节律的产生和调节,共同实现机体的正常呼吸运动。临床颇为常见的中枢性呼吸抑制为麻醉类药物所造成的中枢性驱动力不足所致。①全身麻醉药:临床上所使用的全麻药物均存在呼吸中枢抑制作用,如静脉注射硫喷妥钠、丙泊酚等可明显抑制呼吸中枢,其程度与注射速度、剂量成正比。此外,咪达唑仑(咪唑安定)对呼吸中枢抑制作用轻微,若大剂量应用其呼吸抑制作用则显现出来。而氯胺酮小儿肌肉注射过量或静脉注射速度过快也可产生呼吸中枢抑制作用,但大多为一过性呼吸抑制;②吸入全麻药:对中枢神经系统的抑制先作用大脑皮质,然后皮质下中枢,最终抑制延髓呼吸中枢和循环中枢,故所有挥发性全麻药随吸入浓度增加则可引起中枢性呼吸抑制作用;③麻醉性镇痛药:所有阿片类药物最为突出的不良反应(毒副作用)则是中枢性呼吸抑制作用,阿片类药物对呼吸中枢抑制作用呈剂量依赖性,尤其芬太尼类、吗啡及哌替啶等药物使用过量或相对过量以及代谢缓慢(个体差异较明显);④镇静、催眠药:巴比妥类与镇静类药(如氯丙嗪、异丙嗪、氟哌利多等)具有镇静、催眠作用,能增强全麻药与麻醉性镇痛药的药效,可明显延长麻醉类药物的中枢性呼吸抑制作用。而在PACU所引起的中枢性呼吸抑制主要是麻醉性镇痛药物的残余作用为主,其他药物为辅所致。

(2)外周性呼吸抑制:主要由肌肉松弛药残留作用或术前存在着神经肌肉病变,以及电解质紊乱等原因所造成的呼吸频率下降与呼吸幅度降低而引起的肺通气明显减少的一种呼吸功能异常症状。临床上最为常见原因是全麻术后肌肉松弛药的残留肌松作用,少数为电解质紊乱所致。

(3)限制性呼吸抑制:所谓限制性呼吸抑制实际也是患者自身呼吸系统慢性疾病或功能缺陷,以及其他因素不同程度的影响,乃至医源性相关因素所致的通气不足或呼吸功能受限(也称限制性呼吸功能障碍)。临床上引起限制性呼吸抑制的原因较多:如术后疼痛、肺部慢性阻塞性疾病、肥胖症、胸廓畸形、气胸、不良体位(如头低足高位)、开胸与开腹手术、胸腹部缠绕约束带过紧等。

综上所述,无论麻醉术后出现何种呼吸抑制,其结果均表现为自主呼吸减弱、呼吸频率减慢、潮气量减少、呼吸幅度降低、肺通气不足。

2. 呼吸抑制治疗与处理　临床根据不同的呼吸抑制原因可采取不同的治疗处理方法。

(1)中枢性呼吸抑制:①对于全麻药所致的呼吸抑制可试用适量氨茶碱、多沙普仑(佳苏仑)等;②若由麻醉性镇痛药造成,可采用适宜剂量的特异性拮抗剂钠洛酮逆转;③如苯二氮䓬类药物(如地西泮、咪达唑仑等)中毒引起的中枢性呼吸抑制可采取氟马西尼拮抗。

(2)外周性呼吸抑制:①对肌肉松弛药残余作用所致的外周性呼吸抑制(非去极化类肌松药),可应用新斯的明逆转;②对于低血钾性呼吸肌麻痹,应及时补钾;③神经肌肉病变则需给予呼吸机支持治疗。

(3)限制性呼吸抑制:①开胸手术不宜手术结束后立即给予拔出气管插管,因术后机体恢复其基本呼吸功能需要一定时间,术毕进入PACU患者清醒后首先严格掌握拔管时机,以结合血气分析决定是否拔除气管插管为妥。此外,开胸术后创伤疼痛刺激显著,常致使患者不敢正常呼吸,故可产生限制性自主呼吸抑制。因此,开胸手术患者均应给予术后镇痛;②肥胖与胸廓畸形患者无论采取何种麻醉或实施何种中等以上的手术,术毕均应采取头高足低位,以便使横膈(膈肌)充分下移而增加肺容量,以增加肺泡通气;③合并慢性阻塞性肺部疾患患者本身因呼吸功能下降已存在肺通气与肺换气障碍,麻醉术后可不同程度的加重原已存在的限制性呼吸抑制,故应结合其病情、麻醉用药以及手术创伤影响等综合性因素进行考虑,以纠正其限制性呼吸抑制。

【提示与注意】总之,无论上述何种呼吸抑制,轻者缺氧和二氧化碳蓄积,导致机体 PaO_2 逐渐下降,$PaCO_2$逐步升高,若呼吸抑制不改善,机体缺氧进行性加重,可发展为严重低氧血症及高碳酸血症,如发现延迟、判断失误、处理不当,则可演变为呼吸停止,甚至心肌严重缺氧而心搏骤停。

560. 在 PACU 相关呼吸系统并发症处理要点与注意事项是什么?

【术语与解答】麻醉术后患者在 PACU 出现相关呼吸系统并发症主要有呼吸抑制与上呼吸道梗阻,前者主要与麻醉性镇痛药或肌肉松弛药有关,后者则来自患者上呼吸道结构异常或口咽腔手术所致的口咽腔组织肿胀,若两者同时存在,所致机体缺氧则严重,如不及时处理,常可短时间内导致严重低氧血症,甚至危及生命。此外,口咽腔手术有可能遗留纱布条或血凝块等,如拔出气管插管前未能及时取出,拔管后则可引起急性上呼吸道梗阻,甚至窒息。因此,处理呼吸抑制与上呼吸道梗阻的关键是识别、判断何种因素所致,还是多种因素并存,以便予以有针对性处理。

【监护与实践】在 PACU 出现呼吸抑制与上呼吸道梗阻应予以全面分析。

1. 呼吸抑制 应首先区分是肌肉松弛药的残余作用引起,还是麻醉性镇痛药所致,由于两者作用机制不同,故处理需有区别,不能盲目拮抗与逆转。因前者属于外周性呼吸抑制,需胆碱酯酶抑制药逆转;而后者则是中枢性呼吸抑制,需纳洛酮拮抗。尤其拮抗中枢性呼吸抑制,还有可能引起患者躁动和血流动力学显著变化,甚至出现其他相关并发症。此外,还需考虑有无限制性呼吸抑制存在。

2. 上呼吸道梗阻 ①在 PACU 拔除气管插管期间,其呼吸并发症发生率较高,尤其头颈部或呼吸道手术患者,因此需提前采取有效的预防措施。如发生重度喉痉挛所致的上呼吸道完全梗阻(喉阻塞),面罩加压供氧的同时,应即刻静脉注射短时效肌松药(如琥珀胆碱等),并面罩加压辅助呼吸或控制通气,必要时快速再次插入气管导管,以重新建立人工呼吸道;②口咽腔手术患者麻醉术后很容易引起急性上呼吸道梗阻,如舌后坠、陈旧性咽腔积血或血凝块、粘稠性痰液、咽喉组织水肿、术后遗留的填塞物(如纱布条、棉球、止血海绵)等,应及时有针对性给予处理;③手术引发的相关并发症,如喉水肿以及下呼吸道误吸等,早发现,早治疗。

【提示与注意】一般而言,进入 PACU 的小儿与成年呼吸道手术患者,PACU 医护人员应将注意力集中在呼吸功能与呼吸道管理方面,因保障了呼吸功能和呼吸道通畅,其生命安全可基本得到保障。

561. 麻醉术后患者在 PACU 出现意识障碍的原因有哪些及如何处理?

【术语与解答】①意识障碍简而言之是指由多种原因引起的一种较为复杂的脑功能紊乱;②意识障碍是指脑的功能活动出现异常的变化,从而引起不同程度的意识改变;③意识障碍一般分为两类,以意识内容改变为主的意识障碍和以意识范围变化为主的意识障碍,前者主要表现为意识模糊、认知功能低下和躁动、谵妄状态;后者则出现朦胧状态、嗜睡、昏睡或昏迷等(意识范围逐渐缩小),但更多见的是两者不同程度的兼而有之;④意识障碍多见于高级神经中枢功能(意识、感觉和运动)受影响、干扰或受损伤所引起,其主要表现形式包括谵妄、精神错乱、昏睡等,严重意识障碍者可导致昏迷;⑤意识障碍为临床常见症状之一,尤其麻醉术后患者容易出现,故常在 PACU 发生。

【监护与实践】在 PACU 发生意识障碍多与全身麻醉、相关用药以及手术创伤关系密切。

1. 从临床麻醉角度分类 ①全麻术后恢复期躁动:该无意识的躁动多在短时间内恢复,一般不会超过 30~50 分钟,极少数可达 1 小时之多;②麻醉术后认知功能障碍:该意识障碍常在麻醉术后恢复期至数天或数周发生,其持续时间常不确定;③中枢抗胆碱能综合征:是由于应用抗胆碱能药(东莨菪碱和阿托品)后阻断了中枢神经系统的毒蕈碱样胆碱能受体,从而造成机体出现一系列中枢神经系统异常症状。

2. 意识障碍发生原因　主要有以下方面。

(1)各种不适感:①导尿管刺激:如全麻诱导后给予安置导尿管,患者因意识丧失而无任何不适感,但全麻苏醒期,由于导尿管夹在尿道之中,加之意识尚未完全恢复(类似于朦胧状态),由导尿管引起的明显"尿意"刺激所致的不适感而难以忍受,故容易引起全麻术后躁动;②鼻腔阻塞:全麻鼻内窥镜手术患者苏醒初期不能耐受双侧鼻腔纱布条或膨胀海绵阻塞,因通常由鼻腔呼吸突然改变为单靠口腔呼吸非常不舒适,尤其通常性情急躁的患者则难以接受,故可促发烦躁;③术后疼痛:部分患者术毕恢复期难以忍受手术创口的疼痛,通常表现出不安、急躁等。

(2)性情急躁性格:部分手术患者属性情急躁性格,且对全麻药颇为敏感,加之术前严重焦虑和过度紧张,其全麻前24小时常难以入睡(睡眠质量差),从而易导致全麻术后苏醒明显延迟,且易出现嗜睡或昏睡现象,即使唤醒期间仍呈朦胧状态或醉酒眼神。

(3)全麻术后苏醒延迟:一般认为,全凭静脉全麻或静-吸复合全麻术毕,在停止所有麻醉用药后,患者意识通常在30分钟以内即可得以恢复,并对外界语言刺激做出正确反应,如呼之睁眼或按指令做出点头与摇头动作等,一般在30~60分钟苏醒非常满意,若超过60分钟患者仍呼唤不醒,如不能睁眼或神志仍不清晰者,可认为全麻术后苏醒延迟。对苏醒延迟者应根据具体情况,分析意识不恢复的原因,如通常由麻醉药所引起,一般随时间推移可逐渐清醒(基本可在1小时内意识恢复)。当苏醒明显延迟患者(如超过60分钟),就应查找原因,包括麻醉药物相互作用、麻醉前睡眠严重不足、抑郁症患者、低体温、低血压、代谢性紊乱,以及高级中枢神经损害等。

(4)全麻术后催醒不当:部分全麻患者需逐渐清醒为宜,如给予相关拮抗药(如氨茶碱、佳苏仑、氟马西尼、纳洛酮等)催醒,相关不适刺激(如导尿管、气管插管、疼痛等)可立即显现,患者常因不适感或相关刺激而突发躁动不安、胡说乱动等。

总之,上述现象均可在PACU发生。

3. 治疗处理　①麻醉术后恢复期间随着麻醉药物的不断代谢、排除,通常患者由麻醉状态可逐渐过渡到意识清醒,一般勿需特殊处理,但部分患者这一过程较长或出现昏睡、谵妄、意识模糊及躁动等,需查逐一找原因予以处理;②对全麻术后严重意识障碍患者应给予适量的相关药物使其保持安静,如患者躁动不安、谵妄乱动,需立即静脉用药予以制动,以免由此导致不良后果,一般丙泊酚起效迅速,小剂量(成人3~4ml)静脉注射即可达到目的,然后静脉注射哌替啶15~30mg,一般则能制止躁动不安或谵妄乱动;③如老年手术患者术后出现谵妄或躁动,有可能为术前应用抗胆碱药物东莨菪碱或阿托品所致的中枢性抗胆碱能综合征,该综合征的治疗应采取毒扁豆碱治疗,因毒扁豆碱为叔胺类药,容易透过血-脑屏障,能特异性解除抗胆碱药物所致的中枢神经系统中毒症状;④估计某些麻醉术后患者可能出现意识障碍,除尽可能减少或降低各种不适刺激(如气管内及鼻咽腔吸引)外,应给予充分术后镇痛(如安装镇痛泵等);⑤对于全麻术后引起患者苏醒延迟的因素颇多且个体差异显著,甚至复杂,故只有识别、判断准确,采取有针对性的治疗处理,才能逆转全麻术后患者的苏醒延迟。

【提示与注意】如全麻患者术后发生严重谵妄或躁动,往往牵扯PACU许多人力、物力,必须予以制止,以防止患者自身伤害或伤害医护人员,临床制动快捷药物则是丙泊酚,静脉注射30~40mg即刻起效,再次出现结合哌替啶复合应用。此外,在处理意识障碍时还要着重注意以下情况：①结合病史、年龄、麻醉用药以及心、脑、肝、肾功能状况，手术麻醉进行情况等进行综合分析，寻找导致意识障碍的因素，针对原因进行相应治疗；②对于伴有心、脑血管疾病患者全麻术后苏醒延迟，如给予纳洛酮、多沙普仑（佳苏仑）、氨茶碱等药物催醒，有可能同时导致血流动力学显著改变（如血压上升、心率增快等）而出现不测，故这类患者药物催醒应慎重；③对于缺氧、糖代谢紊乱以及严重水、电解质失衡等需及时对症处理。而对脑血管意外等引起严重意识障碍者，则需转送至 ICU 继续监测与相关治疗处理。

（王世泉　李琳章　侯　婵　武贞芝）

主要参考文献与推荐读物

1. 王世泉主编 . 临床麻醉学精要 . 北京：人民卫生出版社,2007,495-504.

2. 王世泉,王明山主编 . 麻醉意外 . 第 2 版 . 北京：人民卫生出版社,2010,644-653.

3. 邓小明,姚尚龙,于布为,等主编 . 现代麻醉学 . 第 4 版 . 北京：人民卫生出版社,2014,1878-1886.

第五十章 为什么临床有许多麻醉相关问题需要明确

594. 为什么硬脊膜穿破后易产生头痛而卧床后头痛显著缓解？

595. 为什么硬脊膜外隙脊神经干阻滞会出现阻滞不全或无效？

596. 为什么有些老年患者全麻安置喉罩比插入气管导管要理想？

597. 为什么少数胃肠道恶性肿瘤患者麻醉术中可突发面颈部潮红？

598. 为什么强效局部麻醉药与药物代谢动力学并非完全相符？

599. 为什么剖宫产行蛛网膜下腔脊神经根阻滞低血压发生率高？

600. 为什么患者无特殊情况麻醉术后均应安置头高足低位为妥？

601. 为什么全麻诱导气管插管前需面罩辅助通气或加压预充供氧？

602. 为什么围麻醉期肥胖症患者仰卧位更应使其头胸部抬高？

603. 为什么头颈部或呼吸道手术不宜单独使用氯胺酮全身麻醉？

604. 为什么抗凝患者手术是否采用椎管内脊神经阻滞难以抉择？

605. 为什么口轴、咽轴、喉轴三条轴线不可能接近或成为一直线？

606. 为什么剖宫产手术更容易发生硬脊膜外隙脊神经干阻滞不全？

607. 为什么剖宫产孕产妇行硬脊膜外隙穿刺或置入导管时容易出血？

608. 为什么临床上有时采用全身麻醉联合硬脊膜外隙脊神经干阻滞？

609. 为什么气管插管困难患者喉镜从左口角显露声门插管容易成功？

610. 为什么硬脊膜外隙脊神经干阻滞必须先进行局麻药试验量检验？

611. 为什么新斯的明不是真正的拟胆碱药但可间接产生胆碱能效应？

612. 为什么选择左侧双腔导管插管安置到位率较右侧双腔导管明显高？

613. 为什么对静脉注射利多卡因抑制丙泊酚注射疼痛机制产生质疑？

614. 为什么脊神经干阻滞起效时间与阻滞效果远不如脊神经根阻滞？

615. 为什么剖宫产孕产妇行硬脊膜外隙穿刺比妇科手术患者相对困难？

616. 为什么硬脊膜穿刺成功后置入导管时易引起"触电感"或"麻痛感"？

617. 为什么脊神经干阻滞虽局麻药用量很大但效果远不如脊神经根阻滞？

618. 为什么局麻药中毒首先表现为脑神经和高级中枢神经系统异常症状？

619. 为什么硬脊膜外隙穿刺行阻力试验应采取注水试验而停用注气试验？

620. 为什么将苯二氮䓬类药划为全麻药更为适宜而不应划为镇静、催眠药？

621. 为什么有时选择蛛网膜下腔脊神经根与硬脊膜外隙脊神经干联合阻滞？

622. 为什么全麻术后躁动患者完全清醒后对躁动经过可出现意识与记忆分离？

623. 为什么严重气管插管困难患者以保持神志清醒且自主呼吸下插管安全？

624. 为什么足月妊娠剖宫产术硬脊膜外隙脊神经干阻滞局麻药用量不应减少？

625. 为什么足月妊娠孕产妇硬脊膜外隙脊神经干阻滞更容易引起局麻药中毒？

626. 为什么硬脊膜外隙注入试验量局麻药能引起中毒而外周静脉注射则不能？

627. 为什么硬脊膜外隙脊神经阻滞是阻滞的脊神经干而不是阻滞的脊神经根？

628. 为什么将硬膜外麻醉或腰麻应称为脊神经干阻滞或脊神经根阻滞更为合理？

629. 为什么腰段硬脊膜外隙穿刺采用侧入法较直入法穿破硬脊膜的概率明显降低？

630. 为什么睡眠性上呼吸道梗阻-呼吸暂停综合征患者术后需24～48小时拔管为妥？

631. 为什么对长期服用阿司匹林患者实施椎管内穿刺或置管后担忧其出血且血肿形成？

632. 为什么理论上新斯的明可使呼吸道高反应患者容易发生细小支气管痉挛而实际上则很少？

633. 为什么脊神经干阻滞不慎穿破硬脊膜后极易引起头痛而脊神经根阻滞直接穿透硬脊膜则很少引起头痛？

临床麻醉知识需要继续深化和不断地提高，才能有所发展、有所进步，即使麻醉专业取得了发展和进步，仍需要基础知识的指导和临床经验的积累，因为理论指导实践，而实践又可不断地丰富理论。此外，对客观而复杂的临床麻醉相关问题通过逻辑思维做出的判断，未必都是正确的，有时对待同一问题不同麻醉医师可做出截然不同的见解也是屡见不鲜的。因此，临床麻醉中仍有许多问题值得思考、值得探讨、值得摸索规律、值得反复验证、值得寻找因果关系、值得去寻找出新的答案。

562. 为什么麻醉前必须禁饮食？

【术语与解答】临床麻醉患者出现吸入性肺炎或误吸性窒息作为麻醉严重并发症之一，围麻醉期虽不常见，若一旦发生，其后果非常严重，甚至危及生命。这就是为什么麻醉前必须禁饮食的原因。

【麻醉与实践】人体饮食后短时间内食物仍可在胃内停留，若伴有胃肠道疾病的患者则停留的时间更长，尤其饱胃患者，一旦给该类患者实施麻醉，很易引起胃内容物反流，而反流至口咽腔中的食物又极易被误吸入下呼吸道，从而导致呼吸道通气受阻和肺泡气体交换中断，严重者直接引起吸入性肺炎，甚至窒息死亡。因此需要麻醉的患者术前必须按一定时间禁饮食，即使麻醉前患者已禁饮食，但少部分择期或急诊手术患者仍可能胃肠排空缓慢，麻醉与术中仍有可能发生恶心、呕吐或胃液以及胃内容物反流，其严重危害和危险在于误吸，甚至窒息，尤其误吸酸性较强或误吸颗粒性固体物较多者。因此，无论选择何种麻醉方法，均应提前备好吸引设备与吸引管，以防止不测。

【提示与注意】对于具有反流、误吸高风险患者，如急症患者、肥胖症、剖宫产孕产妇、醉酒与饱胃患者等，给该人群实施麻醉需要高度警惕。此外，根据年龄与饮食性质（固体还是液体）确定禁饮食时间，其目的主要是等待胃内容物的排空，以避免围麻醉期因呕吐或反流而发生误吸，甚至窒息。

563. 为什么麻醉术后需要镇痛？

【术语与解答】手术是人为性创伤，而外源性创伤性损害必然导致疼痛，尤其手术后疼痛，除所表现出难以忍受的感觉外，还可干扰机体各器官及相关系统的功能，极易给患者造成精神、心理上的伤害，并可直接影响其术后康复。因此对麻醉术后引起的疼痛，作为麻醉医师应当给予解决，即镇痛。

【麻醉与实践】手术完毕，麻醉性药物基本停止供给，患者体内原已存在的麻醉药物作用逐渐代谢、消除，其手术切口所致疼痛逐步显现，甚至患者苏醒后立即出现疼痛，尤其难以忍受的术后疼痛可对机体产生一系列病理生理性反应和改变。

1. 麻醉术后疼痛所致病理生理性变化　术后疼痛是高级中枢神经系统对机体组织损伤产生的一种复杂性生理反应和对机体调控失衡。

（1）心、肺功能变化：①一般而言，疼痛可使心率增快、血压升高，而伴有心血管疾病患者，往往可引起心肌缺血或心律失常；②有些患者术后因疼痛而呼吸稍急促可使潮气量相对增加，但开胸手术或上腹部手术其术后疼痛容易随呼吸幅度增大而加重，从而致使患者不敢正常呼吸,因此,转运病房后易引起机体慢性缺氧和二氧化碳蓄积。

(2)精神神经变化:①术后持续性疼痛易使患者恐惧、忧郁、肌张力增高、术后躁动等。此外,术后长时间疼痛还可影响消化系统与内分泌系统,使其功能紊乱;②术后患者手术切口痛几乎可达100%,其中相当一部分患者术后相关生理异常或并发症发生也与疼痛有关,从而影响患者术后的康复及生活质量。

2. 术后疼痛特点　患者术后疼痛的程度通常取决于手术的大小和患者对疼痛的敏感性。一般手术创伤越大,术后疼痛相对越显著,尤其是开胸与剖腹以及关节部位手术后疼痛(因开胸、剖腹术后疼痛与呼吸动度有关,而关节手术后疼痛则与关节活动牵拉伤口有关)。此外,术后疼痛的程度还常因人而异,多与年龄、性别、精神状态、性格以及对术后疼痛的认识、个人的文化修养等诸多因素有关。

3. 麻醉术后镇痛方法　麻醉术后镇痛方法较多。

(1)肌肉或静脉注射镇痛药:如阿片类镇痛药哌替啶肌肉或静脉注射主要用于临时性镇痛。

(2)椎管内注射局麻药或镇痛药:选择适宜浓度和剂量的局麻药注入硬脊膜外隙或蛛网膜下腔,以阻断脊神经干或脊神经根的传导,以达到麻醉术后止痛。此外,应用相关药物注入硬脊膜外隙,如注入2mg吗啡实施术后镇痛等。

(3)患者自控镇痛(PCA):利用调节式镇痛泵方法实施术后镇痛,包括静脉、硬脊膜外隙及皮下PCA。

(4)多模式镇痛:①该方法也称为术后平衡镇痛,是近年来提出的一种新的镇痛理念,其原理就是联合应用不同作用机制的镇痛药物或(和)多种镇痛方法,作用于疼痛病理生理机制的不同时相和不同靶位,以求达到较完善的镇痛效果,并尽可能减少单一药物和单一方法的不足与副作用;②多模式镇痛既能减轻疼痛或消除疼痛,又可降低单模式镇痛用药过多而对神经、免疫、内分泌系统的影响,且又维持内环境的相对稳定,降低相关并发症的发生率;③目前多模式镇痛主要是通过联合用药作用于神经系统,如选择抑制疼痛信息的触发为目的的非甾体类抗炎药和区域神经阻滞以及搭配能减弱中枢神经系统疼痛信息的阿片类药物。但对于多模式镇痛的利弊临床还存在争议,需要进一步临床实践与检验。

【提示与注意】①临床上镇痛的方法虽较多,但都有不同程度的负面影响,其主要不良反应则是呼吸抑制作用。因此,镇痛务必按规范行事;②临床上对麻醉术后疼痛患者单纯给予镇痛并非最佳,而有选择性地实施镇痛与镇静相结合,可更为合理,因两者相互作用不仅可使患者安静、舒适,而且更能降低机体因过度的应激状态而导致的负面影响。

564. 为什么喉罩安置后容易漏气?

【术语与解答】在人工呼吸道建立中,喉罩有着许多优点,但最为常见的缺点则是喉罩安置后可出现周边不同程度的漏气。这是因为喉罩的形状是固定不变的,而人体咽喉腔和喉入口的解剖结构却存在不同程度的差异,加之喉罩选择的大小、置入位置的深浅、置入的方法,以及罩囊充气的多少等不同,因此,喉罩安置后容易引起不同程度的漏气,这就需要麻醉医师根据情况予以调整,以便解决漏气问题。

【麻醉与实践】麻醉术中出现喉罩漏气的原因,以及如何解决和改善:①喉罩漏气是颇为常见的问题,轻微漏气一般不影响正常通气,可稍微调整患者头位即能解决(如头稍微后仰或前屈,以及稍微活动喉罩以改变罩囊的位置)。此外,置入喉罩前应涂抹固体局麻药软膏或金霉素软膏,置入后容易封闭喉罩与喉粘膜之间的缝隙,可避免轻微漏气。而严重漏气者则很少见,除非插入过浅或喉罩意外性脱出,解决办法是重新安置;②若喉罩周边中等程度漏气,致使通气不足时,可通过改变喉罩的深浅位置、调换喉罩型号、增减喉罩内气体容积,以及调整患者的头位,再观察漏气是否改善或解决;③全麻术中实施机械控制通气,如肌肉松弛不足,咽喉腔肌张力恢复,喉罩也容易产生漏气,追加肌肉松弛药后则可改善;④患者会厌宽大,而置入的喉罩相对偏小,会厌未能在罩囊之内,必然引起漏气,应更换大一型号的喉罩。此外,少数患者会厌软骨软化下垂,喉罩置入后容易将会厌顶住而更加下垂,会厌处于半遮盖声门状态,导致气流进入气管内受阻,也易引起喉罩漏气。改善方法是先置入喉镜直视下抬起会厌,使会厌离开咽后壁,然后置入喉罩,待喉罩充气后再退出喉镜,此法安置喉罩会厌不会下垂,可明显提高通气效果;⑤喉罩充气过多或过少均可造成漏气,如充气过多,可因罩囊"硬度"和"弹性"增加而不易与喉周围黏膜封闭严密。若充气不足而罩囊不充盈,也不能完全封闭喉入口,故喉罩充气应适宜,即注射器注气后再让注入过多的气体将注射器针栓顶回或再稍补充 2～3ml 即可;⑥正压通气压力过高(或潮气量过大)也是导致漏气原因之一,若潮气量超过 12ml/kg,而肺扩张已达极限,其过多的气体则可"冲出"喉罩,故应将潮气量调整为 7～10ml/kg 为宜;⑦头位不正也可引起喉罩漏气,因为喉罩是和喉入口对接,并非像气管导管直接插入气管内,当头颅前屈必然引起喉罩与喉入口错位,故能导致漏气;⑧颈部手术若安置喉罩引起漏气,主要是手术操作牵拉喉部所致,常造成断断续续漏气,因此可选择带有钢丝圈的喉罩;⑨安置喉罩患者如需保持自主呼吸者,即使存在漏气现象也无妨。

【提示与注意】 总之,对于喉罩漏气应通过综合分析判断,有针对性予以调整,一般可纠正大部分喉罩漏气现象。如漏气严重且反复给予调整仍未能改善,而且已影响正常通气,可考虑拔除喉罩重新安置,必要时更换气管插管。

565. 为什么临床麻醉学术语应规范?

【术语与解答】 在自然学科中,临床医学虽称不上科学,但属于发展中的经验科学,作为一门经验科学,其相关术语理应规范,标准,且合乎逻辑。同样,临床麻醉学所用术语也应规范、标准,只有合乎客观规律性,反映出客观事物的一般规律或本质特征,方能解释临床医学与临床麻醉学中的诸多相关问题。

【麻醉与实践】 临床麻醉学中许多术语欠规范,甚至不符合逻辑,现举例如下:

1. 呼吸道不应称为气道　①"气道"这一术语在临床麻醉中经常出现,临床医学中众所周知是指呼吸道,但两者是否相等或应作为呼吸道的缩写,很值得探讨;②就"气道"而言,在现代汉语词典或辞海乃至汉语大辞典中均无该术语;③笔者认为,"气道"作为外来词语具有泛指的意思,如氧气管道、二氧化碳气体管道、暖气管道以及其他气体管道等,故"气道"不能反映呼吸道的本质和属性,因为呼吸道是有许多生理功能的,甚至每一部位都有其不同的功能,而"气道"只能输送气体;④任何"气道"均由金属或非金属制成,形状均呈圆形且是固定不变的;而呼吸道则特殊,其上呼吸道是完全不规则的,且由骨骼肌构成。其下呼吸道则由平滑肌活体组织细胞构成,具有分泌以及收缩和舒张等功能;⑤任何"气道"只能是单向的,只有呼吸道不仅是双向通气,而且呈规律性交替进行吸气与呼气,即吸进的是空气或医用氧,而排出的则是二氧化碳。因此,"气道"这一术语不宜用于临床医学中(包括临床麻醉中),可参阅本章第(575. 为什么临床上用"气道"一词替代"呼吸道"不妥?)。

2. 硬脊膜外麻醉或硬膜外阻滞应称为或改为硬脊膜外隙脊神经干阻滞　①硬脊膜外麻

醉又称硬膜外阻滞,从麻醉角度或局麻药阻滞而言,无论前者还是后者均不能体现出麻醉或神经阻滞的实质,因为硬脊膜外这一术语不含任何外周神经的成分;②局麻药必须接触神经组织方能阻断其传导功能,而硬脊膜外隙(腔)是椎管内解剖学中的一层组织间隙,并非是神经组织。因此,称为硬脊膜外麻醉或硬脊膜外隙(腔)阻滞均不适宜或不恰当;③因硬脊膜外隙有来自蛛网膜下腔合二为一的脊神经干在此通过,并经硬脊膜外隙进入椎间孔,所以称为硬脊膜外隙脊神经干阻滞更为适宜或恰当,简称脊神经干阻滞。

3. 蛛网膜下腔阻滞应称为或改为蛛网膜下腔脊神经根阻滞 ①通常蛛网膜下腔阻滞也称蛛网膜下腔麻醉,与硬脊膜外隙(腔)阻滞同样,蛛网膜下腔阻滞也违反局麻药的阻滞概念,因蛛网膜下腔范围很大,颅内和椎管内均有蛛网膜下腔,且两者互为相通。此外,椎管内蛛网膜下腔自枕骨大孔开始,向下抵达第2骶骨平面。因此,就该术语(蛛网膜下腔阻滞)而言,给人印象则是注入的局麻药分布于整个蛛网膜下腔而产生的整个蛛网膜下腔阻滞;②若将该术语(阻滞方式)称之为腰骶段蛛网膜下腔脊神经根阻滞或马尾脊神经根阻滞,更能体现出其含义。实际上局麻药也是注入腰骶段蛛网膜下腔的终池内,因该部位均是成"束状"分布的脊神经根。

上述各术语均是临床麻醉中的模糊术语或模糊概念,完全不能体现出临床医学和麻醉学术语的本意,故应予以规范和修正为妥。

【提示与注意】临床麻醉学作为现代医学中的重要组成部分,首先应讲究其科学性,只有符合其客观规律,才能解释临床麻醉中的因果关系。

566. 为什么围麻醉期上呼吸道容易梗阻?

【术语与解答】上呼吸道梗阻主要是指喉以上的这段呼吸道(包括鼻腔、口腔、咽腔和喉腔)所出现的阻塞或通气不畅。为什么围麻醉期上呼吸道容易梗阻,这主要与上呼吸道的解剖结构有关。

1. 上呼吸道支架特点 上呼吸道是依靠其外周的上颌骨、下颌骨、颈椎、舌骨,以及喉作为骨架支撑,其内则由不规则的、形状不同的软组织所填充,从而形成宽窄不等、凹凸不平、弯直不一(口轴线与咽轴线呈直角或锐角,头颅后仰两轴线成钝角)、且不规则的非管状"软性"通道(如口腔段与咽腔段),自然状况时上呼吸道呈弯曲状(即呈直角或小于90°),并非是一管状直行通道,就上呼吸道这种特殊的解剖结构本身就容易引起畸形、肿胀、水肿、松弛、塌陷而致上呼吸道缩窄,故极易造成通气不畅或梗阻,甚至无法通气,所以上呼吸道远较下呼吸道(气管与支气管)容易发生阻塞。

2. 上呼吸道不规则与易引起梗阻的原因 人体上呼吸道之所以远较下呼吸道容易发生梗阻,是因为上呼吸道缺乏像下呼吸道(如气管、支气管)那样完整的、类似管状的软骨(环状软骨与气管软骨环)做支撑,因此上呼吸道极易引起梗阻,如:①口腔中的最大器官是舌体,舌在口腔中"悬空"且"游离",活动自如的舌体极易松弛而"变"厚、变"短",故容易后坠、下垂,尤其患者仰卧位其舌背则可贴近或靠拢软腭与咽后壁,由此可导致咽腔变窄或阻塞。而舌根与会厌根部相连结,舌后坠时其舌根部可不同程度的压迫会厌,从而迫使会厌下垂而半遮盖声门,若两者兼有,则可加重上呼吸道梗阻;②处于喉腔的会厌软骨容易软化而"塌陷",特别是长而宽且较薄的会厌,其松弛状态下可半遮盖声门;③上呼吸道最为狭窄处为"三角形状"的声门,它主要由两侧的声带肌构成,某些情况下可发生痉挛性收缩而关闭,若突发性声门闭合(两侧声带紧靠在一起)临床上称之为喉痉挛,也是上呼吸道梗阻最为严重的类型之一,患者主要表现为突发性吸气困难,甚至窒息;④喉部软组织容易水肿,如反复气管插管或某些过敏反应等则可引起喉水肿,严重者也可导致窒息;⑤若上呼吸道软组织增生、肥大或病变等(如扁桃体肥大、腺样体增生、舌体肥厚、声带巨大息肉、咽腔肿物等)亦可导致不同程度的上呼吸道阻塞。

【麻醉与实践】就上呼吸道梗阻与临床麻醉的关系而言,麻醉医师需面对两大"矛盾"问题:其一,全麻本身(甚至深度镇静、催眠)容易引起上呼吸道梗阻。其二,为患者安全,围麻醉期必须解决上呼吸道梗阻。由于上呼吸道的特殊解剖结构特点,加之麻醉类药物应用后可使下颌关节"松弛",下颌骨可"后退",从而易加重舌后坠与会厌下垂,故可造成医源性咽喉腔狭窄或阻塞。所以通常临床上保障上呼吸道通畅的重要步骤之一则是头后仰、托下颌(包括初期心肺复苏抢救患者)以及安放口咽或鼻咽通气道。此外,上呼吸道中的软组织与黏膜非常疏松,喉镜暴力显露声门或反复气管插管,乃至口咽腔手术操作等均易引起口腔以及咽喉部组织水肿或肿胀,若患者同时存在上呼吸道解剖结构异常(如畸形、软组织增厚或存在病变等),麻醉状态下更容易导致或加重上呼吸道梗阻。而严重上呼吸道梗阻患者可使麻醉医师控制上呼吸道颇为棘手,甚至使实施面罩通气与气管插管均出现困难。

【提示与注意】围麻醉期上呼吸道梗阻的预防及处理:①如患者通常自主呼吸条件下出现"打鼾",则表示上呼吸道处于半梗阻状态,容易造成机体通气不足或障碍,可给予头后仰、托下颌或肩下垫一薄枕,若通气效果仍不佳,可安置口咽通气道;②当患者只有呼吸动度,而口腔或鼻腔无呼吸气流进出,说明上呼吸道已处于完全梗阻,气体无法进入下呼吸道,必须及时予以纠正,包括放置口咽通气道或鼻咽通气道,甚至气管插管等;③自主呼吸幅度良好,口腔或鼻腔呼吸气流进出通畅,说明上呼吸道无梗阻。上述三种情况应予以鉴别。

567. 为什么局麻药中毒主要有三条途径?

【术语与解答】临床麻醉产生局麻药中毒的途径主要有三条,即:①注入全身各组织中的局麻药经外周血管吸收;②注入硬脊膜外隙的局麻药经椎管内静脉吸收;③注入蛛网膜下腔脑脊液中的局麻药向头端流动。

【麻醉与实践】临床上局麻药中毒与上述三条径路的因果关系阐述如下:

1. 局麻药外周组织血管吸收径路　无论应用局麻药实施颈神经丛或臂神经丛阻滞,还是直接静脉滴注局麻药(如早年实施的静脉复合普鲁卡因或利多卡因麻醉),以及手术医师应用的局部注射局麻药,只要静脉血管吸收过多或不慎过多的注射至静脉或动脉血管内,一旦经血液循环达到血-脑屏障最低有效中毒阈值浓度,就可引起脑神经中毒症状(如口舌麻木、耳鸣头晕、视觉模糊、发声困难等),若随血-脑屏障局麻药浓度的增高,进而可导致高级中枢神经中毒(如肌肉抽搐、牙关紧闭、意识消失等)。

2. 局麻药椎管内静脉吸收径路　由于椎管内静脉(也称硬脊膜外隙静脉丛)其上端穿过枕骨大孔处的硬脊膜,与颅内的基底静脉、枕窦、乙状窦、舌下神经管静脉丛,以及横窦互相交通,而且硬脊膜外隙静脉丛与颅内静脉均无静脉瓣,其血液可双向流动。因此,硬脊膜外隙脊神经干阻滞尽管试验量局麻药很少(如3~4ml利多卡因),但只要进入椎管内静脉,则可立即引起局麻药中毒,因少量局麻药(3~4ml利多卡因)未经体循环和肺循环逐渐稀释,而"短路"经枕骨大孔直接进入颅内静脉,并迅速透过血-脑屏障作用于发自脑干的脑神经或(和)脑干,故可引起脑神经中毒或(和)高级中枢神经异常症状。

3. 局麻药蛛网膜下腔脑脊液流动径路　由于血-脑屏障包括血-脑脊液屏障,而脑干周边几乎均有脑脊液"隔离",因此,蛛网膜下腔脊神经根阻滞(简称腰麻,实际上是"马尾脊神经根阻滞")既要控制局麻药剂量(一般 1～1.5ml)和浓度,又要调控局麻药比重,其目的就是避免局麻药经脑脊液流向胸段(如麻醉平面过高抑制呼吸),甚至流入颅内脑室造成脑干阻滞。

【提示与注意】通过上述三条径路得知,与脑或脑神经根部最远的径路是外周静脉,其次是硬脊膜外隙静脉丛,最近径路则为蛛网膜下腔脑脊液。因此,临床上应用局麻药的剂量按上述径路基本呈递减性。

568. 为什么各种麻醉方法均有可能失败?

【术语与解答】为什么全身麻醉、硬脊膜外隙脊神经干阻滞、蛛网膜下腔脊神经根阻滞以及颈神经丛或臂神经丛阻滞均有可能失败,主要因为麻醉与手术有着本质的不同,后者操作看得见、摸得着,而前者(麻醉)是和"微观"打交道,与后者完全相反。

【麻醉与实践】临床麻醉必须向患者体内注射(如肌注或静注以及外周神经或椎管内用药)一定剂量的全麻药、局麻药或呼吸道吸入适宜浓度的挥发性麻醉药,才能使患者达到相应的麻醉状态。而麻醉失败则与麻醉药进入体内的剂量、浓度与投入途径,以及相关操作方法密切相关。各种麻醉方法失败原因简要分析如下:

1. 全身麻醉失败　如全麻术中偏重于镇痛药与肌松药的应用,而全麻药用量一旦不足,则可发生全麻术中知晓,若患者全身麻醉术中觉醒(知晓),则是全麻失败。

2. 硬脊膜外隙脊神经干阻滞失败　该失败因果关系大致如下。

(1)失败结果:①脊神经干阻滞范围达不到手术要求;②脊神经干阻滞不全,如术中肌肉不松弛或患者呼喊疼痛,以及胃肠张力高而突出腹腔外等;③脊神经干阻滞完全无效而无法手术。

(2)失败原因:①穿刺针明显偏离椎管中心,而从脊柱旁侧刺入胸腔或腹腔,致使导管也跟随穿刺针置入了胸腔或腹腔内,局麻药也同时注入胸腔或腹腔。文献报道,该现象多由手术医师开胸或开腹后发现硬膜外导管置入了胸腔或腹腔。此情况大都为麻醉初学者或临床实践经验不足的年轻医生所为;②椎间隙穿刺定点距手术切口部位较远,造成脊神经干阻滞范围与手术切口错位;③穿刺部位硬脊膜外隙结构异常或粘连,致使局麻药液扩散受阻;④置入硬脊膜外隙中的导管过深,导管前端进入一侧椎间孔内或穿出椎间孔外;⑤置入硬脊膜外隙中的导管过浅,患者翻身或活动使导管脱出,其导管前端开口处在黄韧带与棘间韧带之间;⑥其他难以预测的现象。

3. 蛛网膜下腔脊神经根阻滞失败　该麻醉方法失败率较硬脊膜外隙脊神经干阻滞显著为少。若腰骶段蛛网膜下腔注入局麻药后无任何麻醉平面,这对麻醉医师而言颇为尴尬,造成的原因主要有:①穿刺针前端开口刚好进入蛛网膜下腔,虽有脑脊液流出且通畅,但注药时穿刺针稍微活动或患者深呼吸,可致使穿刺针前端微细开口刚好又退回硬脊膜外隙,致使局麻药注入了硬脊膜外隙,故极少剂量的局麻药(脊神经根阻滞用量)在硬脊膜外隙不会产生任何麻醉作用;②极少数人体其蛛网膜下腔脑脊液容量过多,且脑脊液的产生与脑脊液的循环吸收同步过快,而注入蛛网膜下腔脑脊液中的 1～1.5ml 局麻药很快被稀释,并随脑脊液被椎管内静脉吸收,致使蛛网膜下腔残留的局麻药不足以达到脊神经根阻滞。此外,有文献报道,如穿刺针尾端有液体流出,注入局麻药后仍失败,有可能恰好穿刺针进入蛛网膜的囊肿中。总而言之,临床上脊神经根阻滞失败率极低。

4. 颈神经丛阻滞失败　该麻醉方法失败主要与定点不准确有关,致使注入的局麻药液接触颈神经丛过少所引起。

5. 臂神经丛阻滞失败　该麻醉方法失败同颈神经丛阻滞。

6. 骶管脊神经干(丛)阻滞失败　该方法是经骶裂孔穿刺后,将一定浓度和剂量的局麻药液注入骶管腔内,以便达到骶脊神经干(丛)的阻滞(简称骶管神经阻滞或骶管麻醉)。但有少部分人体其骶裂孔与骶管腔解剖结构变异,除使骶管穿刺困难或穿刺失败外,甚至可因注入骶管腔中的局麻药未能完全接触骶脊神经干(丛),而不能产生应有的麻醉作用。

【提示与注意】①应用双频谱指数(BIS)监测,基本可避免全身麻醉失败;②椎间隙定点准确、操作规范、手法熟练,穿刺与置管准确、到位,相关指征清楚,加之麻醉医师经验丰富,一般可避免脊神经干阻滞失败。但由于脊神经干阻滞失败原因较多,故分析因果关系也较为困难;③蛛网膜下腔脊神经根阻滞失败主要由于操作技术因素所致,而一般与局麻药用量和选择无关,只要将一定剂量和浓度的局麻药注入蛛网膜下腔的脑脊液中,则基本可以成功;④颈神经丛或臂神经丛阻滞失败则与穿刺定点不准确有关,如借助神经刺激仪定位,则能显著提高该麻醉方法的成功率;⑤如骶脊神经干(丛)阻滞失败,则可改换其他麻醉方法,如改换硬脊膜外隙脊神经干阻滞,应延长注射硬脊膜外隙局麻药的诱导量,以避免短时间内与先前注入骶管腔中的局麻药叠加而中毒。

569. 为什么利多卡因会产生快速耐药性?

【术语与解答】利多卡因产生快速耐药性主要是指:多次重复使用恒定剂量与浓度的利多卡因后,出现该药阻滞的时间逐渐缩短,且阻滞范围逐步缩小以及阻滞的强度也逐步减弱,从而致使麻醉医师改换其他局麻药应用。为什么利多卡因会产生快速耐药性,此现象早在若干年前就引起诸多学者的关注。

【麻醉与实践】利多卡因是临床麻醉常用局麻药,但临床反复应用该药后可出现耐药性,其发生机制目前仍未完全明了,其目前临床解释:①重复使用酸性盐类局麻药(如盐酸利多卡因)其局部的氢离子浓度必然增多,而注射部位外周神经组织周边的酸度随之增加(pH下降),从而致使不带电荷的碱形成减少;②由于不带电荷的碱形成降低,故能透过外周神经组织屏障的碱则减少,所以其局麻作用的强度也随之下降。

【提示与注意】由于对局麻药快速耐药性的发生机制尚不清楚,因此对该现象的预防也无奈,通常解决方法则是局麻药相互混合搭配应用。如选择硬脊膜外隙脊神经干阻滞,一般采取利多卡因与罗哌卡因或利多卡因与丁卡因按一定比例混合应用,其目的之一是避免单纯使用利多卡因所致的快速耐药性和因效果不佳盲目增加剂量而产生的中毒反应。

570. 为什么围麻醉期小儿更容易引起喉痉挛?

【术语与解答】所谓喉痉挛是指位于喉部中心的声带肌突发痉挛性收缩,从而致使两侧声带同时内收,其结果声门部分或完全关闭而导致机体迅速出现不同程度的呼吸困难,严重者直接因完全性喉梗阻而窒息。为什么围麻醉期小儿容易引起喉痉挛,主要因为小儿喉小,其声带短且声带肌张力明显增高以及喉反射敏感所致,故小儿咽喉遇到任何刺激均容易产生喉痉挛。

【麻醉与实践】围麻醉期小儿喉痉挛的诱发因素与危害以及相关处理措施。

1. 诱发因素　浅麻醉状态下小儿喉应激性增高,无论麻醉诱导期或维持期,还是麻醉恢复期,凡各种咽喉刺激均易引起喉痉挛,如:①咽腔分泌物、呼吸道异物或咽腔肿物等刺激喉部;②胃内容物反流后被误吸;③吸入刺激性有害气体(如非气管插管实施咽腔电刀或激光烧灼治疗等);④麻醉过浅置入喉镜窥喉或进行咽喉部检查,以及吸痰、放置口咽通气道过深或提前实施气管插管等;⑤手术操作刺激,如浅全麻非气管内插管状态下行颈部手术或进行口腔与鼻腔手术,乃至剥离骨膜、扩肛操作、提拉牵引睾丸以及扩张尿道、牵拉内脏等均可诱发反射性喉痉挛;⑥浅麻醉下活动头颈部,或咽腔分泌物增多时静脉或肌肉注射氯胺酮;⑦原有呼吸道炎症或支气管哮喘患者其呼吸道敏感性增强,浅麻醉下给予咽喉部或气管内不良刺激等;⑧全麻术后声带肌张力恢复,气管插管拔出时导管摩擦声带,声带被刺激后反射性收缩,故小儿全麻术毕拔除气管插管后易引发喉痉挛,尤其呼吸道手术患儿;⑨小儿入手术室前若严重哭闹,其声带肌张力明显增高,如同时伴有口腔腺体分泌增多,部分小儿单纯肌肉或静脉注射氯胺酮后其吞咽反射功能降低,口腔分泌物(黏液口水)流至喉部可反射性引起声门闭合,这是氯胺酮诱发喉痉挛的原因之一。

2. 喉痉挛的危害　轻中度喉痉挛可使机体呼吸费力或困难,重度喉痉挛可直接造成机体发绀、严重低氧血症与高碳酸血症,甚至窒息死亡。

3. 相关处理措施　小儿发生喉痉挛后,先停止一切操作,根据临床表现轻重程度采取相应措施对症处理。①轻度喉痉挛:应正确、有效托起小儿下颌,防止舌体后坠,并面罩纯氧持续吸入。如已经开始麻醉诱导者应同时加深麻醉,患儿短时间内症状可自行缓解并恢复正常;②中度喉痉挛:在轻度喉痉挛处理的基础上,实施面罩加压供氧辅助通气,同时静脉注射地塞米松 2～6mg,条件允许也可静脉注射适量短效肌肉松弛剂,并做好气管插管准备,仍可继续观察。若喉痉挛由咽喉部分泌物、异物、血凝块引起,应立即予以清除,以保障呼吸道通畅。如自行处理困难,应立即请求他人协助解决;③重度喉痉挛:单人处理有困难时,先呼喊他人前来帮助,同时防止牙关紧闭咬伤舌尖,并在采取面罩加压供氧辅助通气的前提下,立即静脉注射速效、短效肌肉松弛药(如琥珀胆碱或罗库溴铵等),以消除喉部肌肉痉挛性收缩,并控制通气,其目的先解除呼吸危象(窒息),然后视患儿当时缺氧情况及病情决定是否气管插管或安置喉罩进行呼吸支持。如果通气支持设备与肌肉松弛药不具备,可喉镜直视下强行气管插管,必要时紧急行环甲膜切开气管插管,甚至气管切开插管。无任何条件者,则可使用粗针头实施环甲膜穿刺给氧通气。

【提示与注意】①非哭闹小儿单纯应用氯胺酮后应避免各种不良刺激(应在手术室内使用该药为宜,以防不测);②应该强调的是,一旦发生重度喉痉挛,且痉挛症状持续时间过长,则可直接造成机体重要器官缺氧性损害,尤其不可逆性脑损害(如常温下超过 4～5 分钟),严重者直接导致死亡。因此,必须按照上述第③条紧急处理。此外,当患儿尚未建立静脉通路就已经发生严重喉痉挛者,也可紧急采取肌肉注射琥珀胆碱(司可林)使其缓解。

571. 为什么布比卡因导致心搏骤停难以复苏?

【术语与解答】布比卡因属高亲脂性局麻药,因与神经组织结合时间长且牢固,故作用时效长。该药与其他局麻药不同点在于:①通常其他局麻药的毒性首先表现为外周神经异常症状和高级中枢神经系统的异常反应,其神经系统毒性反应一般均早于心脏毒性,经过及时处理中毒症状很快消失。但发生布比卡因中毒,其心脏毒性则明显提前,可直接导致患者心搏骤停,而且实施心脏复苏颇为困难;②自布比卡因用于临床后,被逐渐认识到该药物的神经毒性与其他局麻药相反,首先表现为对心脏的直接毒性作用。

1. 心脏毒性的特点　①布比卡因所导致的心脏毒性作用常为不可逆性,如误入血管内一定剂量则有致死危险,其临床主要表现为严重的室性心律失常,甚至致死性室颤;②缺氧或酸中毒可明显增加布比卡因的心脏毒性;③孕妇对布比卡因的心脏毒性更为敏感。

2. 心脏毒性可能性机制　布比卡因所具有选择性的心脏毒性效应与该药从钠通道缓慢分离有关(即具有对心肌钠通道"快速占用,慢性离开"的特点),当心肌产生动作电位后,钠通道阻滞的恢复速率减慢,造成传导恢复的速率也减慢,从而发生折返性室性心律失常,甚至心室纤颤。此外,布比卡因是左旋体和右旋体等量混合的消旋体型,其中枢神经系统与心脏毒性主要来源于右旋体。

【麻醉与实践】临床应用布比卡因其心脏毒性的严重程度可直接造成患者心搏骤停,而且复苏极为困难,因此,临床各种外周神经阻滞均应慎用或禁忌直接使用0.75%浓度的布比卡因。

【提示与注意】当布比卡因中毒所致心搏骤停,如心肺复苏无反应时,可单次静脉快速滴注脂肪乳溶液,往往有可能是"一针见效"的治疗方法。

572. 为什么椎管内脊神经阻滞是有创麻醉方法?

【术语与解答】为什么说椎管内脊神经阻滞(包括硬脊膜外隙脊神经干阻滞或蛛网膜下腔脊神经根阻滞)是有创麻醉方法,这是同全身麻醉比较而言的。无论静脉全身麻醉还是吸入性全身麻醉,只要建立一条静脉通路后(因任何麻醉方法都必须建立静脉通道),则可通过静脉输液管道输注全麻药或经呼吸道吸入全麻药。而椎管内脊神经阻滞则不然,无论选择脊神经干阻滞,还是采取脊神经根阻滞,必须将穿刺针先行椎管内穿刺"打洞",前者(如直入法穿刺)须损伤棘上韧带、棘间韧带及黄韧带(若侧入法穿刺主要损伤黄韧带);后者(脊神经根阻滞)虽穿刺针较细,除损伤各韧带组织外,还必须穿破硬脊膜,故两者均人为性破坏了机体椎管的完整性。因此,椎管内脊神经阻滞是一种有创麻醉方法。

【麻醉与实践】临床麻醉实践认为:①临床上行椎管内脊神经阻滞,其穿刺针无论粗与细,一般情况下成年人需要穿透约3~8cm的背部肌肉组织与椎间隙的韧带组织,且穿刺途径均为盲探性操作,沿途可能不同程度的偏离方向,当患者脊柱解剖结构变异或刚从事临床麻醉的年轻医师,以及操作技术欠熟练者,尤其反复有创性穿刺操作,更容易造成局部机体组织"蜂窝"状损伤;②临床实施椎管内脊神经阻滞的后顾之忧之所以颇高,主要来自盲探性操作和有创性穿刺两者的风险,因盲探进针容易偏离方向,金属针穿刺必然造成损伤。因此,临床上由椎管内脊神经阻滞引起患者下肢不适、疼痛、功能障碍,甚至截瘫等仍时有发生;③硬脊膜外隙脊神经干阻滞所用的穿刺针较粗,可直接损伤韧带组织(如棘上、棘间与黄韧带属纤维结缔组织),即使选择侧入法穿刺,也必须穿破黄韧带,若反复穿刺不顺利,韧带组织可造成"蜂窝状"损伤,致使纤维结缔组织损伤后即使愈合,修复后也与"原生态"存在差异,甚至局部形成粘连和瘢痕,引起少数患者术后长时间腰痛、腰酸及不适感等,个别患者可持续几年或十多年;④在硬脊膜外隙穿刺成功置管期间,若置入的导管触及椎间孔处的脊神经干或蛛网膜下腔穿刺针刺入过深,刺伤脊神经根(L$_2$以下为马尾神经),可使患者突发性抽动并喊叫,其强烈的"触电感"、"麻痛感"或针刺痛,常致使患者不安与恐惧;⑤因为椎管内脊神经阻滞属盲探性和有创性操作,所以机体组织容易引起创伤,而自然修复又比较困难,尤其神经组织若遭受损伤,即使修复,也不可能恢复至"原生态"。

【提示与注意】就人体椎管的完整性来讲,尽管硬脊膜外隙穿刺造成的韧带组织损伤可以逐渐自行修复,但毕竟不是"原始状态"修复,且已失去了韧带组织原有的韧性和"弹性",以

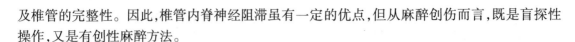

及椎管的完整性。因此,椎管内脊神经阻滞虽有一定的优点,但从麻醉创伤而言,既是盲探性操作,又是有创性麻醉方法。

573. 为什么行剖宫产孕产妇很少选择全身麻醉?

【术语与解答】为什么临床上实施剖宫产术很少选择全身麻醉,其主要原因在于两方面:①担心胎儿娩出后出现呼吸抑制或窒息;②孕产妇全麻管理相对较为困难。

【麻醉与实践】①因相关全麻药或麻醉性镇痛药以及肌肉松弛剂有可能不同程度的经母体通过胎盘屏障进入胎儿体内,从而影响胎儿出生后的生理功能,因此引起麻醉医师顾虑和担心的则是:胎儿娩出后发生呼吸抑制或窒息,而处理和逆转胎儿呼吸危象的难度又较大(如面罩给氧辅助通气、气管插管及后续治疗处理均较大龄儿童困难);②孕产妇妊娠末期往往体重显著增加或体胖,尤其妊娠高血压综合征患者,其主要症状之一是全身性水肿,而口咽腔软组织水肿往往导致上呼吸道明显缩窄,容易引起全麻诱导后气管插管困难,甚至面罩供氧通气不畅,极易发生全麻诱导后呼吸危象,特别伴有先兆子痫和子痫孕产妇。

【提示与注意】①通常椎管内脊神经阻滞情况下胎儿娩出后也时常出现屏气、咽腔分泌物增多而致上呼吸道梗阻以及呼吸功能减弱或抑制,甚至窒息。一旦孕产妇实施全身麻醉其胎儿娩出后出现上述情况,往往麻醉医师可遭到使用全麻药不当的质疑,而麻醉医师又很难寻找出有力的依据证明与全麻药及辅助药无关,因所使用的麻醉类药物有可能透过胎盘屏障,尽管理论上大部分全麻药与辅助用药较难透过胎盘屏障,但因存在着个体差异;②一般而言,只有当椎管内脊神经阻滞属禁忌证时,才可考虑或直接实施全身麻醉(如先天性心脏病孕产妇等),但其娩出的胎儿也大都类似于椎管内脊神经阻滞;③具有支气管哮喘病史、上呼吸道感染患者以及严重肥胖且评估上呼吸道管理困难者选择全身麻醉需谨慎,甚至禁忌,除非采取椎管内脊神经阻滞也属禁忌方可选择全麻;④尽管在孕产妇剖宫产中应用全身麻醉的概率显著降低,但有些特殊妊娠末期孕产妇还是选择全麻相对安全。

574. 为什么围麻醉期容易引起反流、呕吐与误吸?

【术语与解答】正常情况下呕吐是人体一种生理性保护本能,是将食入胃内的有害性物质排出体外,从而达到机体自身的保护作用。但由于麻醉和手术可使胃肠、食管功能紊乱,从而可引起胃液、胃内容物反流或呕吐,如反流物与呕吐物未能完全排出口外,滞留在咽喉腔中的胃内容物就容易引起误吸,而误吸则可导致一系列呼吸功能减退(如吸入性肺炎、肺不张、呼吸困难等),甚至呼吸危象(如严重呼吸功能衰竭、窒息),其死亡率非常高,故必须予以重视。

【麻醉与实践】①全身麻醉:由于全麻诱导后全身肌肉松弛,常使得贲门括约肌也处于松弛状态,而此时患者胃内压力增高,则容易引起胃液及胃内容物反流或呕吐,尤其在尚未插入气管导管前发生呕吐,非常容易产生误吸;②椎管内脊神经阻滞:无论选择硬脊膜外隙脊神经干阻滞,还是采用蛛网膜下腔脊神经根阻滞,有时交感神经被充分抑制,而副交感神经显著兴奋,这种突发性自主神经功能失调易导致反射性恶心与呕吐,甚至引起误吸。此外,如硬脊膜外隙穿刺操作不慎刺破硬脊膜,致使脑脊液外漏过多,常可因颅内压显著降低而引起术后恶心呕吐;③麻醉性镇痛药:阿片类药均具有恶心呕吐副作用,容易造成术后恶心呕吐;④妊娠高血压综合征孕产妇麻醉与术中容易出现反流、呕吐及误吸。

【提示与注意】麻醉期间单纯呕吐并不可怕,可怕的是引起误吸,因误吸可造成肺泡表面活性物质丧失,从而引起一系列呼吸功能异常改变及并发症,如肺水肿、肺不张、严重低氧血症、呼吸衰竭等,甚至合并低血压、心动过速、休克等,其病死率高达70%,严重误吸可直接导致窒息死亡。因此,围麻醉期患者务必预防反流、呕吐及误吸。

575. 为什么临床上用"气道"一词替代呼吸道不妥?

【术语与解答】临床麻醉相关书籍与麻醉相关文献中经常提到"气道"一词,众所周知,气道即呼吸道,如"气道困难"或"困难气道"以及其他"气道"相关术语描述等。①就"气道"本身而言,则含有泛指的意思,而呼吸道则是特指或专指;②无论何种"气道",其内存在的气体均为单向流动,只有呼吸道则是双向流动,即吸气和呼气交替进行,而吸气与呼气存在质的不同,前者(吸气)吸进的是空气(含有氧的成分)或纯氧通气(如麻醉术中通气);后者(呼气)呼出的则是机体代谢产物二氧化碳;③"气道"本身是没有任何生理功能的,而呼吸道则有着重要的生理功能,除吸气与呼气外,还是感受器管,具有咳嗽反射和分泌腺体以及过滤、排出分泌物等功能。此外,下呼吸道平滑肌可以舒张和收缩;④"气道"一般均为圆形的,是由金属或非金属构成;而上呼吸道则非常不规则,它是以上颌骨(包括腭骨)、下颌骨与颈椎作为支架,在其之间填充各种不同形状结构的软组织、骨骼肌以及不同黏膜而形成,故上呼吸道既不是圆筒状的、也不是方管形的,而是宽窄不一、弯直不等、凹凸不平,且易水肿或肿胀的呼吸道;⑤"气道"一般不易阻塞,更不可能水肿;而呼吸道容易痉挛、水肿、梗阻或完全阻塞,从而可引起气管插管困难,甚至面罩加压通气也可受阻等;⑥"气道"中的气体不能溶于水;而进入呼吸道的空气或纯氧通过肺泡可溶于血浆中并进入组织细胞,血液中的二氧化碳经肺泡、下呼吸道与口咽腔排出体外;⑦解剖学是其他基础医学和临床医学的"基石",解剖学中只有呼吸道一词(又有上呼吸道与下呼吸道之分),但无"气道"之说。

综上所述,由此可明确"气道"完全不能反映出呼吸道的本质和属性。所以,在临床医学中(尤其临床麻醉学)用"气道"替代呼吸道是不妥的或是错误的,因为"气道"这一术语不能解释呼吸道的所有相关问题以及因果关系。

【麻醉与实践】①长年的临床麻醉实践证明,临床上通常说或描述经上呼吸道进行气管内插管(又分为经鼻腔气管内插管或经口腔气管内插管),但却不能讲经上"气道"进行气管内插管;②麻醉书籍或文献提及"气道困难"或"困难气道"的定义:是指喉镜显露声门困难与气管插管困难以及面罩通气困难三者的总称,主要为上呼吸道结构异常或狭窄造成,因三者均发生在上呼吸道,故应称为上呼吸道管理(或控制)困难更为具体和严谨,而不能描述为"上气道困难"。此外,因解剖学中无"气道"这一术语,甚至现代汉语词典与辞海,乃至汉语大辞典中均无该术语,而临床麻醉学将"气道"纳入其中显然不适宜、不严谨,且不合乎逻辑。另一方面,非麻醉医生则更难理解何谓"气道困难"或"困难气道"。

【提示与注意】"气道困难"(Difficult airway)一词原由国外"引进",既不符合解剖学,又不符合生理学,容易在临床医学中引起误导,理应予以纠正。因此,本书中均采用呼吸道一词,以及上呼吸道或下呼吸道等术语或名词。

576. 为什么蛛网膜下腔误注入较多局麻药颇有风险?

【术语与解答】为何蛛网膜下腔误注入较多局麻药颇有风险:①中枢神经系统内有相应的"结构"对在毛细血管或脑脊液与脑组织之间转运的物质进行一定的限制和选择,该"结构"即是脑屏障(又包括血-脑屏障、血-脑脊液屏障、脑脊液-脑屏障);②由于中枢神经对局麻药极其敏感,即使脊神经根阻滞从腰部($L_3 \sim L_4$)注入椎管内脑脊液中的局麻药很少($1.0 \sim 1.5ml$),但处于腰骶段脑脊液中的局麻药扩散非常迅速,若比重与平面控制不佳,虽稀释后的局麻药浓度很低,但很易流向胸部甚至颈部,从而产生全部脊神经根麻醉。一旦少量局麻药流过枕骨大孔而进入脑室,则可迅速透过脑脊液-脑屏障,直接与脑干生命中枢相接触,严重者可立即出现呼吸、心搏骤停。

【麻醉与实践】蛛网膜下腔脊神经根阻滞(简称脊神经根阻滞或腰麻)是将极少量的局麻药液($1.0 \sim 1.5ml$)经 L_2 以下的棘突间隙以及深层次的黄韧带、硬脊膜外隙与硬脊膜直接注入椎管内的脑脊液中,以达到临床上所需要的麻醉作用。而脊神经根阻滞所用的局麻药剂量仅是硬脊膜外隙脊神经干阻滞(简称脊神经干阻滞)所使用的 $1/10 \sim 1/15$,两者用药如此大的反差其后者(脊神经干阻滞)麻醉效果却不如前者(脊神经根阻滞)。主要因为:前者是将局麻药注入脑脊液中,如注射过多则可直接进入颅内的脑室;后者则是将局麻药注入硬脊膜外隙的脂肪层中,由于硬脊膜外隙与颅内不直接相通,故即使大剂量局麻药也很难进入颅内(除非进入血管内或被血管迅速吸收)。另一方面,枕骨大孔以上则是生命中枢(脑干),局麻药液一旦越过枕骨大孔,则可直接抑制延髓生命中枢,可立即出现呼吸、心搏骤停。故脊神经根阻滞必须减少局麻药用量,并且调控比重和控制麻醉平面,这就是为什么经脑脊液注入局麻药的风险。因此,选择脊神经根阻滞,只要超过脊神经根阻滞的局麻药用量(如浓度大且剂量 $>2.0ml$ 或更多)进入蛛网膜下腔或误注入蛛网膜下腔,就很有可能导致全脊麻,甚至呼吸、心搏骤停。

【提示与注意】①注入椎管内脑脊液中的局麻药必须控制其剂量和浓度;②了解所用局麻药的比重并调控患者的体位,以避免局麻药进入或误入蛛网膜下腔过多而流向胸部,甚至流入颅内;③即使选择脊神经干阻滞或颈神经丛阻滞,也应警惕局麻药意外性进入(误入)蛛网膜下腔。

577. 为什么血细胞比容增高反而会使组织供氧减少?

【术语与解答】为什么血细胞比容(Hct)增高反而会使组织供氧减少:①体内氧的运送量一般等于血流量与动脉血氧含量的乘积;②实验证明,血液粘度随 Hct 增高而增大,当 Hct 增高时,虽血液的氧含量也随之增加,但因血液粘度增大而使血流阻力增大和血流量下降,致使远端组织末梢血管血流量相对减少,且末梢循环灌注不足,故不利于组织、器官的氧供;③如 Hct 超过 60% 时,虽血液的氧含量可增加约 50%,但由于血液过度黏滞,血液流动显著下降,从而使组织、器官供血量明显减少,氧运输迟缓,因此组织、器官氧供反而降低;④Hct 增高患者若给予一定程度的血液稀释,可促使血液粘度降低,其血流阻力则下降,组织、器官血流量代偿性增多和微循环灌注改善,组织、器官并不出现缺氧。此外,血液稀释后血流加速,静脉回心血量增多及血液粘度下降、外周血管阻力减小、心输出量增多,从而有利于组织器官的血供与摄氧。

【麻醉与实践】有些 Hct 明显增多的麻醉手术患者,如麻醉术前给予适宜的急性等容性血液稀释,即在麻醉诱导前进行血液采集,同时补充等容量的晶体或胶体溶液,既达到一定程度的血液稀释,又可明显缓解血液黏滞度,还可改善血流量,从而有利于机体组织、器官的微循环灌注和氧供,尤其可缓解心肌缺血所致的心脏功能异常变化,以利于降低心肌缺血或脑卒中等相关并发症。

【提示与注意】需要提出的是,重度血液稀释时,虽然血液粘度明显降低,血流量增加,但机体内单位血液携带的氧含量减少,血流量的增加常不能代偿血液氧含量的降低,相反组织、器官的氧供可减少。故麻醉术中也不宜过度实施血液采集与血液稀释。

578. 为什么全麻诱导后容易引起患者严重的低血压?

【术语与解答】全麻诱导后至手术开始前出现严重或较为严重低血压者非常普遍,如不予处理可持续到手术切皮时,其特点与规律:①全麻诱导用药无论较多或适中甚至较少,也无论何种药物组合搭配,完成气管插管后均能致使患者的基础血压呈递减性下降;②年老体弱患者尽管应用全麻诱导药明显减少,但麻醉诱导后血压下降仍较为显著;③全麻诱导药使用完毕,即使不再给予维持用药,其血压仍可逐渐性、持续性下降,经常下降至基础值的约 30% ~ 40%,极少数患者收缩压甚至可下降至约 80 ~ 60mmHg,所以不得不提前静脉注射升压药(如麻黄碱或多巴胺等);④血压下降持续期间,一旦手术开始切皮,其血压与心率可骤然猛升。

【麻醉与实践】之所以全麻诱导后至手术开始前这段时间内患者容易出现较为严重的低血压,其主要产生原因有以下几方面:

1. 全麻诱导用药集中 现今临床所用全麻诱导药基本是"三合一"组合,即静脉全麻药、阿片类镇痛药与肌肉松弛药,虽三者药物性质不同,但三者药物相互之间存在相加或协同作用。

(1)静脉全麻药:全麻诱导大多采用丙泊酚,而该药对循环功能抑制明显,尤其全麻诱导时用量颇多(负荷量),故能产生或加重循环系统抑制效应。

(2)阿片类镇痛药:该类药虽对循环无抑制作用,但可强化全麻药(如丙泊酚等)的作用。

(3)肌肉松弛药:通常情况下骨骼肌存在一定张力,可对肌肉组织内的网状静脉血管产生挤压作用,因而四肢静脉血液回流较快(尤其运动期间)。当肌肉舒张时,位于肌肉组织内的所有静脉压力均有不同程度的降低,这有利于毛细血管网血液流入微静脉、小静脉,致使微、小静脉充盈,当肌肉再次收缩时,可将静脉血流挤向较粗静脉及大静脉,最终进入上、下腔静脉。因此,骨骼肌与四肢的静脉瓣对静脉血液回流起着"泵"的作用("肌肉泵"的作用就是间接将静脉血液挤向心腔)。而肌肉松弛药虽无循环系统抑制作用,但该类药物所产生的骨骼肌充分松弛,可使骨骼肌中的所有静脉血管扩张,并使小动脉和微动脉(阻力血管)略舒张(外周阻力降低),即所有骨骼肌中的血管失去骨骼肌张力的压迫,从而引起血容量相对不足或不足(因术前必须禁饮食,甚至禁食十多小时,此时血液处于浓缩状态)。所以,肌肉松弛药产生作用后而间接造成的外周阻力下降,则是全麻诱导后所致严重低血压的又一重要因素之一。

通常上述三种药物(全麻药、镇痛药、肌松药)全麻诱导均是负荷量一次性应用,且几乎同时静脉注射,其三者相加作用或协同作用必然导致全麻诱导后出现严重的低血压,尽管实施气管插管可激发心血管应激反应可使血压、心率回升显著,但此应激反应大都是一过性,随后或继之血压仍呈渐进性下降,尤其全麻诱导后尚未立即进行手术,手术医师需要做准备前工作,如皮肤消毒、铺设敷料、整理所用工具器材等,而这段时间有时较长(如患者约在 10 ~ 20 分钟内无任何外界刺激),即当患者无任何疼痛刺激时(如切皮刺激)其血压可逐渐降低,甚至显著下降。

2. 手术患者血容量相对不足 手术患者大都已禁饮食 6 ~ 8 小时以上,接台手术患者禁饮食时间更长,故其血容量处于相对不足或明显缺乏状态,机体原本能量储备欠佳,加之全麻诱导组合用药,当骨骼肌松弛后容易出现容量血管扩张而回心血量减少,且心血管代偿功能又被所用麻醉药不同程度的抑制,从而导致循环功能减弱,临床表现为心排血量减少与外周血管阻力降低,其结果则引起血压显著下降。

3. 老年患者全麻诱导期低血压发生率高且血压下降更为严重 一方面,老年人心血管系统因衰退而储备功能不足,容易受麻醉药物所抑制,从而导致血压下降;另一方面,老年人静脉血管壁弹性减退,通常情况下易使血液淤积而回心血量不足,且循环时间延长;再一方面,老年人骨骼肌退化,脂肪增多,而肌肉成分较中青年明显减少,且肌肉收缩力也明显不足,故处于肌肉组织内的血管压力间接性降低。正是上述因果关系,老年患者一旦全麻药与肌肉松弛剂搭配,且负荷剂量应用(全麻诱导),其结果是:前者(全麻药)对心血管功能抑制而造成血压下降;后者(肌肉松弛剂)产生的骨骼肌充分松弛致使骨骼肌中的静脉血管更加扩张,从而大量静脉血液滞留,最终回心血量在心房、心室舒张期显著减少而无法射出充足的动脉血。因此,老年患者全麻诱导后血压更容易下降,而且下降程度更为严重。

【提示与注意】①静脉全麻药丙泊酚对循环系统抑制明显,做为静脉全麻诱导用药对于70岁以上患者应慎重或减量使用,尤其伴有心血管疾病患者,该药可作为全麻维持用药或镇静维持药;②全麻诱导后出现收缩压低于100mmHg时,应根据患者全身情况、年龄或是否伴有心、脑血管疾病等,以及是否立即进行手术切皮决定是否应用小剂量升压药物(如麻黄素或多巴胺等),以便使血压稍有回升;③对老年患者或伴有心脑血管疾病、糖尿病等患者,全麻术后不宜较长时间使患者处于低血压状态;④如担心血压偏低而影响重要脏器灌注问题,可触摸足背动脉和桡动脉波动,如远端动脉波动良好,则可解除重要脏器灌注缺血的顾虑。

1. 麻醉管理难度在于 ①处理全麻诱导后低血压容易,只要停用所有麻醉用药,且加快静脉输注胶体溶液,并静脉给予适宜剂量升压药物,血压可立即回升。但此时一旦手术开始切皮,可立即导致血压、心率猛增,此时即使较大剂量使用麻醉药,也难以在短时间内使血流动力学恢复正常范围,往往致使麻醉处理显得被动;②如不采取升压措施,尤其收缩压降至100mmHg以下,此时若仍未开始手术,其血压仍可续降,甚至收缩压降至约80~60mmHg(显著低于其入室基础值收缩压),即使停用任何麻醉用药,并快速给予静脉输液,血压仍难以短时间回升,尤其在麻醉诱导气管插管后5~10分钟,如不给予升压处理,则担心重要脏器(脑、心、肾等)血液灌注不足,特别伴有心血管疾病患者。因此,全麻诱导后患者出现较严重性低血压,给予理想处理颇有难度;③当收缩压下降至100mmHg或以下,此时心率下降程度不一,此现象类似于全麻过深症状,其实是一种假象,并非麻醉过深,此时一旦给予切皮刺激,患者心率、血压反射性、突发性、显著性回升,甚至明显超过其基础值。

2. 麻醉处理技巧 全麻诱导气管插管完成后一般均存在不同程度的应激性心血管副反应,如心率增快、血压升高,但气管插管完成后至手术开始前,由于基本无任何刺激,其气管插管应激副反应可逐渐消退(即血压与心率则逐渐、缓慢下降),此时应根据血压降低速度而相应减少麻醉维持药用量,并加快静脉胶体液输注速度。即使收缩压下降其基础值的30%~40%,这对无心血管疾病的中青年患者仍可继续观察,可视为控制性降压。而对年老体弱或伴有心血管疾病患者,可间断小剂量应用升压药物(如麻黄素或多巴胺等),使其血压升至接近入室基础值的低限为宜,或触摸患者足背动脉与桡动脉波动,如波动良好,可暂不处理,继续观察,以等待手术切皮,但切皮前务必应用适量阿片受体镇痛药,以缓冲切皮疼痛刺激,然后根据血流动力学变化决定麻醉维持药用量。

579. 为什么经鼻腔盲探气管插管必须保留自主呼吸?

【术语与解答】为什么经鼻腔盲探气管插管必须保留自主呼吸,是因为经鼻腔盲探气管插管大都是张口困难者或因颏、颈、胸部瘢痕组织形成而头颅无法后仰,或颈椎严重损伤实施保护性措施以及其他无法从口腔置入喉镜直视下进行气管插管的患者。若上述患者无纤维支气管镜引导经鼻腔气管插管,就得必须保留自主呼吸,以便完全依靠听诊呼吸气流引导和手感调控进行鼻腔盲探气管插管。

【麻醉与实践】①对于经鼻腔盲探气管插管患者而言,为保障生命安全,必须保留其自主呼吸,一方面依靠呼吸气流引导插管;另一方面自主通气条件下能满足患者自身机体氧合的需求,以避免应用肌松药全麻操作因通气中断时间过长而导致低氧血症发生的危险,故经鼻腔盲探气管插管保留自主呼吸是一种较理想的选择,其目的为创造安全的插管条件;②采用此法可不用或少用镇静药、镇痛药及全麻药,而主要侧重于呼吸道黏膜表面麻醉,其目的是避免呼吸抑制;③经鼻腔盲探气管插管完全依靠听诊呼吸气流声音做引导,通过呼吸气流声音的强弱或有无,可判断导管前端与声门之间的位置、方向和距离,如导管前端越接近声门,其呼吸气流声音则越响亮,可有利于气管导管前端插入气管内。反之,越偏离声门,则需要重新调整导管前端的位置。

【提示与注意】经鼻腔盲探气管插管大都是经口腔插管困难的患者,由于经鼻腔盲探气管插管较口腔喉镜直视下气管插管具有一定的难度,甚至操作时间显著延长,如采用全身麻醉非自主呼吸情况下经鼻腔盲探气管插管,既存在着安全隐患,又因无呼吸气流引导很难插管成功,一旦出现严重缺氧或窒息,抢救极为困难。

580. 为什么妊娠末期孕产妇容易发生气管插管困难?

【术语与解答】通常临床上女性气管插管困难者明显少于男性,为什么妊娠末期孕产妇容易发生气管插管困难,这得从孕产妇妊娠末期生理特点谈起:①妊娠末期身高基本不变,而体重却明显增加,体型显著增胖,而颈部相对粗短,尤其颈后部组织明显增厚,可致使头颅后仰受限;②妊娠中末期机体毛细血管充盈,且通透性增加,往往使得细胞外液增多,从而造成肢端水肿,尤其口咽腔软组织松弛,更容易引起不同程度的肿胀(如妊娠高血压综合征可伴有咽腔广泛性水肿),其结果口咽腔出现明显狭窄,故上呼吸道容易梗阻(许多孕产妇主诉用鼻腔呼吸较困难)。尤其具有高危妊娠因素的孕产妇(如妊娠高血压综合征患者),其全身性水肿更加造成上呼吸道软组织同步肿胀或水肿加重,其上呼吸道较其他非妊娠高血压综合征患者显著狭窄,从而可导致喉镜显露声门不清或困难,一旦需要气管插管,则容易造成气管插管失败。

【麻醉与实践】临床上实施剖宫产术,基本采用椎管内脊神经阻滞(硬脊膜外隙脊神经干阻滞或蛛网膜下腔脊神经根阻滞或两者联合),妊娠末期孕产妇仰卧体位时下腔静脉易被膨大的子宫所压迫,下肢静脉部分血液往往通过椎旁静脉(椎管外静脉)和椎管内静脉以及奇静脉而回流至上腔静脉,上腔静脉压力增高可使头颈部静脉血液回流缓慢或受阻,从而易引起上呼吸道软组织轻度水肿或肿胀,加之妊娠末期头颈部与上呼吸道生理特性的改变,其上呼吸道可更加狭窄,一旦术中孕产妇出现不测而实施抢救或需要全身麻醉而行气管插管,则导致喉镜显露声门与气管插管均困难,若反复出现插管失败,则可因喉镜长时间压迫舌体而使舌体水肿或肿胀,甚至咽喉软组织出血,致使气管插管更加艰难,甚至面罩加压通气也可受阻,最终有可能因人工呼吸道难以建立引发孕产妇窒息而死亡,尤其妊娠高血压综合征孕产妇。

【提示与注意】妊娠末期孕产妇,尤其妊娠高血压综合征患者,椎管内穿刺操作完毕后,应使其稍处于头高足低位(尤其应避免头低足高位),且左侧倾斜20°~30°为宜,因头高足低位有利于头颈部的血液回流,可减轻上呼吸道的水肿或肿胀,从而缓冲上呼吸道的狭窄。

此外,需要警惕的是,妊娠高血压孕产妇麻醉术中有可能并发脑血管意外(梗死性或出血性),临床表现为头痛、抽搐、恶心、呕吐以及意识障碍等症状,虽发病率低,但病死率和致残率高。

581. 为什么气管插管困难者成年男性较女性明显为多?

【术语与解答】众所周知,临床上经常遇到的气管插管困难患者以成年男性颇为多见(口腔颌面部及上呼吸道畸形者除外),而女性气管插管困难者却显著低于男性(约7:1)。

【麻醉与实践】全身麻醉大都需气管插管,经临床长期观察研究发现,成年男性气管插管困难者明显多于女性,总结分析其原因主要在于以下三方面:

1. 喉结前移(仰卧位称喉结高) 喉结前移是男性的生理特征之一。通常情况下正常体位从上切牙(门齿)至声门约成90°角(即口轴线与咽轴线约呈90°角),如喉结前移或下颌骨后缩,此角度则成锐角(<90°),该角度越小,普通喉镜越不易显露声门,越容易引起气管插管困难。

2. 舌体肥厚 男性舌体肌肉发达且张力增高,同女性比较相对肥厚、宽大,舌体肥厚可使上切牙(门齿)至声门的角度减小(<90°),加之口底软组织增多,喉镜显露声门时不易将舌体压向口底,致使喉镜显露会厌不良,而声门更无法显露清楚,故气管插管较难成功。

3. 颈部粗短 男性大体重、肥胖者较女性为多,肥胖一般伴有颈部粗短,而颈部粗短必然引起头颅后仰受限,头颅后仰欠佳则导致气管插管困难。

【提示与注意】综上所述,男性气管插管更需警惕遭遇气管插管困难。

582. 为什么全麻术后躁动患者一般不会发生术中知晓?

【术语与解答】①应首先了解何谓全麻术中知晓,是指全身麻醉手术中患者对周围环境或声音存在着一定程度的感知与记忆,并且术后能够回忆术中所发生的部分或全部情况及经过;②全麻知晓产生的原因是术中作用于高级中枢神经系统的全麻药用量减少或中断,致使患者的意识逐渐恢复,只是因存在着肌肉松弛药作用而不能活动;③为什么全麻术后躁动患者一般不会发生术中知晓,这主要和其意识与记忆分离有关。

【麻醉与实践】①全麻术后躁动患者其苏醒时间相对延迟,即使苏醒后,其苏醒质量也大多较差;②在全麻恢复期躁动患者中,有些患者虽能睁眼,但类似"朦胧"眼神或"醉酒"眼神,虽有时语言表达大都较为准确,符合常理,看起来似乎意识清楚,但事后对自己躁动期间的行为、语言以及对周围环境无任何记忆,甚至逐一给予提示(如重复患者自己的讲话与行为),也无任何记忆,处于意识与记忆分离状态;③由于全麻术后意识恢复相对延迟和无意识躁动概率增多,故全身麻醉阈值相对下调,因此麻醉术中一般无任何记忆,且对术中情况通常是一无所知。所以,这种全麻术后存在暂时性意识与记忆分离现象的患者很少发生全麻术中知晓,即全麻术后躁动患者术中一般不会发生知晓。

【提示与注意】目前临床上尚未发现全麻术后躁动患者其术中产生知晓(即使术中全麻药用量一过性减少或一过性中断)。作者对86例躁动患者术后次日随访,让其回忆术后躁动期间的行为活动经过(并给予提示),只有一例患者(13岁)尚有部分记忆(但对术中情况无知晓),其他患者均无记忆。由此得知,麻醉苏醒期间躁动患者其感觉存在,而无真正的意识。所以,全麻术后躁动患者一般不会发生术中知晓。但需要提示的是,对全麻术后患者躁动需与全麻术后"对抗"相鉴别,因后者(对抗)不存在意识与记忆分离现象。

583. 为什么插入导尿管的手术患者全麻术后会引起躁动?

【术语与解答】为什么插入导尿管的手术患者全麻术后会引起躁动,而清醒患者或椎管内脊神经阻滞患者插入导尿管后则不会引起躁动。

1. 尿意的产生与尿意不适感　①排尿反射是一种脊髓反射,正常情况下受脑的高级中枢神经的调控,当膀胱充盈一定程度时,可引起人的主观感觉(即尿意),但人体可有意识的控制排尿,也可延迟排尿时间;②膀胱底部的三角区则是膀胱颇为敏感的部位,如尿液达到约150ml 时可刺激膀胱三角区,尿意开始出现,当尿液增加至 300ml ~400ml 时其尿意显著,但仍能控制,若成人尿液蓄积达 500ml 以上,则因难以忍受尿意的不适感而总想立即排尿;③一般情况下人体出现尿意时必然想排尿,尤其尿意明显且难以忍受者更想或必须排尿。

2. 导尿管引起的"尿意"　①手术患者大都需安置导尿管,尤其手术时间较长者。而导尿管前端有一球囊,用于注入 10ml 生理盐水,其目的是将导尿管前端球囊充盈,以防止导尿管前端从膀胱内脱出进入尿道或完全脱出尿道之外。而尿道内口(膀胱底部)恰好是膀胱三角敏感区域,而充盈的导尿管球囊则可压迫或刺激膀胱三角敏感区,故自然产生明显的尿意;②由于男性尿道长,插入导尿管后虽膀胱内尿液排出通畅,且膀胱也无尿液充盈,但导尿管被海绵体夹在尿道中,从而促成"下垂感"或"尿急感";③已经产生"尿意感"的躁动患者即使拔出导尿管,仍存在"尿意感",而该"尿意感"所致的烦躁或躁动也仍需持续一段时间。

【麻醉与实践】临床上全麻术后躁动可由诸多因素引起,而导尿管对尿道与膀胱刺激的不适感则是其中原因之一,尤其全麻术后男性患者由导尿管刺激引起躁动更为多见。

1. 原因分析　①导尿管大都在全麻诱导完善后至手术开始前安置,因麻醉状态患者安置导尿管无任何刺激。然而,全麻术后患者初醒阶段则有少数患者因导尿管刺激而产生长时间的明显"尿意",此时的"尿意"对有些患者是不能忍受的,尤其患者尚未完全苏醒时(类似朦胧状态),总想坐起或站立做出排尿动作,无论医护人员怎样解释且说明情况与道理,患者根本不听劝阻,甚至打骂医护人员;②男性前列腺部位尿道颇为狭窄,加之男性尿道狭长且存在生理性弯曲,通常置入导尿管时其刺激较女性则显著,该阴茎海绵体尿道刺激征也远较女性明显,故有些男性患者能耐受适度的疼痛刺激,但不能忍受尿意不适感,尤其全麻术毕恢复期患者神志尚未完全清醒时;③术毕全麻药作用基本消失,患者处于恢复期,若神志稍清醒,其首先感觉"尿意"刺激,即"排尿困难"不适感(难受),该膀胱刺激征极易引起"性急"或"暴脾气"的患者产生躁动,因为全麻与手术前未提前通知患者需插入导尿管,患者无思想准备,全麻术毕半清醒状态容易对"尿意"不适感产生躁动,尤其是性情急且性格倔强的患者;④女性尿道粗短且松弛,导尿管刺激明显减轻,所以女性由导尿管刺激而引起躁动者很少见,即使躁动其程度也轻微,但极个别女性因"尿不出尿"而躁动显著;⑤凡全麻术后由导尿管刺激引起反复躁动者,如术后随访,可了解该患者性格大多属倔强、性急,爱发脾气、自以为是等;⑥全麻术后由导尿管刺激而引起躁动者,其 A 型血或 AB 型血患者发生率较高。

2. 治疗与处理　①如躁动患者不听劝阻且躁动剧烈者,可立即根据体重、年龄静脉注射丙泊酚 20 ~40mg 予以制动,患者安静后静注哌替啶 15 ~30mg,若清醒后再次躁动可继续静注丙泊酚 20 ~40mg,随时间推移患者躁动可逐渐减弱或消失;②将导尿管球囊内注水放出 5 ~6ml,以刚好使导尿管不能脱出尿道为宜,以减轻导尿管球囊压迫膀胱三角区;③根据患者情况决定是否给予静脉滴注负荷剂量右旋美托咪啶 0.5 ~0.8μg/kg,15 ~20min 滴注完毕,因该药可不同程度的抑制全麻术后躁动;④当患者意识完全清醒后,其躁动消失,以及呼吸、循环功能稳定且在正常范围,方可护送回病房。

【提示与注意】①曾未插过导尿管的手术患者,全麻诱导前应将导尿管所致的膀胱刺激症状及"尿意感"向其讲明,以避免全麻术后解释无效;②插导尿管前应先将固体局麻药(如4%利多卡因或1%丁卡因)涂抹导尿管全段,以便较长时间的阻断尿道沿途黏膜神经末梢的传导,有利于减少或避免导尿管刺激而引起的躁动;③导尿管插入膀胱后注入生理盐水以不超过5ml且又不能脱出尿道内口为妥,尤其男性患者,以避免注水过多其球状水囊在尿道内口压迫膀胱三角敏感区。

584. 为什么腹部外科手术患者引起声带麻痹者临床多见?

【术语与解答】①气管插管全麻实施腹部外科手术(主要腹腔脏器手术)的患者术后引起声带麻痹者较为多见,临床表现为全麻术后恢复期患者出现声音嘶哑、发声费力以及饮水呛咳,经耳鼻咽喉科医师会诊后诊断为一侧声带麻痹;②由于气管插管和声带之间关系密切,因此被人们很自然地认为全麻术后患者声带麻痹与"气管插管存在因果关系",从而由此可产生医疗或医患纠纷。

1. 何谓声带麻痹 ①声带麻痹(也称喉麻痹)是呼吸道一种特殊异常症状,而不是一种独立性疾病;②当支配声带肌的运动神经(喉返神经或迷走神经主干)受到损伤或损害时,则可出现声带外展、内收或声带肌张力松弛三种类型的功能障碍,从而导致一侧声带或双侧声带闭合(内收)与开放(外展)均受限制,即发音时患侧声带固定不动;③由于左侧喉返神经行程较右侧长,故受损的几率高,因此临床上以左侧声带麻痹为多见。

2. 声带麻痹原因 根据喉返神经与迷走神经所支配的部位不同,临床可分为中枢性和外周性两种声带麻痹,因中枢性极为少见,本文主要阐述外周性声带麻痹:①凡自身病变侵蚀或受外界损伤、损害所致,从而发生在喉返神经分布部位或迷走神经离开颈静脉孔以至分离出喉返神经之前任何部位的迷走神经或喉返神经受损均可引起声带麻痹(如颈静脉球瘤、喉癌或颅底肿瘤压迫、颅底骨折、甲状腺肿瘤、肺癌、食管癌、纵隔占位性病变或转移肿瘤、病毒感染以及颈前部或喉部各种外伤,乃至甲状腺手术、颈动脉内膜剥脱术、颈椎前路手术、心脏手术、一侧全肺或肺叶切除、颈部放射性治疗,颈部手术或胸腔手术操作中牵拉或压迫喉返神经等),尤其是喉返神经的起始端至喉返神经纤维支配的器官或组织,这中间任何一段喉返神经损伤均可导致该神经的传导兴奋发生中断,致使远端被支配的器官或组织的功能降低,甚至丧失,而声带麻痹则是来自远端的喉返神经或具有喉返神经纤维成分的迷走神经主干损伤;②虽引起声带麻痹的原因多种多样,但绝大多数与声带本身无关,主要是支配声带肌的喉返神经或迷走神经主干受累以及损伤所致。

3. 声带麻痹表现特点 ①单侧不完全声带麻痹:主要为声带外展障碍,其症状通常多不显著,间接喉镜或电子喉镜下可见一侧声带临近中线位,吸气时不能外展,但发音时声带尚能闭合;②单侧完全性声带麻痹:患侧声带外展及内收功能均消失,间接喉镜或电子喉镜下可见患侧声带固定于旁中线位,发音时声带不能闭合,并出现声音嘶哑;③双侧完全性声带麻痹:即两侧声带均不能外展,且相互靠拢接近于中线,既不能完全闭合,也不能同时外展,声门呈小裂隙状态,体重较轻患者平静时尚可维持通气,但稍体力活动后常感呼吸费力,一旦患有上呼吸道感染,则可出现严重呼吸困难。临床上双侧声带麻痹较少见,多因甲状腺手术或喉外伤以及气管肿瘤侵蚀所致双侧喉返神经损伤;④声带麻痹患者症状表现:发声音量低沉,而且发声费力,饮水或饮食可出现"打呛",咳嗽无力,吞咽期间食物、唾液易误吸入下呼吸道,部分老年患者甚至可因声带麻痹而发生反复的吸入性肺炎。

4. 喉返神经解剖　喉返神经源于迷走神经,是由发自脑干的左、右迷走神经出颅,通过颈部喉的两侧下行,并延伸至主动脉弓和右锁骨下动脉处分离出左右喉返神经,该喉返神经又返回至喉部,是分布于喉部的重要运动神经,主要支配除环甲肌以外喉内诸肌的运动功能。

（1）左侧喉返神经:该分支起始于主动脉弓处的左侧迷走神经主干,分离后再绕主动脉弓下方返回,并沿左侧气管-食管间沟上行,在环-甲关节后方进入喉部,其前小分支分布于左侧声带的内收肌,而后小分支则分布于左侧声带的外展肌。

（2）右侧喉返神经:是由位于右锁骨下动脉处的右侧迷走神经主干分离出,再经右锁骨下动脉前方绕过该动脉折返,然后沿右侧气管-食管间沟上行,抵达环-甲关节后方入喉,其前小分支分布于右侧声带的内收肌,而后小分支则分布于右侧声带的外展肌。

通过喉返神经解剖可见,由于左、右喉返神经行程途径有所不同,故左侧喉返神经较右侧长。此外,据国内孟昭辉等对喉返神经解剖的观察结果,统计出左侧喉返神经行走于气管-食管沟内者占83.3%,右侧喉返神经大部分沿气管-食管沟的外侧上行,走行于沟内者约占22.9%。提示两侧喉返神经与气管-食管的关系有明显差别,加之左侧喉返神经较右侧明显延长,因此临床上以左侧喉返神经更容易受累或受到损伤。

5. 迷走神经解剖　①迷走神经:为第10对脑神经,是脑神经中行程最长、分布最广且最为复杂的一对外周神经;②迷走神经行程:该神经自延髓后方出脑,经颈静脉孔下行于整个颈部,继续延伸至胸廓上口进入纵隔,并与食管一起穿膈,再经食管裂孔进入腹腔,然后形成许多分支分布于腹腔内各脏器;③迷走神经特点:该神经含有感觉、运动和副交感神经纤维成分,是一对混合性神经。此外,迷走神经之所以复杂,其"迷走"一词则来源于拉丁词汇"游走",虽起始于脑干,但可通过颈部和纵隔"游走"至腹腔内的整个消化系统以及其他器官。此外,更为"迷惑"的是,除喉返神经损伤可导致声带麻痹外,迷走神经主干(指颈静脉孔至主动脉弓和右锁骨下动脉处的迷走神经)受损也可引起声带麻痹,甚至临床上可出现不明原因或无法解释的声带麻痹;④迷走神经分支:迷走神经分支较其他脑神经显著为多,自上而下如喉部分支(喉上神经与喉返神经)、食管分支、肺支、心支、胃支(又分胃前支与胃后支)、肝支、胆支,以及脾、胰、肾、结肠、小肠、阑尾支等。

【麻醉与实践】为什么腹部外科手术患者全麻术后引起声带麻痹者较为多见,这一问题至今困扰着麻醉医师,因此非常有必要将其因果关系逐一分析和全面探讨:

1. 临床麻醉或相关检查以及安置胃管发生声带麻痹病例统计　笔者通过文献检索和临床观察,初步且非常粗略的统计(因许多病例资料并非报道全面或无法统计完全),发现由麻醉或相关检查乃至安置胃管等出现声带麻痹者如下。

（1）全麻术后发生声带麻痹病例:包括气管插管或安置喉罩患者。①胃部手术19例;②胆囊手术18例;③结肠手术7例;④脾脏手术7例;⑤胰腺手术1例;⑥食管手术1例;⑦肾脏手术1例;⑧心脏手术1例;⑨肺脏手术1例;⑩乳腺手术1例。上述全麻术后发生声带麻痹病例几乎全部为气管插管一次成功者,并非气管插管困难。另外,结肠手术安置喉罩出现2例。

（2）气管插管全麻联合硬脊膜外隙脊神经干阻滞产生声带麻痹:共统计13例,全部为腹腔手术。

（3）单纯硬脊膜外隙脊神经干阻滞:共统计有2例(均为腹腔手术)。

上述全麻气管插管与安置喉罩共72例,硬脊膜外隙脊神经干阻滞2例,74例中除食管、心脏、肺脏及乳腺手术各 1 例（非腹腔手术共 4 例）外，腹腔手术共占 70 例，即腹腔手术占比例为 95%。

（4）麻醉术中牵拉喉返神经所致声带麻痹：如胸腔镜下行肺叶切除术中牵拉纵隔处的喉返神经与甲状腺手术患者术中牵拉喉返神经，从而导致术后发生声带麻痹者各 1 例。

（5）胃镜检查与插入胃管后引起声带麻痹者：有文献报道清醒患者术前病房内插入胃管或术后拔出胃管后出现声带麻痹者共 3 例，以及胃镜检查发生 2 例。

统计总结上述声带麻痹病例共 81 例，发生左侧声带麻痹者 43 例，出现右侧声带麻痹 12 例，其余 26 例未注明是左侧还是右侧声带麻痹。此外，除 1 例乳腺手术与迷走神经或喉返神经无关系外，其他 80 例手术均与迷走神经或喉返神经所处位置有关。

2. 个案报道　笔者曾遇一例声带麻痹患者报告如下：患者男性，71 岁，60kg，因患胃癌在全麻下行胃癌根治术。该患者采取常规静脉全麻复合用药快速诱导（肌松药为罗库溴铵 60mg），待全身肌肉充分松弛并行 1% 丁卡因咽喉表面麻醉后 3 分钟再行气管插管，由于声门显露良好，未用金属管芯且一次性插入 7.0ID 气管导管，导管气囊充气适宜，术中实施静-吸复合全麻维持，术毕患者清醒后拔除气管插管，整个围麻醉期无异常情况。但患者术后第 2 天清晨饮水漱口出现"打呛"，发音声调明显降低，且声音嘶哑，经耳鼻咽喉科资深医师诊断鉴定为右侧声带麻痹。该患者未给予特殊治疗，一周后患者出院时症状仍无改善，追踪 3 个月其发音有所好转，且饮水呛咳轻微，约在 5 个月时声带恢复正常，临床症状完全消失。

3. 临床上引起的争议　任何医疗行为（如气管插管、相关手术、安置胃管或胃镜检查等）引起声带麻痹均可导致医疗或医患纠纷，尤其全麻插管术后出现声带麻痹，极易使手术医师与麻醉医师产生矛盾或争执，手术医师理由非常充足，即手术操作（如腹腔手术）远离声带和喉部，并非甲状腺或喉部手术，因此与手术无直接关系。而麻醉医师则认为，气管插管并非困难，均一次插管成功，而且发生声带麻痹病例大都为腹部外科手术，其他手术专科麻醉患者非常罕见，但又找不到任何依据证明与气管插管无关。

4. 分析与探讨　通过上述发生声带麻痹病例统计发现，除肺叶切除与甲状腺手术中人为牵拉喉返神经外（另 1 例乳腺手术除外），几乎绝大多数声带麻痹手术患者均集中在由迷走神经分布的脏器和周边区域。然而，上述 81 例真正由喉返神经支配的脏器或区域手术引起声带麻痹者则非常少（只有食管和肺脏手术各 1 例，因喉返神经沿气管-食管沟上行，其纵隔内也包括迷走神经）。但插入胃管或行胃镜检查，以及吞咽大块食物，甚至深吸气后突然高声呼喊等也可引起声带麻痹。这是因为 83.3% 的左侧喉返神经与 22.9% 的右侧喉返神经紧贴于气管-食管沟走行，由于喉返神经非常敏感和脆弱，而食管平滑肌内壁被刺激后收缩或膨胀，其食管平滑肌外壁与气管夹角（气管-食管沟）可挤压或间接触及喉返神经，从而导致左或右侧声带麻痹。此外，还可从另一角度提出假设：如神经外科、耳鼻喉科、口腔科、骨科、眼科、胸外科、妇科、整形科、泌尿外科、血管科等全麻插管患者相加，肯定远多于腹部外科手术患者，而且部分腹部外科患者通常选择硬脊膜外隙脊神经干阻滞，从气管插管数量上已远远超过腹部外科，若由气管插管所致声带麻痹，上述专业科室发生总量应该显著多于腹部外科才合乎常理，但为何上述专业科室手术患者全麻插管术后声带麻痹者较罕见，而腹部外科手术患者发生比例如此之高。再者，胸外科手术患者大都插入双腔支气管导管，而该导管既比常规普通气管导管质硬，又比常规普通气管导管粗大，而且大都置入金属管芯经声门插入支气管内，这对声带、气管压迫刺激更为显著，但目前尚未见由双腔支气管导管插管所致声带麻痹的报道。此外，"光棒"是一固定弯曲的金属插管器，类似"L"状，为盲探或可视下气管插管所用，其硬度明显强于普通气管插管所采用的金属管芯,故撞击或顶撞声带强烈,但至今尚未听说使用"光棒"导致声带麻痹者。另方一面,临床上常规采用金属支气管镜反复进出声门和气管内以夹取小儿下呼吸道(气管、支气管)异物,这对声门与气管内壁的刺激远大于气管插管,目前尚未出现引起声带麻痹病例。所以,临床气管插管可导致杓状软骨脱位,但基本不可能造成支配声带肌运动的喉返神经损伤而产生声带麻痹,因为支配声带肌运动的喉返神经是该神经的最末端(喉返神经末梢),即使反复气管插管与声带剧烈摩擦、碰撞,有可能造成声带损伤、水肿,但不可能导致声带麻痹,只有在支配声带肌的远端损伤喉返神经的传导,才能造成声带麻痹。因此,耳鼻咽喉科手术医师实施声带手术,经常损伤声带或造成声带缺损(如手术切除声带病灶或切除部分声带),患者术后也只出现声音嘶哑(因双侧声带闭合后其缺损处漏气),但未见引起声带麻痹。

还需要说明的是:①尽管 83.3% 的左侧喉返神经以及 22.9% 的右侧喉返神经紧贴于气管-食管沟走行,但气管由间隔较密的气管软骨环支撑,加之气管内外壁为平滑肌构成,故管壁较厚,气管导管或双腔气管导管插入气管内可被较厚且固定的气管软骨环"隔离性保护",因此不易损伤喉返神经。此外,气管插管完成后若过度给气囊充气,有可能从气管内壁间接压迫行走于气管-食管沟内的喉返神经,尤其术毕患者清醒时不耐受气管插管而产生刺激性呛咳,可反射性致使气管平滑肌阵挛性收缩,是否挤压喉返神经而引起声带麻痹目前尚无定论,但笔者认为可能性很小;②文献和临床上报道的安置胃管以及行胃镜检查也发生了声带麻痹,这又是为何产生的? 因患者清醒状态食管平滑肌受到刺激均可收缩,如置入胃管或插入胃镜产生的吞咽和反复恶心,易引起食管平滑肌显著收缩,有可能使气管-食管沟内的喉返神经受到挤压,因食管壁并非像气管具有软骨环支架保护。另一方面,由于胃来自迷走神经的胃前支和胃后支分布支配,若巧合该迷走神经含有喉返神经的成分,而且该迷走神经两个分支均贴近胃黏膜内壁,则可明显增加胃镜或胃管触及迷走神经两个分支的概率,因此插入胃管或行胃镜检查可通过食管内壁和胃黏膜间接刺激喉返神经或触及具有喉返神经成分的迷走神经,从而间接引起声带麻痹。这也可初步解释为何临床上插入胃管或胃镜检查而出现的声带麻痹,因喉返神经非常敏感、脆弱,且大多贴近食管-气管沟行走。

5. 理论假说或猜测与推断 由于迷走神经复杂、多变,除分离出喉返神经和喉上神经外,还具备感觉、运动以及副交感神经功能,乃至"游走"至腹腔各脏器中发挥作用,加之麻醉术后或非麻醉状态下发生的声带麻痹非常蹊跷,故该神经确实有着"迷惑"性。因此,笔者提出以下理论假说或猜测与推断:①极少数人体迷走神经可出现变种或变异,即在主动脉弓与锁骨下动脉处分离出独立的左、右喉神经后,该迷走神经仍有少部分喉返神经运动纤维仍未完全分离,而是伴随迷走神经继续延伸至腹腔各脏器的终端(图 50-1),然后再原路返回与主动脉弓及锁骨下动脉迷走神经分离的左、右喉返神经汇合,并一起继续上行而返回入喉(图 50-1),支配着声带肌的运动功能;②若出现迷走神经变种或变异的患者实施腹腔脏器手术,当某一脏器切除后,其支配该脏器终端的迷走神经有可能被损伤或被切断,而伴随的喉返神经细纤维也同时中断,故其兴奋性传导不能经迷走神经与喉返神经原路返回入喉(图 50-2),致使声带肌缺乏健全、完善的喉返神经支配,因此该声带肌失去了应有的外展与内收功能。此外,因伴随迷走神经走向的远端喉返神经折返传导发生中断,从而直接削弱了正常径路走向的喉返神经的功能,致使支配声带肌运动的功能下降,甚至丧失(即声带麻痹);③一般而言,这种迷走神经的变种或变异很少是左、右迷走神经同时出现,即使出现,也不可能左、右迷走神经远端的分支同时支配腹腔中的一个脏器,假若出现同时支配某一器官,当该器官切除或损伤后,就有可能导致双侧声带麻痹;④尽管伴随迷走神经延伸至腹腔脏器的喉返神经纤维很细,但其功能成分

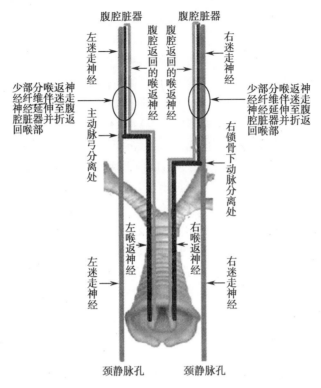

图50-1　少部分喉返神经纤维伴随迷走神经延伸至腹腔器官

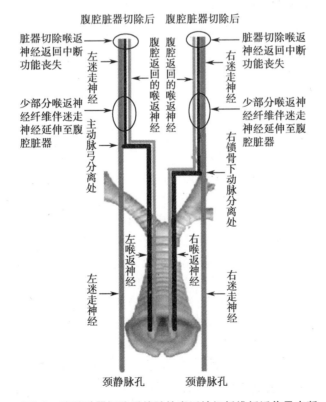

图50-2　腹腔脏器切除后伴随的喉返神经纤维折返传导中断

至关重要,若正常返回入喉的喉返神经缺乏该功能成分,可因支配声带肌运动功能不足而导致声带肌内收或外展受限,甚至麻痹。

通过上述理论假说,从而也可解释为何喉返神经虽未损伤,但稍牵拉或稍压迫喉返神经则可发生声带麻痹。此外,尤其是迷走神经支配丰富的胃、胆囊、结肠、脾、阑尾等器官手术,其术后发生声带麻痹者较多,甚至有报道单纯实施硬脊膜外隙脊神经干阻滞行腹股沟斜疝修补术以及腹腔其他脏器手术后也出现了声带麻痹。

总之,上述理论假说或猜测与推断结论是:除左、右喉返神经分离处以上的迷走神经主干(即自延髓发出后至主动脉弓与锁骨下动脉处的这段迷走神经)具有喉返神经运动纤维成分外,极少数人其迷走神经可出现变异或变种,即:①少部分喉返神经纤维成分贯穿于整个迷走神经;②喉返神经在离开迷走神经后,喉返神经的少部分运动功能纤维仍与迷走神经融合,一直延续至迷走神经的远端,当携带少部分喉返神经运动功能纤维的迷走神经所支配的胸腔、腹腔脏器被切断或损伤后,均可导致患者术后出现不同程度的声带麻痹。上述只是有关迷走神经或喉返神经变异或变种的理论假说以及逻辑推断,这还有待于有识之士今后进一步研究予以验证。

6. 声带麻痹预后以及治疗与处理　如全麻术后或硬脊膜外隙脊神经干阻滞患者术后出现声音嘶哑,饮水呛咳,应首先经耳鼻喉科资深医师给予鉴别诊断,若属单侧非完全性声带麻痹,通常其发音、吞咽无明显障碍,一般不须治疗,通常在3个月内可恢复。如出现单侧完全性声带麻痹,可在发生后给于激素治疗,一般在3~6个月内可基本好转或痊愈。因该变异或变种喉返神经腹腔脏器终端折返性损伤只占整体喉返神经的比例很少,故整体喉返神经可在较短的时间内逐渐代偿而恢复其全部功能,但个别患者恢复时间可更长,甚至很难恢复。

【提示与注意】①笔者认为由暴力或操作不当气管插管很有可能引起环-杓关节脱位(主要因喉镜置入过深直接压迫杓状软骨或环-杓关节造成,而气管插管过浅其气囊过度充气压迫杓状软骨或气管导管带金属管芯插管顶在杓状软骨处,以及金属硬质镜插管,甚至术毕拔管时气管插管气囊未能放气也可引起),但直接造成声带麻痹者罕见,因临床上遭遇插管困难患者经反复多次且长时间插管失败,甚至导致喉部不同程度的损伤、水肿也未见声带麻痹者;②如全麻术后患者出现声嘶、饮水呛咳、发声费力,应首先经耳鼻咽喉科资深医师给予鉴别诊断,因间接喉镜或电子喉镜所见环-杓关节错位或杓状软骨脱位与声带麻痹不同,前者(环-杓关节脱位)其杓状软骨与环状软骨的关节面错位,双侧杓状软骨不在同一平面或不对称,或一侧杓状软骨黏膜红肿,且较对侧明显肿大,以及受伤侧杓状软骨移位。而声带麻痹则无杓状软骨异常。此外,发生环-杓关节错位,可给予环-杓关节复位,复位后其临床症状可消失。而声带麻痹患者则需要受损的喉返神经功能缓慢自行恢复。

临床需要提示的是:极少数人喉返神经非常敏感和脆弱,笔者曾遇见一例肺叶切除患者其喉返神经损伤,因该患者全麻胸腔镜下术中清除纵隔处淋巴结时,手术医师轻微牵拉左侧喉返神经,以告诫助手和同事,但术后患者出现了左侧声带麻痹。而在另一例甲状腺手术患者中,手术医师同样为提醒助手和同行,而将一侧喉返神经稍提拉警示,但术后该患者也发生声带麻痹(两患者约在3~4个月后声带功能基本恢复)。由此可见,喉返神经并非受到损伤才可引起声带麻痹,即使直接稍牵拉或间接触及也可导致声带麻痹。由于迷走神经支配几乎遍布整个腹腔脏器,故腹腔手术(包括胸腔手术)患者术前应由手术医师(主要为普外科或胸外科手术医师)向患者及家人或亲属阐明麻醉术后有可能发生声带麻痹,但概率非常低,并将该"并发症"明确写入手术知情同意书中,或麻醉医师与患者及家属签订麻醉同意书时也应签字为证,以避免事后出现医患纠纷。

585. 为什么椎管内脊神经阻滞易发生低血压及心动过缓？

【术语与解答】①低血压和心动过缓是椎管内脊神经阻滞颇为常见的不良反应或并发症。有文献报道,低血压的发生率为8%～33%,而心动过缓的发生率为2%～13%;②一般认为椎管内脊神经阻滞(硬脊膜外隙脊神经干阻滞或(和)蛛网膜下腔脊神经根阻滞)所致交感神经阻滞是引起体循环血管阻力降低和回心血量减少的主因,从而引起低血压以及心动过缓,甚至导致患者心搏停止,故临床必须予以重视。

【麻醉与实践】椎管内脊神经阻滞易发生低血压及心动过缓的因素与相关防范措施。

1. 原因与机制 ①无论硬脊膜外隙脊神经干阻滞(简称脊神经干阻滞),还是蛛网膜下腔脊神经根阻滞(简称脊神经根阻滞或腰麻),若 T_5 以上平面被阻滞,则易阻断交感神经节前纤维,致使外周小动、静脉扩张而血管阻力降低,从而使血液相对淤积在外周血管系,同时静脉回心血量减少,其结果左、右心腔充盈压明显不足而导致心输出量显著下降,最终造成低血压发生。此外,交感神经被抑制,而副交感神经相对亢进,故患者出现心动过缓;②由于阻滞平面过高过宽,躯干约2/3动脉、静脉和双下肢动、静脉同时扩张,来自下腔静脉的血液大都淤积、滞留在血管床内。此外,机体前负荷明显降低而右心腔充盈压显著下降,必然引起右心室输出量减少。同时整个下半身所有动脉血管扩张而致后负荷降低,加之肺静脉氧合血来源不足,同样致使左心腔压力不能满足左心室输出量,最终整个循环系统虚脱必然引发低血压与心动过缓;③血压下降伴心动过缓严重者可因脑供血不足而出现恶心呕吐、面色苍白、躁动不安,甚至一过性黑矇或意识丧失等;④其他促发因素有:如大剂量应用局麻药、脊神经广泛阻滞、患者已存在低血容量、原有心血管功能代偿不足、年老体弱、术前合并应用抗高血压药物或丙嗪类药物、体位突然变动、应用 β 受体阻滞剂、髋关节手术,以及脊神经干阻滞与全身麻醉联合应用、局麻药吸收入血等均可引起低血压及心动过缓。

2. 预防与处理 ①椎管内脊神经阻滞前必须建立通畅的静脉通路,提前输入适宜胶体容量预充,尤其禁饮食时间过长者可加快输液,以补足生理需要量;②避免局麻药过量和不必要的阻滞平面过广;③一般治疗措施包括面罩吸氧、抬高双下肢、加快输液,以及纠正低血容量等;④迅速纠正中度或重度以及进展迅速的低血压和心动过缓,应用兼有 α 和 β 受体激动作用的药物优于单纯性 α 受体激动药,其中以麻黄碱最为常用,应立即静脉注射麻黄碱,如连续两次应用麻黄碱后其血压、心率仍未恢复,应立即静脉注射小剂量肾上腺素(3～10μg);⑤对施行剖宫产的孕产妇应常规左侧倾斜30°体位,以缓解下腔静脉的压迫。

【提示与注意】椎管内脊神经阻滞还有可能引起Ⅱ度、甚至Ⅲ度房室传导阻滞,尤其患者术前已存在Ⅰ度房室传导阻滞者更易发生。因此,对椎管内脊神经阻滞患者应密切监测生命体征,并对血流动力学的急剧变化务必采取相对应的防范措施。

586. 为什么小儿口腔内手术经口气管插管容易脱出声门？

【术语与解答】麻醉术中凡引起气管插管脱出声门者大多为口腔内手术,为什么小儿口腔内手术经口气管插管容易脱管,以下阐述则可说明。

【麻醉与实践】小儿口腔内手术常见的有腭裂修复术、扁桃体与腺样体摘除术等,这些手术均在气管插管全麻下进行,而经口腔气管插管之所以容易脱出声门,其主要原因在于:

1. 气管导管特点 如夹带钢丝弹簧圈的气管导管具有一定弹性,能防止压瘪或折瘪,虽插入后在口外将导管固定牢靠,但处于口内段的并非固定牢靠,若口内手术操作稍不慎,则容易使声门下段的导管弹出声门而脱管,尤其气管导管插入较浅者。

2. 气管插管相对过浅　一般而言麻醉术中脱管主要为小儿,因小儿气管短,插管较深其导管前端易进入一侧支气管,故限制了气管插管深度,容易引起插管较浅,而手术医师在口腔内操作稍不慎很易将插管前端带出声门。

3. 口腔内手术与经口气管插管的矛盾　①经口腔气管插管完成后无论使用胶布固定,还是缝合线固定,均需固定于口唇皮肤处,早期的开口器其压舌板是在口腔正中压舌固定,而气管插管则在口角处固定,口腔内手术必须张大口进行(开口器撑开),这使得口内段的气管插管容易处于"悬空",手术医师操作期间如不慎很易将气管插管带出声门而脱管;②现今临床上使用的开口器压舌板带有凹槽,可将气管插管压在其凹槽内固定,故不易脱管,但术中如反复安置开口器或手术完毕退出开口器,有时不慎也可将气管插管带出声门。

【提示与注意】　由于气管插管全麻大都行机械控制通气(患者无自主呼吸),一旦术中气管插管脱出声门,若观察不细,未能及时发现,尤其延误时机,其呼吸危象即刻产生,一旦抢救处理不当,可直接造成患者死亡,因此,决不能掉以轻心。

587. 为什么鼻腔盲探气管插管选择左鼻腔入路成功率高?

【术语与解答】　全麻手术患者张口困难者无纤维支气管镜情况下必须经鼻腔入路盲探气管插管,当患者两侧鼻腔同等宽敞时,为什么选择左侧鼻腔盲探气管插管容易成功,是因为:①人体自然正中位时,鼻中隔与声门处在纵向轴同一直线上,而左、右鼻腔纵向轴延伸径路直线相对偏离声门左侧和右侧。由于气管导管前端斜面开口偏向左侧,而其管尖则在右侧,故气管导管经左鼻腔插入抵达或接近喉腔时,其管尖可远离左侧咽侧壁和左侧梨状窝,更容易接近声门口,故有利于导管尖端先插入声门下,而导管跟随进入气管内;②若气管导管经右侧鼻腔插入,导管前端穿出后鼻孔进入咽喉腔,其管尖则沿着右侧咽侧壁延伸,管尖明显离开咽腔中线,继续插入易抵达右侧梨状窝处,并在该处受阻。

【麻醉与实践】　①由于临床上所使用的气管导管其前端的斜面开口均在左侧,而管尖偏离导管中线,且处于导管右侧壁前端。因此,经鼻腔全盲探气管插管时选择左侧鼻腔入路较右侧鼻腔更容易插入气管内;②导管从左侧鼻腔插入的另一优点是:由于导管前端斜面的存在,导管前端穿出后鼻孔其管尖不易贴近左侧咽侧壁,离开咽侧壁的距离约等于插入导管的外径,故导管进入咽腔时,其管尖一般不会插入咽侧壁的间隙。

【提示与注意】　基于上述鼻腔、咽腔解剖结构与插管径路特点,如两侧鼻腔宽松度相同且不影响手术操作的情况下,选择左侧鼻腔入路更为理想,以利于盲探气管插管顺利且容易成功。需要提出的是,无论经左鼻腔还是右鼻腔入路,并非均能一次性将导管插入声门。因此,如首次盲探插管受阻或插入食管内,再次试插应调整患者头位或改变插管方向。

588. 为什么椎管内脊神经阻滞较全身麻醉容易出现寒战?

【术语与解答】　①寒战是体表骨骼肌持续性、不自主的收缩或痉挛性发抖;②寒战也是手术患者围麻醉期常见异常症状。

为什么椎管内脊神经阻滞(包括硬脊膜外隙脊神经干阻滞和蛛网膜下腔脊神经根阻滞)较全身麻醉容易出现寒战:是因为全身麻醉期间由于高级中枢神经(大脑皮层)被抑制,其自主体温调节机制也受到显著制约,加之阿片类镇痛药与肌肉松弛药的应用,其全身肌肉均处于松弛状态,从而体表均匀缓慢散热,故全麻期间发生寒战相对较少,即使出现寒战,大都在全麻术毕患者恢复期间。而椎管内脊神经阻滞则不然,主要是胸部以下 1/2 躯体处于麻醉状态,而体温调节中枢仍正常,一旦存在促发因素(如冷环境、冷消毒液大面积皮肤消毒、术毕撤离敷料后体表大面积裸露等),则易引起寒战。

【麻醉与实践】 ①正常情况下,体温调节中枢为保持机体温度的恒定,主要通过骨骼肌收缩产生热能。椎管内脊神经阻滞是临床麻醉主要方法之一,其被阻滞区域的骨骼肌已处于松弛状态,此区域的骨骼肌产热能力丧失,加之阻滞区域的交感神经抑制而血管扩张,从而致使机体散热增多。而机体未被阻滞区域的骨骼肌仍收缩产热,当两者动态功能不一致,一旦遭遇冷环境时(如术毕撤离敷料后等),未被阻滞区域的骨骼肌产生的热能重新分布,从而机体可发生不随意节律性肌肉收缩紊乱,即出现寒战现象;②脊神经干阻滞经常使用利多卡因或利多卡因与其他局麻药复合,而利多卡因易引起寒战,其机制尚未明了。因此,临床上椎管内脊神经阻滞患者较全身麻醉患者较容易出现寒战;③目前对寒战治疗的有效药物包括曲马多、哌替啶、苯二氮䓬类药等,以及多层敷料覆盖或棉被裹体保温等措施。

【提示与注意】 ①为避免椎管内脊神经阻滞引起的寒战,术中可持续静脉泵入丙泊酚或给予苯二氮䓬类药,以干扰体温调节中枢,可预防寒战的发生;②除椎管内脊神经阻滞易引起寒战外,椎管内脊神经阻滞术中输注库血更易引起寒战(因库血温度低);③在椎管内脊神经阻滞中,脊神经干阻滞患者寒战发生率又明显高于脊神经根阻滞。

589. 为什么老年患者椎管内脊神经阻滞更容易引起低血压?

【术语与解答】 为什么老年患者椎管内脊神经阻滞更容易引起低血压,主要与老年人椎管解剖结构以及机体生理特点有关:①随着增龄椎间盘逐渐硬化变薄,椎体与椎体间距缩短,相邻两个椎弓根的上、下切迹围成的椎间孔则可缩窄。加之椎间孔内的纤维结缔组织变硬质密,致使椎间孔更加缩窄。此外,由于椎间盘变薄所致的椎体间距缩短,其附着于上、下椎弓之间的黄韧带也跟随缩短,甚至稍凸入硬脊膜外隙。因此,老年人椎间孔与硬脊膜外隙较年轻人显著变窄,而且容积明显缩小;②老年人副交感神经的基本活动与其年龄的增长成反比,故对压力反射的敏感性降低,当迅速改变体位或血容量稍有不足时,即可出现收缩压下降;③由于老年人椎间孔与硬脊膜外隙均变窄,使得注入硬脊膜外隙中的局麻药纵向扩散范围增大,故可导致躯干阻滞平面过宽过广,其动脉压下降也急剧;④老年人对局麻药的敏感性增加,椎管内注入局麻药很容易阻断交感神经节前纤维,从而致使阻滞范围内的容量血管和阻力血管均扩张,直接影响心脏的前、后负荷。

【麻醉与实践】 ①由于老年人椎间孔与硬脊膜外隙同时变窄,且容积缩小,若局麻药剂量和浓度按中青年硬脊膜外隙脊神经干阻滞注入,则可使脊神经干阻滞平面更为广泛,同时若干对交感神经节前纤维被阻断,从而导致外周容量血管扩张而回心血液明显减少,甚至心房、心室无充盈血量输出,严重者可导致休克,甚至心搏骤停,故老年人硬脊膜外隙注入局麻药应减少剂量和浓度;②如老年患者选择硬脊膜外隙脊神经干阻滞(简称脊神经干阻滞),即使注入硬脊膜外隙小剂量局麻药,有时也可在硬脊膜外隙纵向扩散范围较大,阻滞平面较广,其交感神经与循环系统则容易出现抑制而血压显著下降,且脉搏徐缓,甚至波及呼吸系统而导致呼吸肌麻痹,并出现呼吸困难或呼吸停止;③若采用蛛网膜下腔脊神经根阻滞(简称脊神经根阻滞或腰麻),由于椎管缩短、脑脊液减少,局麻药注入后容易出现阻滞平面相对过广,从而导致呼吸费力与循环功能抑制,甚至呼吸心搏骤停。此外,因注入腰骶段蛛网膜下腔(终池内)的局麻药可分别、迅速地阻断脊神经前、后根,尤其前根运动支被阻断,可在极短时间内致使 1/2 躯干和双下肢的骨骼肌充分松弛，而处于肌肉组织内的所有血管固缩力被间接性减低而血管舒张，加之老年人骨骼肌退化而收缩能力欠佳，所以几乎整个外周血管系统扩张和阻力下降，尤其禁饮食后老年手术患者其机体生理需要量明显不足的情况下更易产生严重性低血压。

【提示与注意】 理论上认为，脊神经干阻滞与脊神经根阻滞两者比较，只要阻滞部位和阻滞范围相同，两者对机体血流动力学的影响也基本类似。但脊神经干阻滞诱导期间局麻药是分次注射，因此起效时间延长，这有利于机体有较多的时间自行进行代偿调节，因此，影响老年人血流动力学急剧改变较脊神经根阻滞相对延缓和轻微。尽管如此，由于老年人脊柱解剖与生理功能特点的变化，所以无论选择脊神经干阻滞还是采取脊神经根阻滞，局麻药剂量与浓度均应有所降低，以避免严重性低血压发生，并应做好各种预防措施。

590. 为什么先心病患者全身麻醉其血药浓度可出现不均衡？

【术语与解答】 ①与非先心病比较，为什么先心病（主要指房间隔、室间隔缺损与动脉导管未闭）患者全身麻醉其体内血药浓度可出现不均衡，这主要与先心病的病理生理特点有关，即体循环与肺循环之间存在异常通道，从而导致吸入全麻药与静脉全麻药在两大循环中血药浓度不同；②通常临床上将先心病分为右向左分流的发绀型和左向右分流的非发绀型两大类，其病理生理特点如下：

1. 非发绀型先心病　①正常情况下左心腔血液压力大于右心腔，由于体循环与肺循环之间存在异常通道，从而致使体循环（左心腔或主动脉）部分动脉血液经异常通道分流进入了肺循环的静脉血中（即进入右心腔和（或）肺动脉），并造成右心容量过重和肺循环血量增加，虽可使肺循环动脉端（静脉血）的氧合血红蛋白浓度上升，但基本不影响体循环中的血氧含量（如室间隔缺损与房间隔缺损以及动脉导管未闭患者）；②一般情况下，左向右分流无论其畸形部位如何，其结果都是肺血流逐渐增加而导致肺动脉高压，由于右心室与肺动脉容量负荷过重，严重患者甚至因肺血流显著增多而肺静脉淤血，并出现充血性心力衰竭；③非发绀型先心病其体循环压力均高于肺循环，加之左心腔血液压力大于右心腔，故每一心动周期总有一部分血液经异常通道从左向右分流（即从左心腔或主动脉流入右心腔或肺动脉），因不影响体循环血氧含量，因此不发生低氧血症，临床无发绀症状；④该类型先心病特殊情况也可出现缺氧和发绀，如病情发展至晚期，即发展为逆向分流（右向左分流）或患儿严重哭闹、屏气等（暂时性右向左分流）。

2. 发绀型先心病　由于非发绀型先心病（房间隔、室间隔缺损及动脉导管未闭）晚期可发展、演变为发绀型（即艾森曼格综合征），其右心腔或肺动脉压力则大于左心腔或主动脉，从而致使右心腔或肺动脉中的部分血液逆流进入到左心腔或主动脉（即右向左分流），以及肺循环血流"不足"，其结果是来源于体循环的部分静脉血（即上、下静脉回心血液）未经肺循环氧合，则通过畸形缺损处（异常通道）"短路"直接进入了左心室与/或主动脉，致使体循环动脉血液中含有去氧血红蛋白（或称还原血红蛋白）明显增多，即肺静脉血与体静脉血在左心腔内混合或主动脉中的氧合血掺入了未经肺泡氧合的肺动脉血（体静脉血），故机体外周动脉血氧含量及氧分压（PaO_2）显著降低，由于组织、器官内氧合血不足，从而出现发绀体征。

3. 发绀型先心病与非发绀型先心病不同特点主要在于　发绀型先心病其体循环动脉系统血液中始终含有一定数量的去氧血红蛋白（还原血红蛋白），即部分固定的体静脉血总是围绕体循环持续不断地流动，从而导致体动脉中自始至终含有一部分去氧血红蛋白的静脉血，因此造成该类患者体循环氧合血明显不足。由于机体组织细胞得不到充分氧供，患者则出现缺氧或低氧血症,其临床表现则是口唇与机体组织末梢明显发绀。

【麻醉与实践】 正是由于先心病存在上述病理生理特点,故全麻用药可出现以下不均衡现象:

1. 非发绀型先心病 因中心血液是由左向右分流,从而机体肺循环血量均超过正常,故全麻药诱导与维持在循环内分布与发绀型先心病则有所不同。

(1)吸入全麻药:①麻醉诱导:吸入全麻药经肺泡吸收后通过肺静脉进入左心腔,由于右心腔压力明显低于左心腔,致使含有部分血药浓度左心腔的肺静脉血分流进入了右心腔,而左心腔与体循环动脉系统中的血药浓度则下降,从而导致透过中枢神经血-脑屏障作用于效应器(脑)的药物浓度则减少,因此,吸入全麻诱导相对正常人体较缓慢或滞后;②麻醉维持:由于右心腔或肺动脉持续不断地“接受”来自左心腔或主动脉含有吸入全麻药的部分血液(即肺静脉中一定数量的高血药浓度吸入全麻经右心腔直接进入到肺动脉,并持续性参与肺循环),从而致使外周体动脉血药浓度减少,故可造成吸入全麻维持深度也相对减浅,但其优点则是全麻术后苏醒可能提前。

(2)静脉全麻药:①麻醉诱导:静脉全麻药经上或下腔静脉抵达右心腔和肺动脉后,则被来自左心腔(如房间隔或室间隔缺损)或主动脉(动脉导管未闭)的血液有所稀释,单位血药浓度下降的右心腔血液通过肺循环(肺动脉、肺毛细血管及肺静脉)进入左心腔,其部分含有静脉全麻药的肺静脉血又重新返回了右心腔,并持续不断的在肺循环中总是存在含有一定数量直接来自左心腔的静脉分流全麻药,因此通过左心腔与体动脉而抵达高级中枢神经的血药浓度则降低,所以,静脉全麻药诱导与正常人体比较同样缓慢或滞后;②麻醉维持:由于部分或一定数量分流来自左心腔含有静脉全麻药的血液总是围绕肺循环流动,故患者术中可能麻醉维持深度相对较浅,而术毕麻醉苏醒可能相对延迟。此外体内残留静脉全麻药较多,是因为围绕肺循环的静脉全麻药需逐渐通过体循环才能缓慢、逐渐被肝、肾功能代谢、排泄。

2. 发绀型先心病 由于中心大血管(左右心腔、肺动脉及主动脉)内血液流动与非发绀型先心病相反(自右向左分流),故肺循环血流量相对不足,从而导致麻醉诱导与维持用药具有以下特点。

(1)吸入全麻药:①麻醉诱导:吸入全麻药经肺泡吸收后通过肺静脉进入左心腔,而左心腔的动脉血(氧合血)已被来自右心腔的静脉血有所稀释,故进入体循环的吸入全麻药其血药浓度虽被稀释而有所降低,但未分流,其原血药总量不变,因此较左向右分流非发绀型先心病患者总的血药浓度(或药物分压)相对增加,从而致使透过中枢神经血-脑屏障的药物分压(或药物浓度)升高,故吸入全麻诱导则增快;②麻醉维持:吸入全麻维持药经肺泡、肺静脉进入了左心腔及体循环,由于右心腔压力大于左心腔,来自于体循环部分含有吸入全麻药的血液未经肺循环排泄,又通过异常通道直接“短路”返回了左心腔与体循环,从而使体循环中的吸入全麻药分压(或药物浓度)有所增高,因此,吸入麻醉维持深度相对偏深,即总有少部分含有吸入全麻药的血液围绕体循环流动。此外,由于右向左分流,其术毕经肺循环的吸入全麻药相对减少(因分流进入了体循环),从而该药物经肺泡排泄也缓慢,故可能引起患者苏醒也延迟。

(2)静脉全麻药:①麻醉诱导:静脉全麻药均是通过腔静脉抵达右心腔,从而致使部分全麻药未经肺循环而“短路”(经异常通道)直接进入了左心腔与体循环,故加快了通过血-脑屏障作用于高级中枢神经的血药浓度,所以静脉全麻诱导可能提前出现或静脉全麻诱导速度则加快;②麻醉维持:由于右向左分流,部分静脉全麻药经异常通道进入到左心腔或主动脉,而通过肺循环的全麻药则减少,因此体循环中的血药浓度相对增加,如此全麻维持药相对容易偏多或全麻深度相对增大,而术毕患者苏醒也可能出现延迟。

【提示与注意】 总之,上述只是根据发绀型与非发绀型先心病其病理生理特点进行的理论推测,由于存在着个体差异,加之患者其血液分流量不同(如或部分或小部分)以及其他多方面因素(如心率、血压)等,故全麻实践中是否存在实际临床意义尚需进一步探讨。但先心病患者其临床麻醉诱导与维持用药务必综合分析考虑,并与患者实际情况以及其他相关因素密切结合。

591. 为什么静脉直接滴注普鲁卡因一般很少引起局麻药中毒?

【术语与解答】 局麻药中毒大都因局部静脉吸收过多或不慎注入静脉过量而造成,为什么早年实施的静脉复合普鲁卡因麻醉(即持续静脉滴注 1% 或 2% 的普鲁卡因)一般很少引起患者局麻药中毒。

【麻醉与实践】 其原因在于两方面:①普鲁卡因毒性低:现今临床所用局麻药中普鲁卡因毒性最低,外周静脉滴注普鲁卡因后,需经上下腔静脉→右心腔→肺动脉→肺静脉→左心腔→体动脉→然后方能抵达高级中枢神经系统(脑),普鲁卡因经肺循环和体循环流动后,其血药浓度逐渐稀释、代谢,真正抵达颅内透过血-脑屏障的局麻药(普鲁卡因)已经非常稀少,故不会引起局麻药中毒;②普鲁卡因代谢快:普鲁卡因在体内主要由血浆假性胆碱酯酶水解,因此代谢速度快,且消除半衰期短,一般滴注速度按 1mg/kg/min 不会导致中毒。

【提示与注意】 需要警惕的是:普鲁卡因虽毒性低,若浓度较高(如 2% 以上浓度)或静脉滴注速度较快,同样可引起局麻药中毒。早年实施的静脉复合普鲁卡因麻醉中毒主要因忽略或未留意滴速,从而导致血药浓度过高所致,其中毒特点主要为高级中枢神经毒性表现,即肌肉抽搐、意识消失,乃至反射性引起心动徐缓、血压骤降等。

592. 为什么 A 型血患者全麻术后发生躁动较其他血型为多?

【术语与解答】 临床麻醉实践发现 A 型(包括 AB 血型)血患者全麻术后发生躁动较 B 型血和 O 型血为多,其可能发生机制和促发因素是:①A 型血体内高级中枢神经系统某种兴奋性神经性递质或血液中某种激素含量相对增多是导致全麻术后烦躁和躁动的主因(但有待于今后进一步研究证实);②凡机体内某种兴奋性神经性递质或体内某种激素含量增多者均有可能引起烦躁或躁动,当存在刺激性促发因素(如手术创口疼痛、导尿管所致"尿意"、气管插管刺激以及其他各种不适感等),则可反射性引起这些神经递质或激素过度释放,因此全麻苏醒初期临床行为表现则是烦躁或躁动。

【麻醉与实践】 由于大多 A 型血或 AB 型血人其性格多呈性情急、倔强、任性、疑虑多、易激怒、追求完美、遇事欠冷静,且情绪反应较强烈等(尤其中、青年男性为著),因此,遇有各种不良刺激均不能忍受,而且颇容易引起情绪兴奋或亢进。当全麻术后苏醒初期,可对手术创口疼痛、导尿管所致的"尿意"、气管插管刺激以及其他各种不适感等均不能耐受,从而可不同程度的表现出烦躁,严重者可产生躁动。

【提示与注意】 全麻术后患者其体内镇静药与麻醉性镇痛药基本代谢、排泄,其残余作用达不到有效镇痛和抑制不适感,而部分 A 型血或其他含有兴奋性神经性递质或相关激素增多的患者往往对疼痛刺激、导尿管产生的"尿意"与"尿急"以及气管插管刺激,或其他不适感过于敏感,加之该类型人其性情急、易激怒等,因此容易促发全麻术后躁动。

593. 为什么颌颈部放射性治疗后会造成气管插管显著困难?

【术语与解答】放射性核医学是治疗恶性肿瘤的有效手段之一,但放射治疗后机体正常组织细胞结构及功能也受到辐射的影响与破坏,尤其颌颈部放射治疗后可造成呼吸道结构异常:①下颌关节不同程度的强直而致张口受限;②颈椎关节硬化而使头颅后仰受限;③整个颈部肌肉组织萎缩、硬化而明显变细,并失去弹性;④喉软骨缩窄可使声门变小,且环状软骨与上端气管变细;⑤口咽腔软组织硬化且咽喉腔缩窄;⑥舌下腺、颌下腺与腮腺组织破坏而腺体分泌不足,故不能湿化与润滑咽喉腔黏膜,从而导致医源性口咽腔干燥综合征。

为什么颌颈部放射性治疗后会造成气管插管显著困难,正是因放射性治疗后可使颌颈部与上呼吸道结构发生综合性改变而导致咽喉腔狭窄,所以经口腔置入喉镜难以将舌体压向口底,而且不容易将口轴线与咽轴线夹角增大,其结果全麻诱导后喉镜无法显露声门,甚至会厌只能窥视其顶端,因此导致气管插管显著困难。

【麻醉与实践】①对于颌颈部放射性治疗后再手术患者实施麻醉,务必预先评估上呼吸道是否狭窄,尤其全麻诱导之前应经口咽腔先给予1%丁卡因喷雾反复充分表面麻醉,以减轻喉镜探查时患者反射性恶心,待表面麻醉发挥效应,再进行喉镜经口腔直视下观察咽喉腔结构有无异常,如能观察到会厌大部分或全貌,说明插管并非困难,则可实施快速全麻诱导(包括中短效肌肉松弛剂的应用)。若喉镜直视下未能窥视会厌或只窥见会厌的顶端,不宜盲目采取快速全麻诱导,尤其禁忌使用中、长效肌肉松弛药,以防止气管插管非常困难且反复试插仍失败而导致口咽腔黏膜损伤积血增多,甚至出现上呼吸道梗阻危象;②若未能提前预测而采取了快速全麻诱导,应首先选择细一型号的气管导管并置入金属管芯,且使气管导管塑成类似"L"状或鱼钩状,喉镜片从左口角置入咽喉腔,尽量显露会厌,将塑成"L"或鱼钩状的气管导管沿着口咽腔中心置入,导管前端对准会厌中点,紧贴会厌的下沿或后面(喉面)向颈部喉结方向插入,同时可让同事一手按压喉结,另一手按压胸廓,细听气管导管后端有无明显气流冲出,以预测导管前端是否对准声门口,如气流非常充足,说明导管前端已对准声门,此时再将导管稍微旋转推进插入,然后鉴别是否插入成功;③由于该患者口咽腔狭窄,若借助纤维支气管镜经口腔插管,有时也有难度,故可采取双人操作,一人左手握持喉镜尽量显露咽腔,以使咽腔空间开大,右手握持带有纤维支气管镜的气管导管前端直接送入估计处于会厌的后面,另一人左手捏住气管导管后端,右手握住纤维支气管镜目镜,稍调节镜柄旋钮,则可观察到会厌,甚至直接观察到声门,当确定或寻找到声门后,先将纤维支气管镜置入气管内,再将气管导管顺势送入,以完成气管插管。该方法比单人握持纤维支气管镜操作少走弯路,并减少难度,可使气管插管快捷、准确,还可避免咽喉腔狭窄而遮挡视线或咽腔分泌物遮挡纤维支气管镜。

【提示与注意】值夜班的麻醉医师应注意,由于夜间人手少,遭遇颌颈部放射性治疗后患者需行急诊手术,如实施全身麻醉,务必预先评估上呼吸道通畅情况,然后再决定采取何种麻醉诱导方式和气管插管方法,以避免不测。

594. 为什么硬脊膜穿破后易产生头痛而卧床后头痛显著缓解?

【术语与解答】①麻醉医师众所周知,椎管内脊神经阻滞尤其硬脊膜外隙脊神经干阻滞不慎将硬脊膜穿破,患者术后很易产生头痛,这是椎管内脊神经阻滞常见并发症之一,虽对机体不致导致不良后果,但加之手术创伤所致痛苦,可对患者造成双层"打击",容易引起患者心理与精神刺激或伤害,甚至可因内分泌失调而使机体免疫功能低下,从而影响或干扰患者术后的康复,而且常致使住院时间延长;②之所以椎管内硬脊膜打穿所致头痛是麻醉医师较为棘手的问题,是因为目前临床上尚未有一种行之有效的方法能在短时间内迅速解决该头痛,通常的"治疗"措施之一则是让患者卧床休息且给予持续性补液。

【麻醉与实践】临床上无论蛛网膜下腔脊神经根阻滞(简称脊神经根阻滞或腰麻),还是硬脊膜外隙脊神经干阻滞(简称脊神经干阻滞或硬膜外麻醉),理论上刺破硬脊膜均有可能引起头痛,但主要与脑脊液流失是否过多有关。现今实施脊神经根阻滞所采用的穿刺针很细且呈锥形针尖,可使硬脊膜破损轻微,故脑脊液外渗非常少,其术后头痛发生率也明显降低,即使头痛也常轻微;而后者(脊神经干阻滞)穿刺针明显为粗,穿破硬脊膜后其脑脊液外漏显著增多,因此,术后头痛发生率非常高,而且头痛程度也重。

1. 颅内正常生理解剖结构 ①脑脊液是一种无色透明性液体,主要由脑室脉络丛持续不断地产生,并充满各脑室与脊髓中央管以及蛛网膜下腔,最终回流至静脉系统;②成人脑脊液总量约为130~150ml,其生成速度约为0.3~0.5ml/min,每日生成约550ml;③临床上通常以脑脊液的压力代表颅内压,而成年人颅内压正常值为5~15mmHg(约相当于80~200mmH$_2$O),儿童5~10mmHg。颅内压>200mmH$_2$O提示颅内压增高,<80mmH$_2$O说明颅内压降低;④脑脊液除对脑和脊髓有着营养、并能运输代谢相关产物以及维持正常的颅内压外,另一主要功能是为脑、脊髓、脊神经根与硬脑膜、颅骨、椎管内壁之间起着及其重要的缓冲性保护作用,即避免直接相互摩擦和碰撞。

2. 产生头痛的机制与原因 ①临床上无论选择脊神经干阻滞,还是采取脊神经根阻滞,只要硬脊膜被穿破,均可引起不同程度的脑脊液流失,尤其硬脊膜外隙穿刺针明显为粗,加之硬脊膜为纤维结缔组织,且血运供应差,刺破后遗留的针孔短时间难以愈合或修复时间较长,同时脑脊液对破损的硬脊膜可产生压力,而硬脊膜外隙又存在负压,具有吸附作用,容易致使蛛网膜下腔脑脊液不断地进入或被吸附至硬脊膜外隙吸收,当脑脊液的产生量明显低于丢失量时,从而引起颅内压显著降低,导致失去脑脊液缓冲作用的大脑表层可直接与硬脑膜相互摩擦,甚至"碰撞",特别术后返回病房由仰卧位突然坐立或翻身活动时,则可立即产生"震荡性"头痛;②脑脊液显著减少必然引起颅内压降低,而低颅压可致使脑血管代偿性扩张,大脑表层血管充盈则先与硬脑膜摩擦、"碰撞",从而引起脑血管刺激性头痛;③由于颅腔脑脊液减少与颅内压降低,当患者突然坐立或站立时,因重力作用使其脑室中的脑脊液可流向椎管内蛛网膜下腔中,而整个脑组织可移位下沉,颅腔呈现负压,从而致使颅内痛敏结构(如脑膜、脑血管以及三叉、舌咽、迷走等脑神经)受到牵张,继之引发头痛;④该头痛发生率还与性别、年龄有关,临床上女性多于男性,中、青年多于老年患者,主要与中青年反应敏感,尤其女性耐受性较低有关。

3. 头痛临床表现及特点 ①低颅压性头痛主要是脑脊液压力明显降低(<60mmH$_2$O)而引起,且与体位变化明显有关,尤其患者由仰卧位改为坐位或站立时则出现头痛或头痛显著加剧,重新仰卧位后头痛明显缓解或消失;②患者硬脊膜穿破后其头痛、头晕通常可持续数天,甚至数周,平卧安静休息可逐渐减轻或消失,严重者伴有恶心、呕吐;③部分患者头痛症状常延迟产生,如较早为1天,较晚为7天,一般在48小时内出现;④绝大部分患者头痛通常在7天后明显减轻或消失,很少部分患者则在6个月内症状完全缓解或恢复正常;⑤头痛特点为体位性,即坐起或站立15分钟内头痛加重,平卧后30分钟内头痛逐渐缓解或消失,再次坐起或站立头痛又立即出现,其症状严重者平卧时亦感到头痛,转动头颈时疼痛加剧;⑥头痛为双侧性,通常发生在额部和枕部或两者兼有,极少累及颞部;⑦可能伴随其他症状,如前庭症状(恶心、

743

呕吐、眩晕)、耳蜗症状(听觉减弱、耳鸣)、视觉症状(畏光、闪光暗点、复视等)、骨骼肌症状(颈部强直、肩痛);⑧女性较男性明显增多,且头痛症状也显著。

4. 为何坐位或站立时头痛可加重 是因为坐位或站立时椎管内脑脊液受重力影响而对腰骶段硬脊膜产生显著的压力,因此可"冲开"硬脊膜破损口,从而致使脑脊液流失增多,当脑室脑脊液突发性减少而致脑组织下垂时,大脑半球表面与颅腔内的硬脑膜间隙增宽,颅内负压增大,故反射性低颅内压头痛加重。

5. 为何卧床后头痛可显著缓解或消失 由于颅腔脑脊液大量减少,而仰卧位状态椎管内"多余的"脑脊液则向颅腔流动,从而与脑室脑脊液处于动态平衡,故较坐位或站立时颅内脑脊液相对增多,因此可缓冲颅内负压,所以卧床静止休息可显著缓解头痛或症状消失。

6. 低颅内压性头痛的预防 硬脊膜穿破后头痛的预防比治疗更为重要:①采用脊神经根与脊神经干联合阻滞技术时,建议选用25G～27G非切割型蛛网膜下腔穿刺针,可防止硬脊膜穿孔破损过大,以减少脑脊液的外渗;②如使用切割型蛛网膜下腔穿刺针进行穿刺,其穿刺针斜口应与脊柱长轴平行方向进针(即与硬脊膜结缔组织纤维平行),如此可形成"线型"破损,而非"活瓣"或"洞型"破损,也可降低脑脊液的流失;③在硬脊膜外隙阻力消失试验中,使用生理盐水较使用空气意外性穿破硬脊膜的发生率低。

7. 低颅内压性头痛治疗与处理 一般而言,硬脊膜穿破后头痛需卧床休息3～5天可自行好转,通常一周内头痛消失,但也有极少数患者头痛可持续几周或数月。临床上一般首选保守治疗,主要是卧床休息,必要时给予镇痛药等。此外,其他相关治疗措施如下:

(1)减少脑脊液渗漏,恢复正常脑脊液压力为治疗重点,如术后保持患者卧床休息3～5天,并持续补充液体量,即每日输入晶体与胶体溶液2000～3000ml,以增加脑脊液的生成。

(2)咖啡因可阻断腺苷受体,使颅内血管收缩,可增加脑脊液产生和缓解头痛,如每次口服200～300mg(0.2～0.3g),每天0.3～1.0g可以使大多数患者头痛症状得到缓解。也可一次皮下或肌肉注射咖啡因300mg,或加入500～1000ml乳酸林格液中缓慢静脉滴注。

(3)穿紧身裤和束腹带,并给予适量镇痛剂等。

(4)硬脊膜外隙填充法是治疗硬脊膜穿破后头痛较为有效的方法之一,适用于症状严重且难以缓解的病例,操作时患者取侧卧位,穿刺点选择硬脊膜穿破的椎间隙的上一个或下一个椎间隙,穿刺针抵达硬脊膜外隙后,将拟填充的液体以1ml/3秒的速度缓慢注入硬脊膜外隙,注入填充液时,患者述说腰背部发胀或两耳突然听觉灵敏以及突然眼前明亮,均为颅内压恢复过程中的正常反应。注射完毕拔出穿刺针可扶患者缓慢坐起,并稍微摇头,如无头痛可确认头痛症状消失。填充液的选择:①取自无菌自体血10～15毫升,注入硬脊膜外隙后能短时间恢复颅内压和解除头痛,但有引起注射部位硬脊膜外隙粘连之嫌。此外,自体血填充不建议预防性应用,禁忌用于凝血疾病和有菌血症风险的发热患者;②也可注入硬脊膜外隙6%的中分子量右旋糖酐溶液15～20毫升,其效果与自体血基本相同;③由粗针(如硬脊膜外隙穿刺针)引起的硬脊膜穿破后头痛症状多较严重,且持续时间也较长,有时需要进行多次硬脊膜外隙填充后症状才能逐渐缓解。

总之,在上述治疗时也可配合针刺印堂、太阳、头维、丝足空以及合谷等穴位治疗。

【提示与注意】①患者术后头痛且伴有恶心、呕吐是硬脊膜穿破后主要临床表现,尤其中年女性患者发生率高,且症状也显著,因此,一旦发生硬脊膜穿破,均应告知患者术后卧床24小时以上,若需坐立时,应在家属协助下缓慢坐起,若出现头痛,则需卧床3～5天,并告知患者头痛可很快减轻或消失,以消除患者的焦虑和不安;②麻醉术后延长卧床时间和积极补液治疗可降低硬脊膜穿破后头痛的发生率和头痛的程度。

595. 为什么硬脊膜外隙脊神经干阻滞会出现阻滞不全或无效?

【术语与解答】麻醉医师众所周知,临床上采取硬脊膜外隙脊神经干阻滞(简称脊神经干阻滞)可出现阻滞不全,甚至无效现象,究其原因是多方面的,经综合分析阐述如下。

【麻醉与实践】由于实施硬脊膜外隙穿刺与置入硬脊膜外隙导管均在盲探下进行,因此临床上容易出现以下现象和问题:

1. 穿刺针偏离方向　如患者背部组织肥厚,椎间隙触摸不清(如肥胖患者),硬脊膜外隙穿刺操作时其穿刺针容易偏离椎管中心,若未能及时发现和纠正,可致使穿刺针经脊柱旁侧刺入胸腔或腹腔,因胸腔与腹腔穿刺及置管指征类似硬脊膜外隙,容易误导将导管跟随穿刺针置入了胸腔或腹腔内,局麻药也同时注入胸腔或腹腔,故无阻滞平面或无效。据文献报道,该现象多由手术医师开胸或开腹后发现导管置入了胸腔或腹腔,此情况大都为初学麻醉者或临床实践经验不足的年轻医生所为。

2. 导管未能置入硬脊膜外隙　①有极少数人其黄韧带外侧缘与肌肉之间有一潜在间隙,当穿刺针前端抵达此处时,也有较明显的负压存在,如经验不足视为“硬脊膜外隙”,也能将导管无阻力置入,但局麻药注入后大都在深部组织内被缓慢吸收,故不会产生脊神经干阻滞;②硬脊膜外隙穿刺成功后置入导管过短,加之脊柱皮肤处胶布固定不牢,当患者由侧卧位翻身改为仰卧位时,致使导管前端脱出硬脊膜外隙。

3. 阻滞范围过窄或偏向一侧　①虽穿刺针进入硬脊膜外隙,但穿刺针前端侧方开口偏离椎管纵向轴线,置入的导管前端也跟随其偏离,致使导管前端进入一侧椎间孔内或穿出椎间孔,而注入的局麻药经导管前端出口抵达椎旁的软组织中,从而形成单侧椎旁阻滞;②硬脊膜外隙出现粘连或椎间孔处不同程度狭窄及阻塞,常致使局麻药液向椎间孔处扩散、渗透受阻,只有少量的局麻药与脊神经干相接触,而过多的局麻药则存留于硬脊膜外隙被缓慢吸收,故阻滞的范围过窄或偏向一侧,其结果则是脊神经干阻滞不全;③患者已多次行脊神经干阻滞或曾有脊柱手术史,硬脊膜外隙已存在粘连或瘢痕挛缩,注入局麻药受阻或扩散不均匀,从而导致脊神经干阻滞范围过窄;④硬脊膜外隙穿刺实施阻力负压试验期间,如注入过多的空气(尤其反复注气试验),因空气吸收缓慢,可在硬脊膜外隙形成隔离层,再注入局麻药后,可使局麻药扩散、渗透不均匀,容易引起脊神经干阻滞出现不全或欠完善。此外,注气试验还存在着其他潜在隐患,故现今临床已逐渐停用硬脊膜外隙穿刺以空气注射行负压试验,而全部采取注入生理盐水行负压试验。

4. 注入硬脊膜外隙局麻药用量或浓度不足　①由于担心局麻药中毒,往往注入硬脊膜外隙局麻药用量不足,致使局麻药液在硬脊膜外隙渗透、扩散范围较窄,加之麻醉维持期间分次追加局麻药间隔时间过长,从而使得硬脊膜外隙局麻药总量不足以扩散至各椎间孔处,故可引起脊神经干阻滞范围较窄或阻滞不全;②虽局麻药用量已足,但局麻药配制浓度过低,尽管局麻药扩散至若干对椎间孔内,但由于局麻药浓度低而很难渗透至包裹各脊神经干外的鞘膜,造成局麻药分子接触脊神经干过少,从而导致手术期间患者感觉疼痛,且肌肉松弛效果也欠佳;③位于硬脊膜外隙和椎间孔处的脊神经干是来自蛛网膜下腔的脊神经前、后根合二为一构成,粗大的混合性脊神经干其运动纤维成分较感觉纤维成分“质密”,同剂量、同浓度的局麻药液阻滞运动纤维成分明显滞后于感觉纤维成分,甚至运动纤维成分阻滞不全,故需提高一定剂量和浓度尚能完全阻断疼痛和创造肌肉松弛;④如选用的局麻药效能较差,其弥散与穿透能力较弱,也可影响脊神经干阻滞效果。

5. 机体对局麻药产生耐药性 当临床重复给予相同类型、相同剂量的局麻药后,其局麻药的效能可下降,此现象称之为局麻药快速耐药性,尤其利多卡因最容易产生快速耐药性。一般而言,硬脊膜外隙注入诱导量局麻药后,在疼痛尚未恢复之前应追加维持药量,快速耐药性通常不会发生,但当患者已出现疼痛后再补充局麻药,则容易产生快速耐药性。

6. 某些相关因素 ①选择硬脊膜外隙穿刺点与手术切口部位明显错位,致使手术切口不在阻滞范围中心;②极少数患者硬脊膜外隙增宽,且脂肪组织增多,加之椎间孔狭窄,致使局麻药液大多聚积在硬脊膜外隙,而扩散、渗透至各椎间孔处过少,尤其渗透至椎间孔鞘膜内脊神经干处的局麻药更少;③个别患者椎间孔较粗,而脊神经干则相对较细,注入硬脊膜外隙中的局麻药液过多的渗透到椎间孔之外,并被椎旁周边组织吸收;④由于脊神经干在硬脊膜外隙和椎间孔处被延伸的蛛网膜和硬脊膜逐层"套袖"状包裹,从而致使脊神经干表面具有了完整的"保护膜"(鞘膜),虽该鞘膜较硬脊膜薄,但该鞘膜质密且包裹脊神经干过紧,扩散至椎间孔的局麻药难以充分渗透至脊神经干表面,从而引起脊神经干阻滞不全;⑤脊神经干阻滞是将局麻药从椎管内后硬脊膜外隙注入,然后"单面"(经后隙)扩散、渗透,既要越过处于该隙中的脂肪、疏松结缔组织、淋巴管与硬脊膜外隙静脉丛抵达硬脊膜前隙,又要分别、分段的与每一独立的椎间孔处的脊神经干相接触,由于被分隔的每一椎间孔实际得到的局麻药量相对过少,所以也是脊神经干阻滞不全的因素。

总之,由上述可看出,脊神经干阻滞不全或失败的原因颇多。此外,上述所致因果关系也可从理论上解释为什么临床上时常遇到脊神经干阻滞不全现象,甚至出现阻滞无效。

【提示与注意】 由于硬脊膜外隙穿刺与置入导管均在盲探下操作,因此,脊神经干阻滞本身可存在着一定的阻滞不全或失败的概率。此外,除上述因素外,还可能存在其他因素,务必全方位考虑,尽可能防止和避免脊神经干阻滞不全或无效。

596. 为什么有些老年患者全麻安置喉罩比插入气管导管要理想?

【术语与解答】 ①喉和气管的黏膜下层神经末梢丰富,是非常敏感的感受器官,故具有自主保护作用,当气管导管穿过声门插入气管内,可立即引起自主神经反射,从而造成机体应激性心血管副反应(如心率和血压猛增);②由于喉罩的结构特点所决定,喉罩安置后不接触声带与气管内壁,故不会造成喉与气管感受器的反射,因此也不会引起心血管应激性副反应,这对于伴有心血管疾病的老年患者非常有利;③通常全麻诱导抑制气管插管应激反应需应用较大剂量的麻醉药物,而老年患者则对麻醉药物特别敏感,甚至小剂量也可导致心血管抑制,甚至循环虚脱。而应用喉罩则对咽喉刺激非常轻微,耐受喉罩所需要的麻醉药剂量明显比气管插管要少,通常老年患者浅麻醉下或咽腔喷雾表面麻醉下很易耐受喉罩,而气管插管则难做到,这就是为什么一些腹部以下手术的老年患者全麻安置喉罩比插入气管导管要理想的原因。

【麻醉与实践】 ①因喉罩无气管刺激应激反应,故浅全麻则可达到插入喉罩的要求,而浅全麻又是老年患者术毕早期苏醒的重要条件之一;②全麻结束,手术完毕,患者恢复意识后,往往不能耐受气管插管的刺激,但能耐受喉罩的存在。此外,气管插管拔除同样存在着应激性心血管反应,而喉罩拔除时心血管反应明显降低,甚至无任何反应;③临床麻醉与实践中深刻体会到,使用喉罩越多,越能发现其优点越多,常使得有些老年患者的全麻难度与风险较气管插管全麻降低。

【提示与注意】 无牙颌老年患者,由于上、下牙齿均脱落,喉罩安置后其导管部分与牙龈之间基本无摩擦阻力,加之双侧颊部松弛、塌陷,尽管给予胶布固定,喉罩往往固定不牢,常产生漏气,需予以注意。

597. 为什么少数胃肠道恶性肿瘤患者麻醉术中可突发面颈部潮红?

【术语与解答】①腹部外科肿瘤手术患者,尤其胃肠道恶性肿瘤患者麻醉术中容易突发出现头颅、面颊部及颈部潮红,这是因为胃癌或结肠癌以及直肠癌等恶性肿瘤患者其胃肠道系统可同时伴随含有嗜铬细胞成分的类癌组织,该类癌组织往往生长缓慢,病程较长,甚至长达十多年或更长;②由于类癌源于神经内分泌细胞的肿瘤,故含有合成、分泌、贮存、释放生物活性物质的功能,如包括5-羟色胺、缓激肽、神经加压素、儿茶酚胺、组胺、前列腺素等;③虽然类癌组织一般多在1cm以内或只是一群类癌细胞,但释放生物活性物质的能量显著;④通常该类患者一般无特异性临床表现,故诊断比较困难,当出现类癌综合征时才表现出其特有的症状,因此一般临床表现不能作为类癌诊断的依据,只有类癌综合征的特殊症状才对诊断类癌有一定价值,尤其尿中5-羟吲哚乙酸增高及酒精、相关药物诱发试验证实则可基本确定类癌的存在,而病理检查则是诊断标准;⑤类癌综合征是由类癌瘤体或类癌群体细胞突发性或阶段性过度分泌和释放多种生物活性物质(5-羟色胺、缓激肽、神经降压素、儿茶酚胺、组胺、前列腺素等),从而导致机体出现多种复杂的症候群。多数学者认为该综合征是类癌细胞大量分泌释放以5-羟色胺为主的生物活性物质所引起不同程度的全身反应性症状群;⑥类癌综合征其组织生化与病理生理特征以及临床表现特点可因类癌发生的部位不同而有所差异,尤其肝功能不良或类癌肝转移后其相关生物活性物质灭活受限,更易引起显著的临床症状,主要表现为心血管运动功能障碍,如发作性皮肤潮红(尤其头面、颈部,甚至胸部)和胃肠症状(如腹痛、腹泻等)以及心血管功能变化(如血流动力学明显改变)等;⑦类癌可发生于任何年龄,通常多发生于50~60岁的人群。

【麻醉与实践】少数胃肠道恶性肿瘤患者可合并类癌组织细胞增生,而这类患者麻醉术中可引起不同程度的类癌综合征发作,如全麻患者手术医师探查腹腔内肿瘤或切除胃及肠道肿瘤期间,则可挤压和刺激其周边的类癌组织细胞或类癌病变区域,从而可刺激类癌综合征发作(即类癌组织细胞分泌、释放过量的5-羟色胺、缓激肽、组胺等生物活性物质),常致使麻醉医师难以判断其突发性出现的异常症状,如头颅与面颊部以及颈部突然潮红,甚至血流动力学急剧改变(如心率增快、血压下降或升高),触摸患者额部、颜面及颈部皮肤其温度有所增高,甚至下呼吸道内压稍有增大等,如同时伴有肝功能不良,其所释放的生物活性物质灭活延迟,上述异常症状也相对延长。此外,该种头颈部潮红症状一般可持续十多分钟或半小时以上,有时可达两小时不等。

【提示与注意】由于患者麻醉术中突发性头颈部潮红,往往误导麻醉医师认为出现过敏反应。此外,严重类癌综合征甚至可演变为类癌危象,需提高警惕。此外,可参阅第五十二章(661. 何谓类癌综合征以及麻醉如何选择与管理)一文。

598. 为什么强效局部麻醉药与药物代谢动力学并非完全相符?

【术语与解答】①药物代谢动力学(简称药动学)是指药物在机体内存在的部位以及数量与时间的关系,量化描述药物的吸收、分布、生物转化(代谢)与排泄过程中各部位药物浓度随时间而变化的动态规律,尤其吸收后的血药浓度随时间而变化的规律;②药物必须经给药部位吸收进入血液循环才能进行转运,且分布至相关组织器官或作用于相关受体及靶器官,从而发挥应有的效应,这是药物在体内的基本过程之一(注:药物静脉注射或静脉滴注是直接进入血液,未经过吸收屏障和吸收过程,属直接吸收并分布)。然而,强效局部麻醉药(简称强效局麻药)则与药动学这一规律并非完全相符,即不必或不能吸收,更不允许快速吸收。

【麻醉与实践】局麻药是剧毒药,只能限量用于外周神经阻滞,不能过多的吸收入血,尤其强效局麻药更不允许吸收入血在体内分布,因一旦强效局麻药入血,往往尚未来得及生物转化即刻引起高级中枢神经系统中毒症状与呼吸循环功能危象,甚至心搏骤停。因此,临床上使用局麻药常在其中加入适量缩血管药物(如肾上腺素),其目的除延长局麻药的作用时间和增强其阻滞效应外,主要是延缓局麻药吸收入血,避免中毒,特别毒性非常强的丁卡因、布比卡因等局麻药,更不能使其误入血液或过多的吸收入血,否则直接导致脑干生命中枢衰竭或(和)呼吸心搏骤停,而且复苏极为困难。此外,尽管临床上为避免局麻药中毒而采取各种相关防范措施,但至今临床麻醉因局麻药直接入血或缓慢吸收入血过多而中毒者仍时有发生。

【提示与注意】需要说明和警惕的是:少数中短效局麻药虽可允许直接进入血液(如1%～2%普鲁卡因或2%利多卡因入血后所产生的吸收作用),但必须控制药量与浓度。如早年静脉缓慢滴注普鲁卡因(输注速度1mg/kg/min)所实施的全身静脉复合麻醉则是局麻药的另外一种神经阻滞形式,以及现今临床一直应用且疗效非常显著的静脉注射适量利多卡因治疗室性心律失常(如室性期前收缩),均不易引起中毒,这是因为外周静脉血管用药的血药浓度尚未达到机体最低中毒剂量。但是当小剂量局麻药(如2%利多卡因3～4ml)若从颈内动脉或椎动脉以及椎管内静脉(硬脊膜外隙静脉)注入则不然,因可"超近路"进入颅内,直接引起脑神经和(或)高级中枢神经毒性反应及症状,甚至导致意识消失,严重者呼吸心搏骤停。

麻醉医师众所周知,尽管硬脊膜外隙应用局麻药很少,但也容易造成局麻药中毒,如临床上采取硬脊膜外隙脊神经干阻滞,有时局麻药试验量(如2%利多卡因3～4ml)即可引起患者出现脑神经中毒症状(如口舌麻木、眩晕耳鸣、金属味等)或高级中枢神经毒性反应(如多语、烦躁,甚至抽搐、神志消失等)。然而,将2%利多卡因3～4ml直接经外周静脉注射,可无脑神经异常症状或高级中枢神经中毒反应,这又是何原因? 这是因为外周静脉用药必须经过肺循环和体循环两个途径(如外周静脉→上下腔静脉→右心房→右心室→肺动脉→肺毛细血管→肺静脉→左心房→左心室→主动脉→颈内动脉或椎动脉)才能抵达颅内透过血-脑屏障,其沿途局麻药血药浓度则是逐渐降低且逐步代谢、排泄,抵达颅内作用于脑神经和(或)高级中枢神经(脑)的局麻药已微乎其微,故不可能引起中毒。但是硬脊膜外隙静脉特点则特殊,是因为硬脊膜外隙静脉无静脉瓣,其血液可双向流动(可逆流),如注入该隙的局麻药不慎进入血管内或被硬脊膜外隙静脉丛吸收过多,则可直接经枕骨大孔进入颅内的基底静脉、海绵窦等,很易透过血-脑屏障与发自脑干的脑神经及延髓相接触,并立即表现出神经系统中毒反应或症状,这就是硬脊膜外隙注入少量局麻药(3～4ml)为什么能引起中毒的原因。若是改换强效局麻药(如1%丁卡因或0.75%布比卡因3～4ml)经硬脊膜外隙注入,一旦经硬脊膜外隙静脉吸收过多或不慎注入该静脉内,可直接导致意识丧失,甚至呼吸心搏骤停。因此,强效局麻药只能限量或低浓度局部注射且在局部及周边缓慢吸收(即局部作用),不能经血液直接吸收、分布,这也是强效局麻药为什么与药动学并非完全相符的因果关系。

599. 为什么剖宫产行蛛网膜下腔脊神经根阻滞低血压发生率高?

【术语与解答】由于硬脊膜外隙脊神经干阻滞行剖宫产术其麻醉效果常不能令临床满意(如常存在阻滞不全现象),故现今临床上实施剖宫产术逐渐兴起蛛网膜下腔脊神经根阻滞

（简称脊神经根阻滞或腰麻），但脊神经根阻滞所致剖宫产孕产妇严重低血压则是临床颇为常见的并发症，其发生率约在22%～71%。而该并发症令麻醉医师感到棘手的除严重的低血压外，还常伴随着恶心、呕吐、眩晕或晕厥，甚至循环虚脱，此并发症不但直接威胁着孕产妇，由于胎盘灌注不足或停止还可导致胎儿宫内缺血、缺氧，乃至窒息，这就需要麻醉医师剖析脊神经根阻滞所致剖宫产孕产妇低血压产生的原因，以便采取防治性有效措施。

【麻醉与实践】为何剖宫产孕产妇采取脊神经根阻滞其严重低血压发生率高？如何防范？

1. 引起低血压原因　①人体交感神经的节前纤维发自胸段脊髓（T_1～T_{12}）和腰段脊髓（L_1～L_3）灰质侧柱的中间带外侧核，而经L_3～L_4椎间隙穿刺注入蛛网膜下腔的局麻药除阻滞腰骶段的脊神经根外（主要阻滞马尾脊神经根），局麻药还可在椎管内的脑脊液中流动，如稍往头端流动，则可包括胸段低、中部的部分脊神经根（T_6～T_{12}）受到影响，从而导致支配中、上腹部以下的交感神经全部被抑制，其结果可使腹腔及双下肢的动静脉血管明显扩张，尤其大部分血容量滞留在静脉系统，最终因1/2躯体回心血量显著不足而造成心输出量明显下降，故导致严重低血压发生；②脊神经根阻滞可使腰骶段乃至下胸段支配骨骼肌的运动神经纤维兴奋性冲动被阻断，其骨骼肌充分松弛而不能"固缩"容量血管，容量血管平滑肌"被动性"舒张而血容量相对不足；③妊娠末期"极限"膨胀的子宫可直接或间接的压迫下腔静脉，加之腰骶段脊神经根阻滞后腹腔内容物"塌陷"而形成"蛙状腹"，更加造成腹腔与双下肢的静脉血液回流受阻，心腔血液充盈减半而输出量明显减少；④蛛网膜下腔脑脊液中蛋白质浓度减少，易使游离型局麻药分子增加，并引起蛛网膜下腔脑脊液中游离型局麻药分子产生移动，故可导致脊神经根阻滞后意外性麻醉平面升高，从而易出现低血压。

总之，上述因素可单独存在，也可相互叠加，因此剖宫产行蛛网膜下腔脊神经根阻滞低血压发生率高，而且导致的低血压也严重。

2. 临床防范措施　①提前输液预充：尽管理论上认为剖宫产孕产妇提前或快速输注晶体液或胶体液有利于低血压的回升，可临床发现仍不能有效预防脊神经根阻滞所致的急性严重性低血压，但毕竟对腹腔及双下肢的血管明显扩张而产生的体内血容量"应激性"不足则是一种补充，而且是为紧急应用血管收缩药（麻黄素、多巴胺等）后的一种辅助作用，如可使上腔静脉系统中的血容量"预负荷"，以替代下腔静脉系统血液淤积而缓冲回心血量（注：行剖宫产者均从上肢建立静脉通路输液），同时也缓冲机体心输出量的不足。此外，由于较长时间的禁饮食，全身血液已浓缩，而提前输液可使静脉血管充盈；②缩血管药物应用：实施脊神经根阻滞前，必须提前备好麻黄素、多巴胺等血管收缩药物，一旦血压急剧下降立即静脉注射，可迅速逆转该并发症；③预防性治疗处理：将适宜剂量的血管收缩药注入500ml晶体液或胶体液中稀释后静脉滴注，既可抵消孕产妇心率短时间内迅速增快，又可缓冲脊神经根阻滞后而产生的严重性低血压。

【提示与注意】①脊神经根阻滞后出现严重低血压所致的恶心、呕吐有可能使存留于口咽腔中的反流物引起误吸，故应预防性提前备好吸引管，以备急用；②脊神经根阻滞期间，应给予面罩高流量氧持续吸入，预充机体高氧分压可缓解严重低血压期间机体重要器官处于缺血性低氧状态。

600. 为什么患者无特殊情况麻醉术后均应安置头高足低位为妥？

【术语与解答】传统观念认为，无论患者实施全身麻醉还是采取椎管内脊神经阻滞，麻醉术后均安置去枕水平仰卧位且持续 6 小时,这已是临床常规和基本原则,其目的是:一方面主要为防止胃内容物反流误吸;另一方面避免恶心与低颅压性头疼。

现今临床上为什么患者无特殊情况术后均应安置头高足低位为妥(即虽去枕,但头胸较腹部抬高 15°~30°),其理由是:①通常情况下人体已习惯于垫枕睡眠方式和垫枕卧床休息,一旦安置去枕水平仰卧位,大多数患者不适应或不舒适,甚至部分患者感觉腰背酸痛及头晕等;②由于择期手术患者麻醉术前均已禁饮食达 6~8 小时,甚至达 8 小时以上,其胃内容物已经排空,如麻醉术中无反流、呕吐,其麻醉术后更不易引起反流、呕吐与误吸,故全麻清醒后患者也理应安置头高足低位;③麻醉术后将患者安置头高足低位(实际上根据情况将床头抬高 15°~30°)可提高胸-肺顺应性(通常胸-肺顺应性与通气量呈正比),从而可致使膈肌下移、胸腔容积增大、肺容量增多,尤其自主呼吸期间,吸气是由胸腔负压所致,为负压呼吸,而头高足低位更能缓冲麻醉药物的残余作用和手术创伤所引起的限制性呼吸运动障碍所产生的机体慢性低容量缺氧和二氧化碳蓄积,特别是肥胖、体重大患者;④去枕水平仰卧位可使胸、腹部手术创口张力增大,若安置头高足低位(躯体有所屈曲)可松弛手术创口,从而可减轻创口张力性疼痛。

【麻醉与实践】麻醉术后是否安置去枕头高足低位主要从以下两方面阐述:

1. 全身麻醉　①全麻药物与辅助用药以及胸、腹部手术创伤均可导致机体自主呼吸期间潮气量不同程度的下降,尤其是麻醉结束、手术完毕,患者体内的麻醉药物残留作用还不同程度的存在,加之自主呼吸刚开始恢复,这期间潮气量与分钟通气量是否达到机体最低需求,是关系到患者缺氧与二氧化碳蓄积的安全基准,如此时安置患者水平仰卧位,可相对降低胸-肺顺应性,而潮气量与分钟通气量均可减少。若麻醉术后患者采取头高足低位,则能使潮气量增加约 10~50ml,而分钟通气量则可增加约 100~500ml,甚至更多,这对于肥胖、体重过大患者,头高足低体位还可避免水平仰卧位腹腔内容物通过膈肌压向胸腔,从而能改善患者自主呼吸期间的通气不足;②全麻术后清醒患者去枕水平仰卧位可使身体非常不舒适,而过早的给予垫头枕可使头颅有所前屈,从而上呼吸道有一定程度的弯曲而影响通畅(尤其肥胖且颈部粗短者),若调至去枕头高足低位,既能使患者舒适,又能保障上呼吸道通畅,还能增加肺通气量,故全麻术后头高足低位较水平仰卧位为优;③如头颈部手术患者术后安置水平仰卧位,其头颈部静脉血液与淋巴液回流欠佳,加之手术创面软组织水肿或肿胀,长时间的水平仰卧位更易使头颈部和口咽腔软组织水肿(包括眼睑、口咽腔软组织、面颊部组织等),而颅内压也有所增高,特别是颈部淋巴结清扫加一侧颈内静脉结扎术后患者,当麻醉术后安置患者处于头高足低位,可明显改善头颈部静脉血液和淋巴液的回流,从而缓冲或降低头颈部手术创面水肿与肿胀。此外,如患者因口腔颌面部或(和)颈部手术而引起上呼吸道水肿,其潜在的慢性上呼吸道梗阻与通气不畅则非常危险,尤其全麻患者术毕拔管后返回病房,床边往往无医护人员看护,其上呼吸道慢性梗阻不易早期发现,当出现 SpO_2 下降显著而造成严重低氧血症时,再给予处理颇为棘手和困难,甚至引起窒息死亡。

2. 椎管内脊神经阻滞　如患者实施硬脊膜外隙脊神经干阻滞不慎穿破硬脊膜而流出过量的脑脊液,患者术后返回病房不宜安置头高足低位,以防止脑室中脑脊液过多的流向椎管内蛛网膜下腔而出现或加重低颅压性头痛。若无脑脊液丢失的椎管内脊神经阻滞患者术毕返回病房后均可安置头胸部抬高为宜,即使蛛网膜下腔脊神经根阻滞(也称腰麻)患者术后也可适当安置头高足低位,因蛛网膜下腔穿刺针非常细,且类似"锥形笔尖样",对硬脊膜损伤很小,引起脑脊液外漏显著减少,因此不会引起脑脊液降低所致的低颅压性头痛。此外,蛛网膜下腔

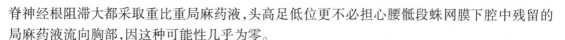

脊神经根阻滞大都采取重比重局麻药液,头高足低位更不必担心腰骶段蛛网膜下腔中残留的局麻药液流向胸部,因这种可能性几乎为零。

【提示与注意】麻醉术后低血压患者不宜头高足低位,尤其原已存在高血压病患者,因头高足低位可造成脑灌注量不足,甚至出现术后脑功能障碍等。

601. 为什么全麻诱导气管插管前需面罩辅助通气或加压预充供氧?

【术语与解答】为什么全麻诱导气管插管前首先需面罩给氧辅助通气或加压预充供氧,以成人为例因为正常成人通常呼吸室内环境中的空气时,平均约有 1.5L 可利用氧,其中 0.45L 在肺内,其他则溶解或结合于血液及组织中,若经面罩给氧辅助通气或加压预充供氧,可将肺内氮气完全去除而增加机体充分氧储备,甚至机体可达 4.25L 氧储备,其中约 3L 存在于肺功能残气量(FRC)中,这比去氮前肺内增加 6 倍,由此得知,此时即使患者呼吸停止 3 ~ 4 分钟,仍可确保机体不至于严重缺氧。

【麻醉与实践】全麻诱导气管插管前面罩辅助通气或加压预充供氧 2 ~ 3 分钟,其目的是去除 FRC 中的氮气,以增加血液氧分压与肺泡氧的饱和储备,以便在喉镜显露声门和气管插管期间中断呼吸支持后,体内仍有足够的氧以供组织器官代谢的需要。由于正常成人氧分压提高及肺泡氧饱和储备后,可耐受中断呼吸支持约 4 分钟,而一般情况下,无声门显露困难患者实施气管插管,均能在 1 ~ 3 分钟内即可完成。

【提示与注意】需要指出的是:尽管肺泡氧饱和储备后可耐受呼吸中断约 3 ~ 4 分钟,但遭遇喉镜显露声门不清且气管插管困难患者,往往容易反复进行气管插管操作而使中断呼吸支持时间延长。因此,当脉搏血氧饱和度(SpO_2)由 100% 下降至 95% ~ 93% 时,如仍未插管成功,则应暂停气管插管操作,继续重新给予面罩加压供氧通气,待机体氧储备充足时再进行气管插管。切记,长时间无休止且无效的气管插管操作,而忘记机体氧储备渐已耗尽,这是非常危险的,尤其伴有心、脑血管疾病患者或肥胖症、小儿、呼吸功能减退以及其他相关的患者。

602. 为什么围麻醉期肥胖症患者仰卧位更应使其头胸部抬高?

【术语与解答】①肥胖症患者其体表特点为脂肪堆积过多、组织分布异常与中心性肥胖,以及体重明显增加,尤其胸壁与腹壁脂肪层显著增厚必然致使水平仰卧位时胸廓受压、横膈上移、胸腔容量减少、肺容量降低与潮气量下降,其结果直接或间接影响肺功能的气体交换,围麻醉期更易产生;②严重肥胖症患者常伴有一系列慢性疾病和功能障碍,当镇静、睡眠状态处于水平仰卧位期间,机体低通气障碍综合征则是危害生命安全之一。因此,为防止和避免肥胖症患者围麻醉期水平仰卧位对呼吸功能产生的负面影响与上呼吸道通气不畅,根据患者情况更应将其头胸部抬高为佳,因肥胖症胸-肺顺应性的提高和上呼吸道梗阻的改善可显著缓解或避免机体慢性低氧血症与高碳酸血症的发生。

【麻醉与实践】围麻醉期肥胖症患者水平仰卧位对呼吸功能的影响与抬高头胸体位的优点阐述如下:

1. 水平仰卧位对呼吸功能与上呼吸道以及心血管的影响 ①肥胖症患者麻醉状态或麻醉恢复期间往往因全身肌肉较平时更加松弛,从而引起胸、腹壁增厚的脂肪层压向胸、腹腔,特别是中心性肥胖(腹部显著膨大)患者其腹腔"过多的内容物"则压向四周,类似"蛙状腹",此时处于水平仰卧体位,横膈被压向胸腔,除胸-肺顺应性进一步降低外,而且致使肺容量明显减少,患者潮气量降低、分钟通气量显著下降,随时间推移容易引起低氧血症和二氧化碳蓄积;②肥胖症患者均颈部粗短,其口咽腔软组织容易松弛下垂而引起上呼吸道不同程度的狭窄,如该患者实施头颈颌面部手术,麻醉术后创面和周边组织又存在着不同程度的水肿和肿胀,两者叠加(上呼吸道狭窄与上呼吸道水肿)可加重上呼吸道梗阻,当麻醉术毕拔出气管插管后返回病房仍安置水平仰卧位,很容易发生急性上呼吸道梗阻导致窒息,再紧急进行气管插管时因上呼吸道显著狭窄而声门显露非常困难,甚至导致插管失败,继之患者可呼吸心搏骤停;③肥胖症患者其心血管功能储备显著跟不上机体耗氧量的增加,加之心肌长时期处于慢性缺血、缺氧状态,容易合并心肌肥厚、动脉粥样硬化、高血压、冠心病、肺动脉高压、糖尿病、高脂血症及脑血管疾病等,如麻醉术中或麻醉术后自主呼吸条件下安置水平仰卧位,甚至引起突发性心、脑缺氧而猝死。

2. 肥胖症患者仰卧位头胸部抬高的优点　①有利于腹腔内容物与膈肌下移,从而使胸腔容量扩大和肺容量增加,并且减轻胸、腹壁脂肪层堆积压迫所致的限制性呼吸功能抑制;②尤其术毕返回病房患者,在条件允许情况下,将头胸部应抬高30°~40°,以防止和避免机体慢性缺氧所致的低氧血症和高碳酸血症,甚至出现呼吸功能危象等。此外,肥胖症大多患有不同程度的睡眠性上呼吸道梗阻-呼吸暂停综合征(也称阻塞性睡眠呼吸暂停综合征),如该患者麻醉术毕由水平仰卧位调至头胸抬高体位,一方面,可提高整个呼吸道的顺应性,同时横膈下移可增加潮气量。另一方面,将患者安置头胸部抬高体位,其头颈部静脉血液与淋巴液回流通畅,能明显降低上呼吸道软组织与周边组织的水肿和肿胀,从而减轻上呼吸道梗阻,故可防止窒息危险。

【提示与注意】围麻醉期肥胖症患者由于麻醉药的作用、手术创口的疼痛以及自身的病理生理特点等均可影响或加重机体缺氧,如条件允许,自主呼吸患者均应将体位调节至头胸抬高仰卧位,且给予面罩或鼻导管供氧,以便缓解胸-肺顺应性不良和其他相关因素叠加而加重限制性呼吸功能障碍所造成的慢性、持续性低氧血症与高碳酸血症,甚至呼吸危象与心搏停止。

603. 为什么头颈部或呼吸道手术不宜单独使用氯胺酮全身麻醉?

【术语与解答】①氯胺酮是目前临床所用静脉全麻药中唯一具有强效镇痛作用的药物,对于某些表浅、短小手术单独使用氯胺酮则可满足手术要求;②由于氯胺酮麻醉术后出现精神症状发生率高,尤其成年患者,故通常主要应用于小儿,但氯胺酮除精神症状不良反应外,还存在着咽喉肌张力增高与咽喉反射活跃,从而易引起咽喉敏感性增强,当单独应用氯胺酮后,一旦咽喉腔受到刺激或呼吸道分泌物增多,患者很易出现屏气,严重者甚至诱发喉痉挛,甚至窒息。这就是为什么头颈部或呼吸道手术不宜单独使用氯胺酮全身麻醉的原因。

【麻醉与实践】临床上对于有些短小手术,经验不足的麻醉医师可能认为氯胺酮镇痛作用强,且肌肉或静脉注射方便,能解决手术时间短、体表病变浅之类的小手术。理论上讲,单纯使用氯胺酮是完全可行的,实际临床上也经常采取此种麻醉方法,虽发生喉痉挛的概率很低,然而,一旦发生(喉痉挛)常致使麻醉医师颇为被动,尤其身边尚未备好相关药物(如琥珀胆碱等)和麻醉机时(如快速面罩加压纯氧通气等),致使紧张心理倍增,因为若抢救不及时或不到位,患者可因严重缺氧而窒息死亡。临床上因单独应用氯胺酮导致患者出现呼吸危象(如严重喉痉挛或窒息)时有发生,个别患儿经抢救后成为植物状态者也有报道。

【提示与注意】①由于头颈部与呼吸道手术患者麻醉后被手术医师占据头部位置,致使麻醉医师远离患者实施呼吸道管理,非气管插管手术如单纯使用氯胺酮麻醉,则务必提高警惕,因手术操作刺激很易引起喉痉挛。为安全起见,对于头颈部与呼吸道手术,以及实施气管插管患者不应单纯应用氯胺酮;②小儿入手术室前大多哭闹,一般给予肌肉注射氯胺酮后待其进入麻醉状态再抱入手术室,但哭闹严重患儿其喉部肌肉张力增高,单独注射氯胺酮后有可能诱发喉痉挛,故不应远离手术室进行肌肉或静脉注射,而且一定在备好呼吸支持设备(如麻醉机)、肌松药(如琥珀胆碱)和相关器具(如喉镜与气管导管)以及吸引器后再注射氯胺酮,以防不测;③若保留自主呼吸全麻,氯胺酮仍以搭配苯二氮䓬类药(如咪达唑仑、地西泮)使用为宜,因苯二氮䓬类药有中枢性肌肉松弛作用,可降低咽喉肌群的张力,能防止屏气、喉痉挛的发生。

604. 为什么抗凝患者手术是否采用椎管内脊神经阻滞难以抉择?

【术语与解答】抗凝药治疗患者手术是否选择椎管内脊神经阻滞至今仍存有争议,难以抉择的矛盾焦点在于难以预测其结果,即患者是否麻醉术后发生硬脊膜外隙血肿,因该血肿可直接压迫脊神经根或脊髓而造成下半躯体感觉与运动障碍。

【麻醉与实践】难以抉择的理由:①临床上越来越多的潜在血栓形成患者(如老年心脑血管疾病、关节置换手术、糖尿病患者以及行血管外科治疗的患者等)得益于抗凝治疗(抗凝药物或抗血小板制剂)的应用,而这类群体患者手术则在椎管内脊神经阻滞的选择上非常棘手,尽管现今已有许多研究证实有些抗凝治疗患者应用椎管内脊神经阻滞和镇痛是安全的,但临床实践中一些非抗凝患者都有可能发生硬脊膜外隙血肿,更何况抗凝患者更难以避免;②从麻醉医师角度考虑,因椎管内脊神经阻滞是有创性、盲探下穿刺与置管,如暂停抗凝治疗,择期采取椎管内脊神经阻滞,可显著降低椎管内血肿风险,但从手术医师角度着想,患者在停用抗凝治疗期间可冒产生深静脉血栓或肺栓塞、脑卒中的危险,以及血管手术患者血管吻合后其吻合口极易形成血栓可能。若麻醉医师不考虑抗凝治疗问题,而直接采取椎管内脊神经阻滞,又可冒椎管内出血与血肿形成危险;③尽管临床上发生硬脊膜外隙血肿很少见,但由于硬脊膜外隙可扩张的空间极小,加之硬脊膜外隙出血不易提早发现,出现血肿可迅速压迫脊神经根和脊髓,其严重后果则是截瘫,这是椎管内脊神经阻滞中灾难性并发症。

【提示与注意】现今临床上经常遇到抗凝患者(尤其部分伴有心、脑血管疾病与糖尿病老年人一般常规服用抗凝药物,以降低心、脑血管并发症),从麻醉医师自身而言,应避免采用椎管内脊神经阻滞,但如估计选择全身麻醉其风险增大,则需对两种麻醉方法的利弊进行比较,尽可能选择利多弊少者。

此外,本文对于应用抗凝药治疗患者选择椎管内脊神经阻滞探讨如下:①应熟悉抗凝药物的作用机制与药效持续时间;②明确椎管内穿刺及置管与应用抗凝药物时间的间隔是否适宜;③当对急症、重症抗凝治疗患者选择麻醉方法难以把握时,可从自身掌握的全麻与椎管内脊神经阻滞的熟练程度考虑,以最为熟练者为选择;④在实施椎管内穿刺及置管期间遭遇出血,除采取生理盐水冲洗外,应将该情况与外科医师予以沟通,跟踪观察椎管穿刺部位以下躯体是否出现异常症状,如麻木、脊柱疼痛、双下肢软弱无力及感觉障碍等,以便尽早实施核磁共振成像(MRI)检查,如确定硬脊膜外隙血肿存在,应立即进行手术,以清除血肿减压,避免脊神经根或脊髓压迫性损伤。

需要强调的是:硬脊膜外隙血肿所致截瘫是医患双方高纠纷并发症,尤其现今的医疗环境其法律倾向于患者一方,社会把他(她)们视为"弱势"群体,而高额的索赔致使院方与当事者

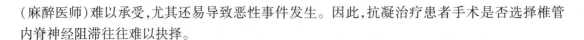
（麻醉医师）难以承受,尤其还易导致恶性事件发生。因此,抗凝治疗患者手术是否选择椎管内脊神经阻滞往往难以抉择。

605. 为什么口轴、咽轴、喉轴三条轴线不可能接近或成为一直线?

【术语与解答】①传统理论认为,经口腔气管插管若使声门充分显露,必须使口、咽、喉三条轴线接近一直线或相互重叠;②人体张口度的大小是由下颌骨单纯运动形成,而上颌骨固定不变,故口轴线(上切牙缘至腭垂及咽后壁的直线)与咽轴线(相当于颈椎 $C_1 \sim C_3$ 处的咽后壁)属骨性轴线,两轴线夹角活动范围较小(即寰椎与枕髁无关节突,而寰椎与枢椎及第 3 颈椎之间基本不弯曲),尽管头颅过度后仰且张大口时,其口轴线与咽轴线夹角可大于 $90°$,但一般不会超过 $110°$。此外,可参阅第五十六章《人体呼吸道解剖与气管插管的关系》中的第一节:上呼吸道各轴线与气管插管之间的关系,以及图 56-7,从中可看出,口轴线与咽轴线不可能成为或接近一直线。

【麻醉与实践】经口腔直视下气管插管必须使用喉镜抬起会厌且显露声门,这主要是在患者头颅后仰且张口情况下,喉镜片需将舌体压向口底(因下颌骨类似 U 形或马蹄铁形),并使会厌"反转"(因会厌软骨可活动)而显露声门,并形成"气管插管轴线"(即视线→上切牙切缘→声门→气管连线),而不是口、咽、喉三条轴线接近一直线或重叠的结果。

【提示与注意】由上述所知,当使用喉镜显露声门行气管插管操作时,不要人为地追求三条轴线(包括喉轴线)的重叠而采取暴力使患者头颅过度后仰和喉镜猛抬会厌,以避免颈椎或口咽腔软组织损伤,甚至上切牙(门齿)的脱落。

606. 为什么剖宫产手术更容易发生硬脊膜外隙脊神经干阻滞不全?

【术语与解答】麻醉医师众所周知,在硬脊膜外隙脊神经干阻滞手术患者中,尤其剖宫产孕产妇更容易发生脊神经干不同程度的阻滞不全,几乎约占剖宫产手术的 $1/5 \sim 1/4$,甚至更多,其发生几率较非剖宫产手术者非常显著。而剖宫产孕产妇采用蛛网膜下腔脊神经根阻滞或选择硬脊膜外隙脊神经干联合蛛网膜下腔脊神经根阻滞行剖宫产手术者却一般无此现象,这是何种原因?

【麻醉与实践】这主要因为:①妊娠末期孕产妇膨大的子宫压迫下腔静脉,致使椎管外静脉血液回流受阻,同样椎管内静脉(硬脊膜外隙静脉丛)也因其血液回流至椎管外静脉受阻而怒张,此期间硬脊膜外隙内容物相对明显增多(主要是硬脊膜外隙静脉丛内血液瘀积),尤其伴随脊神经干走行在椎间孔处的静脉血管充盈显著,从而造成硬脊膜外隙及椎间孔明显"狭窄",虽脊神经干阻滞是分次将局麻药(试验量与诱导量)注入硬脊膜外隙,但大都在硬脊膜外隙中淤积,并被缓慢吸收、代谢、排泄,只有少部分局麻药液渗透至椎间孔处与脊神经干或椎间孔外的脊神经分支相接触,因此常导致脊神经干阻滞不全;②即使脊神经干阻滞较为完善,切皮及牵拉腹肌也无反应,但从子宫腔内娩出胎儿时,手术医师须连续且重力按压孕产妇的上腹部,此时孕产妇反应较强烈,甚至产生不适感或疼痛难忍,因这种刺激已超出该脊神经干阻滞的范围,故间接的导致其阻滞不全。

【提示与注意】正因为剖宫产手术更容易发生脊神经干阻滞不全,所以,现今临床上行剖宫产手术以采取蛛网膜下腔脊神经根阻滞(腰麻)或选择硬脊膜外隙脊神经干联合蛛网膜下腔脊神经根阻滞逐渐增多的理由。

607. 为什么剖宫产孕产妇行硬脊膜外隙穿刺或置入导管时容易出血?

【术语与解答】临床上为何剖宫产孕产妇行硬脊膜外隙穿刺或置入硬脊膜外隙导管容易出血,应首先需了解妊娠末期椎管内硬脊膜外隙的生理变化。这主要由于椎管内静脉主要集中在硬脊膜外隙,类似网状分布,因此也称之为硬脊膜外隙静脉丛,当妊娠末期孕产妇膨大的子宫压迫下腔静脉,首先致使椎管外静脉血液回流受阻且淤积;同样硬脊膜外隙静脉丛也因血液回流至椎管外静脉受阻而增粗、扩张,且静脉壁菲薄,其结果可使硬脊膜外隙静脉丛容积明显增大,故充盈、菲薄且网状分布的硬脊膜外隙静脉容易被穿刺针尤其是被置入的导管所刺破或导管置入血管内而出血(回血)。

【麻醉与实践】正因为妊娠末期硬脊膜外隙生理解剖变化特点,加之实施椎管内穿刺和置入导管均属盲探性操作,特别在置入硬脊膜外隙导管期间,较硬质的导管前端很容易穿破或穿透怒张且菲薄的硬脊膜外隙静脉血管,或将导管置入该静脉血管中,致使血液经导管前端开口进入导管内。因此,妊娠末期孕产妇行硬脊膜外隙穿刺置管后常发现导管内有血液回流,其出血发生率明显高于其他硬脊膜外隙穿刺置管的手术患者。

【提示与注意】由于硬脊膜外隙穿刺和置入导管均是在盲探下进行和有创性操作,加之妊娠末期孕产妇硬脊膜外隙静脉丛充盈、菲薄,因此,很难或不可能完全避免穿刺与置入导管不损伤静脉血管,故通常情况下如发现置入的导管出现回血,一般给予适量生理盐水冲洗,并将置入的导管缓慢回拔,直至无血液回流,方可固定导管。另有文献报道认为,剖宫产孕产妇行硬脊膜外隙穿刺后预先将5ml生理盐水加入1:200000的肾上腺素注入硬脊膜外隙,可使硬脊膜外隙静脉血管收缩,以减少或降低置入导管时出血,即使出血也非常淡化。此外,发现有回血时局麻药应分次、少量注入,以便观察和确定是否存在局麻药入血而产生的毒性反应。

608. 为什么临床上有时采用全身麻醉联合硬脊膜外隙脊神经干阻滞?

【术语与解答】①现今临床上还没有哪一种麻醉方法或哪一种麻醉药物能单独、理想地解决所有手术患者的问题,而采用全身麻醉(全麻)联合硬脊膜外隙脊神经干阻滞(脊神经干阻滞)则在某些手术患者中可有着明显优点;②由于麻醉药均具有毒性,而任何麻醉方法既有利、又有弊,加之病情状况与年龄特点,以及手术大小、时间长短不一,故临床上少数患者有时需采取全麻与脊神经干阻滞联合应用。

【麻醉与实践】临床上就麻醉方法而言有若干种,而每种麻醉方法均存在优、缺点,若将两种麻醉方法联用于(如全麻与脊神经干阻滞)某些特殊手术患者,其目的就是体现出优势互补,以保障患者安全、创造手术条件、优化麻醉质量和术毕使患者尽早恢复。

1. 优点 ①全身麻醉可使人体高级中枢神经系统抑制而意识消失,故能消除单纯脊神经干阻滞所致的精神紧张和心理恐惧,又可避免对手术不良刺激的记忆和内脏牵拉反应,将两者联合应用有助于改善某些特殊病情的原有病理生理紊乱;②全麻可减少局麻药的应用,故能防止局麻药的中毒,还可弥补脊神经干阻滞不全的缺陷;③脊神经干阻滞其镇痛作用满意,肌肉松弛效果良好,故可明显降低全麻药、肌松药的应用剂量;④两者方法联合应用不仅能使患者术毕神志及时清醒,脊神经干阻滞还可延缓术后疼痛,必要时还可经硬脊膜外隙注入相关药物镇痛;⑤脊神经干阻滞可消除麻醉术后患者因导尿管刺激而产生的尿意,故能避免单纯全麻术后因导尿管刺激而导致的全麻术后躁动;⑥对年老体弱、全身情况差患者,术后需保障镇痛作用的连续性,但又担心静脉应用阿片受体镇痛药的呼吸抑制作用,而全麻与脊神经干阻滞联合则是较理想的麻醉选择;⑦该联合麻醉方法对生理功能影响轻微,不良反应可降至很低,对生命体征较少产生抑制作用,如年老体弱、心功能不全或心肌缺血患者,适宜程度的脊神经干阻滞后其交感神经被阻断,从而可减轻心脏负荷、缓解心肌缺血,以提高机体对手术的耐受力;⑧胎儿、新生儿下腹部及会阴手术,实施骶管脊神经干(丛)阻滞与小剂量氯胺酮或咪达唑仑等静脉全麻,术后能使患儿早期苏醒,并能提高术中、术后小儿的安全。

2. 临床应用 ①静-吸复合全麻与脊神经干阻滞联合:该方法实际是三种麻醉复合形式,即静脉全麻、吸入全麻与脊神经干阻滞联合,其术中三类药物的应用均相对减少;②单纯静脉复合全麻与脊神经干阻滞联合:临床应用该种麻醉方法较上述方法为多。

【提示与注意】选择全麻与脊神经干阻滞联合应用,必须要求麻醉医师既能熟练掌控脊神经干阻滞的方法,又能精通全身麻醉的实施,并能做好联合麻醉术中的管理,才能体现出两者的优势互补。

609. 为什么气管插管困难患者喉镜从左口角显露声门插管容易成功?

【术语与解答】正常情况下,普通弯喉镜片从口腔正中位置入显露声门是临床上最基本最常使用的方法,但当患者头颅后仰受限、舌体肥厚、喉结前移、颈部粗短、上切牙(门齿)过长时,该种方法往往使声门显露不清或只能显露少部分会厌而致插管困难。因此,有学者认为普通弯喉镜片经左口角置入咽腔显露声门可提高气管插管成功率。

【麻醉与实践】笔者在临床麻醉实践中发现,由于上牙弓中以上切牙(门齿)为最长,而门齿至磨牙呈递减性缩短,其牙齿根基且呈递增性牢固,由于所有喉镜片的侧缘(门齿支点)均在左边,这对于经左口角入路置入喉镜显露声门颇为有利,其(喉镜)较口腔正中入路(置入)的优点在于:①喉镜从左口角置入咽腔,其镜片的支点(侧缘)大多在左侧磨牙与尖牙之间,一方面可缩短左侧牙齿至声门之间的距离(与门齿比较);另一方面,磨牙较门齿明显缩短,可使口轴线与咽轴线的夹角明显增大,从第一磨牙切缘处观察喉部远较门齿处观察清楚。其次,由于舌体侧缘较薄,喉镜片压迫舌体左侧缘不至于过多的阻碍视线,故有利于窥视声门,常致使插管视线显著提高;②喉镜片从左口角置入咽腔,尽管舌体被喉镜片推向右侧,且挤占口咽腔部分空间,并使口咽腔相对缩窄,但喉镜片与喉腔之间沿途无任何阻挡,可直接观察至喉部,并能提高显露声门的效果,故多数插管困难患者采用此法均可顺利完成气管插管。因此,当声门显露不清,只观察到会厌游离缘或只显露杓状软骨间切迹时,可改为经左口角入路进行插管;③通常对于插管困难患者,操作者使用喉镜往往以门齿为辅助支点,据统计,气管插管期间造成上切牙(门齿)损伤脱落者,约有80%以上是插管困难患者,如采取经左口角置入喉镜显露声门,以左侧第一磨牙为支点,则不会损伤牙齿。另外,若从左口角置入喉镜显露声门不够充分,还可让助手在颈前区按压喉结,有助于显露喉部,以利于气管插管。

【提示与注意】①临床麻醉中,若术前估计患者上呼吸道正常,或者由于麻醉医师在术前未能进行详细的上呼吸道通畅度评估,而在实施全麻诱导后才发现患者存在咽腔结构异常,在没有心理准备的情况下,不应惊慌失措,可先行常规方法(喉镜正中入路)试探性气管插管,当插管1~2次失败后,再考虑尝试喉镜片经左口角置入显露声门,往往可获得成功;②切记喉镜从左口角置入气管插管,应先将金属管芯置入气管导管内,塑成类似"L"状或鱼钩状,以利于导管前端接近声门和进入声门。

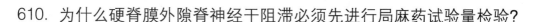

610. 为什么硬脊膜外隙脊神经干阻滞必须先进行局麻药试验量检验?

【术语与解答】 为什么临床上实施硬脊膜外隙脊神经干阻滞(简称脊神经干阻滞)必须先进行局麻药试验量检验(传统经典的常规局麻药试验量为 2% 利多卡因 3ml),其目的就是避免局麻药误注入血液或脑脊液而产生中毒或全脊麻。

1. 避免局麻药经血液产生中毒　由于椎管内静脉类似网状分布,又主要集中于硬脊膜外隙,故也称硬脊膜外隙静脉(丛),尤其妊娠末期膨大的子宫可压迫下腔静脉,从而致使硬脊膜外隙静脉(丛)血液回流受阻而过度充盈,此时的硬脊膜外隙静脉(丛)血管壁菲薄,且增粗、脆弱,很容易被"外力"损伤,当实施硬脊膜外隙穿刺或置入导管,刺破血管壁的概率可显著增高,一旦误伤血管壁出血,且注入硬脊膜外隙的局麻药超过试验剂量,其局麻药中毒可颇为严重,因局麻药可通过无静脉瓣的硬脊膜外隙静脉逆向经枕骨大孔进入颅内基底静脉(丛),并迅速通过血-脑屏障导致脑神经或(和)高级中枢神经系统抑制,严重者直接造成生命中枢(脑干)抑制而呼吸心搏停止。

2. 防止局麻药经脑脊液产生全脊麻　脊神经干阻滞是将局麻药注入硬脊膜外隙,但有可能使超过蛛网膜下腔脊神经根阻滞以上剂量的局麻药误注入蛛网膜下腔而产生全脊麻(全部脊神经根阻滞),甚至合并高级中枢神经系统抑制,故必须预先注射试验剂量。

总之,2% 的利多卡因 3ml(60mg)试验剂量即使不慎误注入蛛网膜下腔,一般也不至于引起全脊麻;此外,试验量局麻药一旦误注入硬脊膜外隙静脉内,其局麻药中毒症状也不严重。

【麻醉与实践】 通常临床上实施脊神经干阻滞采取局麻药试验剂量方法:①无特殊情况成年患者常规选择 2% 利多卡因 3ml,注入硬脊膜外隙后观察 5 分钟,其目的在于排除局麻药误注入蛛网膜下腔或进入硬脊膜外隙静脉被迅速吸收分布,如果 5 分钟内出现下肢痛觉消失与运动障碍,乃至心率缓慢、血压速降,说明局麻药误入蛛网膜下腔而产生的蛛网膜下腔脊神经根阻滞(也称腰麻),此时应警惕是否全脊麻发生,以便予以及早抢救;同样,若局麻药进入硬脊膜外隙静脉吸收分布流向颅内基底静脉,则可产生脑神经中毒(如口舌麻木、眩晕耳鸣、视觉模糊等)和高级中枢神经系统中毒(如兴奋躁动、肌肉抽搐,甚至神志消失等),应根据临床表现采取对症处理;②如注入试验剂量 5 分钟后无蛛网膜下腔脊神经根阻滞征象或无脑神经以及高级中枢神经异常症状,一般可确定试验药量完全处在硬脊膜外隙,因此可根据全身状况继续且分次增量注入局麻药液(如 4~8ml),间断 5 分钟再行第三次用量(继续 4~8ml),随时间推移所阻滞的躯体范围可逐渐出现(上述总量为诱导量);③年老体弱、体重过轻、全身情况差患者其局麻药试验量及浓度均应降低。

【提示与注意】 选择脊神经干阻滞先行局麻药试验量检验,这是该麻醉方法必须实施的强制性手段和基本原则。一般而言,所用的试验量局麻药应为利多卡因,其最大试验剂量不宜超过 60mg 为妥。长效、强效局麻药(丁卡因、布比卡因、左旋布比卡因、罗哌卡因等)不宜作为试验剂量药物使用,其原因是毒性大或起效较慢,给观察阻滞平面带来不便。此外,一旦长效、强效局麻药进入蛛网膜下腔,将出现长时间的脊神经根阻滞或造成长时间的全脊麻,给抢救治疗带来困难,甚至造成抢救无效。另一方面,如长效、强效局麻药进入硬脊膜外隙血管内,除迅速造成高级中枢神经系统中毒外,还直接导致心脏毒性,一旦呼吸心搏停止,复苏颇为困难或很难成功。

611. 为什么新斯的明不是真正的拟胆碱药但可间接产生胆碱能效应?

【术语与解答】 为什么新斯的明不是真正的拟胆碱药,是因为不具有乙酰胆碱神经递质的功能可与胆碱能受体结合,但新斯的明可促使更多的乙酰胆碱与胆碱能受体相结合,从而使其间接产生胆碱能效应。因此,全麻术后患者新斯的明主要用于间接拮抗体内的非去极化肌松药的残余作用。

【麻醉与实践】 ①全身麻醉手术患者术中大都需复合使用非去极化类肌松药,但麻醉术后则需要解除占据胆碱能受体的 N_2 受体抗胆碱药(非去极化类肌松药)的残余作用。由于临床上无人工合成的乙酰胆碱药物用于置换出神经-肌肉接头后膜上的 N_2 受体抗胆碱药,故均采用新斯的明替代乙酰胆碱使用,即借助新斯的明与真性胆碱酯酶结合的较牢固,可抑制乙酰胆碱酯酶对乙酰胆碱的水解,以增加神经-肌肉接头后膜的乙酰胆碱数量,从而以"量的形式"致使更多的乙酰胆碱在神经-肌肉接头后膜与非去极化肌松药竞争,并占据 N_2 胆碱受体,其结果产生 N_2 受体样效应,最终致使终板膜产生去极化的终板电位而恢复其肌张力,这就是新斯的明间接产生的胆碱能效应,故也称为拟胆碱药,还可称为肌肉松弛剂拮抗药;②新斯的明与乙酰胆碱酯酶的结合属可逆性,其拟胆碱作用间接产生的 M 受体和 N 受体效应并非持续性的,可随新斯的明的代谢、消除,其兴奋 M 受体和 N 受体的作用可逐渐消失;③新斯的明一般情况下可完全拮抗非去极化肌松药的残余作用,但其用量取决于肌肉松弛的程度,通常肌松药残余作用较深者需要新斯的明剂量也较大,若较大剂量拮抗其效果仍不明显,则应考虑可能存在其他影响肌张力恢复的因素,如再增加新斯的明不仅不能取得拮抗效果,相反可出现明显的不良反应。

【提示与注意】 围麻醉期使用新斯的明应予以提示的是:①新斯的明抑制乙酰胆碱酯酶而使乙酰胆碱神经递质倍增所产生的 M 受体作用可导致心动过缓、心肌传导变慢、支气管平滑肌和胃肠道平滑肌收缩,以及唾液分泌增多、流泪、恶心、呕吐等,严重者甚至引起心搏停止。因此,拮抗非去极化肌肉松弛药时需与抗胆碱药阿托品合用;②机体电解质紊乱或(和)酸碱失衡均可影响胆碱酯酶抑制药(新斯的明)的作用,如呼吸性酸中毒可增强非去极化肌松药的阻滞效应,尤其 $PaCO_2$ 超过 50mmHg 时,其肌松残余作用较难拮抗。若代谢性碱中毒、低钾血症及高镁血症时,肌松残余作用同样难以被抗胆碱酯酶药所逆转;③低温时致使机体外周血管收缩,影响肌松药在体内的再分布,且肌松药难以从神经-肌肉接头处释出,抗胆碱酯酶药也不易进入神经-肌肉接头;④若新斯的明用于严重哮喘症患者,以及慢性阻塞性肺部疾病和心肌缺血患者务必十分谨慎;⑤重症肌无力患者防止使用该药过量,以免出现胆碱能危象;⑥癫痫、心绞痛以及胃肠道或泌尿系统梗阻患者禁用新斯的明。

612. 为什么选择左侧双腔导管插管安置到位率较右侧双腔导管明显高?

【术语与解答】 双腔支气管导管简称双腔导管,为什么选择左侧双腔导管插管安置到位率较右侧双腔导管明显高,是因为左肺两叶,尤其成人左支气管长度约 4.8cm,且解剖变异性很少,故有较长的空间以利于安置左侧双腔导管;而右肺三叶,且右支气管(约 2.0cm)显著短于左支气管,加之右肺上叶支气管开口距气管隆突近,使得插入右侧双腔导管在右支气管活动空间很小,故插入左侧支气管的双腔导管到位率较右侧支气管显著增高。另一方面,右肺上叶支气管入口变异性大,从而致使插入右侧双腔导管安置后其双腔导管前端侧壁的开口很难与右肺上叶支气管入口完全吻合。因此,近些年来在无纤维支气管镜的情况下较多的麻醉医师

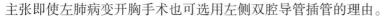

主张即使左肺病变开胸手术也可选用左侧双腔导管插管的理由。

【麻醉与实践】临床上在选择双腔导管插管方面,麻醉医师一般根据肺脏病变的部位和手术医师操作条件原则上大都选择相反方向的双腔导管插管,即右侧开胸手术选择左侧双腔导管插管,左侧开胸手术选择右侧双腔导管插管。由于人体右侧肺共三叶,且右支气管显著短于左支气管,甚至个别右肺上叶支气管入口接近隆突或与隆突平齐,而制造商生产的左或右侧双腔导管各开口间距是固定不变的,因此,插入右侧双腔导管很难或不可能使双肺各支气管入口均与右侧双腔导管前端的三个开口完全吻合。所以,当左侧开胸手术不涉及左主支气管时也可选用左侧双腔导管。此外,双腔导管的选择很大程度上还取决于对不同厂家制造的双腔导管构型的了解或手术的部位与范围以及对患者呼吸道的熟悉情况。①临床实践发现,选择右侧双腔导管插管的定位安置难度常因右支气管短且右肺上叶入口多变有关,因此,右侧双腔导管插入后其导管侧壁上的开口不能与右肺上叶入口理想吻合,甚至明显错位,从而因右肺上叶通气不良或双肺隔离欠完善以致患者术中 SpO_2 逐渐下降或产生低氧血症;②非肺脏手术通常选择左侧双腔导管插管,如食管手术或胸段脊柱前路手术,常因插左侧双腔导管容易到位,以解除插右侧双腔导管易阻塞右肺上叶入口的疑虑。此外,即使左侧开胸手术在不影响手术操作的前提下也可选择左侧双腔导管插管,甚至涉及左支气管(如左侧全肺切除),仍可选择左侧双腔导管插管,只是手术医师在切断左支气管时,通知麻醉医师将双腔导管后退至总气管内,这对手术缝合左支气管不产生影响。

【提示与注意】当然,若每次实施右侧双腔导管插管较为熟练,且安置到位率高,右侧双腔导管才是较理想的选择。此外,若常规应用纤维支气管镜引导插管定位更佳,就无所谓左侧或右侧双腔导管的选择,只要对患者和手术操作有利即可。

613. 为什么对静脉注射利多卡因抑制丙泊酚注射疼痛机制产生质疑?

【术语与解答】为什么对静脉注射利多卡因抑制丙泊酚注射疼痛机制产生质疑,是因为以局麻药的作用机制和药理作用而言难以解释。丙泊酚是目前临床上最为常用的静脉全麻药,但注射部位血管疼痛是该药的不良反应之一,故临床上为减轻或消除注射部位血管疼痛预先注射2%利多卡因1.5~2ml或将适宜剂量的利多卡因与丙泊酚混合应用,确实绝大部分患者可缓解或抑制了其疼痛(但少部分患者仍可有疼痛感),该丙泊酚注射刺激性疼痛的消失是否是局麻药的作用机制或药理作用所致。

【麻醉与实践】利多卡因是中效酰胺类局麻药,其主要作用机制与药理作用讨论如下:

1. 作用机制 局麻药主要作用于神经细胞膜,通过对细胞膜电压门控钠离子通道的直接作用,以阻滞钠离子(Na^+)的内流,抑制细胞膜其兴奋性传导,从而产生局麻作用。

2. 药理作用 局麻药必须与外周神经组织或神经末梢接触后才能发挥阻滞作用,欲获得满意的神经冲动传导阻滞,应基本具备三个条件:①局麻药必须达到一定的浓度;②必须具有应有的作用时间,以使局麻药分子到达神经末梢的受体部位;③有足够的神经长轴或神经末梢面积与局麻药直接接触。

3. 临床讨论 通常表面麻醉主要指作用于疏松的黏膜组织,如鼻腔黏膜、口腔黏膜、喉黏膜及气管、支气管黏膜等,而用于表面麻醉的局麻药浓度均较大,如临床常用的有1%丁卡因或4%~5%利多卡因(注:2%利多卡因用于表麻效果很差)。由于机体血管组织属平滑肌,远不如呼吸道黏膜组织疏松,尤其四肢静脉血液流动快,注入输液管内小剂量的2%利多卡因(1.5~2ml)首先被液体稀释,进入静脉后又被血液稀释(双重稀释),且随血流迅速进入躯体循环,加之上、下肢静脉均具有静脉瓣,以阻止血液回流,故局麻药几乎很难较长时间停留在局部血管壁上,因此,进入血液中被双重稀释的小剂量、低浓度局麻药迅速流向躯体粗静脉,所以局麻药不可能完全渗透至血管内壁而对局部的神经纤维末梢立即产生阻滞作用(即在极短的时间内淡浓度、小剂量的局麻药很难发挥其表麻作用)。此外,临床上采取静脉缓慢注射硫酸镁2ml也可使丙泊酚静脉注射痛减轻或消失(硫酸镁并非局麻药)。因此,对2%利多卡因"阻滞"丙泊酚外周静脉注射痛产生质疑。

基于上述因素,是否有可能是局麻药分子流经血管内壁抑制了由血管内皮细胞产生并释放的一氧化氮(NO)有关,因NO也是机体一种重要的化学性神经递质和调质,参与了痛觉的传入与感觉的传递过程,在外周和中枢不同层面的痛觉调制中发挥着重要作用,当局麻药流经体表细小静脉时,则可通过抑制血管内皮细胞NO过多的生成与释放,或抑制NO在血管内皮细胞中的反应,从而消除丙泊酚产生的血管刺激性疼痛,但这还有待于今后进一步研究证实。

【提示与注意】①为避免丙泊酚外周静脉注射疼痛,除全麻诱导时静注小剂量利多卡因外,还可预先静脉注射咪达唑仑和阿片类镇痛药,深度镇静或意识消失后再缓慢静注丙泊酚,患者疼痛也可明显降低或无疼痛之感;②临床实践发现,约1/6~1/9的患者可不出现丙泊酚注射痛,这部分患者与提前注射局麻药止痛无关系。此外,由于丙泊酚起效非常迅速,患者感觉疼痛的时间非常短暂,当意识消失后则无疼痛之感。

614. 为什么脊神经干阻滞起效时间与阻滞效果远不如脊神经根阻滞?

【术语与解答】为什么硬脊膜外隙脊神经干阻滞(脊神经干阻滞)局麻药用量多、浓度高,但起效时间与阻滞效果远不如蛛网膜下腔脊神经根阻滞(脊神经根阻滞)局麻药用量极少且浓度很低。

【麻醉与实践】①由脊神经前、后根合二为一脊神经干在硬脊膜外隙被分隔在椎管两侧的各个椎间孔内,上、下之间相邻的脊神经干相隔一个椎体,其左、右之间的脊神经干相差约大于椎管内径的距离,各脊神经干又独立被鞘膜和周边的脂肪组织所包裹。而处于腰骶段终池内的脊神经根则呈裸露状态,且集中成一束"悬浮"在蛛网膜下腔的脑脊液中,因形似马尾状,故称"马尾神经"。这些呈束状分布的脊神经前、后根既无鞘膜包裹,又无脂肪组织在周边填充,由于两者(脊神经干与脊神经根)解剖结构存在着明显差异,故必然造成局麻药阻滞起效时间与阻滞效果出现显著不同;②注入硬脊膜外隙的局麻药总容量不稀释且必须多于蛛网膜下腔脊神经根阻滞的若干倍尚能跨过4~5个椎体间隙,这些注入硬脊膜外隙的局麻药并非均与处于各椎间孔内的脊神经干相接触,而是一部分或大部分局麻药液仍滞留在环绕硬脊膜囊的硬脊膜外隙被缓慢吸收,即使扩散且抵达各椎间孔处的局麻药还要渗透包裹在脊神经干外的鞘膜。此外,处于硬脊膜外隙和椎间孔内的脊神经干是由蛛网膜下腔的脊神经前、后根合二为一构成,粗大且被鞘膜包裹的脊神经干其本身被局麻药所渗透、接触就比细小、裸露在蛛网膜下腔的脊神经前、后根则有难度。因此,多种因素使得脊神经干阻滞既起效时间明显延长,又使得麻醉效果远不如脊神经根阻滞;③尽管注入终池内的局麻药液极少(1~1.5ml),且又被脑脊液充分稀释而浓度显著降低,但局麻药分子在脑脊液中非常容易附着在无鞘膜包裹且明显细于脊神经干呈束状分布的脊神经前、后根表面,渗透并阻断这些无保护膜的"马尾神经"的感觉与运动传导功能,甚至阻滞发自脊髓并连接脊神经前、后根之间的根丝,故蛛网膜下腔注入极少量低浓度的局麻药则可立即产生理想的麻醉效果。

【提示与注意】以上阐述则是为什么硬脊膜外隙脊神经干阻滞局麻药用量多、浓度高但起效时间与阻滞效果远不如蛛网膜下腔脊神经根阻滞局麻药用量极少、浓度很低的因果关系。

615. 为什么剖宫产孕产妇行硬脊膜外隙穿刺比妇科手术患者相对困难?

【术语与解答】临床上为什么剖宫产孕产妇行硬脊膜外隙穿刺比妇科手术患者相对困难,是因为:①妊娠末期孕产妇生理变化之一是体重显著增加,孕期生理性肥胖致使孕产妇腰背部组织明显增厚,故皮肤至棘突间孔延深,致使穿刺期间缺乏层次感;②妊娠高血压综合征孕产妇常伴有水、钠潴留,而躯体表现为周身水肿,从而导致棘突触摸不清或无法触摸,致使椎间隙难以定位;③膨大的子宫致使腰段脊柱向腹部显著凸出,加之拟准备剖宫产孕产妇"弓腰"明显受限,从而其背部腰段椎间隙伸展困难而相对"狭窄";④孕产妇间断宫缩性疼痛常难以配合安置适宜的操作体位,因此上述妊娠末期孕产妇生理性变化特点可造成硬脊膜外隙穿刺比妇科手术患者相对困难。

【麻醉与实践】对于腰背部组织明显增厚,且棘突触摸不清或无法触摸的孕产妇,其腰部椎管内穿刺技巧与方法:①应首先确定脊柱中线,即先沿着臀沟向颈椎方向划一"痕线",以防止穿刺针偏离正中棘突左右间距;②确定两侧髂嵴最高点,其连线则为第4腰椎棘突或腰4~5棘突间隙,以该点向头侧移位2~8cm,以便确定腰3~4或腰1~2棘突间隙;③操作者左手拇指稍用力按压穿刺部位,致局部组织呈凹陷状态,可使皮肤与椎管内壁距离缩短,以便于穿刺针以保持脊柱正中矢状位进针,针尖碰到骨质可上下、左右稍调整方向,当进针达一定程度,以手感体会黄韧带弹性,再缓慢进针,这期间应不断观察"玻璃试管"有无负压产生或采用玻璃注射器间断测试有无阻力,以便确定穿刺针前端是否进入硬脊膜外隙;④肥胖孕产妇或妊娠高血压综合征患者由于皮肤至黄韧带距离较远,往往穿刺针刺入也较深,甚至使得整个穿刺针尾端也接近皮肤,此现象更应保持穿刺针正中位入路,以保障穿刺针前端进入硬脊膜外隙;⑤如实施蛛网膜下腔穿刺,则应体会穿刺针尖穿破黄韧带和硬脊膜两个"落空感",并等待脑脊液的出现。

【提示与注意】虽剖宫产孕产妇行硬脊膜外隙穿刺比妇科手术患者相对困难,但只要棘突间隙定位准确,一般均能顺利穿刺成功。

616. 为什么硬脊膜穿刺成功后置入导管时易引起"触电感"或"麻痛感"?

【术语与解答】硬脊膜外隙穿刺成功后,经穿刺针置入硬脊膜外隙软导管时容易引起患者一侧下肢突发性"触电感"或"麻痛感",这说明置入的导管尖端偏离硬脊膜外隙纵向中线(椎管纵向中线),而向硬脊膜外隙的一侧(或左或右侧)延伸,触及一侧硬脊膜外隙或椎间孔处的脊神经干,导致出现的一过性、反射性脊神经干刺激症状。

【麻醉与实践】硬脊膜外隙置入导管时容易触及脊神经干的原因在于:①硬脊膜外隙内主要有脂肪、疏松结缔组织和椎管内静脉丛填充,置入硬脊膜外隙的导管虽在穿刺针引导下插入,但导管前端穿出穿刺针时易被上述组织(内容物)阻碍,有时不可能沿硬脊膜外隙(后隙)纵向正中线延伸,很易造成向左或向右偏离方向,当导管置入0.5~1.5cm时,其管尖就容易抵达或触及硬脊膜外隙与椎间孔处的脊神经干,故可引起患者一侧下肢突发性、触电样急剧反射性抽动(临床上经常遇到);②穿刺针虽穿刺成功,并确定针尖在硬脊膜外隙,但针尖斜口未能与椎管纵向中线平行(或一致),而角度稍偏离中线,从而致使置入的导管也跟随偏离方向,置入越长,偏离中线也越大,也就容易触及一侧的脊神经干;③由于硬脊膜囊是管状构型,而局部硬脊膜呈弧形,因此置入硬脊膜外隙的软导管容易滑向一侧椎间孔处,若触及脊神经干,则引起"触电感"或"麻痛感";④患者侧卧位实施硬脊膜外隙穿刺并置入导管,通常出现脊神经干刺激症状多为靠手术台侧的下肢,其置入的导管因重力作用而偏向下方延伸。

【提示与注意】首先穿刺针进入硬脊膜外隙后,其前端侧口应与椎管垂直,致使置入的导管尽量保持正中位,且缓慢、轻柔置入,以防止或避免与脊神经干硬性接触或摩擦,甚至造成轻微损伤。此外,若置入的导管过于偏离中线,尤其导管前端抵达椎间孔内或置入过深而穿出椎间孔,还容易引起硬脊膜外隙脊神经干阻滞不全,甚至失败。

617. 为什么脊神经干阻滞虽局麻药用量很大但效果远不如脊神经根阻滞?

【术语与解答】①为什么硬脊膜外隙脊神经干阻滞(简称脊神经干阻滞)虽局麻药用量很大,但远不如蛛网膜下腔脊神经根阻滞(简称脊神经根阻滞)所用很少剂量局麻药而产生的麻醉效果;②脊神经干阻滞与脊神经根阻滞两者同为椎管内脊神经阻滞,为什么前者所用的局麻药诱导量则是后者的若干倍(约8~14倍),然而,无论起效时间与麻醉效果却远不如后者,甚至还可能出现脊神经干阻滞不全,甚至麻醉失败,其原因何在?

【麻醉与实践】①从椎管内脊神经解剖得知,脊神经发自脊髓,由椎管内的脊髓延伸至椎管外的外周神经分支以及神经末梢,其中间还包括:脊神经根丝→脊神经前、后根→脊神经干→以及穿出椎间孔后的脊神经前支、后支、脊膜支与交通支;②脊神经根丝与脊神经前、后根均浸泡在蛛网膜下腔的脑脊液中,而每一支脊神经前、后根是由6~8支根丝合并而成,它们之间无任何屏障隔离,尤其马尾神经实际上是 L_2 以下形成束状排列的脊神经根丝与脊神经前、后根共同组成;③脊神经干则由脊神经前、后根合二为一后形成粗大的混合性脊神经,并分散处于硬脊膜外隙与各个椎间孔中,而左右、上下各椎间孔中的脊神经干又相距较远,且又被蛛网膜与硬脊膜的延续部分(鞘膜)分别紧密包裹。因此,椎管内脊神经阻滞临床实践得出以下推论:

1. 两者阻滞机制不同　①蛛网膜下腔脊神经根阻滞属分离麻醉或分别阻滞,即注入蛛网膜下腔脑脊液中的局麻药与前根接触则直接阻断其运动纤维传导,致使下腹部与其内脏、臀部、会阴部以及双下肢运动功能迅速丧失;而与后根接触的局麻药则可阻断其感觉纤维传导,造成下腹部与其内脏、臀部、会阴部以及双下肢感觉、痛觉消失;此外,由于脊神经根丝更细,更容易被局麻药所阻断,因此注入蛛网膜下腔脑脊液中的局麻药可同时阻滞根丝和前、后根;②脊神经干阻滞则是注入硬脊膜外隙中的局麻药先扩散至上下、左右的多对各椎间孔内,然后逐渐渗透包裹在脊神经干外的鞘膜,最终则阻断了脊神经干的传导。

2. 两者阻滞的径路和方法不同　脊神经根阻滞是将局麻药注入蛛网膜下腔的终池内,主要阻滞的是腰骶段呈束状集结的脊神经根;而脊神经干阻滞则是将局麻药注射到硬脊膜外隙,阻滞的是分散在椎管两侧且各不相通的上、下椎间孔内的脊神经干。

(1)脊神经根阻滞:①脊神经前、后根与其根丝均无髓鞘,其直径又明显细于脊神经干,注入终池内的局麻药尽管很少(1~1.5ml),而且又被脑脊液充分稀释,虽浓度很低,但稀释后的局麻药分子仍可迅速、直接、分别与前、后根及其根丝相接触,尤其根丝非常细,故可立即阻断腰骶段脊髓发出的根丝与脊神经根的传导;②临床上传统、经典的脊神经根阻滞(腰麻)用药为1%的丁卡因1ml(10mg)加10%葡萄糖与3%麻黄碱各1ml,形成所谓1:1:1溶液(共3ml),此时丁卡因浓度为0.33%,0.33%丁卡因3ml注入终池内的脑脊液中迅速又被稀释,但麻醉效果却非常确切、理想;③脊神经前、后根除较椎间孔处的脊神经干明显为细外(根丝更细),而且集中成束状分布,故称为马尾神经根,正是因为它们的裸露面积大且集中,所以能与局麻药分子广泛接触(尽管丁卡因只有10mg),因此近乎机体1/2躯干的内脏感觉与躯体感觉纤维以及内脏运动与躯体运动纤维均容易被同时阻滞。

(2)脊神经干阻滞:该麻醉方法虽将试验量与诱导量(如成年人传统用药2%利多卡因可达15～20ml或现今利多卡因与罗哌卡因混合液15～20ml)间断5～10分钟注入硬脊膜外隙,且局麻药用量是脊神经根阻滞的十几倍,其局麻药浓度也高于脊神经根阻滞的1～5倍(因注入终池脑脊液中的局麻药已被充分稀释),但阻滞平面不仅出现慢,而且阻滞效果明显低于脊神经根阻滞,这主要因为局麻药大多停留在硬脊膜外隙,只有较少剂量扩散、渗透入椎管两侧的上下各椎间孔内,而处在椎间孔内的脊神经干又远较脊神经前、后根粗,且又被来自硬脊膜延续部分的鞘膜所包裹,此鞘膜虽比硬脊膜明显薄,但局麻药透过此膜(屏障)仍需要时间,所以,脊神经干阻滞效果远不如脊神经根阻滞,并起效时间长,且单次给药维持时间也明显低于脊神经根阻滞。

【提示与注意】脊神经干阻滞期间,若椎间孔处包裹脊神经干的鞘膜菲薄或鞘膜包裹脊神经干疏松,以及局麻药中加入肾上腺素,可致使伴随脊神经干而穿出椎间孔处的静脉血管收缩,从而使包裹脊神经干的鞘膜与脊神经干之间出现缝隙,当注入硬脊膜外隙的局麻药扩散、渗透至椎间孔处,可通过鞘膜与脊神经干之间的缝隙而不同程度的渗透至脊神经干表层,甚至极少量局麻药经该缝隙渗透入蛛网膜下腔,这可能是导致椎管内脊神经(包括脊神经干和部分脊神经根)异常广泛阻滞的原因之一,甚至是发生全脊麻的另一种途径或因素。

618. 为什么局麻药中毒首先表现为脑神经和高级中枢神经系统异常症状?

【术语与解答】麻醉医师众所周知,临床上局麻药中毒大都先表现为脑神经或(和)高级中枢神经系统(脑功能)毒性反应,其临床中毒表现如下:

1. 脑神经中毒　主要以主观症状为主:如患者自述口舌麻木、耳鸣眩晕、视觉模糊、发声困难等,出现这些主观症状则是脑神经毒性反应,如口舌麻木主要是面神经与舌咽神经中毒;耳鸣眩晕则为前庭蜗神经中毒;发声困难常为迷走神经、舌下神经中毒;而视觉模糊主要为视神经中毒。

2. 高级中枢神经中毒　主要以客观体征为主:如患者突发多语惊恐、烦躁不安、肌肉抽搐、牙关紧闭、意识消失,以及间接反射性产生的心动徐缓、血压骤降等。出现客观体征主要为大脑皮层及脑干功能毒性反应,即只有较严重局麻药中毒时才能伴发肌肉抽搐、神志模糊或意识消失;严重局麻药中毒甚至导致脑干危象,如呼吸功能窘迫(呼吸费力或停止)和循环系统"虚脱",甚至心搏骤停。

【麻醉与实践】①由于局麻药只能作用于外周脊神经系统,包括脊神经根、脊神经干、脊神经分支或脊神经末梢阻滞以及脑神经末梢阻滞(如头皮、颌面部、口腔等局部注射低浓度局麻药),而不能作用于脑神经"根部"和高级中枢神经,因后者(脑神经"根部"和高级中枢神经)对局麻药极其敏感,即使很少剂量局麻药一旦接触脑神经"根部"和脑组织,则即刻表现出相对应的脑神经中毒症状或高级中枢神经毒性反应;②一般而言临床上以轻度局麻药中毒较为多见,往往表现为一过性口舌麻木或耳鸣眩晕以及视觉模糊,乃至发声困难等脑神经异常症状,此时患者会"第一时间"告诉麻醉医师。一旦发生较严重的局麻药中毒,即高级中枢神经中毒表现(如烦躁不安、肌肉抽搐、意识消失,甚至脑干危象),则主要为麻醉医师所发现,一般立即给予对因、对症处理。

【提示与注意】临床上如发生局麻药中毒,首先表现为脑神经异常症状,若出现高级中枢神经中毒,说明局麻药中毒较为严重,因脑神经中毒症状已被高级中枢神经中毒症状所掩盖,患者已来不及诉说口舌麻木或耳鸣头晕等,就已经发生了肌肉抽搐或(和)意识消失等。

619. 为什么硬脊膜外隙穿刺行阻力试验应采取注水试验而停用注气试验?

【术语与解答】 临床通过长年而大量的硬脊膜外隙脊神经干阻滞实践得出,为何硬脊膜外隙穿刺行阻力试验时应采取注水试验而停用注气试验,其理由与依据可通过以下"麻醉与实践"则可明了。

【麻醉与实践】 由于硬脊膜外隙存在负压,当穿刺针尖端抵达黄韧带后继续进针,根据阻力突然消失和负压出现以及无脑脊液流出,则可基本判断穿刺针前端侧口已进入硬脊膜外隙,但必须再进行阻力消失法试验,其目的用以确定穿刺针前端侧口是否处于硬脊膜外隙。临床上通常有两种"阻力消失法试验",即注水法和注气试验法,临床几十年来的实践和检验对比表明,后者(注气法)较前者(注水法)存在缺点,甚至不安全,其原因:①硬脊膜外隙是一狭窄腔隙,其内壁是硬脊膜(也称硬膜囊),而外周(四周)则是椎管内壁,该隙内充满脂肪组织,并伴有静脉血管丛、疏松纤维结缔组织等,若注入硬脊膜外隙内空气,一般被脂肪组织吸收较慢,且容易在局部形成气肿或气栓,尤其反复"注气试验",气体蓄积过多可能压迫脊神经干,甚至压迫脊神经根和脊髓,从而易引起患者术后躯体感觉和运动功能异常。已有相关报道,硬脊膜外隙注气试验导致术后下肢感觉及运动功能明显障碍的案例;②硬脊膜外隙注入空气后因不易吸收而容易形成隔离层,再注入局麻药后可使局麻药扩散、渗透不均匀,容易引起硬脊膜外隙脊神经干阻滞不完善;③若注入硬脊膜外隙中的气体一旦渗透至蛛网膜下腔,气体可随体位变动(如头高足低位)抵达脑室,从而导致颅内积气而引发长期慢性头痛等(因有该案例报道),尤其硬脊膜打穿而先前行使过多次注气试验者;④若在硬脊膜外隙穿刺时损伤椎管内静脉血管,注入硬脊膜外隙的气体可经血管破损处进入静脉内,由于硬脊膜外隙静脉丛与颅内静脉均无静脉瓣,气体可由硬脊膜外隙静脉逆向进入颅内,有可能引发脑卒中等;⑤空气中存在飘浮微粒,而飘浮微粒中可含有致病菌等,如抽取空气行注气试验,若携带致病菌的空气进入硬脊膜外隙,则可对机体产生不利影响;⑥另有文献报道,硬脊膜外隙脊神经干阻滞患者经硬脊膜外隙注入3ml空气行"阻力消失法试验",但患者术后出现了严重头痛,并通过影像学(CT)诊断为颅内积气,经推测气体进入颅内可能原因有两种:其一,先前已存在硬脊膜"打穿"(穿透硬脊膜),再另换椎间隙行硬脊膜外隙穿刺并注入空气试验,气体通过先前已破损的硬脊膜而进入蛛网膜下腔脑脊液中,由于空气比重小,术后患者坐卧或站立,气体则进入颅内脑室;其二,硬脊膜未被穿破的情况下进入硬脊膜外隙较多的空气被挤压,通过穿出椎间孔后,又从包裹脊神经干的鞘膜间隙反流进入了蛛网膜下腔,然后经脑脊液进入颅内。

【提示与注意】 ①临床年轻麻醉医师或初学硬脊膜外隙穿刺者为确认穿刺针是否进入硬脊膜外隙,往往反复注入气体试验,少则1ml,多则2~3ml,反复几次可多达6~9ml,而聚集存留在硬脊膜外隙的气体易使局部硬脊膜外隙增宽,从而可压向硬脊膜,硬脊膜则向内移位轻微压迫脊髓或压迫两侧的脊神经根,从而容易造成双下肢出现一系列感觉不适或运动功能障碍等病理现象,只有随气体较早弥散,压迫症状方能减轻或消失,双下肢感觉及运动功能则可逐渐恢复,但极少数难以恢复;②现今临床上鉴别穿刺针是否进入硬脊膜外隙可完全以无菌生理盐水替代空气注入,一方面可避免空气污染,另一方面注入1~2ml生理盐水很快在硬脊膜外隙吸收,既不影响硬脊膜外隙脊神经干阻滞效果,又可防止因注入试验性气体所致意外性躯

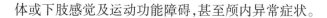

体或下肢感觉及运动功能障碍,甚至颅内异常症状。

620. 为什么将苯二氮䓬类药划为全麻药更为适宜而不应划为镇静、催眠药?

【术语与解答】药理学和麻醉药理学中均将苯二氮䓬类药划为镇静、催眠药,是因为苯二氮䓬类药(如地西泮、咪达唑仑)作用于高级中枢神经能选择性与苯二氮䓬类受体结合并激动该受体,从而产生不同程度、各有侧重的抗焦虑、镇静、催眠、抗惊厥作用,将该类药物划归为镇静、催眠类药可能主要从口服用药角度而言(注:大剂量口服用药可意识丧失,故为临床管控药物),但在临床麻醉中,咪达唑仑、地西泮(安定)作为麻醉诱导用药均为静脉注射,而两者均是苯二氮䓬受体激动剂,只有与脑内苯二氮䓬受体结合才能发挥其作用,相互之间的对应关系是:静脉注射小剂量具有镇静、催眠、遗忘、抗焦虑作用;使用中剂量则有抗惊厥及嗜睡特点;而给予较大剂量或以上则出现意识消失效应,正是因为咪达唑仑和地西泮能使意识丧失且对循环功能抑制轻微,因此临床上常用于年老体弱或全身情况低下患者的全麻诱导,所以苯二氮䓬类药(咪达唑仑、地西泮)应划为全麻药而不应称之为镇静、催眠药。

【麻醉与实践】①临床麻醉中,苯二氮䓬类药均为静脉注射(早年主要应用地西泮,现今主要使用咪达唑仑),正常情况下小剂量可用于镇静,中小剂量可使患者催眠,稍大剂量以上则与丙泊酚等其他全麻药一样可导致患者的意识丧失,以达到全身麻醉作用,尤其年老体弱、个体差异敏感以及小儿等,甚至中小剂量则可使这类人群意识消失;②由于苯二氮䓬类药对呼吸及心血管功能影响较轻,因此,经常用于小儿、老年或全身情况不良,以及心血管功能较差且需要全身麻醉的患者,所以将苯二氮䓬类药划为全麻药更为合理。

【提示与注意】①其实所有全麻药很小剂量或小剂量应用均达不到全麻作用,只能处于镇静或达到睡眠状态,只要全麻药物达到一定的血药浓度,致使大脑皮层与相关"靶位"或"位点"以及受体完全抑制,患者意识则消失,但随着降低药物浓度或停止用药,患者可逐渐恢复至睡眠、镇静及神志清醒,这类药均应属于全麻药;②凡能作用于高级中枢神经系统,可逆性引起人体意识丧失的药物均称全麻药;③大部分全麻药至今尚无特异性拮抗药,只有苯二氮䓬类药可被特异性拮抗药氟马西尼所逆转,故使用咪达唑仑或地西泮而致意识消失(全麻状态)者,必要时可应用氟马西尼拮抗;④苯二氮䓬类药具有中枢性肌肉松弛作用(注:肌松强度显著低于肌松药),用于肥胖、鼾症、上呼吸道占位性病变等患者应慎重,主要能引起舌后坠而导致上呼吸道梗阻,造成通气不畅而产生慢性缺氧与二氧化碳蓄积。

621. 为什么有时选择蛛网膜下腔脊神经根与硬脊膜外隙脊神经干联合阻滞?

【术语与解答】为什么临床上有时选择蛛网膜下腔脊神经根(简称脊神经根阻滞)与硬脊膜外隙脊神经干(简称脊神经干阻滞)联合阻滞,主要因为取自两者各自的优点,前者起效迅速,可立即使整个"马尾脊神经根"的感觉与运动功能分别且同时完全阻滞,后者由于可分次、间断的注射局麻药,故能使麻醉时间持续性延长,适合于长时间的手术。

【麻醉与实践】临床麻醉实践表明,脊神经根与脊神经干阻滞各有优、缺点,两者临床比较如下。

1. 脊神经根阻滞　①优点:麻醉起效非常迅速,局麻药注入蛛网膜下腔后即可手术,麻醉至手术切皮时间较脊神经干阻滞明显缩短,且肌肉松弛与镇痛效果显著,并创造了理想的手术操作条件。此外,因局麻药用量极少,只要控制好阻滞范围(即按局麻药液比重调整好体位),临床引起局麻药中毒或全脊麻者罕见,且阻滞失败或阻滞不完善者极低;②缺点:容易使部分患者引起严重低血压。此外,麻醉时效短(约 2 小时左右),不能满足长时间的手术,无法实施术后长时间的镇痛。

2. 脊神经干阻滞　①优点:可根据病情、手术范围和时间长短分次应用局麻药,不限定手术时间,有利于麻醉术中管理,术后可实施硬脊膜外隙持续性镇痛(如应用镇痛泵);②缺点:麻醉起效时间明显缓慢,且肌肉松弛相对较差,可出现局麻药中毒、脊神经干阻滞不全,甚至出现阻滞失败等。

总之,临床上选择脊神经根与脊神经干联合阻滞,主要体现出两者的优势互补及缺点相对抵消。此外,临床上将两者联合应用还要根据病情特点、手术难度、手术时间以及麻醉医师掌握该麻醉方法的熟练程度所决定。

【提示与注意】①由于该联合阻滞首先采用了脊神经根阻滞,故无法预先测试脊神经干阻滞范围;②经硬脊膜外隙导管注入硬脊膜外隙的局麻药不能完全保障不进入蛛网膜下腔;③其并发症两者可兼有,有时难以分析确定是前者(脊神经根)引起,还是后者(脊神经干)造成。

622. 为什么全麻术后躁动患者完全清醒后对躁动经过可出现意识与记忆分离?

【术语与解答】①意识是指大脑的觉醒程度,是高级中枢神经系统对内、外环境刺激做出应答反应能力或机体对自身和周围环境的感知与理解能力;②人的意识包括意识的内容和觉醒状态两大组成部分,其意识内容包括语言、思维、学习、记忆、定向和情感等。而觉醒状态则指与睡眠呈周期性交替的清醒状态;③正常人意识清醒时则对外界环境具有认识、理解、分析、判断和反应的能力。而在全麻恢复期躁动患者中,有些患者虽能睁眼,有时语言表达能力也大都较为准确,符合常理,看起来似乎意识清楚,但事后对自己躁动期间的行为、语言以及对周围环境无任何记忆,处于意识与记忆分离状态。由此得知,全麻苏醒期躁动患者其感觉、觉醒存在,但无真正的意识和记忆。

【麻醉与实践】从意识是以记忆和感觉为先决条件而言,全麻作用消失的患者苏醒后其记忆理应立即或逐渐恢复,尤其近期记忆。而全麻术后躁动患者当天或次日其神志完全清醒且正常后却对自己躁动行为一概不知(患者有意识的对抗性"躁动"除外),麻醉医师即使给予提示也无任何印象,这种意识与记忆完全分离现象可能与当时意识部分缺失有关,如不同的全麻药作用于大脑皮层与脑干网状结构的位点不同,且对高级中枢神经不同位点的抑制程度也不一。因此,术毕高级中枢神经的不同位点或靶点恢复的时间也不尽相同,即高级中枢神经所有被全麻药抑制的位点或靶点未能同步恢复,导致患者虽意识恢复,但记忆仍未复原(如思维与记忆失调)。此外,患者躁动结束或消失后无任何认知功能障碍或精神症状。

【提示与注意】虽全麻恢复期患者躁动有时语言表达能力合乎逻辑,感觉反射存在,但事后对苏醒期躁动行为无任何记忆,其真正原因尚有待于进一步研究。需要提示的是:应将全麻术后躁动(无意识的躁动)与全麻术后有意识的对抗(有意识的活动)区别开来,前者必要时可给予药物(如丙泊酚)制动。

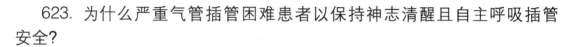

623. 为什么严重气管插管困难患者以保持神志清醒且自主呼吸插管安全?

【术语与解答】之所以严重气管插管困难患者以保持神志清醒且自主呼吸条件下气管插管安全,是因为严重气管插管困难患者若实施全身麻醉,患者可立即从神志清醒进入意识消失和呼吸抑制或停止状态,此时则需依赖人工辅助呼吸,一旦出现面罩供氧通气不畅或产生急性上呼吸道梗阻,且又难以快速建立人工呼吸道,往往因反复气管插管失败而造成上呼吸道软组织肿胀和出血,进而患者容易发生呼吸危象(窒息),若呼吸危象期间再不能立即完成气管插管或紧急环甲膜切开以及气管切开造口插管,则可导致患者窒息死亡。

【麻醉与实践】麻醉手术患者正因为上述原因,所以严重气管插管困难患者保持神志清醒且保留自主呼吸条件下进行操作有着许多有利因素,尤其是安全:①患者清醒状态下其呼吸道保护性反射大致正常,保留自主呼吸又能保障机体有效氧合,上呼吸道通畅与自主呼吸条件下实施气管插管可明显增加操作安全性,因并非能在短时间内完成气管插管;②患者神志清醒且存在自主呼吸,麻醉医师在盲探或半盲探气管插管期间通过呼吸气流来引导气管导管前端对准声门,容易提高插管成功率,还能通过自主呼吸判断和识别导管是否误插食管内;③即使气管插管失败,还可借助纤维支气管镜或其他插管器具进行气管插管,一般均能成功。

【提示与注意】需要说明的是,保持患者神志清醒且自主呼吸条件下气管插管,并不是任何麻醉药物都禁用,环甲膜穿刺表麻结合口咽腔喷雾表麻,以及静脉给予适宜剂量的镇静与镇痛药,既能降低气管插管所致心血管应激反应,又可减轻患者紧张、恐惧心理,还能明显增加患者的配合,以提高气管插管成功率。

624. 为什么足月妊娠剖宫产行硬脊膜外隙脊神经干阻滞局麻药用量不应减少?

【术语与解答】足月妊娠孕产妇硬脊膜外隙解剖结构有所改变,其主要原因是由于膨大的子宫压迫下腔静脉,致使椎管内静脉(也称硬脊膜外隙静脉丛)血液回流受阻而明显扩张,由此造成硬脊膜外隙内容物相互挤压而"密集",甚至硬脊膜外隙容积稍增宽。而传统观念认为足月妊娠孕产妇其脊柱发生变化,故麻醉教科书以及许多麻醉参考书则认为足月妊娠孕产妇剖宫产实施硬脊膜外隙脊神经干阻滞(简称脊神经干阻滞)局麻药用量应较非妊娠患者减少(减少30%~50%不等),其理论依据是妊娠末期脊柱呈生理性改变(主要为硬脊膜外隙变窄),因此实施脊神经干阻滞注入硬脊膜外隙的局麻药易使麻醉平面扩散过快、过广,因此与非孕产妇比较,如应用等剂量局麻药常致使阻滞平面高于非孕产妇,甚至出现较扩展性脊神经干阻滞。然而,临床麻醉实践验证并非如此。

【麻醉与实践】基于足月妊娠硬脊膜外隙解剖结构的变化,笔者认为:①硬脊膜外隙静脉丛扩张可使该隙中的脂肪组织、疏松纤维结缔组织等受压而致密,注入硬脊膜外隙的局麻药扩散、渗透抵达左右两侧椎间孔内的时间相对延长,故局麻药接触椎间孔内脊神经干的时间也推迟,只有注入较多剂量的局麻药液产生一定压力才能较快的穿过致密的内容物(脂肪组织、疏松结缔组织与静脉丛)抵达上下左右的多对椎间孔内,然后透过包裹在脊神经干外层较薄的鞘膜(硬脊膜与蛛网膜在椎间孔处的延续部分),以达到与脊神经干相接触并阻滞,因此临床上局麻药用量常较非孕产妇患者等同或稍增多,因为剖宫产孕产妇硬脊膜外隙局麻药用量若减少1/3或更多,经常造成脊神经干阻滞不佳或不全,难以满足术中充分的镇痛与肌肉松弛作

767

用,甚至造成脊神经干阻滞失败;②足月孕产妇体重较非妊娠时增加约 20% ~ 40%,其局麻药被血液循环吸收、分布、代谢均较非妊娠女性增多,如按体重(公斤)用药也应该提高局麻药用量;③一般而言,注入硬脊膜外隙的局麻药液只有少部分扩散、渗透至各椎间孔内缓慢与脊神经干接触,而实际上大部分局麻药液在硬脊膜外隙被逐渐吸收、代谢、排泄,因注入硬脊膜外隙的局麻药不能透过环绕包裹脊髓的硬脊膜,该硬脊膜(应称硬脊膜囊)由致密结缔组织构成且质硬、坚韧,处于腰段的硬脊膜约 0.33 ~ 0.66mm 厚,故只有扩散至各椎间孔内的局麻药液达到一定浓度和剂量方能与该处粗大且混合性脊神经干(即躯体感觉、躯体运动与内脏感觉、内脏运动纤维)相接触,进而渗透达到阻滞脊神经干的作用。

上述依据则可解释临床上为什么减少 1/3 局麻药用量或常规局麻药剂量实施剖宫产孕产妇脊神经干阻滞其麻醉效果较非妊娠女性差的原因,也就是为什么足月妊娠剖宫产行硬脊膜外隙脊神经干阻滞局麻药用量不应减少的缘故。

【提示与注意】①椎管内静脉丛均无静脉瓣,足月妊娠硬脊膜外隙静脉血液回流受阻而扩张,其血管壁菲薄极易被穿刺针或置入硬脊膜外隙的导管损伤而出血,故出血发生率较非孕产妇高 5 ~ 9 倍;②足月妊娠行剖宫产术,如硬脊膜外隙局麻药用量与非妊娠手术患者相等或稍多,加之硬脊膜外隙静脉丛扩张、血管壁菲薄,硬脊膜外隙静脉血管可被局麻药所"包围",从而可增加局麻药缓慢渗透该静脉内的概率,因此剖宫产孕产妇局麻药中毒发生率比非妊娠手术患者相对增高,必须引起注意。

625. 为什么足月妊娠孕产妇硬脊膜外隙脊神经干阻滞更容易引起局麻药中毒?

【术语与解答】临床上为什么足月妊娠孕产妇行剖宫产选择硬脊膜外隙脊神经干阻滞(简称脊神经干阻滞)更容易引起局麻药中毒,这主要与妊娠孕产妇硬脊膜外隙解剖结构明显改变有关。如足月妊娠其膨大的子宫可压迫下腔静脉,而硬脊膜外隙静脉血流最终通过椎管外静脉回流至下腔静脉,当下腔静脉受压而血液回流受阻,必然导致硬脊膜外隙静脉(丛)血管充盈、扩张且静脉壁菲薄,除容易被穿刺针或置入的导管所损伤外,注入硬脊膜外隙的局麻药可经损伤的血管进入血液或经菲薄的血管壁缓慢渗透入静脉内。

【麻醉与实践】正是足月妊娠孕产妇硬脊膜外隙静脉丛血管充盈、扩张且静脉壁薄弱,硬脊膜外隙穿刺或置入导管非常容易刺破血管。此外,菲薄的血管壁与近乎网状分布的静脉丛较正常静脉丛容易吸收局麻药,因此,剖宫产孕产妇实施脊神经干阻滞期间,注入硬脊膜外隙中的局麻药液容易通过刺破的血管或菲薄的静脉壁进入或渗透至硬脊膜外隙静脉,尽管有时进入或渗透以及吸收的局麻药较少,但硬脊膜外隙静脉无静脉瓣,血液可双向流动,尤其硬脊膜外隙静脉与颅内静脉直接相通,当硬脊膜外隙静脉血液回流至椎管外静脉受阻时,进入或渗透以及吸收入血的局麻药容易经颅内基底静脉透过血-脑屏障,即使试验剂量利多卡因 3ml 也可引起局麻药中毒。而非妊娠患者由于硬脊膜外隙静脉丛无充盈与怒张,而且静脉壁相对较厚,硬脊膜外隙穿刺和置管损伤血管的概率明显降低,所以足月妊娠孕产妇行剖宫产术实施脊神经干阻滞而产生局麻药中毒者明显多于其他手术行脊神经干阻滞患者。

【提示与注意】硬脊膜外隙穿刺成功后,如置入导管发现血液回流导管内,应将导管回拔 1cm,同时注入 2ml 生理盐水冲洗观察,再稍回抽注射器测试,以确定有无回血,若无回血,再注入试验量局麻药,并持续观察 5 分钟是否出现局麻药中毒(如口舌麻木、耳鸣眩晕等),当无异常症状,再继续给予局麻药诱导量。

626. 为什么硬脊膜外隙注入试验量局麻药能引起中毒而外周静脉注射则不能?

【术语与解答】临床麻醉中只有应用局麻药过量或误注入血液中较多剂量或较高浓度的局麻药,才能引起局麻药中毒,但为何实施硬脊膜外隙脊神经干阻滞期间注入硬脊膜外隙试验量局麻药(如2%利多卡因3ml)则能引起中毒,而通常临床上治疗室性心律失常(如室性期前收缩)直接经外周静脉注射上述相同剂量2%利多卡因60mg则不能引起局麻药中毒,甚至重复注射也未能发生,该问题至今困扰或疑惑着麻醉医师,这就要从椎管内静脉血管结构以及走向寻找答案。

【麻醉与实践】对上述问题究其原因,这主要是椎管内静脉与颅内静脉互通有关:

1. 椎管内静脉与颅内静脉解剖关系　①因颅内静脉有两条通路可返回心脏,即除汇总于乙状窦的颅内静脉血在颈静脉孔处回流入颈内静脉外,另一条径路则先是位于颅底蝶鞍两侧的海绵窦与其斜坡上的基底静脉丛相通,而基底静脉丛则通过枕骨大孔与椎管内静脉相连;②椎管内静脉主要集中在硬脊膜外隙,加之类似网状分布也称为硬脊膜外隙静脉丛,硬脊膜外隙静脉除收纳来自颅内基底静脉丛的血液外,脑桥、延髓处的静脉也回流至脊髓的前、后静脉,最终也回流于硬脊膜外隙静脉;③硬脊膜外隙静脉血液则经各椎间孔回流至椎管外静脉,然后再返回上、下腔静脉。

2. 硬脊膜外隙注入局麻药中毒原因　其因果关系产生如下:

(1)由于硬脊膜外隙静脉与颅内静脉相交通,且两者均无静脉瓣,故其血液可呈双向流动,尤其仰卧体位血液可部分逆流,从而可经枕骨大孔逆流至基底静脉。因此,硬脊膜外隙脊神经干阻滞期间,一旦局麻药误入硬脊膜外隙静脉丛或被已充盈、扩张、菲薄的该静脉丛(如妊娠末期或腔静脉高压时)吸收一定剂量,进入或吸收后的局麻药则可双向流动、扩散,由于逆流抵达颅内的途径远较外周静脉缩短(可直接"短路"弥散进入颅内),故透过血-脑屏障的局麻药浓度相对增高。此外,尽管经硬脊膜外隙静脉逆流进入基底静脉丛的局麻药液较少,但基底静脉丛临近生命中枢脑干,而脑神经与延髓、桥脑、中脑对局麻药极其敏感,所以很容易导致局麻药中毒。

(2)经外周静脉注射局麻药需要经过肺循环和体循环两个途径才能进入颅内,即外周静脉(四肢)→上、下腔静脉→右心房→右心室→肺动脉→肺毛细血管→肺静脉→左心房→左心室→主动脉→锁骨下动脉→颈内动脉和(或)椎动脉→基底动脉→抵达颅内脑干(延髓、桥脑、中脑),而此时的局麻药液(如2%利多卡因3~4ml静脉注射)在沿途逐渐分流、分布、稀释、吸收,最终进入脑循环时已微乎其微,所以不足以引起脑神经或高级中枢神经的毒性反应,如早年应用静脉持续滴注普鲁卡因或利多卡因复合麻醉,只要调控好滴速,保障一定的血药浓度,引起局麻药中毒者非常少见。

(3)利多卡因脂溶性高,易透过血-脑屏障,一旦经硬脊膜外隙静脉丛吸收,即使少量局麻药(但已达到脑神经和高级中枢神经最低中毒剂量),也足以引起脑神经和高级中枢神经的毒性反应,其临床主要表现分别是脑神经中毒症状与高级中枢神经中毒反应。①脑神经中毒症状:如患者临床通常描述的口舌麻木或表现的面肌抽搐则是舌咽神经、面神经毒性反应所致;而患者诉说的眩晕耳鸣则是由前庭蜗神经毒性所引起;如患者突发性声音嘶哑或发音困难及不能发声,则是迷走神经毒性所造成等。上述脑神经(如舌咽神经、面神经、前庭蜗神经与迷走神经)均处于延髓的橄榄后和桥脑的延髓沟,而基底静脉丛位于枕骨斜坡上,与上述脑神经非常临近。此外,基底静脉丛又与枕骨大孔周边静脉丛以及硬脊膜外隙静脉丛相交通,而无静脉瓣的硬脊膜外隙静脉丛吸收的局麻药极易通过基底静脉丛透过血-脑屏障,从而对发自脊髓的脑神经产生毒性作用,并产生相关的中毒症状;②高级中枢神经中毒症状:如轻者头晕、胡言乱语、惊恐不安、肌肉抽动,严重者可迅速产生意识消失和呼吸停止,甚至心搏骤停;③脑神经中毒症状与高级中枢神经中毒并存:一般而言,中毒轻者主要表现为脑神经中毒症状;中毒重者在出现脑神经中毒症状后继之出现高级中枢神经毒性症状,甚至前者(脑神经中毒症状)被后者(高级中枢神经中毒症状)所掩盖,即患者尚未来得及叙述口舌麻木、眩晕耳鸣等,就已经处于神志不清、抽搐、呼吸抑制或停止,乃至循环虚脱状态。

【提示与注意】 尤其妊娠末期孕产妇由于膨大的子宫压迫下腔静脉,致使椎管外静脉回流受阻,从而造成椎管内静脉(硬脊膜外隙静脉丛)血液回流缓慢并淤积,其结果引起硬脊膜外隙静脉丛充盈、扩张,不仅其血管壁变薄,而且显著增大了硬脊膜外隙血管丛的面积,硬脊膜外隙穿刺操作很容易造成穿刺针或置入的导管损伤静脉而出血,即使该静脉血管未被损伤,但此时注入硬脊膜外隙的局麻药扩散缓慢,容易被菲薄的静脉血管丛吸收入血,尤其仰卧位局麻药通过硬脊膜外隙静脉扩散逆流(因回流不畅)可立即经枕骨大孔进入基底静脉丛,然后透过血-脑屏障迅速引起一系列神经系统中毒症状。此外,临床上实施硬脊膜外隙脊神经干阻滞期间,即使置入血管内的导管回拔后不再有回血,局麻药也容易经血管破损处及菲薄的血管壁吸收入血,从而导致不同程度的局麻药中毒反应(临床上所见剖宫产孕妇相对较多)。

结合以下局麻药实施硬脊膜外隙脊神经干阻滞中毒典型案例,可理解为什么硬脊膜外隙脊神经干阻滞期间注入硬脊膜外隙试验量局麻药(如2%利多卡因3~4ml)能引起中毒,而外周静脉直接注射同种同剂量局麻药则不能:

【案例与回顾】

例1:①孕产妇,31岁,体重63kg,足月妊娠,全身状况好且精神佳,拟在脊神经干阻滞下行剖宫产术。术前血凝常规与其他化验检查以及心电图检查大致正常;②该孕产妇入手术室后选择 $L_2 \sim L_3$ 椎间隙为穿刺点,穿刺成功并顺利置入硬脊膜外隙导管之后发现导管内有血液回流,外拔导管,当留在硬脊膜外隙导管约1.5cm时血液未再回流;③完成穿刺与置管后孕产妇由侧卧位改仰卧位,继之经导管注入试验量2%利多卡因3ml,约半分钟患者诉说口舌麻木、眩晕耳鸣,随后语言不清,双眼闭合、呼之不应、呼吸微弱。麻醉医师迅速行面罩供氧辅助呼吸,并快速输液,当准备气管插管时,孕产妇睁开双眼,但讲话无力,测血压为103/59mmHg、脉搏51次/分,改换局部麻醉下实施剖宫产手术,直至手术结束,未再出现异常反应。初步诊断为局麻药所致暂短性脑神经与高级中枢神经中毒反应。

例2:①孕产妇,28岁,体重71kg,全身状况一般,选择脊神经干阻滞实施剖宫产手术;②孕产妇入手术室后选择 L_{2-3} 椎间隙为穿刺点,穿刺与硬脊膜外隙置管均顺利,回抽无血液回流,安置仰卧体位后注入2%利多卡因3ml试验量,继之孕产妇立即出现头晕、耳鸣及烦躁症状,并伴有心率增快、血压上升,麻醉医师给予面罩纯氧吸入,并静脉注射地西泮5mg,患者烦躁逐渐平定。此时麻醉医师与助手协助孕产妇侧身,再次回抽注射器,发现有血液从导管中回流,即刻将硬脊膜外隙导管外拔2cm,10分钟后继续分别缓慢注入3ml和7ml的2%利多卡因,均无神经系统异常症状发生。

例3:①患者男,63岁,体重77kg,诊断左侧腹股沟肿物,拟在脊神经干阻滞下实施肿物切除术;②患者入室后选择 L_{2-3} 椎间隙为穿刺点,整个操作过程正常、顺利,穿刺成功后负压明显,置入导管回抽无回血,注入2%利多卡因3ml试验量无脊神经根阻滞(腰麻)征象,延迟5

分钟时再次缓慢注入 2% 利多卡因 7ml,此时患者即刻不能发音,观察患者只有口型动作且无声音,但神志清醒,此时测血压、心率、SpO₂ 均正常,2 分钟后患者讲话声音有所增大,约 4 分钟时其声音恢复正常,患者自述发不出声音来。第三次注药改换 0.75% 罗哌卡因,当每注射 1～2ml,患者即刻再次出现只有讲话口型,却发不出声音,此时只给于面罩纯氧吸入,未作其他处理,约 2 分钟时患者显著好转且讲话清楚,并将短时间不能发声问题告诉麻醉医师。之后每次注药均出现此现象,经过每次少量缓慢注射用药(1～2ml),其手术期间麻醉效果尚可满意,无其他异常情况,并顺利完成手术;③术毕拔出硬脊膜外隙导管,发现前端 10cm 处存有血液,其开口端有微小血栓阻塞。

【讨论与分析】 临床上由脊神经干阻滞引发的局麻药中毒案例较常见,其讨论、分析如下:

1. 局麻药入血原因　①硬脊膜外隙有丰富的血管丛,尤其足月妊娠孕产妇(如例 1 与例 2)因硬脊膜外隙静脉扩张,血管丛容积增大,置入导管期间更容易损伤或穿破充盈、菲薄的血管壁,也可将导管经破损血管处置入血管内,血液经导管回流而被发现。若导管有回血,操作者大都将导管缓慢外拔,当回抽再无血液回流,尚可放心。但有些情况血液回流缓慢,同时患者由侧卧位恢复仰卧位,导管大部分被躯体压住,即使回抽存在血液回流,由于回流缓慢,也难以被及时发现(个别患者血液回流通畅,可充满整个导管,容易被发现),一旦注入试验量局麻药,可使硬脊膜外隙压力增高,部分局麻药可从血管破损处进入血液;②少数患者导管置入静脉血管内即出血,但血液进入导管前端侧口处往往易形成血凝,故不易早期发现出血或血液回流,当注入局麻药推力较高,小血凝块可被冲开,局麻药便直接误注入血管内;③有些患者导管误入血管回血明显,容易引起麻醉医师的警惕,而另有些患者回抽时并没有血液回流,大多由于回抽负压较大,使导管前端开口被吸附的静脉壁贴紧的缘故而造成假象,此现象易误导麻醉医师,从而致使注入的局麻药进入血管内;④另有一种推测,临床上常遇到的一种情况,如硬脊膜外隙置入导管后始终无回血,注入 2% 利多卡因 3～4ml 试验量也未出现局麻药中毒反应,但注入诱导剂量局麻药(5～10ml 不等)后则发生局麻药中毒,分析原因是:硬脊膜外隙中的静脉丛丰富,血管较其他部位血管脆弱,尤其妊娠末期孕产妇其子宫压迫下腔静脉,迫使硬脊膜外隙静脉血液回流受阻且血液淤滞,从而其血管直径扩大、血管壁变薄,整个硬脊膜外隙静脉丛容积倍增(包括各椎间孔处的静脉分支),如"大剂量"(如 5～10ml)局麻药注入相对狭窄的硬脊膜外隙,除向椎间孔处的脊神经干扩散、渗透外,也向已膨胀且菲薄的大面积静脉丛内渗透,随着血药浓度逐渐增加到一定程度时,就会影响脑神经或高级中枢神经系统,血药浓度越高,透过血-脑屏障越多,神经毒性也越重,甚至干扰或抑制心血管系统。

2. 局麻药中毒因素　①按常理即使将 2% 利多卡因 3～4ml(成人 60～80mg)经外周静脉血管直接注射也不会引起患者局麻药中毒(如通常临床上经常以 2% 利多卡因 1～1.5mg/kg 治疗室性心律失常,甚至重复使用),但误注入硬脊膜外隙静脉的局麻药(即使 3ml 试验量)则能导致中毒(如例 1、例 2 患者出现神经系统异常症状),硬脊膜外隙注药与外周静脉用药其差异如此显著,主要因为:椎管内静脉丛均无静脉瓣,且硬脊膜外隙静脉可穿过枕骨大孔边缘封闭的硬脊膜而与颅内的基底静脉相交通,患者仰卧位时进入硬脊膜外隙静脉的局麻药短时间内可直接扩散逆流进入颅内,因利多卡因脂溶性高且易透过血-脑屏障,即使少量局麻药,也足以引起脑神经和高级中枢神经的毒性反应,如口舌麻木(面神经、舌咽神经毒性反应)、眩晕耳鸣(前庭蜗神经毒性)、神志异常、胡言乱语(高级中枢神经毒性)等,严重者随之而来的则是意识消失和呼吸停止。另外,虽然硬脊膜外隙静脉丛某处破损或置入的导管误入小血管内,且首次试验量有限(利多卡因60~80mg),但发自脑干的脑神经与延髓、桥脑、中脑对局麻药极其敏感,只要有1/4或1/3剂量进入颅内(主要作用脑干区域),则可立即出现脑神经和(或)高级中枢神经症状,然后随局麻药代谢,神经系统症状逐渐减轻或消除;②例3患者可能被置入硬脊膜外隙的导管损伤静脉,只是硬脊膜外隙静脉内压力较低,血液经导管回流缓慢而未能提早发现,一旦注药较多(如7ml),部分药液可经破损的血管迅速进入颅内(尤其仰卧位),由于药物浓度在脑内较低,从而导致受脑神经(如面神经、迷走神经、舌下神经、舌咽神经)支配的舌体、咽喉肌产生感觉或运动障碍,故出现讲话困难或不能发音;③由于延髓橄榄后和桥脑延髓沟发出舌咽神经、舌下神经、面神经、迷走神经、前庭蜗神经、副神经等均距枕骨大孔较近,凡通过硬脊膜外隙静脉丛经枕骨大孔进入颅内而透过血-脑屏障的局麻药首先与上述脑神经相接触,哪对脑神经对局麻药最为敏感,就首先表现出相对应的症状出现;④椎管内穿刺时刺破血管或置入的导管误入静脉后常有血液回流,容易被发现,但少数病例导管误入血管后回抽无血,可能是导管前端开口被细小血凝块阻塞缘故,当注药时小血凝块被冲开,局麻药便直接注入血管内,致使硬脊膜外隙静脉血药浓度骤升,从而发生轻重程度不等的神经系统毒性症状。

【防范与处理】 ①椎管内静脉纵向主干主要分布于硬脊膜外隙两侧,硬脊膜外隙脊神经干阻滞无论选择直入法还是侧入法穿刺,其穿刺针尖尽可能从正中位进入硬脊膜外隙为妥,有利于避开该静脉主干,以防止针尖损伤较粗静脉血管造成出血;②硬脊膜外隙穿刺成功后置入导管期间,也应保持正中位缓慢置入,并仔细观察有无回血,若有血液回流,先退出穿刺针再将导管缓慢回拔,直至无回血为止,但须防止导管拔出硬脊膜外隙,然后注入硬脊膜外隙1~2ml生理盐水,并继续观察是否自然回血或回抽有血,如无异常再缓慢注入试验剂量局麻药;③若局麻药试验量注入后出现毒性反应,应立即停药,并面罩纯氧吸入,轻度局麻药中毒一般为一过性,可不予处理,停止给药后其毒性反应可自行缓解或消失。严重局麻药中毒则必须对症处理,以保障患者安全,待患者稳定后,可考虑是否拔除硬脊膜外隙导管,而改换椎间隙重新穿刺置管或直接改换全身麻醉;④如注入试验量局麻药未发生中毒反应,而追加剂量后出现轻度反应者(即第二次用量大都偏多),若麻醉平面良好,继续用药可采取间断、小剂量注药方式或微量泵低浓度持续泵入,目的在于防止血管损伤后透入硬脊膜外隙静脉内的血药浓度过高。当然,最安全的方法应该是更换麻醉方法;⑤根据患者中毒的轻重,以便采取及时且有针对性的处理措施。

627. 为什么硬脊膜外隙脊神经阻滞是阻滞的脊神经干而不是阻滞的脊神经根?

【术语与解答】 为何说硬脊膜外隙脊神经阻滞(现今临床仍称为硬膜外麻醉或硬膜外阻滞,理论上讲并非规范)是阻滞的脊神经干,而不是阻滞脊神经根,是因为:①凡由脊髓发出的外周神经均称为脊神经,因脊神经所处的部位、形状、性质存在不同,以及在椎管内分布的关系得知,在硬脊膜外隙处于椎间孔内的脊神经是由蛛网膜下腔的脊神经前、后根合并形成一根后(合二为一),并延伸至硬脊膜外隙与椎间孔处,故该段的脊神经既不是蛛网膜下腔的脊神经根,也不是穿出椎间孔外的脊神经分支,而是两者之间直径最粗的脊神经干;②处于硬脊膜外隙与椎间孔内的脊神经干属混合性脊神经,因具有4种成分,即躯体感觉、躯体运动与内脏感觉、内脏运动功能;而处于蛛网膜下腔脑脊液中的脊神经则一分为二,属单纯性脊神经,其前根属运动脊神经,只有躯体运动与内脏运动功能,后根则只有躯体感觉与内脏感觉功能。

【麻醉与实践】 现今临床麻醉中应用最为广泛的椎管内脊神经阻滞方法之一是将局麻药

注入硬脊膜外隙,局麻药首先透过充满该隙中的内容物(静脉丛、脂肪、疏松结缔组织、淋巴组织等),再逐渐扩散、渗透至每一椎体节段左右两侧的椎间孔处,然后缓慢透过椎间孔处包绕脊神经干的鞘膜(该鞘膜实际是硬脊膜与蛛网膜的延续部分,较薄、较疏松),最终局麻药分子与处于硬脊膜外隙左右两侧上下的多对椎间孔内的脊神经干相接触,从而达到硬脊膜外隙脊神经干阻滞。

【提示与注意】临床上一些传统观念以及麻醉书籍或文献中将"硬膜外麻醉或硬膜外阻滞"与"蛛网膜下腔麻醉或腰麻"统称为脊神经根阻滞,只是将前者(如硬膜外麻醉或硬膜外阻滞)称之为脊神经根阻滞,而将后者(蛛网膜下腔麻醉或腰麻)则称为前、后根阻滞,应该说这是一种模糊概念,是不适宜或不规范的。应该明确:硬脊膜外隙脊神经阻滞是局麻药阻滞椎管内硬脊膜外隙与椎间孔处的脊神经干,故应命名或称为硬脊膜外隙脊神经干阻滞(简称脊神经干阻滞);而"蛛网膜下腔麻醉或腰麻"则是局麻药主要阻滞腰骶段浸泡在终池内脑脊液中的脊神经根(包括前、后根及根丝),也称为"马尾脊神经根"阻滞,临床麻醉应命名或称之为蛛网膜下腔脊神经根阻滞(简称脊神经根阻滞)。临床上将两者区分开来则可解释与分析椎管内麻醉的性质、特点以及其他相关问题。

628. 为什么将硬膜外麻醉或腰麻应称为脊神经干阻滞或脊神经根阻滞更为合理?

【术语与解答】为什么将硬膜外麻醉或腰麻应分别称之为脊神经干阻滞或脊神经根阻滞更为合理,是因为它们所处的解剖部位不同和功能性质存在差异。根据椎管内脊神经的解剖位置及功能特点,从临床麻醉而言,首先应理顺其关系,只有明确脊神经所处的部位与功能特点,则容易理解和解释椎管内脊神经阻滞所出现的不同相关现象:

1. 脊神经根　①脊神经根被包裹在硬脊膜囊内,浸泡在蛛网膜下腔的脑脊液中;②脊神经根虽发自脊髓,但脊髓与脊神经根之间是由 6~8 支的根丝连接融合而成;③每对脊神经根又分为一对前根和一对后根,而前、后根则具有完全不同的功能成分,即前根支配躯体运动和内脏运动,后根则具有躯体感觉和内脏感觉。

2. 脊神经干　①脊神经干处于硬脊膜外隙和椎间孔内,是由脊神经前、后根合并后而形成(即合二为一),合成后的脊神经干较脊神经根显著为粗,是一混合性脊神经,具有 4 种神经纤维成分,即躯体运动神经纤维(支配机体骨骼肌的运动)、内脏运动神经纤维(支配平滑肌与心肌的运动以及调控机体的腺体分泌)和躯体感觉神经纤维(分布于躯干皮肤、关节和骨骼肌)、内脏感觉神经纤维(分布于内脏,心、血管和腺体);②脊神经干穿出椎间孔后则由原来的 1 根又分为前支、后支、脊膜支和交通支。

3. 脊神经分支　穿出椎间孔后的脊神经干分为 4 支脊神经分支:①前支:该分支较粗大,为混合性脊神经纤维,支配颈、胸、腹(除脊神经后支支配范围以外的部分)以及四肢的肌肉与皮肤,前支除 $T_{2~11}$ 外,其余各分支分别组成颈丛、臂丛、腰丛和骶丛神经;②后支:该分支较细,也为混合性脊神经纤维,其分布较前支简单,该分支经过横突而后行,分布于颈、背、腰、臀部的皮肤与颈、背以及腰骶部的深层肌肉;③脊膜支:该分支较细小,穿出椎间孔后则返回椎管内,分布于脊髓的被膜和椎管内壁的韧带组织;④交通支:系连接于前支与交感干之间的细支,其中 $T_{1~12}$ 与 $L_{1~3}$ 脊神经的前支发出的白交通支连于交感干,而来自交感干连于每条脊神经的则为灰交通支。

【麻醉与实践】临床麻醉理顺各部位脊神经的命名及相互关系,有利于椎管内脊神经(脊神经根与脊神经干)或椎管外脊神经(椎旁脊神经分支)阻滞的量化和细化,可明确局麻药所阻滞脊神经的部位及范围,如局麻药阻滞脊神经的部位不同(根、干、支),其局麻药用量、起效时间、阻滞范围以及麻醉效果也具有明显差异。

1. 蛛网膜下腔脊神经根阻滞(简称神经根阻滞,俗称腰麻)　是将极少量局麻药(1~1.5ml)注入腰部椎管内($L_{3\sim4}$或$L_{4\sim5}$)蛛网膜下腔的脑脊液中(终池内),被脑脊液稀释后则与发自脊髓的脊神经前、后根(包括根丝)相接触,从而达到分别及同时阻断脊神经前、后根的传导功能(即分别且同时阻断内脏和躯体的运动与感觉功能的传导),故脊神经根阻滞所产生的麻醉起效迅速且效果颇为显著。因此,临床上通常讲的"腰麻"实际上是腰骶段蛛网膜下腔的脊神经根阻滞(包括根丝阻滞),也可称为马尾脊神经根阻滞。

2. 硬脊膜外隙脊神经干阻滞(简称脊神经干阻滞,俗称硬膜外麻醉)　则是将若干倍于脊神经根阻滞用量的局麻药注射至硬脊膜外隙,主要扩散、渗透至该隙左右两侧上下多对椎间孔内的脊神经干,以阻断其4种纤维成分的传导功能,从而达到麻醉作用。由于脊神经干较脊神经根明显粗大,且又有鞘膜包裹,故局麻药短时间内接触、渗透其深部较为困难,因此,阻滞的时间及范围较脊神经根阻滞明显延迟,而且先阻断脊神经干的感觉功能,后阻断脊神经干的运动功能,其麻醉效果也远不及脊神经根阻滞,甚至存在脊神经干阻滞不全或阻滞失败现象。由于传统的"硬膜外隙麻醉"或"硬膜外阻滞"体现不出外周神经的成分与局麻药的关系,因此应命名为硬脊膜外隙脊神经干阻滞为妥(简称脊神经干阻滞)。

3. 椎旁脊神经分支阻滞(脊神经分支阻滞)　根据脊神经分支的分布与支配,临床上经常采用椎旁脊神经分支阻滞,以便达到某些手术的单侧镇痛作用或某些疾病的疼痛治疗,如在颈、胸、腰椎段,将局麻药注射至已穿出椎间孔外的一侧椎体旁的脊神经分支(脊柱左或右)或脊神经干末端处(即分支与干交界处),同时阻滞其前支、后支、脊膜支与交通支,可称之为椎旁脊神经分支阻滞。

【提示与注意】①脊神经根阻滞:因注入腰骶段终池内的局麻药可随脑脊液流动扩散,因此,只有使局麻药溶液的比重较脑脊液比重有明显差异时,才能体现出比重的实际影响。如等比重局麻药液配制麻烦且作用持续时间过于短暂,目前已很少采用。重比重药液麻醉效果可靠、作用时间较长、麻醉范围(平面)容易调控,故是目前广泛使用的脊神经根阻滞方法。但由于脊神经根阻滞不能行麻醉试验量检验,故较脊神经干阻滞及椎旁脊神经分支阻滞对血流动力学的影响显著,也容易产生呼吸功能抑制作用;②脊神经干阻滞:试验量与诱导量局麻药先后注入硬脊膜外隙,首先透过该隙中的内容物(如脂肪组织、血管丛、疏松结缔组织、淋巴管),才能逐渐抵达相邻的几对椎间孔,并缓慢扩散、渗透包绕脊神经干的鞘膜,然后局麻药分子与多对脊神经干相接触。此外,尽管注入的局麻药剂量是脊神经根阻滞的若干倍,但麻醉平面出现仍明显延迟,且先感觉神经纤维逐渐阻断,然后才是运动功能出现障碍,其麻醉时间显著滞后于脊神经根阻滞;③椎旁脊神经分支阻滞:其麻醉范围和阻滞区域较前两者更小,因局麻药只与一侧椎间孔外的脊神经分支接触并使其阻滞,故对呼吸、循环功能干扰或抑制较前两者相对很轻或无影响。此外,由于椎动脉与椎静脉位于椎管两侧,采取椎旁脊神经分支阻滞务必行注射器回抽无血,且无脑脊液后方可注药,警惕误注入椎动脉或椎静脉及蛛网膜下腔中。

629. 为什么腰段硬脊膜外隙穿刺采用侧入法较直入法穿破硬脊膜的概率明显降低?

【术语与解答】由于腰段棘突间隙与椎管垂直,故下腹部与会阴部以及下肢手术患者实施硬脊膜外隙脊神经干阻滞行腰段硬脊膜外隙穿刺时大都采取直入法进针,但直入法进针稍有不慎则可穿破硬脊膜而使脑脊液流出且不断地渗漏至硬脊膜外隙,从而麻醉术后极易引起患者低颅压性头痛。若腰段硬脊膜外隙穿刺改用侧入法进针,其穿破硬脊膜的概率可明显降低。

【麻醉与实践】用于硬脊膜外隙穿刺的金属针前端虽不是笔尖状,但其前端类似于"月牙形"切割状,且非常锐利,故能穿透皮肤、韧带、肌肉,更能刺破硬脊膜。为避免常规直入法穿刺容易穿破硬脊膜,可将该穿刺针改变进针方向,即穿刺针旁开正中棘突间隙 1.5cm,而且穿刺针应与脊柱纵向成钝角进针(即应显著大于 90°且向头端进针),其穿刺针前端侧口应与患者头端同向,当穿刺针进入硬脊膜外隙后,其穿刺针前端"月牙形"背后的"凸面"则可接近硬脊膜,即使进针稍深,穿刺针前端侧口后的"凸面"可在硬脊膜上稍"滑行",因此相对不易穿破硬脊膜。

【提示与注意】为使穿刺针侧入法顺利进入硬脊膜外隙,穿刺针应与脊柱正中棘突间隙横向位约呈 75°角,穿刺针与脊柱正中棘突间隙纵向位应呈约 120°角,其穿刺径路可避开棘上韧带、棘间韧带而对准棘突间孔直接刺入黄韧带,穿刺针前端只有透过黄韧带才能进入硬脊膜外隙。

630. 为什么睡眠性上呼吸道梗阻-呼吸暂停综合征患者术后需 24～48 小时拔管为妥?

【术语与解答】睡眠性上呼吸道梗阻-呼吸暂停综合征也称之为阻塞性睡眠呼吸暂停综合征,又名阻塞性睡眠呼吸暂停低通气综合征(英文缩写 OSAHS),俗称鼾症。为什么 OSAHS 患者全麻术后需 24～48 小时拔出气管插管为妥,是因为其上呼吸道解剖结构异常与腭咽成形术后口咽腔软组织水肿相互叠加,从而极易导致拔管后发生急性、严重性上呼吸道阻塞,导致短时间内出现呼吸危象所致。

【麻醉与实践】由于 OSAHS 患者其病理生理特点与上呼吸道结构异常,加之术后麻醉药的残余作用以及上呼吸道软组织不同程度的水肿或肿胀,致使原已狭窄的咽喉腔更加缩窄,只是气管插管的"支撑"与通气其整个呼吸道则通畅,一旦麻醉术后提前拔出气管插管,咽喉腔水肿或肿胀的软组织可相互"靠拢",挤占有限的空间,从而阻塞整个咽喉腔,故可引起急性、严重性上呼吸道阻塞,甚至出现窒息。临床为防止此种不良后果或不测,该患者全麻术后转送至 ICU 延迟拔管(一般 24～48 小时为适宜),其主要目的是等待咽喉腔软组织水肿或肿胀消退,以避免拔出气管插管后发生急性上呼吸道阻塞。

【提示与注意】①围麻醉期 OSAHS 患者所致上呼吸道急性阻塞而造成窒息死亡病例国内、外均有报道,主要来自围麻醉期患者急性上呼吸道梗阻与上呼吸道通气不能改善,致使机体短时间内产生低氧血症与高碳酸血症,最终造成窒息所致。尤其麻醉诱导期间与术毕拔管后两个阶段上呼吸道难以控制,容易导致呼吸危象而死亡;②OSAHS 患者术前存在气管插管稍困难或喉镜显露声门稍不清以及声门只显露 1/3 者,全麻术毕即使意识完全清醒,自主呼吸与潮气量正常,也应带管转送至 ICU 为宜,因术后咽喉腔软组织水肿可使原先的上呼吸道结构改变,一旦提前拔管若出现急性、严重性上呼吸道阻塞,再行气管插管除喉镜显露声门困难外,极易引起水肿软组织创面破裂出血,致使重新气管插管或面罩通气均困难,甚至误吸与窒息并存;③OSAHS 患者全麻术后带管转送至 ICU 观察 24～48 小时,就是等待咽喉腔软组织水肿消退与创面愈合完善,以避免拔管后出现不测,尤其较复杂的腭咽成形术与舌根悬吊术同时进行的 OSAHS 患者,以及术前已证实属气管插管困难患者;④为使口咽腔组织水肿尽快消退,术后应安置头胸抬高 20°～35°,以利于头颈部静脉血液回流。

631. 为什么对长期服用阿司匹林患者实施椎管内穿刺或置管后担忧其出血且血肿形成?

【术语与解答】长期服用阿司匹林患者,麻醉医师颇为担忧的是椎管内穿刺或硬脊膜外隙置管后引发出血并血肿形成。临床麻醉对服用阿司匹林患者能否选择硬脊膜外隙脊神经干阻滞(简称脊神经干阻滞)颇有争议,其争议焦点主要担心抗凝患者一旦椎管内出血,则容易发生局部血肿,其严重后果则是血肿压迫脊神经根或脊髓而造成患者下肢功能障碍或截瘫。

1. 阿司匹林抗凝特性与临床应用 ①阿司匹林(又称乙酰水杨酸)具有不可逆的抑制血小板环氧酶,减少血小板中血栓素 A_2 的生成,从而影响血小板的聚集与抗血栓形成,最终达到抗凝作用;②虽阿司匹林的半衰期约为 20 分钟,但由于其不可逆性抑制环氧酶,对血小板合成血栓素 A_2 有强大而持久的抑制特性,机体再合成血栓素 A_2 需等到新生血小板的补充(需 7～10 天),才能够维持机体正常的血小板聚集功能;③大剂量应用阿司匹林可抑制凝血酶原的形成,引起凝血障碍,加重出血倾向;④临床上应用小剂量阿司匹林(50～100mg)主要用于防止血栓形成,以预防和治疗动脉粥样硬化、缺血性心脏病或脑缺血患者。

2. 国内专家共识认为 阿司匹林或其他非甾体抗炎药一般不增加椎管内脊神经阻滞血肿的发生率,但与其他抗凝药物(如肝素、低分子量肝素、其他口服抗凝药)合用,可增加出血并发症的风险。

【麻醉与实践】现今很多老年人常规服用抗凝药物(如阿司匹林等),以降低心、脑血管栓塞的风险,而临床麻醉也越来越多的面临合并抗凝治疗的患者,对长期服用该类药物的患者实施椎管内脊神经阻滞,务必应有新近时间的血凝常规检查,即使各项血凝指标均在正常范围,实施椎管内穿刺操作仍需小心谨慎,轻柔进行,尽量减少穿刺次数,并严格控制血压,以防不测:①椎管内脊神经阻滞(无论是硬脊膜外隙脊神经干阻滞,还是蛛网膜下腔脊神经根阻滞)是临床麻醉主要方法之一,但对于服用阿司匹林的择期手术患者如选择椎管内脊神经阻滞,阿司匹林是否提前停用或停用多长时间,至今仍未有明确标准;②尽管越来越多的文献资料显示,在实施椎管内脊神经阻滞患者,服用阿司匹林并不增加椎管内血肿的概率(即硬脊膜外隙血肿的发生)或两者之间可能并没有必然的联系,但仍需慎重、小心为好,乃至改换其他麻醉方法更为稳妥(如全麻),因为椎管内穿刺与硬脊膜外隙置管均不可能百分之百不损伤静脉血管,一旦损伤出血,血液不易凝固,加之出血蓄积过多,就很易在硬脊膜外隙形成血肿,进而有压迫脊神经根或脊髓的可能。

【提示与注意】由于长期服用阿司匹林虽不减少血小板的数量,但可降低血小板的功能,故麻醉医师所担心的则是椎管内脊神经阻滞所致的硬脊膜外隙血肿形成的风险。总之,鉴于目前医疗责任与医疗纠纷问题日趋复杂、严峻,尤其国内法律大都倾向和维护患者一方。因此,为安全起见,择期手术患者拟行椎管内脊神经阻滞者,尽管麻醉前临床患者血小板及凝血常规检验正常,如疑虑可能出血,以术前停用阿司匹林 3～5 天以上更为安全,因还存在着椎管内自发性出血,故不必承担如此风险。

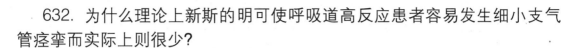

632. 为什么理论上新斯的明可使呼吸道高反应患者容易发生细小支气管痉挛而实际上则很少?

【术语与解答】①呼吸道平滑肌接受迷走神经和交感神经双层支配,而迷走神经末梢释放的乙酰胆碱作用于呼吸道平滑肌的 M 受体,从而可使呼吸道平滑肌收缩。此外,乙酰胆碱还可使呼吸道黏膜腺体分泌增多,不利于呼吸道通畅;②新斯的明是胆碱酯酶抑制药,具有特异性与真性胆碱酯酶(乙酰胆碱酯酶)相结合的特点,故能抑制乙酰胆碱酯酶的活性,从而促使神经-肌肉接头处的乙酰胆碱被乙酰胆碱酯酶分解减少而产生拟胆碱作用。因此,临床麻醉主要用以间接逆转非去极化类肌肉松弛药的残余作用。

【麻醉与实践】①临床麻醉静脉注射新斯的明,主要用于全麻术毕拮抗非去极化肌肉松弛药的残余作用,以便促使神经-肌肉接头兴奋性传递恢复正常。一般情况下拮抗非去极化肌肉松弛药时新斯的明需与抗胆碱药阿托品合用,其目的阿托品的抗胆碱作用逆转了新斯的明的拟毒蕈碱样作用(M 样效应),故高反应性呼吸道患者实际上引发细小支气管痉挛者则降低;②理论上新斯的明能激活节后胆碱能 M 受体,可产生细小支气管平滑肌痉挛性收缩以及呼吸道分泌物增多,但全麻术毕应用新斯的明间接拮抗非去极化类肌肉松弛药的残余作用均同时应用阿托品,后者(阿托品)可阻断新斯的明的拟胆碱作用所致的呼吸道平滑肌收缩和分泌物增加。而呼吸道高反应患者(如哮喘症患者)全麻术毕使用新斯的明并非一定引起细小支气管平滑肌痉挛性收缩(如哮喘症引起急性发作),可能是由于同时使用了抗胆碱药(阿托品或胃长宁)的缘故。

【提示与注意】尽管呼吸道高反应性患者将新斯的明与阿托品合用逆转全麻术毕非去极化肌肉松弛药的残余作用而真正引起细小支气管痉挛者很少,但不能完全避免,仍需提高警惕,因可存在个体差异。

633. 为什么脊神经干阻滞不慎穿破硬脊膜后极易引起头痛而脊神经根阻滞直接穿透硬脊膜则很少引起头痛?

【术语与解答】为什么选择硬脊膜外隙脊神经干阻滞行椎管内穿刺时,当不慎穿破硬脊膜,患者术后极易引起头痛,而蛛网膜下腔脊神经根阻滞必须穿破硬脊膜则术后却很少出现头痛,这主要与脑脊液外漏多少成正比关系。

1. 头痛发生机制　①硬脊膜穿破后所致椎管内脑脊液流失过多而造成头痛,尤其当坐立或站立时颅腔内脑脊液过多的流向椎管内蛛网膜下腔,从而导致颅内压迅速下降,脑组织失去脑脊液的缓冲性保护而牵拉三叉神经感觉支所支配的脑血管扩张,脑血管代偿性扩张可使大脑、小脑表层的血管充盈后先与硬脑膜摩擦、"碰撞",从而引起血管刺激性头痛;②硬脊膜外隙存在负压,具有吸附蛛网膜下腔脑脊液经硬脊膜破损处流向硬脊膜外隙,加之脑室脉络丛产生脑脊液循环作用经上矢状窦回流入血液中,故脑脊液流失量明显大于产生量,从而造成颅内压显著降低,最终导致失去脑脊液缓冲作用的脑组织表层可直接与硬脑膜相互摩擦,甚至"碰撞",如术后由仰卧位突然坐立或翻身活动以及咳嗽、喷嚏等可立即产生"震荡性"头痛。

2. 头痛症状特点　①头痛大多在硬脊膜穿破 24 小时后出现,疼痛持续时间不等,一般 3 ~ 8 天,个别患者可更持久;②头痛往往以前额与后枕部为显著,跳痛或胀痛多见,还可伴随颈部痛或后背痛,当咳嗽、喷嚏、坐立或下床站立时头痛症状加重,严重者可伴有恶心、呕吐、眩晕、耳鸣等。

【麻醉与实践】硬脊膜穿破所致头痛是椎管内脊神经阻滞颇为常见并发症之一。椎管内脊神经阻滞包括硬脊膜外隙脊神经干阻滞和蛛网膜下腔脊神经根阻滞,只是前者不慎将硬脊膜穿破,而后者则必须把硬脊膜穿破,虽两者均有脑脊液流出,但前者使用的穿刺针显著粗于后者(蛛网膜下腔穿刺针属圆锥形且明显细于硬脊膜外隙穿刺针),故造成硬脊膜破损较后者明显严重,尤其硬脊膜外隙穿刺针斜面开口垂直刺破硬脊膜结缔组织纤维,可造成"活瓣样"破损(该破损愈合缓慢),从而致使脑脊液流失则是后者的若干倍,而且流失时间长。因此,颅腔内脑脊液迅速下降,而脑脊液生成来源又得不到同步补充,最终引起脑室脑脊液减少而导致低颅内压性头痛。所以,同为硬脊膜穿破,而硬脊膜外隙脊神经干阻滞一旦不慎穿破硬脊膜,其造成头痛发生率明显为高,且头痛症状也显著。

【提示与注意】在选择硬脊膜外隙脊神经干阻滞时,椎管内穿刺应尽量缓慢且不断试探有无负压,以避免穿刺针刺入过深而穿破硬脊膜。此外,若不慎穿破硬脊膜而有脑脊液流出,应叮嘱患者术后延长卧床时间,一旦出现头痛,除给予充分补液与应用镇静和非甾体类抗炎药治疗头痛外,可应用咖啡因以收缩低颅内压所引起的脑血管扩张,咖啡因仍以晨间服用为好,有利于使患者在晚间入睡,必要时也可静脉注射咖啡因 400~500mg,若效果不佳,3 小时后可重复给药。

(王世泉)

主要参考文献与推荐读物

1. 王世泉主编.临床麻醉学精要.北京:人民卫生出版社,2007,74-84.
2. 高秀来,于恩华主编.人体解剖学.北京大学医学出版社,2003,334-335.
3. 贾建平主编.神经病学.第6版.北京:人民卫生出版社,2010,168-169.
4. 王世泉编著.麻醉与抢救中气管插管学.北京:人民军医出版社,2005,60-68.
5. 王世泉,王明山主编.麻醉意外.第2版.北京:人民卫生出版社,2010,71-112.
6. 曾因明,邓小明主编.2007麻醉学新进展.北京:人民卫生出版社,2007,201-206.
7. 邓小明,曾因明主编.2009麻醉学新进展.北京:人民卫生出版社,2009,940-947.
8. 崔益群,唐万忠主译.脑神经功能及障碍.第3版.北京:人民卫生出版社,2012,150-167.

第六篇 麻醉与危重疑难及少见疾病

  临床麻醉中经常遇到危重疑难手术患者,也可遇到一些少见疾病患者实施手术,由于临床发病率较低,故两者(危重疑难与少见疾病)是相对于临床常见疾病而言。鉴于麻醉医师往往缺乏或不能全面了解和认识这些疾病的病理生理特点,从而使得临床麻醉难度显著增加,甚至麻醉风险倍增。这就要求麻醉医师对危重疑难与临床少见疾病有所了解和认识,以便在围麻醉期合理的予以治疗和处理,尽量实施个体化麻醉与管理,尤其实施危重手术患者的麻醉,尽量避免生命危象的发生。

第五十一章　特殊患者及少见病种与临床麻醉相关问题

634. 自闭症患者手术的麻醉如何实施？

635. 癫痫患者手术的麻醉如何实施？

636. 躁狂症患者手术的麻醉如何实施？

637. 尿崩症手术患者如何实施麻醉？

638. 血友病患者手术的麻醉如何选择？

639. 侏儒症患者手术的麻醉如何实施？

640. 重症肌无力病理特征与麻醉存在何种关系？

641. 重症肌无力患者手术围麻醉期如何进行管理？

642. 脊髓空洞症患者手术麻醉与管理要点是什么？

643. 支气管哮喘患者手术如何实施麻醉与管理？

644. 周期性瘫痪患者手术如何实施麻醉及管理？

645. 系统性红斑狼疮患者手术的麻醉应关注哪些问题？

646. 抑郁症与麻醉存在何种关系以及麻醉用药如何选择？

647. 帕金森病患者手术如何选择麻醉与应关注哪些问题？

648. 阿尔茨海默病患者手术如何选择麻醉与应关注哪些问题？

649. 骨质疏松症患者手术如何选择麻醉与应关注哪些问题？

650. 类风湿性关节炎患者手术的麻醉如何选择与应注意的问题？

651. 急性乙醇中毒（醉酒）患者手术如何实施麻醉与管理？

652. 肺泡蛋白质沉积症患者行肺灌洗术如何实施麻醉与管理？

653. 小儿肺泡蛋白沉积症行肺灌洗术麻醉术中如何实施肺通气？

654. 颌颈部放射治疗术后患者再手术如选择全麻应关注是否气管插管困难？

特殊患者与少见病种往往是临床麻醉中的难题，主要是因麻醉医师接触较少，且对其病情、病理生理了解不够全面或完全不清楚，从而使得麻醉方法的选择与术中管理，以及临床麻醉经验均不足，甚至颇为棘手。因此，了解和熟悉特殊患者与少见病种的病理生理、临床症状及特点，则有利于麻醉的实施，可减少麻醉与管理中的失误，从而降低其病情的发展，尤其避免病情的加重以及相关并发症的发生。

634. 自闭症患者手术的麻醉如何实施？

【术语与解答】①自闭症也称孤独症，是心身及精神发育障碍与社会环境交往中存在质和量的缺陷综合性疾病（也属于一种特殊性精神疾病）；②自闭症发病率报道不一，男性较女性为多，但女性症状较男性显著；③自闭症患者主要临床表现为同他（她）人交往障碍、语言交流难以同步、对周边事物兴趣低下、各种反应迟钝、语言行为滞后,以及面部表情肌欠松弛等;④自闭症可分为兴奋型和抑郁型,前者行为多动乃至躁动,好发脾气,甚至出现主动攻击或自伤等。后者少言寡语、声调很低、行为孤僻、独来独往等;⑤目前自闭症的治疗主要以综合性、全方位心理疏导与各种环境训练为主;⑥自闭症是一种慢性长期性疾病,其预后或转归较差。

【麻醉与实践】①由于正常情况下与自闭症患者交流较为困难,故该患者的麻醉选择通常以全身麻醉为主,因术中意识消失可避免不必要的精神伤害。尤其小儿患者在建立静脉通路前与其交流的同时,可选择坐位麻醉面罩缓慢扣入口鼻处,以便吸入高浓度七氟烷,待患儿深睡眠后再将其安置仰卧位建立静脉通路,以防止患儿清醒状态注射针刺痛而产生恐惧心理;②自闭症患者麻醉用药尚无特殊,但对抑郁型自闭症患者其麻醉维持用药应相对减少或术毕提前停用麻醉维持药,以防止全麻术后神志苏醒明显延迟;③全麻术毕拔出气管插管前,尽量将呼吸道分泌物吸干净,一旦拔出气管插管尽可能不再给予上呼吸道吸引,以降低各种不适感刺激。

【提示与注意】围麻醉期需要关注的是:①全麻药尽量选择易代谢、排泄的短效麻醉药为宜,如丙泊酚、七氟烷等;②兴奋型自闭症患者全麻术毕苏醒期防止其躁动或对自身及他(她)人的伤害;③抑郁型自闭症全麻术毕避免其苏醒明显延迟;④自闭症患者无论小儿或是成人,全麻术毕尽量先使自主呼吸恢复满意且神志尚未清醒提前给予拔出气管插管,其目的避免意识先恢复但气管插管仍存在所导致的咽喉刺激和不能发音而产生的恐惧感,拔管后继续给予面罩吸氧,并观察有无行为异常以及其他变化。

635. 癫痫患者手术的麻醉如何实施?

【术语与解答】①癫痫(俗称羊角疯)是多种原因导致的大脑神经元突发性、高度同步化异常放电而引起脑功能短暂性异常障碍的一种慢性高级中枢系统疾病;②癫痫的病源来自大脑,一般以一过性、反复发作性运动感觉、自主神经、意识与精神状态不同程度异常为特点,其临床主要表现为惊厥和抽搐;③癫痫是高级中枢神经系统常见疾病之一,根据其病因不同,癫痫可分为原发性和继发性两大类。原发性癫痫又称为特发性癫痫,目前尚未明确其病因。继发性癫痫又称症状性或获得性癫痫,有着明确的病因,主要来自脑部的炎症、肿瘤、外伤、血管病变、寄生虫等,中枢神经系统其他疾病均有可能引起或诱发癫痫发作;④癫痫患者的惊厥阈值低于正常人,以至于无害性刺激也可诱发癫痫发作,其特点是脑功能阵发性失调;⑤全身中毒性疾病、心血管疾病、代谢内分泌疾病、妊娠中毒(子痫)等可导致大脑皮层某些位点兴奋性增高,致使该位点神经元突然放电,机体从而出现一过性脑功能异常症状,如突然意识丧失,以及伴有全身性、强直性、阵挛性肌肉收缩或肢体抽搐等;⑥高热、缺氧、低血钙、低血镁、低血糖以及某些感觉性刺激可致神经元兴奋性亢进,也可产生异常高频放电,从而可出现特有的惊厥症状;⑦因异常放电神经元的位置不同与异常放电波及范围差异,常导致患者的发作形式不一,通常可表现为感觉、运动、意识、精神、行为、自主神经功能障碍等,或兼而有之;⑧癫痫发作的临床表现多种多样,其主要分为部分性发作、短暂性发作、全身性发作和不能分类性发作,临床上每次发作或每种发作的过程称为痫性发作。

1. 癫痫的危害　①对智力影响:尤其对生长发育期儿童智力可产生影响;②对心理影响:癫痫长期且反复发作可对患者产生不同程度的心理障碍;③对机体神经递质的影响:癫痫的病理生理机制之一则是抑制性神经递质不足、兴奋性神经递质过多或二者不平衡所致,而这些神经递质对行为认知可产生较大影响,如兴奋性神经递质乙酰胆碱、谷氨酸、脑肽类,在促进记忆和学习、影响情绪以及维持行为和脑电图激活等方面均有密切关系。

2. 癫痫的治疗　该疾病的治疗主要为药物治疗和手术治疗。

(1)药物治疗:该类患者长时间服用抗癫痫的药物主要用于控制病情发展、发作,如停止用药后,则可发作,甚至出现病情加重。

(2)手术治疗:部分癫痫患者可实施手术切除病灶,如癫痫病灶靠近大脑皮质,手术切除后不会产生严重地神经功能障碍,该疗效较好,常用的方法有前颞叶切除术、癫痫病灶切除术、颞叶以外脑皮质切除术、胼胝体切除术等。

【麻醉与实践】 癫痫患者无论行癫痫手术治疗,还是非癫痫手术治疗,均应防止围麻醉期癫痫发作:

1. 麻醉前准备　①麻醉前应做好解释工作,稳定患者情绪,消除其紧张、恐惧心理;②常规服用癫痫药患者可继续用至术前一日,如麻醉前出现癫痫发作应延期手术,急诊或抢救患者除外;③抗癫痫类药物多为中枢神经抑制药,常与麻醉性镇痛药、镇静药具有协同作用,尤其合并肝、肾功能不良患者,应慎用某些对肝、肾功能有影响的麻醉药(如氟烷等);④苯二氮䓬类药或丙嗪类药有预防癫痫发作的功效,可常规选择使用。

2. 麻醉选择　①由于癫痫患者自身无法控制发作,手术患者仍以全身麻醉为宜,尤其发作频繁者;②癫痫患者的麻醉既可选择全凭静脉全麻,也可采用静-吸复合全麻,静脉全麻药可选用的有丙泊酚、咪达唑仑、硫喷妥钠等,可与芬太尼类以及肌肉松弛药复合应用。而吸入全麻药则可采用七氟烷、地氟烷、异氟烷等;③某些简单的下腹部手术或下肢手术也可采取硬脊膜外隙脊神经干阻滞,而上肢手术也可采用臂神经丛阻滞,但需备好消除癫痫发作的药物和措施,如咪达唑仑、硫喷妥钠以及面罩供氧辅助呼吸,必要时实施气管插管等。

3. 麻醉管理　癫痫手术患者全身麻醉大都需应用肌肉松弛药,而癫痫患者本身的病理生理改变与长期的服用抗癫痫药物可影响肌肉松弛药的药效动力学,即临床发现癫痫患者对肌肉松弛的阻滞作用敏感性降低,有文献报道其可能机制为:①由于癫痫持续性发作可导致离子通道变化,易致使神经肌肉接头后膜乙酰胆碱受体增多,从而使得非去极化肌松药用量增加;②抗癫痫药物(如卡马西平)可直接拮抗乙酰胆碱受体,抑制肌松药与该受体结合,从而降低肌松药的阻滞效能;③抗癫痫药物(如苯妥英钠)抑制线粒体对钙离子的摄取,致使胞液钙离子增加而促进乙酰胆碱递质的释放,由于乙酰胆碱释放增多,因此使肌松药阻滞效能降低。由于上述因素,故癫痫患者全麻术中非去极化肌松药用量需增加,且间断追加用药次数也相应增多。

【提示与注意】 ①抗癫痫类药物多为高级中枢神经抑制药,一般与麻醉类药物具有相加或协同作用,术毕有可能出现苏醒延迟;②易引起惊厥的氯胺酮、r-羟丁酸钠、恩氟烷、普鲁卡因等应禁忌单独使用,可与苯二氮䓬类药搭配应用;③由于癫痫患者的病理生理特点和服用抗惊厥药的影响,使得全麻术中非去极化肌肉松弛药用量明显增多,容易导致术后潜在肌松药残余作用的发生率增高,其严重隐患则是呼吸抑制与通气不足,极易威胁患者的安全,故最好采用神经肌肉监测为妥,以免发生不测;④麻醉期间应防止和避免缺氧和二氧化碳蓄积,以及体温升高等,因相关因素均易诱发癫痫发作;⑤虽癫痫患者麻醉术前或麻醉术后其神志清醒,但仍需有人陪护或看护,以防止站立或走动期间发病而跌倒引起创伤性并发症。

636. 躁狂症患者手术的麻醉如何实施?

【术语与解答】 ①躁狂症是一种精神性疾病,且以行为异常发作的形式而表现出来;②遗传因素、情感刺激、高级中枢神经介质功能异常以及代谢紊乱等都可能是躁狂症的诱因;③该病多发生在 20 岁左右的青少年(青春期);④通常临床表现为精神亢进、心境高涨、思维奔逸、自我评价超前、语言过多、易激惹、行为出格等,严重时伴有幻觉、妄想等精神病性症状。每次发作后可进入正常的精神状态间歇缓解期,大多数患者有反复发作倾向;⑤发病规律可突然起病,病程较短,一般预后良好;⑥躁狂症患者常兼有抑郁双相障碍;⑦有研究认为,躁狂症患者存在中枢神经递质代谢异常和相应受体功能的改变,如 5-羟色胺、去甲肾上腺素、多巴胺、γ-氨基丁酸等神经递质功能异常;⑧躁狂症发作病因复杂,故发病原因尚不十分清楚。因此,目前临床治疗水平只能对症处理,达不到对因治疗,即除根治疗;⑨躁狂发作有多种发作形式,患者可有长时间表现正常的间歇期,躁狂症一般采取抗精神病药物(如氟哌利多等)治疗和锂盐制剂治疗(如碳酸锂通常是躁狂症发作的首选药物)。

【麻醉与实践】①静脉全麻药物苯二氮䓬类(咪达唑仑等)也常用于控制躁狂症;②麻醉前应检查血清锂浓度,围麻醉期输入含钠盐液体有助于锂的排除。此外,麻醉术中避免应用使锂重吸收排钠利尿药;③躁狂症患者一般选择全身麻醉为适宜;④体内锂浓度的增加可强化镇静、催眠药作用,常致使全麻深度加深,并可延长非去极化类肌松药的作用。

【提示与注意】①围麻醉期应防范躁狂发作伤害他(她)人;②麻醉前需注意观察有无锂中毒表现。

637. 尿崩症手术患者如何实施麻醉?

【术语与解答】①血管升压素有着显著的抗利尿作用,故也称抗利尿激素,抗利尿激素是体内调节水平衡的一种重要激素;②尿崩症是指由于各种原因致使抗利尿激素的产生、分泌或作用发生障碍时,肾脏集合管上皮对水的通透性则很低,从而致使集合管内对水的重吸收显著减少,机体表现为排除大量低渗透、低比重的尿液,故尿液增多以及出现烦渴、多饮等症状的一种疾病;③如下丘脑或神经垂体受损或存在病变时则可出现尿崩症,甚至患者每天可排出约 20L 稀释的尿液;④尿崩症患者如不能补充足够的水分,则会导致机体脱水;⑤尿崩症可发生于任何年龄,以青年人多见,其主要临床表现为多尿、烦渴及多饮,尿比重低;⑥临床上多数是由于抗利尿激素缺乏导致的中枢性尿崩症,也有部分是由于肾小管对抗利尿激素的反应障碍导致的肾性尿崩症;⑦中枢性尿崩症通常在儿童期或成年早期发病,男性较女性多见,患者也可出现高钠血症,而严重高钠血症往往表现为谵妄、痉挛与呕吐等。

【麻醉与实践】①麻醉前应明确尿崩症的病因,是属于中枢性还是肾性;②术前应了解患者电解质情况,是否存在电解质紊乱;③尿崩症患者麻醉方法的选择以及麻醉药的应用一般无特殊,但围麻醉期液体量补充则至关重要,尤其手术创伤大、手术时间长患者应建立有创动、静脉监测;④麻醉期间与麻醉术后应随时监测电解质与酸碱平衡变化,以及尿量监测。

【提示与注意】①血管升压素治疗试验有助于鉴别中枢性或肾性尿崩症,后者(肾性尿崩症)注射血管加压素后其尿量不减少;②尿崩症患者可能存在低血钾,故全麻药 r-羟丁酸钠应禁用;③围麻醉期需观察患者血流动力学的变化,是否有性情的改变,以及有无烦躁、神志模糊、体温变化等症状,以便及时诊断处理。

638. 血友病患者手术的麻醉如何选择?

【术语与解答】①血友病是一种因遗传性凝血活酶生成缺陷引起的凝血功能障碍性疾病,包括血友病 A 和血友病 B,其中以血友病 A 更为常见;②根据血友病缺乏凝血因子的不同,一般可分为缺乏凝血因子Ⅷ的血友病 A 和缺乏凝血因子Ⅸ的血友病 B;③典型血友病患者自幼发病,以自发或轻度外伤后出血不止、血肿形成及关节出血为特征;④血友病 A 出血较重,血友病 B 则相对较轻;⑤血友病生来发病,伴随终生;⑥患者多有典型的血友病家族史。

【麻醉与实践】　麻醉选择:①血友病患者的外科手术(包括择期手术和急诊手术)均应采取全身麻醉,而麻醉药物及辅助药物的选择一般无特殊,但喉镜显露声门和气管内插管,以及呼吸道吸引等相关操作务必轻柔,防止及避免呼吸道黏膜损伤,尤其禁忌经鼻腔进行气管插管;②局部麻醉需多次穿刺,易导致组织下出血,故不宜采取;③颈神经丛或臂神经丛阻滞靠近颈部呼吸道,一旦穿刺操作损伤出血,血肿易压迫气管而致呼吸道梗阻与呼吸困难,应弃用;④椎管内脊神经阻滞属创伤性操作,无论硬脊膜外隙脊神经干阻滞还是蛛网膜下腔脊神经根阻滞,均极易引发椎管内血肿,必须禁忌。

【提示与注意】　①麻醉前如未发现系血友病患者,而盲目采取麻醉与手术是相当危险的,务必了解病情,备好对策;②麻醉前用药尽量采取口服或静脉注射,避免肌肉注射,以防皮下或深部组织血肿。

639. 侏儒症患者手术的麻醉如何实施?

【术语与解答】　①凡身高低于同一种族、同一年龄、同一性别小儿的标准身高的30% 以上,或患儿成年后男性身高在130cm 以下,女性身高则在120cm 以下者,临床称为侏儒症或矮小体型;②侏儒症由于多种原因导致的生长激素分泌不足而致身体发育迟缓;③侏儒症可归咎于先天性和后天性两个方面,先天因素多与遗传有关,但智力一般发育正常。

【麻醉与实践】　侏儒症本身无需手术治疗,当患有外科疾病需要手术治疗时,临床麻醉务必关注颈椎、脊柱、心脏、肺脏、呼吸道、神经与肌肉以及小体重等异常问题:①侏儒症患者头颅大而颈细短,加之颈椎发育不良,从而致使头后仰活动受限,故导致全麻诱导后面罩通气不良,并且有可能气管插管困难,若喉镜过度显露声门还易造成颈段脊髓损伤;②胸廓与肺发育不良易引起通气不足或过度通气,且易引发肺部感染、慢性缺氧、肺动脉高压以及肺源性心脏病等;③伴有喉与气管发育欠佳者全麻后易引起呼吸道梗阻。此外,全麻所用器具均可参照同等小儿身长和体重,包括测血压袖带、面罩、喉镜、气管导管与插管深度、麻醉机衔接管以及潮气量各参数等;④一般而言,临床麻醉需根据疾病的性质、手术部位、手术方式等选择麻醉方法,但无论静脉用药或肌肉注射,还是椎管内给药,以及外周局部用药,麻醉药用量以及其他相关用药均应按实际体重计算,不可按成人常规剂量给予,否则极易发生不测;⑤侏儒症患者体重小、椎管短,甚至其脊柱、椎管解剖结构往往异常,从而可使椎管内脊神经阻滞中的穿刺、置管深度、局麻药用量等均产生难度,并存在危险,务必作出评估。

【提示与注意】　侏儒症患者由于身高矮、体重小,加之相关脏器发育不良,故实施麻醉颇有难度。因此,围麻醉期所有药物用量,尤其镇静药、全麻药、局麻药与相关用药均应慎重,务必小剂量试探性给药,不够可追加,不宜一次给足,以防止发生意外。此外,术中补液、输血也必须予以调控。

640. 重症肌无力病理特征与麻醉存在何种关系?

【术语与解答】　①重症肌无力是一种表现为神经-肌肉接头之间传递功能障碍而影响骨骼肌收缩功能的慢性自身免疫性疾病;②重症肌无力主要影响神经-肌肉接头的传递功能;③重症肌无力患者约 10% ~20% 合并有胸腺瘤,约 65% ~80% 的患者可存在胸腺增生、肥大或异常,因胸腺是激活和维持重症肌无力自身免疫反应的重要因素。此外,某些遗传、感染及环境因素也与重症肌无力的发病密切相关,大量的临床资料中发现相当数量的重症肌无力患者合并其他自身免疫性疾病,如甲状腺功能亢进、甲状腺炎、系统性红斑狼疮、类风湿性关节炎、天疱疮等,故认为重症肌无力也是一种自身免疫性疾病;④各年龄组均可发病。

1. **重症肌无力主要病理特征** ①正常情况下,当运动神经兴奋传至神经-肌肉接头前膜时,其前膜所释放的乙酰胆碱(ACh)穿过接头间隙与接头后膜上的乙酰胆碱受体(AChR)相结合先产生终板电位,再激发邻近肌细胞膜产生动作电位,从而引起肌肉的收缩。正常神经-肌肉接头前膜在一次神经冲动中所释放的 ACh 量超过产生有效终板电位变化的需要量而发生连续性冲动,ACh 释放量虽然逐次减少,但仍能产生正常的肌肉收缩;②重症肌无力其病变主要是神经-肌肉接头后膜上的 AChR 数目大量减少或受损,直接造成 ACh 传递障碍,原因是循环中存在乙酰胆碱受体抗体(AChR-Ab),在补体参与下,AChR-Ab 和 AChR 结合后形成新的复合物,从而致使 AChR 退化且数目减少。通过电镜观察发现,神经-肌肉接头后膜上的皱褶也减少,皱褶减少必然缩小了终板膜及 AChR 的总面积,故相应减少了 ACh 作用于 AChR 的机会,从而部分或完全阻滞了神经-肌肉接头的传递。此外,也致使接头前膜"多余的"大部分 ACh 流失或被神经末梢再摄取,当接头前膜的 ACh 递质释放量在重复动作中略有减少即可发生肌肉的病态疲劳。简言之,神经-肌肉接头后膜病变和其表面有效 AChR 数量减少是本病主要的病理生理基础。

2. **重症肌无力患者临床主要特点** ①该病确切的病因目前尚未完全明了,但已知是一种自身免疫性疾病,且多与胸腺瘤或胸腺增生及异常有关;②临床各年龄段均可发病,但常见于儿童及年轻女性(40 岁以前患者女/男约为 3/1),40 岁以上发病者男女比例接近;③重症肌无力症状为受累横纹肌易疲劳,全身横纹肌均可受累,而眼肌受累者颇为普遍,约 90% 患者有眼肌受累表现。当延髓所支配肌群受累时可出现咀嚼、吞咽与发音困难,严重者可发生呼吸肌麻痹;④该种肌无力现象是可逆的,如经休息和给予抗胆碱酯酶药治疗可缓解或恢复,但也易复发;⑤感染、水电解质紊乱(如低钾、低钙)与影响神经-肌肉接头的药物,乃至激素治疗等,均可使病情加重,其症状缓解与加重常交替出现;⑥临床研究发现,本病患者体内许多免疫指标异常,经治疗后虽临床症状消失,但异常的免疫指标却不见改善,这也许是该病病情不稳定且容易复发的一个重要因素。

3. **重症肌无力临床分级** 根据肌无力受累范围、严重程度及临床症状,通常将成年重症肌无力分为四级:①Ⅰ级(眼肌型):仅有眼肌受累的表现,如眼睑下垂、复视等;②Ⅱa 级(全身轻度型):有轻度眼肌及全身肌无力症状,但不影响延髓支配肌和呼吸肌,对胆碱酯酶抑制药反应良好,发生肌无力危象机会少;Ⅱb 级(全身中度型):存在中度全身肌无力,而且累及延髓支配肌和呼吸肌;③Ⅲ级(急性进展型或暴发型):常突然起病且急骤,并在 6 个月内迅速发展为严重全身肌无力和呼吸肌麻痹等;④Ⅳ级(晚期严重型):在 Ⅰ级或 Ⅱa 级数年后突然或逐渐病情恶化,患有严重的全身和延髓支配肌无力的表现。

4. **重症肌无力临床表现** ①主要是横纹肌很易疲劳,早晨轻,劳动后与傍晚重,休息后好转,症状呈波动性;②肌肉外表检查无异常,症状可时轻时重,最初首先累及眼外肌,其次为面肌、咀嚼肌、咽喉肌、颈部肌肉、肩胛带肌和髋部的屈肌,严重时累及呼吸肌;③重症肌无力所影响的横纹肌各有侧重,其临床表现也略有不同,如可有上睑下垂、复视、眼球运动受限,或出现语言不稳、嘶哑、失音,以及伸舌不灵、咀嚼困难、饮食呛咳,乃至面部表情淡漠、四肢无力,严重患者头位不能保持正常或两臂上举困难。当全身肌肉受累时,表现为全身肌肉极度疲乏,进食、吞咽、呼吸、翻身均存在困难;④感染、外伤、分娩或使用麻醉药、镇痛药、镇静药,以及手术创伤等,易诱发或加重肌无力,严重者可导致呼吸衰竭或死亡。

【麻醉与实践】重症肌无力相对麻醉而言临床很少见,正因为麻醉医师对该病了解甚少,故容易增加麻醉难度和相关风险,加之麻醉与神经-肌肉兴奋性传递功能有着密切的相关性,因此认识重症肌无力患者特有的病理生理特点,结合手术部位,则有利于选择适宜的麻醉方法与相关合理用药,结合实施控制性呼吸管理技术,以便于减少或避免麻醉术后肌无力危象,从而可降低患者的并发症和死亡率。

【提示与注意】①重症肌无力患者需注意肌无力危象或胆碱能危象的发生,前者较常见,多由病情发展或抗胆碱酯酶药用量不足所致,须给予依酚氯铵或新斯的明治疗逆转;后者则少见,多由抗胆碱酯酶药过量引起,患者肌无力加重,如肌束颤动以及毒蕈碱样反应,可采用适量阿托品处理;②重症肌无力还需与肌无力综合征相鉴别;③重症肌无力患者一般预后良好,但相关危象(如肌无力危象、胆碱能危象及反拗危象)死亡率高,故无论何种危象,均应注意减少呼吸道分泌物和保障呼吸道通畅,若经早期治疗处理无好转时,应立即进行气管插管或气管切开造口插管,以便实施机械通气予以呼吸支持。

641. 重症肌无力患者手术围麻醉期如何进行管理?

【术语与解答】大量临床资料表明,近90%的重症肌无力患者与胸腺增生、异常或胸腺瘤有一定关系。胸腺瘤以50~60岁的中老年男性较为多见,而实施胸腺切除术则是治疗重症肌无力的有效措施之一。

【麻醉与实践】重症肌无力患者围麻醉期管理至关重要,务必予以重视。

1. 麻醉用药选择　以尽可能不影响神经-肌肉兴奋传递或抑制呼吸功能为原则,防止全麻术后呼吸肌动力不足与呼吸恢复延迟:①阿托品或东莨菪碱可抑制呼吸道腺体分泌及拮抗术前抗胆碱酯酶药的副作用,临床应常规使用,但剂量宜小,以免导致呼吸道分泌物粘稠或掩盖胆碱能危象症状;②静脉全麻药丙泊酚诱导迅速、作用时间短、苏醒快,故是重症肌无力患者较为理想的全麻药物,不仅在麻醉诱导时可有效抑制咽喉和呼吸道反射,而且麻醉恢复期该药物残留作用引起呼吸抑制的可能性很小,应作为全麻首选用药;③由于该类患者对去极化或非去极化肌松药反应异常,临床通常应用吸入全麻药来获得手术所需要的肌肉松弛条件,而挥发性全麻药对神经-肌肉接头阻滞的强度依次为:异氟烷>七氟烷>恩氟烷>地氟烷>氟烷>氧化亚氮,高浓度吸入可加重肌肉松弛作用;④苯二氮䓬类药有中枢性肌肉松弛作用,病情轻者临床应用剂量常不致引起严重问题,但应合理选择。

2. 肌肉松弛药选择　①重症肌无力患者其病变主要为神经-肌肉接头后膜的乙酰胆碱受体(AChR)数量减少,而无论去极化肌松药还是非去极化肌松药均作用于神经-肌肉接头后膜的AChR,这就是肌松药选择的矛盾焦点,从而致使肌松药的选择及用量难以理想化和不可预测性,若选择去极化肌松药琥珀胆碱,其开始应用可表现为耐药性,而重复或长时间用药则可出现Ⅱ相阻滞(其原因可能与术前使用抗胆碱酯酶药物治疗而抑制了血浆胆碱酯酶有关),故琥珀胆碱应慎重使用。而选择非去极化肌松药,即使小剂量应用,也可引起术后患者呼吸功能恢复明显延迟,因此,必须使用者宜选择罗库溴铵或顺苯阿曲库铵,并以小剂量且试探性应用为妥,如先使用常规用量的1/10,不够可小剂量追加,切忌不可用足;②由于重症肌无力患者对肌肉松弛药反应异常,故有人主张术中不使用肌松药,而采用吸入麻醉药即可提供满意的肌肉松弛条件;③吸入性全麻药与肌松药合用,则可加重肌无力,两者不可同时应用;④近年来随着四个成串刺激等监测技术的临床应用,以及术后呼吸功能支持技术的提高,重症肌无力患者麻醉术中可实施肌松药监测,从而减少麻醉医师的后顾之忧;⑤一般肌松药的选择应根据重症肌无力的轻、中、重程度而言,轻者少用,重者不用;⑥临床实践表明,选择小剂量中短效非去极化肌松药用于重症肌无力手术患者的麻醉辅助是安全的。

3. 麻醉方法选择与应用 以尽可能不影响神经肌肉传导和呼吸功能抑制为原则。

(1)区域神经阻滞:对于非开胸手术患者可采用局部麻醉或神经丛阻滞,以及硬脊膜外隙脊神经干阻滞,但硬脊膜外隙脊神经干阻滞所致的肌肉松弛作用则会加重已存在的肌无力症状,易引起患者潮气量减少、通气不足,故应格外控制局麻药用量,并注意呼吸功能变化。此外,由于重症肌无力患者术前服用吡啶斯的明等,若使用酯类局麻药(如丁卡因、普鲁卡因、氯普鲁卡因),应避免高浓度、大剂量,因血浆胆碱酯酶水解能力明显降低,以避免局麻药中毒。此外,患者应用胆碱酯酶抑制药可使酯类局麻药的消除半衰期延长,如需应用大剂量酯类局麻药或重复使用者,更适宜改选酰胺类局麻药。

(2)气管插管全身麻醉:①可选用丙泊酚、咪达唑仑、硫喷妥钠和氯胺酮等作为麻醉诱导用药,辅以芬太尼类,必要时复合强效吸入麻醉药,如七氟烷、异氟烷、恩氟烷等,如面罩行七氟烷吸入,结合采用2%利多卡因或1%丁卡因咽喉部充分表面麻醉后行气管内插管,则可不需要肌肉松弛药即能完成;②若需选用肌肉松弛药辅助气管插管,则以短效非去极化肌松药为宜,用药剂量应为正常人用量的1/10~1/4,其术中维持用量可避免继续追加;③对于伴有呼吸道压迫症状的胸腺瘤患者,最好直接选用咽喉、气管黏膜表面麻醉后清醒气管内插管,以免全麻快速诱导后可能出现的气管塌陷而造成呼吸危象;④若以吸入麻醉药为主,其吸入浓度应根据患者血流动力学状况、麻醉深度和骨骼肌松弛情况予以调控,当手术开始关闭胸腔或腹腔时应停止吸入麻醉药,此时可酌情加大丙泊酚的泵入量,皮肤缝合到一半后即可给予抗胆碱酯酶药新斯的明2mg、阿托品1mg静脉注射,以观察患者自主呼吸恢复情况,有利于判断呼吸功能是否满足机体的基本需要;⑤全麻维持采用静-吸复合者,需注意吸入全麻药与肌肉松弛药的协同作用,应在神经-肌肉监测条件下使用为妥;⑥全身麻醉患者通常麻醉性镇痛药与静脉全麻药(或吸入性全麻药)以及肌肉松弛药三者复合应用,但复合应用可加重该类患者术毕呼吸功能的抑制,因此需根据病情轻重、手术时间长短决定应用剂量,一般情况下较非重症肌无力手术患者明显减少为安全。

4. 麻醉完毕后处理 术毕患者自主呼吸恢复,潮气量满意,并保障呼吸道通畅与足够的通气量,以及呼吸道分泌物清除干净,则是降低重症肌无力患者术后死亡率的关键。一般情况下,术后该类患者可常规保留气管插管护送麻醉恢复室(PACU)继续观察或转送至ICU继续呼吸辅助支持,待神志完全清醒、咳嗽、吞咽反射恢复、呼吸功能良好、潮气量足够,方可考虑拔除气管内插管。对于术前存在以下情况的患者,应予以关注,并延迟拔管为宜:①病程在6年以上患者;②合并与重症肌无力无关的慢性阻塞性肺部疾病;③术前吡斯的明的剂量24小时内超过750mg者;④术前肺活量低于2.9L/min者。对此类患者,术后不必急于拔除气管插管,如患者出现不能耐受气管插管刺激,可使用镇静药或将1%丁卡因经气管插管喷入气管内数次,同时严格无菌操作,预防肺部感染;⑤术后处理重点在于排除呼吸道分泌物(主要排痰)与呼吸支持,同时密切监测呼吸功能,防治肌无力危象或胆碱能危象,若出现危象则需紧急抢救。此外,有研究表明,约10%的重症肌无力患者术后需接受呼吸机继续支持治疗。

5. 重症肌无力危象鉴别与处理 临床无论出现何种重症肌无力危象,必须给予抢救处理。

(1)临床鉴别:由于重症肌无力危象又分为三种类型,即:肌无力危象、胆碱能危象、反拗性危象,故临床需经注射依酚氯铵1~2mg予以试验鉴别确定,如注射依酚氯铵后1分钟患者肌力增强且呼吸功能改善,为肌无力危象;如症状加重并伴有肌束震颤,为胆碱能危象;如无任何反应者为反拗性危象。

(2)治疗处理:①肌无力危象一旦发生,立即给予新斯的明1mg肌注,也可小心静注吡啶斯的明1~2mg,为预防毒蕈碱样反应,应用此类药物前应先静脉注射阿托品0.5~1mg。如症状不能控制,则可加用类固醇激素,采用短期大剂量冲击疗法,停用激素时应逐渐减量,以防症状反跳;②如围麻醉期发生胆碱能危象,应立即停用胆碱酯酶抑制剂,可静脉注射阿托品1~2mg,每隔30分钟一次,直至出现轻度阿托品样中毒;③反拗性危象是由于对抗胆碱酯酶药物不敏感而出现严重的呼吸困难,腾喜龙或依酚氯铵试验无反应,此时应停止抗胆碱酯酶药,而应实施对症治疗处理,对已建立气管插管或气管切开造口插管者可采用大剂量类固醇激素治疗,主要给予呼吸支持,以纠正通气不足,并给予输液维持,过一段时间后待运动终板功能逐渐恢复后,再重新调整应用抗胆碱酯酶药物的剂量。

【提示与注意】 重症肌无力患者全麻术中如应用肌肉松弛药,若术前同时接受其他具有神经-肌肉阻滞作用的药物应严加注意:①抗心率失常药如奎宁、奎尼丁可抑制肌纤维传导,而普鲁卡因酰胺可减少节后神经末梢的乙酰胆碱释放,从而易使术后肌无力症状加重;②抗生素如链霉素、新霉素、庆大霉素、多粘菌素等,可阻碍乙酰胆碱的释放,如患者术前或术中应用上述抗生素,术后则可加重患者肌无力;③降压药胍乙啶、六羟季胺与单胺氧化酶抑制药,均可增强非去极化类肌松药的作用;④利尿药噻嗪类与呋塞米可促使血钾降低而加重其症状;⑤低钠、低钙与高镁也可干扰乙酰胆碱的释放;⑥重症肌无力孕产妇一般产程不受影响,但应避免应用镇静、镇痛药,因其呼吸功能储备处于临界状态,当行剖宫产时,如选择麻醉或镇痛分娩,宜采用椎管内脊神经阻滞或局部麻醉为妥,且应小剂量、分次给药,避免阻滞平面过高而造成通气不足、机体缺氧及二氧化碳蓄积;⑦胸腺瘤手术有可能损伤胸膜,需予以注意;⑧术后镇痛务必考虑麻醉性镇痛药的呼吸抑制作用,对该类患者需慎重,以不用为妥。

642. 脊髓空洞症患者手术麻醉与管理要点是什么?

【术语与解答】 ①脊髓空洞症顾名思义因脊髓内存在空洞或空腔形成而得名,是由于各种先天或后天因素导致产生的进行性脊髓病,其脊髓内呈"空穴样"膨胀或进行性空腔扩大。如枕骨大孔区域阻塞性病变是空洞形成的原因之一。此外,具有波动性的脑脊液通过正中孔不断冲击脊髓中央管使之逐渐扩大而形成囊腔;②脊髓空洞症是一种脊髓慢性、进行性且退行性疾病,该病变特点是脊髓(主要是灰质)内形成管状空腔以及胶质增生,空洞常好发于颈部脊髓(颈髓),也可累及延髓(称延髓空洞症),两者可单独发生,也可两者兼有;③脊髓空洞的病因不十分清楚,临床分为先天性与后天性两类,此病多在20~30岁发生,偶可起病于童年,男多于女;④该病起病较隐蔽,病程也较缓慢,通常以手部肌肉萎缩且无力或感觉迟钝而引起注意,随病变进展其运动神经元受损可出现骨骼肌无力,当发展为延髓空洞症时,患者可伴有腭部、舌体及声带麻痹。此外,脊髓空洞症临床表现症状也因病变的部位和范围不同而存在差异;⑤该病临床主要表现为肌肉萎缩、相应脊柱节段痛温觉消失,触觉和本体感觉相应保留,以及存在传导束性运动功能障碍与局部营养功能不良等;⑥较典型的脊髓空洞症可影响颈部脊髓功能,产生上肢的感觉运动分离和脊柱侧弯;⑦影像学(MRI)则可诊断。

【麻醉与实践】 ①该患者麻醉术前访视应了解外周神经功能损害的程度,如伴有脊柱侧弯应给予检测呼吸功能以及血气分析,以便心中有数,并做好围麻醉期准备;②脊髓空洞症患者手术一般大都选择全身麻醉,而颈部脊髓空洞由于颈枕交界部失去了脑脊液的缓冲作用,全麻气管插管时患者头颅过度后仰其颈部容易不经意受伤,可能造成严重后果,如肢体瘫痪、呼吸骤停,甚至死亡,故需格外小心;③如该患者运动神经元受损,全麻辅助用药琥珀胆碱应慎用,有可能引起高钾血症,而非去极化类肌松药也应减量使用。此外,延髓空洞症患者有可能其疑核受损,该患者通常存在吞咽困难、饮水呛咳,若实施全身麻醉,其全麻术后拔出气管插管前务必将咽喉处部分泌物吸净,尤其颌面部与上呼吸道手术患者,其口咽腔常存留许多血性分泌物或血凝块,必须清洗彻底方可拔出气管插管,以避免拔管后产生误吸。

【提示与注意】①脊髓空洞症患者实施外周神经阻滞者极少,因局麻药对脊髓空洞症患者的外周神经的影响尚不明确,需要临床研究进一步证实;②该类患者术毕拔管后仍需观察呼吸、循环功能一段时间,如呼吸、循环功能正常且稳定后,方可护送回病房。

643. 支气管哮喘患者手术如何实施麻醉与管理?

【术语与解答】①支气管哮喘(简称哮喘病或哮喘症)是一种慢性下呼吸道促发性、过敏性疾病,是由多种细胞(如嗜酸性粒细胞、肥大细胞、T淋巴细胞、中性粒细胞、呼吸道上皮细胞等)参入的下呼吸道黏膜下层弥漫性、变态反应炎性病变;②该慢性炎症致使整个呼吸道处于高反应性与应激性增高状态,当机体或呼吸道遇到相关因素刺激,则可促发双肺弥漫性细小支气管平滑肌痉挛性收缩及管腔黏膜水肿、充血、渗出,其结果则导致肺泡通气与换气受阻,患者临床表现为喘息或呼吸困难,严重者可因机体重度缺氧而窒息死亡;③呼吸道高反应性与应激性增高是该疾病特有性征象,即使在无任何症状的患者,当机体或呼吸道受到某种相关因素刺激后,则可立即发生细小支气管平滑肌痉挛,而通常这些刺激因素对正常人体呼吸道则无任何影响;④支气管哮喘实际上主要是下呼吸道无气管软骨环支撑的细小支气管平滑肌痉挛性、持续性收缩,从而导致双肺细小支气管管腔缩窄或闭锁,严重者直接造成肺泡通气与换气受阻;⑤支气管哮喘患者临床主要特征为反复发作性喘息、气急、胸闷和咳嗽等,一般在夜间或清晨发作,多数患者可自行缓解或经治疗好转。

1. 发病因素 哮喘的病因较为复杂,至今仍不十分清楚,但患者个体过敏体质与外界环境影响和刺激则是发病的重要因素之一,多数学者认为与多基因遗传有关,同时受遗传因素和环境因素的双层影响。①遗传因素:许多调查资料表明,哮喘与遗传关系密切,哮喘患者亲属患病率明显高于其他群体,且亲缘关系越近,患病率越高,其遗传率约为70%~80%;②过敏体质与环境因素:哮喘的形成与反复发病是许多复杂因素综合作用的结果,如大多数支气管哮喘患者属于过敏体质,本身可能伴有过敏性鼻炎或对常见的且空气传播的变应原(螨虫、花粉、宠物、霉菌、烟雾等)、某些食物(瓜果、牛奶、花生、海鲜类等)、气候变化(寒冷季节或秋冬气候转变时较多发病)、运动(哮喘患者在剧烈运动后易诱发哮喘)、药物(心得安、阿司匹林等)等促其诱发。此外,妊娠也是哮喘的诱发因素。

2. 发病机制 哮喘发病机制十分复杂,由于诸多因素参与其中,一般认为呼吸道高反应性亢进和免疫-炎症特性为根基,当各种相关因素刺激时均可导致细小支气管平滑肌痉挛性收缩,同时呼吸道炎性渗出且伴有黏膜水肿及分泌物增多,从而引起整个下呼吸道细小支气管管壁弥漫性增厚,管径缩窄、管长缩短,甚至闭塞,以及通气/血流比值(V/Q)失衡。

3. 病理生理特点 ①疾病早期仅表现为小支气管黏膜肿胀、充血、分泌物增多,气管与支气管炎性细胞浸润,肉眼观察较少器质性改变,在病情缓解后可基本恢复正常;②随着病情发展(当哮喘反复发作),细小支气管呈慢性炎症性改变,病理学变化逐渐明显,肉眼所见肺组织膨胀及肺气肿,支气管和细支气管内含有粘稠分泌物及粘液栓;③哮喘病程越长,小呼吸道阻塞的可逆性越小,以呼气期为主的通气障碍可引起肺泡内气体滞留,不可逆性通气功能障碍则使肺泡长期过度膨胀,肺弹性降低,可形成阻塞性肺气肿,甚至肺源性心脏病;④呼吸功能检查,当哮喘发作时有关呼气流速的全部指标均显著下降。

4. 临床症状与体征　典型临床症状表现为反复发作性喘息,大多数患者有季节性,昼轻夜重,通常与吸入外源性变应原有关。急性发作时,双肺闻及弥漫性哮鸣音,以呼气期为主,上述症状和体征可自行缓解或应用支气管扩张剂后缓解,缓解期患者可无任何哮喘症状。

(1)支气管哮喘急性发作分级:支气管哮喘可分为急性发作期、慢性持续期和临床缓解期,而支气管哮喘急性发作期又有不同程度的分级,清醒患者通常以讲话是否完整确定其支气管哮喘发作的严重程度。①轻度:能够不费力地以整句语言方式讲话;②中度:讲话之间时常有断续、停顿;③重度:只能用单音节说话;④危重:完全不能讲话。

(2)临床精神症状与体征:①清醒患者一般常有焦虑、烦躁,严重者可大汗淋漓、嗜睡及意识模糊等;②临床主要表现为不同程度的呼气性呼吸困难与呼吸道分泌物增多,出现呼气时间延长并费力,当迅速发展还可演变为呼吸危象,如呼吸增快大于 30 次/分以上,心率可增速至 120 次/分以上,三凹征显著且伴有口唇明显发绀,双肺听诊可有显著的哮鸣音或喘鸣,若不及时予以解除,机体因不能进行有效通气与氧合而发生严重低氧血症,甚至导致窒息,继之心肌缺氧而引发心律失常,乃至心搏骤停;③细小支气管平滑肌痉挛性收缩尤其多见于患有支气管哮喘病史的患者。

5. 临床诊断　①反复发作性喘息、气急、呼吸困难、胸闷及咳嗽,严重者被迫采取坐位或呈端坐呼吸,且常咳出大量白色泡沫痰,甚至出现发绀;②发作时双肺可闻及以呼气相为主的散在或弥漫性哮鸣音,呼气相延长,尤其高音调哮鸣音则是该病典型特征;③上述症状可经治疗缓解或自行缓解。支气管哮喘患者临床分型、分级、分度如下:

(1)分型:根据病史、症状、体征和实验室检查结果特点,临床将支气管哮喘分为外源性与内源性两型。部分患者难以区别,则称为混合性哮喘。

(2)分级:临床通常将慢性哮喘分为以下四级。①Ⅰ级:哮喘症状每周发作少于 1 次,夜间症状每月≤2 次。肺功能检查:第一秒用力呼气量(FEV_1)≥预计值 80% 或呼气峰流量(PEF)≥80% 个人最佳值,FEV_1 或 PEF 昼夜变异率<20%,应用 β_2 受体激动剂后正常;②Ⅱ级:每周哮喘发作 2~6 次,夜间哮喘发作每月>2 次。肺功能检查:FEV_1≥预计值 80% 或 PEF≥个人最佳值 80%,PEF 或 FEV_1 昼夜变异率在 20%~30% 之间;③Ⅲ级:每天发作哮喘,每周夜间哮喘多于 1 次,每天需要应用 β_2 受体激动剂,发作时活动受限。肺功能检查:FEV_1 在预计值的 60%~80% 之间或 PEF 在 60%~80% 范围个人最佳值,PEF 或 FEV_1 昼夜变异率>30%,治疗后可接近正常;④Ⅳ级:经常持续发作,夜间症状频繁,体力活动受限。肺功能检查:FEV_1 <预计值的 60% 或 PEF <个人最佳值 60%,PEF 或 FEV_1 昼夜变异率>30%,经积极治疗后仍低于正常。

(3)分度:哮喘急性发作分为以下四度。①Ⅰ度(轻度):虽步行或上楼时可出现气短,但可平卧,谈话能连续性,且无焦虑尚能安静,以及无出汗、无辅助呼吸肌活动、无肺性奇脉,呼气末双肺有散在哮鸣音、呼吸频率轻度增加、脉率一般<100 次/分,应用 β_2 受体激动剂后 PEF 或 FEV_1 >80%、吸空气时 PaO_2 >80mmHg,其 $PaCO_2$ <45mmHg、SpO_2 >95%;②Ⅱ度(中度):稍活动即可气短,喜欢端坐位,谈话常有中断,时有焦虑或烦躁,有出汗与呼吸频率增加,可有辅助呼吸肌活动,听诊双肺哮鸣音响亮,脉率在 100～120 次/分,有肺性奇脉(10～25mmHg),应用 β_2 受体激动剂后 PEF 或 FEV_1 在 60%～80%,吸空气时 PaO_2 在 60～80mmHg,其 $PaCO_2 \leqslant$ 45mmHg,SpO_2 在 91%～95%;③Ⅲ度(重度):休息时可有气短、端坐呼吸、谈话单词描述、焦虑明显、时常大汗淋漓、呼吸频率 >30 次/分、常有辅助呼吸肌活动、听诊双肺哮鸣音显著响亮、脉率 >120 次/分、肺性奇脉 >25mmHg、应用 β_2 受体激动剂后 PEF 或 FEV_1 <60%、吸空气时 PaO_2 <60mmHg,其 $PaCO_2$ >45mmHg、$SpO_2 \leqslant$ 90%;④Ⅳ度(危重):不能讲话、嗜睡且意识模糊、胸腹肌运动紊乱、哮鸣音减弱或无。

6. 鉴别诊断　对临床症状不典型者(如无明显喘息与体征),应至少具备以下一项试验阳性:①支气管激发试验或运动激发试验阳性;②基础 FEV_1 <80%;③昼夜最大 PEF 变异率 ≥ 20%;④支气管舒张试验阳性:$FEV_1 \geqslant$ 12%,且 FEV_1 增加绝对值 ≥200ml。

7. 临床监测与血气分析　①下呼吸道通气阻力骤然增加,早期机体 PaO_2 与 SpO_2 及呼气末二氧化碳($P_{ET}CO_2$)可同时轻度下降;②中度哮喘发作,动脉血气分析一般表现为 PaO_2 与 SpO_2 明显下降,其二氧化碳分压($PaCO_2$)一般正常;而重度哮喘发作,PaO_2 与 SpO_2 严重下降,$PaCO_2$ 则超过正常,机体出现低氧血症及呼吸性酸中毒和(或)代谢性酸中毒;③若患者全麻气管插管术中给予挤压贮气囊辅助通气,手感气体难以压入气管内(下呼吸道内压剧增)。

8. 临床治疗原则　由于目前临床上尚无特效的治疗与处理方法,故主要为控制症状、减少发作、防止病情加重,甚至恶化。

(1)控制环境诱发因素:确定、预防、控制接触各种变应原,这是防治哮喘的有效方法。

(2)药物治疗:治疗支气管哮喘的药物主要分为以下两类。

1)缓解哮喘发作:此类药物主要作用为舒张支气管(支气管舒张药)。①沙丁胺醇(舒喘灵);②肾上腺素、异丙肾上腺素及麻黄碱,因其心血管不良反应多,则已被高选择性的 β_2 受体激动剂所代替;③氨茶碱仍是目前治疗哮喘的有效药物,与糖皮质激素合用具有协同作用;④镁制剂应用可缓解小支气管平滑肌痉挛性收缩,从而可扩张细小支气管而改善肺功能;⑤阿托品可抑制呼吸道腺体分泌,减少呼吸道分泌物,从而可降低呼吸道阻力,提高有效通气。

2)控制哮喘发作:由于哮喘的病理基础是慢性非特异性炎症,故糖皮质激素是目前临床上控制哮喘发作的颇为有效药物之一,可分为吸入、口服与静脉用药。

9. 氧疗　一般吸入气氧浓度为 26%～40% 为宜,并给予湿化为妥,必要时给予纯氧吸入,同时根据患者情况决定实行面罩供氧吸入还是气管内插管或气管切开造口插管,以利于自主呼吸或实施机械控制通气。

【麻醉与实践】细小支气管平滑肌痉挛性收缩是围麻醉期常见并发症,且与麻醉关系十分密切,作为麻醉医师必须熟悉诱发细小支气管痉挛的相关因素和紧急处理措施。

由于支气管哮喘患者其呼吸道呈高反应性状态,从而围麻醉期相关因素均可引起细小支气管痉挛。此外,支气管哮喘也属Ⅰ型过敏反应性疾病,容易被多种诱发因素引起急性发作,除相关致敏原外,如浅麻醉状态下气管插管、拔管以及手术刺激等也可诱发。由于早年供临床麻醉选择的药物较少,使得支气管哮喘患者为麻醉术中高危人群,随着麻醉药物品种的增加与麻醉技术的提高,围麻醉期出现哮喘急性发作的概率显著下降。尽管如此,患有支气管哮喘患者的麻醉应将预防哮喘急性发作放在首位。因此,合理的麻醉选择、适宜的麻醉深度、轻柔的麻醉操作、平稳的麻醉管理则显得至关重要。

1. 麻醉前访视　①对合并支气管哮喘的患者应首先了解该病的发病因素与病理生理特点,详细复习该患者的全部病史,以便以预防;②了解哮喘类型、发作诱因、发作频率及严重程度;③既往有无手术麻醉史与药物过敏史;④咨询哮喘发作时应用何种药物有效;⑤病史长、病情严重者应行影像学检查,以了解有无明显肺气肿表现,必要时需做肺功能检查(尤其是 FEV_1)及动脉血气分析,以利于评估病情与实施相应措施;⑥评估哮喘患者的分级与分度。

2. 麻醉前用药　①对于术前已常规服用的平喘药如氨茶碱等应继续用药至麻醉前;②对于正在接受局部或全身类固醇治疗的严重哮喘患者或对常规支气管扩张药不敏感者,均应继续应用类固醇药物治疗;③哮喘患者麻醉前预先实施治疗性雾化吸入(包含解痉、平喘、消炎等药物),可明显降低麻醉与手术期间的哮喘发作;④术前镇静、镇痛药宜选用适量咪达唑仑、氟哌利多和哌替啶或芬太尼,忌用吗啡,因吗啡具有迷走神经兴奋和组胺释放作用,可诱发细小支气管痉挛;⑤抗胆碱药物可抑制分布于呼吸道平滑肌的胆碱能神经纤维的激惹,降低迷走神经兴奋性,促使细小支气管扩张。但也应注意抗胆碱药物增加痰液粘稠性,使呼吸道分泌物排除困难;⑥H_2受体拮抗药不宜应用,因该药能诱发细小支气管痉挛;⑦异丙嗪具有镇静及抗组胺作用,作为麻醉前用药,对支气管哮喘患者具有一定裨益,可常规使用。也适用于过敏病史、老年慢性支气管炎、肺气肿等患者。

3. 麻醉选择　①应根据患者术前病情状态与手术大小以及刺激程度而选择麻醉方法。通常局麻、区域神经阻滞或椎管内脊神经阻滞则是首选,因可避免全身麻醉气管内插管或拔管所致的呼吸道高反应性。据统计,哮喘患者气管插管全麻中诱发哮喘的发生率约占6.4%,而未插管全麻或实施神经阻滞患者发生率则小于2%;②喉罩比气管插管更有利于降低呼吸道应激反应,只要安置到位,并加强管理,呼吸系统并发症少,是哮喘患者较为理想的呼吸道管理方法之一。

4. 全身麻醉　哮喘患者实施全麻诱导与维持力求平稳,尤其麻醉诱导后实施气管插管操作,务必达到足够麻醉深度,避免气管插管应激反应所致的呛咳而反射性诱发细小支气管痉挛。

(1)静脉全麻药:①咪达唑仑或依托咪酯用于麻醉诱导,其抑制呼吸道反射的作用较弱,不能防止或避免喉镜置入咽喉以及气管内插管刺激而引起的细小支气管痉挛。因此,可在气管插管前一分钟静脉注射利多卡因 $1 \sim 1.5mg/kg$,并给予咽喉充分表面麻醉,以防止呼吸道刺激所导致的反射性细小支气管痉挛;②丙泊酚可减少支气管平滑肌释放组胺,降低支气管平滑肌张力,更适宜用于哮喘患者;③氯胺酮静脉注射 $1 \sim 1.5mg/kg$ 具有中枢性交感神经兴奋作用,通过增加内源性儿茶酚胺的活性,兴奋 β-受体而使细小支气管扩张,故有利于哮喘患者的麻醉,但增加呼吸道分泌物,术前或使用该药前宜结合抗胆碱药使用。

(2)吸入全麻药:大多数吸入性全麻药具有支气管扩张作用和呼吸道保护性特点,适用于支气管哮喘患者的麻醉维持,故可作为首选麻醉维持用药(如七氟烷、异氟烷、恩氟烷等),尤其七氟烷是抑制呼吸道反射的强效吸入全麻药,而且不增加心脏对 β 受体激动剂和氨茶碱产生的交感神经兴奋作用。此外,七氟烷产生的支气管扩张作用依赖于正常呼吸道上皮产生的一氧化氮和前列腺素的能力,吸入性麻醉药所具有肌肉松弛作用,可减少术中肌肉松弛药的用量,从而可避免术后因使用胆碱酯酶抑制剂逆转残余肌肉松弛药效应而增加呼吸道的高反应性风险。

(3)肌肉松弛药:①维库溴铵、潘库溴铵组胺释放作用少,故适用于哮喘患者;②阿曲库铵具有组胺释放及改变血流动力学的副作用,而顺式阿曲库铵是一种较新型中时效非去极化肌松药,与阿曲库铵等其他非去极化肌松药比较,顺式阿曲库铵具有更多的优点,如顺式阿曲库铵的肌松效价为阿曲库铵的 3.2~3.5 倍,是一种较有前途的中时效非去极化肌松药,该药比阿曲库铵作用更强,组胺释放量极小,临床常规用药剂量范围内无组胺释放作用,也无明显血流动力学改变,代谢产物毒性很低,故可用于哮喘患者。

(4)麻醉前备好沙丁胺醇(舒喘灵):该药为选择性 β_2 受体激动剂,能有效地抑制组胺等致过敏性物质的释放,防止细小支气管痉挛,且具有较强的支气管扩张作用,适合用于支气管哮喘、细小支气管痉挛、肺气肿等病症。因此,麻醉前备好沙丁胺醇则是预防气管插管应激诱发细小支气管平滑肌痉挛性收缩的首选治疗药物,如全麻术中发生细小支气管痉挛,可将沙丁胺醇经气管插管直接喷入下呼吸道中。

5. 麻醉深度 ①若实施全身麻醉,全麻诱导则是关键,其要点:全麻诱导既要平稳,又要达到足够深度(务必搭配肌松药应用);②结合咽喉黏膜充分表面麻醉,可抑制呼吸道反射;③当麻醉药物达峰值时再进行气管内插管,可减少下呼吸道应激反应;④咽喉部与气管隆突刺激是细小支气管痉挛的重要诱因,喉镜显露声门与气管插管操作应轻柔、缓慢,切忌暴力;⑤由于手术切皮、术中探查、手术缝皮等创伤刺激大,此时麻醉深度需达足够;⑥术毕拔出气管内插管需注意操作技巧,适宜在较深麻醉状态下拔管,但患者自主呼吸与潮气量必须在正常范围;⑦喉罩比气管插管更有利于降低呼吸道高反应性,只要安置到位,并加强管理,呼吸系统并发症则少见,故是哮喘患者较为理想的呼吸道管理方法;⑧麻醉全程均应平稳;⑨加强麻醉管理和术中监测(血流动力学以及各呼吸参数监测,尤其是呼吸道压力监测)。

6. 机械通气 ①对发生细小支气管痉挛者应设定较慢呼吸频率(7~10 次/分),并调控足够的呼气时间,以维持 PaO_2 与 $PaCO_2$ 在正常水平为宜,这对呼吸道阻力增加患者至关重要;②呼气末正压(PEEP)应谨慎应用,因可使变窄的下呼吸道呼气功能受损。

7. 术毕气管内插管的拔除 麻醉结束手术完毕,非哮喘症患者大多情况下需自主呼吸恢复且神志清醒后拔除气管内插管为宜,但支气管哮喘患者为降低其呼吸道高反应性,仍以患者处于一定麻醉深度拔管为妥,以避免呼吸道高反应性所致细小支气管痉挛。此外,如拔管后出现上呼吸道梗阻(如舌后坠),安放口咽通气道也应操作轻柔,避免不良或过度给予呼吸道刺激(包括口咽腔吸痰)。

8. 麻醉术中哮喘发作的识别与判断 ①若麻醉控制通气期间出现呼吸道阻力增加,并非都是支气管哮喘急性发作,应先查明原因,首先判断气管内插管位置是否正确,有无扭曲及分泌物或异物堵塞;②麻醉减浅、肌松药时效太短,也可使呼吸道阻力增大,追加挥发性麻醉药与肌松药以加深麻醉,常在短时间内产生效果,其呼吸道阻力可明显降低。而哮喘患者发生细小支气管平滑肌痉挛性收缩时,对麻醉深度的调整一般在较长的时间才能产生作用;③哮喘发作时,双肺可闻及散在或弥漫性以呼气相为主的哮鸣音,其呼气相延长。

9. 围麻醉期急性支气管哮喘发作处理措施 围麻醉期发生细小支气管平滑肌痉挛性收缩必须予以紧急处理,以防止和避免机体严重低氧血症所致的呼吸危象。①采用氨茶碱 0.25g 加入 5% 葡萄糖或生理盐水 40ml 中静脉缓慢注射;②糖皮质激素是目前治疗哮喘颇为有效的抗炎药,应及早使用;③沙丁胺醇:该药为选择性 β_2 受体激动剂,能有效地抑制组胺等致过敏性物质的释放,且有较强的细小支气管扩张作用,适用于支气管哮喘、细小支气管平滑肌痉挛性收缩、肺气肿等。因此,麻醉前吸入沙丁胺醇则是预防气管插管应激诱发细小支气管平滑肌痉挛性收缩的首选治疗药物,一旦麻醉术中发生细小支气管平滑肌痉挛,可将沙丁胺醇经气管插管直接喷入下呼吸道中;④镁制剂:具有扩张支气管作用,其改善呼吸功能可能性机制是镁离子可降低细胞内钙离子浓度,缓解细小支气管平滑肌收缩而使细小支气管扩张。此外,镁离子可使运动神经末梢乙酰胆碱递质的释放减少,间接拮抗了乙酰胆碱对平滑肌细胞的兴奋作用,细小支气管平滑肌痉挛解除而改善肺通气与肺换气功能;⑤局麻药:将2%利多卡因3~5ml经气管插管注入气管内,可舒张细小支气管平滑肌。

10. 麻醉术中哮喘发作全麻用药可缓解症状 ①应用咪达唑仑或丙泊酚可消除患者紧张与恐惧心理,降低机体应激反应;②吸入全麻药七氟烷、异氟烷或地氟烷均有一定的支气管扩张作用;③应用较大剂量非去极化类肌松药可使胸部骨骼肌充分松弛,并抑制呼吸肌做功,从而胸廓扩张与胸腔容量增大可间接缓解肺松弛,且有利于气管插管和机械通气。

【提示与注意】 ①硫喷妥钠可诱发支气管痉挛,对哮喘患者极为不利,应禁忌使用;②去极化肌松药琥珀胆碱虽可引起组胺释放,但尚无证据表明会使哮喘患者的呼吸道阻力增加,只有个案报道引起细小支气管痉挛者,但应注意,如有可能应避免使用;③非去极化肌松药筒箭毒碱可刺激组胺释放,增加呼吸道阻力,故禁用于哮喘患者;④慎用或禁用 β-受体阻滞剂;⑤哮喘患者不宜采用高位硬脊膜外隙脊神经干阻滞,因为胸部或上腹部硬脊膜外隙脊神经干阻滞后可减少呼吸肌作功,通气储备降低约20%~48%,同时阻滞 $T_1 \sim T_5$ 交感神经,致使副交感神经相对占优势,有可能诱发细小支气管痉挛;⑥随时听诊双肺呼吸音,有无散在或弥漫性哮鸣音,判断是否哮喘发作。此外,SpO_2 与 $P_{ET}CO_2$ 及呼吸道内压应视为监测常规;⑦理论上认为,术毕应用新斯的明拮抗非去极化肌松药的残余作用后,可能诱发细小支气管痉挛,但并非常见,这可能同时给予抗胆碱药物(阿托品)的原因;⑧支气管哮喘患者需注意保持室内温度和患者保暖,以防止冷环境对呼吸道的影响;⑨需要提示的是,部分鼻窦炎或鼻息肉患者可合并哮喘症,给该类患者实施全身麻醉需密切关注急性支气管哮喘的发作,尤其麻醉术毕患者神志清醒后经气管插管给予下呼吸道分泌物吸引或拔出气管内插管后,容易引起支气管哮喘急性发作。因该类患者呼吸道呈高反应状态,其支气管与细小支气管平滑肌更为敏感,如浅麻醉下或患者恢复期进行气管内吸引,极易反射性引发哮喘病发作。此外,鼻腔创面出血可经鼻后孔流至咽喉部,如未能及时吸引干净,拔管后有可能被误吸而促发支气管哮喘。另一方面,鼻腔外侧壁凸凹不平,术毕鼻腔填塞膨胀止血海绵不易达到止血完善,其创面渗血可不同程度的流向咽喉部蓄积,而每次给予咽喉部吸引刺激也很易引起细小支气管平滑肌痉挛性收缩。因此,患有支气管哮喘病史而行鼻腔内窥镜手术的全麻患者务必防范其支气管哮喘急性发作。

需要指出的是,无支气管哮喘病史的患者在围麻醉期也可出现细小支气管痉挛(即单纯性细小支气管平滑肌痉挛性收缩),其呼吸系统异常表现与急性哮喘发作基本相同,但两者病理特点有些不同,故两者的鉴别诊断应全方位、综合性分析才能确定。

644. 周期性瘫痪患者手术如何实施麻醉及管理?

【术语与解答】 ①周期性瘫痪(也称周期性麻痹)是一种突然性、暂时性与反复发作且以骨骼肌弛缓性瘫痪为特征的肌肉性病变(肌无力或肌麻痹),该病主要与离子通道突变以及钾代谢异常有关;②该类患者肌无力可持续数小时,甚至数日,但该病一般不累及呼吸肌,而且发作间歇期可完全正常;③根据发病时血清钾的浓度,周期性瘫痪临床可分为三种类型:低钾型、高钾型和正常型,临床上以低钾型颇为多见。按病因又可分为原发性和继发性两类,前者发病机制尚不明了或具有遗传因素,后者则是继发于其他疾病引起的血钾浓度改变而发病,如甲状腺功能亢进、醛固酮增多症、代谢性疾病以及肾病所致低血钾而肌无力。因临床上低钾型周期性瘫痪较高钾型和正常型更为多见,故以下主要简明阐述低钾型周期性瘫痪。

1. 病因与发病机制 ①低钾型周期性瘫痪属常染色体显性遗传,我国以散发多见;②发病诱因多为过度劳累、饱餐、寒冷、酗酒、精神刺激等,且多在夜间发病,呈四肢弛缓性瘫软,但很少累及呼吸肌;③周期性瘫痪的具体发病机制尚不十分清楚,可能与骨骼肌电压门控离子通道突变以及细胞内、外钾离子浓度的波动有关,也可能是静息动作电位部分去极化致使肌纤维丧失了兴奋性或部分去极化阻碍了动作电位的产生,从而导致肌无力;④发病期间受累骨骼肌对一切电刺激均不起反应,肌肉处于瘫痪状态。

2. 临床表现 ①任何年龄均可发病,一般以20~40岁男性多见,且随年龄增长而发作次数可减少;②发病前可有肢体疼痛、感觉异常、多汗、少尿、皮肤潮红、嗜睡、恶心等;③该病常在饱餐后夜间睡眠或清晨起床时发现肢体肌肉对称性、不同程度的无力或完全瘫痪,下肢重于上肢,近端重于远端,但头面部肌肉很少受累,且患者神志清楚;④发作时间可持续数小时,但也可延长至数日,且最先受累的肌肉往往首先恢复;⑤伴发甲状腺功能亢进者发作频率较高,但每次持续时间短,通常在数小时至1天内,甲状腺功能亢进控制后,其发作频率则降低;⑥少数严重病例有可能发生呼吸肌麻痹、心动过速或过缓以及心律失常、血压显著下降等,甚至危及生命。

3. 辅助检查 ①发作期血清钾通常降至3.5mmol/L以下,而间歇期血钾则正常;②心电图呈典型的低血钾改变,如U波出现、T波低平或倒置、Q-T间期延长、S-T段下移等;③肌电图显示运动电位幅度降低或消失,完全瘫痪时运动单位电位消失,电刺激常无反应,膜静息电位低于正常。

4. 治疗与处理 低钾型周期性瘫痪患者若出现发作性肌无力,且伴有血清钾降低时,给予补钾后则可迅速缓解(肌力恢复)。

【麻醉与实践】临床麻醉实践中,如甲状腺功能亢进、醛固酮增多症、代谢性疾病以及肾病等手术患者,如全麻术后虽已应用新斯的明拮抗了外周性呼吸抑制,甚至使用纳洛酮也拮抗了中枢性呼吸抑制,若患者自主呼吸仍不恢复,则需查验电解质,观察是否低钾,如血清钾降低,可静脉滴注氯化钾溶液,以纠正患者的低血钾状态,因少数严重患者可发生呼吸肌麻痹。

【提示与注意】①该类患者麻醉术中避免输注葡萄糖液,因细胞摄取葡萄糖可引起血清钾的变化,有可能加重低钾血症和肌无力;②低钾型周期性瘫痪还需与重症肌无力相鉴别。

645. 系统性红斑狼疮患者手术的麻醉应关注哪些问题?

【术语与解答】①系统性红斑狼疮是一种累及多系统损害的慢性系统性自身免疫性疾病,患者血清具有以抗核抗体为主的多种自身抗体和免疫性炎症为突出表现的弥漫性结缔组织疾病;②系统性红斑狼疮其病因至今尚未明确,可能与遗传、感染、药物、内分泌及创伤等因素有关,该病多发于生育年龄女性;③该病临床主要表现为皮疹、发热、肾损害、心血管病变、骨关节病变,以及呼吸系统、神经系统、消化系统、血液系统,乃至干燥综合征等病变;④狼疮性肾炎是该病颇为常见和严重性临床症状,主要存在肾损害,而肾功能衰竭则是其死亡的常见原因;⑤目前临床上虽不能根治系统性红斑狼疮,但合理性治疗可使其缓解,尤其是早期患者。

【麻醉与实践】①麻醉前需全面、综合评估全身状况,尤其了解心、肺、肝、肾及神经系统功能的变化,以及长期治疗所使用的药物与麻醉的关系;②由于长期服用激素治疗,患者可造成医源性皮质醇增多症,形成满月脸、水牛背、骨质疏松、向心性肥胖等一系列症状等,应与皮质醇增多症(库欣综合征)患者的麻醉特点相结合;③尽量避免应用对肝、肾功能有影响的药物;④围麻醉期保障循环系统稳定和组织器官氧供,避免机体重要器官低灌注是其管理重点。

【提示与注意】①麻醉操作除须注意无菌原则外,还应关注消化道出血、骨质疏松等问题;②有文献报道,部分患者可合并有喉黏膜溃疡、环杓关节炎及喉返神经麻痹,故麻醉术中需注意呼吸道的管理和维护;③系统性红斑狼疮对肾功能损害几乎是100%,实施麻醉尽可能选择对肾功能影响小的药物;④长期合并激素治疗者麻醉术中仍需注意"激素保护"治疗;⑤该类患者由于长期服用激素,机体骨质以及纤维结缔组织变为疏松,选择硬脊膜外隙脊神经干阻滞时,椎管内穿刺应缓慢、谨慎,因各韧带组织(棘上韧带、棘间韧带、黄韧带)失去应有的弹性、韧性,尤其黄韧带很容易穿破而迅速流出脑脊液,故需注意。

646. 抑郁症与麻醉存在何种关系以及麻醉用药如何选择?

【术语与解答】①抑郁症是一种常见的精神、心理障碍性疾病,可由各种原因引起,临床主要表现为强烈的悲观状态与失望、情绪低落、兴趣减退、焦虑不安、思维迟缓、缺乏主动性、注意力不集中、食欲减退、自我否定、自责自罪、失眠或嗜睡,且心境、情感异常,自感身体多处不适,担心自己患有多种疾病,严重患者可产生自杀念头和行为;②多数抑郁症患者对生活中的一切丧失了兴趣和基本欲望,且具有反复发作倾向,但少数患者存在双相障碍,即同时伴有躁狂短暂性发作。

1. 发病原因　抑郁症病因较复杂,目前其发病机制尚未明确,一般与基因、成长经历、个性因素等存在一定关系,但比较公认的发病原因主要有:①遗传因素:如与患者血缘关系越亲近,其患病率相对越高;②心理-社会因素:如各种精神、心理刺激等;③机体生化因素:可能与高级中枢神经系统的某些部位化学性神经递质紊乱有关,尤其是5-色羟胺相对或绝对不足是其关键。

2. 抑郁症主要表现特点　①"三无"症状:自感无望、无助及无价值;②"三低"症状:患者通常表现为与其处境不相吻合的情绪低落、兴趣缺失和思维迟缓;③"三自"症状:自责、自罪或自杀。

3. 抑郁症的临床治疗　临床主要以药物治疗为主:①大多数抗抑郁症药是通过作用于单胺类递质(尤其是去甲肾上腺素及5-羟色胺)的代谢及其受体而发挥效应,即通过抑制脑内的5-羟色胺和去甲肾上腺素的再摄取,抑制单胺氧化酶活性或减少脑内5-羟色胺和去甲肾上腺素的氧化脱氨降解,从而使脑内受体部位的5-羟色胺或去甲肾上腺素的含量增高,促进突触传递而发挥抗抑郁活性,如氟西汀、帕罗西汀、舍曲林、文拉法辛等;②现今临床用于治疗抑郁症主要为三环类抗抑郁药物,有时也常采用单氨氧化酶抑制剂(苯乙肼等)。

【麻醉与实践】①抑郁症患者的麻醉较为复杂,因患者术前大多服用了三环类抗抑郁药物或单氨氧化酶抑制剂,而治疗抑郁症的药物副作用往往与麻醉药起反应,尤其与麻醉性镇痛药哌替啶等;②对于抑郁症明显患者因不能主动配合麻醉与手术,则必须实施全身麻醉,而静脉全麻药丙泊酚具有良好的镇静、催眠效果,又可预防术后恶心、呕吐及躁动现象,故可选择;③抑郁症患者缓解期也可采用硬脊膜外隙脊神经干阻滞,但椎间隙穿刺操作期间应缓慢、轻柔,避免过度疼痛刺激,并且与其耐心交谈,减轻其心理负担;④麻醉期间尽量避免应用抗胆碱药,以及氯胺酮、泮库溴铵等(因会增加心动过速,且术后清醒期易出现谵妄),但可使用苯二氮䓬类药。此外,现今临床上采取电惊厥治疗抑郁症,而电刺激可产生类似癫痫惊厥大发作样症状,故应给予麻醉处理,而丙泊酚单次静脉注射全麻则是其首选。由于电惊厥治疗术可使患者骨骼肌强烈收缩,如结合较小剂量的肌肉松弛剂(如琥珀胆碱)应用效果更佳,尽管该治疗术时间短暂,但必须应用面罩供氧适宜辅助通气为宜,以避免患者无呼吸期间(约2~3分钟)机体缺氧。

【提示与注意】①如能了解单胺氧化酶抑制剂的药理学和药物之间的相互影响,合理选择麻醉方法与相关用药,避免血流动力学剧烈波动,则有利于患者安全渡过麻醉期;②单胺氧化酶抑制剂作用时间较长,为防止麻醉与手术风险,务必停药两周以上方安全;③哌替啶与单胺氧化酶抑制剂相互作用可引发高热、惊厥、呼吸抑制、昏睡等,故哌替啶应禁忌;④若麻醉术中发生低血压时,使用拟交感药物的剂量应减少,但麻黄碱尽量不用,可使用去氧肾上腺素尚能发挥效应;⑤出现高血压时,可选用α-受体阻滞药、神经节阻滞药或血管扩张药;⑥长期服用三环类抗抑郁症药和去甲肾上腺素(NA)再摄取抑制剂以及选择性5-羟色胺再摄取抑制药患者,为防止围麻醉期风险,非急症患者术前停药1~2周以上方安全;⑦选择性5-羟色胺再摄取抑制药(也称为选择性血清再吸收抑制剂)是一类抗抑郁药物的总称,是治疗抑郁症、焦虑症、强迫症及神经性厌食症的常用药物,在很多国家都是颇为常用的抗抑郁处方药,但其有效性和安全性逐渐受到质疑。有文献报道,长期服用该类药物患者有明显增加颅内出血或脑溢血的风险,故麻醉医师应对长期服用该类药物的患者予以警惕,因围麻醉期引起血流动力学剧烈波动的因素很多,有可能增加脑出血的概率。此外,需要提出的是:临床还应将抑郁症与抑郁相鉴别,因抑郁不等于抑郁症,单纯抑郁是由一些生活事件或琐事所引起的情绪低落,是一种心理亚健康状态,通过自我调节与心情放松或相关心理疏导以及心理咨询等帮助,基本能很快好转。

647. 帕金森病患者手术如何选择麻醉与应关注哪些问题?

【术语与解答】帕金森病(又称震颤麻痹)是一种主要发生于中、老年人,且以多巴胺能神经元进行性减少为特征的高级中枢神经系统运动功能障碍性疾病。该病临床上以静止性震颤、运动迟缓、肌肉强直以及步态障碍为主要特点。

1. 病因及发病机制 由于帕金森病其病因与发病机制十分复杂,故至今仍未十分明了。目前认为帕金森病并非单一因素所致,可能与老龄化、环境因素、遗传等多因素交互作用的结果。①遗传因素:约有10%的患者存在家族史,某种基因突变可能是帕金森病发病因素之一;②环境因素:环境中某种神经毒性的化学作用可能是帕金森病的病因之一;③中枢神经系统老化:帕金森病主要发生于中、老年人,40岁以前发病者少见,提示衰老是发病的促发因素;④帕金森病是由于脑黑质-纹状体通路多巴胺能神经元进行性变性,导致该通路多巴胺合成减少,而乙酰胆碱作用相对增强,两者平衡失调,从而引起机体震颤麻痹;⑤随着年龄的增长和机体的衰老,其多巴胺能神经元渐进性变性、衰亡,最终失代偿而导致机体出现一系列运动功能障碍和相关临床症状。

2. 病理生理 ①多巴胺和乙酰胆碱是脑纹状体内两种重要的神经递质,其功能相互拮抗,维持脑内两者之间的平衡对于基底节环路活动起着重要的调节作用;②脑内多巴胺递质通路主要为黑质-纹状体通路,帕金森病由于黑质多巴胺能神经元变性、缺失,纹状体多巴胺含量明显降低,同时致使乙酰胆碱功能相对亢进,从而导致机体肌张力增高、运动减少等临床表现;③近年来发现在中脑-边缘系统和中脑-皮层系统多巴胺含量也显著减少,这可能与智能减退、行为情感异常、言语错乱等高级神经活动障碍有关。因此,多巴胺替代治疗药物和抗胆碱药物对帕金森病的治疗正是基于上述两种神经递质的失衡而选用。

3. 临床表现 ①帕金森病多见于 50 岁以后发病,男性稍多于女性;②该病发作隐匿、缓慢,逐渐发展;③初始症状以震颤为颇多(占 60% ~ 70%),依次为步行障碍(约 12%)、肌肉强直(约 10%)、运动迟缓(约 10%)和平衡失调;④出现症状常自一侧上肢开始,逐渐扩展至同侧下肢,以及对侧上肢与下肢;⑤患者早期的感受可能是肢体震颤和肌僵硬,静止性震颤是本病的特征之一,当该病继续发展,无论静止或运动均出现震颤;⑥步态异常,如走路拖步、迈步身体前倾,表现为慌张步态,越走越快,不能立刻停下脚步;⑦因口、咽和腭肌运动障碍而致使讲话缓慢、语调变低、吐字不清,使别人难以听懂,还可有流涎和吞咽困难;⑧精神症状主要为抑郁症、思维迟钝等;⑨症状严重者可产生限制性通气障碍和阵发性膈肌痉挛,伴有自主神经功能障碍者表现为呼吸道分泌增多,乃至体位性低血压等。

【麻醉与实践】 帕金森病手术患者围麻醉期管理至关重要:①应了解该类患者术前用药与麻醉用药之间的关系,预防相互作用的负面影响,因治疗该病的左旋多巴其半衰期短,停药 6 ~ 12 小时以上其疗效可完全消失,再次出现骨骼肌强直可能影响通气功能,因此术前不宜停药;②帕金森患者常合并其他重要脏器病变,尤其呼吸、心血管以及自主神经功能的改变,故需详细、全面了解病史、病情;③帕金森症状较轻患者对麻醉手术影响不大,麻醉选择也无特殊要求,但机体震颤明显且存在骨骼肌强直者可影响麻醉与手术操作,又因胸壁肌僵硬和潮气量减少,可引起限制性呼吸抑制,加之该类患者吞咽困难,故不宜选择椎管内脊神经阻滞,应采取气管插管全身麻醉为宜,以便于呼吸管理,保障机体氧供;④全麻药物的选择一般以丙泊酚(吸入全麻药如七氟烷)、芬太尼类与中、短效非去极化类肌肉松弛药复合为妥,全麻诱导时芬太尼类应在肌松药起效后应用,以避免引起胸、腹壁僵硬而影响通气;⑤由于该类患者常应用单胺氧化酶抑制剂(如司来吉兰等),主要用以阻止脑内多巴胺降解,从而增加机体多巴胺的浓度,但体内单胺氧化酶重新合成则非常缓慢,故麻醉术中不宜使用拟交感药(麻黄碱等)和麻醉性镇痛药哌替啶、吗啡,以免引发高热、惊厥、心血管功能异常(如严重高血压和心律失常等)。此外,若该类患者术中发生低血压时,使用拟交感药物的剂量应减少,尤其麻黄碱尽量不用,出现高血压时,可选用 α-受体阻滞药、神经节阻滞药或血管扩张药;⑥强化围麻醉期呼吸功能管理和呼吸道分泌物清除。

【提示与注意】 ①伴发自主神经功能障碍者其自身血压调控能力减弱,容易出现体位性低血压,围麻醉期需注意自主神经紊乱所致的直立性血压下降;②由于存在术前长期服用治疗该病药物的副作用,麻醉术中可能出现血流动力学剧烈波动,尤其顽固性低血压,往往致使应用多巴胺及其他升压药的敏感性降低,故必要时直接采用适宜剂量的肾上腺素等药物;③若同时患有抑郁症,可引起全麻术后苏醒明显延迟,全麻用药适当减少;④帕金森病患者全麻术后还可出现认知功能障碍等(包括精神错乱,乃至幻觉),有必要术前提早向其家属讲明;⑤具有多巴胺对抗作用的丁酰苯类药(如氟哌利多)和酚噻嗪类药(氯丙嗪等)围麻醉期应禁忌使用,尤其氟哌利多可拮抗左旋多巴的效应,从而能加重帕金森病的症状;⑥由于单胺氧化酶抑制剂作用时间较长,而机体单胺氧化酶合成恢复往往缓慢,为防止麻醉与手术风险,非急症患者必须停药两周以上方安全;⑦体内 5-羟色胺(5-HT)承担着将外源性左旋多巴脱羧成多巴胺的重要作用,而止吐药多为 5-HT 受体拮抗剂,麻醉术后应慎用;⑧自主神经系统功能障碍在帕金森患者中多为常见,表现为过度流涎、吞咽困难与食管功能障碍,故应考虑围麻醉期存在吸入性肺炎的危险。因此,全麻术后拔出气管插管前务必将口咽腔内分泌物吸干净。

648. 阿尔茨海默病患者手术如何选择麻醉与应关注哪些问题？

【术语与解答】①阿尔茨海默是一名德国精神、神经病学家,因最先详细报道老年性失智症或老年性痴呆,故该病症被命名为阿尔茨海默病;②阿尔茨海默病是一种与年龄高度相关的,以进行性、发展性认知功能障碍和记忆力下降以及行为损害为主要特征的高级中枢神经系统退行性病变,由于多发生于 65 岁以上老年人,故也称之为老年性痴呆症;③20 世纪 90 年代,有学者认为,以痴呆症称呼该病患者因客观上似有鄙视之嫌,可造成患者及亲属难以接受或心理创伤,故主张将痴呆症改为失智症或失忆症,又因两者(失智症或失忆症)并不能全部概括痴呆症的症状,所以以称为阿尔茨海默病较为适宜。

1. 发病机制　①阿尔茨海默病的病因至今仍未完全明了,故不能全面解释其发病机制,但该病主要发生于老年,因此与老龄化明显有关。此外,该病有一定的家族史(家族性阿尔茨海默病呈常染色体显性遗传,多于 65 岁前发病);②阿尔茨海默病其确切病因现有多种假说;③脑组织中相关神经递质存在异常改变,如乙酰胆碱、谷氨酸、r-氨基丁酸(GABA)、甘氨酸等;④流行病学发现多种危险因素与阿尔茨海默病有关,如地域、低教育程度、女性雌激素减少、高胆固醇、高血糖、孤独,以及遗传、血管因素、饮食因素、长期吸烟、环境、心理社会因素等。

2. 病理特征　阿尔茨海默病与正常老化又有着本质的区别,经患者尸检显示脑组织萎缩、重量减轻,神经元数目较少、脑沟加深、变宽,大脑皮质和皮质下神经细胞广泛缺失,尤其是海马区萎缩,且海马和前脑基底部神经元脱失。此外,颇具特征的两大病理学变化为细胞外淀粉样蛋白沉积和神经元内纤维缠结。

3. 易患因素　①年龄:老年人平均每增长 5 岁,其患病率约增加 1 倍;②性别:65 岁以上的女性多于男性;③家族史:该病存在家族聚集现象,患者家庭成员患该病较一般人群约增高 3 倍;④低文化程度:据研究和统计表明,受教育程度越高,该病发病率越低。此外,延迟退休制度有可能降低阿尔茨海默病的风险;⑤糖尿病:患有 2 型糖尿患者群发展为阿尔茨海默病的风险约是同龄、同性别健康人群的两倍;⑥脑血管疾病:有研究发现,存在脑卒中病史者患该病可增高,尤其合并高血压、心脏病或糖尿病老年患者;⑦高胆固醇血症:流行病学研究显示,高胆固醇血症患者发生阿尔茨海默病的风险增加;⑧情感障碍:如单身老年人群发病率高;⑨听力降低:老年人听力受损并不意味着就一定会发展为阿尔茨海默病,但患该病的风险肯定会增加,如严重听力丧失者较听力正常老年人可高出 3 ~ 5 倍,因听力减退会使老年人更加难以应对心理功能的衰退。此外,听力下降会导致老人寂寞和孤立。

4. 临床症状　①阿尔茨海默病是一种原发性退行性脑疾病,临床主要表现为认知与记忆功能不断恶化,直至丧失,日常生活能力进行性减退,并存在各种相关神经精神症状和行为异常,语言能力减弱是该病重要症状之一,早期通常谈话中往往因找词困难而突然中断;②临床上阿尔茨海默病又有轻度、中度及重度之分,且大多有不同程度的听力下降;③该病通常以潜隐性起病,病程缓慢且不可逆性,发病率随增龄而增加,确诊后存活时间约为 3 ~ 20 年不等,发病后一般 10 ~ 20 年常因并发症(如褥疮、骨折、肺炎、营养不良等)继发躯体性疾病或器官功能衰竭而死亡。

5. 临床诊断　阿尔茨海默病最终确诊有赖于病理学,而临床上主要依据其临床表现与相关辅助检查以及神经心理学检测做出诊断,但必须与其他类型的痴呆相鉴别。

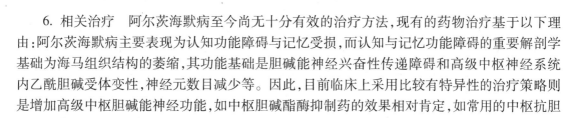

6. 相关治疗　阿尔茨海默病至今尚无十分有效的治疗方法,现有的药物治疗基于以下理由:阿尔茨海默病主要表现为认知功能障碍与记忆受损,而认知与记忆功能障碍的重要解剖学基础为海马组织结构的萎缩,其功能基础是胆碱能神经兴奋性传递障碍和高级中枢神经系统内乙酰胆碱受体变性,神经元数目减少等。因此,目前临床上采用比较有特异性的治疗策略则是增加高级中枢胆碱能神经功能,如中枢胆碱酯酶抑制药的效果相对肯定,如常用的中枢抗胆碱酯酶药有他克林、多奈哌齐、加兰他敏等。

【麻醉与实践】有研究预测,65岁以上的老年人可能半数将在余生中至少接受一次手术治疗,而随着阿尔茨海默病的增加,如何为这些手术患者提供更为安全、合理的麻醉则是麻醉医生所面临的新课题。现今临床对阿尔茨海默病患者选择麻醉药物和麻醉技术则是根据其全身状况、神经系统变性程度以及麻醉药与患者正在接受的治疗药物之间是否存在潜在的相互作用来决定的。①阿尔茨海默病患者实施麻醉较为困难,若选择椎管内脊神经阻滞,患者在椎管内穿刺期间往往不易配合,很易发生意外;②如采取全身麻醉,所使用的全麻药物均作用于高级中枢神经系统,而有多项研究认为,吸入性全麻药可能与阿尔茨海默病的病理变化有关(但也有文献指出七氟烷和地氟烷可使患者更快的恢复至术前状态,有可能是有利的选择),而静脉全麻药是否有类似作用尚未清楚。因此,根据患者其他全身情况,仍以短效、速效静脉全麻药丙泊酚与麻醉性镇痛药瑞芬太尼以及非去极化肌肉松弛剂顺式阿曲库铵复合为宜,以镇痛完善且结合安置喉罩供氧维持通气,实施最低且有效的全凭静脉全麻为合理,尽量降低和避免气管插管和手术创伤对高级中枢神经系统与内分泌系统的过度刺激;③全麻安置喉罩与术后拔出喉罩均较气管插管刺激小,尤其术毕清醒期该类患者对拔出气管插管耐受极差,容易加重其症状,故手术能安置喉罩者应尽量使用喉罩;④麻醉前尽量避免使用抗胆碱能药物阿托品或东莨菪碱,全麻术毕拮抗非去极化肌松药的残余作用应选择格隆溴铵为宜;⑤围麻醉期务必保障心、脑血管功能稳定与呼吸道通畅,防止重要脏器(脑、心、肾)低灌注,以及避免低氧血症和二氧化碳蓄积的发生;⑥全麻术毕应在呼吸功能恢复满意时提早拔出喉罩或气管插管,避免完全清醒后拔出气管插管所致恐惧而加重其精神症状;⑦该患者术后务必镇痛完善,防止和避免疼痛刺激而突发精神症状与行为异常。

【提示与注意】目前的研究认为,麻醉与手术可能加重阿尔茨海默病或促进其病理性改变。因此,围麻醉期需要更加认真地对待:①由于外科患者麻醉与手术不可分离,而手术创伤刺激与不适宜的麻醉方法均有可能加重阿尔茨海默病病情,故全身麻醉需达到有效深度,以降低和避免手术创伤与疼痛刺激;②围麻醉期还应考虑其他治疗药物与中枢抗胆碱酯酶药之间的相互作用;③尽量减少诱发性药物的使用和相关刺激性操作;④氯胺酮可诱发精神症状,禁忌用于该类患者;⑤治疗阿尔茨海默病的主要药物他克林具有较高的肝功能毒性作用,长期服用需定时进行肝功能检查,如出现转氨酶显著升高,择期手术应推迟,待转氨酶有所改善再考虑麻醉与手术;⑥如术前未停用中枢抗胆碱酯酶药他克林,全麻术中可能使非去极化类肌松药的时效缩短,且延长去极化肌松药琥珀胆碱的作用;⑦治疗阿尔茨海默病药物多奈哌齐的消除半衰期约为70小时,该药与拟胆碱药(如新斯的明、毒扁豆碱等)具有协同作用,而与抗胆碱药(阿托品、东莨菪碱)则有拮抗作用,故全麻患者需予以注意;⑧阿尔茨海默病早期临床诊断较为困难,而早期症状主要为近期记忆力减退,有些老年患者麻醉术前已经是隐匿性或早期阿尔茨海默病,由于缺乏早期诊断的依据或容易误诊,故使得该患者麻醉术后可因药物作用或(和)手术创伤刺激而导致症状加重,从而被误诊为麻醉术后认知功能障碍,因此需引起注意;⑨阿尔茨海默病还应与帕金森病所引起的痴呆、抑郁症导致的假性痴呆,以及谵妄症状等相鉴别。此外,该病还应与血管性痴呆相鉴别,因典型的血管性痴呆有一波动性过程。

649. 骨质疏松症患者手术如何选择麻醉与应关注哪些问题?

【术语与解答】①骨质疏松症是一种以骨骼质量降低和骨组织微结构破坏为特征,从而导致骨脆性增加且容易骨折的代谢性骨疾病;②按病因可分为原发性与继发性两类,原发性又分Ⅰ型原发性骨质疏松症(即绝经后骨质疏松症)与Ⅱ型原发性骨质疏松症(即老年性骨质疏松症)。继发性骨质疏松症常由内分泌代谢疾病(如性腺功能减退症、甲状腺功能亢进、甲状旁腺功能亢进、库欣综合征、1 型糖尿病等)或全身性疾病引起;③该病临床表现为骨痛和肌无力,患者常诉腰背疼痛、乏力或全身骨痛,常因轻微活动、创伤、弯腰、负重、挤压或摔倒后发生骨折。

【麻醉与实践】患有骨质疏松症手术患者,无论选择椎管内脊神经阻滞或是采用全身麻醉均应操作轻柔,前者(如实施椎管内穿刺)不宜使患者过度弓腰,以避免脊柱骨折;后者须警惕全麻诱导后喉镜显露声门或气管插管所致下颌骨、颈椎等损伤。此外,围麻醉期搬运患者应轻抬轻放,以防止相关部位损伤或骨折。

【提示与注意】骨质疏松症若伴有驼背、胸廓畸形等,可能同时存在不同程度的胸闷、气短、呼吸困难等,围麻醉期务必重视呼吸功能的变化,以防止低氧血症与高碳酸血症的发生。

650. 类风湿性关节炎患者手术的麻醉如何选择与应注意的问题?

【术语与解答】①类风湿性关节炎是一种致残性非化脓性多关节炎症为主的慢性全身免疫性疾病;②类风湿性关节炎病因尚未明了,主要与环境、遗传、性激素、病毒等因素有关,男女比例为 1:2~4;③类风湿性关节炎一般呈多关节急性发病。

1. 关节病变特点 ①类风湿性关节炎以慢性、对称性与致残性多关节以及关节外病变为主要临床表现,病变关节通常存在疼痛、肿胀等;②该病好发于手、腕、足、膝等处,可反复发作,早期关节有红肿热痛和功能障碍,晚期关节多呈对称性、不同程度的僵硬且畸形,常伴有骨和骨骼肌的萎缩;③患者关节在早晨僵硬是该病的典型特征;④若下颌关节受累可能会引起下颌活动受限;⑤环杓关节炎在全身关节炎患者中较常见,急性环杓关节炎可表现为声音嘶哑、吞咽痛、喘鸣,甚至呼吸困难等症状。

2. 相关系统病变 类风湿性关节炎虽主要为四肢关节病变,但可累及且发展为全身性病变,临床累及全身性病变者有:心包炎、胸膜炎、血管炎症、肺部病变、肋软骨病变、周围神经与胃肠道以及血液系统病变等。广义的类风湿性关节炎除关节部位病变外,还包括全身的广泛性病变。

【麻醉与实践】麻醉前需对该类患者作出全面评估。

1. 麻醉前访视 ①了解类风湿关节炎的严重程度,是否影响颈椎或腰椎,查看腰、颈椎有无强直及活动受限情况,下颌关节是否强直、张口度大小以及头后仰情况等,以便评估椎管内脊神经阻滞与经口腔气管插管的可行性;②需长期服用激素者术前是否停用;③了解治疗类风湿关节炎药物是否与麻醉相关药存在相互作用。

2. 麻醉管理 ①选择椎管内脊神经阻滞者,可能存在椎间隙硬化或解剖标志变异,椎管内直入穿刺困难者可改用侧入法试探穿刺,穿刺期间务必小心、谨慎,如穿刺确有难度,不必强求,可采用全身麻醉;②由于类风湿性关节炎患者可能同时伴有环杓关节炎,其声门较正常者可有不同程度的缩窄,气管导管应选择细一型号为宜,以避免声带与环杓关节损伤,以及术毕拔管后出现喉阻塞;③全身麻醉既可选用静脉复合全麻,也可采取静-吸复合全麻,只是心血管功能受累明显者,以选择温和的全麻诱导药物为妥(如咪达唑仑、依托咪酯、芬太尼类,以及维库溴铵或顺式阿曲库铵等)。

【提示与注意】①患者如存在限制性通气障碍,全麻术后应根据情况决定是否继续呼吸支持;②长期服用激素类药物,应酌情考虑是否补充该类药物;③长时间应用阿司匹林等非甾体类抗炎药者,常产生凝血功能影响,应慎重或禁忌选择椎管内脊神经阻滞;④术毕拔管后注意有无喉水肿、喉痉挛症状。

651. 急性乙醇中毒(醉酒)患者手术如何实施麻醉与管理?

【术语与解答】①急性乙醇(酒精)中毒也称醉酒,是由于一次性过量饮酒而导致高级中枢神经系统出现神经精神症状(兴奋或抑制),或由兴奋继而转为抑制的状态;②乙醇对高级中枢神经的抑制作用随其剂量的增加而加重,急性乙醇中毒临床主要表现为高级中枢神经系统异常症状,如恶心呕吐、躁动不安、步态失衡,逐渐神志不清、自制能力很差、嗜睡、心搏加快、呼吸减慢,严重者可昏迷、大小便失禁、呼吸抑制,甚至窒息死亡;③醉酒还可对肝、肾、胃、脾、心脏等重要器官造成伤害;④是否醉酒是由遗传、身体状况、心理、环境和社会等诸多因素引起,但就个体而言差异较大,其遗传被认为是关键的因素之一。醉酒患者若因外伤急症手术,围麻醉期务必关注以下问题:

1. 饱胃 醉酒者多系饱胃,严重醉酒其胃内容物反流误吸是其死亡原因之一。故该类患者围麻醉期存在着反流误吸的危险,因此必须予以重视。

2. 上呼吸道梗阻 乙醇是一种亲神经性物质,可迅速透过大脑神经细胞膜,并作用于膜上的某些酶而影响神经细胞功能,通常其高级中枢神经抑制可间接产生中枢性肌肉松弛作用,所以,醉酒者其下颌松弛并舌体易后坠,从而引起上呼吸道梗阻。

3. 呼吸抑制 由于醉酒患者其神经系统功能出现不同程度的抑制,尤其呼吸抑制所致分钟通气量下降,容易形成慢性缺氧和高碳酸血症,若上呼吸道梗阻与呼吸抑制并存,则可加重机体缺氧和二氧化碳蓄积。

4. 循环虚脱 严重醉酒患者大多血管扩张,其循环功能抑制,脉率明显细快,血压可显著下降,全身情况较差者往往循环虚脱而危及生命。

【麻醉与实践】醉酒手术患者的麻醉务必围绕上述特点选择麻醉方法、合理应用麻醉药物,并做好呼吸道管理和维护循环功能稳定,以保障生命安全。

1. 麻醉方法选择 一般而言,醉酒手术患者需选择气管插管全身麻醉,该麻醉方法需重视两个问题:①饱胃易引起反流、呕吐;②醉酒存在着乙醇肝毒性。前者(反流与呕吐)易产生误吸而导致吸入性肺炎,甚至窒息;后者(乙醇肝毒性)与全麻所用药物可加重肝毒性。因此,醉酒手术患者的麻醉非常棘手。

2. 临床麻醉处理 ①麻醉前备好相关器具与设备(包括吸引器、面罩、喉镜、气管导管、麻醉机、监护仪等),尤其将粗吸引管放置在手术台边,以备急用;②由于醉酒患者对一般性刺激不敏感,故可让助手按压环状软骨阻塞食管,而有经验的麻醉医师手持喉镜迅速显露声门,实施快速气管插管封闭下呼吸道,然后再给予全麻诱导;③为减少肝脏毒性,以丙泊酚与顺式阿曲库铵及适宜剂量的瑞芬太尼组合为宜,还需控制药物总量,术中以浅麻醉维持为妥。

【提示与注意】①巴比妥类药能促使乙醇中毒加重,故应禁忌使用;②临床上目前尚无拮抗醉酒药物,必要时可试用纳洛酮或纳屈酮,但应小剂量且分次静脉给予为妥,以免引起肺水肿。

652. 肺泡蛋白质沉积症患者行肺灌洗术如何实施麻醉与管理?

【术语与解答】①肺泡蛋白质沉积症是指肺泡和细小支气管腔内充满不可溶性富磷脂蛋白质物质的疾病;②肺泡蛋白沉积症的发病因素目前尚未明了;③虽肺泡蛋白质沉积症属少见病,但近年来临床诊断的病例有所增加;④该病好发于中青年男性;⑤肺泡蛋白沉积症又分为原发性和继发性两种类型,前者好发于婴幼儿和儿童。

1. 病理生理 ①肺大部分呈实性改变;②镜检示肺泡及细小支气管内弥漫性填充富磷脂蛋白质物质;③电镜下可见肺泡巨噬细胞大量增加,吞噬肺表面活性物质,细胞肿胀且呈空泡或泡沫外观;④肺通气与肺换气功能受到严重影响,肺弥散功能下降颇为显著,肺顺应性降低,同时其心肺功能代偿也较差。肺功能检测常表现为轻度限制性通气功能障碍及肺弥散性障碍,动脉血气分析可呈现 PaO_2 与 SaO_2 降低。

2. 临床表现 ①肺泡蛋白质沉积症临床上以隐袭性、渐进性气促和双肺弥漫性阴影为其特征,可在体检中发现,尤为活动后气促,随时间推移可发展至休息时也感气促,并咳有白色或黄色痰;②早期病例呼吸系统异常症状不易发现,仅影像学可有异常表现,其全身症状也不显著,但可继发于肺部感染而出现相关症状;③严重患者出现呼吸功能异常时,其相应的临床体征也表现的显著;④患有肺泡蛋白沉积症患者,其肺通气与肺换气功能常受到严重影响,肺顺应性逐渐下降,患者常有明显的缺氧症状和渐进性呼吸困难,同时其心肺功能代偿也较差,肺功能监测常表现为轻度限制性通气功能障碍及肺弥散障碍,动脉血气分析可呈现 PaO_2 与 SaO_2 降低。

3. 诊断与治疗 ①肺泡蛋白质沉积症主要根据临床呼吸系统症状,结合影像学及纤维支气管镜肺组织活检病理做出诊断;②目前该病尚未有相关有效药物治疗,但实施细小支气管与肺泡灌洗术,则可使病情明显缓解和改善,故现今肺泡蛋白质沉积症的治疗主要在全身麻醉下经双腔支气管导管插管建立肺隔离技术,再实施双肺交替灌洗术,以清除细小支气管内与肺泡内的蛋白样物质。

4. 灌洗治疗方法 ①灌洗液通常采用37℃无菌生理盐水,每次灌洗 150～300ml,直至回吸的液体清澈透明为止;②根据病情一般双肺灌洗液总量为 5000～10000ml,当一侧肺灌洗完毕,可根据患者具体情况决定是否灌洗另一侧肺或间隔几天再行灌注冲洗术。

【麻醉与实践】①肺灌洗术属刺激轻、无创伤性手术,因此,全麻深度较浅即可完成该手术,但全麻诱导力求平稳,且充分供氧与肌肉松弛,至于麻醉用药一般无特殊要求;②患者术前大都合并不同程度的肺功能不全,且术前多伴有缺氧,乃至心肺储备不足,故术前一般不需应用镇静、镇痛药,但可根据情况应用抗胆碱药;③患者入手术室后一般采用丙泊酚、咪达唑仑等与非去极化类肌松药(如维库溴铵、顺式阿曲库铵等)以及少量阿片类镇痛药实施全麻诱导并维持,插入双腔支气管导管以建立双肺隔离技术;④临床上一般选择左侧双腔支气管导管插管为佳,因为左侧双腔支气管导管安置到位率高,双肺容易隔离完善,必要时也可借助纤维支气管镜直视下定位;⑤肺灌洗术中需要被灌洗的一侧肺先处于无通气状态,而另一侧肺则行纯氧机械通气呼吸支持(即控制呼吸),依靠单肺通气维持机体氧合,当一侧肺脏灌洗完毕,则改换另一侧进行,直至吸出后的灌洗液清澈为止;⑥术中尽量维持平衡通气,并保障循环稳定,脉搏血氧饱和度(SpO_2)与呼气末二氧化碳分压($P_{ET}CO_2$)以及心电监测必须具备,也是麻醉术中监测的重要内容。

【提示与注意】①肺灌洗术实际上是一种"人为性误吸",之所以该"人为性误吸"不能造成呼吸危象(窒息),是因为插入双腔支气管导管建立双肺隔离技术的"功劳",即一侧肺实施灌洗术而另一侧肺进行有效通气,这是保障机体安全的重要一环;②灌洗术中可出现呼吸道压力明显升高、肺顺应性显著降低,若同时出现非灌洗侧肺内出现水泡音,且SpO_2伴随同步下降,$P_{ET}CO_2$出现上升,可提示灌洗液流入对侧肺,说明双肺隔离不完善,应立即改换患者体位,以利于液体引流、排出或彻底予以吸引,然后增大潮气量促进肺膨胀,缺氧改善后再调整双腔支气管导管位置,以便封闭完善继续灌洗;③计算灌洗液量与引流量或吸引量差值,且结合患者全身情况决定是否酌情给予利尿剂;④若术中灌洗液渗漏严重,且经引流、吸引、双腔支气管导管套囊充气、调整双腔支气管插管位置等处理后,机体氧合仍未改善者,应终止灌洗,并同时改换双肺通气,甚至更换普通气管导管通气,或给予PEEP通气支持,并查找原因;⑤术毕待患者神志清醒,SpO_2维持正常,肺顺应性达到术前水平,自主呼吸恢复满意,生命体征无异常,则可考虑拔除双腔支气管插管,但还需护送至麻醉恢复室面罩吸氧观察或直接护送ICU;⑥肺灌洗术还可用于尘肺的治疗,不但能清除肺泡内的粉尘,而且可明显改善患者症状和提高肺功能。

653. 小儿肺泡蛋白沉积症行肺灌洗其麻醉术中如何实施肺通气?

【术语与解答】原发性肺泡蛋白沉积症好发于婴幼儿和儿童,通常肺灌洗术也用于大龄小儿,由于无小儿双腔支气管导管,故临床可采用喉罩通气借助纤维支气管镜实施双肺交替灌洗术(注:笔者麻醉术中采用喉罩通气用于解决小儿肺泡蛋白沉积症的肺灌洗术)。

【麻醉与实践】小儿肺泡蛋白沉积症灌洗术麻醉处理要点主要是肺通气与肺灌洗互不影响。

1. 术前用药　该手术操作虽属无任何创伤,且术中刺激轻微,但患儿术前多伴有不同程度的缺氧,乃至心肺储备不足,故术前一般不需应用镇静药,可根据情况应用抗胆碱药或患儿进入手术室后由麻醉医师决定是否给予相关药物。

2. 麻醉方法　小儿肺泡蛋白沉积症灌洗术通常采用全凭静脉全麻或静-吸复合全麻均可,临床麻醉用药的选择一般无特殊要求。由于肺灌洗术刺激性很低,全身麻醉不必过深,麻醉诱导后插入适宜型号喉罩,实施双肺通气,但术中麻醉维持力求平稳,要求肌肉松弛较完善,且术中充分供氧。因此,静脉全麻主要以丙泊酚与非去极化肌松药为主,复合适宜剂量或小剂量芬太尼类镇痛药即可。

3. 麻醉术中通气技术　①肺灌洗手术虽属无创伤性操作,但患儿术前大都合并肺功能不全,而术中则需要一侧肺处于无通气状态,主要靠另一侧单肺通气以维持整个机体的氧合;②将喉罩尾端连接"L"形衔接管,该衔接管优点在于通气与灌洗术可同步进行,互不干扰。由于"L"形衔接管类似一个"三通"装置,其前端与喉罩衔接,后端弹性缩口可通过纤维支气管镜,而侧端连接麻醉机螺纹管直接机械通气、控制呼吸,故实施双肺持续通气。然后将纤维支气管镜通过"L"形衔接管的细小开口,直接穿过喉罩而抵达一侧肺支气管内,灌洗液则借助纤维支气管镜中的吸引管注射至肺内,并借助纤维支气管镜中的吸引管进行反复单侧肺灌洗术。一侧肺灌洗完毕后,可将纤维支气管镜退出再置入另一侧肺支气管内进行肺灌洗,通过双肺交替灌洗术,则可达到治疗小儿肺泡蛋白沉积症的目的;③术中输液量应相对控制,以防止增加循环负担。

【提示与注意】由于喉罩属于双肺同时通气,为避免灌洗侧肺内灌洗液进入非灌洗侧肺内,每次灌洗时可将患儿体位调至或左或右仰卧倾斜位,即灌洗侧肺稍偏下,非灌洗侧肺稍偏上即可。

需要提醒的是,如小儿实施气管插管替代喉罩通气,而带有吸引管的纤维支气管镜其外径较一般纤维支气管镜粗,若插入单腔气管导管,由于气管导管其内径可能接近纤维支气管镜的外径,操作时可产生进、出摩擦阻力,甚至纤维支气管镜不能穿过气管导管,并且直接影响肺通气。而喉罩导管端其内径远大于纤维支气管镜的外径,故纤维支气管镜操作时进出左、右支气管非常灵活、方便。此外,纤维支气管镜与喉罩导管内壁之间存在较大的间隙,因此不影响术中肺通气。

654. 颌颈部放射治疗术后患者再手术若选择全麻应关注是否气管插管困难?

【术语与解答】放射性治疗是利用放射线局部照射恶性肿瘤,以达到杀灭癌细胞的目的,该方法是治疗恶性肿瘤有效手段之一。此外,为有利于手术切除肿瘤,手术前先采取放射性治疗以缩小肿瘤体积,然后再予以手术切除肿瘤。但被放射治疗后的颈部周边组织结构及功能也受到一定影响,甚至遭到破坏,尤其患者长时间颌颈部放射治疗后可造成四大特征:①颞下颌关节不同程度硬化、强直,可致张口受限或困难;②颈椎关节融合固定可致头颅后仰受限;③颈部与咽喉腔软组织硬化、萎缩,可使上呼吸道狭窄;④由于腺体器官(腮腺、颌下腺、舌下腺)被射线破坏,其口咽腔处于干燥状态。上述四大特征可直接关系到围麻醉期上呼吸道的管理与通畅问题,甚至引起气管插管困难以及上呼吸道管理困难。

【麻醉与实践】颌颈部放射治疗后患者再手术而实施麻醉其上呼吸道能否保障通畅则是临床麻醉需关注的问题,尤其实施气管插管全身麻醉患者,其面临棘手问题在于:齿细、口裂变小、口腔干燥、咽腔狭窄、口咽腔软组织弹性消失且硬化、颈椎骨质炎性僵硬所致头颅后伸受限,以及喉镜显露声门不清与气管插管困难。因此,该类患者全麻诱导应慎重,如麻醉医师无气管插管把握,禁忌使用非去极化类肌松药。

【提示与注意】临床麻醉遇到颌颈部放射性治疗后患者,不宜盲目采取全麻快速诱导,应预先给予上呼吸通畅度评估与咽喉腔探查,以了解能否快速建立人工呼吸道(如气管插管),然后再决定麻醉诱导方法,以策患者安全。

(王世泉　褚海辰　赵　洋　张泽文)

主要参考文献与推荐读物

1. 姚泰主编. 生理学. 北京:人民卫生出版社,2008,72-73.

2. 王国林主编. 老年麻醉. 北京:人民卫生出版社,2009,260-262.

3. 王吉耀主编. 内科学. 第2版. 北京:人民卫生出版社,2012,50-62.

4. 吴新民主编. 麻醉学高级教程. 北京:人民卫生出版社,2009,196-198.

5. 贾建平主编. 神经病学. 第6版. 北京:人民卫生出版社,2010,273-365.

6. 吴江主编. 神经病学. 北京:人民卫生出版社,2006,245-249,264-281.

7. 邓小明,曾因明主编. 2011麻醉学新进展. 北京:人民卫生出版社,2011,322-324.

8. 王伟鹏,李立环主译. 临床麻醉学. 第4版. 北京:人民卫生出版社,2004,992-995.

9. 陆再英,钟南山主编.内科学.第7版.北京:人民卫生出版社,2008,900-902,264-281.

10. 邓小明,曾因明主编.2009麻醉学新进展.北京:人民卫生出版社,2009,354-363,440-445.

11. 叶铁虎,吴新民主编.疑难合并症与麻醉.北京:人民卫生出版社,2008,145-146,222-228.

12. 王凤学,李昕,陈兴华主编.围手术期临床症状鉴别与处理.北京:人民军医出版社,2008,591-594.

13. 王佳琬,岳云.麻醉与阿尔茨海默病关系的研究进展.麻醉与监护论坛,2009,16(4)160-163.

第五十二章　相关综合征与临床麻醉

655. 何谓干燥综合征以及如何实施麻醉?

656. 何谓唐氏综合征以及如何实施麻醉?

657. 何谓老年综合征以及如何实施麻醉?

658. 何谓戒断综合征以及怎样选择麻醉用药?

659. 何谓霍纳综合征以及与麻醉存在如何关系?

660. 何谓库欣综合征以及麻醉如何选择与管理?

661. 何谓类癌综合征以及麻醉如何选择与管理?

662. 何谓挤压综合征以及麻醉如何选择与管理?

663. 何谓肾病综合征以及如何选择麻醉用药?

664. 何谓癌痛综合征与怎样实施麻醉性镇痛?

665. 何谓代谢综合征以及如何实施麻醉与管理?

666. 预激综合征围麻醉期如何诊断与怎样处理?

667. 何谓脑-心综合征与麻醉存在如何影响?

668. 何谓肝-肾综合征以及如何选择麻醉方法?

669. 何谓肝-肺综合征以及如何选择麻醉方法?

670. 何谓布-加综合征以及如何麻醉及注意事项?

671. 肥胖综合征对机体有何影响以及如何实施麻醉?

672. 何谓阿-斯综合征? 为何选择全身麻醉为适宜?

673. 何谓心-肾综合征以及如何选择麻醉方法?

674. 何谓止血带综合征以及麻醉术中如何处理?

675. 何谓马方综合征以及如何做好麻醉管理?

676. 何谓高颅内压综合征以及如何实施麻醉管理?

677. 何谓肌无力综合征与麻醉相关用药存在何种关系?

678. 何谓颈动脉窦综合征及如何实施麻醉选择与管理?

679. 何谓上腔静脉综合征以及如何实施麻醉与管理?

680. 何谓应激反应综合征以及围麻醉期如何防治?

681. 何谓艾森曼格综合征以及麻醉术中如何管理?

682. 何谓5-羟色胺综合征与麻醉存在何种关系?

683. 何谓美尼尔综合征与如何实施麻醉及治疗?

684. 何谓吉兰-巴雷综合征与麻醉存在怎样关系?

685. 何谓脂肪栓塞综合征以及麻醉术中如何诊断?

686. 何谓马尾神经综合征与可能引起的原因有哪些?

687. 马尾神经综合征如何预防、治疗与处理？

688. 气管插管应激反应综合征临床如何防治？

689. 围麻醉期二氧化碳排出综合征如何防治？

690. 何谓丙泊酚输注综合征以及临床怎样预防？

691. 何谓多器官功能障碍综合征以及如何防治？

692. 何谓病态窦房结综合征与麻醉用药存在何种关系？

693. 何谓妊娠高血压综合征以及麻醉如何选择与管理？

694. 何谓横纹肌溶解综合征以及围麻醉期如何防治？

695. 何谓脊髓前动脉综合征以及可能引起的原因有哪些？

696. 何谓急性呼吸窘迫综合征与麻醉存在何种关系？

697. 何谓仰卧位低血压综合征与麻醉存在何种关系？

698. 何谓急性冠状动脉综合征以及围麻醉期怎样防治？

699. 何谓 Q-T 间期延长综合征与麻醉存在何种关系？

700. 围麻醉期引起急性血栓栓塞综合征的因素有哪些？

701. 何谓普拉德-威利综合征？临床如何实施麻醉？

702. 何谓中枢性抗胆碱能综合征以及围麻醉期如何防治？

703. 何谓获得性免疫缺陷综合征以及围麻醉期如何重视与管理？

704. 何谓弥漫性血管内凝血综合征（DIC）以及麻醉术中如何防治？

705. 麻醉术中经尿道前列腺电切除术（TURP）综合征为何发生？

706. 如何防治麻醉术中人工关节黏合剂（骨黏合剂）植入综合征？

707. 何谓椎管内静脉高压综合征以及与硬脊膜外隙脊神经干阻滞有何关系？

　　顾名思义，所谓综合征临床也称之为"症候群"。某种疾病或某些并发症在其发生、发展及演变过程中可同时出现一些常见且具有共同的生理性改变、病理性过程和临床症状，这些共性的变化特点与临床表现称其为综合征。综合征往往代表一些相互关联的器官病变或功能紊乱，但又不是一种独立的疾病。例如患者存在显著的全身性水肿、大量蛋白尿、血浆白蛋白降低和胆固醇增高等，则称为"肾病综合征"。此外，有些综合征是用首先发现者的一个或两个学者的姓氏而命名，如"艾森曼格综合征"、"布-加综合征"、"阿-斯综合征"等。而许多综合征手术患者又与麻醉关系密切，因此，麻醉医师务必熟悉各相关综合征的病理生理以及发展、演变过程，以便于选择合理的麻醉方法与麻醉用药，做好麻醉术中管理，并及时处理相关问题。

655. 何谓干燥综合征以及如何实施麻醉？

　　【术语与解答】 ①干燥综合征是一种以侵犯泪腺、唾液腺等外分泌腺体为主的慢性自身免疫性疾病或（和）以高度淋巴细胞浸润为特征的弥漫性结缔组织疾病。简而言之，干燥综合征是以外分泌腺受累为主的全身性、慢性炎症性自身免疫疾病。此外，该病的特殊之处在于其具有相关联的易感位点；②干燥综合征其免疫性炎症反应主要表现在外分泌腺体的上皮细胞，故又名自身免疫性外分泌腺体上皮细胞炎或自身免疫性外分泌病，常继发于类风湿性关节炎、系统性红斑狼疮等；③临床上主要表现为干燥性角膜炎、结膜炎与口腔干燥症及关节痛，其次还可累及其他内脏器官而出现复杂的临床症状；④干燥综合征可分为原发性与继发性两类，原发性多见于女性，男女之比为 1:9~10，好发于 30~60 岁年龄段。

【麻醉与实践】①麻醉前应了解该患者骨骼肌(如肌炎等)、肾脏(肾功能损害等)、肺(肺部炎症等)、消化系统(肝脏病变)、神经系统(如轻度感觉缺失、癫痫发作等)及血液系统(如血小板减少等)是否受累以及严重程度,以便采取相应的处理方式或保护性措施;②干燥综合征患者术前禁用胆碱受体阻断药(阿托品或东莨菪碱),以防止加重呼吸道的干燥(口腔干燥症),从而避免喉镜显露声门时引起的口咽腔黏膜损伤,甚至损伤后感染或溃疡;③麻醉诱导前令患者张口,以便喷入口腔内湿化液或2%利多卡因,可减轻上呼吸道不适。需选择经鼻腔气管插管者,除鼻腔滴入血管收缩剂以扩大鼻腔外,气管导管还应涂抹润滑剂,而且插入鼻腔时应操作轻柔,避免损伤鼻黏膜;④采取气管插管全身麻醉实施全封闭通气方式,以保持整个呼吸道的湿润。此外,气管插管前应将导管涂抹润滑剂(如利多卡因软膏等),以保护声带与呼吸道黏膜;⑤临床麻醉用药一般无特殊。

【提示与注意】①全麻患者双眼应涂抹抗生素眼膏以保护眼角膜;②该综合征可能因内脏器官(如肾脏)受累存在低钾血症,全麻术后常因低钾性肌肉麻痹而延长自主呼吸的恢复,纠正急性低钾血症以静脉补钾为主,同时也应防止围麻醉期因电解质紊乱而引发心律失常。

656. 何谓唐氏综合征以及如何实施麻醉?

【术语与解答】①唐氏综合征又名21-三体综合征,也称先天性愚型,是小儿染色体疾病中常见的一种,主要原因可能是卵子在减数分裂时其21号染色体未分离,形成异常卵子所致;②该综合征由于常染色体构型畸变,故常呈多系统异常疾病表现;③主要临床特征包括:患儿出生后已具有明显的特殊面容,随着年龄增长,其眼距增宽、眼裂缩小、眼外侧角上斜;此外,患儿一般身材矮小、体质发育迟缓、智力低下、语言发育和交流障碍,常伴有舌体伸出口外且伴流涎多,往往还合并其他多方面异常;④部分唐氏综合征患儿常合并先天性心脏病,患有心脏疾病患者往往生存率低;此外,因免疫功能低下易引起各种相关感染;⑤该患儿常伴有扁桃体、腺样体肥大,从而可致上呼吸道明显狭窄,睡眠状态易出现上呼吸道梗阻,甚至呼吸暂停;⑥少部分年长患儿可表现为甲状腺功能低下亚临床症状,甚至可发展为甲状腺功能低下症。

【麻醉与实践】由于唐氏综合征是无法治愈的疾病,其手术治疗主要解决并发症或其他疾病,该类患儿的麻醉应主要关注以下两方面:

1. 麻醉前评估　详细了解病史,尤其了解与麻醉相关的并发症或异常症状:①如患儿睡眠打鼾,说明上呼吸道狭窄,很有可能患扁桃体、腺样体异常肥大,也可能存在声门缩窄,全麻诱导务必重视面罩给氧所遇到的正压通气受阻,必要时安置口咽通气道。此外,可能需小一号气管导管方可插入声门及气管内;②唐氏综合征患儿可能伴随甲状腺功能低下,而体格检查或询问病史时又未能及时发现或漏诊,从而有可能导致患儿围麻醉期出现问题;③合并先天性心脏病者,常使麻醉变得较为复杂,需全面加以考虑。

2. 麻醉方法与管理　①该类患儿大多选择全身麻醉,虽全麻用药一般无特殊,但应保障避免抑制心血管功能和有效控制呼吸道通畅;②由于该类患儿智力低下且交流障碍,直接进行静脉穿刺易引起惊吓,故可面罩供氧给予七氟烷等挥发性全麻药吸入,待意识消失后再建立静脉通路,以便实施静脉全麻诱导;③唐氏综合征患儿体内乙酰胆碱神经递质受体减少,故胆碱能受体阻断药应少用或试探性用药,不够可追加,不宜一次给足,尤其 N_2 胆碱能受体阻断药(如各种肌肉松弛剂);④全麻术后神志完全清醒,各种反射恢复良好,自主呼吸正常,且无其他异常情况,方可拔出气管插管,拔管后应继续留在麻醉恢复室观察 30～60 分钟,呼吸、循环功能稳定后再将其护送回病房。

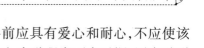

【提示与注意】①麻醉医师对唐氏综合征患儿全麻诱导前应具有爱心和耐心,不应使该患儿感觉恐惧;②唐氏综合征患儿如怀疑合并甲状腺功能低下,麻醉程度不宜过深,因麻醉耐受性差,麻醉术中易产生低血压,且对升压药物敏感性减弱,故应予以注意。

657. 何谓老年综合征以及如何实施麻醉?

【术语与解答】所谓老年综合征是指老年人随着增龄其全身脏器生理功能逐渐减退,并在各器官老化、退变的基础上可增加或加重相关的疾病,如高血压、高脂血症、动脉硬化、冠心病、糖尿病、脑卒中、慢性阻塞性肺病、肿瘤、老年痴呆等。

1. 神经系统　①认知功能障碍:随年龄递增,其记忆、智力、认知与意识功能逐渐出现障碍;②行为异常:如行动迟缓、反应迟钝等;③听力与视力障碍:如神经性耳聋或白内障及黄斑变性日趋显现;④咽喉反射失调:如喉黏膜感觉、喉反射与咳嗽反射以及吞咽功能均减弱;⑤外周神经功能退变:如自主神经功能降低等。

2. 循环系统　主要表现为:①心脏储备能力下降,心肌自律性、兴奋性、传导性降低;②心肌收缩功能降低,致使心每搏量减少;③冠状动脉粥样硬化、狭窄,常致心肌供血不足,从而冠心病发病率日益上升;④外周血管失去弹性与血管阻力增高,从而导致高血压的发生。

3. 呼吸系统　①随年龄递增,其肺功能不断发生退行性变,肺组织弹力纤维的弹力蛋白含量减少,其质量也有所改变,而围绕肺泡与肺泡管周围的弹力纤维趋于退化并日渐减少,这便是"老年肺"的组织学基础;②由于肋骨及其关节的老化,其胸壁僵硬程度也逐渐加重,而胸壁僵硬在一定程度上又限制了肺脏的膨胀,因此老年患者须增加呼吸做功来改善通气的不足;③肺通气功能与弥散功能降低,通常表现为动脉氧分压(PaO_2)、动脉氧饱和度(SaO_2)及动脉氧含量均下降;④呼吸道对有害刺激的反应迟钝,气管内壁纤毛活动动力减弱,加之呼吸肌张力低,胸廓活动受限,以致不能有效排痰。如伴有慢性阻塞性呼吸系统疾病,则通气和弥散功能进一步下降。

4. 肝脏功能　①老年人随增龄肝脏重量减轻,其肝血流量可减少40%～50%,从而使得肝摄取、转运、代谢、排泄作用均受到影响;②70岁以上老年人的肝脏体积可减少至40%,肝细胞再生、储备、解毒能力以及蛋白合成能力均降低;③老年人肝药酶质量、数量均降低,且许多药物对肝微粒中的酶类具有抑制作用,致使许多药物代谢缓慢,因此导致药物作用明显延长,副作用也显著增加。

5. 肾脏功能　老年人泌尿系统的改变主要包括肾脏的退行性变、肾皮质萎缩、肾小球数目减少、肾血流量下降、肾脏体积显著缩小、肾小管功能减退、肾脏滤过率降低、尿液浓缩及稀释功能下降。80岁时肾小球的数目为年轻人的一半,因此,对电解质和酸碱平衡的调节能力明显减弱,容易出现水、电解质平衡紊乱。

6. 内分泌功能　①基础代谢率逐渐降低;②肾上腺皮质功能减退;③下丘脑、腺垂体功能下降等。

7. 运动系统功能　①肌细胞脱水致肌肉萎缩而失去弹性;②骨骼硬化退变显著,尤其椎间盘压缩硬化,可致椎间隙变窄,如选择椎管内脊神经阻滞,可使椎间隙穿刺操作有所困难。

8. 其他现象　可出现皮肤松弛、毛发稀少、牙齿脱落等。

【麻醉与实践】上述生理功能退变是老年综合征的具体表现,不难看出老年综合征患者与麻醉的关系极为密切,主要是显著增加了麻醉的难度和实施麻醉的风险:①由于中枢神经系统的退变,麻醉术后患者易产生认知功能障碍;②心血管功能的减退,导致患者对麻醉耐受能力降低,无论静脉应用镇静药、催眠药或全麻药,还是椎管内注入局麻药,即使小剂量也可引起心血管功能抑制;③呼吸系统储备功能不足,麻醉术中与术后易引起机体缺氧及低氧血症发生;④肝脏功能下降常导致麻醉药物代谢缓慢,从而引起全麻术后苏醒明显延迟;⑤肾功能减退可直接影响麻醉药物的排泄;⑥由于椎间盘压缩硬化而导致椎间隙变窄、椎间孔缩小,如选择硬脊膜外隙脊神经干阻滞,除椎间隙穿刺困难外,注入硬脊膜外隙的局麻药也应减少,因老年人硬脊膜外隙容积较青年人明显缩小,容易出现阻滞范围过广,从而产生低血压及呼吸抑制;⑦老年人牙齿开始脱落,尤其高龄患者,其牙齿脱落较多或全部脱落,尤其无牙颌(牙齿全麻脱落者)患者,全麻插入气管导管或安置喉罩不易固定牢靠。

【提示与注意】 由于老年综合征独有的临床特征,麻醉用药不宜按体重给予,可先以小剂量、试探性应用,观察其生命体征反应变化,用量不够可逐渐追加,切忌一次性给足,以防严重不良反应发生。

658. 何谓戒断综合征以及怎样选择麻醉用药?

【术语与解答】 戒断综合征也称戒断反应综合征(通常主要指阿片类制剂戒断综合征),是指长期应用易产生生理依赖性药物的患者已不能自制,且不顾其严重后果始终将某种成瘾性药物摄入体内(如吸毒),或已经成瘾患者一旦中断或暂停以及迅速减少成瘾性药物用药量后,机体可表现出一系列生理功能紊乱性症候群。

1. 病理生理 生理状态下,人体会分泌一些内源性阿片样物质,并与体内各型阿片受体的亲和力处于一种相对恒定的状态。然而,戒断综合征则不然:①人体较长时间吸食大麻、可卡因、海洛因(俗称吸毒)或长时期注射阿片类(如吗啡、哌替啶等)药物时,可使大量的外源性阿片样配体进入体内与阿片受体相结合,当阿片受体接受外源性阿片样配体呈饱和状态,甚至外源性阿片样配体过剩,机体则通过负反馈机制致使内源性阿片肽释放减少或停止,从而破坏了原有的阿片受体与阿片肽的生理性动态平衡,当机体不能合成和释放生理需要量的内源性阿片肽时,一旦中断或失去上述毒品或药品的刺激(戒断时),常因内源性阿片肽合成与释放不足或缺乏,从而使机体产生一系列的戒断现象和相关症状;②长期应用阿片类药物可使机体内源性阿片肽生成与释放逐渐降低,当阿片受体得不到充足的内源性阿片肽与其结合,则出现阿片受体与阿片肽疼痛调控通路动态平衡失调,机体逐步过渡到生理性依赖,在缺乏内源性阿片肽的同时,如果再突然中断外源性阿片受体激动剂支持,机体则处于内源性和外源性阿片样物质均缺乏,阿片受体因"空巢"而不能继续通过阿片样物质维持机体平衡,故从中枢到外周整个阿片系统功能活动出现紊乱,同时也干扰了其他神经递质系统(如乙酰胆碱系统、肾上腺素能系统、5-羟色胺系统等),从而引发一系列病理性临床症状,这就是所谓的戒断反应或戒断现象。

2. 临床症状 患者主要表现为对阿片类制剂及精神类药物强烈渴求的特征,并伴随烦躁不止、流涕、流泪及流涎、肌肉疼痛或抽搐、震颤、胃肠痉挛、腹痛、腹泻、恶心、呕吐、厌食、瞳孔扩大、反复寒战、虚弱无力,以及手颤、哈欠、多汗、心动过速、睡眠不安,严重者精神抑郁、嗜睡等。

3. 临床诊断 如怀疑某种毒品成瘾者(如阿片类麻醉性镇痛剂成瘾),可应用纳络酮给予激发性戒断试验,当患者出现戒断综合征症状,即可诊断。

4. 治疗与处理 ①了解依赖性药品的种类和依赖程度,以便采取相应措施减少依赖性药品的供应或降低对依赖性药品的需求;②根据全身情况制定治疗方案,以便对依赖性药品逐渐减量,直至完全停用;③给予其他非成瘾性药物替代性治疗,以减少患者痛苦,保证其生命安全;④美沙酮是合成的麻醉性镇痛药,是一种典型的阿片受体激动剂,具有吗啡样药理作用(注:该药成瘾性较小,但久用也能成瘾),能控制阿片类制剂的戒断症状,故适用于阿片类戒断综合征。该药口服后吸收完全,吸收后与血浆蛋白高度结合,能有效地抑制戒断症状24～32小时;⑤实施心因或心理性治疗;⑥采用综合性治疗方法使其彻底摆脱依赖性药物,最终使其回归社会。

【麻醉与实践】①由于阿片类药物镇痛作用强,故临床上主要用于手术镇痛或肿瘤患者晚期止痛。但阿片类药物均具有成瘾性,这不仅限制了该类药物在临床上的应用,而且极易造成"吸毒"这一危害社会的严重问题;②围麻醉期正常使用麻醉性镇痛药,包括手术后应用该类药物自控镇痛(PCA),均不会引起药物成瘾。若滥用或长期使用该类药物,则可能导致成瘾,但由医源性所致成瘾非常罕见;③对于吸毒患者伴有戒断综合征需手术者,其麻醉方法尽量采取局麻、神经丛阻滞或椎管内脊神经阻滞,若采用全身麻醉,应以非麻醉性镇痛药替代为宜,少用或不用麻醉性镇痛药为妥,并结合局麻药局部封闭或表麻,以降低术中创伤性应激反应;④若吸毒患者出现严重的戒断综合征症状(如非常痛苦、可能自残、自杀行为等),应给予保护性治疗措施,必要时应用适量依赖性药物(如麻醉性镇痛药等)先予以缓解。

全麻辅助治疗戒断综合征:有学者采取全身麻醉下使用纳曲酮给毒品成瘾者进行解毒和脱毒,认为该法解决戒断综合征是安全有效的,尤其适用于其他方法戒毒时戒断综合征明显者。其方法是采用咪达唑仑0.2mg/kg、丙泊酚2mg/kg、维库溴铵0.1mg/kg快速全麻诱导,气管插管后行机械通气、控制呼吸,以适量咪达唑仑、异氟烷或七氟烷、维库溴铵、氟哌利多复合麻醉维持5～6小时,待麻醉减浅、自主呼吸恢复正常,静脉缓慢给予纳洛酮0.1～0.4mg,待患者完全清醒且无戒断症状后拔出气管插管,继续观察其生命体征变化,之后仍需较长期或长期按时服用纳曲酮。

【提示与注意】临床上戒断综合征除阿片类药物外,还有苯二氮䓬类药物戒断综合征、酒精戒断综合征、中枢兴奋剂戒断综合征等。通常酒精、阿片类、大麻、镇静催眠药、抗焦虑药、中枢兴奋剂、致幻剂等精神性活性物质主要影响大脑神经活动并导致人体成瘾,其中以阿片类物质的成瘾性最大,致幻剂的成瘾性相对较小。

需要提示的是:①药物的耐受往往是交叉的,阿片类药物之间有很强的耐受性;②除吸毒者外,产生阿片类药物耐受和依赖大多是由于滥用该类药物的结果。实际上围麻醉期正常使用阿片类药物,包括术后自控镇痛用药,均在安全使用范围,即使持续应用一周也不可能发生精神依赖及成瘾;③不同药物所致的耐药性或戒断反应常因药物的特性差异而不同,一般表现为与所使用药物相反的症状;④对阿片类制剂及精神药物成瘾或依赖者,当停止使用阿片类制剂及精神药物或应用相关拮抗剂(如纳洛酮)后,其戒断症状可迅速出现;⑤由于阿片类药物产生依赖性的作用机制极其复杂,至今尚未完全明了,目前仅有几种相关学说和推测。

此外,麻醉医师还应了解新生儿戒断综合征,新生儿戒断综合征主要因孕产妇为依赖性药物成瘾者,新生儿戒断综合征临床特点:①其症状轻重与母亲服药剂量有关,母亲服药剂量越大,戒断症状则相对越重;②新生儿可出现明显的神经精神兴奋症状,如肌张力增高、腱反射亢进、拥抱反射增强,易惊厥、抖动、觉醒度高、哭声高尖、流涎、流泪、频繁哈欠、喷嚏等;③胃肠功能失调、喂养困难、吸吮不合作、呕吐、腹泻、脱水、体重不增、多汗、发热、皮肤发花、自主神经症状、体温不稳定等。

659. 何谓霍纳综合征以及与麻醉存在如何关系?

【术语与解答】霍纳综合征也称颈交感神经节麻痹综合征,患者主要因颈部交感神经及其节后纤维至眼部的整个径路中的任何部位受到压迫、牵拉、麻痹、阻滞、刺激、损伤后,则可表现出一系列特有的临床症状,如患侧瞳孔缩小、睑裂变窄(上睑下垂所致)、眼球后陷三大主征。

1. 瞳孔缩小 是霍纳综合征主要体征,由于患侧瞳孔开大肌处于麻痹,故出现两侧瞳孔不等大,尤其在暗处或稍明亮处观察更为显著。

2. 睑裂变窄 由于患者患侧睑板肌肉麻痹,导致上眼睑轻度下垂所致,通过与其对侧睑裂比较,可得知上眼睑明显下垂,特别是在霍纳综合征早期更为明显。

3. 眼球后陷 可能与眶肌麻痹有关。

霍纳综合征除以上临床三大主征外,还可表现为患侧面部皮肤血管扩张(如单侧面部潮红)和无汗(患侧面部皮肤干燥)以及自主神经功能紊乱(如头痛、头晕、心慌等)。

【麻醉与实践】①霍纳综合征多见于患者行颈部区域外周脊神经主干或神经丛阻滞(如肌间沟臂神经丛阻滞或颈神经丛阻滞),其主要原因可能为颈部交感神经或节后纤维以及星状神经节(星状神经节由颈交感神经节及 T_1 交感神经节融合而成)被局麻药阻滞后麻痹或受压所致;②麻醉期间出现霍纳综合征通常不需要处理,短时间内局麻药作用消除后可自行消失。

【提示与注意】若霍纳综合征短期内未能恢复,可能是反复穿刺直接损伤了颈部的交感神经节所致,应及时给予营养神经的药物与相关处理。

660. 何谓库欣综合征以及麻醉如何选择与管理?

【术语与解答】库欣综合征又称为皮质醇增多症或柯兴氏综合征,主要为肾上腺皮质功能亢进而分泌过量的皮质醇(主要是糖皮质激素),从而引起机体一系列病理生理改变和临床特征。

1. 病因 主要有三方面原因:①垂体病变:如腺垂体肿瘤可引起垂体过多的分泌促肾上腺皮质激素(ACTH),从而致使双侧肾上腺皮质增生且功能亢进,造成糖皮质激素在体内过量的释放;②肾上腺皮质占位性病变:如有分泌功能的肾上腺肿瘤,可使皮质醇分泌显著增多;③医源性皮质醇症:如长期大量使用糖皮质激素治疗某些疾病,则可表现出类似库欣综合征症状,该现象是由外源性激素所造成,停药后一般可逐渐复原。但长期大量应用糖皮质激素可反馈抑制垂体分泌 ACTH,易造成肾上腺皮质萎缩。

2. 主要病理生理 糖皮质激素是由肾上腺皮质束状带分泌,当机体腺垂体分泌 ACTH 增多而反馈双侧肾上腺皮质及肾上腺皮质自身占位性病变或增生及功能亢进,均可引起肾上腺皮质束状带分泌且释放过量的糖皮质激素,其结果可直接造成机体三大代谢失调以及持续性高血压与电解质紊乱。

(1)糖代谢紊乱:皮质醇可抑制葡萄糖进入脂肪、肌肉、皮肤等组织,并且促进糖原异生增加,继而形成继发性糖尿病。此外,皮质醇具有对抗胰岛素的作用,可使组织细胞对葡萄糖的利用减少,机体则表现出血糖增高或尿糖呈现,故约有半数患者糖耐量降低。

(2)蛋白质代谢障碍:①过多的皮质醇可促进蛋白质分解代谢增加而机体蛋白质合成减少,故表现为皮肤菲薄和肌肉萎缩,尤其肌肉弹力纤维减少且变脆,从而导致肌无力;②皮肤毛细血管及小静脉壁变薄且脆性增强,加之血管床扩张、淤血,因此容易引起出血倾向;③由于肌肉及骨组织蛋白质分解,易造成四肢肌肉萎缩、骨质逐渐疏松、皮肤呈现紫纹等。

(3)脂肪代谢异常:①体内糖皮质激素分泌过多,可使机体脂肪组织重新分布,造成脂肪向心性堆积,其临床特征为:满月脸、弓形背、球状腹、四肢相对细小与脂溢明显;②由于脂肪代谢与凝血功能异常,该类患者容易发生血栓。

(4)高血压及低血钾:①皮质醇分泌亢进可造成血管壁对内源性儿茶酚胺敏感性增强,从而引起血管平滑肌异常收缩。另外,盐皮质激素过多所致的水、钠潴留,可使循环血量增加,血浆内肾素活性明显升高和血管紧张素Ⅱ的合成增多,均可导致机体高血压;②体内过多的血浆皮质醇则有储钠排钾作用,也是低血钾产生的主要因素。

3. 临床表现特点　库欣综合征可表现出其特有的症候群,如向心性肥胖(如球状腹)、满月脸、皮肤菲薄、高血压、高血糖、骨质疏松、多毛、痤疮、低血钾等,以及患者腹部、臀部、背部有明显的紫纹,也可出现紫癜或瘀斑等。此外,该综合征多见于女性患者,发病年龄多在13~50岁,且常有闭经或月经紊乱,男性可有阳痿。

【麻醉与实践】大部分库欣综合征患者一般需手术治疗,而麻醉医师需要对该患者进行全面了解与评估,以便选择适宜的麻醉方法,制定合理的麻醉用药方案,方能保障患者麻醉与手术的安全。

1. 麻醉前准备　首先需纠正机体的代谢紊乱和治疗相关合并症。①纠正电解质紊乱:存在低血钾者除加重患者的肌肉软瘫外,还可引起心律失常,虽然库欣综合征患者的低血钾比原发性醛固酮增多症患者轻,但不容忽视,应适当补充钾盐;②纠正代谢失衡:血糖增高或多年患有糖尿病者应作出相应处理,如控制饮食或口服降糖药物等,必要时可采用胰岛素治疗。如病情严重者,可呈现体内负氮平衡,常有严重的肌无力与骨质疏松,可考虑应用丙酸睾丸酮或苯丙酸诺龙,以促进体内蛋白质的合成;③控制高血压:合并高血压患者应给予降压药,将血压控制在相对正常且稳定的水平;④控制感染:有感染者应积极治疗处理;⑤补充皮质激素:肾上腺皮质肿瘤切除肾上腺或肿瘤以外的正常肾上腺呈萎缩状态时,则需要术前、术中及术后均应补充皮质激素,以防止发生皮质功能低下或危象。此外,如医源性皮质醇症患者合并外科疾病,其体内皮质醇浓度在手术前、后也可发生较大变化,围术期如不及时补充,同样会出现皮质功能降低或危象,术前一日可肌注或口服醋酸可的松类药物,手术期间还可经静脉给予氢化可的松100mg;⑥麻醉前用药:库欣综合征患者虽身材肥胖,但属病理性(肥胖),不能按公斤体重常规剂量用药,使用时一般为正常人的1/3~1/2,病情非常严重者可以不用术前药。

2. 手术问题　临床上库欣综合征患者的手术治疗有:①经鼻腔蝶窦开放颅内垂体腺瘤切除术(适用于垂体瘤所致的双侧肾上腺皮质增生或功能亢进);②开腹实施肾上腺皮质肿瘤切除(适用于肾上腺皮质腺瘤或肾上腺皮质腺癌);③单侧或双侧肾上腺切除术(适用于单侧或双侧肾上腺皮质增生)。

3. 麻醉选择　麻醉医师应根据手术部位与特点以及所掌握的麻醉方法熟练程度而选择,除经鼻腔蝶窦开放颅内垂体腺瘤切除术必须实施全身麻醉外,开腹行肾上腺皮质肿瘤切除以及单侧或双侧肾上腺切除术则可采用全身麻醉,也可选择硬脊膜外隙脊神经干阻滞,而前者应作为首选。

(1)全身麻醉:是该手术常用的麻醉方法,其优点:①适合于小儿或不宜合作的成年患者;②实施全身麻醉可消除单纯硬脊膜外隙脊神经干阻滞患者在手术探查以及侧卧位腰部切口时的不适感;③全麻气管内插管可以保持呼吸道通畅,便于呼吸管理,提高患者术中安全;④全麻术中患者血流动力学较易控制,低血压发生率也较硬脊膜外隙脊神经干阻滞为少。

(2)硬脊膜外隙脊神经干阻滞:该方法较全身麻醉用药简单,能减少相关不良反应,对肾上腺皮质功能影响也较全身麻醉低,如术中辅助使用镇静、催眠药物,患者术后神志恢复较快。但其不利因素有:①因患者属病理性肥胖,其背部组织常肥厚,可能出现椎间隙定位与椎管内穿刺困难;②该患者静脉血管丰富且薄弱,且常伴有脊柱骨质疏松,加之免疫力低下,椎间隙穿刺有可能存在出血倾向或骨质受损以及术后穿刺部位感染和其他并发症发生;③该类患者硬脊膜外隙容积可能减少,药液容易广泛扩散,致使麻醉范围不易控制。若局麻药用量较少,可使阻滞范围过窄,从而不能满足手术需求;若用量稍多,有可能阻滞范围过广,则可影响呼吸功能,尤其患者处于侧卧位腰部切口状态,更易加重对呼吸的抑制;④这类患者本身因肥胖而耗氧增高,该麻醉方法易使机体氧储备不足,同等条件下较常人更易引起缺氧或呼吸功能异常,麻醉术中应全程给予面罩吸氧。此外,由于肥胖患者其上呼吸道容易梗阻,术中给予镇静药后极易出现舌后坠,从而造成通气不畅,遇此情况应及时安放口咽通气道;⑤由于患者对麻醉药物耐受性差,术中采用镇痛、镇静药物时,很易引起呼吸抑制,故以使用小剂量为宜。值得提出的是:对合并有精神症状的患者或硬脊膜外隙穿刺部位有感染者,以及合并严重心血管疾患与呼吸功能明显低下的患者,均不宜采取硬脊膜外隙脊神经干阻滞。

4. 麻醉管理 ①对该类患者目前常用的全身麻醉药(包括静脉与吸入全麻药)、麻醉镇痛药、肌肉松弛药均没有绝对禁忌,但有些药物会对肾上腺皮质功能有一定影响,如吸入全麻药中的氟烷与甲氧氟烷对肾上腺皮质功能有抑制作用,以氟烷最强,甲氧氟烷次之,恩氟烷、异氟烷对其基本没有影响。静脉全麻药中除依托咪酯在长期使用时对肾上腺皮质功能产生抑制作用外,其他全麻药如咪达唑仑、地西泮、丙泊酚等影响均较小。另外,r-羟丁酸钠可使钾离子转入细胞内,该类患者不宜选用。由于此类患者应激能力差,因此对麻醉药物的用量较其他一般患者要少,尽可能将药物分次、少量使用,以减少对循环与呼吸功能的影响;②该患者不论使用何种麻醉方式,其对失血的耐受性均较差,即使出血量不严重,也常存在血压下降,当血容量不足或体位改变时,甚至会出现休克,对此,应及时补充血容量;③当患者血容量充足时,术中血压突发性显著下降,应采用去甲肾上腺素与皮质激素为主,必要时使用其他相关药物;④为保障患者安全,如条件允许,全麻术后此类患者应转运至麻醉恢复室,待机体完全恢复至术前状态方可护送返回病房。

【提示与注意】①少数库欣综合征患者早期症状常不典型,常被误诊为单纯性肥胖,若伴有其他外科疾病行手术治疗,须务必鉴别诊断,以防麻醉术中出现不测;②库欣综合征患者属病理性肥胖,颈部相对粗短,尤其颈椎后部脂肪组织显著增厚,可使头颅后仰受限,可能引起喉镜显露声门不良或困难,加之口咽腔软组织疏松、堆积而致上呼吸道缩窄,全麻诱导后咽喉软组织容易松弛、塌陷,且向咽中心靠拢,除造成上呼吸道面罩通气不畅外,部分患者有可能出现气管插管困难。因此,若估计人工呼吸道难以建立,以保持自主呼吸行环甲膜穿刺气管内表面麻醉下,借助纤维支气管镜或其他插管工具实施气管插管则是安全策略之一。此外,由于该类患者伴有骨质疏松,当全麻诱导完善进行喉镜显露声门时不应过度致使头颅后仰,以避免颈椎医源性骨折;③若选择硬脊膜外隙脊神经干阻滞,必须严格无菌操作,以避免增加感染概率;④防治急性肾上腺皮质功能不全或危象,若双侧肾上腺切除或单侧切除而另一侧肾上腺功能失代偿时,可致体内肾上腺皮质激素突发骤降,因此当术中出现原因不明的低血压、心动过速、休克、高热等,尤其低血压而采用去氧肾上腺素(苯肾上腺素)升压效果不佳时,应考虑为急性肾上腺皮质功能不全或危象可能,除抗休克外,可静脉补充氢化可的松 100~300mg,并应在术后每8小时经肌肉注射醋酸可的松50~100mg,用量逐渐减少,根据病情可持续1~2周或更长时间;⑤该类患者病情晚期其骨质疏松显著,麻醉操作期间需注意保护肢体,搬动患者及各种操作均应轻柔,以免造成病理性骨折;⑥库欣综合征患者抗感染能力差,应用肾上腺皮质激素后,更易使炎症反应抑制,围术期其呼吸系统或手术部位的感染症状常不明显,在临床上易给人错觉,且炎症容易扩散,故应合理使用抗生素以及其他抗感染措施。

值得提醒的是,麻醉医师需熟悉皮质醇危象,以便患者围麻醉期出现皮质醇危象时能够及早进行处理。皮质醇危象临床主要表现:①神经、消化系统症状:常有恶心、呕吐、腹痛、腹泻、发热、软弱、精神萎靡或淡漠、嗜睡、极度衰弱状,也可表现为烦躁不安、谵妄、神志模糊、昏迷;②循环系统症状:心率增快、低血压、休克,甚至循环衰竭;③呼吸系统症状:呼吸急促、发绀等;④其他:酸碱失衡及电解质紊乱等。此外,即使麻醉手术患者无发热以及血压骤降、休克和昏迷症状,但具有其他临床表现,也应警惕患者可能属皮质醇危象前期,如不及时积极处理,将迅速发展为皮质醇危象。

661. 何谓类癌综合征以及麻醉如何选择与管理?

【术语与解答】一般而言,麻醉医师对类癌综合征了解甚少,明确类癌综合征首先需了解类癌,同时还应了解类癌危象。

1. 类癌　①典型类癌源于机体嗜铬组织(属嗜铬细胞新生物),常发生于胃、肠道含有嗜铬细胞成分的肿瘤或组织,也可见于其他部位的类癌,如支气管、卵巢、甲状腺、乳腺等,但胃肠道是绝大部分类癌的原发部位;②由于类癌瘤生长非常缓慢,病程较长,甚至长达十多年或更长,即使已有转移,患者仍能存活较长时间,故以往认为是良性肿瘤,但现已确认是恶性肿瘤,只是因病程长,所以临床沿用类癌这一措词。此外,类癌细胞内因含有亲银性分泌颗粒,又称亲银细胞癌;③类癌是源于神经内分泌细胞的肿瘤,故含有合成、分泌、贮存、释放生物活性物质的功能,主要包括5-羟色胺、缓激肽、组胺,也可有神经降压素、儿茶酚胺、前列腺素等;④通常情况下机体分泌和释放的生物活性物质通过门静脉到达肝脏而灭活,当肝脏病变或肝功能下降,以及所释放的生物活性物质显著过量时,未能灭活的生物活性物质就会在体内增多,甚至倍增,故引起类癌综合征,甚至类癌危象;⑤虽类癌瘤大小一般多在1cm以内或是一群类癌细胞,但释放生物活性物质的能力显著;⑥通常类癌患者无特异性临床表现,故诊断比较困难,当出现类癌综合征时才表现出其特有的症状,因此一般临床表现不能作为类癌诊断依据,只有类癌综合征的特殊症状才对诊断类癌有一定价值,尤其尿中5-羟吲哚乙酸增高及酒精、药物诱发试验阳性,则可基本确定类癌的存在,而病理检查则是诊断标准。

2. 类癌综合征　①该综合征是由类癌瘤体或类癌群体细胞突发性或阶段性过度分泌和释放多种生物活性物质(5-羟色胺、缓激肽、组胺等),从而导致机体出现多种复杂的症候群;②多数学者认为该综合征是类癌细胞大量分泌、释放以5-羟色胺为主的生物活性物质所引起不同程度的全身反应症候群;③类癌综合征其临床、组织生化及病理生理特征可因类癌发生的部位和释放的生物活性物质种类及数量不同而有所差异,尤其肝功能不良或类癌肝转移后其相关生物活性物质灭活受限,更易引起显著的临床症状,主要表现为全身血管运动障碍,如发作性皮肤潮红(尤其头、颈部,亦可累及胸部)和胃肠道症状(如腹痛、腹泻等),以及心血管功能变化(如小血管弥漫性收缩可导致高血压或小血管舒张可造成低血压等血流动力学明显改变)等;④机体其他恶性肿瘤也可同时伴发类癌;⑤类癌可发生于任何年龄,但多发生于50~60岁的人群。

（1）主要病理生理特点：①当类癌瘤超量分泌生物活性物质时，可使所释放的大量 5-羟色胺、缓激肽、组胺等进入循环系统，其结果则导致机体产生一系列病理性反应，但由于肝脏可灭活这些生物活性物质，故只有 5% ～10% 的患者会出现较典型的临床症状（如皮肤潮红、阵发性心动过速、血压波动、腹泻、轻度血糖增高、外周毛细血管舒张等），其临床表现程度则与分泌、释放的生物活性物质种类及数量有关，如 5-羟色胺（血清素）释放增多，可致皮肤潮红（如典型的头、颈、颌面部潮红）、喘息、腹痛、腹泻，也可致血压升高等。若缓激肽和神经降压素分泌增高，可致外周血管扩张而出现心率增快、血压下降等。当儿茶酚胺类释放增加则表现为交感神经系统兴奋。而组胺释放占优势则可促发细小支气管平滑肌痉挛性收缩等；②类癌综合征是否出现临床症状还取决于肿瘤的位置与肝脏灭活生物活性物质的能力，正常情况下体液相关生物活性物质流经肝脏即被全部灭活，如果类癌产生的体液生物活性物质超过了肝脏的灭活能力或血液回流不经门静脉系统（如支气管类癌或肝脏转移瘤），则可表现出类癌综合征的症状；③5-羟色胺是引发类癌综合征颇为重要的化学性神经递质，此外，5-羟色胺还可引发组胺释放，而组胺则可导致皮肤、胃肠道、呼吸道及心血管功能的变化；④类癌组织或细胞一旦分泌、释放生物活性物质显著增高，患者血液中的 5-羟色胺则急剧上升，其机体皮肤表浅血管可弥漫性扩张，且血流增速，继之皮肤潮红且皮温增高，尤其头颅、面颈部血运丰富的区域。

（2）临床表现：①约 75% 以上的类癌综合征患者可有颜面部或上身躯体阵发性皮肤潮红或出现腹泻，少数患者可有不同程度的细小支气管痉挛（胃类癌易释放组胺）或血糖升高、轻度低蛋白血症以及阵发性室上性心动过速。此外，还可引起皮肤颜色稍发绀、结膜水肿、喘息、腹痛等；②皮肤潮红为该综合征的主要临床特点，如突然出现皮肤潮红，开始持续 10～15 分钟，间隔几周或几个月发作一次，以后发作愈来愈频繁，甚至一天可发作几次，且持续时间也越来越长，有时可长达几小时；③外周血管扩张可引起血压明显下降；④长时间腹泻可导致营养不良、水电解质失衡、代谢性酸中毒；⑤长期类癌综合征患者多有心脏受累，可引起右心衰竭；⑥大多数类癌患者并不表现出该综合征的所有症状；⑦类癌患者如手术探查或挤压肿瘤时可促发类癌综合征临床症状，严重者甚至出现类癌危象。

3. 类癌危象　是类癌综合征的严重合并症，临床主要表现为严重而普遍的皮肤潮红，腹泻明显加重并伴有腹痛，可有眩晕、嗜睡、昏迷等中枢神经系统症状，以及出现严重性细小支气管痉挛和心动过速、心律紊乱，甚至出现难以纠正的高血压或严重性低血压等血流动力学异常波动。

【麻醉与实践】类癌患者或胃肠道恶性肿瘤合并类癌组织细胞患者，给这类患者实施麻醉与手术，有可能引发类癌综合征，甚至发生类癌危象。

1. 麻醉、手术对类癌综合征患者的影响　由于类癌综合征患者常得不到明确诊断，尤其胃肠道恶性肿瘤患者可同时合并类癌，若这类患者麻醉术中探查腹腔内占位性病变或切除胃肠道肿瘤时，挤压和刺激其周边的类癌组织细胞或类癌病变区域，则可诱发类癌综合征（类癌组织细胞分泌和释放过量的 5-羟色胺、缓激肽、组胺等生物活性物质），极少数甚至促发类癌危象，从而使麻醉医师难以判断其突发性出现的异常症状，如心率增快、血压下降或升高、颜面及颈部皮肤显著潮红且皮温增高等，或者下呼吸道内压显著增大（细小支气管平滑肌痉挛性收缩所致）等，严重者可因生命危象而发生心搏停止。

（1）5-羟色胺分泌释放增多：5-羟色胺作为体内化学性神经递质之一，其作用较广泛：①主要引起中枢神经系统活动，如麻醉术中类癌组织细胞分泌释放 5-羟色胺占优势，则该递质可通过血-脑屏障对中枢神经产生影响，易导致患者全麻术后苏醒延迟，甚至全麻术后苏醒期躁动，而且术后恢复期容易过度困倦;②5-羟色胺还可通过自主神经反射作用于心血管系统,如心率增快而心排血量增多致使血压升高,皮肤小血管弥漫性扩张且血流增速致使皮肤潮红,以及皮肤温度增高,头颈部小血管丰富部位尤为显著;③患者麻醉术中突发性心率增快以及头颈部潮红,往往误认为出现过敏反应。

(2)缓激肽分泌释放增多:①缓激肽具有血管张力减弱和血管舒张作用以及毛细血管通透性增强,若分泌释放增加,易促发血压下降。缓激肽所致的毛细血管扩张也可使头颈部皮肤潮红,但该皮肤潮红其皮温不高,为冷型,与5-羟色胺所致的皮肤潮红不同,后者为热型;②毛细血管通透性增强可引起机体疏松组织水肿,尤其易引起睑结膜或眼睑以及口唇不同程度的水肿。

(3)组胺分泌释放增多:组胺大量释放可导致细小支气管平滑肌痉挛性收缩(即细小支气管痉挛),表现为全麻术中患者下呼吸道阻力突然明显增大,且使用β-受体激动剂和氨茶碱治疗往往效果不佳,当释放的生物活性物质(包括大量的组胺)被肝脏逐渐灭活时,细小支气管痉挛可自行缓解或消除。

2. 麻醉术中管理 通过了解类癌综合征病理生理特点和麻醉、手术对类癌综合征患者的影响,临床麻醉术中管理应着重以下两方面:

(1)麻醉选择与麻醉用药:①如诊断明确的类癌或类癌综合征患者选择气管插管全麻较椎管内脊神经阻滞为宜,因硬脊膜外隙脊神经干阻滞或蛛网膜下腔脊神经根阻滞均可因阻滞范围过高而交感神经抑制则导致低血压发生,若与类癌综合征患者产生的类癌危象同步出现,则可造成难以纠正的低血压,甚至导致心搏停止。而全身麻醉则相对有利于调控呼吸系统与循环功能的稳定;②类癌患者全麻诱导用药可选择丙泊酚、依托咪酯、咪达唑仑以及七氟烷、异氟烷与氧化亚氮等,麻醉性镇痛药则可选择芬太尼类。而全麻诱导气管插管应选择非去极化类肌松药为妥,因去极化肌松药琥珀胆碱可促进机体释放组胺及缓激肽物质;③为避免类癌综合征或类癌危象的发生,尤其胃肠道手术怀疑合并类癌患者,因全麻药硫喷妥钠与麻醉性镇痛药吗啡有引起组胺释放作用,故麻醉术中应慎用或禁用。此外,非去极化肌松药阿曲库铵和去极化肌松药琥珀胆碱存在促组胺释放作用,尤其全麻诱导琥珀胆碱注射后所致的腹壁肌成束性震颤,可致腹内压增高,容易间接挤压类癌组织细胞而引起体内生物活性物质的释放,常造成全麻诱导后患者血流动力学急剧改变或(和)细小支气管痉挛,故琥珀胆碱禁用,可选择顺式阿曲库铵或维库溴铵;④患有支气管类癌患者如全麻气管插管,插管刺激可诱发生物活性物质显著分泌和释放,常与气管插管应激反应所致的机体儿茶酚胺释放同步,从而导致严重的心血管副反应,可致心率、血压倍增(心率可达130次/分以上,收缩压升至220mmHg以上),极易出现心、脑血管并发症或不测。

(2)围麻醉期预防与处理:临床上经常遇见胃肠道恶性肿瘤患者麻醉术中其整个头颅与面颈部皮肤出现突发性潮红且皮温增高,并伴有心率增快、血压增高或血压下降,尤其该种潮红症状可持续十多分钟或半小时以上,甚至可达1~2小时,该类患者术前虽未诊断类癌,但机体胃肠道可能存在着类癌组织细胞,手术操作期间极易被刺激或挤压,导致其分泌并释放过多的生物活性物质,从而引起类癌综合征临床表现。此外,极少数患有卵巢及子宫恶性肿瘤手术患者,术中也可出现类癌综合征现象。若该类患者麻醉术中出现头颅面颈部潮红,且伴有心率增快或血压升高,可加深麻醉,包括静脉全麻药与吸入全麻药(七氟烷等)以及麻醉性镇痛药(舒芬太尼)等,还应提前备好相关血管活性药物,必要时以便纠正此种类似交感神经兴奋症状。然而,一旦麻醉术中出现血压下降明显或骤降,则有可能出现类癌危象,应即刻减浅麻醉或暂停麻醉,并加快胶体液输注速度,以利于淡化血液中的生物活性物质和血压的回升,并结合应用糖皮质激素,必要时静脉缓慢注射奥曲肽或甲氧胺,但避免使用儿茶酚类药物,尤其是麻黄碱。此外,抑肽酶可抑制激肽释放酶,可使缓激肽迅速破坏,从而可缓解低血压。

【提示与注意】由于影像学或腹部超声检查单纯发现原发性小类癌有一定难度,尤其类癌群体细胞组织更难发现,故临床明确诊断类癌常具有一定困难,但该类患者常因合并其他胃肠道病变及恶性肿瘤而行外科手术治疗,因此麻醉医师务必了解类癌综合征的病理生理特点,以降低麻醉术中因分泌释放的生物活性物质而导致的类癌综合征,乃至类癌危象发生。①由于类癌组织细胞分泌的生物活性物质主要作用于机体神经末梢或靶器官,从而易引起类癌综合征发作,而手术患者则主要因手术操作刺激或挤压类癌组织细胞而激发,故无论采取何种麻醉方法(包括局麻、区域麻醉、硬脊膜外隙脊神经干阻滞或蛛网膜下腔脊神经根阻滞,乃至全身麻醉)均不能完全抑制该综合征发作,但可密切观察,如出现异常症状则采取对症处理;②气管、支气管类癌极少,且不易明确诊断,此类患者实施全麻气管插管后,可造成显著的刺激性心血管副反应,尤其心率、血压倍增,甚至心律失常,极易引发严重并发症或不测(如脑卒中、心搏骤停等),故需密切注意和警惕;③该患者慎用或禁用的麻醉相关药物有硫喷妥钠、吗啡、琥珀胆碱、阿曲库铵等;④气管插管全麻有利于供氧和保障呼吸道通畅,一旦发生细小支气管痉挛,有利于呼吸道管理,故气管插管全麻适宜于类癌手术患者;⑤麻醉术中一旦出现类癌危象并出现严重的低血压或发作性心动过速,应禁忌使用儿茶酚胺类药物,因儿茶酚胺类药物可增加缓激肽合成与释放,从而进一步加重低血压,甚至引发心搏停止,尤其年老体弱且合并心血管疾病患者,故应选择甲氧胺或间羟胺等,并纠正低血容量。若诊断明确,可选用5-羟色胺、缓激肽和组胺拮抗剂或糖皮质激素治疗。此外,类癌危象所致的严重低血压应给予积极补液,以淡化血液中的5-羟色胺与缓激肽,并静脉缓慢注射奥曲肽50～200μg(该药可使血浆中的5-羟色胺及其他生物活性物质的浓度下降,故无论类癌危象所致严重高血压或严重低血压均可采用奥曲肽治疗),必要时应用糖皮质激素;⑥如出现严重急性低钠血症,可诱发患者谵妄和抽搐,需予以警惕,除补充有效循环血量外,应纠正水、电解质紊乱以及酸碱失衡。此外,类癌组织可分泌胰岛素,麻醉术中有可能出现严重低血糖,术中应常规监测血糖,以利于及时纠正;⑦腹部手术患者术中有时可突发头颅、颜面部以及颈胸部皮肤潮红,易被误诊为过敏反应,应注意鉴别诊断;⑧有少数患者患有类癌心脏病,其病因尚未明确,病理改变主要是纤维斑块沉积在右心室壁和三尖瓣处,常造成三尖瓣关闭不全或狭窄,麻醉术中应注意右心衰竭和肺动脉高压,避免肺血管阻力增高,预防严重性低氧血症,而高浓度氧化亚氮吸入易致肺动脉高压,应予以注意;⑨类癌综合征患者麻醉术中除易分泌、释放高浓度的5-羟色胺神经递质外,其他生物活性物质也可不同程度的增加,尤其缓激肽、组胺过度释放可表现为类癌危象,除引起顽固性低血压外,还可同时出现细小支气管平滑肌痉挛性收缩,麻醉医师同时处理两种异常症状时颇为棘手,因此务必引起注意。总之,类癌综合征属少见病例,该类患者的麻醉管理尚无成熟的经验可借鉴,因此,对麻醉术中因生物活性物质释放而出现的并发症,应及时给予对症治疗,以防止病情进一步发展为类癌危象,甚至死亡。

662. 何谓挤压综合征以及麻醉如何选择与管理?

【术语与解答】①挤压综合征是指四肢或躯干肌肉丰富的部位遭受重物或机械性严重挤压,在挤压解除后,被挤压损伤的肢体或躯干肌肉组织出现肿胀、坏死、疼痛、麻木、感染、感觉及运动功能障碍等,继而出现以肾功能异常为主要特点的一系列局部和全身性症候群;②挤压综合征其临床特征是:易引发肾小球滤过率降低,肾小管阻塞、变性、坏死等,继之出现肌红蛋白尿、高血钾、低血压、酸中毒、休克,甚至急性肾功能衰竭等一系列全身性异常症状,故挤压综合征患者临床死亡率较高。

1. 病因 ①挤压综合征多发生于建筑工地、矿井、地震、塌方、压埋、交通事故等各种灾害性事件后;②医源性损伤,如肢体加压包扎过紧或包扎时间过长,止血带使用不当或应用时间过长,也可引起挤压综合征。

2. 发病机制 目前认为机体肌肉组织较大面积创伤后,其局部肌肉组织深层压力膨胀性增高,从而引起受损、受伤肌肉组织及周边组织出现循环障碍,进而导致肌肉缺血、缺氧性坏死,并造成机体大量有害物质(如组织毒素、酸性代谢产物与肌红蛋白等)释放入血,当这些物质不断经过肾血管时则引起肾血管持续性痉挛,故造成肾血流量显著减少,引起急性肾小管坏死,继之肾功能明显下降,最终发生急性肾功能衰竭。

3. 病理生理 其主要病理生理特点表现在以下几方面:①低血压性休克:当机体严重挤压被解除后,其肌细胞膜通透性增加,钾离子溢出细胞外,钠、钙、水则进入细胞内,从而促发细胞肿胀,并引起体液潴留,但血管内容量缺乏,因此易发生低血容量性休克;②电解质紊乱及酸碱失衡:肢体压迫解除后,其血液再通,被压肢体出现再灌注损伤,肌肉组织中贮存的大量肌红蛋白、钾及镁离子、酸性代谢产物、氧自由基,以及组织毒素等有害物质则通过血液循环或经重新建立的侧支循环大量释放入血,从而加重创伤后机体病理性损伤,导致一系列全身性异常症状;③肾功能不全或衰竭:挤压综合征突出的病理表现为肾功能损害,大量有害物质与休克状态造成的肾血流减少,可引起急性肾功能不全或肾功能衰竭的发生;④弥漫性血管内凝血(DIC):肌肉组织被大量破坏后,一些有害物质和相关因子在体内骤然增多,诱发血液呈高凝状态,继之易发展为 DIC;⑤上述因素和症状可发展、演变为全身炎性反应综合征或多脏器功能障碍综合征。

4. 临床症状 主要表现以下几方面。

(1)局部症状及体征:受挤压的肢体组织呈逐渐性肿胀、变硬、张力增高,且疼痛剧烈,其感觉与运动功能出现障碍。此外,局部可出现组织压痕、水泡、皮下淤血,且伴有血管栓塞、肢体缺血、坏死等。

(2)全身状况:患者出现中毒性症状,如全身无力、恶心呕吐、腰部疼痛,以及精神恍惚、呼吸深快、脉搏速快、躁动不安或呈嗜睡状态。严重者血压下降(收缩压常在 80～70mmHg)、脉搏细弱,心律失常及休克等,如抢救不及时可致死亡。

(3)肌红蛋白尿:出现肌红蛋白尿是诊断挤压综合征的重要依据之一,也是区别挤压综合征急性肾功能衰竭与一般急性肾功能衰竭的标志。

(4)尿量异常:患者早期尿量明显减少,每天少于400ml 为少尿,低于100ml 为无尿。如尚未并发高钾血症、氮质血症及其他严重并发症者,大约一周则可进入多尿期。

(5)高钾血症:体内血钾迅速增高主要为组织损伤、感染、细胞破坏、代谢性酸中毒后钾离子释放入血,而肾功能障碍则使排钾受阻,当机体血钾浓度 >5.6mmol/L 时,可出现严重心律失常。

(6)氮质血症:挤压综合征患者蛋白质分解增加,而肾功能下降则使蛋白质代谢产物不能经肾脏排出,随氮质血症的发生,机体出现全身性中毒症状,如头痛、恶心,严重者出现意识障碍及昏迷等。患者尿素氮升高的程度并非与临床症状的严重性相一致,然而,血液中尿素氮升高的速度越快,患者病死率相对越高。

此外,上述症状和体征也是挤压综合征的重要诊断依据。

5. 实验室检查　可检出肌红蛋白尿(酱油色)、高钾血症、贫血、酸中毒及氮质血症等。

6. 抢救措施　①肢体缺血性坏死可引起严重的全身性中毒,应尽快抗休克、抗感染、纠正酸中毒及电解质紊乱(如高钾血症),防止急性肾功能衰竭,必要时及早进行透析治疗;②抗休克平稳后,尽快实施筋膜间隙切开减压,切除坏死组织,必要时实施截肢术;③根据全身状况适时输液、输血及应用血管活性药物,以维持患者血流动力学的稳定;④应用利尿药维持适宜的尿量。

7. 治疗与处理　①挤压综合征应留置导尿管监测每小时尿量;②定时监测肌酸激酶(CK)和电解质,并持续监测中心静脉压和动脉血氧饱和度;③理论上含钾离子液体可能加重机体高钾血症,应避免使用,可采取生理盐水单独应用或与5%葡萄糖溶液常规交替输注;④调控输液量,以保持尿量在1ml/(kg·h)为宜,同时碱化尿液,以增加肌红蛋白的溶解度而促进其排泄。此外,对机体存在代谢性酸中毒的患者可通过静脉滴注适量碳酸氢盐,以碱化尿液,使 pH >6.5,有利于防止肌红蛋白沉积而阻塞肾小管。

【麻醉与实践】①挤压综合征患者需紧急手术,麻醉医师应首先关注肾功能受损情况,有无水电解质紊乱、酸碱是否失衡、血容量是否不足等;②远端肢体挤压综合征且全身情况较好者,可采取臂神经丛阻滞或硬脊膜外隙脊神经干阻滞。严重患者可直接选择全身麻醉;③由于挤压伤者细胞内钾离子外溢,虽有时血钾升高不显著,但一旦存在促发因素,血钾可迅速增高,当该类患者实施全身麻醉时,如使用琥珀胆碱,则可使血钾急剧上升,易导致心律失常,甚至心搏骤停,故禁忌应用琥珀胆碱;④非去极化类肌松药阿曲库铵、顺式阿曲库铵可经霍夫曼(Hofmann)效应消除,故可用于该类患者;⑤围麻醉期应加强生命体征监测,尤其是动脉压与中心静脉压(CVP),两者可及时反映血流动力学变化以及出入量变化,麻醉术中可根据挤压综合征的临床症状按上述措施进行处理;⑥尽量选择对患者生理功能影响小的麻醉方法,如上肢手术可采用臂神经丛阻滞,下肢手术可根据具体情况决定是否实施椎管内脊神经阻滞,但特殊情况患者直接选择气管插管全身麻醉为妥。

【提示与注意】①挤压伤患者禁忌应用琥珀胆碱;②失血不多患者,尽量不输血,因库存血有加重高血钾的危险,如必须输血者应输新鲜血液;③定时检查血清钾,密切监测心电图变化,警惕发生严重性心律失常或心室纤颤而猝死;④拮抗高血钾的措施是应用钙剂,10%葡萄糖酸钙 10~20ml 可静脉滴注,紧急时可缓慢注射,必要时可重复使用;⑤对代谢性酸中毒合并高血钾患者,5%碳酸氢钠 100~200ml 静脉滴注,疗效满意;⑥挤压综合征患者需定期检查 CK 水平,因 CK 峰值与肾衰竭的进展有关,当 CK >7500U/L 者,患者继发肾功能不全的风险颇高;⑦甘露醇不宜用于已经无尿的患者;⑧对合并急性肾功能衰竭患者应尽早实施血液净化(透析)治疗,以利于缩短病程,改善预后以及提高救治成功率。

663. 何谓肾病综合征以及如何选择麻醉用药?

【术语与解答】肾病综合征不是一种独立性疾病,而是由肾小球病变导致机体出现一系列相关临床症候群。

1. 病因　肾病综合征可分为原发性和继发性两大类,可由多种不同病理类型的肾小球病变所引起。

2. 主要病理生理　①大量蛋白尿:由于肾小球滤过膜屏障功能受损,肾小球滤过膜对血浆蛋白(以白蛋白为主)的通透性增加,从而致使原尿中蛋白含量增多,故形成大量蛋白尿;

②低蛋白血症:主要因大量血浆白蛋白从尿液中丢失,而肝脏合成白蛋白不足,加之外源性蛋白摄入减少,因此引起机体低蛋白血症;③全身性水肿:因低蛋白血症可使血浆胶体渗透压降低,从而促使血液中的水分自血管腔内渗透至组织间隙,这是造成肾病综合征水肿的主要原因;④高脂血症:该发生机制可能与肝脏合成脂蛋白增加及脂蛋白分解减弱有关,其机体呈现高胆固醇血症和(或)高甘油三酯血症,且可伴有低密度脂蛋白等。

3. 临床典型表现　肾病综合征主要存在三高一低:①大量蛋白尿,如尿蛋白大于 3.5g/d;②全身水肿明显;③血脂升高(高脂血症);④血浆蛋白低于 30g/L。其中①和④两项为临床诊断所必需,严重者甚至少尿或无尿。

4. 相关并发症　①感染:主要与蛋白质营养不良、免疫功能紊乱以及过度应用糖皮质激素有关;②血栓或栓塞:由于血液浓缩(有效血容量减少)与高脂血症,可引起血液粘稠度增高,故肾病综合征容易发生血栓及栓塞并发症;③急性肾功能衰竭:肾病综合征患者可因有效血容量不足而致肾血流量下降,且诱发肾前性氮质血症,经扩容、利尿后可得到恢复。但少数患者可出现急性肾功衰竭,表现为少尿或无尿,而扩容利尿常无效;④蛋白质及脂肪代谢紊乱:长期低蛋白血症可导致营养不良,而免疫球蛋白减少则引起机体免疫力下降,内分泌素结合蛋白不足可诱发内分泌紊乱,药物结合蛋白减少可能影响某些药物的药代动力学改变。此外,高脂血症可增加血液粘稠度,易促进血栓形成与栓塞并发症的发生,并增加心血管系统疾病发生率等。

【麻醉与实践】肾病综合征患者因存在蛋白尿、水肿和血浆白蛋白降低,不仅会因肠道黏膜水肿而影响药物的吸收,也会因药物与血浆白蛋白结合率降低而影响药物的分布,同时并存电解质紊乱、酸碱失衡等,均可造成麻醉难度与风险增加,尤其是急性肾功能衰竭的患者。①低蛋白血症和酸中毒可使药物在体内的游离成分增加,因此应用麻醉类药物的复合剂量也需要降低,如苯二氮䓬类药物(咪达唑仑、地西泮)和丙泊酚等需减少 30% ~50% ;②其他麻醉药也应相对减少,慎用或禁用;③肌肉松弛药阿曲库铵与顺式阿曲库铵应是全麻首选,其次是罗库溴铵或维库溴铵;④术前已服用激素者,麻醉术中应继续应用,不可随意停药。

【提示与注意】①挥发性全麻药的清除虽不依赖肾功能,但恩氟烷与七氟烷等经肝脏代谢的产物氟离子具有肾毒性,应避免长时间使用;②代谢性酸中毒、高镁血症、低钙血症等可增强非去极化肌松药的神经肌肉阻滞,术毕应监测肌肉张力恢复程度。

664. 何谓癌痛综合征与怎样实施麻醉性镇痛?

【术语与解答】①癌痛综合征是恶性肿瘤发展过程中具有一定特点的各种疼痛症状与体征的暂时性聚合;②癌痛综合征基本定义是:在癌症病变的基础上以剧烈疼痛为主要特点,同时具有明显相关体征与特殊并发症的一组相关症状;③癌痛综合征主要是由该肿瘤侵蚀外周神经组织或压迫神经干、神经根所致的一系列临床症状;④转移性疼痛是癌痛综合征特征性表现,如骨性疼痛、头颈痛及肩背痛等;⑤癌痛综合征疼痛较一般疼痛更为复杂,因不仅是疼痛问题,还具有恐惧和濒死感心理,故可给患者造成巨大的心理压力;⑥癌痛综合征可大量消耗自身的免疫功能,从而明显降低抗癌能力,并加速病情恶化。

【麻醉与实践】麻醉医师可采取有效、合理的治疗癌痛综合征的措施,以达到控制病情的发展,提高患者的生存质量,缓解其精神压力,从而延长患者的生命。如较早期患者可应用相关药物镇痛,通常选择三阶梯癌痛治疗方案(非阿片类药与阿片类药)。而中、晚期癌痛综合征为获得长时间的痛觉传导阻滞,必要时可采取周围神经、自主神经、脊神经干、脊神经根等损害术,传统的化学性损害物质有 95% 乙醇、7% 苯酚水溶液以及 10% 酚甘油。除化学性神经损害外,其物理学神经损害方法也越来越多的应用于临床。

【提示与注意】若采取神经破坏疗法,务必同患者及亲属讲清楚,并应签定家属知情同意手续。

665. 何谓代谢综合征以及如何实施麻醉与管理?

【术语与解答】多年来由于许多学者在关注着代谢综合征这一疾病,故代谢综合征其临床症候群有以下两个“版本”:①代谢综合征一般是指机体存在以肥胖症为核心,同时伴有高血压、高血糖、血脂异常等多种心血管疾病危险因素的临床症候群;②也有学者认为,代谢综合征必须具备三条以上的代谢性危险因素(或疾病),如:a. 中心型肥胖(腹周型肥胖);b. 高血压;c. 2 型糖尿病;d. 血脂异常;e. 微量白蛋白尿;f. 心血管疾病;g. 非酒精性脂肪肝;h. 高尿酸血症等。而且还可能不断的有新的疾病入围,上述每一种疾病或因素也都是心血管疾病的危险因子。

现今随着生活水平的提高与饮食结构及习惯的改变,代谢综合征的发病率也明显上升,代谢综合征既是增加心、脑血管疾病与 2 型糖尿病发病危险的因素,也是心、脑血管疾病死亡率上升的重要因素之一。此外,该综合征病因及发病机制也较为复杂,还有许多问题有待阐明。

1. 病因及发病机制　①目前代谢综合征的病因与发病机制尚不明确,现今认为中心型肥胖和胰岛素抵抗是引起该病发生的重要因素;②代谢综合征的发病是复杂的遗传基因突变或缺陷与环境因素相互作用的结果;③机体多种代谢性紊乱是增加心、脑血管疾病的危险因素;④胰岛素抵抗和高胰岛素血症与代谢综合征的多种危险因素(或疾病)的发生机制有关,而胰岛素抵抗的发生机制又与肥胖症的病理变化相关,并互为因果。

2. 临床特征　代谢综合征的临床特征是所包含的每一疾病或危险因素的临床特征,如肥胖、高甘油三酯血症、高血压、2 型糖尿病、血脂异常、微量蛋白尿、心血管疾病、非酒精性脂肪肝等,上述临床特征均有各自的临床表现。

3. 诊断指标　中华医学会糖尿病分会提出了适合国人的代谢综合征的诊断,即符合以下标准中的 3 个或全部,则可诊断为代谢综合征:①肥胖:体重指数≥25.0,男性腰围≥90cm,女性腰围≥85cm;②高血压:≥140/90mmHg 或已确诊为高血压且正在治疗者;③高血糖:空腹血糖≥6.1mmol/L(110mg/dl)或糖负荷后血糖≥7.8mmol/L(140mg/dl),或已确诊糖尿病并正在治疗者;④空腹甘油三脂≥1.70mmol/L(150mg/dl)或空腹血高密度脂蛋白降低(男性<0.9mmol/L,女性<1.0mmol/L)。

【麻醉与实践】现今国内肥胖症者患病率迅速上升,麻醉手术患者也同步增长,尤其肥胖症作为代谢综合征主要危险因素之一,可显著增加麻醉风险,故对代谢综合征患者务必做好麻醉前评估,除术前完善常规实验室检查和测量血压及心电图外,还应检测腰围与相关血脂指标(如甘油三酯、高密度脂蛋白)、空腹血糖,以及上呼吸道通畅情况等,以便采取相关措施,以使患者围麻醉期平顺,且生命安全得以保障。

1. 硬脊膜外隙脊神经干阻滞　代谢综合征患者属中心型肥胖,其腰背部组织明显肥厚,往往骨性解剖标志不清楚,棘突难以触摸,椎间隙定位困难,从而椎管内穿刺容易偏离方向,甚至导致该麻醉方法难以成功。此外,肥胖导致的腹内压增高,可使硬脊膜外隙容积相对缩小,故注入硬脊膜外隙的局麻药量应适当减少。

2. 全身麻醉　①肥胖患者往往口咽腔软组织增厚、疏松,其上呼吸道较正常人显著狭窄,全麻诱导后极易引起上呼吸道梗阻,甚至造成面罩通气不良和气管插管困难以及术毕拔管后易出现急性上呼吸道梗阻;②代谢综合征常伴有非酒精性脂肪肝,麻醉期间尽量避免使用影响肝功能代谢的相关药物;③代谢综合征患者虽麻醉用药无特殊要求,但全麻术后易引起苏醒延迟,故麻醉药物的复合、搭配应尽可能合理化。

3. 围麻醉期管理 目前尚无有效针对该病因治疗的药物,但可对其某个或几个危险因子或因素进行预防、干预或初步处理。①调节血脂:如贝特类、他汀类及烟酸类药物可降低甘油三酯及低密度脂蛋白;②控制高血压:围麻醉期血压应控制在≤140/90mmHg 为宜;③控制高血糖:应用相关药物调控血糖在允许范围内;④血栓前状态的治疗:情况允许时小剂量阿司匹林可广泛应用于已知的动脉粥样硬化性心血管疾病的治疗,麻醉术前不必停用,但选择椎管内脊神经阻滞需慎重。

【提示与注意】①代谢综合征的发病率随腰围和体重指数的增大而增加;②代谢综合征患者并非都有胰岛素抵抗,而存在胰岛素抵抗的人群也不一定都是代谢综合征;③代谢综合征患者其胸腹部脂肪组织堆积、肥厚,可导致胸肺顺应性明显降低,尤其仰卧位膈肌上移,肺容量减少,其潮气量、分钟通气量等均下降,从而形成肥胖低通气综合征。因此,对代谢综合征患者无论选择椎管内脊神经阻滞,还是采用全身麻醉,麻醉术中与麻醉恢复期务必重视呼吸功能的变化,允许情况下仍以头高足低位为宜,以防止慢性低氧血症的发生;④该类患者术后深静脉血栓形成发生率高,须予以重视。

666. 预激综合征围麻醉期如何诊断与怎样处理?

【术语与解答】心脏正常的传导通路是由心房至心室沿途通过房室结和浦肯野纤维的单一通道来保障心脏电冲动的顺行性下传,这种在心房与心室之间的单一连接通道,可导致心室激动延迟,该延迟确保了心室的机械功能更为理想,而不会造成折返型心动过速。

1. 预激综合征 目前临床上有以下几种解释:①该综合征是指起源于窦房结或心房的激动在经正常的房-室传导功能下传激动心室的同时,也同步快速通过房-室之间的异常通路提前激动一部分或全部心室,从而产生快速心律失常的一种临床综合征;②窦房结或心房通过旁路提前激动心室或心室激动反向提前激动心房,故常合并室上性、阵发性心动过速;③预激综合征是在房-室系统之外存在附加连接传导组织(房-室旁路传导束),致使部分或全部心室或心房肌在正常房-室传导系统顺传或逆传的激动传递心室或心房之前,提早出现心电激动,是一种房-室间传导异常的现象;④预激综合征患者房-室间可能存在两条传导通路,故容易发生折返性心动过速;⑤预激综合征是一种房-室传导异常现象,其冲动经附加通道(旁路)下传,提早兴奋心室肌的一部分或全部,从而引起心室提前激动;⑥预激综合征系房-室间另外存在着一条异常传导通路,通常情况下处于静止状态,当被刺激后,可使心房冲动提前到达心室某位点,从而引发心动过速;⑦从心房传导的冲动经过异常的传导径路预先激动一部分束支,这些冲动通过旁路绕过房室结,较正常径路发放的冲动提前激动心室。

2. 典型心电图特点 ①出现预激波(QRS 波起始部粗钝,又称 Deltaδ 波),δ 波与心肌梗死的 Q 波十分类似;②冲动沿浦肯野纤维传导时缺乏生理性传导延搁,导致心电图具有特征性的短 P-R 间期,即 P-R 间期 <0.12 秒,一般在 0.06~0.10 秒;③QRS 波增宽(大于 0.10 秒)和 δ 波出现,则反映了心脏冲动通过正常与异常的传导径路传导发生复合;④P-J 间期恒定(约为 0.27 秒);⑤ST-T 呈继发性改变,与 QRS 波群主波方向相反;⑥阵发性房性心动过速是该综合征颇为常见的心律失常。

3. **主要临床表现** 该综合征不并发心动过速时无特殊症状。①由预激综合征引发的心动过速期间,患者常见的临床症状为阵发性心悸,伴有或不伴有心慌、眩晕、晕厥、呼吸困难或心绞痛,每次发作持续 10 ~ 120 分钟不等,严重者可出现休克,甚至心搏停止;②频率过快的心动过速,尤其是持续性心房颤动发作,可恶化为心室颤动或导致充血性心力衰竭及低血压;③在心动过速发生后 30 ~ 60 分钟,常会出现利尿作用,这种利尿作用可能同心动过速发作期间心房利钠因子的产生有关;④预激综合征其诱发因素多为情绪激动或剧烈运动,而大多数患者发作后可自行缓解或恢复正常。

4. **治疗与处理** 预激综合征本身不需特殊治疗,并发室上性心动过速时,常选用普罗帕酮(心律平)、胺碘酮、利多卡因、普鲁卡因胺等,以减慢其旁路的传导,使其转复为窦性心律。如并发心房颤动或心房扑动时心室率很快,可产生循环功能障碍或出现晕厥、低血压、心力衰竭、心绞痛等,应尽快采用同步直流电复律。此外,一些心动过速发作频繁患者可行心导管消融术。

【麻醉与实践】 预激综合征患者无论择期手术或是急诊手术,经常发作者应嘱咐患者继续使用抗心律失常药物,以维持正常的窦性心律。麻醉期间应避免增加交感神经兴奋:①抗胆碱药物(阿托品)慎用或禁忌,通常选择长托宁(盐酸戊乙奎醚)为宜;②大多数静脉全麻药与吸入性全麻药均可用于该类患者,但氯胺酮因直接兴奋交感神经中枢,而氟烷可使心肌对儿茶酚胺的敏感性增强,故两者均不宜用于预激综合征患者的麻醉;③由于全麻气管插管非常容易导致显著的交感神经系统兴奋,因此全麻诱导药应复合集中应用(静脉全麻药、较大剂量阿片类镇痛药与非去极化肌松药)以及实施 1% 丁卡因咽喉部充分表面麻醉,待诱导药效应达峰值且咽喉表面麻醉发挥作用,再手法轻柔的进行喉镜显露声门与气管插管;④用于全麻维持的肌肉松弛药,以不增加交感神经活性和增快心率为宜,如长效肌松药泮库溴铵可增加房室传导,禁忌用于该类患者;⑤若选择区域麻醉,应考虑给予适宜的镇静;⑥围麻醉期应加强心电监测,并备好有效治疗预激综合征患者心动过速发作的药物;⑦术中应维持适宜的麻醉深度,避免麻醉过浅以及缺氧或二氧化碳蓄积所致的交感神经兴奋;⑧麻醉术后拔管同样重要,为避免拔管所致的反射性心率增快,应在手术结束前提早将 1% 丁卡因经气管插管反复多次喷入气管内,因为此时肌松药仍发挥作用,不会引起呛咳。此外,当手术完毕再次给予气管内喷雾表面麻醉,以抑制术毕拔管刺激而交感神经应激性反射所导致的心率增快。

【提示与注意】 由于麻醉及相关操作容易诱发室上性心动过速,甚至并发房颤等,有时后果严重,为防止和避免预激综合征患者其潜在的严重心律失常,围麻醉期应提早防范交感神经兴奋或反射:①静脉全麻药氯胺酮能增加交感神经的兴奋性,致心动过速而引起心律失常,故不能用于预激综合征患者的麻醉。肌肉松弛药泮库溴铵能减弱迷走神经张力和释放儿茶酚胺作用,因此,可导致心率增快、血压升高,尤其全麻诱导气管插管时大剂量应用更为明显,故应禁忌;②全麻诱导气管插管与术毕拔除气管插管,均可引发交感神经兴奋,须严加防范;③由于洋地黄和异搏定可以易化旁路的传导,从而进一步缩短旁路的不应期,故预激综合征患者禁止使用;④一旦麻醉术中出现心律失常威胁生命时,可使用电复律。

667. 何谓脑-心综合征与麻醉存在如何影响?

【术语与解答】 ①脑-心综合征是指因急性脑部病变期间而出现的心血管系统功能活动障碍或异常,并伴有明显的心电图异常变化;②脑-心综合征主要因脑出血、蛛网膜下腔出血、急性脑外伤或脑卒中、脑梗死,且波及或刺激下丘脑、脑干自主神经中枢,从而引起心肌传导功能失衡所导致的心律失常,甚至心力衰竭,当脑部病变好转且平稳后,心功能病变症状及心电图异常也随之消失或恢复正常。

1. 主要临床表现　①患者可出现各种类型的心律失常,有时还酷似急性心肌梗塞的临床表现;②脑-心综合征患者可有窦性心动过缓、窦性心动过速、室性早搏、房性早搏、室上性心动过速、阵发性室性心动过速与心室颤动等多种心律失常,尤其严重性窦性心动过缓、持续性室性心动过速及心室颤动是导致脑-心综合征患者死亡的重要因素。

2. 心电图异常变化特点　①脑-心综合征早期可出现明显的 U 波,该 U 波的出现和消失均与血钾浓度的变化无关;②脑-心综合征倒置的 T 波可深达 10mm 之多,类似心内膜下梗塞心电图的改变;③该类患者 Q-T 间期可延长,如重症蛛网膜下腔出血患者心电图可见 Q-T 间期延长,并出现 U 波,其阳性率可高达 50% ~ 60% 。

3. 临床诊断与治疗　①上述脑神经系统病变若出现上述临床表现的心律失常和心电图异常变化特点时,即可诊断脑-心综合征;②该综合征的治疗应针对原发病进行,因临床上大多数治疗心律失常的药物对脑-心综合征所致的心律失常效果均欠佳。

【麻醉与实践】对急性脑部病变手术患者,围麻醉期有可能发生脑-心综合征,故全麻诱导与术中麻醉维持均应保持血流动力学的稳定,尤其全麻诱导后的气管插管与手术开始前这段时间内,前者可导致显著的心血管应激反应,后者易引起明显的血压下降(通常临床称为全麻诱导后低血压),两者所致的血流动力学急剧波动可促发脑-心综合征患者严重性心律失常而突发死亡。

【提示与注意】①临床诊断脑-心综合征需要与脑、心两脏器同时存在的疾病相鉴别;②对脑-心综合征患者,围麻醉期控制颅内压和保障血流动力学的稳定至关重要,以避免两者的过度波动而出现严重的心律失常。

668. 何谓肝-肾综合征以及如何选择麻醉方法?

【术语与解答】①肝-肾综合征是指发生在严重肝病(肝硬化失代偿期或急性重症肝炎以及终末期肝脏疾病)基础上合并急性肾功能损害或衰竭,但肾脏本身并无器质性损害,故又称功能性肾衰竭;②肝-肾综合征突出特点为该急性肾功能衰竭属功能性,整个肾脏无其他明显的形态学异常和病理性改变;③肝-肾综合征特征性表现为在重症肝病的基础上伴有自发性少尿或无尿,以及氮质血症与稀释性低钠血症,但肾脏无重要病理性改变;④临床上主要见于伴有腹水的终末期肝硬化或急性肝功能衰竭患者。肝-肾综合征一旦发生,治疗颇为困难,且存活率很低。

1. 发病机制　肝-肾综合征发病机制颇为复杂,至今尚未完全清楚,目前主要认为是内脏血管床扩张,心输出量相对下降和有效血容量不足,以及全身性血流动力学分布改变,肾素-血管紧张素-醛固酮系统和交感神经系统被进一步激活,肾交感神经张力增高,最终导致肾皮质血管强烈收缩、入球小动脉广泛性收缩而导致肾血流量减少、肾小球滤过率逐渐下降,钠、水排泄受损,从而引发急性功能性肾衰竭。

2. 主要临床表现　肝-肾综合征患者在重症肝病基础上出现自发性少尿(<500ml/d)或无尿,氮质血症和血肌酐升高,稀释性低钠血症,尿钠浓度降低,常伴有难治性腹水,临床通常分为三期:①氮质血症前期:如尿素氮、肌酐正常或稍高,Na^+ 下降,进行性少尿且对利尿药不敏感等;②氮质血症期:此期尿素氮明显增高,肌酐中度上升,低钠血症出现、腹水增多、黄疸加深、嗜睡、血压偏低、脉率细快等;③终末无尿期:该期除肝肾功能衰竭外,还可伴有血压

827

下降、肾小球滤过率显著降低、出现少尿或无尿、神志可处于昏迷状态,多数患者出现肝性脑病及深昏迷等。此外,肝功能衰竭时,肝对血液中有毒物质清除力减弱,往往加重肾功能的损害。

3. 临床诊断 ①该患者肝硬化合并腹水,肌酐升高 > 133μmol/L(1.5mg/dl)且尿素氮升高,但无休克及近期未使用肾毒性药物;②有重症肝病或肝功能衰竭表现,但无肾脏病史或肾功能正常;③24 小时尿量少于 500ml。

4. 治疗 肝脏移植手术是肝-肾综合征患者颇为理想的治疗措施,可明显提高患者的生存率。

【麻醉与实践】①肝-肾综合征患者由于存在肝、肾功能显著低下,根据病情若属抢救性质手术,其麻醉方法应尽量选择局麻,必要时采取区域麻醉(如颈神经丛或臂神经丛阻滞)或硬脊膜外隙脊神经干阻滞为宜;②必须全麻手术者,应气管插管建立人工呼吸道,避免使用对肝、肾存在影响或毒性的药物,全麻维持以吸入性全麻药为主(氟烷禁用),静脉全麻药以丙泊酚为妥,肌肉松弛药应选择不经肝肾代谢、排泄的顺式阿曲库铵或阿曲库铵为宜。由于机体代谢功能受损和白蛋白降低,麻醉类药物作用时间均延长;③麻醉术中应纠正机体水、电解质的紊乱,避免使用肾毒性药物,维持血流动力学尽可能正常以改善肾血流,防止肾功能进一步损害;④肝脏移植麻醉术中多种因素仍可促发肾功能受损,如手术时间、大量失血与平均动脉压变化等,而处理肝-肾综合征关键措施之一是增加有效循环血量,适当收缩已扩张的内脏血管,降低内脏淤血,增加肾脏灌注,以提高肾小球滤过率;⑤术毕不宜过早拔除气管插管,应将患者带管护送 ICU 继续监测、治疗及处理。

【提示与注意】①肝-肾综合征患者如出现肝性脑病,应采取脑保护性措施,如抗惊厥、降低颅内压、减轻脑水肿、降低体温(33～34℃)等;②昏睡、昏迷且伴胃肠道出血患者,必须采取全麻气管插管,以防止误吸;③如选择全身麻醉其维持期深度不宜太深,尽可能减少麻醉药物所致的负面影响。

669. 何谓肝-肺综合征以及如何选择麻醉方法?

【术语与解答】①肝-肺综合征是指:发生于严重肝病或(和)门脉高压的基础上出现肺内血管异常扩张所致的气体交换障碍,而非心肺疾病基础上的机体低氧血症。其定义为进展性肝病伴肺内血管扩张和呼吸室内空气时肺泡-动脉氧差增加(> 20mmHg);②肝病晚期可以合并肝-肺综合征,即门脉性肺动脉高压;③病理生理:其发病关键是肺内血管扩张,毛细血管、小静脉、小动脉血管壁增厚,从而导致肺通气/血流比值失调、氧弥散受限及肺内动静脉分流,最终引发低氧血症;④临床主要表现为三联症:即严重肝脏疾病、肺内血管扩张(肺血管内压力增高)与低氧血症(患者多伴有呼吸困难与发绀);⑤由于致病原因尚未明了,目前临床又无有效的药物和其他治疗措施,故患者预后差。但原位肝移植是肝-肺综合征的根本性治疗方法,可逆转肺血管扩张,肝移植术后患者其机体氧分压、氧饱和度以及肺血管阻力均可明显改善。

【麻醉与实践】①肝-肺综合征患者麻醉风险极大,必须手术者尽可能选择局部麻醉下实施;②麻醉过程中如出现增加肺血管阻力的病理情况(如酸中毒、低氧血症、高碳酸血症),患者发生急性右心衰竭的危险性将明显增加;③该类患者提高吸入氧浓度和氧分压则能略改善机体低氧血症。

【提示与注意】应明确肝-肺综合征的诊断,避免该类患者麻醉后出现不测。

670. 何谓布-加综合征以及如何麻醉及注意事项?

【术语与解答】①布-加综合征是由法国医生布尔·加尼在20世纪初期首先发现,并由此得名;②布-加综合征是一种血管源性疾病,是由各种原因引起的肝静脉流出道阻塞性疾病(从肝小静脉至下腔静脉与右心房入口处的任何静脉部位),即该静脉回流行程中的相关静脉病变或畸形,从而导致下腔静脉、肝静脉、门静脉等部分梗阻或完全阻塞,最终引起机体以顽固性腹水与肝、脾肿大,以及肝静脉、门静脉和下腔静脉高压为主要临床表现的一种症候群;③该综合征也属罕见疑难杂症,又因其无明显特异性症状,且临床症状及其转归酷似肝炎后肝硬化,因此常被临床误诊、误治。

1. 临床表现　①由于下腔静脉压力高于上腔静脉,故其门静脉压力可更高,并促使肝淤血肿大、肝功能受损、白蛋白合成减少,从而可造成顽固性腹水,甚至出现胸水、凝血机制障碍以及腹壁、胸壁静脉曲张与下肢水肿等;②脾肿大且功能亢进,可致使血小板降低,加之食管下段静脉曲张,可引起反复性上消化道出血;③下腔静脉梗阻常致腹腔以下静脉血液淤积而回心血量减少,故心输出量降低,患者则表现为心悸、气短等;④该类患者下肢浅静脉曲张与下肢肿胀且色素沉着,活动后足踝部肿胀。此外,机体长期大量腹水可压迫膈肌,膈肌向胸腔明显移位可造成肺容量显著减少,若并存胸水,患者则表现为低蛋白血症、重度营养不良、胸闷、憋气,甚至呼吸困难。

2. 临床诊断　影像学检查可基本诊断该病(如多普勒超声、CT、MRI),而下腔静脉及肝静脉造影则是诊断的标准,可清楚地显示病变的部位、梗阻的程度以及类型与范围,同时也是介入治疗必要的前提条件,还可预测治疗效果及预后。此外,胃镜或食道钡餐检查可明确食管-胃底静脉曲张的严重程度,可间接反映门静脉的压力。

3. 治疗　临床上根据其病情、类型特点及全身状况以选择不同的治疗方案:①随着影像医学与介入放射学的发展,介入治疗以其创伤小、操作简单、并发症少及可重复操作等优点已经成为布-加综合征患者主要的治疗方式;②外科手术则是布-加综合征患者另一种较为有效的治疗方法。

【麻醉与实践】部分布-加综合征患者可实施外科手术治疗,该类患者手术一般均选择全身麻醉,故麻醉与术中管理同等重要:①做好麻醉前访视,了解病情特点及全身状况,以便制定合理的麻醉方案;②由于该类患者病情复杂、全身情况差以及肝肾功能欠佳,一般对麻醉药物耐受能力降低,因此麻醉用药总量应适当减少;③该综合征主要病理特点为回心血量不足,如应用心血管抑制明显的麻醉药及相关末梢血管扩张药,均有可能造成心输出量显著下降,故应选择对心血管影响轻微的麻醉方法和药物;④该类患者应做好各种相关监测,除常规监测血压、心率、心电图、体温、SpO_2、$P_{ET}CO_2$、尿量外,还应包括直接动脉测压和上、下腔静脉压监测,必要时置入 Swan-Ganz 漂浮导管测定相关指标,以及监测电解质、出血量、血气分析等;⑤由于存在下腔静脉高压,加之可能术中失血过多,因此务必建立上肢静脉通路并保持其通畅,以备大量输血、输液之用;⑥开腹后可吸引出大量腹水,腹内压急剧下降可致腹腔内脏器血管迅速扩张,回心血量进一步减少而血压骤降,所以应提前补充血容量,并根据血压下降情况给予多巴胺调控;⑦如特殊、严重患者借助体外循环实施手术更为稳妥,以保证患者麻醉术中安全。

【提示与注意】①患者入手术室后,应使其处于头高足低位,以缓冲大量腹水通过膈肌压迫胸腔而降低肺容量;②布-加综合征患者由于下腔静脉梗阻、淤血,致使回心血量显著降低,故禁忌建立下肢静脉通路输液,尤其经下肢静脉实施全麻诱导,常导致诱导明显滞后,而且易使麻醉药过量;③随时纠正酸碱失衡及电解质紊乱,因排尿过多可能出现低钾血症;④肾静脉压增高者易引起肾血流量降低而致尿量减少,应强化尿量监测;⑤若布-加综合征患者未能明确诊断而实施非布-加综合征手术,麻醉医师应提高警惕,通常可通过观察患者有无腹壁、胸壁或脐周围静脉曲张以及双下肢肿胀或静脉曲张,则可基本鉴别和诊断布-加综合征,以便确定麻醉方法与麻醉用药;⑥由于该疾病下腔静脉呈持续性梗阻,其腰骶段硬膜外隙静脉丛也呈扩张状态,且血管壁菲薄,故容易引起损伤出血,尤其该类患者术前存在抗凝治疗者,务必慎重或禁忌选择椎管内脊神经阻滞,以避免椎管内血肿形成而压迫脊神经根和脊髓;⑦气管插管务必小心谨慎,避免误插入食管内,因食管静脉血管曲张且脆弱,容易损伤静脉血管而造成上消化道出血,甚至引发出血后窒息;⑧术毕不宜过早拔除气管插管,应护送 ICU 继续实施机械通气控制呼吸一段时间,以避免低氧血症及心肺功能不全的发生。

671. 肥胖综合征对机体有何影响以及如何实施麻醉?

【术语与解答】①肥胖综合征是指构成身体成分的脂肪组织比率远超正常范围,即其体重超过标准体重的 20% 以上,且伴有低通气量综合征(如嗜睡、睡眠时出现舌后坠、上呼吸道易梗阻、睡眠状态下间断性出现呼吸暂停,以及机体长期存在着轻度、慢性低氧血症与高碳酸血症);②肥胖综合征较单纯肥胖症严重,常由肥胖症发展而来,多合并阻塞性睡眠呼吸暂停综合征或代谢综合征;③肥胖综合征死亡的风险约为肥胖症的 2 ~ 3 倍。

1. 临床特征　肥胖综合征主要表现为三大系统症状:①神经系统:如常伴有头痛、头晕、乏力、多汗、烦躁、静坐易睡、嗜睡、记忆下降、智力减退以及反应迟钝等;②呼吸系统:平卧位常有呼吸费力,一般情况下呼吸频率较快,且呼吸深度较浅,睡眠期间上呼吸道梗阻(打鼾显著)与呼吸暂停交替出现,有时可突然憋醒,醒后满身大汗,进一步可发展为心-肺综合征;③循环系统:心血管功能呈异常或病态,如心悸、高血压、冠心病、心室壁肥厚、肺动脉高压等,严重者可导致循环衰竭。

2. 对机体的影响　肥胖综合征对机体生理功能产生的影响主要有以下几方面。

(1)上呼吸道狭窄所致通气不畅:①肥胖综合征患者口裂相对较小,舌体大而肥厚,咽腔软组织也增厚,从而致使口咽腔空间明显缩窄,加之舌根易后坠而挤压会厌,常引起会厌半遮盖声门;②该类患者会厌软骨多薄而宽大,故容易下垂而半遮盖声门;③由于整个上呼吸道软组织结构异常,睡眠期间必然导致上呼吸道狭窄而通气不畅,乃至梗阻,其结果造成机体长期处于慢性缺氧与高碳酸血症状态。

(2)对机体代谢的影响:①大量的脂肪堆积必然增加机体耗氧量与二氧化碳产生量;②随着脂肪组织的增加,常引起胰岛素反应呈抵抗状态,致使非胰岛素依赖型糖尿病(2 型糖尿病)发病率倍增;③若患者属中心性肥胖,则发生代谢综合征的危险性增大,而代谢性综合征死亡的风险约为非代谢综合征的 2 ~ 3 倍。

(3)对呼吸功能的影响:①肥胖综合征患者腹部明显膨隆,腹腔内压显著增高,加之胸腹部脂肪层堆积,从而限制了胸廓与膈肌的运动;②腹部大量脂肪堆积可使腹壁明显增厚,加之腹腔内容物重力作用,致使腹腔内压显著高于胸腔,从而仰卧位时引起横膈向胸腔移位,胸腔容积缩小则导致肺脏压缩而肺容量减少,最终造成分钟通气量降低而摄氧不足;③该综合征患者为降低呼吸额外做功,常以较低的肺容量呼吸,从而使补呼气量及肺总量减少,功能残气量(FRC)也随之降低;④肥胖综合征患者的体位变化对肺容量的影响更为严重,尤其在俯卧位或仰卧位时,其胸廓运动及肺顺应性进一步下降,致使通气/血流比值失衡更为显著;⑤大多肥胖综合征患者伴有阻塞性睡眠呼吸暂停综合征,长期反复性低通气量与间断性呼吸暂停必然引起机体慢性低氧血症与高碳酸血症等。

（4）对心脑血管功能的影响及危害:①脂肪显著增多且体重异常增大,机体代谢需求也迅速增高,常致使心血管功能也随之出现代偿性改变,尤其心脏做功明显增加,出现心搏次数增加而心排血量随之上升,久而久之心脏负担明显加重,其左心室壁逐渐增厚,心肌增厚合并动脉粥样硬化,因此引发高血压、冠心病、脑血管疾病,进而产生心绞痛,严重者可发生脑卒中,甚至猝死;②心排血量随体重和耗氧量的增加而升高,主要依靠增加每分搏出量来实现,故心悸是该类患者临床基本症状;③肥胖综合征患者耗氧量的增加明显超过心血管功能的储备,而心肌长期处于慢性缺血、缺氧状态,最终则加重心肌病理性改变;④现今已公认肥胖综合征是缺血性心脏病重要的危险因素之一,也是临床上发生猝死的重要原因之一。

（5）对高级中枢神经系统的影响:长期低通气状态所致机体氧供减少、氧耗增多与二氧化碳排除受阻且二氧化碳持续性蓄积,从而导致脑功能呈递减性下降。

（6）对肝肾功能的影响:①肥胖综合征患者大都有肝脂肪浸润（脂肪肝）,脂肪肝的程度与肥胖时间的长短密切相关,也是肝硬化的致病因素之一;②该类患者常因高血压、糖尿病等而引起肾血管病变,其最终则对肾功能产生不良影响。

【麻醉与实践】①鉴于肥胖综合征患者手术日趋增多,加之机体重要脏器生理功能呈逐渐下降,这给临床麻醉造成一定难度与风险,围麻醉期极易发生麻醉危象与不测,应务必引起足够的重视;②肥胖综合征的定义标准虽可量化,但作为麻醉评估的方法仍有其局限性,故临床麻醉风险评估应从该患者实际情况出发,主要侧重于对呼吸与循环系统以及肝肾功能的评估;③围麻醉期清醒状态下应用镇静药、阿片类镇痛药以及苯二氮䓬类药必须慎重,如上呼吸道不能保持通畅,这些药物应禁忌使用;④麻醉选择与麻醉用药及麻醉管理应综合肥胖综合征患者的临床特征和该病对机体产生的影响而全面考虑;⑤该类患者如选择椎管内脊神经阻滞,其操作与用药除有难度外,术中管理也非常棘手。若采取全身麻醉,一系列相关问题必须考虑,如全麻诱导后面罩通气不良与气管插管困难,术毕不易清醒引起拔管时间明显延长,以及拔管后舌体易后坠而致上呼吸道通气不畅等;⑥无论实施何种麻醉方法,围麻醉期均存在不同程度的呼吸系统与心血管系统功能失调,甚至酸碱失衡与电解质紊乱以及代谢功能障碍等,需加强相关监测。

【提示与注意】鉴于肥胖综合征患者麻醉难度与相关并发症的倍增,麻醉医师务必关注以下几方面:①评估呼吸系统与循环功能有无严重异常症状,选择全身麻醉能否顺利建立气管内插管,是否能耐受麻醉与手术;②麻醉前各方面务必准备完善和到位方可开始麻醉诱导,以减少麻醉并发症和避免发生不测;③围麻醉期允许情况下,均应将体位调至适宜程度的头高足低位,以便使膈肌下移而增加肺容量,缓冲通气不足所致的机体慢性缺氧及二氧化碳蓄积;④该患者全麻诱导面罩加压通气期间,应让助手按压剑突下的腹部区域,以防止过多的氧气经食管进入胃内,致使腹腔内压进一步增高而使膈肌更加移向胸腔,从而导致肺容量进一步降低;⑤实施区域神经丛麻醉（如颈神经丛或臂神经丛阻滞）或椎管内脊神经阻滞患者,尽管该麻醉方法可使患者保留自主呼吸,但术中平卧位期间也易致缺氧,甚至发生低氧血症,必须提早面罩给氧通气,并密切观察;⑥全麻诱导应防止呼吸道梗阻及气管插管困难,术毕需待患者完全清醒且生命体征在正常范围方可考虑拔管,必要时可护送ICU继续呼吸支持观察。

672. 何谓阿-斯综合征？为何选择全身麻醉为适宜？

【术语与解答】阿-斯综合征（Adams-Stokes 综合征）也称急性心源性脑缺血综合征，其定义与临床表现形式及特点如下：①是由心源性因素所致的一过性或短暂性严重脑缺血性疾病；②阿-斯综合征实际上是由心脏触发性病变所致一过性或短暂性快速型心律失常，从而引起突发性、严重性，甚至致命性心排血量短时间内锐减，反射性引发急性脑血管容量灌注不足，并导致脑组织严重缺血、缺氧性改变，最终造成机体突发性晕厥和短暂性神志丧失等一组症候群；③阿-斯综合征是由心率/心律突然异常变化而引发的以急性脑缺血、缺氧为主要特征的一组一过性临床症候群；④该综合征与体位改变无关，主要由于心率突发性严重过缓或过速而导致机体暂时性或一过性晕厥并伴有意识消失；⑤阿-斯综合征心电图常显示窦性静止、严重心动过缓或室速、室颤等。

1. 发病原因　阿-斯综合征发病原因颇多，主要来源于心脏功能器质性改变，尤其患有病态窦房结综合征患者（25%～70% 发生过晕厥）、房室传导阻滞以及原有脑动脉供血不足的情况下，往往会诱发或加重阿-斯综合征。

2. 发病机制　主要因心室率显著减慢或停顿以及室速、室颤等快速性心律失常或左房粘液瘤等所致的心排血量明显不足，从而导致脑动脉血流量显著下降，继之发生脑组织缺血、缺氧性损害。

3. 临床表现　①症状轻者仅有突然头晕或眼前短暂发黑，晕厥发作期间意识可一过性或短暂丧失；②重者意识可较长时间丧失，且常伴有抽搐、面色苍白或发绀，甚至大小便失禁；③晕厥与抽搐症状是否严重主要取决于脑缺血、缺氧的时间与程度。

4. 治疗与处理　阿-斯综合征一旦发生，通常治疗处理方法为：①如该综合征是由心动过缓引起，应给予阿托品，甚至应用异丙肾上腺素治疗；②若因心动过速所致，则使用利多卡因、普罗帕酮、胺碘酮等；③室颤者应立即给予电除颤抢救，可实施胸外心脏按压术。

【麻醉与实践】患有阿-斯综合征手术患者，以采取全身麻醉为妥，不宜选择椎管内脊神经阻滞，因无论硬脊膜外隙脊神经干阻滞，还是蛛网膜下腔脊神经根阻滞（腰麻），均有可能引起交感神经抑制或副交感神经相对亢进而更易诱发阿-斯综合征。若伴有阿-斯综合征手术患者选择椎管内脊神经阻滞，一旦心动过缓并出现神志不清，提示可能诱发阿-斯综合征，应给予面罩吸氧辅助通气，同时加快输液，并静脉注射适宜剂量阿托品、麻黄素，甚至异丙肾上腺素。

【提示与注意】围麻醉期患者出现晕厥和短暂意识消失，并非都是阿-斯综合征发生，应与直立性（体位性）低血压、颈动脉窦综合征、血管迷走神经性晕厥以及癫痫、低血糖性昏迷、癔症等相鉴别，这些病变均存在不同程度的类似阿-斯综合征的临床表现。

673. 何谓心-肾综合征以及如何选择麻醉方法？

【术语与解答】①由于心-肾综合征的定义至今仍存在争议，故目前尚无明确的定义。因心脏与肾脏同为人体最为重要的生命器官之一，故心或肾任一器官功能的原发性病变随时间推移往往对另一器官的功能产生障碍或损害。因此，现今心-肾综合征主要是指：心脏与肾脏两者其中某一器官的急或慢性功能异常可能导致另一器官的急、慢性功能异常或进一步加重，即两者存在着相互影响的病理生理变化。此外，心脏疾病常与肾功能恶化密切相关，反之亦然，当两者疾病共存时可显著增加疾病的复杂程度以及患者的死亡率；②通常根据两者的发病顺序和因果关系，急性心-肾综合征是指急性心功能恶化的基础上可导致肾功能异常（心脏原发病在先);而急性肾-心综合征则是指急性肾功能恶化可随之引发心功能异常(肾脏原发病在先);无论前者或后者引起,最终两者可形成恶性循环,加速心脏和肾脏功能的损害及衰竭。

1. 主要病理生理 ①心脏与肾脏均为含有丰富血管的重要器官,且两者均受交感和副交感神经双重支配;同时心、肾作为调控机体有效循环和血液动力学稳定的两个重要器官,在生理功能上相互依存,在病理状态下相互影响;②心脏和肾脏不仅通过动、静脉相互连接,还通过内分泌效应与交感-肾上腺系统保持着密切的联系;③心、肾两器官功能的主要协同作用是调节机体血压、血管张力、利尿、利钠以及血容量稳态与周围组织的灌注和氧合;④肾功衰竭和心力衰竭时肾素-血管紧张素-醛固酮系统过度兴奋,故能引起细胞外液容量和血管收缩失调;⑤心功能减退可造成机体所有组织器官灌注减少,而肾血流灌注不足则可对机体产生明显不良影响;⑥心力衰竭控制不佳可使肾功能逐渐减退,而肾功能减退又可进一步加重心力衰竭的发展,故形成恶性循环。

2. 心-肾综合征分型 为了概括和细化心脏与肾脏两者间复杂的因果关系,根据原发病与起始情况,临床又将其分为以下 5 种亚型:如急性心-肾综合征与慢性心-肾综合征,急性肾-心综合征与慢性肾-心综合征以及继发性心-肾综合征。

3. 心-肾综合征的治疗 由于心肾两器官均参与血压、血管张力、利尿与循环容量的稳定以及周围组织的灌注和组织氧合的调节,而任何一个器官功能的调节失衡均会影响另一个器官功能的转化。故该疾病治疗颇为棘手,主要是如何同时保护和改善心、肾两个器官的功能仍是一个难题,必须考虑药物的双向作用。因此,该综合征患者其治疗总原则是恢复正常的容量状态,避免过度的利尿而加重肾脏功能障碍,并选择正性肌力药物、β-受体阻滞药与血管扩张药的应用等,甚至还需考虑血液净化,即两者治疗应根据其病理特点权衡利弊、各有侧重,以便改善预后。

【麻醉与实践】 心-肾综合征患者的麻醉甚为困难,且风险也显著增大,故除考虑该病情外,还应结合是否伴有其他内科疾病(如糖尿病、呼吸功能减退等),有利于评估能否耐受麻醉与手术,以便选择适宜的麻醉方法与麻醉用药。由于全麻药物大多抑制心血管功能,且均需经肾脏排泄,故通常情况下该类患者以选择低位硬脊膜外隙脊神经干阻滞或区域神经丛阻滞以及局部麻醉较为适宜。

【提示与注意】 因心-肾综合征患者麻醉风险颇大,务必慎重。

674. 何谓止血带综合征以及麻醉术中如何处理?

【术语与解答】 止血带被广泛应用于患者四肢手术,主要发挥止血带对远端血流暂时性中断而达到止血目的,以减少失血,并创造手术操作条件。但止血带用于止血是非生理性应用,故存在许多不利因素,甚至对机体产生不良影响。

所谓止血带综合征是指:①随止血带应用时间的延长,远端肢体可产生病理性变化,如肌肉内磷酸肌酸和烟酰胺腺嘌呤二核苷酸的储存减少,细胞内很快发生酸中毒;②被阻断的局部组织因血液中断可引起细胞低氧与酸中毒,从而导致肌红蛋白、细胞内酶类和钾离子释放,尤其局部组织释放的血栓素还可破坏内皮细胞的完整性;③若止血带应用超过 60 分钟,则可引起组织水肿,甚至坏死;④当松解止血带后,缺血肢体可重新获得动脉血流灌注,同时局部高浓度的代谢产物则可迅速进入体循环,从而引起全身性不良反应。此外,松解止血带后,肢体血液循环恢复,血流重新灌注,机体出现生理性血流重新分布,故中心血流可突发性减少,从而导致呼吸、循环、自主神经功能异常变化(如血压下降甚至骤降,呼吸增快且心悸,出冷汗及精神

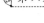

症状等）。

【麻醉与实践】无论是椎管内脊神经阻滞还是全身麻醉，当必要时或术毕松解止血带后，若患者出现异常症状反应，如不能用麻醉现象所解释，则是止血带综合征的表现，应予以及时对症治疗和处理。

【提示与注意】①由于存在着个体差异，目前还无法证实止血带使用多长时间是安全极限；②患者患有肢体血栓性脉管炎、静脉栓塞、严重的动脉硬化、淋巴管炎及明显消瘦者等禁用止血带；③对于肢端恶性肿瘤或炎症的患者，虽可以使用止血带，但不宜驱血，以防止肿瘤细胞或炎症扩散；④止血带安置后再给予分布容积大的药物如芬太尼或（和）咪达唑仑，则会延长其作用时程，老年患者尤为明显；⑤应用止血带所引起的肢体麻痹应与椎管内脊神经阻滞并发症相鉴别。

675. 何谓马方综合征以及如何做好麻醉管理？

【术语与解答】①马方综合征属于先天遗传性结缔组织疾病，为常染色体显性遗传，男女均可发病，且大多有家族史，其发病率约为 0.04‰~0.1‰；②该病由法国儿科医师安东尼·马凡首次发现，故命名马方综合征；③该患者临床主要表现为四肢骨细长、身材高、扁平胸或鸡胸或漏斗胸，四肢类似蜘蛛指（趾），双臂平展双指间距大于身长或双手下垂过膝以及皮下脂肪减少和肌肉组织欠发达等；④当马方综合征合并眼部与心血管病变，约80%患者伴有心血管畸形，常见有大动脉中层弹力纤维发育不全而致主动脉进行性扩张，以及主动脉瓣关闭不全，由于主动脉中层囊样坏死而引起主动脉窦瘤、夹层动脉瘤等。此外，其上呼吸道表现有高腭弓、牙齿拥挤重叠等；⑤临床诊断主要以骨骼肌、眼部疾患与心血管改变三大主征和家族史为基本标准，加之超声心动图和影像学检查则可明确诊断；⑥马方综合征目前尚无特效治疗方法，一旦确诊合并主动脉瘤或心脏瓣膜关闭不全，则应视情况考虑是否采取手术治疗，而实施手术主要是救命，并非是根治疾病，尤其主动脉夹层动脉瘤时刻存在破裂大出血危险而导致猝死（被称为体内"不定时炸弹"），手术是唯一预防夹层动脉瘤破裂的有效方法，故临床通常实施人工血管替代或（和）心脏瓣膜置换术；⑦马方综合征主要危害是心血管病变进行性加重，尤其合并主动脉瘤者，因此越早期发现、早期治疗，预后相对越好；⑧该病程发展个体差异显著，一般寿命在 30~50 岁左右。

【麻醉与实践】①马方综合征患者行高位主动脉瘤切除且人工血管置换术或（和）主动脉瓣手术，大都在体外循环下进行，甚至同时采取控制性低温技术，其麻醉实施及管理类似于心脏与大血管手术；②病变部位越接近主动脉根部以及置换人工血管越长，说明病情越重、手术范围越大、操作难度越高、手术时间越长、出血越多，同时对心、脑、肾、肺等重要脏器影响越大，故麻醉术中重要脏器功能的保护至关重要。此外，患者术前心肺功能越差，其麻醉风险也越高；③完善各项术前检查和术前准备，做好麻醉前评估，麻醉医师需了解患者有无呼吸困难，若无呼吸困难，说明机体处于代偿期，麻醉风险相对较小。如患者已存在明显呼吸费力，则表明机体已失代偿。当同时伴有较严重左心室收缩力减弱，其病情可能会迅速恶化，麻醉风险倍增，麻醉术前应给予对症治疗；④该类患者麻醉诱导与气管插管以及麻醉术中均应维持血流动力学始终稳定在适宜水平，避免心率、血压急剧波动，尤其防止血压倍增；⑤马方综合征患者的麻醉管理还可参考本书心血管手术的麻醉；⑥马方综合征患者合并扁平胸或鸡胸，甚至漏斗胸、肺大泡，往往因肺扩张受限而存在着限制性通气不足，故辅助通气或机械通气应将潮气量调制 5~7ml/kg 为宜，且增加呼吸次数以达到合理的分钟通气量，以防止气胸及其他并发症。

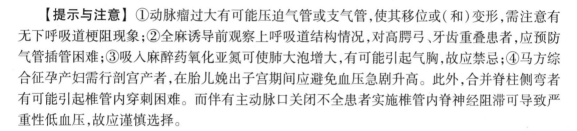

【提示与注意】　①动脉瘤过大有可能压迫气管或支气管,使其移位或(和)变形,需注意有无下呼吸道梗阻现象;②全麻诱导前观察上呼吸道结构情况,对高腭弓、牙齿重叠患者,应预防气管插管困难;③吸入麻醉药氧化亚氮可使肺大泡增大,有可能引起气胸,故应禁忌;④马方综合征孕产妇需行剖宫产者,在胎儿娩出子宫期间应避免血压急剧升高。此外,合并脊柱侧弯者有可能引起椎管内穿刺困难。而伴有主动脉口关闭不全患者实施椎管内脊神经阻滞可导致严重性低血压,故应谨慎选择。

676. 何谓高颅内压综合征以及如何实施麻醉管理?

【术语与解答】　高颅内压综合征是指:当颅腔内容物增加10%以上,机体调节功能失代偿,脑组织则受压而移位,严重者可发生脑疝并出现瞳孔散大、呼吸及循环中枢抑制,甚至心搏停止。此外,头痛、呕吐与视乳头水肿三大主征是高颅内压综合征的主要临床表现:

1. 头痛　是高颅压综合征颇为常见症状,发生率为80%~90%,通常头痛呈持续性加重、阵发性加剧,急性颅内压增高者,由于脑室梗阻,其头痛颇为剧烈。

2. 呕吐　喷射性呕吐是其典型表现,常与头痛剧烈程度相关,同时伴有脉搏缓慢、血压升高。

3. 视乳头水肿　其发生率为60%~70%,是颅内压增高的主要体征,颅内压增高数小时即可出现视盘轻度水肿,几天后视盘水肿加重。当视盘水肿持续数月,可继发视神经萎缩,此时视力呈进行性下降。

4. 其他　还可出现一侧瞳孔扩大、头晕、神志模糊等。

【麻醉与实践】　手术治疗原发病是解除颅内高压的有效手段,而麻醉的实施往往是颅内压波动的阶段,尤其全麻诱导后,患者头颅后仰、喉镜显露声门与气管插管期间所致的应激反应,易使颅内压进一步升高,从而易造成颅内高压并发症,甚至引起颅脑手术操作出现困难。麻醉医师通常降低颅内高压的相关措施有:①全麻诱导前,使患者处于头高足低位(约25°~30°),以利于头颈部静脉血液回流,避免影响颅内压;②选择全麻药硫喷妥钠、丙泊酚与麻醉性镇痛药芬太尼类以及非去极化肌松药罗库溴铵、维库溴铵或哌库溴铵搭配复合快速诱导,待诱导药物作用达峰值时先喉镜直视下给予咽喉及声门局麻药充分喷雾表麻,2~3分钟后再轻柔进行气管内插管;③全麻气管内插管期间,采取适宜的过度通气以降低机体二氧化碳,调控允许性碳酸血症值,可使脑血管收缩与脑血流量减少,从而间接降低颅内压;④静脉快速滴注甘露醇,利用其脱水、利尿作用而降低颅内压。

【提示与注意】　麻醉医师采取降低颅内压措施,其目的是避免颅内压进一步增高,减轻高颅压综合征、以创造手术操作条件,防止相关并发症的发生。

677. 何谓肌无力综合征与麻醉相关用药存在何种关系?

【术语与解答】　①肌无力综合征(又称Lambert-Eaton综合征)是一种自身免疫性肌肉疾病,其病变位于神经-肌肉接头前膜;②多数肌无力综合征患者可伴发支气管肺癌,偶也可见于胸腔、胃、前列腺及直肠等部位的恶性肿瘤。此外,该综合征患者男性居多,且多在50~70岁发病。

1. 病理机制及特点　①该病其体内的自身抗体影响或损害了神经-肌肉接头前膜上的电压门控钙离子通道,致使神经动作电位传导至接头前膜(运动神经末梢)时不能激活足够的钙离子通道产生Ca^{2+}内流,从而干扰和阻碍了接头前膜囊泡中的乙酰胆碱向接头间隙量子式释放,最终神经-肌肉接头后膜上的乙酰胆碱受体(N_2受体)得不到充足的乙酰胆碱神经递质,故N_2受体被激活受到限制,使之直接影响产生去极化的终板膜电位,其结果导致骨骼肌不能正常的进行收缩;②目前认为肌无力综合征与自身免疫功能异常有关,从肺癌获得的细胞株显示出钙离子通道蛋白中有活化的抗原,推测肿瘤细胞中也存在相应的抗体,如在肿瘤细胞增长过程中 IgG 增高,其有功能的钙离子通道数目则可减少。此外,同样的抗原在神经内分泌肿瘤的钙离子通道蛋白中也被发现,这与突触前膜电压门控钙离子通道异常有关,从而导致乙酰胆碱释放出现障碍,故患者发生肌无力。

2. 主要临床表现　该病表现特点为进展性肌无力,尤其肢体近端和躯干肌无力,一般下肢较上肢重,以及晨起时重,活动后减轻,通常不累及呼吸肌,也不如重症肌无力严重,但常容易与重症肌无力相混淆。

3. 肌无力综合征与重症肌无力鉴别诊断　肌无力综合征病因学类似于重症肌无力,但两者在病理特点与临床表现上存在诸多差异,可参考表 52-1。

表 52-1　肌无力综合征与重症肌无力的临床鉴别

临床特征	重症肌无力	肌无力综合征
性别	女性多于男性	男性多于女性
病变部位	接头后膜乙酰胆碱受体异常	接头前膜钙离子通道异常
伴发疾病	胸腺增生或胸腺瘤	常伴发小细胞肺癌
活动锻炼	活动后疲劳或肌无力加重	活动后肌力增强或症状明显改善
肌肉特点	眼睑肌下垂过渡至全身	肢体近端和躯干肌乏力
肌松药反应	对去极化肌松药耐药,对非去极化肌松药敏感	对去极化与非去极化肌松药均敏感
手术治疗	胸腺或胸腺瘤切除后效果良好	一般无效
病情危象	存在肌无力危象、胆碱能危象	无相关危象
胆碱酯酶抑制药	有效,反应好	反应差,通常无效

【麻醉与实践】①若麻醉术中遇到肌无力综合征患者,若选择全麻,麻醉辅助药肌肉松弛剂用量务必减少,甚至不用,因该类患者对去极化和非去极化肌松药均敏感,故可复合应用挥发性全麻药。此外,术中对其神经肌肉功能进行严密监测;②麻醉前给予免疫球蛋白可使围麻醉期肌力增强;③去极化肌松药琥珀胆碱引起的肌纤维去极化能促使细胞内钾离子溢出细胞外,从而限制了钙离子的内流,故可引起全麻术毕肌力恢复延长,应慎用;④由于该综合征患者对抗胆碱酯酶药(新斯的明)常无效,必要时可考虑使用钾通道阻滞剂 4-氨基吡啶,因该药主要作用于神经-肌肉接头前膜(运动神经轴突末梢),以阻滞钾离子外流,延长动作电位的时程,促进钙离子内流增加,从而促使神经-肌肉接头前膜释放乙酰胆碱增多;⑤如肌无力综合征患者选择椎管内脊神经阻滞,应控制阻滞范围,避免平面过高加重呼吸肌麻痹而影响自主通气;⑥若该患者选择全身麻醉,除肌松药尽量不用外,相关呼吸抑制的药物(如麻醉性镇痛药)也应减少应用,而且手术完毕务待意识完全清醒,自主呼吸恢复满意方可考虑拔出气管插管,必要时仍需转送 ICU 实施呼吸机辅助通气支持,以便择机拔管。

【提示与注意】①该综合征应用抗胆碱酯酶药和肾上腺皮质激素治疗基本无效;②若肌无力综合征患者麻醉术中确实需要应用肌肉松弛药,则以少量使用为宜,尤其手术即将完毕前50～60 分钟,不宜再追加使用;③对患有小细胞肺癌或相关癌性肿瘤患者如术毕经新斯的明

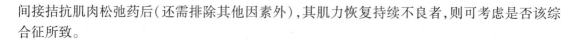

间接拮抗肌肉松弛药后(还需排除其他因素外),其肌力恢复持续不良者,则可考虑是否该综合征所致。

678. 何谓颈动脉窦综合征及如何实施麻醉选择与管理?

【术语与解答】①颈动脉窦为颈内动脉分叉起始部的膨大部分,此动脉壁内层有压力感受器,能反射性调节心率和血压,如血压升高时,窦壁则扩张,刺激此处感受器,则可反射性引起心率减慢、末梢血管舒张与血压下降;②颈动脉窦综合征又名颈动脉窦晕厥,是指该压力感受器受到刺激后,机体则可出现心率减慢、头晕、耳鸣、虚脱、血压下降,严重者发生晕厥及神志消失等。

1. 病因与发病机制　该综合征病因与发病机制至今仍不十分明了,相关可能性因素有:①颈动脉窦周边病变:如颈动脉硬化、颈动脉窦反射、颈动脉窦周围炎症以及周边肿瘤、囊肿等压迫或刺激颈动脉窦所致;②颈动脉窦敏感性增强:该压力感受器受到外界刺激时,可反射性引起副交感神经兴奋占优势,从而导致心动过缓、PR 间期延长与显著的房室传导阻滞,继之心输出量明显减少、血压迅速下降而致脑灌注不足,故脑组织缺血、缺氧而发生晕厥。

2. 主要临床表现　①如以心脏抑制为主,则主要表现为显著的心动过缓症状;②若以外周血管阻力抑制为主,则出现明显的低血压;③中枢神经系统异常症状则出现神志短暂消失。严重患者可因颈动脉窦过度兴奋而心搏骤停。此外,临床上颈动脉窦综合征以 50 岁以上男性较为多见,也可发生于年轻女性。

3. 治疗与处理　发生颈动脉窦综合征可给予阿托品和麻黄碱逆转,严重心动过缓患者应用阿托品无效时,可选用适量异丙肾上腺素。

【麻醉与实践】①麻醉术中对颈淋巴清扫手术、颈动脉瘤手术、颈动脉内膜切除手术,常因分离、牵拉、结扎等操作而刺激颈动脉窦压力感受器,从而可引起颈动脉窦综合征,如术中提前应用 1% 利多卡因实施局部封闭,可防止该综合征的发生;②麻醉术中该综合征一般属一过性,可不必处理,如非全麻患者心率显著下降,且伴有晕厥或意识消失者,可静脉注射适量阿托品逆转,同时应立即面罩供氧辅助人工呼吸,以提高脑血流氧供;③选择颈神经丛阻滞患者,其第 4 颈椎横突位置则是颈神经深层阻滞局麻药注射部位,该注射点距离颈动脉窦很近,可因局麻药注射后局部肿胀而压迫颈动脉窦,故可引起患者突发性意识丧失同时合并心动过缓、血压下降(即颈动脉窦综合征),此时麻醉医师多认为是局麻药中毒所致,立即静脉注射地西泮或咪达唑仑以及麻黄碱与阿托品等,因为此时局麻药中毒与颈动脉窦综合征两者鉴别困难,主要因颈动脉窦综合征临床症状酷似局麻药中毒。

【提示与注意】估计手术操作可能刺激颈动脉窦者,务必实施心电监测,以便提前监测到一过性循环虚脱情况(如心动过缓与血压下降),此时应通知手术医师暂停手术,一般较短时间后患者颈动脉窦综合征则可消失,患者很快恢复正常。

679. 何谓上腔静脉综合征以及如何实施麻醉与管理?

【术语与解答】①上腔静脉综合征:也称上腔静脉阻塞症,是由于上腔静脉本身或其周围病变(如右侧肺癌、纵隔肿瘤、恶性肿瘤淋巴转移等)压迫而引起阻塞和血液回流至右心房受阻,从而导致头颈、颌面部及上肢的静脉血管怒张、组织水肿、皮肤末梢发绀等一系列异常症状或症候群;②上腔静脉解剖:上腔静脉位于胸骨与脊柱之间以及上纵隔的右前部,由左、右两支头臂静脉汇合而成,长约 6～8cm,主要接受来自头颈、上肢和上胸部的血液。此外,上腔静脉为一壁薄、压力低的大静脉,周边为相对较硬的组织,如胸骨、气管、右侧支气管、主动脉、肺动脉、肺门和气管旁淋巴结,这些部位的病变都有可能压迫上腔静脉而导致上腔静脉综合征;③主要临床体征与表现:患者头颅、颈部与上肢充血肿胀,睑结膜充血、水肿以及舌下静脉曲张、颈静脉怒张,上肢静脉充盈以及测试上腔静脉压可高达 30mmHg 以上。严重者可因呼吸困难、二氧化碳蓄积、脑水肿、脑缺氧而死亡。

【麻醉与实践】①对于患有上腔静脉综合征患者麻醉前应详细了解病情,以便对麻醉与手术风险做出综合评估;②患者入手术室后取头高足低位,面罩给氧吸入,此举可增加头颈、上肢等静脉回流血量,以减轻心脏输出不足。此外,还可同时降低头颈部静脉压,减轻颜面及上肢躯体水肿;③面罩吸氧或建立人工呼吸道(气管插管等)则可缓解呼吸困难;④围术期应建立下肢静脉通路,限制钠盐摄入和液体输入,以减少循环血量,使相关组织水肿减轻,而且应根据手术情况调整输液、输血量;⑤应用利尿剂(如呋塞米 20～60mg)也可减轻上腔静脉阻塞所致的头颈部水肿,尤其可缓解脑水肿和颅内压增高。也可采取 20% 甘露醇 250ml 快速静脉滴注,但一般不主张选择脱水治疗,以避免引起血栓形成;⑥该类手术患者应选择气管插管全身麻醉为宜,以保障机体充分供氧,减少二氧化碳蓄积。此外,围麻醉期应加强生命体征监测,维持血流动力学稳定;⑦麻醉用药除避免颅内压增高的药物外,一般均可使用。

【提示与注意】①由于上肢静脉血液回流受阻,故脉搏血氧饱和度仪传感器不应与手指连接,因不能正确反映出机体实际脉搏血氧饱和度的参数,故将传感器连接下肢的足趾为宜;②若该综合征患者术中需监测中心静脉压,则可以股静脉为穿刺径路,并采用较长的置入导管,以便使导管前端抵达下腔静脉,以尽量减少所测中心静脉压的误差;③避免使用增加颅内压增高的全麻药物,如氯胺酮或吸入全麻药。

680. 何谓应激反应综合征以及围麻醉期如何防治?

【术语与解答】①应激是指机体受到有害性因素刺激时迅速做出相对应的自身保护性反射或反应;②任何躯体或心理、精神上的相关刺激只要达到一定的强度,除引起与刺激因素直接相关的特异性变化外,还可以引起一系列与刺激因素性质无直接关系的全身性非特异反应,这种全身性非特异反应称为应激反应或应激反应综合征;③临床医学所指的应激反应综合征其突出特点和作用机制是:下丘脑-腺垂体-肾上腺皮质系统、交感-肾上腺髓质系统与肾素-血管紧张素系统的活性增强,致使血中儿茶酚胺、胰高血糖素、促肾上腺皮质激素、皮质酮、催乳素和加压素浓度均不同程度的升高,这些激素含量的增多,不仅使人体的心率加快、心肌收缩力增强,而且使皮肤、骨骼肌、肾、胃等组织器官的血管收缩,从而引起血压升高,同时也动员体内能源释放,以促进肝、肌糖原分解与糖酵解而使血糖上升;④由于躯体刺激与心理、精神刺激均能引起应激反应,故常致机体反射性释放多种高浓度的激素和神经递质,这些物质可迅速与"靶器官"相结合而产生一系列全身性症候群(综合征)。此外,不同学者对应激反应的理解和描述也各有侧重。但需要指出的是,任何应激反应过度或剧烈均有可能转化为衰竭,甚至导致死亡。

【麻醉与实践】在临床麻醉中最为常见且较为典型的应激反应综合征即气管插管应激反应:

1. 气管插管应激反应危害　①由于喉和气管、支气管是机体敏感效应器,通常只允许空气、氧气进入或通过,但不允许固体物质进入或接触,当气管插管触及声带与气管内壁或气管隆突时,机械性刺激可反射性导致交感神经-肾上腺髓质过度兴奋,体内大量的儿茶酚胺分泌,从而引起心肌收缩力增强,心肌作功增加,血管平滑肌收缩,同时造成心率急剧加快、血压明显升高、机体耗氧显著增加,故易诱发心、脑血管系统功能失常;②尤其患有高血压、动脉硬化、心肌缺血性疾病以及年迈体弱、糖尿病患者,机体随操作性刺激的程度会发生各种不同的病理生理性反应,致使机体内环境的平衡与稳态遭到瞬间破坏,从而导致心率、血压和心肌收缩功能出现急剧改变,此应激反应直接造成心肌耗氧量剧增,并促使冠状动脉痉挛而血流明显减少,以致进一步导致心肌氧供需失衡,且加重心肌缺血和心律失常,严重者可导致心力衰竭,甚至突发心搏骤停;③气管插管导致的心血管系统副反应也可引起脑血管血液动力学的有害性变化,如脑小血管扩张、脑血流量大幅度增加(与非颅内占位性病变比较),从而导致颅内压增高等。尤其高血压脑动脉硬化、脑血管畸形或脑动脉瘤患者,喉镜显露声门与气管插管时血压若异常增高,脑血管扩张并血流加速易引起脑的薄弱血管破裂出血。

2. 临床防范与处理　①静脉用药干预:全麻诱导时可将全麻药、镇静药、麻醉性镇痛药与肌肉松弛合理搭配、适量给予,在复合用药效应达峰值时再实施气管插管;②局麻药阻滞作用:全麻诱导完善后不宜急于气管插管,先喉镜显露声门后给予1%丁卡因连续反复喷雾,实施声带与气管内黏膜表面麻醉,以阻滞神经末梢的传导作用;③减少操作性刺激:喉镜显露声门与气管插管操作均应轻微,尽量不用金属管芯插管,因金属管芯可增加气管导管的硬度,对喉及气管内壁刺激显著。

以上三方面有机的结合,且选好气管插管时机,则能防止和避免气管插管应激综合征。

【提示与注意】鉴于喉镜显露声门与气管插管对机体可产生应激反应,尤其伴有心、脑血管疾病患者,甚至可引起严重不良后果,因此临床上必须认真对待。

681. 何谓艾森曼格综合征以及麻醉术中如何管理?

【术语与解答】艾森曼格综合征:主要是指先天性心脏病进行性发展,从而演变为一组以心脏或(和)周围大血管病变加重为病理生理特征的症候群(该综合征并非是一种疾病,而是先心病的一种最终后果性病情体现),此综合征也可称之为肺动脉高压型右向左分流综合征。艾森曼格综合征在先心病手术尚未普及时临床上较多见,现今已较少见。

1. 病因　①主要因先天性心脏病患者(如室间隔缺损与房间隔缺损及动脉导管未闭等)得不到及时治疗,其病变持续存在并进行性发展,致使肺动脉高压演变为器质性肺动脉阻塞性病变,即肺动力血管阻力逐渐增加,以致达到或超过体循环阻力,从而致使原先心内分流(如室缺或房缺)或心外分流(动脉导管未闭)由左向右分流的病理现象发生逆转,发展为右向左分流(反向流动),最终导致患者从无发绀征象转变为发绀症状,即称为艾森曼格综合征;②先心病患者如不及时治疗,约50%室间隔缺损或10%房间隔缺损会发生心内分流逆转。

2. 病理生理特点　①由于大的非限制性心间隔缺损左向右分流先心病患者肺血管阻力逐步增加,使得肺动脉压已达到或超过体循环阻力(即肺动脉压大于体循环收缩压),必然逆转发展为右向左分流,其原病情则演化为艾森曼格综合征;②部分患者肺循环血液(静脉血)未经氧合又返回体循环,致使体循环血液中还原血红蛋白显著上升,组织器官受到部分非氧合血的灌注,因此机体由非发绀型发展为发绀型临床症状。

3. 临床表现　患者常伴有气急、乏力、头晕、心悸、呼吸困难、低氧血症且运动耐量受限,并出现明显发绀症状,继之可逐渐出现右心衰竭征象。

4. 影像学与超声心动图检查　除原有的心血管畸形(室间隔缺损与房间隔缺损及动脉导管未闭)表现外,可见右心房与右心室增大以及肺动脉干及左、右肺动脉均扩大。

5. 治疗　现今临床医学尽管对艾森曼格综合征的病理生理特点十分清楚,且医疗条件非常优越,但仍无有效的治疗措施能限制其病情的发展,尤其基本无手术矫治可能,有条件者可实施姑息手术或直接进行心、肺联合移植术。

6. 预后　该类患者为先天性心脏病晚期,预后不良,猝死是艾森曼格综合征最危险的结果。现今临床上先天性心脏病的手术治疗已普及,故艾森曼格综合征患者已逐渐减少。

【麻醉与实践】①艾森曼格综合征患者如实施非心脏手术,麻醉关键在于麻醉诱导与维持应尽可能平稳,以便使血流动力学维持在麻醉与手术前水平,避免外周阻力血管扩张而导致右向左分流突发性增加;②若患者红细胞比容大于65%,可适量预防性放血,同时给予等容性血液稀释;③有文献报道,术中应用去氧肾上腺素持续静脉滴注,维持外周血管阻力,可防止低血容量的发生;④阿片类药物可有效用于术中与术后镇痛;⑤妊娠末期伴有艾森曼格综合征患者实施剖宫产术,如选择硬脊膜外隙脊神经干阻滞,务必防止或避免外周血管阻力的降低(低血压的发生)。此外,不可在局麻药中加入麻黄碱,据临床观察,注入硬脊膜外隙中的麻黄碱被吸收后产生的外周 β-受体兴奋效应能加重硬脊膜外隙脊神经干阻滞引起的低血压;⑥麻醉术中务必防止低血压发生,否则肺血流进一步降低更易加重低氧血症、酸中毒、心肌抑制、心动过缓等一系列症状,从而导致呼吸、循环功能危象;⑦由于机械正压通气对该类患者不利,故应避免过度正压通气。此外,慎用扩血管药物,而且术后应尽早拔出气管插管。

【提示与注意】①艾森曼格综合征病理生理特点是右向左分流,故静脉输液期间务必防止气泡进入静脉通路以及细菌的污染,因为不经过肺脏滤过而直接进入体循环,故有可能造成致命后果;②腹腔镜手术对艾森曼格综合征患者风险倍增,主要是二氧化碳"气腹"压力的增加可造成机体 $PaCO_2$ 迅速升高,易产生碳酸血症、低血压或心律失常,故该类患者必须给予呼气末二氧化碳监测($P_{ET}CO_2$),以维持机体二氧化碳分压的正常。此外,术中不宜将患者处于头低足高位,因会导致该病理性改变显著加重而出现不测;③从理论上讲艾森曼格综合征患者若实施全身麻醉,由于肺血流降低,如采取吸入麻醉药诱导会较慢;而使用静脉麻醉药诱导,因右向左分流而使静脉至脑循环途径及时间缩短,故全麻诱导较迅速。但由于存在个体差异且相关影响因素颇多,是否有临床意义尚需进一步观察和探讨,但临床仍需予以注意。

682. 何谓5-羟色胺综合征与麻醉存在何种关系?

【术语与解答】麻醉医师明确 5-羟色胺综合征之前应首先了解和认识 5-羟色胺。

1. 5-羟色胺(简称5-HT)　5-HT 是机体单胺类神经递质之一,主要存在和分布于外周的躯体内脏以及脑内,由于两者不是一个来源,故外周层面的 5-HT 与中枢层面的 5-HT 分属两个不同的功能区或独立系统。在外周,5-HT 主要作为内源性活性物质而发挥效用;而在中枢,5-HT 则以重要的神经递质而产生作用。5-HT 特点及功能:①5-HT 是机体内一种重要的神经递质,在脑和神经突触内含量较高(虽 5-HT 在血小板、胃肠道嗜铬细胞与肌间神经丛等中含量颇高,但在外周的 5-HT 可能不起递质作用);②5-HT 合成的底物是血中的色氨酸,经色氨酸羟化酶先生成 5-羟色氨酸,再经 5-羟色氨酸脱羧生成 5-HT;③5-HT 能神经元胞体主要集中于低位脑干的中缝核内,在胞质内合成后进入囊泡储存,而释放到突触间隙的 5-HT 主要通过5-HT转运体的重摄取进入突触前膜终止其生理功能或通过单胺氧化酶降解;④5-HT 作为神经递质其主要功能是调节痛觉与镇痛,并参与调节精神、情绪、行为、睡眠、体温变化、躯体运动等活动。

2. 5-HT 综合征　是由于临床过量或长期应用影响单胺类神经递质之一 5-HT 的相关药

物或相关药物互为作用(如药物蓄积或药物叠加效应),致使 5-HT 在血液或(和)突触间隙的浓度增高,从而表现出中枢或(和)外周 5-HT 中毒的一组临床症候群。5-HT 综合征表现症状不一,轻者几乎不能被察觉,而重者可直接造成致命。

(1)诱发因素:多种药物可通过不同机制致使 5-HT 在血液或突触接头处的浓度增加,而临床容易诱发 5-HT 综合征的药物主要有:①5-HT 再摄取抑制药(SSRIs),如氟西汀、帕罗西汀、舍曲林等可延长和增加 5-HT 的作用或增高突触间隙 5-HT 的浓度;②减慢 5-HT 降解速度的药物,如单胺氧化酶抑制剂苯乙肼、司来吉兰、异唑肼(闷可乐)、优降宁(帕吉林)等,这类药物与体内单胺氧化酶结合后可形成一种稳定的复合物,致使单胺氧化酶的功能丧失,从而导致体内的儿茶酚胺(包括 5-HT)灭活受阻,最终造成体内 5-HT 浓度增高;③减少突触前膜对 5-HT 重摄取的药物,如三环类抗抑郁药(丙咪嗪、阿米替林、氯米帕明、多塞平等),该类药物可增加突触间隙 5-HT 的浓度;④苯丙胺类精神兴奋剂也可影响 5-HT 的作用。此外,上述药物长时期服用或复合应用更易产生。

(2)发病机制:目前 5-HT 综合征确切的发病机制仍未完全清楚,其可能机制有:①中枢层面的 5-HT 或(和)外周层面的 5-HT 被过多的释放,从而导致 5-HT 受体($5-HT_1 \sim 5-HT_7$)及其亚型($5-HT_{1A} \sim 5-HT_{2A}$)过度激活,尤其 $5-HT_{1A}$ 被激活后($5-HT_{1A}$ 主要分布在中枢神经系统,以边缘系统和中缝核最多,在外周主要分布于自主神经末梢、血管平滑肌和胃肠道)可引起肌阵挛、反射亢进和外周血管张力的改变,甚至波及精神症状;②$5-HT_{2A}$ 过度激活也可能促使 5-HT 综合征的发生,因 $5-HT_{2A}$ 主要分布在平滑肌、血小板、心肌中,而在大脑皮质、边缘系统也有少量分布,$5-HT_{2A}$ 激活后可导致血管平滑肌收缩、血压升高以及神经元兴奋性增强;③多数学者认为,5-HT 综合征的发生并非单一 5-HT 受体被激活的结果,有可能存在多种受体的参与。

(3)主要临床表现:患者以精神、行为状态的改变与神经肌肉异常以及自主神经功能紊乱"三联症"为特点。①精神或行为状态改变:包括激动、轻度狂躁或躁动性谵妄、焦虑、失眠、坐立不安、意识模糊、认知功能障碍、昏睡等;②神经肌肉异常:反射亢进、共济失调、肌阵挛或震颤、寒战、牙关紧闭等;③自主神经功能亢进:发热或高热、出汗、恶心、呕吐、腹泻、肠鸣音亢进、心动过速、血压波动、瞳孔扩大等;④根据病情发展可分为轻度、中度、重度不同等级,重度 5-HT 综合征可表现为严重高血压,而中心体温甚至高达或超过 $40 \sim 41℃$,并出现肌肉强直,此时实验室检查可见代谢性酸中毒、转氨酶和肌酐增高,病情危重者可致横纹肌溶解、休克、血压显著下降、DIC、肾衰竭及多器官衰竭,甚至死亡。

(4)诊断与鉴别诊断:首先要明确近期是否使用过影响 5-HT 的药物,若未应用,可基本排除 5-HT 综合征。因轻微的症状很可能被忽略,故若使用了影响 5-HT 的药物,可根据以上临床表现做出诊断,尤其精神状态改变、神经肌肉异常与自主神经功能亢进临床三联症。此外,5-HT 综合征应与恶性高热、胆碱能综合征相鉴别。

(5)预防:5-HT 综合征多由用药不慎或不当引起,尤其长期服用 5-HT 再摄取抑制药与三环类抗抑郁药以及单胺氧化酶抑制剂的患者,应给予观察追踪。

(6)治疗与处理:①一旦确诊 5-HT 综合征,应首先停止使用可能引发该综合征的药物;②积极给予静脉输液,有利于淡化游离 5-HT,以便代谢排出;③应用特异性 5-HT 受体阻断剂,并结合对症治疗,塞庚啶可以阻断 $5-HT_2$ 受体,被广泛应用于 5-HT 综合征的治疗,首次口服剂量 $4 \sim 8mg$,2 小时可以重复一次,给予 16mg 如无效,则不再应用,若有效可以分次给予,每天总量可达 32mg。此外,铜色林也可用于 5-HT 综合征的治疗;④5-HT 综合征症状轻者,停用影响 5-HT 的药物后症状会逐渐消失,通常在 $24 \sim 72$ 小时恢复正常,一般不需要其他处理。对于躁动不安、谵妄的患者,可以应用苯二氮䓬类药物或丙泊酚制止;⑤较重患者应给予对症处理,如血压高、心率快者可应用 β-受体阻滞剂艾司洛尔与抗高血压药搭配应用;⑥体温增高患者应采取降温措施等。

【麻醉与实践】5-HT 综合征与临床麻醉有一定的相关性,故麻醉医师对 5-HT 综合征务必有所了解和认识:①近期应用过或正在服用 5-HT 重摄取抑制剂、三环类抗抑郁药或单胺氧化酶抑制剂以及其他对 5-HT 有影响药物的患者,如围麻醉期应用麻醉性镇痛药(如哌替啶、吗啡、曲马多等),则有可能引发 5-HT 综合征;②围麻醉期 5-HT 综合征并非罕见,已有一些个案报告;③体内 5-HT 递质异常可以引起老年人认知功能障碍,而术后认知功能障碍也可能是轻度 5-HT 综合征的一种临床表现;④多种麻醉药可引起 5-HT 综合征,以麻醉性镇痛药居多,尤其哌替啶、曲马多等,甚至有文献推测芬太尼也有此作用。由于哌替啶除激动 μ 型阿片受体外,还可以激活 5-HT 受体,故当与 5-HT 重摄取抑制剂合用或短时间内前后应用,则可引发 5-HT 综合征,即使 5-HT 重摄取抑制剂已停用 1～2 周,但其活性代谢产物的半衰期较长,亦可引发 5-HT 综合征;⑤全身麻醉药是否能导致 5-HT 综合征尚未有文献报道;⑥有学者报道手术前应用帕罗西汀的患者,如术中使用吗啡,在麻醉苏醒后可出现谵妄、激动不安、血压升高、心率增快、反射亢进等 5-HT 综合征的症状;⑦围麻醉期出现重症 5-HT 综合征除采取对症治疗处理外,必要时给予深度镇静,结合非去极化肌肉松弛剂建立人工呼吸道(气管插管或置入喉罩),实施机械通气呼吸支持,缓解或减轻相关并发症,有利于使其逐步恢复正常。但应禁忌使用去极化肌松药琥珀胆碱,对伴有横纹肌溶解症的患者可能引发高钾血症与严重心律失常。

【提示与注意】①5-HT 综合征具有多种非特异性临床表现,其发病不仅限于成年人,在婴幼儿及儿童也可发生。此外,因无特异性实验室检查,因而明确诊断存在一定困难,尤其轻度症状者;②应与其他病症相鉴别,如排除感染性疾病与代谢性疾病;③需与抗胆碱能药物中毒(如中枢抗胆碱能综合征)、恶性高热、认知功能障碍、全麻术后躁动等相鉴别;④对于伴有高热患者,应用退热药物降温一般疗效很差,因该体温升高是由肌肉过度兴奋性活动引起,并非中枢性体温调节中枢改变所致。

683. 何谓美尼尔综合征与如何实施麻醉及治疗?

【术语与解答】①美尼尔综合征是一种原因不明、且以膜迷路积水为主要病理特征的内耳疾病;②该综合征病程多变,主要以发作性眩晕、波动性耳聋与耳鸣以及眼球震颤等为临床表现,也时常存在视物旋转、不敢活动或剧烈呕吐等;③病因不明,很多学者认为应属于身心疾病的范畴;④临床诊断主要以眩晕、耳聋与耳鸣"三联症"同时出现为依据;⑤手术治疗主要针对长期保守治疗无效,且眩晕发作频繁、剧烈者。

【麻醉与实践】①内耳属骨性狭窄腔隙,手术操作精细(如前庭神经切除术或迷路切除术),需在显微镜下实施,并保持手术视野清晰。由于对骨性腔隙渗出血止血困难,因此需要全身麻醉并实施控制性降压,该麻醉方法既能保障患者术中安静不动,又可通过加深麻醉达到降压目的,还可减少手术野出血;②该手术的麻醉并非困难,主要是控制手术野渗出血,故选择静-吸复合全麻为宜,因术中可通过吸入麻醉剂(如七氟烷、异氟烷)使收缩压降至适宜程度,而采取丙泊酚与舒芬太尼复合静脉麻醉,结合非去极化肌松药(如维库溴铵等)应用,可使整个全麻过程平稳。

有文献报道,可采取单纯麻醉方法治疗美尼尔综合征,如:①2% 利多卡因 1mg/kg 静脉缓

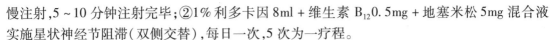

慢注射,5～10分钟注射完毕;②1%利多卡因8ml+维生素$B_{12}0.5mg$+地塞米松5mg混合液实施星状神经节阻滞(双侧交替),每日一次,5次为一疗程。

【提示与注意】①麻醉术中控制性降压不宜采用血管活性药(如硝酸甘油、硝普钠等),因该类药物虽能使动脉血压降至满意程度,但手术野微细血管扩张而渗出血更加明显,直接影响手术操作与进程,故仍以加深麻醉降压为理想(如七氟烷等);②美尼尔综合征常见症状则是眩晕与呕吐,而该类患者手术后呕吐发生率更高,应及时给予镇静与抗呕吐药物(如应用适宜剂量的氟哌利多等)。

684. 何谓吉兰-巴雷综合征与麻醉存在怎样关系?

【术语与解答】①吉兰-巴雷综合征又称急性炎症性脱髓鞘性多发性神经病或急性炎症性脱髓鞘性多发性神经根神经炎,临床也称为格林-巴利综合征;②吉兰-巴雷综合征是一种起病急,以脊神经根、外周神经损害为主,且伴有脑神经损害和脑脊液蛋白-细胞分离现象为病理特征的自身免疫性疾病。

1. 病因与发病机制　①该综合征病因及发病机制尚未完全明了,一般认为与非特异性感染、疫苗接种史及自身免疫性疾病有关;②其主要病变是周围神经广泛的炎症性、节段性脱髓鞘(此为导致脑脊液中蛋白质增加的原因);③病变主要累及脊神经前根,也累及脊神经干和脑神经;④半数以上患者发病前曾患有呼吸道或胃肠道感染症状;⑤该综合征四季均可发病,以夏秋季为多;⑥病理检查发现脊神经节、神经纤维脱髓鞘中有大量淋巴细胞和巨噬细胞浸润,提示主要以淋巴细胞介导的细胞免疫性疾病,而周围神经纤维髓鞘蛋白可能是其主要的抗原。

2. 临床主要表现　①运动障碍:四肢和躯干肌肉软瘫是该病的主要症状,也是首发症状,该病呈急性、进行性、对称性肢体软瘫,一般从下肢开始,逐渐波及躯干肌、双上肢,也可从一侧到另一侧,继之对称性四肢肌无力,通常在1～2周内病情发展至高峰,一般近端瘫痪较远端重,其肌张力明显低下,以腱反射减弱或消失为主症,严重病例可累及肋间肌及膈肌而致呼吸肌麻痹,故死亡率明显升高;②感觉障碍:四肢远端感觉异常,一般较轻,多从四肢末端开始出现麻木、针刺感,也可突然出现神经根疼痛症状(以颈、肩、腰和下肢多见),偶而可见节段性或传导束性感觉障碍;③脑神经障碍:主要以舌咽、迷走神经和一侧或两侧面神经受累为主,其次波及动眼、滑车、外展神经,临床表现为吞咽困难、声音嘶哑、饮水发呛等;④自主神经障碍:初期或恢复期常有多汗且汗臭味较浓,可能是交感神经受刺激的结果。此外,部分患者可有血压不稳、心律失常。极少数患者初期可有膀胱括约肌障碍,表现为短期尿潴留;⑤实验室检查:脑脊液蛋白含量增高,而细胞数则正常,称为蛋白-细胞分离现象,这是该综合征特征性变化之一,但脑脊液蛋白含量与疾病严重程度并非呈平行关系;⑥任何年龄和男女均可患病,但以男性中青年为多见。

3. 急性期呼吸功能支持　呼吸肌麻痹是吉兰-巴雷综合征致死的主要因素,故保障足够的肺泡通气、改善机体缺氧是急性期治疗的重点:

(1)保障呼吸道通畅:由于脑神经(舌咽神经、迷走神经等)受累,可致咳嗽反射、吞咽反射减弱或消失,上呼吸道分泌物增多易阻塞喉腔或误吸,故导致小支气管阻塞与肺不张,从而产生低氧血症与高碳酸血症,而及时清除呼吸道分泌物,充分供氧吸入,则可明显改善机体缺氧和减少肺部并发症。

(2)机械通气指征:由于外周神经病变所致呼吸肌麻痹,加之咳嗽无力、吞咽功能降低,呼吸受限或困难,这些症状既可造成通气不足而致机体缺氧,又能因口咽腔分泌物增多而致误吸。因此,气管插管(经鼻腔或经口腔均可)或气管切开造口插管,实施呼吸机通气支持则是有效和理想的措施。

(3)停用呼吸机与气管插管拔除原则:如该综合征症状明显改善,自主呼吸已恢复正常、双侧呼吸音清晰、吞咽功能恢复、咳嗽反射有力、呼吸道分泌物明显减少、无呼吸系统并发症,且血气分析大致正常,则可行气管插管拔除。

4. 相关治疗处理 如激素治疗、抗生素应用、神经营养药物支持以及加强氧疗、护理、理疗等。

5. 预后 该病具有自限性,预后较好,其瘫痪多能在3周后逐渐恢复,而大多数患者1至2年内恢复正常,约有10%患者遗留较为严重的后遗症。

6. 鉴别诊断 ①低钾性周期性瘫痪:此病有迅速出现的四肢迟缓性瘫软,无感觉障碍,脑神经与呼吸肌一般不受累,脑脊液检查正常,但血清钾降低,故补钾治疗有效;②重症肌无力:该病骨骼肌病态疲劳,症状波动,一般晨轻暮重,新斯的明试验可鉴别诊断。

【麻醉与实践】①对吉兰-巴雷综合征需麻醉与手术者,应详细了解病史,查看各项检测指标和结果,并备好相关呼吸急救器材和设备;②麻醉原则越简便、越安全越好,对短小手术,仍以局部麻醉或小范围区域神经阻滞为宜;③由于病变多在脊神经根或脊神经干部位(脱髓鞘性质)产生,故不宜或禁忌选择椎管内脊神经阻滞,如非采用不可(如选择全麻危险更高),务必使用更小剂量、更低浓度的低效能局麻药,且禁忌加用肾上腺素;④全身麻醉应根据病情尽可能减浅,因麻醉过深或相对过深容易引起外周血管扩张而循环虚脱,故以吸入全麻为主较适宜(吸入麻醉容易调控);⑤慎用或不用肌肉松弛药,尤其避免使用琥珀胆碱,其理由是该药物诱导后具有钾离子释放和高钾血症的危险。此外,应用小剂量维库溴铵或罗库溴铵并实施气管插管机械通气控制呼吸则是较合理的选择,结合 SpO_2、$P_{ET}CO_2$ 与心电监测,必要时行血气分析及神经肌肉功能监测;⑥全麻诱导后喉镜显露声门与气管插管操作应轻柔,因该操作可引起患者心率及血压急剧增高;⑦麻醉管理主要关注呼吸和自主神经功能变化。

【提示与注意】①吉兰-巴雷综合征急性期禁忌麻醉与手术,除非特殊急症患者;②琥珀胆碱可能引起高钾血症,务必予以注意;③全身麻醉患者术毕不宜过早拔出气管插管,必须符合拔管指征方可考虑拔除气管插管;④麻醉术后可能出现相关并发症,如呼吸功能衰竭和自主神经功能障碍是该患者常见并发症。此外,呼吸肌肌力减弱可能引起肺炎等;⑤由于吉兰-巴雷综合征患者因其他外科性疾病而实施麻醉与手术的病例极为少见,故无临床麻醉经验积累,因此,如遇该类患者手术治疗,任何麻醉药的应用都必须慎之又慎。

685. 何谓脂肪栓塞综合征以及麻醉术中如何诊断?

【术语与解答】①脂肪栓塞综合征主要是指严重创伤患者,尤其是长骨骨折或骨盆外伤后出现以急性呼吸系统功能障碍为主要临床特征的病变或症候群;②脂肪栓塞综合征除骨性创伤所致外,肥胖症抽脂手术也可引起;③该综合征发生率与骨性创伤严重程度及数量基本成正比,而且创伤愈严重,一旦脂肪栓塞综合征发生,其表现症状也愈严重,全身各脏器均可被累及;④虽脂肪栓塞综合征发生率不高(约3%~4%),但造成的死亡率却很高(约10%~20%,甚至更高),现今仍是威胁创伤性骨折后患者生命安全的严重并发症。

1. 产生原因 ①创伤:主要为下肢骨骨折或骨盆外伤后引起;②手术:如人工关节置换术、骨折固定术、脂肪增多抽脂手术等;③大面积软组织挤压伤等;④在上述创伤、手术、大面积挤压伤后同时合并长时间的低血压或休克者,更容易发生脂肪栓塞综合征;⑤脂肪栓塞综合征还可发生于非创伤者,如肥胖患者非手术治疗等。

2. 发生机制 脂肪栓塞综合征其发生机制目前仍未完全明了,一般认为小脂肪栓子通过破裂的小静脉进入血液,并沿血液流动而阻塞远端的末梢小静脉,尤其阻塞肺毛细血管或脑微细血管后而产生的重要脏器功能损伤。此外,另有学者提出两种学说:①机械性学说(血管外源性学说):该学说认为脂肪大小颗粒从骨髓经骨折处通过破损小静脉进入血液,形成流动的游离脂肪栓子,继之机械性阻塞肺内小血管和肺毛细血管所致;②化学性学说(血管内源性学说):由于脂肪栓塞综合征也可发生于无创伤性或非骨性手术患者,而此类情况上述机械学说理论则难以解释,故提出化学性学说。该学说则认为,由于某些因素阻碍血脂的自然乳化,致使乳糜颗粒相互凝集形成较大的脂肪滴,从而在特殊情况下阻塞机体重要组织、器官的末梢小血管,故导致脂肪栓塞综合征。此外,创伤后机体应激反应可通过交感神经的神经-体液效应,从而释放大量的儿茶酚胺,致使肺及脂肪组织内的脂肪酶(三酰基甘油酰基水解酶)活性增加,在脂肪酶的作用下发生水解,产生甘油和游离脂肪酸,以致过多的脂肪酸在肺内积累,而游离脂肪酸的毒性作用可造成机体一系列病理改变,最终导致脂肪栓塞综合征。

3. 临床表现 该综合征临床症状差异很大,从轻微的呼吸困难到直接昏迷,严重者发病急骤,甚至其典型症状尚未出现即呼吸心搏停止。①呼吸系统:清醒患者以呼吸困难、呼吸急促、SpO_2 降低以及发绀为主要特征。全麻气管插管患者可伴随呼吸道压力增高,PaO_2 迅速下降,$P_{ET}CO_2$ 上升;②高级中枢神经系统:若脑器官受到侵害,清醒患者可出现躁动不安、意识模糊、嗜睡、抽搐,甚至昏迷等;③循环系统:心率通常增至 100～120 次/分以上,轻者血压波动不明显,心电图显示心动过速;④胸前及周围皮肤可出现出血瘀点,约有 50%～60% 的患者发生,且常在创伤后 24～72h 内出现;⑤如清醒期很短即进入昏迷的患者提示病情十分危险。

4. 临床诊断 一般根据脂肪栓塞综合征产生的病因和主要临床表现即可做出诊断,但有时快速诊断常有困难,尤其暴发性脂肪栓塞综合征(骨性创伤 36 小时内突然死亡)很难做出临床诊断。

5. 鉴别诊断 ①挤压综合征:该综合征是因肌纤维破坏、坏死而析出肌红蛋白等有毒物质所致的病理性变化,其体表也可出现出血点或瘀点,容易与脂肪栓塞综合征相混淆,但区别在于挤压综合征患者既有外伤受压,又有解除受压后其症状加重的特征,尤其受压部位明显肿胀,且常伴随休克,以及肾功能往往受累;②颅脑创伤:有头颅外伤史,可以表现为典型的昏迷-清醒-再昏迷征象,第二次昏迷往往逐渐发生,并具有颅内压增高的表现,且常伴有血压增高、心率缓慢、呼吸频率减缓,如行腰椎穿刺、影像学检查(MRI、CT)则有阳性结果;③休克:脂肪栓塞综合征一般血压不下降,而低血容量性休克则存在明显的血压降低。

6. 治疗与处理 目前脂肪栓塞综合征临床尚无特效治疗方法,主要采用针对性或支持性治疗措施,此外还需提高血液乳化脂肪的能力,如呼吸支持治疗、适当镇静、糖皮质激素的应用、高压氧治疗、脱水、保护脑功能、应用降脂药物、抗生素等对症处理。症状较轻的患者(亚临床型)早期处理,预后较好,暴发型预后不良。

【麻醉与实践】因麻醉术中或术后也可出现上述共性临床症状,故需与脂肪栓塞综合征相鉴别,首先应与麻醉诱发的细小支气管平滑肌痉挛性收缩(急性哮喘发作)以及过敏反应相鉴别,尤其骨科手术患者若排除急性哮喘发作和急性过敏反应以及其他相关并发症,则可高度怀疑脂肪栓塞综合征。

【提示与注意】脂肪栓塞综合征患者往往因缺乏早期诊断标准而易延误早期治疗,严重

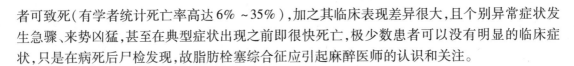

者可致死(有学者统计死亡率高达6%~35%),加之其临床表现差异很大,且个别异常症状发生急骤、来势凶猛,甚至在典型症状出现之前即很快死亡,极少数患者可以没有明显的临床症状,只是在病死后尸检发现,故脂肪栓塞综合征应引起麻醉医师的认识和关注。

686. 何谓马尾神经综合征与可能引起的原因有哪些?

【术语与解答】①马尾神经综合征(严格的讲应称马尾脊神经根综合征)是由各种原因所致的马尾脊神经根受到压迫、刺激或损伤,从而引起该神经所支配区域的组织、器官出现一系列感觉及运动功能障碍,严重者可导致下肢瘫痪;②对于马尾脊神经根综合征应先明确其解剖特点与临床特征。

1. 解剖特点　①由于成人椎管长而脊髓短,故第2腰椎(L_2)以下已无脊髓,由于L_2以下的椎间孔与骶前、骶后孔呈递增性、显著性低于脊髓尾端(末端),因此由腰、骶段脊髓所发出的脊神经根在穿出椎间孔和骶前、后孔之前,在L_2以下的椎管内近乎与椎管平行,形成较为集中的一束(或一组)脊神经根,因腰、骶、尾段的20对(40根)脊神经前、后根在终池以下椎管内(L_2以下)的脑脊液中形似马尾状,故称为马尾神经;②这些"成双成对"的马尾脊神经根就其单根而言不是混合性脊神经,而是单纯性脊神经根,即一半为感觉性脊神经根,一半为运动性脊神经根,只有穿出各自椎间孔或骶前、后孔后合并为脊神经干,才称为混合性脊神经。

2. 临床症状　①马尾脊神经根综合征主要表现为所支配的区域组织、器官出现病变,如膀胱、直肠功能失调,会阴部、肛门周围、双下肢或单侧肢体麻木,感觉减退,性功能障碍,严重者出现大便失禁以及尿道括约肌麻痹(排尿无力),但通常可以行走;②该综合征一旦发生,往往恢复非常缓慢,甚至造成个别患者永久性损害或截瘫。

【麻醉与实践】马尾脊神经根综合征与麻醉的关系:①马尾脊神经根综合征除手术因素外,也是硬脊膜外隙脊神经干阻滞(简称脊神经干阻滞,通常称硬膜外麻醉)或蛛网膜下腔脊神经根阻滞(简称脊神经根阻滞,也称腰麻或脊麻)并发症之一(由脊神经根阻滞引起明显为多),主要由于腰、骶段椎管内穿刺或椎管内注入局麻药所致腰、骶、尾部某一支或几支脊神经根(L_2~S_5)损伤或神经毒性,致使所支配区域的组织、器官出现触觉、痛觉、温觉异常以及运动功能障碍;②脊神经根阻滞比脊神经干阻滞发生马尾脊神经根综合征的概率明显增高。有学者研究,在蛛网膜下腔与硬脊膜外隙联合脊神经阻滞中发现35例马尾脊神经根综合征患者,其操作中均无穿刺出现异常感觉或疼痛,故可高度怀疑来自重比重的(5%)利多卡因毒性所致;③如给患者单纯实施脊神经根阻滞或采取脊神经根与脊神经干联合阻滞后,出现鞍区或下肢感觉及运动长时间不恢复者,则有可能为马尾脊神经根综合征。

1. 局麻药引起马尾脊神经根综合征机制　其确切机制尚不清楚,但体外实验表明,局麻药可使外周神经去极化和细胞内钙浓度增加,其结果可使神经细胞损伤。

2. 造成马尾脊神经根综合征可能性原因　①局麻药浓度较大,注入蛛网膜下腔后未能同脑脊液充分混合稀释,而较集中的浸润、渗透无髓鞘包裹的脊神经根及其根丝,从而造成所接触的脊神经根或根丝受毒性侵害过大;②由于浸泡在腰、骶段椎管内脑脊液中的若干对脊神经根成"束状"集中排列,故蛛网膜下腔穿刺针置入较深就容易损伤马尾脊神经根(因该穿刺针尖锐利);③因马尾神经根成束状集中,故注入其中心部位的局麻药不易弥散、稀释,尤其浓度高、比重大的局麻药若在马尾脊神经根之间停留时间较长,局麻药分子就容易渗透至神经根组织结构内,从而产生长时间的毒性反应(即马尾脊神经根综合征);④如患者腰骶段椎管狭窄,从而终池内脑脊液显著减少,注入其内的重比重局麻药未被充分稀释而不均匀,又不易随少量的脑脊液流动、扩散,从而使局部局麻药浓度相对增高,致使与之直接接触的脊神经根或根丝受其毒性时间较长;⑤当腰骶段硬脊膜外隙注入大剂量、高浓度局麻药时,部分局麻药有可能经某一宽松的椎间孔渗透反流至蛛网膜下腔,接触局麻药多的脊神经根则容易受到损伤,从而导致马尾脊神经根综合征。

【提示与注意】①因局麻药的神经毒性与其浓度、剂量成正比,为防止马尾脊神经根综合征的发生,应在实施脊神经根阻滞(腰麻)时,选择局麻药浓度和剂量不宜过高;②若发生马尾脊神经根综合征,应与其他椎管内脊神经阻滞并发症相鉴别。

687. 马尾神经综合征如何预防、治疗与处理?

【术语与解答】由于发自脊髓的脊神经根或根丝损伤后再生(恢复)颇为困难,且功能恢复是相当复杂而慢长的,因此,马尾脊神经根综合征(马尾神经综合征)的防治至关重要。

【麻醉与实践】马尾脊神经根综合征的防治:

1. 预防　①行腰骶段椎管内穿刺期间,尤其实施蛛网膜下腔脊神经根阻滞(腰麻),操作动作应轻柔,避免暴力操作,穿刺针置入深度以针尖开口刚好抵达蛛网膜下腔即可(如蛛网膜下腔穿刺时,其穿刺针很细且针眼小,故脑脊液回流慢,因此应耐心、仔细观察脑脊液的流出),不宜刺入过深,以防止马尾脊神经根机械性损伤;②腰麻所选用的局麻药浓度宜低不宜高,且注入时应缓慢,以便使局麻药向周边扩散,避免药液在局部神经根处集中;③局麻药中不宜加用血管收缩剂(如肾上腺素或麻黄碱),以避免脊髓动脉收缩而造成脊髓或脊神经根缺血性损害。

2. 治疗与处理　①如发生马尾脊神经根综合征,可应用神经营养性药物,主要以维生素类制剂为主,有利于提高神经纤维所需的蛋白质、磷脂等合成;②激素有促进神经再生的作用,提倡早期、短时间较大剂量应用;③采取中医药与物理疗法交替进行康复治疗等。

【提示与注意】患者出现马尾神经综合征,治疗越早,其预后相对越好。

688. 气管插管应激反应综合征临床如何防治?

【术语与解答】①由于喉与气管内壁存在着反射感受效应器,任何机械性刺激均能造成机体应激反应发生,而临床气管插管可使机体产生一系列不良反应,即气管插管应激反应综合征(简称气管插管应激反应);②气管插管刺激喉与气管内壁感受效应器,可激活机体交感与肾上腺素能系统以及肾素、血管紧张素、醛固酮系统,继之迅速促发体内儿茶酚胺类(肾上腺素、去甲肾上腺素、多巴胺)高浓度释放,并作用于靶器官和其受体,从而导致机体反射性心率增快、血压升高,甚至心律失常等。气管插管应激反应综合征的危害主要有以下两方面:

1. 对心血管功能的影响　体内大量的儿茶酚胺分泌,可促使心肌收缩力增强,心肌作功增加,从而心率急剧加快、血压显著升高,心肌耗氧明显增多,故很易诱发心血管功能失常。在健康个体中,喉镜显露声门与气管插管所致心血管副反应常为一过性,一般无不良后果。但对患有高血压、动脉硬化、心肌缺血性疾病以及年迈体弱患者,机体随气管插管操作性刺激的程度则会发生各种不同程度的病理性反应,致使机体心血管功能原有的平衡与稳定瞬间紊乱,出现应激状态的心率与血压急剧改变,临床通常表现为冠状动脉血流明显减少,从而干扰了心肌氧供需的平衡与心肌舒缩功能的失衡,最终可加剧心肌缺血、缺氧和心律失常,进而易导致心力衰竭,甚至发生心搏骤停。

2. 对脑血管功能的影响　气管插管应激反应也可引起脑血管血液动力学的有害变化,如脑小血管扩张、脑血流量大幅度增加(与非颅内占位性病变患者比较),从而导致颅内压增高等。尤其高血压脑动脉硬化、脑血管畸形或脑动脉瘤患者,喉镜显露声门与气管插管所致的血压异常增高,可导致脑血管扩张并血流加速而易引起脑血管破裂(如脑卒中等)。

【麻醉与实践】气管插管是临床麻醉重要操作技术之一,全麻诱导药虽能使患者从清醒状态迅速进入意识消失状态,且对心血管系统具有抑制作用,但并非能完全抑制气管插管所引起的反射性心血管副反应。因此,临床上对于喉镜显露声门与气管插管所致的应激反应(也称心血管副反应),许多学者提出了各种预防措施,但目前尚未有任何一种药物或一种方法能完全防治或避免其发生,只有采取综合性防治措施方能达到减少和避免气管插管应激反应。

预防气管插管应激反应并不难,其简便、有效的方法是:静脉全麻诱导与咽喉及气管内表面麻醉复合应用,如目前临床上一般静脉全麻诱导实施气管插管需要三种以上的药物搭配,即静脉全麻药、麻醉镇痛药(芬太尼类)与肌肉松弛药等,在全麻诱导前,先令清醒患者张口伸舌,持1%丁卡因向其口内喷雾3~5次,嘱咐患者先含一段时间再咽下,两分钟后可再重复该操作1~2次,当全麻诱导后患者意识消失并肌肉松弛满意时,喉镜直视下轻柔显露会厌和声门,将1%丁卡因局麻药连续直喷咽喉,尽量经声门连续喷入气管内,或将专用气管内喷洒局麻药的细导管经声门深入气管内给予四周喷洒局麻药,然后退出喉镜,继续面罩正压通气2~3分钟,当下呼吸道表麻作用起效后,静脉麻醉用药也达效应高峰,此时患者血流动力学均较基础值有所降低或明显下降,这时也正是气管插管时机。因局麻药能阻滞咽、喉、气管沿途神经末梢的传导,故静脉全麻诱导药与局麻药两者搭配则能有效抑制气管插管应激反应。

【提示与注意】①由于麻醉类药与肌肉松弛药物起效快慢不同,对于麻醉医师来讲,必须了解和熟悉所使用的静脉麻醉药以及肌松药的起效与达峰值的时间,这是非常重要的,因为静脉给药从起效到作用峰值仍需一段时间才能充分发挥其药效作用,包括表麻用药;②值得提出的是,咽喉、气管黏膜表麻越充分(约3分钟),气管插管所致的心血管反应越轻。但年老体弱以及伴有心血管疾病患者,其静脉用药应适宜,防止心血管系统被过度抑制。

689. 围麻醉期二氧化碳排出综合征如何防治?

【术语与解答】①患者体内二氧化碳蓄积达到一定程度可称为高二氧化碳血症,一旦体内过高的二氧化碳持续一段时间后被迅速排除,则可转化为低二氧化碳血症,机体短时间内出现较大的二氧化碳浓度反差,常使呼吸和循环中枢突然失去在阈值以上二氧化碳的刺激,导致机体即刻出现反射性周围血管张力消失,甚至扩张,继之引起心输出量锐减,从而表现为血压骤降、心率增快、脉搏细弱、呼吸抑制或暂停等一系列呼吸循环异常征象,此征象称之为二氧化碳排出综合征;②高二氧化碳血症患者急速排出二氧化碳可导致低二氧化碳血症表现,这种迅速性低二氧化碳血症往往较一般低二氧化碳血症症状明显,严重者可出现心律失常或心脏停搏;③由于该类患者通常是慢性二氧化碳蓄积或高碳酸血症已持续一段时间,而呼吸与循环中枢对二氧化碳兴奋性阈值已逐渐增高,一旦过度通气使体内二氧化碳迅速下降,机体从高二氧化碳短时间内转为低二氧化碳,心血管功能会突然失去二氧化碳的支持,从而可发生循环"虚脱";④如临床上严重喉阻塞患者,往往需紧急抢救而行急症气管切开术,一旦气管造口完成,患者通气立即改善,其呼吸频率及幅度加快、加深,机体高二氧化碳蓄积立即解除,低二氧化碳即刻出现,从而易发生二氧化碳排出综合征。

【麻醉与实践】①在全麻过程中遇有高二氧化碳血症持续状态若快速排除二氧化碳,则较多出现低血压,较少引起心律失常,可能系用纯氧通气,机体无低氧因素所致;②全麻术中实施肺隔离技术,开胸单肺通气,若呼吸支持不当而引起二氧化碳蓄积,术毕为膨胀患侧萎陷肺而过度通气,如患者突然出现血压骤降,则是二氧化碳排出综合征的表现;③新生儿、婴幼儿全麻气管插管带管时间过长,若麻醉术毕拔出插管后出现喉水肿或呼吸道梗阻,有时单靠自主呼吸面罩吸氧虽能维持 SpO_2 在较高水平,但二氧化碳排出受阻,易导致二氧化碳分压($PaCO_2$)迅速增高,若 $PaCO_2$ 达到一定程度,一旦重新气管插管实施机械过度通气,则可产生二氧化碳排出综合征;④条件允许,围麻醉期均应采取呼气末二氧化碳监测($P_{ET}CO_2$),可预防高二氧化碳血症的产生,从而避免二氧化碳排出综合征。

【提示与注意】①机体二氧化碳浓度越高,持续时间越长,快速排出二氧化碳后其血压越易下降,而且下降越显著,尤其常见于肺心病患者不适当的应用呼吸机或麻醉机通气者;②对高二氧化碳血症患者,应逐渐改善其通气、逐步降低 $PaCO_2$,使呼吸和循环中枢有一段适应二氧化碳下降的过程,切不可骤然过度通气;③对二氧化碳蓄积严重患者,如果采取低氧室内空气过度通气,二氧化碳迅速排出后可引起脑缺氧而发生抽搐,须予以警惕。

690. 何谓丙泊酚输注综合征以及临床怎样预防?

【术语与解答】①丙泊酚输注综合征最早由国外报道,是指大剂量、长时间输注丙泊酚后,患者出现以代谢性酸中毒、高钾血症、横纹肌溶解和肾功衰竭以及心肌抑制、心脏衰竭等一系列病理性改变为特征的症候群,严重者由此而导致死亡;②有学者研究发现,当丙泊酚剂量 > 4mg/kg/h 且输注时间 >48h 时,有可能突发心动过缓并引起代谢性酸中毒、高脂血症、肝脏脂肪浸润、横纹肌溶解和肌红蛋白尿,以及出现横纹肌溶解所继发的急性肾功能衰竭,甚至发展为难治性心力衰竭而导致患者死亡,此现象称之为丙泊酚输注综合征;③目前有关丙泊酚输注综合征的报道逐渐增多,其确切病因尚不十分明确,但多与长时间、大剂量输注丙泊酚,且伴先前或同时应用大剂量外源性激素和儿茶酚胺类有关,因此大多发生于 ICU 重症监护患者(注:ICU 重症患者或手术后患者护送至 ICU,一般实施镇静、镇痛治疗持续时间较长,用药累积剂量大,往往药代动力学、药效动力学不稳定);④早期丙泊酚输注综合征的报道主要为小儿,后期发现成年人也可引发丙泊酚输注综合征。

【麻醉与实践】①丙泊酚是现今临床上主要静脉全麻用药,甚至是全身麻醉与相关镇静必定用药,尤其复杂、长时间手术必然应用丙泊酚较多,加之重症患者术后均需护送 ICU 继续实施呼吸功能支持(呼吸机通气治疗),镇静、镇痛是 ICU 治疗措施之一,因丙泊酚镇静、催眠作用尤佳以及具有苏醒迅速特点,故是首选药物之一;②丙泊酚手术室中应用(全身麻醉)与ICU 继续使用(镇静催眠),则容易造成该药长时间、大剂量乳化脂肪蓄积,尤其重症患者多需后期营养支持,治疗措施之一是脂肪乳制剂输注,两者先后或同时应用可促发或加重丙泊酚输注综合征;③丙泊酚输注综合征主要发生在长时间、大剂量应用丙泊酚(如 >4mg/kg/h)的患者;④由于丙泊酚的使用与丙泊酚输注综合征之间存在剂量依赖相关性,故在存有危险因素(如脂肪乳输注治疗患者等)的人群中使用,应减少其输注剂量。

【提示与注意】丙泊酚虽是一种较新型静脉全麻药,但丙泊酚输注综合征的报道有增多趋势,麻醉医师应引起高度重视:①将丙泊酚用于脂肪超负荷危险因素的患者,应监测血脂水平,如过高的血脂清除不完全者,应予以减量应用;②丙泊酚为乳化脂肪制剂,长时间、大剂量应用可引起高甘油三酯血症,若患者同时接受其他乳制剂静脉输注,应考虑输注的总量,以便提早酌情降低丙泊酚的用量或停止使用;③如患者使用该药超过 3 天(含 3 天),应监测血脂;④乳酸酸中毒通常是丙泊酚输注综合征最早出现的症状,也是丙泊酚输注综合征的危险信息,一旦出现应立即停用;⑤临床发生丙泊酚输注综合征应立即停药,并进行血液净化治疗和对症处理;⑥若需较长时间输注丙泊酚,其后期应用安全剂量应限制在 <4mg/kg/h,限制丙泊酚的输注剂量比限制输注时间更有意义。此外,由于小儿较长时间输注丙泊酚更容易引发该综合征,故在 ICU 不主张将丙泊酚用于小儿镇静。

691. 何谓多器官功能障碍综合征以及如何防治?

【术语与解答】①多器官功能障碍综合征主要指机体在遭受严重创伤、大面积烧伤、大手术、重度休克以及严重感染等过程中,较短时间内同时或相继出现 2 个或 2 个以上的器官或系统功能障碍,以致在外部条件不予干预的情况下机体无法维持内环境的稳定;②多器官功能损害若达到衰竭程度,则称为多器官衰竭或多系统器官衰竭;③多器官功能障碍综合征临床特点:发病急、进展快、病理生理变化复杂,而且死亡率极高。

【麻醉与实践】一般而言,多器官功能障碍综合征患者大都在 ICU 接受治疗,麻醉医师偶可遇到此种手术患者,若接触该类患者,主要应从以下几方面预防、治疗及处理:①重在预防;②去除产生多器官功能障碍综合征的病因;③控制全身炎症反应,维持内环境稳定;④防治休克及缺血再灌注损伤;⑤改善心血管功能;⑥实施呼吸功能支持;⑦防止肾功能进一步衰竭;⑧给予胃肠道保护与防治 DIC;⑨保障营养及代谢支持疗法;⑩实施相关对症处理。

【提示与注意】由于目前仍缺乏对多器官功能障碍综合征的特异性治疗措施,故现今仍以预防为主,即早发现、早治疗,提倡综合性治疗处理措施。

692. 何谓病态窦房结综合征与麻醉用药存在何种关系?

【术语与解答】①病态窦房结综合征(简称病窦综合征或病窦)是由于窦房结及其邻近组织(也可包括心房、房室交界区等)的器质性病变,导致窦房结冲动功能减退或冲动传导障碍,从而引起以窦性心动过缓为主要特征的征象;②病窦综合征患者可在不同时间出现一种以上的心律失常,主要以窦性心动过缓、窦房传导阻滞及窦性停搏为主,也可出现慢快综合征(通常这种心动过缓与室上性心动过速交替发作)和变时性功能障碍;③病窦综合征大多在 40 岁以上出现症状,尤其 40~70 岁颇为多见;④病窦综合征经常同时合并心房自律性异常,部分患者同时存在房室传导功能障碍。

1. 病因 引起病窦的原因较多,如:①心肌病变、全身免疫性疾病等,但以心肌传导系统的退行性病变为主要病因;②病窦常见伴随疾病有心肌炎、冠心病、风湿性心脏病、高血压病、先天性心脏病及手术损伤等;③窦房结周围神经与心房肌的病变,以及窦房结动脉供血减少也是病窦综合征的病因;④众多病变过程,如各种因素所致的窦房结及邻近组织特发性纤维化变性,均可导致窦房结起搏与窦房结传导功能障碍。

2. 临床症状 病窦综合征临床症状轻重不一,可呈间歇性发作,患者常表现出与心动过缓相关的心、脑等脏器供血不足的症状,如发作性头晕、乏力、眼前发黑、记忆力差、反应迟钝等,严重者可引起晕厥、虚脱等症状。当有心动过速发作,还可出现心悸、心绞痛等症状。

3. 心电图表现 ①心电图显示持续而明显的窦性心动过缓(50 次/分以下)并非由于药物引起;②常见窦性停搏与(或)窦房传导阻滞;③窦房传导阻滞与房室传导阻滞同时并存;④出现心动过缓(为窦性心动过缓)与心动过速(为室上性心动过速)综合征(也称慢-快综合征),是指心动过缓与房性快速性心律失常(心房扑动、心房颤动或房性心动过速)交替发作;⑤慢性心房颤动在电复律后不能转为窦性心律。

4. 治疗与处理 ①如患者无心动过缓相关的症状,可不必治疗,仅定期随诊观察即可。对于有症状的病窦综合征患者,应接受起搏器治疗;②心动过缓-心动过速综合征患者发作心动过速,单独应用抗心律失常药物治疗可能加重心动过缓;③应用起搏治疗后,若患者仍有心动过速发作,可同时应用抗心律失常药物。

5. 安装永久性起搏器指征 ①病窦综合征患者曾有晕厥或摔倒史,且证实与窦性停搏有关,其动态心电图(Holter)监测在白天出现 >3.0s 窦性停搏者;②患者通常有头晕、疲乏无力,白天心率 <40 次/分,经药物治疗心率仍不能增加者;③心动过缓伴头晕乏力症状等,但排除洋地黄、钙拮抗剂、胺碘酮等药物影响,以及迷走神经张力过高所致;④心动过缓伴有二度Ⅱ型窦房阻滞或二度Ⅱ型以上的房室传导阻滞;⑤严重的病窦综合征患者因低排血量可出现明显的心、脑血管灌注不足及缺氧性症状,应尽早安装起搏器。

【麻醉与实践】①如术前怀疑病窦综合征患者,应做阿托品试验。此外,由于该综合征起病隐匿,少部分患者可呈间歇性发作,故对术前心电图仅表现轻度心动过缓者为避免漏诊,应结合患者曾有无晕厥史和交替性心动过速而作出评估,必要时行 24 小时动态心电图检查可对间歇性病窦有诊断意义;②病窦综合征患者已确定且须手术者,麻醉前务必安装临时性或永久性心脏起搏器,以防麻醉药物或术中迷走神经张力增高所致的心血管功能抑制,从而引发显著的心动过缓,甚至窦性停搏、心搏骤停;③麻醉前应备好阿托品、异丙肾上腺素、麻黄素、多巴胺等应急药物,必要时予以应用;④围麻醉期常规行心电图监测,麻醉诱导与术中麻醉维持力求平稳,防止血流动力学急剧变化,尤其避免出现慢-快综合征等严重心律失常;⑤麻醉术中禁用可能减慢心率的药物,如抗心律失常药、强心药、β-肾上腺素能受体阻滞剂及钙拮抗剂等;⑥该类患者原则上应选择全身麻醉,因椎管内脊神经阻滞所致的交感神经系统抑制有可能出现循环虚脱与心搏停止;⑦通常临床上所使用的全麻药(七氟烷、地氟烷、丙泊酚、咪达唑仑、氯胺酮等)均可选用,而全麻药 r-羟丁酸钠与肌肉松弛药琥珀胆碱应慎用或禁用于病窦综合征患者,尤其琥珀胆碱重复给药时有可能导致严重的心动过缓,其他非去极化肌松药(如泮库溴铵、维库溴铵、罗库溴铵等)可选用;⑧阿片类镇痛药舒芬太尼用于全麻诱导时,给予较大剂量注射后可能引起心动过缓,尤其全麻诱导合并琥珀胆碱应用,严重时可发生心搏停止。

【提示与注意】①某些抗心律失常药物可抑制窦房结功能,亦可导致窦房结功能障碍,需予以鉴别和注意;②慎用对心肌有明显抑制作用的麻醉药物或降低心率的药物;③如未安置心脏起搏器者,全麻术后应用新斯的明拮抗残余肌松药时,需特别谨慎,以防止窦房传导阻滞或窦性停搏。

693. 何谓妊娠高血压综合征以及麻醉如何选择与管理?

【术语与解答】①妊娠高血压综合征(简称妊高征,既往称为妊娠毒血症)是常见且严重影响母体与胎儿安全的一种特殊组合性症状群,是妊娠孕妇特有性疾病,其发病原因尚不清楚;②该综合征多发生于妊娠 20 周之后,其临床基本表现为高血压、全身性水肿、蛋白尿、头痛头晕,甚至抽搐昏迷等;③妊高征的发病率约为 5%～15%,约50% 为轻度妊高征,约25% 为中度妊高征,而颇为凶险的先兆子痫或子痫虽少见,但对母体及胎儿的影响和危害最大(胎儿宫内窘迫等),是孕产妇与胎儿死亡的主要因素之一。

1. 主要病理生理 ①妊高征其全身细小动脉痉挛,进而造成心、脑、肾、肝等重要脏器出现继发性改变以及凝血机制的变化;②重症患者其血容量明显减少,子宫胎盘血流灌注降低,同时伴有其他异常改变;③妊高征可引起胎儿生长发育障碍,如胎儿宫内生长迟缓,临床上所表现的早产、胎死宫内或死产,以及胎盘早期剥离的发生都与妊高征的严重程度呈正相关。

2. 主要临床表现　临床上妊高征分为轻、中、重三度。

(1)轻度妊高征:孕前或妊娠 20 周之前一般可无高血压、蛋白尿或水肿等,此后则可出现血压 >140/105mmHg,可伴有轻度蛋白尿与水肿。

(2)中度妊高征:血压一般不超过 160/110mmHg,蛋白尿可呈一个(+),24 小时内尿中蛋白量超过 0.5g,虽患者伴有水肿,但无自觉症状或有轻度头晕。

(3)重度妊高征:血压可高达 160/110mmHg,甚至更高,且 24 小时尿中蛋白量达到或超过 5g(尿蛋白 + + 至 + + + +),同时出现一系列自觉症状,此阶段又可分为先兆子痫与子痫。①先兆子痫:孕妇在高血压与蛋白尿一系列自主症状的基础上出现如头痛、眼花、恶心、胸闷、呕吐等,并伴有不同程度的水肿;②子痫:在先兆子痫的基础上若症状进一步发展,则可发生抽搐,其典型发作过程表现为中枢神经系统症状,如眼球固定、瞳孔放大、牙关紧闭、面部肌肉颤动、头颅歪向一侧,继之发展为全身及四肢肌肉强直,双臂屈曲、双手紧握,抽搐期间呼吸暂停、面唇发绀、神志消失,往往处于昏迷状态,病情严重者乃至各脏器功能衰竭,甚至母子死亡。通常孕产妇抽搐约一分钟其强度减弱,全身肌肉松弛,而后呼吸则可恢复,意识迅速清醒,但抽搐频繁且时间过长,往往陷于深昏迷。子痫一般发生在妊娠晚期或临产前,称为产前子痫。少数则发生在分娩过程中,称产时子痫。个别还可出现在产后 24 小时内,称产后子痫。

3. 妊高征并发症　①重症昏迷患者如发生呕吐,则可导致窒息或吸入性肺炎;②可引发脑血管意外;③可引起肝肾功能不良或衰竭;④可发生弥漫性血管内凝血(DIC)等。

4. 治疗与处理　先兆子痫或子痫的确切治疗则是及早娩出胎儿和胎盘。此外,应用镁制剂复合降压药可作为临时性治疗措施。

【麻醉与实践】妊高征是孕产妇特有的危重症,选择适当的时机采取急症剖宫产术终止妊娠是治疗处理重度妊高征患者的唯一措施,故临床麻醉管理则显得尤为关键:

1. 麻醉方法的选择　妊高征孕产妇较多选择椎管内脊神经阻滞,病情严重者大都采用气管插管全身麻醉。

(1)椎管内脊神经阻滞:①由于妊高征的主要问题是高血压、蛋白尿和全身性水肿,而长期且严重的高血压则可导致母体出现肝、肾功能不全等并发症,因此,如妊高征孕产妇无血小板显著异常或无出凝血功能严重障碍(因严重先兆子痫孕妇其血小板数量或质量很有可能存在缺陷)以及近期未使用抗凝血药物者,椎管内脊神经阻滞仍是首选,因完善的硬脊膜外隙脊神经干阻滞或蛛网膜下腔脊神经根阻滞可扩张外周血管,适当的降低血压,有利于减轻心脏负荷,对妊高征孕产妇较有益处。但该类孕产妇血管内皮对儿茶酚胺类药物可能具有高敏感性,尤其先兆子痫患者,故发生低血压时先小剂量注射麻黄碱,不足可追加,不宜一次给足;②妊高征孕妇一般体重大、水肿显著,其腰背部棘突不易触摸,椎间隙较难定位,从而可造成椎管内穿刺困难。

(2)全身麻醉:①妊高征并发心力衰竭、脑出血、凝血异常、休克、昏迷以及不合作者,应以保障母体安全为主而胎儿安全为次,选择气管插管全身麻醉为宜,以尽快去除病因,挽救产妇生命。此外,严重妊高征子痫时可能出现心力衰竭、肺水肿、活动性出血、低血容量性休克,甚至脑出血和 DIC,故全身麻醉是安全选择,但麻醉过程仍非常凶险,因此务必保障血流动力学稳定,防止其急剧变化,尤其应避免气管插管所致的心血管应激反应和咽喉腔出血;②先兆子痫孕产妇全麻下实施急诊剖宫产风险颇高,如选择椎管内脊神经阻滞属禁忌证而采取全身麻醉,应首先检查或留意其上呼吸道是否存在明显水肿而狭窄,头颅后仰是否受限,以防上呼吸道管理困难(即面罩通气困难、喉镜显露声门困难与气管插管困难);③该类孕产妇因口咽腔水肿而软组织脆弱,喉镜显露声门或气管插管期间容易导致黏膜组织损伤而出血不止,故误吸或窒息是其潜在隐患。此外,该类患者在气管插管或术毕拔出插管后可促发显著的体循环压力增高和肺动脉高压,而后两者可明显增加脑出血与肺水肿的危险。

2. 麻醉术中管理　①该类患者术前大多需要使用降压药、利尿药、β-受体阻滞药以及镇静药等进行综合性治疗,因此相对增加了麻醉处理的复杂性和难度;②硫酸镁是治疗妊高征的首选药物,是控制血压和惊厥的有效药物,但患者对此药反应的个体差异较大,尤其用量过大可出现肌张力减退、反射降低、呼吸轻度抑制、心肌收缩稍无力等,若选择全身麻醉宜采用短效肌松药,且应用剂量应相对减少,以利于术毕呼吸功能的恢复;③氯胺酮易引起心率增快、血压升高,故该类患者一般不适宜应用;④选择全身麻醉时,应尽可能采用不经肝肾代谢、排泄的药物,如肌松药顺式阿曲库铵等;⑤麻醉术中血压过高可采用血管扩张药纠正,使血压尽量控制在 140～150/90～95mmHg,这对母子的安全较为有利。此外,妊高征孕产妇术前或麻醉术中均有可能并发脑血管意外(梗死性或出血性),临床表现为头痛、抽搐、恶心、呕吐以及意识障碍等症状,虽发病率低,但病死率和致残率高,如麻醉前已存在头痛、头晕、呕吐、嗜睡、大小便失禁、口角流涎、瞳孔缩小或两侧不等大及对光反射消失,乃至肢体活动受限等,均应怀疑合并脑血管意外,应先做相关检查尽快明确诊断;⑥麻醉过程中既要及时进行充分的输液扩容,又要注意液体输注速度,防止血压过度升高;⑦如选择椎管内脊神经阻滞,其麻醉平面既要满足手术要求,又要保证无痛,还不能使阻滞平面过高,以防因疼痛引起的血压继续升高或阻滞平面过高而产生呼吸抑制;⑧麻醉术中防治低血压和低氧血症颇为重要,如先兆子痫或子痫患者对血管收缩剂敏感性增强,故纠正低血压时先小剂量静脉注射麻黄碱,用量不足可增加,不宜一次给足;⑨加强生命体征监测(如心电图、心率、血压、SpO₂),甚至采取有创动、静脉监测,全程密切观察病情,发现异常变化,及时进行处理;⑩妊高征孕产妇行剖宫产多为早产儿,应备好胎儿娩出后的抢救物品及相关措施。

【提示与注意】①对术前已应用肝素治疗的孕产妇,椎管内脊神经阻滞可能导致硬脊膜外隙出血和血肿形成,应禁用或慎用椎管内脊神经阻滞,以避免发生椎管内血肿而导致脊髓压迫性截瘫;②麻醉过程中力求平稳,充分供氧,保障镇痛完善,避免各种刺激,防止血压骤升或骤降;③许多妊高征孕产妇都是早产,故术中应提前做好新生儿窒息抢救准备;④对使用大剂量硫酸镁引起中毒者,应给予 10% 葡萄糖酸钙缓慢静脉注射予以拮抗。此外,如选择全身麻醉,术前应用硫酸镁可通过神经肌肉接头作用而延长所有肌肉松弛剂的效应,故给予肌松药需慎重,以免过量;⑤对采用吩噻嗪类药物治疗者,麻醉前应了解用药时间与剂量,预防体位性低血压。此外,利血平可使体内儿茶酚逐渐消耗和重新释放减少,对使用该药者,若遇低血压时对升压药常不敏感;⑥高危妊高征行剖宫产孕妇,应建立两条上肢静脉通路,以备快速输血、输液,必要时实施中心静脉监测输入量,避免输液过多导致肺水肿;⑦若妊高征孕产妇选择全身麻醉,务必查看上呼吸道通畅情况,该类孕产妇常因口咽腔软组织水肿而致上呼吸道明显狭窄,往往造成气管插管困难,甚至面罩通气也受影响或受阻;⑧重度妊高征孕产妇麻醉术后建议护送 ICU 病房为妥,以继续加强监护和相关治疗,直至脱离危险期;⑨为预防产后子痫的发生,病情允许情况下,应给予术后镇静与镇痛;⑩硫酸镁容易通过胎盘屏障而引起胎儿高镁血症,故麻醉术前或术中应用硫酸镁可能抑制胎儿的呼吸功能,胎儿娩出后应密切关注其呼吸状况,如存在呼吸抑制或窒息,立即给予呼吸支持,甚至予以抢救。

694. 何谓横纹肌溶解综合征以及围麻醉期如何防治？

【术语与解答】横纹肌溶解综合征(又名肌肉溶解症,也称骨骼肌溶解综合征)是指各种原因引起的横纹肌(骨骼肌)受损后,其肌纤维细胞膜破坏或其完整性发生改变,肌细胞内所释放的内容物或(和)肌红蛋白大量进入到细胞外液及血液中,由于大量的内容物和肌红蛋白无法在短时间内通过肾小球滤过而排出体外,故可在肾脏中堆积,甚至形成结晶,从而阻塞肾脏并影响其他机体代谢产物的排泄,继之影响尿液的排放,并造成尿液减少,最终导致肾功能衰竭甚至致死等一系列症状或临床综合征。简而言之,横纹肌溶解综合征是因肌细胞受损后产生的毒性物质所导致以肾功能损害为主的的一组临床综合征性疾病。

1. 病因　该综合征除较常发生于肌肉受到猛烈撞击(严重肌肉创伤)、长时间压迫或过度劳累外,还包括剧烈运动、药物中毒、恶性高热、癫痫发作等。

2. 临床症状　横纹肌溶解综合征主要临床表现为肌肉无力、肌肉酸痛与茶色尿液(临床三联症)以及代谢性酸中毒、高钾血症等,严重者尿液呈深棕色,尿量减少或无尿,甚至危及生命。

3. 实验室检查　血清肌酸磷酸激酶进行性增多(该酶是反映肌细胞损伤最为敏感的指标之一)、血肌红蛋白浓度升高、肌红蛋白尿出现以及血清肌酐与血钾增高等。

4. 临床诊断　根据相关病史、临床表现及实验室检查,一般可确诊。

5. 治疗与处理　早期如尚未累及肾功能,祛除病因、碱化尿液与充分补液,以利于淡化泌尿系统肌红蛋白浓度,同时对症支持治疗,卧床休息,轻度患者可在若干天后或数周恢复。此外,利尿剂可帮助排钾,出现肾功能衰竭时应按肾衰竭治疗处理。

【麻醉与实践】①麻醉医师如接触严重肌肉创伤手术患者,由于该类患者其本身就易诱发横纹肌溶解综合征,若全麻选择大剂量应用丙泊酚且持续用量过多,加之转送 ICU 继续使用该药镇静等,更容易促发该综合征或产生丙泊酚输注综合征或同步发生(因两者综合征有着类似的病理生理特点);②长期实施呼吸机通气支持的患者需应用非去极化肌松药,其所用肌松药有可能引起横纹肌溶解综合征,因有文献报道引起该综合征的肌松药主要为潘库溴铵和维库溴铵,故较长时间应用肌松药可改换其他肌松药(如顺式阿曲库铵等);③恶性高热是常规应用全麻辅助药(去极化肌松药琥珀胆碱)或吸入挥发性全麻药,从而引起的以骨骼肌异常与机体高代谢状态为主要特征的急性、致命性且较罕见的一种麻醉危象综合征,其病理特征之一也是横纹肌肌细胞溶解导致大量肌红蛋白释放,致使大量滤过的肌红蛋白则沉积在肾小管,从而造成尿液形成受阻,肾功能衰竭。

【提示与注意】严重肌肉创伤全麻手术患者术毕,如应用外周性呼吸抑制拮抗药(如新斯的明拮抗非去极化肌松药)与中枢性呼吸抑制拮抗药(纳洛酮拮抗阿片类镇痛药)后,其呼吸肌仍长时间麻痹,则需检测血清肌酸磷酸激酶和血液肌红蛋白浓度,以便警惕是否发生横纹肌溶解综合征。此外,如围麻醉期患者发生横纹肌溶解综合征,由于所致因素较多,可能两种因素互为因果或相互促进,也可能是多种因素叠加或共同作用的结果。因此,围麻醉期对于意外发生横纹肌溶解综合征,应尽快明确其原因,立即去除可能促发的因素,并针对不同原因和症状及时采取相应的救治措施。

695. 何谓脊髓前动脉综合征以及可能引起的原因有哪些？

【术语与解答】脊髓前动脉综合征是指脊髓前动脉由于阻塞、畸形或痉挛等原因而引起的脊髓缺血、缺氧性改变,最终造成所支配区域的感觉、运动发生障碍。该综合征临床典型表现为机体双下肢对称性无力,并出现感觉分离,且表现痛觉、温觉受损或消失,甚至瘫痪,而本体位置感觉和震动觉一般正常。

【麻醉与实践】①脊髓的血液供给主要来自脊髓前动脉和脊髓后动脉,脊髓前动脉为一支终末动脉,供应脊髓的前2/3区域,其供血范围较大,而血流量相对较少,故容易遭受缺血、缺氧性损害;②当局麻药加入肾上腺素应用于椎管内脊神经阻滞,有可能导致脊髓动脉血管发生持续性收缩,尤其脊髓前动脉受其影响更为明显,从而引起相应部位的脊髓与脊神经根缺血、缺氧性损害,其结果可导致脊髓前动脉综合征;③尤其老年患者常伴有动脉硬化,若合并脊髓动脉血管硬化,一旦麻醉术中出现长时间低血压而引起脊髓动脉血管痉挛、低灌注或无灌注,则可导致脊髓缺血、缺氧,从而容易引发脊髓前动脉综合征。

【提示与注意】①现今椎管内脊神经阻滞不主张局麻药中加入肾上腺素,其目的之一就是减少脊髓和脊神经根缺血性损害;②如脊髓血管动脉硬化患者实施椎管内脊神经阻滞(蛛网膜下腔脊神经根或硬脊膜外隙脊神经干阻滞),若术中因脊髓动脉血管痉挛、低灌注或无灌注导致脊髓前动脉综合征者,麻醉医师则难以证明与麻醉无关,而采取全身麻醉患者发生脊髓前动脉综合征,麻醉医师则容易摆脱麻醉并发症的嫌疑。

696. 何谓急性呼吸窘迫综合征与麻醉存在何种关系?

【术语与解答】①急性呼吸窘迫综合征(ARDS)是指由心源性以外的各种肺内、外致病因素所导致的急性、进行性、严重性、缺氧性且特殊类型的呼吸衰竭(也称成人呼吸窘迫综合征);②ARDS并非一种疾病,而是以肺毛细血管弥漫性损伤、通透性增强为基础,以非心源性肺水肿、透明膜形成和肺不张为主要病理变化,又以进行性呼吸窘迫和难治性低氧血症为主要临床特征的呼吸功能异常变化的一组症候群;③临床上急性重度肺损伤(ALI)类似ARDS,故可诊断为ARDS。因ARDS都可由ALI演变而来,但并非所有ALI都能发展为ARDS。此外,ALI这一术语的提出,则有利于对两者的区分和实施早期的治疗处理;④ARDS起病急骤,发展迅速,预后极差,死亡率在50%以上。

1. 发病因素　有关ARDS的病因较多,涉及临床各个专业,如胃内容物误吸、溺水、呼吸道理化刺激、吸入有害气体、肺部感染、肺部创伤、严重休克、大量多次输血、羊水栓塞、脂肪栓塞、DIC、子痫等。而创伤、感染、休克则是发生ADRS的三大诱因,约占70%~85%。

2. 主要发病机制　①ARDS可由多种原发病引起,由于发病机制错综复杂,尚未完全阐明,但多种效应细胞和炎症介质两个主要因素参与了肺损伤,对ARDS的发病起着关键作用;②机体效应细胞、细胞因子、炎性介质等构成了ALI/ARDS炎症反应和免疫调节"细胞网络"以及"细胞因子网络",它们通过不同的信息传导途径调控着机体的免疫反应,也与炎症反应的失控有关。

3. 主要病理特征　①肺微血管通透性增高且肺泡渗出液中富含蛋白质,从而易导致肺水肿及透明膜形成,并常伴有肺间质纤维化;②肺内炎症细胞(如嗜中性粒细胞、巨噬细胞)为主导的肺内炎症反应失控导致的肺毛细血管损伤是形成肺毛细血管通透性增高与肺水肿的病理性基础;③病理生理改变则以肺顺应性降低、肺内分流增加以及通气/血流比例失调和低氧血症为主。

4. 临床表现　①呼吸特点:患者出现呼吸困难,且呼吸频率增快或呼吸急促,此症状是呼吸衰竭最早客观体征之一;②咳嗽与咳痰:早期咳嗽不明显,其程度较轻微,若咳出血水样痰,往往是 ARDS 典型症状之一;③烦躁与不安:患者往往表现为烦躁、惊恐、神志恍惚或淡漠;④寒战或发热:有些患者可出现寒战或发热,常被误诊为原发疾病所致,应予以鉴别;⑤体征表现:呼吸次数 >30 次/分,氧分压 <60mmHg,因机体严重缺氧,即使通过吸氧也往往难以改善(通常的氧疗不能改善),故颜面与口唇发绀是本病重要特征之一。此外,早期肺部听诊异常体征较少,中晚期则可听到干性或湿性啰音,如出现呼吸困难,患者吸气时可表现为肋间及胸骨上窝下陷;⑥心率与血压:ARDS 患者其心率时常超过 100 次/分钟,部分患者可发生多器官衰竭。

5. 临床诊断　由于至今缺乏特异性检测指标,故给 ARDS 早期诊断带来困难。一般而言,凡有可能引起 ARDS 的各种基础性疾病或诱因,一旦出现呼吸功能异常改变或血气检测异常,均应警惕 ARDS 发生的可能。其基本诊断标准如下。

(1)存在 ALI 或 ARDS 高危因素:有直接肺损伤的病史,如胃内容物反流误吸或吸入有毒性气体、肺化学性损伤、溺水、肺栓塞等。此外,休克、感染等也可造成。

(2)诊断指标:①起病急、呼吸频率增快(>28 次/分钟)且窘迫;②低氧血症,ALI 时 $PaO_2/FiO_2 \leq 300mmHg$ 或 ARDS 时 $PaO_2/FiO_2 \leq 200mmHg$;③胸部 X 线检查双肺有浸润阴影;④肺毛细血管楔压(PCWP) $\leq 18mmHg$;⑤能排除心源性肺水肿。

总之,临床上同时符合上述 5 项条件者可诊断 ALI 或 ARDS。

6. 基本治疗与处理　已有的大量有关药物治疗 ALI 和 ARDS 的临床试验与经验表明,尽管这些药物都是靶向作用于 ALI 和 ARDS 病理过程中的特异炎症介质,但至今为止药物治疗的效果均不理想。故 ARDS 仍然需要支持治疗:①实施呼吸支持治疗与机械调控呼吸(呼气末正压通气或反比通气及高频通气等)以改善通气,提高氧合;②维持适宜的血容量或限制液体入量;③肾上腺皮质激素的应用与营养支持;④其他相关治疗,如一氧化氮吸入等;⑤纠正酸碱失衡与电解质紊乱,允许适宜程度的高碳酸血症;⑥控制感染;⑦避免医源性并发症,如氧中毒、呼吸机所致气压伤、液体过量等。

【麻醉与实践】①ARDS 患者其病情往往严重,故不能耐受麻醉与手术,非紧急情况(急症手术)不宜或禁忌实施麻醉与手术;②即使轻度 ARDS 患者若进行急症手术,其麻醉风险仍极大,因此全麻诱导与麻醉维持务必平稳,围麻醉期应加强呼吸管理(实施机械通气或选择 PEEP)与循环支持,控制液体入量,实施生命体征全面监测,随时进行血气分析,调控水、电解质及酸碱失衡等,术毕将其护送至 ICU 继续监测与治疗。

【提示与注意】①由于 ARDS 患者麻醉风险极大,务必做好全面准备,尤其机械通气以呼吸机替代麻醉机实施调控呼吸为妥,非去极化类肌松药(如顺式阿曲库铵等)应足量;②实施合理性静脉复合全身麻醉,以保障患者度过麻醉与手术危险期。

697. 何谓仰卧位低血压综合征与麻醉存在何种关系?

【术语与解答】①仰卧位低血压综合征也称之为妊娠末期下腔静脉压迫综合征、妊娠末期仰卧位循环系统虚脱或体位性体循环休克,主要发生于妊娠末期孕产妇仰卧位时所表现出的以循环功能突发性虚脱为主的一组临床症候群,但如迅速将其改换为左侧倾斜卧位或将膨大的子宫推向左侧后,循环系统虚脱症状可缓解或恢复正常;②孕产妇中、末期收缩压不稳定性下降主要与仰卧位时妊娠子宫压迫腹主动脉和下腔静脉有关,但大部分孕妇可以代偿而不出现仰卧位低血压综合征,其中一种代偿机制是下腔静脉受压后致使盆腔、双下肢静脉压增加,然后通过椎旁静脉丛分流进入奇静脉,再汇入上腔静脉,从而保持了基本的回心血量;③严

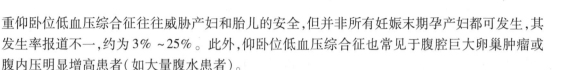

重仰卧位低血压综合征往往威胁产妇和胎儿的安全,但并非所有妊娠末期孕产妇都可发生,其发生率报道不一,约为3%~25%。此外,仰卧位低血压综合征也常见于腹腔巨大卵巢肿瘤或腹内压明显增高患者(如大量腹水患者)。

1. 产生原因　①妊娠末期膨大的子宫用血量较非妊娠期明显增多(约占全身17%),故回心血量较通常有所减少;②妊娠末期重量显著增加且面积明显增大的子宫可压迫下腔静脉,尤其仰卧位时膨大的子宫上移更容易压迫下腔静脉(甚至压迫腹主动脉),而下腔静脉的血量不能充分返回心脏,故致使心腔血液明显不足而致心输出量下降;③尤其椎管内脊神经阻滞(如硬脊膜外隙脊神经干阻滞或蛛网膜下腔脊神经根阻滞)后更易发生,且症状也严重。

2. 病理生理　①由于仰卧位膨大的子宫体压迫下腔静脉,致使经下腔静脉返回心脏的盆腔与双下肢静脉血液回流受阻,从而导致回心血量骤减,继之右心房充盈压明显不足,故右心室输出量必然迅速下降;随后左心房、左心室又无充足的氧合血来源,直接发展为全心搏出量近乎同时降低,最终出现循环功能虚脱危象(即心排血量显著减少和全身血压急剧下降);②通过影像学检查发现,约有90%的临产妇在仰卧位时其下腔静脉被子宫不同程度的压迫,其盆腔及双下肢静脉血液通过椎管外静脉和椎管内静脉(硬脊膜外隙静脉)以及奇静脉等以"绕路"方式回流至上腔静脉,从而导致回心血量相对减少。此外,仰卧位膨大的子宫还可间接压迫横膈,引起迷走神经兴奋而导致心动过缓,从而使血压进一步下降。

3. 临床表现　①仰卧位低血压综合征临床主要表现为非失血性"低血容量"休克症状,如血压急剧下降、心率代偿性增快或迅速减慢(交感神经抑制或副交感神经兴奋可出现显著的心动过缓)、脉搏细速、虚脱以及出冷汗、胸闷、恶心、呕吐、晕厥、面色苍白等;②仰卧位低血压综合征除威胁母体生命外,同时也影响胎儿安全,宫内胎儿常表现为胎心加速、胎动增强,可随母体缺氧而逐渐加重,继之胎心减慢、胎动减弱,故出现胎儿急性宫内窘迫症状,胎儿娩出后容易引起窒息;③部分孕产妇可在仰卧后1~10分钟出现不同程度的低血压。因此,临床务必及时予以防止和纠正仰卧位低血压综合征。

4. 相关风险与危害　①有时下腔静脉与腹主动脉同时受压,故会降低胎盘的血流量或造成胎盘低灌注,如母体低血压较长时间不能改善,将会导致宫内胎儿进行性低氧血症和酸中毒以及宫内窘迫,当胎儿娩出后容易发生新生儿窒息、酸中毒,甚至高级中枢神经系统损害;②长时间仰卧位下腔静脉受压过久,虽有时低血容量症状表现并非严重(孕产妇尚能适应),但下腔静脉压增高可使胎盘绒毛间腔压力也随之升高,有可能引起胎盘早期剥离与出血。

5. 预防与处理　①妊娠末期孕产妇常规左侧卧位或左侧倾斜位为妥;②咨询孕产妇近时期仰卧位有无头晕、心悸、恶心与出冷汗等症状,以便告知常规左侧倾斜卧位15°~25°为宜;③因上肢静脉输液不受下腔静脉压迫影响,故孕产妇均应建立上肢静脉通路输液,以便出现仰卧位低血压综合征时加快输液速度,必要时应用血管活性药物(如麻黄碱等)以及面罩给氧吸入。

【麻醉与实践】麻醉期间发生仰卧位低血压综合征的因素与防治措施:

1. 促发因素　需剖宫产孕产妇,在胎儿剖出之前均可产生仰卧位低血压综合征,但不同麻醉方法所致该综合征发生率以及严重程度有所不同。

(1)局部麻醉:局麻药局部浸润注射主要阻滞的是下腹部的皮下组织及其相关的部分肌肉组织,既不影响自主神经反射,也不会影响膨大的子宫发生变动移位,因此,局部麻醉行剖宫产术出现仰卧位低血压综合征与局麻药基本无关。

(2)椎管内脊神经阻滞:①无论脊膜外隙脊神经干阻滞(简称脊神经干阻滞)或是蛛网膜

下腔脊神经根阻滞(简称脊神经根阻滞或腰麻),两者均可使交感神经节前纤维被阻滞,从而致使麻醉平面以内的容量血管扩张,尤其腹部以下躯体回心血流缓慢,同时血液大量淤积,从而易产生或加重该综合征;②椎管内脊神经阻滞完善后,支配腹部躯干以下的运动神经纤维处于麻痹状态,其腹部及双下肢肌肉处于充分松弛,除静脉血管扩张外,膨大的子宫失去张力而发生上移,加之整个腹腔"内容物塌陷"可压向下腔静脉,因此椎管内脊神经阻滞极易诱发严重的仰卧位低血压综合征,且常出现在注入局麻药后 1~5 分钟内;③椎管脊神经阻滞越完善,其麻醉平面相对过高、过广,越易促使仰卧位低血压综合征的发生。此外,最为严重的仰卧位低血压综合征可能是两种以上的因素叠加所致。

(3)全身麻醉:全麻诱导后如应用肌肉松弛剂,其骨骼肌松弛作用出现,可使膨大的子宫压向下腔静脉,加之全麻用药均可不同程度的抑制循环功能,故也容易引起仰卧位低血压综合征。

2. 防治措施 ①孕产妇进入手术室后应首先实施心电、血压及脉搏血氧饱和度监测,并提早选择上肢静脉建立输液通路,给予预防性胶、晶体溶液适宜速度输注,如发生仰卧位低血压综合征,除快速输液外,立即使其体位向左侧倾斜,并将子宫直接推向左侧,以缓解或解除下腔静脉受压。此外,若收缩压在正常值低限,也可提前预防性小剂量应用麻黄碱,以预防或缓冲低血压的发生;②该综合征发生时应及时给予面罩纯氧吸入,必要时应用血管活性药物(如麻黄素、阿托品等);③需实施剖宫产的临产妇,均应选择左侧卧位进行椎管内穿刺,其目的是避开子宫对下腔静脉的压迫,操作完成后,为预防仰卧位低血压综合征的发生,可将孕产妇由左侧卧位先稍改为左侧倾斜 15°~25°或垫高其右侧髋部,以减轻巨大的子宫对腹腔后大血管的压迫;④如胎儿娩出后存在呼吸抑制或窒息,应立即予以呼吸支持或抢救。

【提示与注意】①孕产妇选择脊神经根阻滞(腰麻),先使其处于左侧卧位进行椎管内穿刺,蛛网膜下腔完成注药后顺便使孕产妇处于左侧倾斜 15°~25°,避免下腔静脉受压,以缓冲血液回流不畅或受阻;②若采用脊神经干阻滞,除左侧卧位行椎管内穿刺外,完成硬脊膜外隙穿刺后应先摆好仰卧左侧倾斜体位后再注射试验量(如 2% 利多卡因 3~4ml)为宜;③对于合并妊娠高血压综合征、甲状腺功能亢进、心动过速以及心脏疾病的孕产妇应慎用或禁用麻黄碱;④如母体因仰卧位低血压综合征而发生心搏骤停,应立即进行心肺复苏,若不能复苏,必须考虑及时娩出胎儿,因心搏骤停 4 分钟内娩出的胎儿其生存概率很高,而且胎儿娩出后则减轻了子宫对腹主动脉及下腔静脉的压迫,从而增加了母体复苏成功的几率;⑤若胎儿娩出后呼吸异常或无呼吸,应立即面罩加压供氧呼吸支持,防止进一步缺氧而窒息。

698. 何谓急性冠状动脉综合征以及围麻醉期怎样防治?

【术语与解答】①急性冠状动脉综合征(简称急性冠脉综合征,英文缩写 ACS)是由急性心肌缺血而引起的一组心血管功能异常症状;②急性冠脉综合征包括急性心肌梗死(又分 Q 波型心肌梗死与非 Q 波型心肌梗死)和不稳定型心绞痛,该综合征是冠心病的一种特殊称谓;③急性冠脉综合征患者虽临床症状有所差异,但冠状动脉的病理生理改变却类似,即冠状动脉粥样硬化型斑块由稳定性转为不稳定性,继之破裂导致血栓形成,致使冠状动脉血流突然减少。

1. 心电图表现 ①临床分为 ST 段抬高型心肌梗死(也称为 Q 波型心肌梗死)与非 ST 段抬高型心肌梗死(也称非 Q 波型心肌梗死),后者(非 ST 段抬高型)包含不稳定型心绞痛,而 ST 段抬高型主要是指急性心肌梗死;此外,非 ST 段抬高型心肌梗死患者其心电图无

Q波形成,ST段改变也不具特异性,其诊断应密切结合血清心肌标记物是否升高;②ST段抬高型与非ST段抬高型心肌梗死两者在病理生理上的差异可能在于:非ST段抬高型其病理生理基础为血栓不完全堵塞冠状动脉或仅有微栓塞,而ST段抬高型则为血栓完全阻塞冠状动脉血管,虽然两者病理生理过程相似,但两者在临床表现和治疗策略上有着较大区别。

2. 临床评估　急性冠脉综合征发病紧急,患者死亡率高,据报道其住院死亡率与远期死亡率分别为6%和12%,故需引起重视。①低危患者:一般认为冠状动脉局部狭窄的情况比较稳定,尚无心力衰竭等基础性心脏疾病,以往也未做过介入治疗和冠状动脉"搭桥"术,该类患者发生死亡和心肌梗死的危险较低;②中、高危患者:经药物治疗效果不佳,虽经介入治疗和(或)冠状动脉"搭桥"术后,但其心脏功能仍差,其冠状动脉狭窄有进展趋势或不稳定性,此种患者发生死亡和心肌梗死的危险增高;③一般而言,急性冠脉综合征患者其死亡率随ST段抬高的导联数增多而增加,尤其标准12导联心电图包括含有左束支传导阻滞和前壁心肌梗死者。

3. 治疗与处理　急性冠脉综合征患者抗栓治疗至关重要。

(1)ST段抬高型急性冠脉综合征:主要治疗目的是开通已经闭塞的冠状动脉和避免形成Q波,因此治疗以溶栓等相关处理为主,提高溶栓再通率,降低溶栓后血管再闭塞和(或)再出现心肌梗死的发生,以减少心绞痛的复发。

(2)非ST段抬高型急性冠脉综合征:主要防止冠状动脉闭塞、避免形成ST段抬高的心肌梗死,处理则以抗栓加抗缺血等治疗,可以阻止血栓的发展,保护缺血心肌不再进一步坏死,但不能溶栓。

(3)不稳定型心绞痛:立即卧床休息至少12~24小时,保持环境安静,消除紧张与焦虑,必要时应用适宜剂量的镇静药,以及给予持续性心电监护。

【麻醉与实践】①鉴于急性冠脉综合征患者围麻醉期颇有危险,除急性心肌梗死患者(如急性期或中高危患者)为挽救生命外,其他任何手术均应暂停或延缓,至少延期至6~8周后或更长为宜;②由于急性冠脉综合征患者再发心肌梗死或猝死的风险颇高,延期手术期间应积极采取抗凝治疗(包括抗血小板及其他药物溶解血栓治疗)以及控制血压、降低血糖和血脂、减轻疼痛症状,以改善心肌缺血、缺氧,病情明显好转且稳定后方可考虑麻醉与手术;③麻醉术中除保障充分氧供需平衡外,仍以维持血流动力学平稳为关键,既要防止心率明显过缓和血压下降,又要避免心率增快与血压显著升高,目的是避免加重心肌缺血,这是防治急性冠脉综合征的基本原则。此外,如维持正常的血红蛋白浓度,以利于组织对氧的摄取;应用小剂量硝酸甘油可防止冠状动脉痉挛;采取镇静、镇痛可降低手术疼痛刺激所致的氧耗增加等;④麻醉诱导用药不宜选择强效药物(如丙泊酚、硫喷妥钠等),仍以咪达唑仑、依托咪酯小剂量、缓慢注射,结合麻醉性镇痛药(芬太尼类)与肌松药缓慢诱导为妥,这有利于观察心率及血压的变化,以防止血流动力学剧烈波动;⑤围麻醉期应早期发现和诊断心肌梗死,如冠心病患者主诉心绞痛,且无原因的出现心率增快与血压下降,而心电图表现为ST段及T波明显改变或表现心肌梗死图像,若同时存在血清心肌标记物升高者,则可诊断;⑥无论何种手术,该类患者麻醉术后应护送至ICU继续观察为宜。

【提示与注意】急性冠脉综合征患者通常大都应用抗凝药物(如阿司匹林、普通或低分子肝素及抗血小板治疗),故选择椎管内脊神经阻滞务必慎重,因很易发生椎管内血肿,尤其术前尚未停药者。

699. 何谓 Q-T 间期延长综合征与麻醉存在何种关系?

【术语与解答】①Q-T 间期延长综合征(简称长 Q-T 综合征)是指心电图标记 Q-T 间期延长(>0.45 秒),而且存在 T 波和(或)U 波形态异常,临床表现为以室性心律失常、晕厥,甚至心源性猝死为主的一组症候群;②未发现和未经治疗的长 Q-T 综合征患者死亡率颇高,甚至可达 78% ;③长 Q-T 综合征也可能是由于心脏交感神经分布异常所致;④该类患者有可能伴随先天性耳聋。

1. 病因 临床上长 Q-T 综合征根据病因可分为两大类:

(1)先天性长 Q-T 综合征:①该类型属于常染色体显性遗传性疾病,是一种以 Q-T 间期延长、突发尖端扭转型室性心动过速、室颤等严重心律失常为特征的遗传性心脏病;②尽管先天性长 Q-T 综合征是一种不十分常见的心律失常,但先天性长 Q-T 综合征患者自幼则表现为 Q-T 间期延长。

(2)获得性长 Q-T 综合征:通常存在导致长 Q-T 综合征的继发因素,常见有冠心病心肌缺血、心肌肥厚、心力衰竭、尿毒症、电解质平衡失调(低血钾、低血钙、低血镁)、药物作用(包括抗心律失常药、抗精神失常药、三环类抗抑郁药等)、病毒感染等。

2. 心电图特征 ①主要表现为 Q-T 间期延长,T 波宽大且可有切迹、双相或倒置;②同一患者在不同时间其 Q-T 间期和 T 波形态可有变化;③U 波常较大;④昏厥发作时心电图常呈室上性心动过速,多数为尖端扭转型,也可存在心室颤动或心室停搏。

3. 临床表现 ①长 Q-T 综合征常在儿童与青少年时期出现(女性较男性发病率高),临床表现主要以晕厥为特征,典型的晕厥与突发性交感神经兴奋有关(如强烈的情绪变化或剧烈运动),该晕厥发作多是由于尖端扭转型室速演变为室颤所致,严重者心搏骤停或猝死,主要原因是心室动作电位的复极时间延长;②长 Q-T 综合征患者如反复情感激动或剧烈运动时可出现意识丧失。

4. 临床诊断 ①患者如存在 Q-T 间期延长性心律失常且经常伴有晕厥发作,临床可考虑该病,尤其伴有先天性耳聋患者;②既有家族史和晕厥病史,又存在 Q-T 间期延长,则可诊断为先天性 Q-T 间期延长;③部分长 Q-T 综合征患者的临床表现并不典型,有时容易混淆,不易诊断;④心电图主要变化为,Q-T 间期代表心室开始除极至心室完全复极所经历的时程或时间,Q-T 间期的长短与心率呈负相关,其正常值上限为 0.44s,凡超过 0.45s 即称 Q-T 间期延长,如大于 0.48s 且有晕厥史更有临床意义。

5. 治疗与处理 ①长 Q-T 综合征较适宜的治疗方法是以减低交感神经张力为主,常用 β-肾上腺素能阻断剂(如普萘洛尔、艾司洛尔等)抑制交感神经系统兴奋或经左侧锁骨上入路行高位胸交感神经离断术,其左侧交感神经离断可降低交感神经兴奋性和缩短 Q-T 间期,从而可降低由长 Q-T 综合征产生的严重心律失常的发生率。此外,也可实施左侧星状神经节阻滞,阻滞效果可支持一种假设,即该综合征可能是由于右侧心脏交感神经系统兴奋性降低,心脏自主神经节先天性失调所致;②对于威胁生命的室性心律失常可使用心脏电复律治疗。

【麻醉与实践】不论是先天性或是获得性长 Q-T 综合征患者,由于该综合征在临床上较为少见,虽近年来临床报告有所增加,但对长 Q-T 综合征者的临床麻醉经验仍非常有限,尤其担心麻醉术中可诱发严重性或致命性室性心律失常(如尖端扭转型室速、心室颤动,已证实心室颤动是长 Q-T 综合征患者死亡的颇为常见原因)。因此,麻醉实施首先应从长 Q-T 综合征的病理性特征考虑。

1. 麻醉前准备　①应充分了解其病史和相关诱发因素,常规进行 2 ~ 3 次心电图检查核实,以明确诊断,以便对因、对症治疗,尤其纠正电解质紊乱,如病情明显改善方可考虑麻醉与手术;②围麻醉期应预防性备好电除颤仪,以便及时用于患者突发性室颤;③严重患者可考虑提前安装临时性起搏器。

2. 麻醉前用药　①长 Q-T 综合征患者可因过度紧张、激动、恐惧等诱发心律失常,故术前30 分钟可肌肉注射咪达唑仑 2 ~ 5mg(肥胖或通常睡眠"打鼾"者应减量或忌用),有利于充分镇静,可减轻患者的紧张、焦虑与恐惧感;②慎用抗胆碱药物,尤其阿托品;③麻醉前已处于交感神经兴奋的患者可考虑应用 β-受体阻滞剂(如艾司洛尔)。

3. 麻醉方法　长 Q-T 综合征患者以静脉全麻为适宜:①全麻诱导可采用丙泊酚、咪达唑仑与麻醉性镇痛药舒芬太尼或芬太尼以及肌肉松弛药维库溴铵或罗库溴铵,并加用咽喉表面麻醉,以防止和避免气管插管应激反应;②全麻维持仍可继续上述用药,但氯胺酮应禁忌使用,因氯胺酮能明显增加交感神经活性;③术中全麻维持不宜过浅。

4. 麻醉管理　①除麻醉诱导与麻醉维持尽可能使血流动力学平稳外,手术结束前约 20分钟,患者体内肌松药物仍发挥作用,此时可先经气管插管外口向气管内喷入 1% 丁卡因局麻药液数次,防止术毕清醒气管插管拔除时出现显著呛咳而引发心律失常和血压剧烈波动;②术毕恢复期使患者呼吸自然恢复为妥,尽量不使用新斯的明或氨茶碱拮抗;③术毕应在较深麻醉状态下拔除气管插管为好,但务必保障患者自主呼吸已恢复正常;④整个围麻醉期均应密切监测心电变化,并维持血流动力学稳定;⑤麻醉术后患者应给予适宜的镇痛,以利于避免疼痛刺激而促发该综合征。

【提示与注意】①在接触的儿童或青少年中,若因情绪激动、相关刺激或运动剧烈时出现一过性神志不清者,往往是长 Q-T 综合征的特征表现,麻醉医师在遇到这种患者时,应想到长Q-T 综合征的可能性;②长 Q-T 综合征的晕厥症状易与癫痫发作相混淆,常被误诊为癫痫,务必予以鉴别诊断;③麻醉辅助用药氟哌利多有可能加重长 Q-T 综合征,易导致严重心律失常,故应禁忌使用;④阿曲库铵、琥珀胆碱可引起 Q-T 间期延长,应禁忌使用;⑤泮库溴铵有增加心率作用,不宜使用⑥对先天性耳聋患儿,麻醉术前务必行 2 ~ 3 次心电图检查,反复核实是否伴有先天性长 Q-T 综合征。

700. 围麻醉期引起急性血栓栓塞综合征的因素有哪些?

【术语与解答】①围麻醉期急性血栓栓塞综合征主要是由于患者体内存在着潜在的相关危险因素,而在围麻醉期引起缺血性脑卒中、肺栓塞及心血管意外等危急症状的总称;②围麻醉期诱发急性血栓栓塞综合征的危险因素有:高血压、糖尿病、高血脂症、高尿酸血症、肥胖症、颈动脉狭窄、深静脉血栓形成、冠心病、脑血管疾病以及房颤等;③存在危险因素的手术患者围麻醉期通常可伴有血流动力学显著紊乱、血液高凝状态或长时间处于卧床以及手术操作失误等,从而易导致围麻醉期急性血栓栓塞综合征的发生。

【麻醉与实践】①之所以对高血压、冠心病、糖尿病、高血脂症、高尿酸血症、肥胖症、颈动脉狭窄、深静脉血栓形成及房颤等患者实施麻醉风险较大,是因为该类患者除易发生其他相关麻醉并发症外,围麻醉期还容易引发急性血栓栓塞综合征;②围麻醉期发生急性血栓栓塞综合征一般与麻醉药无直接关系,主要与体内某些促发因素或相关操作条件因素有关,包括手术以及外部和机体自身的相关因素。

【提示与注意】围麻醉期对于存在相关危险因素的患者(高血压、糖尿病、高血脂症、高尿酸血症、肥胖症、颈动脉狭窄、深静脉血栓形成、冠心病、脑血管疾病以及房颤等），应提前采取相关措施予以干预或预防，发生后给予对症治疗处理等。

701. 何谓普拉德-威利综合征？临床如何实施麻醉？

【术语与解答】①普拉德-威利综合征（PWS）是一种因15号染色体异常而导致的复杂性神经、肌肉、行为遗传性疾病；②PWS发病无种族与性别差异，发病率约1/12000～1/15000；③PWS典型临床表现为肌张力降低，若未经生长激素治疗时可表现为身材矮小，而且出现认知缺陷与性腺发育不良以及行为异常等；④PWS有两个特殊阶段，即低龄时的"生存困难阶段"（如新生儿则表现为典型的低出生体重与肌张力减低以及肌无力所致的吸吮困难）与稍大龄时的"过度生长阶段"（通常在2～5岁期间出现食欲亢进而体重迅速增加且血糖增高）导致的过度摄食和危及生命的肥胖；⑤PWS患者可能存在下丘脑功能紊乱，有时可出现特发性高-低体温现象（体温或高或低）；⑥PWS常合并心动过速、高血压、心律失常、糖尿病等；⑦PWS随着年龄增长常出现面容奇特、智能低下、隐睾、性功能不良、步态蹒跚等；⑧PWS可伴有胃动力不足，从而常出现胃膨胀，而且胃排空延迟现象；⑨PWS在儿童及少年时期有可能成为睡眠性上呼吸道梗阻-呼吸暂停综合征（OSAHS），查体可发现扁桃体、腺样体肥大以及鱼口嘴、颈部短、上呼吸道狭窄等；⑩PWS可能存在下丘脑病变，尽管该类患者甲状腺功能减退的发生率还不明确，但可能由于促甲状腺激素的缺乏并非甲状腺本身问题而导致的甲状腺素水平低下。

【麻醉与实践】临床上有关PWS患者的麻醉实践经验与体会极少，因此以下阐述仅供参考。

1. 麻醉难度与风险　由于PWS患者存在着复杂性神经-肌肉-行为等病理生理特点，故临床麻醉颇为棘手且具有风险：①PWS患者对临床常规麻醉用药剂量有可能出现异常（如促甲状腺激素缺乏所致的甲状腺功能减退），从而引起麻醉术毕苏醒时间明显延长；②因新生儿处于"生存困难阶段"，故该年龄段实施麻醉尽可能避免呼吸抑制，腹部以下手术主要采取骶管脊神经阻滞为宜，且以少量、低浓度局麻药为妥，并做好辅助呼吸或呼吸支持准备。如采取气管插管全身麻醉，则以吸入麻醉药（如七氟烷等）为主，以减少肌松药的应用或不用肌肉松弛剂；③由于该类患儿胃动力不足所致胃排空时间明显延长，故极易引起麻醉诱导期间胃内容物反流误吸，因此除延长禁饮食时间外，应按饱胃处理为宜；④对合并OSAHS且颈部粗短以及类似"鱼口嘴"患者，需防范全麻诱导后面罩供氧受阻与气管插管困难。此外，还需关注合并OSAHS患者麻醉术后有可能产生中枢性呼吸暂停现象；⑤大龄PWS患者易存在行为异常和精神障碍，麻醉前访视应咨询是否使用过镇静药或抗精神病药，因这些药物与麻醉用药可能存在相互作用，务必予以评估和综合考虑；⑥少年与青年PWS患者可能伴有骨质疏松症或脊柱强直乃至脊柱侧凸等，选择椎管内穿刺实施脊神经阻滞既有难度，又有风险，需慎重或采取其他麻醉方法；⑦该类患儿若行扁桃体、腺样体摘除术，需防范术毕气管插管拔出后出现口咽腔软组织水肿而导致的急性上呼吸道梗阻；⑧如上述病理特点均存在，同时还伴有心动过速、高血压、心律失常、糖尿病等，其麻醉更为复杂和更具有风险性。

2. 临床麻醉管理　①麻醉术前必须了解PWS患者所有病理特点及全身状况，以便合理选择较适宜的麻醉方法，但首先保障呼吸道通畅，防止呼吸抑制或呼吸肌麻痹，避免缺氧及二氧化碳蓄积；②对"过度生长阶段"患儿实施麻醉，应视作病态肥胖症来对待；③由于PWS患者体温调节中枢功能紊乱，具有不定时高-低体温现象，因此围麻醉期应给予持续性体温监测。此外，尽管尚无证据表明PWS患者易发生致命性体温增高，但尽可能避免使用去极化肌松药琥珀胆碱;④因该类患者常具有行为异常,故麻醉术后应防范严重性躁动;⑤PWS 患者对疼痛刺激有可能并非敏感,麻醉术中阿片类镇痛药不必用足,以避免术毕呼吸抑制;⑥对 PWS 患者无论采取何种麻醉方法及实施何种手术,均应给予全方位生命体征监测,如出现异常,及时纠正处理;⑦必要时 PWS 患者麻醉术后可护送 ICU 继续观察或治疗。

【提示与注意】 如术前未能明确的 PWS 患者需麻醉与手术,访视患者时若存在上述相关病理性特点,应怀疑可能为 PWS,择期手术患者应行详细且全面的全身检查,避免围麻醉期发生不测。

702. 何谓中枢性抗胆碱能综合征以及围麻醉期如何防治?

【术语与解答】 ①中枢性抗胆碱能综合征:由于应用抗胆碱能药物(东莨菪碱、阿托品)后阻断了中枢神经系统的毒蕈碱样胆碱能受体,从而造成机体出现一系列中枢神经系统症状;②临床诱发因素:抗胆碱能药东莨菪碱和阿托品均能引起中枢抗胆碱能综合征,只是前者(东莨菪碱)更容易引起该综合征,尤其老年患者可能是抗胆碱药物的敏感人群,故老年患者发生中枢性抗胆碱能综合征者多见;③临床主要症状:高级中枢神经系统出现兴奋或抑制,其临床表现轻重不一,如意识模糊、定向障碍、瞳孔散大、谵妄、幻觉、振颤、木僵、烦躁不安、呼吸加深加快或麻醉后长时间嗜睡以及深睡不醒乃至呼吸抑制、昏迷等,临床上将这种由抗胆碱药导致的高级中枢神经系统毒性反应症状称作中枢性抗胆碱能综合征。

【麻醉与实践】 ①东莨菪碱与阿托品是麻醉前常规用药,前者较后者更容易产生中枢性抗胆碱能综合征,尤其老年患者应用东莨菪碱后可诱发这一综合征;②应用东莨菪碱的老年患者,若术中或术毕镇痛不全以及术前已存在疼痛的老年患者,加之体内全麻药的残余作用,麻醉术后更易引发不同程度的中枢性抗胆碱能综合征。

【提示与注意】 ①中枢抗胆碱能综合征可采用毒扁豆碱治疗,因毒扁豆碱为叔胺类药,容易透过血-脑屏障,能特异性解除抗胆碱药物中枢神经系统的中毒症状,故毒扁豆碱是逆转中枢抗胆碱能综合征的特效治疗药。该药通常皮下注射 $0.5 \sim 1.5$ mg 即可,也可静脉缓慢注射 $30 \sim 60$ μg,一般数分钟内即可消除抗胆碱药物的神经毒性。若有反复,还可每次静脉追加给药 0.1 mg,总量可达 $1 \sim 2$ mg;②性情急躁、性格倔强的老年患者不宜使用东莨菪碱,可选择格隆溴铵或阿托品,以降低中枢抗胆碱能综合征的发生;③老年患者术后中枢抗胆碱能综合征应与全麻术后躁动、认知功能障碍、5-羟色胺综合征以及恶性高热等相鉴别。

703. 何谓获得性免疫缺陷综合征以及围麻醉期如何重视与管理?

【术语与解答】 ①获得性免疫缺陷综合征又称艾滋病,是由人体免疫缺陷病毒(艾滋病病毒 HIV)所感染的传染性疾病,其病程晚期主要表现为全身器官功能衰竭与机体免疫力低下;②该病传播途径主要是血液和性传播,其流行广泛,病死率高,至今尚无特效治疗措施;③人体免疫缺陷病毒可引起 T 淋巴细胞损害,从而导致机体持续性免疫缺陷,之后造成多器官、多系统感染,最终导致死亡。现今通过抗病毒治疗与综合治疗(包括终身服药),可长期生存;④获得性免疫缺陷综合征本身不是一种疾病,而是一种无法抵抗其他疾病的状态或综合征状,通常人类不会死于艾滋病,而是会死于与艾滋病相关的疾病。该病严重地威胁着人类的生存,已引起世界卫生组织及各国政府的高度重视。

【麻醉与实践】 随着 HIV 患者在国内迅速上升,HIV 患者需实施外科手术者也明显增多,因此麻醉医师也必然引起对 HIV 患者的全面重视。

1. 应对 HIV 深入认识　由于对 HIV 存在心理恐惧,人们(包括医护人员)大都不愿接触 HIV 患者,尤其给该类患者实施麻醉与手术,有些医院甚至以种种理由或借口拒收 HIV 患者或感染者。这主要在于对 HIV 缺乏深入的了解:①现今 HIV 患者应用抗病毒治疗,基本可以控制病毒复制,而且原已被病毒损害或破坏的免疫系统经抗病毒治疗也会逐步重建免疫功能;②HIV 在外界环境中的生存能力很弱,离开人体后很难生存;③HIV 对物理因素与化学因素的抵抗力较低,尤其对热和干燥极为敏感,通常 56℃温度约 30 分钟即可灭活,若煮沸可较快杀灭。在室温中,一般 75% 酒精只需一分钟即可使逆转录酶失去活性;而 0.1% 家用漂白粉、0.1% 戊二醛、0.2% 次氯酸钠、0.3% 过氧化氢以及 0.5% 来苏水等消毒剂处理 5 分钟,均可灭活 HIV;④HIV 对紫外线不敏感。

2. 应关爱 HIV 患者　医护人员应加强宣传,普及对艾滋病医学知识,做到人人关爱 HIV 患者,使他(她)们得到社会的关爱,而不是歧视。

3. 临床麻醉与管理　①麻醉前应了解有无呼吸、神经、胃肠、血液系统相关并发症;②麻醉选择应根据实际情况尽量选择区域神经阻滞;③全身麻醉尽量避免使用对机体免疫功能有负面影响的药物;④有创麻醉操作务必消毒完善,实施无菌操作,避免交叉感染,原因在于 HIV 患者或感染者机体免疫力低下,容易引起感染性并发症。

【提示与注意】HIV 患者行麻醉与手术,医护人员担心不能保障百分之百的安全,因此应注意以下几方面:①流行病学资料表明,血液是医护人员最易感染的媒介,对麻醉医师来讲,最有可能的 HIV 感染途径是被针刺伤的直接接种或与血液以及分泌物的接触;②基于感染途径的危险,在进行气管插管、静脉穿刺、气管插管拔除、呼吸道吸引等操作时,均需应有保护性措施(包括戴手套、口罩、眼镜等)。此外,实施全身麻醉气管插管患者,务必给予肌肉松弛剂,可避免其呛咳而污染操作者头面部;③对该类患者因呼吸心搏骤停而实施心肺复苏,应尽量避免口对口人工呼吸,以采取其他方法抢救为宜,做好自身防护。

值得提出的是:如果麻醉术中发生职业暴露(如皮肤损伤接触 HIV 患者或接触感染者的血液等),应立即处理伤口,即把伤口内血液挤出,并口服抗病毒药物。此外,抽出血液检测有无 HIV 抗体,存在 HIV 抗体,说明有过感染。未查到 HIV 抗体,约 2~3 个月再次复查,如仍未见 HIV 抗体,即未受到感染。

704. 何谓弥漫性血管内凝血综合征(DIC)以及麻醉术中如何防治?

【术语与解答】①弥漫性血管内凝血不是一种独立的疾病,而是在其他疾病或严重创伤的基础上以及各种不同致病因素所引起的机体一系列生理功能严重紊乱的症候群或临床综合征,故也称为弥漫性血管内凝血综合征(英文缩写 DIC);②DIC 是由不同病因所致,是以机体出血、血栓栓塞、微血管性溶血、单个或多器官功能损害为特征的临床综合征;③DIC 是在许多病变的基础上机体的血液产生凝血与抗凝机制失衡的一种生理功能危象;④DIC 主要特征是凝血功能与纤溶系统被先后激活,机体血管内(毛细血管、小静脉、小动脉)凝血物质剧增与血小板大量聚集,从而导致全身广泛性微血管内血栓形成,机体出现微循环障碍和组织器官缺血、缺氧,继之血小板与凝血因子因大量耗竭而显著减少,并且继发纤维蛋白溶解亢进(纤溶亢进),其结果造成以全身性出血与脏器功能衰竭为特点的一系列病理生理改变;⑤DIC 临床上主要表现为出血、休克、脏器功能不全等症状和体征。

1. 发病因素　造成 DIC 的病因很多,主要有以下几方面:①感染性疾病:据文献分析,在国内以各种感染颇为常见,感染性疾病约占 DIC 发病率的 31%~43%,尤其细菌性败血症是

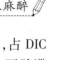

引起急性 DIC 的常见病因;②恶性肿瘤:包括急性白血病,尤以急性早幼粒白血病常见,占 DIC 总发生率的 20% ~28.3%;③孕产妇:约占 DIC 患者的 4% ~12%,常见于羊水栓塞、死胎滞留、重症妊娠高血压综合征、子宫破裂、胎盘早剥、前置胎盘等;④外科手术与广泛性组织器官创伤:该类患者约占 DIC 的 1% ~5%,如挤压伤、烧伤等;⑤全身系统性疾病:如恶性高血压、肺心病合并重症感染、巨大血管瘤、ARDS、急性胰腺炎、肝功能衰竭、溶血性贫血、糖尿病酮症酸中毒、系统性红斑狼疮等;⑥血型不合输血或脂肪栓塞等。此外,其他疾病发展过程中的某些致病因素也能促发 DIC 的发生。

2. 病理生理　基本体现在以下两大方面。

(1)机体微血管广泛性血栓形成导致重要脏器功能衰竭:内源性或外源性因素致使机体释放大量促凝物质而造成血管内弥漫性、广泛性凝血反应,机体受累器官由于微血管内广泛性血栓形成而血液灌注明显减少,受累器官功能发生严重障碍,甚至器官功能出现衰竭,其中以急性肾功能衰竭颇为常见。此外,微循环内广泛性血栓形成促使循环受阻,回心血量明显减少,其结果心搏出量降低,甚至发生心源性休克,故机体组织、器官灌注显著不足而功能下降或衰竭。

(2)机体继发纤溶系统亢进所致微循环广泛、弥漫性出血:当机体凝血因子与血小板耗竭后,抗凝物质与纤溶亢进可造成机体自发性、广泛性、持续性渗出血,从而导致机体有效循环血量减少,并产生低血容量性休克。

总之,DIC 的本质是首先机体微血管内弥漫性血栓形成,继之机体微循环广泛性渗出血,两者最终造成全身性血栓-出血综合征。

3. 临床症状　虽 DIC 发病因素各有不同,但其临床表现均类似,除原发病症状外,主要集中表现为:①全身性微血管栓塞和出血,患者约有 70% ~90% 以程度不同的自发性出血为初发症状,其出血部位可遍及全身,如手术创面渗出血、皮下血肿、黏膜出血、紫癜等;②患者可出现休克、溶血、少尿或无尿、呼吸困难、神志异常,以及多脏器功能障碍,甚至衰竭等。

4. 临床诊断　①存在易引起 DIC 的基础性疾病;②存在自发性、多发性或严重性出血;③以原发病无法解释的休克或循环衰竭;④出现不明原因的器官功能障碍与多发性微血管栓塞的症状及体征;⑤抗凝治疗有效。

5. 实验室检测指标　如同时存在下述三项以上的血液检测异常:①血小板 $<100 \times 10^9/L$ 或进行性减少,肝脏疾病患者有可能血小板 $<50 \times 10^9/L$;②血浆纤维蛋白原含量 $<1.5g/L$ 或持续性下降;③3P 试验阳性或血浆纤维蛋白降解产物(FDP) $>20mg/L$(肝病患者 FDP $>60mg/L$)以及 D-二聚体水平升高或阳性;④凝血酶原时间(PT)缩短或延长 3 秒以上或活化部分凝血活酶时间(APTT)缩短或延长 10 秒以上。

6. 防范、治疗与处理　DIC 的预防、治疗与处理主要包括以下几方面:

(1)DIC 基础疾病的治疗和预防:①去除病因和治疗原发病是防治 DIC 的根本措施,控制原发病所致的诱发因素则是关键,如及早控制感染、清除子宫内死胎、积极抗肿瘤治疗等;②其他防治措施,如补充血容量、防治休克、改善机体缺氧以及纠正水、电解质紊乱与酸碱失衡等。上述措施对改善血液循环功能,预防或阻止 DIC 的发生有积极作用。此外,输注库血时更应预防溶血反应。

(2)抗凝治疗:该治疗是阻断 DIC 的病理过程,减轻机体器官功能继发性损害与衰竭,促进机体凝血与抗凝血以及血栓与纤溶平衡恢复的重要措施。一般情况下,抗凝治疗必须与处理基础性疾病同时进行,尤其肝素抗凝治疗对于机体处于高凝血期或微血管栓塞的 DIC 患者颇为重要,一般首次剂量为 50~100U/kg 静脉滴注。同时依据 APTT 监测抗凝效果调整肝素用量。但对于术中尤其是活动性出血等情况应慎用肝素,基本原则是无效立即停药,起效后逐渐减量或停用。此外,肝素过量时可使用鱼精蛋白逆转,通常鱼精蛋白 1mg 可中和标准肝素 1mg。

(3)补充凝血因子(如新鲜冰冻血浆、纤维蛋白原等)和血小板:DIC 中后期微血栓形成已基本停止,而继发性纤溶亢进(主要表现为大片状皮下出血、手术创面出血以及针眼出血等)则成为主要问题,除补充凝血因子和血小板外,当实验室检查纤维蛋白原降低时,可补充纤维蛋白原 1~2g。

(4)抗纤维蛋白溶解亢进治疗:抗纤溶药物治疗主要用于 DIC 晚期,由于此时纤溶亢进为主要矛盾,从而造成全身性出血,故可应用适量的纤溶抑制药物(如 6-氨基乙酸和抑肽酶)等。此外,根据患者的具体情况确定是否同时补充凝血因子和血小板。

(5)皮质激素应用:主要用于感染性休克或过敏反应等所致的 DIC。

(6)循环功能支持:补充机体所需要的血容量,维持与保护心、肺、肝、肾功能。

(7)保障组织器官氧供:临床给予有效通气,避免缺氧和二氧化碳蓄积,必要时建立人工呼吸道(气管插管等)实施呼吸支持。

(8)其他相关治疗处理:如纠正低血压与酸碱失衡以及防止低体温等。

【麻醉与实践】麻醉术中 DIC 通常见于剖宫产孕产妇,该类患者往往发病急、进展快,易导致多器官功能衰竭且抢救成功率较低。其特点是术中早期高凝血状态或微血管血栓形成无明显临床症状,一旦发生 DIC 可迅速进入纤溶亢进状态,机体主要表现为凝血异常、自发持续性出血、休克、器官功能障碍。若该类患者确诊 DIC 发生,应在对症治疗处理的同时,尽快进行手术(包括子宫切除),并解除病因。

麻醉处理与管理要点:①如患者术前已基本确定 DIC,麻醉选择应禁忌行椎管内脊神经阻滞。为尽早清除病灶可采取气管插管全身麻醉,麻醉用药应以阿片类镇痛药与适量氯胺酮以及非去极化类肌松药复合为适宜,以避免血流动力功能骤降;②全麻诱导后行喉镜显露声门应轻柔,防止咽喉腔黏膜组织损伤出血,并给予咽喉 1% 丁卡因喷雾表面麻醉,以减轻气管插管应激反应;③急性 DIC 患者多存在休克,麻醉与抢救期间尽快建立多条静脉通路,有利于补充有效循环血量和静脉应用血管活性药物,以便维持正常血流动力学的稳定;④麻醉术中患者除常规心电图、血流动力学监测外,还应密切监测中心静脉压(CVP)与尿量,甚至可实施直接动脉压监测,以指导输血与补液或相关用药的合理性;⑤孕产妇 DIC 出血迅速且凶猛,若输注大量库存全血不但达不到止血目的,有可能引起人为性凝血障碍,故输血应以新鲜浓缩红细胞和新鲜冰冻血浆为主;⑥由于 DIC 主要病理特点是微血管广泛性血栓形成与手术创面广泛性渗出血为主,故在治疗与处理 DIC 期间按时抽血检测血小板与血浆纤维蛋白原含量以及其他指标,以便指导凝血与抗凝失衡的纠正。如机体血小板与凝血因子大量耗竭而显著减少,同时继发纤溶亢进,而患者处于持续性出血及休克时,及时补充大剂量新鲜冰冻血浆和新鲜血小板用以改善 DIC 危象至关重要;⑦在抢救 DIC 患者期间,由于术中失血量往往无法预测和计算,而需输注的库血与应用的相关凝血因子也常常欠合理,甚至大量输血致使血源不足或供血受限以及无血提供,迫使临床常以代血浆和平衡液扩充血容量,而胶、晶体液输注过量易引起机体组织水肿,乃至机体缺氧。因此,应根据情况及时给予甘露醇和呋塞米脱水、利尿,以减轻脑水肿,保护肾功能。同时保障纯氧通气,缓解组织器官缺氧;⑧对于麻醉术中 DIC 患者,及早建立气管插管人工呼吸道,以实施机械纯氧通气颇为重要,也是抢救 ICU 患者提高成功率的关键,务必尽早实施。

【提示与注意】DIC 患者除及时治疗处理凝血与抗凝失衡危象外,还必须关注以下几方面。

1. 纠正水、电解质紊乱与酸碱失衡 库存血中的钾离子浓度随血液储存时间的延长而增加,大量输血应检测血钾。此外,DIC 患者多存在不同程度的休克与肾功能减退,故患者易发生电解质紊乱及酸碱平衡失常。因此,应及时行血气分析,以便早期治疗处理加以纠正。

2. 防止低体温 DIC 患者低体温一般与环境温度和长时间身体裸露以及输注冷库血等有关,而体温每降低 1℃,凝血因子功能约降低 10%。此外,体温下降可使氧离曲线左移,氧与血红蛋白的亲和力增加,组织对氧利用率减少,除机体组织、器官容易引起低氧外,还常致使机体渗出血难以纠正,而标准实验室检查的凝血酶原时间(PT)和活化部分凝血活酶时间(APTT)又不能反映这种变化。对已经产生低体温的 DIC 患者,即使开始给予保温措施,低体温仍可继续下降,而且需要一定的时间才能逐渐恢复,故应提前予以保温,如采用保温毯与敷料覆盖以及将补液、输血给予加温等。

3. 避免严重低血压与重要器官低灌注 DIC 患者休克期间除及时输血、补液外,必要时应用缩血管药物逆转血流动力学急剧改变所造成的心、脑、肾等器官低灌注。

4. 防止枸橼酸中毒 孕产妇 DIC 在大量输血期间应防止枸橼酸中毒,因库血中过多的枸橼酸盐在体内可与钙离子结合,致使机体低血钙,从而易导致心肌收缩力降低与心排血量减少,故每输血 1000ml 需补充钙剂 1 克。

需要提醒的是:DIC 患者大都存在凝血功能障碍、酸中毒与低体温,而这三者相互促进易形成恶性循环,是导致 DIC 患者死亡的三大主因。因此,在抢救 DIC 患者时,务必三者统筹兼顾。

705. 麻醉术中经尿道前列腺电切除术(TURP)综合征为何发生?

【术语与解答】经尿道前列腺电切除术(英文缩写 TURP)是采用高频电刀经尿道治疗前列腺增生或前列腺肿瘤的常用方法(60 岁以上老年患者居多),所谓 TURP 综合征是指术中采用大量灌注液以扩张尿道和膀胱,并冲洗局部出血和切除的前列腺组织碎片,从而创造手术操作条件,但灌注液可经手术创面及切断的微细静脉血管或静脉窦迅速吸收进入血液循环,进而导致机体血容量急剧增加,继之患者可表现出一系列心血管系统与中枢神经系统的异常症状。

1. 发生机制及病理生理 ①容量血管充盈剧增:无论采用何种灌注液(非电解质液体,如甘氨酸、甘露醇或山梨醇),均可引起局部创面微细静脉血管快速吸收所致机体容量逐渐扩张,从而导致血压升高和反射性心动过缓,心脏功能差的患者可因急性循环血量超负荷而促发肺水肿;②电解质紊乱:临床所用灌注液常不含电解质,大量吸收后必然导致体内电解质稀释,进而出现稀释性低钠血症,若血清钠低于 120mmol/L 时,患者可出现烦躁不安、神志恍惚等。一旦血清钠下降至 110mmol/L,则可发生抽搐、休克,甚至心搏停止。此外,手术创伤还可促使钠离子向细胞内转移,致使血清钠进一步降低,而低钠血症的危害在于水分子能自由通过血-脑屏障,渗透于脑细胞内易引发脑水肿,最终造成低渗透性高级中枢神经系统意识功能紊乱或损害;③代谢性酸中毒与血清钾升高:术中灌注液吸收过量可导致代谢性酸中毒,灌注液吸收越多,代谢紊乱越严重。另外灌注液和手术创伤均可破坏红细胞,常致使细胞内钾离子大量逸出,从而引起机体血钾增高。

2. 临床症状 通常患者多在手术接近完毕时表现出明显临床症状:①循环系统异常:若

监测动脉血压与中心静脉压两者升高,且伴有心动过缓,乃至出现心律失常,严重者可引起休克,甚至心搏骤停;②中枢神经系统症状:清醒患者(如选择椎管内脊神经阻滞)可因不同程度脑水肿则表现为烦躁不安、谵妄、视力模糊、意识障碍、头痛头晕、恶心呕吐等症状,严重患者可发生惊厥或昏迷;③呼吸系统变化:若患者出现肺水肿,则有胸闷、呼吸急促、呼吸困难、SpO_2下降、口唇发绀、低氧血症,同时伴随粉红色泡沫样痰等;④发作时间:TURP 综合征可在术中、术毕出现,甚至可在手术后约 20~30 分钟发生,其发生率约为 7%~20%。由于该综合征发生骤然,若延误诊断、处理不当,则可危及患者生命;⑤其他相关合并症:如低钠血症、稀释性贫血、低渗透压、代谢性酸中毒、体温过低、寒战、高钾血症、高氨血症,甚至肾功能衰竭。

3. 临床诊断　①TURP 综合征的诊断可依靠灌注液的用量和上述综合性临床症状相结合。但临床症状不明显时(早期表现),其诊断较为困难;②通常 TURP 综合征的特点是容量血管中的液体与电解质出现变化,故检测血清钠浓度和血清渗透性是判断 TURP 综合征的一项指标。此外,若该类手术患者术中出现不明原因的烦躁不安、谵妄、血压增高、心动过缓、呼吸急促、恶心呕吐(应与椎管内脊神经阻滞引起的恶心呕吐相鉴别)等症状,尤其手术时间过长、采用灌注液过多者,应高度怀疑 TURP 综合征的发生。

4. 预防、治疗与处理　患者一旦出现早期症状,应立即明确诊断,以便及时予以治疗处理。

(1)临床预防:①一方面尽可能缩短手术操作时间,因灌注液的吸收以及血清钠降低的程度均与电切操作时间密切相关。另一方面控制灌注液的高度(不宜超过 50cm,一般以 40cm 高度为宜),以便降低灌注液的压力,有利于限制灌注液过快、过多的吸收;②应控制该类手术患者的输液速度,避免静脉输液过多,同时加强血流动力学监测;③高龄或心肺功能不全患者可建立中心静脉压监测。

(2)治疗与处理:①如发现 TURP 综合征发生,一旦诊断成立,应立即予以治疗处理,首先告知手术医师,以便尽可能提早结束或暂停手术;②静脉注射利尿剂(如呋塞米),可使体内过多的水分从尿液中排出;③若出现高级中枢神经系统症状,静脉快速滴注甘露醇脱水治疗,以便降低颅内压,减轻脑水肿症状。如患者发生惊厥,可静脉注射适量咪达唑仑或硫喷妥钠予以抑制;④必要时应检测电解质、实施血气分析等,根据结果给予对因、对症相关治疗与处理;⑤若采取椎管内脊神经阻滞患者发生 TURP 综合征,应保障呼吸道通畅,面罩给予充分氧吸入,必要时建立气管插管控制通气。

【麻醉与实践】TURP 的麻醉并非复杂,但考虑到大都是老年患者(基本在 60 岁以上)且很容易发生 TURP 综合征,故麻醉管理必须统筹兼顾。

1. 麻醉选择　根据患者全身状况及麻醉方法掌握的熟练程度予以选择,从麻醉角度而言,采用浅全麻安置喉罩控制通气较为适宜,其血流动力学与呼吸控制相对平稳。但从观察患者神态变化着想,采用硬脊膜外隙脊神经干阻滞可保持患者神志清醒,有利于观察和评估 TURP 综合征所致中枢神经系统(脑功能)异常症状的严重程度。

2. 麻醉术中 TURP 综合征处理　如麻醉术中发生 TURP 综合征,可根据上述治疗与处理方法进行。

【提示与注意】①TURP 期间造成高级中枢神经系统功能障碍的主要原因是血清低渗透性而非低钠血症,因为血-脑屏障对钠不通透,而水则可自由通过,血清钠浓度通过影响血清渗透压可对高级中枢神经先产生兴奋作用(如烦躁不安、谵妄等),后出现抑制作用(如嗜睡、惊厥或昏迷);②机体急性低渗性引起的脑水肿必然使颅内压增高,并造成心动过缓和高血压,故需予以注意;③机体血清钠逐渐降低可伴有心电图的改变,须注意观察;④灌注液的冲洗往往对术中失血量评估较为困难,可根据血压下降程度与术中间断测定红细胞压积(Hct),以指导输血补液;⑤接近手术完毕,患者可出现寒战、体温过低,主要与灌注液有关,应提前预热灌注液(37℃),同时术中给予躯体保温,尤其室内环境温度较低情况下。

706. 如何防治麻醉术中人工关节黏合剂(骨黏合剂)植入综合征?

【术语与解答】骨科手术患者实施人工关节置换术均将人工关节黏合剂(也称骨黏合剂或骨水泥)填充入骨髓腔与人工关节的间隙中,用于人工假体(人工关节)的镶嵌固定,以增加局部负重面积,增强负重负荷和提高人工关节的牢固与稳定性,从而促使患者术后早期下床活动。但骨黏合剂填充于骨髓腔内(镶嵌后)会迅速引起机体一系列应激性不良反应,如低血压、低氧血症、心肺功能障碍、心律失常、循环虚脱、肺动脉压增高、肺栓塞、心搏停止等,上述异常症候群临床称之为骨黏合剂植入综合征。

1. 引起骨黏合剂植入综合征的可能原因　①骨黏合剂是一种用于骨科手术的有机高分子医用化学材料,其主要成分是单体甲基丙烯酸甲酯与聚甲基丙烯酸甲酯聚合反应而成,由于骨黏合剂中的单体具有细胞毒性,吸收进入血液可有直接扩血管作用和心肌抑制效应,故可引起血压下降、心率增快等心血管应激反应,严重患者可出现心律失常、休克,甚至心搏停止;②骨黏合剂进入骨髓腔后在凝固过程中释放出大量的热量可引起骨髓腔内的血液与脂肪受热后迅速膨胀,继之导致骨髓腔内压力增高,从而极易造成骨髓或脂肪颗粒进入血液而致循环与呼吸系统严重并发症;③骨黏合剂单体成分与其他附加成分太多,吸收入血容易引发类过敏反应,主要对心血管功能影响较大;④骨髓腔中的空气、骨髓微粒、骨颗粒、脂肪颗粒等均可通过损伤的静脉进入肺循环系统,从而易引起不同程度的肺栓塞。有极少数患者死亡后经肺灌注扫描和尸检,都证实了肺栓塞的存在。此外,另有学者在人工关节置换术中,通过监测右心室射血分数和经食管超声心动图发现:当伴随骨黏合剂的人工假体植入骨髓腔内后,右心室血流动力学很快发生改变,并经食管超声心动图观察到右心室内有异常物质通过。

2. 临床主要症状　①血流动力学剧烈波动:主要表现在血压迅速下降与心率增快(少数患者可表现为心动过缓),尤其患者同时存在血容量不足情况时其症状更加明显,严重者可出现休克,甚至心搏骤停;②呼吸功能异常表现:骨黏合剂植入骨髓腔后所致的压力升高,有可能发生空气或脂肪、骨髓颗粒甚至骨颗粒进入静脉血管,从而导致不同程度的肺栓塞(非全麻患者表现为呼吸费力、SpO_2下降),严重者可出现肺不张、肺通气量不足所致的低氧血症,更甚者直接促发呼吸心搏骤停。

【麻醉与实践】需使用骨黏合剂的骨科手术患者,无论采取椎管内脊神经阻滞还是全身麻醉,骨黏合剂填充于骨髓腔后均可引起不同程度的骨黏合剂植入综合征,故麻醉医师务必引起足够的认识与重视,应提前备好防范措施:

1. 心血管药物准备　如提升血压药物去氧肾上腺素、麻黄素、多巴胺等;抗心律失常药物利多卡因、碘胺酮等;抗过敏药物地塞米松、肾上腺素等。

2. 临床麻醉监测　包括心电图、SpO_2、呼气末二氧化碳($P_{ET}CO_2$)以及有创动、静脉压持续监测等。

3. 关注清醒患者　尤其采用椎管内脊神经阻滞患者术中应用骨黏合剂期间,若患者出现突发性SpO_2下降、面色苍白及口唇绀绀,或患者自述胸闷且出现烦躁不安、血压突降,甚至意识消失,应立即进行处理,先面罩供氧辅助呼吸,必要时紧急气管插管实施机械通气。

4. 密切观察老年患者 对于需填充骨黏合剂的手术患者以老年患者居多,无论选择硬脊膜外隙脊神经干阻滞,还是采取全身麻醉,麻醉期间均需提前预防骨黏合剂植入综合征,如骨黏合剂植入前预防性静脉注射地塞米松10mg,可缓冲骨黏合剂所致的机体应激反应。

5. 补充血容量与充分氧供 麻醉术中补足血容量和保障机体充分氧供,可减少和减轻骨黏合剂植入综合征的发生率和严重程度。

6. 临床治疗与处理 ①保障机体氧供,防止重要脏器缺血、缺氧;②应用血管活性药物(如麻黄碱、多巴胺甚至小剂量肾上腺素等)纠正低血压,以保障基础生命(呼吸、循环功能)的稳定;③出现心律失常可静脉注射适宜剂量胺碘酮或利多卡因;④积极处理呼吸危象,防范呼吸心搏骤停。

【提示与注意】①一旦患者因骨黏合剂植入综合征而发生心搏骤停,应迅速实施心肺复苏,必要时给予较大剂量肾上腺素静脉注射或(和)电击除颤予以复苏;②填充骨黏合剂手术患者有可能术毕、甚至术后几天内仍存在持续性轻度低氧血症状态(尤其通常睡眠状态打鼾的患者),应予以警惕,有可能与骨黏合剂小栓子或脂肪微粒栓塞有关;③提高对骨黏合剂所致肺栓塞的认识,以便早期发现,及早行溶栓、抗凝、介入、手术等相关治疗处理。

707. 何谓椎管内静脉高压综合征以及与硬脊膜外隙脊神经干阻滞有何关系?

【术语与解答】①椎管内静脉高压综合征是由于脊髓、硬脊膜外隙、脊柱及周边结构的多种静脉血管出现病变,导致脊髓静脉回流受阻或椎管外静脉血液逆流进入椎管内静脉,从而致使椎管内静脉压力增高且循环回路减慢,最终产生脊髓或脊神经根功能不良或障碍的相关临床症状;②椎管内静脉回流途径中的任何静脉(如腰静脉、腰升静脉和奇静脉系)狭窄、病变等均可引起椎管内静脉回流不畅或受阻,加之椎管内静脉没有静脉瓣膜,其血流呈双向性,当椎管内静脉丛血液淤积而静脉压增高时,其脊髓前、后静脉则扩张迂曲;③有学者实验报告显示椎管内静脉高压综合征患者其脊髓表面的静脉压力可达54~78mmHg(正常为9~45mmHg),为全身动脉压的6%~87.5%;④椎管内静脉高压综合征的病因不明,目前认为可能与腔静脉系统异常或椎管内相关静脉异常或病变有关,影像学(MRI)可显示椎管内静脉畸形或脊髓水肿。

【麻醉与实践】椎管内静脉高压综合征牵涉到与硬脊膜外隙脊神经干阻滞的关系。由于椎管内静脉主要集中在硬脊膜外隙,故又称为硬脊膜外隙静脉(丛),椎管内静脉高压综合征导致硬脊膜外隙静脉丛扩张而血管壁菲薄,故增加其在硬脊膜外隙的面积和体积,患该病需手术的患者,若术前未能诊断明确,当选择硬脊膜外隙脊神经干阻滞实施硬脊膜外隙穿刺或置入导管,就很容易引起静脉壁损伤出血,若出血不止则可形成血肿,一旦血肿压迫脊髓或脊神经根,可造成躯体或下肢功能障碍,严重者出现截瘫。

【提示与注意】椎管内静脉高压综合征较罕见,而麻醉医师只对妊娠末期椎管内静脉高压症的认识较为明确,故对该类患者病变容易忽视,麻醉术后若出现相关异常症状不容易分析诊断。

(王世泉 衣选龙)

主要参考文献与推荐读物

1. 王国林主编．老年麻醉．北京：人民卫生出版社,2009,235-242.

2. 李文志,曾因明主译．临床麻醉病例．北京:北京大学医学出版社,2008,231-235.

3. 陆再英,钟南山主编．内科学．第7版．北京:人民卫生出版社,2011,159-336.

4. 陈新主编．黄宛临床心电图学．第6版．北京:人民卫生出版社,2009,132-141.

5. 邓小明,曾因明主编.2011麻醉学新进展．北京:人民卫生出版社,2011,416-424.

6. 盛卓人,王俊科主编．实用临床麻醉学．第4版．北京:科学出版社,2009,586-595.

7. 朱涛,左云霞主译．麻醉学基础．第5版．北京:人民卫生出版社,2011,261-278.

8. 王伟鹏,李立环主译．临床麻醉学．第4版．北京:人民卫生出版社,2004,625-627.

9. 陈灏珠,林果为主编．实用内科学．第13版．北京:人民卫生出版社,2009,1071-1084.

10. 曾因明,邓小明主编.2007麻醉学新进展．北京:人民卫生出版社,2007,68-71,903-905.

11. 胡建林,杨和平主编．呼吸疾病鉴别诊断与治疗学．北京:人民军医出版社,2007,539-544.

12. 叶铁虎,吴新民主编．疑难合并症与麻醉．北京:人民卫生出版社,2008,28-70,273-305,427-443.

13. 钱自亮,郭田生,王文甫等．全麻辅助脱毒快速治疗海洛因依赖者的临床研究．临床麻醉学杂志,2005,21:469-471.

14. 方俊标,骆晓攀,周冰等．先天性QT间期延长综合征患者左侧胸交感神经离断术的麻醉处理．中华麻醉学杂志,2005,25:(10)788.

第五十三章 睡眠性上呼吸道梗阻-呼吸暂停综合征与麻醉

708. OSAHS 基本定义及特征是什么？

709. OSAHS 患者临床是如何分类的？

710. OSAHS 对机体生理功能可产生哪些危害？

711. OSAHS 患者上呼吸道结构有哪些异常改变？

712. OSAHS 的发病机制及病理特点与麻醉有何关系？

713. OSAHS 患者临床表现与诊治一般包括哪几方面？

714. OSAHS 患者临床麻醉的难度与风险主要有哪些？

715. OSAHS 患者临床麻醉与围术期管理要点是什么？

716. 为何 OSAHS 患者全麻术后需在 ICU 继续观察 24~48 小时？

717. OSAHS 患者麻醉所致呼吸危象及死亡典型案例说明了什么？

睡眠是机体处于低代谢状态，以便使觉醒状态精力充分和体力恢复，故人的一生约有 1/3 时间是在睡眠中度过的。然而，人体有一种疾病也在睡眠中产生，这就是睡眠性上呼吸道梗阻-呼吸暂停综合征。

睡眠性上呼吸道梗阻-呼吸暂停综合征主要是因上呼吸道解剖结构或软组织异常，从而导致睡眠状态出现上呼吸道梗阻与通气不畅以及引起呼吸暂停三大症状，该三大症状的本质可造成机体组织、器官摄氧减少，而组织细胞产生的二氧化碳在上呼吸道排出受阻，其结果则逐渐造成机体慢性、进行性缺氧或低氧血症产生与二氧化碳蓄积，乃至引发多系统生理功能呈病理性改变，最终造成心、脑功能受损以及内分泌与代谢功能紊乱等一系列临床症候群（综合征）。由于该类患者围麻醉期更易发生急性低氧血症与高碳酸血症，甚至出现呼吸功能危象，因此患有睡眠性上呼吸道梗阻-呼吸暂停综合征患者无论实施何种手术，均应列为麻醉高风险范畴。

708. OSAHS 基本定义及特征是什么？

【术语与解答】睡眠性上呼吸道梗阻-呼吸暂停综合征也称之为阻塞性睡眠呼吸暂停综合征，又名阻塞性睡眠呼吸暂停低通气综合征，俗称鼾症，其英文缩写 OSAHS。

1. OSAHS 基本定义 患者因口咽腔软组织或(和)上、下颌骨结构异常，从而导致睡眠期间其上呼吸道处于半梗阻与"全梗阻"(呼吸暂停)交替现象，同时外界空气断断续续地进入下呼吸道，机体呼吸系统每天约 1/3 时间处于低通气状态，其结果逐渐造成机体多器官产生一系列病理性改变。

2. OSAHS 基本病理生理 ①睡眠期间上呼吸道不完全梗阻与完全性梗阻交替出现是 OSAHS 患者独有的特点，前者(不完全性梗阻)则使机体肺泡处于通气受限或不足状态；后者

(完全性梗阻)则使机体肺泡处于通气暂停或滞留状态,两者最终造成全身组织、器官缺氧与二氧化碳蓄积;②OSAHS 患者睡眠期间因周期性出现部分或完全性上呼吸道梗阻,故机体肺泡长时间处于气体交换不能正常进行,从而导致肺毛细血管尤其是肺静脉血液中氧合血红蛋白减少,继之机体重要器官(心、脑、肾等)摄取氧则降低,一旦机体组织器官长时间处于缺氧或低氧血症与高碳酸血症状态,其结果可发展、演变和导致心、脑功能与其他重要脏器病理性改变,乃至内分泌以及代谢系统出现一系列病理性变化。

3. OSAHS 上呼吸道特点　该类患者睡眠状态其上呼吸道软组织可出现松弛与塌陷,从而间断、反复性挤占口腔、咽腔与喉腔有效通气空间,继之引起上呼吸道更加狭窄并伴有不同程度的阻塞,严重上呼吸道梗阻则可出现通气暂时性中断,临床称之为呼吸暂停。

4. OSAHS 临床一般表现　①OSAHS 患者睡眠期间其咽腔处于半梗阻与暂时性完全"关闭",使得下呼吸道气体进出受阻或暂停,临床表现为鼾声(打鼾)显著,当鼾声消失而下呼吸道无气流通过时,胸廓无呼吸动作,待体内二氧化碳蓄积达到一定程度时,可反射性引起中枢神经兴奋而致咽腔软组织张力增高,上呼吸道重新开放且呼吸运动加强,从而自主呼吸恢复,同时潮气量也增大;②由于该类患者睡眠期间其上呼吸道始终处于半梗阻与全梗阻周期性变换状态,且全梗阻与呼吸暂停同步,其呼吸暂停甚至可持续 10 秒钟或以上,故表现为持续性打鼾和间断性呼吸暂停交替出现,而每小时呼吸暂停或呼吸中断次数不等,轻者 5 ~ 15 次/小时;中者 16 ~ 30 次/小时;重者则 >30 次/小时。

5. OSAHS 呼吸功能临床征象　①脉搏血氧饱和度(SpO_2)监测:睡眠状态 SpO_2 一般为92% ~ 80%;②呼气末二氧化碳($P_{ET}CO_2$)监测:机体低通气期间 $P_{ET}CO_2$ 通常为 47 ~ 62mmHg;③血气分析:其动脉氧分压(PaO_2)与动脉血氧饱和度(SaO_2)明显降低,而二氧化碳分压($PaCO_2$)可显著增高。

6. OSAHS 其他特点　①男女比例:男性显著多于女性;②体型特点:OSAHS 患者多为肥胖症;③面容特征:常伴有双唇较厚、双颊部饱满、颈部粗短,以及下颌骨后移或小下颌等;④躯干状况:该患者全身大多存在皮下脂肪明显堆积或桶状胸与腹部明显隆起;⑤口咽腔情况:舌体通常肥厚,软腭长或下垂,且口咽腔缩窄。

【麻醉与实践】①随着物质文化与饮食生活的提高,OSAHS 患者呈上升趋势,而 OSAHS 患者无论行呼吸道手术或非呼吸道手术,均应列为围麻醉期高危群体;②麻醉术前评估应首先对 OSAHS 患者的基本定义、病理生理、上呼吸道特点,以及临床一般表现等均需予以全面地了解,以便明确 OSAHS 与临床麻醉的关系,尤其围麻醉期上呼吸道的管理则显得至关重要。

【提示与注意】①从 OSAHS 患者上述综合性病情特点得知,其病变主要来自上呼吸道梗阻,尤其患病多年的 OSAHS 患者还可合并心、脑血管疾病,乃至内分泌以及代谢等器质性病变,这也是麻醉医师围麻醉期除保障患者的上呼吸道通畅外,还需调控心、脑血管功能的稳定,以及控制内分泌与代谢的平衡;②据调查统计,我国人群中大约3% ~ 4%的人患有 OSAHS,而该病可发生于任何年龄,尤以肥胖症男性发病率较高,由于许多 OSAHS 患者尚未得到及时诊断,故在实施其他外科手术的患者围麻醉期很易发生上呼吸道管理困难与相关风险。因此,必须重视围麻醉期 OSAHS 患者的全方位管理。

709. OSAHS 患者临床是如何分类的?

【术语与解答】临床上将 OSAHS 基本分为以下四类:

1. 阻塞性 OSAHS　是指睡眠状态因上呼吸道梗阻而出现间断性呼吸暂停,且同时伴有口、鼻腔气流中断,但胸-腹式呼吸动作尚存在。该类患者可实施腭咽成形等手术,术后效果较理想。

2. 中枢性 OSAHS 其呼吸暂停与口、鼻腔气流中断以及胸-腹式呼吸动作同步停止,主要由于中枢神经系统的呼吸中枢功能异常或支配呼吸肌的神经功能出现障碍所致。该类患者不宜手术治疗,因治疗后效果一般较差。

3. 混合性 OSAHS 即阻塞性与中枢性两者并存,以中枢性呼吸暂停开始,继之表现为阻塞性睡眠呼吸暂停。

4. 特殊类型 OSAHS 其呼吸道阻塞位置在喉腔,即会厌软骨软化或杓状软骨表层组织肥大,前者(会厌软骨软化)在患者吸气时下垂、塌陷而半遮盖声门;后者(杓状软骨表层组织肥大)在患者吸气时则向声门卷曲而阻挡声门后联合。会厌软骨软化可造成声门通气受阻,杓状软骨表层组织肥大可使声门显著缩窄,若两者并存可严重阻塞声门,故打鼾与呼吸暂停均显著。该类型往往被颇有经验的麻醉医师实施喉镜显露声门时所发现,故该类行腭咽成形等手术不能解决其根本问题,因此,手术治疗效果不佳。

【麻醉与实践】麻醉医师务必了解上述四种类型 OSAHS 的特性,据此可指导和预测患者围麻醉期上呼吸道是否容易调控和管理:①阻塞性 OSAHS 患者手术后口咽腔狭窄可明显改善,上呼吸道梗阻基本能解除,全麻术毕拔管后容易控制和保障上呼吸道的通畅;②中枢性 OSAHS 患者不宜手术,如同时伴有其他非上呼吸道疾病而实施呼吸道以外的手术,围麻醉期应重视上呼吸道的管理;③混合性 OSAHS 患者行腭咽成形术虽能解决部分上呼吸道狭窄,但中枢性所致病理性改变仍维持现状,围麻醉期患者仍需关注上呼吸道的梗阻问题;④特殊类型 OSAHS 患者无论实施何种外科手术,围麻醉期均应保障上呼吸道的通畅。

【提示与注意】无论上述何种类型 OSAHS,其病变均在上呼吸道,因此上呼吸道的调控与管理则是围麻醉期的重点和关键:①OSAHS 患者主要是口腔、咽腔、喉腔软组织结构异常所致上呼吸道梗阻,麻醉医师围麻醉期也必须围绕上呼吸道梗阻的部位进行调控与管理;②由于睡眠状态上呼吸道软组织松弛下垂可使咽喉腔狭窄,直接造成吸气时气流"挤压"松弛下垂的软组织,从而迫使原已狭窄的咽喉腔更加缩窄,甚至闭锁。当给予全麻用药后,可出现整个上呼吸道完全梗阻,使得面罩供氧辅助通气受阻,必须置入口咽通气道尚能得以改善;③特殊类型 OSAHS 患者,由于会厌软骨软化,全麻诱导后软化的会厌软骨更加下垂而遮盖声门,此时面罩加压通气尽管提下颌、头后仰,但通气仍不良,甚至无法通气,因加压通气可挤压会厌软骨完全盖住声门。只有安置适宜的口咽或鼻咽通气道越过软化的会厌软骨,面罩辅助通气方能改善。此外,该患者气管插管时需喉镜片置入会厌软骨的后面(喉面)才能抬起软化的会厌而显露声门。此外,杓状软骨表层组织肥大患者其全麻术毕拔管后上呼吸道梗阻并非能改善,因该组织疏松,极易引起水肿,从而可使声门较术前进一步缩窄。

综上所述,OSAHS 患者全麻术后务必安置头高足低位,有利于头颈部静脉血液回流通畅,以减少上呼吸道软组织水肿或肿胀,避免发生急性严重上呼吸道梗阻而导致的呼吸功能危象。

710. OSAHS 对机体生理功能可产生哪些危害?

【术语与解答】OSAHS 对机体的危害主要是机体长期处于低通气状态而引起多系统、多器官发展为病理性改变。

1. 对神经系统的影响 由于常年的上呼吸道梗阻而通气不畅,可导致机体慢性低氧血症与高碳酸血症,而两者又可引起高级中枢神经系统功能失调以及脑血管病变,甚至可突发脑卒中。①正常情况下静息状态脑组织平均耗氧量约占全身耗氧量的20%,而脑组织对血液中氧的摄取率远高于其他器官,故机体缺氧时脑首先受到损害,而机体长时期的低通气可使脑组织处于慢性缺氧状态,故患者的意识功能则受到影响,其中以注意力、集中力、智力、复杂问题的解决能力和短期记忆遗忘颇为明显,甚至逐渐形成精神障碍与行为改变,其中以烦躁、躁动或抑郁、焦虑、疑病等症状为著;②OSAHS患者的警觉性降低,而疲劳症增加,通常易使机动车事故的发生率增高,如OSAHS患者中的大多数人在驾驶期间存在睡眠现象,有人统计相当一部分OSAHS患者在驾驶中因睡眠而发生车祸;③OSAHS患者常合并脑血管硬化及动脉血管内壁斑块形成,从而导致脑血流灌注不足,乃至脑血管破裂,故OSAHS患者容易发生缺血性或出血性脑卒中;④OSAHS患者高级中枢神经长时期的处于慢性缺氧状态,常使得生活与工作质量较差,甚至进行性下降。

2. 对呼吸系统的影响　常年的上呼吸道梗阻,可造成肺泡通气与换气功能障碍,久而久之肺表面活性物质减少与功能下降,严重者可产生肺动脉高压、右心室壁肥厚与右心腔缩小,从而易引起肺气肿、急性呼吸衰竭以及肺心病等。

3. 对心血管功能的影响　①高血压病:有研究认为,OSAHS是高血压发生和发展的重要因素之一,约45%~48%的OSAHS患者合并高血压,这种高血压失去正常昼夜节律的变化,多表现为早晨醒来时血压增高,且相关药物不易控制,当手术治疗OSAHS或其他方法改善OSAHS后,其血压多可恢复较佳或正常;②冠心病:经冠状动脉造影显示有单支或多支冠状动脉狭窄的冠心病患者可达35%合并不同程度的OSAHS,且该患者心绞痛多在夜间发作,通常服用硝酸甘油类药物不宜缓解,而OSAHS患者经治疗后易改善;③心律失常:约60%~75%的OSAHS患者有明显的心动过缓,57%~74%的患者可有室性早搏;④心力衰竭:机体主要因长期的慢性缺氧而致使心脏负荷逐渐加重,同时引起心肌缺血、缺氧以及心绞痛,故严重OSAHS患者容易促发心力衰竭,甚至猝死。

4. 对血液的影响　①OSAHS可引起继发性红细胞增多症,机体可出现血细胞比容显著增高与血液粘度增加,从而引起血液流变学改变,当血细胞比容增高时,虽血液的氧含量也随之增加,但因血液粘度增大而使血流阻力增大和血液流动缓慢以及机体血流量下降,进而致使远端组织末梢循环灌注不足,故影响组织、器官的氧供;②血细胞比容明显增高与血液粘度增加,可加速机体动脉粥样硬化的形成,其结果可使心、脑血管缺血及血栓性疾病的发生率增高。

5. 对内分泌功能的影响　OSAHS患者易引起代谢紊乱而肥胖,两者可相互促进。此外,OSAHS患者其非胰岛素依赖型糖尿病发病率增高。

【麻醉与实践】从OSAHS患者上述病情与机体病理性特点得知,虽其病变主要来自上呼吸道梗阻,但可累及机体重要器官(脑、心等),尤其患病多年的OSAHS患者可合并心、脑血管等器质性病变,乃至存在内分泌失衡以及代谢紊乱等,这些一系列病理特点除造成麻醉风险与麻醉实施棘手以及全身管理困难外,还要特别关注围麻醉期能否保障上呼吸道的通畅与人工呼吸道(气管插管)的建立。此外,围麻醉期还需调控心、脑血管功能的稳定,还要防止深静脉血栓形成,尤其要避免促发心肌梗死、肺栓塞及脑卒中等。

【提示与注意】由于OSAHS本身存在着对机体的危害,若麻醉稍有失误或围麻醉期管理不善,更可加重对机体的影响,甚至导致严重并发症发生,因此对OSAHS患者的麻醉务必全方位考虑,决不能掉以轻心。

711. OSAHS 患者上呼吸道结构有哪些异常改变?

【术语与解答】①口腔:常存在双唇与舌体肥厚以及软腭下垂;②鼻腔:如鼻中隔常偏曲、下鼻甲较肥大、双侧鼻腔相对狭窄,个别患者患有鼻息肉等;③咽腔:在成人可能存在扁桃体尚未萎缩,而在小儿其扁桃体与腺样体往往均肥大;④喉腔:部分患者会厌软骨肥厚或软化下垂而半遮盖声门,喉周边软组织增厚其空间向心性缩窄,其声门与体重往往不成比例而相对缩小;⑤上下颌骨:如下颌骨后移(小下颌)或上颌骨前凸;⑥上呼吸道周围肌肉组织张力差,容易松弛、塌陷。

OSAHS 患者正是其上呼吸道软组织或(和)上、下颌骨的结构异常改变,从而形成上呼吸道不同程度的缩窄,尤其睡眠状态下整个上呼吸道软组织可松弛、下垂,直接或间接的造成咽喉腔狭窄及梗阻,其结果则导致上呼吸道通气不畅或完全受阻。

【麻醉与实践】麻醉医师通过对上呼吸道解剖结构异常改变特点的了解和认识,可有利于判断与分析围麻醉期患者上呼吸道通气不畅或通气困难是来自口腔的梗阻,还是来自咽腔或喉腔的梗阻,以及三者因素不同程度的叠加。这对临床选择麻醉方法和麻醉用药至关重要,因直接关系到能否顺利建立有效人工呼吸道(如气管插管或安置喉罩以及置入口咽或鼻咽通气道等)和有针对性采取防范与解决上呼吸道梗阻问题。此外,当患者患有口咽腔肿瘤、会厌巨大囊肿、声带巨大息肉、严重下颌间隙感染等病变,也可引起单纯性 OSAHS(该患者去除病因可解除 OSAHS)或使 OSAHS 患者病情加重。

【提示与注意】①临床上给予 OSAHS 患者实施麻醉,对于麻醉医师而言,只要保障 OSAHS患者上呼吸道通畅和有效通气,也就基本保障了其生命安全;②虽 OSAHS 患者上呼吸道解剖结构并非全部明显异常,但每一局部结构异常叠加,其上呼吸道梗阻也越严重,围麻醉期维持上呼吸道通畅相对越困难。

712. OSAHS 的发病机制及病理特点与麻醉有何关系?

【术语与解答】OSAHS 是一种病因十分复杂,且发病机制尚未完全清楚,其病理特点累及多系统与多器官的"复合性"疾病。

1. 发病机制　①由于睡眠状态整个上呼吸道周边软组织容易松弛(包括下颌关节松弛与咽喉腔软组织下垂、塌陷,且相互靠拢),从而软组织则向咽喉腔有限的空间移位或占据;②因舌体呈"悬空"游离状,松弛状态其舌背容易贴近软腭和咽后壁,尤其舌根后坠可压迫会厌,而会厌受压则可遮盖或半遮盖声门,从而导致进出声门的气体受阻。此外,舌背与舌根贴近咽后壁和压迫会厌,则可使喉入口在机体吸气相与呼气相时产生震颤音,故俗称打呼噜。加之原已存在的上呼吸道明显狭窄,因此引起 OSAHS;③在小儿主要为扁桃体与腺样体肥大,前者(扁桃体)肥大阻塞口腔,后者(腺样体)肥大阻塞鼻腔,两者同时肥大则容易形成 OSAHS。

2. 综合性病理特点　OSAHS 通常累及机体三大系统与合并代谢性疾病等,致使机体产生病理性改变。

(1)呼吸系统病理改变:①由于上呼吸道存在着解剖结构的异常,以及软组织或骨组织比例不协调,故进出上呼吸道的气体(空气、氧与二氧化碳)则受到影响;②肥胖患者除体重大、脂肪多外,其上呼吸道内软组织也相对增多和增厚,从而造成上呼吸道不同程度的狭窄,当睡眠状态时咽腔周围肌肉组织张力差,故可松弛、下垂而阻塞原已狭窄的咽喉腔,并致使吸入与呼出的气体在上呼吸道受阻,因此打鼾显著。尤以酒后更为突出,严重者甚至频繁发生呼吸暂停;③OSAHS 主要阻塞部位在上呼吸道的口咽腔段;④该类患者多伴有肥胖、体重大,仰卧体位时其膨隆的腹腔内脏器可压向膈肌,横膈向胸腔移位可致肺容量降低;⑤由于睡眠性上呼吸道梗阻或阻塞产生的动脉血氧分压显著降低和二氧化碳分压明显增高,可刺激颈动脉体和主动脉体化学感受器反射性兴奋呼吸中枢,从而驱动口咽腔阻塞重新开放,并加深呼吸幅度和增加呼吸频率,以使肺泡通气面积扩大,肺毛细血管通透性增加而提高氧合血红蛋白浓度。但同时肺小动脉收缩、肺血管阻力增加与肺动脉压增高,久而久之形成肺动脉高压。

(2)心血管系统病理改变:①睡眠性上呼吸道梗阻或阻塞产生的机体缺氧和二氧化碳蓄积,可反射性促使机体交感神经兴奋,继之血液中儿茶酚胺浓度增高,外周动脉血管收缩而使血压升高,同时心肌加快舒缩而心率增快,从而心排血量增加。但长期的茶酚胺浓度增高,可使 OSAHS 患者比普通患者更容易合并心血管疾病,所以 OSAHS 与高血压、冠心病有着密切的相关性,也是缺血性心肌梗死的危险因素;②长时期上呼吸道梗阻引起的机体慢性缺氧,可导致继发性红细胞增多症与血液黏滞度增高,除增加心脏负担外,还可致使血流阻力增大、血流速度减缓,以致组织器官血液灌流降低而摄取氧减少,反而加重组织器官缺氧,甚至增加了血栓形成的风险,而血栓形成易促发心肌梗死、脑卒中等心脑血管意外。这就是 OSAHS 被 WHO 列为严重潜在致死性疾病的原因。

(3)神经系统病理改变:①高级中枢神经系统对缺氧极为敏感,睡眠呼吸暂停可使 OSAHS 患者突然觉醒,且产生一过性神志惊恐与全身虚汗;②长期的慢性通气不足与较频繁的呼吸暂停可引起慢性脑缺氧,脑处于低氧状态可使脑血管扩张、脑血流量增多,虽这在一定程度上对脑组织具有保护作用,但脑血管通透性增加可使少量水分渗透至脑实质,形成轻度脑水肿与轻微性颅内压增高,从而可引起意识活动障碍,通常表现为白天嗜睡、乏力、头胀、头晕、头疼,以及注意力涣散、记忆力减退、精神劳累、反应迟钝、工作效率降低等,甚至突发脑梗塞。

(4)其他:OSAHS 患者可合并高脂血症、糖尿病、性功能降低等。

【麻醉与实践】根据 OSAHS 发病机制和病理特点,围麻醉期应围绕机体三大系统管理为重点:

1. 呼吸系统　①围麻醉期务必保障上呼吸道全程通畅,因口咽腔软组织睡眠状态容易松弛、下垂而产生上呼吸道梗阻,故无把握控制上呼吸道不宜盲目使用镇静药,尤其慎用或禁用全麻药与肌肉松弛药;②躯干手术(如胸、腹腔手术)以选择全麻气管插管或安置喉罩为宜,因机械通气供氧可防止患者麻醉术中缺氧与二氧化碳蓄积,尤其术前已存在缺氧的急诊患者和严重创伤患者,建立人工呼吸道(气管插管或置入喉罩)后可控制患者呼吸以及调节吸入气的氧浓度,更能提高患者安全;③为改善 OSAHS 患者胸肺顺应性,围麻醉期患者仰卧位尽量安置其头胸抬高约30°,因横膈下移、胸腔增大有利于肺容量上升,分钟通气量增加。

2. 心血管系统　①由于 OSAHS 患者多伴有心血管疾病,而全麻诱导气管插管与术毕拔管均可引起心血管应激反应所致的血压进一步升高与心率急剧增快,甚至发生心律失常或心血管意外。因此,全麻期间需控制患者的血流动力学急剧改变;②临床上所使用的心血管活性药物均可应用于 OSAHS 患者,如硝酸甘油、尼卡地平以及 β-受体阻滞剂艾司洛尔等,必要时及时给予。

3. 神经系统　高级中枢神经(脑)是维持生命和意识的最重要器官,如何予以保护OSAHS患者的脑功能则显得至关重要。故麻醉术中除尽量应用对脑功能无影响或影响轻微的麻醉药物外,围麻醉期脑保护措施主要包括:保障脑供氧、改善脑供血、抑制脑代谢、控制血压过高或过低、调控血糖水平,以及降低颅内压,必要时采取控制性适度降温等。

4. 临床监测　OSAHS 患者除围绕以上三大系统管理外,围麻醉期生命体征监测也尤为重要,必须落实到位。临床常规监测应包括 ECG、BP、SpO_2、$P_{ET}CO_2$,甚至有创动、静脉压监测与血气分析,以及神经肌肉阻滞监测。

上述措施均落实到位,则可提高 OSAHS 手术患者围麻醉期的安全。

【提示与注意】 对于 OSAHS 患者,麻醉医师应首先清楚该疾病的发病机制和病理特点,两者了解后可促使麻醉术前准备完善,且有利于选择麻醉方法与麻醉用药,以解决可能出现的困难性上呼吸道梗阻,合理的调控血流动力学变化,以及有效地预防和处理其他相关异常症状或并发症等。

713. OSAHS 患者临床表现与诊治一般包括哪几方面?

【术语与解答】 OSAHS 患者临床主要表现与诊断以及治疗方法如下:

1. 主要临床表现　①OSAHS 患者打鼾是由于上呼吸道狭窄而致呼吸气流进、出咽腔与喉入口时引起软腭、舌体、会厌的震颤所致;②打鼾意味着上呼吸道部分狭窄和梗阻,是 OSAHS 患者应有的症状,这种常规性、习惯性打鼾与其他短暂性打鼾有所不同,该打鼾音量大且响亮,鼾音不规则,时而持续,时而暂停;③OSAHS 患者通常白天即可出现困倦或嗜睡感,可立即入睡,常无法控制,即使在开会时也可进入睡眠,乃至相互交谈时引起入睡,甚至进食时入睡;④患者睡眠中打鼾与呼吸暂停交替进行,呼吸暂停期间常可惊醒,甚至突然惊恐坐起,偶有大汗淋漓,乃至濒死感;⑤经常伴有头痛;⑥睡眠状态下 SpO_2 与 PaO_2 处于下降状态,呼气末二氧化碳分压($P_{ET}CO_2$)则增高,其波形不规则;⑦若颌骨畸形造成的 OSAHS,还有相对应的口腔颌面部症状,如下颌后缩、下颌畸形以及张口困难等。

2. 临床诊断　多导睡眠图仪(PSG)检测是诊断 OSAHS 颇为权威的方法,该检测不仅可判断其严重程度,还可全面量化评估患者的睡眠结构,睡眠中呼吸紊乱与低氧血症情况,以及心电、血压的变化。此外,还可与中枢性和混合性睡眠呼吸暂停相鉴别。

3. 治疗方法　根据病情可选择非手术治疗或手术治疗。

(1)非手术治疗:即采用特制专用呼吸器,睡眠时经鼻腔自动给予持续性正压通气。

(2)手术治疗:OSAHS 患者手术目的在于减轻和消除上呼吸道梗阻,防止口咽腔软组织塌陷,临床常用的手术方法有以下几种:①扁桃体、腺样体切除;②鼻中隔偏曲矫正、鼻息肉切除或鼻甲成形术;③以腭咽成形术为主;④下颌骨前移术(正颌手术);⑤气管造口术等。

【麻醉与实践】 诊断明确的 OSAHS 患者手术治疗则必须先实施麻醉,而麻醉无论从病情特点而论,还是从手术方法而言,均应围绕如何解决上呼吸道梗阻与保障上呼吸道通畅而进行,加之麻醉药又可加重呼吸抑制和上呼吸道梗阻。因此,怎样解决上呼吸道梗阻与保障上呼吸道通畅这两者之间的关系则是麻醉医师面临着的重要课题之一,尤其全麻诱导期间与术毕拔管后。

【提示与注意】 通过上述临床表现和手术治疗方法,OSAHS 患者围麻醉期需注意的问题:①全麻诱导后人工呼吸道(气管插管)是否能迅速建立,因少部分患者可存在气管插管困难,甚至遭遇个别患者上呼吸道管理困难(即三难:面罩通气困难、喉镜显露声门困难与气管插管困难);②麻醉术后患者可因手术创伤而出现暂时性上呼吸道水肿或(和)肿胀,这关系到拔管指征问题,即何时拔管合理、安全。

714. OSAHS 患者临床麻醉的难度与风险主要有哪些?

【术语与解答】 由于 OSAHS 患者上呼吸道解剖结构异常,且大多伴有肥胖、颈部粗短、舌体肥厚,以及头后仰受限,加之上呼吸道有效空间容积显著缩小,机体组织氧储备不足,部分患者同时合并呼吸系统、循环系统与神经系统等慢性疾病,因此,麻醉难度与风险显著增大。据记载,围麻醉期 OSAHS 患者所致上呼吸道急性阻塞而造成窒息死亡病例国内、外均有报道,主要来自围麻醉期患者急性上呼吸道梗阻与上呼吸道通气不能改善,致使机体短时间内产生低氧血症与高碳酸血症,最终造成窒息所致。尤其麻醉诱导期间与术毕拔管后两个阶段上呼吸道难以控制,容易导致呼吸危象而死亡。故该患者麻醉管理务必考虑上呼吸道能否控制,如估计患者气管插管困难或术毕拔管后口咽腔软组织水肿严重,再插管更加困难者其危险颇大,必要时麻醉前先行预防性气管切开,避免全麻诱导后因气管插管失败或术毕拔管后出现急性严重性上呼吸道阻塞而发生不测。

【麻醉与实践】围麻醉期 OSAHS 患者临床麻醉的难度与风险。

1. 围麻醉期管理难度　主要表现在以下几方面。

(1)全麻诱导用药难度:OSAHS 患者通常睡眠状态即打鼾,自然睡眠时打鼾叫醒后其打鼾消失,同时上呼吸道梗阻也解除。但部分患者即使给予小剂量镇静催眠药后,其打鼾与上呼吸道梗阻可明显加重,而且不易叫醒,则需给予头后仰、提下颌,甚至安置口咽通气道来解决上呼吸道通气不畅与梗阻问题。尤其全麻诱导用药后,其下颌松弛、舌体后坠、软腭下垂、咽喉腔狭窄,必须给予头后仰、托下颌或安置口咽通气道的前提下面罩供氧辅助呼吸,并立即建立人工呼吸道(气管插管或安放喉罩)才能保障呼吸道的通畅和机体氧供。

(2)面罩通气难度:由于 OSAHS 患者上呼吸道结构异常,部分患者全麻诱导期间(尤其应用肌松药后)面罩辅助通气往往欠佳,少数患者即使同时安放口咽通气道也难以改善。

(3)气管插管难度:OSAHS 患者主要是上呼吸道结构异常且狭窄,喉镜置入口咽腔显露声门时不能使口轴线与咽轴线夹角增大,两轴线夹角往往显著 <110°,从而造成喉镜显露声门不清或无法窥视声门,使得气管插管越加困难。

(4)上呼吸道管理困难:①OSAHS 患者全麻诱导后出现急性上呼吸道梗阻及通气不畅,给予面罩供氧辅助呼吸(包括正压通气)改善不佳,实施气管插管又遭遇困难,致使通气前或麻醉诱导前其 SpO_2 >90% 已无法继续维持其 SpO_2 ≥90%;②普通喉镜肉眼直视下无法窥视声门的任何部分;③面罩通气困难后,放置口咽通气道仍不能改善;④普通喉镜直视下半盲探气管插管时间超出 10 分钟,甚至更长,或连续尝试 3 次以上插管均告失败。

(5)术毕拔管后上呼吸道通畅维持存在难度:尽管 OSAHS 患者手术目的是解决上呼吸道的狭窄,但手术后上呼吸道可存在着创伤性软组织水肿或肿胀,麻醉术毕即使患者完全清醒,拔管后仍可存在着"医源性"上呼吸道梗阻,甚至上呼吸道维护通畅较为棘手或出现危险。

2. 全麻诱导后风险　①面罩通气受阻风险:由于 OSAHS 患者全麻诱导后自主呼吸消失,必须依赖面罩人工呼吸支持,一旦面罩通气受阻,及时给予头后仰、托下颌或安置口咽通气道后改善不良或无改善,机体则开始出现氧供减少而氧耗增加,预示着低氧血症与高碳酸血症即将产生;②喉镜显露声门不清:患者上呼吸道显著狭窄往往喉镜显露声门不清,甚至无法显露,为使声门显露清楚往往易施加暴力,而金属喉镜片反复、暴力显露声门易造成口咽腔软组织损伤出血,并肿胀或水肿,从而致使上呼吸道更加狭窄和血性分泌物阻挡视线;③气管插管失败风险:如该患者全麻诱导后因反复气管插管困难而失败,加之面罩通气受阻,继之意味着患者呼吸危象的来临。

3. 喉镜显露声门与气管插管均困难所致重要脏器风险　由于 OSAHS 患者常伴有各种合并症,而全麻诱导完毕喉镜显露声门与气管插管均困难易产生应激性心血管副反应,从而引起心率倍增、血压骤升及血糖增高等,甚至导致机体重要脏器功能降低或衰竭(如心肌缺血、心肌梗死、脑卒中、肺栓塞等)。

4. 术毕气管插管拔除后危险　①尽管手术切除部分咽腔组织(如扁桃体、部分软腭等)已将咽腔有所扩大,但术中舌体被开口器压舌板长时间挤压而静脉回流不畅,从而可导致舌体术毕明显肿胀,尤其术前舌体肥厚者肿胀更为显著,拔管后可直接造成咽腔阻塞。此外,软腭与腭垂软组织疏松,其术后往往水肿明显,术毕拔管后肿胀的舌体与水肿的软腭可紧贴在一起,加之咽侧壁软组织也不同程度的水肿、肿胀,因此拔管后整个上呼吸道可处于闭锁状态;②若患者全麻诱导后气管插管并非顺利或出现困难,以及面罩通气不良,一旦术毕过早的拔除气管插管,极易出现急性上呼吸道阻塞,当患者缺氧严重而必须再进行气管插管时,就更有难度,患者很易在插管过程中窒息死亡。

据统计,患者在术毕拔管后这段时间内引起通气不畅或阻塞的发生率为15%～36%,约0.5%～1.2%需重新气管插管,此时再插管不成功或抢救不及时可危及生命,甚至呼吸心搏骤停。因此,手术完毕后,为保障患者安全,若其生命体征平稳,且自主呼吸恢复满意,潮气量能满足机体的需要,神志完全清醒,还应仔细观察上呼吸道与呼吸幅度有无异常变化,并从口腔缓慢置入喉镜详细观察舌体、软腭及咽侧壁是否水肿明显,以及肿胀严重程度,会厌能否窥见,若无异常,再继续在麻醉术后恢复室(PACU)观察2～4小时,然后可考虑拔管。但拔管前仍需做好各项准备工作,如备好喉镜、金属管芯、另备气管导管、口咽通气道、面罩、喉罩与吸引装置,以及麻醉机与各种插管器具等,且应放置在麻醉医师的视野范围内,以备拔管后出现急性上呼吸道阻塞可随时抢救处理,甚至再重新气管插管。笔者认为OSAHS患者麻醉术后应延迟拔管为宜,为防止不测(窒息),应直接带管护送ICU观察24～48小时,等待口咽腔软组织水肿或肿胀完全消退后,再拔出气管插管。

【提示与注意】综上所述,OSAHS患者本身的病理生理特点与上呼吸道通畅度以及术毕口咽腔软组织肿胀程度决定了麻醉的风险,尤其麻醉诱导后与术毕气管插管拔出后期间,前者易出现上呼吸道梗阻,并极易造成气管插管困难以及上呼吸道难以控制,甚至无法通气;后者手术完毕咽喉腔软组织水肿或肿胀严重,拔管后易发生急性上呼吸道阻塞,同样出现前者现象,即呼吸危象(窒息)。因此,围麻醉期持续性保障上呼吸道的通畅是其关键。此外,还应考虑伴有心、脑合并症OSAHS患者的多因素干扰风险。

715. OSAHS患者临床麻醉与围术期管理要点是什么?

【术语与解答】由于OSAHS患者麻醉难度大、风险高,故应掌握其临床麻醉要点和相关技巧。

【麻醉与实践】OSAHS患者其病变在口腔、咽腔与喉腔,而麻醉风险隐患则是急性上呼吸道梗阻与通气不畅,以及人工呼吸道难以建立,甚至发生心、脑血管意外或呼吸危象(窒息),这就要求临床麻醉务必全方位考虑。

1. 麻醉术前访视与评估　①体型观察:一般而言,该类患者大多肥胖、体重大、颈部粗短,此时应让患者头颅后仰,以查看头颅后仰程度,同时观察张口度与舌体是否肥厚,以及下颌骨有无后移或上颌骨是否前凸,其目的识别与判断是否存在气管插管困难;②全身状况:是否合并高血压、冠心病、糖尿病以及其他疾病;③多导睡眠图检测:通过该检测,可区分OSAHS属阻塞性,还是中枢性或是混合性,以了解OSAHS性质;④心电图检查:以了解心肌缺氧与心律失常情况;⑤实验室检查:如血生化检查以及血气分析等。通过上述访视及相关检查,可初步评估围麻醉期风险。

2. 麻醉术前用药 OSAHS患者一般不宜使用术前药,必要时可进入手术室后由麻醉医师决定是否给予。

3. 麻醉前相关准备 ①全麻诱导前先令患者张口,给予口咽腔1%丁卡因喷雾表面麻醉数次,2分钟后再重复喷雾表麻咽喉数次,以便减少喉镜直视下探查咽腔软组织结构时出现恶心反射;②喉镜咽喉腔探查时尽量查看能否窥视会厌,如观察到会厌,说明气管插管容易建立。若会厌无法窥见,提示气管插管困难,甚至面罩加压通气受阻,需慎重采取全麻快速诱导,尤其慎用或禁忌非去极化类肌松药,以防止气管插管失败而难以控制上呼吸道;③备好各种相关气管插管用具或器材,以及吸引器与呼吸支持设备;④该患者因其功能残气量减少,全麻诱导后易发生氧耗加速而氧供不足,从而导致急性低氧血症与高碳酸血症,尤其上呼吸道梗阻与通气不畅改善欠佳者,因此全麻诱导前必须给予面罩充分吸氧,以使机体得到充分氧储备。

4. 全麻诱导用药 ①全麻快速诱导:通过访视和评估,首先保障全麻诱导使用了肌肉松弛剂后能维持上呼吸道通畅,才能直接采取全麻药(如丙泊酚或七氟烷等)与麻醉性镇痛药(芬太尼类)以及非去极化类肌松药复合应用,当全麻诱导完善后实施喉镜直视下气管插管;②一般全麻诱导:如评估OSAHS患者虽属气管插管困难者,但通过提下颌与面罩通气可使上呼吸道辅助呼吸通畅,也可采取全麻诱导用药,但尽量不使用非去极化类肌松药,而应用去极化肌松药琥珀胆碱,一旦反复2~3次气管插管失败,患者自主呼吸很快即可恢复,不致引起上呼吸道难以控制危险。此外,还可借助纤维支气管镜引导气管插管;③清醒麻醉诱导:对于气管插管颇为困难,而且面罩辅助呼吸或加压通气可能存在受阻的OSAHS患者,以保持自主呼吸且给予呼吸道充分表面麻醉,使其意识清醒状态下实施气管插管为宜,如成人静脉滴注适量右旋美托咪啶,再将1%丁卡因2ml与2%利多卡因1ml配伍混合3ml经环甲膜穿刺注入气管内,该刺激可反射性引起呛咳,呛咳后其整个喉与气管黏膜可得到充分表面麻醉,然后采取经鼻腔盲探气管插管或借助纤维支气管镜引导气管插管。

总之,至于选择何种麻醉诱导方法,应结合麻醉医师自身经验、操作技术水平以及气管插管相关器具条件等所决定。初学麻醉者或对OSAHS患者麻醉经验不足者,不可独自操作,应在上级医师的协助和指导下实施。

5. 全麻维持期用药 建立人工呼吸道(气管插管)后,全麻维持用药无特殊要求,如实施全凭静脉全麻或静-吸复合全麻均可,但需保障血流动力学持续平稳。

6. 全麻术毕呼吸道吸引 该患者术毕拔管前咽喉腔吸引必不可少,以便吸出残留积血和粘稠分泌物,防止拔管后引起误吸。但吸引操作务必在患者神志恢复前进行,避免刺激性呛咳与血压增高而导致口咽腔手术创面出血,而重新止血增加难度。此外,上呼吸道或气管内吸引前应经气管插管喷入气管内数次1%丁卡因,其一可使患者清醒后耐受气管插管;其二实施咽喉腔或气管内分泌物吸引可减少不良刺激反应。

7. 麻醉术后呼吸道管理 ①对于单纯阻塞性OSAHS患者,全麻诱导后声门显露良好且容易气管插管者,即使麻醉术后上呼吸道有所水肿或肿胀,而术毕拔管后其上呼吸道出现梗阻或通气不畅,一般可通过安置口咽通气道则可解决。但应预先静脉注射地塞米松10~15mg,并在术毕患者意识完全清醒,且自主呼吸与潮气量正常后方可考虑拔出气管插管;②对于混合性OSAHS患者,或全麻诱导后声门显露一般(如声门可显露1/3~1/2),但能一次气管插管成功者,麻醉术毕即使患者意识完全恢复,也应在麻醉术后恢复室(PACU)暂时保留气管插管3~6小时,待口咽腔软组织水肿明显消失后再拔除气管插管,以策安全;③无论何种类型

OSAHS患者,当全麻诱导后声门显露不佳或不清,而且经2～3次气管插管方能成功者,甚至需借助纤维支气管镜引导或其他特殊喉镜完成气管插管者,全麻术后应带管护送到ICU,继续行24～48小时呼吸支持,待上呼吸道软组织水肿、肿胀完全消退后再拔除气管插管,其目的是避免早期拔管后出现急性严重性上呼吸道阻塞,又无法在短时间内建立有效人工呼吸道,从而导致呼吸危象,甚至因机体急性缺氧而呼吸心搏骤停。

8. 麻醉术后患者体位安置 OSAHS患者大多肥胖,而且术毕口咽腔软组织存在不同程度的水肿或肿胀,如麻醉术毕采取头高足低体位或头胸抬高体位,一方面有利于提高整个呼吸道和胸-肺顺应性,同时横膈下移可增加潮气量和分钟通气量,尤其自主呼吸恢复期间对提高机体血氧浓度有益。另一方面头高足低或头胸抬高体位,有利于头颈部静脉血液回流,因静脉血液回流通畅可明显降低上呼吸道软组织水肿或肿胀,从而减轻或避免拔管后出现急性上呼吸道阻塞。

9. 全麻术毕拔管指征 手术完毕、麻醉结束,若患者意识完全清醒,自主呼吸与潮气量恢复满意,生命体征(呼吸、心率与血压)正常,且无其他异常情况,并在PACU观察3～6小时,麻醉医师持喉镜窥视口咽腔软组织无明显肿胀,而会厌清晰可见,则可给予拔管,拔管后仍须密切监测患者生命体征变化(呼吸、心率与血压),因部分患者仍有可能在拔管后1～2小时内出现上呼吸道急性阻塞而突发窒息。因此有条件者术后最好带管护送ICU继续观察24～48小时,以避免拔管后发生呼吸危象。

10. 麻醉术后患者氧疗 ①OSAHS患者麻醉术毕自主呼吸期间均存在不同程度的缺氧,甚至低氧血症,故继续给予氧疗至关重要,无论带管吸氧或是拔管后面罩吸氧,尤其合并心、脑血管疾病患者;②氧疗应根据血气分析中的PaO_2、$PaCO_2$指标来调控吸入气氧浓度为宜;③如拔管后脉搏血氧饱和度(SpO_2)低于92%,务必面罩纯氧高流量吸入,待患者适应后可逐渐缓解,但必须密切观察,以防止严重低氧血症与高碳酸血症的发生。

11. 术后镇痛 由于OSAHS患者对麻醉药的耐受性很低,甚至应用1mg咪达唑仑则可进入睡眠状态,并致使上呼吸道梗阻与呼吸暂停症状出现,故麻醉术后镇痛用药务必慎重,尤其阿片类药物均存在着呼吸抑制作用,因此选择非阿片类镇痛药为宜,避免因呼吸异常出现严重低氧血症而发生意外。

【提示与注意】OSAHS患者通常睡眠状态既存在着上呼吸道梗阻,也存在着呼吸暂停,因此围麻醉期需要警惕的是:该类患者全麻诱导期间或麻醉术毕拔出气管插管后其上呼吸道梗阻与呼吸暂停可更加显著,往往短时间内致使机体组织、器官迅速缺氧,进而导致机体低氧血症与高碳酸血症,乃至出现呼吸危象,一旦呼吸危象不能迅速解除,可促发心、脑血管意外,甚至呼吸心搏骤停。

1. 麻醉风险相关问题 ①OSAHS患者上呼吸道解剖结构异常,睡眠时上呼吸道梗阻与呼吸暂停是其主要特点,而全麻用药必然加重上呼吸道梗阻和上呼吸道管理困难,从而导致机体逐渐产生不同程度的低氧血症及高碳酸血症,如该类患者合并心、脑血管疾病,相关风险则倍增;②全麻诱导后易发生面罩通气不畅、气管插管困难,甚至上呼吸道无法控制;③手术完毕,其口、咽腔组织大多水肿,导致拔管后极易引发急性上呼吸道阻塞,低氧血症,甚至窒息,如再插管其难度更大;④尤其麻醉诱导后行气管插管期间和术毕气管插管拔除后两个阶段具有极大的风险,甚至处理颇为棘手。因此,OSAHS手术患者围麻醉期务必重视上呼吸道的有效管理。

2. 麻醉用药应慎重 ①镇静药则可使该类患者产生睡眠,而睡眠又形成上呼吸道梗阻与通气不畅及呼吸暂停;②全麻药特别是苯二氮䓬类药物(咪达唑仑、地西泮)存在着中枢性肌肉松弛作用,该类患者使用后咽腔软组织极易松弛下垂,从而造成比自然睡眠状态下通气不足更为严重的情况,故任何高级中枢系统抑制药必须谨慎应用;③阿片类镇痛药具有中枢性呼吸抑制作用,同样可加重原有的通气不足与潮气量下降;④肌肉松弛药既能使上呼吸道软组织松弛下垂而阻塞咽喉腔的有限空间,又可使腹肌松弛后腹腔内容物压迫横膈而使肺容量减少,两者叠加则可加重机体低氧血症和高碳酸血症。此外,当上呼吸道阻塞不能立即解除且人工辅助呼吸或加压通气仍受阻时,呼吸危象则可发生,所以若不能保障 OSAHS 患者的上呼吸道通畅,禁忌使用肌肉松弛药。

3. 全麻诱导前咽喉腔探查　对于 OSAHS 患者麻醉医师最为担心的是全麻诱导后遭遇"三难"并存,即面罩通气困难、喉镜显露声门困难与气管插管困难,因三者并存很容易造成患者窒息。因此,全麻诱导前咽喉腔探查则显得尤为重要:①当估计存在气管插管困难者,麻醉医师应在患者清醒状态下先给予口咽腔 1% 丁卡因喷雾充分表面麻醉,待表麻完善后,借助喉镜进行咽喉腔"侦察"(窥视),即是否能观察到会厌来决定麻醉诱导方法。若观察会厌困难或未能窥见会厌,说明声门不可能显露,麻醉诱导时应避免使用长效肌肉松弛药,尤其非去极化肌松药和具有呼吸抑制的麻醉性镇痛剂,以及苯二氮䓬类药物,以防止发生呼吸道管理危象。因临床上曾遇见在全麻诱导后气管插管与面罩供氧辅助通气均出现困难,导致上呼吸道完全阻塞,反复多次气管插管失败而发生呼吸、心搏骤停死亡;②若喉镜下探查容易窥视会厌,说明插管一般无困难,其上呼吸道也容易控制,可采用丙泊酚全麻诱导,甚至应用咪达唑仑与去极化肌松药(琥珀胆碱)实施快速诱导气管插管,即使插管失败,可面罩供氧辅助通气,其麻醉与肌肉松弛作用很快消失,患者自主呼吸可在较短时间内恢复。

4. 需注意的其他问题　①麻醉诱导期间,若面罩加压供氧困难,说明咽腔阻塞严重,可放置口咽通气道或鼻咽通气道先行缓解,继续面罩供氧 2~3 分钟,待机体氧储备充足,方可按部就班地实施气管插管,以便在无通气期间可缓冲机体缺氧;②对声门显露困难者,若盲目、蛮力凭感觉插管,易损伤喉腔黏膜组织而引起咽喉水肿,甚至导致气胸及皮下气肿,致使再插管更加困难,易造成反复插管均失败。如预先得知插管困难者,若条件具备可在纤维支气管镜引导下进行或患者清醒状态保持自主呼吸经鼻腔盲探气管插管;③对于 OSAHS 患者行气管插管失败,最终借助纤维支气管镜引导插管成功者,其麻醉术毕拔管更须慎重,仍以转送至 ICU 继续呼吸支持为宜,待 24~48 小时后咽喉腔软组织水肿、肿胀基本消退,再给予拔管为妥。如急需拔管,则应先行气管切开造口,然后再拔管,以策安全;④对伴有心血管疾病者,应综合分析全身状况,必要时合理搭配少量镇静、镇痛药及血管活性药物,防止血流动力学急剧改变与心律失常,尤其防止发生猝死;⑤麻醉结束手术完毕后,若其生命体征平稳,自主呼吸恢复满意,潮气量足以满足机体的需要,神志完全清醒者,拔管前还应细心观察上呼吸道通畅程度,即从口腔置入喉镜详细窥视舌根、软腭及咽侧壁是否水肿或肿胀严重程度,尤其会厌是否窥见,若无异常,则可考虑拔管。但拔管前各项准备工作仍需完善,如喉镜、管芯、另备气管导管、口咽通气道、面罩、喉罩、吸引装置,以及麻醉机等不应提前撤离,应放置在自己的视野范围内,以备拔管后出现意外可随时处理,甚至重新气管插管或临时置入喉罩通气。

716. 为何 OSAHS 患者全麻术后需在 ICU 继续观察 24~48 小时?

【术语与解答】OSAHS 患者是由于上呼吸道结构异常而引起睡眠状态其口咽腔梗阻所致呼吸暂停,而手术治疗手段主要是将口咽腔肥厚、增大的软组织切除和进行改良(即腭咽成形术），以使狭窄的口咽腔增宽。然而，虽口咽腔肥厚、增大的软组织切除与改良后拓宽了口咽腔，但周边的软组织可因创伤而水肿，甚至术后 1～3 小时才能达到水肿高峰，若术毕拔出气管插管，一旦软组织处于水肿高峰，极有可能造成窒息或死亡，这就是为什么 OSAHS 患者行腭咽成形术后需带气管插管转送至 ICU 继续观察 24～48 小时的原因。

【麻醉与实践】OSAHS 患者围麻醉期只要建立了人工呼吸道（气管插管），无论术中或术后其上呼吸道水肿程度如何，均可保障上呼吸道的通畅。由于口咽腔软组织水肿消退或完全消失一般需 24～48 小时，因此，该患者行腭咽成形术后不宜甚至禁忌拔出气管插管的理由和依据。

【提示与注意】①为尽快使 OSAHS 患者全麻术后口咽腔软组织水肿消退或完全消失，带气管插管护送至 ICU 后应将床位头端抬高 30°～35°，以利于头颈部静脉血液回流；②如术后已达 24～48 小时，为慎重和安全，必要时仍需置入喉镜观察咽腔软组织水肿是否完全消退，会厌能否窥见，以便评估拔管后上呼吸道能否通畅，以及再插管是否困难等。

717. OSAHS 患者麻醉所致呼吸危象及死亡典型案例说明了什么？

OSAHS 患者其上呼吸道结构严重异常者麻醉风险颇大，稍有疏忽即可出现呼吸危象。以下介绍三例 OSAHS 手术患者围麻醉期所引起的呼吸危象，经紧急处理后而产生的不同结果，以告诫麻醉医师与手术医师，对该类手术患者务必予以高度重视。

【案例与回顾】

例 1：男，53 岁，91kg，诊断 OSAHS，择期在局麻下行腭咽成形术。术前肌注阿托品 1mg、哌替啶 50mg。入手术室后采取坐卧位，以 1% 利多卡因 8ml 实施咽腔手术部位浸润麻醉，手术进行约 30 分钟时患者由张口逐渐闭口，手术无法进行，尽管手术医师高声呼唤患者令其张口，且拍打其肩部，患者仍无应答反应，此时发现患者口唇稍发绀，速取脉搏血氧饱和度仪给予监测，显示 SpO_2 为 76%、心率 131 次/分。故即刻提下颌并面罩纯氧高流量吸入，同时刺激患者，约经半分钟其神志清醒，此时 SpO_2 为 96%，询问患者为何不配合手术，患者对所发生的情况不能回忆，为预防意外和继续进行手术，经鼻导管持续给氧吸入，术中未再发生异常情况。

例 2：男，48 岁，101kg，诊断 OSAHS，择期在全麻气管插管下行腭咽成形术。术前 30 分钟肌注东莨菪碱 0.3mg、苯巴比妥钠 0.1g。患者入手术室后开放上肢静脉通路，静脉注射硫喷妥钠 5mg/kg、芬太尼 0.3mg、泮库溴铵 10mg 全麻快速诱导，药物注入后患者呼吸即刻停止，并全身肌肉松弛，迅速实施面罩加压供氧通气效果不佳，反复调整面罩和提下颌继续通气仍无改善，SpO_2 由入室 97% 下降至 82%，即刻喉镜窥喉，准备气管插管，但会厌显露不清，试探性插管两次，导管均误入食管内，此时 SpO_2 已降至 52%，患者口唇及面部明显发绀，因再次气管插管无望，故迅速行气管切开术，由于患者颈部粗短，行气管切开十分困难，加之有效人工呼吸道无法建立，患者心搏短时间内停止，虽经全力抢救，但未获成功。

例 3：男，51 岁，86kg，术前诊断 OSAHS，已在气管插管全身麻醉下完成腭咽成形术，该患者全麻诱导后虽声门显露并非理想，但带有金属管芯实施气管插管可一次成功，该患者术中麻醉平稳且手术顺利，术后将患者带气管插管护送 ICU 继续行呼吸机同步机械通气，准备第二天口咽腔软组织水肿消除后拔出气管插管再返回病房。手术次日患者已是术后 24 小时，患者神志清醒且耐受气管插管，其自主呼吸与潮气量基本正常，血压、心率（律）、SpO_2 均满意，但拔出气管插管后患者上呼吸道出现严重梗阻，立即托起下颌并置入口咽通气道仍不能改善，其口唇呈发绀状，面罩给纯氧辅助吸入效果不佳，此时患者"三凹征"明显且呼吸困难，SpO_2 已由拔管前99%下降至65%,同时患者躁动不安、面颈部出汗显著,紧急喉镜直视下行气管插管时发现咽喉腔仍水肿明显,由于声门无法显露而尝试三次气管插管均失败,SpO_2继续下降至48%~31%,虽经气管切开建立了人工呼吸道,但患者因脑缺氧严重已处于植物状态(植物人)。

【讨论与分析】

例1:患者术后咨询其家属,得知平常坐位看报或看电视时即可出现睡眠状态,其术前肌注哌替啶50mg既有镇静作用,又有镇痛作用,加之局麻药局部浸润阻滞,从而术中无明显疼痛刺激,故可加重患者坐位手术时的睡意,一旦处于睡眠时,其咽腔软组织则松弛、塌陷,咽喉腔即刻出现梗阻,加之间断性呼吸暂停,继之引起机体缺氧进行性加重,当脑组织轻度或中度缺氧时,患者嗜睡且反应迟钝,甚至喊叫和拍打仍不能苏醒,致使手术无法继续进行。经提下颌并面罩给予纯氧高流量吸入,脑缺氧改善,患者神志则逐渐清醒。由于判断正确,处理得当,该患者无并发症及不良后果发生,若该患者判断失误,处理延迟,有可能因心肌严重缺氧而心搏骤停。

例2:患者体重大、肥胖,加之OSAHS病理生理特点,全麻诱导药用后出现面罩加压供氧通气受阻,经反复调整面罩和提下颌仍无改善,表明咽喉腔结构明显异常而阻塞严重。导致该患者窒息死亡原因主要是麻醉诱导方法选择失误,因该患者属上呼吸道管理"三难",即面罩通气困难、喉镜显露声门困难、气管插管困难。所以,"三难"患者应禁忌常规全麻快速诱导,尤其禁忌使用长效肌肉松弛剂(泮库溴铵)。此外需要说明的是,临床麻醉患者出现"两难"(喉镜显露声门与气管插管同时困难)并不可怕,只要面罩通气良好,患者就不会出现呼吸危象,若"三难"并存,一旦患者自主呼吸停止,而且麻醉医师在短时间内又不能建立有效人工呼吸道,患者往往因窒息而死亡。

例3:患者虽手术已完成,而且手术结束已经24小时,但口咽腔软组织水肿或肿胀尚未消退,此时若拔出气管插管可立即引起咽喉腔阻塞,由于OSAHS患者机体氧储备和耐缺氧能力原本就降低,故短时间内迅速出现呼吸危象(SpO_2迅速下降至48%~31%)。因该患者术前麻醉诱导后曾有声门显露不理想,因此若术后咽喉腔软组织仍水肿或肿胀情况下常使紧急气管插管更难成功,加之三次尝试气管插管均失败,必然造成咽喉腔软组织破损出血,同时肿胀加重,此时患者已出现了上呼吸道管理"三难"(即面罩通气困难、喉镜显露声门困难、气管插管困难)状况,只好紧急实施气管切开插管,即使紧急气管切开也需一定时间(因该患者颈部粗短,气管离颈部皮肤较深,操作有一定难度),故患者因脑缺氧时间过长而抢救成功后仍产生不良后果,即植物状态。

【防范与处理】 由于OSAHS患者主要在全麻诱导期与术毕拔管后最易发生呼吸危象,因此应特别警惕这两个时间段的上呼吸道梗阻与通气不畅问题:①估计上呼吸道难以控制的OSAHS患者不宜选择全麻快速诱导,尤其禁忌使用肌肉松弛药,应采取保留自主呼吸,应用呼吸道充分表面麻醉方法较为安全,如辅助静脉滴注适量右旋美托咪啶,同时环甲膜穿刺注入1%丁卡因(2ml)与2%利多卡因(1ml)混合剂,使之呛咳后而产生喉腔与气管内充分表面麻醉,之后患者可耐受经鼻腔盲探气管插管或在纤维支气管镜引导下气管插管。提示:若不能保证上呼吸道通畅而采用肌肉松弛剂进行快速全麻诱导,由于咽腔软组织塌陷阻塞严重,致使面罩加压供氧辅助呼吸则更加困难,一旦遭遇气管插管失败,往往造成上呼吸道无法控制,甚至引发窒息;②上呼吸道容易控制的OSAHS患者,可选择全麻诱导,虽用药后可致咽腔软组织塌陷造成呼吸困难,但放入适宜的口咽通气道越过咽腔狭窄段或穿过阻塞处,面罩通气往往良好,则可缓解上呼吸道梗阻,也容易实施气管插管;③OSAHS患者根据年龄和体重应备好不同型号的气管导管和口咽通气道,以便按个体需要使用;④麻醉结束手术完毕,即使患者神志清醒且自主呼吸恢复满意也不应急于拔出气管插管,应预先喉镜直视下观察咽喉是否异常,若水肿或肿胀严重,则应延迟拔管,待水肿或肿胀完全消退后再考虑拔管,即为防止拔管后出现呼吸危象,凡 OSAHS 患者全麻术毕需要拔出气管插管时,必须喉镜直视下观察咽喉腔是否存在水肿,尤其能否窥视会厌,如水肿明显减轻且会厌能显露,则属于拔管指征;⑤患者手术后可出现不同程度的口咽腔与喉部软组织水肿,尤其腭咽成形手术较复杂且手术时间较长者,应给予大剂量地塞米松冲击疗法颇有裨益,并安置头高足低体位或头胸抬高 30°~35°,该体位可使头颈部静脉血液回流通畅,以利于咽喉腔软组织水肿消退,必要时结合呋塞米(速尿)治疗,以便上呼吸道软组织水肿尽快消退;⑥为 OSAHS 患者安全,全麻术毕转送至 ICU 过渡 24~48 小时为妥,因 24~48 小时患者上呼吸道软组织创伤性水肿可基本消退,拔管后一般不会出现急性上呼吸道梗阻;⑦为预防围麻醉期发生呼吸危象,年轻麻醉医师不宜单独实施 OSAHS 患者的麻醉;⑧无论全麻诱导后出现气管插管困难,还是术毕拔管后发生急性严重性上呼吸道阻塞,紧急状况下(如出现呼吸危象)一旦面罩加压通气与气管插管均困难,可临时置入喉罩供氧通气,可为实施紧急气管切开造口气管插管赢得时间。

(王世泉 孙 彦 王 科 华 辉)

主要参考文献与推荐读物

1. 王世泉主编. 临床麻醉学精要. 北京:人民卫生出版社,2007,129-134.

2. 王世泉,王明山主编. 麻醉意外. 第 2 版. 北京:人民卫生出版社,2010,171-177.

3. 孙炜,李娜,孙彦主编. 阻塞性睡眠呼吸暂停综合征的诊断和治疗. 青岛:青岛海洋大学出版社,2002, 146-173.

4. 中华耳鼻咽喉头颈外科杂志编辑委员会与中华医学会耳鼻咽喉头颈外科学会咽喉学组. 阻塞性呼吸暂停低通气综合征诊断. 中华耳鼻咽喉头颈外科杂志,2009,(44)2:95-96.

第五十四章 相关危象与临床麻醉

718. 何谓窒息(呼吸危象)？

719. 麻醉危象指的是什么？

720. 何谓类癌危象？与麻醉关系如何？

721. 何谓高血压危象？与麻醉有何关系？

722. 何谓肌无力危象？与麻醉有何关系？

723. 何谓胆碱能危象？与麻醉关系如何？

724. 何谓高钙血症危象？与麻醉关系如何？

725. 呼吸功能危象包括哪些方面？与麻醉关系有哪些？

726. 何谓甲状腺危象(甲亢危象)？麻醉术中如何防范？

727. 何谓急性肾上腺皮质功能减退危象？麻醉术中如何处理？

所谓危象是病情或并发症以及异常症状发展、演变为非常严重的一种危急生命的边界状态或临界现象,若不能及时给予有效的抢救与针对性治疗处理,危象继续发展,患者则可酿成严重不良后果(如植物人或脑死亡),甚至死亡。

718. 何谓窒息(呼吸危象)？

【术语与解答】窒息定义、窒息原因、窒息机制以及呼吸危象或窒息临床表现特点阐述如下:

1. 窒息定义 ①窒息不是一种疾病,而是发生在呼吸系统的一种呼吸危象;②窒息是由各种相关因素造成呼吸道与肺泡之间的气体(空气、氧气与二氧化碳)进、出严重受阻或中断(包括毒性气体经呼吸道进入肺泡阻断了氧的摄入),从而导致机体氧合血红蛋白迅速下降,还原(脱氧)血红蛋白快速上升,继之出现以全身组织和器官急性、严重性缺氧为主要特点的呼吸系统功能危象(简称呼吸危象)。

2. 窒息原因 主要由以下三方面因素引起。

(1)急性、严重性呼吸道阻塞:如严重喉痉挛、重度喉水肿、急性咽喉腔梗阻、溺水、胃反流物误吸、异物卡在声门或阻塞气管、羊水进入肺泡,以及绞缢、严重细小支气管平滑肌弥漫痉挛性收缩等。

(2)毒性气体经呼吸道进入体内:如人体被动性吸入浓烟、高浓度二氧化碳、氨气、氯气、硫化氢、一氧化碳(煤气中毒)等。

(3)其他原因:如严重张力性气胸、颈部勒死、捂死(闷死)、活埋等。

3. 窒息机制 ①窒息的实质是肺泡与肺毛细血管之间生理性气体交换产生障碍,甚至交换中断,致使肺静脉毛细血管血液中肺泡氧的来源迅速减少或停止,而肺动脉毛细血管血液中的二氧化碳难以进入肺泡或不能通过呼吸道排出体外;②窒息时肺静脉氧合血明显降低或严重不足,其肺动脉二氧化碳则显著滞留,继之造成机体短时间内(几分钟内甚至更短)出现动脉血氧分压(PaO_2)与脉搏血氧饱和度(SpO_2)急剧下降,二氧化碳分压($PaCO_2$)迅速上升,机体发生了急性、严重性低氧血症与高碳酸血症。

4. 呼吸危象特点 窒息是产生于呼吸系统的一种"生与死"的临界现象或状态,如抢救及时、有效,窒息是可逆的,患者可转危为安;若抢救不及时或无效,窒息则是不可逆的,直接导致患者死亡(包括植物人和脑死亡),故窒息也称为呼吸危象。

5. 窒息临床表现 ①临床特征:患者突发重度呼吸困难或呼吸停止,口唇黏膜与甲床严重发绀,不能发音,进而意识丧失,甚至抽搐,继之心搏徐缓,直至心搏骤停,抢救无效则死亡;②呼吸功能监测:窒息患者氧分压(PaO_2)与脉搏血氧饱和度(SpO_2)迅速下降、二氧化碳分压($PaCO_2$)快速上升,以及呼气末二氧化碳($P_{ET}CO_2$)开始迅速上升,继之下降或波形消失;③循环系统监测:开始心肌因缺氧而出现心率代偿性增快与血压增高,继之心率迅速降低且血压急速下降。

【麻醉与实践】围麻醉期与窒息关系密切的有:

1. 急性严重性上呼吸道梗阻 ①临床上相关因素所致的严重喉痉挛或重度喉水肿以及喉异物;②患者上呼吸道解剖结构"隐性"异常而未能及时或提前发现,全麻诱导后出现上呼吸道管理困难(也称呼吸道三难:即面罩加压供氧困难、喉镜显露声门困难、气管插管困难);③巨大会厌囊肿或咽喉部肿物患者通常自主呼吸憋气,睡眠时严重呼吸困难,若给予全麻诱导,可立即引起喉阻塞;④全麻术毕拔出气管插管所致急性呼吸道梗阻或阻塞,如口咽腔手术后遗留在咽喉部的血凝块、异物(纱布条、止血物品)等,拔管前未能取出,拔管后即刻阻塞声门,直接导致喉阻塞。

2. 急性严重性下呼吸道梗阻 ①小儿气管异物麻醉术中可时常发生呼吸危象(窒息);②气管占位性病变,如气管肿瘤患者或气管严重压迫而显著狭窄者,该类患者全麻后很易导致下呼吸道通气受阻或困难;③哮喘症患者围麻醉期可引起突发性、严重性、甚至致命性哮喘发作,即下呼吸道细小支气管平滑肌弥漫性、痉挛性收缩,以及整个呼吸道黏膜水肿,从而极易造成机体急性重度缺氧;④饱胃患者麻醉期间很易发生胃内容物反流,若未能提早建立气管插管,反流物很容易被误吸入下呼吸道,一旦过多的酸性胃内容物阻塞气管、支气管,细小支气管,则可直接导致肺泡与外界通气中断,患者窒息即刻发生。

3. 麻醉操作不当或麻醉管理失误 ①如新生儿、婴幼儿麻醉诱导后反复气管插管或暴力气管插管,从而易造成咽喉组织损伤、水肿,继之可出现咽喉重度狭窄和梗阻,致使面罩供氧通气或继续气管插管均困难;②口咽腔患者全麻术中气管插管脱出声门或气管插管与麻醉机衔接管脱落,麻醉医师又未能及时发现,致使供氧通气中断时间较长或很长,机体已出现严重缺氧与二氧化碳蓄积等;③先天性膈疝新生儿若全麻诱导面罩加压通气过度,可使过量的气体压入胃内,胃肠显著膨胀可更加挤压横膈,致使肺容量急剧减少,进而肺部气体交换出现严重障碍,若未能及时改善,则可发展为重度低氧血症与高碳酸血症,此时新生儿窒息产生。

4. 全脊麻 由于硬脊膜外隙脊神经干阻滞诱导后,出现超过蛛网膜下腔脊神经根阻滞(腰麻)的局麻药进入蛛网膜下腔,致使整个椎管内的脊神经根,乃至脊髓被局麻药所阻滞,故可直接造成呼吸肌麻痹而呼吸停止,其结果则表现为呼吸功能危象(窒息)、循环虚脱以及神志消失等。

【提示与注意】总之,上述所有因素造成的窒息最终均是短时间内引起机体 PaO_2 和 SpO_2

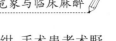

迅速下降,患者立即出现严重缺氧与二氧化碳蓄积,临床表现为口唇明显发绀,手术患者术野血色发暗,如短时间仍未能解决,机体缺氧与二氧化碳蓄积则进行性加重,当心肌不能耐受缺氧低限,继之可发展和演变为心搏骤停。

719. 麻醉危象指的是什么?

【术语与解答】麻醉危象是指麻醉患者已发生与麻醉有关的严重并发症,或出现死亡前的一种前驱症状或危急状态。如麻醉引起患者窒息可称之为麻醉危象,若发现及时、判断准确,且立即采取积极有效的治疗和处理措施,绝大多数麻醉危象是可逆的,患者能转危为安,并无不良后果及后遗症发生。然而,如果观察不细、判断失误、延误时机、处理不当,麻醉危象继续发展,则可酿成严重不良后果,甚至死亡。

【麻醉与实践】临床麻醉之所以风险极大,是因为麻醉药都是剧毒药,一旦使用不当或失误,以及患者对麻醉药异常敏感等,就有可能发生麻醉危象,如呼吸停止、循环虚脱、严重呼吸道梗阻(如喉痉挛、喉水肿、细小支气管痉挛等)、全脊麻、过敏性休克、胃内容物反流误吸等。

【提示与注意】麻醉危象以急性多见,上述严重异常现象则属急性麻醉危象,发生迅速,后果严重。此外,有些因麻醉因素所致的异常症状如未能及时处理、纠正,也可逐渐过渡、发展及演变为麻醉危象,故更应予以高度警惕。

720. 何谓类癌危象? 与麻醉关系如何?

【术语与解答】类癌危象:是指类癌综合征患者发生的严重并发症,临床主要表现为严重而普遍的皮肤潮红,腹泻明显加重并伴有腹痛,甚至出现眩晕、嗜睡、昏迷等中枢神经系统症状,以及细小支气管痉挛和心动过速、心律紊乱,乃至难以纠正的高血压或严重低血压等血流动力学异常波动。

主要病理生理特点:①类癌综合征主要为色氨酸代谢紊乱,应激状态下可造成机体生物活性物质(5-羟色胺、缓激肽、组胺等)超量分泌且高浓度释放,尤其产生的5-羟色胺、缓激肽、组胺等在体内过多的聚集分布,并作用于靶器官,从而导致各种相关临床症状都有可能表现出来,如5-羟色胺(血清素)释放增多,可致皮肤潮红(如典型的头、颈、颌面部潮红)、喘息、腹痛、腹泻,也可血压升高等;若缓激肽分泌增高,可因外周血管扩张而反射性心率增快、血压下降等;当组胺释放占优势,则可促发细小支气管平滑肌痉挛性收缩;②类癌危象是否发生还取决于类癌所处的位置,以及肝脏灭活生物活性物质的能力,正常情况下血液中的生物活性物质流经肝脏几乎被全部灭活,如果类癌产生的生物活性物质超过了肝脏的灭活能力或血液回流不经门静脉系统(如支气管类癌或肝脏转移瘤),则可表现出类癌综合征的症状;③5-羟色胺是引发类癌综合征颇为重要的神经递质,另一方面,5-羟色胺还可引发组胺释放,而组胺则可导致皮肤、胃肠道、呼吸道及心血管功能的变化;④类癌组织或细胞一旦高浓度分泌与释放生物活性物质,血液中的5-羟色胺、缓激肽、组胺等可迅速积聚上升,严重者可出现类癌危象。

【麻醉与实践】麻醉术中发生类癌危象罕见,一旦发生也颇为棘手,因类癌瘤释放的介质不同或叠加,其表现症状也存在差异,故麻醉术中诊断与管理主要有以下几方面:①由于类癌或类癌综合征患者常得不到明确诊断,尤其与其他内脏恶性肿瘤并存患者其麻醉术中探查、挤压或刺激类癌病变区域或类癌瘤,则可促使类癌综合征发作,乃至类癌危象发生(即过度分泌与释放5-羟色胺、缓激肽、组胺等生物活性物质),常致使麻醉医师难以判断其突发性异常症状,如心率倍增、血压下降或升高、颜面及颈部皮肤显著潮红且皮温增高,以及呼吸道内压增大

（细小支气管平滑肌痉挛性收缩）等，甚至可发生不测。因此应了解类癌危象的病理生理特点，以便遇到该类患者可做好相关防范措施；②为避免类癌危象的发生，尤其胃肠道手术怀疑同步并存类癌患者，全麻药硫喷妥钠与麻醉性镇痛药吗啡有引起组胺释放作用，故麻醉术中应禁用。而全麻诱导应选择非去极化类肌松药进行气管插管为妥，因去极化肌松药琥珀胆碱可促进机体释放组胺及缓激肽物质。此外，非去极化肌松药阿曲库铵禁用，该药有组胺释放作用；③类癌患者全麻诱导用药可选用丙泊酚、依托咪酯、咪达唑仑以及七氟烷、异氟烷与氧化亚氮等，麻醉性镇痛药则可选择芬太尼类；④虽类癌患者可选择椎管内脊神经阻滞，但阻滞范围过广而导致的低血压若与类癌瘤的介质释放同步，此时应用拟交感药物麻黄碱常无效，甚至还可触发类癌瘤的介质继续释放；⑤麻醉术中由类癌瘤释放血管活性物质而导致的严重低血压是类癌危象症状之一，通常不能直接应用拟交感药物治疗，应补液和缓慢静脉注射奥曲肽。

【提示与注意】麻醉医师务必了解类癌危象的病理生理特点，以有利于麻醉术中减少由其所分泌、释放的生物活性物质导致的并发症，尤其类癌危象。①气管、支气管类癌极少，且不易明确诊断，遭遇到该患者实施全麻气管插管后，则可造成显著的刺激性心血管副反应，尤其心率、血压倍增，乃至心律失常，易引发严重并发症或不测（如脑卒中、心搏骤停等），故需密切注意和警惕；②麻醉术中一旦出现类癌危象而导致的严重低血压，首先应即刻暂停麻醉，并加快胶体液输注速度，有利于淡化血液中的生物活性物质和低血压的回升，并结合糖皮质激素应用，必要时静脉缓慢注射奥曲肽（该药可使血浆中 5-羟色胺浓度下降）和给予甲氧胺。但禁忌使用儿茶酚类药物，因儿茶酚胺类药物可增加缓激肽合成与释放，可促使低血压进一步加重，尤其年老体弱且合并心血管疾病患者，甚至引起心搏停止。此外，抑肽酶可抑制激肽释放酶，可使缓激肽迅速破坏，从而可缓解低血压；③如出现严重急性低钠血症，则可诱发患者谵妄和抽搐，需予以警惕，除补充有效循环血量外，应纠正水、电解质紊乱以及酸碱失衡；④类癌综合征患者麻醉术中除易分泌、释放高浓度的 5-羟色胺神经递质外，其他生物活性物质也可不同程度的增加，尤其缓激肽、组胺过度释放可表现出类癌危象，除引起顽固性低血压外，还可使细小支气管平滑肌痉挛性收缩，致使麻醉手术患者术中下呼吸道阻力突然明显增高，而细小支气管痉挛与组胺及缓激肽释放有关，故禁用肾上腺素，因肾上腺素可促使血管舒缓素释放，不仅不能缓解细小支气管平滑肌痉挛性收缩，相反可使其加重，可采用异丙肾上腺素喷雾剂经呼吸道吸入制止该细小支气管痉挛为妥。

721. 何谓高血压危象？与麻醉有何关系？

【术语与解答】①高血压危象是指高血压患者在原高血压的基础上因某些诱发因素，致使全身周围小动脉强烈痉挛性收缩，出现严重威胁生命的血压升高，是发生在高血压过程中以心血管系统严重异常为主的一系列生命危象症候群；②之所以称之为高血压危象，是因为该危象可在短时间内发生不可逆性生命器官损害，如抢救不及时或处理措施不奏效，则可引发心、脑、肾、眼底及大动脉严重功能障碍，甚至可导致死亡；③高血压危象通常以收缩压在 200mmHg 和（或）舒张压达到 120mmHg 为底线，两者数值越高，机体重要器官组织（心、脑、肾、眼底及大动脉）越容易受到损害，故为致命性的一种以严重循环功能异常为主的综合征。

1. 临床表现　有突发性头晕、严重头痛、视物不清、心悸、心绞痛、烦躁不安、神志异常、气短、面部潮红、恶心呕吐等，严重者可出现抽搐、昏迷，甚至并发急性心肌梗死、脑出血、蛛网膜下腔出血,以及急、慢性肾功能衰竭等。

2. 治疗与处理　①治疗原则是既能使血压迅速降至安全水平,又不能使血压下降过快、过度,否则将会引起重要器官血流灌注不足而受到损害;②如嗜铬细胞瘤所致高血压危象,可首选酚妥拉明,必要时硝普钠微量泵输注;③妊娠高血压综合征所致高血压危象,则采取解痉、降压、利尿治疗,以及适时终止妊娠等措施,如硫酸镁用于解痉则是首选药物,以及甘露醇用于利尿,而肼苯哒嗪用于降压等;④高血压脑病或主动脉夹层瘤可首选硝酸甘油或硝普钠,尤其对合并冠心病、心功能不全患者适宜。除上述基本治疗措施外,吸氧、镇静、镇痛以及 β-受体阻滞剂应用等需根据情况合理搭配,以使高血压危象逆转。

【麻醉与实践】①围麻醉期患者如出现高血压危象,必须给予及时、有效的治疗处理,以便在短时间内使病情得以缓解,防止和避免重要器官(心、脑、肾、眼底及大动脉等)进行性或不可逆性损害,以降低其死亡率;②紧急处理:硝普钠起效迅速、降压快捷,在大多情况下往往是首选药物,该药能同时直接扩张动脉和静脉,降低前、后负荷。硝普钠一般以 50mg/500ml 浓度每分钟 10 ~ 25μg 速率静脉滴注或微量泵输注,出现疗效后,再根据血压情况调控滴速(采用硝普钠治疗期间主张动脉置管直接监测动脉压为妥)。此外,如硝酸甘油、尼卡地平等也可用于高血压危象的治疗;③β-受体阻滞剂的应用需根据患者心血管情况结合上述降压药使用。

【提示与注意】①除应用血管活性药物治疗高血压危象外,还要针对诱发因素及并发症予以处理;②根据患者基础血压适应情况,有些患者不宜迅速降至正常或过低,以避免重要脏器的缺血、缺氧;③嗜铬细胞瘤患者麻醉术中也可出现高血压危象,当收缩压突然高于 250mmHg,持续 1 分钟以上即称为高血压危象的开始,如常见于术前高血压控制不理想,麻醉前用药不当,入手术室后患者过度紧张、恐惧,麻醉诱导后喉镜显露声门及气管内插管刺激,翻身摆体位时挤压肿瘤,以及手术探查刺激或触及肿瘤时,均可使收缩压猛增,若处理不当或不及时,常引起心、脑血管并发症,甚至造成患者死亡。嗜铬细胞瘤术中一旦发生高血压危象,麻醉医师应提示手术医师立即暂停手术操作,并静脉注射预先已配制好的降压药物,如先给予酚妥拉明 0.2 ~ 0.5mg,观察血压下降程度再决定是否继续用药,再根据血压调控输注酚妥拉明、硝酸甘油、尼卡地平或硝普钠以及加深麻醉等。

722. 何谓肌无力危象? 与麻醉有何关系?

【术语与解答】①肌无力危象是指重症肌无力患者本身病情发展或治疗不当(如抗胆碱酯酶药用量不足)所致,乃至麻醉相关药物作用而引起呼吸肌、咽喉肌群等进行性无力或麻痹,已造成严重呼吸困难和吞咽无力的病危状态;②肌无力危象很易引起死亡,必须及时进行抢救;③重症肌无力可引发三种危象,即:肌无力危象、胆碱能危象与反拗性危象,而肌无力危象往往是由于胆碱酯酶抑制药用量不足引起,主要表现为呼吸困难,通常需要紧急抢救而行气管切开,以便建立人工呼吸道(经气管造口插管),给予机械呼吸支持和清除呼吸道分泌物;④重症肌无力患者若注射依酚氯铵、腾喜龙或新斯的明后,其呼吸困难症状减轻,说明肌无力危象诊断成立,则应适量增加抗胆碱酯酶药的用量。

【麻醉与实践】①围麻醉期重症肌无力患者出现肌无力危象,无论何种类型,其处理原则首先保持呼吸道通畅和用人工呼吸器维持患者的呼吸功能,然后再仔细鉴别危象的类型及性质,即患者生命安全放在首位;②围麻醉期肌无力危象可由于情绪波动、感染、外伤、分娩、不适当用药或突然停服胆碱酯酶抑制剂,以及麻醉和手术干扰而发作;③肌无力危象一旦发生,立即给予新斯的明 1mg 肌注,也可慎重静脉注射吡啶斯的明 1~2mg。为预防毒蕈碱样反应,应用此类药物前应先静脉注射阿托品 0.5~1mg,如症状不能控制,则可加用类固醇激素,采用短期大剂量冲击疗法,停用激素时应逐渐减量,以防症状反复;④肌无力危象患者病死率高,故无论何种危象发生,保障呼吸道通畅,应用呼吸机实施机械通气,给予呼吸功能支持,是处理肌无力危象的主要方法。此外,因肌无力危象患者呼吸道分泌物明显增多者,宜及早采用气管切开造口术,以利于清除下呼吸道分泌物。

【提示与注意】 需要引起警惕的是,肌无力危象患者应用抗胆碱酯酶药过量,可导致机体乙酰胆碱蓄积过多,尤其神经-肌肉接头后膜乙酰胆碱积聚,可出现持久性去极化状态,即去极化型阻滞,从而使肌无力危象过渡到胆碱能危象。此外,发生肌无力危象务必判断属何种类型,只有明确危象类型,才能采取进一步实施合理治疗措施,其鉴别诊断方法有:①采用腾喜龙试验可鉴别肌无力危象,如静脉注射腾喜龙 2~10mg,患者 1 分钟内肌力增强并呼吸改善,则为肌无力危象。如症状加重伴肌束震颤者为胆碱能危象。无反应者则为反拗性危象;②注射依酚氯铵也可鉴别肌无力危象,如注射后肌力增强,且呼吸困难改善者则为肌无力危象。

723. 何谓胆碱能危象? 与麻醉关系如何?

【术语与解答】 ①胆碱能危象临床很少见,主要由于应用抗胆碱酯酶药过量(如新斯的明),致使体内乙酰胆碱过多积聚,尤其神经-肌肉接头后膜乙酰胆碱浓度增多,从而引起接头后膜(终板膜)持续性去极化,但复极化相对受阻,造成患者持续肌束颤动(烟碱样反应)和伴有呼吸道分泌物明显增多(毒蕈碱样反应);②胆碱能危象除肌无力现象加重外,还表现为毒蕈碱样其他反应(如瞳孔缩小、眼结膜充血、全身出汗、恶心呕吐、腹痛、腹泻等),甚至中枢神经系统异常改变(如意识模糊、惊厥,乃至昏迷)。

【麻醉与实践】 ①一旦围麻醉期发生胆碱能危象,应立即停用胆碱酯酶抑制剂,可静脉注射阿托品 1~2mg,每隔 30 分钟一次,直至出现轻度阿托品样中毒;②碘解磷定能恢复胆碱酯酶的活性,并能对抗胆碱酯酶抑制剂的烟碱样反应,故可同时静脉滴注,直至肌肉松弛、肌力恢复。

【提示与注意】 如考虑患者可能发生胆碱能危象,可静脉注射依酚氯铵 1~2mg 或静注腾喜龙,若用药后症状进一步加重,则应立即停用抗胆碱酯酶药物,待药物代谢、排泄后,应重新调整抗胆碱酯酶药用量。病情严重者应用阿托品 1~2mg 逆转,根据情况是否继续每 30 分钟用药一次,直至出现轻微的阿托品样中毒。

724. 何谓高钙血症危象? 与麻醉关系如何?

【术语与解答】 高钙血症危象是在高钙血症基础上发展所致,两者主要临床表现特点为:

1. 高钙血症　①高钙血症量化指标:是指机体血清中钙离子异常增高,其浓度 > 2.75mmol/L(正常值为 2.15~2.75mmol/L),但尚未达到 4.0mmol/L;②高钙血症临床表现特点:轻度患者可有乏力、倦怠、淡漠;较重者则有头痛、肌无力、腱反射减弱、抑郁、易激动、步态不稳、语言障碍,听力、视力下降和定向力障碍,乃至木僵、行为异常等精神神经症状;③心电图检查:Q-T 间期缩短则提示高钙血症表现。

2. 高钙血症危象　①是指机体血清钙 >4.0mmol/L 所致,一旦发生高钙血症危象,临床则表现为严重脱水、高热、肌肉软弱无力、头痛、失眠、食欲减退、恶心、烦渴、多尿、心律失常,以及谵妄、惊厥、意识不清(昏迷)等。此外,血中甲状旁腺激素(PTH)明显增多与尿素氮持续升高,尤其异常精神症状的发生主要是高血钙对脑细胞产生的毒性而致脑细胞电生理活动紊乱;②严重高钙血症危象易死于坏死性胰腺炎、肾功能衰竭及心搏骤停(难以复苏);③高钙血症危象心电图一般显示 Q-T 间期缩短、ST-T 改变且伴有传导阻滞。

3. 高钙血症危象产生的因素　如原发性或继发性甲状旁腺功能亢进、维生素 D 中毒、甲状腺功能亢进、恶性肿瘤、肾上腺皮质功能减退等。

4. 治疗与处理　①血液稀释:给予输注生理盐水 300～500ml/h"扩容",以稀释血钙浓度且增加尿量,以利于钙离子的排出;②利尿药应用:可使用袢利尿药(如呋塞米等),该药物可促进尿钙的排泄,同时也可防止生理盐水过量的血液稀释而致机体细胞外液容量过剩。但禁忌应用噻嗪类利尿剂,因该类药可减少肾脏对钙离子的排泄而加重高钙血症;③降钙素治疗:因该药可直接降低血清钙作用,即降钙素具有直接抑制破骨细胞对骨的吸收,使骨骼释放钙离子减少,同时促进骨骼吸收血液中的血清钙而使高钙血症降低。另一方面,降钙素可抑制肾小管对钙离子的重吸收而使钙离子排泄增加;④血液净化:上述措施治疗不佳或无效的重症高钙血症,可实施血液透析,尤其合并肾功能不全患者,该方法可有效迅速降低血清钙;⑤如出现高钙血症危象必须及早迅速治疗处理,如降钙素 5～10U/(kg·d)溶于生理盐水 300ml 静脉滴注,而血液透析降低血钙最快,必要时可结合激素治疗;⑥顺铂有直接抑制骨的重吸收作用,具有安全、有效和疗效持久的特点,如恶性肿瘤所致的高钙血症在其他降钙药治疗无效时可采用此药治疗。

【麻醉与实践】①高钙血症危象患者其本身即存在风险,若实施麻醉与手术危险则更大,故一般非急症手术均应延期,待高钙血症危象纠正允许范围内再考虑麻醉与手术;②甲状旁腺功能亢进合并高钙血症危象如需手术切除甲状旁腺者,若能在局部浸润麻醉或颈神经丛阻滞下进行手术则是首选,但仍需积极降低血钙,尤其将血钙降至 3.0mmol/L 以下方安全;③术中加强心电监测,及时处理心律失常;④围麻醉期给予含钠溶液扩容,避免使用钙剂;⑤麻醉术中维持生命体征在正常范围内。

【提示与注意】由于高钙血症危象死亡率高,故一旦明确诊断,必须立即进行抢救与治疗处理。

725. 呼吸功能危象包括哪些方面? 与麻醉关系有哪些?

【术语与解答】呼吸功能危象是指由呼吸道的严重阻塞或肺部的重度病变而引起的严重性呼吸困难,且同时伴有严重低氧血症和高碳酸血症,若抢救不及时,则可造成窒息死亡。呼吸功能危象主要来自:①急性、严重性呼吸道阻塞(如严重喉痉挛、重度喉水肿、细小支气管平滑肌弥漫痉挛性收缩、溺水、羊水进入下呼吸道、异物阻塞声门或气管以及气管软化塌陷等);②限制性肺膨胀困难(如严重气胸、血胸、肺不张等);③药物高敏反应或严重哮喘发作引起急性呼吸困难;④肺部病变(如呼吸衰竭、肺水肿、弥漫性肺纤维化、肺栓塞、急性肺损伤等);⑤呼吸中枢抑制(如全麻药、阿片类药与全脊麻等所致中枢性呼吸停止);⑥神经-肌肉接头病变(如重度重症肌无力、肌无力综合征等);⑦相关中毒(如有机磷中毒、蛇毒、吸入毒性气体等)。

上述呼吸危象出现的同时,患者可伴有或不伴有意识消失。总之,呼吸功能危象的实质是外界空气或氧供进入肺泡困难或无法进入肺泡,而肺毛细血管中的二氧化碳经肺泡排入呼吸道受阻,从而导致机体出现严重性低氧血症和高碳酸血症,如抢救不及时或无效,可直接造成

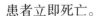

患者立即死亡。

【麻醉与实践】除上述原因外,麻醉本身或某种手术操作刺激也可引发呼吸功能危象,如:①气管或支气管异物患儿麻醉与手术期间,由于下呼吸道原有通气障碍或受阻,全麻诱导后患儿可出现不同程度的呼吸抑制,加之术中支气管镜置入患侧支气管内,则必然又影响健侧肺泡通气,往往可短时间内因机体缺氧而发绀。临床上气管异物患儿手术,之所以麻醉风险颇大,就是因为麻醉与手术共同作用而容易发生呼吸功能危象;②临床上麻醉用药或相关辅助用药偶有引起高敏反应者,高敏反应特征之一就是细小支气管平滑肌严重痉挛性收缩所致的呼吸功能危象。

【提示与注意】围麻醉期引起呼吸功能危象的因素颇多,只有发现及时、处理有效,患者才能转危为安。一旦发现延迟、处理失误,则可由呼吸功能危象发展、演变为呼吸心搏骤停,如果心肺复苏无效则死亡。

726. 何谓甲状腺危象(甲亢危象)? 麻醉术中如何防范?

【术语与解答】①甲状腺危象(简称甲亢危象)是指甲亢症状突发性加重,且合并其他危及生命迹象的一种临床综合征;②甲亢危象是由于相关应激诱因致使甲状腺素突然高浓度释放入血液循环中,从而引起原有的甲亢病情突发性加重或恶化,以致出现危及生命的相关症状及体征;③甲亢病情一旦急剧发展,则可导致全身性代谢紊乱,出现心血管系统、消化系统、神经系统等一系列严重功能障碍;④甲亢危象临床虽不常见,但死亡率颇高,是甲亢患者最为严重的并发症。

1. 甲亢危象的诱因　创伤、感染、精神极度紧张、高热、饥饿、过度劳累、妊娠、心绞痛等应激因素或严重甲亢患者术前未行系统性内科治疗,以及术前准备不足而直接进行麻醉与手术,该危象一般在术后 6~18 小时内发生较多。

2. 主要临床特征　清醒患者若术中出现烦躁不安、精神激动、大汗、体温上升显著(40℃以上)、心率明显增快(大于 150 次/分)、血压升高(或低血压)、循环功能不稳定、手颤、呼吸急促或困难,以及其他中枢神经系统症状等(如呕吐、谵妄、意识不清、昏迷),则应警惕甲亢危象的发生或已经发生。甲亢危象死亡原因多为高热虚脱、心律失常、充血性心力衰竭、肺水肿、休克及严重水、电解质代谢紊乱。

3. 甲亢危象的诊断　其诊断主要依靠临床特征而综合判断,若临床高度疑似本症或有危象前兆者,应按甲亢危象治疗处理。

4. 甲亢危象的治疗　一旦出现甲亢危象,应立即采取针对性治疗处理,在消除诱发因素的情况下,首先维护机体生命体征的生理功能,抑制甲状腺素的继续释放,防止重要脏器功能衰竭。此外,还应保障呼吸道通畅,并持续给氧吸入(氧疗),应用大剂量抗甲状腺素药物(甲基硫氧嘧啶与丙基硫氧嘧啶)与 β-受体阻滞药,以及物理降温和输注低温度晶体溶液,同时给予降低心率,采取镇静、镇痛措施,纠正水、电解质失衡,抗感染,乃至激素的应用等,必要时采用腹膜透析或血液透析或血浆置换等措施,以迅速降低血浆中甲状腺素的浓度。

【麻醉与实践】甲状腺次全切手术是治疗甲状腺功能亢进的方法之一,若患者术前准备欠完善,其病情尚未得到有效控制,麻醉术中由于气管插管刺激与手术创伤疼痛容易导致甲状腺素分泌倍增,致使代谢显著亢进,从而导致神经系统、循环系统明显过度兴奋,尤其麻醉深度不够,其相关应激反应(如气管插管应激反应、创伤疼痛刺激、缺氧及二氧化碳蓄积等)均可引发甲亢危象。因此,实施甲亢手术患者的全身麻醉务必宜深不宜浅,只有抑制甲状腺素的高分

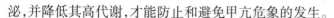

泌,并降低其高代谢,才能防止和避免甲亢危象的发生。

【提示与注意】①需要注意的是少数不典型的甲亢危象,由于其症状表现不典型,故容易引起误诊。如老年患者常表现为精神淡漠、极度虚弱、低体温、嗜睡、心率慢等,逐渐进入昏迷状态;②甲亢患者围麻醉期应完善生命体征监测,随时观测各项指标的变化,有利于提早、及时发现异常症状,以便做到及早进行相关治疗处理;③禁用解热镇痛药阿司匹林。

727. 何谓急性肾上腺皮质功能减退危象? 麻醉术中如何处理?

【术语与解答】急性肾上腺皮质功能减退危象(简称肾上腺危象)是指肾上腺皮质激素明显缺乏而引起的一系列急性临床异常症状,也是危及生命的急症,如不立即抢救则可致死。

1. 病因 ①原已存在的慢性肾上腺皮质功能减退症在多种应激因素下致使病情急剧恶化(如过度劳累、感冒、创伤、分娩、手术、剧烈呕吐、腹泻、精神刺激、过敏反应以及停用糖皮质激素治疗等);②常见于各种原因引起的肾上腺静脉血栓、急性肾上腺皮质出血、坏死、感染;③双侧肾上腺全部切除或一侧切除而另一侧萎缩且治疗不当;④长期大剂量应用皮质激素治疗期间由于垂体、肾上腺皮质已受重度抑制而萎缩,加之补充不足、突然停药或减量过速均可引起。

2. 临床主要表现 ①消化系统失调:患者出现胃肠紊乱,如厌食、恶心、呕吐,也可有腹痛、腹泻等症状,有时酷似外科急腹症;②心血管系统虚脱:心率可增快至160次/分,血压下降、四肢厥冷,甚至休克;③神经系统功能障碍:神志淡漠、萎靡、乏力、嗜睡、极度衰弱状,也可表现为躁动不安、谵妄,甚至昏迷,乃至体温异常等。上述症状如不及时抢救,可发展至休克、昏迷,乃至死亡。一般而言,该病患者呈不可逆性,除非于病程早期获得及时治疗。

3. 实验室检查所见 白细胞总数增高、中性粒细胞增多、血红蛋白升高、血尿素氮轻度增高,高血钾、低血钠、低血糖,以及轻度酸中毒与血皮质醇总量降低。

4. 临床诊断 急性肾上腺皮质功能减退危象是典型的内分泌危象之一,只要早期诊断,并及时补充肾上腺皮质激素,濒死的患者也可恢复良好,但必须要有实验室检查结果为依据。

5. 治疗与处理 急性肾上腺皮质功能减退危象可危及生命,故必须紧急抢救,即补充皮质激素,通常采用氢化可的松静脉滴注,开始补充时可将氢化可的松100~200mg溶于5%葡萄糖盐水1000ml中静脉滴注,首次24小时用量为300~500mg,以后可每日减少氢化可的松50%左右,至适宜维持量20~30mg/d。

【麻醉与实践】麻醉术中若双侧肾上腺切除或单侧切除而另一侧肾上腺失代偿时,可致体内肾上腺皮质激素突然下降,当术中出现原因不明的低血压、心动过速、休克、高热等,尤其低血压而采用去氧肾上腺素(苯肾上腺素)升压效果不佳时,应考虑为急性肾上腺皮质功能不全或危象可能,除予以抗休克外,可静脉补充氢化可的松100~300mg,并应在术后每8小时经肌肉注射醋酸可的松50~100mg,用量应逐渐减少,根据病情可持续应用1~2周或更长时间。

【提示与注意】①全麻药依托咪酯可抑制肾上腺皮质功能,不宜用于此类患者的麻醉;②对于急症手术患者存有下列情况者则可考虑急性肾上腺皮质功能减退危象:所患疾病不太严重而出现严重的循环系统虚脱,脱水、休克、衰竭,以及不明原因的低血糖,难以解释的呕吐,体检时发现色素沉着、白斑病、体毛稀少、生殖器发育差。

(王世泉 刘贝 王恒)

主要参考文献与推荐读物

1. 贾建平主编．神经病学．第 6 版．北京：人民卫生出版社，2010，358-365．

2. 王世泉，王明山主编．麻醉意外．第 2 版．北京：人民卫生出版社，2010，3-10．

3. 叶铁虎，吴新民主编．疑难合并症与麻醉．北京：人民卫生出版社，2008，388-392．

4. 曾因明，邓小明主编．危重病医学．第 2 版．北京：人民卫生出版社，2008，291-294．

5. 陈灏珠，林果为主编．实用内科学．第 13 版．北京：人民卫生出版社，2009，1187-1298．

第五十五章　休克与麻醉

728. 何谓休克？与麻醉关系如何？

729. 何谓神经源性休克？与麻醉关系如何？

730. 何谓内分泌性休克？与麻醉有何关系？

731. 如何处理围麻醉期低血容量性休克？

732. 何谓感染中毒性休克？围麻醉期如何处理？

733. 何谓过敏性休克？麻醉能否引起过敏性休克？

734. 何谓心源性休克？麻醉术中易引起的原因有哪些？

休克是由某种强烈的损害因素所导致机体出现的一系列病理性症状群或综合征,其临床共性特征为血压降低、组织灌注不足与器官功能障碍。人体无论是创伤、失血、中毒,还是过敏、感染、神经刺激等均可造成有效循环血量明显减少,以及微循环功能障碍或衰竭,从而导致组织细胞代谢紊乱与重要器官功能减退的一种病理性综合征。休克从最初认识的严重创伤后而产生的应激反应,到现今重新认识的机体组织、器官有效灌注严重不足,乃至组织、器官功能低下,甚至意识丧失。此外,休克既是可逆的,也是不可逆的。休克的病因很多,其分类也不一致,临床上基本按病因分类,即失血性、创伤性、过敏性、心源性、感染性、神经源性、中毒性休克。尽管休克的病因各不相同,但机体组织、器官有效灌流量不足则是各类型休克的共同特点。休克患者可来自不同专科、不同病情,其共同特征可因病情危重而生命处于危险状态,一旦累及多器官功能,往往病情处于恶性循环,甚至最终导致患者死亡。因此,对休克做出早期诊断,及时给予有效处理,防止病情发展,维护机体重要脏器功能,以使患者转危为安则是临床医护人员的首要任务。

728. 何谓休克？与麻醉关系如何？

【术语与解答】①休克是一种生命体征危急综合征或生命危象;②休克是机体遭受各种病因侵害(如创伤、失血、过敏、感染等)后所造成以全身有效循环血量急剧减少,继之导致全身组织、器官微循环血液灌注不足,并引起机体组织细胞缺血、缺氧性代谢紊乱,从而导致机体重要器官出现严重功能障碍为主要特征的病理生理过程。

1. 休克的分类　由于休克的种类较多,目前分类尚未统一,临床颇为常用的方法仍按病因分类,如:创伤性、失血性、烧伤性、过敏性、感染性、心源性、神经源性、内分泌性休克等,前三种均伴有血容量下降,也可统称为低血容量性休克。

2. 病理生理　休克的基础特征主要是机体组织低灌注,病理生理随休克的变化与发展而有所不同,主要体现为休克早期、休克期与休克失代偿期。其结局则取决于多方面的因素,如致病因素能否及时有效地控制,治疗处理是否及时和恰当,以及重要器官功能受损的严重程度等。

3. 临床主要症状 休克早期是机体各代偿机制发挥作用的体现,而休克晚期则是机体器官功能逐渐衰竭的结果。休克患者可基本表现出一系列共性临床异常症状:①中枢神经系统表现为神志淡漠、躁动不安、嗜睡或昏迷等;②循环系统则出现血压下降、脉搏快且细弱,甚至触摸动脉搏动不清;③呼吸系统则存在呼吸浅快,甚至呼吸困难;④泌尿系统可引起少尿或无尿;⑤体表皮肤表现为口唇苍白、四肢湿冷。

4. 临床诊断 一般而言,各种休克的诊断基本具有各自的特点,如:低血容量性休克通常应有大量失血或体液丢失的病史;心源性休克应具备急性心肌损伤而心脏泵血功能严重不足的依据;感染性休克需有脓毒血症的存在;过敏性休克则有明确的致病因素接触史;神经源性休克由于剧烈的神经刺激引起血管活性物质释放而血管调节功能异常所致的外周血管扩张,从而导致有效循环血量显著减少等。

5. 休克基本治疗原则 有效的救治应首先明确其诊断,在病因治疗的基础上稳定生命体征、保障机体重要器官的血液灌注、改善或恢复组织器官的代谢及功能,其基本处理方法是对因治疗与对症治疗需同步进行:①有效控制或逆转致病因素;②补充有效循环血容量;③纠正酸中毒及电解质紊乱;④增强心功能,改善微循环;⑤保障呼吸道通畅,给予氧疗或呼吸支持;⑥给予抗菌、抗内毒素治疗等;⑦相关药物的应用。

【麻醉与实践】临床麻醉可经常遇到休克患者,为提高休克患者抢救成功率,全面分析产生休克的原因至关重要,围麻醉期休克患者可分为术前休克与术中休克:

1. 术前休克 ①低血容量性休克:如外伤性严重失血、消化道血管破溃性出血、宫外孕大出血等;②感染中毒性休克:主要病因来自体内感染灶;③心源性休克:因心脏本身功能受损而导致心排血量不足,最终难以维持机体组织器官有效灌注等。

2. 术中休克 ①麻醉药过量或中毒所致休克:如全脊麻、局麻药(布比卡因)心脏毒性、全身麻醉过深等;②过敏性休克:如术中麻醉用药或抗生素应用产生严重过敏反应等;③输血过失所致休克:若手术患者误输不同型血液可造成严重休克;④手术创伤性休克:如术中不慎损伤动脉血管而致大失血或剖宫产术中急性出血等。

3. 麻醉管理与治疗处理

(1)术前休克患者:①休克患者麻醉诱导危险极大,且与休克的严重程度成正比(尤其患者相关代偿功能已消耗尽),故应首先纠正休克,并同时做好麻醉准备,因休克患者原则上禁忌选择椎管内脊神经阻滞,因此临床大都采取气管插管全身麻醉;②任何麻醉用药均应低浓度、小剂量应用,防止循环功能进一步虚脱,即使给予局部麻醉,也应低浓度、小剂量浸润,以防止局麻药中毒;③全麻诱导务必清楚是否属饱胃患者,以避免胃内容物反流误吸;④建立人工呼吸道(气管插管)后,保障氧供,继续边麻醉维持,边纠正休克。

(2)术中休克患者:麻醉术中患者发生休克,应根据休克的原因及类型采取对因、对症处理。

【提示与注意】①休克患者尽量选择对循环功能抑制轻微的全麻药物,如咪达唑仑、r-羟丁酸钠、氯胺酮、芬太尼等,并结合非去极化肌松药(维库溴铵等)或吸入性麻醉药,以保持较浅的麻醉状态为宜;②在休克未纠正前禁止应用椎管内脊神经阻滞,因无论采用硬脊膜外隙脊神经干阻滞,还是选择蛛网膜下腔脊神经根阻滞,均可产生交感神经抑制,从而导致外周血管扩张致使回心血量锐减,最终造成心排血量明显下降,故进一步加重休克症状而威胁患者生命;③对于休克患者,根据发病因素的不同、休克类型的差异、发展速度的变化、严重程度的不

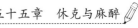

同,可能会出现各种各样的并发症,如不及时地预防和治疗这些并发症,则可成为严重威胁患者的隐患。

729. 何谓神经源性休克? 与麻醉关系如何?

【术语与解答】神经源性休克是指严重创伤或剧痛,以及局麻药所致全脊麻等强烈的神经刺激,从而引起血管活性物质(如缓激肽、5-羟色胺等)释放和血管运动中枢抑制,导致外周血管平滑肌舒张、微循环淤血、全身有效血容量相对不足,组织、器官灌注及回心血量急剧下降而产生的休克。

【麻醉与实践】与麻醉有关的神经原性休克主要来自椎管内脊神经阻滞所致的全脊麻或静脉快速注射高浓度全麻药如丙泊酚、硫喷妥钠,以及其他麻醉性药物复合集中应用所致的麻醉意外。

【提示与注意】神经原性休克与过敏性休克在本质上有所类似,故两者应区分开来,还应与其他类型休克相鉴别。

730. 何谓内分泌性休克? 与麻醉有何关系?

【术语与解答】内分泌性休克是指内分泌疾病原因所致的低血压性休克,如急性肾上腺皮质功能减退或肾上腺危象、甲状腺功能减退,以及嗜铬细胞瘤摘除术后等。

【麻醉与实践】内分泌疾病手术患者的麻醉容易出现内分泌性休克的环节有:

1. 肾上腺皮质激素分泌不足或缺乏 肾上腺皮质功能减退症的患者对麻醉和手术的耐受性很差,局麻药稍有过量亦会引起严重中毒反应,尤其在麻醉、手术、感染、创伤、妊娠等应激状态下,容易发生肾上腺危象(急性严重肾上腺皮质功能减退综合征),表现为患者突然出现原因不明的血压下降、心率加快、脉搏细弱、休克、神智模糊、昏迷,以及手术过程中虽出血不多或已逾量输血、补液,低血压仍不能纠正,甚至对升压药物不敏感。肾上腺危象通常发生在术中或术后,一旦发生,病情险恶,发展迅速,如不及时作出诊断和治疗,则会很快导致患者死亡。

2. 甲状腺功能减退患者其心血管功能低下 临床可表现为心动过缓、心排血量下降,加之心肌粘液性水肿导致的心肌收缩力受损,故对麻醉药物极为敏感,麻醉术中很容易引起顽固性低血压。

3. 其他因素 如嗜铬细胞瘤患者在肿瘤血管结扎与瘤体切除后,其血浆内儿茶酚胺浓度骤降,外周血管扩张、血管阻力迅速降低,加之先前所应用的 α-受体或(和)β-受体阻滞剂的残余作用,可导致严重的低血压或休克发生,这是嗜铬细胞瘤切除后颇为危险的并发症,也是术后死亡的主要原因,务必予以提前防治。

【提示与注意】对内分泌性休克患者,激素的应用、液体量的补充,以及血管活性药的应用均是其关键。

731. 如何处理围麻醉期低血容量性休克?

【术语与解答】①低血容量性休克是因机体大量出血或大量体液丢失,从而导致有效循环血容量显著下降和组织器官灌注明显不足的病理性危象;②低血容量性休克其核心是机体大量失血或失液。

1. 病因 ①各种失血:如严重创伤、大血管破裂、肝或脾破裂、胃肠道出血、血胸、腹腔内积血、产后大出血、宫外孕破裂出血等;②血浆丢失:如患者大面积烧伤所致大量血浆渗出等;

③体液丢失:如剧烈呕吐、腹泻、大量出汗、大量排放腹水等。

2. 病理生理 机体有效循环血容量急剧下降→导致组织、器官灌注显著不足→组织细胞缺氧→无氧代谢产生→酸中毒形成→全身出现功能障碍等。

3. 临床表现 临床症状与出血量一般成正比。①中量失血(失血量 800～1000ml)的早期症状有,患者精神淡漠、烦躁不安、口干、出汗、尿量减少,心率 >100 次/分,收缩压降至 90～80mmHg;②大量失血(失血量 1500～2000ml)可有面色苍白、四肢发凉、嗜睡、呼吸急促,心率 >120 次/分,收缩压下降至 60～40mmHg;③极大量失血(失血量 >2000ml),患者神志不清或昏迷,脉搏弱慢或触摸不清,尿量很少或无尿量,收缩压下降至 40～30mmHg 以下或测不到。此外,同等出血情况下,出血速度越快,其休克症状越严重。

4. 治疗处理 ①尽早去除病因或处理原发病,尽快补充有效血容量,纠正微循环障碍;②合理应用血管活性药物,保护和支持各重要器官功能,尤其颇为常用的血管收缩药物多巴胺、去甲肾上腺素,以及甲氧明或去氧肾上腺素等,可选择性应用;③纠正代谢性酸中毒与电解质紊乱;④根据情况是否给予强心、利尿,以便防治重要器官功能衰竭。

【麻醉与实践】①患者入手术室后首先面罩给纯氧吸入,并快速建立静脉通路(甚至 2～3 条通路,包括开放中心静脉),及早补液、输血,以缓冲机体缺氧、缺血的需要,必要时建立有创动脉压和中心静脉压(CVP)监测;②由于急症休克患者的麻醉危险极大,因难以耐受麻醉药物直接抑制心血管功能和干扰交感神经的代偿作用,故麻醉前应首先了解病史,分析、评估低血容量(失血)的严重程度,结合生命体征监测(血压、心率、呼吸等),作出选择适宜的麻醉方法;③低血容量性休克属抢救范围急症,故不宜或禁忌实施椎管内脊神经阻滞,因该麻醉方法一方面准备时间较长(如侧卧位消毒、铺巾、穿刺等),另一方面因交感神经阻滞可加重循环功能的虚脱,极易发生心搏停止;④局部浸润麻醉和臂神经丛阻滞操作简便,对全身影响小,适用于高危休克患者,但仅限于表浅外伤清创缝合或肢体手术,由于局部麻醉或臂神经丛阻滞一般单次用药剂量较大,而局麻药的血药浓度与血浆白蛋白含量成反比,休克患者因大量失血和过多输液,多存在低蛋白血症,对局麻药耐受能力下降,易发生局麻药中毒,故要严格控制单位时间内的用药剂量;⑤低血容量性休克患者根据轻、中、重情况,合理选择相关麻醉药,以尽量不加重其病情的前提下完成全麻诱导。而对休克非常严重患者无需麻醉用药,可直接进行气管插管;⑥全麻药的选择以抑制循环轻微的药物为原则,如静脉全麻药咪达唑仑、依托咪酯、氯胺酮等,结合麻醉性镇痛药芬太尼,以及肌肉松弛药罗库溴铵、维库溴铵、顺式阿曲库铵等。此外,全麻患者术中如有可能尽量结合低浓度的局麻药局部浸润、封闭或喷洒,以减轻过分依赖全麻药而对机体重要脏器功能的影响和干扰,有利于保障休克患者的呼吸、循环功能以及代谢、排泄管理;⑦建立人工呼吸道后(气管插管完成)患者可根据生命体征变化,决定是否立即给予调整或调控其血流动力学改变,且同时进行血容量、电解质、酸碱平衡监测,必要时一并给予纠正。

【提示与注意】①休克患者的麻醉管理应以病情的轻、重、缓、急,以及主次关系予以实施,尽可能的合理施救;②休克患者如实施麻醉,任何麻醉药均应采取小剂量、低浓度,宁可不够可逐渐追加,也不宜一次性给足,以防止和避免发生循环危象而难以逆转。此外,低血容量休克全麻患者因麻醉用药偏少,有可能出现术中知晓,务必引起注意。

732. 何谓感染中毒性休克? 围麻醉期如何处理?

【术语与解答】①感染中毒性休克也称脓毒性休克,是指各种病源微生物及其代谢产物

（内毒素、外毒素）通过一种或多种途径进入血液循环，从而引起休克性多器官功能障碍综合征；②该类休克临床较为多见，任何年龄均可发生，治疗难度较大，尤其由于抗生素、皮质激素、免疫抑制剂等广泛应用，二重感染、院内感染、静脉输液污染等所致的感染中毒性休克时有发生；③主要病因来自体内感染灶，如呼吸系统、肝胆系统、泌尿系统、胃肠道，以及补液、输血等感染史；④感染中毒性休克的诊断必须是脓毒症和休克同时存在；⑤临床表现：感染中毒性休克发展、演变规律一般特征为，其早期血流动力学特点为"高排低阻"现象，然后进入"低排高阻"状态，晚期则呈现"低排低阻"危象。

1.　"高排低阻"现象（暖休克）　①患者起病急，常表现炎症反应，如寒战、发热、皮肤潮红、全身无力；②虽然外周血管阻力下降，以及回心血量减少，但由于心脏功能尚正常，患者一般不出现低血压现象，甚至略有升高；③交感神经张力降低，可表现为舒张压下降，心率增快；④此期间呼吸出现深快，故感染中毒性休克早期常呈现呼吸性碱中毒；⑤血流动力学特点为心输出量和心脏指数高于正常水平，而外周血管阻力与静脉回心血量稍降低。上述"高排低阻"现象常使临床上忽视感染中毒性休克的来临。

2.　"低排高阻"状态（冷休克）　并非所有感染中毒性休克患者均进入"低排高阻"期。①"低排高阻"患者一般表现特点为心输出量下降，交感神经系统兴奋，外周血管收缩、脉压差缩窄，皮肤湿冷；②由于心脏后负荷增加，心肌收缩力降低，血压可进一步下降；③呼吸则表现为浅、快，因肺充血，胸部听诊可听到胸膜捻发音及喘鸣；④肾脏因低灌注，尿量逐渐减少，且患者精神淡漠，可出现昏睡状态；⑤血流动力学表现为外周血管阻力增加，因心功能严重抑制，心输出量及心脏指数均下降，肺动脉压及肺小动脉楔压上升，动脉血气结果常提示呼吸性酸中毒合并代谢性酸中毒；⑥"低排高阻"状态患者的主要临床症状特点为低血压、心动过速，以及感染伴发的体温变化。

3.　"低排低阻"危象　感染中毒性休克晚期，则表现近似冷休克，其心脏指数和外周血管阻力均降低，反映患者心功能不全，小动脉平滑肌失去张力，以及大量动静脉分流，此阶段常出现多器官功能衰竭，死亡率颇高。

【麻醉与实践】①感染中毒性休克患者不宜选择椎管内脊神经阻滞；②感染中毒性休克患者（如烧伤后）在"高排低阻"现象期间，实施麻醉与手术，虽有潜在风险，但尚未出现低血压休克状态（休克前期），若全麻诱导与维持平稳，且术中管理到位，患者一般尚能耐受麻醉与手术，基本可安全渡过围麻醉期；③"低排高阻"和"低排低阻"期患者麻醉风险大，因常伴有多种合并症，如心血管功能不全、肝肾功能下降、胃肠功能不良、中枢神经功能障碍、肺功能异常、相关器官出现衰竭、凝血功能不良等，故不宜实施全身麻醉或椎管内脊神经阻滞，必要时根据情况可采取局部浸润麻醉和针刺麻醉。

【提示与注意】对于感染中毒性休克患者除对因、对症处理外，控制感染、改善微循环、提高组织器官正常灌注，以及控制血糖和采取糖皮质激素的应用可能存在一定的帮助。

733. 何谓过敏性休克？麻醉能否引起过敏性休克？

【术语与解答】①过敏性休克是外界某种抗原性物质进入已致敏的机体后，通过免疫机制在短时间内发生的一种强烈的多脏器受累而表现出的一系列症状群；②由于致敏原（抗原）与体内相应抗体相互作用而突发引起全身性异常反应，其临床主要表现为全身毛细血管扩张所致的有效循环血容量迅速减少，从而导致心排血量急剧下降，故可危及生命；③过敏性休克是机体一种突发性、全身性、严重性、致命性综合征；④过敏性休克主要表现呼吸与循环系统功能极度异常,并可导致呼吸道水肿、小呼吸道明显缩窄和外周血管显著性扩张,其结果直接造成呼吸困难和循环虚脱,若不立即抢救治疗,可迅速引起死亡;⑤过敏性休克的临床表现与严重程度是依抗原进入机体的多少及途径,乃至机体反应特性等可有较大差别;⑥引起过敏性休克的因素很多,以药物与生物制品为常见,其中药物所致过敏性休克的发生不仅与药物种类有关,还与患者体质以及给药时间、途径或剂量有关。此外,绝大多数过敏性休克属Ⅰ型过敏反应。

1. 发病机制 主要为Ⅰ型过敏反应特点,也称速发型超敏反应,即外源性物质进入人体后,刺激机体单核吞噬系统(淋巴结、肝、脾等)引起浆细胞反应,并产生特异性反应素IgE,IgE具有亲细胞的特性,能附着于肥大细胞、嗜碱性粒细胞的IgE受体,从而使其释放一系列生物活性介质(如组胺、缓激肽、慢反应物质等),其结果:①在循环系统则产生血管平滑肌松弛而导致小血管与毛细血管扩张,且血管通透性增加,从而造成回心血量严重不足所致的循环虚脱;②在呼吸系统则以细小支气管平滑肌收缩与腺体分泌增多为主要特点的一系列病理性改变,故引起呼吸困难而产生低氧血症。总之,机体众多的免疫介质几乎都参与了过敏反应,其中颇为重要的是组胺,它是"药理"作用很活跃的生物胺,主要由肥大细胞和嗜碱性粒细胞释放。

2. 临床表现 患者症状的严重程度与过敏反应发生的时间有着密切关系,发生时间越早,过敏性休克就越严重,甚至来不及抢救则死亡。①呼吸系统症状:如胸闷气短、呼吸困难(主要为细小支气管痉挛或喉水肿造成)、窒息感等;②循环系统症状:心率急增、脉搏细弱、血压骤降,乃至循环虚脱、衰竭等(实际上是免疫反应过强所致),即典型休克症状出现;③神经系统症状:主要为头晕、眼花、乏力、四肢厥冷、浑身冷汗、神志淡漠、烦躁不安、大小便失禁,甚至晕厥、昏迷;④皮肤表现:可有面色苍白,可出现皮炎、红斑、荨麻疹、血管性水肿,甚至口唇发绀等。

【麻醉与实践】 由于麻醉与手术期间需要应用各种药物,故麻醉期间发生的药物过敏反应,乃至严重的过敏性休克屡见报道,成为威胁麻醉患者安全的一个不容忽视的因素。此外,由于过敏反应是一种严重并发症,通常不可预测,尤其麻醉诱导与麻醉维持期间,正是使用药物及溶液较多的时段,而且患者大多处于无意识或镇静状态中,加之全身被敷料所遮挡,其过敏反应的早期皮肤征象往往被掩盖,不易及时发现,继之而来的循环虚脱与呼吸困难及呼吸道阻力倍增等生命危象才被引起注意,这就是麻醉期间出现过敏反应的高危风险。

1. 麻醉术中与过敏反应的相关药物 临床麻醉相关用药所致过敏反应如下。

(1)局麻药:①如合成的局麻药是低分子量物质,并不足以成为抗原或半抗原,但当局麻药或其降解产物与血浆蛋白等物质结合,可转变为抗原,这在脂类局麻药中较常见;②酰胺类局麻药制剂中的防腐剂对羟基苯甲酸甲酯的分子结构与对氨苯甲酸相似,也被认为有引起过敏反应的可能。故应用利多卡因、普鲁卡因等发生过敏性休克的病例国内外均有报道。

(2)全麻药:如丙泊酚、依托咪酯、硫喷妥钠,乃至氯胺酮等均有可能产生过敏。

(3)肌肉松弛药:如去极化肌松药琥珀胆碱与非去极化肌松药阿曲库铵其过敏反应发生率高。

(4)其他用药:如麻醉术中使用抗生素、血液制品、胶体扩容剂、鱼精蛋白、止血药物等。

2. 全身麻醉患者发生过敏反应症状 由于全麻所致意识丧失和气管插管控制呼吸,一些早期过敏性休克症状往往被掩盖,而直接突发的异常现象则是:①心电监护仪显示心动过速、心律失常和血压骤降,手触患者桡动脉其脉弱速快;②机械通气下呼吸道内压骤然增高,改换手控呼吸出现呼吸道压力显著增大,若实施呼气末二氧化碳($P_{ET}CO_2$)监测其测定值迅速降低,以及脉搏血氧饱和度仪显示SpO_2明显下降等。

3. 非全身麻醉患者发生过敏反应症状　因外周神经丛阻滞或椎管内脊神经阻滞患者其神志处于清醒状态,过敏早期患者可自述和提供不适感或身体异常反应,如胃肠道不适症状,如恶心、呕吐等;呼吸系统症状则出现气促、胸闷、憋气,甚至呼吸困难与发绀等。监护仪监测到循环系统症状则是脉搏细弱、血压下降、心律失常等。此外,患者常表现面色苍白、寒战、虚汗满面等。

总之,无论全身麻醉或是非全身麻醉,由于患者麻醉术中均被敷料全身覆盖,其皮肤过敏表现症状往往滞后发现,常致使麻醉医师不能及时作出过敏性休克的诊断,甚至忽视过敏反应的发生。

4. 麻醉术中过敏性休克的诊断与鉴别诊断　临床对于过敏性休克早期诊断颇为重要,以便给予及时处理和抢救,因直接关系到患者的生命安全,务必予以重视。

(1)临床诊断:过敏性休克的诊断并不困难,基本有三大系统异常症状同时出现:①循环系统功能表现为虚脱(心率增快、血压骤降);②呼吸系统功能出现明显异常改变(呼吸困难、呼吸道压力倍增);③皮肤则表现为红斑、荨麻疹、水肿等。

(2)鉴别诊断:过敏性休克应与神经血管源性晕厥以及低血糖性晕厥相鉴别。①神经血管源性晕厥:该病发作多有明显的诱因,如疼痛、情绪紧张、天气闷热、空腹及疲劳等,晕厥前可有短暂的前驱症状,如头晕、眩晕、恶心、上腹不适、面色苍白、出冷汗或肢体发软以及焦虑等,临床多见于年轻体弱女性;②低血糖性晕厥:饥饿或糖尿病患者服用降糖药期间可发生,表现为出冷汗、虚脱、面色苍白、四肢发凉等,口服糖水或静脉注射葡萄糖后可迅速缓解。

5. 临床治疗与处理　①一旦发生过敏性休克,必须当机立断、不失时机的进行治疗与处理;②凡麻醉术中遭遇过敏性休克患者,必须立即停止使用所有用药和一切可能引发的因素,同时根据生命体征情况对症予以施救;③实施呼吸功能支持,如非全麻患者立即面罩供氧吸入或辅助人工呼吸,严重呼吸困难者可紧急气管插管,实施机械控制通气等;④进行循环功能维护,对过敏性休克的治疗首选药物仍是肾上腺素,适量肾上腺素肌肉注射,情况紧急者直接静脉小剂量注射给药,此外常用血管收缩药有多巴胺、间羟胺,乃至去甲肾上腺素等;⑤采取综合性处理措施,如氨茶碱与糖皮质激素应用,以及给予输液、脱敏治疗等;⑥积极纠正酸中毒,过敏性休克期间代谢性酸中毒发生迅速,而代谢性酸中毒可使用于体内的药物疗效降低,故应及时纠正,并根据血气分析予以调整;⑦观察尿量与尿液色泽及性状,必要时给予利尿剂;⑧根据患者情况也可给予异丙嗪、葡萄糖酸钙等治疗;⑨对严重喉水肿患者必要时可行气管切开术建立人工呼吸道;⑩发生呼吸心搏骤停应立即进行心肺复苏。

【提示与注意】①虽麻醉术中过敏性休克发生率非常低,一旦发生则十分凶险,甚至引起死亡,故务必提高警惕;②出现过敏性休克除必须有致敏物质外,在很大程度上取决于个体的过敏体质;③注射药物或血液制品引起的过敏性休克与应用剂量不一定存在正相关性,但剂量过大而疗程过长,则可增加过敏性休克的几率;④用药途径及方式与过敏性休克的发生相关,静脉或肌肉注射所引起的过敏性休克的严重程度及危害最大,口服次之,而局部用药(贴剂、喷雾、滴眼、外用等)造成的过敏性休克的可能性较少,即使发生表现症状也轻;⑤青霉素、头孢类抗生素可在长期用药过程中或再次应用可突然发生过敏性休克。

734. 何谓心源性休克？麻醉术中易引起的原因有哪些？

【术语与解答】　①心源性休克是指由于心脏本身功能受损，心排血量不足以维持机体组织器官有效灌注；②其病理生理过程系严重"心泵"衰竭而导致心排血量严重锐减，从而造成血压显著下降，机体组织供血出现严重不足，重要器官出现进行性衰竭的症状；③心源性休克导致的血流动力学改变是从心功能下降开始，临床常见于心肌梗死、心肌病、瓣膜性心脏病、严重心律失常，以及其他心脏病晚期，也包括压力性或阻塞性原因所致心脏舒张期充盈明显减少，如急性心脏压塞或心脏射血受阻等；④心源性休克是心血管病最危重病征之一，病死率极高。

【麻醉与实践】　心脏本身疾病或心脏功能不全患者麻醉与手术期间易发生心源性休克，其产生原因有心肌舒缩功能严重降低、心室射血障碍、心室充盈障碍、严重心律失常，以及心脏直视手术后低心排综合征等。

【提示与注意】　①心脏功能不全患者麻醉期间如在良好的通气情况下突然出现血压骤降并伴有发绀时，应高度怀疑发生心源性休克可能；②心源性休克需与血流阻塞性休克相鉴别。

（王世泉　孙传东）

主要参考文献与推荐读物

1. 吴新民主编. 麻醉学高级教程. 北京:人民军医出版社,2009,669-685.

2. 王吉耀主编. 内科学. 第2版. 北京:人民卫生出版社,2012,1025-1220.

3. 张延龄,吴肇汉主编. 实用外科学. 第3版. 北京:人民卫生出版社,2012,113-138.

4. 陈灏珠,林果为,王吉耀主编. 实用内科学. 第14版. 北京:人民卫生出版社,2013,234-257.

5. 邓小明,姚尚龙,于布为,等主编. 现代麻醉学. 第4版. 北京:人民卫生出版社,2014,2065-2079.

第七篇　人工呼吸道建立与相关问题

　　呼吸是人类生存的基本生理功能,呼吸功能是否得以保障首先有赖于呼吸道的通畅,而呼吸道尤其是上呼吸道,在特定条件下容易出现通气不畅,甚至完全阻塞。此外,各种因素所致的呼吸抑制、呼吸停止以及呼吸功能衰竭,均可造成患者低氧血症与二氧化碳蓄积,严重者可窒息死亡。临床实施气管插管(包括安置喉罩等)就是为解除上呼吸道梗阻和维持呼吸道通畅以及调控呼吸衰竭而建立的临时性人工呼吸道。此外,人工呼吸道的建立又是临床急救医学中保障生命安全的重要内容和关键环节。

　　人工呼吸道的建立与管理是指将各种人工管道(如气管导管、双腔支气管导管、喉罩或口咽与鼻咽通气道以及双腔急救导管等)从口腔或鼻腔插入气管内或置入咽喉腔,特殊情况下还可采取有创性操作建立人工呼吸道(如环甲膜或气管切开造口插管等),其目的就是维持呼吸道的通畅,保障机体的氧供与二氧化碳的排除。

　　通常临床上实施气管插管主要用于全身麻醉手术患者,由于麻醉学是医学领域中一门较新型学科,尤其近数十年来的发展颇为迅速,其中气管插管技术已广泛扩展至其他医学领域,在临床麻醉、呼吸系统疾病治疗、急诊与抢救,以及心、肺、脑复苏中成为不可缺少的重要组成部分,甚至起到了决定性的作用。

　　临床上做好和优化人工呼吸道的建立与呼吸道管理所具备的条件如下:①应熟知呼吸道解剖与呼吸生理功能以及相关特点;②能评估和基本解决上呼吸道梗阻乃至通气不畅问题;③熟悉和掌握各种人工呼吸道建立的方法与呼吸道管理器具、设备以及相关操作技能等。

第五十六章　人体呼吸道解剖与气管插管的关系

呼吸系统是人体生存的重要器官，是由呼吸道和肺两大部分构成，而呼吸道则由鼻腔、口腔、咽腔、喉、气管与支气管构成，其主要功能是通过气体交换从外界吸入机体所必需的氧，并呼出（排泄）体内代谢生成的二氧化碳，从而人体生命得以延续。但当人体产生某些疾病或危急情况时需要建立人工呼吸道，就得将生产商制造的各种不同类型的人工管道（如面罩、口咽通气道、喉罩、气管导管等）经人体呼吸道入口（口腔或鼻腔）插入咽腔、喉腔以及气管或支气管内，通过建立人工呼吸道，以维持和调控机体正常的通气，从而保障机体生理功能的需要。

第一节　上、下呼吸道各轴线与气管插管之间的关系

上呼吸道主要由外周的上颌骨、下颌骨、腭骨、颈椎做支撑，其内主要含有舌体、软腭、舌骨、会厌软骨，以及相关肌肉和黏膜组织附着于外周骨而形成。根据上呼吸道解剖结构与气管插管的关系，传统理论认为：上呼吸道存在着三条空间直线（图 56-1），即口轴、咽轴与喉轴线，当喉镜抬起会厌充分显露声门时，其口、咽、喉三轴线可接近一直线或三轴线近乎重叠。而临床实践发现，口轴线与咽轴线夹角可大于 90°，但一般不会超过 110°。因此，口、咽、喉三轴线不可能接近一直线或三轴线不可能近乎重叠。此外，除口、咽、喉三轴线外，下呼吸道的气管也可视为一轴线（图 56-1），实际上还潜在存在着重要的气管插管轴线，从解剖结构而言，上、下呼吸道共有 4 条轴线。

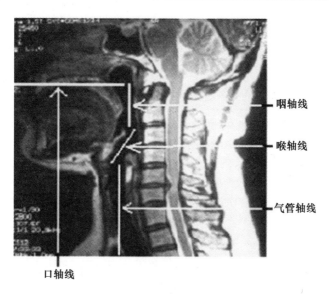

图 56-1　上、下呼吸道中的四条轴线

735. 何谓口轴线？与喉镜显露声门存在何种关系？

【术语与解答】①口轴线是指人体头颈部与上呼吸道解剖结构正常状态时,自上切牙(门齿)的切缘沿腭骨中线与舌背之间水平延伸至腭垂根部且直达咽后壁的空间直线,两点之间的连线称为口轴线(图 56-2);②口轴线上临上切牙、硬腭、软腭及腭垂根部,下靠舌背,通常头颈自然位时口轴线与咽轴线基本垂直相交,约呈直角(图 56-1、图 56-3);③由于上切牙、腭骨与上颌骨以及颅骨紧密相接,属固定骨,因此,头颅无论前屈或后伸,张口或闭口,口轴线本身则固定不变。

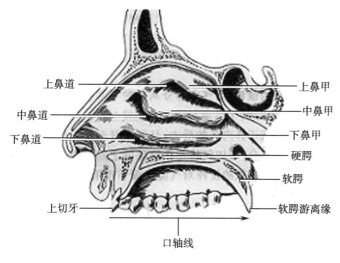

图 56-2　口轴线示意图

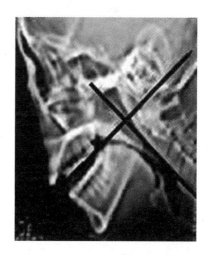

图 56-3　口轴线与咽轴线相交

【操作与实践】①虽口轴线本身固定不变,但和其交会的咽轴线可随头颅后伸(后仰)或喉镜抬起会厌而变化,致使两轴线夹角增大;②如经口腔气管插管操作时需头颅过度后仰且张大口,由于寰枕关节的活动,此时咽轴线围绕口轴线可稍"外展",两轴线由直角或锐角可变为钝角,即两轴线夹角 >90°,该夹角越大,越有利于喉镜显露声门和气管导管经声门插入气管内,但该夹角(口轴线与咽轴线夹角)一般不会 >110°。

909

【提示与注意】颈椎强直性病变患者其寰枕关节融合与颈椎间盘硬化,从而其口轴线与咽轴线夹角基本不变化,因此喉镜经口腔置入显露声门困难,甚至不可能窥见声门(即不可能建立气管插管轴线)。

736. 何谓咽轴线? 与喉镜显露声门存在何种关系?

【术语与解答】①咽轴线是指人体头颈处于自然位时,其上点为鼻咽与口咽交界处(软腭游离缘后方),下点与会厌游离缘(顶端)平齐,两点相连则为咽轴线(图56-4),也可以认为咽后壁即咽轴线;②咽轴线自上而下,前临腭垂、舌根与会厌游离缘,后界主要为咽后壁,此轴线大致与 $C_1 \sim C_2$ 椎体平齐,约等于 $C_1 \sim C_2$ 两椎体的长度。

【操作与实践】①由于寰枕关节的存在,当头颅过度后仰时,咽轴线可围绕口轴线稍有转动,而处于咽轴线平面的 $C_1 \sim C_2$ 两椎体关节面则不会前后弯曲,但可左右旋转;②寰枕关节正常时,如头颅前屈,口轴线与咽轴线夹角可 $<90°$(图56-5),当头颅过度后仰或经口腔置入喉镜显露声门时,咽轴线可围绕口轴线而变化,与口轴线由直角或锐角可变为钝角,即两轴线夹角 $>90°$(图56-6),但即使头颅过度后仰或喉镜显露声门清楚时,口、咽两轴线夹角一般也不会超过 $110°$(图56-7)。

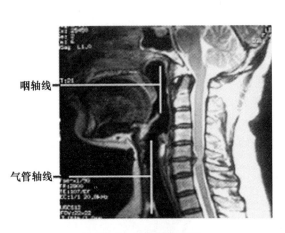

图56-4 咽轴线示意图

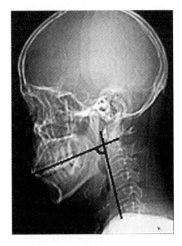

图56-5 头颅稍前屈口轴线与咽轴线夹角可 $<90°$

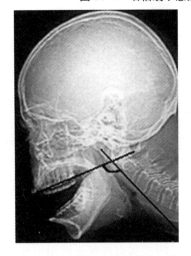

图56-6 头颅后伸且口张大口轴线与咽轴线夹角可 $>90°$

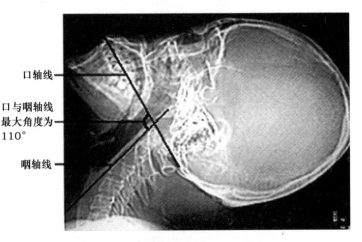

图56-7 头颅过度后伸口轴线与咽轴线夹角不会 $>110°$

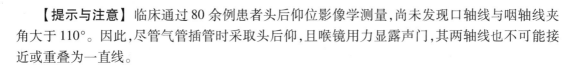

【提示与注意】临床通过 80 余例患者头后仰位影像学测量,尚未发现口轴线与咽轴线夹角大于 110°。因此,尽管气管插管时采取头后仰,且喉镜用力显露声门,其两轴线也不可能接近或重叠为一直线。

737. 何谓喉轴线? 与喉镜显露声门存在何种关系?

【术语与解答】喉轴线较为复杂,是指基于会厌软骨与环状软骨的解剖结构特点和所处的位置而假想的一条轴线:①此轴线上端平会厌游离缘(顶端),下端平环状软骨内侧壁下缘,沿线为会厌软骨(后面)、声带(声门)与环状软骨,喉轴线大致与 $C_3 \sim C_4$ 椎体平齐;②喉轴线以声门为界,其上 1/2(即会厌)在喉腔中由后上向前下倾斜,下 1/2 则为环状软骨内壁(内腔),故喉轴线实际是一折线(图 56-8),通常喉轴线自身夹角约呈 150°(图 56-9),由于会厌软骨可围绕其茎部(会厌柄)而转动,且转动角度很大,因此喉轴线又是一自身变化轴线,即通常此轴线上 1/2(会厌)可向后下转动,如吞咽时会厌(喉轴线上 1/2)可一过性完全盖住声门,此时喉轴线自身夹角约成 90° 的折线。此外,舌根后坠可压迫会厌,致使会厌半遮盖声门,其夹角则显著小于 150°;③喉轴线下 1/2 为环状软骨内壁(内腔),因该 1/2 轴线固定不变,且与咽轴线平行,并与气管轴线连接,所以喉轴线主要指上 1/2 而言(即会厌倾斜线)。

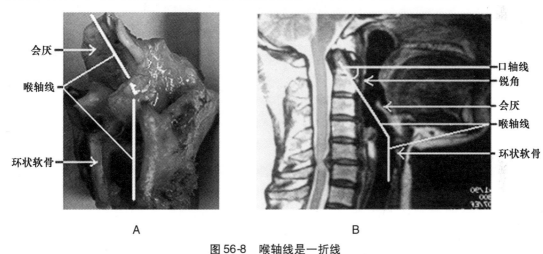

A　　　　　　　　　　　　　　B

图 56-8　喉轴线是一折线

A. 喉标本正常喉轴线角度示意图　B. 喉部影像喉轴线角度示意图

【操作与实践】①当喉镜显露声门时需抬起会厌,并使会厌反转,即此轴线上 1/2(会厌)可向前上转动,由折线成为直线,该轴线夹角可达 180°(图 56-10),并与口轴线由锐角(图 56-11)变为直角或钝角(≥90°),且与咽轴线平行。因此,有利于从口外窥视声门,也有利于气管插管;②通常情况下喉轴线与咽轴线呈钝角,与口轴线呈锐角,当喉镜显露声门时必须抬起会厌,使会厌反转一定角度(即喉轴线由折线成为直线),此时喉轴线与咽轴线平行,成为直线(两轴线成平角),而喉轴线与口轴线则 ≥90°,同时肉眼从口外可窥视 1/2 声门,甚至全貌(如直喉镜显露声门)。

【提示与注意】①临床上当会厌抬起受限或声门显露不清时,喉轴线与口轴线夹角一般 ≤90°,气管插管操作有时需将金属管芯预先置入气管导管内,塑成"L"状或类似"鱼钩状",其目的使气管导管前端同喉轴线(即会厌倾斜线)相吻合,且沿着会厌后面平行延伸,则可抵达声门或插入声门,从而进入气管内(所谓经口腔半盲探气管插管);②会厌软骨软化则可半遮盖声门,即喉轴线自身夹角明显<150°,若同时伴有张口困难需经鼻腔盲探气管插管时则有难度,应在纤维支气管镜引导下插管为妥。

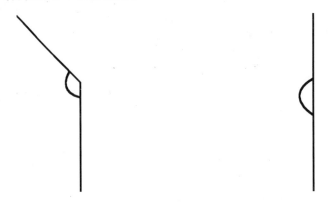

图 56-9　通常喉轴线自身夹角约 150°　　　图 56-10　喉镜抬起会厌时喉轴线夹角可达 180°

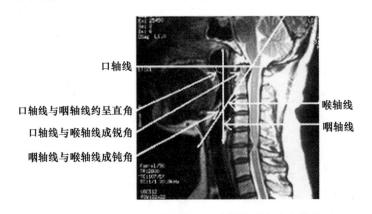

图 56-11　影像学中头颅自然位 3 条轴线夹角之间的关系

738. 何谓气管轴线? 与气管插管存在何种关系?

【术语与解答】①除口、咽、喉三轴线外,还存在着气管轴线,即气管本身;②气管轴线约与咽轴线基本错位平行(图 56-4),但处于咽、喉两轴线的下方(站立位时),约与 $C_5 \sim C_7$ 及 $T_1 \sim T_2$ 椎体平齐;③气管轴线上点为环状软骨下缘,终点至气管隆突;④由于颈椎存在着生理性前凸(弯曲),其弯曲突出部分主要在 $C_4 \sim C_6$ 处,当头颅过度后仰,"叠瓦"状的颈椎棘突相互靠拢,使气管轴线也随颈椎而更加前凸,但颈椎不可能弯曲为直角(90°)。

【操作与实践】由于气管轴线与咽轴线基本平行,只是气管轴线稍错位前移,尽管咽轴线与气管轴线之间还有喉轴线相隔,但喉轴线下 1/2(环状软骨内壁)与气管轴线连接,且喉轴线上 1/2(会厌)为倾斜线,并可活动。因此,临床上经鼻腔盲探气管插管容易成功。此外,慢性肺部疾病患者其下呼吸道分泌物增多时可经鼻腔置入吸痰管直接盲探进入气管内吸痰。

【提示与注意】因气管轴线与咽轴线基本平行,故胃反流物容易经声门进入下呼吸道而产生误吸。

739. 何谓气管插管轴线以及为何能形成气管插管轴线?

【术语与解答】临床实践发现,口轴线与咽轴线属"骨性轴线",虽借助寰枕关节可使头颅稍后仰,但两轴线夹角活动范围较小,该夹角虽可大于90°,但一般不会超过110°,更不可能接近直角或成为一直线(180°),之所以喉镜能显露声门(肉眼从口外窥见声门),主要是因为有气管插管轴线的存在。

【操作与实践】 根据人体上呼吸道形态结构不存在气管插管轴线,但当头颅后仰且张口,喉镜置入咽腔并使镜片前端抵达舌根-会厌交界处显露声门时,喉镜片必然将舌体压向口底,并使会厌软骨"反转",喉镜片沿线则可建立气管插管轴线。所谓气管插管轴线是指患者头后仰适宜程度,喉镜从口腔置入,镜片前端抵达舌根-会厌交界处,同时上提喉镜,以使会厌抬起而显露声门,即肉眼→门齿切缘(上切牙处)→声门三点的连线(图 56-12 与图 56-13),并非是口轴线与咽轴线及喉轴线(三轴线)接近或成叠为一直线。

1. 气管插管轴线的形成　①气管插管轨迹沿喉镜片大弯侧有上切牙、腭骨、软腭(口轴线位置)与咽后壁、颈椎(咽轴线位置),而沿喉镜片小弯侧则有舌体和会厌软骨(口轴线与喉轴线位置),舌体和会厌软骨属"软性组织",加之舌骨在下颌骨中间偏下呈"游离状态",不与周边骨相连,而舌根连接于舌骨。此外,下颌骨呈马蹄铁型或"U"形,因此,喉镜显露声门时可将舌体压向口底,并使会厌(喉轴线)"反转"(即抬起会厌),从而形成气管插管轴线(图 56-12 与图 56-13);②当喉镜抬起会厌困难或无法显露声门时,必然口、咽、喉三轴线夹角不可能明显增大,从而也致使气管插管轴线难以形成。反之,则有利于气管插管轴线的建立,即经口腔气管插管则容易成

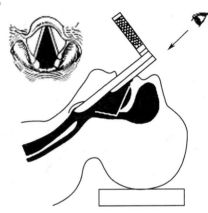

图 56-12　直喉镜片将舌体压向口底显露声门形成气管插管轴线

功;③若采用直喉镜片,需前端抵达声门前联合处抬起会厌而形成气管插管轴线(图 56-12)。如选择弯喉镜片显露声门,喉镜片前端需抵达舌根-会厌交界处抬起会厌形成气管插管轴线,该轴线前点为声门,中点为上切牙处,并与视线(后点)连接(图 56-13A、B);④通常情况下舌体越薄,口底肌肉组织越少、越松弛,喉镜片越容易将舌体压向口底,喉镜显露声门越清,气管插管轴线越容易形成,气管插管越容易成功(如一些偏瘦小成年女性与大部分小儿头颅稍微后倾,喉镜显露声门则非常清楚)。

2. 影响气管插管轴线形成的因素　通常情况下临床上使用普通喉镜不能显露声门者均可视为气管插管轴线不能顺利形成的因素,主要原因为上呼吸道解剖结构存在异常,如:①下颌骨发育不良:具有小下颌的患者,其下颌向咽腔移位(向颈椎移位),口咽腔前后径与左右径均缩窄,可致使喉轴线相对前移,从而口轴线与喉轴线夹角缩小,喉镜显露声门必然困难,甚至会厌也无法显露,故气管插管轴线难以形成;②下颌关节病变:如下颌关节强直患者,其下颌骨运动受限而张口困难,喉镜无法置入口腔,可直接影响气管插管轴线的建立;③口咽腔软组织结构异常:如口底软组织饱满且肌肉张力大,加之舌体肥厚,喉镜不易将舌体压向口底,致使会厌显露困难,若会厌不易显露,声门更难窥视,其口轴线与喉轴线夹角 <90°,从而导致气管插管轴线无法形成;④颈椎病变:如颈椎强直患者其颈椎生理性前凸消失,颈段椎体无法活动,加之寰枕关节受累而活动受限,造成头颅后仰困难,致使口轴线与咽轴线夹角 ≤90°,直接影响气管插管轴线的形成;⑤颏、颈、胸部瘢痕挛缩:头颈部烧伤后其瘢痕组织挛缩且张力大,此类患者头颅往往被动性前屈,致使口轴线与咽轴线夹角通常情况下则 <90°,故喉镜无法置入喉咽腔,也直接干扰了气管插管轴线的建立;⑥会厌病变:会厌实性或囊性肿物可导致会厌形态改

变,会厌显著增厚而遮盖声门,从而造成患者喉梗阻而呼吸困难,此时喉轴线变形或其自身轴线夹角明显<150°,甚至接近90°,虽该患者头颅后仰其口轴线与咽轴线夹角>90°,但喉镜直视下仍无法使喉轴线恢复,因此,也直接影响气管插管轴线的形成。

临床上气管插管轴线能否形成,直接关系到气管插管是否顺利,气管插管轴线越容易形成,围麻醉期越容易维持上呼吸道的通畅,其人工呼吸道越容易建立。反之,经口腔气管插管则可发生困难,甚至需要更换插管器具或改换插管方式,如采取纤维支气管镜引导或使用可视喉镜协助,以及经鼻腔盲探气管插管等。

总之,凡是口、咽、喉三轴线角度缩小者均可直接影响气管插管轴线的形成,从而致使经口腔气管插管发生困难,严重者还可导致上呼吸道管理困难。

【提示与注意】 ①既然口轴线与咽轴线夹角不可能达到或接近180°(一般不会超过110°),临床上实施喉镜显露声门时不可使用暴力,以强求口轴线与咽轴线接近重叠,若如此势必造成上切牙(门齿)受力过大而脱落,甚至造成颈椎损伤;②当将金属支气管镜(硬质镜)经口腔、咽腔、喉腔、声门插入气管或支气管内时,气管插管轴线、喉轴线与气管轴线可重叠为一直线(图56-14),如使用硬质支气管镜直视下夹取下呼吸道异物。

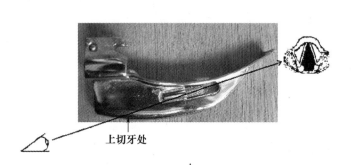 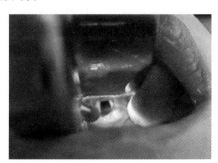

上切牙处

A   B

图56-13 弯喉镜片将舌体压向口底显露声门形成气管插管轴线

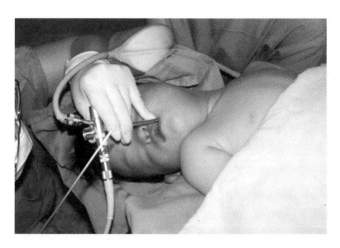

图56-14 气管插管轴线、喉轴线及气管轴线可重叠为一直线

740. 上、下呼吸道四条轴线之间存在何种关系?

【术语与解答】基于上、下呼吸道四条轴线(口、咽、喉与气管轴线)的特点,其相互之间的关系是：①当头颅前屈或后伸，以及喉镜显露声门或气管插管建立之后，四轴线夹角之间关系也随之出现不同程度的变化，如各轴线夹角增大时，则有利于上呼吸道的通畅与人工呼吸道的建立(气管插管)，反之则困难；②自然头位时口轴线与咽轴线及气管轴线约呈直角，而口轴线与喉轴线上1/2(会厌)则呈锐角；③自然头位时咽轴线与喉轴线(会厌)呈钝角，而咽轴线与气管轴线基本呈一直线，只是纵向比较其前后、上下稍错位平行，因此从鼻腔盲探气管插管容易成功；④由于会厌软骨可被喉镜抬起(反转)，故喉轴线(上1/2)变化显著，当会厌向口外方向反转时，喉轴线则与口轴线由锐角变为直角，甚至呈钝角(>90°)，这有利于从口外窥视声门，并形成气管插管轴线。若会厌软骨软化下垂或舌体肥厚且后移，可致使会厌半遮盖声门，普通喉镜则不易将会厌抬起，此时口轴线与喉轴线仍为锐角(<90°)，从口外无法窥视声门；⑤喉轴线与咽、气管两轴线呈钝角，且基本处于一条平面上(仰卧位)，加之会厌(喉轴线1/2)可围绕其茎部(会厌柄)而转动，由钝角易变为接近平角(180°)，即该三条轴线约成为一直线，正因为如此，经鼻腔全盲探气管插管时，导管经鼻腔进入咽腔后容易沿着咽轴线经喉入口(声门)插入气管内。

【操作与实践】传统理论认为，经口腔气管插管若使声门充分显露，必须使口、咽、喉三条轴线接近一直线或重叠。由于张口度的大小是由下颌骨运动形成，而口轴线与咽轴线属骨性轴线，两轴线夹角活动范围很小(即寰椎与枕髁无关节突，而寰椎与枢椎及第3颈椎之间基本不弯曲)，故当头颅后仰且张大口时，口轴线与咽轴线夹角可 >90°，但一般不会超过110°(影像学也可证实)。因此，喉镜显露声门是气管插管轴线的形成，而不是口轴线、咽轴线与喉轴线三者相互重叠接近一直线。

【提示与注意】需要提出的是，喉镜抬起会厌显露声门，主要是喉镜片将舌体压向口底(因下颌骨类似U形或马蹄铁形)，并使会厌"反转"，从而形成"气管插管轴线"。此外，当头颅过度后仰时，$C_3 \sim C_5$椎间隙可有轻微程度的弯曲(前凸)，这也有利于喉镜显露声门。

741. 口轴线与咽轴线夹角是怎样测量的？

【术语与解答】①口轴线：由于张口是下颌骨运动，故口轴线是前后走向且固定不变的直线；②咽轴线：主要为上下走向的咽后壁直线，此轴线大致与 $C_1 \sim C_2$(寰椎和枢椎)椎体平齐，约等于 $C_1 \sim C_2$ 两椎体的长度；③寰枕关节：C_1椎体又称寰椎，寰椎两侧的侧块(上关节凹)与相对应的枕骨髁构成椭圆关节，称为寰枕关节，该关节可使头颅有一定程度的前屈和后仰，还可使头颅左右有所侧弯；④寰枢关节：是由寰椎侧块的下关节面与枢椎的上关节面构成两个寰椎外侧关节，以及由齿突与寰椎前弓后面的关节面和寰椎横韧带之间构成的寰枢正中关节，该关节只能作一定程度的左右旋转运动，其运动轴垂直通过齿突，即寰椎绕此轴(枢椎)可向左右旋转。

通过上述口轴线、咽轴线、寰枕关节与寰枢关节之间的关系，从而得知：头颅由中立位而前屈或后伸(后仰)时，寰枕关节可有一定程度的活动，如前屈可使口轴线与咽轴线夹角 <90°，若后伸两轴线夹角可 >90°，但处于咽轴线平面的 $C_1 \sim C_2$椎体则不会弯曲，因C_2椎体(枢椎)只能围绕 C_1(寰椎)左右旋转。此外，通过80余例患者头颅后仰位影像学(CT片)测量(使用量角器测量)，两轴线夹角均≤110°(如图56-6与图56-7)。

【操作与实践】为实体测量口轴线与咽轴线夹角，采用自制简易活动角度尺，当喉镜充分显露声门时(声门显露2/3或以上为测量对象)，将活动角度尺置入口腔，使角度尺的一边与咽后壁平行(与咽轴线吻合)，另一边与门齿切缘及腭垂根部平齐(与口轴线相吻合)，两条边内角(夹角)则是所测量的数值,经19例全麻插管患者粗略测量,均未发现口轴线与咽轴线夹角>110°。因此,口、咽两轴线不可能接近或重叠为一条直线。

【提示与注意】 尽管临床上采用喉镜显露声门可使头颅显著后伸(后仰),但由于寰枕关节前后活动的角度受限,从而致使头颅后仰的角度也受限,因此口轴线与咽轴线的夹角在原基础上只能有所增大(由直角或锐角增大为钝角),但此夹角不可能增大至>110°,更不可能接近或达到平角(180°)。所以,临床上实施喉镜显露声门行气管插管操作时,不应盲目追求口轴线与咽轴线接近一直线或重叠而采取暴力使患者头颅过度后仰和喉镜猛抬会厌,因喉镜过度用力有可能致使上切牙脱落(注:临床上为显露声门清楚而致左侧门齿脱落者时有发生),甚至造成咽喉腔软组织破损出血,严重者还可导致颈椎损伤。

(王世泉)

第二节　上呼吸道间距的测量与气管插管的关系

由于口腔、咽腔、喉腔是一弯曲且不规则的呼吸通道,并且易受口、咽腔软组织(尤其舌体)以及上颌骨、下颌骨、颈椎的影响,因此,上呼吸道的弧线距离难以直接测量,一旦上呼吸道弧线间距确定,则有利于判断气管导管插入后其导管在气管内的长度,从而可指导和确定经口腔或经鼻腔气管插管以及双腔支气管导管插入的深度,以利于提高和优化气管插管质量,降低或避免人工呼吸道建立期间的失误和并发症的发生。

742. 成人上中切牙至声门弧线间距是怎样测量出的?

【术语与解答】 实施成年人上中切牙至声门弧线间距的测量,可为临床气管插管,尤其双腔支气管导管插管定位,实施双肺隔离技术提供参考和依据。

【操作与实践】 国人(北方)成年人上中切牙(门齿)至声门弧线间距的测量:

1. 测量方法　①选择无上呼吸道、上中切牙、颌面部及颈部畸形且身高差异不显著成年男女全麻手术患者各40例;②选择SHERIDAN一次性7.0~8.0ID气管导管,此导管气囊注满气后大都呈"橄榄状",且人为定点A、B、C、D(图56-15);③测量工具为标准直尺与分规;④由于上呼吸道弧线间距难以直接测量,故均采用间接测量方法,测量精度控制在1mm;⑤由操作技术熟练的麻醉医师持喉镜(弯镜片)显露声门,需声门显露2/3以上者为测量对象,并由助手核实;⑥全麻诱导患者仰卧体位,面罩纯氧辅助通气3~5分钟,静脉注射咪达唑仑2~3mg、丙泊酚1mg/kg、芬太尼4μg/kg、维库溴铵0.1mg/kg,诱导后均给于1%丁卡因咽喉充分表面麻醉;⑦全麻诱导完善后持喉镜显露声门,将所选择的气管导管前端直视下经声门插入气管内,窥视导管气囊B点越过声门,以使气囊B、A段处于声门之间,右手拇指与食指轻扶导管即可,此时让助手给气囊注满气,可见气囊即刻自行滑入声门下,此时气囊A点恰在声带下缘停止,稍微轻拔导管有回弹力,说明插入位置及深度正确,缓慢退出喉镜,将患者头颅由后仰位恢复平行自然位(患者处于测量前位置),并使气管插管沿着舌体中线引出(即插管轨迹),处于双中切牙之间,以上中切牙所对应的气管导管刻度作标记,然后将气囊放气拔除该气管插管(另换相同型号导管插入),拔出的气管导管采用标准直尺和分规测量导管A点(导管气囊根部)至所作标记的间距,该间距即是声带下缘至上中切牙的弧线距离,测量数据见(表56-1)。

2. 测量结果　①国人(北方)成年男性上中切牙至声门弧线间距最短为13.8cm,最长为

17.6cm,平均15.6cm。成年女性弧线间距最短12.5cm,最长15.8cm,平均14.17cm;②经测量还显示体重、身高、舌体肥厚者一般与上中切牙至声门距离成正比。

3. 临床应用　通过上中切牙至声门弧线间距的测量,并结合各厂家生产的气管导管特点认为:①国人(北方)成年男性经口腔气管插管总长度应以23cm为宜,成年女性则以21cm为妥;②成年男、女身材高大者或头大颈粗患者(肥胖者)气管插管总长度应各加1cm(即男24cm,女22cm),身材矮小者则各减少1cm(即男22cm,女20cm)。

4. 理论依据　①成年男性插入23cm与弧线间距15.6cm(均值)的差值约为7.4cm(23cm − 15.6cm = 7.4cm);②成年女性插入21cm与弧线间距14.17cm(均值)的差值约为6.8cm(21cm − 14.17cm = 6.83cm);③男女两者的平均差值(7.4cm与6.83cm即是导管在气管内的长度)一般均大于目前各厂家生产的气管导管其管尖至气囊根部的长度(注:前提是选择相匹配的气管导管,如成年男性选择7.5~8.0ID,成年女性选择7.0~7.5ID)。因此,气管插管完成后气囊均在气管内(声门以下),而且导管尖端(D点)则在气管隆突之上(导管尖端一般处在气管中段偏下或气管下1/3处)。

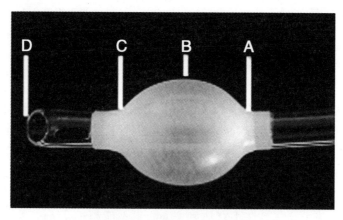

图56-15　气管导管定点示意图

表56-1　国人成年人上中切牙至声门弧线间距测量数据

性别	例数	年龄(岁)	体重(kg)	身长(cm)	选择导管(ID)	上切牙至声门弧线间距(cm)
男	40	40.9 ± 12.2	67.6 ± 10.2	171 ± 12	7.5 ~ 8.0	15.60 ± 1.1
女	40	38.9 ± 10.5	59.5 ± 8.3	160 ± 8	7.0 ~ 7.5	14.17 ± 0.8

【提示与注意】①记住上述数值(即国人成年男性插管为23cm,女性插管为21cm),结合国人成年男性气管长度约11~12cm,女性气管约10~11cm,其临床意义在于气管插管建立后,既能保障气管导管气囊完全处在气管内(气囊根部则在声门之下),而导管尖端则在气管隆突之上(为合理或较理想位置);②个别厂家生产的8.0ID以上的气管导管其管尖至气囊根部间距较长,在7.0~7.8cm之间(现今临床上极少,如图56-16和图56-17),约等于或大于成年男女两者的差值(7.4cm与6.83cm,即导管在气管内的长度),若使用该导管按上述理论值插管,可能少部分气囊处于声门之间,但气囊充足气后有可能滑入声门下,从而致使气管导管插入的总长度在成年男性可大于23cm,在成年女性可大于21cm,故予以提醒。

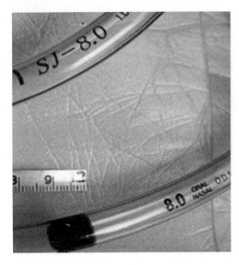

图 56-16　同为 8.0ID 且不同厂家生产的
气管导管

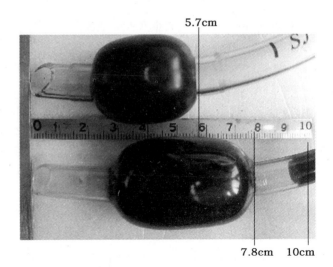

图 56-17　同为 8.0ID 但管尖至气囊根部
距离相差 2.1cm

743. 成人上中切牙至气管隆突间距是如何推算出的?

【术语与解答】 由于国人(北方)成年男性上中切牙至声门弧线间距平均值已测量出为 15.6cm,女性为 14.17cm,而活体气管长度难以测量,故笔者取自各解剖书与相关教科书所记载的成年男性气管长度平均值为 12cm,而成年女性气管长度平均值为 11cm(即声门至隆突间距)。因此推算国人(北方)成年男性上中切牙至隆突间距约为 15.6cm + 12cm = 27.6cm,而成年女性上中切牙至隆突间距约为 14.17cm + 11cm = 25.17cm。

【操作与实践】 从上述国人(北方)成年男、女性上中切牙至隆突间距推算值认为:①经口腔气管插管深度(总长度)在男性不宜达到 27cm,更不能超过 27cm。而成年女性不宜达到 25cm,更不能超过 25cm,因男、女性经口腔气管插管分别达到 27cm、25cm 或超过 27cm、25cm,气管导管尖端可触及隆突,甚至管尖已进入一侧支气管,尤其身材较矮小者或上中切牙至声门弧线间距缩短者。此外,人体在呛咳时气管可缩短,当气管导管插入过深而致管尖接近隆突时,一旦呛咳其管尖可触及隆突,易引起持续性呛咳;②根据成年男性上中切牙至声门弧线间距平均值 15.6cm 与气管长度 12cm,女性上中切牙至声门弧线间距平均值 14.17cm 与气管长度 11cm,临床上经口腔气管插管男性插入深度以 23cm 为宜,女性插入深度以 21cm 为妥;③记住成人男、女性上中切牙至气管隆突的间距(男约 27cm,女约 25cm),则可推测出气管插管完成后气管导管在气管内的长度以及管尖至气管隆突的距离。如经口腔气管插管男性插入 23cm,女性插入 21cm,其导管在气管内的长度:男约为 7.4cm(男 23cm - 15.6cm = 7.4cm)、女约为 6.83cm(女 21cm - 14.17cm = 6.83cm)。同时也可推算出气管插管后其管尖至气管隆突的距离,如经口腔气管插管男性插入 23cm,女性插入 21cm,而男性上中切牙至隆突间距约为 27.6cm,减去 23cm 则是男性管尖至气管隆突的距离(即 4.6cm);女性上中切牙至隆突间距约为 25.17cm,减去 21cm 则是女性管尖至气管隆突的距离(即 4.17cm)。

通过上述计算与推算,还可认为:国人(北方)成年男性经口腔气管插管插入总长度为 23 ~ 25cm 或国人(北方)成年女性经口腔气管插管插入总长度 21 ~ 23cm 均是安全的。

【提示与注意】 麻醉医师若熟记成年男、女性上中切牙至声门的平均间距(男性约为

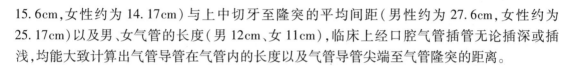

15.6cm,女性约为14.17cm)与上中切牙至隆突的平均间距(男性约为27.6cm,女性约为25.17cm)以及男、女气管的长度(男12cm、女11cm),临床上经口腔气管插管无论插深或插浅,均能大致计算出气管导管在气管内的长度以及气管导管尖端至气管隆突的距离。

744. 成年人鼻孔至声门弧线间距是怎样测量出的?

【术语与解答】实施成年人鼻孔至声门弧线间距的测量,有助于确定经鼻腔气管插管的深度。

【操作与实践】国人(北方)成年人鼻孔至声门弧线间距的测量方法及结果如下。

1. 测量方法　①选择鼻腔、口腔解剖结构正常且无呼吸及心血管疾病患者40例(男女各20例),采取咪达唑仑0.2mg/kg与吸入七氟烷,以慢诱导保持自主呼吸全身麻醉,并实施咽喉及环甲膜穿刺充分表麻;②选择通畅的一侧鼻腔给于黏膜血管收缩剂,待鼻腔黏膜充分收缩后,鼻腔则扩大,男性插入7.0~7.5ID鼻腔专用气管导管,女性插入6.5~7.0ID鼻腔专用气管导管,插管前测量管尖至气囊根部距离;③先将鼻腔专用气管导管尽可能经鼻腔下鼻道盲探插入咽腔(注:此弧线间距最近),再持喉镜经口腔显露声门,右手在鼻腔外握持导管继续向声门推进,窥视导管前端进入声门,人为使导管气囊根部在声门稍偏上,此时让助手给气囊充气后其根部刚好滑入声带下缘(注:整个气管导管均涂擦润滑剂以减少摩擦阻力),然后直视下轻拔导管若有回弹性,说明气囊根部恰在声带下缘,再退出喉镜且使患者头颅恢复自然位,并记录鼻孔所对应气管导管的刻度做标记,手术完毕拔除该导管再测量气囊根部至所对应鼻孔的间距,该间距则是鼻孔至声门的弧线距离。

2. 测量结果　成年男性鼻孔至声门弧线间距最短为19.5cm,最长为22.6cm,平均21.6cm。成年女性鼻孔至声门弧线间距最短18.7cm,最长19.8cm,平均19.21cm。

3. 鼻腔至声门与口腔至声门两者间距比较　成人鼻孔至声门弧线间距与上中切牙至声门弧线间距两者比较见(表56-2),男性与女性从鼻腔气管插管总长度均应比口腔插入总长度多5cm,即成年男性应插入28cm(因男性经口腔插管为23cm),而成年女性从鼻腔气管插管总长度应为26cm(因女性经口腔插管为21cm)。

4. 理论依据　男性经鼻腔插管总长度28cm与鼻孔至声门弧线间距21.6cm(均值)的差值为6.4cm(28cm - 21.6cm = 6.4cm),而女性经鼻腔插管总长度26cm与鼻孔至声门弧线间距19.21cm(均值)的差值为6.79cm(26cm - 19.21cm = 6.79cm),两者的平均差值(6.4cm与6.79cm即是导管在声门下气管内的长度)均稍大于目前各厂家生产的专用鼻腔气管导管其管尖至气囊根部的长度(注:只要选择相匹配的气管导管,尤其鼻腔专用气管导管,如成年男性插入7.0~7.5ID导管,成年女性插入6.5~7.0ID导管)。因此,经鼻腔气管插管完成后气管导管气囊均在气管内(声门以下),而导管尖端则在气管隆突之上(导管尖端一般在气管中点偏下),既不能插深,也不会插浅。

此外,需要说明的是:为什么经鼻腔气管插管其导管在气管内的长度(男女均值各为6.4cm与6.79cm)短于经口腔气管插管其导管在气管内的长度(男7.4cm、女6.83cm),是因为气管导管长度一般与其内径(ID)成正比,内径大(粗)其管尖至气囊根部相对较长,反之则较短,而通常鼻腔气管插管均较口腔插管偏细1~2个型号,尤其选择专用鼻腔气管导管插管,其同等型号导管(与口腔插入的普通导管比较)其管尖至气囊根部间距更短。因此,按上述理论值插管(鼻腔插管成年男性插入总长度28cm,成年女性插入总长度26cm),其导管尖端与气囊则处于气管内的合理或较理想位置。值得注意的是:当选择的导管其管尖至气囊根部间距较长者(如大于6.5cm),若患者张口并非困难,插管完成后,可借助喉镜直视下经口腔观察导管气囊是否已全部进入声门下,以策安全。

表56-2 成年人鼻孔至声门弧度间距与上中切牙至声门弧度间距两者比较(平均值)

性别	鼻孔至声门间距 (cm)	上切牙至声门间距 (cm)	差值 (cm)	口腔插管长度 (cm)	鼻腔插管长度 (cm)
男性	21.6(均值)	15.6(均值)	6.0	23	28
女性	19.21(均值)	14.17(均值)	5.04	21	26

【提示与注意】实施成年人鼻孔至声门间距的测量,其临床意义在于经鼻腔气管插管后,确定气管导管尖端既在气管隆突之上,而导管气囊末端(根部)又在声门之下。此外,经上呼吸道测量与临床实践认为:之所以成年男性或女性经鼻腔气管插管长度应较口腔气管插管长5~6cm,而并非传统理论认为的2~3cm,是因为:①经口腔插管径路小弯侧(上切牙至声门弧线距离)主要为软组织(舌体与会厌软骨),气管插管是贴近舌体表面与会厌喉面(后面)延伸,故为最近途径(气管导管的小弯侧均贴近舌体与会厌)。而鼻腔经路为骨性管道,气管导管并非都沿着下鼻道径路延伸(鼻腔最近插管弧度途径为下鼻道),有时则沿着总鼻道,甚至中鼻道延伸(如下鼻甲肥大、鼻中隔偏曲或软硬腭较长等),即沿着鼻腔最宽松的途径延伸。因此,致使鼻腔插管平均径路明显延长(即鼻孔至声门弧线距离显著增大),即使导管沿着下鼻道径路(软硬腭鼻腔侧为最近径路)延伸,也远大于成人上中切牙至声门弧线间距(即大于传统理论认为的经鼻腔插管应增加2~3cm);②若按传统方法经鼻腔插入气管导管(鼻腔较口腔增加2~3cm),导管气囊很有可能处于声门之间(如男性经鼻腔插入总长度为25~26cm,女性插入23~24cm),当鼻腔盲探插管固定后,气囊充足气后可对声带造成挤压或引起术后声音嘶哑等,甚至脱管(脱管后可能管尖在声门下而整个气囊则在声门之上),尤其将口腔所用的普通气管导管替代鼻腔专用的异形气管导管,因绝大部分普通气管导管其管尖至气囊根部的距离比鼻腔专用气管导管长(图56-18A、B);③通过鼻孔至声门弧线间距的测量,国人(北方)成年男性经鼻腔气管插管总长度应以28cm为宜,成年女性则以26cm为妥(表56-2),身材高大者

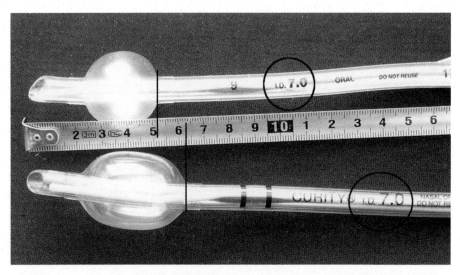

图56-18A 鼻腔专用导管与口腔导管同是7.0ID而管尖至气囊根部相差1.1cm

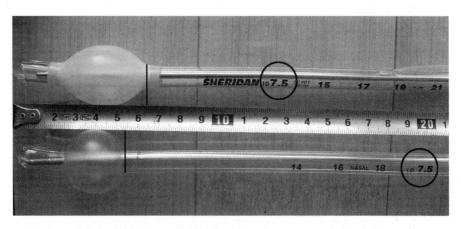

图56-18B　鼻腔专用导管与口腔导管同是7.5ID但管尖至气囊根部不同(约差1.1cm)

应各增加1cm(即男性插入总长度为29cm,女性插入总长度为27cm),而身材矮小者则各减少1cm(即男27cm,女25cm);④若将口腔专用气管导管替代鼻腔专用气管导管,由于前者(口腔专用气管导管)其管尖至气囊根部距离较长,故用来经鼻腔插管,其插入总长度应较专用鼻腔导管长1cm为妥,若患者无张口困难,应喉镜直视下观察导管所处位置,当导管气囊根部处在声门下即可。

745. 成人鼻孔至气管隆突弧线间距是如何推算出的?

【术语与解答】经上述744. 成年人鼻孔至声门弧线间距是怎样测量出的? 则可推算出成人鼻孔至气管隆突的弧线间距:①国人(北方)成年男性鼻孔至气管隆突平均弧线间距约为33.6cm(注:鼻孔至咽腔段为弧线距离,其咽腔段至气管隆突近乎直线距离,男性鼻孔至声门平均间距为21.6cm,气管长度12cm,两者相加即是鼻孔至气管隆突间距,约为33.6cm,);②成年女性鼻孔至气管隆突平均弧线间距约为30.21cm(注:女性鼻孔至声门平均间距19.21cm,气管长度约11cm,两者相加即是鼻孔至气管隆突间距,约为30.21cm)。

【操作与实践】由上述数值可推算出其他数值:①若成年男性经鼻腔气管插管总长度为28cm,其导管在气管内的长度约为6.4cm(注:插入总长度28cm - 鼻孔至声门平均间距21.6cm = 气管内导管长度6.4cm),而其导管尖端则距气管隆突约为5.6cm(即:气管长度12cm - 气管内导管长度6.4cm = 5.6cm 或鼻孔至隆突间距33.6cm减去经鼻腔气管插管总长度28cm 约等于经鼻腔插入导管后其管尖至气管隆突间距约5.6cm);②如成年女性经鼻腔气管插管插入总长度26cm,其导管在气管内的长度约为6.79cm(注:插入总长度26cm - 鼻孔至声门平均间距19.21cm = 气管内导管长度6.79cm),而其导管尖端则距气管隆突约为4.21cm(即:气管长度11cm - 气管内导管长度6.79cm = 4.21cm 或鼻孔至隆突间距30.21cm减去经鼻腔气管插管总长度26cm 约等于经鼻腔插入导管后其管尖至气管隆突间距约4.21cm)。

【提示与注意】基于国人(北方)成年男性气管长度约12cm,女性气管长度约11cm以及上述其他数值,故临床上成年男性经鼻腔气管插管深度则以28cm为宜,成年女性鼻腔气管插管深度则以26cm为妥。如成年男、女性身材较高与肥胖或较身材矮小者,需经鼻腔插管总长度应各增加1cm(男性29cm、女性27cm)或各减少1cm(男性27cm、女性25cm)较适宜。

746. 成人实施上呼吸道测量对气管插管有何临床意义？

【术语与解答】 上呼吸道间距测量的临床意义在于：①推算气管插管后气管导管在声门下（气管内）的大致长度；②经口腔直视下气管插管可确定气管导管在声门下（气管内）较精确的长度；③可指导经口腔与经鼻腔气管插管的基本长度或大致确定经口腔与经鼻腔气管插管的总长度；④可指导安置双腔支气管导管插管。

【操作与实践】

1. 推算气管插管后气管导管在声门下（气管内）的大致长度　不同气管导管 A 至 D 点间距（即气囊根部至管尖距离）虽有差异，但记住上中切牙至声门间的平均弧线距离，完成插管后，使患者头颅由后仰位恢复自然位，将导管插入的总长度减去上切牙至声门的弧线间距（男性均值为 15.6cm，女性为 14.17cm），即可粗略得知声门下（气管内）的气管导管长度。如男性气管导管插入 23cm，女性插入 21cm，两者分别减去 15.6cm 与 14.17cm，即男性在气管内的导管长度约为 7.4cm（即 23cm − 15.6cm = 7.4cm），女性约为 6.83cm（即 21cm − 14.17cm = 6.83cm）。同样鼻腔插管也是如此计算。

2. 经口腔直视下气管插管可确定气管导管在声门下（气管内）较精确的长度　若气管插管前预先测得气管导管 A、D 两点精确间距（即管尖至气囊根部距离），气管插管完成后，确保导管 A 点恰在声带下缘（即气囊根部在声带下缘），则可得知导管在声门下或在气管内的精确长度。如选择气管导管气囊形似"橄榄状"（图 56-15），经口腔直视下插入声门后，使气囊的 A、B 段 1/2 处恰在声门之间，此时给气囊注满气后气囊根部（A 点）则滑入声门下（声带下缘）停止，由于先前已测出 A、D 两点精确间距（管尖至气囊根部距离），故能较精确的确定气管导管在气管内的长度。

3. 可指导与大致确定经口腔或经鼻腔气管插管的总长度

（1）可指导或大致确定经口腔气管插管的总长度：①成年男性若以气管长度 12cm 计算，外加上中切牙至声门弧线间距 15.6cm（均值），其上中切牙至隆突间距约为 15.6cm + 12cm = 27.6cm。如成人男性插入 7.5ID、8.0ID 或 8.5ID 气管导管，其导管气囊根部至管尖距离（A 至 D 点间距图 56-15）按最大长度 7cm 计算（注：现今临床所用的气管导管气囊根部至管尖距离一般在 7cm 以内或 7cm，而 >7cm 极少），外加上中切牙至声门弧线间距 15.6cm，其总长度为 7cm + 15.6cm = 22.60cm，因此，通常成年男性气管插管总长度一般在 23cm 为宜，插入后的导管气囊均在声门以下；②成年女性其气管长度约 11cm，外加上中切牙至声门弧线间距 14.17cm（均值），则上中切牙至隆突间距约为 14.17cm + 11cm = 25.17cm。如成年女性插入 7.0ID 或 7.5ID 气管导管，其导管气囊根部至管尖距离按最大长度 6.5cm 计算（一般均在 7cm 以内），加上中切牙至声门弧线间距 14.17cm，其总长度为 6.5cm + 14.17cm = 20.67cm（约 21cm），故成年女性气管插管总长度一般在 21cm 为妥。此外，还可参阅表 56-3。

（2）可指导或大致确定经鼻腔气管插管的总长度：由于成年男、女鼻孔至声门弧线间距已测出（见本章节第 744. 成年人鼻孔至声门弧线间距是怎样测量出的），男性为 21.6cm（均值），女性为 19.21cm（均值）。①若成年男性经鼻腔气管插管总长度为 28cm，其导管在气管内的长度约为 6.4cm（注：插入总长度 28cm − 鼻孔至声门平均间距 21.6cm = 气管内导管长度 6.4cm），而其导管尖端则距气管隆突约为 5.6cm（即：气管长度 12cm − 气管内导管长度 6.4cm = 5.6cm 或鼻孔至隆突间距 33.6cm 减去经鼻腔气管插管总长度 28cm 约等于经鼻腔插入导管后其管尖至气管隆突间距约 5.6cm）；②如成年女性经鼻腔气管插管插入总长度 26cm，其导管在气管内的长度约为6.79cm(注:插入总长度26cm－鼻孔至声门平均间距19.21cm＝气管内导管长度6.79cm),而其导管尖端则距气管隆突约为4.21cm(即:气管长度11cm－气管内导管长度6.79cm＝4.21cm 或鼻孔至隆突间距30.21cm减去经鼻腔气管插管总长度26cm 约等于经鼻腔插入导管后其管尖至气管隆突间距约4.21cm)。可参阅本章节《745. 成人鼻孔至气管隆突弧线间距是如何推算出的》和表56-3。

4. 可指导安置双腔支气管导管插管　可参阅第三十一章《胸外科手术麻醉相关问题》中的第二节《342. 如何实施双腔支气管导管插入计算定位方法?》。

表56-3　成年人上中切牙与鼻孔至气管隆突间距以及确定气管插管的总长度(均值　单位 cm)

性别	上切牙至隆突	鼻孔至隆突	口腔插管长度	鼻腔插管长度	管尖距隆突（口插）	管尖距隆突（鼻插）
男性	27.6cm	33.6cm	23cm	28cm	4.6cm	5.6cm
女性	25.17cm	30.21cm	21cm	26cm	4.17cm	4.21cm

【提示与注意】经鼻腔气管插管应选择专用异形鼻腔气管导管为妥,因同等型号(ID)经鼻腔插入的专用异形气管导管其 A 至 D 点间距(管尖至气囊根部距离)较经口腔插入的普通气管导管其 A 至 D 点间距较短(即同等型号的普通气管导管其 A 至 D 点间距比专用异形鼻腔气管导管 A 至 D 点间距长),可参见图56-18A 和图56-18B,若选择经口腔插入普通气管导管替代鼻腔专用的异形导管经鼻腔插入气管内,其插入总长度应多1cm 为宜(即男性插入29cm,女性插入27cm),以便确保普通气管导管的气囊根部处于声带(声门)下缘。

(王世泉)

第三节　经口腔气管插管

经口腔气管插管是将普通气管导管或双腔支气管导管通过口腔、咽腔穿过声门插入下呼吸道的气管内或支气管内,从而建立人工呼吸道的一种方法,因临床上经口腔气管插管操作较为简便、快捷且适用,故在全麻手术与危重患者,以及呼吸心搏骤停患者的抢救中大都采用经口腔气管插管。经口腔气管插管是临床上建立人工呼吸道中最基本、最普遍的操作技术,约占全部气管插管中的约97%,因此,应首先清楚经口腔气管插管的相关问题。

747. 经口腔气管插管如何操作?

【术语与解答】通常经口腔气管插管必须具备喉镜和气管导管,操作者只有借助喉镜充分显露声门后,才能将气管导管从口腔、咽腔、声门顺利插入气管内。

【操作与实践】由于口咽腔存在着解剖弧度,且与气管导管的自然弯曲度比较接近,因此喉镜直视下显露声门后,可利用气管导管的自然弧度使管尖插入声门,并延伸至气管内。当喉镜显露声门不良或不清楚时,则可将金属管芯预先置入气管导管内,使导管塑成所需要的弯度(如类似鱼钩或"L"形状),以便于经声门或沿着会厌下面经声门插入气管内。现今临床上大都采用前者(不需要使用管芯),后者(带金属管芯)主要用于喉镜显露声门不理想或导管自然弯曲度过小(如带金属弹簧圈的导管),以及声门显露较困难者。

1. 弯喉镜片操作方法　①弯喉镜片是用来置入口咽腔的舌根-会厌交界处,由于较直喉镜片容易操作,故临床应用普遍,但插管前应根据年龄和身高选择适宜型号的喉镜片;②操作者左手持喉镜,先用右手托住仰卧位患者的头顶部,并平行向前推移,遇有阻力说明颈椎后伸达到限度,患者头颅则处于后仰位,其口裂可自然张开,同时左手持喉镜将弯镜片置入口内,然后再用右手拇指将患者下唇推开,以免喉镜抬会厌时将下唇夹垫于下切牙与喉镜片之间致其损伤。而左手持弯镜片从口腔正中顺着舌体的弧度延伸,先置入至舌体后 1/3 处,此时可在口外观察到会厌舌面(前面),然后继续将弯镜片前端伸入,当抵达舌根-会厌交界处时,再上提喉镜抬起会厌,此时操作者视线应从患者上切牙处观察声门显露是否充分,如显露不清或不满意,可将喉镜稍推进或稍后退,以调节显露满意为准。此外,有些患者颈部较细长、舌体较薄,头颅稍后仰,喉镜即可显露声门;③若将弯喉镜片显露声门清楚后,操作者视线应从患者的上切牙缘处沿喉镜片中段切迹连线窥视声门,即可窥见两条白色的真声带自上而下呈"Λ"字形分开,且不活动(非麻醉状态清醒患者声带可出现扇动),其中间区发暗,并呈上窄下宽的"黑洞"即是声门;④一旦声门显露良好,握持喉镜的左手应平稳固定,而右手拇指与食指及中指握持气管导管,将导管前端沿着右侧口角进入并延伸,使导管与镜片之间拉开一定距离,在操作期间始终使沿途空间处于最佳视野之中,当导管尖端已接近声门时,目视导管尖端处于声门裂之间继续将导管轻柔的推进,见导管气囊也全部进入声门下,再让助手给气囊注气,同时观察气囊未脱出声门即插管成功;⑤当直视下见导管气囊根部进入声门下时,不应提早退出喉镜,让助手给气囊充足气的同时继续观察喉咽腔情况,若未见到膨胀的气囊,并同时右手捏住导管轻度回拔,当存在着回弹阻力时,提示导管插入气管内,且导管气囊根部处于声带下缘,说明导管尖端在气管内处于较理想位置。

2. 直喉镜片操作方法 ①直喉镜片与弯喉镜片不同之处是将镜片前端置入会厌后面(喉面),直接抬起会厌,其操作过程类似弯喉镜片,但直喉镜片压迫舌体与会厌强度高,对咽喉刺激性较大,其操作也较有难度,故成人应用较少,但显露声门全貌较弯喉镜片充分,耳鼻咽喉科医师常用来行支撑喉镜检查或实施声带及声门周边病变手术。此外,在低龄小儿(胎儿或新生儿)气管插管,临床采用直喉镜片有时较弯喉镜片灵活,麻醉医师经常采用;②直喉镜片需从口腔正中置入,沿着舌体中线延伸,若首先观察到腭垂(俗称小舌头),表明直喉镜片置入正确,并顺着口咽腔弧度继续延伸可窥见会厌。由于插管用直喉镜片属半管状视野,可能只观察到会厌的一部分,因此,握持喉镜的左手需上下、左右稍移动,以便寻找会厌游离缘,发现会厌后,喉镜片前端应低于会厌游离缘再继续推进,方可越过会厌游离缘,抵达会厌后面(喉面),并直达前联合处,然后上抬喉镜即可显露声门。在低龄小儿,直喉镜片也可抵达舌根-会厌交界处抬起会厌,有利于气管插管,因胎儿或新生儿声门小,而镜片又有一定厚度,若抵达会厌后面(喉面)抬起会厌,可遮挡声门前联合处,更加缩短声门,有可能使选择的气管导管插不进声门;③在成人气管插管中,临床上使用弯镜片远较使用直镜片为多,主要因为操作简便,有利于经口腔观察喉部,且能提供更大的口咽腔视野。而直镜片属半管状视野,镜片前端需直接伸入抵达会厌的喉面(后面),接近声带前联合处方可到位,咽喉腔解剖关系不熟者,往往难以抵达此处,其抬起会厌显露声门的难度也较高。而弯镜片是间接抬起会厌,有时不易抬起过长的会厌或下垂会厌以及会厌软骨软化者,若直镜片使用熟练,用于此种会厌患者可获得更佳的声门显露。当然有时弯镜片也可直接伸入会厌喉面,将会厌直接抬起,但造成会厌单位面积受力较大,容易损伤会厌。

3. 经口腔气管插管深度 一般情况下,国人经口腔气管插管深度在成年女性应插入 21cm,成年男性应插入 23cm 较为适宜,此标记以上切牙为准。如男、女性身材高大者可各增加 1cm,而男、女身材矮小者则可各减少 1cm。当男性插入 23cm,女性插入 21cm 时,实际上管尖距气管隆突仍有一段距离,因此,若成年男、女性插管较深,如男性插入 23~25cm,女性插入 21~23cm,仍在安全范围内。此外,当插管完成后应使用胶布乃至缝线固定导管,且术中应时常观察导管所对应上切牙的刻度是否发生移位,以便及时纠正。

【提示与注意】①气管导管的弧度是根据人体口咽腔的弧度(上呼吸道的弧度)而设计,因此,一旦弯喉镜片显露声门清楚,可不必硬性或常规将金属管芯放置气管导管内塑型使用,因为不带管芯完全可将导管插入气管内,反而使用管芯插管可增加导管的硬度,加重了对声门与气管黏膜的机械性刺激。但是,若喉镜显露声门不佳或患者开口度较小,不带管芯插管可有一定的难度,尤其导管的弯曲度不理想时,可在导管内放置管芯,将导管塑成一定的弯曲度,以便于导管前端插入声门;②少数患者的声门可被会厌遮盖,喉镜直视下观察声门难以得到满意的显露,如声门只显露 1/5 或只能观察到杓状软骨间切迹(声带后联合根部),遇此情况,可让助手帮助按压喉结,声门可略有下降(即声门向颈椎移位),以利于导管插入声门。当无助手协助压喉结,则可利用金属管芯辅助插管,如将带有管芯的的气管导管弯成鱼钩状或类似"L"状,借助管尖的"硬度"抬起会厌,并紧贴会厌喉面(后面)向前上方插入(即沿喉轴线方向插入),便可较容易使导管尖端插进声门进入气管内。在使用管芯插管时,当导管尖端进入声门 2~3cm 处即可让助手拔除管芯,拔管芯时应顺着导管的弧度外拔,避免将导管尖端带出声门;③对口裂相对较小的患者插管时(如无牙颌患者其上下唇相对过长),喉镜片进入口腔内其过长的上唇可阻挡部分视野,当导管插入口腔内其观察视野更小,可影响导管尖端准确抵达声门,甚至容易误插入食管,此时可让助手将上下唇稍拉开即可;④若将导管插入口腔前,右手握持导管先顺时针旋转 90°,管尖从患者右口角顺着导管的弧度进入口腔,此时可避开阻挡视线,当导管尖端已接近声门时,再将导管回转 90°,如此可全程"大视野"目视导管尖端处于声门裂之间,此时再继续将导管轻柔的推进,同时观察气囊跟随入声门下,即气管插管成功。

748. 为何气管插管完成后还要固定导管?

【术语与解答】气管插管完成并安置到位后,需给于导管固定,主要防止导管的滑脱、移位或被咬瘪。

【操作与实践】①气管插管完成后,需将喉镜退出口腔,但对清醒或半清醒患者以及昏迷患者,在退出喉镜前,应预先将适宜牙垫与导管并行安置于上、下切牙之间,然后再将喉镜退出口腔,以防止患者牙齿突发性咬瘪导管,造成急性人工呼吸道阻塞;②通常采用胶布将牙垫与气管导管并行"捆绑"且交叉固定于患者的面颊部,防止和避免导管在气管内发生移动或意外性脱管;③口腔内手术或颌面部手术,其导管处于操作区域内,手术医师稍不慎容易将导管带出声门,术中可给患者造成危险,必要时麻醉医师应嘱咐手术医师用缝线将导管固定于上唇或下唇上,甚至与胶布双层固定导管,并随时观察导管在口腔内的位置;④唇裂患者气管插管后应将导管固定于下唇正中,避免将导管偏移固定,造成口角受到牵拉,从而影响对称性整形效果;⑤腭裂与扁桃体手术患者插管后,可根据不同开口器固定导管,如使用传统开口器,其导管应移至右侧或左侧口角固定为妥。若使用改良型开口器,应将气管导管先用胶布固定于口腔正中,因改良型开口器压舌板带有凹槽,可将气管导管压于该凹槽内固定且不宜压瘪,致使气管导管"隐藏"在压舌板之下更佳,双层固定一般不易脱管,而且其口内视野开阔,有利于手术操作。

【提示与注意】因少部分患者或儿童全麻苏醒后往往不耐受气管插管和牙垫,容易用舌尖将插管和牙垫顶出外,故全麻术毕仍需检查气管插管与牙垫是否固定牢靠,而且拔管时应先拔除气管插管,后拔牙垫,以防止两者同时拔出时其牙垫刚离开口腔,患者则将尚未完全拔出的气管插管咬住、咬瘪,尤其不易配合的患者或儿童极易出现呼吸道完全阻塞危象。

749. 气管插管完成后如何给予导管气囊充气?

【术语与解答】临床上所使用的气管导管大多带有气囊,气囊是附着于气管导管前端外侧壁上的一种有形结构的防漏装置,与气管导管连体,主要是气管插管完成后,给气囊充气则能封闭导管与气管内壁之间的缝隙,防止正压通气时漏气,以及避免上呼吸道分泌物或胃内容物反流至气管内引起误吸。

【操作与实践】气管插管后其气囊过度充气则可对气管壁产生压力过大,可导致气管毛细血管的血流障碍,气管黏膜组织可缺血、缺氧而引起局部炎症、溃疡、肉芽形成,甚至发生气管-食管瘘。由于气管内径不能直观和测量,而且导管气囊充气是否适中无法量化。因此,可采用以下两种充气方法较为合理或较理想。

1. 气囊充气平衡法　选择适宜粗细气管导管,插管到位后先用注射器将气囊充满气,一旦充气过量,必然使气管膨胀,此时右手指离开注射器活塞(针栓),若气囊内压对气管内壁产生的压力过高,气管壁(气管软骨)的收缩必然使气囊内气体压缩,从而将注射器活塞顶回,当注射器活塞停止时,其气囊内压与气管壁受压平衡。如担心充气不足,再追加约 0.5~1ml 即可,小儿插管不宜追加充气。

2. 试探性判断法　气管插管建立后,注入气囊内的气体先使导管后端的观察囊稍充盈即可,然后连接麻醉机螺纹管,且开放挥发罐开关,吸入挥发性全麻药(如七氟烷等),实施辅助呼吸或机械通气,若从患者口鼻处嗅到吸入全麻药气味,说明气囊充气不足,可逐渐充气补充,以刚好嗅不到药味为佳。

【提示与注意】由于气管插管完成后气囊充气过多或不足均对患者不利,因此,应掌握简便、实用的气囊充气技巧,以减少或避免相关并发症的发生。

750. 气管插管完成后导管尖端位置及深度如何确定?

【术语与解答】气管插管完成后并非"大功"告成,务必对气管插管的位置进行核实与确定,若误插入食管,应迅速纠正,尤其应用了肌肉松弛药或自主呼吸消失的患者。一方面,核实气管导管是在气管内,还是误插入食管;另一方面,确定气管导管尖端在气管内的位置,前者关系到患者的生命,后者则关系到患者术中是否脱管与通气阻力问题。

【操作与实践】①由于仰卧位声门与食管入口呈上、下并排(即声门在上而食管入口在下),故气管插管时导管容易滑入食管内,如插管完成后不予鉴别确定,一旦误插入食管,且延误识别与及时纠正,则可造成患者心肌严重缺氧而心搏停止;②人体气管长度有限,尤其新生儿、婴幼儿年龄段,气管导管插入过浅术中容易脱管;插入过深,导管尖端可抵达气管隆突或进入一侧支气管,造成通气障碍与呼吸道阻力增加,甚至导致未通气侧肺萎陷。

正是上述原因,通常情况下临床上对气管插管位置的识别与确定的方法有:①采用听诊器对双肺呼吸音听诊判断是常规检验方法之一,如双肺呼吸音对称,说明气管插管准确。当一侧肺呼吸音显著低于另一侧,说明插管过深,需将插管回拔 1~2cm,若听诊呼吸音明显改善,且双肺呼吸音相同,证明先前插管过深;②气管导管误插入食管,作为麻醉医师可能都经历过,但是只要认真识别、正确判断、及时纠正,则对患者无任何影响。然而,若识别有误、掉以轻心、坚持自信、延误时机,则可酿成严重后果,务必切记。

【提示与注意】气管导管是否插入食管,听诊器可安放于剑突下听诊胃部,如正压通气时胃部呼吸音明显增高,而听诊双肺呼吸音很弱,说明误插入食管。若有呼气末二氧化碳监测($P_{ET}CO_2$),则是鉴别气管导管是否误插入食管的标准。

751. 气管导管误插入食管内怎样正确判断与识别?

【术语与解答】无论是麻醉手术患者气管插管,还是危重患者抢救气管插管,最为严重的潜在风险是将导管误插入食管内而又未及时发现,尤其在全身麻醉肌肉松弛状态或无自主呼吸的患者中发生,其危害更大,甚至致命。

作为麻醉医师都经历过将导管误插入食管,尤其是初学插管者(常被带教老师及时发现,迅速给予纠正),但插管操作完成后,只要认真识别,提早发现,及时将导管拔出,重新插入气管内,其本身无害,对机体也无任何影响。然而,若未能及时识别与纠正,延误时机过长,则易导致机体组织、器官缺氧性损伤,甚至发生不可逆性脑损害,此种潜在的呼吸危象与实例临床上时有发生,必须引起警惕。

【操作与实践】临床上气管插管误插入食管的因素与气管插管完成后正确判断与识别如下。

1. 误插食管的因素 除气管插管困难者外,临床上喉镜显露声门后为什么仍有可能将导管插入食管,此种现象一般多见于初学插管者或临床经验不足的年轻医生。

(1)声门显露欠佳:气管插管中常遇到声门显露不理想病例,虽反复调整喉镜,但声门只能显露1/5~2/5,或仅窥见杓状软骨间切迹,尽管导管带有管芯插管,或将导管前端塑成鱼钩状或类似"L"状,尝试后仍可误入食管。究其原因:少部分患者声门平面并非与颈椎垂直,而是稍有角度,即声门前联合与后联合稍形成坡度,前联合稍高,后联合稍低,因此插管时导管尖端易滑进食管。此外,声门显露欠佳,往往会厌半遮盖声门,导管前端接近声门口时不易将会厌顶开,故导管前端则向阻力小的食管口插入。

(2)声门无法显露:成人会厌软骨长度约3cm,而声门长度约2cm,通常情况下会厌软骨左右方向呈弧形,且与声门约呈50°~70°角(即喉轴线是一折线),加之气管轴线较咽轴线平行前移(站立位比较),咽腔结构异常者,如舌体肥厚则舌根压向会厌,而喉镜又难以将舌体压向口底,因此,会厌不能充分抬起,喉轴线与口轴线仍小于90°。由于声门无法显露,需要将气管导管插入金属管芯塑型成"L"状或鱼钩状,其目的与喉轴线平行,以利于气管导管尖端沿着喉轴线推进,但毕竟属半盲探插管,并非导管尖端对准声门,若管尖在杓状软骨间切迹处,仍容易使导管误插进食管。

(3)视差错觉:有时喉镜显露声门虽较清楚,且操作者直视下见导管尖端已进入声门,但插管完毕经核实,导管未能插入气管内,之所以导管会误插食管,是因为:①成人会厌一般长约3cm,喉镜下所见声门离会厌游离缘(顶端)"很近",似乎约"1cm"左右(因管状视野纵向观察存在视觉误差),肉眼直视导管尖端已进入"声门",实际仍未能进入,此时已接近声门口的导管前端挡住了操作者的视线,若握持喉镜的左手稍放松,易使会厌软骨回位,从而压向导管前端,致使导管尖端在推进过程中滑向杓状软骨间切迹下缘,并顺应性的滑入食管内;②临床上气管插管中使用弯镜片远较直镜片为多,弯镜片是抬舌根-会厌交界处,因会厌是半弧度状态(左右位置),导管前端接近声门时,则被会厌"包裹",视线大部分被掩盖,部分操作者认为导管肯定会插入声门下,往往将握持喉镜的左手易放松,此时可致使会厌回位,造成导管滑入食管内。

(4)气管导管插入气管过浅脱出后又滑入食管:若气管导管插入气管过浅(成人当导管尖

端插入声门下 2～3cm 是危险长度),在安置体位(如由仰卧位改侧卧位或俯卧位时)或搬动患者期间均能引起气管导管移位,以及头颅后仰、前屈或侧曲等,均可造成导管向声门外移动,致使气管插管脱管。若导管插入较浅(如插入 4cm),但导管气囊充气后可夹在声门之间,患者头位稍活动,气囊即滑出声门外,只有导管尖端在声门下,一旦搬动患者或使其头位活动,导管尖端也易脱出声门并滑入食管内。此外,口咽腔手术患者,若导管插入较浅,手术医师操作稍不慎,也可将导管带出声门。

2. 气管插管完成后正确判断与识别　当气管插管完成后,即使插管前声门显露非常满意,气管插管无任何困难,也必须常规进行气管插管确认,避免自信,防止失误。①听诊:加大潮气量实施双肺呼吸音听诊,尤其腋中线处听诊一般可确定,因该处离气管、支气管较远,听到呼吸音一般表明插入正确;②观察:若患者存在自主呼吸,气管插管判断与确认较为容易,插管成功后在气管导管尾端可听到明显的呼出气流声,如导管插入食管内无任何声音;③窥视咽腔:对插管存有疑虑者,可左手持喉镜再次置入咽腔抬起会厌,右手在口外握持导管向食管口方向下压(即向咽后壁下压),以便显露导管是否夹在声门之间,若见白色条状声带夹住导管更为正确;④呼气末二氧化碳($P_{ET}CO_2$)监测:如显示屏出现持续二氧化碳波形,说明气管插管正确。

【提示与注意】①一般情况下,临床上气管插管患者喉镜显露声门良好者直视下插管无任何困难,大都能准确将导管插入气管内,但仍可能将导管误插入食管内,这是因为存在着误插食管的相关因素;②临床麻醉及危重患者抢救,若气管插管误插入食管中,尤其患者无自主呼吸时,其危险倍增,一旦判断与鉴别失误,而导致纠正不及时,则可造成缺氧性脑损害,甚至死亡。从国内外文献报道,有关气管插管误入食管而造成患者成为植物状态或死亡者时有发生。因此,必须引起每位操作者的高度重视,即气管插管完毕,务必综合性验证气管插管是否在气管内,尤其声门显露不佳或半盲探条件下插管患者,需经正确判断与识别后无误,方可认为气管插管成功。

(王世泉)

第四节　经鼻腔气管插管

经鼻腔气管插管是将导管先插入鼻腔,使其穿出后鼻孔,再使导管前端延伸至下咽腔,然后经口腔直视下或全盲探下插入声门进入气管内,从而建立人工呼吸道的一种操作技术。通常主要用于经口腔难以进行的气管插管或为实施口腔颌面部手术方便,以提供手术医师良好的操作条件。此外,部分长期带管行呼吸机治疗的患者也时常选择经鼻腔气管插管,为有利于患者上呼吸道舒适和实施口腔卫生。

752. 经鼻腔气管插管有哪些相关问题?

【术语与解答】由于鼻腔解剖结构较口腔复杂,且鼻腔插管径路远较口腔狭窄,气管导管从前鼻孔进入,直至穿出后鼻孔进入咽腔,均为手感盲探下操作,除沿途阻力大、插管难度较高外,还容易引起鼻腔黏膜组织损伤出血,故大都由麻醉医师实施操作。此外,为提高鼻腔气管插管质量,还需全面了解鼻腔解剖及特点,以便减少相关并发症的发生。

【操作与实践】经鼻腔气管插管一般需明确以下问题:

1. 适应证　①经口腔气管插管困难或无法插管者,如患者张口困难、颞颌关节强直、颈椎

强直、颈椎损伤,以及口、颈、胸部联合瘢痕挛缩等;②为手术操作提供便利条件,如经口腔气管插管而影响术野和增加手术医师操作难度,如正颌手术、下颌骨骨折、部分口腔肿瘤,以及颌间接扎手术等;③需长期机械通气患者,如呼吸衰竭需长期带管行呼吸机治疗的清醒患者。

2. 禁忌证　鼻腔有急性病变或鼻腔发育异常患者(如鼻后孔闭锁),鼻腔不明原因出血或多发性鼻息肉患者,乃至鼻咽纤维血管瘤、颌面部多发性骨折、颅底严重骨折、以及全身出凝血障碍或正在使用抗凝药物等患者。

3. 优点　①经鼻腔插管较口腔痛苦小,尤其清醒患者长时间带管舒适,且容易接受;②鼻腔插管不影响下颌骨运动,可随时行吞咽动作或舌体活动,且咬合关系自如(若口腔插管此类活动均受影响);③张口困难患者可选择经鼻腔气管插管,即使无纤维支气管镜引导,还可直接盲探下全程进行,从而避免气管切开造口建立人工呼吸道所导致的器官损伤;④鼻腔气管插管有利于实施口腔清洁与护理;⑤经鼻腔气管插管容易固定牢靠,一般不易滑脱或移位而造成气管插管脱管。

4. 缺点　①经鼻腔气管插管速度较口腔慢,不利于危重患者的抢救;②鼻腔骨性组织与黏膜包裹气管导管紧密,除沿途推进导管阻力大外,若鼻腔黏膜收缩欠佳,很易引起操作性损伤,导致鼻腔黏膜出血;③由于鼻腔径路缩窄,在鼻腔外调整气管导管的灵活度显著降低,致使导管尖端有时不易接近声门,需借助专用插管钳经口腔直视下夹住导管前端经声门送入气管内,或盲探调整导管角度试探性进行;④鼻腔插管所选择的气管导管较口腔插管为细,机械通气或辅助呼吸其呼吸道阻力相对较高,尤其大体重患者;⑤鼻腔所用的导管大都较细长,吸痰管经导管进入气管内吸引相对稍难,特别是异形鼻腔气管导管。

【提示与注意】需要提醒的是,经鼻腔气管插管务必切记禁忌证。

753. 经鼻腔气管插管如何选择左或右鼻腔?

【术语与解答】无论选择鼻腔专用气管导管,还是选择经口腔专用气管导管替代鼻腔气管插管,但两种导管前端斜面开口均向左开放,其管尖则在右侧壁,由于鼻中隔的存在,而且鼻中隔与声门同在纵向位的直线上,因此,导管经左鼻腔插入其管尖可远离左咽侧壁,抵达喉腔时管尖而更容易接近声门(图56-19),以利于导管插入声门进入气管内。如选择右侧鼻腔插管,气管导管其管尖易贴近右咽侧壁延伸,管尖抵达喉腔时容易偏离声门(图56-20)。所以,如左、右两侧鼻腔同等宽敞时一般选择左侧鼻腔插管为宜,尤其是经鼻腔全盲探气管插管。

【操作与实践】为经鼻腔气管插管顺利,避免操作性失误,防止相关并发症或意外,应首先熟悉鼻腔解剖结构特点与做好鼻腔插管前准备。

1. 鼻腔解剖结构特点　①鼻腔由骨与软骨作支架,其表面覆以黏膜和皮肤构成,并由位于正中矢状位的鼻中隔分为左右两腔;②每侧鼻腔具有前、后两孔开放,其前鼻孔与外界相通,后鼻孔与咽腔比邻,前后两孔之间为狭长的腔隙,鼻腔插管首先穿过该狭长的腔隙;③成人前鼻孔内径可扩至6~14mm,因前鼻孔狭窄处为鼻前庭,故在成人能通过6.0~8.0ID(内径)气管导管;④自前鼻孔至后鼻孔的间距(腔隙)约为10~14cm,相当于鼻翼至耳垂的长度,若从鼻腔插管,导管一般置入15cm时其管尖即可穿出后鼻孔而进入咽腔;⑤鼻腔较口腔明显狭窄,而且鼻道凹凸不匀,鼻腔黏膜容易触及出血,加之鼻腔径路弯曲,以及咽后壁与下鼻道几乎垂直等,故行鼻腔插管需熟悉鼻腔解剖关系。

2. 鼻腔插管前准备　鼻腔气管插管前准备工作越完善,鼻腔插管也越顺利。①患者自然仰卧位,操作者将蘸有鼻腔黏膜收缩剂(如麻黄碱溶液等)的长棉棒经一侧鼻孔沿下鼻道逐渐深入,手感鼻腔通畅程度,然后同法探查另一鼻腔,以便选择较宽敞的一侧鼻腔,原则上应选择左侧鼻腔为妥;②鼻腔插管前除应用黏膜血管收缩药外,务必实施黏膜表面麻醉,前者可使鼻腔空间扩大,有利于置入直径较粗的气管导管,并降低插管摩擦阻力,还可减少或避免黏膜损伤出血;后者鼻腔黏膜神经被阻滞,则能减少或降低患者鼻腔插管不适感及疼痛;③鼻腔较口腔明显狭窄且弯曲,因此气管导管内径的选择均较口腔插管为细,一般成年男性选择 7.0 ~ 7.5ID(内径)的导管;而成年女性则可选择 6.5 ~ 7.0ID(内径)的导管;④鼻腔插管应选择质地柔软的导管,老化者应弃用,若室温低可先将导管浸泡在适宜温度的无菌生理盐水中使其软化,以降低鼻腔黏膜损伤与出血的发生率;⑤备好鼻腔插管钳,无鼻腔插管钳者,可备好一条软吸痰管,一旦导管尖端偏离声门可直视下用于经口外悬吊法调控导管尖端方向使其插入气管内;⑥备好吸引器、吸痰管,若鼻腔出血流向咽腔应及时吸出。

【提示与注意】同等状况下尽量选择左侧鼻腔插管,除盲探插管操作时其管尖容易进入声门内,此外,由于管尖进入咽腔时离左咽侧壁较远,极少或不可能插入左侧咽间隙中(因却有极少数患者存在咽间隙,即"囊袋")。如选择右侧鼻腔,因管尖可贴近右咽侧壁延伸,很有可能使管尖插入咽间隙,因笔者曾遇两例气管导管经右鼻腔插入时进入了右侧咽间隙,后改换左鼻腔径路气管插管成功。

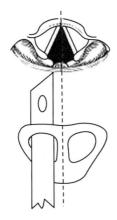 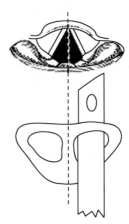

图 56-19　从左侧鼻腔插入咽腔管尖　　　　图 56-20　从右侧鼻腔插入咽腔管尖
　　　　　　容易接近声门　　　　　　　　　　　　　　可偏离声门

754. 经鼻腔直视下气管插管如何操作?

【术语与解答】①所谓经鼻腔直视下气管插管,即先将气管导管前端插入鼻前庭,通过手感盲探将导管穿过下鼻道或总鼻道,再穿出后鼻孔进入咽腔,然后左手握持喉镜从口腔直视下显露声门,右手在鼻腔外握持导管继续延伸,直至观察气管导管插入声门而进入气管内;②经鼻腔直视下气管插管既可在快速全麻诱导下实施,也能在慢速(保持自主呼吸)全麻诱导下进行,无论采取哪一种方式进行鼻腔插管,都有其优缺点,应采取自己较为熟练的方法操作为妥。

【操作与实践】全麻诱导方法与经鼻腔直视下气管插管操作如下:

1. 全麻诱导控制呼吸实施鼻腔插管　①该方法采取全麻药(如丙泊酚等)与麻醉镇痛药(芬太尼类)复合肌肉松弛药实施快速全麻诱导,是在患者意识消失且骨骼肌充分松弛状况下将气管导管从选定的一侧鼻腔插入咽腔,再借助喉镜经口腔显露声门,直视下将导管插入气管内或采用插管钳夹持导管前端送入气管内;②因该方法具有下颌与咽腔组织松弛,声带张力降低,故能快速建立经鼻腔气管插管;③此方法在操作期间需中断人工通气,患者是在无呼吸支持状态下进行气管插管,故此法操作技能要求较高,麻醉医师需具有麻醉管理与呼吸道控制两方面的临床经验和插管操作技巧。为防止插管时间延长而引起机体缺氧或低氧血症,插管前应充分面罩纯氧辅助通气,以增加机体氧储备,缓解气管插管操作无通气期间机体组织器官的氧耗;④为避免插管困难与其他不测,应在使用肌松药前预先喉镜直视下经口腔观察会厌与声门显露情况,如会厌及声门显露良好或操作者认为一旦鼻腔插管出现意外,紧急更换经口腔插管不存在问题,即可采用快速全麻诱导方法;⑤全麻诱导控制呼吸行鼻腔气管插管则要求操作者必须具有熟练的插管技术和控制呼吸道的能力,初学者、插管操作欠熟练者独自操作时应慎重,不可冒然行事,以防止发生意外。

2. 全麻诱导保持自主呼吸实施鼻腔插管　①全麻诱导保持自主呼吸的药物可采用咪达唑仑、r-羟丁酸钠或丙泊酚等,以及复合麻醉性镇痛药与镇静药(如芬太尼-氟哌利多合剂)。上述药物间的搭配必须结合患者全身状况按需应用,对伴有心血管疾病患者(高血压、冠心病等)适宜的全麻诱导药与血管活性药结合,既有利于鼻腔插管,又能使心血管应激反应降低。此外,结合呼吸道黏膜表面麻醉可优化鼻腔气管插管质量;②由于该麻醉方法未使用肌松药,故患者存在着自主呼吸,其插管操作可按部就班的缓慢进行,即使插管不顺利,患者自主呼吸存在仍能自行气体交换,一般不会引起机体缺氧;③全麻诱导保持自主呼吸鼻腔插管患者一旦出现呼吸抑制(如老年患者或对麻醉药物敏感者),可扣入面罩供氧辅助呼吸即可解决。此方法对麻醉医师来讲,操作较简便,无后顾之忧。对患者来讲,神志消失,无痛苦之感,也无心理障碍和精神创伤。另一方面,一旦遭遇一侧鼻腔插管困难,可更换另一鼻腔插管,由于自主呼吸的存在,长时间操作仍能保障机体有效气体交换,不至于氧合不足而发生低氧血症,这是全麻诱导保持自主呼吸实施鼻腔插管的主要优点。

3. 经鼻腔直视下气管插管操作方法　①由于鼻腔内鼻甲的形成,从而缩小了鼻腔的空间,且增加了鼻腔黏膜的表面积,只有下鼻道则是鼻腔中较为宽敞的径路,其次是总鼻道。因此,经鼻腔气管插管其导管应沿着下鼻道方向延伸,此径路除较宽敞外,途径也近,此道解剖结构简单,无鼻窦开口以及血管丛较少,故较为安全;②因鼻腔狭窄且鼻黏膜脆弱,故插管前应将气管导管前端浸泡在较热无菌生理盐水中软化,以减少质地硬化的导管对鼻黏膜的损伤。此外,鼻腔插管不应放入金属管芯进行操作,因管芯的置入明显增加导管的硬度,很易导致鼻腔黏膜损伤;③待鼻腔黏膜收缩和表面麻醉后,且全麻诱导药作用完善,先将气管导管前1/2的四周及气囊涂抹润滑剂,若能涂抹1%丁卡因或4%利多卡因"凝胶"效果更佳,既能起到润滑作用,又可达到长时间的表麻止痛,还可降低鼻腔沿途插入阻力,并有利于导管通过后鼻孔弯曲部而进入咽腔;④将患者头颅后仰,使鼻孔向上,此体位其口轴线与咽轴线可大于90°,除有利于导管进入鼻前庭且沿着下鼻道穿过鼻腔(即软硬腭的鼻腔侧),还有助于穿出后鼻孔而进入口咽部。操作时气管导管置入鼻前庭约1cm处即将导管与面部呈90°角(图56-21),其管尖沿着硬腭鼻腔侧平行置入,以避免管尖损伤鼻中隔利特尔区(易出血区);⑤导管尖端进入鼻腔时左手辅助患者头部继续保持所需后仰位,而右手握持导管一边左右稍旋转,一边向咽腔缓慢推进,以利于使气管导管尖端滑出后鼻孔狭窄处。此外,沿途推进中,导管应始终沿着硬腭、软腭鼻腔侧(鼻底)与下鼻道之间插入,即导管与面部呈垂直方向插入鼻腔,沿鼻底部出后鼻孔,不应顺着鼻部外形向颅底方向插入,否则不仅导管不易插入咽腔,而且易导致鼻腔黏膜组织损伤出血;⑥估计导管尖端穿出后鼻孔(成人约13~16cm从导管标记刻度可确定),左手握持喉镜置入口腔,观察导管尖端位置,若确定导管已进入咽腔,右手在鼻孔外握持导管继续延伸,使导管尖端抵达接近喉腔,然后左手持喉镜再抬起会厌,当显露声门后,右手持导管后端调整管尖方向,以便对准声门,再顺势插入,窥视导管气囊根部已完全进入声门下即可,再让助手给气囊充气,观察气囊仍在声门下则可退出喉镜;⑦喉镜直视下若见管尖偏离声门,且经调整后仍无法对准声门时,提示鼻腔包裹导管过紧,则可采用插管钳经口腔内夹住导管前端,将其经声门送入气管内(图56-22)。经鼻腔气管插管,由于鼻腔狭窄,其导管后段则被鼻腔组织包裹过紧,单人操作时左手握持喉镜,单靠右手握持插管钳夹住导管前端送入声门阻力较大,甚至难以进行,此时需有助手帮助,从鼻孔外握持导管同步推进,以便顺利完成鼻腔插管。此外,咽腔前后径增宽的患者,鼻腔插管进入咽腔后总是紧贴咽后壁,若导管继续延伸,其管尖很易朝食管方向插入,遇此情况也应借助插管钳夹住导管前端提起送入声门下,然后再将导管推进气管内;⑧由于鼻腔解剖特点所致,若鼻腔狭窄则包裹气管导管大都过紧,致使进入咽腔的气管导管前端往往偏向同侧咽侧壁,即左鼻腔插管偏向左咽侧壁,右鼻腔插管则偏向右咽侧壁,使得管尖往往偏离声门,当无插管钳的情况下遇此现象,若经左侧鼻腔插管者,右手在鼻孔外握持导管应顺时针旋转(图56-23),经右侧鼻腔插管者,则逆时针旋转(图56-24),目的是使导管尖端向声门靠拢,以利于插入声门;⑨若上述顺时针或逆时针旋转调控仍不能使管尖对准声门,则可将吸痰管呈“U”形经口腔明视下套住导管前端,采取牵拉悬吊以使气管导管尖端对准声门,以便插入气管内;⑩经鼻腔直视下插管完成后,应观察鼻孔所对应导管的刻度,以便记录导管插入总长度,然后用胶布或缝线在鼻孔周边固定导管。

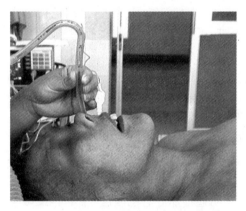

图56-21　导管与面部呈90°插入鼻腔

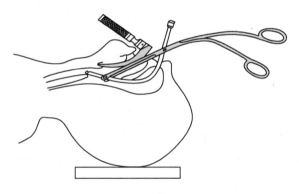

图56-22　经口腔直视下用插管钳将导管送入气管内

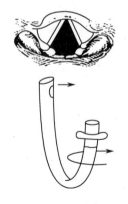

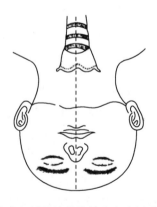

图56-23　选择左侧鼻腔插管导管应略顺时针旋转使管尖向右侧移动

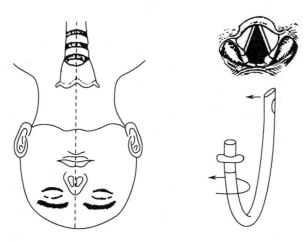

图 56-24　选择右侧鼻腔插管导管应逆时针旋转使管尖向左侧移动

【提示与注意】①在鼻腔插管中,若导管选择较粗、质地较硬以及鼻腔黏膜组织收缩欠完善,甚至蛮力强行将导管插入,很容易引起鼻腔黏膜组织损伤出血,若血液流至下咽腔过多可引起误吸,如损伤严重者,甚至造成黏膜组织缺损;②鼻腔插管所致的鼻黏膜损伤出血,必然流向下咽腔,当喉镜置入口腔内观察导管前端是否进入咽腔时,即可发现咽后壁处存在血液,同时导管气囊皱壁也沾有较多血迹,说明鼻腔黏膜破损,如流至下咽腔血液较多,应及时将其吸出。若导管气囊皱壁上血液较粘稠,或有血凝块沾着不宜吸引,喉镜直视下可用注射器抽 4～5ml 生理盐水给予冲洗,然后再将其吸出;③如患者头颅处于自然位时,则鼻腔插管径路轴线垂直于咽腔(呈直角),导管尖端抵达鼻后孔时易顶在咽后壁上,若使头颅尽量后仰,则有利于导管尖端进入咽腔;④临床上偶可遇到硬腭和软腭过长的患者,硬腭过长致使软腭也相对延长,并紧贴于咽后壁上,导致鼻咽与口咽交界处缩窄,导管前端出后鼻孔抵达此处很易受阻,管尖顶在咽后壁上,不易进入咽腔。遇此种情况尽管使头颅处于后仰位,但导管尖端仍难以穿出鼻咽进入口咽,若强行通过必然引起咽后壁损伤,因此先暂停操作,并将导管稍后退,取 3～4mm 直径的吸痰管先穿过气管导管,使吸痰管前端经气管导管先插入咽腔,喉镜置入口腔直视下用插管钳将吸痰管夹出口外,退出喉镜后,左手在鼻孔外将吸痰管的后端与导管后端一同捏住,而右手牵拉住从口腔引出的吸痰管另一端提起,从而可使导管前端过度弯曲,此时左手在鼻腔外再将导管同步顺势推进,则可使导管尖端进入咽腔,然后再拔除吸痰管,以便后续操作;⑤如导管尖端稍偏离声门,持导管的右手可将导管左右旋转角度,或调整头位,以便使管尖对准声门,一旦反复调整导管方向或转动头位均难以成功,再借助插管钳经口腔内夹住导管调整后直接送入声门;⑥极少数患者可存在咽后壁间隙或咽旁间隙,在咽腔中形成黏膜下"假道"或"囊袋",尤其从右鼻腔插入气管导管易产生(因导管管尖在右侧),有时可巧合插入此间隙中,若喉镜直视下观察咽腔,则可发现咽后壁或咽侧壁黏膜隆起,还可窥见导管在黏膜下移动,遇此情况应立即拔出,再经另一鼻腔插入;⑦尽管两侧鼻腔均可选用直视下气管插管,但同种状况下仍以选择左侧鼻腔插管较右侧为佳,因为气管导管前端斜口面向左侧,管尖在导管右侧壁,当导管进入左鼻腔时,其斜面开口正对突出的下鼻甲与下鼻道,而管尖与同侧管壁则紧贴鼻中隔平行延伸,不宜插入左侧咽间隙。当然鼻腔越宽敞,插管阻力越小,鼻腔插管的角度越容易调节,越有利于管尖插入声门;⑧若选择右侧鼻腔插管,当导管尖端穿过鼻腔达 13～16cm 时,而喉镜经口腔直视下仍未能窥见导管尖端,提示导管可能插入咽间隙,以便正确判断和识别,因笔者曾遇见两例;⑨经鼻腔直视下气管插管不应见导管前端进入气管内即退出喉镜,则应窥见导管气囊全部进入声门,且充足气后气囊仍在声门下,并轻拔导管有回弹力,说明插入深度正确,然后缓慢退出喉镜,并将导管在鼻孔外固定牢靠,防止和避免气囊脱出夹在声门之间挤压声带,造成术毕拔管后声音嘶哑或杓状软骨脱位。

755. 经鼻腔盲探下气管插管如何操作?

【术语与解答】①经鼻腔盲探气管插管是指气管导管从鼻腔穿过咽腔、喉腔,直至进入气管内,其全程不借助喉镜与纤维支气管镜以及其他器具,而单靠徒手握持导管进行鼻腔插管的一种方法;②经鼻腔盲探气管插管主要适用于张口困难患者与口腔手术或颏、颈、胸部瘢痕组织形成而头颅无法后仰、颈椎损伤、颞颌关节强直,以及其他无法从口腔置入喉镜进行气管插管的患者。

【操作与实践】经鼻腔盲探气管插管操作如下:

1. 预先行呼吸道黏膜表面麻醉　由于患者清醒状态或镇静条件下一般不能耐受经鼻腔盲探气管插管,为鼻腔盲探插管顺利进行,务必预先给予局麻药行呼吸道黏膜表面麻醉。①鼻腔表面麻醉:因鼻腔均较气管导管狭窄,导管插入鼻腔除不适感和疼痛外,而且插入阻力较大,如先行鼻腔表面麻醉,并给予鼻黏膜收缩,则能解决导管插入鼻腔的不适感与疼痛以及减少插入阻力;②环甲膜穿刺表面麻醉:喉与气管本身就是反射性感受器,清醒状态经鼻腔盲探气管插管必须实施环甲膜穿刺,注入下呼吸道局麻药(成人将1%丁卡因2ml与2%利多卡因1ml混合,共3ml)实施喉与气管黏膜表面麻醉,除可减少气管插管应激反应外,因声带肌被充分阻滞而声门开大且固定,故有利于气管导管通过声门插入气管内。

2. 经鼻腔盲探气管插管径路的选择　由于左、右鼻腔纵向延伸径路与声门、气管径路不在一条轴线上(直线上),因此,鼻腔径路的选择对盲探气管插管是否顺利至关重要:①一般来讲,鼻腔插管应选择最为宽松的一侧为佳,因鼻腔越宽松,插管阻力越小,在鼻孔外调节导管的角度越大,而在咽腔内的导管尖端越容易改变方向,则有利于管尖对准声门;②由于人体自然正中位时,鼻中隔与声门处在纵向同一轴线上,左、右鼻腔延伸径路直线则相对偏离声门,即左侧鼻腔延伸径路直线偏向声门的左侧,右侧鼻腔延伸径路直线则偏向声门右侧;③如咽腔左右径较宽时,气管导管前端穿出后鼻孔若不给予任何角度调节,其导管前端大都贴近同侧咽腔侧壁延伸,容易插向同侧梨状窝处,从而偏离声门口;④由于临床上所使用的气管导管其前端的斜面开口均偏向左侧,而管尖则偏离导管中线,处于导管右侧壁最前端。因此,若选择左侧鼻腔插管,导管抵达下咽腔时,其管尖则可接近声门或对准声门(见图56-19)。如选择右侧鼻腔插管,而导管抵达下咽腔时,其管尖则偏离声门(见图56-20)。故经鼻腔实施全盲探插管时,显然选择左侧鼻腔插管导管容易插入气管内。此外,导管从左侧鼻腔插入的另一优点是:由于导管前端斜面的存在,导管前端穿出后鼻孔其管尖不易贴近左侧咽侧壁,离开咽侧壁的距离约等于插入导管的外径,故导管进入咽腔时其管尖一般不会插入咽腭弓皱褶内或左咽侧壁间隙。总之,基于上呼吸道解剖结构与插管径路方向以及气管导管管尖位置特点,因此,两侧鼻腔宽松度相同且不影响手术操作的情况下,应选择左侧鼻腔为理想,以利于盲探气管插管顺利。

3. 鼻腔盲探气管插管操作方法　①鼻腔盲探气管插管完全是靠手感和听诊呼吸气流声音进行,并在呼吸气流声音引导下使导管尖端逐渐接近声门而插入气管内;②为保障患者安全,对鼻腔盲探气管插管而言,保持自主呼吸可避免操作期间低氧血症的发生,这基本是一种较理想的选择,也是基本原则;③采用此法尽可能少用或不用麻醉类药物,而主要侧重于呼吸道黏膜表面麻醉,当给予鼻腔、咽喉及气管内表面麻醉完善后,经鼻腔盲探气管插管可根据自己的操作习惯和熟练程度可选择完全清醒状态下实施或采用镇静条件下进行。

4. 经鼻腔盲探气管插管要点　①务必保留患者的自主呼吸,一方面依靠呼吸气流声音引导插管。另一方面自主通气条件下能满足机体氧合需求,即使盲探插管失败,可重新再尝试,故无时间紧迫感,且为安全创造了的插管条件;②经鼻腔盲探插管与经鼻腔直视下插管大致相同,但前者导管从鼻腔穿出后鼻孔进入咽腔后,因无法使用喉镜,导管继续深入则全靠手的感觉和细听呼吸气流声音的强弱或有无,来判断导管尖端与声门之间的位置、方向与距离,当导管前端斜面开口越接近声门,气流声音则越响亮;反之,越偏离声门;③经鼻腔盲探插管的整个过程中以右手握持导管的后端,左手托住患者头枕部,并侧耳倾听导管内的呼吸音,当右手将导管缓缓推进时,因导管尖端逐渐接近声门,呼吸音也随之增强,说明导管插入方向正确,待导管内可闻到最清晰的呼气音时,导管尖端正在声门口处,应在患者吸气时将导管推进。若患者此时出现屏气或呛咳,证明导管已插入声门或气管内;④鼻腔盲探插管时,若导管插入一定深度仍无阻力,但导管内气流声音随导管逐渐推进而消失,说明导管直接误入食管内,遇此种情况,提示导管前端弯度不够,管尖需要上抬尚能接近声门,此时右手握持导管应缓缓后退,直至听到呼吸音最强时停止后退,说明导管尖端已退出食管上口而接近声门,然后使头颅过度后仰,使颈椎前凸,以便致使导管上抬,同时继续将导管推进,若仍插入食管,证明导管尖端明显低于声门口,仍需使导管重新退回咽腔,左手托住患者头颅使颈部再尽量前屈,以使颈椎压迫食管口,再让助手按压喉结,迫使声门向咽后壁缩短距离,来改变导管尖端更加接近声门,继续根据气流声音重新尝试,往往可意外收到满意的结果;⑤若反复尝试均插入食管内,可能患者的会厌较长、较宽、且较软,容易下垂半遮盖声门,此种患者鼻腔盲探插管难度较大,导管前端很易顶在会厌上,且顺着会厌舌面(即上面)要么滑至一侧梨状窝,要么滑入食管内,要么滑向舌根-会厌交界处。遇此情况,应首先让导管继续进入食管内,然后缓慢后退导管,再采取气囊充气操作方法进行插管,即管尖退出食管口后,将导管气囊注满气体,以使管尖抬起离开咽后壁而接近声门口,当继续插入遇有阻力且导管内气流声响亮,说明管尖已进入声门,充满气的气囊受阻,然后将气囊放气,顺势将导管推进气管内。此外,也可先将导管有意地插入食管内,使导管气囊注满气后封闭食管,然后从另一鼻腔再重新插入一导管,由于食管已被占据封闭,此时将另一导管向前推进即能进入声门而插入气管内;⑥导管进入咽腔后,若继续推进遇有阻力,同时出现呼吸气流声音明显减弱或中断,说明导管尖端偏离声门口,可能触及同侧梨状窝或舌根-会厌交界处,将导管后退至呼吸音最强处,若导管是从左侧鼻腔插入受阻,左手可将患者头颅向左侧偏移,若导管是从右侧鼻腔插入,则左手可将患者头颅向右侧移动,其目的以使头颅与躯干轴呈20°~30°角,来调节咽腔内导管尖端的方向,致使管尖向声门处靠拢,并再次注意导管内气流声,一旦气流声顺畅,可迅速将导管插入气管内。如插管失败,可再次调整头位,并依据气流声继续尝试;⑦当气管导管盲探进入下咽腔后再推进遇有阻力,若患者颈部较细,有时可从颈部或下颌软组织处观察到皮肤被导管尖端顶起,其最凸点即是受阻处,以提示偏差距离与偏差方向,可将导管后退2~3cm,重新调整导管方向,再以呼吸音气流引导试插,或使患者头颅前曲,再重新插管;⑧许多患者鼻腔组织结构变异所致(如鼻中隔偏曲或鼻甲肥大等),导管前端可能沿着原已形成的腔隙角度延伸,致使管尖偏离声门较远,以致延伸至声门周边的梨状窝处受阻,尤其导管过粗或鼻腔较狭窄者,其在鼻腔段的导管易被鼻甲与软骨组织包绕过紧,右手握持导管尾端尽管在鼻孔外左右旋转调整,但在咽腔内的导管前端活动方向与角度较小,甚至管尖"原封不动",若不过度调整方向,导管仍可插向同侧的梨状窝处,直至受阻。故实施鼻腔气管插管,若导管经左侧鼻腔插入受阻时,则停止推进,应后退 2~3cm,右手握持导管在鼻孔外顺时针方向过度旋转推进,以使咽腔内导管尖端略向右侧移位(图 56-23)。若导管经右侧鼻腔插入受阻时,手持导管后退再逆时针方向过度旋转推进,可使咽腔内导管尖端则向左侧移位(图 56-24),通过鼻孔外导管过度转向,以迫使导管尖端向声门靠拢;⑨当导管尖端插入假声带与真声带之间的喉室中(喉室呈口袋状),也可存在受阻现象,但此时患者大多屏气,需注意听诊呼吸气流,并将导管稍微后退再顺时针旋转推进,以便使管尖从后联合滑进声门下。

5. 经鼻腔盲探气管插管的深度 ①由于鼻腔插管径路较口腔径路远,而且经鼻腔盲探气管插管无法观察气囊是否全部插入声门下,因此,国人(北方)成年男性应插入28cm,女性则插入26cm为宜,气管导管气囊大都处在声门之下(除非厂家制造的导管其气囊根部距管尖较长),若选择专用异型鼻腔气管导管其气囊必定在声门之下(因该专用导管气囊根部距管尖较短);②若插管前预先测量导管尖端至气囊根部的距离更佳,如小于 6.5cm,上述插管深度当气囊充气后则不会挤压声带造成喉损伤,若大于 6.5cm 或身材高大者,则应延长插管深度,即男性插入29cm,女性插入27cm(各增加 1cm)。

【提示与注意】通常情况下张口困难患者经鼻腔盲探气管插管大都保留自主呼吸条件下进行,其目的为避免插管失败或导管误插入食管内而留有充分的"余地"(主要为保障安全)。而患者处于清醒且镇静状态以及呼吸道黏膜充分表面麻醉下实施鼻腔盲探气管插管,其优点一,有利于判断与鉴别;其优点二,有利于患者安全。

756. 经鼻腔盲探气管插管有哪些操作技巧?

【术语与解答】非直视(盲探)条件下从鼻腔将气管导管经声门插入气管内确有一定难度,要想在短时间内顺利完成气管插管,应首先熟悉上呼吸道的解剖结构关系:①由于咽腔属不规则肌性管腔,其横截空间面积远大于气管导管的截面积与声门面积,而处于咽腔中心的声门面积约与气管导管的截面积相称。因此,导管尖端盲探进入咽腔容易,而直接对准声门或插入声门较难,如果增加导管前端周边的容积,则能迫使导管尖端处于咽腔中心位置。此外,当张口困难无论严重何种程度,但气管与食管在直立位总是前、后排列在一条直线上,仰卧位则呈上、下排列,而声门口与食管口同样在仰卧位呈上、下排列,且基本处于一平面上;②经鼻腔盲探气管插管期间,气管导管很易插入食管中,甚至反复尝试仍不能插入气管内,这主要是气管导管的弯曲度不够所致,每当导管尖端从咽腔推进时,总沿着咽后壁延伸,故容易插入食管内。而利用下咽腔与食管口、声门口的解剖结构关系,则能解决经鼻腔盲探气管插管的顺利问题。

【操作与实践】根据上呼吸道解剖结构关系:①当鼻腔盲探气管插管误插入食管,如保留自主呼吸,诊断的依据是呼吸气流从导管传导中消失,此时左手固定患者头颅枕部,右手在鼻孔外握持导管缓缓回拔,且侧耳细听导管内呼吸气流是否出现,一旦听到气流声音,提示导管尖端即将脱出食管口,只是其声音是通过导管壁侧口传导所致,当继续外拔导管约 1cm 时,导管内呼吸气流声倍增,说明导管尖端完全拔出食管口,且正处于声门之下,此时右手握持导管后端固定不动,并让助手给导管气囊充足气体,以使充气后的导管囊壁与咽后壁相贴,而导管尖端翘起可自然离开咽后壁,并处于声门之间,其呼吸气流最为响亮,此时右手在鼻孔外持管推进,当导管插入约 2~3cm 时,导管尖端已进入声门下,但继续推进阻力很大,若仍有呼吸气流,提示充气后的导管气囊触及声带,无法继续插入,这时再让助手给气囊放气,然后操作者顺势将导管插入气管内。此方法左、右鼻腔径路均适用,即使侧卧位鼻腔盲探插管也易成功;②鼻腔盲探气管插管其关键是喉与气管必须得到充分表面麻醉,只有声带肌被阻滞麻痹后,才能使声门开大且固定,气管导管前端接触声带时声门不会反射性关闭和产生吞咽动作,若表面麻醉不完善,导管尖端稍触及声门,其声带肌立即内收而关闭声门,同时产生吞咽而使导管前端滑入食管内,从而导致盲探插管失败。

【提示与注意】 经鼻腔盲探气管插管应注意的问题:①由于鼻中隔可存在不同程度的偏曲,而鼻甲可有不同程度的肥大,两者除影响鼻腔通气外,也直接干扰鼻腔插管,故在施行鼻腔插管前,应预先使用长棉棒蘸3%麻黄碱(血管收缩剂)溶液或1%丁卡因局麻药探测鼻腔,以便选择较为宽敞的一侧鼻腔,然后将蘸有3%麻黄碱溶液的长棉棒置入较宽敞的一侧鼻腔内停留2~3分钟,以便使鼻黏膜充分收缩而扩大鼻腔,除有利于降低插管阻力外,还有利于减少鼻黏膜损伤出血;②选择较口径细一型号的气管导管,且插管前将导管前1/2处涂抹润滑剂,如遇阻力较大时,说明导管前端受阻,可稍后退并旋转再次推进尝试,以改变推进径路。若阻力仍很大,可将导管稍加温变软或更换再细一型号的导管,避免造成过度损伤出血;③如果张口困难患者鼻腔损伤出血,可听到咽腔处随呼吸气流出现的分泌物声音或水泡音,若血液被吸进气管内则出现反射性呛咳,致使部分血性分泌物从鼻腔和口腔溢出,应立即将吸引管从鼻腔伸入下咽腔快速吸引或告知患者吞咽,避免引起误吸,甚至窒息;④由于鼻腔结构的脆弱性,应选择适宜的气管导管,除选择质地较柔软、具有一定弹性,且不易折曲或压瘪的导管外,还应观察气囊的形状,以壁薄与无充气状态时紧贴导管,而且皱褶较小者为好,可减少鼻腔插管阻力和鼻腔黏膜损伤。

757. 张口困难经鼻腔盲探气管插管保留自主呼吸为何重要?

【术语与解答】 ①由于经鼻腔盲探气管插管不可能同喉镜直视下经口腔气管插管那样迅速、简便、快捷,往往短时间内难以成功,尤其鼻咽腔结构或(和)喉部稍变异患者,以及鼻腔插管操作欠熟练者,有时盲探插管长达十几分钟或时间更长仍未完成,一旦此时患者出现呼吸抑制或自主呼吸消失,其患者风险则倍增,因为极短时间内很易发生低氧血症,甚至窒息。故经鼻腔盲探气管插管保留持续性自主呼吸颇为重要,因直接关系到患者生命安全;②即使非张口困难的患者经鼻腔直视下插管,其全程操作也毕竟较口腔插管有一定难度,而且插管时间相对延长,若经鼻腔盲探气管插管采用保留患者自主呼吸,则可按部就班的进行,一旦插管遭遇不顺,由于自主呼吸的存在,则能保障机体基本的气体交换,不至于导致机体氧合不足而发生缺氧或低氧血症,这是经鼻腔盲探插管保持自主呼吸的主要优点,也是关键。

【操作与实践】 ①鼻腔盲探气管插管大都采取清醒或镇静(处于安定镇痛术)条件下进行操作,其目的既要保持患者原有的自主呼吸,又要依赖呼吸气流声音强弱或有无来判断与识别导管尖端所处于下咽腔的位置。此外,患者自主呼吸存在且神志清醒,则能主动配合插管操作(如令其深呼吸或吞咽等);②导管前端在下咽腔离声门越近,其呼吸气流也越大、越响,反之导管前端越偏离声门;③当导管前端处于下咽腔而继续推进期间遇到患者突然屏气,提示导管尖端恰在声门处,只是声带反射性刺激处于半闭合状态,此时稍旋转导管并推进,待声门开放将导管插入气管内;④当导管插入一定深度仍无阻力,但呼吸气流声音从导管尾端消失,而在口腔中传出,说明导管误插入食管内,拔出后重新尝试;⑤当导管插入一定深度其尾端呼吸气流仍明显,继续将导管推进已达鼻腔插管所需深度,而呼吸气流仍不中断,证明导管已插入气管内(注:当环甲膜穿刺表麻充分时,可抑制气管导管对喉和气管内壁的刺激所引起的反射性呛咳,若气管内表麻欠完善,则引起持续性呛咳,也提示导管插入气管内);⑥由于经鼻腔盲探气管插管一般不能在短时间内完成,故经一侧鼻腔进行盲探插管时,而另一鼻腔则应给予鼻导管持续低流量吸氧为佳,以缓解操作期间机体氧耗大于氧供。

【提示与注意】 保持自主呼吸经鼻腔盲探气管插管期间,一旦出现呼吸抑制(如老年患者对镇静或少量麻醉药物非常敏感),可扣入面罩辅助呼吸即可解决。

758. 为何张口困难患者经鼻腔盲探气管插管必须行呼吸道表面麻醉?

【术语与解答】 由于鼻腔、咽腔、喉及气管黏膜均存在神经末梢感受器,非麻醉条件下给予鼻腔、咽喉、气管内任何刺激均可引起不适或反射性恶心以及呛咳,甚至不予配合,同时导致血压升高、心率增快,尤其对伴有心、脑血管疾病患者,还易引起心、脑血管意外。若将局麻药作用于呼吸道黏膜组织神经末梢,则能有效阻滞呼吸道刺激性反射,降低或避免由气管插管操作所致的全身性不良反应。因此,张口困难患者经鼻腔盲探气管插管必须实施呼吸道黏膜表面麻醉。

【操作与实践】 张口困难患者经鼻腔盲探气管插管实施呼吸道黏膜表面麻醉方法如下:

1. 鼻腔黏膜麻醉　鼻腔黏膜组织颇为敏感,即使轻微刺激则可引起反射,故临床主要采用蘸有1%丁卡因与3%麻黄碱溶液的长棉棒或棉片置入鼻腔下鼻道内停留2～3分钟,通过充分的鼻腔黏膜收缩与表麻,除可明显增加鼻腔空间与导管插入鼻腔时减少患者的痛苦外,还使得导管通过鼻腔的阻力显著降低,并能减少或避免鼻腔黏膜出血,为鼻腔插管创造了良好条件。

2. 喉与气管麻醉　环甲膜穿刺实施喉与气管黏膜表麻主要用于张口困难的清醒患者行鼻腔盲探气管插管:①环甲膜位于甲状软骨与环状软骨之间,呈上下较窄而左右相对较宽的筋膜状组织,如患者颈部细长且喉结较明显者,操作者用食指尖或小拇指在颈部正中喉结下处皮肤触摸,手感有一椭圆形小凹陷,即是环甲膜。但体胖且颈粗短,以及喉结不明显者,环甲膜触摸较有难度;②患者取头后仰卧位,颈部伸直,使喉部骨性组织贴近表皮,以便于触摸。若男性其喉结一般较为清楚,喉结最高点为甲状软骨上切迹,沿此点向下约2cm处即可触摸到横向椭圆形小凹陷(用小拇指尖触摸更为明显),此点即是环甲膜;③除少数人外,人体颈部中段一般具有两条皮纹,第一条皮纹约在甲状软骨上切迹处,第二条皮纹一般在环甲膜处,约与环甲膜平行。在肥胖患者或女性喉结不明显者,当患者取自然仰卧位或坐位时,可明显观察到两条皮纹,定点时只要食指尖或小拇指在颈部正中的第二条皮纹中点稍上、下滑动触摸,即可触及环甲膜;④定点完成后,患者取头后仰卧位,在患者颈部正中处进行皮肤消毒,麻醉医师站在患者颈部右侧,左手中指与拇指固定甲状软骨两侧,消毒后的左食指尖触摸至环甲膜上缘,右手将装有1%丁卡因2ml与2%利多卡因1ml混合液(共3ml)的7号注射器针头以环甲膜中点垂直缓慢刺入,若有轻微的筋膜样落空感且回抽有气体,说明穿刺位置正确,注射针头已进入喉腔。穿刺期间也可采取边进针边回抽,一旦确定穿刺针透过环甲膜进入喉腔或气管内,其左手食指与拇指再固定针头尾端,同时嘱咐患者屏气(暂停呼吸),右手将针管内局麻药快速注入,并立即退出针头,此时患者即刻出现刺激性呛咳,这有利于局麻药在喉腔和气管内均匀弥散,但一过性刺激性剧咳,常导致血流动力学短时间内剧烈改变,尤其伴有心、脑血管疾病患者易引起心、脑血管意外,应引起重视。虽然本法是一种有创性操作,但表麻效果确实可靠,非常适用于张口困难患者的气管插管;⑤经环甲膜穿刺若定点偏离或进针未能垂直,以及刺入过深均有可能刺伤喉腔组织。因此,有学者主张其穿刺点也可选择环状软骨与第一气管环之间的间隙,表麻效果同样确实可靠,且定点与穿刺简便容易。

3. 超声雾化吸入行呼吸道表面麻醉 ①超声雾化吸入行呼吸道黏膜表面麻醉是一种很优良的表麻方法,尤其使用于清醒患者、张口困难以及伴有心、脑血管疾病患者,有着其独特的优点,因此法无任何机械性刺激(如鼻腔填塞表麻、环甲膜穿刺注射表麻);②患者插管前一般需肌注东莨菪碱或阿托品,由于抗胆碱药物抑制腺体分泌,常口干舌燥,患者多感不适,而经"喷嘴"或面罩雾化吸入局麻药物,患者既能接受,又可湿化口咽腔,消除口干不适;③超声雾化吸入气道黏膜表面麻醉,是将局麻药(2%利多卡因与1%丁卡因混合剂)变成气雾微粒,随患者自主呼吸(主要是吸气)均匀地分布于鼻腔、口腔、咽腔、喉腔及气管、支气管黏膜,对整个呼吸道黏膜均能产生麻醉作用,这对于各种人工气道建立的患者均为有利;④超声雾化吸入表麻操作简便,效果确切,适用于任何插管患者,尤其适用于清醒患者或张口困难与全身情况差的患者呼吸道黏膜麻醉;⑤超声波雾化吸入表麻的缺点在于麻醉时间较长,不能提早建立气管插管。

【提示与注意】掌握并熟练应用呼吸道黏膜表面麻醉,则对气管插管患者至关重要,尤其张口困难或经口腔插管困难的患者,更能体现出其优越性。

(王世泉)

第五节 气管插管困难与上呼吸道管理困难的定义与区别

临床麻醉患者与危重患者以及心肺复苏抢救中,必须自始至终保障患者呼吸道通畅才能达到肺泡有效地气体交换,从而组织器官得到氧供与二氧化碳的排除。但麻醉医师在日常临床实践中经常遇到各种气管插管困难与通气不良等复杂问题,故有学者总结分析麻醉意外死亡病例,其中约有30%是因气管插管失败与上呼吸道管理困难导致患者不能维持基本的机体组织氧合所致。另据相关资料统计,气管插管失败率约为5~35/10000例(气管插管困难),插管失败而无法采用面罩维持通气者发生率约为0.01~2.0/10000例(上呼吸道管理困难)。因此,气管插管困难与上呼吸道管理困难是现代麻醉学与危重医学抢救中需要深入研究的重要课题。

临床上气管插管困难与上呼吸道管理困难是两个不同概念,两者既有相同点,又有不同之处,故临床上时常混淆。因此,理应将其明确区别开来。

759. 气管插管困难与上呼吸道管理困难是如何定义的?

【术语与解答】由于气管插管困难的因素颇多,也较复杂,故许多学者对气管插管困难与上呼吸道管理困难的定义仍存在不同观点,至今尚未形成统一的衡量标准和确切定义。一般两者的定义如下:

1. 气管插管困难 经过规范化培训的麻醉医师借助普通喉镜直视下显露声门困难,肉眼无法窥视声门的任何部分,经过反复、间断三次气管插管尝试,均未能将导管插入气管内或气管插管时间超过10分钟,称为气管插管困难。此外,若气管插管困难患者反复尝试插管均未成功,往往可引起咽腔和喉腔黏膜组织损伤出血,同时出现咽腔软组织水肿或肿胀,从而加重气管插管困难,个别者甚至演变为上呼吸道管理困难。

2. 上呼吸道管理困难　也称困难气道或气道困难(笔者认为称之上呼吸道管理困难更为合理),因其制定与判断依据不同,各文献报道也存在差异,结合 1993 年美国麻醉医师协会(ASA)从临床应用角度所作的定义,上呼吸道管理困难应视为:①经过规范化培训的麻醉医师,并取得了临床麻醉的资格认证,经管辖的患者麻醉诱导后出现急性上呼吸道梗阻及通气不畅,给予面罩供氧辅助呼吸(包括正压通气)改善不佳,实施气管插管又遭遇困难,致使面罩通气前或麻醉诱导前 $SpO_2 > 90\%$ 的患者无法继续维持其 $SpO_2 \geqslant 90\%$;②普通喉镜肉眼直视下无法窥视声门的任何部分;③面罩通气困难后,放置口咽通气道仍不能改善;④普通喉镜直视下半盲探气管插管时间超出 10 分钟,甚至更长,或连续尝试 3 次以上插管均告失败。换句言简意赅的话,上呼吸道管理困难的定义应有三方面:其一,喉镜显露声门困难;其二,气管插管困难;其三,面罩通气困难(即上呼吸道控制或管理出现"三难")。

综上所述,如果气管插管困难的定义主要是前两项(即喉镜显露声门与气管插管困难),那么上呼吸道管理困难则再加面罩通气困难一项。

【操作与实践】　所谓气管插管困难并非气管导管无法插入气管内,而是喉镜显露声门不清或无法显露声门,导致经口腔半盲探下气管导管插入难度增大或误插入食管内,拔出导管重新反复尝试(3 次)均未获成功者。此外,临床上对气管插管困难还存在着一定的操作技巧与方法问题,如:①同为接受过规范化培训的麻醉医师,其插管熟练程度与操作技能可存在不同,例如有的麻醉医师认为气管插管困难,而有的麻醉医师则感觉并非有难度;②一般认为,临床高年资麻醉医师与低年资者又有区别,因前者较后者插管技巧与经验明显丰富。

对上呼吸道管理困难而言,通常临床上出现单纯性气管插管困难患者较为多见,但发生上呼吸道管理困难者则很少见。围麻醉期患者上呼吸道管理困难一般与两种情况有关,一方面主要与患者头颈部及呼吸道结构异常有关;另一方面则由医源性因素引起,即麻醉医师气管插管操作不当所致,如原本只是气管插管困难患者,由于气管插管技术或技巧欠佳,致使反复插管失败,导致咽、喉腔软组织水肿、肿胀(包括蛮力操作),从而更加促使咽喉腔通道狭窄,甚至阻塞,最终造成面罩通气显著受阻和气管插管困难倍增。

【提示与注意】　为解决气管插管困难问题,国内、外许多学者致力于这方面的研究,发明和改进多种气管插管器具,这些器具显著提高了气管插管困难的成功率。

需要提出的是,个别小儿扁桃体、腺样体严重肥大者(注:扁桃体肥大阻塞口腔,腺样体肥大阻塞鼻腔,故面罩通气受阻),全麻诱导后可立即出现面罩通气困难,甚至无法通气,但放置口咽通气道越过双侧扁桃体,则通气良好,该类患儿声门一般容易显露,不存在插管困难问题,故不属上呼吸道管理困难范围。此外,虽上呼吸道管理困难与气管插管困难两者定义有所类似,但有着本质的区别,因前者(上呼吸道管理困难)更可怕,若处理不当可因呼吸危象而导致心搏骤停。

760. 临床如何区别气管插管困难与上呼吸道管理困难?

【术语与解答】　根据上述气管插管困难与上呼吸道管理困难各自的定义可看出,气管插管困难的患者不一定同时存在上呼吸道管理困难,但上呼吸道管理困难患者则必定存在气管插管困难。换个角度讲,气管插管困难患者并非面罩通气也困难,但上呼吸道管理困难患者除喉镜显露声门与气管插管困难外,同时还存在面罩通气困难。前者主要是声门无法显露,造成气管插管难以成功,虽反复插管三次均告失败,但仍可进行面罩人工通气,患者不至于发生缺氧。而后者除气管插管失败外,给予面罩人工加压通气同样出现难度,导致患者氧合不足,机体发生缺氧、低氧血症以及二氧化碳蓄积,严重者出现呼吸危象,甚至窒息死亡。

【操作与实践】临床上麻醉医师均遇到过气管插管困难(插管困难患者非常多见),虽首次气管插管未能成功,但只要面罩给纯氧辅助呼吸或控制通气,SpO_2可维持在98%以上,经人工纯氧通气2~3分钟,待肌体充分氧储备后,还可再次尝试气管插管,若再次失败,则可换人或更换插管用具,甚至改换插管径路,利用其他方法进行气管插管,最终一般均能成功,故气管插管困难并不可怕。然而,一旦遭遇喉镜显露声门与气管插管均困难,同时面罩通气三层困难,即上呼吸道管理困难,则是麻醉医师非常紧迫和棘手的问题,尤其患者外表看似完全正常,麻醉后致使未能料及,而麻醉前又准备不足,且管理不当,则很易导致呼吸危象,若在短时间内不能建立有效人工呼吸道,患者有可能出现不可逆性脑功能损害。现今随着肥胖患者、创伤患者,以及上呼吸道解剖结构异常患者的增多,临床上遇到上呼吸道管理困难的患者也会有所上升,这就需要麻醉医师对上呼吸道管理困难患者应有更深刻的了解和正确处理的能力。

【提示与注意】由于对气管插管困难与上呼吸道管理困难的判断标准各家不一,或存在各持己见,因此临床上常存在两者的概念模糊。虽然气管插管困难与上呼吸道管理困难至今尚未有一个较为统一的衡量标准,但是临床上所指的气管插管困难与上呼吸道管理困难应该容易区别,前者无呼吸危象之虑,后者随时可能发生窒息;前者主要为喉镜显露声门不清和气管插管困难,后者在前者的基础上另加面罩通气受阻和困难,故处理更为棘手,且危险倍增。

761. 上呼吸道管理困难患者其临床表现特征是什么?

【术语与解答】临床麻醉中出现上呼吸道管理困难,大都是患者在接受了较大剂量镇静与催眠药或全麻诱导后,尤其复合肌肉松弛药的应用,从而导致患者自主呼吸受到抑制或消失,同时咽腔软组织松弛、下垂,致使原已狭窄的咽喉腔更加缩窄,从而引起急性重度上呼吸道梗阻,甚至完全阻塞。

【操作与实践】上呼吸道管理困难临床表现特征如下。

1. 托下颌(提下颌)效果不佳和难以到位　通常托下颌的目的是将患者口腔张开(即下颌骨前移,处于反咬颌状态),促使舌体离开软硬腭与咽后壁,以维持或保障口、咽腔的通畅。而上呼吸道管理困难原因之一则是与托下颌难以到位有关:①由于患者颈部过于粗短,下颌角、下颌缘处周围组织肥厚,致使操作者双手指触及下颌骨深处困难,导致下颌难以托起到位,如手指与接触下颌角处的皮肤发滑,加之过重的头颅使操作者双手托下颌产生疲劳,进而易引起手指与下颌骨"滑脱",致使舌体不能离开咽后壁;②在麻醉药物作用下,舌体和会厌出现松弛,其支撑能力减弱,并向咽喉处塌陷(如舌根下垂而压迫会厌,而会厌可半遮盖声门),安放口咽通气道往往效果不佳,从而造成上呼吸道通气不畅,甚至梗阻。

2. 面罩通气困难　通常面罩的使用是将患者的口鼻扣入其内,并使面罩紧扣口鼻四周,达到封闭上呼吸道的目的,当托起下颌的情况下,给氧加压辅助呼吸或控制通气,能将气体经上呼吸道压入肺内。若上呼吸道完全梗阻,则气体无法通过咽腔,大都从口腔、鼻腔返回,甚至部分气体被压入胃内引起胃肠胀气、膈肌上移、肺容量减少。若此时麻醉医师单人操作,常致使麻醉前自主呼吸时$SpO_2 \geq 90\%$的患者却无法继续维持SpO_2在90%以上,甚至下降。

3. 喉镜显露声门困难　麻醉医师采用普通喉镜或其他喉镜不能将舌体完全压向口底,经口腔肉眼直视下不能窥见会厌的任何部分或只能窥见会厌的顶端,常规方法无法显露声门。

4. 经口腔气管插管失败 因普通喉镜直视下窥视会厌不清,半盲探下气管导管尖端很难摸索对准声门口,麻醉医师尝试气管插管可连续多次失败。

5. 置入口咽通气道效果不佳 由于舌体过于后坠而压迫会厌,造成会厌半遮盖声门,即使经口腔置入口咽通气道也很难越过会厌抵达声门上区,因此不能有效改善通气效果。

6. 口咽腔软组织肿胀或出血 经反复气管插管失败后,口咽腔软组织可出现水肿与肿胀,甚至黏膜组织损伤出血,从而越发加重上呼吸道梗阻,其结果呼吸危象产生。

【提示与注意】总之,上述六项基本是上呼吸道管理困难的具体临床特征与表现。由此可见,真正的上呼吸道管理困难患者临床上很少见,经常遇到的通常是其中的一项或两项,甚至三项。若是上述六项均存在,预示着呼吸危象的来临。

762. 围麻醉期遇到上呼吸道管理困难临床如何处理?

【术语与解答】围麻醉期遭遇上呼吸道管理困难患者如何处理,这既是麻醉医师的棘手问题,又是麻醉医师勇于挑战的问题。

【操作与实践】①如疑虑患者可能属上呼吸道管理困难者,不应盲目给予镇静或催眠药,尤其禁忌全麻诱导,可预先给予口咽腔局麻药(1%丁卡因)充分喷雾或2%利多卡因5~8ml反复漱口,给予口咽腔黏膜表面麻醉,以使患者耐受喉镜置入口腔所产生的恶心反射,然后令患者头颅后仰且张大口,操作者将喉镜置入口腔尽量使舌体压向口底,尤其患者产生恶心时可使咽腔充分开大,同时抓紧这一瞬间迅速观察咽喉部,如肉眼窥见会厌,说明人工呼吸道容易建立。若咽腔狭窄,且不能窥见会厌,则有可能属上呼吸道管理困难,则应高度重视;②估计患者属上呼吸道管理困难者也可试探性应用挥发性全麻药,如给予适量七氟烷吸入后,观察是否立即出现上呼吸道梗阻状况(如打鼾),如自主呼吸打鼾明显,且托下颌后其上呼吸道通气不畅改善不佳,同时置入喉镜观察会厌显露不清,可初步评估该患者属上呼吸道管理困难,应停止七氟烷挥发性全麻药应用,给予面罩纯氧吸入,患者神志很快清醒,其上呼吸道软组织张力迅速恢复,急性上呼吸道梗阻则解除;③一旦评估或确定属上呼吸道管理困难患者,可应用小剂量的镇静药(如右旋美托咪定),同时给予舌尖部注射适宜剂量的局麻药,用粗缝合线穿过舌部肌肉组织备用,以便必要时可将舌体牵拉出口外而扩大咽腔,达到通气效果。但应避免静脉全麻诱导,尤其禁忌使用肌肉松弛剂,以防不测。此外,再采取环甲膜穿刺,实施喉腔与气管内表面麻醉,以使患者理解和配合,然后保持自主呼吸条件下借助纤维支气管镜引导气管插管或经鼻腔盲探气管插管。

一旦不慎全麻用药后遭遇上呼吸道管理困难患者,试探性解决方法如下:

1. 先安放适宜大小的口咽通气道或鼻咽通气道 ①通气道置入后结合双手托起下颌,再给予面罩供氧辅助呼吸或加压通气,观察上呼吸道梗阻是否改善,同时呼喊上级医师和其他麻醉医师前来帮助;②如置入口咽通气道或鼻咽通气道仍通气不良,立即尝试普通喉镜直视下能否抬起会厌显露声门,若连会厌游离缘(顶端)也未能窥见,可基本证实属上呼吸道管理困难,此时观察面罩供氧辅助呼吸或加压通气 SpO_2 能否维持在≥90%,当 SpO_2 不但不上升,而且存在下降趋势,应及时插入喉罩通气。

2. 喉镜引导下置入喉罩 为使喉罩安置较为理想,可借用喉镜进行,即喉镜置入咽腔尽量将舌体压向口底,以便使会厌离开声门口,而喉罩前端则容易插向食管口,而不压迫会厌,从而使喉罩内的气体通过会厌与声门之间的空隙进入气管内。需要说明的是,该方法置入较单纯使用单手握持喉罩置入通气效果好。

3. 舌体给予缝线牵引　一般而言,上呼吸道管理困难是由舌根压迫会厌,而会厌处于半遮盖或全遮盖声门,从而致使面罩加压通气受阻和困难,若给予粗缝线穿过舌尖,将舌体尽量牵拉出口外,可使会厌离开声门口,若情况允许,借此再次置入喉镜观察声门,若能窥见少部分会厌,表明会厌离开声门口,同时查看能否尝试插管,如不能插管,可顺势安放口咽通气道越过舌根部,退出喉镜后迅速扣入面罩加压通气与牵拉出舌体同步进行,以便取得有效氧合,然后决定下一步抢救措施,决定是否给予气管切开造口气管插管,因舌体牵引与置入口咽通气道以及面罩加压通气同步进行,可给气管切开造口气管插管创造条件(注:肥胖且颈粗短患者气管切开难度大,短时间不易完成)。

4. 改良环甲膜穿刺针　无论多粗的注射针头,用于成人环甲膜穿刺通气均难以奏效,若将手术使用的金属吸引管改良后,可成为很适宜的穿刺针,由于改良穿刺针内径约为5mm,故能达到机体有效氧合。但由于改良穿刺针内径扩大,穿刺时容易将组织"切割"后塞入穿刺针内,因此,穿刺前先将改良的针芯置入穿刺针内,当穿刺针穿过环甲膜进入气管内后,拔出针芯,再连接小儿贮气囊供氧且加快呼吸频率通气(注:小儿贮气囊可明显降低通气阻力),若机体缺氧已改善,则可考虑下一步是否行可视喉镜或视频喉镜以及纤维支气管镜引导气管插管。

5. 食管-气管联合导管可试用　该导管不一定适合上呼吸道管理困难患者,因后端的大气囊充气后可压迫舌体,尤其咽喉腔软组织肿胀后更容易使喉部受阻,因此,试用后效果不佳应立即退出,以改换喉罩为宜。

6. 环甲膜切开插管　当常规方法无法建立人工呼吸道或无相关的有效插管器具使用时,一旦情况紧急,不应失去任何抢救时机,还可采取有创人工呼吸道的建立,而环甲膜切开插管则是其中之一,如既无法气管插管,又不能面罩通气的极端危急情况下,可实施环甲膜穿切开插管通气,因环甲膜距颈部皮肤近,且周边无大血管与神经,故是一种操作简便、迅速且有效的急救方法。

7. 气管切开造口插管　该方法操作时间相对较长,尤其肥胖症且颈部粗短患者,因此,气管切开期间务必同时给予面罩或喉罩以及其他相关器具通气,以缓解机体持续性缺氧。此外,环甲膜切开或气管切开造口插管是在危急时刻采取的有创抢救方法,故务必杜绝忙乱中出现失误。

【提示与注意】①对于上呼吸道管理困难必须提高警惕和高度重视,麻醉前尽可能早期判断与识别,以便做好充分准备,并选择最熟练、最安全的方法,最大限度的避免和降低呼吸危象的发生;②在上呼吸道管理困难发生后,紧张时刻不能只顾反复行气管插管操作,而忘记了各种上呼吸道有效通气时限(如面罩、口或鼻咽通气道、喉罩以及食管-气管联合导管等),这是最易被忽略的问题,尤其初学者或经验不足的年轻医师应时刻牢记,因上呼吸道管理困难患者操作期间机体往往是缺氧逐渐加重,乃至出现呼吸危象,继之心搏停止。因此,一旦遭遇上呼吸道管理困难患者,实施气管插管操作期间,当机体内氧耗即将耗尽,必须停止插管操作,迅速给予面罩、喉罩或食管-气管联合导管纯氧通气,待机体氧储备后,再继续进行其他形式(光棒、可视喉镜等)的气管插管,或直接改换有创气管造口气管插管,以防止和避免严重低氧血症而窒息死亡。

(王世泉)

第六节　气管插管困难原因

临床上气管插管困难原因很多,且较为复杂,归纳起来主要有患者因素、操作因素与插管器具因素,若三者同时存在,建立人工呼吸道则更难。

763. 何谓患者因素所致气管插管困难?

【术语与解答】人体上呼吸道的口腔、咽腔与喉腔均由不规则的骨性、软骨性与肌肉组织以及疏松软组织结构作支架,形成以肌肉与黏膜组织为主的肌性管道,以保障气体顺利流通。值得提出的是,若口腔、咽腔、喉腔任何一段存在解剖结构异常(包括上颌骨、下颌骨、颈椎异常),都可引起喉镜显露声门困难,若多段异常还可导致上呼吸道管理困难。因此,患者自身因素主要存在四个方面:①患者先天性上呼吸道解剖结构发育不良(畸形);②患者后天性上呼吸道结构变异;③上呼吸道与颌面部占位性疾病;④颈部组织结构或颈椎异常及病变。

【操作与实践】患者因素所致气管插管困难阐述如下:

1. 先天性上呼吸道解剖结构发育不良　①小下颌:即下颌骨尚未发育完全或发育过小,是一种较少见的下颌骨结构异常或畸形,男性较多见。由于下颌骨明显缩短(颏-甲距离缩短),从而导致上、下颌闭合关系显著错位,此外,该患者下中切牙与舌根部间距缩短,舌体在口腔内活动受限,而且向咽后壁移位并下垂,除造成咽腔前后径严重缩窄外,常致使会厌半遮盖声门,严重者甚至出现吸入性呼吸困难与喘鸣,故小下颌畸形患者必然造成喉镜无法经口腔显露声门;②唇腭裂:该病系口腔颌面部常见先天性畸形,尤其小儿左侧唇腭裂,由于左侧上牙槽突(颌骨)明显缺损,弯喉镜片插入口腔中抬会厌时很容易滑入其裂隙中,而右侧的牙槽突与上唇则"填充"镜片中的视野,即使弯喉镜能显露声门,但当插管时视野却被进入口内的导管完全遮挡住,很易造成插管困难,这在婴幼儿较为突出。另外,唇腭裂患儿可存在多发畸形,如喉腔狭窄,尤其环状软骨内径缩小,常致使气管导管进入声门后不能插入气管内,甚至更换很细的气管导管也难以通过环状软骨(笔者曾遇 2 例唇腭裂合并喉腔狭窄患儿);③先天性小口:即口裂小,其特征是张口度小,类似于后天性烧伤后口面部瘢痕挛缩"口型",造成上下唇呈圆形口裂,左右口角向中心靠拢,直接影响开口度,明显限制了喉镜从口腔的置入;④先天性咽腔狭窄:该患儿较罕见,其口腔外观正常,甚至口裂(开口度)较正常儿童明显增大,但麻醉诱导后实施喉镜显露声门时喉镜片难以置入喉腔,甚至无法观察到会厌,其咽腔类似锥形,手感咽腔属骨性狭窄,经口腔气管插管非常困难。

2. 后天性上呼吸道结构异常　后天性上呼吸道结构病理性改变较多,在气管插管困难中占主要因素,有局部器官及组织产生的肥大、增生、炎症,也有颌骨创伤,以及化学性或物理性灼伤愈后瘢痕形成等。①上颌骨前突:上颌骨发育过度可致上颌前突,而下颌骨相对后移,从而导致上切牙至声门间距延长,致使喉镜直视下不易窥视声门,因此,容易造成插管困难;②会厌过长:如会厌薄且过长,其支撑能力降低,加之会厌软骨柔软且弹性差,故容易下垂,并易贴在咽后壁上,虽喉镜直视下能显露会厌的全部,但其游离缘与咽后壁相贴,直接半盖住声门,镜片又难以将其抬起,若将镜片伸入会厌后面(喉面)挑起会厌,则易使会厌卷曲,仍难以显露声门;③睡眠性上呼吸道梗阻-呼吸暂停综合征(鼾症):此类患者大多伴有肥胖、头大、口唇厚、颈部粗短、口裂较小、舌体宽大肥厚,以及头颅后仰受限等,由于睡眠期间上呼吸道周围肌肉组织张力差且松弛,吸气时气流通过上呼吸道可导致咽腔肌肉、黏膜组织向心性塌陷且振颤,引起咽腔空间容积缩窄或完全闭塞,因此,睡眠性上呼吸道梗阻-呼吸暂停综合征患者其颈部与上呼吸道形态结构综合性异常,部分患者则导致气管插管困难,严重者甚至上呼吸道管理困难;④巨舌:患者整个舌体宽大且肥厚,明显者可突出口外,造成口咽腔明显缩窄,喉镜置入口腔压舌,可出现镜片两端舌体下垂、卷曲,包绕部分镜片,阻挡部分视野,上抬喉镜很难将舌体压向口底,故不易显露会厌,更难窥视声门;⑤双侧腮腺良性肥大:腮腺位于下颌角外上侧,若双侧腮腺良性肥大时则可包埋下颌角,并明显突出周围皮肤,从而引起托下颌困难,一旦该患者出现气管插管困难,其面罩加压通气也明显增加难度。

3. 上呼吸道与颌面部占位性疾病

(1)面、颈、胸部烧伤后瘢痕挛缩:此类患者大多为烧伤后瘢痕粘连挛缩所致,临床主要特征是颈部活动度小,通常患者自然仰卧位其口轴线与咽轴线小于90°,造成头颅不能后仰,甚至普通喉镜无法置入口腔,更谈不上喉镜直视下窥喉。

(2)会厌囊肿:因会厌舌面与喉面腺体较丰富,有时可发生粘液囊肿,但多见于会厌舌面,囊肿小者可无症状,大者可有咽部不适或堵塞感,累及声门者可有声嘶,囊肿过大甚至呼吸困难、喉鸣或窒息。该患者喉镜直视下所见会厌呈淡红色半球形,其壁薄而光滑,会厌形态消失(经验不足者易被误导),造成会厌增厚若干倍,可将整个声门盖住(从口腔纵向观察),直接影响气管插管,但呼吸气流仍能从会厌两侧缝隙处进出声门,从而可维持机体代偿性氧合需求。此类患者若全麻诱导后,可使会厌塌陷、下垂而直接阻塞声门,严重者导致窒息,遇此情况气管插管往往无法进行,面罩加压通气受阻,紧急时刻可行钳夹牵拉术,或会厌囊肿穿刺术,使囊内液体排放,并迅速将其吸出,会厌可基本恢复原状,从而可使患者转危为安,恢复自主呼吸或辅助通气,同时插管困难亦解除。此外,也可尝试将弯喉镜片置入会厌喉面抬起,观察能否窥见声门,若能显露小部分声门,则可选择较细气管导管置入金属管芯塑型插入声门下。巨大会厌囊肿而影响呼吸患者尽可能在呼吸道表面麻醉下结合适宜镇静药(如给予右旋美托咪啶)建立人工呼吸道(气管插管),以策安全。

(3)咽腔肿物:小儿咽腔肿物一般先天性较多,出生后即出现呼吸困难,吃奶、饮水加重。笔者曾遇3例,均为出生后6~24小时急诊入院治疗。该类患儿麻醉风险在于:由于咽腔肿物多在喉部周边或之上,加之新生儿咽腔空间狭小和肿物阻挡,喉镜直视下无法窥见会厌和声门,如神志清醒条件下持喉镜观察咽腔,患儿反抗显著,且即刻出现口唇发绀(挣扎性缺氧可使 SpO_2 骤降),故气管插管非常困难,且属于上呼吸道管理困难。若静脉注射适量咪达唑仑使其镇静或催眠,往往该药物的中枢性肌肉松弛作用可使咽腔肿物塌陷、下垂(整个咽腔组织失去张力)而压向声门,直接造成急性上呼吸道阻塞(全身严重发绀),并且面罩纯氧加压通气无效,甚至将气体压入胃内而促使膈肌上移、肺容量减少,从而加重呼吸危象。笔者是采用艾力斯(类似一种抓钳)在喉镜直视下迅速夹住肿物提起,使肿物远离声门,然后半盲探下实施气管插管成功(注:3例新生儿虽发生短暂呼吸危象,但均转危为安)。需要提醒的是:低龄小儿咽腔肿物属上呼吸道管理困难患者,一旦麻醉用药后则出现呼吸危象(即会厌显露、气管插管、面罩通气三项均困难)。因此,该患者尚未建立气管插管前,不宜盲目应用麻醉药物。此外,成人咽腔肿物也是如此。

(4)喉乳头状瘤:该病属喉部良性肿瘤,当婴幼儿患此病时,由于患儿喉腔狭小,且肿瘤生长较迅速,可造成喉梗阻,容易发生呼吸困难。而严重喉乳头状瘤患儿喉镜直视下所见声门呈一小缝隙,2.5~3.0ID 气管导管方可勉强插入,但往往影响手术操作。

(5)颞下颌关节强直:由于关节内或周边组织器质性病变(如炎症及感染或损伤等造成关节内骨性粘连),故导致该关节固定、下颌骨运动障碍,甚至完全不能活动。其主要临床表现为下颌骨活动受限,张口度很小,乃至不能开口,严重患者通常睡眠时即存在上呼吸道梗阻(如睡眠时频繁打鼾现象)。由于任何喉镜与气管带管均不能经口腔置入,甚至实施麻醉后面罩供氧通气都有所受限,故对此类患者麻醉前应有充分的估计,以选择呼吸道充分表面麻醉且神志清醒状态下保留自主呼吸,经鼻腔盲探气管插管或在纤维支气管镜引导下经鼻腔气管插管为妥。

(6)颌面部创伤:上颌骨与下颌骨复合性骨折患者其上呼吸道失去骨架支撑,口咽腔软组织塌陷、移位,有时存在饱胃反流,以及常导致气管插管困难,该患者应根据实际情况见机或酌情实施人工呼吸道的建立。

(7)舌淋巴管瘤:此类患者小儿多见,舌体膨胀常突出口外,由于舌体阻塞口咽腔,常存在呼吸困难,致使呼吸道管理与气管插管均有一定难度,该患者需经综合性评估再决定实施方案。

4. 颈部组织结构或颈椎异常及病变

(1)颈椎强直或病变:颈椎与上呼吸道存在着密切关系,若颈椎强直或颈椎骨质增生或钙化,以及颈椎结核或寰枕关节异常患者,则可出现头颈后仰受限或无法后仰,其结果喉镜置入口咽腔难以使口、咽、喉三轴线夹角增大,从而影响喉镜显露声门,直接导致经口腔气管插管困难。

(2)颈围过粗:若测量颈围超过40cm者,可直接影响头颅后仰,此类患者常伴有上呼吸道(口咽腔)软组织肥厚,致使口咽腔狭窄,喉镜显露声门时往往只能窥见会厌游离缘(会厌顶端),甚至会厌游离缘也无法显露,并且托下颌也存在困难。

(3)颈后脂肪垫:少部分患者颈后部脂肪组织过多增厚(图56-25),形成"脂肪垫",导致头颅后仰度较小,致使颈椎后弯受限,因此造成喉镜显露声门不良或困难。

(4)颈部占位性病变:如甲状腺弥漫性肿大或甲状腺巨大肿瘤患者其病变常累及或压迫呼吸道,且引起喉与气管移位,部分患者可存在气管插管困难。另外,由于气管壁长期受压可能软化,全麻诱导后局部组织承托力消失,易引起气管塌陷,甚至引起呼吸道管理困难。

(5)头颅过大:如严重脑积水小儿,其头颅越大,而颈部相对越短,越影响头颅后仰,置入口腔喉镜不易窥视会厌全貌和显露声门不清或无法显露声门,往往引起插管困难。

(6)颌面部炎性反应:如颌面部感染性炎症,可造成口腔周围、下颌骨区域,以及颈部弥漫性肿胀(图56-26),尤其肥胖性患者,此类患者咽腔被炎症压迫缩窄,除张口受限外,其颈部不能旋转与后伸,甚至仰卧位存在呼吸困难,严重者只能端坐呼吸,该患者很易出现上呼吸道管理困难。

(7)下颌-颈部角度增大:正常情况下,人体下颌骨与颈前部一般约呈80°~100°角之间,≤90°角女性偏瘦者多见(图56-27),故女性插管困难者显著少于男性。若此角度>100°(图56-28),往往口底软组织增多,且张力增高,从而导致下颌骨-颈部角度增大(如图56-25与图56-26),如果舌体肥厚,喉镜显露声门期间有时很难将舌体压向口底,往往致使会厌显露不良,甚至声门无法窥视。

(8)颈部放射治疗术后:上呼吸道周边部位恶性肿瘤患者,如喉癌、甲状腺癌、颈淋巴结转移癌,以及扁桃体恶性肿瘤等,经放射性治疗后,常致使局部及周边组织发生萎缩,如颈部变细、咽腔狭窄、组织弹性消失、腺体分泌停止,颈椎与下颌骨活动受限等,该患者可造成喉镜显露声门不清与气管插管困难。

【提示与注意】综上所述,麻醉前务必观察与综合性评估患者上呼吸道状况,无十分把握则不宜盲目使用麻醉药物,以防不测。

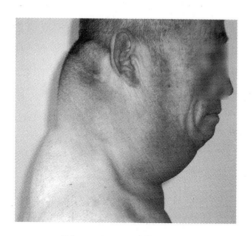

图 56-25 颈后部脂肪垫

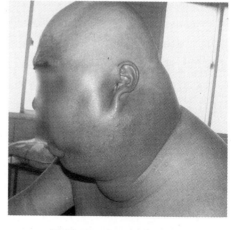

图 56-26 颌面部炎症感染

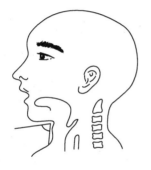

图 56-27 下颌-颈部角度小于 90°

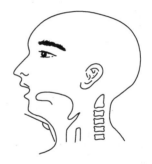

图 56-28 下颌-颈部角度大于 100°

764. 何谓操作因素所致气管插管困难?

【术语与解答】临床上所遇到的气管插管困难也与操作技术或有无操作技巧,以及有无专用声门显露器具存在一定关系。

【操作与实践】综合分析操作因素所致气管插管困难主要存在以下三方面:

1. 喉镜置入咽腔位置欠佳 ①口咽腔属管腔视野,弯喉镜片前端落点有时难以抵达舌根-会厌交界处,如喉镜置入过浅,会厌抬起不良;若喉镜置入稍深,镜片前端可将会厌推向喉部,而遮盖声门;置入过深,镜片则越过会厌,对原本显露声门不清者更加无法观察,此时试探插管很易误插食管;②口咽腔软组织结构异常患者,若该类患者按常规置入喉镜,即喉镜将舌体从右口角压向左侧,容易使舌根随之偏向左侧,致使会厌也向左侧偏离,声门必然显露不良。

2. 操作技术欠熟练或无操作技巧 喉镜显露声门与气管插管均存在熟练程度与操作技巧问题,尤其在声门显露不清时,操作者左手持喉镜抬会厌与右手持导管插入声门两者相互配合是其关键。所以,只有熟悉上呼吸道解剖结构,掌握和灵活使用各种插管器具,若遇到插管困难者能临时改良手法和所需用具,以及平时就应摸索与积累气管插管的经验,才能有能力解决和处理突发性气管插管困难与上呼吸道管理困难。

3. 无专用声门显露器具 现今除常规应用的普通喉镜外,可供临床使用的还有许多改良型或较新型气管插管用具,如 McCoy 型喉镜、光棒、可视管芯,以及各种可视喉镜,乃至纤维支气管镜等,这些器具为解决临床气管插管困难提供了帮助,但遇到麻醉后患者气管插管困难时身边不一定具备所需要的插管器具或本单位尚未购买相关器具,以及虽已具备相关插管器具,但使用尚不熟练,这就更加难以提高气管插管的成功率。

【提示与注意】 遇到气管插管困难或首次插管失败,应迅速引起"思维反射",使逻辑思维拓宽,即设想或推测再次插管应采取何种方式或借助哪些手段可能得以解决,然后再次尝试,不可盲目实施。

765. 插管器具不全或使用不当所致气管插管困难有哪些?

【术语与解答】 ①从口外至声门沿途是一弯曲、且不规则的呼吸通道,中间有舌体和会厌遮挡,要想从口外直视声门,就必须借助相关器具移开舌体和会厌。此外,若上呼吸道解剖结构发生变异或出现占位性病变,即使采用喉镜或其他器具也难以显露声门。因此,有时需要选择特殊性器具或改变插管经路尚能达到目的;②气管插管用具是否优良、准备是否完善、种类是否齐全,这对气管插管困难患者能否成功至关重要。然而,若喉镜片大小选择不当、使用的器具性能不良或对新型插管器具应用不熟练,以及气管导管选择过粗,乃至金属管芯未能准备或管芯过细、过软等,一旦声门显露不清时或无法显露,气管插管就难以成功。

【操作与实践】 众所周知,事物总是一分为二的,任何气管插管用具均有其优、缺点,而使用者(操作者)也均有使用的过程和熟练程度,只要全部了解大多数插管器具的各自特点,才能对不同的气管插管困难患者采取有针对性的选择,而并非是盲目选择和使用。

【提示与注意】 遇到气管插管困难患者,若盲目选择插管器具,有时不但不能解决气管插管困难,反而引起相关并发症,这种案例时有发生,务必引起注意。

(王世泉)

第七节 气管插管困难的分类

临床上气管插管困难基本可分为五大类:如显性气管插管困难与隐形气管插管困难,乃至骨性气管插管困难和占位性气管插管困难,以及颈椎损伤性气管插管困难。

766. 何谓显性气管插管困难?

【术语与解答】 通常情况下已明确的上呼吸道解剖结构异常患者(如张口困难、小下颌以及颈部粗短等)一般都能提早做好相关插管准备,甚至拟定几套插管方案,一旦一种方法失败,另一种方法大都能成功。

【操作与实践】 如果麻醉前已确认属气管插管困难患者,则应充分作好各项准备工作,若采用一种操作技术失败后,再次尝试仍未成功者,则可考虑实施另一种方案进行气管插管,不应使用同一种方法反复进行或请教上级医师前来帮助,以免加重咽喉损伤并延误插管时间。

1. 患者采取清醒状态下气管插管 ①已明确上呼吸道结构异常的患者采取清醒状态下

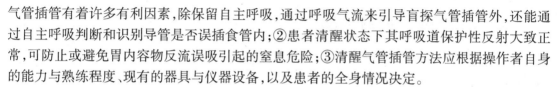

气管插管有着许多有利因素,除保留自主呼吸,通过呼吸气流来引导盲探气管插管外,还能通过自主呼吸判断和识别导管是否误插食管内;②患者清醒状态下其呼吸道保护性反射大致正常,可防止或避免胃内容物反流误吸引起的窒息危险;③清醒气管插管方法应根据操作者自身的能力与熟练程度、现有的器具与仪器设备,以及患者的全身情况决定。

2. 非清醒患者气管插管　在困难气管插管中,虽清醒状态下插管则能保障安全,但仍存在着许多缺点,若条件具备(如纤维支气管镜及视频喉镜等),有些气管插管困难患者还是采用非清醒插管较好。

(1)非清醒气管插管的优点:①全身麻醉保持自主呼吸状态下行气管插管,不仅能消除患者的紧张、焦虑与恐惧,减轻或避免不良刺激与疼痛,降低心血管反应,而且还可明显改善插管条件,使麻醉医师较为从容的、按部就班的进行纤维支气管镜引导操作等,以便于更加顺利的完成气管插管;②清醒患者插管,如果2~3次未能成功,患者紧张心理倍增,操作者也容易心慌意乱,往往易引起操作性失误,尤其患者出现异常情况时。而非清醒插管往往提高了插管条件,导致的失误也明显降低;③对于不合作的小儿、儿童、少年,以及情绪高度紧张或神志不定患者,清醒插管往往难以达到目的,采用全麻保持自主呼吸,一方面有利于安全,另一方面降低其插管难度。

(2)麻醉方法:非清醒气管插管采用静脉复合全麻或静-吸复合全麻均可,但麻醉不宜过深,以免呼吸抑制。此外,若能保障短时间内插管成功,也可应用短时效肌肉松弛剂,有利于优化插管质量,但前提是保障患者安全。

3. 张口困难气管插管方法　无法张口患者临床上一般有两种气管插管方法。①经鼻腔盲探气管插管:该方法基本原则是保持患者神志清醒且自主呼吸存在,但呼吸道表面麻醉务必完善;②借助纤维支气管镜引导经鼻腔气管插管:该麻醉方法由操作者根据自己的技术、技能以及使用纤维支气管镜的熟练程度决定,但为安全起见,在使用静脉或吸入全麻药前,应先采取纤维支气管镜经鼻腔至声门沿途探查,若无异常且观察声门良好,再应用全麻药,并将纤维支气管镜置入备好的气管导管内,待麻醉起效后以实施鼻腔气管插管。

4. 颈部粗短且肥胖患者气管插管　该患者并非都存在气管插管困难,一旦遇到该患者气管插管困难往往非常棘手,甚至容易导致窒息死亡,故务必予以警惕。其安全操作方法是:该类患者首先实施口咽腔探查,如先给予局麻药行口咽腔喷雾表面麻醉,以减轻喉镜置入口咽腔时所产生的恶心反射,当咽喉腔黏膜表麻起效,可令患者头颅尽量后仰,且张大口,此时操作者握持喉镜置入口咽腔迅速将舌体压向口底,并抓紧患者恶心反射而口腔显著开大的瞬间查看会厌和声门情况,若会厌显露良好或还能观察到少部分声门,说明人工呼吸道容易建立,可以实施快速全麻诱导(包括应用肌松药)。如果通过探查未能观察到会厌或仅窥见会厌顶端,而且口咽腔呈狭窄状况,提示该患者气管插管困难,甚至上呼吸道管理困难,该患者不宜或禁忌实施全麻诱导插管,可采取环甲膜穿刺行喉与气管黏膜表面麻醉以及口咽腔喷雾表麻下,然后采取可视管芯或可视喉镜,以及纤维支气管镜引导,乃至环甲膜穿刺逆行引导气管插管均可(应根据所具备的条件决定)。

【提示与注意】①对于显性气管插管困难患者应预先规划好方案,以便防范不测;②环甲膜穿刺逆行引导气管插管虽不需特殊器具和设备,但操作较繁琐,而且有一定的组织损伤,故仅在鼻腔盲探插管失败或尚不具备纤维支气管镜者可试用,但主要应用于张口度满意的气管插管困难患者。

767. 何谓隐性气管插管困难?

【术语与解答】 隐性气管插管困难由于不能提前发现,故也属未能预料的气管插管困难,该类患者主要存在于上呼吸道软组织结构异常或隐匿性上呼吸道占位性病变。

【操作与实践】 隐性气管插管困难风险在于未能提前预知,而已经采取了快速全麻诱导,在患者无自主呼吸状态下发现气管插管困难,该类患者有:①颈部放射治疗术后患者其颈部较细长,从头颈部初步观察尚无"异常",但全麻诱导完善后置入口咽腔喉镜,可发现咽腔明显狭窄,且咽腔软组织呈硬化状态,加之颈椎间盘反复照射后钙化以及颈部组织失去弹性,故头颅后仰受限。由于该患者咽腔狭窄与头颅后仰受限造成普通喉镜显露声门不清,甚至无法显露,从而导致经口腔气管插管困难;②下颌骨内软组织饱满者(如图 56-28 下颌-颈部角度大于100°的患者)往往其舌体也肥厚,该类患者置入喉镜后不易将舌体压向口底,从而使得会厌显露不清或只能窥见会厌顶端,以致造成气管插管困难;③会厌软骨软化则可半遮盖声门,该患者全麻诱导完毕喉镜不易抬起会厌,甚至会厌贴向声门口而完全遮盖声门,若无操作技巧,往往也易引起插管困难。

对于隐性气管插管困难患者,如果全麻诱导后身边只有普通喉镜时,可采取喉镜片从左口角置入,抵达舌根-会厌交界处,以使舌体完全偏向右侧,喉镜片前后移动观察,以便使声门显露"较理想"程度,并提前将细一型号的气管导管置入金属管芯塑成类似"L"状,然后越过舌体使管尖接近声门,此时再让助手按压喉结,一旦声门显露 1/5 ~ 2/5 或只窥见后联合处,则可进行试插,一般则能插管成功。

【提示与注意】 之所以临床上对隐性气管插管困难患者往往难以提早发现,是因为其外观无异常,故容易忽略和掉以轻心,一旦全麻诱导后,若发现声门无法显露而插管困难,操作者紧张心态必然产生,如果连续几次尝试插管失败,咽腔软组织可不同程度的引起肿胀,且出现上呼吸道梗阻现象,致使操作者紧张心理倍增,甚至导致盲目性操作。因此,麻醉医师应具备判断和识别隐性气管插管困难患者的上呼吸道异常特点,并掌握对未能预料的气管插管困难患者的各种处理方法。

768. 何谓骨性气管插管困难?

【术语与解答】 所谓骨性气管插管困难是由头颈部骨骼(上颌骨、下颌骨、颈椎或头颅)异常或病变而造成喉镜显露声门不清或无法显露声门。

【操作与实践】 临床上骨性气管插管困难常见于以下患者:①上颌骨过长;②下颌骨过短(小下颌);③下颌关节强直(张口困难);④颈椎强直;⑤头颅过大。注:这些气管插管困难患者已在本章第六节中较详细阐述,故不再重复。

上述均由头颈部骨性异常或病变而造成普通喉镜无法置入口咽腔或置入口咽腔则不能窥见会厌全貌,甚至声门无法显露,从而导致经口腔气管插管产生困难。

【提示与注意】 骨性气管插管困难也属于显性气管插管困难,因麻醉前可预知,故可提前做好各项预案和相关准备,以便采取可行的气管插管方法。

769. 何谓占位性气管插管困难?

【术语与解答】 所谓占位性气管插管困难是指上呼吸道肿物或口咽腔软组织肥大,从而半阻塞或近乎完全阻塞上呼吸道,以致引起气管插管困难。如:①成人会厌舌面或喉面巨大囊肿、舌根部肿物(图 56-29)、咽腔肿物,以及声带巨大息肉或声门区严重乳头状瘤等;②小儿口咽腔占位性病变,尤其新生儿先天性咽腔肿物(图 56-30 与图 56-31),以及小儿巨舌等。

　　【操作与实践】①无论成人或是小儿,其口咽腔占位性病变越大,越挤占上呼吸道空间。此外,咽腔肿物越接近声门,其风险越大。总之,咽腔占位性病变可使上呼吸道显著缩窄,除存在上呼吸道梗阻外,还造成气管插管越加困难,尤其该类患者一旦应用镇静或催眠药,特别全麻诱导后,占位性病变可直接阻塞声门,甚至引起上呼吸道管理困难,继之可出现呼吸危象;②如图 56-29、图 56-30、图 56-31、图 56-32 均为口咽腔肿物,笔者根据咽腔肿物的大小、所处咽腔的部位,以及年龄等而采取普通喉镜结合技能和技巧,从而建立了人工呼吸道(气管插管),虽该 4 例患者在气管插管完成前均有短暂的严重缺氧(SpO_2 下降至 82% ~ 38%),但迅速建立人工呼吸道后严重缺氧

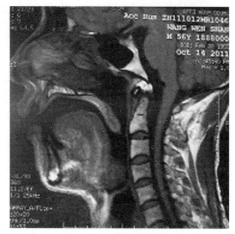

图 56-29　舌根部肿物

和呼吸危象立即逆转(如图 56-31 患儿 SpO_2 瞬间降至 38%,口唇严重发绀,立即喉镜直视下采用"艾力斯"抓钳迅速夹住肿物牵拉出口外)。

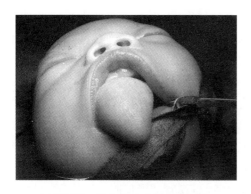

图 56-30　出生后患儿口咽腔肿物

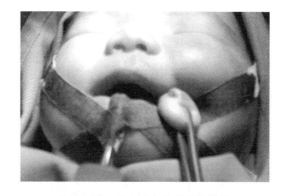

图 56-31　出生后患儿咽喉腔肿物

　　【提示与注意】口咽腔占位性病变有两种气管插管困难,一种是显性插管困难(如图 56-30),另一种则是隐性插管困难(如成年人咽腔肿物较小,尚未累及引起严重上呼吸道梗阻和呼吸困难),前者(显性插管困难)因占位性病变增大而出现上呼吸道梗阻或呼吸困难,故容易引起注意,可提前做好相关预案和准备。而后者(隐性插管困难)由于占位性病变较小,虽通常睡眠期间可出现打鼾(上呼吸道梗阻),但清醒状态无上呼吸道梗阻症状,而这种隐性插管困难患者往往难以提前发现,一旦全麻诱导后,很易引起急性上呼吸道阻塞与气管插管困难,应需予以警惕。笔者曾遇一咽腔活动性肿物,全麻诱导后面罩辅助通气时突然阻力显著增大,置入喉镜准备气管插管时,发现咽腔肿物卡在声门处(图 56-32),紧急采用金属管芯将其拨开后插入气管导管。该肿物根蒂较长,麻醉松弛后易下垂,面罩辅助呼吸可使其靠近声门或加压通气"冲击"而恰在声门处(图 56-32)。其图 56-33 则为摘除肿物后声门状况。

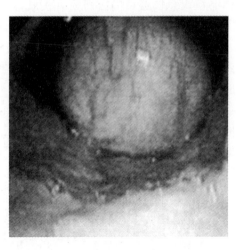

图 56-32　咽腔活动性肿物恰在声门处

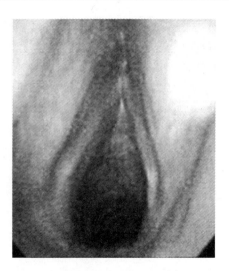

图 56-33　咽腔活动性肿物摘除后声门状况

770. 颈椎损伤患者气管插管难度是什么?

【术语与解答】颈椎损伤患者并不一定会引起气管插管困难,但为防止颈部脊髓受损或在原基础上进一步加重,使得经口腔置入喉镜实施常规气管插管方法则有难度,因喉镜显露声门需要头颅后仰,而头颅后仰必然引起颈椎活动。

【操作与实践】颈椎损伤患者大多采用俯卧位或侧卧位手术,但颈椎损伤不稳定的情况下实施气管插管可能存在较大难度,其困难在于:头颈部的伸屈(前屈或后伸)往往可加重患者脊髓的损伤,因此,气管插管的方法应从多方面考虑。

1. 经口腔喉镜直视下气管插管　颈椎损伤较轻患者,并经影像学及临床征象检查脊髓完好无损者,可经口腔喉镜直视下气管插管,但必须应有插管技术熟练的麻醉医师操作实施,以尽量不使头颈过度后仰,避免造成继发性损伤。此外,为防范不慎操作,患者需安置颈托。

2. 经口腔盲探气管插管　对于颅底骨折的患者且伴有颈椎损伤较严重者,可采用经口腔盲探插管,但患者自然仰卧位时,由于口腔至喉部径路角度较鼻腔至喉部径路角度小,故经口腔盲探插管较鼻腔盲探插管难度明显增大,但可借助光棒或可视管芯经口腔气管插管。此外,经口腔盲探插管还可采用气管导管气囊咽腔充气法插管,也可利于手指触摸会厌引导盲探插管法。

3. 经鼻腔盲探气管插管　该方法可使颈部基本保持原位不动,由于对颈椎影响很小,可明显降低继发性脊髓损伤。

4. 经插管型喉罩引导插管　插管型喉罩专门用于引导气管插管,其操作较简便,一般无需头颅后仰,其自然位则可将插管型喉罩安置到位,再经该喉罩引导使用与其相配套的特制气管导管实施插管,其成功率高。

5. 光棒经口腔引导气管插管　①光棒也称管芯引导器,类似于"L"形,适用于经口腔或鼻腔盲探插管;②临床应用时先将光棒穿过气管导管,再将两者一同置入口腔,且沿着口咽腔的弯曲度抵达喉腔,若插入到位,则可在颈部正中皮下透出光亮,随光棒推进其光点可向胸骨上切迹移动,说明插入正确,然后将气管导管送入气管内即可;③如果光棒前端误插入食管,则在颈前部无光亮或亮点很暗,容易识别,拔出后调整角度重新试插。此外,还可使用可视管芯插管,该器具尾端设有目镜,通过目镜可观察咽喉腔结构,以便寻找声门插管。

6. 纤维支气管镜引导气管插管　若条件具备,纤维支气管镜引导气管插管应视为颈椎损伤患者插管常规。

7. 环甲膜穿刺逆行引导气管插管　该方法也适用于颈椎损伤患者气管插管,但必定是有创性,若无其他相关插管器具,则可考虑临床应用。

【提示与注意】上述气管插管方法需结合患者全身情况、颈椎损伤特点、操作者个人技术熟练程度,以及本单位设备、器具条件等全面衡量后决定。但在特别紧急情况下,如患者呼吸循环即将骤停,可经口腔直接喉镜窥视下气管插管,且应注意插管时尽量减少颈部活动。总之,颈椎损伤患者实施气管插管必须保护颈椎的稳定性,以防止人工呼吸道建立期间而加重颈椎管内的脊髓损伤。

（王世泉）

第八节　对气管插管困难患者应采取的措施

全身麻醉患者或危重疑难患者的抢救,常因上呼吸道解剖结构异常或病理改变而引起气管插管困难,麻醉医师一旦遭遇插管困难除感到棘手外,还担心患者可能出现并发症,甚至不测。为此,麻醉医师必须掌握各种气管插管困难的应对措施。

771. 为何对气管插管患者均应行呼吸道综合性评估?

【术语与解答】①人体上呼吸道(鼻咽、口咽与喉咽)是由不规则的骨骼与软骨为支架,又覆以黏膜和软组织包裹的"肌性"管腔,此种解剖结构随时都可发生改变,以致造成通气不畅或气管插管困难;②气管插管困难患者有时无法预测,因此,凡需气管插管者均应进行呼吸道评估,尤其综合性评估或有针对性的咽喉腔探查尤为重要;③为提高全麻手术患者的插管安全,麻醉前评估和确认是否存在气管插管困难颇为关键,如果在麻醉诱导前大致确认属气管插管困难者,则可通过事先充分的准备,采取相关防范措施,拟订合理的麻醉诱导计划以及插管处理方式,一般大都能有效解决。但也有个别患者外表似乎完全正常,而在气管插管操作时出现意想不到的插管困难,若未能料及、准备欠缺、处理不当,则有可能造成患者呼吸道损伤、机体缺氧、低氧血症,严重者甚至导致呼吸心搏骤停。因此,麻醉医师对气管插管患者必须重视呼吸道综合性评估。

【操作与实践】气管插管患者呼吸道综合性评估如下:

1. 气管插管前一般性检查　①临床上插管困难的因素颇多,除显性气管插管困难与骨性气管插管困难容易识别外,麻醉前访视患者更要关注隐性气管插管困难和占位性气管插管困难,因隐性和占位性插管困难患者依靠某个单项指标或方法评估预测常存在其局限性,仍以综合性评估较为可靠;②对气管插管患者了解其病史非常重要,也是早期评估有无潜在气管插管困难的初步方法。

(1)详细了解病史与既往麻醉与手术情况,尤其有无气管插管困难经过,并询问夜间睡眠有无"打鼾"现象,尤其饮酒后睡眠"打鼾"程度如何,若酒后"打鼾"更为严重,说明全麻诱导后极易引起急性上呼吸道梗阻,对该类患者则需实施口咽腔探查,以便确定是否属隐性气管插管困难(即意想不到的气管插管困难),甚至上呼吸道管理困难。

(2)体重大、肥胖、颈部粗短者约90%以上睡眠期间出现"打鼾",该类患者使用镇静、催眠或静脉全麻药后,上呼吸道通气不畅或梗阻症状尤为突出,甚至出现呼吸暂停,除可能存在插管困难外,也是面罩通气不良的因素,应需予以重视,甚至给予口咽腔探查。

(3)令患者尽力张口,观察上、下切牙间距,成人正常张口度一般可达3.5~5.5cm,若张口度小于2.5cm(约1.5横指宽),常妨碍喉镜的置入。当开口度不足1.5cm者,几乎不可能经口腔置入喉镜显露声门。

(4)无牙颌者大多为老年患者,若装有全口活动义齿,往往不易固定牢靠,喉镜片抬会厌显露声门时,全口义齿容易翻转,可直接阻挡视线。如将全口义齿取下,喉镜片的支点则落在弓形的牙槽突上(牙龈),初学者抬会厌时镜片难以固定,很易滑向左侧。此外,口腔无牙齿支撑,双侧面颊部塌陷,上、下口唇相对过长,喉镜置入口腔中抬会厌时,右侧上下唇易向口内卷曲,致使口裂缩小,影响窥视声门,但插管并非困难。

(5)舌体是口咽腔中最大的软体活动器官,若宽大肥厚,置入口咽腔的喉镜片很难将其压向口底,可造成会厌抬起困难或仅显露会厌游离缘(顶端),因无法建立气管插管轴线而导致气管插管困难。

(6)察看牙齿有无松动及脱落,尤其左上中切牙与侧切牙缺失者,弯喉镜片置入口内其支撑点很易滑入牙齿缺失的凹陷中,致使右侧的上中、侧切牙直接阻挡窥喉视线,而且嵌顿在凹陷中的镜片往往易被两侧的牙齿卡住,致使喉镜深入与后退均困难,还易将邻近牙齿损伤。

(7)上中切牙过长或前突患者其上切牙与下切牙咬合关系明显错位,弯喉镜片往往不易显露声门,致使气管插管轴线难以形成,这对初学者或非麻醉医师插管具有一定难度,甚至插管失败。此外,喉镜抬会厌时,若以上中切牙为支撑点,还易将其损伤致脱落。

(8)若上下牙齿排列不齐、长短不一,喉镜片进入口腔其支撑点常固定不稳,容易左右倾斜,甚至嵌在凹陷牙齿中,致使镜片前端难以抵达舌根-会厌交界处,不易顺利显露声门。

(9)让患者坐位且头后仰与张大口,观察上腭是否呈高弓形,若属高腭弓,提示可能存在插管困难。

(10)头颈后仰度是指最大限度头颈后仰,后仰度越大,普通喉镜越容易置入口腔,其口轴线与咽轴线及喉轴线角度易增大,使得气管插管越容易实现。然而头后仰度越小,其三轴线夹角不能增大,普通喉镜显露声门越差,气管插管可出现困难,如颈椎强直患者则属于三轴线角度不能增大者。而颈椎损伤则属被动性插管困难,因必须保护颈椎管内的脊髓。

(11)甲-颏距离测量,让患者头颈尽量后伸,指颈部完全伸展后甲状软骨上切迹至下颏的间距,即成人甲-颏间距大于6cm者,提示插管容易,相反者可能出现插管困难。

(12)正常人颈部自然、活动度良好,可前屈、后伸、左右旋转或侧弯,如颈部活动度受限,则有可能插管困难。此外还应观察和询问头颈部有无"放疗"史,尤其咽腔部位(如鼻咽癌)的放射性治疗,以便预测咽腔是否狭窄,因颈部"放疗"后的患者往往气管插管困难。

(13)经鼻腔插管者应询问两侧鼻腔通畅程度,察看鼻孔大小,并检查是否有鼻中隔偏曲、鼻甲肥大以及后鼻孔有无闭锁等。

总之,虽上述综合性评估其假阳性者占有一定比例,但全面综合性检查很有必要,以便心中有数。另一方面,气管插管困难与上述各项因素叠加成正比,因素叠加越多插管越困难,甚至产生上呼吸道管理困难。

2. 马兰帕蒂分级检测　此项指标是根据患者舌体的大小及咽腔情况大致分为四级,用以判断是否存在气管插管困难。患者取正面坐位,令其尽可能张大口并将舌体伸出,检查者面对患者,用手电照明,根据窥视口腔结构等情况进行分级。Ⅰ级:可见软腭、腭垂、咽腭弓和咽峡;

Ⅱ级:可见软腭、咽腭弓与部分腭垂(注:另一部分腭垂被舌根遮盖);Ⅲ级:仅能观察到全部软腭;Ⅳ级:未能见到软腭(软腭被舌体遮盖)。①临床上Ⅲ级和Ⅳ级患者提示可能存在插管困难,尤其Ⅳ级患者伴有舌体伸出口外受限者,应提防上呼吸道管理困难;②此种分级方法受患者伸舌技巧与检查者观察角度的影响,常有其局限性,还需结合其他指标综合性评估;③此法通常随着分级的增加,气管插管困难的概率也随之升高。此外,该方法检测容易、快捷,但并非可靠,仅能预测约50%的插管困难;④该分级中Ⅰ级和Ⅱ级患者,气管插管不存在任何困难,除非存在头颈后仰受限或其他相关因素的影响。

3. 上呼吸道预先试探性检查　该方法最为可靠,因为可直接观察上呼吸道。临床上一些显性或骨性气管插管困难患者一般肉眼观察则能预测,如张口困难、巨舌、小下颌、短粗颈、下颌关节强直,以及头颈后仰受限患者,对这些患者往往采取有针对性且安全性较高的呼吸道处理方法。然而,有些患者其外表似乎完全正常,但仍有可能给插管带来意想不到的难度,甚至出现上呼吸道管理困难,若未能料及或准备不足,产生后又处理不当,则有威胁生命的潜在危险,此种现象常发生在全麻诱导后。因此,除麻醉前访视患者做出主观评估预测外,还需通过进一步相关检查,做到客观评估预测,方可安全可靠。

喉镜口咽腔直接检查法:患者入手术室后呈仰卧位,麻醉诱导前先让患者张大口并将舌体伸出口外,平静深呼吸,操作者手持1%丁卡因或2%利多卡因喷雾器,将喷射头置入口腔且令患者深吸气,同时对准软腭及咽腔连续喷雾数次,嘱咐半分钟后咽下。两分钟后重复一次,甚至隔两分钟再次表麻,其目的尽量使软腭、舌体、咽腔黏膜组织表麻较为完善,以减少或避免喉镜片置入口咽腔中所产生的恶心反射。经反复几次表麻,患者则能耐受喉镜伸入咽腔中的不适。操作时麻醉医师右手托住患者头顶部适当前推,并同时让患者头颅后仰张大口,左手持喉镜片顺着舌背弧度轻轻置入咽腔,然后迅速挑起舌背后端,尤其利用患者恶心时口咽腔瞬间开大而抓紧观察会厌显露情况。通过直接观察,基本可明确气管插管难易程度:①若能窥见大部分会厌或同时窥视1/5~1/4声门,说明气管插管无任何困难;②若只观察到部分会厌,而声门未能窥见,实施全麻诱导复合应用肌肉松弛药,喉镜下显露会厌更为充分,抬起会厌后至少能窥视1/3声门;③如果喉镜直视下只观察到会厌游离缘,可采取短时效静脉全麻药(丙泊酚)或结合挥发性全麻药(七氟烷等)搭配去极化肌松药琥珀胆碱快速全麻诱导,利用全身肌肉松弛峰值时喉镜置入舌根-会厌交界处抬起会厌,有可能显露1/5~1/4声门,置入金属管芯塑型的气管导管较容易通过声门插入气管内。一旦插管未能成功,因全麻药与肌松药均为短时效,患者意识和自主呼吸很快恢复。此外,也可采取全麻慢速诱导或镇静加咽喉充分表面麻醉,在保留自主呼吸条件下实施气管插管;④当喉镜直视下未能窥见会厌,甚至发现咽腔缩窄,提示该患者属隐性气管插管困难,应放弃全麻诱导,更应禁忌使用中长效肌肉松弛药,因为有可能演变为上呼吸道管理困难。

综上所述,即使上述综合性评估与检测均在正常范围,也不可掉以轻心,因影响插管困难的因素颇多,尤其还存在操作者视差错觉的现象,其中之一则是声门能显露1/3,但操作时导管却误插食管内,应引起警惕。

【提示与注意】总之,上呼吸道预先试探性检查可避免盲目全麻诱导,尤其使用非去极化肌肉松弛药而遭遇气管插管失败所造成的被动局面。因此,预先口咽腔直视下探察能使操作者心中有数,可提前做出相应的预防措施,防止出现插管困难而反复插管失败所导致的相关并发症,甚至呼吸危象。此外,少部分插管困难患者可伴有高血压、冠心病、糖尿病等,若给此类患者喉镜直视下探察,虽已实施口咽腔表麻,但敏感患者仍易引起不适或难以承受,甚至加重原有病情(如心率增快、血压升高或心律失常等),致使气管插管处理更加困难。如确有必要喉镜探察,应给予防护性措施,包括半坐卧位、持续性鼻导管吸氧、心血管药物的应用以及预防应激性心血管副反应等。另外,对于上述患者不应单独进行操作,以避免出现突发性情况,造成被动局面,甚至处理不当引起不测。

772. 隐性气管插管困难患者基本处理方法有哪些?

【术语与解答】隐性气管插管困难也称为未能预料的气管插管困难,临床上对未能预料的上呼吸道结构异常患者往往难以提早发现,若发生插管困难,操作者紧张心态必然产生,如果连续尝试几次插管均失败,咽腔软组织可不同程度的引起肿胀,甚至出血,同时出现上呼吸道梗阻现象,从而致使操作者精神紧张倍增,甚至导致盲目性操作(容易产生慌乱)。因此,应掌握对隐性气管插管困难患者的各种处理方法。

【操作与实践】全麻诱导后出现未能预料的气管插管困难,且经过首次操作插管失败,应首先给予面罩辅助供氧通气以维持机体正常的氧供与氧耗,同时快速总结插管失败的原因与患者上呼吸道异常的特点,以便为再次插管或改换其他插管方法做准备,即使因缺乏相关器具而再次气管插管未能成功,只要面罩通气良好则属无风险型插管困难,若继续反复 2～3 次插管仍未成功,可请求上级医师或有插管经验者帮助完成。此外,临床上对隐性气管插管困难患者可采用以下处理办法。

1. 临床初步处理措施　如果麻醉诱导后出现未预料到的气管插管困难,尤其使用了肌肉松弛药,操作者应首先镇静,不必惊慌(经验不足者往往无心理准备,易引起慌张),应首先托好下颌,并面罩给纯氧辅助呼吸或控制通气,以保障机体正常的氧合水平。若面罩通气不良,可先放入口咽或鼻咽通气道解决,以保持上呼吸道的通畅,然后根据先前喉镜显露会厌的情况快速判断插管困难的原因,并根据患者能否进行面罩有效通气的情况下,决定下一步操作步骤:①通过首次插管情况可基本确定喉镜显露会厌的分级,如果属Ⅲ级,即喉镜仅能显露会厌游离缘(会厌顶端),喉镜置入口咽腔应从舌体中线延伸,估计喉镜片前端抵达舌根-会厌交界处仍未显露声门后联合,左手握持喉镜继续推进 0.5cm 或后退 0.5cm,观察与先前显露比较,以选择显露较好者为插管时机,此时还应将导管置入金属管芯使其塑成"鱼沟"状或"L"状,目的使导管前端与喉轴线平行,插管时紧贴会厌后面延伸,当遇有阻力时,让助手拔出管芯,再旋转推进导管,以便导管尖端越过声门进入气管内;②对已进入麻醉诱导后,且处于意识与呼吸消失的患者,若遭遇插管困难,最关键的是观察面罩通气是否通畅,如果呼吸道畅通,则可放心,然后根据初次显露声门的难度与自己的操作能力决定是否继续尝试。若人手少,插管成功把握不能确定,则应待患者呼吸与意识完全恢复后决定是否实施清醒状态且表麻条件下气管插管,此种举措比无把握性反复插管更为安全和稳妥;③在每次插管失败后,应观察脉搏血氧饱和度仪,若 SpO_2 下降至 90% 时,应暂停插管,先面罩充分供给纯氧通气,实施辅助呼吸或控制通气,使机体达到一定氧储备,防止机体持续缺氧,当 SpO_2 上升至 98% 以上时,然后再次尝试;④如果科室具有 McCoy 型喉镜,可以试用。此外,插管时可让助手或护士协助按压喉结,以便使喉镜显露声门尽可能满意,以利于导管通过声门;⑤若估计自行插管确有难度,不必"英雄主义"而反复、盲目强行试插,以避免引起咽喉水肿与黏膜损伤出血,导致上呼吸道梗阻,致使再次插管更加不易成功;⑥由于每个人的手法与操作习惯较为固定,尤其临床实践较少或经验不足者,往往喉镜置入咽喉腔与插管径路不变,容易插管失败,若更换操作者则常容易成功。因此,为了医疗质量与患者安全,理应请教年资较高或气管插管经验较丰富者再次试插为妥;⑦如果麻醉诱导使用了肌肉松弛药,插管反复失败后,不宜再继续尝试。若身边人手不够,应呼喊来人帮助,选择或采取其他有效方法解决;⑧当使用了肌肉松弛药且面罩辅助通气效果良好,估计再次插管仍有困难,甚至不可能成功,应当继续面罩辅助通气,等待患者自主呼吸恢复(如使用去极化肌松药)或给予拮抗剂逆转(如使用非去极化类肌松药),待麻醉诱导药与肌肉松弛药作用完全消失,自主呼吸恢复满意,可考虑呼吸道表面麻醉,且意识清醒条件下进行气管插管。一旦发现面罩通气不良或上呼吸道梗阻,则按上呼吸道管理困难处理。

2. 塑成"L"形或鱼钩状气管导管实施半盲探插管法　所谓经口腔半盲探插管法是指普通喉镜直视下无法显露声门,只能窥见会厌游离缘(顶端),则应将气管导管的形状塑型,从而进行试探性插管的一种方法:①若遇到隐性插管困难患者首先选择比原先计划细一型号的气管导管(有利于进入声门),并挑选硬度适宜的可塑性金属管芯,借助管芯使导管前端弯成类似"L"形或鱼钩状,以适合喉轴线的角度;②再次尝试插管应改变初次采用的插管方法,因导管前端为左侧斜面开口,其管尖则在导管的右侧壁,故导管置入咽腔后先将管尖与会厌顶端中点对齐,虽导管稍偏向左侧声带,但管尖在声门中线,只要管尖进入声门,其导管斜面开口可跟随滑入声门下。若按导管中心对准会厌中点,其管尖抵达声门时易插入右侧喉室内受阻(真声带与假声带之间有一囊袋称喉室),甚至反复尝试均插入喉室;③正常喉腔解剖关系其声门位于喉腔正中,仰卧位声门在会厌之下,喉腔形成的喉轴线由后下向前上倾斜(即会厌角度),插管时则利用"L"形或鱼钩状的导管前端与喉轴线相吻合,即管尖越过会厌游离缘,沿着会厌顶端(后下)向喉结方向(前上)插入或管尖沿着会厌喉面(后面)正中位向前上方插入(沿着喉轴线方向插入),遇有阻力可能顶在声门前联合处,此时可让助手拔出管芯,再将导管稍顺时针旋转,以便使管尖滑至声门之间进入气管内;④若患者存在自主呼吸,可利用导管内呼吸气流声音或导管内呼吸雾气大小引导进行插管。如患者出现呛咳或气流声通畅,甚至一过性屏气,提示插管方向准确;⑤若患者呼吸消失或已给予肌肉松弛剂,气管插管后必须给予判断与识别,避免误入食管内。

3. 喉镜从左口角置入口腔气管插管　普通喉镜经口腔正中位显露声门是临床上使用的基本方法,但当患者头后仰受限、舌体肥厚、上切牙(门齿)过长时,此种方法往往使声门显露不清或只能显露少部分会厌而致插管困难。因此有学者认为弯喉镜片经左口角置入咽腔显露声门可提高成功率。笔者经过临床实践发现,经左口角置入喉镜显露声门较口腔正中入路的优点在于:①由于上牙弓中以上切牙(门齿)最长,而上切牙至磨牙呈递减性缩短,且递增性牢固,这对于经左口角入路喉镜显露声门颇有益处;②喉镜从左口角置入咽腔,其镜片的支撑点大多在左侧磨牙与尖牙之间,一方面可缩短牙齿至声门的距离。另一方面,磨牙较上中切牙明显缩短,可使口轴线与咽轴线的角度相对增大,从磨牙切缘处观察喉部远较上中切牙处观察清楚。其次喉镜片压迫舌体左侧缘,由于舌体侧缘较薄,有利于气管插管轴线的形成,致使声门容易显露,并提高插管视线;③喉镜从左口角置入口咽腔,尽管舌体被镜片推向右侧,并挤占咽腔部分空间,但镜片与咽腔之间沿线无任何阻碍,可直接观察喉部,提高显露声门效果,故多数插管困难患者均可顺利完成气管插管。因此,当声门显露不清,只观察到会厌游离缘或杓状软骨间切迹时,可改为经左口角入路进行插管;④对于插管困难患者,操作者使用喉镜往往以上中切牙为辅助支撑点。据统计,气管插管中造成牙齿损伤脱落者,约有80%以上是插管困难患者。若采取经左口角置入喉镜显露声门,以左侧磨牙与尖牙为支撑点,则不会损伤牙齿。另外,若从左口角置入喉镜显露声门不够充分,还可让助手在颈前区按压喉结,有助于显露声门,以利于气管插管;⑤临床麻醉中,若术前认为患者上呼吸道"正常",或者由于麻醉医师在术前未能进行详细的评估,而在实施全麻诱导后才发现患者存在咽腔结构异常,在没有心理准备的情况下,不应惊慌失措,可先行常规方法试探气管插管,当插管失败后,应考虑喉镜经左口角置入显露声门尝试,往往可获成功。

4. 按压喉结协助气管插管　由于舌体是口咽腔中最大的肌性器官,加之咽腔内其他相关因素,有时喉镜置入喉腔,总是不能窥见声门,只能显露会厌游离缘,尽管借助喉镜片将舌体尽量压向口底,但声门仍显露不清。此时可让助手在颈部适当按压喉结,目的使声门向颈椎方向移位,以便从口腔获得最佳的显露效果。有时让助手帮助按压喉结显露声门往往不易同步,可将按压方向告诉助手,以便达到良好的配合。

【提示与注意】临床上遇到隐性气管插管困难时,紧张时刻不能只顾持续插管操作,而忘记有效通气时限,这是最易被忽略的问题,尤其初学者或经验不足的年轻医师,务必牢牢切记。因插管困难患者往往是在长时间低氧血症或机体组织氧合缺陷中发生心肌严重缺氧而心搏停止,而不会死于插管失败。因此,呼吸道管理的最终目的是保障患者有效通气,一旦遭遇气管插管困难或上呼吸道管理困难患者,必须具备行之有效的防范措施,面罩供氧持续辅助呼吸或加压通气则是有效方法之一。

773. 应用纤维支气管镜引导气管插管有何特点?

【术语与解答】①纤维支气管镜(简称纤支镜)除广泛应用于气管、支气管等肺部疾病检查与诊断外,也被麻醉医师通常用于气管插管困难患者的一种非常有效的器具,麻醉医师借助其目镜可直视下引导气管导管通过上呼吸道与声门插入气管内;②之所以纤支镜引导气管插管仍是现今临床上用于气管插管困难患者最为有效的插管器具,是因为纤支镜可"蛇形"行进,故适合于穿过不规则且弯曲而狭窄的上呼吸道,这是任何插管器具无法比拟的。

【操作与实践】纤支镜引导气管插管具体操作方法如下:①使用前将镜体涂以薄层润滑剂,有利于顺利通过所选择的气管导管;②纤支镜的目镜需用防雾溶液处理,以便保持清晰的视野;③预先施行呼吸道黏膜表麻,张口困难患者咽喉腔表麻难以进行,可给予环甲膜穿刺表麻;④操作时先使纤支镜穿过气管导管,前端探出 4~5cm,取患者仰卧自然头位,操作者站立在患者头侧,一手握住纤支镜镜柄(控制器),拇指控制调节纽,以便调节镜体前端角度。另一手夹住纤支镜镜体与气管导管一同经口腔或鼻腔先送达咽喉部。经鼻腔气管插管者也可先将适宜型号气管导管经鼻腔插至咽腔,然后再将纤支镜经气管导管后端置入,从前端伸出,再沿咽腔逐步深入,观察到会厌后将纤支镜前端越过会厌喉面(后面),锁定声门后,镜体前端先进入声门,并抵达气管内,然后将气管导管顺势缓慢推进,直至插入气管内;⑤经口腔径路插管者,可将气管导管先套在纤支镜镜体外,操作者先将牙垫置入上下牙齿之间,避免镜体伸入口腔内被患者咬坏导光纤维。然后左手或右手将已套好的气管导管与纤支镜镜体一同沿舌背正中插入咽喉部,窥见会厌时利用纤支镜镜体前端将其挑起,即可显露声门,然后继续深入,直至进入气管内,再将气管导管顺势推进气管内;⑥经鼻腔纤支镜引导插管期间,由于纤支镜镜体伸出气管导管尖端约 4~5cm,一旦气管导管进入气管内后,其导管尖端处于气管内何位置尚难确定,因此,成年男性插入总长度应为28cm 较适宜(即管尖距鼻孔 28cm),成年女性插入总长度应为26cm(即管尖距鼻孔 26cm),身材高大或较矮者应外加1cm 或减少1cm。

【提示与注意】为使纤支镜引导气管插管一次性成功,下列事项可供参考:①用于引导气管插管的纤支镜外径一般约为3.5mm,现今最细的纤维光导支气管镜为2.2mm,可穿过3.5ID的气管导管,能用于小儿困难性气管插管;②专用鼻腔异形气管导管较普通气管导管长,且存在折曲形弯度,纤支镜需涂擦滑润剂(如液体石蜡)置入并穿过该导管可减少摩擦阻力,有利于操作方便;③需要纤支镜引导气管插管的患者,应提前使用抗胆碱药,以避免呼吸道分泌物过多而影响视野和操作。但应用抗胆碱药物后,少部分患者咽腔分泌物粘稠且量多,也可影响视野,而纤支镜吸痰管较细,吸引粘稠分泌物较困难,应先采取普通吸痰管将其吸出;④清醒患者实施纤支镜引导气管插管,应给予呼吸道充分表面麻醉,以减少或避免呼吸道不适感,以及声门过于活跃而"煽动"。若表麻欠完善,往往影响纤支镜和气管导管顺利通过,甚至引起频繁呛咳或屏气所致的血流动力学剧烈波动,个别患者可出现喉痉挛;⑤经鼻腔引导插管者,应给予鼻黏膜收缩剂和表麻,以减少鼻腔黏膜损伤、出血与疼痛;⑥睡眠性上呼吸道梗阻-呼吸暂停综合征患者其咽腔结构异常,会厌位置与形态各异,纤支镜进入咽腔需注意正确寻找相关解剖标志。此外,对严重睡眠性上呼吸道梗阻-呼吸暂停综合征患者以及特殊体胖或舌体肥大患者,采用纤支镜引导气管插管是一种较为适宜的插管方法,但咽腔软组织阻塞,往往单人操作纤支镜不易寻找声门,操作时应有助手协助,如帮助托下颌,则可使舌根离开咽后壁而扩大咽腔,一方面保持咽腔通畅,另一方面咽腔组织不易阻挡镜头,以利于提高纤支镜最佳视野,而且有利于纤支镜顺利通过声门;⑦纤支镜进入咽喉腔时,其食管上口与声门易混淆,需仔细鉴别,并保持纤支镜镜体始终处于正中线位置伸入,以便寻找声门;⑧全麻快速诱导插管失败,需改用纤支镜引导插管者,应先行面罩辅助供氧通气 3~5 分钟,待机体氧储备后,再进行纤支镜引导插管,避免无通气时间过长所致机体缺氧;⑨纤支镜前端进入气管后可见到粉红色或红色的气管环,如果误入食管则无气管环,须引起识别;⑩纤支镜操作期间应尽量动作轻柔、协调,同时严密监测患者生命体征变化,如出现异常应及时处理。此外,纤支镜引导气管插管技术要求较高,需要经过操作训练且充分掌握后,才能应用于气管插管困难患者。

总之,纤支镜最大优点在于可直视下"曲线"引导插管,在困难性插管中较其他方法更易成功,而且可降低或避免对上呼吸道的损伤。

774. 各种用于气管插管困难的器具临床如何使用?

【术语与解答】由于引起气管插管困难的因素颇多,故生产商为解决临床困难性气管插管设计并开发了众多的插管器具,如早期的纤维支气管镜与 McCoy 喉镜,以及逐渐发展而来的光棒(也称光索)、可视管芯,乃至各种类型的可视喉镜等,这些器具相继用于临床,为解决气管插管困难做出了贡献。但是,若对所选择的器具使用不熟练,甚至对其性能不了解,不但不能解决气管插管困难,而且有可能引起相关并发症,甚至意外。这就需要麻醉医师或操作者对每一种插管器具的结构、组成、性能及使用方法等均有所清楚,方能用于气管插管困难患者。

【操作与实践】以下介绍和简述几种插管器具的相关特点:

1. McCoy 喉镜　该喉镜也称杠杆喉镜,是普通喉镜的改良型,主要由镜柄、镜片与调节杆三大部分组成,镜片前端主要有一活动关节,操作者可利用镜柄旁的操纵杆随意调节一定角度是此喉镜的主要特点,如普通喉镜虽显露会厌而不能抬起会厌时,该镜片通过活动关节调节前端角度,则能将下垂或半遮盖声门的会厌抬起更为容易,从而达到显露声门的目的。但是普通喉镜无法显露会厌或只能显露会厌顶端(游离缘)时,McCoy 喉镜同样不能完全显露会厌,更不能显露声门。

2. 光棒　①光棒又称光索,其结构简单,是由光源、导体管芯、灯泡与手柄组成,导体管芯长约 38cm,直径约 3mm,其内有一金属管芯,其外由橡胶制品或塑料外皮包裹,其导体管芯质地较柔韧,具有一定弹性,则可随意弯曲并调节所需角度,其灯泡安装在最前端,而尾部配有电池和开关手柄;②人体颈部喉结之下至胸骨上切迹正中皮肤相距气管表浅,尤其偏瘦颈细体型,甚至颈部皮下约0.6mm即是气管,这有利经颈部皮肤正中观察喉与气管内的光亮;③根据人体上呼吸道结构不同,可将光棒前端角度塑成曲棍球棒形状为较佳(类似"L"形状),以便于经上呼吸道插入喉腔和进入气管内,使用时将光棒与气管导管一同塑成所需弯曲度,灯珠前端应超出导管尖端约2.5cm为宜,置入喉腔至气管内沿途很易在颈部皮下透出光亮,且边界明确的光点上下左右移动可提示光棒插入是否正确,光棒进入声门下其光点基本沿正中线下移,说明气管导管插入气管内;④光棒引导气管插管毕竟是盲探操作,完成后务必核实,避免误插入食管内;⑤光棒属盲探引导插管,若肥胖且颈部粗短患者则不易在颈部观察光亮。此外,若操作不当也能引起喉部损伤。

3. 可视管芯　①可视管芯类似于光棒,所不同的是可视管芯一般由长条形金属外壳与其内的光导纤维束以及目镜或小显示屏构成,而长条形金属外壳固定塑成类似"L"状,因此不能随意弯曲,使用时先将气管导管套在可视管芯之外,其操作过程如同光棒,但可通过目镜或小显示屏观察呼吸道的沿途结构,寻找解剖标志(会厌与声门),发现会厌则可从会厌后面观察到声门,然后继续延伸,致使可视管芯前端进入声门下,再将气管导管推进气管内即可;②可视管芯应首先用于普通气管插管患者,当使用熟练后再用于气管插管困难患者,可避免许多失误和隐患;③可视管芯前端镜头遇有呼吸气雾可使目镜或小显示屏无法识别咽喉腔结构,从而影响操作,这是可视管芯的缺陷。

4. 视频喉镜　该喉镜是通过安装在镜片前端的高清晰微型摄像头,并经纤维光缆传递,使咽喉部解剖结构(尤其声门)清楚地放大在液晶显示屏上,而且气管导管经口腔插入后其导管前端同样被显示,因此可通过显示屏观察并引导气管导管插入声门,致使导管进入气管内。

【提示与注意】上述几种插管器具虽能在气管插管困难患者中发挥作用,但张口困难患者均不能经口腔使用,但光棒和可视管芯可用于经鼻腔气管插管。此外,上述插管器具也可用于临床普通气管插管患者。

775. 气管插管困难患者插管完成后如何判断是否插入正确?

【术语与解答】由于人体下咽腔内并排两个生理性管道,即气管与食管,而两者入口又非常接近,因此在使用普通喉镜(即未用可视管芯、可视喉镜、视频喉镜及纤维支气管镜)或实施盲探条件下完成困难性气管插管后,尤其在无呼气末二氧化碳($P_{ET}CO_2$)监测条件下,如何判断与识别插入是否正确,特别是伴有慢性阻塞性呼吸系统疾病患者或肥胖患者无自主呼吸存在期间。由于普通喉镜无法显露声门,且与盲探气管插管相同,不能肉眼所见气管导管是否插入声门进入气管内,因此,需要耐心、综合性以及依靠间接方法加以判断与识别。

【操作与实践】插管困难患者完成插管后是否插入正确尚拿不准时,必须给予判断与识别,以免发生意外,其判断、鉴别方法可按下述进行:

1. 无自主呼吸判断与识别　插管困难患者完成插管后若无自主呼吸,则必须全方位、综合性、多指标给予鉴别。

(1)胸部与胃部听诊比较法:听诊双肺呼吸音是确定气管插管是否正确的最为常用方法之一,但由于气管与食管紧密并行相贴,呼吸音传导性强,若导管误插入食管,有时也可在胸前区听到呼吸音,致使听诊法确定插入是否正确存在局限性,甚至有一定难度。因此,可采取胸部与胃部听诊比较法,如在腋中线听诊呼吸音大于胃部,说明插入正确;若胃部(剑突下)听诊呼吸音大于腋中线,表明导管插入食管内。

（2）胃部膨隆-消失鉴别法：气管导管误插食管后，当辅助呼吸或控制通气时（主要吸气相），胃内充气后上腹部可逐渐隆起，容易识别。但使用肌肉松弛剂后，食管括约肌显著松弛，进入胃内的气体随呼气相而通过食管、咽腔、口腔返回出口外，则容易误导操作者。因此，需仔细观察胃部，如吸气相胃部隆起，而呼气相胃部塌陷，有可能导管插入食管内，但需将听诊器放于剑突下听诊，若吸气相听到明显呼吸音，同时胸部听诊无呼吸音或呼吸音很小，说明导管插入食管内。

（3）颈部触摸气囊法：若气管导管插入气管内，可在颈部环状软骨下缘与胸骨上切迹皮肤处触摸气管是否扩张。当患者气管插管完成后，使头颈部处于自然后仰位，使气管前壁距颈部皮肤拉近，尤其肥胖或颈部粗短患者尽量使颈部伸展，操作者可一次性将气囊充足气，并将左手食指和中指平放在颈部触摸区，而另一手拇指与食指挤压导管后端的观察囊，左手指可感觉到气管的扩张，这可提示导管插入位置正确。如果导管插入食管内，挤压口外的气管导管观察囊则无颈部气管扩张波动感。此外，若气管导管插入气管内过深或过浅，则气囊中点远离胸骨上切迹与环状软骨之间处，也无法触摸到气囊的波动，应予以注意。

（4）按压胸骨或胸廓法：气管导管插入气管内，气囊充气封闭气管后，手掌平放于胸骨处按压胸廓，侧耳或将听诊器贴近气管插管后端开口处，可听到明显的呼出气流声。但手掌按压腹部，同样可听到呼出气流声，这主要是按压腹部致使膈肌上移，双肺被压缩而产生的呼出气流。此外，导管插入食管内，按压胸廓或腹部也有气流呼出，故此法需仔细鉴别。

（5）特殊区域听诊法：①气管距体表最近处在环状软骨与胸骨上切迹之间，若头颅后仰，颈部伸直（气管切开位），无论自主呼吸听诊，还是控制通气听诊，胸骨上切迹处呼吸气流声均较胸前区与上腹部响亮，若插入食管其呼吸气流声明显降低；②腋中线距总气管较远，距支气管、小支气管较近，控制通气时此处若听到呼吸音明显，常提示导管插入正确。导管插入食管内在腋中线处一般难以听到呼吸音。

（6）心血管应激反应变化：麻醉诱导前应观察患者的心率次数与血压情况，作好记录，因快速麻醉诱导完毕，气管插管成功后或多或少存在刺激性心血管应激反应，即心率增快、血压升高，若插管后较插管前有明显升高变化，则可证明插管正确，因插入食管内一般无心血管应激反应。

（7）气雾形成法：气管插管完成后进行控制通气期间，若气管导管在气管内，肉眼可观察到气管插管内侧管壁上的气雾随呼气相出现，随吸气相而消失，即管壁内气雾随呼吸时隐时现。

上述确定方法有时存在局限性，因此，无自主呼吸者单靠一两项指标鉴别并非可靠，必须多种指标综合性判断与识别，不可掉以轻心。

2. 有自主呼吸判断与识别　通常情况下张口困难患者经鼻腔盲探气管插管大都保留自主呼吸条件下进行，其目的为避免插管失败或导管误插入食管内。①保留自主呼吸经鼻腔盲探气管插管后，如患者呼吸动作仍存在，但呼吸声音是从口腔发出的，而不是经气管插管传出的，说明误插食管内；②将听诊器放在气管插管尾端或侧耳在导管尾端听诊，若听到明显呼吸气流声，说明插入正确。操作者也可采用单根棉线放在导管尾端观察，当呼气时棉线被吹起，吸气时棉线被吸进也可证实；③由于患者自主呼吸存在，可将气管插管连接麻醉机螺纹管，其麻醉机贮气囊可随呼吸有规律的膨胀与缩小，提示导管插入气管内；④经鼻腔盲探插管者大都为清醒或镇静患者，若呼吸道黏膜表面麻醉欠完善，导管插入气管内患者可出现不同程度的呛咳，并伴有刺激性心血管副反应（即心率增快、血压升高），也说明导管已进入气管内。

总之，实施普通喉镜或盲探进行困难性气管插管患者，插管后判断与识别非常重要，尤其无自主呼吸患者，必须多指标且综合性检验，其目的以策安全。

【提示与注意】由于普通喉镜或盲探进行困难性气管插管患者不可能目视气管导管插入声门进入气管内，故操作完成后必须进行判断与识别，最为可靠的指标是$P_{ET}CO_2$监测，但大多基层医疗单位麻醉科并非都具备或手术室外危重患者抢救，以及心搏骤停患者心肺复苏，因此，若无$P_{ET}CO_2$监测时，如何检验气管导管是否插入气管内，就得采取综合性判断与识别，不应依靠一两个指标作出结论，以免不测。此外，呼吸、心搏骤停插管困难患者抢救中导管误入食管，有时其判断与识别也较为困难，尤其大体重、肥胖患者与桶状胸者，必须全方位、综合性、多指标给予鉴别。除上述提及的困难性插管患者常用的判断与识别方法外，以下也是判断鉴别的有效方法：

1. 尤其应提高警惕的是 ①全麻快速诱导辅用肌肉松弛剂的患者，其插管前都经过面罩预先辅助或加压供氧通气，体内得到一定氧储备，即使导管误插入食管，短时间内也不会缺氧（如3分钟内），脉搏血氧饱和度（SpO_2）常显示正常（如SpO_2一般为95%～100%），其口唇、面颊部、耳廓及甲床尚未发绀，这种假"阴性"体征往往造成操作者容易失误、麻痹，若未能及时纠正，当手术开始后发现切口处血液变暗（发绀），患者则处于危象状态，一旦抢救稍晚或未能转危为安，大多造成不可逆性脑损害，甚至死亡。因此，必须提高警惕。此外，SpO_2作为呼吸指标监测，在识别导管是否插入正确方面其灵敏度较$P_{ET}CO_2$差，如导管误插入食管内，SpO_2开始时可能出现假阴性结果（因患者插管前已面罩充分供氧储备，其SpO_2不会迅速下降，大都处于正常范围），需等待约2～3分钟后才能逐渐下降，故不能早期预报是否插入正确；②若气管导管误插食管，并给导管气囊充气，手控贮气囊辅助呼吸或机械控制通气，其上腹部可观察到胃部逐渐隆起（胃张气），尤其消瘦型患者更加明显，容易识别。但插胃管患者，若气管导管误插食管内，气管导管则与胃管并行在食管内，虽两者并行，但两者之间总有缝隙存在，加之食管可扩张，食管壁难以达到有效的封闭，故进入胃内的气体达到一定压力时则可返回口腔，因此手控辅助呼吸或机械控制通气时上腹部起伏交替（胃内无持续性膨胀），给人以假象，致使判断容易失误，故必须警惕。

2. SpO_2持续观察法 快速麻醉诱导期间大都充分面罩供氧，使肺内氮气祛除，机体达到充分氧储备，因此可延长插管时间，并使低氧血症延迟出现，若有脉搏血氧饱和度仪监测（该仪器较为普及），氧供期间SpO_2可达98%以上，一旦误插入食管，以致不能早期发现，但随着体内储备氧逐渐耗尽，SpO_2则有逐渐下降趋势，当SpO_2下降至95%，则应引起警惕，并立即核实导管是否误插。

3. 气管内机械刺激法 喉与气管是一感受器，气管插管完成后患者大都出现心率增快、血压升高（较插管前），若采用吸痰管经气管插管进行气管内吸引，如患者出现呛咳或心率增快，则表明气管插管正确。若插入食管，给予吸引刺激则无心血管应激反应。

4. 自主呼吸恢复法 若气管插管困难患者担心导管误插入食管，选择快速麻醉诱导应使用去极化肌肉松弛剂琥珀胆碱为妥，如操作完毕后怀疑导管误插入食管，则不再使用任何肌肉松弛剂与麻醉性镇痛药，以等待体内诱导剂量琥珀胆碱可很快被血浆胆碱脂酶降解，其自主呼吸短时间内可迅速恢复，如有胸廓与腹部起伏，而麻醉机呼吸贮气囊无变化，提示导管误插入食管。若见呼吸贮气囊随自主呼吸扩张和收缩，说明导管插入正确。

5. 完全依靠肺部呼吸音听诊容易失误 尤其肥胖患者或伴有慢性阻塞性呼吸系统疾病，且桶状胸以及腹部显著膨隆患者，此类患者其胸前区听诊呼吸音通常很低且遥远，插管后往往难以鉴别,如按压胸廓、颈部触摸气囊法、听诊双肺呼吸音,以及观察导管内有无气雾等均有难度。遇此现象,①可将听诊器放于胃部(剑突下),挤压贮气囊以增加潮气量,同时听诊是否存在气体通过声音,若胃部无气流声,再将听诊器移至胸骨上切迹处,若听到气流声,则说明导管插入气管内;②胸部(双肺)呼吸音听诊曾被认为确定导管是否在气管内的可靠呼吸指标,但是可遇到少数病例依赖此征象可能出现误导,因气体通过食管壁震动可传导给气管、肺脏及胸壁,听起来与粗糙的"呼吸音"相似,易被误认为呼吸音。有学者观察,对 40 例患者故意将导管插入食管中,让一名不知情况的麻醉医师听诊胸部呼吸音,结果有 6 例判断错误。因此,听诊呼吸音只是一项辅助措施,对难以判断的患者应行综合性识别。

值得提醒的是:气管导管误入食管临床上常用的一些简便识别和判断方法大都有效,但在特殊情况下需要多种办法并用尚能确定,若自信、盲目或判断失误、延误时机、处理不当,则可发生严重不良后果,甚至死亡,故应切忌。

776. 经鼻腔盲探气管插管气囊预先充气为何容易使管尖进入声门?

【术语与解答】经鼻腔盲探气管插管毕竟不是直视下操作,往往费时费力,故短时间内插入成功率相对较低,这是因为:①由于鼻中隔的存在,气管导管经鼻腔进入咽腔大都沿着插入侧鼻腔轨迹延伸,故容易抵达声门两边的梨状窝处;②咽腔属不规则肌性管腔,其横截面积空间远大于气管导管的截面积,且咽腔前后径较窄,左右径较宽,而处于咽腔中心的声门面积较导管的截面积稍大点,故导管尖端经鼻腔盲探进入咽腔容易,而经咽腔再插入声门较难,因管尖往往偏离声门。此外,人体仰卧位声门与食管入口呈上、下排列,而且基本处在同一平面上,经鼻腔盲探进入咽腔的气管导管容易在咽腔中贴着咽后壁延伸,因此很易插入食管中,甚至反复尝试仍不能插入声门,这主要是气管导管前端下垂且向上的弯曲度不够所致。

由上述可明确,经鼻腔盲探气管插管不容易短时间内插入成功的原因有两方面:其一,在咽腔左、右方向,因咽腔的宽度远大于气管导管的直径,而且还存在着双侧鼻腔各自的延伸轨迹,故进入咽腔的导管不容易沿着咽腔中线延伸;其二,在咽腔上、下方向,虽咽腔前后径较窄,但声门口在上,食管口在下,所以进入咽腔的导管容易插入食管内。因此,根据鼻腔、咽腔与声门口、食管口的解剖结构关系,只要增加导管前端周围(上下、左右)的容积,则能解决鼻腔盲探气管插管问题,如采取气管导管气囊过度充气法可使导管尖端处于咽腔中心位置,从而可使管尖容易对准声门,这就是经鼻腔盲探气管插管气囊预先充气为何容易插入声门进入气管内的理论依据。

【操作与实践】当鼻腔盲探气管插管尝试几次未能成功,则可采取导管气囊预先充气法插管:①先使导管插入食管内,继续插入无阻力,且呼吸气流从导管传导中消失,说明导管处于食管内,同时导管在咽腔左右径处于中心位置,此时操作者左手固定患者头颅枕部,右手在鼻腔外握持导管缓缓回拔,且侧耳细听导管内呼吸气流是否出现,一旦听到气流声音,提示导管尖端即将脱出食管口,只是其声音是通过导管前端侧口传导所致,此时可给予导管气囊充足气,当继续外拔导管约 1cm 时,导管内呼吸气流声音倍增,说明导管尖端完全退出食管口,且基本正处于声门口,如呼吸气流声音持续性增强,可顺势将导管插入,当受阻时,表明声门将导管气囊阻挡住,立即给予气囊放气,再使导管继续延伸适宜深度即可;②当导管尖端拔出食管口后,其尖端仍与咽后壁相贴,此时右手握持导管后端固定不动,并让助手给导管气囊充足气体,迫使导管尖端翘起,则自然离开咽后壁,并处于声门之间,一旦导管尖端接近声门口,呼吸气流最为响亮,此时右手在鼻腔外持导管推进,当导管插入约 2cm 时(即导管尖端在声门下),

继续推进阻力较大,提示充气后的导管气囊触及声带,不能继续插入,此时再让助手给气囊放气,然后操作者顺势将导管插入气管内;③此方法左、右鼻腔径路均适用,即使侧卧位鼻腔盲探插管也易成功。

【提示与注意】气管导管气囊在咽腔充气法经鼻腔盲探气管插管不需要任何额外装置。另外,此种方法可应用于颈椎损伤或颈椎强直者,以及其他经口腔插管困难患者。笔者曾对5例颞颌关节强直患者经鼻腔盲探插管在短时间内未能成功者(约2分钟),而后改为气管导管气囊在咽腔充气法,均一次插管成功。

777. 临床如何掌控气管插管困难或上呼吸道管理困难患者拔管时机?

【术语与解答】气管插管困难或上呼吸道管理困难患者其术后拔管仍是关系到患者生命的关键一环,故此类患者在手术结束或抢救成功后是否给予拔管,应根据病情需要、呼吸道状况,以及全身状况综合考虑决定,尤其上呼吸道情况更应了解,决不可盲目行事,避免发生意外。

【操作与实践】气管插管困难或上呼吸道管理困难患者拔管时机应从以下几方面考虑:

1. 气管插管困难患者拔管前回顾 由于气管插管困难患者在建立人工呼吸道之前大都进行过三次以上的插管尝试,加之喉镜及气管导管反复对咽喉腔的机械性刺激,可能造成咽喉腔黏膜组织不同程度的水肿,甚至损伤,手术结束后(3小时以内的手术)咽喉腔组织水肿并非完全消失,一旦过早拔管可能会出现急性上呼吸道阻塞而影响通气或严重呼吸困难,再进行插管难度更大。因此,插管困难患者在手术结束后必须安全的进行拔管,拔管前首先对插管时的操作难度进行回顾,以便对拔管后是否出现急性上呼吸道梗阻作出评估,避免发生不测。①确定该患者是单纯气管插管困难,还是上呼吸道管理困难,因后者拔管后风险较前者显著增大,故后者拔管更应谨慎;②回顾单纯气管插管困难患者是何种原因造成的插管困难,以便备好拔管后相关对策;③回顾插管困难患者插管期间咽腔有无损伤出血;④最后一次插管成功是采取何种方法完成的;⑤气管插管期间或面罩通气时,是否出现过呼吸危象,是怎样解决的。

2. 气管插管困难患者拔管前评估 气管插管困难患者如需要拔管,应根据患者自身具体情况和插管期间的具体状况作出评估,其目的是为患者拔管后的安全。①单纯性气管插管困难患者,且插管后手术操作时间已超过4小时,咽喉腔组织水肿一般可逐渐消退,若术中已使用激素,组织消肿更快,再结合患者意识完全清醒、呼吸良好、潮气量满意,方可考虑拔管;②若气管插管困难患者手术部位在口腔、咽腔、颌面部或颈前部进行,术后拔管时间应延迟。因为手术期间口咽腔、颌面部及相关组织的牵拉、切割、碰撞、缝合,以及气管插管左右移动等,都可加重咽喉腔组织水肿,且消退减慢,拔管后咽腔可能被立即阻塞而窒息,应予以高度警惕;③肥胖与颈粗短插管困难患者往往头颈部静脉血液回流较慢,若存在咽喉腔组织水肿其消退延长,故应延迟拔管;④上呼吸道管理困难患者由于存在"三难"(喉镜显露声门困难、气管插管困难、面罩通气困难),故术后拔管更应慎重,尽可能延期24小时以上拔管为妥。

3. 气管插管困难患者拔管前准备及初步处理 ①气管插管困难患者即使具备拔管时机和拔管条件,也应做好心理准备及备好各种插管用具,甚至备好气管切开包;②安全的拔管时机是患者已完全清醒,麻醉性药物所致的呼吸抑制作用均消失,非去极化肌松药效应已逆转,并恢复自主呼吸,且潮气量正常,颈部组织无肿胀,各种保护性反射已恢复;③拔管前预先将喉镜置入咽腔观察有无水肿、血凝块,以便心中有数,以防万一。若存在血凝块应及时吸出,如咽腔黏膜组织肿胀,应暂停拔管,可护送ICU继续观察,等待拔管时机。

4. 气管插管困难患者拔管后呼吸道处理　气管插管困难患者拔管后仍可发生多种并发症,最为严重者是拔管后急性上呼吸道梗阻和呼吸危象,故更应重视的是拔管后瞬间,以及 30 分钟以内是否出现上呼吸道再梗阻问题。因此,拔管前麻醉医师应同时作好各种维护呼吸道通畅的准备,一旦患者在拔管后发生急性呼吸道阻塞,能立即采取应急处理措施,这些方法包括口咽或鼻咽通气道以及面罩的应用,若通气效果不佳,可迅速改换喉罩或食管-气管联合导管等,同时进行辅助或控制呼吸。

（1）急性上呼吸道梗阻:若插管困难患者拔管前存在喉水肿或咽腔组织肿胀而未能提前发现或未能料及,一旦拔管后则可引起急性上呼吸道梗阻,导致发生呼吸困难。此时应立即托起下颌,且置入口咽通气道,并给予纯氧吸入,同时将患者头胸部抬高 20°～30°,其一,有利于头颈部静脉血液回流,减轻咽喉水肿;其二,横膈下移可增加肺容量,以缓解通气不足。此外,通知上级医师前来协助处理,密切观察心率、血压、SpO_2 变化,必要时重新进行气管插管或置入喉罩通气。

（2）呼吸危象:①呼吸危象也称窒息,若插管困难患者术毕拔管后出现呼吸危象,必须紧急抢救,因稍抢救不及时或无效,可导致患者立即呼吸心搏骤停;②患者发生呼吸危象除按上述急性上呼吸道梗阻处理外,当未能建立气管插管时可先置入喉罩通气,同时备好环甲膜穿刺或气管切开造口插管。

【提示与注意】针对气管插管困难或上呼吸道管理困难患者其术后拔管问题:①必须应有充分的思想认识,以及相关各种器具务必准备齐全、完善,且随手可取,一旦发生意外能及时妥善处理;②为患者安全拔管前预先置入喉镜直视下探察咽腔颇为重要,因肉眼所见比评估更为实际,若发现咽腔组织水肿较重,必须延期拔管,绝不能存在侥幸心理;③如果拔管后通气受阻或氧合不足,应以当时的紧急或严重程度决定,包括:再插管、放入适宜口咽或鼻咽通气道、面罩纯氧通气,以及喉罩与食管-气管联合导管的应用等,甚至实施有创操作建立人工呼吸道（如环甲膜穿刺通气、气管切开造口插管）。总之,必须作好紧急抢救窒息的各项准备工作。

（王世泉）

主要参考文献与推荐读物

1. 王世泉主编. 临床麻醉学精要. 北京:人民卫生出版社,2007,507-800.

2. 王世泉编著. 麻醉与抢救中气管插管学. 北京:人民军医出版社,2005,26-128.

3. 王世泉,王明山主编. 麻醉意外. 第 2 版. 北京:人民卫生出版社,2010,414-567.

第八篇　麻醉不良反应与并发症

　　临床麻醉的基本任务是消除手术患者疼痛,为外科手术操作创造良好的条件,并且保障手术患者围麻醉期安全。此外,患者及家属则希望麻醉零风险。然而,任何事物总是一分为二的,由于麻醉药物的毒副作用与麻醉操作技术的盲探性及有创性,加之患者自身的病理生理特点,甚至解剖关系变异,必然注定了麻醉本身的高风险性以及复杂性。因此,尽管麻醉设备与监测仪器日趋完善,麻醉医师的技术水平不断地提高,但由于临床麻醉的特点与患者病情以及全身状况的差异,临床上仍然不能完全摆脱和避免麻醉意外与相关并发症的发生。另一方面,人体各个器官功能与基本生命活动(生存)均在神经系统的调节和控制之下发挥其功能,并予以延续,而麻醉则主要作用于神经系统,即正常情况下全麻药抑制高级中枢神经系统,局麻药则阻滞外周神经。虽麻醉技术发展已相当成熟且逐步完善,但临床实际操作与理想状态总是存在偏差,加之许多患者伴有基础性疾病,使得麻醉难度倍增,有时即使考虑周全且全神贯注以及小心翼翼的操作,仍有可能不同程度的干扰甚至抑制呼吸功能与心血管系统,严重者还可导致相关并发症或生命活动停止,故临床上各种各样的麻醉案例报道仍层出不穷。这就需要麻醉医师对临床麻醉患者的异常症状与相关并发症的发生、发展,乃至演变过程应有清楚地了解和认识,尽可能的做到提前防范,以便使麻醉并发症及意外的发生率降为最低。

第五十七章 临床不良反射及不良反应与麻醉

围麻醉期患者可出现各种不良反射和发生各种不良反应,而不良反射和不良反应若不及时发现与处理,则可演变为并发症,严重者甚至造成不良后果及死亡。因此,临床上对机体易发生的各种不良反射和不良反应务必有所了解和认识,这对防止和避免相关并发症或不测颇有裨益。

第一节 相关不良反射与麻醉

所谓反射是指在神经系统的参与下,机体对内、外环境变化或相关刺激所做出的规律性"应答"反应。反射又分为条件反射与非条件反射,前者是通过后天的学习和训练而形成的一种高级反射形式,后者则是生来就存在的低级反射形式。而反射弧则是反射的构成基础,包括感受器、传入神经、中枢、传出神经和效应器,反射弧中任何一个环节受损或信息传导受阻时,

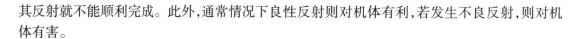

其反射就不能顺利完成。此外,通常情况下良性反射则对机体有利,若发生不良反射,则对机体有害。

778. 何谓喉反射? 与麻醉有何关系?

【术语与解答】①喉反射是指喉前庭与声门反射性、短暂性的关闭,以防止异物、食物、液体以及有害气体进入下呼吸道;②各种造成喉部的机械性刺激均可引起喉部肌肉反射性、一过性的收缩(喉反射),从而呼吸系统表现为屏气或呛咳,严重者则导致喉痉挛;③喉是上、下呼吸道之间的机械性"闸门",喉反射也是机体对下呼吸道的一种自身保护性功能;④喉具有复杂的感觉和运动神经纤维支配(如喉上神经与喉返神经)。此外,由于自主神经系统是整个神经系统在功能上的分类,其调控中枢则在脑和脊髓,主要包括下丘脑、脑桥、延髓与脊髓,调控中枢通过外周自主神经调节内脏活动,因此喉反射一般主要以交感神经兴奋为主,通常表现为心率增快、血压升高等。

【麻醉与实践】凡任何对喉部的机械性刺激均能引起喉反射:①围麻醉期患者给予咽喉腔分泌物或陈旧性血液以及胃反流物吸引,该刺激则可引发喉反射;②临床上麻醉过浅或咽喉表面麻醉不足,若实施喉镜显露声门与进行气管插管,则可对喉产生直接机械性刺激,故能立即引起喉反射,临床通常表现为双侧声带内收,声门"煽动"性关闭,同时机体迅速表现为心率增快、血压升高,甚至出现剧烈的呛咳反射;③临床上出现一过性轻度喉反射可不予处理,因短时间内可自行恢复正常。一旦由喉反射引发喉痉挛或心血管应激反应过度(如心率、血压倍增),则必须按喉痉挛和心血管功能异常处理。

【提示与注意】喉反射从机体局部而言,虽是对下呼吸道的一种保护性功能,但喉反射过度,则对整个机体产生负面影响,如伴有心血管疾病患者可促发心律失常,严重者可导致心、脑血管意外。此外,如喉反射引起严重喉痉挛,则可导致呼吸危象(窒息),必须给予解除痉挛,临床常用超短效肌松药琥珀胆碱;而喉反射促发的过度性心血管应激反应,甚至能引起循环功能衰竭,务必予以重视。

779. 何谓屏气反射? 与麻醉有何关系?

【术语与解答】屏气反射是机体呼吸道突然进入冷空气或吸入化学性不良气体,以及给予上呼吸道机械刺激等,从而反射性引起呼吸暂停、声门一过性关闭、支气管平滑肌短暂收缩等临床异常征象。

【麻醉与实践】围麻醉期屏气反射小儿多见,多发生在麻醉过浅时给予口咽腔刺激(如咽腔吸痰、置入喉镜与气管插管等),发作时间一般较短,通常在30秒种之内。

【提示与注意】若屏气时间过长,则可导致机体逐渐缺氧而产生低氧血症。

780. 何谓咳嗽反射? 与麻醉有何关系?

【术语与解答】①咳嗽反射是机体呼吸系统对来自任何不利于呼吸道的刺激而产生的一种"应答效应",即机体呼吸系统功能的一种防御性反射,能清除呼吸道中的痰液与异物,以保障呼吸道的通畅;②咳嗽反射的完成需要脑干中枢与呼吸系统的多种肌肉共同参入尚能完成,其感受器位于喉、气管、支气管黏膜区域,当该区域的任何部位受到刺激时,传入冲动通过迷走神经分支传至延髓咳嗽中枢,再经传出神经抵达声门和呼吸肌等处,从而可反射性引起快速短促的深吸气,紧接膈肌下降、声门关闭,随即呼吸肌、膈肌与腹肌快速用力收缩,致使肺内压与胸腔内压迅速升高,然后声门突然开放,肺内高压气体喷射而出,直接冲击狭窄声门裂隙,气体以极高的速度从下呼吸道猛烈冲出,以便将呼吸道中的分泌物或异物以及相关刺激因素迅速排出,此过程和现象以及特殊声响称为咳嗽反射;③分布于主支气管(喉、气管与支气管)以上部位的感受器对机械性刺激较为敏感,而分布于二级以下支气管的感受器则对化学性刺激较为敏感;④虽终末细支气管及肺泡无机械性与化学性感受器,但有牵张感受器分布,也参入了咳嗽反射。

【麻醉与实践】①麻醉期间引起咳嗽反射的因素较多,尤其伴有慢性阻塞性肺疾患者,以及呼吸道高敏感患者更易发生;②麻醉过浅给予呼吸道任何刺激均可引起咳嗽反射;③全麻诱导静脉注射芬太尼、舒芬太尼后少数患者可突发一过性咳嗽,若提早预先应用肌肉松弛剂则可避免;④气管插管患者全麻术毕苏醒期易引起咳嗽反射,尤其气囊充气过多可致咳嗽加重;⑤非麻醉状态下气管内吸痰更易诱发刺激性呛咳;⑥支气管异物患儿麻醉术中出现持续性呛咳反射可导致机体显著缺氧,其SpO_2可迅速下降。

【提示与注意】咳嗽反射虽是呼吸功能中一种防御性反射,但持续性或剧烈呛咳可对机体其他脏器功能造成不良影响:①咳嗽反射可致腹内压剧增,尤其对开腹手术患者其胃肠可突出腹壁外而影响手术操作;②术毕患者严重呛咳易使已缝合后的腹壁伤口缝线断裂以及组织切口重新裂开,甚至创口明显渗出血;③饱胃患者呛咳则易引起胃内容物反流误吸;④伴有心、脑血管疾病患者呛咳则可导致心动过速、血压剧增、心律失常等,甚至猝死或脑卒中;⑤颅内压增高手术患者可因严重咳嗽反射而颅内出血,甚至发生脑疝。

781. 何谓排尿反射? 与麻醉有何关系?

【术语与解答】①排尿反射是一种脊髓反射,即该反射在脊髓内就可完成,但在正常情况下,排尿反射受脑的高级中枢控制,可以由意识调控(抑制或促进);②当膀胱充盈时,膀胱内压增高,膀胱内壁的牵张感受器被牵拉而兴奋,其冲动沿盆神经传入纤维抵达脊髓骶段的排尿反射低位中枢,再由脊髓将膀胱充盈的信息上传至大脑皮层的排尿反射高级中枢,并产生尿意。而大脑皮层则向下发放冲动,传至脊髓骶段排尿中枢,致使盆神经传出纤维兴奋,从而引起膀胱逼尿肌的收缩,内外括约肌舒张,将贮存在膀胱内的尿液排出;③在正常成年人,通常膀胱内尿液容量达到约150ml时,则开始引起尿意,当尿液容量达到约400ml后,可产生较强的尿意,但人可有意识的控制排尿。

【麻醉与实践】全麻术后苏醒期经常遇到少部分患者因排尿"困难"而躁动,而这些患者大都为安置导尿管者,且主要为男性患者。这些安置导尿管者为什么膀胱不充盈而"尿意"明显(若有尿则会自然从导尿管中流出),甚至因排尿"困难"而躁动,这确实是困扰麻醉医师的难题。根据排尿反射机制是否可以认为导尿管前端球囊注入10ml水,则可导致膀胱内壁牵张感受器受牵拉或压迫而兴奋,尤其前端注水球囊下垂压迫膀胱三角"敏感"区,更容易产生"尿意"。此外,又因该导尿管在膀胱内与外尿道(男性尿道长且狭窄)之间处于持续牵拉状态,因此,患者始终感觉存在"尿意",由于此"尿意"不能自行消除,其持续性排尿"困难"(不适感)可引起极少数全麻术后患者躁动或对抗。

【提示与注意】椎管内脊神经阻滞可阻断排尿反射低位中枢的传入神经纤维和传出神经纤维,故能阻断脊髓骶段排尿反射低位中枢,从而患者无尿意之感,患者也就无排尿"困难"等不适感。所以,椎管内脊神经阻滞手术患者安置导尿管术后,一般不出现因排尿"困难"而躁动。

782. 何谓喉-心反射？麻醉如何防治？

【术语与解答】 ①喉-心反射是指机械性压迫喉或压迫会厌喉面(后面)以及声带前联合处,从而反射性引起心率急剧下降,严重者甚至心搏停止;②喉-心反射传入神经为迷走神经分支喉上神经,传出神经则是舌咽神经与迷走神经分支,该中枢在延髓;③喉-心反射主要以迷走神经或副交感神经过度兴奋为主,从而促发心肌传导阻滞,表现为心率速降,严重者心脏停搏。

【麻醉与实践】 ①如全麻患者实施显微支撑喉镜手术,由于手术医师将支撑喉镜先置入会厌喉面及声带前联合处,然后以杠杆式压力抬起会厌,以便充分显露声门全貌,而此杠杆式压力颇大,且压迫时间较长,从而可导致喉-心反射;②临床上由显微支撑喉镜手术所致喉-心反射时有发生,严重者可引起心搏停止(笔者单位曾遇到两例喉-心反射导致心搏停止者);③出现喉-心反射应立即通知手术医师,一般放松支撑喉镜,解除对喉的重度压力,患者心率则可迅速恢复正常,稍待1~2分钟再拧紧支撑喉镜旋钮一般不会再发生喉-心反射。如喉-心反射导致心率下降至30~20次/分时,除放松支撑喉镜外,立即静脉注射阿托品0.5mg,以防止心搏停止。若发生心搏停止,在上述处理的同时可迅速捶击心前区或给予胸外心脏按压,以促使心脏搏动而恢复心率。

【提示与注意】 ①支撑喉镜与麻醉喉镜不同,前者主要压迫会厌喉面及声带前联合处,用以充分暴露声门全貌,由于会厌喉面与声带肌其迷走神经纤维分支密布,任何机械性强烈刺激均有可能引发喉-心反射;而后者(麻醉喉镜)属弯镜片,用来压迫且抬起舌根部而间接显露声门,其舌根部基本无迷走神经纤维分支分布,故麻醉喉镜机械性压迫引起喉-心反射者非常罕见;②临床上由支撑喉镜压迫造成喉-心反射大都在支撑喉镜置入后拧紧旋钮时,加之心率迅速下降至心搏停止时间非常短暂,故此时麻醉医师决不能离开患者,以便及早给予处理,避免发生心搏停止。

783. 何谓眼-心反射？麻醉术中如何防治？

【术语与解答】 所谓眼-心反射是指眼部手术操作牵拉眼球肌肉或压迫眼球,从而引起心律失常的一种临床现象。①诱发因素:如牵拉眼肌(内、外直肌颇为常见)、压迫眼球等;②反射机制:其反射弧的传入支为三叉神经的眼运动分支,传出神经则为迷走神经分支。眼球感觉神经末梢的传导,经三叉神经的分支睫状神经节(传入纤维)传入脑干(其中枢在延髓),并通过心血管中枢兴奋迷走神经背核,抑制脊髓侧角,最终通过迷走神经(传出纤维)传出抵达心脏,反射性引起心肌功能的异常效应,即窦房结兴奋性降低;③眼-心反射表现特点:通常以窦性心动过缓为多,其次为交界性心动过缓、异位性房性节律、心动过缓伴室性期前收缩、房-室传导阻滞,严重者甚至偶发二联律及心脏停搏;④眼-心反射在局麻或全麻中均可发生,而且低氧血症或高碳酸血症以及不恰当麻醉深度,都可增加眼-心反射的发生率;⑤由于小儿迷走神经张力高,故临床儿童眼-心反射发生率高;⑥预防与处理:局麻药球后阻滞可防止眼-心反射的发生。此外,该反射发生时可暂停操作,如心率和(或)心律显著异常,可静脉注射适量阿托品。

【麻醉与实践】 ①眼科手术中牵拉眼球肌肉很易引起眼-心反射,主要来自对眼肌过度的拉力和牵拉速度致使眼神经应激有关,从而反射性造成迷走神经过度兴奋,并激发该神经纤维末梢量子式释放乙酰胆碱神经递质作用于自律性心肌细胞膜上的受体,其结果心肌自律性细胞受到严重抑制,因此直接导致心率骤降,甚至合并心律失常;②眼-心反射尤其在小儿眼肌全

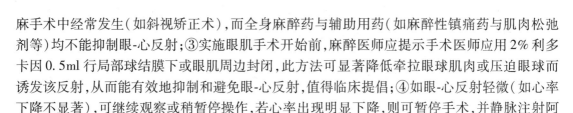

麻手术中经常发生(如斜视矫正术),而全身麻醉药与辅助用药(如麻醉性镇痛药与肌肉松弛剂等)均不能抑制眼-心反射;③实施眼肌手术开始前,麻醉医师应提示手术医师应用2%利多卡因0.5ml行局部球结膜下或眼肌周边封闭,此方法可显著降低牵拉眼球肌肉或压迫眼球而诱发该反射,从而能有效地抑制和避免眼-心反射,值得临床提倡;④如眼-心反射轻微(如心率下降不显著),可继续观察或稍暂停操作,若心率出现明显下降,则可暂停手术,并静脉注射阿托品(0.01~0.02mg/kg)。

【提示与注意】 ①小儿眼科全麻手术前应将阿托品备好(因全麻药不能防止眼-心反射),以便发生眼-心反射时予以拮抗;②临床上除存在眼-心反射外,鼻腔手术或内耳手术偶可出现鼻-心反射或耳-心反射,也应予以注意。此外,利用眼-心反射可检测脑死亡患者,如用手指压迫眼球,正常人心率减慢,脑死亡患者无反应。

784. 何谓胆-心反射? 麻醉术中如何防治?

【术语与解答】 ①胆-心反射(也属于迷走神经自身反射)是指胆道手术期间由于牵扯胆囊或探查胆道时所引起的突发性心率减慢、血压下降,严重者可因反射性冠状动脉痉挛而导致心肌缺血、心律失常,甚至心搏骤停等心血管功能异常现象;②胆囊、胆道部位迷走神经末梢分布较密集,尤其重度阻塞性黄疸患者其迷走神经通常处于兴奋状态,实施胆道部位手术操作(如牵拉、游离胆囊或胆道探查等)可刺激迷走神经,从而引起胆-心反射。

【麻醉与实践】 胆囊或胆道手术患者无论选择何种麻醉方法(如全身麻醉或硬脊膜外隙脊神经干阻滞,以及两者联合麻醉),均有可能发生胆-心反射,因此,胆囊或胆道手术务必提前备好相关用药(如阿托品及麻黄碱等),如出现胆-心反射应通知手术医师暂停操作,必要时静脉注射阿托品,待心率恢复正常再继续手术。此外,麻醉手术患者血液中胆红素及胆酸浓度增高,也可兴奋迷走神经而引起迷走神经自身反射,其表现症状同胆-心反射。此外,腹腔手术探查刺激也可引起胆-心反射。

【提示与注意】 胆道手术患者术中必须实施心电监护,密切观察心电的变化,尤其已处于休克或低血压状态的胆道手术患者更易发生胆-心反射,务必做好防范措施。

785. 何谓前庭-眼反射? 与麻醉有何关系?

【术语与解答】 前庭-眼反射是指正常人用4℃冰水2ml快速灌入人体一侧外耳道内,达到"冲击"鼓膜作用,当前庭感受器受刺激后,如前庭功能正常者可引出眼球水平性震颤。而脑死亡患者冰水注入外耳道后眼球仍固定无反应,称前庭-眼反射消失,这对脑死亡的诊断意义更大。

【麻醉与实践】 ①国内对脑死亡的诊断必须按国家卫生部颁布的有关法规进行严格管理,并强调诊断脑死亡的医师必须经国家卫生部及委托机构进行培训和考核,合格者由国家卫生部统一颁发资格证书;②参加培训脑死亡诊断的医师必须具有丰富临床实践经验的副高级以上职称或相关具有资质的专家,主要来自神经内科、神经外科、麻醉科、ICU等高年资专科医师。因此,作为诊断脑死亡重要成员之一的麻醉医师,必须清楚前庭-眼反射是临床上诊断脑死亡所检测的脑干功能之一。

【提示与注意】 需要指出的是,临床上确定脑死亡必须慎之又慎,因涉及许多相关复杂问题,其中包括社会与法律层面的问题。因此,前庭-眼反射检测试验只是脑死亡诊断方法之一,还必须进行其他脑死亡的确认试验与诊断,如脑干功能反射完全消失,以及患者无自主呼吸功能,必须依赖呼吸机持续不断的通气,停止人工呼吸或机械通气支持其心搏很快停止等。

786. 何谓瞳孔对光反射? 与麻醉有何关系?

【术语与解答】①瞳孔对光反射是人体视神经(第Ⅱ对脑神经感觉传入部分)与动眼神经(第Ⅲ对脑神经运动传出部分)共同参入,通过扩大或缩小瞳孔括约肌以调节和控制进入眼内的光亮;②瞳孔对光反射是检查瞳孔功能活动的一种测验,临床上通常用手电筒或围麻醉期采用麻醉喉镜直接照射瞳孔并观察其动态反应。正常瞳孔对光反射是当一侧眼角膜受到光亮照射,该侧瞳孔可反射性引起瞳孔括约肌的收缩,随之瞳孔立即缩小,移开光源后该瞳孔迅速复原。如瞳孔对光反射迟钝或消失,常见于昏迷患者;③脑干是瞳孔对光反射的中枢,因此临床上常把瞳孔对光反射作为判断高级中枢神经系统病变部位与程度,以及全麻的深度和病情危重程度的重要指标之一。

【麻醉与实践】①临床全身麻醉可通过瞳孔对光反射以对麻醉深度作出评估;②临床上实施外周神经阻滞(如硬脊膜外隙脊神经干阻滞或颈神经丛阻滞、骶管脊神经阻滞以及椎旁神经阻滞等)不慎可使局麻药过多的进入蛛网膜下腔,其严重并发症则是全脊麻,而全脊麻临床症状之一可迅速出现双侧瞳孔扩大且固定,其瞳孔对光反射常消失;③各种因素或围麻醉期导致呼吸心搏停止后患者其瞳孔对光反射消失;④颅内许多病变可引起瞳孔对光反射的变化,需予以逐一鉴别诊断。

【提示与注意】临床上通过瞳孔对光反射可对植物人与脑死亡患者进行鉴别诊断,前者存在瞳孔对光反射良好,后者瞳孔则散大、固定,对光反射消失。

(王世泉 逄立侠 李欢妮)

第二节 相关不良反应与麻醉

所谓反应则是机体受内、外环境的刺激而引起的相对应的活动和症状。自然状态下的反射或反应有利害之分,而临床麻醉期间所发生的不良反应则对患者有害、有弊,一般无利,务必明确其因果关系,采取有针对性防范措施,避免由不良反应可能造成的不良后果。

787. 何谓麻醉药物后遗效应反应?

【术语与解答】①药物后遗效应反应(也称后遗作用)主要是指停止使用药物后,其血浆药物浓度虽已降至阈浓度以下或有效水平以下,但仍有残存的药理效应;②药物后遗效应反应时间可长可短,通常短时效药物较容易恢复,或虽所用药物时效较短,但在体内代谢较慢,机体仍表现出较明显的药理效应或残存作用,甚至出现不同程度的不良反应;③不同麻醉药物具有不同的后遗效应,全麻药其后遗效应多表现为高级中枢神经系统(如意识、精神、行为等异常),而局麻药主要体现在外周神经系统(如躯干、四肢感觉、运动异常等)。

【麻醉与实践】①如全身麻醉术后次日极少数患者仍感昏沉,记忆轻微下降等,尤其麻醉术前同时服用巴比妥类催眠药后次晨仍可出现嗜睡、乏力等宿醉现象;②椎管内脊神经阻滞术后患者双下肢仍不能活动等,或躯干、四肢某一区域感觉异常等,这些均为后遗效应;③由麻醉药物所致的后遗效应随时间推移则逐渐消失。

【提示与注意】需将麻醉药物后遗效应反应与麻醉并发症相鉴别。

788. 何谓应激反应？与麻醉有何关系？

【术语与解答】应激反应是指在神经系统的参与下,机体对内、外环境变化或刺激所作出的规律性"应答",即当机体受到各种不良因素的刺激或心理创伤(精神刺激)均能引起应激反应或应激反射。此外,不同专业或不同学者对应激反应的理解和描述也各有侧重。

1. 应激反应特点　①应激反应是指当人体遭受到强烈的刺激或威胁性伤害以及受到任何的精神方面"打击"(只要达到一定程度),机体则反射性表现出多系统、多器官协同性发生一系列自身"保护性"综合反应或反射,故又称为适应综合征;②应激反应是人体普遍存在的一种生理生存现象,是机体适应内源性或外源性刺激而产生自身保护的重要反射活动,其机体突变的反射功能以利于在变化的内、外环境中维持各脏器生理功能的稳态;③应激反应主要特点是一种非特异性防御反应。然而,若刺激过于强烈且持久,致使应激反应显著过度,则易使机体重要脏器进入衰竭状态。

2. 应激反应机制　①其机制是以下丘脑-腺垂体-肾上腺系统以及肾素-血管紧张素系统功能增强为主的一系列神经-内分泌系统综合性反应或神经系统与内分泌系统"联动"反应;②其特点是机体内分泌系统所分泌的多种生物活性物质(激素)与神经系统的神经递质、神经肽等迅速释放,致使血液中儿茶酚胺、胰高血糖素、促肾上腺皮质激素、生长素、β-内啡肽、催乳素、抗利尿激素、醛固酮等分泌显著增高,上述物质高浓度的与体内靶器官相结合而产生全身性反应;③体内、外各种刺激均能被机体感受器官所感受,并迅速通过神经系统将其传入心血管中枢,经各级中枢神经功能分析、整合后,再发出传出信息,最终致使心血管功能发生相应反应,从而使机体适应内、外环境的变化,以维持机体各脏器活动的平衡与需要。此外,神经系统对心血管功能活动的调节是通过各种心血管功能反射来实现的,其生理意义则是维持机体内环境的相对稳定,以及使机体适应外环境的变化。另一方面,机体颈动脉窦和主动脉弓压力感受性反射,以及颈动脉体与主动脉体化学感受性反射则是调节心血管功能反射的重要组成部分;④应激反应包含心血管应激反应,临床表现为心肌收缩力增强、心率增速、外周血管阻力增高,从而有利于增大心输出量,提高动脉血压,同时呼吸频率增快而气体交换提升,以保障机体重要器官的氧合血供;⑤凡造成应激反应的刺激因素则称为应激源。

【麻醉与实践】麻醉与手术期间,患者产生应激反应的应激源与应激反应对机体的影响。

1. 主要应激源　①患者对麻醉与手术的恐惧可产生心理刺激:患者进入手术室后,其焦虑、恐惧心理往往加重,从而易导致不同程度的应激反应;②呼吸道机械性刺激:如全麻诱导完毕喉镜显露声门与气管内插管,易引起分布于喉、气管黏膜处的自主神经反射,从而导致交感神经兴奋所致的血流动力学急剧变化,如心率增快、血压升高等;③手术创伤疼痛刺激:如术中麻醉减浅,易造成患者切皮疼痛或手术牵拉内脏不适与疼痛,以及胸腔或腹腔探查等所表现的仍是自主神经反射引起的应激反应;④全麻术中知晓:若全麻患者术中恢复意识,则对术中情况有所了解,尤其对自主呼吸、自行活动、张口讲话等均不能支配,且腹腔处于开放状态,此时会深感恐惧、无助、绝望,甚至产生濒死感,这种严重心理创伤可在长期乃至一生中记忆犹新;⑤术后刀口疼痛刺激:手术完毕,麻醉结束,患者意识恢复,可感觉手术刀口疼痛或男性患者导尿管刺激所产生的"尿意"等。上述均是围麻醉期的主要应激源。

2. 应激反应对机体的影响　①对心血管功能的影响:麻醉与手术期间若产生各种刺激性应激反应,均能致使交感神经-肾上腺髓质过度兴奋,体内大量的儿茶酚胺分泌、释放,从而促使心肌收缩力增大,心肌作功增强,心率急剧加快,血压明显升高,心肌耗氧显著增加,故很易诱发心血管功能失常,这在健康个体中一般无不良后果。但对患有高血压、冠状动脉硬化、心肌缺血性疾病,以及年迈体弱患者,机体随操作性刺激的程度则会发生各种不同程度的生理性与病理性反应,致使机体内环境的平衡与稳定遭到瞬间失衡,进而可导致心律失常及心力衰竭,甚至发生心搏骤停;②对脑血管功能的影响:围麻醉期刺激性应激反应除能引起心血管功能异常外,同时也可出现脑血管血液动力学的有害性变化,如脑血管扩张与脑血流量大幅度增加(与非颅内占位性病变比较)而导致的颅内压增高等,尤其高血压脑动脉硬化、脑血管畸形或脑动脉瘤患者,若暴力实施喉镜显露声门与气管插管,有可能造成严重的应激反应,其继之产生的血压异常性增高可导致脑卒中。

【提示与注意】应激反应虽是一种自身保护性反射,但过度反应则可对机体产生不良影响,若应激反应过于强烈且持久,容易使机体应激反应因过度兴奋而转化为抑制,乃至衰竭,尤其年老体弱或伴有心血管疾病患者等,极易发生不测或生命危象。然而,应用恰当的麻醉技术和相关用药可以平抑或降低围术期患者的应激反应,使应激反应控制在适宜水平,从而能保障机体处于正常且稳定的状态。

789. 何谓毒性反应? 与麻醉有何关系?

【术语与解答】①毒性反应主要是指用药剂量过大或相对过大,以及药物在体内蓄积过多时,致使患者产生异常表现和症状,引起患者发生比较严重的危害性反应;②一般毒性反应均比副反应(或副作用)严重,但通常是可以预知的,也是可以避免发生的;③毒性反应一般分急、慢性两种,急性毒性反应多因药物剂量应用过大或机体尤为敏感而迅速发生。此外,急性毒性反应较多干扰或损害循环、呼吸功能以及神经系统。而慢性毒性反应则是延迟出现的机体损害性症状,主要损害肝、肾、骨髓等。

【麻醉与实践】①无论全麻药还是局麻药均是剧毒药,只要应用合理、适宜、正确才是麻醉药;②麻醉药的毒性一般与浓度、剂量以及静脉注射速度或局部用量多少成正比(主要是应用不当而中毒),也与个体差异有关;③麻醉药引起的毒性反应通常以急性毒性症状为多,如口唇麻木、耳鸣眩晕、惊厥、抽搐、呼吸停止、循环虚脱、昏睡,以及神经系统功能损伤等,主要与麻醉药用量过大或应用时间过长以及用药失误等有关。

【提示与注意】麻醉药的毒性反应可导致相关并发症发生,严重者甚至造成死亡,务必予以高度警惕。

790. 何谓特异质反应? 与麻醉有何关系?

【术语与解答】①特异质反应是一种性质非常异常的药物反应,通常是有害的,甚至是致命的反应;②特异质反应主要指患者在接受极小剂量的药物后即可导致机体出现严重毒性反应或表现为非常异常的反应,通常与剂量无关,少数特异质患者对某些药物反应特别敏感,反应性质与常人不同;③特异质反应极其罕见,可能与遗传因素或某种生理缺陷有关;④特异质反应与过敏反应的不同之处在于无免疫机制参与,即没有一段致敏的过程。

【麻醉与实践】临床麻醉期间,如患者接受极少的局麻药即引起严重毒性反应则属特异质反应表现。此外,如先天性血浆胆碱酯酶缺乏患者,则对去极化类肌松弛药琥珀胆碱可产生特异质反应,即使给予常规剂量的琥珀胆碱,患者则可出现长时间的呼吸肌麻痹。

【提示与注意】临床上凡对麻醉类药物或相关用药有特异质反应者,不应再用该药,也应避免使用同类药物,如对酯类局麻药存在特异质反应者可改用酰胺类局麻药。

791. 何谓药物不良反应？与麻醉有何关系？

【术语与解答】①药物不良反应是指临床使用正常剂量药物用于人体的预防、诊断与治疗疾病或调节生理功能时出现了有害于患者自身，且与用药目的无关或表现出相反的现象；②药理学中所指药物导致的机体副作用、毒性反应、心理反应、后遗效应、特异质反应、过敏反应等均属于药物不良反应；③由于存在着个体差异，几乎所有的药物都可能引起不良反应，只是反应的程度和发生率不同；④药物不良反应可以是临床用药不当或失误引起，也可以由患者机体对药物敏感性增加所致；⑤虽然有些药物不良反应较难避免，但相当一部分是由于临床用药不合理所致；⑥大多数药物或多或少的存在一些毒、副反应，尤其是长期使用或用量过大时，故药物大都具有二重性；⑦凡符合用药目的，达到防治疾病效果的药物称为治疗作用。然而，凡不符合用药目的，乃至引起不利于患者的异常症状出现则称为药物不良反应。此外，还存在着以下两方面：

1. 药物本身因素　如药理作用、药物杂质、药物污染、药物毒性或副作用等。
2. 患者自身因素　如性别、年龄、个体差异、病情特点等。

【麻醉与实践】麻醉类药物不良反应通常较多，而且较重，如：①氟烷可引起肝功能损害，其机制现今仍未明了；②甲氧氟烷可导致肾功能毒性；③普鲁卡因、利多卡因、布比卡因、罗哌卡因等是常用的局部麻醉药，只有用于机体外周神经阻滞，则符合局麻药用药目的，是该类药的治疗作用（即麻醉作用）。若该类药物过多吸收入血，一旦产生全身毒性作用（不符合用药目的），就成为不良反应（副作用），甚至出现局麻药中毒。然而，若将普鲁卡因直接用于静脉复合全麻时，所出现的全身作用（如镇静、镇痛、强化去极化肌松药的松弛作用等）则符合静脉麻醉用药目的，因此是治疗作用，而不是副作用或毒性反应。

【提示与注意】由于个体差异明显，尤其麻醉类药物必须按病情、全身状况、年龄、体重、麻醉目的等特点应用，以尽可能防止药物不良反应或使其不良反应降至最低。

792. 何谓输血反应？麻醉术中如何进行处理？

【术语与解答】由于输血通常是指不同个体之间的输血，故容易引起输血反应或感染某些相关疾病，临床上必须予以重视和加以防治。临床上常见的输血反应包括以下几方面：溶血反应、过敏反应、非溶血性寒战、发热反应以及电解质紊乱或酸碱失衡（如输注大量陈旧性库血易造成），甚至感染传染性疾病（主要传播肝炎、艾滋病）等。

【麻醉与实践】围麻醉期手术患者因不同情况需要，术中经常进行输血，而上述各种输血不良反应、输血并发症及术后传播性疾病时有发生，这就需要麻醉医师在保障麻醉安全的情况下，也必须防止和避免输血反应与输血相关性疾病的感染。

【提示与注意】输血前必须有两名医护人员严格核实受血者与供血者姓名、性别、年龄、住院号、血型，无误后方可输注。此外，开始输血时应滴速缓慢，尤其陈旧性库血，输注前可给予一定剂量的地塞米松，以缓解输血反应。

793. 何谓溶血反应及麻醉术中如何治疗处理？

【术语与解答】①溶血反应主要是红细胞膜被破坏或破裂等，致使血红蛋白溢出；②大多数溶血反应是由异型输血引起，可在输血后立即发生，也可潜伏数天；③溶血反应又分为急性溶血反应和迟发性溶血反应。

1. 急性溶血反应　①主要由于供者与受者血型不合引起(如 ABO 血型或其亚型不合、以及 Rh 血型不合),即误输入不同血型的血液(当血型不匹配的红细胞输注后,即刻就被受体血液中的抗体所破坏而产生溶血反应);②急性溶血虽发生率不高,但是输血患者中最为严重的并发症,可引起休克、急性肾功能衰竭,极易导致死亡;③急性溶血的危害程度主要取决于输入异型血液的量,即输血量越多,危害性越大;④急性溶血常见原因主要是误输入不同血型的血液及血标本采集中发生的人为性失误,其次是血型鉴定、抗体筛选和交叉配血中的错误。另一方面可能与血液保存、运输或处理不当有关。此外,可能受血者患有溶血性疾病等。

2. 迟发性溶血反应　多发生在输血后 2~21 天,反应症状一般较轻,反应进程较慢,大多可自行缓解,也可发展为肾功能受损,但引起致死者罕见。①临床表现:迟发性溶血可表现为不明原因的发热或贫血,以及黄疸、血红蛋白尿等。此外,也可能仅仅表现为输血后红细胞比容(Hct)下降,若患者在术后约 2~21 天出现不能解释的 Hct 降低,应考虑该反应;②治疗与处理:主要为支持疗法。

【麻醉与实践】急性溶血反应大多发生在麻醉与手术期间,故需尽早诊断与处理。

1. 临床表现　①全麻手术患者:急性溶血反应的一些清醒状态表现的症状常被掩盖,其主要表现为体温升高、不明原因的心动过速、低血压、手术野广泛渗血、出现血红蛋白尿,甚至肾功能衰竭、弥漫性血管内凝血(DIC)、休克及死亡;②椎管内脊神经阻滞:无论硬脊膜外隙脊神经干阻滞,还是蛛网膜下腔脊神经根阻滞,由于患者处于神志清醒状态,故可表现为胸痛、寒颤、发热、恶心、呼吸急促、面色苍白、皮肤湿冷、脉搏细弱、血压下降等。

2. 治疗与处理　急性溶血反应病情紧急,需立即予以处理:①立即停止输血,并放出输血管中的剩余血液,将未用完的血样送检,重新做交叉配血试验;②纠正低血压,实施静脉输液,进行抗休克治疗,应用小剂量多巴胺维持循环功能稳定及保护肾功能则是综合性治疗方法之一。血压稳定后静脉输注 20% 甘露醇(0.5~1g/kg)或呋塞米(速尿)40~60mg,必要时每 4 小时重复 1 次,直到血红蛋白尿基本消失为止。此外,静脉滴注 5% 碳酸氢钠 100~200ml 以碱化尿液,促进血红蛋白结晶溶解,防止肾小管阻塞;③留置导尿,以保持充足的尿量并维持尿量,防止肾功能衰竭和备好尿液检查,如尿量减少,可采用利尿剂和小剂量多巴胺扩张肾血管;④糖皮质激素的应用有益于急性溶血反应的转化;⑤检查肾功能与血红蛋白水平,并进行凝血酶原时间、部分凝血酶时间、血小板计数以及纤维蛋白原测定;⑥监测电解质与酸碱平衡变化,以利于及时调控;⑦发生少尿、无尿时应按急性肾功能衰竭处理;⑧如果输入的异型血量过大或症状严重时可考虑换血治疗;⑨对发生 DIC 时,应强调早期治疗和处理原发病因。

【提示与注意】①麻醉与手术期间主要在于加强责任心,严格查对制度,至少有两人以上进行核对;②输血后 3~5 分钟应观察患者尿液颜色,因溶血时尿液呈褐色或深褐色,如发现尿液呈褐色或深褐色,即使尚未出现急性溶血反应症状,也应立即停止输血,以作尿液血红蛋白测定,并收集供血者血袋内血和受血者输血前、后的血样本,重新作血型鉴定、交叉配合试验。

794. 何谓霍夫曼消除反应? 与麻醉有何关系?

【术语与解答】①霍夫曼(Hofmann)消除反应是单纯的化学反应,也称霍夫曼降解作用,是季铵化合物在碱性介质中去 β 位氢原子和使 α 位 C—N 键自动断裂而降解;②霍夫曼消除反应类似于非特异性酯酶水解,是机体对药物分解的一种特殊方式,即在生理 pH 和常温下,有些药物在体内自然或自行分解,为单纯化学过程,不受肝、肾功能及假性胆碱酯酶活性等生物学条件所影响;③霍夫曼消除反应与其他不良反应不同,应属一种良性反应。

【麻醉与实践】临床上全身麻醉应用的非去极化类肌肉松弛药阿曲库铵(卡肌宁)和顺式阿曲库铵,最适宜用于肝、肾功能不良的患者,因阿曲库铵和顺式阿曲库铵的优点在于其体内消除均不依赖肝、肾功能,属于霍夫曼消除反应代谢,即在生理性酸碱状态(pH7.4)与适宜温度(37℃)下不需要生物酶参与,依靠自身降解或血浆胆碱酯酶来代谢,其代谢产物主要由尿和胆汁排出。

【提示与注意】酸中毒或(和)低体温条件下阿曲库铵和顺式阿曲库铵的霍夫曼消除作用则降低,两药在体内的作用可延长,故需注意。而碱性环境或体温升高时可加速霍夫曼反应,两药在体内的作用可能缩短。此外,上述两者药物不能与静脉全麻药硫喷妥钠等碱性药物混合使用。

795. 局麻药毒性反应如何产生的？ 临床表现症状有哪些？

【术语与解答】①药物一般都具有毒性,但局麻药其毒性反应却有着极显著的差异,主要表现为神经系统与心脏及呼吸功能毒性;②若单位时间内误用了超剂量局麻药,或所用局麻药浓度或剂量相对过大、注药速度过快、药液误入血管内或注入血管丰富部位而致吸收过快、过多,以及患者体质差,药物在体内转化降解减慢而蓄积等,均可使血液中局麻药浓度超过机体的耐受力而出现一系列中毒症状(即局麻药中毒反应),临床主要表现为三大系统症状,即神经、呼吸与循环功能的异常变化。

【麻醉与实践】麻醉医师几乎每天都在使用局麻药,无论应用何种局麻药,如应用不当或使用过量,乃至误注入血管内,一旦造成局麻药中毒,均可引发以神经系统乃至呼吸、循环功能为主要特点的异常症状,临床麻醉患者通常表现的轻重程度基本顺序为:口唇或舌体麻木、头晕、耳鸣、言语不清、语无伦次、视力模糊、精神错乱,继之意识丧失、惊厥、肌肉抽搐,以及呼吸停止与发绀,乃至血压下降、心律失常等,严重者直接导致心搏骤停。如轻度毒性反应(口舌麻木、头晕耳鸣等)患者可自述感受,重者直接失去表达能力。

【提示与注意】临床早已证实局麻药存在着直接或间接的神经毒性,通过大量临床实践,发现局麻药与神经毒性之间存在着浓度、剂量、时间相关性,即浓度愈高、剂量愈大、应用时间愈长,其神经毒性损害也愈显著,严重中毒者可直接导致患者死亡。作为麻醉医师对任何局麻药的毒性反应均应具备处理与解救的能力,尤其首先解除呼吸功能危象和循环功能虚脱。

(王世泉　逄立侠　祝　琳)

主要参考文献与推荐读物

1. 姚泰主编.生理学.北京:人民卫生出版社,2008,89-117,386-387.

2. 曾因明,邓小明主编.麻醉学新进展.北京:人民卫生出版社,2006,735-740.

3. 叶铁虎,吴新民主编.疑难合并症与麻醉.北京:人民卫生出版社,2008,514-524.

4. 崔益群,唐万忠主译.脑神经功能及障碍.第3版.北京:人民卫生出版社,2012,20-41.

第五十八章　麻醉药物与过敏反应

临床麻醉离不开麻醉用药，而麻醉药物绝大多数不需要做过敏反应试验，因此临床上预防麻醉药过敏颇有困难。临床通过相关文献资料总结分析发现，由麻醉类药物所导致的过敏反应虽不多见，但时有发生，严重者甚至致命。临床麻醉患者引起过敏反应的药物主要包括：酯类局麻药、酰胺类局麻药、巴比妥类镇静药与催眠药、麻醉性镇痛药，以及静脉全麻药（如氯胺酮、硫喷妥钠、丙泊酚等）与少数吸入全麻药等。

第一节　过敏及过敏反应相关理论简述

何谓过敏：《现代汉语词典》对过敏一词的解释有两方面，一是机体对某些药物或外界刺激感受性不正常增高的现象。如极少数人对某种药物、食物或其他物质，以及外界刺激表现出或感受到异常症状及现象（如产生的皮肤与呼吸、循环功能等异常症状）；二是过于敏感，其过于敏感一词则有泛指的意思。而医学上的过敏所产生的反应（过敏反应）是由变应原（即过敏原）引起机体异常的免疫反应。

796. 何谓过敏反应？围麻醉期过敏反应特点有哪些？

【术语与解答】过敏反应是指机体多系统或器官功能受累的一种临床综合征，通常主要累及皮肤、心血管系统以及呼吸功能。本文从临床医学角度简明阐述过敏反应。

1. 过敏反应　现代医学定义为：①是由致敏原（过敏原）引起机体异常的免疫反应（抗原-抗体反应），从而导致机体组织产生炎性反应或（和）器官出现功能障碍；②是指已免疫的机体再次接触相同的抗原（致敏原）后，机体组织发生相关的异常变化和（或）机体器官功能出现紊乱的病理性免疫反应（即对于"非己"的物质作出的特异性免疫应答）。

2. 过敏反应特点　①过敏反应至少包括五个方面：即过敏原、容易产生过敏的人、过敏反应演变过程与过敏反应产生的结果，以及过敏反应预后；②过敏反应的程度差异很大，从轻微的皮疹、发热至呼吸循环功能危象等;③过敏反应常见于过敏体质患者,其过敏原是发病的病因,如祛除过敏原,一般可根治过敏性疾病;④过敏反应特点是发作迅速、反应强烈、消退较快,一般不会破坏组织细胞,也不会引起器官损伤;⑤过敏反应也称变态反应,而变态一词并非恰当(该措辞跟"常态"相对,则有贬义之意),故本文省略。

3. 过敏反应机制 产生过敏反应的机制非常复杂,在过敏反应中,主要是机体产生特异性反应素 IgE 抗体,而 IgE 抗体则可介导过敏反应。此外,还存在非免疫介导过敏反应。

4. 过敏病理生理特点 体外的抗原分子可透过体内的防御机制与抗体结合而导致过敏反应,并致使趋化因子和组胺迅速释放,而机体反应症状主要表现为细小支气管平滑肌痉挛性收缩、呼吸道黏膜组织水肿、弥漫性小血管舒张、血流动力学急剧改变、毛细血管壁通透性增加,以及其他黏膜组织水肿或皮肤组织的异常变化等。

5. 过敏反应过程 是过敏原引起过敏性疾病的发病过程,若通过控制其中的某些环节,则可以抑制或阻断过敏反应和过敏性疾病的发展,避免其导致不良后果。

6. 过敏反应种类 由于过敏反应的发生机制十分复杂,临床上一般根据过敏反应机制及症状表现特点又将其分为四种类型:

(1)Ⅰ型过敏反应:由过敏原介导所致 IgE 抗体与抗原结合后释放过多的生物活性物质所致,这是临床上颇为常见的一种类型,并且是四种类型中发生、发展速度最快者,甚至几秒钟至十几分钟即可出现症状。

1)Ⅰ型过敏反应病理生理:①该类型发展迅速,患者反应强烈,治疗处理后症状消退也快;②其过敏反应通常以机体器官功能紊乱为主要特征,不引起机体组织、细胞严重性损伤,但该型却是危及生命的主要类型;③该类型具有明显的个体差异及遗传倾向;④其发生机制可能是外源性或内源性变应源刺激机体单核吞噬系统(淋巴结、肝、脾等)而引起的浆细胞反应,并产生特异性反应素 IgE 抗体,而 IgE 抗体具有亲细胞的特性,能附着于肥大细胞、嗜碱性粒细胞的 IgE 受体,使其释放一系列生物活性介质(如组胺、缓激肽、慢反应物质等),其结果则促发机体过敏反应。如产生以毛细血管扩张、血管通透性增强、细小支气管平滑肌收缩、腺体分泌增多,以及呼吸道阻力增加为主要特点的病理性改变,严重者可发生过敏性休克。

2)Ⅰ型过敏反应三大临床特征:①心血管系统异常改变:机体容量血管扩张与血管壁通透性增加所致的心血管功能虚脱(即休克等),如心率代偿性增快与脉搏细速,继之血压急剧下降,甚至血压数值难以测出;②呼吸系统功能降低或危象:如细小支气管平滑肌产生弥漫痉挛性收缩和呼吸道黏膜组织水肿(尤其喉水肿最为显著),或两者兼有,从而患者表现出喘鸣、喉鸣、哮鸣且呼吸费力或严重呼吸困难,乃至窒息;③全身皮肤异常表现:主要为皮肤风团、红斑和荨麻疹,以及眼睑肿胀、结膜水肿等。经有效治疗处理后,上述症状消失也快,恢复后一般不遗留组织、器官痕迹或损伤。

(2)Ⅱ型过敏反应:①病理生理:该类型是细胞表面抗原与相应 IgG 或 IgM 抗体结合后,在补体、吞噬细胞以及自然杀伤细胞(NK)参与作用下,从而引起的以细胞溶解和组织损伤为主的病理性免疫应答;②临床特征:主要见于由同种异体抗原引起,如输血反应多发生于 ABO 血型不符合的输血,从而引起受血者溶血反应。此外,新生儿溶血多发生于母体血液为 Rh 阴性,而胎儿血液则为 Rh 阳性者。

(3)Ⅲ型过敏反应(又称免疫复合物型过敏反应):是由可溶性抗原与体内相应的抗体(IgG、IgM)结合,形成免疫复合物,在补体协同作用下损伤毛细血管壁和基底膜,造成以充血、水肿、局部坏死和中性粒细胞浸润为主要特征的血管炎性反应和组织损伤。

(4)Ⅳ型过敏反应(又称迟发型或细胞介导型过敏反应):是由致敏淋巴细胞(T细胞)、单核-巨噬细胞和淋巴细胞聚集于反应局部引起的免疫损伤。因Ⅳ型过敏反应发生非常缓慢,其症状通常在一天或几天后才会出现,故临床上将其称之为迟发型过敏反应(如某装饰物或相关职业过敏等)。

综上所述:①过敏反应是一种影响机体多器官系统功能的一组临床综合征;②临床上过敏反应发生率一般女性高于男性;③过敏反应发生机制十分复杂,可能包含一种或以上的机制,但通常以某一种类型为主,其临床症状往往存在混合性;④机体众多的免疫介质都有可能参与过敏反应,其中最为重要的是组胺,它是"药理作用"非常活跃的生物胺,主要由肥大细胞和嗜碱性粒细胞释放;⑤有些过敏患者因未能寻找出抗原-抗体反应依据,故称为类过敏反应或过敏性体质。

7. 药物过敏反应 是指使用某一种药物后机体产生相应的不良反应:①该药物过敏反应一般与药物应用剂量无明显关系,停药后其反应可逐渐消失,再次应用可能复发;②造成过敏的物质可能是药物本身,也可能是药物的代谢产物,还可能是药物中的杂质;③药物过敏反应性质与药物原有的效应无关,故采用药理性相关的拮抗药解救常无效;④药物过敏反应时间可存在明显不同,如反应迅速者用药后立即发生;而反应滞后者可潜伏十多分钟、几小时,甚至几天后发生;⑤药物过敏反应程度可存在显著差异,如轻度反应只表现为皮肤异常症状,重度可产生休克,甚至呼吸、心搏骤停。

8. 临床主要症状 通常主要累及机体的三大系统,即呼吸系统、循环系统和躯干四肢皮肤。①呼吸系统异常:主要为细小支气管平滑肌痉挛性收缩和呼吸道黏膜水肿所导致的呼吸困难;②循环系统改变:血压骤降与脉率细快,乃至循环虚脱(如过敏性休克);③皮肤组织变化:如出现红斑、皮炎、荨麻疹等。此外,还可能伴随消化系统(如腹痛、腹泻)及中枢神经系统(如严重过敏可致意识消失)症状。

9. 过敏反应基本诊断 如患者突然出现循环与呼吸功能异常症状,同时合并明显的皮肤异常反应(如红斑、荨麻疹等),一般可诊断为过敏反应。

10. 过敏反应治疗与处理 临床主要为基本治疗和进一步处理。

(1)基本治疗:①立即停用"抗原"(致敏原)性药物;②麻醉患者先暂停全部麻醉用药,筛选可能引发过敏的药物,以便脱离可疑药物;③保持患者呼吸道通畅,给予纯氧通气或氧疗,重度呼吸困难患者应建立人工呼吸道(如气管插管等);④实施输液扩容治疗;⑤严重患者应给予适宜剂量的肾上腺素(如过敏性休克首选肾上腺素)逆转,并进行呼吸、循环功能支持;⑥积极采取对症处理。

(2)进一步处理:包括抗组胺药物、儿茶酚胺药物、细小支气管扩张药物、糖皮质激素应用等。

【麻醉与实践】①围麻醉期手术患者除接受麻醉类相关药物外,还需要接受其他各种药物的治疗,以及输血、输液等,故临床麻醉手术患者发生过敏反应较为常见,即使严重过敏性休克也屡见报道。因此过敏反应已成为威胁麻醉手术患者安全的一个不容忽视的问题;②因麻醉术中用药较繁多,且又不易明确过敏原,故围麻醉期主要容易发生的是Ⅰ型过敏反应;③现今临床所用的局麻药多是合成的低分子量物质,并不足以成为抗原或半抗原,但当局麻药或其降解产物与血浆蛋白等物质结合后,有可能转变为抗原,这在酯类局麻药中较常见。而酰胺类局麻药制剂中的防腐剂,对羟基苯甲酸甲酯的分子结构与对氨苯甲酸相似,也被认为有引起过敏反应的可能;④有些全麻药可改变介质的释放,如吸入性全麻药或氯胺酮可能影响过敏反应所致的细小支气管平滑肌痉挛性收缩的严重程度,故可缓和或减轻细小支气管痉挛;⑤阿片受体镇痛药吗啡可引起组胺释放,多见于类过敏反应;⑥静脉全麻药丙泊酚中含有卵磷脂、大豆油等,临床可偶见过敏反应;⑦过敏反应是一严重并发症(如过敏性休克),通常不可预测,尤其麻醉诱导与麻醉维持期间,正是使用药物及输注溶液较多的时段,而且患者大多处于无意识或镇静状态中,加之全身被敷料所遮挡,其过敏反应的早期皮肤征象往往被掩盖,不易及时发现皮肤变化,而继之而来的循环虚脱与呼吸道阻力倍增危象常被即刻引起注意,这就是麻醉期间出现过敏反应的高危风险。

1. 全麻患者过敏反应特点　由于全身麻醉患者处于意识消失状态,麻醉期间实施麻醉机控制呼吸,其发生过敏反应的临床表现是:下呼吸道通气阻力可突然增高,通常超过麻醉机的报警界线,呼气末二氧化碳($P_{ET}CO_2$)测定值急剧降低,心电监护仪显示心动过速或心律失常,血压迅速下降,甚至无法测出,皮肤潮红或荨麻疹等。

2. 非全麻患者过敏反应特点　临床实施外周神经阻滞的患者(如椎管内脊神经阻滞以及颈神经丛或臂神经丛阻滞),术中其神志基本处于清醒状态,一旦出现早期过敏反应,患者可能提供某些不适主诉。有研究表明,所有的过敏反应大都先从血压略升和胃肠道平滑肌收缩开始,故患者可能首先表现出胃肠不适症状,如腹痛、恶心、呕吐等。而严重患者继之出现喉水肿、细小支气管痉挛而引起的呼吸困难(表现为气促、胸闷、发绀等),尤其是过敏性休克患者,可迅速出现循环虚脱症状,如面色苍白、四肢厥冷、血压骤降、脉搏细弱、心律失常、意识消失等。

【提示与注意】①围麻醉期过敏反应可发生于任何时间,最为常见者是麻醉诱导之后,尤其静脉注射麻醉药后可数秒或数分钟内发生;②除麻醉药物外,为降低手术患者术中出血量,经常给予止血类药物来减少机体失血,但用于止血的异体生物蛋白类制品大都具有不同程度的抗原性,很易引起机体过敏反应,通常该类药物的有害效应一般与使用剂量有关,严重者可导致过敏性休克,甚至呼吸、心搏骤停,麻醉术中务必高度警惕;③临床上发生的许多呼吸系统与循环功能异常症状是过敏反应和其他麻醉并发症的共性症状,由于发生过敏反应时缺乏免疫学依据与实验室检查,故两者的区分与鉴别有时较为困难。如:通常对使用药物后出现过敏反应所作的诊断大多是推测出的,其依据常基于该异常症状的发生恰好在某一种药物注射之后而将两者联系起来。

1. 局麻药过敏鉴别诊断　如遇曾对局麻药有过敏史的患者,应首先与局麻药毒性反应相鉴别,如同类局麻药,由于其结构相似有可能出现交叉过敏反应,若对酯类局麻药过敏者可改换酰胺类局麻药。对怀疑有过敏的患者也可将局麻药滴入(一滴)患者一侧眼的球结膜观察有无红肿,并与另一侧眼球结膜滴入生理盐水相对照,以便确定是否局麻药过敏。

2. 较为困难的诊断与鉴别　如单纯出现以呼吸功能或循环系统为主的异常症状,因两者也是麻醉并发症的特点。如出现单纯细小支气管痉挛和严重性低血压,非过敏反应也可引起,这就需要综合性分析判断,首先考虑是否为麻醉因素所致,然后逐一排查,若情况紧急可先予以对症治疗,即在未能排除过敏反应之前,应首先采取对症处理措施,同时再进一步明确诊断。

3. 颇为困难的诊断与鉴别　因过敏反应与类过敏反应两者临床症状基本相同,故两者的鉴别诊断颇为困难,前者依赖于抗原-抗体反应,后者则无免疫系统参与,主要是体内组胺释放所致。此外,有研究报道,由 IgE 抗体介导的过敏反应可同时激活肥大细胞和嗜碱性粒细胞,而非免疫介导的类过敏反应仅有嗜碱性粒细胞被激活,由于肥大细胞被激活可释放类胰蛋白酶,因此出现过敏反应时若血中类胰蛋白酶显著增高,则可与类过敏反应相鉴别。

797. 何谓高敏反应？高敏反应特点是什么？

【术语与解答】高敏反应属机体过于敏感（也称特异质反应），是指机体接触很小剂量的某种药物即可发生突如其来且非常严重的异常反应，如晕厥、休克、呼吸危象及循环衰竭等。

1. 高敏反应特点　①高敏反应只在极少数患者中发生，一旦出现高敏反应极为凶险，甚至是致命的。众所周知，最为常见的药物过敏为青霉素过敏，其发生速度最快，严重程度也最高，可直接导致患者死亡，故临床上应用青霉素必须作过敏试验，如皮试无异常者尚可应用，实际上青霉素过敏就属高敏反应；②一般高敏反应的发生与药物剂量关系不明显，即使很少剂量也可引起休克，甚至有嗅到青霉素的气味引发过敏性休克而死亡的病例。

2. 高敏反应临床严重程度分级　Ⅰ级：是指即刻出现的皮肤、循环与呼吸系统三大异常症状，但尚未达到严重程度；Ⅱ级：是指已出现或发生较为严重的呼吸、循环功能紊乱，如脉率细速、低血压、呼吸费力；Ⅲ级：是指已出现生命危象，如休克、意识丧失、呼吸停止或细小支气管痉挛性收缩、发绀及窒息；Ⅳ级：直接发生呼吸循环骤停。

【麻醉与实践】临床麻醉期间常见的高敏反应主要是由局麻药所致，如临床应用小剂量局麻药（不到一次允许的最大剂量的1/4或1/3）则可突然造成患者晕厥、呼吸困难，甚至循环衰竭等。此外，个别、极少数患者应用利多卡因、丁卡因、布比卡因等，其异常症状发生突然、快捷，并迅速发展为严重过敏性休克，常导致麻醉医师非常被动和棘手（麻醉期间高敏反应也是麻醉高风险之一）。

【提示与注意】①一旦出现高敏反应，患者异常症状常表现较为迅猛、强烈，故应针对所出现的异常症状进行处理，若出现生命危象，应首先是稳定呼吸与循环系统；②高敏反应一般归因于个体差异，一旦发生高敏反应，务必首先解决患者的呼吸危象与循环衰竭，只有控制呼吸和循环功能稳定，才能保障患者生命安全。

798. 何谓类过敏反应？与过敏反应有何不同？

【术语与解答】①类过敏反应（也称过敏样反应）是指机体肥大细胞和嗜碱性粒细胞对某种药物而产生的组胺释放反应或相互作用导致的特异性反应；②类过敏反应与过敏反应不同之处在于没有预先致敏的IgE参与，即除了不是由IgE介导以外，无论是在实验室检查，还是在临床症状方面，都无法与过敏反应相区别；③类过敏反应不需要预先接触抗原，也无需抗体或免疫功能参与（不需致敏，属非免疫功能机制），在首次用药后即可表现出与过敏反应类似的症状；④类过敏反应通常可采取减少用药剂量或减慢静脉滴注速度来降低其反应；⑤类过敏反应在与抗原接触后的几秒钟或几分钟内可迅速发生，其发生速度和症状与致敏原浓度相关，但很少量的致敏原有时也可引起严重的、甚至致命的反应，尤其致敏原由静脉注射时会激发循环虚脱立刻出现。

【麻醉与实践】①麻醉医师主要和麻醉药物"打交道"，而麻醉药物基本不需做过敏试验，因此，提前防范麻醉药过敏颇为困难；②临床通过相关文献资料总结分析发现，由麻醉类药物所导致的过敏反应虽不多见，但时有发生，主要以类过敏反应较多，所包括的药物有酯类局麻药、酰胺类局麻药、巴比妥类镇静药、催眠药、麻醉性镇痛药（吗啡等）与静脉全麻药（如氯胺酮、硫喷妥钠、丙泊酚等），以及麻醉相关辅助用药（如非去极化类肌肉松弛药阿曲库铵）；③临床麻醉期间对类过敏反应通常可采取减少用药剂量或减慢静脉滴注速度来降低其反应。

【提示与注意】①临床上对所有用药均应细心观察，尤其容易引起过敏的药物，如患者可疑,可少量试探应用,无任何反应时再继续使用;②虽对于严重类过敏反应临床无法短时间内将其与过敏反应相鉴别,但治疗处理方法相同。

799. 围麻醉期过敏反应临床如何预防及处理?

【术语与解答】由于麻醉医师临床用药、输液、输血繁多,而且大都采取静脉通路,使得进入体内的药物或溶液都有可能成为致敏原,故临床上无法预测患者是否能发生过敏反应,通常麻醉期间大都是意外性遭遇过敏反应患者。因此,提前预防颇有难度。但必须具备防范意识,一旦发生应先明确其危险程度,对于全身情况危者,如过敏性休克,首先停用可疑药物或相关因素,并同时处理或缓解其异常症状(如呼吸危象和循环虚脱),然后再寻找原因,以降低围麻醉期风险,保障患者安全。

【麻醉与实践】①麻醉手术患者须接受几种或数种药物及溶液,而许多药物与溶液中可能存在某种致敏物质,一旦致敏原(抗原)引起抗体反应,患者则可发生过敏反应,严重过敏反应则对生命造成巨大威胁;②尽管临床麻醉中遭遇严重过敏反应者很少,但是麻醉医师所麻醉的患者若出现突发过敏性症状,尤其发生呼吸功能危象与循环系统虚脱(如急性细小支气管痉挛、喉水肿及过敏性休克等),往往使得麻醉医师倍感紧张,甚至常不能迅速、果断地作出及时、有效的治疗与处理,以致延误最佳抢救时机。因此,了解相关过敏反应知识,熟悉患者过敏反应特点,对指导治疗、处理过敏反应,保障患者安全具有十分重要的意义。

1. 基本预防措施　①预防过敏反应的前提是了解病情,咨询病史,明确用药目的及药理特点;②对所有需要接受麻醉的患者,术前均应详细询问是否有药物过敏反应病史,由于麻醉期间女性比男性更易发生过敏反应(其比例约为3:1),故女性患者更应仔细询问;③对于易引起过敏反应的药物非必要使用者,尽可能不用(有过敏史患者禁用),必须使用时除做相关试验外,可先稀释后小剂量试探性应用,以观察有无轻度过敏反应,再决定是否追加剂量,其目的在于防止或避免短时间内血浆药物浓度迅速增高;④若确认患者属类过敏反应者,清醒患者可预防性应用 H_1 受体拮抗剂(如苯海拉明口服等),因组胺受体拮抗药对此类患者有显著疗效;⑤有过敏病史患者术前预先给予 H_1 或 H_2 受体阻滞剂以及激素预防并非有益,因这些药物虽可以减少过敏反应的严重程度,但同时也延迟了过敏反应的早期征象,致使在缺乏早期表现的情况下,若突然出现较严重异常反应,往往造成麻醉医师识别与判断发生困难,故此类药物宜用于过敏反应的早期治疗为妥。

2. 基本处理原则　①因为无论静脉全麻药还是吸入全麻药,都会显著抑制患者对过敏而产生循环衰竭的代偿反应,故围麻醉期一旦出现过敏反应,应首先立即停止所使用的麻醉药物和可能导致过敏的药物;②对发生过敏反应患者保障呼吸道通畅,改善纠正机体缺氧及低氧血症,维持呼吸功能正常颇为重要;③给予解痉、抗过敏及糖皮质激素治疗;④补充血容量;⑤必要时应用心血管活性药,以支持和稳定循环功能。

3. 呼吸循环处理措施　若出现以呼吸功能和循环系统为主的过敏反应危象(如呼吸道水肿、细小支气管痉挛、循环虚脱、休克、甚至心搏停止),必须迅速做出有效相关处理。

(1)保障呼吸道通畅和有效通气:呼吸功能危象主要来自呼吸道水肿和细小支气管痉挛,若两者发生于椎管内脊神经阻滞清醒患者,务必想方设法快速建立人工呼吸道(根据当时具备的条件,包括气管插管、喉罩安置、面罩通气等人工辅助呼吸或机械控制通气),采取呼吸支持措施,以缓解或纠正机体低氧血症。此外,氨茶碱、氯胺酮、七氟烷等则能不同程度的解除持续性细小支气管痉挛,必要时可及早应用。

（2）循环功能纠正与支持：由于循环虚脱可危及生命，故过敏性休克应用肾上腺素往往是首选，因其 α_1 受体激动作用可以帮助维持血压，β_2 受体激动作用可使支气管平滑肌舒张，可缓解或逆转呼吸道水肿和细小支气管痉挛。临床上一般单次静脉缓慢注射肾上腺素 $3 \sim 8\mu g$ 或 $0.15\mu g/kg$，疗效不佳者可数分钟后重复用药。需要提出的是，由于个体差异非常明显，尤其伴有心血管疾病患者静脉注射肾上腺素有可能引发心肌缺血或梗死，故对剂量应用需斟酌（肌肉或皮内注射较为安全），而注射氢化可的松 200mg 则能强化其疗效。

4. 维持血流动力学稳定　抢救过敏性休克除药物治疗外，还应快速输注晶体或胶体溶液，以后者更为适宜，以改善毛细血管渗透性，并选择拟交感活性药物以维持有效灌注压。如出现心律失常者，应及时予以纠正。

【提示与注意】需注意过敏反应的类型与鉴别诊断。

（王世泉　冯元勇）

第二节　麻醉药物所致过敏反应案例

本节将临床应用麻醉药物所致过敏反应病例报告如下。

800. 为何局麻药能导致过敏性休克？

一般认为，临床上对酯类局麻药过敏者相对较多，而对酰胺类局麻药过敏者罕见，但近些年来，有关酰胺类局麻药过敏者时有报道，甚至有利多卡因过敏导致患者死亡者，说明现今临床上酰胺类局麻药过敏也并非罕见，并列举 2 例酰胺类局麻药导致的过敏性休克报告如下：

一、利多卡因

盐酸利多卡属酰胺类局麻药，临床引起过敏反应者非常少见，加之其局麻作用较普鲁卡因强而持久，且注射前不需行过敏试验而临床经常应用。此外，利多卡因经常用于治疗室性心律失常。

【案例与回顾】①患者女，37 岁，体重 61kg，入院诊断甲状腺腺瘤，拟在局部麻醉下行腺瘤切除术；②患者全身状况较好，既往无呼吸系统及心血管疾病，相关实验室报告与心电图检查均无异常，以及术前测心率（69 次/分）、血压（126/72mmHg）均正常；③颈部皮肤消毒完毕后，皮下及腺瘤周边共注射 0.75% 利多卡因 5ml，切皮后约 1 分钟时，患者颈部、胸部及四肢出现荨麻疹，继之患者呼吸费力，此时心率增快至 137 次/分、血压下降为 53/27mmHg，并出现口唇发绀。立即面罩供氧加压辅助呼吸手感呼吸道压力明显增高，紧急行气管内插管时发现声门苍白样水肿（急性喉水肿），只能插入 6.0ID 气管导管；④经应用地塞米松 15mg、氨茶碱 125mg 静脉注射，皮下注射肾上腺素 0.2mg，15 分钟后患者病情迅速好转，心率、血压逐渐恢复正常，全身荨麻疹逐步消退，暂停手术，缝合皮肤后继续观察 2 小时无异常，将患者护送回病房。

【讨论与分析】①通常酯类局麻药较酰胺类局麻药容易引起过敏反应，主要是酯类局麻药的代谢产物含有对氨基苯甲酸，而酰胺类局麻药不具有。通过术后询问患者，得知该患者从未做过手术或拔牙（即从未用过局麻药），说明该患者发生的是类过敏反应（非抗原-抗体反应）；②依据患者所表现的临床症状，可诊断为过敏性休克，如呼吸系统症状表现为急性喉水肿、呼吸费力、呼吸道内压增高。而循环系统症状则引起代偿性心率倍增、血压骤降。其皮肤症状则表现为急性荨麻疹。

【防范与处理】①长期以来因临床应用利多卡因而产生过敏者罕见,故通常应用无需做过敏试验(皮试)。此外,一旦遭遇利多卡因严重过敏反应,并非是一般性局麻药中毒,往往生命体征急剧变化,尤其在非手术室发生,其治疗与处理非常棘手,因此应用该药之前务必询问患者既往有无过敏病史,若属过敏体质,必须实施皮试,以策安全;②局麻药注射前须备好相关呼吸支持设备与相关抢救药品,以防不测;③需要提示的是,临床最为简便的操作试验为:采用一滴局麻药滴入一侧眼结膜内,待10分钟后与另一侧眼结膜滴入生理盐水比对,若滴入局麻药的眼结膜充血、水肿明显者则为阳性,该局麻药不宜或禁忌使用;④严重过敏反应的主要危险在于呼吸功能危象与循环功能虚脱,临床施救务必从这两方面进行。

二、布比卡因

布比卡因为酰胺类长效局麻药,临床上常用于外周神经阻滞,通常出现局麻药中毒者较多见,而发生过敏反应者较罕见。

【案例与回顾】①患者女,21岁,66kg,门诊确诊为左侧陈旧性桡骨骨折,入院后拟在臂神经丛阻滞下行切开复位并内固定术;②既往患者无药物过敏史,术前心电图、血常规等检查无异常;③术前药采用苯巴比妥钠0.1g、阿托品0.5mg肌肉注射;④患者入手术室后测血压120/70mmHg、心率84次/分,选择肌间沟法臂神经丛阻滞,经寻找异感后注入0.25%布比卡因20ml,给药后约20分钟患者出现胸闷、头晕、气短并寒战,颜面苍白,患侧颈部出现大面积"桔皮样"红斑丘疹,同时血压降至47.5/22mmHg,心率增快至140次/分,呼吸急促,约43次/分;⑤该患者考虑为布比卡因引起的重度过敏反应,故立即面罩纯氧吸入、快速输液,并静脉注射地塞米松10mg、麻黄碱30mg、50%葡萄糖100ml,约30分钟后上述症状全部消失,生命体征稳定,后期麻醉完善、手术顺利,术毕后经布比卡因皮试,证明该药呈阳性反应。

【讨论与分析】布比卡因属酰胺类局麻药,从药理学角度认为极少发生过敏反应,临床上也未被列入术前常规进行皮肤过敏试验,因此,临床应用容易被忽视。此外,局麻药过敏反应容易与局麻药中毒相混淆,通过对该案例临床症状分析与综合判断,认为属于比较典型的过敏反应(属过敏性休克),其依据在于:

1. 局麻药中毒 所反映的主要是脑神经或(和)高级中枢神经异常症状,而中毒严重者可伴随呼吸功能危象(主要呼吸抑制或停止)与循环系统虚脱,但极少同时存在皮肤过敏反应(如出现红斑、丘疹或荨麻疹等)。

2. 过敏反应 轻度过敏反应一般只有皮肤的改变,严重过敏患者除皮肤症状外,还可出现呼吸功能危象(主要为呼吸道水肿、细小支气管痉挛、喉梗阻等)与循环系统虚脱,严重者也可能存在高级中枢神经症状(如意识消失)。

3. 转归 该患者经过积极抗过敏处理后转危为安。

【防范与处理】①虽然布比卡因过敏反应发生率极低,临床上也不常规进行皮肤过敏试验,但可疑患者实施皮内注射试验很有必要,尽管假阴性和假阳性的结果均可存在,其临床可靠性至今仍有争议,但根据"皮肤试验"进行估计还是有所帮助的;②国内有些医院局麻药实施皮肤过敏试验不作为常规,但对于有多种药物过敏史患者,在使用局麻药前应常规行皮肤过敏试验,以解除后顾之忧;③针对意外性过敏反应患者,务必具备完善的治疗与处理措施,以防不测;④过敏反应患者应用激素治疗颇为重要和非常有效,必要时可大剂量应用。

801. 为何静脉全麻药丙泊酚可致过敏反应？

丙泊酚作为一种速效、短效静脉全麻药，持续输注后不易蓄积，且术毕苏醒迅速而完全，目前为其他静脉全麻药所无法比拟，故临床普遍用于全麻诱导与维持。但临床偶有引起过敏反应者，因此，对有药物过敏史的患者务必引起注意，临床上由丙泊酚引起过敏反应两例回顾、分析如下：

【案例与回顾】

例 1 患儿女，8.5 岁，25kg，因诊断急性阑尾炎入院，拟在全麻下行阑尾切除术。术前全身情况良好，既往无药物过敏及哮喘病史，实验室检查各项化验指标均在正常范围。麻醉前 30 分钟肌注异丙嗪 15mg、阿托品 0.5mg，入手术室后测心率 97 次/分、血压 95/60mmHg、SpO_2 为 98%。全麻诱导刚静脉注射完毕丙泊酚 35mg、芬太尼 0.05mg，患儿 SpO_2 迅速开始下降（达 83%），面罩加压给氧手感呼吸道阻力倍增，但 SpO_2 可维持在 81%，给予潘库溴铵 2mg 后继续面罩加压供氧通气，SpO_2 可上升至 88%。继续静注丙泊酚 15mg，SpO_2 下降严重（为 72%），此时心率增至 162 次/分、血压降至 55/31mmHg，并出现吸气性喉鸣及"三凹征"明显，紧急行气管插管，但喉镜窥喉所见会厌、声带显著苍白，并呈严重性水肿状，声门明显缩窄，只能插入 4.5ID 气管导管。而其胸部皮肤则布满大小不等、形状不规则的红斑，听诊双肺闻及支气管哮鸣音，初步考虑药物过敏反应，即刻静脉注射地塞米松 10mg、氨茶碱 40mg、麻黄碱 5mg。同时机械通气期间呼吸道压力为 36～41cmH₂O，约 5 分钟后 SpO_2 开始逐渐上升，可达 93%，心率及血压也逐渐恢复至麻醉诱导前水平，而胸前红斑于 25 分钟后全部消失，此时 SpO_2 升至 99%，心率、血压基本在正常范围。术中以氯胺酮与异氟烷麻醉维持，间断小剂量静注潘库溴铵与芬太尼维持麻醉。手术结束后约 20 分钟患儿苏醒，拔除气管内插管后无呼吸困难症状及其他并发症发生。该患儿诊断为丙泊酚所致急性过敏反应。

例 2 患者女，31 岁，50kg，因停经 45 天，诊断早孕，拟在丙泊酚静脉全麻下行无痛人工流产术。开放静脉通道，缓慢持续推注丙泊酚 160mg，注药后约 6 分钟，患者面部先出现潮红，随之全身皮肤出现荨麻疹，此时患者心率、血压尚在正常范围。即刻静脉注射地塞米松 10mg，10% 葡萄糖酸钙 10ml 加入 5% 葡萄糖液 100ml 中静脉滴注，10 分钟后面部潮红逐渐开始减少，手术完毕患者清醒，其荨麻疹也已完全消退，询问患者无不良感觉，继续观察 1 小时，无异常情况。

【讨论与分析】目前丙泊酚产生过敏反应的机制尚未完全明了，其可能因素有：①丙泊酚的苯环和双异丙基侧链易引起过敏反应的发生，故对双异丙基类药物敏感者容易发生丙泊酚过敏；②丙泊酚中的脂肪乳含卵磷脂及大豆油成分，有可能也是导致过敏反应的因素。

例 1 患儿入手术室前曾用过异丙嗪和阿托品，但距过敏反应发生间隔时间已达 30 多分钟，全麻诱导前两次 SpO_2 下降均在使用丙泊酚期间，尤其第二次重复应用丙泊酚 SpO_2 下降更为显著，故考虑丙泊酚导致过敏。引起过敏反应依据：①呼吸系统症状出现严重呼吸道黏膜水肿，呼吸道压力明显增高，双肺闻及支气管哮鸣音（细小支气管痉挛）；②心血管功能表现为血压显著下降，心率代偿性增快；③胸部皮肤出现红斑。

例 2 患者仅用丙泊酚一种药物麻醉，即出现面部潮红，以及全身皮肤随之出现荨麻疹，可认为丙泊酚所致过敏反应。至于过敏反应的类型，两者应属类过敏反应，因例 1 与例 2 患者首次接触丙泊酚，属非抗原-抗体反应。

此外，也有文献报道单纯应用丙泊酚引起过敏性休克者。

【**防范与处理**】①丙泊酚产生过敏反应大多为一过性,若出现轻度过敏一般无严重影响,通常经抗过敏处理效果良好。一旦发生急性呼吸道水肿,尤其急性喉水肿,应立即作出迅速有效处理,除糖皮质激素应用外,务必保障呼吸道通畅,包括气管内插管,如插管困难者需考虑紧急气管切开造口气管内插管,抢救措施必须迅速有效(尤其急性喉水肿),以防止机体缺氧窒息死亡;②静脉全麻药丙泊酚临床应用较为普遍,虽产生过敏反应者非常少见,但务必予以重视,若单纯为荨麻疹,一般多为一过性,有时不予处理短时间也可消失,且不留皮肤痕迹。一旦出现呼吸功能危象与循环系统虚脱,除对症处理外,应给予较大剂量地塞米松冲击疗法效果较好;③类过敏反应通常可采取减少用药剂量或减慢静脉滴注速度来降低其反应;④应用丙泊酚前应询问患者有无对牛奶、鸡蛋、豆类等食品过敏史,因对上述食品容易过敏者更易产生丙泊酚过敏;⑤应值得警惕的是,现今临床上行无痛人工流产术者明显增多,由于丙泊酚代谢快、苏醒迅速、无蓄积作用且使用安全,故人工流产术麻醉用药主要为丙泊酚,但大多人工流产术均在门诊流产室进行,而麻醉安全保障设备往往较为简陋。因此,务必加强监测,提前做好相关准备,尤其呼吸支持设备,以防不测。

（王世泉　冯元勇）

主要参考文献与推荐读物

1. 王世泉,王明山主编. 麻醉意外. 第2版. 北京:人民卫生出版社,2010,326-338.
2. 邓小明,曾因明主编.2009麻醉学新进展. 北京:人民卫生出版社,2009,824-828.

第五十九章　围麻醉期机体缺氧

802. 缺氧对机体可产生哪些危害？

803. 为何围麻醉期患者容易发生缺氧？

804. 围麻醉期常见缺氧因素及临床表现有哪些？

805. 防治围麻醉期患者缺氧应把握哪几个环节？

806. 围麻醉期各种呼吸抑制所致缺氧原因是什么？如何防范与处理？

　　氧是人体生命之源，是维持机体生命活动所必须的重要物质之一。围麻醉期致使机体缺氧的任何因素均是生命安全的隐患，因缺氧是导致患者致残或死亡的临床常见原因之一，约占心搏骤停或不可逆性脑功能损害者的 1/3，甚至更多。由于围麻醉期引起机体缺氧因素颇多，且较为复杂，并可直接威胁患者的生命安全，因此，有必要较详细地予以阐述。

802. 缺氧对机体可产生哪些危害？

　　【术语与解答】①缺氧对机体产生的危害不仅与缺氧程度有关，而且与缺氧发展的速度、持续时间的长短密切相关；②无论何种原因造成机体缺氧，均会导致机体脏器功能紊乱或下降，乃至出现脏器功能不可逆性损伤；③严重机体缺氧可直接造成死亡。

　　1. 中枢神经系统　①由于脑是人体各器官中对氧需求最大的重要脏器，故脑组织细胞对缺氧非常敏感，且耐受性很差，其中以大脑皮质首先受损，其次影响皮质下及脑干生命中枢。因此，缺氧最早出现的是神经、精神症状。一般轻度缺氧可有注意力不集中，其思维能力、记忆力、判断力、智力有所降低；中度缺氧可引起头痛、定向力障碍、情绪波动、神志恍惚，以及运动行为不协调等；缺氧严重时可导致烦躁不安、谵妄、癫痫样抽搐发作、意识丧失，甚至昏迷死亡；②脑组织缺氧性损害的主要改变是脑水肿，严重脑水肿可使颅内压增高，脑血流量不足。当缺血、缺氧叠加，则形成恶性循环；③一般认为，常温下脑组织缺氧不宜超过 4~5 分钟，否则必然引起缺氧性脑损伤，甚至产生不可逆性脑损害，但其精确时间限度仍在研究中；④通常机体动脉氧分压（PaO_2）下降至 20mmHg 时，脑细胞则不能摄取氧，一旦缺氧时间过长，可发生不可逆性脑损害；⑤测定脑静脉（或颈内静脉血）氧分压，有助于判断高级中枢神经系统功能障碍程度：正常人脑静脉血氧分压为 34mmHg，当下降至 28~25mmHg 时，可出现神经错乱等反应性症状；若降至 20~18mmHg 则引起意识丧失；一旦降至 12mmHg 将危及生命；⑥患者一旦心搏骤停，机体各脏器均已开始缺血、缺氧，但缺血、缺氧的耐受时间不同，其中以大脑对缺氧的耐受时间最短，通常认为约 4~5 分钟。因此，对于心搏骤停患者的心肺复苏必须争分夺秒，最终目的不仅要使患者存活，更重要的是使患者意识（脑功能）得以恢复，以提高生存质量。

　　2. 呼吸系统　①机体出现急性缺氧时，当 $PaO_2 < 60mmHg$，可刺激主动脉、颈动脉体化学

感受器,反射性兴奋呼吸中枢,使呼吸加深、加快,但机体严重缺氧时可抑制呼吸,如 $PaO_2 < 30 \sim 24mmHg$ 时则出现呼吸慢而不规则,甚至呼吸停止;②低氧血症可损害肺泡上皮和血管内皮细胞,使肺毛细血管通透性增加,可引起肺水肿;③低氧血症还可减少肺泡中 II 型细胞分泌表面活性物质,致使肺泡表面张力增加而引起肺不张,从而进一步加重机体低氧;④严重缺氧直接抑制呼吸中枢,使呼吸减弱,或出现潮式呼吸,甚至呼吸停止。

3. 心血管系统　①心脏也是耗氧量大、代谢率高和氧储备少的器官,故对缺氧也很敏感,颇容易受到损伤;②机体缺氧首先表现为代偿性心率加速,心搏及心排血量增加,循环系统则以高动力状态代偿组织、器官氧含量的不足,并同时产生血流再分配,其中冠状动脉血管扩张,则是心肌自身血供保障之一;③严重缺氧和持续缺氧可使心肌收缩力降低、心率迅速减慢、心脏的血液输出量显著减少,与缺氧症状形成恶性循环,甚至造成心肌细胞变性、坏死;④慢性持续性缺氧容易发生心力衰竭,而严重缺氧时由于心内膜下乳酸堆积,高能磷酸键合成减少,产生心肌抑制,导致室性心动过缓、期前收缩、血压下降与心排血量降低,乃至出现心室纤颤等严重心律失常,甚至心脏停搏。

4. 其他　机体缺氧可损害肝脏功能,使转氨酶升高。严重缺氧还可减少肾血流量,降低肾小球滤过率,使尿量减少,引起氮质血症,长时间机体缺氧甚至可致急性肾功能不全或衰竭。

【麻醉与实践】围麻醉期患者轻度、慢性缺氧如发现及时、对症处理,机体组织、器官功能一般无任何影响。然而,如机体轻度、慢性缺氧发现不及时或急性缺氧处理欠佳,甚至处理失误,最终可因严重低氧血症而导致植物状态或脑死亡,甚至直接死亡。因此,围麻醉期缺氧是手术患者常见严重并发症或死亡原因之一,约占心搏骤停或不可逆性脑功能损害者的 1/3 至 2/3,必须加以重视。

【提示与注意】正因为缺氧是围麻醉期患者潜在的危险,因此,必须加强防范。

803. 为何围麻醉期患者容易发生缺氧?

【术语与解答】①机体缺氧是指组织或器官摄取氧不足或组织细胞利用氧出现障碍,从而导致机体组织、器官的代谢与功能出现一系列障碍,甚至造成其形态结构发生异常变化的病理性过程;②缺氧是机体氧供与氧耗出现失衡,即组织细胞代谢处于乏氧状态;③当机体组织、器官得不到充足的氧合或组织细胞不能充分利用氧时,机体组织、器官的功能可衰竭或丧失;④机体是否缺氧取决于各组织、器官接受的氧运送与氧储备能否满足组织细胞有氧代谢的需要。此外,还与机体氧分压、氧含量、血氧容量、血氧饱和度、氧离曲线等有关;⑤人体呼吸系统与循环系统以及血液系统中任何环节发生障碍或病变都可导致机体缺氧,故缺氧是许多疾病所共有的一个基本病理过程,因此临床极为常见;⑥通常临床上引起机体缺氧的因素很多,而围麻醉期缺氧因素主要有:呼吸道梗阻、呼吸抑制、通气不足、机械通气中断、休克、大失血、慢性呼吸系统疾病、心脏功能衰竭等;⑦由于动脉血氧含量明显降低可引起组织、器官摄氧不足,因此临床又称为低氧血症;⑧人体严重缺氧可导致心、脑等重要生命器官功能丧失而死亡。

【麻醉与实践】临床麻醉患者与缺氧关系颇为密切,因麻醉药均为剧毒药,其毒性之一则是呼吸抑制或呼吸停止,呼吸抑制或呼吸停止必然引起机体缺氧,而缺氧直接威胁着手术患者的安全,加之临床引起缺氧的因素很多,因此,围麻醉期必须予以关注和加以重视机体缺氧。

【提示与注意】由于麻醉与手术患者缺氧既有可预知的,又有容易忽视的,既有难以防范的,还有防范失误的,所以围麻醉期只有了解机体缺氧的相关因素与易发生的环节以及因果关系,才能做到有效防范。

804. 围麻醉期常见缺氧因素及临床表现有哪些?

【术语与解答】围麻醉期常见缺氧因素及临床表现阐述如下:

1. 常见因素 ①呼吸道梗阻;②呼吸抑制;③患者自身因素;④麻醉操作不当;⑤麻醉管理失误;⑥其他因素等。

2. 临床表现 因人体储存氧的能力极其有限,通常数分钟即可耗竭,故机体氧供减少以及组织、器官利用氧出现障碍或机体氧供与氧耗失衡,均可表现出一系列缺氧征象,临床主要表现以下几方面。

(1)循环系统:患者缺氧早期可先出现心动过速(代偿性),且伴随血压升高;中晚期缺氧则心动过缓、血压下降,并出现心律失常,直至心搏停止。此外,对轻度通气不足的患者,如高氧浓度吸入者,机体 PaO_2 可不降低,但 $PaCO_2$ 可逐渐升高。

(2)呼吸系统:患者中度或重度缺氧可端坐呼吸,同时呼吸频率增快,而小儿可有鼻翼煽动。此外,机体严重缺氧可出现"三凹征",而脉搏血氧饱和度(SpO_2)监测在大多在 87%以下。

(3)中枢神经系统:由于脑细胞对缺氧耐受力很差,急性缺氧可引起头痛、头晕和记忆及判断力下降,严重者可导致烦躁、谵妄、癫痫样抽搐,甚至意识丧失、植物状态或脑死亡。

(4)皮肤黏膜:①临床上机体缺氧的重要标志之一是发绀,即当血液中去氧血红蛋白含量达 5g/100ml 以上时,机体皮肤、黏膜、甲床可呈暗紫色(即发绀),当皮肤、黏膜、甲床发绀时,说明机体缺氧严重。但值得注意的是,血红蛋白低于 50g/L 的贫血患者,虽有严重缺氧,但无发绀表现;②机体缺氧时手术野渗出血颜色可由鲜红色转变为暗红色,乃至褐色。

【麻醉与实践】以下单因素或多因素并存均可导致围麻醉期患者缺氧。

1. 呼吸道梗阻 呼吸道是气体进出肺泡的必经之路,只有呼吸道通畅,才能保障有效通气,这是机体进行气体交换的首要条件。因此,任何原因引起呼吸道梗阻,均可导致通气受阻或通气障碍,甚至无法通气。

(1)上呼吸道梗阻:围麻醉期以上呼吸道梗阻引发机体缺氧者最为常见。①舌后坠:舌体是软组织肌性器官,除其根部外,其他 2/3 均处于游离状态,活动度显著,尤其容易向喉咽腔下垂(通常称舌后坠),其舌背可贴近咽后壁而阻塞喉腔,其舌根则可压迫会厌而半阻塞喉入口,当应用麻醉药物后舌体松弛更加后坠,从而加重上呼吸道梗阻。因此,围麻醉期舌后坠是上呼吸道梗阻的主要因素;②口腔、咽喉与颌面部手术:该部位的手术均可不同程度的造成软组织水肿或肿胀,致使上呼吸道向心性缩窄,从而易引起全麻术毕拔出气管插管后上呼吸道出现梗阻。

(2)喉阻塞:①喉异物:如围麻醉期小儿痰栓阻塞声门,口咽腔手术后遗漏的血凝块与纱布条未能取出,拔除气管内插管后阻塞声门。此外,气管异物取出术中不慎,异物(如花生米等)被卡在声门处;②喉肿物:喉部占位性病变可直接阻塞声门,喉肿物越大,其阻塞声门也越显著,且喉阻塞也越严重;③喉痉挛:是其相关因素导致的双侧声带肌肉向心性收缩,致使声门关闭而造成气体难以通过气管进入肺泡;④喉水肿:是因喉腔内壁疏松的软组织及黏膜被组织液渗出、浸润而肿胀(主要以声门为中心,包括声带、杓会厌襞、会厌、环状软骨内壁等组织黏膜水肿),造成喉入口狭窄或阻塞,其结果导致气体进出声门困难。总之,上呼吸道轻度梗阻者,患者可出现呼吸气流强弱不等的"打鼾"声;上呼吸道中度梗阻则引起阻塞性睡眠呼吸暂停综合征;重度阻塞可直接造成只见患者有呼吸动作,而无呼吸气体交换。

（3）下呼吸道梗阻：①气管受压：颈部肿块、甲状腺弥漫性肿大、颈部外伤、颈部血肿等均可不同程度的压迫气管；②细小支气管痉挛：是由各种相关因素所致的细小支气管平滑肌痉挛性收缩，从而造成细小支气管变窄或阻塞，继之引起呼气性呼吸困难，其呼气时间延长并费力，同时下呼吸道阻力骤然增加；③胃内容物反流误吸：如饱胃患者行急诊手术，麻醉诱导后很容易引起胃内容物反流及误吸。

综上所述，无论上呼吸道梗阻，还是喉阻塞或是下呼吸道梗阻，最终必然造成机体不同程度的缺氧或导致严重低氧血症发生。

2. 呼吸抑制　麻醉药之所以也称之为剧毒药，是因为有时小剂量的该类药物即可影响患者的呼吸功能，中、大剂量则能抑制呼吸或导致呼吸暂停及停止，同时抑制循环系统。由于临床上所使用的麻醉药均对呼吸功能存在不同程度的抑制作用，因此，麻醉用药后若失去对患者呼吸功能的监测、调控及支持，就容易导致患者缺氧或严重低氧血症发生，甚至呼吸循环骤停。

（1）中枢性呼吸抑制：临床上最为常见的原因来自于全麻药（如丙泊酚、硫喷妥钠等）与麻醉性镇痛药（如阿片类药物）的负面影响，尤其患者麻醉术后自主呼吸恢复期间体内麻醉性药物的残余作用，可先是呼吸次数减慢与呼吸幅度降低，跟随而来的则是呼吸暂停或停止，严重者循环功能同时受到抑制。

（2）外周性呼吸抑制：①围麻醉期使用肌肉松弛药，因该药物的残余效应是引起外周性呼吸抑制较为常见的原因；②椎管内脊神经阻滞平面过高或出现全脊麻；③低血钾或大量排尿，由于血钾过低，也可致呼吸肌麻痹而呼吸抑制。

（3）限制性呼吸抑制：该呼吸抑制实际是患者自身呼吸系统因素以及医源性相关因素所致的通气不足或呼吸功能受限，也称为限制性呼吸功能障碍。临床上引起限制性呼吸抑制的原因较多：如术后疼痛、肺部慢性疾病、肥胖、胸廓畸形、气胸、头低足高体位、胸腔或腹腔大手术、胸腹部缠绕绷带过紧等。

总之，任何原因引起的呼吸抑制均可造成机体缺氧，乃至低氧血症发生，如发现不及时，治疗处理不到位，甚至延误救治时间，其结果则是脑功能损害及呼吸心搏骤停。

3. 患者自身问题　①小儿：尤其新生儿与婴儿，该年龄段其呼吸道相对狭窄，很容易引发呼吸道梗阻。而在幼儿或儿童年龄段，常伴有扁桃体肥大、腺样体增生，麻醉诱导后更易引发上呼吸道阻塞；②老年：其各脏器功能呈递减性衰退，其呼吸功能也明显下降，即使浅麻醉也可导致上呼吸道梗阻或呼吸抑制。此外，无牙颌患者，口腔上下牙齿均脱落，致使上、下口唇相对过长，如选择椎管内脊神经阻滞，术中给予镇静、催眠药后，很易产生口唇紧闭、舌体后坠，从而促发上呼吸道梗阻；③病理性肥胖患者：口咽腔软组织相对增多，其口咽腔较常人缩窄。此外，体重过大其腹部大都膨隆，腹腔"内容物"增加，仰卧位重力作用下常致使腹腔"内容物"压向横膈，而横膈则向胸腔移位，从而导致肺容量减少、潮气量下降，麻醉期间或麻醉术后该类患者除容易引起上呼吸道梗阻外，极易发生肺泡换气功能障碍而出现缺氧或低氧血症；④阻塞性睡眠呼吸暂停综合征患者：其上呼吸道解剖结构异常，上呼吸道梗阻是该患者的主要且典型症状。通常该患者通过乏氧或高二氧化碳反射性兴奋呼吸中枢，但麻醉状态下或麻醉作用尚未完全消失之前，这种机体自身保护性反射调节功能被抑制，常可并发严重性低氧血症，甚至危及生命；⑤个体差异：麻醉与手术期间，若保持患者自主呼吸，个别患者即使较简单的麻醉方法也可引起一定程度的上呼吸道梗阻或呼吸抑制，该现象一般是逐渐、缓慢的引起机体缺氧或低氧血症；⑥伴有相关合并症者：如慢性阻塞性呼吸疾病、肺部感染、哮喘症患者或心功能低下者，以及严重胸、腹水患者，该类患者在麻醉与手术期间可直接加重呼吸功能紊乱，围麻醉期极易造成机体缺氧或低氧血症;⑦通气不足:可发生于麻醉诱导期、维持期以及麻醉恢复期,出现在麻醉诱导期或维持期的通气不足一般可以通过面罩供氧辅助呼吸或机械通气予以解决,但全身麻醉拔除气管插管后或椎管内脊神经阻滞结束后的通气不足却是容易被忽视的,尤其是肌松药或麻醉性镇痛药的残余作用。一旦患者离开手术室直接返回病房,而病房缺乏有效监测与处理,可有相当数量的患者会逐渐、缓慢的发生缺氧或低氧血症,约95%的缺氧或低氧血症未能被及早察觉,故务必引起关注和警惕;⑧术中失血过多:若未能及时补充,可使血液过度稀释,体内红细胞减少而携氧运输显著不足,故应保持血球压积不低于30%为佳;⑨体温过低:体温明显下降可使氧离曲线左移,氧与血红蛋白的亲和力增加,组织对氧利用率降低,若通气不足,机体容易引起缺氧。

4. 麻醉操作不当 ①气管插管失误:如气管导管误插入食管,误插后未能及时鉴别、准确判断,而忙于其他事情,当患者口唇黏膜及皮肤出现发绀后,又未能及早发现,致使患者长时间处于无效通气状态,可造成机体严重低氧血症,甚至心搏停止;②气管插管困难:若反复气管内插管失败,则易引起咽腔软组织损伤、出血、肿胀,即使最终插管成功,其术毕拔管后咽腔组织肿胀未必消失,从而引起上呼吸道梗阻,如未能引起警惕,及时发现与处理,患者很容易发生低氧血症;③静脉全麻药应用相对过多:全麻患者必然意识消失,虽神志丧失不一定都抑制呼吸(尤其未用肌松药患者),但部分上呼吸道软组织结构异常患者可引起舌后坠(如未建立气管插管、插入喉罩或安置口咽通气道等),严重上呼吸道梗阻患者可迅速出现通气不畅,继之机体逐渐出现缺氧;④吸入全麻药:虽然吸入全麻药的可控性较静脉全麻药理想,但强效吸入全麻药会引起与药量相关的呼吸抑制作用,尤其吸入氧浓度较低时;⑤麻醉镇痛药:阿片类药的主要副作用是呼吸抑制,其呼吸抑制程度与应用剂量密切相关,尤其年老体弱患者,甚至可造成呼吸停止;⑥局麻药中毒:血液中吸收局麻药浓度过高,可引起局麻药毒性反应,除表现为神经系统异常症状外,严重中毒还表现为呼吸功能的抑制或停止;⑦肌肉松弛药:无论去极化类肌松药,还是非去极化类肌松药,均能使呼吸肌麻痹而致呼吸功能丧失,故使用肌松药必须实施呼吸支持,若术中机械通气中断(如气管插管脱出声门等),且又未能及时发现,机体缺氧危象可迅速发生。此外,全麻术毕拔出气管插管后,有可能残余的肌松药仍发挥着外周性呼吸抑制作用;⑧麻醉机及供氧系统障碍:如麻醉机呼吸环路故障,包括机械、报警系统失灵,衔接口脱离、接头错误、氧压不足、管道漏气、供气管道各环节堵塞、电源故障,以及误接气源(如误接二氧化碳与氧化亚氮气体)等,均非常危险。

5. 麻醉管理不当或失误 ①双肺隔离技术欠佳:胸腔手术患者大都实施单肺通气,如双腔支气管导管安置不到位,尤其患者存在通气或弥散功能障碍者,由于术侧肺塌陷,丧失血/气交换功能,致使通气/血流比值失调,故容易形成机体缺氧,甚至低氧血症发生;②特殊手术体位:全麻维持期,手术体位限制有可能干扰膈肌与胸壁运动,从而致使通气不足而缺氧。如患者俯卧位易造成气管插管口腔段呈锐角折曲而通气不畅;若安置头低足高位,患者膈肌显著上移可致肺容量减少而引起机体慢性缺氧和二氧化碳蓄积;③手术创伤与刺激:如失血过多,内脏牵拉反应、眼-心反射、胆-心反射,以及睾丸提拉反射等,各种反射也可直接影响呼吸功能,从而导致缺氧,尤其尚未建立人工呼吸道(未给予气管插管或安置喉罩)的患者;④机体氧耗增加而氧供减少:如高热、寒战、抽搐患者耗氧增高,若忽视给氧吸入,易引起机体缺氧;⑤患者创伤疼痛:术后创口剧烈疼痛不仅可影响患者胸廓活动,还可干扰患者咳嗽及排痰,是麻醉术后引起肺泡气体交换功能障碍、低氧血症、肺部感染等并发症的重要因素。而术后给予完善的镇痛虽能消除上述并发症,但给予强效的镇痛与镇静有可能抑制呼吸功能,往往逐渐地引起机体缺氧;⑥特殊情况:如贫血、低体温、心排血量减少、高铁血红蛋白血症、药物高敏反应,以及各种原因所致的氧离解曲线左移等;⑦人工呼吸道阻塞:如气管插管建立后,若导管前端被痰栓(痂)或异物阻塞、气管插管扭曲或脱出声门,以及导管气囊漏气,均可造成通气不足,从而引起机体缺氧,甚至出现严重低氧血症。

6. 宫腔内胎儿缺氧 也称胎儿宫内窘迫,是由各种原因所致的胎儿宫内缺氧,如:①妊娠末期孕产妇存在各种严重的心、肺疾病;②孕妇重度贫血或急性失血;③长时间仰卧位低血压;④宫内胎儿畸形;⑤母胎之间血氧运输或交换障碍,如胎盘功能低下、脐带异常等。临床主要表现为胎儿其心率的异常变化,即心率可由 120～160 次/分减慢至 120 次/分以下,甚至少于 100 次/分。其胎动由频繁转入下降,乃至胎动消失。

【提示与注意】以上可看出,围麻醉期引起缺氧的因素颇多。但患者无论是慢性缺氧,还是急性缺氧,只要及时发现、迅速处理,并不可怕,可怕的是未能及早发现或判断与处理失误,因后者可导致患者严重低氧血症未能在允许时间内恢复正常,其结果则因心、脑重要器官严重缺氧而造成患者心搏停止或脑功能不可逆性损害(如植物状态或脑死亡)。临床划分缺氧或低氧血症程度的标准:①机体缺氧或低氧:临床上一般以 PaO_2 低于 80～60mmHg 为缺氧或低氧;②轻度低氧血症:皮肤黏膜无发绀表现,监测 PaO_2 为 60～50mmHg;③中度低氧血症:患者已出现发绀症状,其 PaO_2 基本在 49～30mmHg;④重度低氧血症:皮肤黏膜显著发绀,而 PaO_2 则 <30mmHg。需要提示的是,一般 PaO_2 低于正常值80mmHg,但高于60mmHg 时,通常不诊断为低氧血症,可称为 PaO_2 偏低或机体缺氧。此外,根据缺氧的发生速度和时间还可分为急性缺氧和慢性缺氧。

805. 防治围麻醉期患者缺氧应把握哪几个环节?

【术语与解答】由于围麻醉期患者非常容易引起缺氧,故应首先加强预防,其次是及时发现,根据相关缺氧的原因采取有效的处理措施。

【麻醉与实践】临床上对于围麻醉期患者缺氧应把握以下几个环节:

1. 提高认识加强防范 若麻醉前详细了解患者全身情况,细心观察患者的呼吸道特点与呼吸功能变化,熟悉各种麻醉类药物及其他辅助药物的特性,并加强围麻醉期呼吸指标监测,提前做好预防措施,患者围麻醉期缺氧或低氧血症一般是完全可以避免的。但值得注意的是,临床上所使用的监测仪器均有其局限性,应用时需把监测数据与实际情况结合分析,防止监测结果失误而作出错误的判断。

2. 围麻醉期保障有效通气 不论是采用椎管内脊神经阻滞,还是实施外周神经丛阻滞;也不论是非气管内插管全身麻醉,还是插管全麻;无论是老年患者,还是小儿或中青年;无论是住院麻醉患者,还是门诊手术麻醉患者,或是诊断性治疗麻醉;也不论是麻醉诱导期,还是麻醉维持期或是麻醉恢复期,只要自始至终保障患者的呼吸道通畅,作好患者呼吸系统管理,才能避免机体缺氧或低氧血症发生。

(1)预先增加患者的氧储备:有研究证明,正常成人呼吸空气时氧储备量是有限的,约为1550ml(其中肺内450ml,血液中850ml),当停止呼吸后机体只能维持 2～4 分钟的有氧代谢。若血流中断,15 秒后即转为无氧代谢。增加吸入氧浓度,则能显著提高机体氧储备量。如全麻诱导期间充分去氮吸入纯氧平衡后,肺内氧含量可增加 4 倍,PaO_2增加 5～6 倍,血中物理溶解氧可达 2ml/(min·L),可允许无通气或无呼吸期限显著延长,这对心肺功能不良的患者尤为重要。

（2）全麻手术患者需保障有效通气：①全麻诱导期患者其诱导时为提高吸氧去氮效果，应调节氧流速>3L/min，面罩必须紧贴患者面颊部且不漏气，适当过度通气，以使纯氧通气经呼吸道有效抵达肺泡；②全麻术中维持期应保障呼吸道通畅，防止建立后的人工呼吸道出现异常，如气管插管压瘪、阻塞或脱出声门，以及气管插管与麻醉机的管道接口脱开等；③全麻术毕恢复期麻醉用药停止，手术完毕，患者呼吸功能需逐渐恢复其麻醉术前状态，但因存在着个体差异及不同程度的干扰或影响因素，尤其拔管后存在导致各种呼吸抑制与呼吸道通气不畅乃至梗阻的因素，更容易产生慢性、隐匿性缺氧，这就需要提前预防与处理。

（3）椎管内脊神经阻滞：由于该麻醉方法需保持患者原有的自主呼吸，故只要控制麻醉平面不超过胸部，同时术中给予面罩持续给氧吸入，一般可避免机体缺氧或低氧血症。

（4）外周神经丛阻滞：无论实施颈神经丛阻滞，还是臂神经丛阻滞，因阻滞范围主要在颈部，有可能影响呼吸道通畅或干扰呼吸功能，术中均应给予持续面罩吸氧，并加强呼吸监测，以防止不测。

3. 围麻醉期无人工呼吸道建立期间或气管插管拔出后呼吸系统管理　由于上呼吸道容易梗阻而通气不畅，机体通气受限或不畅则容易引起缺氧或低氧血症，尤其围麻醉期无人工呼吸道的建立（如气管插管、置入喉罩或安置口咽通气道等）时或麻醉术毕拔出人工呼吸道后。因此，这期间更要关注呼吸道的通畅与呼吸功能的变化，以保障两者在正常范围内。

4. 围麻醉期氧疗　麻醉药对呼吸功能的抑制，手术创伤对呼吸功能的干扰，患者自身情况对呼吸系统的影响等单一因素或多因素并存均可引起机体缺氧，为保障患者安全，围麻醉期氧疗颇为重要。

（1）氧疗目的：为增加机体氧储备，预防和改善围麻醉期患者缺氧及低氧血症，应用氧疗均有一定效果。

（2）氧疗方法：包括控制性与非控制性氧疗。①控制性氧疗是指严格控制吸入氧浓度，适用于慢性阻塞性肺部疾病通气功能障碍以及呼吸衰竭患者，因机体低氧血症合并 CO_2 潴留，其呼吸中枢对改变 CO_2 的敏感性下降，患者主要依赖低氧环境对外周化学感受器的刺激来维持其通气量。而这类患者吸纯氧后易加重 CO_2 潴留，故接受氧疗时则需控制吸入氧浓度，即采用持续低浓度吸氧；②非控制性氧疗是临床常用的方法，其吸入氧浓度不需要严格控制，适用于无通气障碍的围麻醉期所有患者。临床常用供氧方法有鼻塞给氧法、鼻导管给氧法和面罩供氧法，以及建立人工呼吸道实施呼吸支持等，上述方法可根据情况选择。

（3）氧疗吸入浓度：通常根据病情分为低浓度、中浓度与高浓度三类。①低浓度氧疗其吸入气氧浓度为24%～35%，一般适用于全麻或大手术后带管转送至 ICU 继续实施呼吸机支持通气的患者，该浓度氧疗可使机体 PaO_2 维持较高水平；②中浓度氧疗吸入气氧浓度为36%～50%，适用于有明显通气/血流比值失调，或显著弥散功能障碍且无 CO_2 潴留的患者；③高浓度氧疗吸入气氧浓度在50%以上，主要用于无 CO_2 潴留，但存在明显动-静脉分流的患者。

【提示与注意】对于围麻醉期患者首先做到预防缺氧，即消除一切引起缺氧的因素。其次应采取预防性供氧，即给予适当的鼻塞给氧或鼻导管吸氧或面罩供氧法，必要时进行人工辅助呼吸，乃至机械控制通气。

806. 围麻醉期各种呼吸抑制所致缺氧原因是什么？如何防范与处理？

【术语与解答】①围麻醉期呼吸抑制一般是指使用麻醉类药物或相关辅助用药导致患者呼吸频率减慢、自主呼吸减弱或抑制。临床主要表现为呼吸动度减弱、潮气量降低、机体 PaO_2

下降、$PaCO_2$升高,如不及时纠正,可因机体持续性缺氧而发生不良后果,甚至呼吸、心搏骤停;②由于呼吸动作是在呼吸中枢调节下由呼吸肌的活动来实现。因此,可将呼吸抑制分为中枢性(如呼吸中枢抑制)与外周性(如呼吸肌麻痹)以及限制性(如肥胖、慢性阻塞性肺疾病、上呼吸道梗阻、胸廓异常等)三种。

1. 中枢性呼吸抑制　围麻醉期导致中枢性呼吸抑制一般有以下几种。①全麻药物:所有静脉全麻药(如硫喷妥钠、氯胺酮、丙泊酚、依托咪酯,以及 r-羟丁酸钠等)过量或相对过量(如小儿、老年患者以及对全麻药敏感者)均可抑制呼吸中枢。而所有挥发性全麻药吸入浓度增加也可引起中枢性抑制呼吸;②麻醉性镇痛药:所有阿片类药物均可抑制呼吸中枢,而且对呼吸抑制作用呈剂量依赖性,如吗啡、哌替啶及芬太尼类等药物使用过量或相对过量(个体差异明显);③镇静、催眠药:巴比妥类与苯二氮䓬类药物用量过大也影响呼吸中枢;④局麻药中毒:如利多卡因、布比卡因、丁卡因、普鲁卡因等过量使用吸收入血或不慎注入血管内造成局麻药中毒,可直接抑制呼吸中枢;⑤其他:如过度通气后,致使体内二氧化碳排除过多,也可使呼吸中枢受到抑制。

2. 外周性呼吸抑制　①使用肌肉松弛药是外周性呼吸抑制最为常见的原因,尤其全麻术毕拔管后其残余作用所致呼吸抑制更为危险;②引起高平面的椎管内脊神经阻滞或全脊麻,以及全麻复合高位硬脊膜外隙脊神经干阻滞也会因呼吸肌麻痹而抑制呼吸;③选择硬脊膜外隙脊神经干阻滞实施腹腔镜手术,如二氧化碳气腹致使膈肌向胸腔移位,导致肺容量减少而通气不足,可间接引起呼吸抑制;④颈神经丛阻滞范围过广(如双侧颈深丛阻滞);⑤低血钾或大量排尿,由于血钾过低,也可致呼吸肌麻痹而引起慢性呼吸抑制;⑥重症肌无力患者术中发生肌无力等。

3. 限制性呼吸抑制　限制性呼吸抑制实际是患者自身呼吸系统因素以及医源性相关因素所致的通气不足或呼吸功能受限,也称限制性呼吸功能障碍。临床上引起限制性呼吸抑制的原因较多,如术后疼痛、肺部慢性疾病、肥胖、胸廓畸形、气胸、头低足高体位、胸腹腔大手术、胸腹部缠绕绷带过紧等。

总之,围麻醉期呼吸抑制发生率很高,主要与麻醉用药及麻醉方法有关,既有单一因素所致,又有多种因素共同作用的结果,通常后者较前者为多。由于任何原因引起的呼吸抑制均可造成机体缺氧,乃至低氧血症发生,如发现不及时,治疗处理不到位,甚至延误救治时间,其结果则是呼吸心搏骤停。

【麻醉与实践】麻醉药之所以也称之为剧毒药,是因为该类药物有时小剂量即可影响患者的呼吸功能,中、大剂量则能抑制呼吸或导致呼吸暂停及停止,甚至抑制循环系统。由于临床上所使用的麻醉药均对呼吸功能存在不同程度的抑制作用,因此,麻醉用药后若失去对患者呼吸功能的监测、调控及支持,就容易导致患者缺氧或低氧血症的发生,乃至呼吸循环骤停。

1. 中枢性呼吸抑制防范与处理　①全麻术中其中枢性呼吸抑制若由麻醉性镇痛药造成,可继续辅助呼吸或机械控制通气,必要时采用特异性拮抗剂钠洛酮逆转;②对于硫喷妥钠、氯胺酮、丙泊酚,以及 r-羟丁酸钠等药物过量或相对过量所致中枢性呼吸抑制,可持续给氧辅助呼吸或机械通气,术毕不应过早拔管,待呼吸功能恢复正常后尚可拔管。其他相关拮抗药物必要时可考虑应用,如氨茶碱、多沙普仑(佳苏仑)等;苯二氮䓬类药物(如地西泮、咪达唑仑等)引起的呼吸抑制则可采用氟马西尼拮抗。

2. 外周性呼吸抑制防范与处理　①对肌肉松弛药所致的外周性呼吸抑制(如非去极化类肌松药引起),可应用新斯的明逆转;②对于低血钾性呼吸肌麻痹,应及时补钾;③若局麻药中毒、硬脊膜外隙脊神经干阻滞平面过高、全脊麻,以及颈神经丛阻滞过广而导致的呼吸抑制或停止,应立即采取建立有效人工通气(如面罩、喉罩及气管插管),以维持 SpO_2 与 $P_{ET}CO_2$ 在正常范围,直至自主呼吸恢复,并维持循环系统的稳定。

3. 限制性呼吸抑制防范与处理 对于限制性呼吸抑制,尤其各种因素并存者,术中与术后应实施相关呼吸功能监测,务必强化呼吸管理,避免低氧、二氧化碳蓄积所致的潜在危险。临床上通常改善限制性呼吸抑制简便方法之一,就是将患者体位调节为头高足低位,以便使横膈下移,可有利于增加潮气量,以缓冲限制性呼吸抑制。

【提示与注意】综上所述,对围麻醉期各种呼吸抑制应综合性分析,并进行对因、对症处理,以防止和避免发生不良后果。

(王世泉 王艳婷)

主要参考文献与推荐读物

1. 王世泉主编. 临床麻醉学精要. 北京:人民卫生出版社,2007,383-391.
2. 曾因明,邓小明主编. 危重病医学. 第2版. 北京:人民卫生出版社,2008,47-62.

第六十章　围麻醉期呼吸系统异常症状与并发症

807. 何谓气胸？与麻醉有何关系？

808. 何谓肺不张？与麻醉有何关系？

809. 何谓发绀？临床发绀有几种类型？

810. 为何围麻醉期上呼吸道容易梗阻？

811. 围麻醉期呼吸道梗阻的危害是什么？

812. 围麻醉期下呼吸道梗阻如何诊断？

813. 围麻醉期呼吸道梗阻临床如何处理？

814. 何谓喉痉挛？围麻醉期诱发因素有哪些？

815. 显性上呼吸道梗阻与麻醉存在何种关系？

816. 隐性上呼吸道梗阻全麻诱导后有何风险？

817. 围麻醉期患者出现窒息主要来自哪些方面？

818. 何谓喉水肿？围麻醉期诱发因素有哪几方面？

819. 何谓呼吸道高反应性？与麻醉存在什么关系？

820. 何谓高铁血红蛋白血症？何种麻醉药容易引起？

821. 何谓肺水肿？麻醉术中引发的因素有哪些及如何防治？

822. 何谓呼吸抑制及如何分类？围麻醉期易产生的原因是什么？

823. 何谓细小支气管平滑肌痉挛性收缩？与麻醉存在如何关系？

824. 何谓低氧血症？为何是围麻醉期常见呼吸功能异常症状之一？

　　呼吸系统是由鼻腔、口腔、咽腔、喉、气管、支气管、细支气管、肺泡及肺组织等组成。此外，还包括胸廓、呼吸肌，以及肺部的血管、神经、淋巴等。呼吸系统的主要功能是吸入空气（含有氧成分）和排除二氧化碳。因此，正常的呼吸系统是维持机体生命活动所必须的基本生理功能之一，而围麻醉期患者出现呼吸功能异常症状，主要与患者自身呼吸道结构变异或畸形、呼吸系统疾病或麻醉药物干扰、麻醉操作刺激，以及手术创伤影响等诸多因素有关。通常围麻醉期呼吸功能异常症状分为轻、重、缓、急四种，如患者发生呼吸功能危象，则是重与急两者兼有，一旦呼吸功能持久停止，生命便将终结。此外，临床麻醉对呼吸系统影响颇为显著，时常引发相关并发症，必须予以重视，并及时给予有效的治疗与处理。

807. 何谓气胸？与麻醉有何关系？

【术语与解答】气胸是指气体进入了胸膜腔或胸膜腔已聚积了气体。

1. 分类　临床分为两大类，即自发性气胸与创伤性气胸。

（1）自发性气胸：根据有无原发疾病又分为原发性（特发性）气胸和继发性气胸。①原发性气胸:该气胸是指胸部影像学检查尚未发现明显的肺部病变而发生的气胸,通常是由位于脏层胸膜下不显著的肺大泡或小囊肿破裂所致,多见于肺尖部。此型气胸好发于 20～40 岁且体型较瘦长的男性,又以右侧胸腔多见;②继发性气胸:该气胸是在原有肺部疾病基础上发生的气胸,临床常见病因有慢性阻塞性肺疾病、肺结核、肺囊性纤维化、支气管扩张、肺部感染以及肿瘤等,此型气胸发生机制一般是在原有肺部疾病基础上先形成肺大泡、肺气肿等,然后破裂或破溃而引起气胸。

(2)创伤性气胸:该气胸则由胸部外伤或医源性引起的气胸,前者主要是胸部钝性或穿透性损伤导致胸膜破裂或肺损伤,从而造成胸膜腔内气体积聚所致;后者是在诊疗过程中由于操作不当或意外等原因而直接损伤胸膜或肺脏所引起。

2. **病因**　①肺内压过大:如肺大泡、肺气肿及支气管扩张等患者当剧烈呛咳或外部因素所致肺内压急剧增高,则可而导致薄弱的肺泡破裂,致使肺内的气体进入了胸腔;②手术损伤:如胸椎手术、肾脏手术、隆胸手术以及乳腺手术等若操作不慎则可损伤胸膜而致气胸;③穿刺损伤:各种在胸部周围穿刺操作均有可能刺破胸膜或肺组织而引发气胸;④胸部外伤:外力作用于胸部损伤,致使胸膜腔与外界相通。此外,自发性气胸可与托起重物、屏气、剧烈活动或呛咳后促发,但多数可无明显诱因。

3. **临床表现**　气胸的临床症状与体征表现如下。

(1)症状:①一般可有突发性胸痛,多局限于患侧,呈针刺样或刀割样疼痛,时有向患侧肩部放射;②患者可伴有胸闷、呼吸费力或呼吸困难,其程度与发生气胸前其肺储备功能状况与肺部原基础性疾病,以及发生的速度、肺组织压缩程度和气胸的类型有关。如患者肺储备功能差、基础性疾病严重、气胸发生的速度快捷、肺脏压缩面积广泛等,其气胸造成的呼吸困难也越严重;③一般对于青壮年而言,即使一侧肺被压缩面积达 80%,由于原基础肺功能良好,其呼吸费力可能并非明显。但对于基础肺功能较差或严重患者,即使一侧肺组织压缩面积为 10%～20%,则可出现显著的呼吸困难;④张力性气胸是由于胸膜腔内气体过高而压力骤然增大,从而导致肺压缩显著,甚至引起纵隔移位,且对循环功能产生影响,故临床表现为大汗淋漓、严重呼吸困难、心悸、血压下降,甚至休克。

(2)体征:①自发性气胸常见体征有患侧胸廓饱满、呼吸运动减弱或周边皮下气肿;②患侧胸壁叩诊呈鼓音;③听诊患侧呼吸音减弱,甚至消失;④严重气胸患者可出现呼吸增快、心动过速、血压下降及口唇发绀。

4. **辅助检查**　包括胸部 X 线与胸部 CT 检查。

(1)X 线检查:①该检查通常为临床诊断气胸较为可靠的方法,可显示肺压缩的程度、是否存在纵隔移位、胸腔积气,以及被压缩的肺边缘清晰可见等;②典型的 X 线征象为肺脏有一弧形外凸的阴影,阴影以内为压缩的肺组织,而阴影以外为无肺纹的胸腔气体;③若胸膜粘连存在时,肺压缩形态可呈不规则分隔;④当同时伴有胸腔积液时,则可见液平面,而对于气胸同时出现液平面,应高度怀疑血气胸可能。

(2)CT 检查:该检查的优点在于两方面,其一,可显示轻度气胸或某些普通正位胸片上因受组织重叠而显示不清的气胸;其二,对于局限性气胸可确定部位、程度及形态。

5. **临床诊断**　根据临床表现与辅助检查(胸部 X 线与胸部 CT)基本可明确诊断。此外,严重张力性气胸患者可表现为呼吸困难、口唇发绀、血压下降,听诊患侧肺呼吸音低弱或不清等症状。

6. **临床治疗**　一般针对气胸病因给予治疗处理,主要包括以下几方面。

（1）保守治疗：通常对于肺压缩面积＜20%，且单纯性与首次发病，以及无明显症状的闭合性气胸则可采取保守治疗，其胸腔内气体一般在数天或1~2周可自行吸收，必要时可留院观察24~48小时。此外，根据患者情况决定是否给予面罩或鼻导管吸氧。

（2）排气处理：当肺被压缩＞20%的气胸，且伴有呼吸费力患者，可给予胸腔穿刺抽气或采取胸腔闭式引流方式。①胸腔穿刺抽气：如病情危重，且又缺乏抽气器具时，可选用较粗的注射针或输液留置针，通常选择患侧胸部锁骨中线第2肋间处，局部消毒后直接刺入胸膜腔，此时胸膜腔与外界相通，故可反复抽气或实施闭式引流，以便暂时降低胸膜腔内的压力，再通过负压吸引而使肺膨胀；②胸腔闭式引流：该方法是治疗与处理自发性气胸常用的方式，适用于胸腔穿刺抽气不佳的交通性气胸、张力性气胸和部分心肺功能较差而症状较重的闭合式气胸患者。此外，对于反复发作性气胸也应考虑实施胸腔闭式引流。

（3）外科手术治疗：主要用于保守治疗未改善或复发性气胸，以及双侧气胸、血气胸与合并巨大肺大泡患者，尤其对于原先患有肺大泡、结核病灶破溃、支气管胸膜瘘等患者，则可同时切除病灶。

【麻醉与实践】临床麻醉与气胸关系密切，如：①全麻气管插管患者，如正压通气过高，可致使肺膨胀过度，其肺组织薄弱处则容易破裂而造成张力性气胸；②临床麻醉行肌间沟臂神经丛阻滞，因此处靠近胸腔顶，且该麻醉方法属盲探和有创性操作，若未采取神经刺激器定位而穿刺针在锁骨上约第1肋骨表面寻找"异感"，应不断地回抽针栓，以便及时发现有无气体或血液出现，以防止穿刺针刺入过深而刺破胸膜或损伤肺尖引起气胸；③如麻醉术中采用高频喷射通气技术，必须安置好喷射导管，调整适宜驱动压，以防止气压伤和张力性气胸；④肺大泡患者很易在外力作用下破裂而发生张力性气胸，直接影响呼吸与循环功能，因此该手术患者要求全麻诱导务必平稳，避免突发呛咳和辅助呼吸或机械通气时潮气量与通气压力过高，以防止胸腔开放前肺大泡进一步扩张破裂而造成医源性张力性气胸；⑤如肾脏手术采取硬脊膜外隙脊神经干阻滞，若患者术中突发呛咳、胸闷以及进行性呼吸急促且费力，可能由于手术操作不慎损伤膈肌与胸膜而引起气胸，明确诊断后以便决定是否立即建立人工呼吸道（插入双腔支气管导管或气管插管），以保障患者安全；⑥腹腔镜行胆囊手术患者，如腹腔充入过多二氧化碳气体，可造成腹腔内压显著增高而腹腔容积增大，横膈面积跟随增大，其膈肌张力也明显增高而变薄，加之胆囊临近横膈，腹腔镜手术稍不慎则可损伤膈肌，致使腹腔内的高压气体迅速经膈肌破损处进入胸腔，胸腔内压增高而压缩肺组织，从而造成张力性气胸；⑦某些临床麻醉手术患者需经皮穿刺行颈内静脉或锁骨下静脉置管，因整个操作既是盲探性，又是有创性，一旦穿刺过深而针尖刺入胸膜腔或（和）肺组织，则可导致气胸或（和）血气胸；⑧如上腹部手术患者选择T_8~T_9椎间隙穿刺行硬脊膜外隙脊神经干阻滞，尤其侧入法入路进针，若穿刺针进针点偏离棘突中线过远，同时进针过深且未触及椎板，则有可能刺破胸膜，此时患者可突发呛咳，说明出现胸膜刺激症状，甚至引起张力性气胸；⑨若心搏骤停患者行胸外心脏按压用力过猛、且位置不当，易导致肋骨骨折，有可能引发气胸或血气胸；⑩脊柱侧弯手术患者术中操作有可能损伤胸膜而发生气胸。故麻醉操作与麻醉术中上述情况均需密切观察。

【提示与注意】①如张力性气胸患者已经建立气管插管，不宜将气管导管气囊充气过足而封闭下呼吸道，可将气囊稍微充气即可，以便于正压通气或辅助呼吸期间使进入肺内过多的气体经声门而反流至口咽腔和口外，以缓解张力性气胸所致的肺组织进行性压缩；②张力性气胸如采用较细留置针引流，其缺点容易引发扭曲和阻塞，如果是发生在术中的小儿，可采取带管或面罩适宜正压通气而使患侧肺膨胀，或用手掌挤压患侧胸廓驱赶排气，当闭式引流瓶内气泡逐渐减少或无气泡,说明肺膨胀已基本恢复,即使留置针阻塞,也不会影响肺通气;③闭式引流时置入水封瓶中的引流管应在水平面以下 1～2cm 为宜,尤其是小儿气胸,以便于胸膜腔内压高于水内压而使气体(水泡)在水中逸出;④张力性气胸可使肺脏进行性压缩,严重患者甚至纵隔移位,临床特征主要为低氧血症与二氧化碳蓄积,甚至低血压、心律失常、心搏骤停,故需注意;⑤若麻醉术中患者突发呼吸困难或机械通气阻力过高,并有皮下气肿者,应考虑张力性气胸发生,应进行针对性处理,不得延误;⑥如已经患有气胸患者若选择吸入性全麻,胸腔未减压前禁用氧化亚氮(N_2O),因体内存在较大的闭合性空腔时,N_2O 可进入闭合空腔而使容积增大,因此,肠梗阻、气胸等患者不宜使用 N_2O,以免加重病情。此外,气胸患者可并存的并发症还有以下几方面。

1. 皮下气肿　可由外伤性、病理性或医源性引起,当气体经皮下疏松结缔组织或疏松间隙进入组织之间,则形成皮下气肿或积气。

(1)主要引起原因:①如颈部或锁骨下深静脉穿刺以及置管,或肌间沟穿刺行臂神经丛阻滞,操作时不慎可刺破胸膜或肺尖,可导致剧烈呛咳致使冲击性气体经穿刺周边组织间隙进入颈部、胸部、腹部等而产生皮下气肿;②患者行气管切开造口术期间,当开放气管后,患者可产生刺激性呛咳,气体能迅速经气管切开创口间隙进入颈部和胸部皮下,从而造成皮下气肿;③如气管插管困难患者带金属管芯且暴力操作,容易导致喉腔黏膜组织及黏膜深层损伤,也易引起颈、胸部皮下气肿。

(2)临床治疗与处理:①轻度皮下气肿一般不需处理,气体可很快被组织吸收;②皮下气肿严重者如存在手术切口,可立即拆除紧密的缝合线,既有利于气体引流,又可避免积气加重。若周边无切口者,可先采用较粗注射针刺入排气,同时寻找皮下气肿的原因,以便予以解除;③必要时给予抗生素治疗,避免感染。

2. 纵隔气肿　是指纵隔内已积存气体的状态。由于纵隔内组织较疏松,且与颈部筋膜和腹膜后间隙组织相连续,而纵隔内为负压,通常其内积存少量气体至压力 ≤0 时,对机体无影响。如纵隔内气体过多且压力过高,则可导致张力性纵隔气肿,直接压迫心脏与周边大血管,从而可产生类似急性心包压塞的临床症状,严重者造成急性呼吸、循环功能衰竭,甚至引起死亡。

(1)主要引起原因:①肺泡破裂胸腔积气间接引起纵隔气肿。如气体先进入肺间质,致使肺血管鞘膜剥离,气体再沿着血管周围进入肺门,从而造成纵隔气肿;②如正压通气期间,当呼吸道增压达很高时,肺血管周边则可形成气肿,并可逐渐形成纵隔气肿;③肺实质病变可使胸膜脏层与胸膜壁层粘连,肺脏吸入气或机械通气可由肺组织穿过粘连胸膜破口进入靠近纵隔的胸壁,然后形成纵隔气肿;④气管、支气管或食管损伤,空气可由颈部或腹腔或腹膜后间隙进入纵隔而形成;⑤颈部创伤后,因胸腔呈负压状态,从而可使空气沿颈部筋膜扩散至纵隔而产生纵隔气肿;⑥自发性或继发性气胸其气体则能沿气管或血管床进入纵隔。

(2)临床治疗与处理:纵隔气肿应视病情而定,轻者仅需卧床休息和鼻导管吸氧,重者可经胸骨上窝前纵隔处粗针头穿刺排气或在此处做小切口减压排气,甚至切开气管前筋膜驱气或将胸骨劈开减压。此外,若纵隔气肿需行开胸探查者,无论是否合并气胸,均不宜使用术前药,以便引起呼吸循环严重抑制。如需实施全身麻醉诱导,则可面罩纯氧吸入 3～5 分钟,静脉缓慢注射适宜剂量的依托咪酯或 r-羟丁酸钠或咪达唑仑,患者一旦入睡,切勿继续给药,可给予足量肌肉松弛剂,待下颌充分松弛后行咽喉表面麻醉,再实施气管插管。需要指出的是,在纵隔气肿未减压前,禁用吸入麻醉药 N_2O。

3. 复张后肺水肿　当胸腔抽气、排气过快时,肺迅速复张有可能发生复张后肺水肿。

(1)主要引起原因:其机制可能为气胸期间肺被压缩,而患侧肺同时缺血、缺氧以及肺毛细血管已造成损伤,一旦被压缩的肺组织复张后,血液则迅速灌注,此时氧自由基释放,并引起损伤的肺毛细血管通透性增加,从而大量血管内体液进入肺间质和肺泡,其结果则产生复张后肺水肿。复张后肺水肿临床表现为抽气或排气后出现持续性咳嗽、胸闷,如不及时治疗处理,呼吸道可出现大量白色泡沫样痰液或粉红色泡沫样痰。经双肺听诊可闻及较多的湿性啰音,而且 PaO_2 与 SpO_2 则降低。如行胸部影像学检查,可显示肺水肿。

(2)临床治疗与处理:包括半坐卧位或坐位氧疗、吸痰、控制输液量以及利尿剂应用与激素治疗等。

808. 何谓肺不张? 与麻醉有何关系?

【术语与解答】肺不张是指肺的某一段、肺叶或一侧全肺处于萎陷或其容量及含气量减少,从而造成该肺段、肺叶,乃至一侧全肺通气功能丧失,若大面积肺不张,则会导致呼吸功能不全,严重者因急性缺氧而致死。

1. 阻塞性肺不张　①阻塞性肺不张主要由于中小支气管阻塞,致使远端的肺段、肺叶或一侧全肺内的气体被吸收,肺组织处于萎陷状态;②支气管阻塞分为管内型与管外型两种,前者常见于支气管阻塞物、支气管肿瘤、支气管粘液痰栓、支气管异物等;后者通常由于邻近的病变压迫支气管引起,如动脉瘤、肺门淋巴结肿大、纵隔肿瘤等;③阻塞性肺不张临床常见于麻醉期间患者胃内容物反流误吸,术中或术后创口出血或血痂、粘稠分泌物以及痰栓阻塞小支气管等。

2. 非阻塞性肺不张　非阻塞性肺不张包括被动性或压迫性等,主要表现为肺容量下降。①胸腔内病变:如气胸、胸腔积液、脓胸、肺大泡或肺内肿瘤等,这些病变可推移、压迫肺组织而形成肺不张;②腹腔过度膨隆:如大量腹水、肠梗阻、腹腔内巨大肿瘤等,该病变可导致横膈上移而压迫肺脏,从而也可引起肺不张。

【麻醉与实践】肺不张也称为肺萎陷,是麻醉期间常出现的呼吸系统异常症状之一,故务必认真对待。肺不张与麻醉密切相关的则是气管内插管失误,如:①气管导管插入过深进入一侧支气管或气管导管前开口对准一侧支气管,故可形成单肺通气,当持续时间过久,则可导致另一侧肺不张;②胸科手术行双腔支气管插管,实施单肺通气肺隔离技术,术中让患侧肺充分萎陷,其本身即是人为造成肺不张。因此,与麻醉因素相关的肺不张应根据具体情况而调整。

【提示与注意】阻塞性肺不张需与压迫性肺不张相鉴别,因后者是由于胸腔积液、气胸、肺内或胸腔内肿瘤、膈疝,以及大量腹水压迫膈肌等所引起。其体征与阻塞性肺不张不同,因病因不同而异。

809. 何谓发绀? 临床发绀有几种类型?

【术语与解答】①发绀是指血液中的去氧(脱氧)血红蛋白增多或过量,从而导致皮肤和黏膜组织呈青紫色改变,尤以口唇、口腔黏膜,以及面颊部、耳垂与四肢末梢(指和趾甲床)等部位最为明显,通常临床上也称之为紫绀;②狭义的发绀是指毛细血管血液中的去氧血红蛋白含量超过 $50g/L(5g/dl)$ 时,机体皮肤、黏膜则出现青紫颜色,而且发绀的程度与去氧血红蛋白含量成正比,但在重度贫血患者,如血液中血红蛋白量低于 $50g/L$ 时,即使全部变为去氧血红蛋白也不致引起发绀;③广义的发绀还包括少数由于异常血红蛋白衍化物(高铁血红蛋白、硫化血红蛋白)所致皮肤及黏膜呈青紫现象;④发绀在皮肤较薄、色素较少以及毛细血管丰富的部位明显,故易于观察。此外,寒冷环境下机体末梢小动脉收缩,也可引起肢体远端局部发绀。

【麻醉与实践】围麻醉期引起发绀的原因主要有中心性发绀、周围性发绀与高铁血红蛋白血症三种。

1. 中心性发绀 主要由呼吸系统异常、麻醉操作失误或管理不当,以及原有的心血管疾病所引起。

(1)呼吸系统异常:任何呼吸道梗阻或呼吸功能抑制,以及肺部病变均可引起中心性发绀。

1)呼吸道梗阻:呼吸道是气体进出肺泡的必经之路,只要呼吸道主干道(咽腔、声门、气管、支气管)阻塞或大部分细小支气管弥漫性痉挛、狭窄,均可导致肺泡通气不畅或障碍,甚至无法通气。呼吸道梗阻包括上呼吸道梗阻、喉梗阻及下呼吸道梗阻,三者任一部位通气受阻均可引起中心性发绀。①上呼吸道梗阻:a. 舌体肥厚且下垂后坠,可压迫会厌,从而致使会厌半遮盖声门。b. 咽腔占位性病变(如咽腔肿物)可造成喉腔明显狭窄。c. 口腔、咽喉与颌面部手术后引起的软组织显著水肿或肿胀,则可导致上呼吸道向心性缩窄。此外,上呼吸道结构异常患者全麻诱导后面罩通气与气管插管均产生困难时可短时间内出现中心性发绀;②喉梗阻:如严重喉痉挛或喉水肿,以及喉肿物或声门异物等,都可直接阻塞声门;③下呼吸道梗阻:如胃内容物反流误吸、气管或支气管异物,细小支气管平滑肌痉挛性收缩等。

2)呼吸抑制:无论是中枢性呼吸抑制,还是外周性呼吸抑制,乃至限制性呼吸抑制,如未能早期发现,及时给予处理,可逐渐产生中心性发绀。前者(中枢性呼吸抑制)临床上最为常见的原因来自于全麻药(如丙泊酚、硫喷妥钠等)与麻醉性镇痛药(尤其阿片类药物)的负面影响;中者(外周性呼吸抑制)往往是全麻术后肌肉松弛药物的残余效应,以及椎管内脊神经阻滞平面过高或出现脊神经广泛阻滞,甚至全脊麻等;后者(限制性呼吸抑制)主要来自患者肺部障碍以及医源性相关因素所致的通气不足或呼吸功能受限,如开胸患者术后创口疼痛、肥胖、胸廓畸形、头低足高体位、胸腔或腹腔大手术,乃至腹腔镜手术选择硬脊膜外隙脊神经干阻滞行二氧化碳"气腹"等。

3)肺部疾病或影响肺膨胀因素:如张力性气胸、大面积肺不张、肺栓塞、肺水肿、细小支气管弥漫性痉挛以及膈疝等。

4)机械控制通气中断:如气管插管脱出声门,麻醉机与气管插管之间的连接管脱开等。

(2)麻醉操作失误或管理不当:①如气管导管误插入食管,误插后又未能及时鉴别与准确判断,而忙于其他事物,当患者口唇黏膜及皮肤出现发绀后,才引起重视,往往产生忙乱性查找原因,此时极易造成机体呼吸危象而继发心搏停止;②对隐性上呼吸道软组织异常患者,如未做好麻醉前准备,一旦全麻诱导后,若反复气管内插管失败,则易引起咽腔软组织损伤、出血、肿胀,再插管难度更大,患者很容易发生严重低氧血症而发绀;③阿片类镇痛药的主要副作用是呼吸抑制,其呼吸抑制的程度与应用剂量密切相关,尤其年老体弱麻醉术中保持自主呼吸的患者,甚至可造成呼吸停止;④如选择颈神经丛或臂神经丛阻滞,以及采取椎管内脊神经阻滞,一旦血液中吸收局麻药浓度过高,则可引起局麻药中毒,中毒反应除表现为神经系统异常症状外,严重中毒还表现为呼吸功能抑制或停止;⑤麻醉术中无论应用去极化类肌松药还是非去极化类肌松药,均能使呼吸肌麻痹而致呼吸功能丧失,故使用肌松药必须实施呼吸支持,若术中机械通气中断(如气管插管脱出声门)或麻醉机乃至供氧系统故障(如麻醉机呼吸环路问题,包括机械动力报警系统失灵、衔接口脱离、接头错误、氧压不足、管道漏气、供气管道各环节堵塞、电源故障等),均非常危险,一旦未能及时发现,机体缺氧危象则可迅速发生,其临床症状之一则是缺氧性发绀;⑥胸腔手术患者大都实施单肺通气,如双腔支气管导管安置不到位而致使双肺隔离技术欠佳,尤其患者存在通气或弥散功能障碍者,由于术侧肺塌陷,已丧失血/气交换功能,且通气/血流比值失调,而健侧肺再因通气不全,很容易致使机体氧合血减少,甚至低氧血症发生;⑦人工呼吸道麻醉术中阻塞,如气管插管建立后其导管前端被痰栓(痂)或异物堵塞或气管插管扭曲、压瘪以及导管气囊漏气,均可造成通气不足,从而引起机体缺氧,甚至出现严重低氧血症。

(3)原有的心血管疾病:主要来源于右向左分流的先天性心脏病(如法洛四联症、大血管异常或错位、三尖瓣闭锁、肺动脉瓣闭锁、单心室、艾森曼格综合征),乃至原有的心、肺合并性疾病加重等。

上述中心性发绀病理性特点是机体动脉血液中氧合血红蛋白明显下降而引起的动脉血氧饱和度(SaO_2)逐渐降低或骤降所致,因此患者表现为口唇与四肢末端或甲床(指和趾)发暗,严重者也累及躯干皮肤。

2. 周围性发绀　主要由于血液通过外周末梢毛细血管时因血液流速缓慢或淤滞,以及局部末梢血管障碍性疾病所致的指(趾)端紫绀,如缺血性发绀常见于严重休克,以及血栓闭塞性脉管炎、雷诺病、指(趾)端发绀症、严重受寒等。①周围性发绀特征多见于肢体末梢或下垂部位(如肢端、耳垂、鼻尖),其皮温降低,但经按摩、加温可减轻或消失;②周围性发绀可因严重休克而导致有效循环血容量不足与心输出量减少,从而远端四肢末梢血管收缩,致使指或趾端血流灌注不足且回流不畅引起局部去氧血红蛋白增多;③血栓闭塞性脉管炎或雷诺病所致发绀则是肢体小动脉阻塞或末梢小动脉强烈痉挛性收缩所致。

3. 高铁血红蛋白血症　①血红蛋白分子中的二价铁被三价铁所取代,致使血中高铁血红蛋白总量超过正常范围,当达到15%~30%时,患者口唇、甲床可表现为发绀;②中毒性高铁血红蛋白血症其特点是急骤出现,静脉血为深棕色,接触空气不能转为鲜红。当发绀严重,给予氧疗无效,改换静脉注射亚甲蓝或维生素 C 后可使发绀消退;③高铁血红蛋白血症发生原因多为药物或化学物质中毒,如局麻药普鲁卡因与丙胺卡因用量过多或相对过多,均能引起正常血红蛋白转化为高铁血红蛋白;④高铁血红蛋白血症临床表现特点为四肢末梢甲床、口唇及面颊部发绀,术野血色变暗;⑤虽高铁血红蛋白血症发绀明显,但一般无呼吸困难症状;⑥麻醉术中出现高铁血红蛋白血症即使纯氧辅助呼吸或人工通气也不能改善发绀症状,只有静脉缓慢注射亚甲蓝或维生素 C,发绀症状可很快逆转;⑦先天性高铁血红蛋白血症则是一种常染色体隐性遗传性疾病, 患者自幼即有发绀。

【提示与注意】围麻醉期若患者突然出现口唇黏膜与四肢甲床发绀,常意味着机体缺氧严重,心率往往由代偿性增快逐渐开始减慢,尤其急性缺氧性发绀常是严重麻醉异常症状之一,如处理延误,则可导致患者呼吸危象,继之患者短时间内可因窒息而呼吸心搏骤停,因此需紧急治疗处理。①出现中心性发绀,应迅速给予有效的纯氧通气,且实施呼吸支持;②非缺氧患者周围性发绀应给予机体保温;③如采用静脉滴注普鲁卡因复合液全身麻醉期间,若患者术中出现与缺氧无关的发绀症状,应想到可能为普鲁卡因所致的高铁血红蛋白血症,应立即停药或迅速减慢滴注速度,并静脉缓慢注射亚甲蓝1~2mg/kg 或维生素 C100~200mg,其发绀症状可很快消失。

810. 为何围麻醉期上呼吸道容易梗阻？

【术语与解答】 上呼吸道梗阻主要指口腔与鼻腔至喉腔这段呼吸道(喉以上部位)所出现的通气受限或不同程度的阻塞。上呼吸道之所以容易梗阻,一方面由于人体上呼吸道是以上颌骨、下颌骨及颈椎做支撑,其内则有不规则的软组织填充(如舌体、会厌及黏膜组织等),故上呼吸道并非是一规则管状通道,而是一粗细不等、凹凸不一、弯直交错且错综复杂的腔隙通道,加之舌体易松弛后坠,会厌易半遮盖声门等特点,从而易造成咽喉腔狭窄而梗阻。另一方面,口腔和鼻腔在咽喉部"合二为一",通常口腔阻塞可由鼻腔替代通气,而鼻腔梗阻可由口腔通气,但咽喉部阻塞则无法替代和通气。因此,上呼吸道梗阻实际上主要是咽喉部梗阻。正是上呼吸道解剖结构的特殊性,临床上引起上呼吸道梗阻的因素颇多,总结分析主要来自以下几方面:

1. 上呼吸道骨性组织结构异常或畸形 小下颌与颞下颌关节强直患者,其主要解剖特点是下颌骨后缩,从而促使舌体也后移,尤其舌肌松弛状态可引起舌背、舌根贴近咽后壁,其结果则造成咽腔狭窄而通气不畅。

2. 上呼吸道软组织结构异常 ①舌体在口腔中处于"游离"状态,当张力不足时容易后坠,其舌背则贴近咽后壁,而舌根则压向会厌,故咽喉腔容易阻塞。通常有些人睡眠状态出现打鼾症状,就是舌后坠造成上呼吸道梗阻的一种典型现象,而这种打鼾是一种不完全性梗阻,但麻醉状态下更容易引起打鼾;②小儿扁桃体、腺样体易增殖、肥大,前者肥大(扁桃体)可阻塞口腔,后者肥大(腺样体)则阻塞鼻腔,两者兼有则使上呼吸道处于通气受限或通气困难状况,故小儿上呼吸道软组织结构异常者睡眠状态很容易出现打鼾,甚至呼吸暂停,即所谓的阻塞性睡眠呼吸暂停综合征,该综合征成人与小儿均可发生,其主要表现特点为:上呼吸道不完全性梗阻与完全性梗阻交替出现,前者就是打鼾(也称半梗阻),后者则是咽腔处于暂时性完全阻塞,既无气流通过,也无呼吸动作,往往待体内二氧化碳蓄积过多,反射性引起中枢神经兴奋而致呼吸运动加强与咽腔软组织张力增高,从而出现呼吸恢复且潮气量增大以及上呼吸道再通;③巨舌患者其舌体可充满口腔,并可阻塞咽腔,该患者更容易导致上呼吸道梗阻。结论:由于上呼吸道软组织容易引起肥厚、增大、松弛、塌陷,加之麻醉操作与手术创伤又容易水肿或肿胀,因此,上呼吸道非常容易发生梗阻。

3. 口咽腔肿物、异物或分泌物阻塞 ①如患有咽腔肿物或会厌囊肿患者,随着肿物或囊肿的增大,其上呼吸道梗阻则逐渐加重;②口咽腔手术后存留的凝血块、纱布条,乃至小儿腺样体肥大刮除的腺样体残留组织等,一旦不慎忘记从咽腔中取出,当气管插管拔除后,则可随吸气直接阻塞声门;③如昏迷患者或全麻患者,因吞咽反射功能降低或消失,造成过多的分泌物停留在咽腔或喉部,若未能建立气管插管,也容易引起上呼吸道梗阻。

4. 喉梗阻 如各种原因所致的喉痉挛、喉水肿,可直接造成喉阻塞,属急性上呼吸道梗阻。

5. 口腔颌面部间隙感染 口腔、颜面、颈部深层均有致密的筋膜包绕,一旦感染,则形成弥漫性蜂窝织炎或脓肿,尤其咽旁间隙感染和口底多间隙感染,其软组织压向咽腔,本身则可造成上呼吸道梗阻,甚至引起呼吸困难。

综上所述,之所以上呼吸道远较下呼吸道更容易发生梗阻,主要原因是上呼吸道结构特点所决定的。

【麻醉与实践】 由于麻醉药物均存在着不同程度的上呼吸肌肉松弛作用,加之口咽腔及颌面部手术与上呼吸道关系极为密切,因此麻醉与手术可直接或间接地影响上呼吸道的通畅,乃至造成上呼吸道梗阻。

1. 镇静、催眠药 由于镇静、催眠药通过中枢而发挥作用,正常上呼吸道结构患者使用该类药物一般不会引起上呼吸道梗阻,但上呼吸道软组织或骨性结构异常患者与肥胖患者,以及口咽腔肿物或口腔颌面部间隙感染者应用镇静、催眠类药,则会引起下颌松弛、舌体后坠而上呼吸道梗阻(如打鼾),但呼唤患者或给予刺激,患者睁眼后其打鼾可立即消失,其引发的上呼吸道梗阻也随之解除。

2. 全身麻醉药 全身麻醉患者其高级中枢神经抑制而意识丧失,患者上呼吸道自身保护功能随之减弱或消失,如采取保留自主呼吸非气管插管全麻,则很容易出现上呼吸道梗阻,而发生后患者则不能自我调整和改善,必须由麻醉医师给予纠正方能恢复通畅(如头后仰、托下颌或安放口咽通气道等)。故全麻患者其下颌与口咽腔软组织处于松弛状态而咽腔狭窄,从而更容易发生上呼吸道梗阻。

3. 反复气管插管操作 上呼吸道结构明显异常患者往往气管插管困难,若反复多次尝试插管,则易引起口咽腔软组织水肿或肿胀,致使原已狭窄的咽腔则更加缩窄,上呼吸道梗阻也更为严重,甚至完全阻塞。

4. 口咽腔手术创伤 如腭裂修复术、声带乳头状瘤、下颌骨切除等患者,可能术前无上呼吸道梗阻现象,但手术后,由于上呼吸道软组织及黏膜疏松,均可引发不同程度的口咽喉腔水肿,口咽喉腔水肿严重者一旦拔出气管插管,则可迅速出现上呼吸道梗阻。

5. 其他 建立气管插管后,如术中气管插管被压瘪、扭曲等,也属于上呼吸道梗阻。

【提示与注意】因上呼吸道梗阻其结果可导致机体缺氧和二氧化碳蓄积,如持续发展可演变为严重低氧血症,而严重上呼吸道梗阻患者短时间则可发生呼吸危象或窒息,直至心搏骤停。因此,围麻醉期必须及时给予纠正:①患者自主呼吸条件下,如出现"打鼾"症状,则表示上呼吸道处于半梗阻状态,易造成机体通气不足和换气障碍,此现象不宜持续时间过长,应给予头后仰、托下颌、颈伸直,如梗阻改善不满意,还可放置口咽通气道等;②上呼吸道梗阻严重者,如只有呼吸动度,而口腔或鼻腔无呼吸气流进出,说明上呼吸道处于完全梗阻,致使进出下呼吸道的气流发生中断,从而肺泡无法进行气体交换,此危急现象必须立即予以纠正(包括放置口咽通气道,甚至气管插管等);③若未建立气管插管患者,自主呼吸幅度良好,口腔或鼻腔呼吸气流进出通畅,说明上呼吸道无任何梗阻,但需与上呼吸道完全梗阻相鉴别,因上呼吸道完全梗阻同样没有任何呼吸声音,加之术中胸腹部被敷料完全遮盖,无法观察胸腹部起伏动作,有时容易迷惑麻醉医师,因此,务必重视上呼吸道梗阻的鉴别。

811. 围麻醉期呼吸道梗阻的危害是什么?

【术语与解答】呼吸道梗阻是围麻醉期最为常见的呼吸功能异常症状,虽造成呼吸道梗阻的原因颇多,且梗阻程度不一,但其后果则是相同的,随时间推移即引起机体缺氧和二氧化碳蓄积,如发现不及时、处理不到位,严重者可发展为呼吸危象或窒息,甚至呼吸心搏停止。

【麻醉与实践】围麻醉期麻醉用药与麻醉操作均能引发呼吸道梗阻,无论出现上呼吸道梗阻,还是发生下呼吸道阻塞,一般均有一段过渡时间,由于过渡时间不同,又有急、慢性呼吸道梗阻之分,故通常急性梗阻则首先出现梗阻性呼吸困难,其临床主要症状为呼吸费力、胸廓扩张受限、"三凹症"显著。慢性上呼吸道梗阻者如给予纯氧吸入,患者口唇黏膜并非一定发绀,但可有二氧化碳蓄积的表现,如心率增快、血压升高、面部潮红与出汗,如不及时纠正处理,则可发展为二氧化碳倍增而缺氧,继之严重低氧血症发生而导致呼吸、心搏骤停。

【提示与注意】围术期出现慢性上呼吸道梗阻更为多见,故并不可怕,而可怕的是未能早期发现和及时予以纠正,从而致使其发展和演变为严重机体缺氧和二氧化碳蓄积,当呼吸道梗阻发展为呼吸功能危象或呼吸心搏骤停才给予抢救处理,这是相当危险的,因抢救往往不易成功,因此必须引起高度警惕。

812. 围麻醉期下呼吸道梗阻如何诊断?

【术语与解答】一般而言,声门以下的梗阻称为下呼吸道梗阻,主要指气管、支气管段的呼吸道梗阻,而细小支气管痉挛性收缩也是下呼吸道梗阻。通常下呼吸道梗阻较上呼吸道梗阻明显少见,临床上引起下呼吸道梗阻的因素大致有以下几方面:

1. 机械性阻塞　①气管受压:如巨大颈部肿块、甲状腺弥漫性肿大、颈部外伤、颈部血肿及术后组织肿胀等,均可不同程度的压迫气管而造成下呼吸道梗阻;②人工呼吸道建立后再阻塞:如插管后气管导管被分泌物(痰栓)阻塞、气管导管压瘪或扭曲、气管导管前端斜口贴近气管壁、气管导管插入过深抵达隆突或进入支气管、双腔支气管导管插管后安置不到位等;③异物进入下呼吸道:如胃肠道呕吐物反流误吸,气管或支气管异物等,均可引起下呼吸道全部或部分阻塞;④下呼吸道病灶:如气管肿瘤、气管狭窄等。

2. 功能性阻塞　下呼吸道功能性阻塞主要是由各种相关因素所致的细小支气管平滑肌痉挛性收缩,造成细小支气管管腔变窄,且容积减少,同时下呼吸道阻力骤然增加,从而引起呼气性呼吸困难,且呼气时间延长并费力,尤其患有支气管哮喘病史者更容易发生。

3. 胃内容物反流误吸　饱胃患者与幽门梗阻患者,无论实施全身麻醉,还是进行椎管内脊神经阻滞,均易引发胃内容物反流而误吸,进入气管、支气管内的固体物可直接造成下呼吸道梗阻。

4. 其他阻塞因素　①胸科手术患者通常需实施肺隔离技术(双腔支气管插管技术),单肺通气则是"人为性"所致下呼吸道梗阻(如实施一侧肺通气而另一侧肺则萎陷);②腹腔镜手术则必须给予二氧化碳气体腹腔充气,当腹腔内压达到手术所需时,增高的腹腔内压必然转向压迫横膈,膈肌则向胸腔明显移位,从而导致肺容量减少。而横膈上抬气管缩短则可使气管插管相对深入,其管尖抵达隆突而影响通气,这在"气腹"手术中并非少见,这些人为造成的限制性"下呼吸道梗阻"应引起足够的重视。

【麻醉与实践】麻醉期间下呼吸道梗阻原因常较复杂,一般可通过肺部听诊基本能明确诊断,少数患者诊断较为困难,可通过影像学加以诊断,只有诊断明确且给予针对性处理,方能使下呼吸道梗阻得以缓解或纠正,则可避免机体持续性、渐进性缺氧,防止发展为严重低氧血症与高碳酸血症,乃至呼吸危象。

【提示与注意】由于下呼吸道梗阻原因较复杂,尤其单肺梗阻容易被忽视,加之有些临床症状常不明显,故容易引起判断、鉴别失误,因此,须加强其诊断与鉴别诊断。

813. 围麻醉期呼吸道梗阻临床如何处理?

【术语与解答】呼吸道是气体进出肺泡的必经之路,只有解除呼吸道梗阻,维持呼吸道通畅,才能使肺泡进行有效的气体交换和氧合,因此,保障呼吸道通畅是围麻醉期呼吸功能管理的重点和关键。由于呼吸道梗阻原因颇多,原因处理必须逐一排查,只有明确诊断,方能做出有针对性处理。

【麻醉与实践】由于围麻醉期引起呼吸道梗阻的原因不同,其阻塞部位也不一,而阻塞性质与程度也各异,故处理方法也有区别。

1. 上呼吸道梗阻处理重点在于口咽腔和颈部

(1)舌后坠:是颇为常见的上呼吸道梗阻,其非常简便的解决方法是托下颌或安放口咽通气道,若托下颌其呼吸道梗阻即刻解除,表明舌根贴近咽后壁并压迫会厌所致,此时可放置适宜大小的口咽通气道,观察气流进出通畅,说明安置到位。此外,口咽通气道也适合扁桃体、腺样体肥大患儿。

(2)分泌物阻塞:处在咽喉部的痰液、术后血凝块或异物等均可阻塞声门,对于痰液和血液(或血凝块)应及时给予吸净,若异物阻塞(包括残留组织、纱布条等),应在喉镜直视下予以取出。

(3)胃内容物反流误吸:该现象常发生于饱胃患者,此种呼吸道梗阻既严重、又紧急,需即刻处理。由于胃反流物多为酸性固体,应直接采取粗吸引管为宜,吸引既快、又不易堵管。如处理下呼吸道(气管、支气管内)胃反流物,可连接较粗吸痰管,以便于清除颗粒较细阻塞物。

(4)喉痉挛:①对轻度喉痉挛应正确、有效的托起患者下颌,防止舌体后坠,去除相关刺激,并面罩纯氧持续吸入,短时间内患者一般可自行缓解并恢复正常;②中度喉痉挛者在轻度喉痉挛处理的基础上应给予面罩加压供氧辅助呼吸,同时静脉注射地塞米松 2~10mg(小儿至成人剂量递增),根据情况可安放口咽通气道给氧吸入,并继续观察,且做好气管插管准备;③重度喉痉挛往往单人处理颇有困难,可先呼喊他人前来帮助处理,同时在采取面罩加压供氧辅助通气的前提下,立即静脉注射短效肌肉松弛药(如琥珀胆碱、罗库溴铵等),以消除喉部肌肉收缩(声门紧闭),并控制通气,以先解除呼吸危象,然后视患者当时缺氧情况及病情决定是否气管插管或安置喉罩行呼吸支持。

(5)喉水肿:严重喉水肿可引起窒息死亡,如能插入较细气管导管者,可先建立人工呼吸道,并接纯氧辅助呼吸或机械通气,以缓解呼吸危象。若不能插入细气管导管者,并有气管切开术指征者应立即紧急气管切开,以确保患者生命安全为首选。此外,喉水肿患者给予大剂量激素冲击疗法(如地塞米松 20mg)效果较佳,应及时应用。

(6)上呼吸道结构异常:尤其是软组织和骨组织均存在异常患者,如麻醉期间出现严重上呼吸道梗阻往往处理较为困难,严重上呼吸道结构异常患者除建立气管内插管外,其他方法常不理想。

2. 下呼吸道梗阻有　①气管插管位置异常:气管导管插入过深其导管前端顶在气管隆突处或进入一侧支气管。此外,双腔支气管导管安置定位较为困难,若导管前端开口与支气管开口错位,则可造成下呼吸道不完全梗阻;②气管插管堵塞或压瘪:气管插管时间过长或气管导管过细容易被分泌物及痰栓阻塞,而头颈部手术使用过多的敷料遮盖或开口器压舌板过度对气管插管施压,则能将普通气管导管弯折或压瘪,从而均可引起下呼吸道梗阻;③气管受压:甲状腺弥漫性肿大或颈部巨大肿瘤则可导致气管受压,受压时间过长还可致使气管软骨软化,压迫严重者可引起下呼吸道梗阻;④细小支气管痉挛:围麻醉期各种原因所致的过敏反应有可能造成细小支气管痉挛,而小支气管平滑肌痉挛性收缩则是典型的下呼吸道弥漫性梗阻;⑤胃肠内容物反流误吸:这是一种急性、严重性下呼吸道梗阻,极易导致患者窒息死亡。

【提示与注意】处理呼吸道梗阻应先明确诊断,以便采取有针对性治疗措施,如短时间内寻找原因困难,应先对症予以处理,包括面罩纯氧辅助呼吸或气管插管机械通气等,以先防止和避免低氧血症与高碳酸血症持续性加重,然后由上呼吸道至下呼吸道逐一排查,则可寻找到原因。

814. 何谓喉痉挛？围麻醉期诱发因素有哪些？

【术语与解答】①喉痉挛是由支配声带肌的喉上神经反射所致喉部声带肌肉发生痉挛性收缩，从而引起双侧声带同时内收，导致声门部分或大部分关闭，乃至完全闭合；②喉痉挛虽是功能性呼吸道急性或亚急性梗阻，但能造成机体短时间内迅速缺氧或低氧血症，甚至窒息。

1. 喉痉挛诱发因素　临床常见因素：①外源性物质刺激：如异物、痰液、血性分泌物、胃肠反流物、咽喉与气管内吸引或机械性操作对喉与下呼吸道的侵害，以及有毒气体吸入等；②相关反射刺激：骨膜刺激、睾丸刺激、直肠扩张刺激等也可诱发喉痉挛；③中枢神经系统疾病：如延髓麻痹、狂犬病、破伤风，以及癫痫大发作等均能引起喉痉挛；④喉返神经损伤：如甲状腺手术损伤双侧喉返神经，可导致双侧声带麻痹，致使双侧声带持续性不同程度的闭合，从而造成类似于中度或重度"喉痉挛"症状。

2. 喉痉挛发生机制　喉神经支配复杂，主要来自迷走神经的分支喉上神经和喉返神经，当咽喉或气管受到不良刺激（如异物、分泌物、机械性操作、化学性刺激，以及毒气吸入等），则可通过迷走神经的分支喉返神经传入中枢，中枢反馈致使双侧声带肌同步收缩，从而引起声门长时间反射性关闭。

3. 喉痉挛病理生理　①就人体生理特点而言，喉的主要生理功能之一是保护下呼吸道，如吞咽动作可"激活"声带肌反射性收缩，故声门出现一过性或短暂性关闭，以防止误吸；②当咽喉受到不良刺激（异物、分泌物、机械性操作、化学性刺激等），则可通过迷走神经的分支喉返神经传入中枢，致使双侧声带肌内收，引起声门反射性关闭，从而保护下呼吸道。喉痉挛的目的是避免异物、分泌物或机械性操作的侵害，以及有毒气体的吸入。由此得知，喉痉挛只是机体呼吸系统的一种保护性措施。但对全身而言，可直接导致肺通气中断，从而引起重要脏器缺氧（如脑、心、肾等器官缺氧），尤其脑缺氧时间过长，则可造成不可逆性损害。

4. 喉痉挛产生的危害　对全身而言，喉痉挛产生的危害颇大，严重者可直接导致进出肺泡的气体中断，其结果，机体氧分压急剧下降，二氧化碳分压迅速上升，机体可立即出现呼吸功能危象，甚至生命危在旦夕，若短时间仍不能解除呼吸危象，患者可因窒息而死亡。

5. 喉痉挛临床表现特点　①患者通常突发吸气性呼吸困难，且出现痉挛性喉鸣，表现为急性呼吸道梗阻，严重者伴有牙关紧闭、出汗与明显的"三凹"征，以及口唇与面色发绀；②不同程度的喉痉挛其声调也不同，从音调的高低到完全没有声音，后者表明声门已全部关闭，如严重喉痉挛既不能呼吸，也不能发音，最终造成气体进出声门减少或困难，甚至外界气体无法经声门进入气管内而抵达肺泡，其临床主要表现为不同程度的呼吸道梗阻与呼吸困难，严重者可出现窒息状态（呼吸危象）。

6. 喉痉挛临床分为三度　①轻度喉痉挛：声带肌在吸气时内收，声门狭窄，自主呼吸患者发出吸气性喉鸣，发作时有轻度的通气障碍；②中度喉痉挛：声门尚未完全关闭，留有细窄缝隙，可发出尖锐性喉鸣，吸气时出现明显的"三凹"（锁骨上凹、胸骨上凹、肋间凹陷）征象，吸气非常费力、胸-腹运动矛盾，一般端坐呼吸，口唇轻度发绀；③重度喉痉挛：声门已完全紧闭，且伴有牙关紧闭，患者只有强烈的呼吸动作，但气体不能通过声门，即使面罩加压通气，手感呼吸道压力极大，患者口唇及面部严重发绀，心率先代偿性增快，继之迅速下降（心肌缺氧），患者已处于窒息状态，同时心搏微弱，意识可丧失。若通气仍未改善，患者则发生呼吸心搏骤停。此外，一旦发生重度喉痉挛，且喉痉挛症状持续时间过长，可直接造成机体重要器官缺氧性损害,尤其不可逆性脑损害(如常温下超过4~5分钟),严重者直接导致死亡。

【麻醉与实践】　围麻醉期时常遇到患者喉痉挛发作(尤其小儿),故喉痉挛也是临床麻醉并发症之一。应该强调的是,麻醉医师应着重关注喉痉挛的四大问题:①清楚喉痉挛的诱发因素;②了解喉痉挛的易发人群,尤其小儿更容易引发喉痉挛;③尽可能防止喉痉挛发生;④及时有效处理喉痉挛。

1. 围麻醉期喉痉挛的诱发因素　主要为浅麻醉状态下给予各种相关刺激所致,因为浅全麻状态下咽喉仍处于应激性增高状态,若此时稍有咽喉刺激,则可诱发喉痉挛:①保留自主呼吸浅全麻下给予咽喉腔吸痰或喉镜显露声门、气管插管,以及进行口腔内手术极易引起喉反射而喉痉挛;②胃肠道内容物反流误吸也可引发喉痉挛;③全麻保留自主呼吸非气管插管实施口咽腔二氧化碳激光手术或电刀烧灼治疗,其有害性烟雾随吸气进入下呼吸道可立即促发喉痉挛;④手术操作刺激,如浅全麻非气管内插管状态下行颈部、口腔与鼻腔手术,乃至剥离骨膜、扩肛手术、睾丸手术、扩张尿道等均可引起喉痉挛;⑤静脉注射氯胺酮浅麻醉下活动头颈部或此时咽腔分泌物增多,也易引起喉痉挛;⑥呼吸道炎症患者或支气管哮喘患者其呼吸道敏感性增强,尤其浅麻醉下给予咽喉部不良刺激等则可促发喉痉挛。

2. 围麻醉期小儿喉痉挛　①由小儿喉部解剖及生理得知,小儿声带肌明显短小,而声带越短声门越窄,且越易引起痉挛性收缩,呼吸气流通过越少;②小儿喉部肌群张力高、喉反射敏感,术毕全麻恢复期拔出气管插管后给予咽腔分泌物吸引刺激,以及咽腔遗留物刺激喉部均可诱发喉痉挛;③小儿入手术室前若不如配合、严重哭闹,其声带肌张力往往增高,如此时肌肉注射氯胺酮后很容易诱发喉痉挛;④全麻术后声带肌张力恢复,气管插管拔出时导管与声带摩擦,声带肌被刺激后可反射性收缩,故小儿全麻术毕拔除气管插管易引发喉痉挛,尤其是呼吸道手术患儿;⑤新生儿、婴幼儿低血钙也易发生喉痉挛,特别是咽喉部受到刺激更易发生。

3. 喉痉挛的预防　①麻醉前应肌注足量的抗胆碱药(如阿托品等);②哭闹严重的小儿禁忌肌肉或静脉注射氯胺酮,非哭闹小儿单纯应用氯胺酮后应避免各种不良刺激(氯胺酮应在手术室内用药为宜,以防不测);③浅全麻状态下尽量减少对呼吸道的刺激,如吸痰、口咽腔手术、喉镜显露声门等。此外,全麻术毕拔管后也尽可能减少呼吸道吸痰刺激;④浅全麻状态非气管内插管下避免相关刺激性手术,如颈部手术、剥离骨膜、扩肛手术、睾丸手术、扩张尿道、牵拉内脏等;⑤防止或避免引起喉痉挛的其他相关因素。

4. 喉痉挛的治疗处理　患者出现喉痉挛后,先停止一切操作,根据症状反应程度采取对症治疗处理:①轻度喉痉挛:应正确、有效的托起下颌,防止舌体后坠,去除相关刺激,并面罩纯氧持续吸入,如麻醉减浅引起应同时加深麻醉,短时间内轻度喉痉挛可自行缓解并恢复正常;②中度喉痉挛:在轻度喉痉挛处理的基础上,实施面罩加压供氧辅助通气,同时静脉注射地塞米松2~10mg(小儿至成人剂量递增),条件允许也可静注短效肌肉松弛剂(琥珀胆碱),此时仍可辅助呼吸继续观察,但需做好气管插管准备。若喉痉挛由咽喉分泌物、异物、血凝块引起,应立即予以清除,以保障呼吸道通畅。如自行处理困难,应立即请求他人协助处理;③重度喉痉挛:单人处理有困难时,先呼喊他人前来帮助,同时防止牙关紧闭咬伤舌尖,并在采取面罩加压供氧辅助通气的前提下,立即静脉注射短效肌肉松弛药(如琥珀胆碱、罗库溴铵等),消除喉部肌肉痉挛性收缩,并保障呼吸道有效通气,以先解除呼吸危象,然后视患者当时缺氧情况及病情决定是否气管插管或安置喉罩行呼吸支持。如果呼吸支持与肌松条件不具备,则可选择粗针头实施环甲膜穿刺给氧通气或紧急行环甲膜切开气管插管,必要时甚至行气管切开。

【提示与注意】　①围麻醉期喉痉挛是麻醉并发症之一,处理不当会引起严重后果,必须予以重视;②麻醉期间发生喉痉挛,基本是麻醉过浅,不足以抑制喉反射所致;③应将喉痉挛与喉水肿以及细小支气管痉挛相鉴别。

815. 显性上呼吸道梗阻与麻醉存在何种关系?

【术语与解答】①上呼吸道梗阻临床上可分为两大类型,即"显性"上呼吸道梗阻与"隐性"上呼吸道梗阻;②所谓显性上呼吸道梗阻是指肉眼通常容易观察和鉴别的上呼吸道梗阻,如患者口腔颌面部与颈部明显异常,临床包括:舌淋巴管瘤、严重口腔颌面部感染、小颌畸形、颞颌关节强直(张口困难)、巨舌、颈部粗短、病理性肥胖、下颌骨损伤骨折、颈部巨大肿物、甲状腺弥漫性肿大等,上述患者麻醉前已经存在不同程度的上呼吸道狭窄,通常情况下伴有不同程度的通气不畅,睡眠状态必然引起上呼吸道半梗阻,由于显性上呼吸道梗阻容易引起麻醉医师提前注意和重视,一般术前大都已诊断明确,故围麻醉期基本都能予以防范。

【麻醉与实践】显性上呼吸道梗阻麻醉风险:该类患者实施麻醉后可立即引发上呼吸道梗阻,其梗阻严重程度与上呼吸道结构异常或上呼吸道受压成正比,因此,上呼吸道的管理应全面考虑。

显性上呼吸道梗阻患者的麻醉可能面临"三难"与"一严重":①面罩通气困难:无适宜的面罩可封闭口鼻周围,如舌淋巴管瘤或巨舌患者其舌体往往突出口外,即使具备良好的面罩,若加压辅助通气还可迫使舌体更加阻塞咽腔,而其舌根可同时间接压迫会厌,致使会厌下垂半遮盖声门;②喉镜显露声门困难:如巨舌等可占据上呼吸道空间,故能阻挡喉镜不易将舌体压向口底,从而喉镜抬起会厌困难,因此声门显露颇有难度;③气管插管困难:凡是喉镜显露会厌不清者其声门更加无法显露,必然导致气管插管难以成功;④严重下颌间隙感染患者其口咽腔受到炎性组织肿胀与挤压,口咽腔处于狭窄状态(严重患者端坐呼吸),加之头颈后仰受限,无论选择何种麻醉方法或采用何种麻醉药物,均有可能加重上呼吸道狭窄和梗阻,一旦出现呼吸危象而不能迅速建立人工呼吸道(如气管插管、安置喉罩等),患者可因窒息而死亡。

【提示与注意】由于显性上呼吸道梗阻容易引起重视,因此,麻醉前准备一般较为完善,且防范措施大都能提前到位,如借助纤维支气管镜引导气管插管或呼吸道表面麻醉下经鼻腔盲探气管插管,以及采取其他有效措施插管等。

816. 隐性上呼吸道梗阻全麻诱导后有何风险?

【术语与解答】①所谓隐性上呼吸道梗阻则是指肉眼观察患者头颈部外观及口腔颌面部无明显异常,只有在睡眠、醉酒或麻醉状态下方可表现出上呼吸道梗阻。如未能提前发现的会厌囊肿、咽腔肿物、扁桃体与腺样体Ⅲ°肥大、声带巨大息肉、会厌软骨严重软化、咽喉腔软组织结构明显异常,以及鼾症(睡眠性上呼吸道梗阻-呼吸暂停综合征患者)与颈部肿瘤患者经放射治疗术后等,当这些患者应用镇静、催眠药或全麻药后,保留自主呼吸的患者则出现严重打鼾症状(上呼吸道半梗阻),乃至呼吸费力,甚至上呼吸道完全阻塞而无呼吸气流进入下呼吸道,严重者即使面罩加压呼吸也不能改善通气受阻;②隐性上呼吸道梗阻往往不易提前作出诊断,属未预知性上呼吸道梗阻,从而容易误导麻醉医师。此外,该类患者若行口咽腔或颈部手术,术后易引起组织水肿或肿胀,极易加重咽喉狭窄,术毕拔出气管插管后甚至因通气困难而出现呼吸危象。

【麻醉与实践】隐性上呼吸道梗阻围麻醉期风险在于随时容易引起上呼吸道通气不畅而呼吸费力。由于隐性上呼吸道梗阻患者麻醉前常不易察觉,麻醉医师容易掉以轻心,这是造成麻醉异常症状的隐患。当给予隐性上呼吸道梗阻者实施全麻诱导后,这类患者可出现以下几种状况:①未用肌肉松弛药者,即刻出现上呼吸道梗阻,其轻度梗阻可引起打鼾,表现为口咽腔通气不畅。中度梗阻导致显著打鼾或呼吸暂停,其口咽腔通气明显受阻。重度梗阻则造成只有呼吸动作,无气流通过咽腔,甚至导致呼吸危象;②如隐性上呼吸道梗阻患者全麻快速诱导应用肌肉松弛药后,有可能直接造成面罩加压通气困难,该患者一旦安置口咽通气道无改善或实施气管插管遭遇显著困难,则有可能导致窒息死亡,故必须予以高度警惕;③颈部放射性治疗后患者看似颈部细长,且张口良好,但全麻诱导后置入喉镜准备显露声门时,则可发现该患者头颅后仰受限,咽腔明显缩窄,咽腔软组织硬化,会厌暴露不良,声门更无法显露,气管插管必然困难。

【提示与注意】①由于隐性上呼吸道梗阻较"隐蔽",一般不易引起注意,往往麻醉医师容易忽略而掉以轻心,一旦潜在的隐患发生,常因措手不及而危害更大,若稍有失误则可导致呼吸危象,甚至窒息;②如患者属重度隐性上呼吸道梗阻者,全麻保持自主呼吸时可不出现打鼾声音,类似于上呼吸道"完全通畅"状态,实际是完全梗阻状态而无法通气,此假象务必予以鉴别诊断,若发现延迟、处理失误,患者常因急性缺氧和高碳酸血症而致呼吸、心搏骤停,必须高度警惕;③术前访视可咨询患者或家属,了解平时睡眠或醉酒状态后是否出现严重"打呼噜",是否伴有呼吸暂停,以便心中有数。

817. 围麻醉期患者出现窒息主要来自哪些方面?

【术语与解答】围麻醉期患者出现窒息主要与急性严重性呼吸道阻塞有关:如重度喉痉挛或严重喉水肿以及末梢小支气管平滑肌弥漫性及痉挛性收缩、胃内容物反流误吸、羊水进入下呼吸道与全脊麻等,这些因素均可导致外界空气或人工给氧进入下呼吸道非常困难或进入肺泡很少,甚至无法抵达肺泡,致使肺泡与肺毛细血管之间含氧气体交换发生中断,进而机体重要组织、器官得不到氧的来源,同时体内二氧化碳排除困难且逐渐蓄积外,进而机体短时间内(几分钟内)出现动脉血氧分压(PaO_2)和脉搏血氧饱和度(SpO_2)急剧下降,且二氧化碳分压($PaCO_2$)迅速上升,机体短时间内则出现了呼吸功能危象。

【麻醉与实践】围麻醉期患者窒息主要来自以下几方面:

1. 急性严重性上呼吸道梗阻　①全麻诱导后出现面罩通气与气管插管均困难患者(即上呼吸道管理困难),如上呼吸道解剖结构"隐性"异常患者(注:通常看不出上呼吸道内软组织结构严重异常),一旦全麻诱导后,尤其应用了肌肉松弛药,则出现面罩加压供氧通气受阻,同时出现喉镜显露声门困难和气管插管失败,从而短时间内引起 SpO_2 迅速下降,机体立即产生严重缺氧与二氧化碳蓄积,随之表现为口唇明显发绀,如短时间内仍未能解决,机体缺氧与二氧化碳蓄积则进行性加重,继之可发展和演变为窒息;②颌面部或口腔手术患者术毕咽喉腔组织水肿,未能及时发现而拔出气管插管,拔管后出现自主呼吸费力,且呼吸困难逐渐加重,给予面罩吸氧辅助呼吸或加压通气,患者出现上呼吸道通气受阻,紧急再行气管插管均未成功,此现象常见于睡眠性上呼吸道梗阻-呼吸暂停综合征患者或口腔舌、颌、颈联合手术患者。

2. 全脊麻　由于整个椎管内的脊神经根与根丝、乃至脊髓被局麻药所抑制或阻断,故可直接造成呼吸肌麻痹与呼吸停止,其结果则表现为呼吸功能危象(窒息)。

3. 胃容物反流误吸　麻醉期间饱胃患者极易发生胃内容物反流,若未提早建立气管插管,反流物很易被误吸入下呼吸道,一旦过多的酸性胃内容物或固体食物阻塞气管、支气管,则可直接导致肺泡与外界通气中断,患者窒息必然发生。

4. 致命性哮喘发作　如哮喘患者麻醉期间突发严重性且快速型细小支气管平滑肌弥漫痉挛性收缩,以及整个呼吸道黏膜水肿,可极易造成机体急性缺氧而窒息。

【提示与注意】窒息是由各种原因先造成呼吸系统出现危象,继之心血管系统因血液中去氧血红蛋白急剧增多,而氧合血红蛋白迅速减少,致使心肌严重缺氧而收缩无力,随之高级中枢神经系统(脑)因缺氧而意识消失。所以窒息是"生与死"的临界现象,只有赢得时间和给予有效的抢救措施,才能转危为安,挽回生命。

818. 何谓喉水肿? 围麻醉期诱发因素有哪几方面?

【术语与解答】①喉水肿是指喉部疏松组织或黏膜小血管或毛细血管扩张,并被渗出液浸润,致使覆盖于声带、杓状软骨、环状软骨及会厌软骨表面的黏膜下组织形成过多的液体积聚,从而整个喉部软组织松弛性肿胀,严重者可波及整个咽喉部;②喉水肿时其声门上区、声门区和声门下区均可发生,以声门上区水肿多见。喉镜检查可见杓-会厌皱襞、室带和声带均苍白样水肿,整个喉黏膜呈半透明状,表面发亮,喉腔显著缩窄;③过敏性喉水肿发病甚速,且呈重度喉水肿,主要表现为喉痛、声嘶、喘鸣、呼吸困难、缺氧性躁动,严重者窒息死亡。而咽喉部机械刺激性喉水肿则是根据刺激程度与刺激时间而逐渐加重;④喉水肿不是一种独立性疾病,主要是相关因素所引起,包括麻醉因素。

【麻醉与实践】围麻醉期发生喉水肿,除具有一般性喉功能障碍症状外,严重喉水肿几乎可完全阻塞喉入口,造成急性喉梗阻。围麻醉期引发喉水肿的相关因素与治疗处理。

1. 喉水肿诱发因素　大致有以下四方面。

(1)气管插管操作:喉镜暴力显露声门与反复多次行气管插管操作是造成创伤性喉水肿的主要因素之一,如:①插管技术不熟练,操作粗暴,甚至喉镜显露声门不清楚就盲目、强行插入,以致造成喉部黏膜组织损伤而水肿;②清醒患者插管时,咽喉表面麻醉不充分,反复试插不成功,且长时间致使患者频繁呛咳与声带频繁性内收,则可导致局部毛细血管通透性增加,渗出液增多,继之逐渐引起喉黏膜组织肿胀;③气管插管困难患者反复、多次插管,机械性摩擦刺激致使喉部黏膜组织水肿;④气管插管过浅,气囊处于声门之间,充气后直接压迫声带及杓状软骨黏膜,手术完毕拔管后喉水肿形成;⑤经鼻腔盲探气管插管时间过长,导管尖端反复、多次顶撞喉部黏膜组织,造成其损伤而水肿;⑥选用气管导管型号偏大,导管外径过粗压迫声带或声门下组织,术毕拔管后易形成压迫性喉水肿;⑦气管插管带管时间过久,喉部黏膜受压且摩擦时间过长,也是原因之一;⑧气管导管质量不佳,质地过硬或管壁含有对喉黏膜有害的成分,刺激喉部黏膜所致喉水肿。

(2)手术操作刺激:主要由咽喉部手术与硬质支气管镜进出声门检查引起。①经直接喉镜实施喉乳头状瘤手术,该病灶特点为多发性、类似葡萄串,好发于声带与假声带处,直接喉镜下手术不易完整切除,加之喉息肉钳反复夹取,易造成声门缩窄型喉水肿;②气管、支气管异物小儿居多,尤其婴幼儿(1~3岁年龄段)喉黏膜脆弱,且声门裂小,当硬质(金属)支气管镜检查反复进出声门,可反复与声带磨擦,极易引发喉水肿,此现象通常与操作时间成正比。

(3)咽喉部吸引刺激:小儿喉部黏膜疏松、脆弱,若反复给予吸引管吸痰刺激,则可引起喉水肿。

(4)过敏反应喉水肿:主要为Ⅰ型(IgE介导)过敏反应所致喉部组织毛细血管通透性增高,血管内液外渗,从而引起的呼吸道黏膜水肿性肿胀(主要喉水肿)。临床较常见与过敏反应有关的麻醉用药及相关辅助药有:如局麻药、全麻药(硫喷妥钠、丙泊酚、氯胺酮等)、麻醉性镇痛药(吗啡等)、肌肉松驰药(琥珀胆碱、筒箭毒碱、阿曲库铵)、鱼精蛋白、血液及血浆代用品等,其他药物过敏反应有,如青霉素针剂、碘化钾口服液、阿司匹林片等。

总之,喉水肿之所以容易发生于小儿,是因为小儿喉腔面积狭小,且喉黏膜疏松、脆弱,即使轻度喉水肿即能引起喉阻塞。因此,应关注和警惕小儿围麻醉期喉水肿。

2. 喉水肿的危害　①喉水肿可造成声门狭窄,严重喉水肿类似于重度喉痉挛,致使吸气与呼气均受阻,从而导致机体低氧血症与高碳酸血症,甚至窒息;②严重喉水肿其危险比重度喉痉挛更可怕,因后者(喉痉挛)可通过"解痉"处理,即应用肌松药即可解除。而严重喉水肿属于声门处弥漫性、占位性阻塞,任何治疗处理在短时间内不可能使喉水肿消退,故容易造成窒息死亡。

3. 治疗与处理措施　①轻度喉水肿可面罩纯氧吸入,静脉注射或滴注足量糖皮质激素,以及咽喉部雾化喷入0.1%肾上腺素,以使喉水肿尽快消退;②严重喉水肿可引起窒息死亡,因此如能插入较细气管导管者,可先建立人工呼吸道,以缓解呼吸危象。若不能插入细气管导管者,且情况紧急,可急行环甲膜切口插管或实施气管切开造口插管,以确保患者生命安全为首选。

【提示与注意】①首先应与喉痉挛相鉴别,以便于针对病因进行治疗处理;②严重喉水肿者行紧急气管插管常遭遇插管困难,主要是整个咽喉腔呈弥漫性水肿,且喉黏膜苍白,从而造成解剖标志不清,若仔细观察可发现声带显著水肿并明显增厚,致使声门呈一条不规则裂隙,往往不易寻找。因此应选择型号偏细的气管导管并将其管尖对准不规则的声门裂隙,使导管稍微旋转推进而插入气管内。导管插入后无需给气囊充气,避免压迫环状软骨处的水肿黏膜,当持续辅助通气或机械控制呼吸期间如出现漏气,提示喉水肿开始逐渐消退,此时可适量给气囊充气,待喉水肿完全消失,再拔出气管插管。

819. 何谓呼吸道高反应性? 与麻醉存在什么关系?

【术语与解答】呼吸道本身是感应性器官,呼吸道高反应性是指咽喉、气管、支气管、小支气管对各种物理、化学、生物以及变应原等刺激性因素产生反应的程度增强或做出的反射性"应答",如喷嚏、呛咳、痉挛等过于剧烈。一般情况下,正常人的呼吸道对上述微量刺激并不引反射或仅发生轻微性反应,但当呼吸道处于炎症、敏感或异常状态时,呼吸道则处于高反应性,若遇到上述刺激性因素,尽管刺激微弱也可诱发或引起呼吸道产生一种过强、过早的异常反射,此种情形或现象则称为呼吸道高反应性。

【麻醉与实践】由于麻醉操作和麻醉用药均存在不同程度的物理性与化学性、乃至生物性及变应原性刺激,若手术患者属于呼吸道高反应患者(如支气管哮喘患者则是一典型的呼吸道高反应者),麻醉期间的相关因素极易诱发呼吸道高反应患者出现喉痉挛或细小支气管痉挛(如有哮喘病史者可立即引起哮喘发作),从而严重威胁患者的安全。通常易激发呼吸道高反应性的麻醉因素主要有以下两方面:

1. 麻醉药与辅助用药　①静脉全麻药硫喷妥钠对交感神经抑制较显著,而副交感神经兴奋占优势则易使细小支气管平滑肌处于敏感状态,故存在产生痉挛性收缩的倾向,尤其在硫喷妥钠浅麻醉状态下刺激呼吸道更易发生;②有文献报道使用非去极化肌松药阿曲库铵后引发严重的细小支气管痉挛,这可能与快速静脉注射阿曲库铵所引起组胺释放有关。此外,去极化肌松药琥珀胆碱也存在组胺释放作用,但尚无有力证据表明呼吸道高反应患者使用后导致呼吸道阻力显著增加;③全麻术毕需拮抗肌肉松剂的残余作用,而乙酰胆碱酯酶抑制药新斯的明虽能间接逆转非去极化肌松药的残余作用,但可明显增加呼吸道腺体分泌,并引起心动过缓和内脏平滑肌痉挛,存在呼吸道高反应患者应用新斯的明有可能诱发细小支气管平滑肌痉挛性收缩,故必须使用时应预先应用抗胆碱药(阿托品)。

2. 麻醉操作 浅麻醉状态下实施气管内插管极易引发呼吸道高反应患者细小支气管痉挛。因此,呼吸道高反应患者全麻气管插管其麻醉"宁深勿浅"。

【提示与注意】①如患者属于呼吸道高反应者,麻醉风险颇大,必须小心谨慎;②呼吸道高反应性患者并非都患有支气管哮喘,应结合临床其他特征综合判断;③除哮喘患者属于呼吸道高反应者,慢性支气管炎、急性呼吸道感染、过敏性鼻炎等也属于呼吸道高反应者。

820. 何谓高铁血红蛋白血症? 何种麻醉药容易引起?

【术语与解答】①高铁血红蛋白血症是由于各种相关化学物质或某种药物中毒而引起血红蛋白分子中的二价铁被三价铁所取代,致使失去与氧结合的能力(即失去携氧功能);②一般正常人高铁血红蛋白仅占血红蛋白的1%左右,当机体血液中高铁血红蛋白量超过1%以上者可称为高铁血红蛋白血症,而超过15%~30%则可表现出发绀特点[如口唇、指(趾)甲床等呈紫色],其临床症状主要为心率增快、呼吸急促等。如手术患者可表现为术野渗血颜色发暗。此外,虽高铁血红蛋白血症可有明显发绀,但一般无呼吸困难症状;③临床上有先天性和中毒性高铁血红蛋白血症两种类型,以后者较为常见;④对高铁血红蛋白血症采取静脉缓慢注射美兰(亚甲蓝)1~2mg/kg,即刻显现明显疗效,因此可确诊。

【麻醉与实践】临床麻醉中发生高铁血红蛋白血症一般与局麻药有关,如酯类局麻药普鲁卡因或酰胺类局麻药丙胺卡因均可引起高铁血红蛋白血症而导致发绀。

1. 普鲁卡因 虽该药属酯类局麻药,但可作为静脉复合用药之一实施全身麻醉。临床实践证明普鲁卡因静脉复合全身麻醉,手术患者麻醉维持期血流动力学较为平稳、手术镇痛满意、术毕苏醒迅速,且药物价格低廉,曾经受到临床麻醉的青睐。但普鲁卡因总归不是静脉全麻药,故不能单纯加大静脉输注用量来加深麻醉,因能导致局麻药中毒,其中高铁血红蛋白血症则是该局麻药中毒症状之一。如将普鲁卡因用于静脉复合全身麻醉,其非缺氧状况下若患者出现口唇发绀,应首先考虑高铁血红蛋白血症,可能因个体差异或不慎滴注速度过快或过量而造成,尤其静脉滴注剂量超过1mg/(kg·min)时。此外,在普鲁卡因静脉复合全身麻醉中,男性患者更易发生高铁血红蛋白血症,这可能与普鲁卡因和血浆蛋白结合率的性别差异以及高铁血红蛋白血症形成后的清除能力的差异有关。也有可能肝脏合成分泌血浆胆碱酯酶数量减少,致使水解普鲁卡因的能力降低,从而血液中普鲁卡因的浓度相对或绝对增高所致。另一方面,虽肝脏合成分泌血浆胆碱酯酶的数量正常,但血浆胆碱酯酶是普鲁卡因与琥珀胆碱的共同水解酶,而普鲁卡因静脉复合液中大都含有琥珀胆碱,两者被竞争性水解,有可能造成普鲁卡因的蓄积,从而促发高铁血红蛋白血症。

2. 丙胺卡因 属酰胺类局麻药,其降解产物α-甲苯胺可使低铁血红蛋白氧化为高铁血红蛋白,从而造成高铁血红蛋白血症,这主要与丙胺卡因用量有关,故其用量应控制在600mg以内为宜。

【提示与注意】由于普鲁卡因与丙胺卡因所致高铁血红蛋白性发绀均可导致SpO2下降,故两者的鉴别诊断在于:后者可出现血红蛋白尿,这是两者的个性鉴别特征。此外,麻醉术中出现高铁血红蛋白血症而应用美兰治疗,可呈现SpO2短暂性下降,随着美兰血液药物浓度的稀释和降低,SpO2又回升。

821. 何谓肺水肿？麻醉术中引发的因素有哪些及如何防治？

【术语与解答】①肺水肿是指不同原因导致肺组织血管内的液体向血管外渗透,而在肺间质和肺泡腔内存有过量液体蓄积的病理状态,甚至呼吸道出现泡沫状分泌物,从而严重影响肺泡与外界气体的交换;②急性肺水肿也是围麻醉期容易发生的呼吸系统并发症之一,其发病迅速,常可危及生命;③急性肺水肿的发病机制和病理生理变化随不同病因及病程而各有差异。因此,认识与了解急性肺水肿的发病原因、发病机制与病理过程,有助于急性肺水肿的早期预防、及时诊断和迅速做出有效的处理。

1. 发病机制　有可能与肺毛细血管静水压、肺间质静水压、肺毛细血管胶体渗透压、肺间质胶体渗透压以及毛细血管通透性等有关。

2. 病理过程　因肺组织内含有异常过量的液体,从而导致肺间质与肺泡内出现过多的水分,其结果可严重影响肺泡与毛细血管之间的气体交换。

3. 临床表现　患者可出现不同程度的呼吸困难,严重者端坐呼吸、大汗淋漓,阵发性咳嗽且伴有大量白色或粉红色泡沫样痰,双肺布满对称湿性啰音,甚至出现发绀,晚期可出现休克,甚至死亡。

4. 动脉血气分析　轻度肺水肿可有缺氧、低碳酸血症、代谢性酸中毒,严重患者可出现低氧血症、高碳酸血症以及混合性酸中毒。

5. X线胸片检查　可见两肺蝶形片状模糊阴影。

【麻醉与实践】许多麻醉因素可引起急性肺水肿。

1. 麻醉术中易引发肺水肿的原因　肺水肿发病因素较多且较复杂,而与麻醉相关因素主要有以下几方面。

(1)心、肾功能不全:该类患者围麻醉期容易诱发肺水肿,其诱发因素有术前准备欠佳、患者焦虑不安、麻醉期间用药不当、术中输液过多、麻醉与手术刺激所致心血管应激反应等。

(2)输入液体量过多:①尤其小儿与老年患者麻醉术中补液、输血过快、过量,可致使血容量过度、过快增加,从而易引起肺毛细血管净水压增高,并使右心负荷加重;②如输注大量晶体液,可使血浆胶体渗透压降低,从而增加体液自血管内滤出,若聚集在肺组织间隙中,则产生肺水肿。此外,晶体液输注过量可使血液过度稀释,而血浆胶体渗透压可迅速降低,从而导致肺水肿发生。

(3)麻醉拮抗药:纳络酮、氨茶碱及多沙普仑(佳苏仑)的特异性或非特异性拮抗作用均能引起交感神经过度兴奋,尤其小儿与老年患者在输入较多的液体后应用上述药物,则极易引发肺水肿。

(4)氧中毒性肺水肿:长时间吸入高浓度氧(浓度大于60%),尤其吸入纯氧超过24小时,容易使肺泡表面活性物质减少,从而易引发肺水肿。

(5)麻醉术中误吸:如全麻诱导后或麻醉期间突发胃内容物反流与呕吐,其反流物或呕吐物可经声门进入下呼吸道而误吸,尤其酸性物质可诱发吸入性肺炎和细小支气管平滑肌痉挛性收缩,以及肺表面活性物质和肺毛细血管内皮细胞受损,继之使血管内液体渗出至肺组织间隙内,从而引发肺水肿。

(6)肺过度膨胀:当一侧肺不张而行单肺通气,往往潮气量全部进入一侧肺内,长时间通气可使肺过度充气膨胀,随后则可出现肺水肿,其机制可能与肺容量显著增加有关。

(7)相关麻醉药过量:一般可见于吗啡、美散痛以及海洛因或急性巴比妥中毒,但发病机

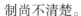

制尚不清楚。

2. 防范与治疗处理

(1)临床预防:根据麻醉术中易引发肺水肿的原因而加以防范。

(2)治疗与处理:①纠正机体缺氧:由于肺水肿患者换气功能障碍,且多有严重缺氧,而缺氧可加重肺水肿,故氧疗是治疗肺水肿的关键,这对严重患者至关重要,应使 PaO_2 提高至60mmHg 以上。如一般供氧治疗其动脉血气仍显示低氧者,应立即给予间歇正压通气(IPPV)。若缺氧仍无改善,则需吸入 100% 纯氧且头高位以减轻肺血管阻力,并加用呼气末正压通气(PEEP),以防止细小呼吸道及肺泡萎陷或使肺泡重建,并减少肺内分流量,从而有利于肺泡内的液体回流,促进肺表面活性物质的合成,致使功能残气量增大,以及肺顺应性增加与肺泡通气改善;②消除小支气管、肺泡内体液:细小支气管和肺泡内大量体液存在必然影响通气与换气功能,可致使机体缺氧更加严重,故及时清除肺内水分尤为重要。如小支气管内体液应根据患者情况间断、分次给予吸引。此外,肺泡内体液可应用消泡剂(二甲基硅油);③应用利尿剂:呋塞米可迅速减少血流量,降低肺动、静脉压和左心室充盈压,从而可缓解肺水肿;④降低毛细血管通透性药的应用:肾上腺皮质激素可提高细胞对缺氧的耐受性,稳定溶酶体膜,降低肺毛细血管通透性,减轻细小支气管痉挛,增加肺泡表面活性物质的合成,应早期且大剂量应用,如氢化可的松 400～800mg/d 或地塞米松 30～40mg/d;⑤适量全麻药的应用:如咪达唑仑、丙泊酚等可降低患者的紧张情绪,减少呼吸做功,有利于呼吸平稳;⑥麻醉性镇痛药:吗啡可解除焦虑和松弛呼吸道平滑肌,有利于改善通气,同时具有降低外周静脉张力和扩张小动脉作用,以减少回心血量,降低肺毛细血管静水压;⑦相关药物应用:如必要时使用血管活性药物。

【提示与注意】由于急性肺水肿发病迅速,治疗处理难度大,病死率高,故围麻醉期应首先加以预防,避免其发生,一旦引起急性肺水肿,应立即给予相关治疗处理。

822. 何谓呼吸抑制及如何分类? 围麻醉期易产生的原因是什么?

【术语与解答】①呼吸抑制是指各种因素所引起的呼吸频率减慢与潮气量减少,以致造成肺吸气与肺呼气不足,从而达不到机体基本生理需求,其结果则是机体缺氧逐渐加重(PaO_2逐渐下降),二氧化碳逐步蓄积($PaCO_2$逐步升高),如未能及早发现且及时纠正或处理,则可导致严重低氧血症和高碳酸血症,甚至窒息;②围麻醉期呼吸抑制一般是指使用麻醉类药物或相关辅助用药导致患者呼吸频率减慢、自主呼吸减弱或抑制,从而造成肺脏气体交换不足或下降,严重呼吸抑制可直接导致心搏骤停。

1. 呼吸抑制分类及产生原因　由于呼吸动作是在呼吸中枢调节下由呼吸肌的舒缩来实现,因此,临床上将呼吸抑制还分为中枢性(如呼吸中枢抑制)和外周性(如呼吸肌麻痹)以及限制性(如呼吸容量减少)三类,即中枢性呼吸抑制、外周性呼吸抑制与限制性呼吸抑制。

(1)中枢性呼吸抑制:是指由各种相关因素所致呼吸中枢功能减退而造成的呼吸运动功能降低,以致引起呼吸频率减慢、呼吸动度减小、潮气量减少的一种临床表现。围麻醉期主要以麻醉类药物作用于中枢神经系统(尤其高级中枢)所致。

(2)外周性呼吸抑制:主要是指肌肉松弛药残留作用或术前存在着神经肌肉病变(如重症肌无力或肌无力综合征),以及胸段脊神经阻滞、电解质紊乱等原因所造成的呼吸频率下降与呼吸幅度降低而引起肺通气明显减少的一种呼吸功能异常症状。围麻醉期最常见原因是肌肉松弛药的残留肌松作用与胸段脊神经阻滞。

(3)限制性呼吸抑制:实际也是患者自身呼吸系统因素以及医源性相关因素所致的肺通

气不足或呼吸功能受限,也称限制性呼吸功能障碍。围麻醉期引起限制性呼吸抑制的原因较多:如术后疼痛、肺部慢性疾病、肥胖、胸廓畸形、气胸、头低足高体位、胸腹腔大手术、胸腹部缠绕绷带过紧等。

2. 呼吸抑制的危害　　呼吸抑制可引起机体慢性或急性缺氧和二氧化碳蓄积,若呼吸抑制未能及时发现和及时纠正,机体缺氧则可进行性加重,直至发展为严重低氧血症及高碳酸血症,如仍未发现,且判断失误及处理不当,最终可演变为呼吸停止或心肌严重缺氧而心搏骤停。

3. 临床症状与体征　　①临床主要表现:自主呼吸减弱、呼吸动度不足、呼吸频率减慢、呼吸幅度降低、潮气量减少;②临床监测:机体 PaO_2 与 SpO_2 下降、$PaCO_2$ 与 $P_{ET}CO_2$ 升高,如不及时纠正,可发生不良后果,甚至呼吸、心搏骤停。

【麻醉与实践】呼吸抑制是围麻醉期患者常见的呼吸功能异常症状,临床造成呼吸抑制的因素大致有以下几方面:

1. 麻醉药物　　麻醉药之所以也称之为剧毒药,就是因为该类药物存在着呼吸抑制作用,甚至临床常规剂量即可影响或干扰患者的呼吸功能,若应用不当则可因呼吸抑制发展为呼吸停止,如:①全麻药物:无论静脉全麻药或是吸入全麻药,其中枢性呼吸抑制或呼吸停止副作用与其用量和注射速度成正比;②麻醉性镇痛药:阿片类药其主要不良反应是中枢性呼吸抑制,用量过大呼吸暂停,极少数患者可有呼吸肌强直;③局麻药:该类药物合理应用其本身无呼吸抑制作用,其呼吸抑制作用在于有无局麻药中毒或椎管内脊神经阻滞是否麻醉平面过高或麻醉范围过广,前者当局麻药吸收入血过量可干扰中枢神经系统而抑制呼吸功能,后者主要因支配膈肌、肋间肌的外周神经也同时被阻滞而产生的呼吸肌麻痹。

2. 肌肉松弛药　　该类药物的残余作用仍是术毕患者外周性呼吸抑制颇为常见的原因:①轻度的肌肉松弛药的残余作用可影响呼吸功能的正常反射活动,而严重肌肉松弛药的残余作用可直接干扰患者呼吸功能;②挥发性全麻药与非去极化肌松药合用时,非去极化肌松药的用量虽减少,但其时效可能延长;③全麻术后患者拮抗肌松作用后其呼吸幅度仍降低,常提示肌松药拮抗不全,不应过早拔除气管插管;④患者术前存在神经肌肉疾病或伴有电解质紊乱时,其肌松药的残余作用更为明显,引起外周性呼吸抑制则显著。

3. 患者自身因素　　①患者呼吸功能低下:如慢性阻塞性肺部疾病,其本身具有细小呼吸道阻力增高、有效呼吸容量减少、功能残气量增加、肺泡通气/血流比值(V/Q)失调,当麻醉与手术期间极易因呼吸抑制而产生或加重缺氧,从而导致机体进一步低氧血症和二氧化碳蓄积;②小儿:与成人相比,无论从解剖、生理、药理学而言,均有一定的差别,年龄越小,差异越显著,尤其呼吸系统功能更为脆弱,任何相关因素均可引起呼吸功能的降低;③老年患者:其脑、心、肺、肝、肾等重要脏器功能随增龄均呈退行性改变,机体代偿能力显著下降,对麻醉与手术的耐受力很差,麻醉药物在体内的代谢、排泄远不及年轻人,特别呼吸功能与循环系统颇为脆弱,麻醉与手术期间极易因呼吸抑制而迅速导致低氧血症与高碳酸血症,以及酸中毒发生;④严重肠梗阻患者其腹内压因腹腔内容物积聚或"膨胀"(如胃存留物、肠内粪便与气体剧增)而显著增高,则可压迫膈肌向胸腔移位,导致肺容量减少而通气不足,从而形成限制性呼吸抑制,若兼有麻醉因素所致呼吸抑制,患者短时间内可引起低氧血症及高碳酸血症;⑤特殊患者:如肥胖患者、阻塞性睡眠呼吸暂停综合征患者、口腔颌面部解剖结构畸形患者,以及口咽腔及颈部软组织异常或存在病灶患者,麻醉与术后恢复期间同种状况下较其他患者更易引发呼吸抑制与呼吸道梗阻;⑥中枢神经系统病变所致呼吸抑制;⑦低二氧化碳血症(如二氧化碳排出综合征)。

4. 手术因素　　①开胸手术:该手术创伤大,必然导致不同程度的呼吸功能紊乱,同时对循环功能也产生不利影响,加之麻醉对呼吸、循环功能的干扰,常使手术后患者很易发生呼吸抑制和其他异常症状,甚至生命安全受到威胁;②开腹手术:尤其上腹部长时间手术可不同程度的影响呼吸功能,容易引起机体通气不足而出现缓慢性缺氧,而且麻醉术后时常易被忽略。

总之,围麻醉期任何原因引起的呼吸抑制均可造成机体缺氧,乃至严重低氧血症与高碳酸血症的发生,如发现不及时,治疗处理不到位,甚至延误救治时间,其结果则是呼吸心搏骤停。

【提示与注意】围麻醉期呼吸抑制发生率颇高,主要与麻醉用药和麻醉方法、病情特点、手术创伤等因素有关。呼吸抑制的产生既有单一因素所致,又有多种因素共同作用的结果,通常后者(多种因素)较前者为多。①若患者在供氧或氧疗条件下发生呼吸抑制,机体可先不伴有缺氧,但肯定存在二氧化碳蓄积,如呼吸抑制持续存在且未能改善,则可发生严重低氧血症或呼吸危象,甚至呼吸心搏骤停;②呼吸抑制既可发生在麻醉诱导期,也可发生在麻醉维持期,还可出现在麻醉结束后的恢复期,如及时建立人工呼吸道(如气管插管),实施调控通气,可无任何危害。若保留自主呼吸未能给予辅助呼吸支持,最终可发展为呼吸停止;③如果患者同时兼有中枢性、外周性及限制性呼吸抑制,其全麻术后即使患者已苏醒,也不宜过早地拔除出气管插管;④由于呼吸抑制因潮气量缓慢减少(通气不足),故机体 PaO_2 呈进行性下降,$PaCO_2$ 则逐步上升,因此不像呼吸费力或呼吸困难症状容易及时发现和诊断,尤其临床麻醉期间非气管插管患者或术毕拔除气管内插管后行自主呼吸并返回病房的患者,极易被忽视或轻视,加之无专业医护人员(如麻醉医师或麻醉护士)床旁监护,"隐蔽性"较强的呼吸抑制则显现出其风险性,其潜在的风险在于:该异常症状(呼吸抑制)早期不易发现,特别是返回病房后的麻醉患者,由于呼吸抑制发展较严重时往往相关医护人员不在患者身边,当演变为呼吸危象(晚期),再给予抢救往往难以成功,其结果患者要么呈植物状态(植物人),要么脑死亡或死亡。所以需要引起警惕的是:呼吸抑制并不可怕,可怕的是呼吸抑制继续发展而仍未能被发现或引起重视,当出现呼吸危象再仓促抢救,常致使抢救效果大打折扣。

事物总是一分为二的或利弊并存,需要指出的是,呼吸抑制并非全是负面影响,在麻醉术中或特殊情况下需要或必须使患者的呼吸达到抑制,甚至使其暂停,然后通过辅助呼吸或机械控制通气以利于手术操作和相关病情的调控等。

823. 何谓细小支气管平滑肌痉挛性收缩? 与麻醉存在如何关系?

【术语与解答】①人体除左和右支气管外,还可继续分为肺叶与肺段细支气管,以及终末细支气管和呼吸性支气管,随着支气管的不断分级,其管壁上的软骨组织呈递减性,直至终末细支气管以及直径约≤1mm 的细小支气管其软骨组织完全消失,而该细小支气管的管壁中平滑肌则占主要成分,故没有软骨支撑的细小支气管则容易被压迫或塌陷以及被分泌物而闭塞;②由于较粗支气管均有软骨环支撑,即使其管壁的平滑肌痉挛性收缩其内径缩窄也非常有限,更不会闭锁,因此对下呼吸道通气基本无大碍。然而,当无软骨环支撑的细小支气管痉挛,尤其引起双肺细小支气管平滑肌弥漫性收缩而管壁增厚、管径缩窄,从而直接导致细小支气管末端的肺泡通气受阻,甚至中断。因此,临床上和教科书中所指的支气管痉挛实际上大多是无软骨环支撑的细小支气管平滑肌痉挛性收缩(即细小支气管痉挛),从而导致其管腔狭窄或部分闭锁,患者临床表现为呼吸困难和喘鸣;③客观的讲,机体发生支气管哮喘实际上也是细小支气管痉挛,即终末细支气管和呼吸性支气管(即直径≤1mm 的细小支气管)平滑肌痉挛性收缩、黏膜水肿及分泌物形成,致使细小支气管内腔显著狭窄,从而造成肺泡通气与换气均出现障碍,直接导致机体低氧血症、呼吸性酸中毒和(或)代谢性酸中毒。支气管哮喘是临床常见病、多发病,是影响人体身心健康的严重性呼吸系统疾病,如该病急性发作而治疗处理不及时或欠合理,严重患者甚至可致命。

1. 病因与发病机制　主要由以下两方面引起。

(1)呼吸道反应性亢进或应激性增高:少部分患者其呼吸道处于高反应性或易应激状态,通常在以下情况时容易引起细小支气管痉挛,如:①慢性阻塞性肺部疾病;②急性或慢性呼吸道感染;③药物过敏;④气管内吸痰刺激;⑤浅麻醉下气管插管或气管插管过深刺激隆突;⑥吸入有毒气体;⑦胃反流物或呕吐物误吸等。

(2)支气管哮喘:①哮喘症是一种慢性呼吸道反应性疾病,其发病机制十分复杂,许多因素参与其中,而遗传与环境因素则是主要致病原因;②哮喘症其潜在的呼吸道慢性炎症可使呼吸道处于高反应性与应激性增高状态,当机体或呼吸道遇有相关因素刺激,则可促发双肺细小支气管平滑肌痉挛性收缩且管壁增厚、管径缩窄,加之黏膜水肿及分泌物增多,其结果则导致肺泡通气与换气受阻,甚至中断,患者临床表现为反复发作性喘息、气急、胸闷与咳嗽,以及呼吸费力或呼吸困难,严重者可因机体重度缺氧而窒息死亡;③呼吸道高反应性与应激性增高是该疾病特有性征象,即使在无任何症状的患者,当机体或呼吸道受到某种相关因素刺激后,则可立即发生细小支气管平滑肌痉挛,而这些因素刺激通常对正常人体呼吸道则无任何影响。

2. 临床症状与体征　无论下呼吸道呈高反应性或应激性增高的患者,还是患有支气管哮喘的患者,一旦发生细小支气管平滑肌痉挛性收缩,其临床主要表现基本相同,大都存在着不同程度的呼吸困难,呼吸道分泌物增多,当病情发展还可出现呼吸危象,如呼吸频率大于30次/分,心率可增速至120次/分以上,三凹征显著,且伴有口唇明显发绀,双肺听诊可有显著的湿性啰音、水泡音、哮鸣音或喘鸣,以及听诊呼吸音遥远等,若不及时予以缓解或解除,机体组织器官因不能进行有效通气与氧合而发生重度低氧血症,严重患者继之可出现窒息,乃至心搏骤停。

3. 临床监测　①下呼吸道通气阻力可骤然增加,机体 PaO_2 与 SpO_2 可同时下降;②动脉血气分析一般根据症状程度而表现,轻度机体缺氧和呼吸性碱中毒,中度或重度呈低氧血症与呼吸性酸中毒或复合代谢性酸中毒;③如全麻气管插管患者术中挤压贮气囊辅助通气,手感气体难以压入气管内,而行机械控制通气其呼吸道内压剧增。

【麻醉与实践】细小支气管平滑肌痉挛性收缩是围麻醉期常见并发症,故与麻醉关系十分密切,作为麻醉医师必须熟悉诱发细小支气管痉挛的相关因素和紧急处理措施。

1. 围麻醉期诱发细小支气管痉挛的因素　围麻醉期许多因素可诱发细小支气管平滑肌痉挛性收缩,如:

(1)呼吸道刺激:①患有慢性支气管炎或支气管哮喘等患者,其迷走神经张力一般较高,支气管平滑肌常处于应激状态,其呼吸道黏膜对各种不良刺激极为敏感,任何刺激均有可能引起细小支气管痉挛;②浅麻醉状态下给予气管插管或气管导管插入过深刺激气管隆突、气管内吸痰(尤其是刺激隆突)、气管插管拔除,以及麻醉与手术期间任何外源性因素刺激均有可能诱发细小支气管痉挛;③麻醉期间突发性酸性胃液或胃容物反流误吸,则能导致细小支气管平滑肌痉挛性收缩。

(2)神经反射:麻醉与手术期间各种不良牵拉反应、疼痛刺激,乃至呛咳反射和肺牵张反射等,都可诱发细小支气管痉挛。

(3)过敏反应:如过敏性鼻炎患者,以及输血、输液或用药引起急性过敏反应等。

(4)不合理麻醉用药:如呼吸道高反应性或应激性增高患者以及患有支气管哮喘患者使

用了具有兴奋迷走神经、增加呼吸道分泌物、促使组胺释放的麻醉药(如硫喷妥钠、r-羟丁酸钠、吗啡等),以及肌肉松弛药(如筒箭毒碱、阿曲库铵、琥珀胆碱)或其他相关用药(如生物制剂等)。此外,对支气管哮喘患者应用 β-受体阻滞剂也有可能诱发细小支气管平滑肌痉挛。

2. 麻醉术中预防　①了解呼吸道高反应或应激性增高患者以及支气管哮喘患者的发病因素及特点,以便予以预防;②既往有慢性呼吸道炎症或支气管哮喘病史的患者应详细了解其过去的发病情况,咨询哮喘发作时应用何种药物有效;③未得到控制的哮喘患者或近期有急性炎症发作者,应延缓手术;④患有哮喘病史者术前应行肺功能检测与血气分析,必要时应用激素、支气管平滑肌解痉药(氨茶碱等),以及抗生素等预防性治疗;⑤避免不良或过度乃至暴力给予呼吸道刺激(包括吸痰、气管插管、安放口咽通气道等);⑥寒冷环境保持室内适宜温度和给予患者保暖;⑦苯二氮䓬类药物(如咪达唑仑、地西泮)具有呼吸道松弛作用,可减轻下呼吸道平滑肌的张力,用于呼吸道高反应或应激性增高患者以及支气管哮喘患者的麻醉有益;⑧全麻诱导完善后给予声门与气管内充分局麻药表面麻醉,以降低气管插管应激性反射;⑨全麻结束可先经气管插管向气管内喷入适量 1% 丁卡因或 4% 利多卡因,以防止拔管而产生的下呼吸道应激性增高。

3. 治疗与处理措施　围麻醉期无论何种原因导致细小支气管平滑肌痉挛性收缩,必须及时予以处理,以防止和避免机体严重低氧血症所致的呼吸危象。

(1)一般处理:①停止一切刺激和手术操作,尽量解除病因,如独自处理困难,应请求他人协助处理;②尽快缓解及解除下呼吸道梗阻,以纠正严重低氧血症,恢复其正常的呼吸功能;③充分给予氧疗,轻度患者立即采取鼻导管或面罩给予纯氧持续吸入,严重患者应立即建立人工呼吸道(气管插管或安置喉罩)实施机械通气支持,以保障足够的肺泡通气;④如因麻醉过浅所致,则应加深麻醉,用足肌肉松弛药;⑤下呼吸道分泌物增多者应及时吸引清除;⑥如胃反流物或呕吐物造成误吸,必须紧急插入气管导管,实施中小支气管灌洗术。

(2)药物治疗:①沙丁胺醇(舒喘灵)的应用,该药为选择性肾上腺素能 β_2 受体激动剂,能有效地抑制组胺等致过敏性物质的释放,且具有较强的细小支气管扩张作用,适用于支气管哮喘、细小支气管痉挛、肺气肿等。因此,麻醉前吸入沙丁胺醇则是预防气管插管应激诱发细小支气管平滑肌痉挛性收缩的首选治疗药物,一旦麻醉术中发生细小支气管痉挛,可将沙丁胺醇经气管插管直接喷入下呼吸道中;②采用氨茶碱 0.25g 加入 5% 葡萄糖或生理盐水 40ml 中静脉缓慢注射,或将氨茶碱与糖皮质激素联合应用;③糖皮质激素是目前治疗支气管哮喘颇为有效的抗炎药,应及早使用;④条件允许可经气管插管给予气管内注射 2% 利多卡因 3~4ml,以起到扩张细小支气管作用;⑤应用阿托品抑制细小支气管粘液分泌,以降低小呼吸道阻力;⑥根据情况也可肌肉注射或静脉注射适量氯胺酮;⑦镁制剂具有扩张细小支气管作用,其改善呼吸功能可能性机制是镁离子可降低细胞内钙离子浓度,缓解细小支气管平滑肌收缩而使细小支气管扩张。此外,镁离子可使运动神经末梢乙酰胆碱递质的释放减少,间接拮抗了乙酰胆碱对平滑肌细胞的兴奋作用,以使细小支气管平滑肌痉挛解除而改善肺通气与肺换气功能。

【提示与注意】①单纯细小支气管痉挛与支气管哮喘的关系:一般而言,呼吸道高反应性或应激性增高患者出现细小支气管平滑肌痉挛性收缩,并非一定是支气管哮喘急性发作,也并非存在支气管哮喘病史。但支气管哮喘患者出现细小支气管平滑肌痉挛,必然是急性支气管哮喘发作;②氯胺酮与细小支气管痉挛的关系:氯胺酮既可导致细小支气管痉挛,也可治疗细小支气管痉挛,前者主要为单纯应用氯胺酮可引起上呼吸道分泌物增多,而过多的分泌物可间接引起下呼吸道细小支气管痉挛;后者如其他因素促发的细小支气管痉挛,可应用氯胺酮治疗,因氯胺酮能使细小支气管平滑肌松弛,并且间接的通过增加内源性儿茶酚胺的释放,促使β-受体兴奋而致细小支气管扩张,还可部分拮抗组胺、乙酰胆碱和缓激肽所致的细小支气管平滑肌痉挛性收缩。因此,氯胺酮是治疗支气管哮喘较为满意的药物之一,现今已确认氯胺酮适用于支气管哮喘患者的麻醉;③麻醉期间发生细小支气管痉挛也可能是早期急性肺水肿的唯一症状,远比湿性啰音和泡沫样痰出现的早;④细小支气管平滑肌痉挛性收缩应与反流误吸所致下呼吸道梗阻、喉水肿、喉痉挛、肺栓塞、肺水肿等相鉴别。

824. 何谓低氧血症? 为何是围麻醉期常见呼吸功能异常症状之一?

【术语与解答】 ①健康成人呼吸空气情况下其正常动脉血氧分压(PaO_2)为 83 ~ 100mmHg,通常健康人 PaO_2 计算值为 100 - 0.3 × 年龄 ±5mmHg;②低氧血症主要是指机体血液中氧含量不足,造成 PaO_2 低于正常值下限;③当 PaO_2 从 100mmHg 降至 60mmHg 时,动脉血氧饱和度(SaO_2)仍可保持在 90% 以上,仍能保障机体组织器官最低基本氧供,一旦 PaO_2 低于 60mmHg,SaO_2 随着 PaO_2 的降低呈陡直性下降,此时可导致组织器官缺氧;④氧是生命之源,机体是否缺氧取决于各组织、器官接受的氧运送与氧储备能否满足有氧代谢的需要,患者一旦缺氧,机体氧供与氧耗迅速出现失衡,即组织细胞代谢短时间内处于乏氧状态;⑤缺氧的危害不仅与缺氧程度有关,而且与缺氧发展速度、持续时间长短密切相关;⑥人体的呼吸过程必须通过:a. 外呼吸;b. 氧的摄入与二氧化碳运输、排泄;c. 内呼吸三个主要环节来完成,任一环节出现障碍均能导致机体低氧;⑦因低氧血症程度、发生的速度和持续时间不同,从而对机体影响亦不同;⑧低氧血症主要表现为机体 PaO_2 与 SaO_2 下降;⑨如机体出现通气和(或)换气功能障碍,均可导致低氧血症发生;⑩低氧血症既是机体呼吸功能异常,也是各种疾病在呼吸系统的反映,还可由人为因素所造成。

【麻醉与实践】 ①低氧血症是围麻醉期常见呼吸功能异常症状之一,因麻醉与手术期间诸多因素均可引起低氧血症,有时情况较为复杂,严重者可直接威胁患者生命安全,故围麻醉期严重低氧血症是手术患者死亡的常见原因之一,约占心搏骤停或严重脑细胞损害死亡者的1/3 至 2/3;②围麻醉期无论何种原因造成的机体出现严重缺氧,机体组织细胞均将处于无氧代谢,而无氧代谢产生的大量乳酸则可引起机体代谢失常与内环境紊乱,若严重低氧血症未能改善或未能及时逆转,机体重要脏器功能则可受损,甚至危及患者生命;③由于围麻醉期很容易引起患者缺氧,尤其麻醉药物应用不当或麻醉操作出现失误,更容易造成低氧血症,故只有加强呼吸功能全面监测,才能分析、判断低氧血症的原因,从而采取对因治疗与处理措施。

【提示与注意】 ①在全身各脏器中,中枢神经系统对缺氧最为敏感,耐受性最差,尤其脑组织最不能耐受缺氧;②围麻醉期如患者呼吸道梗阻、呼吸抑制或呼吸停止,以及人工通气意外性中断,其机体自身的氧储备可很快耗尽(机体通过利用肺泡内氧的弥散作用仅能维持约1.5~2分钟),当机体处于轻度低氧时,患者则可表现为注意力不集中、定向功能障碍等;中度低氧时(如 PaO_2 <50mmHg),患者则出现烦躁不安、思维障碍、表情淡漠、谵妄、嗜睡等症状;低氧进一步加重(严重缺氧),如 PaO_2 < 30mmHg,患者意识丧失、癫痫样抽搐;一旦 PaO_2 < 20mmHg,脑细胞即可发生不可逆性水肿,以致昏迷,乃至死亡。

(王世泉 王艳婷 王春花 刘 贝)

主要参考文献与推荐读物

1. 姚泰主编. 生理学. 北京:人民卫生出版社,2008,221-237.

2. 吴新民. 围术期深静脉血栓形成. 中华麻醉学杂志,2006,26:101-102.

3. 王世泉主编. 临床麻醉学精要. 北京:人民卫生出版社,2007,429-432.

4. 王吉耀主编. 内科学. 第2版. 北京:人民卫生出版社,2012,148-152.

5. 佘守章,岳云主编. 临床监测学. 北京:人民卫生出版社,2005,146-210.

6. 曾因明,邓小明主编. 麻醉学新进展. 北京:人民卫生出版社,2006,202-209.

7. 罗自强,谭秀娟主编. 麻醉生理学. 第3版. 北京:人民卫生出版社,2011,37-65.

8. 王世泉,王明山主编. 麻醉意外. 第2版. 北京:人民卫生出版社,2010,611-628.

9. 符莹莹,吴新民. 脊柱手术后急性肺栓塞猝死1例. 中华麻醉学杂志,2007,27:288.

10. 王乐民,魏林主编. 肺栓塞与深静脉血栓形成. 北京:人民卫生出版社,2001,80-81.

11. 姚尚龙,王明玲. 预防误吸与麻醉前禁食新概念,中华麻醉学杂志,2000,20:255-256.

12. 顾丹心,乔山青,马军. 骑跨型肺动脉栓塞猝死一例. 临床麻醉学杂志,2006,22:203.

13. 张璞,李智平. 普鲁卡因致高铁血红蛋白血症的资料分析. 中国临床药学杂志,2004,13:233-234.

14. 孙德峰,安钢. 术前禁食和应用药物减少肺部误吸危险实用指南. 临床麻醉学杂志,2005,21:68-69.

第六十一章 局麻药所致神经毒性与循环系统并发症

人体各个器官功能与基本生命活动(生存)均在神经系统的调节和控制之下发挥其功能,并得以延续。临床应用局麻药则是作用于外周神经系统的主干或末梢,阻断外周神经的传导,以达到相关手术治疗的目的。虽现今局麻药应用技术愈加规范、成熟、完善,但临床实际操作、局麻药在体内的效应,以及个体差异等,总与理想状态存在一定的偏差,且许多患者还伴有基础疾病或解剖结构异常,使得临床外周神经阻滞难度增大。此外,麻醉医师即使考虑周全,并全神贯注、小心翼翼地操作,局麻药仍可不同程度的干扰,乃至抑制呼吸与心血管功能,严重者还可导致局麻药中毒及相关并发症的发生,甚至造成死亡,故局麻药应用所致神经毒性与循环系统各种并发症时有发生。因此,本章旨在通过对椎管内脊神经干和外周神经丛阻滞所发生的局麻药中毒症状及并发症予以较详细的阐述,并对因果关系进行有针对性的讨论与分析,以及提出相关防范措施及处理方法,以期临床应用局麻药所导致的麻醉异常症状与并发症降至最低程度。

第一节 局麻药对人体的危害

局麻药有利有弊,使用合理、准确则能达到相关治疗与手术目的,若使用不合理或应用不当、乃至误用,则可对人体产生不同程度的危害,如局麻药轻度中毒,机体可产生一过性异常症状;当局麻药进一步中毒,则引起惊厥或抽搐以及意识丧失;一旦局麻药严重中毒,可直接造成呼吸、心搏停止。

825. 何谓局麻药中毒?

【术语与解答】①局麻药中毒是指局麻药一次用量或短时间内追加用量超过患者所能耐受的剂量,以及虽局麻药用量在正常范围,但静脉内吸收过多或误入血管内的局麻药超过血药浓度的阈值(如通常利多卡因 $1 \sim 1.5mg/kg$ 一次性静脉注射治疗室性心律失常,虽直接注入静脉内,但用量尚未超过血药中毒浓度的阈值),尤其透过血-脑屏障超过中枢神经系统的血药浓度阈值,从而引起患者出现单一或一系列不同程度的神经、循环以及呼吸系统异常症状;②局麻药中毒是指作用于人体任何部位的局麻药经吸收后,一旦血药浓度或透过血脑-屏障的局麻药量超过了神经系统与心脏功能所能耐受的能力,其结果则可导致神经系统与心血管功能出现异常症状,严重者甚至造成生命危象,直至中毒死亡;③局麻药中毒一般规律是(由轻到重):如口舌麻木、眼花复视、眩晕耳鸣、面肌抽动、惊厥、意识丧失或昏迷、呼吸停止和循环抑制。因此,麻醉医师必须明确局麻药中毒的特点、临床表现与中毒轻重程度。

1. 局麻药中毒特点 局麻药中毒反应的时间和症状程度一般取决于以下四种情况:①局麻药的时效;②注射部位;③注入机体的浓度与剂量;④注射的速度。

根据上述四种情况,其因果关系是:其一,局麻药中毒的发生并非有一个绝对固定的局麻药剂量,通常情况下决定毒性反应时间或速度颇为重要的因素是局麻药血浆浓度上升的快慢,即血液中的浓度上升越快、浓度越高,其中毒症状出现越早且越严重;其二,局麻药中毒大多表现为神经系统症状,尤其是脑神经或(和)高级中枢神经症状;其三,局麻药注射部位与吸收径路不同,患者中毒症状反应时间或速度也不同,如外周静脉注射(经上肢静脉),需经过上腔静脉→右心腔→肺动脉→肺毛细血管→肺静脉→左心腔→主动脉→颈内动脉或椎动脉→然后抵达颅内脑动脉透过血脑-屏障→再作用于脑神经或(和)脑干(高级生命中枢)。若经椎管内静脉(如硬脊膜外隙静脉)可直接穿过枕骨大孔进入颅底基底静脉透过血脑-屏障作用于脑神经或(和)脑干(因椎管内静脉无静脉瓣,该静脉血液中局麻药可逆向直接抵达颅内)。由于前者径路明显长于后者径路,故后者径路产生局麻药中毒反应时间及速度均显著提前。此外,局麻药毒性反应与其药效平行,如长时效局麻药丁卡因与布比卡因比短时效或中时效局麻药具有更高的毒性。

2. 局麻药中毒表现 ①脑神经毒性:如口舌麻木来自于面神经、舌咽神经中毒反应;眩晕耳鸣则是前庭蜗神经中毒引起;声音嘶哑或发音困难主要是迷走神经中毒所致;而视物不清或复视则是视神经中毒造成等;②高级中枢神经毒性:主要为肌肉抽搐、神志异常或意识消失等;③心血管功能毒性:循环功能抑制,乃至心搏停止。

3. 局麻药中毒程度 临床一般分为以下三度。

(1)轻度局麻药中毒:患者只表现为短暂或一过性的脑神经中毒症状,如口舌麻木、眩晕耳鸣、声音嘶哑或发音困难、视物不清等。

(2)中度局麻药中毒:患者可出现高级中枢神经系统中毒症状,如多语惊恐、神志恍惚、烦躁不安,甚至肌肉抽搐以及癫痫样发作等。

(3)重度局麻药中毒:整个中枢神经系统以及循环与呼吸系统异常症状可同步出现,如意识消失,心动徐缓、血压骤降、呼吸停止,甚至心搏骤停。上述症状统称为局麻药中毒或局麻药毒性反应,重度局麻药中毒如处理不及时或不当,则可造成患者死亡。

【麻醉与实践】临床上由麻醉医师操作失误或局麻药应用不当以及局麻药被血液过多吸

收,乃至患者解剖关系变异或患者对局麻药特殊敏感等原因引起中毒者主要发生在以下四种用药途径:

1. 外周神经丛阻滞引起的中毒 如实施颈神经丛或臂神经丛阻滞,该麻醉方法一般将临床常规局麻药用量一次性集中注射至所选择的部位(即颈部横突周围组织、颈前部肌间沟处深层组织以及腋窝深层组织),当局麻药吸收入血过多或误注入血管内,甚至部分局麻药液顺着椎间孔透入蛛网膜下腔(如颈神经丛阻滞),一旦局麻药血药浓度超过患者所能耐受的阈值,就可出现局麻药中毒,其中毒程度与机体血药浓度或透过血-脑屏障的浓度成正比。

2. 硬脊膜外隙脊神经干阻滞引起的中毒 一般而言,硬脊膜外隙脊神经干阻滞(简称脊神经干阻滞或硬膜外麻醉)引起的局麻药中毒较为常见,其中毒原因主要有以下几方面:

(1)全脊麻:如局麻药经硬脊膜破损处或置入硬脊膜外隙导管误入蛛网膜下腔,以及局麻药经椎间孔反流至蛛网膜下腔过多,则可导致超过数倍蛛网膜下腔脊神经根阻滞(简称脊神经根阻滞或腰麻)所用剂量的局麻药进入椎管内的脑脊液中,进而可扩散至胸段、颈段,甚至进入脑室,严重者可造成患者意识丧失、呼吸心搏骤停。

(2)局麻药误入或渗透血管内:①由于硬脊膜外隙静脉丛丰富,尤其下腔静脉回流受阻时,如妊娠末期或严重腹水以及心功能不全患者,其水平仰卧位时硬脊膜外隙静脉丛怒张、菲薄,硬脊膜外隙穿刺容易刺破血管或使置入的导管进入血管内,若未能提前发现,即使应用试验量局麻药(如2%利多卡因3~4ml)也可通过硬脊膜外隙静脉逆向直接进入颅底基底静脉,从而产生脑神经或(和)中枢神经系统毒性反应;②硬脊膜外隙脊神经干阻滞局麻药用量一般较大(成人诱导量约13~20ml),客观上增加了硬脊膜外隙局麻药的贮存量,尽管硬脊膜外隙静脉血管未破或导管也未置入血管内,但在狭窄的硬脊膜外隙贮存的大量局麻药则可与硬脊膜外隙静脉丛接触面积增大,尤其该静脉丛怒张、血管壁菲薄时,更容易被其吸收或缓慢渗透入血,从而导致局麻药中毒,其中毒程度取决于硬脊膜外隙静脉吸收的量。

(3)异常广泛阻滞:即硬脊膜外隙注入常规剂量局麻药后,出现异常广泛的脊神经干阻滞,但并非是全脊麻,由于阻滞的平面范围过高、过广,其前期症状表现为胸闷、呼吸困难、说话无力、烦躁不安。

3. 蛛网膜下腔脊神经根阻滞(腰麻)引起的中毒 如局麻药比重差异、患者脊柱生理弯曲改变、手术台调节失误等,均有可能使注入腰骶部蛛网膜下腔脑脊液中的局麻药产生流动,一旦向头端扩散过高,则可致使阻滞范围过广,从而表现出局麻药毒性症状或反应。另一方面,若局麻药浓度较大,注入后的局麻药液可集中在马尾神经根之间未能扩散,致使某几支脊神经根被"高浓度"的局麻药过于渗透性损伤(局部脊神经根细胞中毒),则可产生或造成马尾神经综合征或下肢某一区域部分感觉异常或(和)运动障碍。

4. 局麻药静脉滴注过量引起中毒 如早年临床上应用的普鲁卡因静脉复合麻醉,若静脉滴注速度明显超过1mg/kg/min,则容易引起局麻药中毒。

【提示与注意】一般而言,若患者应用局麻药后,机体一旦出现脑神经或高级中枢神经系统症状,说明局麻药中毒已发生,但需要强调的是,布比卡因中毒则与其他局麻药有所不同,主要表现为心脏毒性,尤其该局麻药中毒导致的心搏骤停,复苏颇为困难。

826. 局麻药神经毒性如何产生以及有何特点?

【术语与解答】①局麻药主要作用于外周神经系统钠离子通道而起作用,同样也可作用于高级中枢神经系统与心肌的钠离子通道,但作用于高级中枢神经系统与心肌则引起中毒;

②临床上虽已明确局麻药均存在神经毒性,但至今尚未完全明了临床应用剂量的局麻药其神经毒性对机体运动与感觉功能损害程度的大小、毒性时间的长短以及是否存在微细结构变化的可逆性。一般情况下,局麻药的神经毒性多与该类药的化学结构、药物浓度、接触神经组织时间的长短,以及神经组织对某一局麻药的敏感程度等有关。

【麻醉与实践】局麻药机制研究及临床麻醉实践中发现局麻药神经毒性基本与以下几方面有关:

1. 局麻药的化学结构　通常局麻药的毒性首先表现为周围神经和高级中枢神经的异常症状,其神经系统毒性反应一般均早于心脏毒性,但自布比卡因用于临床后,逐渐认识该药的神经毒性与其他局麻药相反,首先表现为对心脏的直接毒性作用,严重者可直接导致患者心搏骤停,并且复苏极为困难。而左旋布比卡因研制成功并应用于临床以来,使其心脏的直接毒性作用明显降低,这主要来源于左旋布比卡因化学结构的改变(为布比卡因的左旋体)。虽然左旋布比卡因与布比卡因的化学结构不同,但两者药效和作用持续时间相近,而且前者对心脏的毒性作用只是后者的约1/3,因左旋体对脑和心肌组织的亲和力较低,因此,临床上应用左旋布比卡因较布比卡因相对安全。

2. 局麻药的浓度　局麻药对神经细胞的损害程度呈浓度依赖性,即浓度愈高神经损害程度愈重,无论经椎管内给药,还是实施外周神经丛阻滞,高浓度局麻药的神经毒性必然大于低浓度局麻药。

3. 局麻药的作用时间　局麻药与神经组织接触时间愈长,局麻药分子越易渗透其神经组织结构内,使其神经细胞结构变性愈明显。

4. 血管源性神经损害　脊髓的血液供给主要来自脊髓前动脉和脊髓后动脉,脊髓前动脉为一根终末动脉,其供血范围较大,而血流相对较少,虽有节段性动脉补充,但腰部第1腰脊髓节处是两支动脉吻合的薄弱过渡带,因供血较差而称为危险区,如果此处有一支动脉血液来源供应不足或供血中断,就容易使脊髓产生缺血性损伤。当局麻药中加入肾上腺素应用于椎管内脊神经阻滞时,有可能会导致脊髓动脉血管发生持续性收缩,尤其对脊髓前动脉的影响更为明显,则可引起相应节段的脊髓与脊神经根缺血、缺氧,从而易导致脊髓前动脉综合征,该综合征的主要临床表现为:相应节段的脊髓平面出现麻痹或截瘫。

5. 局麻药可致神经局部缺血　研究发现,如将神经组织长时间浸于局麻药中,则可引起神经元的血供减少,从而间接产生对神经组织的影响、干扰或侵害。

6. 神经组织对局麻药的敏感性　局麻药对神经组织的毒性作用存在着个体差异,若神经细胞对某一局麻药敏感者可更易受到损害。

7. 局麻药中加入肾上腺素的影响　长期以来,临床上为降低局麻药的毒性,其方法之一便是加入局麻药中适宜剂量的肾上腺素,利用肾上腺素兴奋 α-受体而收缩血管的特点,以达到减少局麻药的全身性吸收,延长局麻药神经阻滞的时效。然而,也同时延长了局麻药与神经细胞的接触时间,并强化了局麻药对局部神经组织的毒性作用,故能增加局麻药神经毒性的发生率。甚至有人认为,提高局麻药中的肾上腺素浓度,其神经组织损伤的发生率也增高。近年来临床上不断有局麻药用后神经功能损害的报道,这不能完全肯定与加用肾上腺素有关,但也不能完全排除,至少肾上腺素的应用可致使作用部位的血管收缩,从而易引起局部神经组织的缺血、缺氧性损害,可间接的促成局麻药的神经毒性,尤其在该神经组织已存在某种缺陷的情况下。

【提示与注意】需要强调的是,许多临床因素都会干扰局麻药的神经毒性,如:①服用抗抑郁症药通常可掩盖全身毒性的表现；②应用镇静药或催眠药可降低中枢神经系统兴奋症状（如局麻药应用后立即静脉给予镇静、镇痛药）；③采用高级中枢系统抑制药（如苯二氮䓬类药）则可改善局麻药全身毒性的反应，同时也可掩盖早期中毒的症状。总之，临床麻醉为避免局麻药的神经毒性，乃至心脏毒性，无论选择何种途径用药，都应根据患者的具体情况尽可能的控制局麻药的浓度和剂量。

827. 局麻药对外周神经毒性有哪些？

【术语与解答】①神经系统分为中枢神经和周围神经两大部分，而周围神经则由脑神经和脊神经组成，当局麻药与周围神经接触的剂量过大、浓度过高，则可引起对神经组织的结构及功能相对递增的病理性改变；②临床上无论选择硬脊膜外隙脊神经干阻滞（简称脊神经干阻滞或硬膜外阻滞），还是采用蛛网膜下腔脊神经根阻滞（简称脊神经根阻滞或腰麻），或应用外周神经干（丛）阻滞（如颈神经丛或臂神经丛阻滞等），均有可能引发相关并发症或异常症状，这主要由局麻药本身的周围神经毒性作用所致。

【麻醉与实践】临床实践发现局麻药周围神经毒性主要包括以下几方面：

1. 脑神经毒性　①脑神经是与脑直接相连的周围神经，除嗅神经和视神经外（第Ⅰ、Ⅱ对脑神经），其他十对脑神经（Ⅲ～Ⅻ）均由脑干的不同部位发出，它们主要分布和支配头颈-颌面部（迷走神经还分布和支配胸、腹腔脏器）；②脑神经的特点较脊神经复杂，其病理状态下表现出的临床异常症状也各有差异；③延髓在枕骨大孔处与脊髓连接，一旦局麻药经椎管内途径进入颅内，首先透过血-脑屏障与起源于延髓的脑神经接触（由下而上舌下神经、副神经、迷走神经、舌咽神经、前庭蜗神经），其次与发自脑桥的脑神经接触，故临床上脊神经干阻滞（全称硬脊膜外隙脊神经干阻滞）期间局麻药中毒常表现为口舌麻木或口金属味、眩晕耳鸣等脑神经异常症状；④由于椎管内静脉（也称硬脊膜外隙静脉丛）与颅内静脉均无静脉瓣，而且硬脊膜外隙静脉与颅内的基底静脉、枕窦、乙状窦、舌下神经管静脉丛，以及横窦在枕骨大孔处相连接，并互相交通，如选择脊神经干阻滞的手术患者仰卧位非重力作用下其椎管内静脉血液回流至椎外静脉往往较缓慢，一旦不慎将局麻药误注入硬脊膜外隙静脉或该静脉丛吸收过多（如硬脊膜外隙导管误入静脉丛或损伤该静脉血管壁），吸收后的局麻药液则可逆流或弥散直接进入颅内基底静脉等，并随局麻药的脂溶性不同而透过血-脑屏障的速度也稍有快慢。此外，发自脑干的脑神经根部对局麻药最为敏感，当两者一旦接触，可立即出现相关的脑神经毒性症状，如口舌麻木或口金属味（舌咽神经、面神经和三叉神经毒性）、发声困难或声音嘶哑（迷走神经毒性）、眩晕耳鸣或眼球震颤（前庭蜗神经毒性）、斜视或复视（外展神经毒性），甚至视物模糊（视神经毒性）等；⑤一般而言，硬脊膜外隙脊神经干阻滞所引起的脑神经局麻药中毒，首先与局麻药接触的枕骨大孔界面以上延髓区域的脑神经先出现毒性反应，其次出现脑桥与中脑区域的脑神经毒性反应，然后则为高级中枢神经中毒症状。但当血液中的局麻药浓度过高，往往会使脑神经毒性与高级中枢神经毒性并存，只是脑神经毒性症状常被高级中枢神经毒性症状所掩盖，所以临床上患者尚未来得及诉说上述症状，就已经发生烦躁、言语不清、定向不准、呼吸困难，甚至惊厥以及意识消失等。

2. 脊神经毒性　正常情况下，临床常规应用剂量与浓度的局麻药对脊神经和脊髓无毒性作用，但在患者自身存在某些病理改变情况下，局麻药的毒性作用不可忽视，如原已形成的神经系统疾病、脊神经或脊髓损伤或相关炎症等，其局部的神经细胞对局麻药较为敏感，容易诱发或加重其神经毒性作用。①局麻药导致的脊神经毒性可引起机体某区域或某一局部出现异常症状,如接触局麻药的神经组织可发生缺血或水肿,从而致使所支配的区域组织出现感觉功能异常或障碍,甚至运动功能降低或消失,如下肢无力、垂足、轻瘫等;②有作者报道,硬脊膜外隙穿刺或置管过程中,患者虽未出现突发性"触电感"或其他"异感",但硬脊膜外隙脊神经干阻滞结束后仍可发生相关节段的脊神经暂时性损害(如较长时期的 $T_{10} \sim L_1$ 区域皮肤感觉消失或双下肢无力,以及某一区域皮肤刺痛等),一般该异常现象可逐渐自行恢复;③实施蛛网膜下腔脊神经根阻滞(腰麻或脊麻)后,局麻药神经毒性颇为常见的异常症状为暂时性神经损害,如蛛网膜下腔脊神经根阻滞后 6～36 小时出现单侧下肢、臀部、腰背部疼痛或感觉迟钝,也可伴有下肢乏力、麻木或感觉异常,持续时间约 1～10 天;④马尾神经综合征通常见于蛛网膜下腔脊神经根阻滞或硬脊膜外隙脊神经干阻滞术或骶管脊神经阻滞后,尤其蛛网膜下腔脊神经根阻滞较为多见。马尾神经综合征临床症状为:肛周、骶尾区、阴囊、一侧或双侧下肢麻木或感觉减退等,该并发症除局麻药本身的神经毒性所致外,也可能与椎管内穿刺期间脊神经根损伤以及脊髓缺血等因素有关。

3. 外周神经干(丛)毒性　外周神经干(丛)是脊神经的延续,临床上实施外周神经干(丛)阻滞前(如臂神经丛或颈神经丛等),大都先通过试穿刺寻找其"异感",以作为判断针尖是否接触神经的指征,以求得外周神经干(丛)阻滞的良好效果,但"异感"并非越强烈越好,越强烈说明穿刺针刺入神经组织的深度越显著,除穿刺性损伤外,神经鞘膜破损后局麻药分子容易渗透入内,则可引起神经元的结构与功能的改变,尤其加入肾上腺素的应用,则明显延长了作用时间,强化了局麻药的毒性,从而易造成患者臂神经干(丛)阻滞术后出现不同程度或不同时间的一侧上肢区域或局部的感觉及运动功能障碍等。

4. 自主神经受累　局麻药用于椎管内脊神经阻滞时,也可引起一系列内脏生理功能影响,其影响程度与阻滞的平面密切相关,阻滞平面越宽(或高),内脏交感神经被抑制的范围越广,而副交感神经则相对亢进,当两者失去平衡,往往会导致血压迅速下降、心率减缓,胃肠蠕动增强,还可出现恶心、呕吐等症状,严重者甚至发生心搏骤停。

【提示与注意】总之,局麻药对周围神经的毒性既有一过性,也有长久性;既有可逆性,也有不可逆性;既有轻度的功能障碍,也有严重的功能损害,还可能引起呼吸、心搏停止,因此务必加以警惕。

828. 局麻药为何能产生呼吸功能的抑制?

【术语与解答】局麻药对呼吸功能的影响主要依赖于所用局麻药的浓度和剂量,其次取决于阻滞区域的部位。一般而言,大多数外周神经阻滞对呼吸功能的影响轻微,故临床常被推荐用于伴有呼吸系统疾病的患者。

【麻醉与实践】局麻药对呼吸功能的影响或抑制:①无论选择硬脊膜外隙脊神经干阻滞,还是采用蛛网膜下腔脊神经根阻滞,均有可能出现麻醉平面过广,如麻醉平面超过胸4(T_4),尤其支配运动的脊神经被阻滞,必然引起呼吸肌功能被削弱(即肋间肌与膈肌不同程度麻痹),继之产生呼吸抑制,一旦出现异常的脊神经广泛阻滞或全脊麻,患者呼吸肌则麻痹,其呼吸功能立即停止;②局麻药对呼吸功能的影响主要表现为早期呼吸抑制、说话费力,继而发展为潮气量严重不足,直至呼吸困难或呼吸停止,乃至口唇迅速发绀,继之严重低氧血症发生。如果出现上述呼吸功能危象抢救不及时或处理不当,则可造成患者窒息死亡。

【提示与注意】实施椎管内脊神经阻滞期间,尤其椎管内注入局麻药后,务必关注呼吸功能的变化,而且提前备好呼吸支持设备及相关器具,以防不测。

829. 布比卡因为何能直接产生心脏毒性?

【术语与解答】通常临床上所见局麻药毒性反应大都以神经系统中毒症状为多,因脑神经与高级中枢神经对局麻药尤为敏感,故神经毒性反应明显早于心脏毒性,因此局麻药引起心脏毒性较为罕见,主要因为心脏相对神经系统具有更强的耐受性。但自酰胺类局麻药布比卡因应用于临床以来,则对局麻药的直接心脏毒性认识已逐渐深刻。

【麻醉与实践】布比卡因是临床常用局麻药,其对心脏毒性的特点与机制如下:

1. 布比卡因对心脏毒性的特点 ①布比卡因所导致的心脏毒性作用常为不可逆性,如布比卡因误入血管内则有致死的危险,其临床主要表现为严重的室性心律失常,甚至致死性室颤;②缺氧或酸中毒患者可明显增加布比卡因的心脏毒性;③孕妇对布比卡因的心脏毒性更为敏感;④布比卡因的心脏毒性约为左旋布比卡因的 2 倍,罗哌卡因的 3 倍,一旦应用布比卡因而引起心脏毒性所致心搏骤停,实施心脏复苏往往非常困难,其成功率很低。

2. 布比卡因引起心脏毒性可能性机制 布比卡因选择性对心肌的毒性效应与该药分子很快进入心肌的钠通道,并从钠通道缓慢分离有关,当心肌动作电位后,因钠通道阻滞恢复速率减慢,造成心肌传导速率的恢复也降低,从而导致折返性室性心律失常,甚至心室纤颤的发生,所以布比卡因对心脏的毒性明显增大。此外,布比卡因是左旋体和右旋体等量混合的消旋体型,其中枢神经系统毒性与心脏毒性主要来源于右旋体。

【提示与注意】由于布比卡因中毒所导致的心搏停止复苏极为困难,因此,临床需严加防范:①一般局麻药中毒其心脏毒性所需血浆浓度明显高于神经毒性血浆浓度,但心肌对布比卡因较其他局麻药更为敏感,即使心脏毒性的血浆浓度低于神经毒性血浆浓度,心肌也可受到抑制,因此临床救治心脏毒性要比神经毒性困难的多;②不能采用利多卡因逆转布比卡因所致的室性心律失常,因前者可降低心动过速阈值而加重毒性反应;③出现心室纤颤可给予电除颤或应用溴苄胺;④Weinberg 等验证了给予脂肪乳可降低大鼠心肌组织内的布比卡因浓度。另有学者认为脂肪乳保护作用的假说包括清除进入脂肪的布比卡因或抑制布比卡因对脂肪酸进入心肌线粒体的阻断作用。故建议在布比卡因中毒后的支持治疗中可以经静脉给予20%脂肪乳负荷量 1～1.5ml/kg,随后以 0.25～0.5ml(kg·min)速度输注,直至血流动力学恢复平稳;⑤由于左旋布比卡因的心脏毒性明显低于布比卡因,选择时应以前者为宜;⑥对布比卡因产生的心脏毒性,应首先保障机体充分的氧供,同时纠正酸中毒与高钾血症,必要时应用正性肌力药物支持,以及利尿输液以快速降低布比卡因的血浆浓度,乃至采取其他对症处理方法。

830. 局麻药是如何产生高级中枢神经毒性的?

【术语与解答】局麻药能否对中枢神经(高级中枢)系统产生毒性作用,主要取决于局麻药在血液或脑脊液中的浓度与剂量,如局麻药用量过大或不慎误入血管内,致使血药浓度剧增,以及蛛网膜下腔脊神经根阻滞(简称脊神经根阻滞或腰麻)局麻药液流向颅内脑室,均容易通过血-脑屏障与中枢神经接触,从而导致一系列中枢神经毒性反应,严重者可造成呼吸功能抑制、循环系统虚脱,甚至心搏骤停而死亡。

颅底中心部位脑的基本解剖简述:①脑的动脉来自颈内动脉与椎动脉,而后者(椎动脉)主要供应脑干、小脑和间脑后部。椎动脉起自锁骨下动脉,经枕骨大孔入颅后窝,处于脑桥与延髓交界两侧的左、右椎动脉最终汇合成一条基底动脉,而基底动脉除有许多分支动脉外,其周边大都为脑神经集中所在处;②脑干位于颅脑的中心偏底部位,而延髓则位于脑的中心最低部,在枕骨大孔平面与脊髓相连接,延髓结构中存在着呼吸中枢与心血管收缩中枢,迷走神经也由延髓发出,故延髓是机体的生命中枢;③颅内静脉与椎管内静脉均无静脉瓣,故基底静脉与硬脊膜外隙静脉丛除在枕骨大孔处相连接外,尚可逆向流动,尤其仰卧位时。

【麻醉与实践】局麻药对中枢神经的毒性作用主要通过三种途径产生,即:①外周静脉通路;②椎管内静脉通路;③蛛网膜下腔脑脊液。

1. 外周静脉通路 局麻药通过外周静脉通路抵达颅内引起中枢神经中毒有以下三方面:①局麻药体表组织注射,所谓局部麻醉(局麻):该方法主要由外科医师操作,如应用局麻药剂量过多,且吸收后血液局麻药浓度显著增高,一旦达到中枢神经局麻药中毒阈值,则可产生中枢神经毒性症状;②静脉复合全麻:如普鲁卡因静脉复合麻醉,当静脉滴注速度过快,致使体内普鲁卡因血药浓度剧升,必然产生中枢神经系统中毒反应;③采取颈神经丛或臂神经丛阻滞期间,如局麻药被局部血管吸收过多,则易引起中枢神经中毒。尤其颈神经丛阻滞期间局麻药误注入椎静脉或椎动脉内,可直接导致意识丧失,乃至心搏停止。

上述三方面中枢神经中毒共性特点均需要先通过静脉与动脉两个循环(体循环与肺循环)抵达颅内(脑),然后透过血-脑脊液屏障引起中枢神经中毒。局麻药吸收后其流通径路为:局部组织吸收→体静脉→上、下腔静脉→右心房与右心室→肺动脉→肺毛细血管→肺静脉→左心房与左心室→主动脉→颈内动脉与椎动脉→脑(高级中枢神经),由于该路径很长,只有过多剂量的局麻药被吸收,而且达到中毒阈值,方能引起高级中枢神经中毒。

2. 椎管内静脉通路 因颅内有两条静脉通路可返回心脏,即颈内静脉与椎管内静脉(也称硬脊膜外隙静脉丛)。由于硬脊膜外隙静脉丛经枕骨大孔与颅内基底静脉丛、枕窦、乙状窦等相通,且两者均无静脉瓣,故硬脊膜外隙静脉丛血液可逆流进入基底静脉丛等。因此,当硬脊膜外隙脊神经干阻滞(简称脊神经干阻滞)期间,局麻药一旦经硬脊膜外隙静脉丛吸收(如该静脉血管损伤),即使仅少量吸收,也可导致高级中枢神经中毒,因为局麻药直接"短路"进入颅脑,而并非绕远路(通过体、肺两循环)抵达颅内,因此临床上脊神经干阻滞期间,即使应用试验量局麻药,有时仍可产生高级中枢神经中毒,出现多言多语、精神兴奋、意识障碍等,严重者甚至意识消失以及呼吸循环危象。

3. 蛛网膜下腔脑脊液通路 ①选择脊神经根阻滞(腰麻)患者,如体位不当或比重意外,致使局麻药在脑脊液中向头侧流动,可直接进入脑室,这不仅使麻醉失败,而且关系到患者安危(中枢神经中毒);②如采用脊神经干阻滞不慎穿破硬脊膜,局麻药可经硬脊膜破损处进入蛛网膜下腔,就有可能流入颅内,也可引起中枢神经中毒;③颈神经丛阻滞期间,若不慎将局麻药经椎间孔渗透入蛛网膜下腔,尽管药液很少,但颈段脑脊液与脑干非常近,故极易引起中枢神经中毒。

4. 易引起中枢神经中毒的因素及特点 临床上因局麻药中毒引起中枢神经毒性症状较为常见,其主要因素大致有三方面:①单位时间内误用了超剂量的局麻药,并被注射部位组织的毛细血管吸收过快、过多,从而造成血药浓度剧增。由于中枢神经对局麻药极为敏感,所以透过血-脑屏障的局麻药极易引起中枢神经毒性反应;②局麻药应用虽未超量,但不慎误入血管内,直接导致血药浓度显著增高而引起中枢性神经毒性症状;③虽局麻药用量不多(临床允许的安全剂量),甚至更低,但局麻药经"短路"直接吸收入脑所致,如脊神经干阻滞中局麻药被硬脊膜外隙静脉丛血管吸收,直接通过该静脉逆向经枕骨大孔进入颅底静脉(基底静脉等),然后透过血-脑屏障与中枢神经(脑干)接触。此外,实施脊神经干阻滞期间,如操作不慎或失误,致使置入硬脊膜外隙的导管误入硬脊膜外隙静脉或导管置入蛛网膜下腔而又未能及时或提早发现,一旦注药后则使硬脊膜外隙静脉中的局麻药浓度倍增或超过腰麻数倍剂量的局麻药注入蛛网膜下腔,从而产生中枢神经毒性症状或整个脊髓、脊神经根被阻滞(即全脊麻),其临床表现为全部脊神经所支配的区域均无痛觉,且运动功能丧失,同时出现呼吸困难,乃至呼吸停止,血压骤降、心肌房-室传导阻滞,甚至心脏停搏。

综上所述,不论何种原因,临床上凡是局麻药误入外周血管内,硬脊膜外隙静脉丛,或不慎使局麻药过多的进入蛛网膜下腔的脑脊液中,只要局麻药浓度达到或超过中枢神经系统的耐受阈值,均可引起一系列不同程度的中枢神经中毒症状,如患者突发性烦躁、语言不清、兴奋、震颤、寒战、惊厥、神志不清等,严重者则可直接抑制延髓,造成患者呼吸、心搏停止。

【提示与注意】①一旦局麻药不慎误入椎动脉,即使剂量与浓度很低,也可迅速导致中枢神经中毒。如神经外科医师在行脑动脉造影术时,注射导管经锁骨下动脉置入椎动脉后,因误将0.5%利多卡因(约1.5ml)当成生理盐水使用,患者即刻发生意识丧失、呼吸停止、心室纤颤。这说明局麻药经椎动脉进入颅内,尽管药量很少,且浓度低,但可直接通过基底动脉与脑干(延髓、脑桥、中脑)及脑神经接触,故可立即引起生命中枢的抑制。因此,可解释脊神经干阻滞中(如局麻药误入硬脊膜外隙血管内或该静脉血管吸收过多),即使试验量的局麻药(如2%利多卡因3~4ml)也可发生中毒,主要经硬脊膜外隙静脉"短路"进入颅内(不经过肺循环和体循环);②高碳酸血症或酸中毒患者由于局麻药代谢清除率减慢,故可逐渐增加局麻药透过血脑屏障,从而易促发脑神经或高级中枢神经毒性反应。但同时使用镇静催眠药后,则可能延迟或掩盖即将发生的神经毒性症状;③一般而言,体内局麻药血浆浓度达到一定阈值时才可发生毒性反应,如进入体循环的局麻药其浓度、速度超过血浆浓度清除速率,血浆局麻药浓度则会增加,随着透过血脑屏障局麻药的递增,一旦达到神经系统中毒阈值,患者临床可表现为兴奋、烦躁、口舌麻木、眩晕耳鸣、肌肉抽搐,甚至意识消失等;④一旦患者因局麻药中毒而发生呼吸停止、意识丧失,甚至心搏骤停,应迅速实施气管插管进行持续呼吸支持,并立即进行心肺复苏;⑤临床应用局麻药期间,务必提高对局麻药毒性反应的警惕性。

831. 局麻药为何能产生循环抑制甚至造成心脏毒性?

【术语与解答】局麻药除存在神经毒性外,还可影响循环功能,甚至产生心脏毒性。

【麻醉与实践】局麻药用于椎管内脊神经阻滞可引起内脏交感神经抑制,当交感神经阻滞过广,可使躯体大部分小动脉与静脉血管扩张,小动脉扩张可使外周阻力降低,静脉血管扩张则造成下腔静脉回心血量显著减少,从而致使血容量相对不足而造成心输出量迅速降低,故产生低血压,甚至血压急速下降,同时副交感神经相对兴奋而伴随心动过缓,如出现循环虚脱,一旦处理不及时可导致患者心搏骤停。若遇上述情况应及时、快速补充血容量,面罩充分供氧辅助呼吸,必要时静脉注射麻黄碱15mg,心率回升不明显者,可静脉注射阿托品0.5~1.0mg,并加强循环功能监测。

【提示与注意】由于外周神经被局麻药阻滞的顺序先从自主神经纤维开始,感觉神经纤维次之,运动的神经纤维最后被阻滞;而消退顺序与阻滞顺序则相反,如实施开腹手术,手术完毕,先感觉神经阻滞消退,最后为交感神经阻滞消失,因此,患者术后仍有可能发生低血压,尤其易出现体位性低血压,所以术后搬动、转运患者应轻抬、轻放,并随时观察患者变化。

832. 预防局麻药中毒及中毒后临床可采取哪些措施?

【术语与解答】局麻药中毒主要表现为神经毒性和心脏毒性,由于目前临床上尚未有防治局麻药中毒的特效方法,因此,局麻药神经毒性的防治应从预防与基本处理两方面考虑。

【麻醉与实践】临床上防治局麻药中毒大致如下:

1. 预防　明确局麻药的中毒原因,就可以提前进行预防,即最佳的治疗和处理方法是预防。

(1)合理选择局麻药:①目前供临床应用的局麻药较多,使用时应尽可能选择神经毒性较低的局麻药,如临床已证实的罗哌卡因,或将罗哌卡因复合其他局麻药应用,以降低局麻药的浓度;②若实施高位硬脊膜外隙脊神经干阻滞,尤其年老体弱患者,应用局麻药浓度宜低不宜高,用量宜少不宜多,必要时可增加容量以达到降低浓度的目的;③为避免布比卡因的右旋异构体引起的心脏毒性,应尽量选择左旋布比卡因;④蛛网膜下腔脊神经根阻滞(腰麻)用药选择,一般认为,该麻醉方法以采用罗哌卡因、左旋布比卡因或氯普鲁卡因为宜。

(2)局麻药最大推荐剂量探讨:①通常临床上所推荐使用的局麻药最大剂量是作为绝对最高限度而言,其目的就是避免局麻药中毒和降低其全身毒性反应;②由于存在着明显的个体差异与注射部位局麻药吸收快慢的特点,以及可能误入血管等情况,故以前所提出的最大推荐剂量都是不合理和没有科学依据的,因大多数发生局麻药中毒的病例并非已达到所推荐使用的最大剂量,如果达到其最大剂量,其局麻药中毒则更为严重;③根据患者的年龄、体重、全身状况等计算用药剂量,不必追求最大剂量。

(3)局麻药注射操作技巧:①局麻药注射前应先回抽,回抽时勿用力,且有足够的时间观察是否有血液回流至注射器或回流至置入的导管中,若无异常情况再缓慢注射局麻药;②注射局麻药期间应间断回抽,以防止针头或导管移位而误入血管内;③注入局麻药的试验量应具有足够的观察时间(约5分钟),并将总量分几次注射,同时密切观察患者有无异常;④尽量减少不正确、欠规范的操作手法。

(4)强化监测手段:心电监护仪与脉搏血氧饱和度仪提前连接好,予以全程监护。

(5)抢救物品的备用:如相关药品、各器具及设备(麻醉机等)应提前备好。

(6)术前用药预防:如颈神经丛或臂神经丛阻滞,以及骶管神经阻滞一次性局麻药用量大,为有效预防局麻药毒性反应,提前静脉缓慢注射硫酸镁 $30\sim40mg\cdot kg^{-1}$,可有效地预防局麻药毒性反应,因细胞外液中镁离子浓度升高可抑制中枢神经系统过度兴奋,从而产生抗惊厥和镇静作用,尤其对降低惊厥的发生具有明显作用。

2. 基本处理　①当患者出现局麻药中毒症状,首先立即停止继续用药,如轻度毒性反应(如口舌麻木、眩晕耳鸣、金属味等),多为一过性,一般无需处理则可很快恢复正常;②若发生惊厥、抽搐或癫痫样发作等,立即面罩供氧吸入或辅助呼吸,同时静脉注射苯二氮䓬类药(咪达唑仑 $2\sim3mg$ 或地西泮 $10mg$)或适量硫喷妥钠,并观察血流动力学是否有异常变化,以便采取对症治疗;③药物治疗支持,如阿托品用于心动过缓;麻黄素逆转血压骤降;肾上腺素处理心血管功能虚脱;除颤器治疗恶性室性心律失常等。

3. 根据中毒程度分别处理　①轻度中毒反应:应首先保障患者呼吸道通畅,迅速面罩纯氧吸入,若患者出现单纯脑神经反应症状,如口麻、耳鸣、视物模糊、发音困难等多属一过性,一般无需特殊处理,多能很快恢复,但需继续观察;②中度中毒症状:当患者出现惊厥或抽搐,除面罩高流量纯氧辅助人工呼吸外,应及时控制惊厥发作,可根据实际情况先给以对症处理,如静脉注射适量地西泮或咪达唑仑,严重者应用短效肌松药(如琥珀胆碱),甚至气管内插管实施人工控制呼吸等。低血压者一般先静脉注射麻黄碱 $10\sim30mg$,疗效不佳可改用多巴胺 $5\sim20mg$ 或间羟胺 $0.5\sim2.5mg$,以及激素的应用;③重度中毒危象:若患者出现意识消失、呼吸停

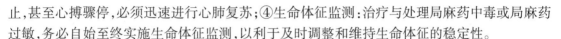

止,甚至心搏骤停,必须迅速进行心肺复苏;④生命体征监测:治疗与处理局麻药中毒或局麻药过敏,务必自始至终实施生命体征监测,以利于及时调整和维持生命体征的稳定性。

4. 抢救措施　①一旦患者发生呼吸停止、意识丧失,甚至心搏骤停,应迅速实施气管插管行呼吸支持,并立即进行心肺复苏;②一般而言,局麻药中毒首先表现为中枢神经系统异常改变,一旦心脏毒性症状提早出现,则中毒颇为严重。如布比卡因所导致的心脏毒性作用常为不可逆性,如误入血管内一定剂量则有致命危险,其临床表现主要为严重的室性心律失常,甚至致死性室颤或心搏骤停,且实施心脏复苏极为困难。因此,需要长时间的心肺复苏,直至体内局麻药代谢清除;③如条件允许,还可考虑实施体外循环,以便使体内局麻药有充足的时间代谢清除,有利于心脏功能的恢复;④局麻药也可产生严重过敏,虽十分罕见,但表现症状类似上述重度中毒危象,必须进行紧急抢救。

5. 特殊治疗方法　有文献报道,如果对局麻药严重中毒所采取的各种治疗处理措施仍不能使心脏功能得以恢复(局麻药所致难治性心搏骤停),则可考虑应用 20% 的脂肪乳溶液静脉滴注,这种主要由大豆油和水组成的"牛奶"状乳剂临床上通常用于胃肠外营养,大多医院都有,先采取负荷剂量应用,即 20% 脂肪乳 1.5ml/kg 给予,之后再以维持量 0.5ml(kg·min)应用,直至心脏功能得以恢复。脂肪乳输注用于局麻药严重中毒的作用机制尚不明确,其可能性机制有:①脂肪乳可吸附体内脂溶性局麻药分子,使局麻药脱离开重要组织和器官;②由于心肌的主要能量来源是脂肪,而布比卡因干扰抑制机体脂肪代谢,大剂量脂肪乳输注则可置换布比卡因的干扰抑制作用,为心肌重新提供充足的能量,以恢复心脏正常的功能。关于脂肪乳治疗局麻药过量中毒的确切机制目前仍处于研究中,但临床应用依据说明输注脂肪乳确实有效。因此,临床发生局麻药中毒所致难治性心搏骤停或致死性室颤,当各种治疗手段应用后效果不佳者,应尽早考虑使用脂肪乳静脉输注。

【提示与注意】①不宜超前应用苯二氮䓬类药物预防局麻药中毒,因局麻药中毒的先兆症状可被该药产生的作用所掩盖;②琥珀胆碱也可用于制止患者因局麻药中毒而产生的抽搐,但肌松药只能使抽搐的骨骼肌松弛,虽抽搐症状停止,而中枢神经系统仍有惊厥活动现象,且伴有脑代谢和氧耗的增加;③应用局麻药加入肾上腺素其优点是具有显著的血管收缩作用,能强化局麻药的效应,延长局麻药的作用时间,并可防止和避免因局麻药全身性快速吸收而中毒,但若注射部位血管破损或其血管收缩作用尚未发挥而提前出现局麻药中毒,肾上腺素的全身性吸收可致心动过速性心律失常,需注意鉴别。

(王世泉　林锡江　王耀钟　张　伟)

第二节　椎管内脊神经阻滞所致并发症

椎管内脊神经阻滞是现今临床主要麻醉方法之一,虽经临床不断地探索、总结、改良与逐步完善,但仍存在着许多潜在的风险。临床上椎管内脊神经阻滞所致并发症主要来自脊柱解剖的变异与麻醉医师非直观性或非明视下操作,甚至操作失误,以及误注入局麻药所引起的病理性反应、中毒症状与运动功能障碍等。

833. 硬脊膜外隙注入局麻药中毒的因果关系是什么?

【术语与解答】数十年来的临床麻醉与实践发现,由麻醉医师应用局麻药引起中毒者仍以硬脊膜外隙脊神经干阻滞为多见,尤其难以解释的是:当硬脊膜外隙穿刺成功且置入硬脊膜外隙导管后出现回血,当回拔导管后不再有回血或置入导管后始终无回血,但应用少剂量局麻药后(临床试验剂量2%利多卡因仅3~4ml)仍有可能引起局麻药中毒。然而,外周静脉直接注射2%利多卡因4~5ml(临床上经常用于治疗室性心律失常),却无任何中毒症状,此现象至今仍困惑着麻醉医师,其原因何在? 这必须从中枢神经系统与椎管内静脉血管解剖,以及两者之间的相互关系中寻找答案。

【麻醉与实践】一般情况下,局麻药中毒主要与用量过多、浓度过高有关,故临床上通常硬脊膜外隙脊神经干阻滞局麻药用量均较谨慎,大都控制其用量和浓度,然而,即使试验剂量的局麻药(2%利多卡因3~4ml)有时也可引起局麻药中毒,究其原因,主要与以下因素有关:

1. 硬脊膜外隙静脉有两条通路与颅内静脉直接相通　①纵向的硬脊膜外隙静脉在枕骨大孔处穿过硬脊膜与颅底静脉相接(如基底静脉丛向下通过硬脊膜外隙静脉丛回流至椎管外静脉,然后再与上、下腔静脉相交通);②通过蛛网膜下腔的脊髓前、后静脉与延髓、脑桥处的静脉连接。

2. 硬脊膜外隙静脉与颅内静脉之间均无静脉瓣　尤其仰卧体位颅内静脉血液回流至椎管内静脉较缓慢,同样硬脊膜外隙静脉血液流向椎管外静脉也较迟缓,此外,还存在着硬脊膜外隙静脉逆流现象(因无静脉瓣),故一旦局麻药进入硬脊膜外隙静脉内则可双向流动,由于逆流抵达颅内途径远较外周静脉缩短(直接"短路"弥散进入颅内),若经外周静脉注射局麻药,则需要经过肺循环和体循环两个途径才能进入颅内,而此时的局麻药(如2%利多卡因3~4ml)在沿途逐渐稀释,抵达脑循环已微乎其微,不足以引起中枢神经毒性反应。

3. 利多卡因酯溶性高　易透过血-脑屏障,一旦经硬脊膜外隙静脉丛吸收(主要短路与中枢神经接触),即使少量局麻药,也足以引起脑神经和中枢神经的毒性症状,其临床表现:①脑神经中毒症状→如口舌麻木(面神经、舌咽神经毒性反应)、头晕耳鸣(前庭蜗神经毒性反应)、声音嘶哑或发音困难(迷走神经毒性反应)等;②中枢神经中毒症状→神志异常、胡言乱语,严重者随之而来的则是意识消失和呼吸停止,甚至心搏骤停;③脑神经中毒症状与中枢神经中毒症状并存:一般而言,中毒轻者,主要以脑神经中毒症状突出;重者一旦出现中枢神经中毒,其脑神经中毒症状则被掩盖,患者尚未来得及叙述口舌麻木、头晕耳鸣等,就已处于神志不清、呼吸困难或停止,以及循环虚脱。

4. 孕妇妊娠末期硬脊膜外隙静脉丛怒张　由于剖宫产仰卧位状态膨大的妊娠子宫压迫下腔静脉,迫使硬脊膜外隙静脉丛(椎管内静脉)血液回流缓慢,乃至部分受阻,从而引起硬脊膜外隙静脉丛怒张,不仅使其血管壁菲薄,而且显著增大了硬脊膜外隙血管丛的面积,硬脊膜外隙穿刺操作期间穿刺针或置入的导管很容易损伤静脉血管壁而出血,即使静脉血管未损伤,注入硬脊膜外隙的局麻药扩散后也容易被菲薄的静脉丛血管壁吸收入血,促使局麻药通过硬脊膜外隙静脉逆流进入颅底静脉,然后透过血-脑屏障迅速引起一系列神经系统毒性症状。所以,临床上实施硬脊膜外隙神经阻滞期间,即使置入血管内的导管回拔后不再有回血,局麻药也容易经血管破损处及薄弱的血管壁吸收入血,从而引起不同程度的局麻药中毒反应(临床上所见剖宫产孕妇相对较多)。

【提示与注意】硬脊膜外隙穿刺或置管出血,注入局麻药后不一定都会发生局麻药中毒,但需要区别置入的导管是否进入血管内。此外:①导管置入血管内出现回血,通常外拔导管,直至无回血为止,若静脉壁损伤轻微,注入硬脊膜外隙的局麻药通过破损处进入血管内则较少,分3次注入的局麻药(实验量与诱导量)一般不会引起中毒反应,或处于临界状态。若血管壁损伤明显或吸收过多,进入硬脊膜外隙静脉的局麻药量可能显著增加,局麻药中毒发生率可倍增;②硬脊膜外隙穿刺成功后,有时置入的导管即使进入静脉内,可能导管前端的小开口被快速凝血的小血块堵住,导致不能早期发现有回血,此现象往往误导麻醉医师,一旦注入的局麻药将血凝块推开,局麻药便直接进入血管内,此时硬脊膜外隙静脉血药浓度骤升,可逆流经枕骨大孔顺着颅底静脉迅速抵达脑干处,即刻发生中枢神经中毒症状;③另有些患者因导管误入较细的静脉内,而当时回抽无血液回流,因血管壁被吸附在导管前端开口处,待回抽负压消失,导管内血液可缓慢回流,此时患者往往由侧卧位改换仰卧位,整个导管几乎被患者压在脊背下,即使血液回流稍多,也不易被发现,一旦试验量局麻药注入后,患者则立即出现局麻药中毒。总之,硬脊膜外隙(腔)本身狭窄,且被骨质的椎管所“封闭”,只有各椎间孔与外界相通,加之硬脊膜外隙静脉血管丰富,注入硬脊膜外隙的局麻药可明显提高该隙内(腔内)的压力,致使局麻药既向各椎间孔处的脊神经干渗透(包括向伴随脊神经干的动、静脉分支渗透),也向硬脊膜外隙静脉丛血管中渗透,尤其容易经血管破损处或薄弱处进入血液。当然,硬脊膜外隙穿刺或置管引起出血,不一定都发生局麻药中毒反应,但要区别导管是否进入血管内或其静脉丛吸收局麻药的剂量。

834. 何谓全部脊神经根阻滞(全脊麻)? 如何产生的?

【术语与解答】①全脊神经根阻滞简称全脊麻,实际上应指蛛网膜下腔中的前根、后根与根丝以及脊髓均受到阻滞,因进入蛛网膜下腔脑脊液中的局麻药均可接触脊神经前后根、根丝与脊髓;②全脊麻是指由于椎管旁脊神经分支(丛)阻滞或椎管内硬脊膜外隙脊神经干阻滞(简称脊神经干阻滞)操作不慎,致使超过蛛网膜下腔脊神经根阻滞(简称脊神经根阻滞或腰麻)数倍的局麻药液误入蛛网膜下腔,并扩散至大部分或整个椎管内的脑脊液中,从而阻滞了位于硬脊膜囊内的全部脊神经根和其根丝以及脊髓,甚至通过枕骨大孔进入脑室而累及生命中枢脑干,从而迅速导致整个躯干和四肢的感觉与运动功能同时丧失,以及高级中枢神经系统的抑制(意识丧失)。

【麻醉与实践】全脊麻只发生在与椎管内脑脊液关系密切的椎管外颈神经丛阻滞与椎旁脊神经分支阻滞或椎管内(硬脊膜外隙)的脊神经干阻滞,以及骶管脊神经(丛)阻滞,只有上述麻醉方法应用局麻药后,当不慎致使部分局麻药进入了蛛网膜下腔,并分布于整个椎管内脑脊液中,才会产生全脊麻,若处理不及时则可发生心搏骤停,故全脊麻是由局麻药引起的一种急性麻醉危象。

1. 椎管内解剖特点与全脊麻的关系　全脊麻产生的径路大致如下。

(1)蛛网膜下腔:该腔内含有脑脊液、脊髓、脊神经根与其根丝,其中只有脑脊液可以流动,而进入脑脊液中的局麻药则可扩散、流动,尤其向头端扩散、流动极易造成颈、胸段的脊神经根及根丝与局麻药充分接触。此外,如进入蛛网膜下腔的局麻药过多,甚至可经枕骨大孔抵达脑室。因此发自脊髓的全部脊神经根与根丝,乃至延髓等均可被局麻药所阻滞,故可发生全脊麻。所以,临床上实施脊神经根阻滞(腰麻)一般应用很小剂量(1~1.5ml)局麻药,而且必须注入 L_2 椎体以下的蛛网膜下腔脑脊液中(终池),同时还需控制局麻药液比重,其目的就是为了避免麻醉平面过高、过广,这是脊神经根阻滞的基本原则。

(2)硬脊膜外隙:该隙中充满填充物,如脂肪、疏松结缔组织与静脉血管丛等。通常情况下注入该隙中的局麻药液只能逐渐扩散、渗透或被缓慢吸收,而不能在该隙中产生流动,更不能直接透过硬脊膜,因硬脊膜属纤维结缔组织,且质密、质硬。但局麻药可通过操作不慎穿破的硬脊膜小孔直接进入蛛网膜下腔或经椎间孔外侧缘(外孔)的鞘膜间隙反流进入蛛网膜下腔。

(3)硬脊膜外隙静脉(丛):该静脉(丛)是伴随脊神经干穿出椎间孔,然后与椎管外静脉相通,脊神经干阻滞期间,如局麻药中加入肾上腺素,可使硬脊膜外隙静脉血管收缩,而穿出各椎间孔处的静脉血管也同时收缩,从而致使处于椎间孔内延伸的硬脊膜鞘内的脊神经干周边出现缝隙,注入硬脊膜外隙的局麻药逐渐经各椎间孔鞘膜边缘处或鞘膜内脊神经干周边的缝隙反流进入了蛛网膜下腔。

2. 全脊麻产生的原因　基于椎管内蛛网膜下腔与硬脊膜外隙以及椎管外(旁)的解剖结构特点,则可推测和分析全脊麻产生的原因:即无论椎管内硬脊膜外隙注射局麻药,还是椎管外靠近椎间孔处注射局麻药,一旦穿刺针不慎穿入过深或置入的导管偏离方向,以及患者椎管内解剖结构变异等,均有可能使过多的局麻药误入蛛网膜下腔,从而产生全脊麻。

(1)脊神经干阻滞:①脊神经干阻滞是一种盲探性和有创性穿刺,故容易穿破硬脊膜,当操作不慎将其穿破,又未能及时发现时,注入硬脊膜外隙的局麻药液则可经硬脊膜破损处进入蛛网膜下腔;②极少数患者其血管平滑肌对血管收缩药非常敏感,如局麻药中加入肾上腺素,当注入硬脊膜外隙中的局麻药扩散至各椎间孔时,则可导致伴随脊神经干穿出椎间孔的静脉血管显著收缩,从而致使包裹脊神经干的鞘膜(硬脊膜囊在椎间孔处的延续部分)与脊神经干之间产生了缝隙,其结果可使扩散至各椎间孔外的部分局麻药液经鞘膜与脊神经干之间的缝隙渗透或反流进入了蛛网膜下腔的脑脊液中,最终导致出现比单纯蛛网膜下腔脊神经根阻滞范围更广的现象。如波及胸段和颈段的脊神经根与根丝,可直接造成呼吸肌麻痹而呼吸停止。当局麻药由蛛网膜下腔脑脊液中进入脑室,患者意识立即丧失,且脑干被抑制。

(2)颈神经丛阻滞:①颈神经丛则由 $C_1 \sim C_4$ 脊神经的前支组成,每对脊神经穿出椎间孔后,在各自椎体横突间连接成束状并抵达横突尖端,然后分为升支和降支,这些分支与上下相邻的颈神经分支在胸锁乳突肌后连接成网状,故称颈神经丛;②通常颈神经丛阻滞穿刺点较接近椎间孔外口,又因改良法颈神经丛阻滞为 C_4 脊神经颈椎横突处一次性注射约 $10 \sim 15ml$ 局麻药,由于此段既在胸段以上,又接近生命中枢脑干,一旦局部压力增高而使局麻药经 $C_1 \sim C_7$ 任何椎间孔进入蛛网膜下腔的脑脊液中,可不需要数倍于脊神经根阻滞的局麻药即能产生全脊麻。

(3)骶管脊神经阻滞:由于骶管脊神经干(丛)阻滞需一次注入骶管腔局麻药量很多(如成人 $1.5\% \sim 2\%$ 利多卡因约 $15 \sim 25ml$),一旦穿刺针刺破骶管处的硬脊膜,有可能致使过多的局麻药进入蛛网膜下腔,虽进入蛛网膜下腔的位置很低,但过多的局麻药也会引起全脊麻。

(4)椎旁脊神经或单侧椎间孔脊神经分支阻滞:该麻醉方法是将穿刺针旁开脊柱棘突 $1 \sim 3cm$,针尖抵达椎间孔外口附近处注射局麻药,以便阻滞穿出椎间孔外的脊神经分支,主要用于肋间神经痛、肋骨骨折、带状疱疹、胸部外伤疼痛等病症的镇痛治疗,若局麻药从椎间孔进入蛛网膜下腔,同样可引起全脊麻。

(5)脊神经根阻滞:由于注入蛛网膜下腔的局麻药可在脑脊液中流动,故该麻醉方法只允许极少量($1 \sim 1.5ml$)的局麻药局限在腰骶部的蛛网膜下腔脑脊液中,禁忌过多的局麻药进入蛛网膜下腔或局麻药经腰骶段脑脊液中流向胸段或颈段,乃至进入脑室,其目的就是避免发生全脊麻。

(6)脊神经根与脊神经干联合阻滞(腰-硬联合阻滞):①如穿刺操作期间蛛网膜下腔注完局麻药后,置入硬脊膜外隙的导管一旦顺着硬脊膜穿刺针眼进入了蛛网膜下腔,且又未能及时发现,后期的脊神经干阻滞必然将过量的局麻药注入蛛网膜下腔;②该麻醉方法当硬脊膜外隙追加局麻药时,可使硬脊膜外隙压力增高,局麻药在扩散至各椎间孔处的同时也经腰穿针刺破硬脊膜的小针孔进入了蛛网膜下腔,如进入的药量较多,加之原来脊神经根阻滞的残余作用,则可引起全脊麻。

总之,目前临床上产生的全脊麻尚能解释的原因主要有上述因素。

3. 全脊麻产生的机制　①进入蛛网膜下腔过多的局麻药顺着脑脊液中药物浓度差扩散至胸、颈段,乃至脑室后,局麻药分子即可与整个椎管内的脊神经前、后根和其根丝,以及脊髓乃至脑神经、脑干(延髓、脑桥、中脑)相接触,凡与局麻药接触的外周神经和中枢神经均可受到阻滞;②经枕骨大孔进入颅内的局麻药除阻滞高级中枢神经外,必然也阻滞脑神经,如动眼神经副核发出的副交感运动传出纤维被阻滞,则引起双侧瞳孔扩大且固定;③进入蛛网膜下腔脑脊液中的局麻药分子最容易渗透和全部阻断所有的发自脊髓的根丝,因根丝神经纤维最细且广泛(每一脊神经前根或后根均由 6~8 支根丝合并而成),一旦所有的根丝神经纤维被阻断,则可立即发生全脊麻,直接造成整个躯体感觉、躯体运动与内脏感觉、内脏运动功能迅速、显著的减退或丧失(全部外周神经所支配的区域均无知觉),甚至脑干被抑制。

4. 全脊麻临床表现　①当局麻药误注入蛛网膜下腔后,患者先感觉胸闷、惶恐不安、濒死感,继之出现说话无力、不能发音,全部脊神经根所支配的躯干及四肢均无感觉且运动功能丧失,因此患者全身处于瘫痪状态;②由于全身骨骼肌麻痹,患者呼吸停止,且呼吸危象进展迅速,故机体缺氧发绀,而患者急性缺氧窒息是引起死亡的主要因素;③由于机体交感神经被广泛阻滞,故全身血管平滑肌处于松弛,从而躯体动、静脉扩张,机体出现严重循环虚脱症状,临床表现为血压骤降、脉搏细弱无力,心率先增快后急剧减慢且心律紊乱,心动过缓是常见临床症状,若治疗不及时或处理不奏效,患者可随时发生心脏停搏;④若局麻药通过蛛网膜下腔脑脊液经枕骨大孔进入脑室,首先与脑干(生命中枢)接触,患者意识可迅速消失或进入昏迷状态,同时瞳孔散大、固定,呼叫患者无任何反应,从而发生了生命危象。

总结全脊麻临床症状,主要体现在三大方面:①局麻药造成神经系统严重毒性反应(包括中枢神经与周围神经);②呼吸系统功能丧失;③循环系统功能严重虚脱。

5. 全脊麻的预防　①椎管内穿刺后确认置入的导管在硬脊膜外隙,当注入局麻药前回抽无血液及脑脊液回流,尚可注入局麻药试验量,试验量一般为 3ml(如 2% 利多卡因)为宜,并观察 3~5 分钟是否出现脊神经根阻滞征象,如出现该征象,说明局麻药进入了蛛网膜下腔,应禁忌继续注入局麻药;②首次局麻药注入硬脊膜外隙采用试验剂量尤为重要,试验量不应超过脊神经根阻滞所需用量(如通常为 2% 利多卡因 3ml),并且观察足够的时间(不短于 5 分钟为妥);③采用脊神经干阻滞,如穿刺操作不慎刺破硬脊膜,应改选其他麻醉方法为妥,若更换椎间隙重新穿刺置管,注入局麻药务必谨慎,应先小剂量试探用药(局麻药液不宜超过 2ml),观察麻醉平面是否提前出现或产生脊神经根阻滞情况;④一旦硬脊膜穿破,最好改用其他麻醉方法,不必冒此风险;⑤其他外周神经阻滞(如颈神经丛、骶脊神经干(丛)、椎旁脊神经分支阻滞)期间注射局麻药也应注射试验量观察一段时间,发现异常情况立即停药,以避免过多的局麻药液渗透入蛛网膜下腔。

6. 全脊麻治疗与处理　尽管全脊麻来势凶猛,直接影响患者的生命安全,但只要诊断和处理及时,大多数患者均能逐渐恢复:①立即停止局麻药应用;②迅速面罩或气管插管纯氧辅助呼吸或机械通气,保障机体重要器官氧供;③使用血管活性药物维持循环稳定,如即刻注射麻黄碱、阿托品等纠正严重低血压与心动过缓;④快速进行静脉胶体液输注扩容,以改善静脉回心血量,并控制血流动力学异常改变;⑤如发生心搏骤停,除先静脉注射适量肾上腺素外,应立即实施心肺复苏术;⑥严密观察生命体征变化,直至全脊麻症状消失;⑦患者抢救成功,而且血流动力学与呼吸功能正常,以及患者神志恢复后,一般无任何中枢神经系统后遗症。

【提示与注意】①硬脊膜外隙注入局麻药必须遵守试验量(2%利多卡因3ml)原则和分次注药的方法,并密切监测麻醉平面与范围,细心观察神志与呼吸功能以及血流动力学变化,一旦发生全脊麻,应立即进行救治;②全脊麻应与脊神经干广泛阻滞以及过敏性休克相鉴别。此外,有学者报告全脊麻可治疗机体慢性疼痛,即人为性实施全脊麻(也称故意制造全脊麻),以治疗或缓解某种或某些顽固性慢性疼痛,而该全脊麻治疗顽固性疼痛的确切机制尚不清楚,有关研究报告可谓寥寥无几。然而,该人为性实施全脊麻毕竟存在着相当大的风险,一旦发生不测,则无法挽回。

835. 何谓硬脊膜外隙脊神经干广泛阻滞? 产生原因有哪些?

【术语与解答】①硬脊膜外隙脊神经干阻滞期间,注入硬脊膜外隙常规剂量局麻药后,极少数患者可产生远为超出预期硬脊膜外隙脊神经干阻滞范围的征象或出现亚于全脊麻的现象(其症状轻于全脊麻,并非全脊麻),该征象临床称之为硬脊膜外隙脊神经干广泛阻滞;②硬脊膜外隙脊神经干广泛阻滞其临床特征与特点呈稍缓慢性发生,不像全脊麻来得迅速、凶猛,但比正常的硬脊膜外隙脊神经干阻滞提前出现,虽阻滞平面范围较宽广,但仍为节段性,并未波及高级中枢神经,故患者意识存在,瞳孔无散大。

【麻醉与实践】硬脊膜外隙脊神经干阻滞是临床主要麻醉方法之一,而发生硬脊膜外隙脊神经干广泛阻滞虽较少见,如一旦发生,麻醉医师则非常紧张,因必须予以紧急处理方能使患者转危为安。

1. 产生原因 ①硬脊膜外隙中的脂肪组织存在个体差异,极少数硬脊膜外隙脂肪组织非常疏松,致使注入该隙中的局麻药液迅速扩散,并渗透至若干对椎体节段的椎间孔处,从而导致大部分硬脊膜外隙脊神经干受到阻滞(即较正常的硬脊膜外隙脊神经干阻滞增倍);②穿刺针进入硬脊膜外隙后,其尖端刺伤硬脊膜,但尚未完全穿透,注入硬脊膜外隙的局麻药有少量通过刺伤的硬脊膜(薄弱环节)渗透入蛛网膜下腔;③个别患者硬脊膜外隙增宽,进入硬脊膜外隙的局麻药可迅速扩散跨过若干个椎体节段,尤其向头端扩散更为广泛,从而能阻滞更多的若干对椎间孔处的脊神经干;④硬脊膜与其深层的蛛网膜之间具有潜在的硬脊膜下隙,可能部分局麻药渗透于该隙;⑤各椎间孔内的脊神经干被延续的硬脊膜和蛛网膜逐层紧密包裹(通常两者称之为鞘膜),个别或少数椎间孔处的鞘膜已疏松,致使注入硬脊膜外隙的局麻药穿出椎间孔外,极少局麻药又通过脊神经干与鞘膜之间的间隙渗透入硬脊膜下隙或蛛网膜下腔所致;⑥通常处于各椎间孔处包裹脊神经干的硬脊膜(鞘膜)较薄,极少部分人可能更薄,注入硬脊膜外隙诱导剂量的局麻药可从椎间孔处逐渐渗透至蛛网膜下腔;⑦如注入硬脊膜外隙内的局麻药中添加血管收缩剂(如肾上腺素),则可使若干对椎间孔中的静脉血管分支收缩,致使椎间孔处的鞘膜内出现空隙,少量局麻药从鞘膜空隙渗透入蛛网膜下隙。

2. 临床症状 ①患者其前驱症状为惊恐不安、胸闷或呼吸困难,以及说话无力,继之可发展为通气严重不足,甚至呼吸停止;②患者一般无意识消失和瞳孔散大症状;③循环功能异常症状主要为血压明显下降或变化不显著,心率或快或慢。

3. 治疗与处理 根据临床症状进行治疗、处理,如面罩供氧辅助呼吸,保障机体氧供,同时立即注射适宜剂量的麻黄碱或阿托品,以纠正严重低血压与心动过缓,并快速进行静脉输液扩容,提升血容量相对不足,以稳定循环功能。此外,继续密切观察患者意识状态及血流动力学变化,必要时予以对因、对症处理。

【提示与注意】①硬脊膜外隙脊神经干广泛阻滞的处理原则同全脊麻。此外,应严密监测、注意呼吸和循环功能的稳定,直至硬脊膜外隙脊神经干广泛阻滞的作用完全消退;②需与全脊麻和过敏性休克相鉴别。

836. 椎管内脊神经阻滞后产生低血压的机制与原因是什么?

【术语与解答】无论硬脊膜外隙脊神经干阻滞,还是蛛网膜下腔脊神经根阻滞(两者均属椎管内脊神经阻滞),注入椎管内局麻药后均易产生低血压。

1. 发生机制　主要是维持内脏功能稳定的自主神经系统的交感神经受抑制,从而导致躯干及双下肢的容量血管显著舒张,同时副交感神经相对兴奋而导致心率明显缓慢,最终引起机体心输出量降低,并同时伴有外周血管阻力下降,从而产生低血压。

2. 产生因素　①个体差异:虽按常规注入临床剂量局麻药,但由于机体存在对局麻药敏感程度的差异,有时试验量局麻药(如硬脊膜外隙注入 2% 利多卡因 3~4ml)即可产生低血压;②硬脊膜外隙结构变化:如硬脊膜外隙脂肪组织减少或疏松,注入硬脊膜外隙的局麻药则容易扩散,尤其试验量加诱导量后,局麻药短时间内迅速且集中渗透至若干对椎间孔处,致使阻滞的平面显著拓宽,而所阻滞的区域即刻出现感觉和运动消失,同时大部分躯干及双下肢血管平滑肌松弛,容量血管扩张而导致回心血量明显不足,继之心输出量显著下降,因此造成严重低血压发生,临床上也称之为异常广泛脊神经阻滞;③禁饮、禁食时间过长:少数患者因对病情、手术疼痛等因素的恐惧,常使进饮、进食较通常减少,加之术前必须禁饮食 6~10 小时,其循环系统血液已浓缩,椎管内脊神经阻滞期间自主神经稍微抑制,机体容量血管则扩张,以及静脉输液跟不上,从而造成血容量相对不足,患者立即产生低血压;④硬脊膜外隙注入局麻药量相对过多:有时为追求麻醉效果,短时间内注射局麻药相对过多,致使较多对脊神经干阻滞,则容易产生低血压;⑤孕产妇椎管内脊神经阻滞后仰卧位,则易出现妊娠末期膨大的子宫压迫下腔静脉,同时交感神经阻滞与回心血量减少,从而加重低血压的产生;⑥蛛网膜下腔脊神经根阻滞所注入的局麻药量虽非常显著的少于硬脊膜外隙脊神经干阻滞,若忽略了麻醉平面的调控,一旦麻醉平面过广,可即刻发生严重低血压。

【麻醉与实践】椎管内脊神经阻滞期间根据上述低血压产生的因素,应提前做好相关准备,因椎管内脊神经阻滞后是否发生低血压尚缺乏可预测性,其基本预防措施有:①椎管内注入局麻药前应首先建立静脉通路,一方面可根据全身状况输入一定数量的晶体液或胶体液,缓冲或减少脊神经阻滞后低血压的发生率,另一方面如出现严重低血压,可快速经静脉注射血管活性药物(如阿托品、麻黄素、多巴胺、去甲肾上腺素等),以避免发生不测;②孕产妇剖宫产者,在实施椎管内脊神经阻滞前务必静脉滴注 500~1000ml 液体,以缓冲仰卧位低血压综合征或椎管内脊神经阻滞后低血压;③对于高血压、冠心病等患者实施椎管内脊神经阻滞时发生的血压下降,如果成年患者心率不低于 60 次/分,提升血压应采用适量去甲肾上腺素或苯肾上腺素为宜,有学者认为使用麻黄素可使心率明显上升,可增加心肌耗氧量,易诱发心绞痛,故不作为首选药物。

【提示与注意】①椎管内脊神经阻滞前患者若已存在低血容量,则必须在补足血容量后再考虑椎管内脊神经阻滞,如达不到血压和心率的稳定预期,不宜选择椎管内脊神经阻滞;②椎管内脊神经阻滞期间当注入硬脊膜外隙局麻药时,不宜同时静脉注射氟-芬合剂(氟哌利多与芬太尼)和氟-哌合剂(氟哌利多与哌替啶),以免加重低血压;③一旦椎管内脊神经阻滞出现低血压,除快速输液及静脉注射血管活性药物提升血压外,务必实施面罩供氧辅助呼吸,以保障机体重要脏器(脑、心、肾等)的氧合。

(王世泉)

主要参考文献与推荐读物

1. 岳云主译. 麻醉并发症. 北京:人民卫生出版社,2009,674-696.

2. 吴新民主编. 麻醉学前沿与争论. 北京:人民卫生出版社,2009,26-39.

3. 冯艺主译. 避免麻醉常见错误. 北京:人民卫生出版社,2008,460-465.

4. 钱燕宁主译. 区域麻醉并发症. 第2版. 北京:人民卫生出版社,2010,44-49.

5. 王世泉,王明山主编. 麻醉意外. 第2版. 北京:人民卫生出版社,2010,71-128.

6. 盛卓人,王俊科主编. 实用临床麻醉学. 第4版. 北京:科学出版社,2009,192-194.

7. 安建雄,范婷,钱晓焱,等. 全脊髓麻醉治疗慢性疼痛. 麻醉与监护论坛,2011,18:259-261.

第六十二章 椎管内穿刺操作所致相关损伤

837. 椎管内穿刺所致机械性损伤有哪些?

838. 椎管内穿刺所致硬脊膜穿破原因是什么?

839. 何谓硬脊膜外隙血肿? 与麻醉有何关系?

840. 椎管内穿刺所致长期腰椎部疼痛可能原因有哪些?

841. 硬脊膜穿破后引起头痛的原因是否主要为低颅内压造成?

842. 抗凝血药、抗血小板药与椎管内穿刺及置管存在何种关系?

　　临床上实施椎管内脊神经阻滞,无论选择硬脊膜外隙脊神经干阻滞,还是采取蛛网膜下腔脊神经根阻滞,必须将穿刺针先行椎管内穿刺"打洞",即穿刺针须损伤棘上韧带、棘间韧带及黄韧带才能进入硬脊膜外隙(若侧入法穿刺主要损伤黄韧带),甚至还须刺破硬脊膜(如蛛网膜下腔脊神经根阻滞)。因该穿刺方法是在盲探下操作,除应有的韧带纤维结缔组织损伤外,一旦操作不慎或失误以及椎管解剖结构变异,则可导致血管或脊神经损伤,甚至脊髓受累或损害,其结果则可造成机体区域感觉或运动功能障碍。由于神经组织直接损伤后其再生十分缓慢,而且功能复原非常困难,甚至不可逆恢复,这就需要麻醉医师必须对操作部位的解剖结构及功能特点了解清楚,并且操作手法务必轻柔,以避免由操作所致而引起的神经组织损伤。

837. 椎管内穿刺所致机械性损伤有哪些?

　　【术语与解答】①椎管内穿刺期间,由于麻醉医师不能肉眼直视下观察整个沿途进针方向,仅凭双手的感觉而体会穿刺针和导管的行进过程,所以,盲探性操作容易偏离方向,有创性穿刺必然引起损伤;②就机体组织与器官而言,人为性创伤容易,创伤后修复则很难,难就难在不可能恢复其"原生态"。

　　【麻醉与实践】选择椎管内脊神经阻滞,实施椎管内穿刺期间,当操作不慎或失误以及患者椎管解剖结构变异,可使穿刺针或置入的导管直接造成脊神经干、脊神经根或脊髓损伤,从而可引起患者躯体感觉与运动功能障碍,以及导致疼痛等。

　　1. 椎管内穿刺或置管所致机械性损伤因果关系　①椎管腔内主要有脊髓、脊神经根、脊神经干与血管,它们都有各自相应的解剖位置和生理功能特点。由于椎管内穿刺本身既是盲探性,又是创伤性,如不熟悉椎管内的解剖结构、解剖关系,尤其操作用力过猛,以及穿刺针偏离方向,乃至患者椎管解剖结构变异等,均有可能或很容易导致穿刺性损伤。而且无论伤及脊神经干、脊神经根、脊髓,还是刺破血管,一般大都随损伤的程度而发生轻重不一的相关并发症;②两个棘突之间的体表皮肤至脊髓之间垂直沿途有:皮肤→皮下组织→棘上韧带→棘间韧带→黄韧带→硬脊膜外隙→硬脊膜→蛛网膜→蛛网膜下腔→脊髓,实施硬脊膜外隙垂直进针穿刺,须逐层仔细感觉和体会针尖所处的阻力变化,最具有特点者是突破黄韧带的"落空感",此时必然阻力降低和负压出现,说明穿刺针尖或前端开口已进入硬脊膜外隙,且无脑脊液从穿刺针尾部流出,"注水"试验通畅,此时可借助穿刺针将软导管置入硬脊膜外隙,然后经置入的导管注入局麻药,以便达到硬脊膜外隙脊神经干阻滞。若不慎继续进针,可能有第二次很微弱的"落空感",提示已穿破硬脊膜,针尖已进入蛛网膜下腔,可有脑脊液流出。若再不停止进针或失误刺入过深,则有可能直接刺伤脊髓。如针尖偏向椎管左右两侧,可误伤脊神经根或脊神经干;③若采用侧入穿刺法,一般进针点需旁开棘突中点 1.5cm,穿刺针与皮肤形成一定角度,该角度大小与旁开棘突间距成正比,无论角度大或小,其针尖必须对准棘突间孔刺入,透过椎管正中黄韧带而进入硬脊膜外隙,如穿刺针偏离方向过多,且进针较深,则有可能损伤椎间孔处的脊神经干;④硬脊膜外隙内主要有脂肪、疏松结缔组织与椎管内静脉丛填充,置入硬脊膜外隙的导管虽在穿刺针引导下穿过,但导管前端穿出穿刺针时易被上述组织阻碍,有时不可能沿椎管正中延伸,很易造成向左或向右偏离方向,当导管置入 0.5~1.5cm 时,其管尖就容易抵达和触及椎间孔处的脊神经干,因此可引起患者一侧下肢突发性、触电样急剧反射性抽动(临床经常遇到)。此外,穿刺针虽穿刺成功,并已确定针尖在硬脊膜外隙,但针尖斜口未能与椎管中线平行(或一致),而稍偏离中线,从而致使置入的导管也跟随偏离,置入越长,偏离角度也越大。所以,也容易触及一侧脊神经干而产生一过性"触电感"或"麻痛感";⑤如患者脊柱棘突触摸不清或穿刺点定位不准确,尤其肥胖、大体重且腰背部组织肥厚者,其穿刺中点容易偏左或偏右,往往出现针尖偏离脊突中线角度过大,一旦进针过深,则增加损伤椎管外脊神经分支的概率;⑥脊柱皮肤至椎管内壁距离长度因人而异,一般体重轻而瘦小者距离则短,穿刺进针间距也近,体重大而肥胖者距离则长,穿刺进针间距也远。通常距离短者穿刺较容易,距离长者穿刺相对较难,若不注意穿刺长度,距离短者也进针过长,往往容易引起误伤。

2. 脊髓损伤早期与脊神经根损伤两者的鉴别　①脊髓损伤时为剧痛,偶伴一过性意识障碍,而脊神经根损伤有"触电感"或"麻痛感";②脊神经根损伤以感觉障碍为主,且有较典型的"根痛",很少存在运动障碍;③脊神经根损伤后感觉缺失仅限于 1~2 支脊神经根支配的皮区,一般在穿刺点棘突平面的范围内。而脊髓损伤的感觉障碍与穿刺点不在同一平面,颈部低一节段、上胸部低二个节段、下胸部低三个节段,基本如此类推;④脊髓损伤后果严重,故应预防为主,特别是 L_2 以上椎间隙穿刺尤为小心谨慎,遇有异感或疼痛,应退针观察,不可盲目穿刺、置管或注射局麻药,避免扩大损伤范围及程度。此外,即使出现截瘫,也应采取积极的治疗与处理措施,因及时有效的治疗也可能收效良好。

【提示与注意】脊神经干或脊神经根以及脊髓损伤其修复或再生是一相当缓慢复杂的过程,甚至无法完全恢复其功能。因此,临床上常用的治疗处理措施有以下几方面。①应用神经营养药物:主要以维生素类药物为主;②尽早应用激素:临床实践证实,某些激素对促进神经轴突的生长与再生很有帮助,应早期使用,可采取短时间内大剂量"冲击"疗法;③结合理疗与功能锻炼:此两种方法对防止肌肉持续性萎缩有一定疗效。

838. 椎管内穿刺所致硬脊膜穿破原因是什么?

【术语与解答】临床上选择硬脊膜外隙脊神经干阻滞在实施硬脊膜外隙穿刺期间可时常发生硬脊膜穿破,这是椎管内脊神经阻滞常见并发症之一,其临床主要异常症状为术后较顽固

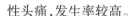

性头痛,发生率较高。

【麻醉与实践】硬脊膜外隙脊神经干阻滞发生硬脊膜穿破原因分析与推测如下:

1. 主导因素　①解剖不熟:由于麻醉医师对椎管解剖结构不熟悉,加之对穿刺沿途各组织逐层体会不清,从而容易穿破硬脊膜;②注意力不集中:操作期间麻痹大意或注意力分散等而造成;③用力过猛:操作过程中遇有阻力,如不慎过于用力,则可穿透硬脊膜;④直入法穿刺:由于该法是以穿刺针与脊柱呈垂直方向进针,而穿刺针锐利的尖部抵达硬脊膜外隙时仍与硬脊膜呈直角,此时如不体会负压现象或未能测试负压,其穿刺针尖已接触硬脊膜,一旦稍用力则容易损伤穿破硬脊膜。

2. 被动因素　主要存在以下两方面。

(1)硬脊膜外隙穿刺既是盲探性又是有创性:①盲探性:除皮肤可肉眼观察外,其皮下组织至硬脊膜外隙沿途均不清楚,全靠手感体会,故盲探性则很难使穿刺针准确定位,稍不留意就容易透过硬脊膜外隙而穿透硬脊膜进入蛛网膜下腔(硬脊膜打穿);②有创性:穿刺针所到之处必然造成损伤,除从皮肤到黄韧带全层损伤外,有时穿刺针从黄韧带中间缝隙穿过而无感觉,总认为尚无抵达硬脊膜外隙,再稍进针则穿破硬脊膜。

(2)黄韧带或硬脊膜结构异常或退变:①黄韧带肥厚:正常黄韧带几乎全部与脊柱纵向排列的弹力纤维结缔组织构成,是椎管内维持脊柱稳定的韧带组织。但退变肥厚的黄韧带其弹力纤维减少,胶原纤维代偿性增多是黄韧带肥厚的主要因素,而肥厚的黄韧带则向硬脊膜外隙凸入,其内侧壁几乎贴近硬脊膜,穿刺针前端侧口远大于该处的硬脊膜外隙,故穿刺期间始终无负压出现,也体会不到黄韧带的感觉,而此时穿刺针尖已接近硬脊膜,再稍用力,即硬脊膜打穿,脑脊液流出;②黄韧带疏松:通常穿破黄韧带有一突破感,然而,黄韧带疏松者则体会不出纤维结缔组织的弹性感觉,容易致使穿刺针尖直达硬脊膜,若不测试负压,极易穿破硬脊膜;③硬脊膜薄弱:正常硬脊膜是一质硬、坚韧,且弹性较差的质密纤维结缔组织,若变薄、质软,穿刺针稍不慎即可将其穿破。因此,临床上由黄韧带或硬脊膜结构异常或退变而引起硬脊膜穿破者发生率较多。

由于上述主导因素和被动因素并存,故临床上由硬脊膜外隙穿刺而使硬脊膜破损者总有发生,但所幸的是该并发症只是术后较短时间的头痛,尽管造成患者痛苦,但一般不会导致后遗症或其他永久性功能损伤。

【提示与注意】临床上遇到黄韧带或硬脊膜结构异常或退变患者实施硬脊膜外隙穿刺,即使工作多年且有一定经验的麻醉医师有时也容易穿破硬脊膜,况且初学麻醉者或临床经验不足的年轻麻醉医师更容易发生。因此,初学者或经验不足的年轻麻醉医师必须在有临床经验的上级医师指导下才能实施椎管内穿刺,不可擅自盲目进行操作。

839. 何谓硬脊膜外隙血肿? 与麻醉有何关系?

【术语与解答】①顾名思义,硬脊膜外隙血肿是指相关因素所致硬脊膜外隙静脉血管出血,当出血达一定量或范围,最终形成半凝固状血肿而在局部产生肿胀。若血肿又未被周围组织及时吸收或手术早期切开椎管清除血肿,以致血肿可在狭窄的硬脊膜外隙对脊神经根和脊髓产生急性压迫,若在短时间内仍未能采取有效措施清除,继之可导致双下肢不可逆性感觉及运动障碍(如截瘫);②围麻醉期硬脊膜外隙血肿发生率极低,其发生率约1/150 000。

1. 椎管内解剖特点是血肿形成的基础　椎管内静脉主要集中在硬脊膜外隙,故也称硬脊膜外隙静脉丛,硬脊膜外隙其外壁是骨性的椎管内壁,而硬脊膜外隙内壁则是硬脊膜,而狭窄的硬脊膜外隙静脉血管丰富(类似网状),当上、下腔静脉或椎管外静脉压力增高时,硬脊膜外隙静脉容易扩张增粗且管壁菲薄,并增加其面积和容积,而脆弱的静脉血管壁稍遇有外力,极易损伤出血,一旦机体凝血机制异常或血小板减少以及实施抗凝治疗,出血后则可聚积形成血肿,并在局部产生肿胀。

2. 硬脊膜外隙血肿形成的原因　①由于硬脊膜外隙穿刺与置入导管均在盲探或盲目下进行,而穿刺与置管又不能人为地避开静脉血管,尤其血管处于扩张、畸形与高压状态,很易被穿刺针或置入的导管所损伤而出血;②当患者凝血机制异常或应用抗凝药物后,若不慎损伤硬脊膜外隙静脉血管,则容易造成出血不止,从而导致血液聚积且肿胀,最终形成血肿;③也可能硬脊膜外隙血肿自发产生,但这种巧合非常罕见;④术前应用抗凝药或长期采取抗凝治疗患者行椎管内穿刺或置管极易引起出血,尤其接受低分子量肝素治疗患者发生硬脊膜外隙血肿的危险增加;⑤患者接受抗凝治疗期间,如凝血酶原时间(PT)或(和)活化部分凝血活酶时间(APTT)升高,此时进行硬脊膜外隙穿刺或置入导管以及术毕拔出置入的导管,均会增加硬脊膜外隙静脉血管出血,故血肿的发生率则增高。此外,患者在接受溶栓或纤维蛋白溶解药治疗期间,硬脊膜外隙穿刺或置入导管以及拔管也会增加出血危险。

3. 硬脊膜外隙血肿的危害　一旦硬脊膜外隙血肿形成,必然向硬脊膜和蛛网膜下腔压迫,当血肿达一定程度,其产生的肿胀则可直接压迫脊髓和脊神经根,随血肿逐渐增大,脊髓与脊神经根被压迫也越加严重,从而引起躯体或肢体感觉与运动出现异常或障碍,甚至功能丧失,严重者可发展为截瘫,故是极其严重性并发症。

4. 临床表现　患者初期其背部或下肢疼痛,逐渐出现下肢麻木、肌无力与感觉障碍,进而发展、演变为运动功能障碍,乃至截瘫。

5. 临床诊断　椎管内脊神经阻滞患者术后怀疑硬脊膜外隙血肿,应立即给予椎管内影像学检查(CT、MRI 或椎管造影),有利于尽快确诊,因硬脊膜外隙血肿的预后取决于早期诊断与及时的手术治疗。

6. 临床预防　①实施椎管内穿刺与置入导管应轻柔,避免暴力操作;②抗血小板药物阿司匹林可通过抑制血小板环氧化酶而起到抗凝血作用,该作用在少数患者可持续时间较长,故长期应用阿司匹林患者如选择椎管内脊神经阻滞应慎重。此外,实施肝素治疗的患者也不应在肝素发挥作用期间行椎管内穿刺;③对于正在接受溶栓药物(尿激酶、链激酶等)治疗的患者不宜选择椎管内脊神经阻滞。

7. 治疗与处理　①实施硬脊膜外隙穿刺或置入导管期间,如出血量较多或呈持续性,可采用生理盐水冲洗硬脊膜外隙,必要时加用麻黄碱 10～15mg 的生理盐水冲洗;②一旦确诊硬脊膜外隙血肿,应尽快实施椎管内切开,进行血肿清除、减压,早期手术是治疗的关键。若延误手术时机则可导致永久性功能障碍,因运动功能障碍的恢复与解除血肿对脊髓压迫的时间呈正比,清除越早,运动功能恢复越快、越好,否则相反。

【麻醉与实践】硬脊膜外隙脊神经干阻滞(简称脊神经干阻滞或硬膜外麻醉)是临床麻醉重要组成部分之一,而硬脊膜外隙血肿往往与硬脊膜外隙穿刺或置管有着一定程度的关系:①脊神经干阻滞必须先进行硬脊膜外隙穿刺,即首先将穿刺针在盲探操作下刺入硬脊膜外隙,然后再将专用导管通过穿刺针置入硬脊膜外隙,因两者操作均不能"透视"进行,故很难避免不损伤椎管内静脉,尤其当硬脊膜外隙静脉压力增高而管壁菲薄怒张时,更增加了硬脊膜外隙静脉的面积和容积,因此,极易损伤血管壁而出血。一旦出血不止形成血肿,其血肿必然压迫脊髓或脊神经根,从而术后患者出现躯体或下肢感觉及运动功能严重障碍;②由硬脊膜外隙穿刺和置管所致硬脊膜外隙出血较常见,但造成硬脊膜外隙血肿者非常少见,除凝血功能异常或应用抗凝剂外,如完全按规范化操作出现硬脊膜外隙血肿而压迫脊髓或脊神经根而导致功能障碍,笔者认为是否由麻醉医师负全责值得探讨,因为即使麻醉医师技术水平再高也难以避免。此外,穿刺与置管其本身就是有创性操作,且完全在盲探下进行,非直视条件下不可能完全避开静脉血管丛。再者,少数患者椎管内静脉畸形,麻醉术中或术后可出现"自发性"出血或相关刺激性出血。

【提示与注意】需要引起警惕的是:①极少数患者患有椎管内肿瘤,因生长较慢或压迫脊髓与脊神经根不明显,故无临床症状。但实施硬脊膜外隙穿刺行脊神经干阻滞期间,由于硬脊膜外隙注入局麻药较多,药液扩散缓慢,甚至药液注入肿瘤内,从而可加重压迫脊髓和脊神经根,导致患者术后出现临床症状;②尤其患者自身硬脊膜外隙静脉畸形或椎管内静脉高压综合征患者,容易在脊神经干阻滞期间发生硬脊膜外隙血肿;③术后需要尽早实施抗凝治疗的患者,如硬脊膜外隙穿刺期间发生出血,应给予无菌生理盐水反复冲洗硬脊膜外隙,且提示手术医师术后推迟抗凝治疗时间,以防止硬脊膜外隙血肿在术后发生。

840. 椎管内穿刺所致长期腰椎部疼痛可能原因有哪些?

【术语与解答】临床上许多曾经实施椎管内穿刺的患者在数月后或数年后其腰椎穿刺部位仍存在轻度疼痛或不适感,其造成的因素可能有:①由于棘上韧带、棘间韧带和黄韧带属纤维结缔组织,虽有一定的弹性,但疏松程度差,当穿刺损伤后其自身修复容易挛缩性增厚或与周边组织粘连,加之腰椎可前后、左右弯曲,故腰椎活动期间容易出现腰部疼痛与不适;②黄韧带坚韧且具有一定弹性,少数患者黄韧带穿刺损伤后可形成瘢痕,除失去原有的弹性外,可致使与其相连接的上、下椎弓板"固化",当腰部前屈时疼痛可稍加重。此外,黄韧带瘢痕形成可贴近硬脊膜或与硬脊膜粘连,腰部活动时可使两者相互摩擦以及牵拉,因此可产生轻度疼痛与不适;③心理因素引起疼痛,尤其中年女性因实施椎管内穿刺过程印象深刻而留下"阴影",致使术后长时期总认为穿刺部位疼痛。

【麻醉与实践】①由于椎管内脊神经阻滞是一种有创性麻醉方法,加之腰部椎间隙与各韧带组织以及硬脊膜外隙的结构特点,创伤性穿刺必然会引起不同程度的损伤,故少数患者术后可出现腰椎部轻微疼痛或不适感,尤其椎管内穿刺操作不顺利而反复多次进行穿刺,该韧带组织呈"蜂窝状"损伤,其术后修复则变异性较大;②椎管内穿刺所致术后腰椎部轻度疼痛虽不至于难以忍受,但时隐时现的疼痛总是感觉不舒适。

【提示与注意】在实施椎管内穿刺操作时,应熟悉穿刺部位沿途解剖关系,尽可能一次穿刺成功,避免反复穿刺而造成各韧带组织呈"蜂窝状"损伤。此外,侧入法穿刺则可避开棘上韧带与棘间韧带,故能避免棘上韧带与棘间韧带的创伤。

841. 硬脊膜穿破后引起头痛的原因是否主要为低颅内压造成?

【术语与解答】①脑脊液主要由脑室脉络丛产生,并充满各脑室、脊髓中央管与蛛网膜下腔,是一种无色透明的液体,其主要功能是为脑和脊髓起缓冲性保护作用,且对脑和脊髓提供营养,并能运输代谢产物以及维持正常的颅内压;②无论蛛网膜下腔脊神经根阻滞,还是硬脊膜外隙脊神经干阻滞,刺破硬脊膜均有可能引起患者术后低颅压性头痛,其因果关系主要与脑脊液流失过多所致,只是前者(蛛网膜下腔脊神经根阻滞)所用穿刺针很细,外渗脑脊液明显减少,故其术后头痛发生率也低,且症状相对也轻;③硬脊膜穿破后头痛是椎管内脊神经阻滞常见并发症之一,虽对机体不致造成严重影响,但加之手术创伤痛苦,则可造成双层"打击",易引起患者心理与精神上的刺激,往往可使机体免疫机能低下,从而影响或干扰着患者术后的康复,并且致使住院时间延长。因此,硬脊膜穿破后头痛依然是麻醉医师治疗与处理较为棘手的问题。

1. 头痛临床表现　①硬脊膜穿破后头痛、头晕通常可持续数天,甚至数周,严重者可伴有恶心、呕吐、眩晕、厌食、乏力等;②头痛一般为术后 12～48 小时出现,通常头疼多在 4 天后逐渐缓解,70% 患者其头痛可在 7 天内消失,一般在 6 个月内完全恢复正常;③患者头痛具有明显的体位性特点,即仰卧抬头或坐起、站立时头痛出现或加重,平卧安静休息则逐渐减轻或消失,如症状严重者平卧时亦感到头痛,其转动头颈部或用力时头痛也加剧;④头痛通常发生在额部和枕部,或两者兼有,极少累及颞部,一般以钝痛或跳痛为主;⑤可能伴随其他症状,如前庭症状(恶心、呕吐、眩晕)、耳蜗症状(听觉下降、耳鸣)、视觉症状(畏光、闪光暗点、复视、视觉调节困难)、骨骼肌症状(颈部强直、肩痛等)。

2. 年龄、性别因素　临床上以儿童与老年头痛发生率低,而青春期以及中年时期发生率明显增高,尤其中年女性更容易引发头痛。

【麻醉与实践】硬脊膜穿破后头痛原因及预防处理:

1. 原因分析　①因硬脊膜主要为质密纤维结缔组织,且血运很差,刺破后遗留的针孔短时间难以愈合,从而致使椎管内脑脊液可对破损的硬脊膜产生一定压力,加之硬脊膜外隙呈负压,故蛛网膜下腔中的脑脊液不断地渗透进入硬脊膜外隙并吸收,当脑脊液丢失量大于生成量时,颅内压可明显降低,但仰卧位时一般不产生低颅压性头痛;②若患者头颅活动,尤其由仰卧位突发坐起或站立时,由于重力影响,其脑室中的脑脊液则流向椎管内蛛网膜下腔,此时颅内压显著降低,从而产生低颅压性头痛。此外,脑室脑脊液流向椎管内,致使部分脑组织则向颅底下沉,失去脑脊液缓冲作用的脑组织表层直接与硬脑膜相互摩擦、"碰触",从而出现脑刺激性头痛。另一方面,颅腔成为负压而引起脑血管代偿性扩张,所以还可产生血管性头痛。再者,也能解释为什么卧床静止休息时可显著缓解头痛症状;③如行硬脊膜外隙穿刺不慎刺破硬脊膜,其头痛发生率明显高于蛛网膜下腔穿刺,因前者穿刺针直径较后者显著为粗(属切割式穿透),经硬脊膜破损处外漏脑脊液相对增多,从而引起颅内压明显降低或颅腔呈现负压,而颅内压自身调节机制暂时性失衡所致头痛;④虽硬脊膜坚韧,但弹性差,尤其腰段硬脊膜较薄,穿透后破损处不易立即闭合而形成"活瓣",且短时间内又不易自行封闭愈合,持续不断的脑脊液丢失可使部分患者低颅压性头痛与/或血管性头痛时间较长;⑤尽管蛛网膜下腔穿刺针较细,但硬脊膜外隙存在一定的负压,仍可将蛛网膜下腔的脑脊液吸附到硬脊膜外隙,加之正常脑脊液循环(即脑脊液由脑室脉络丛产生,通过蛛网膜粒渗透或流入上矢状窦而回流至静脉血液中),一旦脑脊液丢失量大于产生量,最终颅腔脑脊液失衡而形成负压,则可引起头痛,故极少数蛛网膜下腔脊神经根阻滞患者也可出现低颅压性头痛;⑥其头痛发生率还与性别、年龄有关,临床上女性多于男性,中、青年多于老年患者,主要与中青年反应敏感,尤其女性对各种刺激耐受性较低有关。

总之,硬脊膜穿破后产生的头痛除低颅压性头痛外,还存在血管性头痛以及脑组织刺激性头痛。

2. 临床预防　硬脊膜穿破后头痛预防比治疗更为重要：①采用蛛网膜下腔将神经根与硬脊膜外隙脊神经干联合阻滞操作时，建议选用25G~27G非切割型蛛网膜下腔穿刺针，可防止硬脊膜穿孔破损过大，以便减少脑脊液的外渗；②如使用切割型蛛网膜下腔穿刺针进行穿刺，其穿刺针斜口应与脊柱长轴平行方向进针（即与硬脊膜纤维平行），如此可形成"线型"破损，而非"活瓣"或"洞型"破损；③在硬脊膜外隙阻力消失试验中，使用生理盐水较使用空气意外性穿破硬脊膜的发生率低，建议停用后者（注入空气试验）。

3. 治疗处理　一般而言，硬脊膜穿破患者或蛛网膜下腔脊神经根阻滞术后患者其头痛经卧床休息3~5天一般可自行好转，对头疼严重患者或难以忍受不适及痛苦者，则应给予关注与治疗处理。

（1）以减少脑脊液渗漏与提高血容量及恢复正常脑脊液压力为治疗重点，即首先保障患者术后卧床休息2~3天，有利于减少脑室脑脊液向椎管内蛛网膜下腔流动，同时每日输入2000~3000ml晶体与胶体溶液，以补充有效血容量，以便增加脑脊液的生成。

（2）对于中度以上头痛，可在卧床休息的情况下应用适度镇痛药或静脉给予咖啡因治疗。

（3）硬脊膜外隙填充法是治疗硬脊膜穿破后头痛颇为有效的方法之一，适用于症状严重且难以缓解的病例。患者取侧卧位，穿刺点选择在硬脊膜穿破的椎间隙或下一椎体间隙，穿刺针抵达硬脊膜外隙后，将拟填充液以1毫升/3秒的速度缓慢注入硬脊膜外隙，注入填充液时，患者如述说腰背部发胀，两耳突然听觉灵敏和突然眼前一亮，均为颅内压恢复过程正常反应。操作完成且拔出穿刺针后仍使患者保持仰卧位一小时，然后帮助患者缓慢坐起并轻微摇头，确认头痛症状是否消失，以使患者建立进一步治疗的信心。填充液的选择：①可注入6%中分子量右旋糖酐溶液15~20毫升，因人工胶体液在硬脊膜外隙吸收缓慢，从而可减少蛛网膜下腔脑脊液的外流，虽其效果稍不如注入无菌自体血理想，但应用与操作简便；②取自体无菌血液10~20毫升，应从硬脊膜穿破部位以下的硬脊膜外隙注射自体血，有利于向头端扩散，以便封堵硬脊膜破损处，此法可在短时间内恢复颅内压和解除头痛症状。但有引起注射部位硬脊膜外隙粘连之虑，故自体血填充不建议预防性应用，且禁用于凝血疾病或有菌血症风险的发热患者；③由于粗穿刺针（如硬脊膜外隙穿刺针）引起的硬脊膜穿破后头痛症状多较严重，持续时间也长，个别患者往往需要进行2~3次硬脊膜外隙填充后症状方能逐渐缓解。

（4）硬脊膜穿破后头痛还可给予综合性治疗，如可以配合针刺印堂、太阳、头维、丝足空及合谷穴治疗。

【提示与注意】①目前仍认为头痛原因主要是脑脊液经硬脊膜穿刺孔处漏出较多造成颅内压过低所致（即低颅压性头痛），而颅内压过低又可引起血管性头痛或脑刺激性头痛，甚至叠加性头痛，故少数患者头痛时间较重、较长；②由于选择穿刺针的粗细与头痛发生率明显相关，故尽可能使用较细且创伤性小的穿刺针。此外，手术患者选择椎管内脊神经阻滞均应告知术后卧床24小时，若需坐立时，应在家属协助下缓慢坐起，若出现头痛、恶心、眩晕等症状，则需继续卧床3~5天，并告知患者头痛可很快减轻或消失，以消除患者焦虑或不安；③麻醉术后延长卧床时间和积极补液并不能降低硬脊膜穿破后头痛的发生率，但可减轻或缓解头疼与恶心、呕吐症状。

842. 抗凝血药、抗血小板药与椎管内穿刺及置管存在何种关系？

【术语与解答】抗凝血药、抗血小板药与椎管内穿刺及置管的关系极为密切，主要关系到是否产生椎管内出血且血肿形成的风险。

1. 抗凝血药　主要通过影响凝血因子或影响凝血过程的不同环节,从而阻止血液的凝固。临床主要用于血管内栓塞或血栓形成性疾病的预防和治疗,包括阻止纤维蛋白形成的药物(如肝素、华法林)和促进纤维蛋白溶解而溶血栓的药物(如尿激酶、链激酶等)。

2. 抗血小板药　①血小板既在血液循环中参与止血功能,又在动脉硬化的发病、血栓形成过程中起着重要作用,而抗血小板药物可抑制血小板的黏附和聚集,故目前临床应用抗血小板药物多限于心血管系统疾病;②临床上常用的抗血小板药主要有阿司匹林,该药每日小剂量应用可防治冠状动脉性疾病、心肌梗死、脑梗死、深静脉血栓形成等,能减少缺血性心脏病发作和复发的危险,也可使一过性脑缺血发作患者的脑卒中发生率和死亡率降低。

3. 临床应用　长期服用抗凝血药或抗血小板药的患者多见于静脉血栓栓塞症与心、脑血管疾病,以及心脏瓣膜置换术后,乃至房颤患者等。

【麻醉与实践】现今很多老年人常规、长期服用抗凝药物,以降低心、脑血管栓塞的风险,而临床麻醉也越来越多的面临合并抗凝治疗的患者。

1. 椎管内脊神经阻滞与抗凝治疗的矛盾及风险　对于麻醉前应用抗凝治疗的患者能否实施椎管内穿刺与置管至今仍有争议,因抗凝治疗患者进行上述操作,一旦损伤血管而出血不止,很容易引发硬脊膜外隙血肿,而血肿形成则可压迫脊髓和脊神经根,其结果可导致患者术后躯体感觉与运动功能障碍,严重者还可造成截瘫。

2. 围术期应用抗凝血药相关基本原则　目前国内有关学者和专家针对抗凝药物与椎管内穿刺及置管的关系初步达成以下共识。

(1)口服抗凝剂:①选择椎管内脊神经阻滞患者应提早停用口服抗凝剂,并确认凝血酶原时间(PT)和国际标准化比值(INR)恢复正常,以及活化部分凝血活酶时间(APTT)基本正常;②长期口服华法林患者一般停药3~5天,PT和INR方可恢复正常;③单独口服适宜剂量的阿司匹林或其他非甾体抗炎药一般不增加椎管内脊神经阻滞期间血肿的发生,但两者与其他抗凝血药(如肝素、低分子量肝素、华法林)合用,则明显增加出血并发症的危险。

(2)静脉应用抗凝剂:①静脉注射肝素至少停用24小时,且凝血指标恢复正常后,方可实施椎管内穿刺、置管或拔管;②60岁以上患者应用肝素后出血发生率增多,尤其女性患者(其原因不明),在用药期间应密切观察出血迹象,并避免同时应用抗血小板药物(如阿司匹林),选择椎管内脊神经阻滞患者应延期手术;③若不慎遭遇使用抗凝治疗的患者硬脊膜外隙穿刺或置管出血,应采取生理盐水多次反复冲洗硬脊膜外隙,必要时加用10~15mg麻黄碱稀释后继续冲洗,待回流血液变淡、变清后,改用其他麻醉方法为妥。

【提示与注意】①长期、临时应用抗凝血或抗血小板药物(包括华法林、低分子量肝素、尿激酶、链激酶、阿司匹林等)是否增加椎管内脊神经阻滞的风险(如椎管内血肿形成等),目前尚无明确定论,但确有硬脊膜外隙脊神经干阻滞期间在其前、后应用抗凝血药物而出现椎管内血肿并发症。因此,为安全起见,应用抗凝治疗择期手术患者应停用抗凝药5~7天为宜,因一旦发生椎管内血肿而导致躯体或双下肢感觉与运动功能障碍,极易产生医患纠纷;②如发生硬脊膜外隙血肿,应及早实施影像学(CT、磁共振、椎管造影)诊断颇有帮助,因早期明确诊断有利于尽早手术,当发生血肿后尤其5小时内清除血肿减压其预后效果良好。若手术延迟常导致脊髓或脊神经根压迫受损而功能很难恢复;③长期或临时应用抗凝血或抗血小板药物的手术患者可采取全身麻醉,以解除可能出现椎管内血肿形成的风险。

（王世泉 襟艳丽）

主要参考文献与推荐读物

1. 吴新民主编. 麻醉学前沿与争论. 北京:人民卫生出版社,2009,26-39.
2. 王世泉,王明山主编. 麻醉意外. 第 2 版. 北京:人民卫生出版社,2010,81-116.

第六十三章　全麻术后苏醒期患者躁动

843. 何谓全麻术后苏醒期躁动？产生的可能性机制是什么？
844. 产生躁动的全麻药理作用有哪些？
845. 产生躁动的相关促发因素有哪些？
846. 躁动患者的临床症状与异常行为有哪些？
847. 全麻术后苏醒期躁动对机体有哪些危害？
848. 引起全麻术后苏醒期躁动主要是哪些人群？
849. 全麻术后苏醒期躁动患者的共性特点有哪些？
850. 临床上如何预防及处理全麻术后患者苏醒期躁动？
851. 为何全麻术后躁动患者神志完全恢复后其意识与记忆分离？
852. 全麻术后苏醒期患者有意对抗与全麻术毕躁动是不是一回事？
853. 全麻术后苏醒期躁动典型案例回顾能否使麻醉医师思维更拓宽些？

临床全身麻醉患者手术结束，全麻药物停止使用后，患者或自然清醒或给予拮抗剂催醒，一般情况下大多患者可在短时间内（20分钟内）被唤醒（呼之睁眼），之后则会处于类似劳累后睡眠时的安静状态。而少数患者苏醒后可发生烦躁或躁动，严重躁动患者甚至给予强行制动（多人按压等方式）也难以使其安静，这就是让临床麻醉医师感到颇为棘手的全麻术后恢复期或苏醒期患者躁动。

843. 何谓全麻术后苏醒期躁动？产生的可能性机制是什么？

【术语与解答】就单纯躁动而言，是指性情急躁、不冷静或烦躁，并同时出现行为异常的人。

1. 全麻术后苏醒期躁动　①是指全麻患者术后意识刚开始恢复，即刻出现突发性四肢活动或不冷静行为，其临床典型特点为乱说乱动；②正常情况下全麻术毕患者一般短时间其体内的全麻药已接近代谢、排泄完全，其意识基本从消失状态恢复至神志清醒，这是一短暂"转换"过程，患者神志清醒后大都处于安静状态，但呼之即可睁眼。然而，全麻术后苏醒期患者躁动则截然相反，可突发精神症状，乃至"朦胧"眼神或"醉酒"神态，以及行为异常等表现，严重者可对自身或他（她）人产生人身伤害等；③全麻术后恢复期患者躁动是一种"特殊性"麻醉并发症。

2. 产生躁动的可能性机制　目前对产生全麻术后躁动的确切机制仍未完全明确，其相关可能性促发机制如下：①高级中枢神经系统中可能存在某种"特殊兴奋性神经递质"或体内某种"应激性激素"相对增多，这是导致全麻术后产生躁动的主因（还有待于进一步研究证实）；②麻醉前与全麻术中高级中枢神经系统各相关神经递质相对处于平衡状态，如兴奋性神经递

1052

质谷氨酸、门冬氨酸与抑制性神经递质 r-氨基丁酸(GABA)、甘氨酸相对持衡,当全麻术后恢复期患者意识与知觉恢复后,可体验到各种不适感或创伤疼痛,从而反射性激发脑内的兴奋性神经递质与抑制性神经递质两者则处于动态失衡,故可促发全麻术后躁动;③中枢神经系统某种兴奋性神经递质或体内相关激素相对增多的人体,其通常存在着精力旺盛特点,而该类人多数为性急、倔强、任性、多虑、易怒,并追求完美,以及逆反心理强、遇事欠冷静,且情绪反应较强烈等性格表现,尤以青、中年男性为著(极少老年人则属"倔老头"),一旦该类患者全麻术后恢复期遇到促发因素(如各种不良刺激),则可反射性引起这些兴奋性神经递质或相关激素过度释放,故颇容易引起烦躁或躁动。

【麻醉与实践】①临床上虽全麻术后患者躁动发生率较低,且躁动时间长短不一,其躁动程度也存在差异,但严重躁动的危害性却令人担忧,因此,尽可能地予以防范和处理;②由于对产生全麻术后躁动的确切机制尚未完全明确,因此,麻醉医师对全麻术后恢复期患者产生的躁动不能完全给予提前防范,而且一旦患者出现严重的躁动,临床处理常显得有些被动,甚至颇为棘手。

【提示与注意】①全麻术后恢复期患者躁动发作严重者还可引起意外性伤害等不良后果,所以必须加强防范措施;②目前对产生全麻术后躁动确切机制的研究任重道远,虽颇为复杂,但相信在不远的将来麻醉界有识之士定能完成该重任。

844. 产生躁动的全麻药理作用有哪些?

【术语与解答】虽全身性麻醉药均作用于高级中枢神经系统,但对高级中枢神经不同的功能位点其抑制程度不一。因此,全麻术毕高级中枢神经不同位点功能恢复的时间也不尽相同,即作用于脑功能不同位点的全麻药完全代谢消除速率存在差异。另一方面,当全麻药对高级中枢神经抑制作用基本消失后,患者意识虽已有所恢复,但部分全麻药的残余作用使大脑皮层与上行网状激活系统(觉醒激活系统)的生理功能仍未全部复原,皮层指令与运动效应分离,从而影响患者对自身感觉的反应和处理。所以,部分患者可出现烦躁或躁动。

【麻醉与实践】麻醉药物作用所致全麻术后躁动主要有以下几方面:

1. 全麻药对相关神经递质的影响　正常情况下,高级中枢神经系统的兴奋性氨基酸类神经递质(如谷氨酸及门冬氨酸)与抑制性氨基酸神经递质(如 GABA 和甘氨酸)处于相对动态平衡。而大多全麻药既可与 GABA$_A$ 受体上的一些特殊位点相结合,又可对 NMDA(N-甲基-D-门冬氨酸)受体通道产生直接或间接的作用,全麻药对两者的影响难以平衡,故全麻术后部分患者易引起躁动。如静脉全麻药丙泊酚,既可通过调节钠离子门控通道产生广泛的 NMDA 受体的抑制,又可作用于 GABA$_A$ 受体及甘氨酸受体,从而全麻术后两者神经递质可能会出现暂时性失衡。因此,觉醒激活系统与觉醒抑制系统两者各自的神经递质出现暂时或一过性紊乱,从而导致患者也出现一过性或暂时性意识恢复障碍(注:临床上即使单纯应用丙泊酚一种全麻药,也可出现全麻术后躁动,笔者曾遇到两例)。

2. 全麻药残余作用对高级中枢神经系统的影响　全麻术毕恢复初期,虽体内大部分全麻药已基本代谢、消除,且对高级中枢神经的抑制作用也大部分消失,但部分全麻药的微弱残余作用或代谢产物致使大脑皮层与觉醒激活系统的生理功能活动仍未全部复原,皮层指令与运动支配相悖。加之意识未能真正完全恢复,故不能正常思维,致使难以正确识别与判断自身及周围事物,当机体感受到不良刺激时很容易诱发躁动或反抗,且不能约束自己的行为。只有作用于高级中枢神经系统的全麻药物全部代谢消除,患者意识才能真正的恢复或全部恢复,躁动也就不再发生。

3. 全麻药作用于高级中枢神经系统的不同位点恢复不同步　不同的全麻药作用于中枢神经系统(大脑皮层与脑干网状结构等)的位点(靶点)不尽相同,而且不同全麻药对高级中枢神经的不同位点的抑制程度也存在差异。此外,即使应用一种全麻药,该全麻药也往往同时作用于不同位点,术毕高级中枢神经系统不同位点的功能恢复的时间也不尽一致,即高级中枢神经被抑制的所有位点未能同步恢复。因此,全麻术后患者出现意识恢复失调,导致出现一过性、暂时性的意识障碍(如思维模糊、记忆不清、谵妄等)和行为异常(如反复躁动)。

【提示与注意】产生全麻后躁动的机制与全麻药理作用两者互为关系,两者为"本",而各种促发因素则是"标",目前临床上主要是采取的治"标"处理。

845. 产生躁动的相关促发因素有哪些?

【术语与解答】临床上造成全麻术后躁动的促发因素较多,各种不适感或不良刺激因素均可引起,以下较详细地予以阐述。

【麻醉与实践】全麻术毕机体内麻醉性药物大多已代谢、消除,甚至给予拮抗药予以逆转,故患者意识逐渐清醒,机体各种感觉开始恢复或已经恢复,躯体相关的不适感则可显现出来,当机体不能耐受时,即刻产生对应性反应,而躁动则是该反应的一种强烈形式。临床将躁动的促发因素归纳、集中主要有以下几方面:

1. 手术创口疼痛　①全麻术后麻醉性镇痛药基本已代谢、排泄,其少量残余作用已达不到有效的镇痛,尤其使用纳洛酮拮抗麻醉性镇痛药后,易引起开胸或开腹以及四肢手术患者切口处疼痛难忍而发生躁动(如开胸、开腹手术患者主要受呼吸动度影响可加重伤口疼痛),但给予一定剂量的药物镇痛后,患者多能平静安定;②睡眠性上呼吸道梗阻-呼吸暂停综合征患者(鼾症)术后咽腔疼痛明显,特别吞咽时加重,以及上呼吸道术后水肿通气不畅,疼痛与不适感常是诱发鼾症患者躁动的原因之一;③临床上由术后切口处疼痛导致躁动者大多集中在开胸或开腹以及关节手术的患者,一般情况下手术切口疼痛刺激越强,其躁动发生率也相对越高。

2. 机体不适感(难受)　人体对各种不适感的耐受程度不同,当某一种不适感超过其自身的耐受程度时,则必然产生反应(如躁动则是其中之一),包括有意识或无意识反应。临床上由不适感引起躁动者较为多见,甚至较严重,因有些或有的不适感比一般性疼痛更难忍受,如:①呼吸道不良刺激:手术完毕后体内全麻药基本代谢消除,此时给予气管内及鼻咽腔吸痰,往往可反射性引起患者难受性躁动;②气管插管(带管)刺激:采用气管插管全麻的患者通常术前只清楚被给予全身麻醉和大致手术部位,并不知道还需经口腔或鼻腔插入气管导管。当手术结束后患者神志恢复(苏醒)初期,一旦感觉咽喉处有气管内插管的存在而不能发音(讲话)时,则易产生焦虑与恐惧感以及难受感,有的患者做出的第一反应则是强行将气管内插管拔除,尤其气管导管气囊充气过多压迫气管内壁时,患者感觉"憋气"明显,故出现挣扎反抗或自行拔管;③双侧鼻腔堵塞:实施鼻腔手术患者,其术毕必须将消炎纱布条或膨胀止血海绵填塞双侧鼻腔内,以达到压迫止血目的,但通常人体已习惯于鼻腔呼吸,当全麻术毕患者恢复至苏醒初期且拔管后,患者突然感觉经鼻腔"喘气"费力,只能通过口腔张口呼吸,此现象往往很难适应,自我感觉明显"呼吸困难",其"喘气"不适感常可引发躁动(如患者手指不断触及鼻部,总想把鼻腔阻塞物移开)。

上述原因主要是由各种"难受"而引起的躁动,有时难受(不适感)比一般性疼痛还痛苦。

3. 导尿管刺激　临床上男性患者由导尿管刺激引起全麻术后苏醒初期躁动者颇为常见,约占全部躁动患者的1/3或更多,原因分析:①膀胱底部的三角区是膀胱敏感部位,位于尿道内口周边,而插入导尿管后,其导尿管前端球囊均注入10ml生理盐水或注射用水,以防止尿管脱出,但注水后的球囊恰好可压迫膀胱三角敏感区,此区域受压时易引起人体显著的尿意和膀胱刺激征;②男性前列腺部位尿道最为狭窄,加之男性尿道长,并且存在生理性弯曲,通常情况下置入导尿管就较女性困难,故其尿道刺激征也远较女性明显;③插入导尿管后虽尿液排出通畅,其膀胱也无充盈,但导尿管被夹在尿道之中,必然存在"下垂感"和"尿意",甚至"尿急"感。故患者术毕恢复期或朦胧状态时首先感觉想排尿,甚至不听劝阻站立起做出排尿动作,尤其很容易引起通常具有性情急、倔强、任性、易激怒性格的患者产生躁动,甚至总是因"排尿不尽"而反复躁动;④女性尿道粗短且松弛,导尿管刺激轻微,即使由导尿管刺激引起躁动,其躁动程度一般也不明显,所以女性由导尿管刺激而引起躁动者则非常少见。但笔者曾见到一例65岁女性患者全麻下行双下肢大隐静脉高位结扎与剥脱术,术毕自主呼吸恢复后拔出喉罩护送麻醉术后恢复室(PACU),在PACU苏醒后因导尿管刺激而产生严重躁动,除反复诉说排尿外,甚至自行下床走动寻找卫生间,给予多次丙泊酚制动,醒后继续躁动,拔掉导尿管后仍不改善,尽管医护人员反复多次劝说与讲明道理,以及使用各种相关镇静药物均无效,该患者持续躁动约2~3小时。第二天查房手术医生向该患者提起此事,该患者无任何印象。

此外,需要说明的是,无论硬脊膜外隙脊神经干阻滞还是蛛网膜下腔脊神经根阻滞或全麻联合硬脊膜外隙脊神经干阻滞,三种麻醉方法其术毕患者均不会出现因导尿管刺激而产生躁动,是因为腰骶段的脊神经被局麻药阻滞后患者感觉不到导尿管的刺激和产生的"尿意"。

4. 相关拮抗与催醒药不良反应性因素　全麻术毕患者苏醒延迟,麻醉医师时常应用拮抗药催醒,由于患者由全麻状态突转神志苏醒,其痛觉与其他不适感随之恢复,而敏感化患者则不能耐受各种相关不良刺激,因此即刻表现出躁动,如:①非特异性拮抗药氨茶碱与多沙普仑(佳苏仑)具有高级中枢神经兴奋作用,通常可用于全麻患者术后催醒,一旦患者用药后恢复知觉,其交感神经兴奋可立即引起剧烈躁动或挣扎,以及表现出不耐气管插管现象,甚至自行将气管插管拔除;②特异性拮抗药纳洛酮逆转麻醉性镇痛药后,由于手术切口疼痛提早出现,从而引起患者疼痛性躁动;③术后肌松药残余作用仍可致使患者全身无力,若采用新斯的明等逆转后,当患者肌力一旦恢复,少数患者(易躁动者)则可表现出躁动不安,四肢活动显著。

5. A型血或AB型血患者相对容易躁动　临床上部分A型血和AB型血患者往往对各种不适感或疼痛刺激过于敏感,故容易引起该类患者产生躁动。临床发现以A型血或AB型血患者全麻术毕苏醒期躁动发生率较B型血或O型血明显为高,而该类血型(A或AB血型)患者多具有性情急躁、倔强、任性、疑虑多、易激怒、遇事欠冷静,且情绪反应较强烈等(尤其青、中年男性为著)。因此,这类患者(具有躁动倾向者)遇各种不良刺激常不能耐受,颇容易引起烦躁或躁动。

6. 静脉全麻药氯胺酮　该药易引起噩梦、幻觉等精神症状,当该药在青少年或中青年人群中应用,较容易促发全麻术后恢复期躁动。

【提示与注意】现今临床上全麻用药基本上大同小异,但为什么绝大多数全麻术后恢复期患者均不发生躁动,究其原因主要是机体尚未存在促发躁动产生的机制,即高级中枢神经系统中某种"特殊兴奋性神经递质"或体内某种"应激性激素"相对减少或不足。因此,全麻术后恢复期(苏醒期)躁动一般需具备两个条件:即具有产生躁动的机制和存在促发躁动的因素,尤其前者(产生机制)为主导。此外,全麻苏醒期躁动需与神志清醒状态对疼痛敏感化而感受的痛苦不安或有意性对抗相鉴别。

846. 躁动患者的临床症状与异常行为有哪些?

【术语与解答】全麻术后患者躁动临床症状与行为异常表现如下:

1. 神经精神症状　全麻苏醒后正常患者思维清晰、问答一致、语言完全合乎情理,随意运动和反射活动正常。而全麻术后躁动患者则表现为神志异常,如典型患者:神志模糊、烦躁不安、不听劝阻、话语较多,其逻辑性或准确或偏差,甚至答非所问。

2. 眼神状态失常　正常患者苏醒后呼之睁眼,其闭眼睁眼随意,眼球运动灵活、自如。而全麻恢复期躁动患者中,有些患者虽能睁眼,但眼球类似"朦胧"眼神或"醉酒"神态(眼神涣散,无目标焦点)。

3. 行为活动异常　四肢乱动、头颈摆动,甚至挣断约束带而起身坐立,乃至下床站立行走,表现为站立不稳以及全身灵活度欠佳等。此外,严重躁动患者还可自行拔出气管插管、输液管、输血管、鼻饲管、引流管、导尿管等,甚至掀开已包扎好的敷料,以及自伤或打骂身边的医护人员。

4. 血流动力学可剧烈波动　全麻术后躁动患者均伴随不同程度的心率增快和血压升高。

【麻醉与实践】全麻术毕患者无论在手术间内实施催醒恢复其意识,还是护送至麻醉恢复室(PACU)让患者自然苏醒,凡存在躁动倾向的患者或多或少可产生躁动,只是躁动的程度不同而已,尤其给予催醒剂(多具有兴奋作用)或特异性拮抗药后,躁动则可提前出现,其躁动程度也相对显著乃至严重。上述所列举的症状与行为异常在躁动患者中均可不同程度的产生,从而迫使麻醉医师不得不采取对症治疗或进行干预,甚至需反复处理。

【提示与注意】麻醉医师对全麻术后躁动患者的担心主要在于行为活动明显异常和血流动力学剧烈波动,以及自行拔出气管插管、创口引流管、导尿管等,因三大方面均有可能使患者发生不测。故需要提醒的是:①全麻术后躁动需与全麻清醒后患者有意性对抗相鉴别,因两者处理方法不同;②全麻术后躁动还需与中枢抗胆碱能综合征相鉴别,后者主要是应用东莨菪碱或阿托品而阻断了中枢神经系统的毒蕈碱样胆碱能受体而造成,尤其老年患者术前使用抗胆碱能药物或对抗胆碱药物敏感患者更容易发生中枢抗胆碱能综合征,其临床主要表现为意识模糊、谵妄、烦躁不安等。

847. 全麻术后苏醒期躁动对机体有哪些危害?

【术语与解答】①虽全麻术后躁动发生率较低,但严重躁动其危害令人担忧,尤其患者因躁动而交感神经兴奋所致的心率增快、血压升高,可引起伴有高血压、心脏病患者的收缩压可高达 180~200mmHg 或以上,甚至有可能发生心、脑血管意外。此外,严重躁动患者猛烈的躯体活动与挣扎,可直接危及手术切口及组织缝线的固定,很容易使手术创面及结扎后的薄弱血管再度破裂出血,一旦造成切口开裂出血,有可能导致手术失败;②严重躁动患者极易发生自身意外性伤害,如坠床或自伤、挫伤、骨折、软组织损伤,以及对他人造成意外性伤害等;③严重躁动患者可使已安置妥善的引流管、鼻饲管、导尿管、输液管,以及气管插管脱出,造成再次置入增加困难;④严重躁动患者即使给于强行制动(多人按压或束缚等)也难以使患者安静,甚至适得其反。

【麻醉与实践】①患者躁动大都发生在全麻术毕苏醒期,尤其反复性躁动,是麻醉医师感到非常棘手的问题,除可产生上述危害外,还会耗费麻醉医师与其他医护人员的精力和体力,其至影响临床工作等。因此,对全麻术后严重躁动患者必须予以处理和干预;②由于患者躁动的时间长短不一,躁动程度也不尽相同,故必须防止不测,如自伤、坠床和伤害他(她)人等,必要时给予丙泊酚制动和约束带固定;③全麻术后苏醒期严重躁动除影响麻醉质量外,还影响患者术后的康复,甚至影响手术效果。

【提示与注意】根据全麻术后恢复期躁动的危害,麻醉医师必须及时给予治疗与处理,防止上述危害的发生,可参阅本章(850. 临床上如何预防及处理全麻术后患者苏醒期躁动?)。

848. 引起全麻术后苏醒期躁动主要是哪些人群?

【术语与解答】临床发现易产生躁动的人群如下:

1. 年龄　全麻术毕苏醒期躁动多见于大龄儿童、少年与中青年,幼儿与高龄患者(80 岁以上者)少见,可能与低龄小儿相关生理功能发育尚不健全有关,而高龄患者其生理功能进行性衰退,全麻术后体力恢复明显减慢,其肌张力降低而无能力躯体活动或挣扎。但也有些老年人(70 岁左右)全麻苏醒初期躁动较为明显,是否与中枢抗胆碱能综合征有关尚不能确定,后者主要由于应用东莨菪碱后阻断了中枢神经系统的毒蕈碱样胆碱能受体所造成。另有少数老年人全麻术后苏醒期极易产生躁动,这类老年人属"倔老头",通常生活中其脾气(性情)固执、自以为是、容易激怒、难于沟通等,故该类老人全麻术后苏醒期更容易出现躁动。

2. 性格　从心理学视角而言,一般人的性格可粗略划分为 A 型、B 型和中间型。A 型性格人一般常有性急、倔强、不听劝阻、缺乏耐心、好胜心强、易激怒、好争斗、好猜疑、信不过别人,遇事欠冷静且情绪反应较强烈等。而 B 型性格人一般心地较平和坦荡,与世无争,做事较有条理,无时间紧迫感,喜欢不紧张的工作,较有耐心、基本不争强、较能克制、少敌意、不易激怒,对受到的不适感或一般刺激常能忍耐,且反应较平静。在现实生活中虽能遇到上述分类中的典型代表人物,但大部分或多或少存在着差异,由于性格特征的复杂性,这种分类有着许多局限性和片面性,但就全麻术后躁动而言,临床上以 A 型性格患者发生躁动者明显为多。

3. 性别　全麻术后躁动者男性显著多于女性,主要与男性"雄性"特征及生理特点有关。

4. 血型　在全麻术后躁动患者中,A 型血与 AB 型血患者发生率较 B 型和 O 型血患者明显为多,因 A 型血和 AB 型血人多具有上述 A 型性格人的特点。

5. 文化素质　全麻术后躁动低文化素质患者较高文化素质为多,农村人多于城市人,这可能与知识面以及患者的理解能力有关。

6. 遗传倾向　全麻术后恢复期躁动患者也有一定的遗传倾向。

7. 中枢神经系统某种兴奋性神经递质或体内相关激素增多　该类患者通常精力旺盛,其特征多呈上述 A 型性格人,一旦存在促发因素(如各种相关不良刺激),则可反射性引起体内相关神经递质或激素过度释放,其行为表现则是烦躁或躁动。

【麻醉与实践】临床上给予上述人群中的 A 型性格患者或 A 型血与 AB 型血患者,尤其中枢神经系统某种兴奋性神经递质或体内相关应激性激素增多的患者实施全身麻醉,其全麻术后苏醒期容易引起躁动,特别是青、中年男性为显著。但另一类患者,如麻醉术前已处于休克状态或麻醉前全身状况非常虚弱等,即使存在产生躁动的可能性机制和相关促发因素,其全麻术后苏醒期一般不会出现躁动,甚至发生率几乎为零,因术后无体力和能力产生躁动。

【提示与注意】需要说明的是,临床还发现:手术时间短(如 30 分钟内)的全麻患者与手术时间长(如 5 小时以上)的全麻患者相比术毕苏醒期发生躁动者反而很少,即使是上述人群中的 A 型性格患者或 A 型血与 AB 型血患者,一般也不出现躁动,这又是何原因? 初步分析:

①如果手术创伤小、手术时间约在 30 分钟或以内,该类患者一般无需气管插管或安置导尿管,以及术毕也无需实施口咽腔分泌物吸引等刺激,因无相关促发因素,故麻醉术毕苏醒期基本无不适感,所以一般不会引起躁动。另一方面,由于手术时间较短,全麻用药种类(如单纯丙泊酚或与麻醉性镇痛药复合等)与用药总量均少,术毕患者体内药物残余作用很低,尤其脑内的药物基本清除,因此发生躁动很少,即使躁动其程度也不明显;②如果患者手术创伤大、手术时间长(如 5 小时以上,即手术时间越长躁动越少),必须实施气管插管全身麻醉与安置导尿管,而且术中全麻药与复合用药种类多、用药总量大,虽患者术后经相关药物拮抗或顺其自然恢复,其意识清醒,而且自主呼吸恢复满意,这期间气管插管、导尿管仍存在,同时给予口咽腔吸引等刺激,患者也不出现躁动,这可能与全麻术后体内药物残留较多,仍发挥着对各种不适感及相关刺激产生的抑制效应。此外,手术时间越长,机体肌力消耗越大,术毕恢复期越无动力(无力气)躁动。

849. 全麻术后苏醒期躁动患者的共性特点有哪些?

【术语与解答】 全麻术后恢复期躁动患者一般都有其一定的共性特点:①多具有性情急躁、倔强、任性、疑虑多、易激怒、要求完美、遇事欠冷静,逆反心理强且情绪反应较强烈等;②生活环境中经常不明原因地出现不满、发怒或发火;③该类人群在家庭环境中大都起着"支配"地位或"关键"作用,总认为自己的思维、观点以及处理方式等都是"正确"的,对他(她)人尤其家人(关系亲密者)的观点、做法大都看不惯或"不顺眼",以及在某些问题上一般听不进别人的劝阻,并容易与其他人产生争执;④在与他(她)人争论或争执中一旦认识到自己"缺理"或失误或存在过错等,一般不会主动承认,通常默认(不讲话)即是心理上已承认过错或做得不对,但行为上仍保持原态。

【麻醉与实践】 一般而言,具有上述共性特点的患者全麻术后苏醒期容易引起躁动。

【提示与注意】 对全麻苏醒期躁动患者术后第二天随访,按照上述相关共性特点追问患者或咨询其家人,该类患者基本具有或符合上述不同程度的共性特点。

850. 临床上如何预防及处理全麻术后患者苏醒期躁动?

【术语与解答】 ①患者术后反复躁动可使医护人员处理较为棘手,以及引起患者家属着急与不安,甚至其家属对麻醉质量提出不满或质疑;②目前虽对全麻术后苏醒期躁动无特效治疗方法,但了解躁动的可能性机制与相关促发因素,可有利于采取对应性措施,以便给予相关预防及处理。

【麻醉与实践】 对于可能发生全麻术后苏醒期躁动患者应从以下几方面给予预防与处理:

1. 消除思想顾虑　①麻醉前通过访视患者,尤其对可疑性躁动患者(如 A 型性格患者,包括 A 型血和 AB 型血患者)应预先给予心理疏导和相关提示,以利于减轻全麻术后的躁动;②患者入手术室后,全麻诱导前再次向患者讲明术中置入导尿管的必要性与全麻术后可能出现的尿道不适感或尿意,需要予以配合。尤其男性患者更应强调或告知出现"尿意"、"尿急"、"排尿困难"等不适时一种假象,主要是导尿管刺激所致,有尿会自然从导尿管中排出,不必担心和顾虑,不予理睬,很快会好转;③需全麻气管插管者应告知患者术中必须建立人工呼吸道,实施呼吸支持,嘱咐患者术毕意识清醒后先不能讲话,也讲不出话,此种咽喉难受或不适感需坚持忍耐、配合,一般在 5 ~ 15 分钟可拔出气管插管,拔管后不适感自然解除,以便消除全麻术毕神志清醒或半清醒时因咽喉不适和不能讲话而产生的恐惧感。此外，插管前先将导管给患者看一下，比全麻术毕苏醒期再给予解释效果显著；④告之患者全麻手术结束后可能需要从口腔、咽腔、鼻腔以及气管内吸引分泌物，其相关不适感非常短暂，让患者理解合作；⑤还需向患者讲明全麻术后麻醉药作用消失后有可能出现创口稍有疼痛，如不能忍受可口述或用手予以指点，以便麻醉医师采取镇痛措施。总之，让患者越知情，术毕苏醒期患者越予以配合。

2. 提前采用预防措施　①开胸、剖腹与关节手术，以及创伤较大的其他手术，在不影响呼吸功能情况下，根据年龄、体质、病情给予麻醉性镇痛药尽可能用足，为避免术后呼吸抑制，手术后期可改用适宜剂量哌替啶替换芬太尼类，因哌替啶除具有镇痛效应外，还具有镇静作用；②术毕提早应用镇痛泵（PCA）也是预防措施之一，即手术结束之前先将 PCA 用于患者，可缓解或抑制术毕产生的创伤性疼痛与其他不适感；③若需要术中导尿的患者，尤其男性患者，应将导尿管涂抹固体局麻药（如 1% 丁卡因或 4% 利多卡因软膏等）。另外当导尿管插入膀胱内可将导尿管球囊中注入 5ml 生理盐水即可，不必注入 10ml，以便减轻导尿管下坠感而对膀胱三角敏感区及尿道内口的压迫刺激。除病情需要外，估计手术时间在 2 小时以内且术中出血不多者，可不必安置导尿管，若患者术毕膀胱已充盈，在其未苏醒前可给予一次性导尿即可；④手术即将结束前，先经气管插管向气管内反复多次喷入 1% 丁卡因或 4% 利多卡因，以减轻或避免术毕清醒后患者不耐受气管插管。此外，顺便将气管导管气囊中气体抽出一部分或1/2，可减轻对气管内壁的压迫和刺激性呛咳；⑤采用吸入全麻药的手术患者，应在麻醉结束前充分"洗肺"，以防止其残余作用导致的意识与认知能力的短暂"失衡"；⑥若多种全麻药复合（如丙泊酚与吸入性全麻药以及苯二氮䓬类药乃至镇静药等）应用，对估计易产生躁动的患者应手术完毕前约 20 分钟可停用全麻药，后期主要依靠麻醉性镇痛药与肌肉松弛药，以利于术毕全麻药完全代谢、排泄，以便使高级中枢神经各位点（靶点）的全麻药残余作用均消失（注：但患者有可能术毕缝皮期间出现知晓，必要时可单纯吸入淡浓度七氟烷）。总之，只要提前缓解或解除患者术后疼痛与各种不适，则可显著减少全麻术后患者的躁动。

3. 拮抗催醒药应适宜　凡事物总有其两面性，即有利有弊，因此全麻术毕若使用相关拮抗药催醒患者时，应掌握指征与适度，防止逆转过度引起躁动。①因麻醉性镇痛药所致的呼吸抑制可间接延迟患者的苏醒，特异性拮抗药纳洛酮或烯丙吗啡可予以逆转，但缺点是体内的残余镇痛作用也同时被逆转，从而易引起患者苏醒后因疼痛过早出现而烦躁不安，故应根据患者情况少有或尽量不用；②支气管扩张药氨茶碱临床上常用于全麻患者术后催醒，该药属非特异性拮抗，但治疗剂量的氨茶碱可增加内源性儿茶酚胺的释放，应用后患者躁动常可加剧，故氨茶碱尽量不用于易产生躁动的患者；③非特异性呼吸中枢兴奋药多沙普仑（佳苏仑）亦能用于拮抗因全麻药、镇静药和麻醉性镇痛药引起的苏醒延迟及呼吸抑制，其效果较确切，而且不影响麻醉药物的镇痛作用，具体用法以 1mg/kg 稀释后缓慢静脉注射或静脉滴注，约 2~3 分钟后，呼吸频率明显增快，其呼吸幅度也增大，潮气量增加，一般呼之睁眼，作用持续时间约 10 分钟。若意识恢复不满意，可重复小剂量缓慢用药或持续静脉滴注，其副作用类似氨茶碱；④氟马西尼可特异性拮抗苯二氮䓬类药物引起的嗜睡、神志不清及意识消失，若使用咪达唑仑（咪唑安定）或地西泮（安定）过量，宜考虑采用氟马西尼逆转；⑤中枢性抗胆碱能综合征患者临床较少见，尤其应用东莨菪碱后的老年患者可诱发这一综合征，该症状主要表现为高级中枢神经抑制，如深睡不醒、谵妄、呼吸抑制等，毒扁豆碱则可用以排除抗胆碱能作用引起的长时间意识不清和谵妄；⑥若呼吸抑制由非去极化肌松药间接所致肌无力而苏醒延迟，应给于抗胆碱酯酶药(如新斯的明等)拮抗。总之,拮抗药使用应适宜,且有针对性应用。

4. 补救处理措施　①一旦全麻术后患者出现明显躁动,先静脉注射 20～40mg 丙泊酚予以制动,患者安静后根据其年龄与全身状况静脉给予哌替啶 10～30mg,若丙泊酚作用消失,患者仍然恢复躁动,需再重复静脉注射 20～40mg 丙泊酚,随时间推移患者机体内作用于高级中枢神经系统不同位点(或靶点)的其他残余全麻药和镇静药则可全部消失,此时体内的哌替啶镇痛、镇静效应也发挥作用,患者躁动可逐渐消除。因丙泊酚起效快、时效短,反复 2～3 次注射用药后,其患者有一个渐进的完全苏醒过程,一旦患者神志完全清醒(意识与认知能力同步恢复),即使仍有不适感或疼痛,其患者正常思维已经恢复,故不会躁动。但补救处理措施应在手术室或麻醉恢复室(PACU)中进行方安全(若出现呼吸道梗阻或呼吸抑制等异常症状在手术室或 PACU 容易处理);②对躁动严重患者应减少不良刺激,及时给予适量麻醉镇痛药,如哌替啶、曲马多等;③无论应用氟-芬合剂(氟哌利多与芬太尼),还是使用氟-哌合剂(氟哌利多与哌替啶),采用 1/3 或 1/2 剂量提前应用均可预防全麻术后躁动,也可用于全麻术后苏醒期躁动患者的治疗;④全麻术毕结束前 30 分钟可静脉滴注适宜剂量的右美托咪啶,因该药具有镇静和抗交感神经兴奋效应,而且对呼吸无抑制作用,搭配适度镇痛药(哌替啶)应用可明显降低全麻术后患者的躁动。

【提示与注意】①对于严重躁动患者务必给予躯体保护,必要时给予约束带固定,以防止坠床或产生其他伤害;②全麻恢复期患者躁动通常多在短时间内恢复正常,一般不会超过 30 分钟,但极个别患者可长达 1～2 小时,甚至可达 3 小时;③易产生躁动的患者全麻术后其苏醒时间也相对延迟,且苏醒质量也大多较差;④对于不耐受气管插管躁动患者,若给予拔管时,切记气管插管与牙垫分开固定,先拔气管插管,避免同时拔出时牙垫刚离开口腔,而气管插管被死死咬住,此时可处于通气中断,非常危险,务必切记。

851. 为何全麻术后躁动患者神志完全恢复后其意识与记忆分离?

【术语与解答】①正常情况下意识是机体对自身和环境的感知,人的意识包括意识内容和觉醒状态两大组成部分;②意识通常是根据人的语言和行为活动状态来评估;③正常意识表现为随意语言合乎情理和逻辑,思维清晰、敏捷,睁眼闭眼随意,眼球运动灵活自如,随意运动和反射活动正常,尤其近期(事件)记忆更不能忘怀。而全麻术后苏醒期躁动患者虽有时语言表达能力大都较为准确,符合常理,看起来似乎意识清楚,但事后(第二天)对自己躁动期间的行为、语言以及对周围环境等无任何记忆,处于意识与记忆分离状态。笔者对 86 例躁动患者术后次日随访,让其回忆术后躁动期间的行为活动经过(并给予提示),只有一例患者(13 岁)尚有部分记忆,其他患者均无记忆。由此得知,全麻苏醒期间的躁动患者其感觉存在,却无真正的意识与记忆,并且存在近期意识与记忆分离现象。

【麻醉与实践】①全麻术后患者躁动结束,且意识完全恢复正常后可无任何精神症状,也无任何后遗效应;②意识是以记忆和感觉为先决条件,由此而言,全麻作用完全消失,其患者苏醒后,记忆也理应立即恢复,尤其近期记忆。但在全麻恢复期躁动患者其术后第二天尽管无任何精神症状,也无任何后遗效应,而且意识完全恢复正常,但对全麻术后的自身躁动情况和异常行为全然不清,存在着意识与记忆分离现象。

【提示与注意】虽全麻恢复期躁动患者有时语言表达能力合乎逻辑,但事后对苏醒期躁动行为无任何记忆,这种意识与记忆分离的现象尚有待于今后深入探讨和进一步研究。

852. 全麻术后苏醒期患者有意对抗与全麻术毕躁动是不是一回事?

【术语与解答】 临床上少数患者全麻恢复期其意识完全清醒,之所以发生"躁动"(有意对抗),是因为难以忍受各种不适感或刺激,即使轻微的不适感也不能耐受,甚至对周边环境以及对医护人员对自己的医疗和护理产生不满和反感,甚至表现出逆反心理,因此采取对抗的行为以发泄内心的不满乃至反感。其表现行为是越让其安静不动,该患者越要按自己的想法行事或反抗,根本说服不听或不听劝阻。对这种有意反抗性"躁动"患者则可采取轻微、特殊性或善意的"恐吓"的办法以及"暗示"疗法予以对待,如严厉告之再剧烈活动和挣扎其手术切口能迅速"开裂",并"大出血",就得重新缝合止血,甚至切口无法愈合等,该患者听后一般可立即停止"躁动",因为该类患者头脑很清楚利弊关系,这种"恐吓"办法只能对意识完全清醒的患者使用,即其记忆和思维能力已处于麻醉手术前的正常状态。

【麻醉与实践】 笔者曾遇过多例假躁动(对抗)病例,其中一例为全麻下行胃恶性肿瘤根治术女性患者,年龄51岁、体重73kg,全麻术毕意识完全清醒后护送回病房,在病房内产生严重的"躁动",医护人员与其家属反复劝阻均无效,为避免坠床和各种引流管(胃管、导尿管等)脱出,由家属多人给予按压制动,此时非但无效,反而继续剧烈的反抗,期间其心率达116～133次/分、血压165～188/95～101mmHg。笔者听说后去病房见到该患者,首先让所有按压制动的家属松手且停止按压,再采用上述"恐吓"的办法告之患者,该患者立即静止不动且非常安静,然后笔者让护士平整被褥、垫好头枕,整理好患者身上的各种管道,并给予摇床,使其头高足低仰卧位,让该患者越舒适该患者越予以配合,此时心电监护仪显示心率85次/分、血压137/82mmHg(事后其家属感到很奇怪,追问这是为什么?)。另一例为6岁男性患儿,因扁桃体、腺样体肥大实施全身麻醉下行扁桃体、腺样体切除术,该患儿在麻醉术后监护室(PACU)神志清醒拔管后则出现哭闹与"躁动",由于患儿体胖,两名护士劝说不听且按压不住,患儿甚至谩骂医护人员,对该患儿如采取上述"恐吓"的办法往往不能奏效,若采用一种针对该患儿的逆反心理,则可起到良好效果,如告知患儿越哭闹越不能短时间内护送其回病房见爸妈,如果安静听话,5～10分钟肯定护送回病房见到爸妈,并做出保证,患儿听后则能暂时停止对抗且较为安静。

【提示与注意】 需要指出的是,在3～6岁小儿中,少数患儿全麻术毕清醒后可出现持续性哭闹,尤其回到父母身边,父母尽管全力劝说,倔强的患儿总是哭闹不止,甚至拍打父母,这并非是全麻术后躁动,而是一种术后发泄性对抗。如性格倔强的患儿行扁桃体、腺样体切除,手术前其父母告诉孩子一些"谎话",如手术后"嗓子"如何不痛或无不适感等,但患儿术后感觉口咽腔明显不适或吞咽时疼痛,乃至吞咽难受等,则与父母术前的"谎话"完全不符,这种有着明显个性的倔强患儿通常会采取持续性哭闹等来对抗父母的反复劝哄。

853. 全麻术后苏醒期躁动典型案例回顾能否使麻醉医师思维更拓宽些?

【案例与回顾】 通过典型躁动患者案例回顾,并予以讨论、分析,则可加深对该类特殊麻醉并发症的认识,以利于临床麻醉方法的改进与麻醉用药的调整,以及熟悉应采取的相关措施。

例1:①患者男,56岁,77kg,A型血,系农民,因患肺癌限期在全身麻醉下行患侧肺叶切除术;②查体全身情况良好,心电图及各项化验检查均在正常范围;③患者入手术室前半小时肌注东莨菪碱0.3mg,苯巴比妥钠0.1g,患者入手术室后测血压136/81mmHg、心率85次/分,

SpO$_2$为98%；④对该患者采用咪达唑仑2mg、丙泊酚140mg、舒芬太尼30μg、维库溴铵8mg静脉缓慢注射全麻诱导，经口腔插入双腔支气管导管，连接麻醉机实施肺隔离技术，行机械控制通气，术中以静-吸复合全麻维持，手术期间血压、心率与SpO$_2$以及P$_{ET}$CO$_2$大致在正常范围，手术历时约3小时；⑤手术完毕后静注新斯的明2mg与阿托品1mg拮抗非去极化类肌松剂的残余作用，此时患者生命体征无异常，在给予咽腔与气管内分泌物吸引时，患者出现刺激性呛咳，并且开始躁动，尤其四肢活动频繁与不断摇头，尽管麻醉医师让其安静，但不按指令行事，患者自行突发将双腔支气管导管拔出口外，此时快速静脉注射丙泊酚50mg，患者安静不动，但约5～6分钟后患者又出现躁动，并坐立在手术台上，要求去厕所小便，为防止坠床由多人给予强行制动均无效，立即再次静注丙泊酚50mg，并静脉复合哌替啶35mg，此后该患者逐渐安静且处于睡眠状态，20分钟后意识恢复且其躁动未再复现；⑥第二天访视并追问其术毕躁动情况时，该患者一概不知，无任何记忆。

例2：①患者男，55岁，70kg，O型血，工人，入院诊断结肠癌，拟在气管插管全麻下行结肠癌根治术；②查体ASA I级，术前半小时肌注东莨菪碱0.3mg、苯巴比妥钠0.1g，入手术室后测血压126/60mmHg、心率62次/分、SpO$_2$为99%；③麻醉诱导采用咪达唑仑10mg、丙泊酚80mg、芬太尼0.2mg、潘库溴铵8mg，经口腔插入8.0ID气管导管，连接麻醉机行机械控制呼吸，术中以静-吸复合全麻维持，术中麻醉平稳，生命体征无异常变化，手术历时约3小时，除麻醉诱导药外，术中总共用药氟哌利多5mg、芬太尼0.2mg、哌替啶50mg、丙泊酚60mg，异氟烷持续吸入用量不详；④手术结束静注新斯的明2mg、阿托品1mg拮抗肌松药残余作用，因意识尚未恢复，此时测血压、心率和SpO$_2$仍正常范围，且自主呼吸恢复满意，拔除气管插管后观察10分钟无异常表现，故将患者护送回病房；⑤回到病房约10分钟，患者开始出现躁动，将固定四肢的约束带挣脱，其家属与护士同时采用强制性制动无效，并将胃管、输液管及导尿管全部拔除，在躁动期间坠床一次，因病床离地面较矮，未造成损伤以及其他并发症。因静脉输液管被患者自行拔除后，立即肌肉注射哌替啶50mg、咪达唑仑10mg，患者逐渐安静入睡；⑥第二天完全苏醒后，家属与护士向其讲述躁动经过，患者无任何记忆，但患者听家属与护士的讲述经过后，则对麻醉"效果"极为不满。

例3：①患者男，19岁，86kg，A型血，学生，入院诊断右侧下肢骨肉瘤，拟在硬脊膜外隙脊神经干阻滞下行右下肢截除术；②该患者ASA I级，术前半小时肌注苯巴比妥钠0.1g，入手术室后麻醉医师选择L$_{2～3}$椎间隙为穿刺点，手术全程硬脊膜外隙脊神经干阻滞效果完善，手术时间共5小时；③手术期间患者心率在71～85次/分之间，收缩压在98～130mmHg之间。术中由于患者多次述说右下肢不适感（但不痛），并提出对面罩吸氧很不舒服，因此，术中间断静注哌替啶共150mg、氟哌利多15mg，手术进行至约3.5小时，患者开始出现不安静现象，但考虑到此患者应用全麻药后可能出现术中躁动，故未给予咪达唑仑或地西泮（安定）及氯胺酮类药物。为使该患者安静，先静脉注射丙泊酚50mg，然后静脉持续泵入丙泊酚3mg/（kg·h）镇静，静注丙泊酚后患者处于睡眠状态，约10分钟时，患者出现明显躁动，手术暂停，并采取强制性制动且迅速再次静注丙泊酚50mg，患者躁动消失。但约10分钟时又出现躁动，继续静注丙泊酚50mg，同时硬脊膜外隙注入1%利多卡因与0.25%布比卡因合剂11ml，在丙泊酚药效作用尚未消失时，继续静脉追加50mg丙泊酚（反复追加5次），此后患者再未出现躁动。患者躁动期间心率最快为137次/分、收缩压最高为140mmHg。当下肢截除后开始缝皮时，患者缓慢苏醒，能回答问题，但对术中躁动并讲话（连续呼喊别压我）无任何记忆。

【讨论与分析】①全麻术后恢复期躁动患者是处于感觉存在，而意识仍未完全恢复的阶段,处于"似醒非醒"状态(部分患者可完全睁眼,但类似于朦胧眼神或醉酒神态),这期间任何疼痛、难受、不适感等不良刺激,均可导致患者出现反射性的躁动。此时,尽管麻醉医师全力说服、劝阻,甚至强行制动,均不能达到目的;②第二天访视例 1 与例 2 患者和家属得知,该两例患者平常即存在火气暴、易怒、性情倔强,甚至不论环境、地点、时间、场合及周围人员等,只要看不惯的事情,不顺耳的话,就要争论,而且公开场合一般不承认自己存在过错或缺点等,此类患者在家中大多处于支配地位,其家人都得听他的,故这类患者全麻术后容易引起躁动。例 3 也有类似之现象,只是仍处于麻醉状态较轻而已;③例 3 患者事先考虑到使用苯二氮䓬类药或氯胺酮会出现一过性"安定",然后更加躁动(无意识躁动),因此选择迅速、短效且恢复后无精神症状的药物(丙泊酚)。第一、二次使用后,正是患者右下肢即将离断,其下肢过重并下垂式牵拉,致使患者出现不适感,当丙泊酚作用刚消失时,正处于朦胧状态,故出现躁动,医护人员给予制动,患者连续呼喊"别压我",但始终未说疼痛。经反复间断应用丙泊酚(每次 50mg)与镇痛、镇静药(哌替啶、氟哌利多)协同后,虽最终制约了患者躁动,但也正是患者患侧下肢被截除之后,此时其不适感(患侧下肢下坠感)已解除,患者躁动也停止;④例 3 患者每次静注 50mg 丙泊酚后,由于脑内丙泊酚浓度提高,其躁动则被制止,一旦丙泊酚浓度下降,躁动就复现;⑤为何该患者双下肢感觉、运动均被阻滞,而仅有患侧下肢不适感则引起反复躁动。分析认为,该下肢重量大,术中离断时需要手术医生实施下垂式牵拉,该牵拉可累及腹腔脏器,因该患者脊神经干阻滞范围未能达到上腹部,故术中不适感比一般性疼痛更难以忍受,因此反复出现躁动;⑥上述三例平均年龄为中年,均类似 A 性格类型人,其中两例为 A 型血,属易发生躁动的人群。此外,三例患者完全恢复意识后对躁动行为的记忆与意识分离。

　　【防范与处理】①由于麻醉恢复期患者躁动发生的机制尚未完全明确,加之围麻醉期导致躁动的因素较多,因此,对于其完全预防仍是目前临床麻醉中的一个较为棘手的难题。尽管如此,若术前给予心理疏导,术中能维持适宜的麻醉深度,术毕给予充分的镇痛与镇静,并保持呼吸功能的正常,维持循环系统稳定,以及避免各种不适感与不良刺激等,则能显著减少躁动的发生;②术前麻醉医师访视患者的目的之一是指导患者配合麻醉,但首先解除患者的焦虑与恐惧心理,通过一般的交谈可取得患者的信任,然后试问患者的个性问题,如性格是否急躁、倔强,是否时常与朋友,尤其和家人常在某些观点、方式方法方面乃至一些琐事即可发生辩解、争执等,总认为自己"一贯正确",特别对于 A 型血或 AB 型血的患者更应询问。若麻醉医师的心理咨询得到患者的认可,则更加取得患者的信任。然后再向患者讲明麻醉与手术问题,如告知手术完毕、麻醉结束并开始恢复时,可能出现一些不适感(如导尿管、气管插管刺激以及相关不适感等),甚至刀口轻度疼痛,让患者懂得这些不良刺激或不适感只是短暂的,若按医生的指令行事,则很快会好转。此外,让患者记住全麻术后回答问题时要么点头,要么摇头,点头代表"是",摇头代表"否",麻醉医师根据患者的动作表示,给予作出相应处理。通过心理咨询,一方面得知患者的个性特点,可提前做出一些防范措施。另一方面,患者清楚术后躁动(不予配合)可对病情产生不利影响,因此能主动配合医生;③在对躁动原因未明确之前,最主要的工作是要加强防护,避免发生意外性伤害或其他严重并发症。若原因较为明确者,应立即予以消除,如患者不能耐受气管内插管,则应尽快拔管或提前经气管插管向气管内反复多次喷入 1%的丁卡因或 4%利多卡因,以减轻或消除由气管插管不适感所致的躁动(对于气管插管全身麻醉,大多数患者术前并不知道实施气管插管与手术的关系,因此术后麻醉药一旦消失,刺激性不适感与呛咳以及不能发音必然引起患者恐惧性躁动)。若估计手术时间在 2~5 小时,插管前可将导管前端与气囊处涂抹 1%丁卡因或 4%利多卡因软膏,固体局麻药对呼吸道黏膜可产生长时间的阻滞,术毕可明显减轻气管插管对喉与气管的刺激或不适感;④对全身情况良好者,只要生命体征平稳,自主呼吸恢复满意且呼吸道无分泌物,待患者尚未苏醒时,可提前拔出气管插管,然后扣入面罩供氧通气,从而可避免苏醒时由气管插管刺激所引起的躁动;⑤对可能的原因去除后其躁动仍持续或躁动原因不明确的患者,若呼吸与循环系统无异常者,可适当使用起效快、作用时间短的全麻药丙泊酚用以静脉注射快速制动,但切记在呼吸、循环明显异常或无呼吸支持条件的情况下,慎重使用该药物,否则易导致并发症或不测,甚至危及患者安全;⑥患者出现躁动,尤其躁动过猛,其血压、心率以及 SpO_2 均难以测量,故应静脉注射适量丙泊酚干预;⑦对于老年躁动患者用药,应根据全身情况、病理生理特点、体重以及术中所用麻醉性药物的总量,综合分析做出决定,一般先缓慢静注丙泊酚 15~30mg,以使患者安静不动,若效果不佳,可追加 1/3 用量,然后测血压、心率及 SpO_2,以便决定是否继续用药。一般治疗处理全麻术后躁动患者以丙泊酚与适量哌替啶结合效果较好,前者(丙泊酚)可立即制动,后者(哌替啶)具有镇痛、镇静作用与抑制不适感,两者结合则能有效的控制躁动;⑧对于实施硬脊膜外隙脊神经干阻滞患者(如例 3 患者)如术中产生躁动,则可选择丙泊酚与哌替啶及适量氟哌利多复合为宜,一般不适宜采用苯二氮䓬类药物(如咪达唑仑或地西泮)或氯胺酮,尤其侧卧位或俯卧位手术患者,以及颈粗短且体胖的患者(如体重在 80 公斤以上者,以及阻塞性睡眠呼吸暂停综合征患者等),对这类人群甚至所有全麻药、镇静药、镇痛药均应慎用,主要因为未建立人工呼吸道(气管插管),用药后呼吸难以控制和管理。

(王世泉)

主要参考文献与推荐读物

1. 王世泉主编. 临床麻醉学精要. 北京:人民卫生出版社,2007,412-421.
2. 王世泉,王明山主编. 麻醉意外. 第 2 版. 北京:人民卫生出版社,2010,603-610.

第六十四章　全麻术中知晓与全麻术后苏醒延迟

患者意识消失是全身麻醉的关键和基本要求。而全麻术中知晓则是全身麻醉手术期间患者对周围环境、术中情况及身边声音存在着一定程度的感知和记忆，并且术后能回忆术中所发生的部分或全部情况（相当于回忆），但与椎管内脊神经阻滞或区域麻醉术中的神志清醒完全不同，应属于全身麻醉的特殊并发症。由于全麻术中知晓所导致的心理刺激和精神创伤可引起患者术后恢复期心理障碍，乃至产生医患纠纷，甚至造成不良后果，故必须予以防范。

全身麻醉是一可逆性意识丧失过程，因而全身麻醉与全麻结束后神志重新清醒是两种完全不同的阶段，前者（全身麻醉）是患者的意识必须消失，后者（全麻结束）是患者的神志逐渐恢复。然而，若出现患者意识该消失时却觉醒（全麻术中知晓）或神志该恢复时却不清（全麻术后苏醒延迟）的状况，则是麻醉医师所面临的较棘手问题。

第一节　全麻患者术中知晓

全麻患者术中知晓的发生率因临床情况和麻醉方法的不同而有所差异。据文献报道，全麻术中知晓总的发生率可高达3%～6%。全麻术中知晓大体分为两类：有痛觉知晓与无痛觉知晓，后者的发生率较前者为高。有资料表明早年的普鲁卡因静脉复合全麻术中无痛知晓的发生率明显高于有痛知晓。无痛知晓的发生可能与同时使用了其他麻醉药物与辅助药物有关，如局麻药、大剂量麻醉性镇痛药、肌肉松弛药以及低浓度、长时间的吸入挥发性麻醉药等。此外，尽管目前临床上相关监测设备或仪器已基本具备，但麻醉医师仍担心的是全麻过深所存在的潜在危险,而全麻偏浅又担心患者术中出现知晓,因两者对患者均有害。

854. 何谓全麻术中知晓?

【术语与解答】①全麻术中知晓也称全麻术中苏醒或觉醒(类似全麻术毕患者清醒),患者一般不能睁眼,不能自主呼吸,也无法自主活动,只是听觉恢复,并且神志清醒;②全身麻醉患者其意识必须消失,这是全麻的基本概念,而全麻术中知晓则是指处于全身麻醉状态的患者手术期间却对周围环境、手术过程和医生谈话存在着一定程度的感知与记忆,并且术后能回忆且叙述出术中所发生的部分或全部情况(相当于回想);③全麻术中知晓应属于全身麻醉中的一种"特殊"并发症。

【麻醉与实践】全麻术中知晓特点:①全麻术中知晓的发生率因个体差异与临床情况以及麻醉方法的不同,乃至监测条件所限等原因而有所差异;②人体听觉功能是脑高级中枢神经的重要组成部分,也是最为活跃的知觉成分,既是全麻药最后所抑制的传导通路,又是最早恢复的脑功能成分;③据文献报道,不同手术的全麻患者其术中知晓发生率也不一,心脏手术患者约占 $1.1\% \sim 1.5\%$,而创伤手术患者约占 $11\% \sim 43\%$,产科全麻手术患者约占 0.4%,其他全麻手术患者约占 0.2%。此外,近期一项前瞻性研究认为,全麻术中知晓总的发生率为 $0.1\% \sim 0.2\%$。而国内的发生率更高,可达 0.41%。

【提示与注意】①全身麻醉药作用于人体,既抑制了大脑皮层及其相关位点(靶器官),又同时抑制了脑干网状结构上行激活系统的功能,其过程是随全麻药血-脑屏障浓度的递增,人体意识逐渐丧失。而随全麻药血-脑屏障浓度的递减,人体觉醒(知晓)逐渐得以恢复;②全麻药是作用于高级中枢神经系统(大脑)而产生意识消失的药物,该类药物只有在体内达到透过血-脑屏障的最低有效浓度,才能使患者的意识消失。而短效、速效全麻药丙泊酚是目前全身麻醉主要用药,可使患者神志立刻消失,且术后可迅速苏醒,但引起术中知晓的可能也明显增加。

855. 全麻术中知晓会产生哪些危害?

【术语与解答】①如按国内的"保护性医疗制度"及传统的观念,对恶性肿瘤的诊断通常在一定的时间内是不能让患者提前知道其病情的,以免患者对"不治之症"失去治疗信心或产生严重恐惧。故恶性肿瘤患者大多在术前不知道自己患病的实情,因此对手术治疗充满信心,其家属也愿意长时间隐瞒下去。然而,一旦患者全麻术中知晓自己的病情严重性(如术中手术医师评估预后的谈话被患者听到),术后可能对亲属及医生的"欺骗"产生不满,以及引起精神伤害或严重心理障碍,甚至拒绝继续治疗等不良反应或后果;②在某种特定条件下(如恶性肿瘤患者全麻术中知晓),当发现的客观现实与患者的想象不符合时,强烈地自尊会使其有被愚弄的感觉,往往会转化为自卑、自弃,术后不配合治疗,甚至产生轻生的念头等,此种心态使机体对疾病的抵抗能力(免疫力)大为降低。临床实验表明,创伤性精神刺激或心理伤害可引起神经-内分泌系统功能失调,从而干扰机体内环境的动态平衡,损害机体免疫系统防御机能,其结果可使原有病情加重;③通常全麻知晓患者术中对自主呼吸、自行活动、张口讲话等均不能支配,此时会深感恐惧、无助、绝望,甚至产生濒死感,这种严重心理创伤可在长期或一生中记忆犹新;④全麻术中知晓患者在经受了手术创伤与精神、心理刺激双层打击后,可引起神经官能症及精神症状,包括长时期失眠、抑郁、焦虑、反复做噩梦,以及身体瘫痪感或易怒,乃至对死亡的恐惧等心理异常后遗症。

【麻醉与实践】全麻术中知晓(觉醒)是全麻过程中麻醉医师的失误或全麻深度显著减浅,继之导致体内抑制高级中枢神经系统的全麻药有效浓度的下降,从而引起患者术中觉醒,这是全身麻醉的一种特殊并发症或全麻失败。此外,除了人为性实施浅全麻外,全麻术中觉醒也可因监测仪器失灵或麻醉医师临床判断有误而引起。尽管全麻术中知晓发生率较少,但可造成患者严重心理及精神创伤后遗症,故务必采取措施加以避免。

【提示与注意】①早年国外学者报道了两例由于全麻术中知晓导致的医学法律问题,即在全身麻醉下剖宫产手术中孕产妇感到疼痛,术后提出起诉,两孕妇均获得大额经济赔偿,且在舆论界广为传播,并在电视节目中播出。一些医疗保护机构仍在大量处理类似的投诉,此现象国内虽未见报道,但随着国家法制的不断健全和国民法律意识的逐步增强,这一问题理应引起麻醉医师的高度重视;②全麻术后访视可使麻醉医师获得患者全麻术中有关觉醒和记忆的信息,但直接询问患者对全麻术中的主观感觉(如知晓或觉醒)可能引起不满、悲伤、恐惧或愤怒。因此,麻醉医师很少直接得到患者主动诉述全麻术中的觉醒,所以漏诊是较常见的。

856. 全麻术中知晓存在哪些相关问题?

【术语与解答】由于至今全麻药作用于高级中枢神经(脑)的机制尚未完全清楚,因此完全杜绝全麻知晓颇为困难,其主要问题在于两大关键词,即意识与记忆。

1. 意识 所谓意识,从哲学和医学的角度予以定义则存在显著的不同,而现代医学认为:①意识是指大脑的觉醒程度,是高级中枢神经系统对内、外环境刺激做出应答反应的能力或机体对自身和周围环境的感知与理解能力;②意识具有从感觉体验(视、听、体感觉等)到非感觉体验(记忆、思维、情绪、意志等)的多种要素;③生理功能健全的意识是自然形成的、主观的,有目的辨别环境给予的感觉刺激,且能进行或控制思维过程的认识和反应;④正常人意识清醒,对环境具有认识、理解、判断和反应的能力;⑤人的意识包括意识的内容和觉醒状态两大组成部分,其中意识的内容主要包括语言、思维、学习、记忆、定向和情感等;而觉醒状态则是指睡眠与清醒呈周期交替性的清醒状态。

2. 记忆 ①记忆是将获得的知识和认识"储存",并能随时"提取"所"储存"的知识和认识用于实践中,这一过程也是神经传递的过程;②记忆可分为陈述性记忆(外显记忆)和非陈述性记忆(内隐记忆)。此外,通常将记忆过程分为短期记忆和长期记忆,大脑中直接主管记忆的是皮质的边缘系统,其中杏仁核、海马与记忆存在密切关系;③全麻知晓不仅包括外显记忆,也包括内隐记忆,虽全麻知晓患者其内隐记忆的存在对术中刺激(或事件)无有意识的回忆,但术后心理学测试可以测出其内隐记忆的存在;④全身麻醉复合肌肉松弛药的应用,使许多手术可以在较浅的全麻下实施,这导致了以往根据临床体征判断麻醉深度的方法失去了其鉴别诊断的意义,因而对已充分肌松化的患者术中有无知晓是难以预知的;⑤虽脑电双频谱指数(BIS)与听觉诱发电位指数可监测麻醉深度,但临床监测效果仍不确切,故目前尚未有一种监测仪器能准确判断患者全麻术中有无知晓。

【麻醉与实践】由上述意识和记忆初步阐述得知,杜绝全麻术中知晓必须使意识消失,只有意识丧失,才能无记忆。但麻醉医师判断术中是否知晓(有无意识恢复而产生记忆)颇为困难,因高级中枢神经对全麻药的敏感性存在着明显个体差异,以及避免全麻术中知晓的全麻药最低有效用量又很难把握。此外,即使应用脑电双频谱指数(BIS)监测也并不能完全避免术中知晓。

【提示与注意】由于全麻术中知晓可导致患者长时期的心理刺激和精神创伤以及内分泌

紊乱,乃至造成不良影响,甚至引起医患纠纷。因此,必须予以重视并加以防范。

857. 引起全麻术中知晓的相关因素有哪些?

【术语与解答】①早年的乙醚吸入麻醉有着典型的分期、分级,曾作为一个多世纪以来临床麻醉判断其深浅的经典标准,因此从未发生过全麻术中知晓。现今随着静脉全麻药与麻醉辅助药物(镇静催眠药、肌肉松弛药乃至不同作用机制的血管扩张药等)不断的用于临床,以及不同药物和麻醉方法搭配(或称复合)的普及,从而产生了复合全麻或联合麻醉技术。现今的全身麻醉则基本是以复合麻醉用药为主,极少单一使用静脉全麻药或吸入全麻药。因此,复合用药往往忽略作用于抑制高级中枢神经系统的全麻药用量(容易引起全麻药不足);②全身麻醉复合强效麻醉性镇痛药与肌肉松弛药的应用,使许多手术可以在较浅的全麻下实施,从而造成以往根据临床体征来判断麻醉深度失去了鉴别诊断的意义;③麻醉性镇痛药(主要阿片类药物)只能消除机体产生的疼痛,而不能使患者的意识消失。肌肉松弛药则作用于骨骼肌,以阻断神经-肌肉之间的兴奋传递而使全身肌肉松弛。全麻术中如偏重这两者药物的应用,而忽视抑制高级中枢神经系统的全麻药用量,就很有可能发生术中知晓;④由于患者存在着明显个体差异,一些对全麻药欠敏感的患者即使按临床常规使用全麻药也有可能不足以使其意识消失;⑤临床全麻术中知晓更常见于心脏手术患者、剖宫产孕产妇以及严重创伤手术患者,而这些患者术中全麻药用量往往偏少。

【麻醉与实践】①全身麻醉的基本要素是使患者大脑皮层高级中枢神经得到抑制,从而产生意识消失,故对手术创伤刺激与手术中的各种声音(或声响)无感知和无记忆;②临床麻醉中强效麻醉性镇痛药与肌肉松弛药在复合麻醉中的广泛应用,很大程度上减少了全麻药的用量,使得浅全麻即可满足大多数手术的需求,而意识消失(消除全麻知晓)必须依赖全麻药达到透过血-脑屏障的最低有效浓度;③由于现今复合麻醉的应用,使得乙醚吸入全麻时代的经典分期、分级判断麻醉深度的标准失去了意义。此外,尽管现代医学对全身麻醉的机制,以及包括对听觉诱发电位和脑电双频谱指数等判断全麻深浅的技术进行了大量的深入研究,但到目前为止仍未总结出一套较为精确的判断复合全麻深度的标准,故临床上全麻术中知晓时有发生;④理论上讲,发生全麻术中知晓的根本原因则是作用于大脑皮质和全脑的全麻药物浓度持续性或阶段性不足,未能使高级中枢神经系统在手术全过程中持续性被抑制而达到神志持续性消失的状态。另外,全麻术中知晓不仅可发生在全麻维持期,也可在全麻诱导期产生。

1. 全麻诱导期　大部分静脉全麻药起效迅速、作用时间较短,经静脉注射后几次臂-脑循环时间即可使患者意识消失,若不持续给药,同时苏醒也较快。全麻诱导期在以下情况时可能发生术中知晓:①上呼吸道结构异常患者全麻诱导后出现气管插管困难而使反复插管时间延长,又未追加全麻药维持用量,此期间一次性全麻负荷剂量往往超过中、短效静脉全麻药诱导的作用时间;②由于全麻诱导药用后患者血流动力学逐渐下降,麻醉医师担心追加维持用量会造成血压继续下降而停止追加,当全麻药血药浓度明显降低时,一旦手术开始切皮,疼痛刺激可引起患者知晓;③麻醉诱导药为首次体内用药,代谢较快,一般不会引起机体蓄积作用,若不及时补充全麻维持用药,可使全麻减浅,患者神志可能提前恢复;④麻醉诱导后至手术切皮前这段时间,需经过手术医师洗手、皮肤消毒,以及铺盖无菌敷料等,有时这段时间较长。而这期间患者几乎没有任何疼痛刺激,故患者通常处在心率不快、血压不高或明显偏低状态,甚至表现出麻醉"偏深",这期间一般不需追加麻醉用药。但短效全麻诱导药的作用已逐渐消失,由于未能及时补充,患者意识开始恢复;⑤若诱导期使用了足量的肌肉松弛剂与麻醉性镇痛药,致使手术切皮后一段时间内其血流动力学也未出现显著变化(血压与心率未增高、增快),此时容易掩盖静脉全麻药的不足,即浅全麻的体征不易被发现,故可出现一过性术中知晓。

2. 全麻维持期　①麻醉性药物的选择与搭配欠合理,如术中过分强调强效镇痛药与肌肉松弛药的使用,而忽略了全麻药高级中枢神经系统的意识抑制作用;②全身麻醉联合硬脊膜外隙脊神经干阻滞,由于两者可优势互补,往往容易忽略全麻药的最低有效浓度,尤其患者表现为心率不快和血压不高,从而可掩盖全麻过浅现象;③年老体弱、全身情况较差患者,为保证手术期间血流动力学稳定,尽量减少对心血管功能的抑制,静脉全麻药或吸入全麻药用量过少,容易导致麻醉过浅;④手术即将结束,担心术毕患者苏醒延迟,过早停止全麻药物,甚至提前给予拮抗,故造成患者意识提前恢复。

【提示与注意】①临床麻醉虽不能精确量化一定的麻醉药剂量所发挥的药效学效应,但能区别各种药物的相关作用,明确其作用特点,如麻醉性镇痛药只能镇痛,而肌肉松弛药只能产生肌肉松弛,只有全麻药(静脉全麻药与吸入全麻药)才能达到意识消失,故全身麻醉应理顺这三者的关系;②脑电双频谱分析仪(BIS)监测全麻患者术中意识虽有临床意义和价值,但完全依赖BIS作为全麻术中知晓的监测则是不当的,因BIS的临床应用存在一定的局限性。

858. 复合全麻与术中知晓的因果关系是什么?

【术语与解答】凡中等以上的手术大都选择复合全麻,而复合全麻用药基本为"三合一"搭配,即全麻药、麻醉性镇痛药与肌肉松弛药。①全身麻醉药:主要作用于高级中枢神经系统(大脑)而产生意识丧失的药物,该类药物只有在体内达到最低有效血药浓度,才能使患者的意识消失;②麻醉镇痛药:只能消除机体产生的疼痛,而不能使患者的意识消失;④肌肉松弛药:只作用于骨骼肌,以阻断神经-肌肉之间的兴奋传递,但和高级中枢神经系统无任何关系。

由上述得知,"三合一"复合全麻用药中只有全麻药才能使意识消失,才能避免术中知晓。

【麻醉与实践】上述三类药物基本是现今临床全身麻醉配伍组合必备用药(短时间、表浅小手术除外),由此可见,全麻患者术中知晓主要与全身麻醉药密切相关。

一般而言,可逆地抑制患者意识丧失、减轻手术疼痛、消除不良刺激、降低肌肉张力,为手术顺利进行提供良好的条件则是全身麻醉的基本内容。临床所用的大部分全麻药可抑制脑干网状结构上行激活系统,阻断其传入冲动,对意识产生完全抑制,即全麻状态。作用于高级中枢神经系统产生全身麻醉的静脉麻醉药,有硫喷妥钠、氯胺酮、r-羟丁酸钠、依托咪酯与咪达唑仑、丙泊酚等。经呼吸道吸入的挥发性全麻药则有:恩氟烷、异氟烷、地氟烷与七氟烷等,与应用静脉全麻药相似,挥发性全麻药其目的也在于供给脑部适宜的药物浓度而起到全麻的作用。故无论静脉全麻药还是挥发性全麻药,只有该药物在脑内保持一定的有效浓度且产生意识消失,才能避免术中知晓的发生。此外,全身麻醉术中除配伍组合必备用药(全麻药、麻醉镇痛药、肌肉松弛药)外,还经常选择性应用其他相关药物(表64-1),如应用血管扩张药和β受体阻滞剂可使血压下降、心率减慢,此时的血流动力学抑制效应并非全麻药所致,若同时将全麻药维持量迅速减少,且较长时间未能追加使其恢复至意识丧失的最低有效浓度,患者术中有可能觉醒(知晓)。

表 64-1　麻醉中常用药物相关作用

相关药物	意识消失或抑制	疼痛抑制	应激抑制	肌肉松弛
吸入全麻药	＋＋＋＋	＋＋＋	＋＋	＋＋
丙泊酚	＋＋＋＋	＋	＋	
氯胺酮	＋＋＋＋	＋＋＋＋	－	
依托咪酯	＋＋＋＋		－	
硫喷妥钠	＋＋＋＋	＋		
吗啡	＋	＋＋	＋	
哌替啶	＋＋	＋＋	＋	
芬太尼	＋	＋＋＋	＋＋	
巴比妥类	＋＋	＋	＋	
氟哌利多	＋	＋		
苯二氮䓬类	＋＋＋		＋	
肌肉松弛药				＋＋＋＋
血管扩张药			＋＋＋	
β受体阻滞药			＋＋	

　　从表 64-1 可看出,只有全麻药(吸入全麻药、丙泊酚、氯胺酮、依托咪酯、硫喷妥钠及苯二氮䓬类)才能避免全麻患者术中知晓,而且必须达到最低有效浓度。若侧重以芬太尼为代表的强效麻醉性镇痛药和肌肉松弛药为全麻术中主要用药,则有可能导致全麻药用量不足而使患者术中知晓的发生率明显增高。

　　【提示与注意】全身麻醉药进入血液循环后,透过血-脑屏障,既抑制了大脑皮层及相关位点,又同时阻断了脑干网状结构上行激活系统的功能,其过程是随全麻药透过血-脑屏障浓度的递增,人体意识逐渐丧失。而随全麻药血-脑屏障浓度的递减,人体觉醒(知晓)逐渐得以恢复。即手术患者体内随全麻药物浓度的增加,其高级中枢神经系统可从觉醒状态逐步或迅速进入镇静、睡眠乃至意识丧失状态。当全麻药减少、暂停或全部停止,体内全麻药随血-脑屏障中的浓度降低和消失,患者则可由意识丧失、睡眠、镇静状态逐渐恢复至完全清醒,最终恢复其麻醉术前正常的意识状态。

859. 临床上如何防范与处理全麻术中知晓?

　　【术语与解答】现今全身麻醉复合用药(配伍组合用药)方式克服了过去单一用药的不足,且为外科学的发展提供了更为有力的保障,并创造了优良的手术条件,可以说在临床上具有划时代的意义,无疑对现代麻醉学发展做出重要贡献。然而,全麻患者术中知晓的案例仍时有发生,这必须引起麻醉医师的高度关注。由于目前临床上尚缺乏理想、简便、实用的判断麻醉深度和全麻过程中是否发生患者知晓的监测手段,因此,全麻术中不可能监测到患者知晓。其知晓的记忆部分只能在术后由患者诉述,且与术中情况相吻合方能确定。鉴于全麻术中知晓所导致的心理刺激和精神创伤可引起患者术后恢复期甚至长时期心理障碍后遗症,乃至医患纠纷,以及造成其他不良后果,因此必须予以防范与积极处理。

　　【麻醉与实践】全身麻醉的基本要素是使患者大脑皮层等高级中枢神经系统的功能(意

识)得到可逆性、暂时性丧失,从而对手术刺激及手术中的声音(或声响)等均无感知,且无记忆。由于目前想完全杜绝全麻术中知晓尚难达到,但为达到防范目的则应不断地改进和完善现有的麻醉方法和技术,以及研发更为有效的监测仪器和手段,一旦刚出现全麻术中知晓,就应立即采取补救措施,并及时给予相关治疗处理。

1. 预防知晓的难度　主要有以下几方面。

(1)全麻药不能精确量化:由于麻醉医师不能直观全麻药透过血-脑屏障的浓度或血浆浓度,这使得麻醉医师首先面临两难,一方面全麻药用量过大,可增加患者的风险,如呼吸、循环抑制以及术后苏醒延迟等;另一方面全麻药用量过少,有可能引起患者术中知晓。

(2)麻醉性镇痛药的应用:强效麻醉性镇痛药的使用则可显著抑制手术疼痛刺激,尤其麻醉患者术中血流动力学反应正常且稳定或较基础值偏低,更易误导麻醉医师减少全麻药用量。

(3)肌肉松弛药物的应用:搭配应用肌肉松弛药,从而易掩盖浅全麻的重要识别与判断征象,如刺激性体动反应消失等。有文献报道,在使用肌肉松弛药的患者中,术中知晓的发生率接近0.2%,而不使用肌肉松弛药的患者其发生率却不到其一半。

(4)全麻药用量存在个体差异:临床麻醉实践证实,患者之间存在着明显个体差异,麻醉医师经验再丰富,也难以做到理想化、个体化全麻用药。

(5)患者自身生理病理特点:若患者存在低血容量、创伤性低血压或心、肺功能储备不足,以及肝、肾功能下降,实施浅麻醉则能维持其生理状况的基本稳定(全麻用药量往往被有意的限制),但也明显增加了患者术中知晓的发生率。

(6)患者对自身病情的敏感性:由于患者渴望及时知道自己的病情与手术结果,尤其麻醉维持期或手术接近完毕时,稍有记忆恢复的个别患者则会特别留意周围环境及医务人员之间的谈话,并往往与自己的病情相联系。

(7)生命体征判断难度:有时从心血管系统对麻醉药物的反应来看(如心率、血压在正常值的低线或更低),麻醉用药剂量已"足够",但患者仍可出现术中知晓。

(8)全麻知晓与全麻较深或过深两者之间无明显界限:如全麻过深,虽可杜绝术中知晓,但也可带来其他的危害,如麻醉药的蓄积可加重肝肾负担与循环抑制,以及麻醉术毕苏醒显著延迟等。

2. 全麻知晓的防范　需采取综合性防范措施:①术前或术中应用具有遗忘性的相关药物,如东莨菪碱、右旋美托咪啶和苯二氮䓬类药(咪达唑仑、地西泮等);②麻醉与手术期间,手术医师与麻醉医师以及护士之间应避免有刺激性的语言和无关的谈话,尤其避免评论或谈及患者的隐私问题和病情,防止因麻醉深度不够或疏漏引起患者术中知晓而产生记忆(甚至患者可逐字记忆);③既然选择全身麻醉,就应该使全麻药物在机体内不应少于最低有效抑制高级中枢神经系统的浓度,故无论采取全凭静脉全麻或是静-吸复合全麻,还是全麻与硬脊膜外隙脊神经干阻滞联合应用,术中应始终保持全麻药的有效持续浓度,尤其避免全麻药维持期间中途停药或减少用药时间过长,即使患者血压有所下降(首先确定循环抑制并非麻醉过深所致)也不必担心(但低血压应在允许范围之内),这是防范术中知晓的较合理方法。此外,杜绝全麻术中知晓,尽可能采用静-吸复合全麻,因该方法提高了两种以上的全麻药的用量,故能显著提高术中患者意识持续性消失;④目前临床上静脉全麻药以丙泊酚与咪达唑仑应用较多,但两者对高级中枢神经系统的抑制作用必须达到有效的血-脑屏障浓度或血浆浓度,才能使意识消失,若血-脑屏障浓度不足则产生镇静或睡眠效应,就可能出现知晓;⑤挥发性(吸入性)全麻药(七氟烷、异氟烷等)均能抑制高级中枢神经系统,故全麻术中只要保持吸入性全麻药的持续性有效浓度,则能防止和避免全麻术中知晓。由于产生意识消失的不同种全麻药确切的吸入浓度尚不清楚,故对所使用的吸入性全麻药的最低吸气末浓度应维持在 0.8MAC。有人研究报道,异氟烷吸气末浓度达到 0.6MAC 时可防止术中知晓。而使患者神志丧失所吸入的氧化亚氮(笑气)最低吸气末浓度大约为 0.8MAC。此外,若同时采取静-吸复合全麻,更能杜绝术中知晓;⑥如担心麻醉类药物影响患者的血流动力学,可应用东莨菪碱或适宜剂量的氯胺酮,以提供良好的遗忘作用,且对心血管功能抑制效应较轻;⑦听觉通路是大脑清醒中代谢颇为活跃的部分,通常最后被全麻药所抑制,但又是最先恢复,因此,可在麻醉诱导后给患者安放耳塞或放其喜欢的音乐耳机(麻醉前应征得患者同意),以干扰因特殊情况下所致的机体有效全麻血药浓度的下降而恢复听力和记忆;⑧全身麻醉期间,全麻药无论采取持续性给予还是多次间歇静脉注射,必须使血浆药物浓度维持在有效范围之内,即进入体内的药物浓度等于机体消除药物的速度,尤其全麻诱导完善且气管插管完成后这段时间,由于尚未开始手术和给予相关刺激,患者血压呈持续性下降,甚至收缩压下降至 100mmHg 以下,而此时麻醉医师为防止血压继续下降往往大都减浅全麻维持用药,待手术医师穿好手术衣、戴手套、给予患者皮肤消毒,以及铺盖敷料等,患者体内全麻维持药可明显降低,甚至低于最低意识消失状态。这时一旦手术开始切皮,患者可因疼痛刺激立即恢复意识(全麻知晓),同时其心率可突然增快、血压迅速升高,麻醉医师则意识到麻醉减浅而加大麻醉用药剂量,以抑制患者的心血管应激反应,继之患者的意识可再度消失。当手术结束,患者神志完全清醒且护送病房后,可将手术切皮过程疼痛刺激告诉家人或医生;⑨在全麻深度研究中,国内外学者普遍认为中潜伏期听觉诱发电位和脑电双频谱分析仪(BIS)监测虽有临床意义和价值,且具有可靠性,但并非理想,仍有一定的局限性,尚需要继续深入探讨和研究,以使各量化指标更加精确。此外,有人认为 BIS 数值在40~60 可使知晓发生率从 0.91% 下降至 0.18%。但也有个别报道者认为,即使 BIS<60 仍可发生知晓。需要说明的是,目前中潜伏期听觉诱发电位和 BIS 价格较昂贵,即使在医疗条件优越的大医院也难以普遍推广每一全麻患者均应用。因此,只要了解全麻药的作用特点,结合患者的全身状况,术中保持最低有效的全麻血药浓度,全麻术中知晓问题才能做到有效预防。

3. 相关治疗处理　一旦患者发生术中知晓,应根据患者的不同情况,在术后随访期间应给予精神与心理方面的指导和帮助,必要时给予相关药物治疗。

【提示与注意】①复合麻醉代表了现代麻醉技术的发展,药物之间的互补性为各种手术创造了良好的条件,同时也显著提高了患者的安全,但也使得麻醉深度的判断变得困难,尤其无法判断全麻术中是否知晓;②由于全麻术中知晓临床时有发生,加之该并发症对患者的精神与心理伤害较大,而且这种影响甚至可持续到手术后相当长的时间,已成为临床麻醉较为棘手的难题,因此必须予以重视。此外,需要指出的是,在 A、B、O 血型患者中,以 B 型与 O 型血患者较 A 型或 AB 血型患者全麻术中容易引起知晓或引起知晓的概率增高。

860. 回顾全麻术中知晓临床典型案例能说明什么问题?

如果麻醉医师经常进行手术后随访患者或与手术医师信息反馈,则可发现全麻术中知晓的发生并非少见,这有利于总结经验教训,以改善麻醉方法,尽可能杜绝发生。

【案例与回顾】

例1:患者女,23 岁,58kg,因鼻腔恶性肿瘤在气管内插管全身麻醉下行部分颅底、筛窦扩大切除术,术前半小时肌注阿托品 0.5mg、苯巴比妥钠 0.1g。入手术室后静脉缓慢注射硫喷妥钠 5mg/kg、氟哌利多 5mg、芬太尼 0.2mg、琥珀胆碱 100mg 麻醉诱导,术中以普鲁卡因溶液复合麻醉(1%普鲁卡因200ml、哌替啶100mg、琥珀胆碱200mg为一单元),间断吸入异氟烷麻醉维持。手术进行中则发现肿瘤已侵犯一侧视神经,经手术医师再三研究,决定将受累侧眼球摘除,并由一名手术医师找其家属简述病情,经家属同意后,继续进行扩大手术。术中麻醉平稳,血流动力学基本稳定,手术历时约5小时,术中共用1%普鲁卡因复合液2.5单元。手术结束患者即刻意识清醒,拔除气管插管后无异常情况,观察20分钟并护送回病房。

术后次日查房时患者向医师讲述在手术期间所知道的情况,即术中讨论病情时每个医师的谈话内容,并讲述用开睑器撑开受累一侧上下眼睑时,能看到头顶上的无影灯非常明亮,每个医师的身影展现在眼前,观看期间估计约10多分钟突然眼前一片黑暗,再看不到任何光亮和物体(此时医师已经将眼球摘除)。患者对术中大部分经历描述的真实程度令医师们非常惊讶与尴尬,手术医师对麻醉"失败"产生不满。而患者得知病情的严重性,对术后继续治疗失去信心,术后住院期间情绪消极。

例2:患者女,45岁,50kg,患肝癌曾两次手术,因再次复发行第三次手术。术前用药阿托品0.5mg、苯巴比妥钠0.1g肌注,麻醉诱导采用硫喷妥钠5mg/kg、芬太尼0.2mg、琥珀胆碱80mg静脉注射,经口腔气管内插管,静脉滴注普鲁卡因复合液(1%普鲁卡因200ml、芬太尼0.2mg、琥珀胆碱200mg为一单元),并间断吸入异氟烷维持麻醉。手术期间血压、心率平稳,手术历时2.5小时,共用普鲁卡因复合液350ml,异氟烷用量不详。术中剖腹探查后,手术医师谈到:"这是最后一次手术机会了"。术后次日患者自述手术期间全过程记忆清楚,并能重复主要手术者的谈话,尤其"最后一次手术机会"这句话,因患者知道自己病情的严重性,对"主刀"在手术中的谈话深感绝望。

例3:患者男,36岁,60kg,因患乙状结肠癌,在气管内插管全身麻醉下行手术切除术。静脉注射硫喷妥钠5mg/kg、芬太尼0.2mg、潘库溴铵8mg,麻醉诱导完善后行气管插管,术中以静-吸复合麻醉维持。自切皮至开腹后探查期间,患者心率增至108～121次/分、血压187.5/105mmHg,麻醉医师考虑麻醉减浅,故加深麻醉。术后次日查房时,患者同手术医师讲述"开刀"经过,描述"手术刀在腹部是自上而下切割的,因疼痛难忍千方百计想大声叫喊,但始终叫不出声,将双手用力活动尝试坐起来,但无力动弹,甚至握拳也未能如愿,完全处于瘫痪状态",并讲述医生"心太狠",开腹后用手在腹腔内乱掏,然后将肠子拖了出来,因疼痛剧烈对手术医师的谈话较为模糊,在剧痛与难受中逐渐一无所知,直至回病房后方再次清醒,在神志清醒那一刻深感焦虑和恐惧,并对手术医师及麻醉医师的行为不满。

【讨论与分析】虽以上三例为较早期的全麻方法,但典型的全麻术中知晓所给予患者的精神、心理伤害则是难以弥补的。现今供选择的全麻药较多,甚至存在全麻深度监测(如BIS等),但仍存在全麻术中知晓问题,这就要认真探讨、分析与总结。结合上述三例早期全麻术中知晓患者因果关系分析,大致有以下几方面:①全麻用药过少:通常全麻诱导时用药量非常充足,故不会发生全麻知晓。而术中全麻维持期间其全麻药用量往往减少,则是造成术中知晓的主要原因,如术中患者全麻药物浓度降低,不能持续性抑制大脑皮层,则容易产生知晓;②存在个体差异:常规全麻药用量理应达到意识消失,但有些患者体内麻醉性药物代谢较快,患者术中某一时段处于浅麻醉状态,从而易引起神志恢复;③生命体征误导:患者术中血流动力学平稳且偏低,如心率较慢、血压较低,往往致使麻醉医师减浅麻醉,从而引起患者术中清醒;④肌松药充足:一般情况下,术中患者肌肉越松弛,手术刺激相对越小,患者应激反应越轻,容易误导麻醉医师减浅麻醉;⑤镇痛药充足:患者对麻醉性镇痛药敏感,尤其给予较大剂量后,术中患者无创伤性疼痛刺激,往往血流动力学平稳,麻醉医师误认为麻醉稍偏深,常致使减浅麻醉,一旦未能及时补充全麻药用量,患者有可能恢复记忆;⑥以普鲁卡因复合液为主的静脉复合麻醉,因其安全性较高、可控性较强、并发症较少、对设备条件要求低,且费用低廉的优点,早期在国内大多医院常被采用,其基本用药模式为:麻醉诱导药硫喷妥钠→麻醉性镇痛药→肌肉松弛药,麻醉维持则以1%普鲁卡因、麻醉性镇痛药、肌肉松弛搭配组合静脉滴注,间断吸入恩氟烷或异氟烷等。从上述药物组合可以看出,抑制高级中枢神经系统的药物比例偏低,尽管术中患者无肢体活动或肌肉紧张,甚至血流动力学维持较平稳或较基础值稍有下降,但患者仍可意识恢复。例1、例2除麻醉诱导期间意识消失外,几乎术中全过程其意识存在且记忆良好。从麻醉记录单上观察血压与心率较为平稳,术后询问患者得知术中无痛;⑦静脉全麻药硫喷妥钠诱导迅速,可直接抑制高级中枢神经,短时间内则使患者意识消失,若超过硫喷妥钠的作用时间,而未继续追加硫喷妥钠或其他中枢系统抑制药,患者可能意识逐渐恢复,出现间断性或持续性知晓。例3在切皮前可能已经清醒,只是处于一种浅睡眠状态,当给予强烈刺激时(如切皮等)立刻清醒;⑧硫喷妥钠注射后,经过气管插管→皮肤消毒→铺设无菌敷料这段过程,其中枢性麻醉作用(硫喷妥钠)基本已消失,只是由于肌松剂的作用,患者无睁眼、无体动,若给予某种刺激(切皮等)则立即引起患者心率增快、血压升高,反射性信息尚能引起麻醉医师的注意,然后再给予加深麻醉。例3麻醉诱导至手术开始前血流动力学较为平稳,但当手术刀切皮至开腹后,创伤性疼痛导致患者瞬间获得信息并恢复记忆,此时,患者突出的感觉是焦虑和恐惧,表现在血流动力学方面,即血压升高、心率增快,甚至出汗、流泪或呼吸恢复等。此种应激性反应,麻醉医师大多认为是麻醉减浅的特征,一般不会从麻醉知晓方面考虑,随着麻醉的加深,患者知晓也逐渐减弱或消失;⑨临床上对麻醉深度的判断大都以心率、血压与肌松情况来识别,而血流动力学变化受多种因素的影响,肌肉张力已被肌松药所控制,显然,单纯依赖血流动力学变化以及肌肉松弛情况来判断麻醉深度则显得片面。

【防范与处理】①早期国内对普鲁卡因静脉复合麻醉引起知晓的报道颇多,其发生率可高达24.3%。因此,有必要改进普鲁卡因静脉复合麻醉的方法,如可在该方法的基础上,加用丙泊酚$6 \sim 9mg/(kg \cdot h)$持续泵入或咪达唑仑$0.1mg/(kg \cdot h)$静脉持续滴注或泵入,以及复合持续吸入有效浓度的吸入麻醉剂,则能消除或避免全麻知晓的发生;②目前临床上静脉全麻药以丙泊酚与咪达唑仑应用较多,两者复合应用对高级中枢神经抑制作用较为理想。此外,挥发性全麻药七氟烷、异氟烷等均能抑制高级中枢神经系统,若采用静-吸复合全麻,则能显著提高术中患者意识持续性消失,则可基本杜绝全麻术中知晓,因提高了全麻药的用量。因此,全麻术中只要保持上述药物持续性有效浓度,则能防止和避免全麻术中知晓;③脑电双频指数与听觉诱发电位监测对预防全麻术中知晓有明显作用,但价格较昂贵,难以普及,如果有该仪器尽量使用;④全麻术中给予患者带耳塞,一旦出现术中知晓,可显著减少不良声音刺激。

(王世泉)

第二节　全麻术毕患者苏醒延迟

由于任何全麻药物都有其各自的消除时间,但是全麻复合用药可使体内的全麻药作用时间不同程度的延长。因此,全身麻醉难以对患者术毕苏醒延迟的时间作统一规定。一般认为,全凭静脉全麻或静-吸复合全麻术毕,在停止所有麻醉用药后,患者意识通常在30分钟以内即可得以恢复,并对外界语言刺激做出正确反应,如呼之睁眼或按指令做出点头与摇头动作,即患者一般在30~60分钟其神志苏醒非常满意,若超过60分钟患者意识仍未恢复,可认为全麻

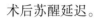

术后苏醒延迟。

861. 何谓全麻患者术毕苏醒延迟?

【术语与解答】临床上所采用的全身麻醉方法主要有全凭静脉全麻和静-吸复合全麻,两者全麻术毕,患者在停止应用全麻药物后,一般在 30 分钟以内可恢复意识,即神志清醒,并对相关指令有所反应,其定向能力和术前的记忆也得以恢复。若超过 60 分钟患者呼唤不醒,如不能睁眼或神志仍不十分清晰者,则称之为全麻术后苏醒延迟。但也有文献报道或学者认为超过 90 分钟,甚至 2 小时以上才可认为是全麻术后苏醒延迟。

【麻醉与实践】①任何全麻药物都有其消除半衰期,尽管患者对麻醉药物可存在明显的个体差异,如单一应用一种全麻药,一般能估计患者大致的苏醒时间。此外,即使复合应用两种或两种以上的全麻药,术毕停止用药,通常患者苏醒也较快,因目前使用的全麻药大多为短时效(如丙泊酚、咪达唑仑、七氟烷、地氟烷、氧化亚氮等);②全麻术后苏醒延迟虽不能定为麻醉并发症,但苏醒延迟至 1 小时以上或 2 小时,乃至更长,则会使麻醉医师、手术医师及患者家属均产生着急、焦虑,甚至担心不测。因此,麻醉医师应想方设法查明原因,并给予处理或催醒。

【提示与注意】①由于全麻术后苏醒延迟和年龄明显有关,故高龄以及新生儿、婴儿,乃至幼儿是否应包括在内值得探讨;②肝、肾功能明显障碍或不良可显著影响麻醉药物的代谢、排泄,该疾病患者全麻术后出现苏醒延迟是否应列为其内有待商榷;③麻醉术前患者患有高级中枢神经系统异常或相关病变,如全麻术后出现苏醒延迟,则应区分开来。

862. 产生全麻术毕苏醒延迟主要原因有哪些?

【术语与解答】临床上全麻术后患者苏醒延迟较为常见,其原因颇多且复杂,一方面与麻醉类药物相互影响以及残余作用有关,另一方面是患者自身的相关因素,乃至综合性因素叠加造成。因此,临床上应正确分析与判断全麻术毕苏醒延迟的因果关系。

【麻醉与实践】全麻术毕苏醒延迟的原因综合分析如下:

1. 麻醉类药物相互影响及残余作用　①术前用药:如患者术前应用巴比妥类(苯巴比妥钠等)、苯二氮䓬类(地西泮、咪达唑仑)等,尤其复方冬眠灵(氯丙嗪与异丙嗪合剂)其半衰期较长,镇静作用常延迟至术后,与全麻药物结合效能可倍增;②静脉全麻药:该类药物其术毕苏醒时间延长通常与单位时间内用药剂量过多或总剂量过大有关,但多数情况下为相对过量,如患者全身状况差或肝脏代谢及肾脏排泄存在障碍,机体不能正常降解全麻药,则可使药物在体内蓄积。此外,如 γ-羟丁酸钠、氯胺酮属中长效全麻药,与其他麻醉药复合用于短小手术患者,大多出现苏醒延迟;③吸入全麻药:脂肪丰富的患者若持续吸入全麻药超过 3 小时,则会引起较多的麻醉药蓄积于脂肪内,药物停止使用后,该类药物的代谢时间也相对延长,恩氟烷尤其如此。一般认为,当患者肺泡内挥发性麻醉药物浓度降至 0.5MAC 时,即能对外界言语刺激做出反应;④麻醉性镇痛药:理论上阿片类镇痛药不抑制大脑皮质和相关位点,故不产生意识消失作用,但强效阿片类镇痛药(如舒芬太尼、芬太尼)可使患者对外环境刺激不敏感,即使给予疼痛刺激与咽喉、气管内吸引刺激,以及对其他不适感均无反应,貌似全麻药产生的意识消失作用,当静脉注射适宜剂量的阿片受体拮抗药纳洛酮,患者可立即或短时间内清醒。此外,麻醉期间将哌替啶复合其他全麻药应用,若用量过多也起到协同作用,也常致使患者苏醒延迟;⑤肌肉松弛药与阿片类药配伍使用:非去极化肌肉松弛药与麻醉性镇痛药均有一定的蓄积作用,在抑制呼吸方面,前者为外周性,后者则是中枢性,麻醉结束后,若两者均存在残余作用,常致使患者呼吸无力、不能睁眼等。若明确诊断,前者应用新斯的明拮抗有效,呼吸可明显改善,说明无中枢性呼吸抑制作用。如应用新斯的明后仍无自主呼吸者,且该患者瞳孔很小,提示可能还存在着阿片类药物所致中枢性呼吸抑制作用,则需采取纳洛酮逆转,当应用纳洛酮后呼吸恢复迅速,说明多数情况下两者所致的呼吸抑制可同步并存,务必加以区别。另外,少数患者使用拮抗药后呼吸、意识短时间内恢复良好,但过后仍出现嗜睡,呼吸次数减少、减弱,甚至出现呼吸遗忘,故需严密注意,不宜提早护送病房,应继续观察处理为妥,以免不测。

2. 麻醉药物配伍不当　吸入全麻药均有自身的肺泡气最低有效浓度(MAC),其致使意识丧失的 MAC 往往较小,而静脉全麻药则有着明确的生物半衰期。在药物应用上需清楚各种药物的作用时间与差别,乃至各种药物间的协同作用,以及手术时间与药物半衰期之间的关系。一旦麻醉药物配伍不当或手术结束前应用长效麻醉药,手术结束后则可发生苏醒延迟。如:①将消除半衰期约为 2.4～4.4 小时的哌替啶与普鲁卡因一起按比例静脉滴注,手术结束时,普鲁卡因很快被血浆胆碱酯酶代谢,而哌替啶的作用依然存在;②将作用时间为 30～45 分钟的芬太尼与持续时间为 3～6 小时的氟哌利多搭配使用,手术结束时,氟哌利多的镇静作用仍在持续;③手术为探查性质或操作时间很短,但麻醉类药物采用的是中、长效药,术后其半衰期未过,也能发生苏醒延迟。若上述药物复合应用同一个患者,则可引起术毕苏醒延迟。

3. 患者自身因素影响　①个体差异:患者对麻醉药物的敏感性存在着明显个体差异,可从全麻诱导中看出,如按公斤体重静脉注射丙泊酚,少数患者体重虽大,但用量较少便使其意识消失;②特殊患者:如老人、小儿或肝、肾功能不良患者其药物代谢、排泄缓慢,术毕药物的残余作用极易引起苏醒延迟。

4. 麻醉术前睡眠不足或严重焦虑患者　①术后苏醒明显延迟者多见于焦虑明显患者,因该患者担心病情的严重性,术前几天睡眠质量往往较差,特别术前一天其全部精力大都围绕手术、个人、家庭等问题而展开,其精力消耗颇大,而全麻术后该患者常因精神疲劳即使体内很少的麻醉药残余作用则可使其苏醒明显延迟(有时处于昏睡状态);②如心理素质低下或对谈"癌"色变的患者,其术前害怕、疑虑、恐惧等心理刺激与精神创伤复杂,往往夜间很难入睡。而全麻术后,即使全麻药物的残余作用已完全代谢、排泄,但其精神性劳累也足以使术后高级中枢神经系统仍处于睡眠乃至嗜睡状态,加之阿片类镇痛药的后遗效应,使得患者在全麻术后很难在短时间内(30 分钟内)被叫醒,故处于全麻术毕苏醒延迟状态。

5. 血型问题　临床上以 A 型或 AB 血型患者全麻术后苏醒延迟者较 B 型或 O 型血患者相对为多,其原因不明,是否与体内某种神经递质、激素增多或缺乏有关,还有待于进一步研究观察。

6. 抑郁症患者　抑郁症是一种常见的精神性疾病,临床主要表现为情绪低落、兴趣减退、悲观失望、思维迟缓、缺乏主动性等症状,目前该类患者呈增多趋势,如遇该类手术患者,其全麻术后苏醒也可明显延迟。

7. 代谢性紊乱　患者麻醉后可能出现以中枢神经系统抑制为主的全身代谢性紊乱,务必与麻醉类药物相互影响及残余作用加以区别。

(1)一般代谢功能紊乱:①水、电解质紊乱,如经尿道行前列腺手术,可因水分吸收过多而发生稀释性低钠血症,当血清钠 <120mmol/L,则可引发抽搐、嗜睡以及意识障碍。此外,如血清镁 <2mmol/L 时,也可导致意识障碍。而高钙血症与高镁血症则可引起中枢神经系统抑制,可能出现意识障碍;②如肝脏功能障碍可使药物代谢缓慢;③肾功能降低则使药物排泄延迟;

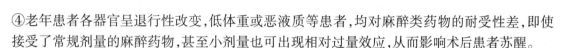

④老年患者各器官呈退行性改变,低体重或恶液质等患者,均对麻醉类药物的耐受性差,即使接受了常规剂量的麻醉药物,甚至小剂量也可出现相对过量效应,从而影响术后患者苏醒。

(2)代谢性酸中毒:机体酸碱失衡通常是继发于多种疾病或相关因素的一种病理生理过程,对机体代谢的影响和干扰尤甚,可直接影响全麻术后患者苏醒。如代谢性酸中毒往往使拮抗麻醉类药物失效,只有纠正代谢性酸中毒后,拮抗药物方能逆转全麻术后患者苏醒延迟。

(3)内分泌疾病:甲状腺功能低下或严重肾上腺功能不全患者,全麻术后可引起苏醒延迟。

8. 中枢神经损害 全麻术后患者苏醒延迟也可能由脑缺血、缺氧或出血、栓塞等原因所致。

9. 相关基础性疾病或并发症 ①低血糖或高血糖:麻醉术毕患者低血糖(如成人低于2.2mmol/L)则可出现意识不清而苏醒延长。糖尿病酮症酸中毒昏迷,其血糖可高达16.7~30.3mmol/L,尿糖、尿酮体可呈强阳性,且存在酸中毒表现;②低体温:体温降低可致麻醉药代谢减慢和体内蓄积增加,从而易使麻醉结束后患者苏醒恢复缓慢;③低血压:术毕血压过低可引起机体动力不足,全身"瘫软"也可致使术后意识恢复延长;④严重贫血:若术中失血量较多,且血红蛋白明显降低,可使全身无力,从而全麻术后出现苏醒延迟;⑤呼吸抑制或通气不足:手术后期易出现呼吸抑制或通气不足,可发生慢性低氧血症与高碳酸血症,两者均可引起患者术后苏醒延长。此外,患有慢性肺部疾病患者,可因长时间吸入高浓度的氧而出现高碳酸血症,易发生二氧化碳麻醉而不伴有缺氧或低氧血症,从而引起苏醒延迟;⑥低蛋白血症:可使血中游离型麻醉药浓度增加,从而延长麻醉药的作用;⑦低二氧化碳血症:麻醉术中长时间给予过度通气,可使机体二氧化碳排出过多,机体低二氧化碳又可使大脑皮质兴奋性降低,从而引起全麻术毕苏醒延迟。

总之,一般情况下全麻术后患者苏醒延迟大都是麻醉类药物相互影响,以及残余作用,甚至多种因素叠加而共同作用的结果。

【提示与注意】临床应对全麻术毕苏醒延迟的因果关系逐一判断,首先考虑麻醉药物的作用,其次给予全面综合性分析,以便于对因治疗处理。此外,对全麻术后苏醒延迟患者也可转至麻醉恢复室继续监测观察,待其自然苏醒为宜,必要时给予催醒,不宜提前护送回病房,以防不测。

863. 怎样预防与处理全麻患者术毕苏醒延迟?

【术语与解答】由于全麻术后引起患者苏醒延迟的因素颇多,且个体差异显著,甚至复杂。因此只有识别、判断准确,采取有针对性的防治与处理,才能减少和逆转全麻术后患者的苏醒延迟。

【麻醉与实践】全麻术毕苏醒延迟的预防与处理:

1. 预防 ①应全面了解所用麻醉药物的药理特性,起效与作用时间、半衰期,以及代谢方式等;②麻醉药物的选择应注意药物间的合理配伍、相互作用特点;③短时间手术不宜选用长效麻醉药与镇静药物相复合;④根据手术进程用药,尤其长时间的手术,可提前停用麻醉类药物,以防止麻醉药相对过量,在停止用药后,患者一般会较早苏醒;⑤若患者同时接受吸入性全麻药,术毕可反复多次用纯氧冲洗呼吸道,以促使吸入全麻药尽快地排出;⑥合并糖尿病的患者其全麻用药总量应减少;⑦老人、小儿以及肝、肾功能不良患者其麻醉药代谢、排泄均缓慢,故其用量也应减少。

2. 处理

(1)支持疗法:首选保障有效通气,补充血容量不足,并维持水、电解质的平衡,以等待麻醉药物残余作用逐渐消失。

(2)实验室检查:①检测动脉血气、电解质、血糖、酮体等,以便及时纠正其异常;②患者若同时存在低蛋白血症、低血压、低体温、低氧血症与高碳酸血症等,应先对其病因逐一进行鉴别诊断,再采取有针对性的治疗与处理,取得疗效后患者一般可恢复清醒;③由酸碱失衡、水电解质紊乱、糖代谢失调或严重贫血等因素导致的全麻术后苏醒延迟患者,应根据实验室检查结果,对因、对症予以治疗处理,纠正后再实施相关药物催醒;④积极治疗患者麻醉术中的各种并发症,以便使全麻术后苏醒延迟的患者其意识提早恢复。

(3)全麻术后应用催醒药须有针对性:①多沙普仑(佳苏仑)属非特异性呼吸中枢兴奋药,主要用于解救麻醉药或高级中枢神经抑制药所致的中枢性抑制作用,故具有综合性催醒特点,能拮抗因全麻药、镇静药和麻醉性镇痛药引起的苏醒延迟;②氟马西尼为苯二氮䓬受体阻断药,可拮抗、消除苯二氮䓬类药(地西泮、咪达唑仑等)所发挥的镇静、催眠及意识消失作用;③纳洛酮可直接逆转阿片类镇痛药所致中枢性呼吸抑制和强效镇痛作用,从而可间接拮抗全麻患者的苏醒延迟;④毒扁豆碱可拮抗东莨菪碱所致的中枢性镇静作用;⑤氨茶碱属非特异性呼吸兴奋剂,也可用于全麻术后催醒,但对高血压、冠状动脉供血不足和老年患者应小剂量使用或慎用,必要时应稀释后适量缓慢静脉注射,以免诱发心功能衰竭、心律失常、肺水肿等。

【提示与注意】对苏醒延迟患者应用拮抗药催醒的时机与需注意的问题:①如术毕患者自主呼吸已开始稍有恢复,说明肌松药与麻醉性镇痛药的外周及中枢性呼吸抑制作用已基本消失,此时是使用拮抗药的理想时机,以便拮抗两者(肌松药与镇痛药)的少量残余作用,如此拮抗效果肯定且满意;②拮抗药一般作用时间相对较短,若肌松药或麻醉性药物仍在体内占优势,提早拮抗则可出现先苏醒、后抑制现象,患者很快又处于嗜睡或无意识"麻醉"状态,故仍需密切观察,必要时继续拮抗,以保障患者安全;③使用拮抗药且已拔出气管插管的患者,不应立刻转送病房,应需继续观察一段时间或转运麻醉恢复室监护,确认呼吸道通畅、无呼吸抑制、生命体征正常且稳定、神志清醒,再护送患者返回病房;④拮抗药纳洛酮、多沙普仑及氨茶碱静脉注入速度过快或剂量过大可引起血压升高、心率增快、手震颤,甚至抽搐、肺水肿等,所以患有严重高血压、冠心病、脑部疾患,以及低龄小儿与老年等患者应慎用。此外,应用纳洛酮拮抗应从小剂量为宜,不主张完全逆转,以避免术后疼痛加剧;⑤术后维持呼吸道通畅和血流动力学平稳是各种原因所致苏醒延迟患者的基本处理原则,应切记;⑥多沙普仑用于拮抗肌肉松弛所致的外周性呼吸抑制往往不会有明显改善,因此,逆转用药应以特异性拮抗为主,而不主张非特异性拮抗。总之,全麻术后引起患者苏醒延迟的因素颇多,并且复杂,因此只有鉴别诊断准确,采取有针对性的防治与处理,才能减少和逆转全麻术后患者的苏醒延迟。

864. 回顾全麻术毕苏醒延迟临床典型案例能说明什么问题?

【案例与回顾】①患者女,51岁,体重60kg,诊断直肠癌,拟在全身麻醉下行直肠癌根治术。术前查体:患者全身状况尚可,呼吸及循环系统无异常,实验室检查除贫血(血红蛋白80g/L)及血清白蛋白(29g/L)低外,其他指标尚可;②患者入手术室后测心率79次/分、血压136/82mmHg,选择快速诱导气管内插管(即咪达唑仑8mg、丙泊酚60mg、舒芬太尼75μg、维库溴铵8mg),实施机械控制通气,术中采用静-吸复合全麻维持(持续泵入丙泊酚36ml/h、间断静脉注射维库溴铵与舒芬太尼及持续吸入1.5%浓度异氟烷),手术全程血流动力学稳定(心率 52～76 次/分、血压 106～128/67～83mmHg)，手术时间约 3 小时，麻醉性镇痛药(舒芬太尼)共用 150μg、维库溴铵共用 24mg；③术毕应用新斯的明 2mg、阿托品 1mg 拮抗非去极化肌松药作用，患者约 20 分钟后自主呼吸开始恢复，给予咽腔吸痰刺激未出现呛咳反射，呼叫患者也无睁眼，测体温 35.7℃。继续间断辅助呼吸，待自主呼吸平稳且潮气量满意，护送麻醉恢复室观察。当术毕 1.5 小时，呼喊患者尚能睁眼，拔除气管插管后测血压、心率、SpO$_2$ 均在正常范围。观察 15 分钟后，护送患者回病房。

【讨论与分析】该患者术后苏醒延迟原因大致如下：

1. 麻醉药总用量相对过多　理论上讲，单位时间内用药过量和总剂量过多，均是全麻术后患者苏醒延迟的主要因素。①持续泵入丙泊酚较多，通常按丙泊酚 36ml/h 泵入并非过量，但与吸入麻醉剂(1% 浓度异氟烷)同步持续应用(协同作用)，则显得相对过多；②挥发性麻醉剂持续吸入可在体内蓄积，尤其在低体温时，其代谢、排出速度可下降；③麻醉性镇痛药相对过多，如舒芬太尼是一种较强的阿片类镇痛药，对 μ-受体的亲和力比芬太尼强 7～10 倍，其镇痛效果及作用时间较芬太尼更长。此外，其代谢产物去甲舒芬太尼的药理活性约为舒芬太尼的 1/10，这也是该药作用持续时间长的原因之一。由于术后患者无疼痛刺激，故可增加其舒适度，从而患者可苏醒延迟；④该患者麻醉用药种类稍多(如咪达唑仑、丙泊酚、舒芬太尼、维库溴铵、异氟烷)、维持用量较大，药物之间协同作用与叠加效应较强，从而导致在体内代谢、排泄缓慢，残余作用延长。

2. 低蛋白血症　可增加游离药物的浓度，增强药物的时效，其清除半衰期相对延长，故患者全麻术后苏醒也延迟。

3. 低体温　机体代谢速率随体温降低而下降，这对麻醉类药物的药代动力学影响较大，因为：①低体温可增加静脉全麻药的血浆浓度；②低体温可降低吸入全麻药的最低肺泡有效浓度(MAC)。故该患者静-吸复合全麻在体温有所降低时麻醉类药物代谢、消除缓慢，易使麻醉相对过深，故可延长全麻术毕苏醒时间。

总之，主要是上述三大原因(麻醉药总用量相对过多、低蛋白血症、低体温)叠加，且综合作用下造成患者全麻术后苏醒延迟。

【防范与处理】①术前纠正贫血与低蛋白血症，可增强麻醉与手术耐受力；②选择静-吸复合全麻其各自用药量均应相对减少；③开腹手术冲洗腹腔宜采用温生理盐水，并注意环境温度下降时应予以保温；④因麻醉性镇痛药可强化全麻药的作用，其镇痛作用越强(如舒芬太尼)，患者术后各种不适感越被抑制，故对咽腔反复吸引刺激不敏感，从而也可延长苏醒时间，因此可适量应用特异性拮抗药纳洛酮逆转；⑤如患者术后血压较低、心率较慢可适当给予提升，增加机体动力有利于患者苏醒。

(王世泉　宋锡发　康晓宁)

主要参考文献与推荐读物

1. 徐启明主编. 临床麻醉学. 第 2 版. 北京:人民卫生出版社,2008,172-175.

2. 王世泉,王明山主编. 麻醉意外. 第 2 版. 北京:人民卫生出版社,2010,581-592.

3. 邓小明,曾因明主编. 2011 麻醉学新进展,北京:人民卫生出版社,2011,329-331.

4. 王凤学,李昕,陈兴华主编. 围手术期临床症状鉴别与处理. 北京:人民军医出版社,2008,341-343.

5. 邓小明,姚尚龙,于布为,等主编. 现代麻醉学. 第 4 版. 北京:人民卫生出版社,2014,735-750.

第六十五章　围麻醉期手术患者寒战

865. 寒战对机体可产生哪些影响？

866. 引起麻醉手术患者寒战的原因有哪些？

867. 围麻醉期如何预防与处理手术患者寒战？

　　寒战一般是指身体对寒冷刺激产生难以自主控制的颤抖性活动,也是身体一种御寒反应表现。如通常身体突遭冷环境后,其全身皮肤往往多呈现"脱毛鸡皮"样形态。由于寒战是机体骨骼肌出现不自主、不同步、不规则、短时间且带有频率性收缩,故其典型临床表现是躯干与四肢骨骼肌呈节律性颤抖。

865. 寒战对机体可产生哪些影响？

　　【术语与解答】①寒战可导致代谢性产热增加,尤其持续性寒战可引起机体耗氧倍增(约2～3倍)与二氧化碳产生增多,从而易导致患者缺氧和乳酸血症以及二氧化碳蓄积;②寒战不仅引起骨骼肌持续颤抖而致清醒患者显著不适,而且对患者心理和生理造成不利影响;③寒战除可增加机体耗氧量外,还可升高眼内压和颅内压等。

　　【麻醉与实践】寒战对机体除存在上述影响外,也是围麻醉期常见并发症之一。①青光眼手术或颅脑手术患者如麻醉术后寒战,会对手术效果产生不利影响;②患有心血管疾病患者麻醉术后发生寒战,容易促发心肌缺血、缺氧,甚至导致心肌梗死;③如麻醉术中出现寒战,则可直接影响手术操作,并干扰生命体征监测;④麻醉术后寒战所致骨骼肌持续性收缩可加重手术创口疼痛。此外,寒战所致的外周血管收缩可使手术创口血流灌注减少而缺血、缺氧,从而影响创口的愈合。

　　【提示与注意】围麻醉期若出现一过性寒战,则对机体影响或危害很小,一般不予处理,但寒战持续时间较长或间断反复性寒战,则必须给予治疗处理。

866. 引起麻醉手术患者寒战的原因有哪些？

　　【术语与解答】围麻醉期手术患者寒战的发生机制目前尚未完全明了。但由于体温调节中枢为保持机体温度的恒定,主要通过骨骼肌的收缩产生热能,当机体突遇冷环境后,体温调节中枢通过脊髓反馈至外周神经,反射性引发类似于去极化肌松药琥珀胆碱的作用,出现短暂性肌纤维成束状颤动。另外,还存在两种学术观点:①在全麻患者苏醒过程中,由于体内残余麻醉药的作用可使大脑体温调节中枢功能紊乱,从而易引起寒战的发生,尤其神志清醒患者可自述感觉寒冷,同时伴有全身不由自主的颤抖表现;②麻醉术后寒战是由于麻醉药终止后,各级神经中枢功能恢复的先后顺序不同,脊髓反应中枢比大脑反应中枢更早于从麻醉状态下恢复,从而导致肌肉僵直性或阵发性颤抖的一种不自主性外周神经反射。

【麻醉与实践】围麻醉期寒战的诱发因素可能与以下几方面有关：

1. 环境温度影响　围麻醉期间患者寒战与自身体温及外界温度的关系仍不清楚,但有学者对 302 例术后进入麻醉恢复室的患者进行观察,发现围麻醉期寒战的发生率及严重程度与患者的体温并无明显关系。另有学者研究 9 名异氟烷麻醉后寒战患者的肌电图表现,并与非麻醉状态的正常人寒冷引起的肌电图表现进行比对分析,结果显示:麻醉后寒战患者肌电图特征与寒冷所引起的寒战肌电图不同。但还有报道提出,给予保暖和预防低体温措施可防止或抑制寒战的发生,其机制可能是由于患者麻醉恢复期大脑中枢对寒冷反应减低,而脊髓中枢则反应正常,当两者处于不平衡时则可引起寒战。如麻醉患者手术完毕,撤离敷料,机体突遭冷环境刺激而反射性产生寒战。

2. 患者自身因素　①有学者对 2595 例进入麻醉恢复室的患者进行观察,其中 164 例患者出现寒战,并对寒战患者分析结果显示:寒战的发生率男性高于女性;择期手术患者高于急诊手术患者;ASA 分级Ⅰ级患者高于其他 ASA 分级患者;青壮年高于小儿和老年人;②如患者精神、心理因素暂时性失衡,可对麻醉与手术产生焦虑,甚至恐惧,当备皮与消毒时,患者可突发性出现寒战;③少部分患者输入库血后可发生寒战。

3. 术前用药　有相关报道:①术前使用足量的抗胆碱药物可减少寒战的发生;②术前给予地西泮或咪达唑仑的患者其寒战的发生率降低;③术前应用止痛剂的患者,其寒战发生率高于不给止痛剂的患者。

4. 椎管内脊神经阻滞　①无论硬脊膜外隙脊神经干阻滞,还是蛛网膜下腔脊神经根阻滞,其阻滞区域的骨骼肌均已处于松弛状态,其产热功能丧失,加之阻滞区域的交感神经受抑制而使血管扩张,从而血管平滑肌失去了代偿性收缩,此时除阻滞区域散热增多外,同时中心体温重新分布而向四肢转移。此外,只有非阻滞区域的骨骼肌可收缩产热,当两者动态功能不一致,一旦遭遇冷环境(如术毕撤离敷料),全身则可发生不随意节律性肌肉颤抖性收缩,即出现寒战现象。因此,临床上椎管内脊神经阻滞后患者较全麻容易出现寒战;②除椎管内脊神经阻滞易引起寒战外,椎管内脊神经阻滞术中输注库血更易引起寒战(因库血温度低);③在椎管内脊神经阻滞中,硬脊膜外隙脊神经干阻滞患者寒战的发生率又明显高于蛛网膜下腔脊神经根阻滞;④硬脊膜外隙脊神经干阻滞后,其阻滞区域皮肤温度明显增加,而非阻滞区域皮肤温度则下降,同时鼓膜温度降低,当鼓膜温度下降幅度接近 0.5℃时,则开始发生寒战,提示硬脊膜外隙脊神经干阻滞后寒战与中心体温降低有密切关系。

5. 椎管内脊神经阻滞与全身麻醉比较　①全身麻醉期间,患者体温调节中枢被抑制,故全麻期间极少发生寒战,尤其复合使用肌肉松弛剂,不可能发生寒战。但全麻恢复期,患者开始苏醒或清醒后,其体温调节中枢功能恢复,一旦遭遇冷环境则可出现寒战;②椎管内脊神经阻滞可使患者约 1/2 躯体处于麻醉状态,而体温调节中枢仍正常,当存在寒战促发因素(如冷环境、冷消毒液大面积皮肤消毒、术毕撤离敷料后体表大面积裸露等),患者更容易引起寒战。

6. 麻醉与其他因素　①寒战在使用以挥发性麻醉药为主的全麻患者中容易出现;②患者术中应用较大剂量阿片类麻醉性镇痛药(如芬太尼、哌替啶等)可减少寒战的发生;③全麻术中保留自主呼吸的患者寒战的发生率高于使用间歇正压控制通气(IPPV)患者;④经尿道前列腺电切术(TURP)需持续性、大容量灌注液扩张尿道和膀胱,并冲洗局部出血和切除的前列腺组织碎片,以创造手术操作条件,但可引起体温过低而产生寒战;⑤术中输入冷的库血可增加寒战的发生率。

【提示与注意】①小于 3 个月的婴儿不会发生寒战;②应将寒战与机体抽搐、癫痫样发作、局麻药毒性反应等相鉴别;③椎管内脊神经阻滞患者关注其体温变化和采取保温措施可显著减少寒战的发生率。

867. 围麻醉期如何预防与处理手术患者寒战?

【术语与解答】寒战带来的危害主要来自:①因全身肌肉组织持续性收缩,机体耗氧量和二氧化碳生成量均增加;②机体易产生缺氧或低氧血症、乳酸性酸中毒,乃至心肌缺血、缺氧;③患者长时间的寒战可对术后康复产生不利影响等。因此,应积极予以防范与处理。

【麻醉与实践】围麻醉期寒战的预防措施及治疗处理。

1. 预防措施　以提高环境温度与药物预防为主。

(1)环境温度预防:①室内环境温度较低者应适当提高;②室内温度较低时麻醉术中患者需保暖,而麻醉与手术操作还需注意皮肤消毒液的温度,以及手术中冲洗胸、腹腔时应使用接近37℃的温生理盐水为好,以减少体热的丢失。

(2)药物预防:①有学者提出术前使用足量抗胆碱药或应用苯二氮䓬类药(如地西泮等)可减少寒战的发生;②阿片类药物哌替啶(成人 20~30mg 静脉注射)既可用于寒战的预防,又可用于寒战的治疗;③由于寒战是麻醉术后常见并发症之一,近年来由于围麻醉期保温措施的应用和阿片类药物剂量的增加,围麻醉期寒战明显降低。

2. 治疗与处理　①体表保温:临床上对于麻醉术后寒战的治疗措施之一就是患者皮肤表面保温;②阿片类药物:如哌替啶是一较强效的寒战抑制药,该药能有效治疗麻醉术中、术后的寒战,其治疗作用可能主要通过兴奋 κ 受体介导,以及降低寒战的阈值,临床一般成人静脉注射哌替啶 20~30mg 或 0.35mg/kg;③中枢兴奋药:中枢性呼吸兴奋药多沙普伦(佳苏仑)能有效治疗大部分麻醉术后患者寒战,通常采用 1~1.5mg/kg 加入 10ml 生理盐水缓慢静脉注射;④曲马多:1~1.5mg/kg 与生理盐水稀释至 10ml 静脉注射,患者多在 5 分钟内寒战消失。麻醉恢复期寒战采用曲马多治疗处理安全性高,其镇静作用弱,而镇痛作用较强,并且可使用于心肺功能较差的患者;⑤非去极化肌肉松弛药的应用:若患者需要机械通气,实施控制呼吸,如在这之前出现寒战,可采用维库溴铵 0.1mg/kg 静脉给药,则能直接控制寒战,然后再查找原因排除相关因素;⑥镁离子是钙通道生理性拮抗剂,能阻止钙离子内流而抑制体温下降,静脉给予镁制剂(硫酸镁 25~30mg/kg)后可刺激体温调节中枢,降低寒战反应阈值,从而抑制寒战的发生。

【提示与注意】患者一旦出现寒战,除保温外,立即面罩吸氧,以减少机体过度的氧耗,并静脉注射适宜剂量的上述相关药物,必要时合并地塞米松应用。

(王世泉　肖　斐　王建宇)

主要参考文献与推荐读物

1. 王世泉主编. 临床麻醉学精要,北京:人民卫生出版社,2007,409-411.
2. 王世泉,王明山主编. 麻醉意外. 第 2 版. 北京:人民卫生出版社,2010,599-601.
3. 邓小明,曾因明主编. 2011 麻醉学新进展. 北京:人民卫生出版社,2011,329-331.

第六十六章　围麻醉期恶心、呕吐与反流、误吸

868. 临床医学对误吸如何定义的？

869. 误吸对机体可产生何种危害？

870. 恶心、呕吐与反流、误吸的发生机制是什么？

871. 围麻醉期恶心、呕吐及反流发生率与原因有哪些？

872. 围麻醉期容易产生误吸的人群与相关因素有哪些？

873. 如何预防与处理围麻醉期患者反流、呕吐及误吸？

874. 回顾围麻醉期小儿误吸典型案例可给麻醉医师何种启示？

恶心、呕吐与反流、误吸是围麻醉期患者常见并发症之一，其严重程度及发生率则与患者情况、麻醉方法，乃至手术种类、手术时间或特点有关。

868. 临床医学对误吸如何定义的？

【术语与解答】①误吸狭义的定义：是指进饮食期间，喉入口开放，致使数量不等的固体物或液体经声门吸入至下呼吸道内；②误吸广义的定义：是指除进饮食期间可导致误吸外，而禁饮食期间，凡胃内容物经食管反流至咽腔和口腔内或呕吐后存留于口腔内，乃至口内大量的流涎（口水）以及口咽腔中的血液或血凝块随吸气动作而吸入下呼吸道（气管、支气管及细小支气管内），甚至面罩正压通气将口咽腔内的胃内容物或其他物质"冲击"而进入气管、支气管及细小支气管内称之为误吸。

【麻醉与实践】麻醉则是引起胃内容物误吸的促发因素，无论全身麻醉或椎管内脊神经阻滞，还是颈神经丛或臂神经丛阻滞，只要患者胃内存在饮食物或胃液，均有可能引起反流或呕吐，其反流至口咽腔中的胃内容物则可经声门进入下呼吸道（气管、支气管、细小支气管），从而产生误吸。此外，实施口咽腔手术（如唇腭裂修补术、扁桃体与腺样体切除、上下颌骨手术以及其他手术等），如出血较多尚未清除而流至喉入口周边形成血凝块，且术毕拔出气管插管前又未发现或未能及时吸出，一旦拔出气管插管，则可造成误吸与窒息。

【提示与注意】胃内容物反流与呕吐是产生误吸的前提和主因，故麻醉术前必须禁饮食，只有胃肠排空，才能避免反流误吸。

869. 误吸对机体可产生何种危害？

【术语与解答】误吸对机体具有相当的危害，其危害程度在于呕吐物或反流物被误吸下呼吸道的容量与成分以及性质，严重者可导致呼吸功能危象，乃至窒息死亡。

【麻醉与实践】围麻醉期产生误吸的特点、危害与临床表现。

1. 误吸的危害及特点　①造成误吸危险性的指标为胃液残留量 $>0.4ml/kg$，胃液 pH 值 $\leqslant$

2.5,该指标除可引起急性下呼吸道梗阻外,还继发吸入性肺炎以及严重化学性肺损伤。此外,酸性胃液刺激还可导致肺泡容量锐减或细小支气管平滑肌痉挛性收缩、肺间质水肿、肺不张等一系列病理性改变;②大量酸性胃液、胃内容物刺激还可导致肺泡表面活性物质失活,即肺组织损伤程度与胃内容物的 pH 值密切相关,pH 值越小,损伤越重。此外,误吸危害的轻重还取决于胃内容物的性质与被吸入的容量,严重误吸可直接造成患者窒息死亡。

2. 临床主要症状与体征　因急性下呼吸道梗阻而出现以下临床表现:①误吸的胃内容物无论是固体或是液体,均可直接导致肺泡与外界通气中断,故非全麻清醒患者可出现呼吸费力或困难、"三凹征"明显、大汗淋漓、口唇黏膜及全身皮肤发绀,同时出现应激性心率显著增快、血压明显升高、SpO_2 迅速下降,继之表现为低氧血症与二氧化碳蓄积,甚至发生呼吸功能危象。而全麻患者除存在清醒患者症状外,其呼吸道阻力倍增,呼气末二氧化碳($P_{ET}CO_2$)监测数值迅速上升,继之 $P_{ET}CO_2$ 波形与读数立即消失;②清醒患者误吸后可因细小支气管持续性痉挛而出现哮喘样呼吸困难,听诊可闻及双肺布满广泛的湿性啰音与哮鸣音;③误吸后如颗粒性较小物质或胃液可阻塞呼吸性细小支气管,其远端肺泡通气中断而不能膨胀,最终造成肺不张;④误吸导致的下呼吸道梗阻与肺不张可继发肺内感染,通常称为吸入性肺炎、肺脓肿等;⑤严重误吸患者其死亡率颇高。

【提示与注意】　①由于误吸胃内容物的质和量不同,其危害程度也存在差异,如吸入酸性固体物(食物碎块等)且误吸容量大,患者死亡率也高;②误吸时间越长,处理时间越延迟,肺损伤程度也越严重,预后效果则越差。

870. 恶心、呕吐与反流、误吸的发生机制是什么?

【术语与解答】　恶心与呕吐发生机制的危害阐述如下:

1. 恶心　①恶心是一种由呕吐冲动所致的上消化道不适感,可由消化道相关刺激或其他因素反射而在咽腔和口腔产生不规律性张大的欲吐感;②恶心常为呕吐的先兆或前期症状,其临床表现为想呕吐而吐不出且难以忍受的不适感;③恶心是人体一种心理不适受,通常可伴有或不伴有呕吐,除是呕吐的先兆外,且伴有吞咽动作;④恶心时患者有不能耐受的感觉,同时咽喉部和胸前部存在特殊的不适感。

2. 呕吐　①呕吐是指胃肠道内容物反流至食管和咽腔,再经口腔吐出口外的一种反射动作或被有力地喷射出口外;②呕吐中枢位于延髓外侧网状结构的背侧,接受来自化学感受器催吐区和胃肠道的"信息输入",当各种不良性理化刺激经传入神经后(以迷走神经为主),再将其冲动传至延髓的呕吐中枢或化学感受器触发区,其反馈先引起胃肠道反射性逆蠕动,继之导致胃内容物反流至食管、咽腔,通过神经-肌肉的协同动作而产生呕吐,最终经口腔吐出口外的一种反射性动作。此外,呕吐中枢可接受多种神经传入而导致呕吐,包括除口咽、胃肠道、前庭成分等刺激外,使用药物、麻醉、代谢紊乱、手术刺激等均可间接或直接的引起呕吐反射;③呕吐则是人体一种本能,是机体自身的一种保护性生理反射,是将食入胃内的有害物质排出体外,达到自身保护性作用,正常情况下不会引起并发症或意外;④干呕通常是呕吐之前呼吸肌的节律性动作;⑤严重恶心与呕吐患者甚至伴有迷走神经兴奋症状(如心率减慢、血压降低、面色苍白等)。

3. 反流　①胃与食管括约肌存在着抗反流防御功能,正常情况下食管括约肌能有效地防止胃内容物反流;②当胃液或胃内容物从胃中被动地逆行而流向食管,并通过食管上口进入咽腔后称为反流;③食管上括约肌主要由迷走神经、喉返神经和发自吞咽中枢的神经支配。食管下括约肌神经支配来源于包括迷走神经和 $T_6 \sim T_{10}$ 的交感神经纤维支配。此外,胃、食管下括约肌和食管上括约肌中存在许多化学感受器,受内分泌激素调控;④胃具有高度的膨胀性,成人胃容量可容纳约 1600ml 空气或 1000ml 食物而不引起胃内压力明显增高。故通常成年择期手术患者存在少量胃内残留液一般不易引起反流,但胃内固体物或半流质、流质达到一定容量,且在一定刺激下可通过食管反流至口咽腔内。

4. 误吸 ①胃内容物经食管反流进入口咽腔,再通过声门被吸气负压吸入至下呼吸道则称为误吸;②一般围麻醉期误吸是指反流至口腔内或呕吐后存留于口腔内的胃内容物或口内大量流涎以及口咽腔中的血液随吸气动作而吸入下呼吸道(气管和支气管内或细小支气管),乃至面罩正压通气将口咽腔内的胃内容物或其他物质"冲击"而进入下呼吸道内。

【麻醉与实践】 呕吐与反流可贯穿于整个围麻醉期,而对于呕吐与反流、误吸,麻醉医师颇为担心的是全麻诱导与非气管插管麻醉术中以及全麻术毕拔出气管插管后患者发生的呕吐与反流,尤其最为害怕的是呕吐物或反流物误吸入下呼吸道的肺泡内,因误吸可导致吸入性肺炎及化学性肺损伤,并产生低氧血症与高碳酸血症,严重者造成窒息,甚至呼吸心搏停止。

【提示与注意】 呕吐虽是机体消化系统的一种保护性生理反射,正常情况下不会引起并发症及意外,但麻醉状态下可干扰或抑制咽喉的生理功能保护反射,从而易引起呕吐物或反流物被误吸入下呼吸道(气管、支气管、小支气管、肺泡),严重者可直接造成肺通气交换中断,从而引起呼吸危象。正是因为胃内容物产生的误吸可对机体造成危害,乃至危象,故所有麻醉患者必须禁饮食,这是临床麻醉的基本原则。

871. 围麻醉期恶心、呕吐及反流发生率与原因有哪些?

【术语与解答】 围麻醉期恶心、呕吐及反流为全麻术后常见并发症,其发生率与产生原因如下:

1. 发生率 其发生率报道不一,有文献报道 20% ~30%;有学者认为 24% ~60%;另有统计为 18% ~96%。尤其中青年女性、肥胖者,以及腹部手术发生率较高。

2. 产生原因与分类 临床上恶心与呕吐产生的原因及分类如下。

(1)中枢性恶心与呕吐:①伴有中枢神经系统疾病或异常,如颅内压增高、脑水肿、中枢性高热;②由阿片类镇痛药与吸入性全麻药的副作用引起;③低血压、糖尿病、放疗或化疗后患者容易产生。

(2)反射性恶心与呕吐:①机械性刺激所致,如吸痰管吸引咽腔、安置胃管、气管插管或气管插管拔出等;②消化系统疾病引起,如高位肠梗阻、幽门梗阻、膈疝、腹膜炎等;③饱胃、酗酒等(胃肠排空明显延迟)所致;④手术期间牵拉胆囊和眼肌所促发的迷走神经反射、眼-心反射等。

(3)胃内容物反流:①凡腹内压增高(如腹水、妊娠等)或胃内压增高(胃扩张、胃排空延迟等)均可造成胃内容物反流,尤其机体抗反流防御功能降低的情况下;②食管裂孔疝是腹段食管和部分胃经膈肌食管裂孔进入胸腔的病变,其食管裂孔疝的形成可降低胃、食管对胃液酸性的中和能力,且使食管括约肌收缩力降低,因此易引起胃内容物反流。

【麻醉与实践】 由于恶心、呕吐及反流可贯穿于整个围麻醉期,尤其容易发生在麻醉诱导后、手术操作中,以及全麻术毕拔管后。

1. 麻醉诱导后 ①如全麻诱导不完善置入喉镜显露声门,其咽喉部刺激可引起呕吐反射;②椎管内脊神经阻滞平面过高,可致使副交感神经过度兴奋,其恶心呕吐发生率可明显增多。

2. 手术操作中 ①如硬脊膜外隙脊神经干阻滞并不能抑制术中牵拉胆囊、胃等内脏所引起的反射性恶心及呕吐;②剖宫产手术中反复、连续用力按压腹部,则可刺激胃肠道,从而导致恶心与呕吐反射。

3. 全麻术毕拔管后 ①全麻术后患者咽喉反射功能恢复,气管插管拔出可刺激咽喉反射,从而易引起恶心与呕吐;②由于全麻术中大都应用阿片类镇痛药,而该类药物的不良反应之一则是术后恶心与呕吐;③阿片类药物无论是术后椎管内应用镇痛,还是采用静脉自控镇痛泵(PCA),均有可能引起恶心或呕吐。

【提示与注意】 除上述原因外,硬脊膜外隙脊神经干阻滞时,行椎管内穿刺若不慎刺破硬脊膜,术后可因脑脊液外渗过多而导致低颅压性头痛,并常伴有恶心与呕吐。

872. 围麻醉期容易产生误吸的人群与相关因素有哪些?

【术语与解答】 围麻醉期容易产生反流与误吸的人群及相关因素如下:

1. 容易产生反流与误吸的人群 主要为老年体弱患者、急症手术患者、消化道梗阻、病理性肥胖、孕产妇、食管疾病以及颅内压增高患者等,因该类患者除胃肠排空时间延长外,其咽喉反射功能也较差,麻醉术中容易产生反流与误吸。

2. 容易产生反流与误吸的因素 ①饱胃及胃肠排空延迟是反流与误吸的主要因素,如麻醉手术患者禁饮食时间短则是其中因素之一;②幽门梗阻或高位肠梗阻患者其上消化道内压往往增高,围麻醉期或手术期间食管容易开放,故可产生反流与误吸;③各种原因所致的胃内压升高或食管下括约肌松弛患者,其麻醉术中处于水平仰卧位,尤其喉镜窥喉操作期间可引起恶心反射,易致使食管扩张促发胃内容物反流,而进入口咽腔中的反流物极易引起误吸;④膈疝病理特点、严重颅内压增高、中枢神经功能障碍,以及胃肠道功能紊乱或失调,也是造成反流与误吸的重要因素。

3. 临床上以下麻醉手术患者容易引起误吸 ①禁食时间短与饱胃以及胃排空时间延迟患者是产生呕吐与误吸的主要人群,尤其该患者行急症手术更易发生;②临产妇多不限制进食,甚至鼓励多进食有助于分娩,一旦转为剖宫产,则处于饱胃状态,此时胃肠道张力降低、肠蠕动减弱、胃排空时间延长、食管括约肌松弛,特别麻醉术中按压腹部虽有利于胎儿娩出宫腔,但腹内压同步急剧增高易使胃内容物反流而误吸;③婴幼儿与老年患者食管括约肌松弛,咽反射迟钝,其反流与误吸发生率也高。

【麻醉与实践】 围麻醉期容易发生反流与误吸的时间段主要为全麻诱导期间与全麻术毕拔管后,以及椎管内脊神经阻滞范围过广和腹腔手术探查牵拉内脏。

1. 全身麻醉 全麻期间发生误吸的危险主要发生在以下两个阶段。

(1)全麻诱导后与气管插管前这段时间内:①全麻诱导应用肌松药后与气管插管前这段时间内通常需要面罩供氧加压过度通气1~3分钟,由于患者上呼吸道生理性保护功能(吞咽反射等)被抑制,且下呼吸道又尚未封闭(尚未建立气管插管),而常规采用面罩给氧辅助呼吸或加压给氧通气可使一部分供氧气流经食管上口(此时环咽括约肌开放)穿过食管不断地进入胃内蓄积,一旦胃内压增高达到一定程度,则可将存留在胃内尚未排空的胃内容物"挤压"出食管上口或使胃内还存在的固体食物或液体容物逐渐产生反流,而"挤压"出食管上口的胃内容物或反流至咽喉腔的胃内容物则极易经声门进入下呼吸道或被面罩加压通气将反流口咽腔中的胃内容物"挤压"至气管、支气管内,因此麻醉性误吸产生;②麻醉诱导不当或过浅,还

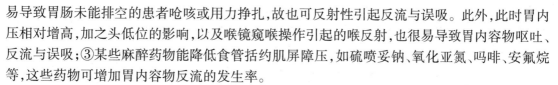

易导致胃肠未能排空的患者呛咳或用力挣扎,故也可反射性引起反流与误吸。此外,此时胃内压相对增高,加之头低位的影响,以及喉镜窥喉操作引起的喉反射,也很易导致胃内容物呕吐、反流与误吸;③某些麻醉药物能降低食管括约肌屏障压,如硫喷妥钠、氧化亚氮、吗啡、安氟烷等,这些药物可增加胃内容物反流的发生率。

(2)全麻术毕拔管后:尽管气管插管拔出前患者神志已清醒,但拔管刺激仍可引起一过性恶心反射,而该反射易使食管显著扩张,若胃内仍存在饮食物或存有大量胃液,就容易导致反流或呕吐,甚至造成误吸。

2. 椎管内脊神经阻滞　①无论硬脊膜外隙脊神经干阻滞,还是蛛网膜下腔脊神经根阻滞,如阻滞平面过高,其范围如超过胸$_5$(T_5),往往交感神经被阻滞,而副交感神经(迷走神经)相对亢进,所导致的心动过缓和血压下降,易使脑供血不足而兴奋呕吐中枢,因此产生恶心及呕吐,而呕吐至口咽腔中的胃内容很容易被吸气动作吸入下呼吸道内;②椎管内脊神经阻滞期间,由于手术操作牵拉内脏,往往易引起副交感神经兴奋,从而反射性诱发恶心与呕吐,故容易引起误吸;③由于椎管内脊神经阻滞均保持自主呼吸,咽喉腔生理性保护功能尚存在,一般情况下恶心呕吐时患者大都能将呕吐物吐出口外,但禁饮食时间不够或胃肠排空减慢,患者一旦产生大量胃内容物呕吐,往往口腔内呕吐物尚未吐净,部分呕吐物或胃液可随吸气而引起误吸。

【提示与注意】理论上胃固体物排空的时间约为 4 ~ 6 小时,但正常胃排空速率个体差异很大,并且依赖于食物的量和化学成分,而影响胃排空的主要因素是胃内容物的量和胃内容物的种类,通常固体物排空较慢,液体排空较快。因此,禁饮食时间 6 小时以上基本是安全的。

873. 如何预防与处理围麻醉期患者反流、呕吐及误吸?

【术语与解答】围麻醉期患者反流与呕吐不仅是痛苦的不适症状,而且影响伤口的愈合,乃至引起水、电解质以及酸碱平衡的紊乱,严重者还可导致误吸。由于误吸患者其平均死亡率可高达 30% ,因此,围麻醉期对反流、呕吐与误吸的防治及处理尤为重要。

【麻醉与实践】围麻醉期患者反流、呕吐以及误吸的预防、治疗与处理。

1. 围麻醉期反流、呕吐与误吸的预防　①如择期手术患者不存在胃排空延迟因素,可在午夜禁食,术前 4 小时禁饮,因小儿禁饮食时间相对缩短,如婴儿术前 3 ~ 4 小时可口服 5 ~ 8ml/kg 的 5% 葡萄糖液,但牛奶或固体食物的时限应为 6 小时为妥,以避免增加反流、呕吐的危险。同时这种禁饮食原则可减少小儿等待手术时的饥饿、焦虑及不舒适感,也可降低麻醉诱导期间低血容量或低血压的发生率。当然,如患儿术前已建立静脉通路输液,其禁饮食时间可延长;②禁饮食时间必须充足,尤其难消化的固体食物务必达 6 小时,长期卧床患者则需 6 小时以上;③预防性应用抗恶心呕吐药物与抗酸药物,如应用丁酰苯类药(如小剂量氟哌利多)可显著预防和治疗恶心与呕吐,但氟哌利多用后可能因 Q-T 间期延长而导致严重心律失常,故Q-T 间期延长患者应禁止使用。而 5-羟色胺(5-HT)拮抗剂(如托烷司琼、阿扎司琼、昂丹司琼等)则是通过阻断延髓背侧区化学受体感受器和周围(胃肠道等)迷走神经末梢 5-HT$_3$ 受体而起止吐作用。此外,胃动力药甲氧氯普胺可增强食管括约肌与贲门括约肌的张力,可促进食管和胃的蠕动,从而加速胃内容物的排空;④饱胃患者或饮食后不久患者行急症手术,应在麻醉前安置粗胃管进行吸引,尽量抽吸或引流出胃内容物。此外,新型胃管带有气囊,置入食管中下段充气后可封闭食管,以减少或避免反流,可选用。如手术时间较短(2 小时之内)且未能禁饮食或饱胃患者抢救,也可插入食管-气管双腔急救导管,一方面可阻塞食管,防止胃内容物反流误吸。另一方面尽早经该导管的气管腔置入粗吸引管进行胃内容物吸引,给予胃肠减压;⑤麻醉前提早备好粗直径的吸引管,必要时以吸出反流至口咽腔中的固体食物;⑥无论选择硬脊膜外隙脊神经干阻滞还是蛛网膜下腔脊神经根阻滞,应将阻滞平面控制在胸$_5$(T_5)以下,开腹探查时应通知手术医师缓慢、轻柔操作,因牵拉内脏可引起反射性呕吐;⑦全麻诱导时可选择头高足低体位,该体位其咽部明显高于贲门,重力作用可显著减少胃内容物的反流。但气管插管时头高位操作对初学麻醉者或经验不足的年轻医生有一定困难;⑧快速全麻诱导可减少麻醉操作时间,如采用非去极化肌松药插管时,尽可能选择起效较快的罗库溴铵,同时可由助手用拇指和食指在颈部将环状软骨向脊柱方向按压,暂时压迫和阻塞食管上口,这对防止胃内容物反流有明显作用;⑨应用促进胃排空与增加 pH 值的药物,目前多用 H_2 受体阻断剂,可减少胃液的分泌,并提高胃液的 pH 值;⑩饱胃患者全麻术后必须待神志完全清醒后方可拔管,对于深昏迷、咽喉部以及口腔大手术者可带管护送麻醉恢复室或 ICU,等待最佳时机再拔管,其目的以防止反流或呕吐物误吸。

2. 误吸后紧急处理 ①患者一旦发生反流与呕吐,应迅速将患者头颅偏向一侧,且使头颅处于低位,以便呕吐物从口角引流,并同时吸引清除口、咽腔反流或呕吐物。如发生误吸,应紧急建立气管插管,以利于先将吸痰管经气管插管插入气管、支气管、远端小支气管内进行吸引,后行肺灌洗术,灌洗液可单用生理盐水或加用地塞米松以及抗生素的生理盐水;②对误吸患者若插入双腔支气管导管更佳,实施双肺隔离技术可在不中断供氧通气的情况下分别交替进行单肺吸引、冲洗、再吸引;③实施肺灌洗可根据体重采用生理盐水每次 3~10ml 经气管插管注入支气管内,给予反复冲洗吸引,直至吸出液体清亮为止;④若插入常规普通气管导管,应冲洗、吸引与供氧通气交替进行,以防止机体长时间氧合中断而产生急性低氧血症;⑤采用呼气末正压通气(PEEP),5~10cmH_2O 或持续正压通气(CPAP)以恢复功能残气量和减少肺内分流。

3. 药物与其他治疗 ①相关药物综合性应用,如激素、支气管扩张药物、抗生素,乃至肺泡表面活性物质的使用等,可降低相关并发症的发生和提高治疗效果;②因吸入性肺损伤后细小支气管平滑肌痉挛性收缩与肺顺应性下降,应用支气管扩张剂则能不同程度的抑制细小支气管痉挛,可使肺顺应性增加以及通气/血流比值(V/Q)得以改善,从而缓解机体缺氧;③多巴胺等血管活性药物常用于改善心功能,提高心排出量,增加循环氧输送,从而使低氧血症得到改善;④肺表面活性物质具有增加肺泡表面张力,并能抗肺水肿、改善肺顺应性的作用;⑤误吸后很易引起肺部感染,其发生率约为20%~25%,早期应用抗生素治疗,可显著降低吸入性肺炎的严重性。此外,补足液体量,维持水电解质和酸碱平衡对误吸患者至关重要;⑥大剂量激素短时间"冲击"疗法能抑制补体活性,减少中性粒细胞聚集,抑制巨噬细胞的产生,抑制白细胞对细菌及其他因子的反应。此外,激素可增强抗生素降低肺部感染、减少呼吸机辅助支持治疗时间,降低死亡率;⑦可给予一氧化氮(NO)吸入,NO 吸入后能快速与血红蛋白结合,具有选择性扩张肺血管作用,可使肺动脉压下降,增加动脉血氧合;⑧机械通气呼吸支持(包括呼吸机治疗)的目的是增加机体组织细胞氧供,同时使肺脏从急性损伤中得到修复,由于酸性胃液吸入肺泡内,可造成肺表面活性物质的破坏,对肺 II 型细胞也造成损害,从而致使肺泡萎陷,增加肺内动-静脉血分流量,其结果造成动脉血氧分压降低。因此必须采取一系列措施,以便提高机体氧分压;⑨必要时给予高压氧治疗。

【提示与注意】①目前常用的静脉全麻药和肌肉松弛剂一般不会引起麻醉术中以及麻醉术后恶心与呕吐,可常规使用;②对于易产生反流与呕吐的高危患者,以及婴幼儿与老年患者,

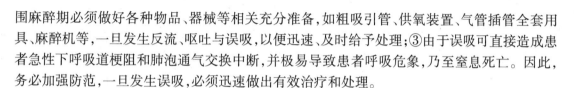

围麻醉期必须做好各种物品、器械等相关充分准备,如粗吸引管、供氧装置、气管插管全套用具、麻醉机等,一旦发生反流、呕吐与误吸,以便迅速、及时给予处理;③由于误吸可直接造成患者急性下呼吸道梗阻和肺泡通气交换中断,并极易导致患者呼吸危象,乃至窒息死亡。因此,务必加强防范,一旦发生误吸,必须迅速做出有效治疗和处理。

874. 回顾围麻醉期小儿误吸典型案例可给麻醉医师何种启示?

【案例与回顾】

例 1:患儿,女,2.5 岁,体重 11kg,诊断腹部皮下血管瘤,拟在基础全麻加局部浸润阻滞下行血管瘤切除术。由于家长未按医师的嘱咐在术前为患儿禁食,手术日晨仍给患儿食用一个鸡蛋与一袋牛奶(约 150ml),麻醉前又未能向医生讲明。患儿按常规术前半小时肌注阿托品 0.3mg,由于入手术室前患儿严重哭闹,故肌注氯胺酮 55mg,约 5 分钟时患儿突然呃逆、恶心,继之呛咳,并发生呕吐。麻醉医师立即将患儿平卧头偏向一侧,因吸引器尚未准备,以手指从口中掏出部分呕吐物。此时患儿呼吸停止,面部发绀严重,测脉搏约 180 次/分,迅速准备氧气并进行气管内插管,但喉镜窥喉时发现咽腔分泌物较多,声门无法显露,备好吸引器吸净呕吐物并插入气管导管后,患儿心跳已停止。因未建立静脉通路,只好经气管插管向气管内注入肾上腺素稀释液 0.5mg、阿托品 1mg、地塞米松 5mg,纯氧手控呼吸并胸外心脏按压,心搏仍未恢复,继续肾上腺素 2mg、阿托品 1mg 气管内注入仍无效,终因抢救无效死亡。

例 2:患儿,男,4 岁,20kg,因外伤致耳廓裂开在全麻下行耳廓裂伤缝合术。患儿麻醉前已禁食 3 小时,术前 30 分钟肌肉注射阿托品 0.5mg、异丙嗪 20mg。入手术室后哭闹严重,故肌注氯胺酮 100mg,患儿安静后建立静脉通路并给予地西泮(安定)4mg,术中间断静注氯胺酮维持麻醉,保持自主呼吸。手术历时约 1 小时,手术完毕给予头部缠绕绷带包扎时,患儿出现呃逆,并发生呕吐,其口腔、鼻腔均为固体食物,迅速将患儿头部偏向一侧并给予吸引,此时患儿已窒息,整个面部发绀,触脉搏不清。即刻给予胸外心脏按压、吸氧及静脉注射肾上腺素 1mg,因抢救条件与技术限制,迅速转院抢救,到达上级医院时,患儿呼吸心搏完全停止,抢救未能成功。

【讨论与分析】①肌注氯胺酮后可使胃内压迅速增高,易引起胃内容物喷射至咽腔,而患儿吸气时易使反流固体颗粒吸入气管内,从而引起刺激性呛咳,呛咳又可使吸气量显著增大,故大量胃反流物被误吸入下呼吸道内;②小儿咽喉反射活跃,突然出现呃逆、恶心,因呃逆与恶心往往是呕吐的先兆,意味着即刻发生呕吐,例 1 与例 2 均在呃逆、恶心后迅速出现呕吐,速度之快难以防范;③例 2 患儿禁食仅 3 小时,由于在创伤后应激状态下,机体内环境调节失衡,致使胃内容物排空延迟,加之哭闹时频繁吞咽,较多气体吞入胃内,致使胃扩张且胃内压增高。术毕患儿接近苏醒时,手术医师绕患儿头部包扎绷带期间时常使其头颅扭曲,易导致患儿吞咽反射及呃逆,从而引起恶心呕吐,最终发生胃反流物误吸入下呼吸道;④小儿反流误吸易导致喉痉挛,加之部分胃反流物已吸入小支气管内,因此直接造成患儿窒息,其临床表现为面部严重发绀,呼吸功能危象发生。由于抢救措施滞后,患儿呼吸心搏骤停而死亡。

【防范与处理】①凡是接受择期麻醉与手术的患儿,都应根据年龄、病情决定禁饮食时间,切忌因手术小、术时短而侥幸、贸然、自信从事。此外,实施麻醉前必须再次确认患儿禁饮食的时间,以免不测;②小儿既然选择全麻,就应做好气管插管准备或直接全麻诱导后气管内插管,可防止意外;③麻醉前务必按全麻常规准备完善后(如吸引器、吸引管、氧气、麻醉机,以及喉镜、气管导管等)方可给患儿使用麻醉药物,以防患于未然。

上述两例患儿均为反流误吸死亡案例,惨痛教训值得思考:①择期手术患者术前必须常规禁饮食,但对于小儿患者由于饥饿、哭闹,家长可能忽视了医师的嘱咐或不完全理解术前禁饮食的重要性。如推测例1患儿情况即是如此,手术当日,麻醉医师又未再追问患儿禁饮食情况,结果在麻醉诱导期间突然呕吐并误吸,造成了极其严重的后果;②针对小儿,尤其幼儿不能对术前禁饮食理解与合作的情况下,应对家长再三强调禁饮食的重要性,以及对饮食后可能发生的严重后果必须阐明,并耐心详细解释"饮"和"食"的含义,消除所谓"饮牛奶,吃水果"不算吃饭的误解,以取得家长的配合;③至今临床上许多小手术仍在非气管插管全麻下进行(如门诊手术等),是否违反全麻的原则,这应是临床麻醉迫切需要探讨的问题,即小手术采取气管插管全麻是否划不来。然而,一旦发生意外(死亡),利与弊如何衡量。

(王世泉　康晓宁　王晓霞　邵田田)

主要参考文献与推荐读物

1. 王世泉主编.临床麻醉学精要,北京:人民卫生出版社,2007,422-427.

2. 曾因明,邓小明主编.麻醉学新进展,北京:人民卫生出版社,2006,202-209.

3. 王世泉,王明山主编.麻醉意外.第2版.北京:人民卫生出版社,2010,611-619.

第六十七章　围麻醉期急性肺动脉栓塞症(肺栓塞)

875. 何谓肺栓塞? 其危害是什么?

876. 肺栓塞的形成原因有哪些?

877. 肺栓塞的病理生理特点是什么?

878. 围麻醉期哪些患者容易产生肺栓塞?

879. 急性肺栓塞临床如何诊断、预防与处理?

急性肺动脉栓塞症简称肺栓塞,是指来自静脉系统相关物质或右心腔的嵌塞物进入肺动脉或及其分支,乃至因肺动脉主干或其分支被来自内源性(血栓、脂肪栓子)或外源性(羊水、空气等)的各种栓子突发性堵塞,从而不同程度的阻断静脉系统末端血液(即肺动脉血)不能抵达肺泡氧合,其结果直接导致机体组织器官不同程度的氧供中断,最终引起机体一系列病理性改变和临床异常症状。从另一角度而言,由于临床常见栓子为血栓,而栓子主要阻塞肺动脉或其分支,严重者可引起以循环系统"虚脱"与呼吸功能明显异常为主的急性病理性变化。由于栓子或其他物质阻塞肺动脉或栓塞肺动脉分支的程度不同,因此其临床症状也呈多样化,且变化范围非常大,轻者可无明显表现或有轻微不适,重者可有心源性休克,甚至直接导致呼吸、循环功能危象或猝死。

875. 何谓肺栓塞? 其危害是什么?

【术语与解答】由于肺栓塞缺乏特异性的临床症状,故其表现主要取决于肺血管堵塞的程度与范围,以及患者肺栓塞前心肺功能状态。

1. 肺栓塞　①肺栓塞是以各种栓子阻塞肺动脉或/与栓塞其分支为发病原因的一组症候群或临床呼吸、循环异常综合征,包括肺血栓栓塞症、脂肪栓塞综合征、羊水栓塞、空气栓塞、骨黏合剂栓塞等;②肺血栓栓塞症是来自机体静脉系统的血栓阻塞肺动脉或/与其分支所致的疾病,主要以肺循环和呼吸功能障碍为特点的临床症状和病理生理特征,严重者甚至波及整个循环系统和呼吸功能而导致生命危象;③肺血栓栓塞症为肺栓塞中最为常见的类型,占肺栓塞的绝大多数,通常临床上所称的肺栓塞即指肺血栓栓塞症;④引起肺血栓栓塞症的血栓主要来源于深静脉血栓形成,最常见于下肢静脉及盆腔静脉血栓;⑤深静脉血栓形成与肺动脉血栓栓塞症的关系实质上为一种疾病过程在不同部位、不同阶段的表现,两者合称为静脉系统血栓栓塞症(因肺动脉血是未经肺泡氧合的末端静脉血)。

2. 肺栓塞危害　①急性肺栓塞是人体疾病中的有害急症之一,有文献报道在临床死因中仅次于肿瘤终末期、心肌梗死而居于第三位;②肺血栓栓塞症是由静脉血液中的栓子阻塞肺动脉或其分支,致使肺循环血流部分或全部突然中断,故病死率极高;③急性猝死型肺血栓栓塞症最为凶险,表现为机体即刻出现动脉血氧分压(PaO_2)瞬间急剧下降,二氧化碳分压($PaCO_2$)则急速上升,继之导致体循环功能迅速"虚脱",并严重衰竭,直接造成机体重要脏器(脑、心、肾等)重度缺血、缺氧而猝死。

【麻醉与实践】 临床上,尤其围麻醉期患者发生急性肺栓塞死亡,虽与麻醉没有直接关系,但若未能及时作出诊断或误诊,往往使得参入麻醉实施与处理的麻醉医师首先背上"黑锅",或蒙受"冤屈"。由于肺栓塞长期被视为较少见疾病,加之快速明确诊断颇有难度,故在国内临床上漏诊、误诊现象较为严重。因此,尽管围麻醉期发生急性肺栓塞的病例较少,但麻醉与手术期间患者若出现与麻醉或手术难以解释的突发性呼吸、心搏骤停,应首先考虑可能与急性肺栓塞有关。

【提示与注意】 由于急性肺栓塞的发病率临床上有逐年增多趋势,若围麻醉期患者突发性猝死极易引发医疗纠纷,这就需要麻醉医师对肺栓塞的成因、病理生理特点、易发人群、临床表现与诊断,以及相关处理措施应具有较全面地认识。

876. 肺栓塞的形成原因有哪些?

【术语与解答】 临床上造成急性肺栓塞的主要危险因素(相关栓子)仍以静脉血栓最为多见,而其他栓子引起者则很少。

1. 血栓形成的因素 主要有以下几方面。①静脉血液淤滞:是血栓形成的重要前提条件之一,如深部静脉血液回流压力过低,血液流速减缓,可使已激活的凝血因子不易被循环血液中的抗凝物质所抑制,并有利于纤维蛋白的形成,从而为血栓形成创造了条件;②静脉血管内壁损伤:如静脉血管内皮细胞损伤易导致凝血因子活化至高凝状态,从而容易引起静脉血栓的形成;③血液处于高凝状态:如创伤或骨折后患者(尤其长骨骨折患者),其应激状态下体内各种活性物质释放,常致使机体凝血功能亢进,加之长时间卧床及活动受限,往往容易促使下肢某段深静脉内的血液发生"凝固",继之导致血栓形成;④相关手术患者:如盆腔和髋部手术或其他手术后长期卧床者容易促发静脉血栓形成;⑤相关疾病:如肥胖、糖尿病、慢性心血管疾病或其他原因所致的凝血机制亢进等则容易诱发静脉血栓形成;⑥其他因素:如下肢静脉曲张、深静脉插管,以及长期深静脉置管等患者也易发生静脉血栓。此外,除血栓形成容易引发急性肺栓塞外,其他危险因素也可造成急性肺栓塞,如:脂肪、羊水、骨髓、空气、肿瘤组织、骨黏合剂等进入静脉系统。

2. 急性肺栓塞病因 ①深静脉血栓一旦形成,相当于埋藏在体内中一颗不定时"炸弹",当邻近的静脉血管扩张、血液粘稠度降低或下肢由长时间静止状态而过度活动,则易使局部静脉血液流速增快,从而容易引起血栓脱落而形成栓子,流动的栓子可随回心血液通过下腔静脉进入心腔,并经右心房、右心室流至肺动脉,一旦栓子抵达肺动脉干或左、右肺动脉近、远端处嵌顿、受阻,则可直接造成肺循环血流中断,最终肺毛细血管网无血液来源而无法与肺泡进行有效的气体交换;②深部静脉血栓形成后,随时都有脱落的可能,如患者用力排便或下床活动等,则可促使静脉压突然增高,静脉血液流速相对增快,已形成的深静脉血栓容易与血管壁分离而脱落,脱落后的栓子在静脉血管内流动,最终可进入肺动脉,因此,直接造成急性肺栓塞;③据文献报道,约85% ~95%的肺栓塞来自下肢深静脉或盆腔静脉的血栓,故深静脉血栓形成往往和肺栓塞联系在一起,所以是临床上常见的急性肺栓塞病因。

3. 肺栓塞易发人群 ①年龄较大与久病卧床者:一般年龄大于50岁,尤其60岁以上且久病卧床的患者,因其术前或术后活动量减少,血液粘度相对增高,加之静脉血液流速缓慢,故容易引起血栓形成。此外,静脉血液淤滞一般常见于年老体弱、久病卧床、下肢静脉曲张等患者;②糖尿病患者:长期内分泌紊乱可导致患者血管内壁异常,容易引发血栓形成;③病理性肥胖:该类患者其血液常处于高凝与血流淤滞状态;④心血管疾病:如高血压、心脏瓣膜病合并房颤以及心力衰竭患者,其血流动力学变化常不稳定,容易导致血栓形成。有资料显示,约40%的肺栓塞患者存在不同性质的心血管疾病,其中以风湿性心脏病较为常见;⑤凝血功能异常:少数患者因缺乏抗凝血因子(如抗凝血酶Ⅲ)而容易引起血栓形成;⑥外科手术后患者:手术创伤所致机体组织及静脉血管壁损伤,从而易产生内源性和外源性的活性凝血活酶,加之术后患者惧怕疼痛而长时间卧床不动,从而引起下肢血液流速缓慢,尤其在未用任何抗凝药物时极易形成下肢深静脉血栓,当体位突然改变或其他促发因素存在,则可诱发栓子脱落,特别多见于全髋关节置换或膝关节置换术后患者;⑦骨科手术患者:股骨干骨折及骨盆骨折后患者,其创伤断端若处于自身修复期,该处的软组织易水肿,且静脉血管内血液流速也减慢,从而容易引起血栓的形成,当术中搬动下肢或急剧活动手术创面,容易使早先已形成的深静脉血栓脱离血管壁形成脱落的栓子,游动的栓子可随血液循环而流向肺动脉;⑧妊娠或分娩:妊娠月份大的子宫可压迫下腔静脉,致使下肢静脉血液回流淤滞,当剖宫产或正常生产时,子宫收缩驱动羊水由裂伤的子宫颈内膜静脉或经胎盘附着部位的血窦而进入母体血液循环,而羊水顺母体血流抵达肺毛细血管处,由于羊水无法与肺泡进行气体交换,因此,肺循环处于中断。

【麻醉与实践】由于肺栓塞不是原发病,是临床各科均可发生的一种严重呼吸循环危象,而且发生时间无法预测,加之临床表现可多种多样,且缺乏特异性诊断标准,一旦存在深静脉血栓形成隐患的患者麻醉与手术期间发生急性肺栓塞而猝死,往往容易与循环系统突发心肌梗死或心搏骤停相混淆,由于难以快速区别和判断,常致使临床明确诊断滞后,这就需要对急性肺栓塞病理生理特点与临床表现全面了解,以便及时明确其诊断,排出麻醉因素所致,从而迅速做出有效治疗及处理。

【提示与注意】围麻醉期易被误诊和相互混淆的相关疾病有:急性心肌梗死、急性过敏性休克、反射性心搏停止等,须注意鉴别诊断。

877. 肺栓塞的病理生理特点是什么?

【术语与解答】肺栓塞所引起的机体病理生理改变较为复杂,通常肺动脉血管被栓子嵌顿、阻塞后,其病理生理严重程度往往取决于栓子的大小、阻塞的部位,血液与肺泡气交换多或少,以及患者的心功能状况等。急性肺栓塞基本病理生理特点主要表现为呼吸系统与循环功能,以及中枢神经系统的改变,只有对急性肺栓塞的病理生理全面了解,才能采取有针对性的治疗与处理。

1. 呼吸功能变化特点　肺栓塞后的病理生理改变涉及肺血流动力学,组织器官气体交换和呼吸动力学等方面。

(1)呼吸生理功能变化:其变化程度取决于肺动脉阻塞的程度,这与阻塞肺动脉栓子的大小,数目和部位而异,亦取决于患者原有心肺功能状态,尤其肺动脉高压系肺血管阻力增加的结果,随后右心室必须通过产生高于肺动脉的压力以维持正常的右心搏出量,如肺栓塞严重者(如少数也可阻塞右心三尖瓣口处或肺动脉主干)可直接导致肺毛细血管网血液与肺泡无法进行气体交换,从而呼吸生理功能迅速丧失或停止。

(2)下呼吸道通气显著受阻:急性肺栓塞可立即反射性引起下呼吸道小支气管弥漫性痉挛,直接导致小呼吸道阻力骤然增高,临床主要表现为下呼吸道通气明显受阻。

（3）呼吸功能指标突显异常：由于通气/血流比值（V/Q）失衡可引起低氧血症和高碳酸血症，通过呼吸功能监测仪则可显示呼吸道压力显著增高（35cmH$_2$O 以上），SpO$_2$持续迅速下降，呼气末二氧化碳（P$_{ET}$CO$_2$）则先急剧上升，后因气体交换中断而二氧化碳波形消失。

（4）临床表现呼吸功能危象：清醒患者可突发急性呼吸困难，继之口唇发绀，呼吸停止后全身皮肤发暗，机体即刻呈现严重低氧血症或患者处于窒息状态。

2. 循环功能变化特点　肺栓塞其循环功能病理生理变化如下。

（1）肺循环突发性中止：①急性肺栓塞患者其肺动脉主干阻塞首先导致右心房、右心室压力骤增且排血受阻，继之上、下腔静脉血液淤滞、停止，而肺动脉远端毛细血管网的血液来源立即中止，故还原血红蛋白不能与肺泡气进行有效交换。同时肺静脉也无法得到肺泡-毛细血管网氧合血的来源，从而整个肺循环不能持续进行，因此肺循环发生断流；②若下肢深静脉巨大血栓脱落，其栓子经下腔静脉流至右心三尖瓣口处如不能通过而造成阻塞，可直接阻挡回心血量（腔静脉血液）进入右心室，右心室因无血液来源而充盈不足，同时右心室又无血液排入肺动脉（右心功能丧失），其结果同样导致肺循环中断。

（2）体循环迅速中断：①急性肺栓塞一旦发生，由于肺静脉得不到肺毛细血管网与肺泡进行气体交换后的血液（氧合血），故不能供给左心房与左心室氧合血；②左心室无充足的氧合血液，就无法排出有效循环血量，主动脉及外周动脉血流也迅速中断，故患者动脉血压骤降，其体循环处于"虚脱"、衰竭现象，机体组织与器官则处于无氧代谢状态；③体循环中断导致患者严重休克，最终患者因机体重要器官缺血、缺氧而死亡。

3. 中枢神经系统变化　急性肺栓塞患者其高级中枢神经系统变化主要因脑缺血、缺氧而意识迅速丧失。

【麻醉与实践】临床麻醉期间发生急性肺栓塞，其病理生理在临床表现的症状有：①呼吸功能突发危象：如 SpO$_2$和 PaO$_2$急速下降、P$_{ET}$CO$_2$波形逐渐或迅速消失，且伴有呼吸道内压增高，严重者直接造成窒息；②循环功能突显异常：无论选择何种麻醉方法，一旦发生急性肺栓塞，其动脉血压可迅速降低，严重患者乃至无法测出，心率先急增，继之徐缓与严重心律失常，紧接心搏消失，心电监测其心律严重失常即刻成为一直线（心搏骤停），出现上述严重病理生理危象状况一般抢救成功率极低。

【提示与注意】肺栓塞产生的一系列病理生理改变，主要以血流动力学和呼吸功能改变为主，并与栓子阻塞血流范围、阻塞时间和栓塞前患者的基础心、肺功能状态有关。当肺动脉闭塞达 15% 时，即可出现低氧血症，但低氧血症的程度和分流量大小，以及与血管闭塞情况并非完全一致。若患者在发生肺栓塞以前即存在心、肺疾病，肺栓塞后其机体代偿能力则降低，其较小的肺血管栓塞即可造成血流动力学和呼吸功能的急剧改变。

878. 围麻醉期哪些患者容易产生肺栓塞？

【术语与解答】存在深静脉血栓形成需择期或急症手术患者，容易在麻醉术中而产生肺栓塞。

【麻醉与实践】肺栓塞易发人群，如年龄较大与久病卧床者、糖尿病患者、病理性肥胖、高血压、心脏瓣膜病以及房颤等患者，通常其静脉血管内血液流速也减慢，从而容易引起血栓形成，一旦存在深静脉血栓，当患者实施麻醉后，其局部肌肉组织松弛，血管平滑肌也大都处于舒张状态，静脉血管扩张且加之快速输液，容量血管血液逐渐稀释，从而可促使血流增速，而早先已形成的深静脉血栓就容易脱离血管壁成为脱落的栓子，栓子必然随血液循环而流向下腔静脉、右心腔、肺动脉，其结果则导致肺栓塞产生。

【提示与注意】无论采取全身麻醉应用肌肉松弛剂，或是选择椎管内脊神经阻滞，均能致使盆腔与下肢骨骼肌松弛而静脉血管扩张，两者麻醉方法均有可能造成已形成的深静脉血栓脱落。故无论前者（全身麻醉）还是后者（椎管内脊神经阻滞），均有可能引起已存在深静脉血栓形成的患者突发肺栓塞。

879. 急性肺栓塞临床如何诊断、预防与处理？

【术语与解答】临床上急性肺栓塞导致的死亡常以分钟来计算，其溶栓治疗为首选（如肺血栓栓塞症），若能及时诊断并迅速给予抗凝治疗，以及其他相关有效处理，其致死率可明显降低。

1. 较典型的临床症状　①精神意识特征：清醒患者可有先兆症状，如烦躁不安、惊恐与濒危感等；②呼吸系统特征：围手术期非全麻患者可出现无法解释的突发性呛咳与突发性呼吸急促，继之呼吸困难，患者急诉胸痛、胸闷，且大汗淋漓，听诊双肺可闻及干性和湿性啰音，进而口唇明显发绀，神志迅速消失并呼吸停止；③循环系统特征：患者可突发心动过速，脉搏细弱，血压骤降或测不清，并即刻出现严重心律失常，随后引起心搏骤停。

2. 临床诊断与鉴别诊断　由于肺栓塞在发病诊治中涉及相关较多学科，还存在着栓子的大小、数量及栓塞的部位、范围等多种情况，其所引起的呼吸功能影响与血流动力学改变也存在差异，且临床症状也较复杂多变，确诊需靠特殊检查，故在临床诊断上存在一定难度，尤其全麻手术期间根据临床表现和体征来确诊肺栓塞更加困难，因全麻患者其相关症状往往已被掩盖，只有综合性判断分析，才能作出较为正确的诊断。

(1)相关呼吸功能监测是全麻手术期间诊断肺栓塞的重要依据之一：如无其他原因可解释的 SpO_2 突发性骤降，$P_{ET}CO_2$ 先急速上升，继之波形消失。

(2)呼吸道压力突然异常增高：如气管内插管患者其下呼吸道内压可达 $35cmH_2O$ 以上。

(3)建立中心静脉压（CVP）监测：如麻醉手术患者 CVP 显著增高，且与其他相关指标同步异常，则应高度怀疑急性肺栓塞的发生。

(4)硬脊膜外隙脊神经干阻滞患者突发呼吸功能异常症状：如患者麻醉术中出现原因不明的胸痛、气急、呼吸困难、窒息感、口唇发绀，心动过速、血压骤降，以及意识障碍或神志消失，进而呼吸心搏骤停，应首先考虑可能出现急性肺栓塞（应与全脊麻相鉴别）。

(5)多排（多层）螺旋 CT 检查：影像学检测是诊断肺血栓栓塞症的重要依据之一，CT 用于诊断急性肺血栓栓塞症临床价值颇高，即使较早年的单排（单层）CT 也能够发现段以上肺动脉内的栓子，对段或段以上的肺动脉血栓栓塞具有确诊价值。而新式的多排（多层）CT 甚至可以显示第六级肺动脉分支内的微小血栓，故多排 CT 肺血管造影除了诊断质量较高外，还具有无创伤性、快捷、简便等许多优点，是临床怀疑肺血栓栓塞症患者首选的确诊检查项目，已逐渐取代单纯肺动脉造影而成为肺血栓栓塞症临床诊断的标准。但对碘造影剂过敏者不能进行该项目检查。

(6)血浆 D-二聚体检测：在血栓栓塞时因血栓纤维蛋白溶解可使 D-二聚体浓度增高，而 D-二聚体增高则对急性肺血栓栓塞症的诊断敏感性可高达 92%～100%。但其特异性较低，仅为 40%～43%，因手术、肿瘤、炎症、感染、组织坏死等也可使血浆 D-二聚体含量升高。由于抽血检测 D-二聚体对肺血栓栓塞症的诊断敏感性很高，而特异性很低，因此在临床上主要将其用于排除诊断的指标，如其含量低于 $500\mu g/L$，且临床表现不典型者，可基本除外急性肺血栓栓塞症。而作为确定肺血栓栓塞症的指标其价值甚小。对于 D-二聚体含量升高,且临床表现提示肺血栓栓塞症者,应另行多排螺旋 CT 检查,以明确诊断。此外,应常规行 D-二聚体检测,阴性结果可基本排除肺血栓栓塞症的诊断。

(7)心胸部拍片:常显示右心影显著扩大。

(8)超声心动图:可显示右心室明显增大,超声波对肺栓塞可有选择性诊断。

(9)动脉血气分析:如肺动脉阻塞 15% 以上则可出现低氧血症,大多数肺栓塞患者 $PaO_2 < 80mmHg$。

(10)特异性检查对于高度怀疑急性肺栓塞而猝死患者应积极争取尸检,以便获得明确的诊断。

需要说明的是,鉴别诊断应采取逐一排除法,如应与心肌梗死、急性左心衰竭、张力性气胸、重度哮喘、突发性晕厥,以及其他原因引起的休克等相鉴别。

3. 临床预防　急性肺栓塞的预后主要取决于栓子的大小、栓塞部位与范围,以及抢救措施是否及时有效。①强化机体活动是预防深静脉血栓形成以及避免致命性急性肺栓塞的前提条件,故应强调围手术期患者适宜的活动与锻炼,以促进其血液循环,降低血液淤滞。如择期手术患者若能下床活动者应尽量帮助早期锻炼,以防止血液淤滞。长期卧床患者还应关注其是否便秘,应保持大便通畅,避免突然下蹲或起立以及用力解便,主要防止下肢深静脉已形成的血栓脱落;②积极给予提前预防,如骨科手术患者与长期卧床患者,术前应进行下肢深静脉超声检查,以便及时发现是否存在深静脉血栓形成。对已确诊的静脉血栓形成患者可以放置下腔静脉滤器,以防止血栓脱落流经肺动脉所造成的急性肺栓塞(肺循环突发中断)。有文献报道,骨科患者创伤后两周是血栓形成高发期,手术时机宜选择创伤后第一周或第三周后,并结合手术日近一两天的血凝化验检测单。此外,对于 D-二聚体(纤维蛋白降解产物)持续增高的患者应引起高度重视,必要时转送内科预防治疗;③严格掌握止血药的适应证,尤其不应盲目使用抗纤溶药物,否则可导致血液高凝状态。据文献报道,若无抗凝药禁忌,围手术期预防性应用低分子量肝素皮下注射可起到降低术前、术后深静脉血栓形成的作用,能防止或避免相当数量的患者围术期突发急性肺栓塞猝死。对于围术期需长期卧床的肺栓塞易发性患者,应在严密监测条件下选择性应用肝素疗法可能是一种较好的预防措施之一;④保障呼吸道通畅,充分供氧,应用血管扩张药等对症治疗与处理;⑤需要深静脉穿刺置管患者,避免反复操作而加重静脉血管壁的损伤。此外,还应选择质地优良的内置静脉导管;⑥长时间深静脉置管可使置管周围形成血栓,如在病房内拔除长时间的深静脉置管,一旦深静脉置管周围血栓脱落,患者可立即出现肺栓塞,往往抢救措施不能即刻到位,故在病房拔除深静脉置管前,应首先检测有无血栓形成,以备防范,预防不测;⑦麻醉术前对肺血栓栓塞症易发人群适当给予血液稀释,有利于降低血粘度(如血细胞比积过高者应实施控制性血液稀释),以减少深静脉血栓形成;⑧长期深静脉置管高营养液疗法的患者其血液易处于粘稠、高凝状态,从而导致局部血流滞缓,尤其置入的静脉导管较粗,且置入也较深者,可直接影响上腔静脉内的血液流速,因此,应定时经该静脉置管滴注相关晶体液,并定期采用低分子量肝素生理盐水滴注"冲洗"为宜。条件允许者还应劝说患者早期下床活动,以促进血液循环;⑨选择颈内静脉置管行高营养液疗法的患者,可定期采取超声波探头行颈部、锁骨上窝处探测,或实施局部血管造影协助诊断,以便证实有无血栓形成,然后决定是否拔除深静脉置管;⑩对于抗凝治疗深静脉血栓的患者,尽量减少止血药的使用,术后适当应用抗凝药物。若患者无抗凝禁忌,预防性应用低分子量肝素皮下注射,甚至适宜剂量静脉滴注均可降低深静脉血栓的形成,并能防止部分患者围手术期因急性肺栓塞而猝死。但颅内出血或有出血倾向者,以及体内活动性出血患者禁忌应用抗凝血药。

4. 治疗与处理　目前临床上对于肺栓塞的治疗与处理如下。

(1)一般治疗:①对轻度肺栓塞患者应绝对卧床休息,且持续监测呼吸、心率、血压、心电图以及血气变化;②给予面罩吸氧,重度低氧血症患者应给予纯氧行机械通气;③严重胸痛患者可注射吗啡止痛,但休克者禁忌;④给予适量阿托品以降低迷走神经张力,防止肺血管与冠状动脉反射性痉挛;⑤根据情况实施抗心衰及抗休克治疗,可酌情应用血管活性药物(如多巴酚丁胺、多巴胺等);⑥防止躁动,必要时给予强效镇静。

(2)溶栓治疗:该疗法是应用药物直接或间接将血浆纤维蛋白溶解酶原(纤溶酶原)转变为纤维蛋白溶解酶(纤溶酶),以迅速破坏纤维蛋白而溶解血栓。临床常用药物有尿激酶、链激酶、纤溶酶原激活物等。①溶栓治疗尽可能在肺血栓栓塞症确诊的前提下谨慎进行,对存在溶栓指征的病例宜尽早开始溶栓;②临床常用溶栓治疗方法:如尿激酶负荷剂量 4400IU/kg 缓慢静脉注射,随后以 2200IU/(kg·h)持续静脉滴注 12 小时。而使用链激酶负荷剂量为 250000IU 静脉注射 30 分钟,随后以 100000IU/h 持续静滴 24 小时。由于链激酶具有抗原性,故用药前需肌注苯海拉明或静注地塞米松,以防止过敏反应。上述溶栓治疗结束后,应每 2～4 小时测定一次凝血酶原时间(PT)或活化部分凝血酶原时间(APTT),当其水平降至正常值的 2 倍时,即应开始规范化肝素抗凝治疗。

1)溶栓治疗适应证:是应用溶栓药物来直接溶解肺血管腔内的血栓及静脉残留血栓,用药前宜先行多排 CT 肺动脉造影确诊后静脉给药或经肺动脉导管实施血管内溶栓,溶栓后仍需继续抗凝。①目前临床上公认的溶栓治疗为大块肺血栓栓塞症,其特征为右心室功能不全且伴有低血压或心源性休克,对该类患者只要无溶栓治疗禁忌证,就应采取积极、迅速的给予溶栓治疗;②对于次大块肺血栓栓塞症(其特点为血压较正常,但出现右心室功能不全)是否可作为溶栓治疗的适应证,目前尚无一致意见,应根据每一患者的具体情况仔细权衡后而作出个体化决定;③对低危险性肺血栓栓塞症(其特征是血压正常,无右心室功能不全),目前一致认为不应实施溶栓治疗。

2)溶栓治疗禁忌证:其绝对禁忌证,如存在内脏活动性出血或近期开颅手术、眼内手术,以及患有出血倾向的疾病等。相对禁忌证有,如 2 周内大手术或 1 周内分娩,以及近期曾发生缺血性脑卒中或数天内胃肠道出血等。需要指出的是,对于致命性大块肺血栓栓塞症患者,上述绝对禁忌证亦应视为相对禁忌证。

(3)抗凝治疗:实施抗凝是肺血栓栓塞症的基础性治疗方法,可显著提高该患者的生存率,且降低血栓栓塞的复发率。

1)适应证:①对血压正常且无右心室功能不全的急性肺血栓栓塞症低危险患者应给予抗凝治疗;②对伴有血压下降与右心室功能不全的大块肺血栓栓塞症患者,应先行溶栓治疗,随后采取抗凝治疗;③对血压正常而右心室功能不全的次大块肺血栓栓塞症,无论是否溶栓,都应该进行抗凝治疗。

2)禁忌证:如机体活动性出血、凝血功能障碍、未能控制的严重性高血压等。

3)临床常用抗凝治疗方法有:①普通肝素静脉注射,如先给予 3000～5000IU 或以 80IU/kg 静脉注射,继之再以 18IU/(kg·h)持续静滴。在开始治疗后的最初 24 小时内每隔 4～6 小时检测 APTT,根据 APTT 调整应用剂量,尽快使 APTT 达到并维持于正常值的 1.5～2.5 倍,达到稳定治疗水平后改为每天测定 ATPP 一次;②肝素化期间应注意检测血小板计数,如出现血小板迅速或持续降低达 30% 以上,或血小板计数 $<100 \times 10^9/L$,应停用肝素;③低分子肝素一般

根据体重决定给药剂量,不需检测 APTT 和调整剂量,较普通肝素使用简便,其疗效不低于普通肝素;④华法林是最为常用的口服抗凝药,可根据情况决定是否应用。

5. 其他治疗及处理 如有必要可实施手术治疗,以便直接取出栓子。

【麻醉与实践】根据急性肺栓塞的成因特点,麻醉期间深静脉血栓随时都有可能脱落而造成急性肺栓塞,虽术中肺栓塞的发生与麻醉无直接关系,但必须高度警惕,因麻醉状态肌肉充分松弛,静脉血管扩张,此时若活动下肢或下肢屈曲,以及搬动臀部或翻身等,均极易促使深静脉血栓脱离血管壁而形成流动的栓子,其栓子可迅速随血流抵达三尖瓣口或肺动脉主干,无论阻塞两者的任何部位,均可造成急性肺栓塞而猝死,这就是围麻醉期的最大危险。临床麻醉期间发生急性肺栓塞患者其临床主要表现:①椎管内脊神经阻滞患者(无论硬脊膜外隙脊神经干阻滞,还是蛛网膜下腔脊神经根阻滞)一旦发生急性肺栓塞,往往心理恐惧,通常急诉胸闷、憋气,但继之神志不清、呼吸停止,其口唇、颊部、甲床迅速发绀;②全身麻醉患者主要表现为呼吸道阻力突发性骤增,呼气末二氧化碳($P_{ET}CO_2$)先增高,随之其波形消失;③相关监测突显异常,无论选择何种麻醉方法,一旦发生急性肺栓塞,其血压迅速下降,随后无法测出,心率先急增,继之徐缓,紧接消失,SpO_2急速下降,心电监测由严重心律失常即刻成为一直线。出现上述情况一般抢救成功率很低。

【提示与注意】对于肺栓塞易发人群的麻醉务必谨慎和警惕(如糖尿病、病理性肥胖、心瓣膜病变合并房颤、凝血功能异常、长期卧床患者、股骨干骨折等患者),因无论选择何种麻醉方法均有可能促使已形成的静脉血栓脱落,但选择全麻气管插管对抢救急性肺栓塞患者颇为有利。

需要提示的是,肺栓塞易被误诊为冠心病心肌梗死,两者容易混淆的原因主要具有以下两方面共性特点:①具有类似的基础性疾病:如高血压、高血糖、高血脂、肥胖等,这些基础疾病既是冠心病心肌梗死的高危因素,也是肺栓塞的高危因素;②具有类似的临床表现:如临床常见的心慌、胸闷、气短、呼吸困难等症状,容易使其考虑为心脏疾病。但肺栓塞具有其特有的前期表现与临床特点,如肺栓塞患者多长期卧床或手术后制动超过两三天,故潜在存在着深静脉血栓形成。此外,肺栓塞典型的肺梗死三联症则为胸痛、呼吸困难和咯血,但该三联症只有少数患者出现,而临床常见体征为:呼吸频率增快、脉搏和心率突发增速,血压下降或严重降低,PaO_2与SpO_2迅速下降,严重者发生心源性休克并心搏停止。

(王世泉)

主要参考文献与推荐读物

1. 王吉耀主编. 内科学. 第2版. 北京:人民卫生出版社,2012,64-71.
2. 王世泉,王明山主编. 麻醉意外. 第2版. 北京:人民卫生出版社,2010,629-636.

第六十八章 恶性高热与麻醉

880. 产生恶性高热的病因是什么？

881. 恶性高热主要病理特点有哪些？

882. 恶性高热临床表现有哪些？如何诊断？

883. 恶性高热临床如何预防与处理？

884. 回顾临床发生的恶性高热典型案例能使麻醉医师得到何种启示？

恶性高热是一种较为罕见的常染色体显性遗传且以骨骼肌代谢亢进为主要特点的疾病。也是目前所知唯一由常规麻醉用药而引起的以骨骼肌高代谢危象为特征的一系列病理改变症候群。

恶性高热主要与挥发性全麻药或全麻辅助药琥珀胆碱存在因果关系，所以还称之为麻醉危象综合征。正是因为恶性高热是由麻醉因素引起的一种急性、致命性全麻危象综合征，因此，很有必要较系统地阐述恶性高热这一严重麻醉并发症所产生的病因与病理生理以及临床表现特点等，以便加深对恶性高热的全面认识，有利于围麻醉期提早予以防范。

880. 产生恶性高热的病因是什么？

【术语与解答】恶性高热易感性家族人体平时一般无异常表现，只有在全麻过程中一旦吸入挥发性全麻药（如吸入氟烷、恩氟烷、异氟烷等）或应用去极化肌肉松弛药（琥珀胆碱）后，则可出现全身性骨骼肌强直性收缩，从而产生大量"热能量"，继之导致体温快速、持续性升高，在没有特异性治疗药物的情况下，一般的临床降温措施难以控制其迅速增高的体温，最终可导致患者多器官衰竭而死亡。

【麻醉与实践】吸入性全麻药与骨骼肌松弛剂琥珀胆碱是临床麻醉常规用药，而有易感家族性患者一旦使用吸入全麻药物或去极化肌松药琥珀胆碱，则可触发恶性高热。

1. 麻醉用药　就易感患者而言，最为常见的药物为挥发性吸入全麻药和去极化肌肉松弛药琥珀胆碱。

2. 遗传因素　①恶性高热患者或家族内其他成员常存在肌肉性疾患；②据有关资料显示，恶性高热患者中50%为显性遗传，20%为隐性遗传，30%为散发性病例。约半数患者的家族史中可发现曾有麻醉意外死亡或体温异常升高。如合并先天性骨骼肌畸形、肌肉抽搐、睑下垂、唇腭裂及斜视等患者；③具有家族遗传性患者属一种常染色体显性遗传或隐性遗传以及多基因遗传肌肉性疾病，故恶性高热目前倾向于认为是骨骼肌内其肌浆网钙离子释放通道异常或缺陷，若存在诱发因素，则可表现为肌纤维过度收缩而产生持续性高热。

【提示与注意】总之，促发恶性高热必须具备两个条件，即相关的诱发因素和自身的基因缺陷，只有两种情况并存时则可发生恶性高热。

881. 恶性高热主要病理特点有哪些?

【术语与解答】①易感患者一旦受到相关因素(如氟烷、异氟烷、恩氟烷、地氟烷、环丙烷和乙醚等,以及肌肉松弛药琥珀胆碱)的激发,骨骼肌细胞内钙离子浓度则可急剧上升,并引起机体异常代谢连锁反应,致使骨骼肌中高能磷酸盐储备大量消耗,从而导致骨骼肌呈高代谢状态;②应用琥珀胆碱或吸入性全麻药后,患者肌细胞内钙离子大量释放,肌浆网再摄取钙离子非常困难,故引起肌肉组织持续性痉挛性收缩或僵直,甚至僵硬;③机体出现异常高热主要是由于大量高能磷酸盐迅速水解的结果,其次是乳酸在肝内降解和体内儿茶酚胺进一步升高,并促进肌糖原分解;④机体高热和酸中毒可使肌细胞膜通透性增加,钾、钙等离子和肌球蛋白,以及一些生物活性酶自肌细胞中逸出,当大量滤过的肌红蛋白沉淀在肾小管,则会使尿液形成受阻,肾功能则出现衰竭;⑤由于机体酸中毒、高耗性缺氧、高热和高钾血症,患者心、肝、肾和中枢神经等系统都可相继出现一系列严重的病理性改变;⑥肌细胞不论有氧代谢或无氧代谢,其血中乳酸则大量增加,从而产生过量的二氧化碳并使机体组织氧耗过度,以及横纹肌溶解导致代谢性酸中毒,乃至高钾血症与肌红蛋白释放。

【麻醉与实践】通过对上述恶性高热病理性特点的认识,可得知麻醉术中一旦发生恶性高热,其临床表现症状也均以上述一系列病理性改变而表现出来。

【提示与注意】根据恶性高热的病理特点,其治疗处理也是围绕病理特点而实施。

882. 恶性高热临床表现有哪些? 如何诊断?

【术语与解答】恶性高热临床症状在每一患者中并非一致,但持续高热与骨骼肌代谢亢进是其典型的临床表现,尤其不易控制的体温增高而产生的其他一系列病理变化,故也称其为恶性高热综合征。恶性高热的临床表现与诊断如下:

1. 临床表现特点

(1)骨骼肌异常:①如注射琥珀胆碱后患者可出现肌僵硬,最初先见于咬肌,临床上能够观察到咬肌呈痉挛性强直状态,而非去极化肌松药不能使其减轻,直至扩展为全身性肌肉强直;②肌肉强直与肌痉挛之后伴随着 SpO_2 开始下降,辅助呼吸时手感呼吸道阻力明显增高;③当出现骨骼肌溶解症时则是病情危重的表现。

(2)体温急剧升高:患者麻醉术中可突然性发热,继之高热,体温常高达41℃以上,并呈现持续性高热且多汗,在没有特异性治疗药物的情况下,一般的临床降温措施难以控制其高热。

(3)血流动力学变化:临床上先出现呼吸频率增快和心动过速,随之心律失常及血流动力学显著波动(血压早期升高,后期显著下降)。

(4)呼气末二氧化碳($P_{ET}CO_2$)和 $PaCO_2$ 倍增:①骨骼肌高代谢状态可导致二氧化碳大量产生,$P_{ET}CO_2$ 和 $PaCO_2$ 可升至75mmHg以上,甚至更高;②呼出气高二氧化碳可使碱石灰与其迅速急剧反应,从而致使二氧化碳吸收容器罐温度升高而"烫手"。

(5)皮肤色泽改变:恶性高热患者其皮肤潮红,尤其中、后期其皮肤常呈大理石样花纹状,发暗且皮温高,可伴随大汗淋漓。

(6)多脏器衰竭:恶性高热晚期则出现多脏器衰竭症候群,如凝血功能异常、呼吸困难、发绀、急性肺水肿、酸中毒、心力衰竭、惊厥、神志昏迷以及肾功能衰竭等,乃至呼吸、心搏骤停。

2. 实验室检查　若怀疑恶性高热发生,实验室检查有助于明确诊断。

(1)血清电解质改变:①初期血清钾离子明显升高,但使用利尿剂后可能正常或下降;

②钙离子最初上升,以后因转移到细胞内而有所下降。

(2)血液学改变:可出现溶血反应、血小板减少、弥漫性血管内凝血(DIC)等。

(3)酶学与尿液的改变:肌酸磷酸激酶(CPR)、乳酸脱氢酶(LDH)、谷草转氨酶(GOT)等均上升,其尿液则是肌红蛋白尿。

(4)血气分析显示:机体处于高碳酸血症、低氧血症、呼吸性与代谢性酸中毒状态。

3. 临床诊断　根据典型的临床表现,结合家族史以及麻醉用药(吸入性全麻药或肌肉松弛剂琥珀胆碱),基本可作出临床诊断。但行体外肌挛缩实验则是诊断恶性高热的标准,如采取肌肉组织作药理学检验,当取自患者的肌肉组织浸泡于氟烷、咖啡因、琥珀胆碱中,则会出现过度性收缩。

【麻醉与实践】①据文献报道,恶性高热大多发生在全麻手术期间,尤其更易发生在吸入全麻药复合琥珀胆碱手术患者,但也可在麻醉恢复期出现;②恶性高热的临床特征常多种多样,从轻度症状可到典型的急性爆发型生命危象;③随着国内报道恶性高热案例有所增多,因此,应对诱发因素、病理生理及临床表现特点有所了解和认识,以利于提早发现,早期处理;④恶性高热虽不是常见病,但均由麻醉用药所造成,其结果可造成以骨骼肌异常与肌体高代谢状态为主要特征的急性、致命性、较罕见的一种生命危象综合征;⑤随着国内恶性高热病例的报道有所上升,加之临床救治十分棘手,而且死亡率极高,因此必须对此有所重视。

【提示与注意】①恶性高热的临床表现应与甲状腺功能危象、恶性神经安定综合征等相鉴别(恶性神经安定综合征主要是使用神经系统药物,如吩噻嗪类、三环类抗抑郁药、单胺氧化酶抑制药后,因代谢亢进而发生的高热症状);②通常恶性高热的早期症状先是不明原因的$P_{ET}CO_2$显著增高,往往短时间内倍增,随之体温升高;③恶性高热既可在麻醉诱导后迅速发生(应用吸入全麻药或琥珀胆碱之后),也可在麻醉维持期或麻醉恢复期出现;④临床上恶性高热各年龄段均可发病,但仍以儿童明显多见,且男性多于女性。此外,有学者统计,恶性高热发病率在儿童是1/12000~15000,成人则为1/40000~50000。据国内报道所发生的恶性高热大都是儿童或少年及青年;⑤由于治疗恶性高热的特效药(丹曲洛林)很少,故国内近些年来所报道的病例其抢救成功率很低;⑥恶性高热是在有易感性家族患者中发生,高危人群中约有2/3的患者在第一次全麻时即发病,另有1/3则在以后的麻醉中发病。

883. 恶性高热临床如何预防与处理?

【术语与解答】①恶性高热患者其死亡率与发病速率、疾病性质、诊断与治疗早晚,以及有无特效药物等诸多因素有关;②恶性高热患者过去的死亡率曾高达70%,随着拮抗骨骼肌挛缩药丹曲洛林的临床应用,以及早期发现、及时对症治疗处理,现今临床致死率有较明显的降低;③由于家族遗传与诱发因素相结合则导致恶性高热的发生,因此防治就得从此两方面进行。

【麻醉与实践】恶性高热虽不是常见病,但均由麻醉用药所造成,随着国内恶性高热病例报道有所上升,加之临床救治十分棘手,而且死亡率极高,故恶性高热的预防与早期治疗处理则显得至关重要。

1. 预防措施　①应首先重视对恶性高热人群的术前访视,如怀疑为易感者,应进行家族调查,凡家族成员中有恶性高热发生者均可认为是易感者,并询问其家族人群中有无曾经发生过体温异常增高现象,如能提取肢体一小块肌肉组织进行收缩试验则可确诊;②术前用药以苯二氮䓬类与巴比妥类药为宜;③抗胆碱药物(如阿托品、东莨菪碱)虽不诱发恶性高热,但发生恶性高热者应用该药可阻止散热,从而加速体温升高,故对可疑患者不宜选用该类抗胆碱药;④若怀疑恶性高热敏感患者,一般认为以下药物与麻醉方法较适宜:苯二氮䓬类药(如咪达唑仑、地西泮等)、静脉全麻药丙泊酚与阿片类药物,以及非去极化类肌肉松弛剂等。麻醉方法尽可能采取局部麻醉或区域外周神经阻滞(如颈神经丛或臂神经丛阻滞),乃至椎管内脊神经阻滞(如硬脊膜外隙脊神经干阻滞或(和)蛛网膜下腔脊神经根阻滞)。尤其强调全麻期间 $P_{ET}CO_2$ 及体温监测的重要性,以利于早期发现、及时处理。

2. 治疗与处理 由于恶性高热患者需要进行各种相关系统的治疗与处理,麻醉医师个人难以独立完成,故需请求其他人员共同参与进行。

(1)去除诱发因素和初步对症处理:①若麻醉与手术期间一旦出现恶性高热,首先应立即停止使用吸入性全麻药和琥珀胆碱,并通知手术医师加快或暂时终止手术;②寻找丹曲洛林特效药,以便及早使用,静脉注射 1.5~2.5mg/kg,其症状未控制前可重复应用;③及时更换不含吸入全麻药的麻醉机与相关各管道,尤其需更换呼吸器(贮气囊)和钠石灰储存罐,并应用纯氧进行过度通气,以提早"洗出"体内残存的吸入全麻药和排出体内过多的二氧化碳,而且应连续监测呼气末二氧化碳($P_{ET}CO_2$)和动脉血气的变化;④建立两条静脉通路(包括中心静脉)和动脉测压通路。

(2)纠正电解质紊乱和心律失常:①纠正高钾血症可应用30%葡萄糖50ml中加胰岛素10单位静脉滴注,但禁用钙剂;②纠正代谢性酸中毒可先输注5%碳酸氢钠 2~4ml/kg,并根据血气分析结果予以调整;③纠正室性心律失常时,是否应用利多卡因曾有所争议,先前曾认为酰胺类局麻药(如利多卡因)禁忌用于恶性高热患者,因为该药可增加肌浆网 Ca^{2+} 的释出,使病情更加恶化。目前已证实这种作用是微弱的,有学者曾对恶性高热易感患者采用酰胺类局麻药进行外周神经阻滞,也未见不良反应,但不宜使用钙通道阻滞剂。如纠正室速或(和)室颤时可采用普鲁卡因胺;④发生恶性高热时采用普鲁卡因或普鲁卡因胺等治疗持续性心律失常有效,可静脉滴注普鲁卡因胺3mg/kg(大剂量为 8~12mg/kg 静滴,也用于治疗心律失常),但应在心电图监测情况下指导给药,必要时重复应用;⑤扩充血容量,补偿转移到受损肌肉中的液体丢失,补充液体和利尿期间监测尿量,必要时给于呋噻米(速尿)等利尿药,以加速排尿,并维持尿量在2ml/(kg·h)以上,小儿需注意输液量,并稳定血流动力学,且尽可能保护肾功能。

(3)特效药物治疗:尽可能早期静脉注射特效药丹曲洛林,该药作用机制可能是通过抑制肌质网内钙离子释放,在骨骼肌兴奋-收缩耦联水平上发挥作用,从而使骨骼肌松弛。但由于该药价格昂贵,保存期较短,目前国内尚无该药生产。但在无丹曲洛林特效药的情况下,有个案报道钙离子拮抗剂维拉帕米具有一定的治疗价值,不妨可试用。

(4)物理降温处理:积极采取物理性降温,即利用多种方式实施综合性降低体温,包括体表冷却降温、冰盐水洗胃或灌肠、静脉输入冷生理盐水,以及身边放置冰袋等。若是开腹或开胸手术患者,可用冷却的生理盐水反复进行胸、腹腔冲洗,待体温降至38℃~37℃时停止降温。必要时更有效的物理降温方法则是实施体外循环下利用变温器进行血液降温。

(5)及早应用激素:可一次性大剂量使用地塞米松或氢化可的松"冲击"治疗。

(6)处理相关并发症:①发病后应加强 DIC 和肾功能衰竭的预防及治疗,并应用较大剂量的地塞米松或氢化可的松;②肌红蛋白尿的治疗主要是输注甘露醇(丹曲洛林中则含有甘露醇),并及早进行血液透析,以清除代谢产物,对抢救成功率具有重要意义。

(7)加强观察和监测:如心电图、中心静脉压(CVP)、心率、动脉压、尿量、动脉血气分析、

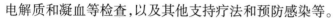

电解质和凝血等检查,以及其他支持疗法和预防感染等。

(8)后续治疗需将患者转运 ICU。

3. 恶性高热试验　是指氟烷与咖啡因所致骨骼肌收缩试验。①恶性高热临床预防至关重要,而预防的有效措施则是给予恶性高热临床试验;②需要麻醉的患者,如曾有过严重的咬肌僵直或存在恶性高热家族史者,以及临床病史存在恶性高热可疑者,均可实施氟烷与咖啡因试验。该试验一般对 8 岁以上、体重超过 20kg 的患者实施,具体操作如下:

(1)氟烷试验:采取局部麻醉下取自患者股四头肌或其他骨骼肌的长条肌纤维 2~3cm 鲜肌肉样本,暴露浸泡在 <2% 浓度的氟烷中,如肌肉张力增加≥0.2g,可认为试验阳性。

(2)咖啡因试验:以咖啡因浓度递增次序为 0.5、1.0、1.5、2.0、3.0、4.0 以及 32mmol/L,每一浓度咖啡因与肌肉样本接触 3 分钟,肌肉张力增加≥0.2g 可认为阳性。此外,也可将离体的肌肉组织碎片放入琥珀胆碱或氯化钾溶液中,观察其收缩反应。

(3)试验结果:①肌肉样本如在氟烷和(或)咖啡因中均发生收缩,属易感者;②如在氟烷或咖啡因之一者中发生收缩,认为可疑;③当在两者中均未发生收缩,则为阴性。

【提示与注意】①由于恶性高热死亡率颇高,必须予以警惕,以防患于未然;②需要提醒的是,恶性高热症状务必与麻醉过程中发生的甲亢危象、中暑等高热综合征相区别;③禁用钙剂,因其可加重恶性高热危象;④若将氯胺酮和泮库溴铵用于恶性高热敏感者,由此产生的心动过速常可能掩盖恶性高热的发病症状,应予以注意;⑤应用丹曲洛林后可引起明显肌无力,甚至需要持续一段机械通气。

884. 回顾临床发生的恶性高热典型案例能使麻醉医师得到何种启示?

【术语与解答】回顾临床上所发生的恶性高热是为了加强记忆,而总结与分析恶性高热是为了深入对这一病种、病情的了解和认识,其目的是为了提高防治水平,尽可能确保患者麻醉安全。笔者摘录北京协和医院与其他医院近时期报道的三例典型恶性高热患者介绍如下:

【麻醉与实践】

1. 例 1:患者男性,年龄 14 岁,体重 57kg,ASA Ⅰ 级。择期在全麻下施行脊柱侧弯后路矫形内固定术。既往史及家族史无特殊。临床检查及实验室检查除碱性磷酸酶高外均正常。住院期间该患者曾有两次体温升高(38℃左右)。

(1)麻醉方法:术前药为哌替啶 50mg 和阿托品 0.5mg 肌注。麻醉诱导先静注氟哌啶 1mg、芬大尼 50μg 和潘库溴铵 0.5mg,然后静注丙泊酚 120mg、琥珀胆碱 100mg,施行气管内插管。插管过程中发觉患者下颌(牙关)较紧,喉镜显露仅能窥视会厌,但能顺利完成插管。麻醉维持为吸入恩氟烷、60% 氧化亚氮与 40% 氧气,间断注射潘库溴铵维持肌肉松弛。术中行机械通气,潮气量为 550ml、呼吸频率 11 次/分、呼吸道内压为 15cmH$_2$O。

(2)发病过程:手术开始 2 小时后,患者出现一过性脉搏氧饱和度下降(最低 SpO$_2$ 为 88%),心率逐渐增快达 140 次/分,血压无明显变化。随后发现患者体温升高,体表温度为 39℃,心率继续增快。怀疑可能为恶性高热,立即采取了下列措施:纯氧过度通气、停止吸入恩氟烷、静注地塞米松 5mg,采取酒精擦浴,腋下及颈后放置冰块物理降温,维持循环稳定等措施。患者心率继续升至 160~175 次/分、血压升高至 130/60mmHg,鼻咽温度达 42.8℃,呼气末二氧化碳分压(P$_{ET}$CO$_2$)高达 115mmHg。随后患者心率降至 75 次/分、血压下降至 60/40mmHg,给予多巴胺、肾上腺素、去甲肾上腺素及利多卡因等药物维持血压,并应用控制心律失常药物,同时停止手术。患者改至仰卧位(手术体位为俯卧位),使用冰帽以及全身大面积冰块降温,并静注冷盐水,置胃管冰盐水反复灌洗。同时静脉注射 5% $NaHCO_3$ 200ml、氢化可的松 100mg、呋塞米(速尿)100mg 等药物纠正酸中毒与利尿。$P_{ET}CO_2$ 逐渐降到 40mmHg,体温缓慢下降至 36℃。但出现手术伤口渗血,血压下降(平均动脉压为 40mmHg)、室上性心动过速、双下肢肌肉痉挛。待患者出现循环危象后,经注射肾上腺素、胸外心脏按压、心电除颤等治疗,血压回升至 80~100/40~50mmHg。

(3)监测及实验室检查:麻醉及手术期间常规监测无创血压、脉搏氧饱和度(SpO_2)、心电图、尿量。当怀疑为恶性高热时监测 $P_{ET}CO_2$、鼻咽温度、中心静脉压、肺动脉压及肺毛细血管楔压。实验室检查包括血浆磷酸肌酸激酶(CK)为 4320U/L(正常值 <196U/L),磷酸肌酸激酶同工酶(CK-MB)为 32.8U/ml(正常值 <0.45 或 >6.5 有诊断意义),动脉血气分析结果 pH 7.15,剩余碱 -15.1mmo/L、血钾 5.66mmol/L、3P 试验(+)、PLT (4.6~7.4)×10^{12}/L、PT 为 28.5~46.1 秒、ACT 338 秒、APTT 不凝。股四头肌活检结果显示肌纤维轻度大小不等,可见玻璃样变纤维,未见肌纤维坏死和再生,Ⅱ型纤维占优势,萎缩纤维多为Ⅱ型纤维,PAS 染色部分肌纤维内糖原明显减少。

(4)患者转归:病情稳定后转入 ICU 继续治疗。手术当天应用血管活性药物多巴胺、去甲肾上腺素等药物维持患者血压在 100~140/50~60mmHg、心率 120~140 次/分、中心静脉压 9~12cmH₂O、肺毛细血管楔压 7mmHg、心脏指数为 5.0。随后患者出现血尿、弥漫性血管内凝血(DIC),给予肝素等治疗,患者瞳孔等大等圆,对光反应好,昏迷深度评分(Glasgow 评分法)为 3~5 分,呼之可睁眼,能按嘱动作,"自诉"全身肌痛。此后患者四肢肿胀、发凉,双下肢为重。最终患者出现消化道出血,体温再次升高达 41.5℃,心率加快、血压突降,于发病后 44 小时死亡。

(5)体会:本例患者临床表现典型,发病过程及实验室检查均支持恶性高热的诊断。其临床特点为:①年轻男性,患有先天性脊柱侧弯;②术中出现心动过速与心律失常,$P_{ET}CO_2$ 急剧上升,体温显著升高并四肢肌肉强直;③血生化检查:血浆磷酸肌酸激酶(CK)、磷酸肌酸激酶同工酶(CK-MB)均升高,血气分析结果显示代谢性酸中毒及呼吸性酸中毒;④晚期出现弥漫性血管内凝血(DIC);⑤患者死于恶性高热复发及循环衰竭。

2. 例2:患者男,21 岁,体重 45kg,因肺大泡破裂并发右侧气胸,拟在全麻下行剖胸探查术。①患者既往有青霉素、磺胺药过敏史。入院体检右上臂及臀部皮肤可见多个疤痕,右手第 3、4、5 指部分先天缩短畸形,双足马蹄外翻畸形,双侧臀肌挛缩,肌营养不良,双髋关节活动受限;②X 线胸透:右侧气胸,肺组织压缩 90%;③该患者术前肌注阿托品 0.5mg、地西泮(安定)10mg,测体温 37.3℃、心率 100 次/分、呼吸 16 次/分、血压 130/80mmHg;④患者先在 1% 普鲁卡因局麻下行右侧胸腔引流。再次测血压 140/90mmHg、心率 100 次/分、SpO_2 为 97%,全麻诱导药静注芬太尼 0.05mg、氟哌利多 2.5mg、依托咪酯 14mg、琥珀胆碱 100mg 后出现咬肌痉挛,全身肌肉呈强直性收缩,牙关紧闭持续 3 分钟,静注维库溴铵 8mg,一分钟后肌肉松弛,顺利插入双腔支气管导管,行机械控制呼吸,潮气量 500ml、呼吸 10 次/分、I:E=1:2。术中以 0.5%~2% 恩氟烷维持全麻(氧流量为 2L/min);⑤插管后 $P_{ET}CO_2$ 为 55mmHg、血压 130/90mmHg、心率 120 次/分、体温未测,未作特殊处理。当术中切除肺大泡后作缝合时,此时已行气管插管约 110 分钟,心电图显示心动过速,$P_{ET}CO_2$ 为 65mmHg,钠石灰罐过热,此时测体温 39.8℃,通知术者可能并发恶性高热,迅速用冰盐水冲洗胸腔,先后静注地塞米松 60mg。由于患者无尿,反复静注呋塞米(速尿)共 220mg;⑥关胸时患者体温急骤上升高达 43.6℃、心率 218 次/分、血压 60/20mmHg,并出现肌红蛋白尿,此时行胸外心脏按压,且静注西地兰、多巴胺、去氧肾上腺素等,迅速用电子降温仪降温,头部戴冰帽,体温曾降至35℃后又进行保温,维持体温在36℃~37℃;⑦查动脉血气:血钾6.9mmol/L、pH 7.04、$PaCO_2$ 162.4mmHg、HCO_3^- 28mmol/L、BE-3mmol/L,经强心、利尿、纠正酸中毒并提升血压,8小时后体温仍在36~37℃、血压110/60mmHg,患者已清醒,自主呼吸已恢复,查血钾5.1mmol/L、pH 7.25、$PaCO_2$ 62.7mmHg、PaO_2 286mmHg、HCO_3^- 28mmol/L、心率150~160次/分,带气管插管护送ICU病房,行机械控制通气,患者于术后48小时体温再次升为39.8℃,心率185次/分,心电图提示:室颤,经多方面抢救无效死亡。

(1)临床体会:患者有青霉素、磺胺药物过敏史,有先天性骨、肌肉疾病,说明患者有恶性高热的易患因素。在静注琥珀胆碱后不仅未出现肌肉松弛,反而咬肌痉挛,随后全身肌肉强直性收缩,经静脉注射维库溴铵后肌痉挛有所缓解。气管内插管后立即发现$P_{ET}CO_2$升高,且持续增加,并伴有心动过速。更换钠石灰和螺纹管,行过度通气,除$P_{ET}CO_2$仍然持续上升外,体温也迅速升高,手术后期体温由39.8℃很快上升为43.6℃,可能与机体代谢亢进有关,应视为恶性高热。

(2)临床上通过此患者的抢救认为:①若术前发现患有先天性骨骼肌疾病并有遗传病史者,术前尽可能避免使用抗胆碱药物;②对有先天性肌肉疾病者,应进行恶性高热易感性评估,术前应监测血浆磷酸肌酸激酶(CK),以及行肌肉活检,实施氟烷与咖啡因试验;③麻醉诱导和维持应避免使用诱发恶性高热的药物,应选择巴比妥类、阿片类镇痛药,苯二氮䓬类以及非去极化肌松药等;④对麻醉诱导后出现不能解释的全身性肌肉强直与难以控制的$PaCO_2$增高,以及心动过速,要高度警惕恶性高热的可能,应立即停止麻醉和手术,并采取迅速有效的抢救措施;⑤一旦发生恶性高热,降温措施要得当,体温不能降得过低,维持在38℃~39℃;⑥纠正酸中毒与早期静脉注射特效药丹曲洛林;⑦更换麻醉机,高浓度纯氧过度通气。

3.例3:患者女性,6岁,因左眼下直肌麻痹入院,无家族遗传病史及药物过敏史。①患儿入手术室后静脉注射阿托品0.25mg,在氯胺酮静脉麻醉下行左眼下直肌缩短术;②术中连续监测心率、SpO_2,手术进行顺利,45分钟结束,术中无异常情况出现,氯胺酮总量100mg;③术毕患儿反射恢复,四肢活动,体温、心率、SpO_2正常,但神志尚未清醒即护送患儿回病房。术后2小时患儿体温40.8℃,并出现四肢抽搐,经儿科会诊给予冷敷与酒精擦浴,水合氯醛直肠灌洗等物理降温和解热镇静及解痉等治疗,患儿抽搐停止,但体温41℃、呼吸58次/分、心率150次/分、血压60/38mmHg,患儿再次出现抽搐,面部肌肉强直,四肢及躯干肌肉呈角弓反张,大汗淋漓;④心电图提示:ST-T改变;血气显示:pH 7.19、$PaCO_2$为28.5mmHg、PaO_2为104mmHg、BE-16mmol/L,经麻醉医师会诊可疑为恶性高热;⑤立即采取降温、强心、利尿与纠正酸碱紊乱,维持水、电解质平衡,保护重要脏器功能等多种对症治疗措施,同时行气管插管实施控制呼吸;⑥术后11小时体温39℃、呼吸58次/分,患儿突然出现心脏停搏,经复苏恢复,心率134次/分、血压60/38mmHg,心电图提示:心肌缺血。其他检查指标为:pH 7.13、$PaCO_2$ 19.8mmHg、PaO_2为135mmHg、BE-21mmol/L,血浆磷酸肌酸激酶(CK)为1876U/L、血钾4.33mmol/L、血钙1.4mmol/L、谷丙转氨酶(ALT)1943U/L、谷草转氨酶(AST)50U/L、碱性磷酸酶(ALP)234U/L、乳酸脱氢酶(LDH)3480U/L、尿素氮(BUN)8.93mmol/L,血肌苷(Scr)184umo/L、肌红蛋白尿(-);⑦术后20小时体温39.5℃、呼吸60次/分、血压68/38mmHg,患儿多次出现全身轻度抽搐,左手腕及左脚部出现花斑状疹和水泡。继续采取多种对症抢救措施,并进行拮抗高钾血症、补钙与抗凝等治疗;⑧术后22小时体温39.1℃、呼吸75次/分、心率140次/分、血压105/30mmHg、血钾5.42mmol/L、血钙1.4mmol/L、肌红蛋白尿(-)。此外,患儿腿部、背部及臀部出现大块片状紫斑,消化道出现咖啡色液体,尿量 <10ml/h,3P 试验阳性,PT 达 2 分钟,并出现肺水肿;⑨术后 24 小时体温 39.1℃、心率 160 次/分、血压测不清,血钾 6.6mmol/L、血钙 2.18mmol/L、CK 12649U/L、ALT 9 470U/L、AST 50U/L、ALP 350U/L、LDH 16096U/L、BUN135 mmol/L、Scr151μmol/L;⑩术后 27 小时患儿体温迅速下降,达 36.7℃,双侧瞳孔散大,对光反射消失,眼底大片鲜红色出血并肺水肿,心跳多次停搏,均经复苏恢复,心电图提示:室速、室上速。术后 28 小时心跳再次停搏,反复复苏无效,患儿死亡。

临床体会本例特点:①麻醉后无明显诱因体温骤然升高,达 40℃ 以上,经采取多种降温措施,体温仍持续在 39℃ 以上,随后出现全身抽搐,面部肌肉强直,四肢及躯干肌肉呈角弓反张,全身大汗淋漓;②虽经积极抢救,但病情仍迅速恶化,心动过速,心律失常,甚至心跳反复停搏,呼吸急促,BE-21mmol/L,并随即出现 CK 急剧升高,可达 12649U/L,LDH、ALT、ALP 也同时升高,且伴有高钾血症,低钙血症,血小板减少,在很短的时间内,病情发展至心、肺、肾等多脏器功能衰竭和 DIC,术后 28 小时患儿死亡;③虽然本例未出现高碳酸血症和肌红蛋白尿,因条件所限未能做咖啡因试验和氟烷试验,但结合临床表现,以及患儿的肌肉疾病史,我们认为恶性高热诊断基本可确定。由于恶性高热发病急,死亡率高,本例虽较早考虑为恶性高热,终因无特殊拮抗药丹曲洛林,加之临床经验不足,患儿抢救无效死亡。

【提示与注意】①一般而言,麻醉术中患者体温增高者很少,重温上述恶性高热典型案例,就是使麻醉术中一旦患者体温异常增高,首先回顾和确定是否应用了吸入全麻药或去极化肌松药琥珀胆碱,甚至包括抗胆碱药阿托品或东莨菪碱,以便分析因果关系;②怀疑恶性高热发生应及早采取治疗处理措施;③钙拮抗药与丹曲洛林相互作用可产生高钾血症,导致恶性高热的再度激发或心肌抑制,故应禁忌使用;④条件具备及早实施血液透析,以清除代谢产物;⑤采取各种物理降温措施(包括脑部降温),以使体温控制并稳定在 36.5℃ ~ 37.5℃ 为宜;⑥必要时建立人工呼吸道(气管插管)控制通气,以消除呼吸肌疲劳(如自主呼吸超过 30 次/分)而产生的呼吸衰竭;⑦及时纠正电解质紊乱与酸碱失衡以及心律失常等。

(王世泉　林锡江　王耀钟　栾海虹)

主要参考文献与推荐读物

1. 吴新民主编. 麻醉学高级教程. 北京:人民军医出版社,2009,459-461.

2. 王世泉,王明山主编. 麻醉意外. 北京:人民卫生出版社,2010,593-599.

3. 叶铁虎,吴新民主编. 疑难合并症与麻醉. 北京:人民卫生出版社,2008,586-590.

4. 田玉科,陈治军. 恶性高热的发病机制及其防治. 临床麻醉学杂志,2002,18:56-59.

5. 宋德富主编. 临床麻醉意外和并发症的预防与处理. 北京:人民卫生出版社,2007,374-375.

6. 王颖林,郭向阳,罗爱伦. 恶性高热诊断和治疗的研究进展. 中华麻醉学杂志,2006,26:92-94.

7. 王颖林,郭向阳,罗爱伦. 我国大陆恶性高热病例的分析. 中华麻醉学杂志,2006,26:107-109.

第六十九章　心、肺、脑复苏相关问题

885. 何谓心搏骤停？引起心搏骤停的原因有哪些？

886. 心搏骤停快速诊断标准与依据是什么？

887. 何谓心、肺、脑复苏术？

888. 为何实施脑复苏术最为关键？

889. 为何心搏骤停后需电击除颤？

890. 何谓胸外心脏按压法与开胸心脏挤压法？

891. 心肺复苏术中如何实施监测？

892. 为何心搏骤停后需立即建立人工循环与呼吸道通气支持？

893. 心、肺、脑复苏术中的 A、B、C、D、E 代表什么？

894. 为何心、肺、脑复苏术必须体现出"六早"？

895. 不同环境心搏骤停如何实施心、肺复苏术？

896. 心、肺、脑复苏术中相关药物如何应用？

897. 心、肺复苏术初级阶段基础生命支持要点是什么？

898. 为何初级阶段心、肺复苏术成功率比高级阶段心、肺复苏低？

899. 心、肺复苏术中后续生命支持（复苏后继续治疗）是什么？

900. 如何预测心、肺、脑复苏后的转归以及何谓脑死亡与如何诊断？

　　心、肺、脑复苏主要针对突发性心搏骤停而言。自临床医学实施心、肺、脑复苏以来，大致经历了几个发展阶段：如早期单纯实施口对口人工吹气（最简易人工呼吸）；跟随其后的则是胸壁体表电除颤；中时期的胸外心脏按压；后来紧接着是静脉注射肾上腺素等血管活性药物以及开胸心脏挤压术；直至现今所采取的综合性心、肺、脑程序化复苏与管理（包括低温脑保护措施等），乃至近几年有关心、肺、脑复苏的一些新进展、新理论等。此外，需要说明的是：麻醉医师对于呼吸心搏骤停患者实施心肺复苏则是强项，因麻醉专业最为精通的是各种人工呼吸道的建立（气管插管或置入喉罩等）与中心静脉及外周动脉的穿刺，这些临床操作技术则在心、肺、脑复苏中占有显著优势。因此，作为麻醉医师必须系统性掌握心、肺、脑复苏术。

885. 何谓心搏骤停？引起心搏骤停的原因有哪些？

　　【术语与解答】①所谓心搏骤停是指心脏舒缩功能突然丧失，心室不能射出足够的血液以供机体生理需要，此时的心脏或是完全停止活动，或心肌处于纤维性颤动状态；②心搏骤停是因急性原因而导致心脏突然丧失有效的排血能力。总之，心搏骤停致使整个机体血液循环发生中断。

1. 心搏骤停分型 临床上根据心搏骤停的特点大致分为以下三种类型：

(1)心室肌纤维颤动(简称室颤)：室颤是各种恶性心律失常发展或演变的结果,此时心肌纤维失去了协调一致的有力收缩,而呈现极不规律且快速蠕动的状态,即心肌只有杂乱无章的电活动和无效的收缩和舒张,心室已丧失泵血功能,循环源头血液已停止。

(2)心脏完全停搏：心脏的一切生物电活动已完全消失,心电图不能显示心电任何活动波形,故心电图呈等电位线状态。

(3)心电机械分离：心肌完全停止收缩,但仍有生物电存在,心电图显示宽而畸形、振幅低的 QRS-T 波,此时虽仍有心室波群,但已无泵血功能,血压与心音均不能测及,即使采用心脏起搏,也常不能获得效果,此现象为死亡率极高的一种心电图表现,容易被误认为心脏仍在跳动。

上述三种类型中,以心室颤动最为常见,约占 57% ~ 91%,各种类型之间可以相互转化。心搏骤停不论是哪种类型,其后果相同,病理生理表现均为有效循环停止,全身组织器官均严重缺血、缺氧,因此三者临床表现亦相同。

2. 心搏骤停的原因 可分为心脏性(原发性)与非心脏性(继发性)两大类,无论出自何种原因,最终均由于机体组织器官缺血、缺氧,直接或间接的引起心脏冠状动脉灌注量显著减少,继之心律失常、心肌收缩力明显减弱和心排血量急剧下降等而导致心搏骤停。引起心搏骤停的原因颇多,主要有以下两大类。

(1)原发性心搏骤停：①心血管本身疾病,如冠心病、高血压、心肌炎、心肌病、心脏瓣膜病、先天性心脏病、心包填塞、阿-斯综合征等;②突发相关症状,如心肌缺血、心肌梗死,乃至猝死(心搏骤停)。

(2)继发性心搏骤停：如机体严重缺氧、溺水、电击、窒息、严重创伤、一氧化碳中毒、二氧化碳麻醉、急性重度哮喘、过敏性休克、大量失血、肺栓塞、药物中毒、麻醉与手术意外以及严重电解质紊乱等。

【麻醉与手术所致心搏骤停】 以下主要阐述麻醉与手术患者引起的心搏骤停。

1. 麻醉因素所致心搏骤停 围麻醉期发生心搏骤停的因素较多,通常有麻醉用药失误、患者急性缺氧、麻醉操作与管理不当等。

(1)围麻醉期药物误用或用药不当：如麻醉期间将肾上腺素误认为阿托品或地塞米松直接静脉注射等。

(2)麻醉诱导药过量或注射速度过快：如伴有心血管疾病患者以及年老体弱患者,乃至全身情况很差的新生儿、婴幼儿则容易因麻醉用药过量或相对过量或注射速度过快而直接产生对心血管功能的抑制,从而导致重度低血压、冠状动脉血液灌注不足、心脏收缩无力而引起心搏骤停。

(3)麻醉操作与管理不当：①将气管导管误插入食管内长时间未能识别,造成患者严重缺氧而发生的心搏骤停;②实施硬脊膜外隙脊神经干阻滞,若导管误入蛛网膜下腔而未能及时发现,超过蛛网膜下腔脊神经根阻滞(腰麻)数倍剂量的局麻药可产生全脊麻,从而发生呼吸、心搏骤停;③低温麻醉中降温过低,尤其当小儿体温降至 30℃ 以下,心室颤动的发生率倍增。

(4)围麻醉期患者严重低氧血症：①如麻醉术中观察或管理失误,致使患者长时间缺氧,进而导致患者严重低氧血症和高碳酸血症,当未能及时发现与处理,继之可引起室颤;②通常麻醉与手术期间以急性缺氧或慢性缺氧持续时间过长而引起的继发性心搏骤停较为常见。

(5)伴有心血管疾病老年患者:该类患者耐受麻醉的潜能很差,容易引起心搏骤停。

(6)特殊情况:高龄患者与身体虚弱者以及特殊手术患者(如心包压塞、大血管受压等)经过长时间的手术操作和麻醉药的残余作用,术毕在运送患者期间,由于急剧搬动、身体扭曲、牵拉患者则可引起机体血流动力学剧烈变化(急剧下降),机体自身无能力调节与代偿时,从而可导致呼吸、心搏骤停。

(7)围麻醉期人工呼吸道无法建立:上呼吸道解剖结构异常患者麻醉诱导后若反复气管插管失败,且面罩供氧通气不良,则可导致患者严重低氧血症,如缺氧长时间未能改善,则可引起心搏骤停。

2. 手术操作因素　①手术中大量失血而未能及时输血或血源不够,如失血性休克未能改善而心肌缺血、缺氧所致心搏骤停;②手术操作引起的神经反射也是造成心搏骤停的因素,尤其在缺氧、二氧化碳蓄积、电解质紊乱(如严重高钾血症、低钾血症)的基础上更易发生。此外,如眼-心反射(压迫眼球与牵拉眼肌)、胆-心反射、迷走神经反射等,都可引起反射性心搏骤停。

【提示与注意】围麻醉期发生的心搏骤停必定存在着因果关系,麻醉医师想到的或未想到的均可发生,故务必全方位考虑,以防范于未然。

886. 心搏骤停快速诊断标准与依据是什么?

【术语与解答】临床上快速诊断心搏骤停的标准与依据:①患者突然神志丧失,自主呼吸停止,对大声呼喊等毫无反应;②触摸大动脉(如颈动脉、股动脉)搏动消失;③心音、脉搏和血压均消失;④心电监测显示室颤波形或直线;⑤皮肤黏膜突然苍白或灰暗,且呈现死样面孔;⑥手术创面血色发暗或无渗血、出血;⑦瞳孔散大。

对于心搏骤停患者,只有迅速、准确地作出判断,才能及时、有效地进行心肺复苏,这是复苏成功的关键因素之一。理想的诊断标准是在10～30秒完成,若延误时间可使复苏难以成功,即使心搏及自主呼吸恢复,但大脑功能往往受损或出现不可逆性损伤,从而导致"植物状态"或脑死亡。由此看出,快速诊断的重要性。

【操作与实践】上述是心搏骤停的基本表现和依据,但不应作为诊断的必备条件,更不该为"确诊"而反复测血压、听心音而耽误宝贵的时间。心搏停止后,脑组织已开始缺氧,瞳孔也跟随逐渐散大且对光反射消失,但瞳孔散大一般是在心搏骤停后2～3分钟开始,尤其患者在全麻状态下许多因素影响瞳孔的变化,所以瞳孔变化仅能作为间接判断循环骤停的参考,不应等待瞳孔发生变大时才确诊为心搏骤停,应当将上述①与②两项作为心肺复苏的标准与依据,一旦出现就应立即开始抢救。此外,若患者在全麻肌肉松弛条件下,第①项已被全麻完全掩盖,此时主要依靠大动脉搏动消失与患者伤口渗血、出血停止,并结合心电监测仪显示的室颤波形或直线来诊断心搏骤停。

【提示与注意】在临床上只要出现任何一项心搏停止的表现,第一反应或第一时间首先是立即触摸表浅部位的大动脉搏动(如颈动脉或股动脉搏动)是否消失,若消失则可诊断,并立即进行复苏处理。另外,随着医疗设备条件的改善,临床麻醉患者基本生命体征的监测已逐渐普及,使得麻醉术中管理期间可随时观察到患者主要生命体征的动态变化。但由于所使用的仪器质量及性能差异以及手术室中各种电器设备的相互干扰等因素,仪器的失灵或误报警时有发生,若遇到此情况,首先做出的反应是观察患者的生命体征是否与仪器监测相吻合,而不是调整仪器,必须在确信患者无异常的情况下,再排除仪器的故障。需要指出的是,非手术状态下,除上述第⑥项外,其他各项均为诊断心搏骤停的标准与依据。

887. 何谓心、肺、脑复苏术?

【术语与解答】呼吸心搏骤停在任何环境、任何地点、任何时间均可发生,突发性呼吸心搏停止意味着死亡的来临或称"临床死亡"的开始。近代医学认为,因突发性原因所致的临床死亡(心搏骤停)在一定的条件下是可逆的,为使呼吸与心跳恢复所采取的抢救措施称为心、肺复苏术,但临床心、肺复苏术的最终目的不仅要使患者存活,更重要的是使患者意识(脑功能)得以恢复。因此,把逆转患者临床死亡的全过程:即为使循环、呼吸、脑功能全面恢复而采取的一系列抢救与后续程序化治疗措施统称为心、肺、脑复苏术。

1. 复苏　是指人体从循环中断、呼吸停止与意识丧失中又重新恢复心搏、自主呼吸、知觉与清醒。

2. 复苏术　是指为使人体心搏、呼吸、知觉、意识得以恢复所采取的各种抢救措施和过程。此外,复苏术也是人体生命终点前最后给予且最为重要的医疗抢救措施,即成败在此一举。

【操作与实践】由上述可看出,对心搏骤停患者实施心、肺复苏术是脑复苏术的前提条件。因此,在心、肺复苏术期间务必想到如何采取头颅降温等相关措施,条件允许三者缺一不可。

1. 心脏复苏术　是指对心脏舒缩功能突然丧失而心室肌处于纤维颤动(简称室颤)或心脏完全停搏以及心电机械分离的心脏采取人工动力(如胸外按压心脏或胸内挤压心脏)或电击措施(如电除颤)以及药物治疗(如静脉注射肾上腺素)而促使心脏重新搏动和恢复正常搏动称为心脏复苏术。简而言之,即采取心脏按压或电除颤及静脉注射肾上腺素的方法以促使心脏恢复自主搏动是心脏复苏术。

2. 肺脏复苏术　将空气或氧气经鼻腔或口腔、乃至经人工呼吸道(气管插管、喉罩等)送至呼吸性支气管和肺泡内,以达到肺通气和肺换气的目的,最终恢复其自主呼吸,称为肺脏复苏术。简言之,即采用人工通气的方法以替代肺脏呼吸。

3. 脑功能复苏术　采取物理降温的措施和化学冬眠的方法降低脑氧耗,以保护脑功能,从而使知觉恢复、意识清醒,称为脑功能复苏术

总之,复苏术有两个最为重要、最为关键的条件,其中之一是持续有效的心脏按压或(和)电除颤;其次是建立有效人工呼吸道(即开放上呼吸道,尤其是气管插管),以保障呼吸道通畅,进行呼吸功能支持。前者(心脏按压或(和)电除颤)是麻醉医师的基本功,后者(气管插管)则是麻醉医师的最强项,所以手术室或医院内实施复苏术与复苏成功率较其他环境明显增高。

此外,心、肺复苏术的有效标志是:①大动脉触摸点可扪及搏动;②口唇发绀逐渐消失,皮肤颜色逐步转为红润;③可监测到血压与心率;④散大的瞳孔开始缩小;⑤如出现自主呼吸,则提示脑血流灌注已经重建,务必继续进行后期的脑复苏术。

【提示与注意】①对于突发性呼吸心搏骤停患者必须采取分秒必争的抢救措施,因为"时间"就是生命,所以抢救条件越完备,且抢救时间越早,实施心、肺、脑复苏术成功率就越高;②实施心、肺、脑复苏期间,如条件允许,三者应同时进行为宜,因三者同等重要、密不可分,不应侧重一方,而轻视另一方;③恶性肿瘤晚期、恶液质或不可逆性疾病晚期以及高龄衰老等引

起的可预见性呼吸心跳停止,一般不属于临床心、肺、脑复苏术的范围;④经长时间复苏术后复苏仍未成功(即人体没有任何生命迹象),继续复苏术也不可能再有生还希望,则可终止复苏术。

888. 为何实施脑复苏术最为关键?

【术语与解答】①人体一旦心搏骤停,全身血流则已中断,而机体各脏器也开始缺血、缺氧,但各脏器缺血、缺氧的耐受时间不同,一般认为,常温下脑组织不宜超过4～5分钟,否则必然伴有脑缺血、缺氧性损伤,甚至产生不可逆性脑损害,其精确时间限度仍在研究、探讨中。因此,心、肺复苏术作为脑复苏的成功关键和前提条件必须争分夺秒地进行;②心、肺复苏术的最终目的不仅要使患者恢复心搏和自主呼吸,更重要的是使患者的意识(脑功能)得以重现,从而才能具备生存质量。所以,临床把逆转心搏骤停后其后续过程中所采取的头颈部降温、机体的脱水、利尿与抗惊厥以及后期的高压氧治疗等一系列措施称之为临床脑复苏术;③脑复苏术是心、肺复苏的最终目的(脑功能的恢复),直接关系到整个心、肺复苏术的成败。此外,现已基本证实,脑组织细胞的损害可发生在两个阶段:

1. 心搏骤停后脑缺氧性损害 一般而言,心搏骤停后4～5分钟,脑组织可因缺血、缺氧而造成不可逆性损害,即使心、肺复苏成功,患者仍可处于永久性"植物人"或脑死亡状态。

2. 心搏恢复后脑缺血再灌注损伤 ①是指脑缺血一定时间恢复血液再灌注后,脑组织损伤反而进一步加重的现象;②脑缺血再灌注损伤后脑细胞凋亡的发生与缺血的类型以及严重程度、再灌注时间的长短等有关。

【操作与实践】临床脑复苏术一系列综合性疗法是:降低脑代谢、减少脑水肿、加强氧与能量供给、促进脑循环再流通,以及纠正继发性再灌注损伤等。其具体措施如下:

1. 头颅降温 降低颅脑温度可使脑代谢下降、脑耗氧量减少、脑体积缩小,从而颅内压降低、脑水肿减轻,这对缺氧的脑组织具有良好的保护作用。临床降温的原则:①及早降温:有条件者可在心、肺复苏术期间即可实施降温或心搏停止后与心、肺复苏术同步进行;②降温幅度:将体温降低至34～32摄氏度,并保持该温度12～24小时,根据情况甚至保持时间更长;③以头部降温为主:给予患者头部戴冰帽或覆盖袋装冰块,并配合腹股沟、腋窝大血管部位放置冰袋,必要时安置降温毯,以尽快降低脑部温度;④复温方法:待四肢能协调活动和听觉等大脑皮层功能开始恢复后才能进行复温,一般以每24小时温度回升1℃为宜;⑤在降温期间,还应避免寒战、心律失常、抽搐等。

2. 控制惊厥 心搏恢复后,患者可出现惊厥,这主要是脑缺氧损伤后脑水肿所致。此外,惊厥可增高机体代谢率、增加氧耗量,并影响自主呼吸和升高体温,从而加重脑损害。因此必须应用药物制止惊厥,临床上可选择地西泮、咪达唑仑、硫喷妥钠或苯妥英钠静脉注射或静脉持续滴注,必要时还可采用非去极化类肌松药。

3. 脱水与利尿 ①脱水、利尿是降低颅内压、减轻脑水肿及改善脑微循环的重要措施之一。甘露醇是高渗性脱水药,它不通过血-脑屏障可直接将脑组织的水份吸入血管内,然后经肾脏排出,从而产生明显脱水效果;②临床常规甘露醇用量为每次0.5～1.0g/kg,2～3次/日,快速静滴后约30分钟作用最强,可持续4～6小时;③对怀疑颅内出血者慎用或不用甘露醇。此外,除应用甘露醇外,也可间断静脉注射呋塞米(速尿)和地塞米松,以增强脱水效果。

4. 控制高血糖 心搏恢复后,脑血流灌注再通,体内血糖可有明显增高,血糖增多将会加重脑细胞损害,故应及时检测血糖,以便给予控制。

5. 高压氧治疗　高压氧可显著升高动脉血氧分压与血氧含量以及氧弥散能力,并可使脑组织与脑脊液氧分压明显增高,从而改善脑组织缺氧。此外,高压氧还可使脑血管收缩,间接降低颅内压。

6. 促进脑组织血流再灌注　心肺复苏后早期,应维持血压正常或稍高于正常,有利于促进脑内微循环血流再灌注。

7. 促进脑代谢药物的应用　如 ATP、辅酶 A、辅酶 Q、细胞色素 C 等,均可用于配合治疗,以促进脑代谢。

8. 大剂量肾上腺皮质激素应用　激素具有降低毛细血管通透性,维持血脑屏障完整、稳定生物膜、清除氧自由基、促进利尿以及使脑脊液形成减少,从而减轻脑水肿等作用,临床上一般大剂量、"冲击性"应用为佳,即地塞米松每日 1mg/kg 或甲泼尼龙(甲强龙)100 ~ 200mg,共用 2 ~ 3 日。但有研究发现,传统的应用皮质激素并非能改善脑复苏患者的预后,相反因增高血糖等副作用而加重脑缺血性损害,故对脑复苏患者应用皮质激素的确切疗效尚无定论。

【提示与注意】现今心、肺复苏后患者,如脑功能未能恢复(即知觉、意识不复存在),呼吸与循环功能支持系统足够使生物学死亡(脑死亡)延缓或维持数周,乃至数月,这种医学技术的发展、进步、提高,也使得医学中的伦理学矛盾日渐凸显。一方面,现代医学可使人类生命维持显著延长而无论其质量如何,尤其在人口数量与老龄化程度剧增的现今,已成为个人、家庭、社会、国家不能承受之重;另一方面,临床确定脑死亡必须慎之又慎,而且涉及许多相关复杂问题,包括社会与法律层面问题,因国内、外媒体均有报道脑死亡者意外"复活"的事例,这就造成脑死亡者极有可能仍有"生还"的希望,从而给现代医学诊断脑死亡打上了"被死亡"的烙印。所以,脑死亡诊断标准必须立法,而且应将脑死亡与其家属提出的器官捐献及器官移植分别开来,如果硬将脑死亡与器官捐献及器官移植"捆绑"在一起来认为,只会增加社会与公众的疑问和舆论。

889. 为何心搏骤停后需电击除颤?

【术语与解答】①心脏电击除颤是以一定的电流"冲击"心脏,从而使心肌终止室颤的方法,是现今治疗心室颤动的有效措施;②在心搏骤停早期进行心电图检查中,可发现 50% 以上的患者其心电图表现为室颤,并且随着心搏骤停时间的延长,室颤波幅逐渐降低,最终呈等电位线,此现象表明心肌缺血、缺氧程度进行性加重。因此,尽早进行心脏电除颤,并结合其他治疗措施,则对提高心、肺复苏术的成功率具有重要临床意义,即一旦发现患者室颤,就应立即进行电击除颤;③目前认为心搏骤停患者电除颤越早越好,即使不能确定是否室颤,亦可试除颤。近年来的研究表明,早期电击除颤可明显提高心脏复苏的成功率,是患者存活的关键技术之一;④实施电除颤最好在室颤(粗颤)发生 2 分钟内进行,而对于心室细颤的患者应先行纯氧通气与胸外心脏按压,在心肌供氧稍改善后再实施电除颤更佳;⑤心室颤动在 3 分钟内电击除颤,约 70% ~80% 病例可恢复窦性心律,每延迟除颤 1 分钟,除颤成功率将下降约 5%。因此,医院外现场抢救心搏骤停患者利用最快速度先呼叫急救中心,继之实施手动心、肺复苏术(即胸外持续心脏按压),这样可以尽早的得到电击除颤,以提高存活率。

【操作与实践】心脏电除颤操作方法:①胸外心脏电击除颤时,将涂抹导电膏的一电极板置于患者右侧锁骨下方皮肤处,另一电极板置于其心尖部位(即左侧乳头下部)皮肤,两电极板应与胸壁贴紧,可减少阻抗,以增加导电性,提高电除颤成功率;②除颤完毕立即观察心电图变化,以监测除颤效果(观察时间为 2～5 秒),决定是否继续除颤;③胸外心脏除颤设置的电能,一般成人前 3 次依次为 200 焦耳、300 焦耳、360 焦耳或每公斤体重按 3、4、5 焦耳计算。小儿与婴儿为每公斤体重 2～4 焦耳,通常从小电能开始。

【提示与注意】①心脏电除颤越早其成功率越高。此外,再次电除颤间隔越短,越易成功,一般间隔为 30～60 秒;②成人电除颤其电能一般不宜超过 360 焦耳;③每次电除颤时,中断胸外心脏按压时间不应超过 15～20 秒;④电除颤后不管心电图表现如何,只要没有大动脉搏动,就必须继续胸外心脏按压。此外,若开胸实施心脏挤压时,如发现室颤,应立即进行胸内心脏电击除颤,可将生理盐水纱布包裹的两电极板分别紧压在左、右心室壁上进行电除颤,胸内心脏直接电除颤其电能在成人应从 10～20 焦耳开始,如无效可逐渐加大电能,一般不宜超过 40 焦耳。小儿通常从 5 焦耳开始,一般不应超过 20 焦耳。

需要提示的是:有胸毛的成年男性所用电极板与胸壁接触时两者之间可能存有空气,若电极板与胸壁粘附不紧密可导致电阻增加,偶能产生电弧,尽管少见,但在氧气(助燃剂)较充足的手术室内进行电除颤,这种电弧除有可能引起火灾以及局部皮肤灼伤外,还能降低除颤成功率。

890. 何谓胸外心脏按压法与开胸心脏挤压法?

【术语与解答】心搏骤停实施手动迫使心搏恢复有三种方法:

1. 胸外心脏按压法　该法是心、肺复苏术中最为有效的救治方法之一,该方法操作简便、实用,无论在医院外、医院内、手术室及任何地方均可实施,故胸外心脏按压是急救现场维持人工呼吸与循环的首选方法,尤其单人实施心、肺复苏术时。

2. 开胸心脏挤压法　自实施开胸心脏挤压以来,多年的临床实践证实,胸内心脏挤压效果确切,因开胸心脏挤压所产生的心、脑血流灌注量明显高于胸外心脏按压。因此,一般认为常规胸外心脏按压 15～20 分钟,尤其超过 20 分钟仍按压无效,若有适应征或条件,则应迅速开胸进行胸内直接心脏挤压。胸内心脏挤压为纯"心泵"动力机制,效果确切,而且可直接观察心脏状态,有助于指导药物、液体治疗和直接心脏电除颤。胸内心脏挤压适应证:①经常规胸外心脏按压 15～20 分钟无效者;②开胸手术患者发生心搏骤停者;③体外多次电除颤失败者;④严重肺气肿与肺栓塞以及胸部挤压伤(如血、气胸)患者;⑤胸腔或纵隔内存在严重内出血或妊娠后期孕产妇;⑥怀疑有心包填塞或张力性气胸者;⑦胸廓脊柱明显畸形以及胸、腹部穿透伤所致的心搏骤停患者。

3. 胸骨前壁捶击法　因大多数心搏骤停发生于心室纤颤,而室颤较为有效的治疗措施之一则是早期除颤,在无除颤仪的情况下可采取胸骨前壁锤击法,以物理性震动以达到间接除颤目的。

【操作与实践】胸外心脏按压与开胸心脏挤压操作如下:

1. 胸外心脏按压方法　①标准胸外心脏按压是迅速将患者头枕去除,使其仰卧于硬板床或平地上,如躺在弹簧床上,则应在患者背部垫一足够大小的硬板,头部与心脏处于同一平面,双下肢抬高 20° 以利于静脉回流和增加心排血量;②如患者躺在平地上,操作者需跪于患者的左胸侧(因心脏位于胸骨后偏左侧),选择胸骨中下 1/3 处,一手掌根部与患者胸骨纵轴平行,避免直接按压肋骨,另一手掌交叉重叠在该手背上;③操作者双肘关节伸直且不能弯曲,借助双臂与上半躯体重量,垂直将胸骨朝脊柱方向按压,成人每次按压胸骨下陷幅度应在 5cm 为宜或胸部前后径的 1/3,然后放松,使胸骨自行复位,以便于心脏舒张,但手掌仍需与胸骨壁保持接触;④每次按压应平稳、持续,如此反复进行,不能间断;⑤现今临床主张采用较快的频率按压心脏,即每分钟 100~110 次,按压与放松的时间比为 1:1,有利于脑与心脏持续性灌注;⑥若有两人施救,胸外心脏按压与人工呼吸可同时进行,即每按压胸骨 5~6 次,则进行人工呼吸 1 次(5:1),彼此协调配合与持续同步进行;⑦若现场只有单人施救,首先实施胸外持续性心脏按压,每按压 100 次以上,再做人工呼吸 3~5 次,然后继续胸外心脏按压,如此交替反复操作,不可中断。也可将心脏按压与人工呼吸比以 30:2 操作;⑧每操作 2~3 分钟,应对患者作一次判断与识别,在医院外抢救需快速触摸颈总动脉是否出现搏动,观察有无自主呼吸恢复,否则应重复进行上述操作;⑨胸外心脏按压禁忌证为胸骨与肋骨骨折或胸外伤以及心包压塞等。

2. 开胸心脏挤压法 对已迅速建立人工呼吸道(如气管内插管)的患者,操作者应站在患者左侧,自胸骨左缘 2cm 处至左腋中线,取第 4 或第 5 肋间隙为开胸部位,迅速切开皮肤、皮下组织、肋间肌与胸膜,撑开肋间隙。开胸后右手伸入胸腔,先进行心包外挤压,操作方法有以下三种:①单手挤压法:右手四指并拢平放于心脏后面(左心室),拇指在心脏前面(右心室),进行有节奏地挤压心脏,每分钟 80~100 次;②双手挤压法:双手分别置于左、右心室两边,双手适宜协调用力挤压心脏,同样每分钟 80~100 次;③向胸骨推压法:右手四指并拢平放在心脏后面,将心脏向胸骨方向挤压,按压频率均为每分钟 80~100 次。上述三种方法可视具体情况实施或交替选择进行。

【提示与注意】

1. 胸外心脏按压需要提醒的是 如按压用力过猛或位置不当,很容易导致肋骨骨折(尤其老年患者)、气胸、血胸、肝破裂以及心包积血等,应予以重视,并及时诊断与识别,以便早期进行处理。

2. 开胸心脏挤压需要提醒的是 ①开胸心脏挤压法主要由专业人员操作;②胸内心脏按压时,应以拇指与其他并拢的四指均匀挤压,每次挤压后应迅速放松手指,以利于心脏充盈;③在挤压期间,不应压迫心房、瓣膜口与冠状动脉主支;④胸内挤压需同人工呼吸支持协调配合,其比例为 4~5:1;⑤心脏复跳后还应继续观察 20 分钟动态变化,防止可能再次停搏。

891. 心肺复苏术中如何实施监测?

【术语与解答】为判断心、肺复苏术是否有效,可触摸大动脉、观察肤色、查看瞳孔大小与对光反射、测量血压与脉搏以及观察心电图、听诊心音和呼吸音,上述至今仍是最基本、最简便、最实用的监测指标。但有些大动脉搏动仅代表心脏按压的压力波所传导至主动脉的分支,并非是有效心排血量的定量标志,其他也都很难精确地说明心肺复苏术的效果和心肺功能恢复的程度,因此,还应实施其他相关监测项目。

【操作与实践】以下监测项目只能在医院内实施:

1. 直接动脉压监测 ①通常宜在心、肺复苏术开始后尽早实施直接动脉压监测,该监测可灵敏的反映心脏按压操作是否恰当和所用药物的效应;②动脉内置管一般保留至能完全摆脱血管活性药的应用而循环功能始终处于基本稳定的状态。

2. 呼气末二氧化碳浓度($P_{ET}CO_2$)监测 ①$P_{ET}CO_2$ 监测简便,可了解肺泡通气及肺血流量的变化,其数值的高低取决于 CO_2 的产量、肺泡通气量与肺血流量;②心搏骤停患者血流减少或停止,$P_{ET}CO_2$迅速降至为零,即$P_{ET}CO_2$波形消失;③$P_{ET}CO_2$监测还有助于识别、判断胸外按压是否有效与复苏术是否成功,当$P_{ET}CO_2 > 10 \sim 15mmHg$时,一般表示肺已有较好的血流,但应排除过度通气所致的$P_{ET}CO_2$降低。

3. 脉搏血氧饱和度(SpO_2)监测　①SpO_2监测临床一般普遍应用,患者心搏骤停其SpO_2波形即刻消失,其数值也为零;②心、肺复苏后,若SpO_2波形出现,且该数值上升至80%以上,说明外周组织已开始有血流灌注。

4. 血糖监测　心搏骤停后经常可发生高血糖,密切监测血糖浓度,并予以调控,以利于复苏后其他治疗和处理。

5. 中心静脉监测(CVP)　可观察血容量动态的变化,了解心脏功能情况。

【提示与注意】上述各种监测麻醉医师均非常熟悉且经常应用,故上述监测应早期建立实施。

892. 为何心搏骤停后需立即建立人工循环与呼吸道通气支持?

【术语与解答】心搏骤停患者需立即建立人工循环与呼吸道通气支持。

1. 建立人工循环　当确定心搏骤停后,必须采用人工动力的方法促使心脏重新搏动,以使血液在动、静脉中流动,并使人工呼吸后带有新鲜氧的血液从肺部血管流向心脏,心脏舒缩功能恢复从而驱动循环重新灌注,以便使全身组织、器官重新得到氧供。这就是为什么心搏骤停后人工循环建立(包括心前区叩击、胸外心脏按压以及开胸心脏挤压)的重要性。

2. 呼吸道通气支持　临床上一旦确诊呼吸、心搏骤停,有条件者(医院内或手术室)当务之急首先是迅速建立人工呼吸道(气管插管)和保障呼吸道通畅,并立即实施有效的呼吸支持(有效纯氧通气)与胸外心脏按压(使心脏血液泵出)同步进行,其目的是将"肺泵"和"心泵"同时启动,因前者(肺泵)可将氧迅速送达肺泡,而后者则将肺泡氧运输至机体重要器官,尤其冠状动脉氧合血流提高,才能使心肌收缩有力,只有心脏收缩所泵出的血液含有高浓度的氧合血红蛋白(HbO_2),才能使中断血流后的心、脑、肾重新恢复氧合血的来源,从而可使心、肺、脑复苏术更容易成功。

【操作与实践】心搏骤停后人工循环的建立与呼吸道通气支持方法如下:

1. 人工循环的建立

(1)心前区叩击法:抢救者用拳头的小鱼际部位,在离患者前胸壁上方约30cm高度处迅速有力地一次性捶击胸骨中下部,将机械能转化为"电能",以争取心脏震颤性复跳。心脏室颤之初的30秒内,通常一次心前区捶击可产生$5 \sim 10J$电能,有时能引起自主性心脏收缩,但应在心搏停止后一分钟内进行为妥,若心肌已存在严重缺氧,则无效。如果叩击无效,应立即进行胸外心脏按压,婴幼儿忌用。

(2)胸外心脏按压:是心、肺复苏中常规救治方法之一,无论在手术室、医院内或医院外现场抢救均可实施,是急救现场维持人工循环的首选方法。有关胸外心脏按压操作方法与步骤已在本章第890,(何谓胸外心脏按压法与开胸心脏挤压法)小节中阐述(可参阅)。胸外心脏按压所形成人工循环的特点是:按压中下1/3胸骨时,既增加胸内压,同时也使胸内大血管压力升高,并向胸外动脉传导,而产生的压力梯度可驱使血液向外周流动,当放松按压时,胸内压低于胸外压,从而形成大静脉压力梯度,使静脉血流返回心脏,如此反复按压则形成人工循环。

(3)胸内心脏挤压:存在胸外心脏按压禁忌证或胸外按压无效且又具备开胸条件者,可采用此法,如具有专业人员或手术患者已经开胸或开腹后期间,则可采取胸内心脏挤压术,以重建血液循环。实施胸内心脏挤压应尽量切开心包,以便直接观察心搏停止的类型及心肌相关情况,尤其可迅速确切的直接给予心脏电除颤,从而提高心脏复苏术的效果。但胸内心脏挤压术必须建立在气管插管与人工呼吸支持管理的基础上才能进行。

2. 呼吸道通气支持　对于呼吸、心搏骤停患者建立人工呼吸道(气管插管等)和实施通气支持是麻醉医师的强项,所以,更要体现出人工呼吸道的建立(气管插管)及呼吸支持的速度和质量。但非麻醉医师在人工呼吸道的建立(气管插管)及呼吸支持方面则是缺陷,应强化培训。

【提示与注意】胸外心脏按压建立人工循环的机制:由于心脏前邻胸骨下端,后靠脊柱,胸骨又与肋骨相连,当胸骨受压下陷时,左、右心室受胸骨和脊柱的挤压而将血液泵入主动脉,当放松按压时,心室舒张,上、下腔静脉血可回流至心房与心室,从而形成人工循环。人工循环建立后与维持人工循环的有效标志是:①大动脉触摸点可扪及搏动;②心电图基本出现正常波形;③口唇发绀逐渐消失,皮肤色泽逐步转为红润;④可监测到血压;⑤散大的瞳孔开始缩小;⑥若出现自主呼吸时,提示脑血流灌注已经重建,则可进一步实施心、肺、脑复苏后的综合性继续治疗。

通过大量心、肺复苏现场观察显示,除自己的亲属外,无论医务人员或是其他人员,医院外实施心、肺复苏术大多不愿意给予口对口腔或口对鼻腔进行吹气(人工呼吸),如果不愿意或不能提供有效的呼吸支持,至少应给予头后仰、托下颌、使颈部伸直,直接进行胸外持续性心脏按压,因胸廓起伏所致胸腔负压可使外界空气经呼吸道进入肺内(注:如上呼吸道完全梗阻或大量分泌物及胃内容物滞留在咽腔,单纯胸外心脏按压不能使外界气体进入下呼吸道),通过肺泡交换后的氧合血抵达心脏,才能使心脏泵出的血液含有氧合血红蛋白,心肌与脑、肾缺氧方能有所改善,以便等待专业人员前来建立人工呼吸道(气管插管),实施更有效的呼吸支持。

需要提示的是:为了达到机体组织器官有效氧合,条件不具备时实施口对口腔或口对鼻腔吹气必须有效,当然最佳方法仍是气管内插管,因气管插管可防止饱胃患者胸外心脏按压期间胃内容物反流至咽腔导致误吸,而误吸可使心、肺复苏术难以成功。

893. 心、肺、脑复苏术中的 A、B、C、D、E 代表什么?

【术语与解答】心、肺复苏术中的 A、B、C、D、E 是描述心、肺复苏术过程中所采取的措施、方法与顺序,故在心肺复苏术中至关重要。

A. 在心、肺复苏术中代表上呼吸道的开放(将被施救者头颅后仰、颈部伸直、托起下颌、使口张开)和通畅(即上呼吸道无梗阻),因这直接关系到外界气体能否经上呼吸道顺利抵达呼吸性支气管和肺泡。

B. 则是进行人工通气,实施辅助或机械呼吸,根据条件由简单到复杂,包括:①人工口对口或口对鼻腔反复吹气;②置入口咽或鼻咽通气道通气;③面罩加压通气;④喉罩通气;⑤气管插管通气等。

C. 进行胸外持续不断地心脏有效按压,实施人工动力建立和维持机体血液循环。

D. 通过电击除颤或静脉注射肾上腺素,以使心脏恢复搏动。

E. 采取低温措施以保护脑功能。

【操作与实践】上述 A、B、C、D、E 顺序需根据环境和条件而实施:

1. 医院外实施复苏术 主要以 A、B(只能人工口对口或口对鼻腔反复吹气)、C 为主，除就地施救外,同时采取呼叫"120"救护车,以便迅速转运至有资质的医疗机构继续抢救治疗。

2. 医院内实施复苏术 由于条件大为提高,可直接采取 A、B、C、D、E,但为使心、肺复苏术或抢救效果更加有效,需紧急通知麻醉医师前去进行气管插管,有利于实施理想的辅助呼吸和机械通气。

3. 手术室实施复苏术 如手术患者发生心搏骤停,麻醉医师可直接采取 B 中的气管插管与 C、D、E,故为心、肺、脑复苏提供了更有利的时间和条件。

【提示与注意】需要提示的是:为更有效地实施和提高心、肺复苏术的质量和效果,现今医院内心、肺、脑复苏术的顺序是 C、D、A、B、E,而医院外的心、肺、脑复苏术的顺序是 C、A、B(即人工口对口或口对鼻腔反复吹气),主要强调心脏复苏术是第一位的,第一时间是持续不断地进行胸外心脏按压,实施人工动力以维持和恢复机体的血液循环,尤其在手术室以外的环境实施心、肺复苏术。此外,将 C 放在首位其优点还在于:由于胸外持续不断地按压心脏,其胸廓也不断地起伏,实际上起到了一部分人工呼吸(通气)的作用。

894. 为何心、肺、脑复苏术必须体现出"六早"?

【术语与解答】抢救心搏骤停患者"时间"就是生命。因此,心、肺、脑复苏术的基本操作程序必须体现出"六早",所谓的六早即:①早期快速予以诊断;②早期实施胸外心脏按压;③早期建立通畅的人工呼吸道,实施纯氧或空气人工呼吸;④早期实施心脏电除颤;⑤早期应用肾上腺素;⑥早期进行头颈部降温。

【操作与实践】因呼吸心搏骤停可在任何环境、任何地点、任何时间发生,故不同环境、不同条件下不能完全体现出"六早",因此根据情况各有侧重。

1. 医院外实施复苏术 主要体现在以下三项:①早期快速诊断;②早期实施胸外心脏按压;③通常只能使患者头后仰,进行人工口对口或口对鼻腔反复吹气。

2. 医院内实施复苏术 则能完全体现出"六早",只是建立有效人工呼吸道(如气管插管)需要专业医师(如麻醉医师或经过培训的其他人员)进行。

3. 手术室实施复苏术 作为麻醉医师而言,上述六项早期抢救措施正是自己的强项,故麻醉医师实施心、肺、脑复苏术较其他临床医师更为专业,更有优势。

【提示与注意】一定牢记:①抢救心搏骤停患者务必惊而不慌,忙而不乱,抢救必须争分夺秒,因为"时间"就是生命;②抢救要迅速、果断、有效;③实施呼吸支持与胸外心脏按压尽量同步进行,如单人施救时,应首先进行胸外心脏按压,其优点在于胸骨的按压除可使心脏舒缩外,同时胸廓起伏产生的负压可起到部分人工通气的作用;④尽管常温下脑组织缺氧不宜超过 4~5 分钟,否则必然伴有脑缺血、缺氧性损害或产生不可逆性脑损害,但临床发现心、肺、脑复苏术长达半小时,甚至一小时以上的患者复苏后其意识仍可正常,故其精确的时间限度仍在研究探讨中。因此,心、肺、脑复苏术要有持续性耐力。

895. 不同环境心搏骤停如何实施心、肺复苏术?

【术语与解答】由于呼吸、心搏骤停患者可在任何地点、任何环境与任何时间发生,因此,由于客观条件所限,所采取的抢救措施与方法也有所不同,其抢救的效果也存在差异。若条件具备(医院内实施心、肺复苏术),可采取胸外心脏按压、建立人工呼吸道纯氧通气(如简易气囊呼吸器通气、安置喉罩通气或气管内插管更佳)、电除颤、静脉注射肾上腺素、脑保护等措施可先后或同步进行,如此心、肺复苏术远较医院外单纯给予胸外心脏按压与口对口或口对鼻腔吹气成功率显著为高。

【操作与实践】不同环境心搏骤停患者可根据实际情况实施心、肺复苏术。

1. 医院外实施心、肺复苏术　其相关施救措施如下:

(1)紧急呼叫:医院外心搏骤停患者身边一般无医护人员,麻醉医师更为罕见,即使有医务工作者在场,身边也无任何相关器具,抢救也只能徒手进行。因此,当发现呼吸、心搏骤停患者,若身边另有目击者,首先让身边人呼叫医疗中心(医院)或有资质的医疗单位以及救护站,而发现者当事人(如受过相关培训人员)应就地实施心、肺复苏术。其优点在于被呼叫的医疗中心或救护站的急救车与有关医生能及早的到达救治现场予以帮助和专业抢救,从而与徒手操作施救者衔接,不间断的实施心、肺复苏术,以便赢得时间,使得条件具备的"高级"心、肺复苏术尽早到位实施(如电除颤、气管插管及其他正规性抢救治疗与处理等),以提高抢救质量与患者存活率。

(2)就地施救:在现场急救中,当务之急首先是心、肺初级复苏术(基础生命支持)。①保障上呼吸道通畅:必须将患者头后仰、颈伸直、双手托下颌并使口张开,保持上呼吸道通畅,如口腔内分泌物或固体物过多,用手指将其抠出,避免上呼吸道阻塞;②进行人工呼吸(吹气):实施原始性人工通气(如口对口、口对鼻腔吹气),需要提出的是:若口对口吹气,一手将双鼻孔捏紧,防止气体从鼻腔溢出,另一手托起下颌且使患者张口,施救者与被抢救者两口吻合,然后深吸气并吹入患者口内。如口对鼻腔吹气,则用手指将患者口唇紧闭,避免气体从口腔漏出。按上述经上呼吸道反复吹气,以便达到有效通气量;③胸外心脏按压与人工吹气同步进行(如双人施救法)或交替操作(如单人施救法)。

2. 医院内实施心、肺复苏术　医护人员可直接进行胸外心脏按压、呼吸器面罩给氧通气、电除颤或静脉注射肾上腺素等,同时电话紧急通知麻醉医师到场气管插管,实施持续有效呼吸通气支持。

3. 手术室实施心、肺复苏术　由于抢救条件具备,一旦明确心搏骤停诊断,气管内插管与胸外心脏按压应同步进行(手术台上手术医师实施胸外心脏按压,非插管患者麻醉医师应紧急气管内插管给予纯氧通气呼吸),继之电除颤、静注肾上腺素等,上述大多可在短时间内完成,故抢救成功率高。

【提示与注意】一般而言,心搏骤停患者实施心、肺、脑复苏术成功率在手术室高于医院内,而医院内则高于医院外。此外,对医院内发生呼吸、心搏骤停还需说明的是:①除手术室、ICU与急诊室外,其他临床科室一般无气管插管器具,即使具备也很少有人能够掌握。因此,如患者发生呼吸、心搏骤停,身边医务人员往往首先进行胸外心脏按压或电除颤以及静脉注射肾上腺素等,很少将保障呼吸道通畅与人工呼吸道建立(气管插管)放在首位(注:根据麻醉医师长期观察而言),然后再通过电话通知麻醉医师前去气管内插管,当麻醉医师抵达现场,往往已延误部分抢救时间,致使抢救成功率降低,尤其路途较远者(如麻醉科离现场较远),更不易抢救成功;②部分呼吸、心搏骤停患者(或猝死患者)往往属饱胃现象(饮食后不久),实施持续性胸外心脏按压,可使大量胃内固体食物反流至口咽腔,麻醉医师前去气管插管发现,随着每次胸外按压,反流的固体食物经声门流入气管内,甚至大块食物卡在声门处,该患者即使建立气管插管,实施呼吸支持,其正压通气可将支气管或小支气管内的胃内容物冲击至末梢呼吸性支气管,从而直接阻塞肺泡,故该类患者心、肺复苏术很难成功。即使经气管插管插入吸痰

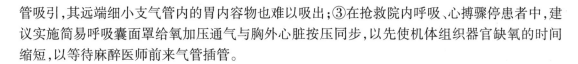

管吸引,其远端细小支气管内的胃内容物也难以吸出;③在抢救院内呼吸、心搏骤停患者中,建议实施简易呼吸囊面罩给氧加压通气与胸外心脏按压同步,以先使机体组织器官缺氧的时间缩短,以等待麻醉医师前来气管插管。

896. 心、肺、脑复苏术中相关药物如何应用?

【术语与解答】 医院内心、肺复苏术或高级阶段心、肺复苏术是基础生命支持和延续的重要环节,在实施心、肺复苏术期间或心搏恢复后期,必定需要相关药物的应用,以纠正电解质紊乱、酸碱失衡、心律失常,乃至脱水利尿等。

【操作与实践】 整个心、肺、脑复苏术过程中,通过迅速建立静脉通道,以便静脉注射肾上腺素及其他相关用药,若尚未建立静脉通路,必要时也可直接经气管插管行气管内给药(如肾上腺素、激素等)。

1. 药物治疗的目的 ①增加心肌与脑组织的血液灌注量,以作为心脏按压的辅助手段,协助提高心脏按压效果,促使心脏尽早复跳,并增强心肌收缩力;②降低除颤阈值,以利于电除颤成功与防止室颤复发;③治疗心律失常,增加心肌兴奋性与传导性;④纠正酸中毒和电解质紊乱,有助于发挥心血管活性药物的效应;⑤脱水利尿,减轻缺氧性脑水肿损害,以利于脑功能保护。

2. 药物给予的途径 临床主要通过静脉注射和气管内给药。

(1)静脉注射给药:①早期心搏停止用药往往是直接心内注射,此种用药途径需暂停心脏按压,不利于心、脑血供,甚至损伤胸膜和冠状动脉,因此,现今大都弃用;②由于静脉注射给药安全、快捷、可靠,故为临床首选给药途径;③因从下腔静脉系统注射药物途径较远,进入动脉系统的时间相对较长,所以在心、肺复苏期间尽可能选择上腔静脉系统给药,尤其是中心静脉给药;④若未建立中心静脉,而必须选用外周静脉时,则应尽量选择肘部静脉,而不用肢体远端静脉,尤其是下肢静脉;⑤静脉给药后应加快静脉滴注速度,或推注 10~30ml 液体,以加快药液进入心脏。

(2)气管内给药与操作方法:许多急救工作需要迅速抵达现场实施抢救(如医院外心、肺复苏术),以最快的速度将最有效的诊治措施送到患者身边,并将他(她)们安全的护送到附近的综合性医院或有资质的医疗单位,这无疑可大为提高心、肺复苏术的成功率。但急救期间,尤其心搏停止或低血容量性休克伴血管收缩患者,以及小儿、肥胖症或化疗、透析等患者,常因外周静脉穿刺困难或无法建立静脉通路而影响药物注射。因此,在无静脉通路的情况下,紧急时刻也可通过气管内给药,但需加大剂量方可达到与静脉给药几乎相同的效果。其操作方法:①已建立人工呼吸道者(气管内插管后)可将静脉药物剂量增加 1~2 倍稀释于 5~10ml 生理盐水中,注入气管插管内,以利于药液流入末梢小气管内。但值得提出的是,现今临床上使用的气管导管主要为聚氯乙烯材料制造(PVC),其管壁可与多种药物相互作用而吸附药物,使药物实际剂量明显降低,达不到所需效应。因此,在用药后效果不佳或无效时,可使用较大剂量;②如果气管内分泌物较多,应先将其吸除干净,然后再将所需药液经气管插管注入,以便使药液能充分与气管黏膜接触,以利于吸收;③当尚未建立人工呼吸道时,也可采用注射器在颈部行环甲膜或气管第 1~3 环穿刺,将药物直接注入气管内,可解决急需;④适用于气管内给药的药物包括:肾上腺素、利多卡因、阿托品、激素等,此类药物不会引起气管组织黏膜损伤。但碳酸氢钠、去甲肾上腺素及钙剂可能引起气管黏膜和肺泡的损伤,不宜通过气管内给药(注:气管内给药法主要是在未能建立静脉通路情况下作为给药的第二条途径）。

3. 呼吸、心搏骤停患者常用抢救用药物大致如下

（1）肾上腺素：目前认为肾上腺素是恢复心跳的首选药物。①该药具有强效 α-受体与 β-受体兴奋作用，其 α-受体兴奋作用可增加全身外周血管阻力，但并不收缩冠状血管与脑血管，故可提高胸外心脏按压时的动脉收缩压与舒张压，从而改善心肌与脑血流以及增强心肌兴奋，并能促使心脏自主收缩的恢复；②肾上腺素还可使室颤波由细颤转变为粗颤，心肌色泽由发绀转为红润，为电除颤创造良好条件。

近年来研究显示，大剂量的肾上腺素（0.1～0.2mg/kg）不仅可显著提高心肌灌注压、增加脑血流量，而且心脏复跳率亦明显提高。本书编者十多年来在抢救院内心搏骤停患者中，要么开始即用大剂量（5mg），要么在首次标准剂量（0.02mg/kg）无效后，即刻改用大剂量，心脏大多能够复跳。临床上静脉应用标准剂量肾上腺素效果不佳或无效，另一种因素可能与一次性使用注射器以及输液管吸附药物有关，这些器具材料大多为聚氯乙烯（PVC）制造，若按标准剂量药物应用，可能被此材料壁所吸附，而真正进入体内的药物则明显减少。

有学者认为，大剂量肾上腺素治疗心搏骤停，是因心搏停止时肾上腺素能受体发生变化，其 α_1 受体亚型的结合位点减少，由交感神经所控制的血管收缩效应降低，肾上腺素能受体对增加了的内源性儿茶酚胺产生脱敏感或耐受性。为了使外周血管收缩，可能需要大剂量肾上腺素来激活上述受体。另外，有临床统计表明，大剂量肾上腺素（5mg）虽可显著提高心肌灌注压，使心脏复跳率增高，但并未提高患者的存活率，亦未能改善神经系统后遗症。因此，目前主张一旦证实心搏骤停，应立即静脉注射肾上腺素 1mg（10ml 稀释液），如无静脉通路，应将肾上腺素 2～3mg 稀释于 5～10ml 生理盐水中，立即气管内注射。若首次标准剂量（1mg）静脉用药无效时，则可考虑大剂量（5mg）静脉注射，甚至应用 10mg 冲击驱动心脏起搏。

（2）碳酸氢钠：①心搏骤停后机体可发生酸中毒，因组织产生的二氧化碳不能在无血流或低血流灌注状态下有效清除，早期可能以呼吸性酸中毒为主，缺血或低血压时间较长者可伴有严重乳酸酸中毒。因此，心搏骤停后的酸中毒先以呼吸性酸中毒为主，一般采用过度通气即可纠正；②心搏停止后所致的酸中毒，早期临床上多主张应用碳酸氢钠来纠正，但碳酸氢钠剂量超过 2mmol/kg 可引起代谢性碱中毒，故对机体更有害，应根据血气分析结果决定是否应用则合理。

临床研究证实，大量输注碳酸氢钠引起的代谢性碱中毒是有害的：①可使氧离曲线左移，不利于组织对氧的摄取，加重组织缺氧；②碳酸氢钠输注过多可诱发低钾血症，引起心律失常；③碳酸氢盐在体内与氢离子反应生成碳酸，后者很快离解成二氧化碳和水，二氧化碳还可透过细胞膜，加重细胞内酸中毒，抑制心肌收缩力。此外，二氧化碳可通过血脑屏障，使脑脊液二氧化碳增高，除加重脑水肿外，并造成反常性脑脊液酸中毒；④大量输注碳酸氢钠，使血浆形成严重的高钠性高渗状态，细胞内钠增多，易引起心、脑细胞水肿；⑤可灭活同时输入的儿茶酚胺；⑥并不能提高心脏电除颤的成功率与存活率。

总之，目前不主张盲目应用碳酸氢钠，而应在动脉血气结果的指导下有选择性应用。采用碳酸氢钠的指征有：①心搏骤停超过 10 分钟，pH 值小于 7.20；②心搏骤停前已有代谢性酸中毒或高钾血症；③孕妇心搏骤停且 pH 值小于 7.30 时，可先静脉滴注碳酸氢钠 1.0mmol/kg，然后根据动脉血气结果决定是否追加。

（3）阿托品：可降低心脏迷走神经张力，增强窦房结兴奋性，加速房室传导，适用于心动过缓与房室传导阻滞，对顽固性完全心室停搏可能有效。用法：心室停搏时静脉注射阿托品

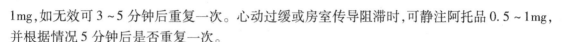

1mg,如无效可 3~5 分钟后重复一次。心动过缓或房室传导阻滞时,可静注阿托品 0.5~1mg,并根据情况 5 分钟后是否重复一次。

(4)利多卡因:适用于室性异位节律,包括频发室性期前收缩、室性心动过速及心室颤动。当电除颤及应用肾上腺素仍有心室颤动,可应用利多卡因。用法:1~1.5mg/kg 静脉注射,气管内用药是静脉注射的 3~5 倍,需稀释 10ml 应用。

(5)钙剂:研究显示,钙剂无助于心搏骤停的恢复,在缺血与再灌注期间大量钙离子积蓄于细胞内,则对组织细胞有害,所以不主张心搏骤停患者应用钙剂。当高钾血症、低钙血症或钙通道阻滞药过量的情况下才给予钙剂,可静脉注射 10% 氯化钙 2~4mg/kg,必要时可重复应用。

(6)去甲肾上腺素:是一种血管收缩药和正性肌力药,药物起效后心排血量可以增高,也可以降低,其结果取决于血管阻力大小及左心功能状况和各种反射的强弱。严重低血压(收缩压 <70mmHg)和周围血管阻力低是其应用的适应证,可将去甲肾上腺素 2~4mg 加入 250ml 含盐或不含盐液体中,起始剂量为 0.5~1.0μg/min,逐渐调节至有效剂量。若顽固性休克则需要去甲肾上腺素量为 8~30μg/min,但需要注意的是给药时不能在同一输液管道内给予碱性液体。

(7)多巴胺:属于儿茶酚胺类药物,是去甲肾上腺素的化学前体,既有 α-受体激动作用,又有 β-受体激动作用,还有多巴胺受体激动作用。生理状态下,该药通过 α-受体和 β-受体作用于心脏,而在外周血管,多巴胺可以释放储存在末梢神经内的去甲肾上腺素,但去甲肾上腺素的缩血管作用多被多巴胺受体 DA_2 的活性拮抗,所以生理浓度的多巴胺起扩血管作用。作为药物使用的多巴胺既是强有力的肾上腺素能样受体激动剂,也是强有力的周围多巴胺受体激动剂,而这些效应均与剂量相关。①多巴胺用药剂量为 2~4μg/(kg·min)时,主要发挥多巴胺受体激动剂作用,也有轻度的正性肌力作用和肾血管扩张作用;②用药剂量为 5~10μg/(kg·min)时,主要起 $β_1$ 和 $β_2$ 受体激动作用,另外在此剂量范围内 5-羟色胺和多巴胺介导的血管收缩作用占主要地位;③用药剂量为 10~20μg/(kg·min)时,α-受体激动效应占主要作用,可以产生体循环和内脏血管收缩。

多巴胺给药的推荐剂量为 5~20μg/(kg·min),超过 10μg/(kg·min)可导致体循环和内脏血管的收缩,更大剂量的多巴胺对一些患者可引起内脏灌注不足的副作用。若以 2~4μg/(kg·min)的剂量治疗急性肾功能衰竭少尿期,尽管此剂量的多巴胺可以偶尔增加尿量,但尿量的增加并不能代表肾小球滤过率的改善。所以,目前不建议以小剂量多巴胺 2~4μg/(kg·min)治疗急性肾功能衰竭少尿期。

复苏过程中由于心动过缓和恢复自主循环后造成的低血压状态,往往选用多巴胺治疗。多巴胺和其他药物合用(包括多巴酚丁胺)仍是治疗复苏后休克的一种方案。如果充盈压改善,低血压持续存在,可以使用正性肌力药(如多巴酚丁胺)或血管收缩药(如去甲肾上腺素),这些治疗可以纠正和维持体循环的灌注和氧的供给。此外,不能将碳酸氢钠或其他碱性液与多巴胺液在同一输液器内混合,碱性药物可使多巴胺失活。此外,多巴胺的治疗也不能突然停药,需要逐步减量。

(8)多巴酚丁胺:①该药是一种合成的儿茶酚胺类药物,具有很强的正性肌力作用,常用于严重收缩性心功能不全的治疗;②多巴酚丁胺主要通过激动 β-肾上腺能样受体发挥作用,主要特点是在增加心肌收缩力的同时伴有左室充盈压的下降,并具有剂量依赖性;③该药在增加每搏心输出量的同时,可导致反射性周围血管扩张,用药后动脉压一般保持不变,临床常用剂量范围 5~20μg/(kg·min);④对危重患者而言,不同个体的正性肌力反应和负性肌力反应可以变化很大;⑤老年患者对多巴酚丁胺的反应性明显降低,大于 20μg/(kg·min)的给药剂量可使心率增加超过 10%,能导致或加重心肌缺血。当给药剂量达 40μg/(kg·min)时,可能导致中毒。

(9)高氧溶液:该溶液是利用光化学和物理相结合的技术溶解氧,致使高浓度的氧被快速溶解于医用溶液中,当静脉输注高氧溶液后可直接提高血液溶解氧的浓度,溶解后的氧分子立即与血红蛋白相结合,从而机体氧合血红蛋白增加,继之血液氧分压(PaO_2)和血氧饱和度(SpO_2)则升高,故能及早缓解机体缺氧状态。另有文献报道,高氧溶液能显著提高呼吸、心搏骤停患者的复苏成功率和生存率。因此,抢救心搏骤停患者,当建立静脉通路后,首先输注高氧溶液,因可延长心肌细胞和脑细胞的耐缺氧时间,这对提高心、肺复苏成功率尤为重要。

【提示与注意】心搏骤停患者临床用药需结合心电图与血流动力学监测以及生命体征、实验室监测指标而实施,根据复苏术有无转归,乃至随时出现的的各种心律失常、电解质紊乱与酸碱失衡而进行。

897. 心、肺复苏术初级阶段基础生命支持要点是什么?

【术语与解答】心、肺复苏术初级阶段基础生命支持(简称心、肺初期复苏术)的关键是迅速(早期)建立有效人工呼吸与循环,因冠状动脉血流中断时间过长可使心肌功能恢复延迟或引起心肌收缩无力,从而心、肺得不到有效复苏,而脑功能复苏则更加困难。由此可见,在无条件的情况下靠徒手操作实施心、肺复苏术初级阶段生命支持更是越早、越有效,其成功率也越高。

【操作与实践】现代急救医学的理念强调,心、肺初期复苏术的普及与规范,尤其在医务人员中,急救常识不能只限于止血、包扎、固定、搬运、呼救这些初级概念上,应首先掌握心、肺复苏术初级阶段基础生命支持要点:

1. 呼吸道必须保障通畅 由于机体重要脏器(心、脑、肾)不能耐受较长时间的缺氧,故必须保障呼吸道通畅。

(1)呼吸道梗阻的危害:因呼吸、心搏骤停患者其全身肌肉与组织均松弛,尤其舌体后坠可使上呼吸道处于半梗阻或全梗阻状态,如直接实施胸外心脏按压,外界空气很难通过气管、支气管进入肺泡,而机体则可出现:①心肌供氧中断心脏收缩功能则无力,其心腔血液难以射出;②脑细胞进行性缺氧,其脑功能可逐渐下降;③肾脏继发性缺氧,机体代谢废物蓄积。这就需要采取人工方式保障上呼吸道通畅,以便使外界气体(空气或氧气)能通过下呼吸道迅速进入肺泡中。

(2)取出上呼吸道阻塞物:若口腔内有较多分泌物或异物,为保障上呼吸道通畅,必须用手指掏出,如身边有吸引器更佳,只有清除上呼吸道(口咽腔)分泌物或异物,才能徒手操作开放上呼吸道。

(3)徒手操作开放上呼吸道:①将患者头颅后仰并使其下颏向上,其颈部伸展或托下颌以使下颏抬起,口自然张开(如果怀疑颈椎受损者,则严禁头后仰,只是托下颌即可);②双手托下颌主要目的是使舌根离开咽后壁,增大口咽腔,有利于气体经声门进入下呼吸道;③操作时单手或双手托住下颌角后缘,向前、向上用力即可,使其呈"反咬颌"或"地包天",即下切牙前移超过上切牙,这是托下颌的真正目的。

2. 积极给予呼吸支持　保障呼吸道通畅的情况下紧急给予相关通气或呼吸支持：即根据不同环境、不同场合、不同条件给予不同的呼吸支持，如简单的口对口或口对鼻腔吹气或安置口咽通气道吹气。只有采取有效的呼吸支持，机体重要脏器（心、脑、肾）才能得到来自"肺泵"的氧合血。

3. 胸外持续性心脏按压　要想重新启动已停搏的心脏，就得依靠人工动力（胸外持续不断地心脏按压）才能将来自"肺泵"的氧合血送至全身组织器官，基础生命支持尚能看到希望。

【提示与注意】由上可看出，心、肺复苏术初级阶段的基础生命支持在无条件的情况下单靠徒手操作持续维持"肺泵"和"心泵"的代偿功能绝非易事，但能为高级阶段的心、肺、脑复苏术奠定基础，因只有复苏条件越好、衔接时间越短、各环节均能到位，才能达到有效的心、肺、脑复苏的目的。

898. 为何初级阶段心、肺复苏术成功率比高级阶段心、肺复苏低？

【术语与解答】心、肺复苏术方法基本有两种，即初级阶段复苏术与高级阶段复苏术，前者主要指施救者无专用器具与设备，基本采取徒手操作实施心、肺复苏术（如条件非常受限或在医院外施救等）；后者则具备较好或完备的抢救条件，如医院内各科室、病房、ICU、手术室所采取的心肺复苏术。

【操作与实践】初级阶段心、肺复苏术与高级阶段心、肺复苏术比较如下：

1. 初级阶段心、肺复苏术　是指仅靠徒手操作的心、肺复苏方法：①口对口或口对鼻腔吹气作为最简便的人工呼吸，早年使用广泛。现今由于人们的意识"转变"（因担心不卫生或疾病传染），不论医务人员或非医务人员都不愿进行口对口或口对鼻腔人工呼吸，因此，主要采用胸外心脏持续按压法（此法操作容易）；②即使采取口对口或口对鼻腔吹气，也只能解决很少的肺通气问题，因吹入患者肺内的空气氧含量很低，即使吹入肺内的气体满意，其氧含量也仅占 1/5，主要为氮气；③口对口或口对鼻腔吹气效果虽差，但至少起一定的作用；④单纯实施胸外心脏持续按压，则只能初步或早期或一过性的改善人工循环问题，当长时间心脏反复按压，心肌耗氧则过重，加之冠状动脉血流含氧量很低，心肌很快缺氧乃至心肌梗死，从而导致心脏进一步复苏更加难以成功。所以，肺泡在长时间得不到有效通气或肺泡气氧含量很低的情况下，单纯依靠胸外心脏按压以使心搏骤停患者恢复心跳与自主呼吸则非常困难，初级阶段复苏时间越长，脑复苏成功率越低。

由上可看出，虽初级阶段的心、肺复苏术难以成功，但比放弃使用总有希望，至少可为高级阶段的复苏术创造条件、赢得时间，若能及时跟上高级阶段的复苏术，复苏成功率则显著提高。现今之所以仍采取初级阶段的心、肺复苏术，主要受环境条件、地点、交通、运送等方面的限制，如远离医院外目击者实施心、肺复苏术或虽在医院内，但远离具备高级复苏术条件的场所等。

2. 高级阶段心、肺复苏术　是指呼吸心搏骤停患者身边或就近已具备抢救条件与专业医护人员（如麻醉医师、ICU 医师、外科医师、内科医师等）和颇为齐全的急救设备、器具（如麻醉机、呼吸机、简易呼吸器、除颤器、面罩、喉镜、气管导管、氧气、气管切开包、开胸器械、降温设施、吸引器、吸痰管等）以及相关药品（阿托品、肾上腺素、利多卡因、血管活性药、抗酸药与激素等），而上述人员能及时采用设备、器具、药品等迅速实施心、肺同步复苏术，而且可提早采取脑保护措施等，因此高级阶段心、肺、脑复苏成功率可显著升高。其要点在于"时间"就是生命，"条件"则是关键，如在手术室复苏术：①人工呼吸或机械通气：是直接采取气管插管与呼吸机或麻醉机连接,实施纯氧机械通气,可迅速使动脉血氧分压(PaO_2)提高至数倍,一般 PaO_2 可在 200mmHg 以上;②人工循环:除胸外心脏按压外,可及时给予心脏电除颤或静脉注射肾上腺素驱动心搏,必要时可开胸实施心脏挤压术;③脑复苏术:可早期安置冰帽、降温毯以及给予脑脱水治疗等措施。若在医院内实施复苏术,除实施胸外心脏按压外,能立即开放静脉通路用药,可迅速或立即实施电除颤。同时电话通知麻醉医师前来建立人工呼吸道(如气管插管或安置喉罩等),而且根据情况及时纠正电解质紊乱和酸碱失衡,乃至迅速应用血管活性药物等。

【提示与注意】 通过初级阶段心、肺复苏术和高级阶段心、肺、脑复苏术比较,一旦遇到呼吸心搏骤停患者,应根据实际情况施救,尽量向高级阶段心、肺、脑复苏术靠拢。需要提出的是:之所以麻醉医师挽救了许许多多心搏骤停患者的生命,是因为高级阶段的心、肺、脑复苏术是麻醉医师的专长和强项。此外,虽初级阶段心、肺复苏术陈旧、滞后,但可为高级阶段的心、肺、脑复苏术创造条件和赢得时间,当发现呼吸、心搏骤停患者,如条件不具备情况下,务必先给予胸外持续性心脏按压,继之或同时进行口对口或口对鼻腔吹气,因"心泵"和"肺泵"同时复苏更佳,然后迅速让其他人呼叫具备抢救条件的人员携带设备、器具、运输工具等前来施救或立即向具备急救资质的医疗单位求助,其目的在于:当具备抢救条件的专业人员、医疗中心或救护站的急救车以及有关医生迅速到达之前,初级阶段的心、肺复苏术不至于使机体重要脏器(脑、心、肾等)缺氧时间过长,以便为高级阶段心、肺、脑复苏术赢得时间,从而提高抢救质量和抢救后存活率。

899. 心、肺复苏术中后续生命支持(复苏后继续治疗)是什么?

【术语与解答】 心搏骤停患者经初期复苏后大致有两种状况:①全身性缺氧所致的一系列病理生理变化仍然存在,有的变化在心搏恢复后还可加重;②复苏后患者呼吸、循环及其他脏器功能相对稳定,但还需稳固。为此必须实施复苏后患者的生命支持,这是一种综合性治疗。因此,复苏后生命支持(尤其是前者)应在重症监护病房(ICU)进行为宜,主要是维护呼吸、循环功能的平稳,调控酸碱失衡与电解质紊乱,以及肾功能衰竭的防治,更重要的是脑功能的恢复与稳定等。

【操作与实践】

1. 维持呼吸系统功能稳定　心脏复跳后自主呼吸未必立即恢复,即使恢复其时间也不尽相同,而且呼吸功能不一定理想。从临床复苏术的效果可推测,一般认为自主呼吸出现的越早,表明延髓功能已恢复,为进一步使机体组织维持氧供与氧耗的平衡且便于呼吸道管理与酸碱的调控,可先保留气管插管与机械控制通气。此外还应给予如下处理:①若血流动力学稳定、自主呼吸功能恢复满意,神志已清醒,SpO_2 与 $P_{ET}CO_2$ 正常,以及清除呼吸道分泌物时呛咳反射良好,则可考虑拔除气管插管,拔管后可改用面罩或鼻导管吸氧继续观察;②患者意识尚未恢复,自主呼吸不稳定患者,可继续机械通气控制呼吸,但可能存在人-机对抗现象,可给予适量镇静药和少量肌肉松弛药,并根据血气分析结果调整相关呼吸参数,并以全身状况综合分析决定是否尽早停用呼吸机通气;③做好呼吸道雾化、湿化治疗,合理应用抗生素,预防肺部感染。

2. 维持循环系统功能稳定　经复苏术抢救后,虽患者心搏已恢复,但心脏功能的恢复仍需予以支持与维护,避免再次停搏:①加强心电生理监测,尤其心电图、心率(律)及血压的监测,以便及时处理各种心律失常,维持正常的血流动力学稳定,以保障心、脑最低生理需要的血流灌注；②分析心搏骤停的诱发因素，治疗原发病，纠正当前病因；③合理应用心血管活性药物，防止盲目用药。

3. 高级中枢神经系统保护　心、肺复苏术的最终目的是脑功能恢复，复苏期间和后续的生命支持所采取的措施都必须有利于脑功能的保护。

4. 防止肾功能衰竭　复苏后持续监测每小时尿量与 24 小时尿量，按时检测肾功能和观察相关指标，避免发生急性肾功能衰竭。

5. 调控水、电解质与酸碱平衡　复苏后需尽早纠正水、电解质紊乱与酸碱失衡，以防止严重紊乱引起心搏再度停止。

【提示与注意】由于大部分呼吸、心搏骤停原因不同，初期复苏术以及后续的生命支持是否及时、有效存在很大差别，这就要对复苏后患者后续的一系列治疗进行综合考虑，尽可能合理化、理想化。

900. 如何预测心、肺、脑复苏后的转归以及何谓脑死亡与如何诊断？

【术语与解答】心搏骤停后经心、肺、脑复苏及后续的生命支持治疗，心搏与自主呼吸恢复后，脑功能的恢复基本存在一定的发展规律，其恢复顺序大致为：患者应逐渐出现对光反应、吞咽反射、咳嗽反射、痛觉反应、头部转动、四肢活动、听觉反应、意识恢复、视觉恢复等。若患者心搏恢复后，自主呼吸迟迟不出现、瞳孔持续散大、对光无反应、肌肉无张力，刺激呼吸道其咳嗽反射消失，循环功能依靠升压药维持，而且使用药物浓度逐渐增高等，均提示预后不良。

1. 何谓脑死亡　心、肺复苏后，在一系列生命支持系统保障下，尽管患者的全脑功能完全丧失且呈不可逆状态，但其心跳却可维持数周或数月，作为生物学概念的人既然存在心跳，仍可以说存在生命。然而，作为社会学概念的人已经和社会、家庭的一切自然交往均已中断，其社会、家庭功能已不复存在。因此，现代医学提出脑死亡的概念。

2. 脑死亡基本定义　是指包括脑干在内的全脑（即延髓、脑桥、中脑、小脑、间脑和端脑）功能完全丧失且处于不可逆转状态。

【操作与实践】心、肺、脑复苏后转归预测与脑死亡诊断标准如下：

1. 心、肺、脑复苏后转归预测　由上述现象按脑功能与机体总体功能综合评估，可将心、肺、脑复苏后患者的转归分为五级：

一级：各生理功能完全正常，无伤残及相关后遗症。

二级：意识清醒，但有一定的伤残，其一般生活则能自理。

三级：神志恢复，但存在严重伤残，生活不能自理。

四级：患者处于长期昏迷或植物状态，但无脑死亡。

五级：脑死亡或死亡。

2. 临床诊断脑死亡标准　主要包括以下五大项。

（1）长时间无自主呼吸：患者需要不停止地进行人工呼吸，只要实施人工呼吸或机械维持通气，尽管全脑功能丧失，但心肌仍能得到氧供而自发产生舒缩功能，因此心脏可持续搏动。一旦停止人工呼吸或中断机械通气 15 分钟，继续观察 10 分钟仍无自主呼吸，说明呼吸中枢已不可逆衰竭，因此时体内二氧化碳分压可高达 60 ~ 80mmHg 或以上，足以兴奋呼吸中枢，故长时间无自主呼吸是诊断脑死亡的有力依据之一。

（2）不可逆性深度昏迷：患者对外界环境毫无反应，不能按指令行事，对言语、声音、强光或疼痛刺激无任何反应,也不会发音,一切意识均消失,无任何自发性四肢活动或肌肉运动。但由于脊髓可能尚未死亡,反射性活动有可能存在,如强烈刺激足底,患者可能保留膝部屈曲动作等,这种脊髓反射性活动要与自发性肌肉运动区别开来,以免误诊。

(3)脑干反射消失:是临床判断脑死亡的关键,脑干反射包括6个方面:①瞳孔散大(直径≥5mm)且固定;②角膜反射消失;③眼球固定且不能上下左右移动;④眼-前庭反射消失;⑤眼-心反射无心率减慢;⑥阿托品1mg静脉注射后1~10分钟内心率基本无变化(少于5次)。上述反射均消失,说明脑干已死亡。

(4)脑电图呈平直线:如果在12小时内2次(每次间隔6小时以上)检测脑电图,观察的结果都是平直线,可以考虑为脑死亡。若能检测脑电图的动态变化,其结果呈持续性平直线达6小时,可诊断为脑死亡。

(5)其他辅助检查:①脑血管造影其脑的主要分支动、静脉内无造影剂充盈;②持续性低体温;③心率增快、血压降低,需采取血管活性药物调控血流动力学的持续异常。

总之,脑死亡诊断必须持续观察12小时以上,如果符合以上各条件标准,而且这种状态经过12小时的反复检查验证都相同,就可以诊断脑死亡。

【提示与注意】需要提示的是:临床确定脑死亡必须慎之又慎,因涉及许多相关复杂问题,包括社会与法律层面的问题。因此,脑死亡诊断标准必须立法,而且复苏后的患者一旦确定为脑死亡,那么在世界医学高度发达的任何一个国家,均无法恢复其生命。然而,现今许多已经脑死亡的患者仍然进行着无谓的抢救和生命支持。

医疗机构判断与宣告脑死亡:脑死亡的判定与宣告应非常慎重,判断与宣告脑死亡至少要有两位医师确认,一位是患者的直接主管医师,另一位则是神经内、外科医师或麻醉科医师及ICU医师。我国有关脑死亡诊断的权限和程序提出了初步意见,一致认为:①脑死亡诊断权限:按脑死亡诊断标准对患者实施脑死亡诊断的医师必须具有法定资格证书;②脑死亡确认程序:每例脑死亡的诊断,必须有两位获资格证书的医师在"脑死亡确认书"上签字并报医院分管院长,分管院长对脑死亡无异议,在"脑死亡确认书"上签字确认后,脑死亡即生效。若分管院长对脑死亡有异议,须另指定两名具有资格证书的医师对患者进行复查,经该两名医师同时签署确认脑死亡意见,并报呈分管院长批准,脑死亡即生效。如两名指定的医师仍不能同时确认脑死亡,由分管院长召集医院脑死亡鉴定委员会进行审议,脑死亡鉴定委员会三分之二成员参加,并获会议参加者三分之二以上人员确认,脑死亡即生效。

对脑死亡的诊断必须按国家有关部门颁布的相关法规进行严格管理,并强调诊断脑死亡的医师必须经国家卫生部门或委托的机构进行培训和考核,合格者由国家相关部门统一颁发资格证书。①参加培训的医师必须具有高年资且富有临床经验的神经内科、神经外科、麻醉科、ICU的专科医师;②实施脑死亡诊断的医疗单位必须是地、市级以上医院,并得到省级以上卫生行政机构批准,获得实施脑死亡诊断的特别许可;③获实施脑死亡诊断特别许可的医院,在实施脑死亡判断和宣告前,必须成立脑死亡鉴定委员会,并获得省级以上卫生行政部门批准方能实施;④医院脑死亡鉴定委员会须由7名以上获得资格认证的医师组成。

(王世泉　李　堃　薄勇力)

主要参考文献与推荐读物

1. 李舜伟. 制定脑死亡法规势在必行. 中华医学杂志,1999,79:725.
2. 王世泉主编. 临床麻醉学精要. 北京:人民卫生出版社,2007,433-452.

3. 曾因明,邓小明主编．麻醉学新进展．北京:人民卫生出版社,2006,740-768.

4. 我国脑死亡标准(草案)专家研讨会纪要．中华医学杂志,1999,79:728-730.

5. 王世泉,王明山主编．麻醉意外．第 2 版．北京:人民卫生出版社,2010,654-673.

6. 邓小明,曾因明主编．2009 麻醉学新进展．北京:人民卫生出版社,2009,924-936.

7. 盛卓人,王俊科主编．第 4 版．实用临床麻醉学．第 4 版．北京:科学出版社,2009,514-535.

8. 陈新主编．黄宛临床心电图学．第 6 版．北京:人民卫生出版社,2009,358-359,782-789.

9. 邓小明,姚尚龙,于布为,等主编．现代麻醉学．第 4 版．北京:人民卫生出版社,2014,2081-2103.